现代毒理学

主　　编　庄志雄　曹　佳　张文昌

副 主 编　陈　雯　彭双清　郝卫东　付立杰

主　　审　王心如　周宗灿

编　　者（以姓氏笔画为序）

马　璐	王　庆	王以美	王金勇	石　年	卢春凤	史志诚
付立杰	印木泉	邢秀梅	毕勇毅	朱小年	朱心强	朱国英
任晓虎	向梦龙	庄志雄	刘云岗	刘汝青	刘建军	刘起展
刘晋祎	刘彩霞	汤乃军	阮红莲	纪卫东	李　桦	李文学
李道传	李煌元	杨学琴	杨细飞	杨淋清	肖勇梅	吴思英
吴德生	何　云	何志妮	汪春红	张　丽	张　波	张文昌
张文娟	张勤丽	张锦周	陈　华	陈　卿	陈　雯	陈　燊
陈丽萍	武瑞琴	周志俊	周宗灿	赵　鹏	赵晓红	郝卫东
胡恭华	钟才高	施昌宏	洪文旭	姚碧云	敖　琳	袁建辉
夏　波	郭家彬	黄海燕	曹　佳	龚春梅	崔志鸿	章　军
章征保	彭双清	蒋义国	蒋建军	程锦泉	童　建	赛　燕
魏雪涛						

学术秘书　杨淋清　黄海燕

人民卫生出版社

图书在版编目（CIP）数据

现代毒理学/庄志雄，曹佳，张文昌主编. —北京：
人民卫生出版社，2018
ISBN 978-7-117-26011-4

Ⅰ.①现… Ⅱ.①庄…②曹…③张… Ⅲ.①毒理学
Ⅳ.①R99

中国版本图书馆 CIP 数据核字（2018）第 027293 号

| 人卫智网 | www.ipmph.com | 医学教育、学术、考试、健康，购书智慧智能综合服务平台 |
| 人卫官网 | www.pmph.com | 人卫官方资讯发布平台 |

现代毒理学

主　　编：庄志雄　曹　佳　张文昌
出版发行：人民卫生出版社（中继线 010-59780011）
地　　址：北京市朝阳区潘家园南里 19 号
邮　　编：100021
E - mail：pmph @ pmph. com
购书热线：010-59787592　010-59787584　010-65264830
印　　刷：保定市中画美凯印刷有限公司
经　　销：新华书店
开　　本：787×1092　1/16　印张：79
字　　数：1972 千字
版　　次：2018 年 5 月第 1 版　2018 年 5 月第 1 版第 1 次印刷
标准书号：ISBN 978-7-117-26011-4/R·26012
定　　价：230.00 元

打击盗版举报电话：010-59787491　E-mail：WQ @ pmph.com
（凡属印装质量问题请与本社市场营销中心联系退换）

前　言

毒理学是研究人类生产和生活环境中存在的各种化学性、物理性和生物性有害因素对生物体,特别是对人体危害及其机制的科学。通过对危害的评价,预测和提出有效的管理措施。毒理学在保障人类健康、维护生态平衡、改善环境、促进国民经济可持续发展和构建和谐社会等方面发挥着积极的作用。近年来,随着生命科学和相关学科的飞速发展,特别是人类基因组计划的实施和环境基因组计划的开展,赋予毒理学新的生命力,毒理学发生了革命性的变化,提出了许多新理论、新概念和新方法,新的毒理学分支不断出现,传统毒理学正向全新的系统毒理学和转化毒理学发展。目前,我国尚缺乏一本较全面涵盖这些内容,适合我国实际的大型参考书。基于这一认识,我们在认真探索的基础上,组织国内知名毒理学专家和活跃在教育科研一线的中青年学者,形成老中青结合的编写队伍,编写了这本现代毒理学专著,希望能对毒理学的教学、科研和应用有所裨益,对我国毒理学的学科发展和促进国际学术交流起到积极的作用。本书力求内容丰富、资料翔实、概念准确,较全面地反映我国毒理学的研究成果,同时又注意与国际接轨,尽可能做到系统性、科学性、前沿性,学术价值高、实用性强。本书既可作为从事毒理学教学、科研和安全性评价机构人员,高等院校研究生和本科生的参考书及培训教材,又可供从事医药产业、环境保护、食品安全、畜牧兽医、化学化工人员参考。

本书是人民卫生出版社预防医学"现代"系列专著的一个组成部分,应充分体现"现代"的内涵,突出"全面、系统、新颖"的理念,其主要特点包括:

1. 在内容编排上突破既往国内毒理学教材专著的框架,主要参考国内外近年出版的最新版毒理学专著,搜集毒理学相关的科技文献资料,并结合作者在毒理学教学、科研中的实践和成果,加以整理和归纳。全书由绪论和现代毒理学概论、毒作用机制、毒性的测试方法及其评价四大部分共 36 章组成,循序渐进,逐步深入。

2. 突出近年内毒理学领域出现的热点和新的理论体系,如环境机体交互作用理论,毒物低剂量兴奋效应,环境基因组学和毒理学基因组学,表观基因组学,系统毒理学,转化毒理学等。

3. 重点介绍近年来生物科技进步所出现的新技术在毒理学的应用,如各种新的细胞与分子生物学技术、高通量的组学技术、毒理学中模式生物的应用、毒理学体外替代技术在安全性评价中的应用。

4. 关注毒理学理论与实际应用的结合,如毒理学新理论对安全性评价、风险评估和政府管理决策的影响。

　　本书的编写得到人民卫生出版社和各编者所在单位的大力支持,特别是深圳市疾病预防控制中心的领导或职工的鼓励和支持,我国著名的毒理学家王心如教授和周宗灿教授对本书的出版给予热情的指导并审阅了部分章节,在此一并表示感谢!

　　本书是各位专家和作者共同努力的结果。为了进一步提高本书的质量,以供再版时修改,因而诚恳地希望各位读者、专家提出宝贵意见。

庄志雄　曹佳　张文昌

2017 年 7 月

目　录

第一篇　现代毒理学概论

第二篇　毒作用机制

第三篇　毒性的测试方法及其评价

绪　　论

　　毒理学的传统定义是研究外源化学物对生物体损害作用的学科。随着社会的发展和科学的进步,人类对毒物的理解和毒理学的含义也在不断地丰富和发展。现代毒理学是从现代医学和环境科学的角度,利用当代科学特别是生命科学各领域的新原理、新技术,研究人类生产和生活实践中接触的各种有害因素(化学、物理、生物)对生物体和生态系统、特别是对人体产生的有害作用及其机制,并对其可能的危害进行安全性评价和风险评估的科学。它不仅是现代医学的一门基础学科,也是一门与经济建设、人类健康以及生态环境保护密切相关的应用学科。毒理学起源于实践,服务于实践,是人类与毒物斗争、利用毒物为人类服务经验的概括与总结,经历了经验毒理学时代、实验与机制毒理学时代、管理与预测毒理学时代,逐步形成现代毒理学的实践与理论体系。在传统毒理学的基础上,现代毒理学内涵不断延伸,具有下述显著的特点:①研究对象的扩展:毒理学一直被认为是研究外源化学物的有害作用的学科,而现代毒理学已扩展到所有外源性物质(包括物理、化学和生物学因素),甚至包括了某些内源性因素。②研究手段与理念的更新:20世纪起,毒理学与现代生物科学、化学、数学、物理学、信息科学和计算科学等许多分支学科交叉融合,汲取了这些学科先进的知识和技术,不断丰富了学科的内涵,并产生了许多新的毒理学分支,如毒理基因组学、毒理蛋白组学、系统毒理学、计算毒理学、比较毒理学等。③科学与管理的有机结合:在过去的40多年里,管理学与毒理学以特殊的方式联系在一起,逐步形成和发展成为现代管理毒理学,使毒理学工作者承担相应的社会责任,成为沟通学术界、政府、企业、社会与民众的桥梁。④现代毒理学超越了研究外源性毒物的有害作用的范畴,利用毒物作为研究生命现象(如生理活动和疾病过程)的工具。例如,利用细胞通道毒物(如河豚毒素和蛤蚌毒素、乌本苷)研究膜通道功能,利用 DNA 断裂剂研究 DNA 修复功能,以及利用特定的靶器官毒物建立疾病动物模型等。⑤现代毒理学的基础研究成果迅速转化应用于环境和人群监测、风险评估、环境相关疾病预警、诊断和治疗、药物和新产品开发。

第一节　现代毒理学的研究对象和内容

一、现代毒理学的研究对象

　　毒理学的研究对象是毒物及其交互作用的生物体,主要是人类和动物,从生态毒理学的角度看,也包括生态系统和生物圈。

（一）毒物

毒物即可能引起机体损害的物质。从现代毒理学的观点看,毒物的涵义非常广泛,至少应涵盖三个层次,一是指机体正常生命活动不存在、不需要的外源性物质(xenobiotics),又称非生理性物质,包括化学物、物理因素和生物学因素。药物也属非生理性物质,但它们只用于疾病的治疗与预防;二是机体正常生命活动需要一定数量但过量摄入或暴露的物质,如某些营养物质、维生素、必需微量元素等,属营养毒理学(nutritional toxicology)范畴;三是机体正常生命活动过程中自身产生的内源性有害物质不能及时转化清除,或稳态平衡失调,如胆红素、胆汁酸、某些激素和神经递质等的过量蓄积。

1. 化学因素　是毒理学最主要的研究对象,据报道,在过去50年中,约有80 000余种合成化学品投入市场,每年推出的新化学品为2000余种。其中有些产品对人和动物的危害性是已知的,但是相当一部分的化学品对人健康的作用是未曾研究过的,或尚未完全明确。根据其来源,可分为以下几类:

（1）环境污染物:主要是人类生产和生活活动中产生并释放到环境中的各种化学物质,也有自然界释放的物质,如火山爆发喷射出的气体、尘埃等。按受污染物影响的环境要素可分为大气污染物、水体污染物、土壤污染物等;按污染物的形态,可分为气体污染物、液体污染物和固体污染物。如大气悬浮颗粒物、超细颗粒物(如PM2.5)、沙尘暴、二氧化硫、大气环境中的苯并[a]芘等致癌物、汽车尾气、臭氧及其他光化学氧化物以及甲醛等室内空气污染物;水环境富营养化与微囊藻毒素、水氯化消毒副产物;土壤中有机物污染物及汞、铅、镉、铬、砷、锰、铝、稀土金属与类金属类化合物;各种环境中的农药,环境持久有机污染物(POPs)、环境内分泌干扰物等。

（2）食品污染物:1983年,联合国粮农组织(FAO)和世界卫生组织(WHO)食品添加剂法规委员会(CCFA)第十六次会议规定:"凡不是有意加入食品中,而是在生产、制造、处理、加工、填充、包装、运输和贮藏等过程中带入食品的任何物质都称为污染物"。食品污染物包括:化学性污染物(农药残留、兽药残留、重金属残留、食品加工过程中形成的污染物、食品中天然存在的有毒有害物质),生物性污染物(如生物毒素)、食品包装材料溶出物、食品添加剂,掺杂掺假制造伪劣食品(如三聚氰胺、苏丹红等)。此外,新资源食品、保健食品、转基因食品等虽不属食品污染物,但也须进行安全性评价。

（3）工业毒物:以原料、半成品、成品、副产品或废弃物存在于工业生产中的少量进入人体后,能与人体发生化学或物理化学作用,破坏正常生理功能,引起功能障碍、疾病甚至死亡的化学物质,金属毒物,有机溶剂,刺激性和窒息性气体、高分子化合物,农药,工业废弃物(多环芳烃、二噁英)、电子垃圾等。

（4）药物:药物是指可以暂时或永久改变或查明机体的生理功能及病理状态,具有医疗、诊断、预防疾病和保健作用的物质。包括天然药物、化学合成药物以及生物制剂,是人类有意识应用的外源性物质,但药物剂量过大、用药时间过久,可导致毒性和药物依赖性,因此,药物的临床前安全性评价与研究、毒性和依赖性机制研究、药品不良反应监测,中药毒性的研究,均是现代毒理学研究的重要内容。

（5）日用化学品:是指用于家庭日常生活和居住环境的化工产品,也包括用于办公室和公共场所的化学品,如化妆品、洗涤清洁剂、家用消毒剂、空气清新剂、黏合剂、涂料、家用杀虫(驱虫)剂等,家用化学品的应用广泛渗透到人们的衣、食、住、行之中,遍及生活的各个方面,具有使用分散、需求量大、暴露人群广泛(包括各年龄段)和暴露时间长等特点。

　　(6) 军事毒剂:军事上以毒性作用杀伤人、畜的毒性较大的化学物质,是化学武器的基本组成部分。装填于各种弹药、布洒器内,弹头爆炸或布洒分散成液滴、蒸汽、气溶胶或粉末等状态,使空气、地面、水源和物体染毒,经人、畜呼吸道、皮肤、眼和口腔,引起中毒,造成伤亡。军事毒剂往往毒性强,作用快,能多途径中毒,包括:神经性毒剂,如沙林(sarin)、梭曼(soman);糜烂性毒剂,如芥子气、路易气;窒息性毒剂,如光气;全身中毒性毒剂,如氢氰酸、氯化氰;刺激性毒剂,如苯氯乙酮、亚当气;失能性毒剂,如毕兹(BZ)。

　　(7) 新材料:新材料作为高新技术的基础和先导,应用范围极其广泛,它同信息技术、生物技术一起成为21世纪最重要和最具发展潜力的领域。包括电子信息材料、新能源材料、纳米材料、先进复合材料、先进陶瓷材料、生态环境材料、新型功能材料(含高温超导材料、磁性材料、金刚石薄膜、功能高分子材料等)、生物医用材料、高性能结构材料、智能材料、新型建筑及化工新材料等。但它们对人类健康的影响尚有待深入研究。

　　2. 物理因素　包括:非电离辐射(紫外线、可见光、红外线、微波、广播电视、电力传输等产生的射频电磁辐射)、电离辐射(宇宙射线、X射线、α射线、β射线、γ射线等)、极端气候(高温、低温)、极端气压、光污染(包括白亮污染、人工白昼污染和彩光污染等)、声污染等。

　　3. 生物毒素　又称天然毒素,是指生物来源并不可自复制的有毒化学物质,包括动物、植物、微生物产生的对其他生物物种有毒害作用的各种化学物质。

　　(二) 生物体

　　生物体(organism)又称生命体、有机体,是指有生命的个体。在生物学和生态学中,地球上约有870万个物种,其中650万种物种在陆地上,220万种生活在水中。生物最重要和基本的特征在于生物进行新陈代谢及遗传,所有生物一定会具备合成代谢以及分解代谢,这是相反的两个过程,并且可以繁殖下去,这是生命现象的基础。此外,生物体具有对环境应激和适应的功能。毒物与机体交互作用是现代毒理学研究的核心问题,可在分子、细胞器、细胞、组织、器官、系统、整体和群体等不同水平加以研究。近年来,毒物与机体、环境与基因的交互作用成为毒理学研究的主流,一方面表现在各个不同水平的损伤效应,如分子水平的基因和蛋白质结构及功能的损伤、细胞结构的损伤和功能的紊乱,乃至器官功能的紊乱。而机体在对抗环境因素的作用方面表现为机体防御功能,如环境化学物的代谢解毒、DNA和细胞损伤的修复、细胞周期的核查以及机体免疫调节。而这些分子或细胞事件之间又存在交互作用,形成错综复杂的毒性通路(toxicity pathway)和网络(network)。

　　(三) 生态系统

　　作为各种生物之间以及生物群落与其无机环境之间,通过能量转换和物质循环而相互作用的一个统一整体和基本功能单位。生态系统是人类赖以生存和发展的空间与保障,生态环境的污染不仅对人群健康产生极大危害,而且对生物种群、群落以至整个生态系统的结构和功能都会有很大影响。大气污染造成大片树林枯萎,农作物收成减少;水体污染造成大量鱼类死亡,渔业产量下降;土壤污染造成农作物发育障碍和植物体内积累残毒。随着环境污染状况的日益严重,生态污染的研究受到广泛的重视,尤其是近二三十年以来,各国科学家通过调查鸟、鱼、兽类的大量死亡事件,研究了污染物在食物链中的生物积累、生物浓缩和生物放大,开展了实验室的生态模拟和野外的受控生态系统的试验,探索了污染物在生态系统中的迁移和变化规律。

二、现代毒理学的研究领域与学科分支

毒理学像医学一样，既是一门科学，也是一种艺术。毒理学作为一门科学是指它遵循科学的基本规律和建立有自己系统完整的理论体系、实验体系。而毒理学的艺术是指它采用了逻辑推理、数理统计、管理科学等学科技术与手段，再从动物结果类推到人类、毒物的危险度评估与毒物管控等很多方面的技术、政策、法规的综合与平衡。在大多数情况下，两者是相互联系的，因为由毒理学科学产生的事实被用于形成外推和假设，以解释化学物在信息极其有限时的有害效应，并进一步形成理论。毒理学家的贡献与活动涉及众多方面，根据毒理学职业活动的范畴，可将现代毒理学分为三个大的领域：描述毒理学、机制毒理学和管理毒理学。毒理学工作者在学术界、教育界、企业、评价机构和政府组织参加这些活动。尽管他们各自有其不同的职责，但彼此合作，互作贡献，共享了毒理学研究的信息和成果，并利用这些信息合理地预测各种毒物对人类和生态环境的可能的危害并做出危险度评估。

1. 描述毒理学（descriptive toxicology）　描述毒理学的任务是通过毒性测试，提供安全性评价和管理需求的基本毒性和毒理学信息。描述毒理工作者的任务是：①收集受试物质毒性相关信息，包括该物质的分子量、结构式、理化特性、用途、使用数量、方式与范围、在环境介质中的稳定性及定量分析方法、既往毒性研究相关资料；②根据各国际组织和政府要求和法规设计合适的体外和整体实验动物的毒性试验方案与程序，选择合适的试验项目；③按照评价程序要求的标准方法开展各项测试；④分析与评价由于暴露于特定化学物造成的人类和环境危害；⑤研究探索与筛查新技术、新方法。对于药物和食品添加剂而言，往往限于对人类的影响。而化学企业和环境生态的毒理学家不仅必须关注企业化学物对人类的危险性，还必须关注对鱼类、鸟类和植物的影响以及可能破坏生态系统平衡的其他因素。

描述毒理学是整个毒理学的基础部分，提供了化学物作用机制的重要线索，因而通过形成假设促进机制毒理学的发展。这样的研究也为管理毒理学家所应用的风险评估提供了基本信息。当然，目前新近发展的一些新技术可能使描述毒理学和机制毒理学的界限模糊起来，如所谓组学技术（基因组学，转录组学，蛋白组学，代谢组学等）的发展形成毒理基因组学的基础。这些技术整合到毒性试验中虽然就其属性而言多为描述性的，但实际上也为透彻了解化学物产生毒性效应的机制提供重要的依据，不好截然把它们区分开。

2. 机制毒理学（mechanistic toxicology）　机制毒理学家关注如何识别和了解化学物产生毒性效应的细胞、生化和分子机制。机制研究的结果对应用毒理学的许多领域具有十分重要的意义。①证实实验动物中观察到的有害效应（如癌症、出生缺陷）与人类的直接相关性。例如，根据不同种属动物间有机磷杀虫剂（OP）毒性的共同机制（胆碱酯酶抑制）和生物转化的差异，准确地预测这些杀虫剂对人类、啮齿类和昆虫的相对毒性强度。②探索人类与实验动物对毒性物质反应的差别，识别与人类不相关的实验动物的有害反应。例如，广泛应用的人造甜味剂糖精引起大鼠膀胱癌的倾向在人类正常饮食摄取率时不具相关性。因为机制研究证实：膀胱癌仅在尿中糖精浓度高达可形成结晶沉淀时才会出现。剂量反应研究表明，即使在广泛的使用糖精的情况下，这样的浓度在人类膀胱不可能达到。③有助于设计和生产安全的替代化学物、开发化学中毒及相关疾病的治疗药物、制订合理治疗方案和预防措施。例如，药物反应停（沙利度胺，thalidomide）最初在欧洲和澳洲上市作为妊娠妇女的镇静剂。然而，由于在妊娠的关键期服用这种药物出现令人震惊的出生缺陷而于 1962 年停止临床应用。但过去几十年的机制研究证实：该药可能有独特的干扰血管形成的某些基因表达的分

子作用机制。由于了解了这一机制,反应停被重新发现作为一种有价值的治疗药物,可能在治疗某些传染病(如麻风)和多发性骨髓瘤非常有效。这个案例表明,对特定人群(妊娠妇女)具有很高选择性毒性的药物只要适当的预警也能相对安全地应用。该药于1998年重新批准用于治疗,但孕妇禁用。因此,作用机制的透彻了解可指导安全用药和患者监测,从而使具有潜在危险性的药物得以安全和有效地用于治疗疾病。④识别遗传上易感的个体对环境因素反应的差异和高危人群。许多药物代谢酶和转运蛋白的遗传多态试验可用于在药物治疗之前识别遗传易感性个体。例如,遗传上缺乏6-巯基嘌呤(治疗白血病的化疗药)解毒能力的白血病幼童(这种遗传素质的纯合型大约占1/300),标准治疗剂量的这种药物可发生严重的毒性效应。近年来,基因组技术的发展使原来关注个别基因转变为全基因组关联分析(GWAS)。GWAS是基于快速扫描特定疾病相关的成千上万特定基因变异(称为 tag SNP 的标志),用机器人统计测试来识别特殊遗传标志与表型(如疾病状态或有害的药物反应)之间的联系。从单一的候选基因的方法转向全基因组研究,导致相对新的药物基因组学和毒理基因组学的出现,为机制毒理学家识别和保护遗传易感个体,避免有害环境暴露和个性化设置药物治疗方案,提高疗效和减少毒性提供了高效的手段。⑤有助于促进基础生理学、药理学、细胞生物学和生物化学等相关学科的发展。

3. 管理毒理学(regulatory toxicology)　又称法规毒理学,是在描述毒理学和机制毒理学研究提供的资料的基础上,进行科学决策,协助政府部门制定相关法规条例、管理措施,将毒理学研究成果应用于外源物质管理,以保护公众健康和生态环境安全的应用科学。主要涉及化学物质的风险评估、风险管理和风险交流。其研究对象包括药品、工业化学品、化妆品、农药、食品添加剂、环境化学物等。在大多数发达国家,管理毒理学覆盖大部分企业、商业和环境管理机构,并面向社会和公众进行有效的沟通与交流。

管理毒理学工作者的职责是根据外源物质在经济与社会生活中的重要性、生产量、接触人数及可能对人体健康和环境的危害,从众多化学物质中,提出优先进行毒理学研究及危险管理的物质名单;不断收集国内外已有文献资料研究成果,对名单中的物质进行危险性评价;根据毒理学资料,为管理部门对化学物质危害控制,禁止某些极危险的化学物质生产、销售和使用以及新化学物质生产和进口前审批提供依据。同时,为控制化学物质的接触者和环境的危害,参与各类安全性标准的制定;对化学物质安全性评价和风险评估的方法学进行研究,不断改进评价方法和扩展应用领域。以保证药物、食品或其他化学物在特定的目的投放市场后对人类和环境有足够低的危险性。

第二节　现代毒理学的研究方法

现代毒理学的研究方法,是伴随着现代科学技术的进步,在传统的描述毒理学方法的基础上,不断地创新与发展。根据其应用范围,可分为两大类,一类用于安全性评价和风险评估,需按相关管理部门的要求,严格按规定程序和标准的方法实施;另一类用于探索性机制研究和基础研究,随着生命科学的发展,细胞分子生物学及"组学"的理论及技术被引入现代毒理学,近年来在分子水平上建立了许多新方法。2007 年美国国家研究委员会(NRC)应 US EPA 和国家毒理学计划(NTP)的要求,为毒性测试发展长期展望和关于实现展望的策略计划发表了一份题为《21世纪的毒性测试:展望和策略》的研究报告。并由 US NTP、US EPA 和美国国家卫生研究院化学基因组中心(NIH/NCGC)对此开展了协作研究。报告指出毒性测试策略转变需要实现如下目标：①实现对化学品、化学混合物、不同结局和生命阶段的广泛覆盖；②减少毒性测试所需的费用和时间；③发展用于评定环境因子健康效应的更为可靠的科学基础；④将测试中动物的使用数量降到最低。报告重点提出了毒性测试和危险性分析的总体框架，包括化学表征、毒性测试（毒性通路和靶向测试）、剂量-反应和外推建模、人群和暴露资料、危险分析。毒性测试方案的核心是人源性细胞的毒性通路体外测试（toxicity-pathway testing）和整体动物染毒的靶向测试（targeted testing）。

由于现代毒理学包括众多的分支学科，分别在相应的学科领域里建立了各自的独特的研究方法，但就总体而言，可归纳为三大类。

一、实验研究

目前，动物实验的方法是毒理学最传统和经典的方法，现在仍然是现代毒理学实验的重要方法之一，传统的毒理学通过整体动物实验已为人类提供了大量的以剂量-效应（反应）为主的毒性数据库，结合人群实际接触水平对许多化学物质进行了安全性（危险度）评价。由于外源物的数量巨大，整体动物实验需要消耗大量的时间和经费，也不能满足数以万计的外源化学物质的毒性评价要求，另一方面，为了保护动物，尽量减少动物的使用，所以由过去以整体动物实验占主导地位的观念，转向以体外试验为主导地位的趋势。但也需指出，体外试验的发展并不排斥整体实验的重要性，两者相互补充、互为验证才能为毒理学研究提供可靠数据。

（一）体内试验

1. 正常动物　在毒理学领域，安全性评价体系常用到的动物，包括啮齿类动物（如大鼠、小鼠、豚鼠、仓鼠等）和非啮齿类动物（如家兔、比格犬、猴、小型猪等），这些动物主要用于进行急性毒性试验、局部毒性试验和重复毒性试验（亚急性毒性试验、亚慢性毒性试验及慢性毒性试验）。还有特殊毒性试验，如哺乳动物致突变试验、致畸试验、致癌试验。通过不同的给药方式给予相应的受试毒物一定时间后，采用特定方法测定各项生理生化和形态学指标用于评价该毒物对健康动物有无毒性，并以此确定实验动物对毒物的毒性反应。检测环境生态污染物的毒性，常选用鱼类、蚤类、藻类或其他水生生物。还可用鸟类、蚯蚓、昆虫等进行试验。

2. 基因改造动物　基因改造动物是一种集整体水平、细胞水平和分子水平于一体的实验动物，它是把经典毒理学与现代毒理学研究方法相结合，既能观察动物的整体效应，也能比较精确地观察特定靶分子的特定改变。

（1）转基因动物（transgenic animal）：指用人工方法将外源基因导入或整合到其基因组内，并能将此外源基因稳定地遗传给下一代的一类动物，转基因动物模型是深入理解特定基因的生物学途径和系统的强有力的工具。这些模型已经应用到毒物学领域，尤其是筛选潜在的诱变剂、致癌剂和研究毒性作用机制的特征。转基因动物模型主要分为一般毒性研究模型、致突变检测模型、致癌检测模型、生殖检测模型和毒物代谢研究模型。近年来也有学者将携带有特定报告蛋白（绿色荧光蛋白、荧光素酶、胸苷激酶）的转基因小鼠应用于毒理学中，有助于用无创成像技术在动物的整个生命周期中进行检测，并能及时重复，因此提供了一个完整的毒作用的时空观察。携带人类基因的人源型转基因小鼠模型也已被开发，它们可能是解决物种间外推问题的强有力工具，可以将作用模式数据应用到人类危害和风险评估中。

（2）基因敲除动物：继转基因技术后，基因敲除动物技术掀起又一场分子生物学技术的革命。这是一种在基因组水平上改变或破坏靶基因结构，使其功能完全丧失的实验技术。该系统的建立，使得对基因靶位时空操作更加明确、效果更加可靠，它的发展为发育生物学、分子遗传学和毒理学等学科提供了一种全新的研究手段。目前，基因敲除动物模型主要用于遗传毒理学和基因功能鉴定以及表型研究等。

（二）体外试验

在研究化学物毒性的几种体外模型系统中，最常用的是：器官灌注系统、组织切片、分离细胞悬浮培养、建立细胞系、原代细胞培养以及细胞器和酶的分离制备。最近，还使用了干细胞、不同转化或分化阶段的细胞、不同细胞类型的共培养、三维培养、微团块培养及屏障系统等。转染后表达人类基因和蛋白的动物细胞是研究致癌及毒物代谢的很有前途的模型系统。

从多样化的毒理学体外模型系统中可以得到不同类型的毒理学信息，这是体内模型所得不到的。为了选择最适合的模型以发挥其最大的优势，确定精确的研究目的是至关重要的。例如，器官灌注系统在识别某种毒物的特定靶向细胞类型以及是否存在不同细胞类型相互作用而导致毒性方面有特殊意义。事实上，不是生命系统的所有部分都受到同等的影响。许多化合物的毒性作用只表现在特定器官，即毒性的靶器官。因而，用来源于靶器官的细胞建立的体外系统可用于理解和评估针对该靶器官的毒性机制。

总之，体内与体外试验各有优点和局限性，应根据试验目的和要求，选择一组试验，才能互相弥补优缺点。

二、人群调查与研究

在人群中调查和研究外源物对人体产生毒作用的表现和规律，可获得比动物试验和体外研究更直接、更可靠的毒理学资料，但由于在人身上进行实验毒性研究涉及诸多的伦理道德问题，因此人体的观察和研究必须慎之又慎，只有在得到"人体研究伦理审查委员会"批准后才能实施。

（一）中毒病例观察

常见于偶然发生的事故，如职业中毒、误服、自杀、毒性灾害等，通过急性中毒事故的调查、采样诊断、处理和治疗，直接观察到中毒的症状并分析可能的毒效应的靶器官。

（二）志愿者试验

在不损害人体健康的原则下，有时可设计一些不损害人体健康的受控试验，而这仅限于接触低剂量、短时期、毒性作用可逆的化学品。目前国际上提倡健康志愿者的毒性试验，减少由动物试验结果外推于人的不确定性，特别是一些神经毒物出现的毒性效应，如头晕、目眩、复视等需要表达的中毒症状，只有人才能真实地反映出来，所以国外健康志愿者的毒理学研究资料备受重视。

（三）流行病学调查

将实验研究的结果，进一步在人群调查中验证，可以从人群的直接观察中，取得动物试验所不能获得的资料，优点是接触条件真实，观察对象是一个大的群体，为人群检测和防治措施提供比动物试验更直接、更可靠的科学资料，但是也存在许多难点：①人群中观察外源物的毒性效应大多数为慢性毒性效应，特别是人类致癌物质其致癌效应所需时间往往要几十年；②接触人群中所用的观察指标是非特异性的，与对照人群比较需要足够的样本量；

③外环境因素混杂,外源物的种类繁多而且多种化学物质可出现联合作用,难以确定某种特定的化学物质毒性效应和其因果关系。近年来,由于分子生物学的发展和渗透,在传统流行病学调查方法中引进了细胞、分子水平的人群检测方法,如生物标志物作为癌症早期判断的信息,把分子生物学与流行病学结合为一体发展为分子流行病学。这门新兴学科利用分子生物学、分子遗传学、生物化学、免疫学等手段研究,评价不同人群或个体致癌危险度及其机制,从而使现代毒理学由实验动物研究发展到人群和个体易感性研究的新阶段。它可以解答人体从接触化学物质到发生疾病的过程中所发生的一系列连续性的变化,从中提取更多的癌前病变的信息,为癌症的早期判断、早期防治提供科学依据。可以预测,分子流行病学在21世纪的毒理学研究中将会得到更大的应用和发展。

综上所述,正确的方法是将宏观研究与微观研究有机地结合起来,宏观研究为微观研究提供效应和线索,微观研究为宏观研究提供依据和机制,两者结合起来才能对外源化学物质作出准确的毒理危险度评价。

三、计算机化的毒理学模型

进入新世纪以来,计算机科学和信息技术得到了飞速发展,进一步为理解毒性途径和毒理学机制提供了重要的工具。用计算机技术与数学模型去理解复杂的生物过程,这一领域称为计算生物学。计算毒理学(computational toxicology)是计算生物学的重要分支学科,是研究化学结构与其毒性关系的学科,其方法可用来预测化合物的毒性。美国环境保护署(EPA)对计算毒理学的定义是:应用数学及计算机模型来预测、阐明化合物的毒副作用及作用机制。计算毒理学近几年受到美国及欧盟相关立法及研究机构的高度重视,被越来越多地应用于新药毒性预测及环境化合物的安全评价。目前人们对很多化合物进行了毒理测试,并对化合物结构与毒性的关系进行了大量研究,积累了大量数据并建立了相关数据库,以这些数据为基础,通过计算机科学和人工智能技术进行数据挖掘,寻找出一定的规律,建立化合物毒性计算机预测模型,进而根据模型对正在研究的或新的化合物可能的毒性、毒性靶器官等进行预测。化合物毒性预测方法可分为两大类:一类是以化合物本身为基础的计算方法,主要是研究结构与毒性的定量关系;另一类是以毒性靶分子结构为基础的方法,又被称为分子机制法。计算毒理学被用来预测药物在人体内可能的代谢产物及毒性。即使在药物研发的早期药物筛选阶段,计算毒理学也被用来评价或预测先导化合物及候选药物的毒性,尽早把有毒化合物从先导化合物中剔除,帮助缩短研发周期,降低开发成本,提高新药开发成功率。人们已认识到化合物设计早期阶段的毒性鉴定的重要性,并认识到计算机毒性预测是缩短药物及农药开发的时间和降低经费开支的有效途径之一。

第三节　毒理学的起源与发展历史

任何科学体系的形成、建立与发展总是与人类社会生活和生产活动的需要密不可分的,伴随着人类文明的进程,毒理学也不例外。现代毒理学整个发展过程也充分反映了人类起源和文明史的发展过程。经历了从简单到精细、从原始到成熟、从简朴到高雅、从野蛮到文明、从迷信到科学的进程。总体来讲,毒理学的发展可以分为以下几个阶段:

一、经验毒理学时代

人类的祖先为了生存和繁衍,在与外界各种有毒物质作斗争的过程中,通过反复尝试、体验,不断地发现毒物、认识毒物,并利用毒物为人类服务。从几个文明古国(古埃及、古希腊、古印度、古罗马和古中国)的历史看,早期人类在采集、狩猎、捕捞获取食物的过程中,观察和发现了各种有毒动植物、矿物,通过毒性大小来鉴别药物、食物和毒物,还把毒物作为他们狩猎、战争和谋杀的重要工具,有关毒物的各种词汇,正是在古人实践过程中,逐渐创造和衍生出来的。如英文的毒物(toxicant)和毒素(toxin)这个词原来自希腊文 *toxikos*,意指弓箭镞上涂用的物质,毒理学(toxicology)即由此派生而出。

据估计在中石器时代,一万八千年前生活在肯尼亚马塞族猎人就可能开始使用过毒箭,古埃及和努比亚毒箭似乎是在公元前 3100—300 年使用。古代对植物毒性的认识最初是为了治病,古埃及王国第一位法老美尼斯就曾研究和培植过有毒植物和药用植物。有关毒物和解毒剂的第一本著作出自古埃及人,完稿于公元前 1553—1500 年。于 1872 年被德国的古埃及学家埃伯斯(Ebers)发现的纸莎草书,并以他的名字命名为埃伯斯文稿,其中记载 700 多种毒物和药物、875 ~ 900 个处方和 47 例病史记录。

古印度人对医学最重要的贡献是外科学,但对毒物和有关解毒剂也有重要的贡献。生活在公元前 600 年的苏斯拉他(Susruta,中文古时译为妙闻)出版过一本医学/外科学教科书,共分 6 部分。其中,列举了 760 种药用植物,也包括动物和矿物药。第五章着重叙述毒理学,绝大部分是有关解毒剂的介绍。

古希腊为人类的文明进步和毒理学的发展也作出了巨大的贡献,毕达哥拉斯(Pythagoras,公元前 580—498 年)是古希腊数学家、哲学家,他对毒理学的最大贡献是研究了金属(锡、铁、汞、银、铅、金、铜)对机体的毒性效应,提出了中毒的因果关系。希波克拉底(Hippocrates,公元前 460—370 年),为古希腊伯里克利时代之医师,后人普遍认为其为医学史上杰出人物之一。在其所身处之上古时代,医学并不发达,然而却能将医学发展成为专业学科,使之与巫术及哲学分离,并创立了以之为名的医学学派,对古希腊之医学发展贡献良多,故今人多尊称之为"医学之父"。其贡献对医学有着革命性的影响。他不相信疾病乃天谴或超自然力量所致,并且认为主因乃环境因素、饮食及起居习惯。他鉴别了大约 400 种药物,主要是植物来源的,包括麻醉药(如罂粟、天仙子、曼陀罗)、泻药和发汗药。

古希腊伟大的哲学家、科学家和教育家亚里士多德(Aristotle,公元前 384—322 年)是将生物学分门别类的第一个人,并为之写出了专门著作(如动物分类、动物繁殖等),他首先发现了比较法,对 500 多种不同的植物动物进行了分类,至少对 50 多种动物进行了解剖研究,他写出了关于生殖生物学和生活史的第一本书。他特别注意生物多样性现象以及动植物之间的区别的意义,这些都为后来的比较毒理学的发展作出了贡献。亚里士多德的弟子泰奥弗拉斯托斯(Theophrastus,公元前 370—286 年)为植物学创立者。他所著的《理论植物学》和《植物学史》被视为是重要的医用植物学和毒理学教材。

古罗马帝国末期,地中海地区的本都王国国王米特里达梯六世(Mithridates Ⅵ,公元前 121—63 年),是系统研究毒物对人体作用的第一人,他利用奴隶和囚犯来观察毒物和解毒剂。最有名的传说是关于他用每天服食少量毒药的方法来获得对毒物的抵抗力。

古希腊医师与药物学家迪奥斯科里斯(Dioscorides,公元前 90—40 年)首先发现和研究了汞的毒性,并对毒物进行了分类,建议通过催吐和通便来减少毒物的吸收来控制中毒。

著名的犹太哲学家和医师迈蒙尼德（Maimonides，公元 1135—1204 年）的《毒物及解毒剂》是当时重要的毒理学著作。曾被翻译为拉丁文、法文和德文，并多次重版。意大利帕多瓦大学彼埃特罗（Pietro，公元 1250—1316 年）在阅读希腊和阿拉伯人著作的基础上，撰写了《毒物》一书。书中将毒物分为植物源性、动物源性、矿物源性三大类，并列出所有已知毒物的中毒症状和治疗方法。为毒理学的发展作出巨大的贡献。

二、实验与机制毒理学时代

直到 16 世纪，欧洲文艺复兴时期进入资本主义时代，科学技术的进步和生产力得到突飞猛进的发展，科学工作者通过长期的实践，认识到不能单纯凭经验和直观来认识事物，而要通过科学实验观察、分析对比和逻辑推理的方法来探索毒物作用的机制、认识中毒的规律和本质。瑞士科学家帕拉塞尔苏斯（Paracelsus，约公元 1492—1541 年）最先奠定实验毒理学的基础，他鼓励使用动物来研究毒物，提出人体本质上是一个化学系统的学说。他指出："所有物质都是毒物，没有绝对的非毒物，是剂量决定一种物质是不是毒物"［All things are poison and nothing(is)without poison. Solely the dose determines that a thing is not a poison］，同时，他又进一步强调："No substance is a poison by itself. It is the dose that makes a substance a poison."即"没有哪种物质本身就是毒物，是剂量把该物质变成了毒物。"从此确立了剂量-反应关系这一重要的毒理学基本原理，被认为是毒理学发展史上的重要里程碑。在此期间，他与其他学者共同研究职业性铅中毒、汞中毒、煤烟和烟垢的毒性危害等，并提出了职业毒理学、法医毒理学和环境毒理学的早期概念，为近代毒理学的起源奠定了基础。此后，法国医师、诗人和剧作家格雷万（Grevin，公元 1538—1570 年）进一步发展了化学生物学相互作用的概念，被誉为现代生物毒理学之父。

意大利内科医师拉马兹尼（Ramazzini，公元 1633—1714 年）首先介绍了作业场所的状况，引起科学界特别是医学界的关注。1700 年，他首次在他的著作中全面、系统、详细地描述了工业卫生问题。描述采石工矽沉着病、陶瓷工坐骨神经痛、镀金工眼炎和铅中毒，是职业/工业毒理学的先驱。

18 世纪，意大利内科医师、生理学家、佛罗伦萨国家自然历史博物馆馆长丰塔纳（Fontana，公元 1720—1805 年）进一步发展帕拉塞尔苏斯的一些概念，提出靶器官毒性概念，即中毒症状是毒物作用于特殊器官的结果，他也是研究蛇毒的第一位科学家。1775 年，英国著名医师波特（Pott，公元 1714—1788 年）研究了烟囱清扫工接触煤烟与阴囊癌的因果关系，揭示了多环芳香烃致癌作用的事实，为化学致癌（多环烃致癌）作用的首例报道，并注意到儿童对化学物的易感性增高的现象。

18 世纪末诞生的近代化学为分析毒理学在 19 世纪的诞生和发展铺平了道路。著名的德国化学家艾库姆（Accum，公元 1769—1838 年）是最早正式将分析化学应用于食品和药品安全问题，他最先用分析化学来检测食品中的掺杂物，1820 年发表一本《食品掺杂和烹饪毒物》专著。分析（法医）毒理学真正成为一门学科应归功于巴黎大学的医学和法医化学教授、西班牙人奥菲拉（Orfila，公元 1781—1853 年），他认为毒理学应该成为一门独立的学科。1815 年，他着手编写并出版了以毒物为主题的第一本毒理学专著，名为《毒理学概论》，他将毒物分门别类，详细描述人服用后的反应、症状及鉴定分析方法。这本著作，一经面世便产生一股热潮。奥菲拉声名远播。1817 年，这本专著英译本出版，书名为《论述发现于矿物、蔬菜和动物王国的毒理学及其与生理学、病理学和法医学之间的相互关系》。该书的问世标志着现代毒理学由此诞生,并逐渐发展为一门应用广泛的学科。奥菲拉也被誉为"现代毒理学之父"。此外,他对当时认为有毒的物质用狗做实验验证,对检测犯罪现场血液也作出了重大贡献,是分析毒理学和法医毒理学的创始人,现代毒代(药代)和毒效(药效)动力学的先驱。

机制毒理学的时代始于医学史上两位最著名的生理学家马让迪(Magendie,公元 1783—1855 年)和他的学生伯纳德(Bernard,公元 1813—1878 年)的经典研究。马让迪是 19 世纪法国医师和实验生理学家,他证实了脊神经的功能,将士的宁、碘和溴化物引入药用,他发现了依米丁和士的宁的作用机制及穿膜运动的动力学,他也是第一个观察和描述过敏性休克的科学家。伯纳德不仅研究箭毒对神经肌肉传导作用的本质,还对一氧化碳中毒机制进行研究,CO 和 Hb 不可逆结合导致机体组织缺氧是 CO 中毒的原因。他是定义"内环境"的第一人,也是首倡用双盲实验确保科学观察的客观性的科学家之一,1865 年,他写出《实验科学研究导论》一书,成为实验生物学领域和所有生物学和医学生必读的教材之一。他进一步发展了靶器官毒性的概念,这些研究成果至今都被奉为毒理学和药理学中的经典。此后,许多欧洲科学家进一步推进毒物作用机制的研究,并出版了专著,意大利医师罗格尼塔(Rognetta,公元 1800—1857 年)推进了砷等毒物毒作用机制的研究;佛罗伦萨医师贝利尼(Bellini,公元 1817—1878 年)出版了第一部实验毒理学教科书。许多德国科学家为毒理学的发展作出了巨大的贡献。如德国人施米德贝尔(Schmiedeberg,公元 1838—1921 年)首创的实验药理学成为近代药理学的基础,他认为药物同毒物有时也难于严密区分,药理学实际上也以毒物为研究对象,他研究不同动物种肝脏马尿酸的合成和肝脏的解毒剂机制。德国药理学家卢因(Lewin,公元 1850—1929 年)主要研究尼古丁和其他生物碱的慢性毒性,并开展酒精、鸦片和植物致幻剂的毒理学早期研究,并对植物精神药物进行了分类。

1927 年,遗传学家缪勒(Müller)发现了电离辐射(X 射线)可引起果蝇生殖细胞发生基因突变,并且确定这些突变发生在染色体上,而且可遗传给后代。1942 年,Auerback 和 Robson 发现芥子气可以对果蝇产生诱变作用,首次阐述了化学物质的诱变作用。1961 年,Conen 和 Slansky 首次报道了芥子气处理人类淋巴细胞导致染色体畸变。

20 世纪中期,威尔士生化学家威廉姆斯(Weiliams,1909—1979 年)开展大量的外源化学物代谢研究,于 1947 年出版了《解毒机制》一书,提出外源化学物在体内生物转化的理论,认为生物转化过程由两个不同的时相组成:一相反应包括氧化、还原与水解,二相反应为结合。1955 年,日本 Hayaishi 和美国 Mason 发现一类重要的氧化转化的氧合酶,这类酶催化的反应需要氧化剂(分子氧)和还原剂(NADPH),因而称之为"混合功能氧化酶"。1958 年,Garfingkel 和 Klingenberg 在研究大鼠肝脏微粒体组分所含的色素光谱时,发现了一种异常的一氧化碳结合色素,其最高吸光率为 450nm。1964 年,日本学者 Omura 和 Sato 利用去垢剂增溶的微粒体证实了这种色素是一种血红素蛋白,称之为细胞色素 P450(CytP450),并建立了对其进行定性和定量测定的光谱学方法。20 世纪 20 年代后,欧、美、日等国家的学者开始了化学致癌的实验研究,分别用化学物质成功诱发了皮肤癌、肺癌和肝癌。1941 年,Berenblum 发现巴豆油有促进小鼠皮肤癌的作用,提出了癌症发生的三阶段学说(启动、促进和演变)。

机制毒理学发展促进了解毒药的开发,基于 1923 年 Voegtlin 和 1945 年 Peters 的研究,二巯基丙醇(BAL)成为砷的解毒剂;1934 年,美国著名的药理学家陈克恢(美籍华人)发明了用硝酸盐和硫代硫酸盐治疗氰化物中毒;20 世纪 50 年代初,Wilson 等使用 2-PAM 治疗有机磷中毒,都是典型的案例。

三、管理毒理学和预测毒理学时代

管理毒理学起源于19～20世纪化工和制药行业的发展时期,第一个毒理学法规通常认为是1863年的英国碱法案,旨在控制污染的重工业。19世纪末药品的大量使用造成中毒事件的频发引起了美国的重视,1906年美国通过了第一个《美国纯净食品与药品法》,美国农业部首席化学家哈维·威利医师(H. W. Wiley,公元1844—1930年)为主要倡导者。该法案禁止州际运输的、掺杂了其他东西的或有毒的食物、药物和酒类。与此同时,美国食品和药物管理局(FDA)成立,其后不断发展,成为直属美国健康及人类服务部管辖的联邦政府机构,其主要职能为负责对美国国内生产及进口的食品、膳食补充剂、药品、疫苗、生物医药制剂、血液制剂、医学设备、放射性设备、兽药和化妆品进行监督管理。20世纪30年代美国发生一种用二甘醇(diethylene glycol)作溶剂的磺胺酏剂导致107名工人中毒死亡和睫毛膏染料损伤人眼事件,促使1938年美国国会通过了《食品、药品和化妆品法》,要求"药品、化妆品等制造商在将商品投入市场前,必须对其原料和原料混合物进行验证,以确保人体健康和安全"。

像其他学科一样,战争在毒理学发展中同样起到了很大作用。在第一次世界大战中,德国军队在强大的化学工业的支持下,首先使用了化学武器。德国化学家弗里茨·哈伯研发的氯气在1915年被用于第一次世界大战法国北部和比利时的战场,造成15 000名士兵中毒,大约5000名士兵死亡的惨剧。第二次世界大战更进一步促进了化学武器研制,特别是神经毒剂的研发,刺激了毒性机制以及解毒措施的研究。化学武器的大量储备构成了冷战时期军备竞赛不可分割的部分。1925年,经过国际社会努力,达成了《禁止在战争中使用窒息性、毒性和其他气体和细菌作战方法的议定书》(即《日内瓦议定书》),是各国用来限制在战争中使用化学和生物武器的依据。1993年,《禁止化学武器公约》进一步明确宣布了生产、储存和使用化学武器的非法性,1997年4月29日公约正式生效。

20世纪20～40年代,有机氯农药的广泛使用,雌激素的合成与应用,抗生素的大规模生产与应用,这些物质的使用在产生预期效果的同时也显现出了一些毒性危害作用。20世纪60年代,"反应停事件"震惊了世界,Carson的《寂静的春天》向世人敲响了警钟,这一切催生了许多毒理学法规和管理机构的相继诞生。一些发达国家和国际组织相继制定了目的在于管制化学物质使用的法规,并建立了一套评价化学物质对人类不良反应的实验方法。

20世纪50年代,美国的著名毒理学家雷曼(Arnold J. Lehman,公元1900—1979年)等人出版的《食品、药品和化妆品中化学物的安全性评价》首次通过FDA为毒理学研究提供了指南。

1965年6月,国际癌症研究机构(International Agency for Research on Cancer,IARC)成立,它是世界卫生组织下属的一个跨政府机构,设在法国的里昂。该机构的主要任务是进行和促进对癌症病因的研究,也进行世界范围内的癌症的流行病学调查和研究工作。这一机构从1971年起组织专家组收集和评价世界各国有关化学物质对人类致癌危险性的资料,编辑出版《IARC关于化学物质致人类癌症危险性评价专题论文集》,这些因素包括化学品、混合物、辐射、物理和生物制剂以及生活状态因素等,成为控制致癌因素的科学基础。

1966年,美国公共卫生部在美国国立卫生研究院创建一个环境健康科学分部门。3年后,该部门成为独立的研究所——国家环境健康科学研究所(NIEHS)。NIEHS的使命是"通过了解环境如何影响人类疾病的发生与发展来减少人类疾病和残疾的负担"。NIEHS关注基础科学、面向疾病研究、全球环境卫生、临床研究和多学科研究人员培训。

1970年12月2日,美国国家环境保护局(U. S. Environmental Protection Agency,EPA)成立并开始运行。它是美国联邦政府的一个独立行政机构,主要负责维护自然环境和保护人类健康不受环境危害影响。具体职责包括,根据国会颁布的环境法律制定和执行环境法规,从事或赞助环境研究及环保项目,加强环境教育以培养公众的环保意识和责任感。

1970年12月29日,美国职业安全与健康法案(Occupational Safety and Health Act)颁布实施。同时基于该法案诞生了美国职业安全与健康管理局(OSHA)和职业安全健康研究所(NIOSH),前者隶属于美国劳工部,后者隶属于美国卫生及公共服务部,同时也是国际知名的职业安全卫生研究机构,主要从事职业安全与卫生科学研究,就与工作有关的伤害和疾病的预防提出建议。通过提供职业安全卫生领域的研究、信息、教育和培训等方面的服务,确保工人有安全、健康的工作环境。

1978年,美国健康、教育和福利部(现在称为卫生和人类服务部)启动了国家毒理学规划(NTP),该规划是一个跨部门的协作项目,总部设在国家环境健康科学研究所(NIEHS)。NIEHS是国家毒理学规划的3个核心机构之一,为NTP活动提供支持。其他两个机构分别是:美国食品和药物管理局的国家毒理学研究中心(NCTR/FDA)和疾病预防控制中心下属的国家职业安全与健康研究所(NIOSH/CDC)。该项目的任务是协调毒理学研究和测试。加强毒理学的基础研究、开发和验证改进的测试方法,定期为健康管理和研究机构、科学和医学团体以及公众提供潜在的有毒化学物质的信息。该项目的实施不仅对美国毒理学的发展起到了良好的促进作用,而且对全球的毒理学产生深远的影响。

1980年,美国国会批准成立了美国毒物与疾病登记署(Agency for Toxic Substances and Disease Registry,ATSDR),是美国健康和公共服务部门下属的联邦公共健康机构。ATSDR通过实现与卫生相关的法律、利用尖端科学,举办响应社会公共卫生活动和提供值得信赖的化学品毒性信息来服务大众,以达到预防与有毒物质有关的有害暴露和疾病的目的。

随着贸易全球化的发展,化工产品、农药、医药、兽药及化妆品的国际贸易迅速增长,但同时也带来了日益严峻的化学品安全问题,加强对化学品安全性的评估监控,减少其对环境、人类和动植物健康安全的危害已经成为全世界普遍的共识。1980年,国际化学品安全规划署(IPCS)成立,它是3个联合国实体的一项合作规划:联合国环境规划署(UNEP)、国际劳工组织(ILO)和世界卫生组织(WHO)。自从它创建以来,便在化学品健康与环境风险的国际评价和交流中发挥着越来越大的作用。它的主要活动是研究和出版化学品安全信息,环境健康基准文件,供负责评估化学品对健康和环境的风险的科学家使用,到目前为止,已出版243本这样的专著。1981年,经济合作与发展组织(OECD)通过了"化学品评价数据相互认可(MAD)多边协议",要求各成员国遵循化学品安全评价良好实验室规范(GLP)原则,并按照《经济合作与发展组织(OECD)化学品测试准则》进行试验,最终实现数据相互认可,从而促进化学品登记资料要求的协调一致,减少昂贵的、重复的试验,降低化学品管理成本。这些准则包括155项试验方法,其中理化性质22项方法、生物系统效应35项方法、降解与蓄积25项方法、健康效应64项方法、其他测试原则9项方法。2006年12月18日,欧盟议会和欧盟理事会正式通过化学品注册、评估、授权和限制法规(即REACH法规),对进入欧盟28个成员国市场的所有化学品进行预防性管理。该法规已于2007年6月1日正式生效,次年6月1日开始实施。主管机关是欧洲化学品管理局(ECHA)。

化合物的预测毒理学(predictive toxicology)或计算毒性学开始于20世纪80年代初,其产生原因在于化合物毒性动物测试的高昂费用和社会特别是动物保护组织反对动物实验，需作筛选的待测化合物的数量激增，管理部门毒性物质监管的需要以及计算技术的快速发展。预测毒理学的目标是揭示化合物结构与生物活性之间的关系以及相应的生物和毒理过程或机制。发展至今，现有方法主要可分为两大类：基于知识的专家系统和基于统计分析的自动产生结构与性质关系的方法。通过计算毒理学的发展，EPA 于 2007 年推出毒性预测（ToxCast）研究项目。ToxCast，使用自动化"高通量筛查分析"技术，将活细胞或分离蛋白质暴露于化学物质。然后筛选细胞或蛋白质生物活性的改变或潜在的毒性作用。这些创新的方法有可能减少动物性毒性试验及所需动物的数量，快速有效地筛选大量的化学物质。作为 EPA 的承诺的一部分，公开和明确收集及分享其化学数据，所有 ToxCast 化学数据是公开的，任何人通过用户友好的 Web 应用程序访问和使用。美国 FDA 在其"关键途径启动计划"（critical path initiative）中提出将重视计算机毒性预测软件的应用，并于 2006 年成立了预测安全性测试联盟（Predictive\Safety Testing Consortium，PSTC）。欧共体的健康与消费者保护研究所的联合研究中心计算机毒理学组专门对各国政府管理部门提供毒性计算预测方法，其研究活动包括开发计算方法、建立定量结构毒性关系模型等。

四、系统毒理学和转化毒理学时代

20 世纪下半叶，是毒理学大发展的黄金时期，究其原因，一是第二次世界大战后世界经济的持续高速发展，自然资源的过度开发，药品、农药、合成纤维及其他新型化学品广泛研发与应用所造成的生态环境破坏，以及人类健康问题大大刺激了毒理学的研究；二是这一时期的基础学科如化学、物理学、生物学、信息和计算科学、医学及统计学的快速发展使毒理学研究如虎添翼。1953 年，DNA 双螺旋结构的发现，揭开了生命的奥秘。遗传密码的破译，遗传信息传递中心法则的确立，重组 DNA 技术的建立等，推动着分子生物学的概念和技术全面渗透到生命科学的各个领域，同时也渗透到了现代毒理学中，使毒理学研究快速步入分子水平。特别是 20 世纪后期人类基因组计划（HGP）的实施与完成，21 世纪初启动和实施的人类表观基因组计划（HEP）标志着人类在认识自我的征途上又跨上了一个新台阶，推动了现代毒理学的迅速发展，为环境医学和毒理学研究开辟了更广阔的空间。1997 年由美国国家环境卫生科学研究所（National Institute of Environmental Health Sciences，NIEHS）提出并于 1998 年斥资 6000 万美元正式启动环境基因组计划的研究。环境基因组计划的主要目标是推进有重要功能意义的环境应答基因的多态性的研究，确定它们引起环境暴露致病危险性差异的遗传因素，并以开展和推动环境-基因相互作用对疾病发生影响的人群流行病学研究为最终目的，该所于 2000 年成立了国家毒理基因组学研究中心（National Center for Toxicogenomics，NCT），毒理基因组学是从基因组全局研究外来化合物对基因和基因产物的影响及相互作用的科学。它应用基因组的信息与技术在分子水平上研究化学物的毒性及其毒作用机制。根据研究对象的不同相应地产生了毒理基因组学、转录组学、蛋白质组学、代谢物组学等。它们分别从调控生命过程的不同层面进行研究，使人们能够从分子水平研究生命现象，由于毒性机制不仅涉及一个或几个基因的改变，而是许多基因及其表达产物相互作用的结果。因此，可以通过这种分析手段全面研究化学物的毒理机制，发现新的生物标志物，新的毒性作用机制，建立起更加灵敏高效的安全性评价方法。2003 年，NCT 在开发第一个毒理基因组学信息资源库时提出了"系统毒理学"的概念，该信息资源库将来自转录组学的、蛋白质组学、代谢物组学的分子表达数据集和传统毒理学参数，与环境毒理和人类疾病有关的毒物代谢途径和基因调节网络信息结合在一起,定名为"生物学系统的化学效应"(CEBS)信息资源库,是为了适应系统毒理学的信息需要而设计的。随后又建立了比较毒理基因组数据库(Comparative Toxicogenomics Database,CTD)。通过化学物的结构、应激因素的类型、基因、蛋白、代谢物分子标签或是表型变化进行查询,从而推测与另一新受试物质的结果。"系统毒理学"是将毒理基因组学、传统毒理学和生物信息学融合在一起而形成的一个新的学科体系,使毒理学逐渐由描述式的科学转变为定量描述和分析的预测科学。

　　转化毒理学(translational toxicology)是近年引入毒理学的一个新的理念,源于转化医学。2009 年首先由 Mattes 和 Walker 在"自然:转化医学"杂志("Nature:Translational Medicine")提出,他将"研究和开发与动物模型和人体有关的安全性生物标志物及工具"称为转化毒理学(We refer here to the study and development of such safety biomarkers and tools relevant to animal models and humans as "translational toxicology".),表明生物标志物是转化毒理学的核心。但从公共卫生和预防医学的角度看,显然是不够全面的,最近,我国学者将转化毒理学定义为"研究如何将毒理学的基础研究成果发展转化为能应用于环境与人群监测、环境相关疾病的早期诊断治疗和预防、安全性评价、危险度评定和危险性管理的理论、方法、技术、产品和防控措施的一门新兴的毒理学分支学科"。强调理论与实践、基础与应用、宏观与微观的整合,开展多层次、多靶点、多水平、多学科研究,重点解决环境、生态、职业、食品、药品、新物质和新材料安全等全球性公共卫生问题,不仅是转化毒理学研究的根本任务,也是现代毒理学发展的主要方向与目标。从 2013 年在韩国首尔召开的第十三届国际毒理学大会和美国毒理学会第 52 和第 53 届年会、我国去年在广州召开的第六届全国毒理学大会看,转化毒理学均作为会议的重要议题之一。转化毒理学杂志(Journal of Translational Toxicology)于 2014 年 1 月在美国正式创刊,美国毒理学会专设了一个临床与转化毒理学专委会以组织研讨转化毒理学的议题。国外一些知名大学如美国约翰霍普金斯大学、马里兰大学等均设专门机构来培养新型的转化毒理学人才。可见转化毒理学已成为毒理学发展未来最重要的趋势之一。

第四节　现代毒理学面临的挑战与发展趋势

一、毒理学面临严峻的挑战

　　1. 毒理学研究及安全性评价需求增加　随着科学技术的飞速发展,新化学品、药品和生物产品数量激增,按现行毒理学安全性评价方法远远不能满足化学物快速增长的需要。据 OECD 估计,最近 5 年欧共体国家需评价的化学物数量达 20 万种。以药物开发而言,毒理学评价是除临床试验外耗时最长、耗费最多的一个环节,其中某些产品(如转基因食品和药物、生物农药和新型生物制品和新型材料如纳米材料)无法用现行方法进行可靠评价,成为安全性评价需要解决的新问题。如何应对成千上万的新化学物,建立起更加快速、灵敏、高效的安全性评价方法,是毒理学工作者面临的重大课题。

　　2. 毒理学研究的复杂而艰巨　研究环境因素与疾病和健康关系是毒理学的重要任务之一。虽然通过流行病学和实验研究在因果关系和作用机制的探索方面的不懈努力,取得了一些重要进展。但是,由于环境和机体两方面因素均是复杂的多元体系,存在多层次交互作用,因此其过程和结果都表现为高度的复杂性。如很多人类疾病可以因多种环境因素而引发或诱发,而多数环境污染物又可以引起多种健康损害效应,这些都提示我们毒理学的研究还任重而道远。

3. 毒理学研究融入国际体系　当今世界,经济和科技全球化和一体化已成为一个不争的事实,世界各国都将别无选择地置身其中。毒理学试验方法也经历着这种浪潮的冲击,我们作为发展中国家要抓住机遇,迎头赶上。由 30 多个成员国组成的 OECD1971 年开始开展了环境、健康和安全方面的工作。OECD 制定和颁布的化学品测试指南是公认的权威方法,是有关国际组织和世界各国规范其毒理学试验方法的标准和依据。2003 年欧盟就《未来化学品政策战略》白皮书向全球发布了一个征求意见函,宣称将建立统一的化学品监控管理体系,并于 2012 年前完成对所有化学品的管理,尤其是对相应毒理学资料的要求。白皮书指出,为了"实现可持续发展",确保人体健康及环境受到较高水平的保护,必须采取关键的"预防原则",即必须评价化学物质,鼓励使用危险性较小的物质来替代对人体健康及环境造成危害的物质,并明确提出"没有数据不得入场"。

4. 毒理学研究肩负反恐维稳维护和平的重要使命　日益猖獗的国际恐怖主义可能发动的化学恐怖、生物恐怖和核恐怖活动,给毒理学工作者提出了新课题。加快毒理学研究的步伐,开发敏感的检测技术,提出有效预警和防范的措施,是毒理学工作者义不容辞的职责。

二、现代毒理学的发展趋势与展望

1. 学科分化与综合相结合　科学史表明,科学的发展总是经历了综合、分化、再综合的循环过程。现代科学则既高度分化又高度综合,而交叉科学又集分化和综合于一体,实现了科学的整体化。学科交叉点往往就是新的科学生长点、新的科学前沿,这里最有可能产生重大的科学突破,使科学发生革命性的变化。同时,交叉科学是综合性、跨学科的产物,因而有利于解决人类面临的重大复杂科学问题、社会问题和全球性问题。毒理学也不例外,一方面随着研究的深入,新的学科分支不断出现,毒理学按研究的对象或物质可分为药物毒理学、环境毒理学、生态毒理学、食品毒理学、工业毒理学(职业毒理学)、农药毒理学、放射毒理学、分析毒理学、临床毒理学、法医毒理学、兽医毒理学、军事毒理学、纳米毒理学等;按作用靶器官可分为神经与行为毒理学、肝脏毒理学、肾脏毒理学、呼吸毒理学、心血管毒理学、皮肤毒理学、生殖和发育毒理学、免疫毒理学等;按作用机制和研究手段可分为分子毒理学、膜毒理学、细胞毒理学、生化毒理学、遗传毒理学等。另一方面,毒理学与其他生物科学的交叉融合形成了一些新的交叉学科。例如,毒理学与"组学"技术和生物信息学结合形成毒理基因组学(toxicogenomics)和毒理蛋白质组学(toxicoproteomics),与系统生物学融合为系统毒理学(systems toxicology),与比较生物学融合为比较毒理学(comparative toxicology),与时间生物学融合为时间毒理学。毒理学与现代的计算机信息技术及分子生物学和化学融合形成计算毒理学(computational toxicology)和预测毒理学(predictive toxicology)。近年来,为适应新产品开发和快速安全性评价的需求,提出了发现毒理学(discovery toxicology)、循证毒理学(evidence-based toxicology,EBT)和以科学为基础的毒理学(science-based toxicology)的理念。

2. 微观研究与宏观研究相结合　微观与宏观相结合至今仍是毒理学研究的重要趋势,微观的细胞和分子水平的毒理学研究可揭示毒物相关的细胞过程和分子事件,阐明毒作用机制和特点。这种微观方法在研究新化学物质的健康效应上具有重要作用。但毒理学研究的最终目的是要预测环境污染物对人体或生物群体的有害效应,通过分析和评估,预防其对健康的损害。生物体是极其复杂的开放的巨系统,在复杂多变的环境中受多层次因素的影响,因而也可能产生多水平、多靶位、多终点的效应,只有从群体、个体、器官、组织细胞、分子等不同层次进行研究,相互结合,互为补充,才能综合地解决多方面的问题。现代生物技术的迅速发展,特别是近年来发展的高通量"组学"和芯片技术,为解决这些问题提供了新的科研思路和技术手段。纵观毒理学的发展历程,一般都是从宏观发现提出问题,从微观研究阐明发生机制,并为防治工作提供理论依据,再回到宏观解决问题。往往从交互作用入手,以分子水平设计、细胞水平验证、整体水平实施来解决问题。

3. 整体动物实验与替代试验相结合　传统毒理学以整体动物实验为主要研究手段,以发病率和死亡率、病理组织形态学和生化功能改变以及"三致"效应为主要观察终点,以此外推对人体健康的可能危害。已知人和动物对某些化学物质的代谢存在差异,敏感动物的某些器官组织结构(如兔眼角膜)与人的也不尽相同。有人质疑现有动物实验的设计是否能准确地预示对人体的危害? 从伦理角度以及来自公众和动物保护组织的压力,是否一定要用动物实验达到预示目的呢? 1959 年,Russel 和 Burch 在《人性动物实验技术原则》一书中提出:正确的科学实验设计应考虑到动物的权益,尽可能减少动物用量,优化完善试验程序或使用其他手段和材料替代动物实验的"3R"原则:第一个"R"是替代试验(replacement),即利用简单的生物系统如培养的细菌细胞、哺乳动物和人的组织、细胞及特殊的动物器官或非生物构建体系等方法取代动物试验;第二个"R"是减少动物的使用数量(reduction),即在保证试验质量的前提下,选择合适的动物和方法,改进实验设计,减少动物用量;第三个"R"是优化(refinement),即指通过改进和完善实验程序,减轻或减少给动物造成的疼痛和不安,提高动物福利。从历史发展的过程来看,"3R"的提出和发展与动物保护主义运动的发展有着一定的内在联系。从此,"3R"内容受到各国政府和科学界的高度重视,研究工作及研究成果得到广泛开展和应用。特别是最近 10~15 年,对体外试验方法的研究形成高潮,世界上许多国家已相继建立相应机构进行动物实验体外替代方法的研制和评价,包括美国由食品和药物管理局(FDA)、环境保护局(EPA)和消费品安全委员会(CPSC)组成的机构间替代方法管理小组(IRAG)、美国替代方法验证协调合作委员会(ICCVAM),以及欧洲替代方法验证中心(ECVAM)、德国动物实验替代方法制订和论证中心(ZEBET)、荷兰国家替代方法研究中心(NCE)和日本国家替代方法验证中心(JaCVAM)。近年来,欧盟在其欧盟第 6 框架计划(FP6)中对动物实验替代方法的研究予以高度重视,资助动物实验替代方法技术平台的构建,以促进替代方法的快速发展。至今已建立多种方法以检测化学物急性毒性、亚慢性和慢性毒性、遗传毒性以及发育毒性等毒作用效应。与此同时,ECVAM 联合 ICCVAM、JaCVAM等其他研究机构对已建立的替代方法进行了严格的验证,包括评价方法的可靠性、有效性和适用性,并将通过正式验证的方法纳入统一标准,即 OECD 实验指南,对替代方法的应用进行规范化。最近几年召开的国际毒理学大会,Alternative Methods 一直是会议的中心议题之一。

4. 群体研究与个体化研究相结合　近年来,随着转化医学和转化毒理学理念的提出,人群毒理学(population toxicology)研究再次引起重视。人群毒理学的主要任务是在人群中研究外源化学物对人体产生毒性作用的规律、验证动物实验和体外细胞实验的结果、为人群中毒的筛查、诊断和防治措施提供比实验研究更为直接可靠的毒理学科学依据。传统的人群毒理学研究,一般是通过群体研究,即人群流行病学研究揭示毒物对人体作用的共性或共同规律,这是预防医学的基本特征之一,仍然是确定外源物质与人类健康和疾病的因果关系的重要手段。但是,随着人类基因组计划的实施与完成,个体化医学逐渐被关注。基因组DNA是决定生物体各种生理、病理性状的遗传基础。人类众多个体的基因组序列的一致性高达99.9%以上,这是人类基因的共性。但正是由于0.1%的微小差异,决定了不同个体间生命特征的差异,每一个体都具有独一无二的遗传学特征或者说基因型表现,甚至在近亲之间这些特征也会有很大差别,包括个体的生命表现及对周围环境的反应等。在疾病的发生、发展及治疗过程中,不同个体之间存在很大差异,对疾病的易感性、临床表现及对治疗药物的反应等均呈现多样性。这种基因组中决定个体差异的部分被称作单核苷酸多态性(SNPs)。人类基因组中,相邻近的SNPs等位位点倾向于以一个整体遗传给后代。位于一条染色体上或某一区域的一组相关联的SNPs等位位点被称作单体型(haplotype)。它们在处于健康状态的人群中表现不很明显,而当人处于疾病状态时,这种差异就显得格外重要。SNPs和单体型比其他的遗传标志物更能揭示不同个体间外源物质效应存在差异的本质。因而将为中毒和疾病的诊断、治疗和预防带来革命性的变化,也是个体化医学逐渐被关注的重要原因。近年来,国际上流行的P4医学,即预测性(predictive)、预防性(preventive)、个体化(personalized)和参与性(participatory)的医学对人群毒理学研究提出了新的挑战。

5. 环境基因组学与环境表观基因组学　2003年人类基因组测序完成后,人类基因密码的功能分析似乎成为最为直接的任务。事实上,纵然人类基因组计划使得人类可能在理解人类疾病和其他特质方面取得巨大进展,但完全了解人类遗传过程远比原先预料的要复杂得多。也许这些复杂性中最为重要的是表观遗传学,它在人类遗传特征的表达方面起极其重要的作用。表观遗传是指没有DNA序列变化的、可通过有丝分裂和减数分裂在细胞和世代间传递的基因表达改变。表观遗传学研究主要涉及DNA甲基化、组蛋白翻译后修饰、染色质重塑以及MicroRNA、SiRNA等。在基因组水平研究表观遗传改变规律及其效应的学科领域称为表观基因组学(epigenomics)。进入后基因组时代,表观遗传学将成为阐明基因组功能的关键研究领域之一。基因组中表观遗传过程的精确性对于调控基因转录活性和染色体稳定性以及人类正常发育是必要的。许许多多环境化学性及物理性因素可以通过基因组的遗传的变异产生潜在的毒理学作用和可遗传的表型改变,导致多种人类疾病,如肿瘤、衰老、印记综合征、免疫疾病,以及中枢神经系统和精神发育紊乱。表观遗传改变的一个重要特征是它们的持久性,其中有些改变可从一代传递给下一代。在动物、植物和人类,现在越来越多的证据表明,由许多不同类型的刺激和干预诱导的表观遗传改变,包括营养、内分泌干扰物、母体照顾和母体应激可跨代遗传。因此,在某种意义上,表观遗传机制可能比遗传机制更加有助于探讨和阐明环境、基因与疾病之间的联系。同时,由于表观遗传改变的可逆性,改善环境、适当的营养补充和针对性的干预措施可以通过表观遗传特征而逆转不利的基因表达模式和表型。这为环境相关疾病的预防、早期诊断和治疗提供了新的思路。过去几年,NIEHS已把表观遗传学作为一个重要的新领域纳入研究计划,NIEHS主任David Schwartz指出NIEHS的环境基因组学与环境表观遗传学存在交叉,表观遗传学将作为NIEHS继续开展环境基因组计划的重点之一。这为表观遗传学研究和复杂人类疾病分析的整合提供了便利和新的契机。环境表观基因组学(environmental epigenomics)正是在基因组水平探讨环境因素的表观遗传效应及其对基因表达影响的学科。从环境-基因交互作用的角度看,可以认为它是环境基因组计划的延伸和深入。

第五节　中国毒理学的回顾与展望

一、中国毒理学发展的历史回顾

中华民族对自然界存在的有毒物质的认识可以追溯至 5000 多年前。在"神农尝百草"的传说中就已有区别食物、药物与毒物的描述。中国的第一部药学著作《神农本草经》中收录了 365 种药物（包括植物、动物和矿物药），按其毒性作用分为上、中、下三品。《黄帝内经》中就已经确立了毒是一类致病因素，首次提出药物之毒和毒药的含义。中医将所有人体不需要的、过剩的、不能顺畅排出的东西都统称为"毒"。隋代巢元方的《诸病源候论》（公元610 年）中把蛇毒、蜂毒、蝎毒等作为致病（中毒）的原因，并对有毒气体产生的地点、浓度变化规律、测试方法和预防对策等有较详细的观察和描述。唐代王焘《外台秘要》（公元 752 年）认为可将动物置于含有毒气体的场所进行检测，"若有毒，其物死"。南宋宋慈在《洗冤集录》（公元 1247）中记载了服毒为自杀或他杀的致死原因，并提出了一些解毒和毒物鉴定的方法。明代李时珍的《本草纲目》（公元 1590 年）可视为世界上第一部药物学和毒物学巨著，对许多毒物及药物的毒性都有记载。明代宋应星的《天工开物》（公元 1637）还记有职业性汞中毒及其预防方法。1840 年起的鸦片战争，展开了中华民族抗击外来列强侵略的历史画卷，也开启了中国人民与毒品斗争的征程。20 世纪 20 年代起，随着西方医学的传入，我国法医工作者开始用病理学和化学方法进行毒性鉴定。值得一提的是：1934 年，著名的华人药理学家陈克恢提出用高铁血红蛋白形成剂和硫代硫酸钠来解救氢化物中毒，成为毒理学发展史上的一件重要事件。

我国现代毒理学的真正发展和壮大是在中华人民共和国成立后。当时，化学中毒防治成为职业卫生的首要任务，化学品毒性测试和毒性分级的研究任务十分迫切。20 世纪 50 年代，工业毒理学率先发展，重点是人才的培养和急性毒性试验方法的建立。1957 年全国举办了第一个毒理学讲习班，主要由苏联专家介绍毒理学一般毒性理论和研究方法。1960 年又举办了部分单位参加的军事毒理学培训班，相继培养了一批人才，为我国毒理学的研究与发展打下了良好的基础。同期，我国老一辈的药理学家与卫生学家也开始了毒理学研究，包括食品毒理学、环境毒理学、药物毒理学等。20 世纪 70 年代，针对农药污染和危害进行毒理学评价，我国引进了外源化学物致突变与致畸作用的研究方法。20 世纪 70 年代末，随着改革开放，我国教育主管部门鉴于世界上毒理学的发展和我国国情的需要，在公共卫生与预防医学专业开设卫生毒理学基础课程，此后又设立了卫生毒理学硕士学位点和博士学位点，一些高等院校与卫生防疫部门等建立了相应的研究室、业务科室或研究机构。同时，国家在毒理学领域派出了一大批学者赴美、欧、日等先进国家访问、进修和学习，他们学成归来及时将国际上毒理学最新发展、理论、信息和研究技术带回国内。此外，通过国际学术交流和发表科技论文也将我国毒理学发展介绍给世界，推动了我国毒理学整体水平的提高，也促进了国内毒理学新的学科分支的建立，缩小了我国毒理学与国际先进水平的差距。20 世纪 80 年代，中华预防医学会卫生毒理学分会和中国环境诱变剂（CEMS）学会相继成立，并分别创刊《卫生毒理学杂志》（现更名为《毒理学杂志》）和《癌变·畸变·突变》。1993 年，中国毒理学会的成立是我国毒理学发展的一个里程碑。其下设 18 个专业委员会（目前为止，已发展成为 22 个专业委员会），并与中国药理学会联合创办了《中国药理学与毒理学杂志》，学术活动十分活跃,迎来了毒理学大发展的时期。

二、中国毒理学的研究现状及主要成就

1. 新理论、新技术和新方法的应用赋予毒理学研究新的活力　近20年,特别是新世纪以来,毒理学发生了前所未有的巨大进步,而这些进展的取得,在很大程度上得益于科学新思想的渗透和新技术的应用。特别是生物化学、细胞及分子生物学理论和技术的飞速发展,赋予了毒理学工作者新的启迪和工具,从而改变了毒理学研究的基本格局,真正实现了从整体和器官水平向细胞和分子水平的飞跃。1993年3月,美国著名的科学专栏评论家 Marshall 在 *Science* 杂志显要的位置发表了题为《毒理学进入分子水平》(Toxicology goes molecular)的专论,指出"一批新生代毒理学家正在应用超敏感的探针检测细胞水平的毒效应,并制订出预防接触这些毒物的措施"。近年来,我国毒理学领域所取得的前所未有的巨大进步,在很大程度上得益于分子生物学新技术的引进和应用。在常规的基因重组与克隆技术、核酸杂交技术、聚合酶链反应(PCR)和 DNA 测序技术基础上,我国一些科研单位和高校已将转基因动物和转基因细胞、穿梭质粒、荧光原位杂交、差减杂交和差异显示技术、RNA 干扰和反义核酸技术、基因芯片技术、单细胞电泳技术和流式细胞技术应用于检测 DNA 损伤、已知或未知的基因突变、染色体畸变、筛选疾病相关基因等,并建立了一些毒理基因组学、蛋白质组学、代谢组学和表观遗传学的技术平台。这些技术以重点明确、高通量、敏感性高等优点大大提高了毒理学研究的整体水平。有的单位还对原技术进行了必要的改良和创新,使之更具生命力。

2. 重要环境污染物的毒性机制研究取得重要突破　通过从分子、细胞、整体、人群等不同水平研究,我国有些研究成果已接近或达到世界先进水平。例如,多环芳烃致癌机制、有机溶剂苯的血液毒性机制、三氯乙烯的皮肤损伤和肝毒性机制、正己烷的神经毒性机制、重金属铅的神经毒性及儿童发育毒性机制、镉的肾毒性机制、镍的致癌机制、环境内分泌干扰物的生殖发育毒性机制、农药有机磷和拟除虫菊酯的神经毒性机制和三硝基甲苯(TNT)对生物膜的损伤机制。

3. 生物标志物的研究和应用使实验研究与现场研究紧密结合　当环境污染物危害的一级预防因各种原因未能达到要求时,筛查敏感、特异的生物标志物,将有利于早期采取预防措施,防止环境因素对健康的不良影响。这些标志物可组合成预警体系,从而实施导向二级预防。目前,我国已开展了包括接触标志物、效应标志物和易感性标志物3大类标志物在内的数十种生物标志物的研究,如 DNA 加合物、蛋白质加合物、DNA-蛋白质交联物,DNA 断裂与交联以及癌基因、抑癌基因及其表达产物、染色体畸变、姐妹染色单体交换、微核形成、体细胞和生殖细胞基因突变检测,还有重要环境应答基因,如毒物代谢酶(GSTs、CYPs、NATs)、DNA 修复基因(*ERCC*、*XRCC*、*XPD*、*hMSH*1、*hMSH*2、*polβ*、*hKu*70、*hPARP*、*HAP*、*XPF*、*MGMT*、*hOGG*1)、免疫相关基因(*HLA-DQ*)多态性等。有些标志物已逐步应用于人群中。

4. 安全性评价体系逐步建立和健全　安全性评价是毒理学研究的重要内容,主要是通过国家规定的相关程序对物质的毒性进行全面检测,了解其毒性大小及毒作用特点,最后判定该物质能否投产及使用。20世纪50年代,我国毒理学工作者从半数致死剂量(LD_{50})起步,至今已建立起一整套较为齐全的整体动物实验与体外试验的研究方法;目前我国已有数十个毒理学安全性评价机构,可按有关程序开展包括急性毒性试验和局部毒性试验、重复剂量毒性试验和遗传与发育毒性试验、亚慢性毒性试验和生殖毒性试验、慢性毒性试验和致癌

试验在内的 4 个阶段的毒性试验。

我国开展优良实验室规范(GLP)工作最早的是医药行业。1993 年 12 月,原国家药品监督管理局颁布了《药品非临床研究质量管理规定(试行)》,后经 1994 年和 1999 年 2 次修改,于 2003 年由国家食品药品监督管理局正式颁布《药品非临床研究质量管理规范》,目前已有 37 家实验机构的有关实验项目通过了医药 GLP 检查,得到国家食品药品监督管理局的认可。其他化学品行业,如农药、兽药、工业化学品的主管部门也参照经济合作与发展组织(OECD)的 GLP 准则,相继制订和出台了 GLP 的规章和技术标准。农业部于 2003 年颁布实施《农药毒理学安全性评价良好实验室规范》,国家环保总局于 2004 年发布实施《化学品测试合格实验室导则》。原卫生部于 2001 年颁布《化学品毒性鉴定管理规范》,虽然不是 GLP 准则,但也对从事化学品毒性鉴定机构和鉴定工作提出了规范性要求。国家认监委从 2008 年 3 月开始,组织开展 GLP 实验室评价试点工作。2008 年 6 月发布第 17 号公告《关于公布良好实验室规范(GLP)及评价程序的有关文件的公告》,经国家认监委组织中国合格评定国家认可委员会进行技术评审,正式批准上海化工研究院检测中心可以在化学品理化性质、毒性测试等领域按照 GLP 规范开展工作。

新中国建立以前,我国没有一个外源化学物的卫生标准。20 世纪 50 年代初,借鉴当时苏联的卫生容许限量标准,颁布了少量外源化学物的卫生容许限量国家标准(GB)。此后,逐渐结合我国国情研制了部分国家卫生限量标准。到目前,我国已建立了大部分化学物的卫生标准。尤需指出,自 20 世纪 80 年代开始,我国制订了一些相关的法律、法规以保护环境和人民健康,例如《中华人民共和国水污染防治法》(1984 年)、《中华人民共和国大气污染防治法》(1987 年)、《中华人民共和国环境保护法》(1989)、《中华人民共和国食品卫生法》(1995 年)、《中华人民共和国职业病防治法》(2002 年)、《中华人民共和国农产品质量安全法》(2006 年)等;有关部门还制定和颁布了一些具有法规效力的评价程序,使外源化学物的安全性评价程序化、规范化,结果科学、可靠,如《化妆品安全性评价程序和方法》(1987 年)、《农药安全性毒理学评价程序》(1991 年)、《新药审批方法》和《新药(西药)毒理学研究指导原则》(1993 年)、《食品安全性毒理学评价程序》(1994 年)、《农药登记毒理学试验方法》(1995 年)、《药品非临床研究质量管理规范》(1999 年)、《化学品毒性鉴定管理规范》(2000 年)、《保健食品检验与评价技术规范》(2003 年)、《农药毒理学安全性评价良好实验室规范》(2003 年)、《化学品测试导则》(2004 年)、《新化学物危害评估导则》(2004 年)、《化学品测试合格实验室导则》(2004 年),国家食品药品监督管理局 2005 年发布药品急性毒性、长期毒性、遗传毒性、免疫毒性、刺激性、过敏性和溶血试验技术指导原则,2007 年发布药物依赖研究技术指导原则,2010 年发布药物致癌试验技术指导原则等。

三、中国毒理学学科发展对策与展望

近年来,我国毒理学领域虽然取得了长足的进步,但与世界发达国家相比,仍然存在较大差距。主要表现在重复和跟踪研究较多,具有我国独立知识产权的创新成果不多,研究的深度和广度不够。毒理学整个宏观规划和战略研究不够,政府和相关职能部门对学科发展的指导和引领作用还需加强等。鉴于我国生物技术发展水平和毒理学研究的现状,结合国际毒理学发展整体趋势,当前应着手解决以下几个问题:

(一) 整合资源,组建中国特色的国家毒理学计划

鉴于毒理学的多学科交叉和多部门管理的特点,建议借鉴美国国家毒理学规划(NTP)

和欧洲化学品管理局(ECHA)经验,结合我国实际,尽快建立有中国特色的毒理学研究和安全性评价机制和协调机构,即中国国家毒理学计划(CNTP),由政府有关部门联合推行,发挥全国性专业学术团体如中国毒理学会、中国环境诱变剂学会、中国预防医学会卫生毒理学会等在政府决策咨询和制定、指导与协调毒理学规划方面的作用。协调全国的毒理学测试方案,确定主攻目标,加强毒理学科学基础,开发和验证改进的测试方法,及时为公共卫生的管理及研究机构,为涉及公共卫生的医学卫生界及公众提供有关潜在有毒化学品的信息。集中国家重点实验室、科研机构或高校资源、互通信息,组织全国各地区有专业基础的单位进行有计划、多方位、多层次的联合攻关,充分利用各自的优势,改变目前毒理学研究工作中的小而全、重复分散、交叉重叠、各行其是的被动局面。加强各机构之间的沟通与合作,建立公用信息库,尽可能做到资源共享,包括技术与信息的共享。

(二) 明确学科定位和社会责任,拓宽人才培养渠道

保护人类健康是毒理学研究的宗旨和社会责任,长期以来,毒理学已形成一个包括描述毒理学、机制毒理学、管理毒理学三个主要分支,涵盖环境安全、职业安全、食品安全、药品安全、新物质安全等众多领域的完整学科体系。新世纪以来,我国社会、经济和科技再次进入了大发展的时期,毒理学正在为推动社会经济全面、高效、协调和可持续发展发挥越来越大的作用,社会对毒理学学科发展和专业人才需求也越来越迫切。但是,我国毒理学的教学、科研和管理体系发展仍然是在逐步探索和完善之中。由于历史的原因,目前毒理学在我国国家学科体系中仍然是囿于预防医学下设的"卫生毒理学"二级学科,所有人才培养和科研评价体系都是在此架构之下实施。而现实情况是,从事毒理学人才的培养和需求不仅涉及医学、药学、中医药等高等院校,而且还涉及工业、农业、环境、法学、食品、海洋、动物、水产和管理等相关领域,由于专业设置的限制,这些领域不得不挂靠在其相应学科下以毒理学作为特定的研究方向培养毒理学人才、寻求科研资源。这种状况与国家安全、经济发展战略和人们健康生活保障对毒理学学科发展和人才的广泛需求不相适应,因此,有必要重新做好学科发展和建设的顶层设计,给予毒理学学科更准确的定位,建立"大毒理"的观念,将目前的卫生毒理学专业扩展为毒理学学科,以一级学科的规模设置各分支学科专业,完善国家的毒理学人才培养机制,并建立多渠道人才培养体系。

此外,还需要提供与人才培养体系配套的措施,如建立国家级的毒理学人才评价和奖励机制,开拓社会急需毒理学人才的成长空间。包括美国、加拿大、欧洲、日本、韩国在内的很多国家和地区已经建立国家"毒理学家资格认证"体系,而且得到政府有关部门、企业和毒理学工作者的积极响应,国际毒理学联合会(IUTOX)也在大力推行此项人才评价工作,并在积极推动国际间互认。在此大环境下,我国也很有必要加大力度推行此项工作,使之成为国家毒理学人才培养和学科队伍建设的重要举措。

(三) 加快建立符合国际惯例和中国国情的化学品管理体系和安全性评价体系

为了安全使用化学品,近几十年来,有关国际机构如联合国环境规划署(UNEP)、世界卫生组织(WHO)、联合国粮农组织(FAO)、国际化学品安全规划署(IPCS)、国际潜在有毒化学物质登记中心(IRPTC)、经济合作与发展组织(OECD)等,在化学物质安全评价、收集及提供化学品安全信息方面做了大量工作。一些国家,特别是发达国家制定了一系列有关安全使用化学物质的法规、标准和规范,WHO 新近通过的《全球化学品统一分类和标签制度(GHS)》和欧盟《关于化学品注册、评估、授权与限制制度(REACH)》,实际上也是将管理毒理学成功地运用于化学品管理的规范性文件。作为国际大家庭的成员,我国现有的化学品

管理战略方针和安全性评价体系必须做适当的调整,以适应国际化学品管理的要求。尽快加强国际间的交流与合作,争取尽早与国际接轨。完善我国 GLP 相关法规和技术标准,积极推进国际"安全性资料相互认可"(Mutual Acceptance of safety Data,MAD)在中国境内的实施。

(四) 坚持基础与应用并重,确定毒理学优先发展领域

针对我国当前应用最广泛、危害程度大的环境污染物,如持久性有机污染物、室内空气污染物、重金属、农药等,应用系统毒理学的理论和方法深入开展多层次、多靶位、多终点、多水平的机制研究和防治措施研究。开发毒理学研究和安全性评价的新技术,开展化学物质毒性检验的动物实验体外替代方法的研制和各类化学物毒理学体外实验评价体系的研究,建立可与国际接轨的体外替代方法的标准。

(庄志雄)

参 考 文 献

1. Klaassen CD. Casarett & Doulls Toxicology:The Basic Science of Poisons. 8th ED. New York:McGraw-Hill Education,2013.

2. Charlene A. McQueen Comprehensive Toxicology. 2nd ED. Elsevier Science & Technology,2010.

3. Hayes AW. Principles and Methods of Toxicology. 6th ED. Boca Raton London New York:CRC Press,2014.

4. Boelsteri UA. Mechanistic Toxicology. 2nd ED. Boca Raton London New York:CRC Press, Taylor & Francis Group,2007.

5. Barile FA. Principles of Toxicology Testing. 2nd ED. New York,London:CRC Press Taylor & Francis,2013.

6. 中国毒理学会.2010~2011 年毒理学学科发展报告.北京:中国科学技术出版社,2012:3-35.

7. 周宗灿.毒理学教程. 第 3 版.北京:北京大学医学出版社,2006.

8. 王心如.毒理学基础. 第 6 版.北京:人民卫生出版社,2013.

9. 庄志雄.我国毒理学的发展历程和展望.中华预防医学杂志,2008,42(Suppl):9-15.

10. 曹佳,郑玉新,周宗灿,等.毒理学研究进展及热点,中国科学基金,2011.

11. 付立杰.现代毒理学及其应用.上海:上海科技出版社,2001.

第一篇

现代毒理学概论

第 一 章

毒理学中的基本概念

第一节　毒物、毒性与毒作用

一、毒物及其分类

（一）　环境有害因素

人类赖以生存的外界环境中存在各种物质,如空气、水、土壤、食物等。而人们的生产和生活活动等又使这些物质构成复杂的、不同的环境状态,后者对人类的健康和环境生态产生重要的影响。

环境有害因素是毒理学研究的主要对象,其数量庞大且复杂,主要包括三大类:①物理因素:如电离辐射（X 射线、γ 射线等）、非电离辐射（高频电磁场、微波等）、噪声、振动、高温、异常气压等。②化学因素:如各种环境污染物、工业毒物（如铅、汞、镉、苯等）、各种药物（如反应停、环磷酰胺等）、农药、食物中含有的各种营养物质等。③生物因素:如各类细菌感染;风疹、肝炎、流感等病毒感染;梅毒螺旋体感染;弓形虫感染;毒菇等有毒植物中毒;毒蜂、毒蛇叮咬中毒等。

目前,毒理学主要研究的是环境有害化学因素,即外源化学物对机体的有害效应。外源化学物(xenobiotics)是指存在于人类环境中、可能与机体接触并进入机体,在体内呈现一定的生物学效应的一些化学物质。毒理学关注的是这些化学物的有害效应（如毒作用）,而不是有益效应（如营养作用、治疗作用等）。与外源化学物相对的概念是内源化学物。内源化学物是指机体内原已存在的以及代谢过程中所形成的产物或中间产物。近年来,毒理学已加强了对内源性毒物的研究,如含氧自由基、含氮自由基、同型半胱氨酸等的毒性、毒作用机制研究等,但外源化学毒物仍然是毒理学研究的主要内容。

（二）　毒物

毒物(toxic substance;poison;toxicant)是指在进入机体后,较低的剂量即可导致机体出现毒作用的物质。首先,"较低剂量"是一个抽象的概念,人们没有也无法制定一个统一的、具体的界值或标准。导致机体出现毒效应的物质是进入机体的物质本身或其活性代谢产物;其次,伴随技术的进步和研究的深入,对于一个物质所导致的毒效应的认识不是固定不变的,因此,毒物与非毒物的划分不是绝对的;再则,毒物是具毒性的"物质",物质的概念是广泛的,故毒物包括化学性、物理性和生物性物质,而不仅仅指化学性毒物,尽管至今在习惯上,毒物常常仅指化学毒物;此外,这仅仅是对毒物概念的一种表述,故它不是判定毒物或非毒物的标准或依据。

毒物是一个相对的概念,从某种意义上讲,所有的物质都可能是毒物,只要该物质进入体内或作用于机体并达到足够的量或强度。即使是每天食用的食物(如食盐、食用醋、酒等)也可能是致命的,如一次性服用 200～250g 的食盐则可导致机体严重中毒甚至死亡。同样,各种药物一旦超过安全使用剂量,即可引起毒副作用。然而,从人类(包括其他生物体)化学物暴露的实际情况(如暴露剂量、暴露持续时间、暴露机会等)看,这些化学物则可能属无毒或实际无毒。从这个意义讲,毒物也可以是指在人类经常性实际暴露剂量条件下即可对机体产生损害作用的物质。

(三) 毒物的分类

从广义上讲,毒物包括化学性、物理性和生物性毒物三大类。其中,外源性化学毒物的分类研究较为明确。

人类环境中存在的化学物品种和数量十分庞大,目前全世界登记在册的化学物已达 800 万～1000 万种。其中,常用的化学物为 7 万～8 万种。按外源化学物的来源、用途及分布范围,可将毒物分为:①生产性毒物:包括生产中的原料、中间体、辅助剂、杂质、成品、副产品、废弃物等,如金属与类金属、有机溶剂、刺激性气体、窒息性气体、苯的氨基和硝基类化合物、高分子化合物生产中的单体等毒物、生产性粉尘等;②环境污染物:包括存在于空气、水、土壤或其他环境介质中的各类毒物,如生产过程中排放的废气、废水和废渣,生活垃圾、厨房油烟等生活污染物以及交通尾气污染物等;③食物中有毒物质:包括天然毒素或食品变质后产生的毒素以及食品中不合格的添加剂等;④农用化学物:包括农、林、牧、渔业中使用的农药、化肥、生长激素等,常因误用、滥用以及农药残留而造成危害;⑤日用品中的有害物质:如清洁洗涤剂、嗜好品(如卷烟)、化妆品等;⑥生物毒素(biological toxins):包括微生物、动物或植物产生的毒性物质,如蛇毒、河豚毒素等;⑦医用药物:包括用于疾病的预防、诊断、治疗和康复的各种制剂,如各种化疗药物、诊断用放射性核素(如 ^{131}I 等)等;⑧军用毒物:包括用于军事用途的各类毒剂,如沙林、VX 等。此外,根据毒物毒作用的主要靶器官不同,可分为肝脏毒物、心血管毒物、生殖毒物、神经毒物等;根据化学物的物理性状可分为气态毒物、液态毒物、固体毒物等。

机体外环境中的毒物可以固体、液体、气体或气溶胶的形式存在。气体指常温、常压下呈气态的物质,如氯气、一氧化碳、二氧化硫等;固体升华、液体蒸发或挥发可形成蒸汽,前者如碘,后者如苯、甲苯等。凡沸点低、蒸汽压大的液体都易产生蒸汽。对液体加热、搅拌、通气、超声处理、喷雾或增大体表面积均可加速蒸发或挥发。飘浮在空气中的粉尘、烟和雾,统称为气溶胶(aerosol)。雾为悬浮于空气中的液体微粒,常是蒸汽冷凝或液体喷洒而成,如电镀铬时的酸雾,喷漆作业时的漆雾。烟是指悬浮于空气中直径小于 0.1μm 的固体微粒。主要为金属熔融时产生的蒸汽在空气中迅速冷凝、氧化而成,如熔炼铅、铜时的铅烟、铜烟;有机物加热或燃烧时,也可形成烟。固体物质经碾磨或机械粉碎时可产粉尘,粉尘为能较长时间悬浮在空气中的固体微粒,其粒子大小多在 0.1～10μm。粉状物质在混合、筛分、包装时也可引起粉尘飞扬。

人类在生产劳动、日常生活、社会活动以及意外事故等过程中经常有机会接触这些化学物,并可通过呼吸道、消化道、皮肤和(或)注射等途径吸收进入机体,进而化学物或其代谢活性产物则可导致机体出现各种生物学效应。

二、毒性与毒作用

(一) 毒性的概念及其内涵

毒性(toxicity),通常是指在特定的条件下,毒物对机体产生损害作用的固有能力。可见,毒性是毒物的一种固有的、不变的内在属性。在不同的条件下,毒物的毒性可表现为不同的毒作用。实际上,我们只能通过观察规定条件下(如规定的动物种属与品系、染毒方式、试验环境与条件等)毒物的毒作用来评价该毒物的毒性。比如,我们根据规定的程序和方法进行急性毒性试验,就是通过观察规定条件下的急性毒作用来评价该化学物急性毒性的。

毒物的毒性取决于其化学结构与组成。研究化学物的组成与结构及其理化特性与毒性之间的关系,即构-效关系和构-效定量关系研究是毒理学研究的重要内容之一。

(二) 毒性分级

化学物的毒性大小是相对的,但目前尚没有也无法对毒性规定一个统一的定量标准。为了衡量不同化学物的毒性大小,许多国家和国际组织制订并正在努力寻找可行的毒性分级标准,但目前常用的仍然是以 LD_{50} 值为据制定的急性毒性分级标准,如表1-1 ~ 表1-3。有人试图以急性、亚急性或慢性阈剂量为依据来制定毒物毒性分级标准,但不成熟。

表1-1 我国农药的急性毒性分级标准(以 LD_{50} 值为据)

毒性分级	经口 LD_{50} (mg/kg)	经皮 LD_{50} (mg/kg)	吸入 LD_{50} [mg/(m³·2h)]
剧毒	<5	<20	<20
高毒	5 ~ 50	20 ~ 200	20 ~ 200
中等毒	50 ~ 500	200 ~ 2000	200 ~ 2000
低毒	500 ~ 5000	2000 ~ 5000	2000 ~ 5000
微毒	>5000	>5000	>5000

表1-2 我国食品急性毒性(LD_{50})剂量分级表

级别	大鼠口服 LD_{50} (mg/kg)	相当于人的致死剂量 mg/kg	相当于人的致死剂量 g/人
极毒	<1	稍尝	0.05
剧毒	1 ~ 50	500 ~ 4000	0.5
中等毒	51 ~ 500	4000 ~ 30 000	5
低毒	501 ~ 5000	30 000 ~ 250 000	50
实际无毒	5001 ~ 15 000	250 000 ~ 500 000	500
无毒	>15 000	>500 000	2500

来源:《食品安全性毒理学评价程序》GB 15193. 1-21-2003

表 1-3　外源化学物急性毒性分级（WHO）

毒性分级	大鼠一次经口 LD_{50} （mg/kg）	6 只大鼠吸入 4 小时，死亡 2～4 只的浓度 （ppm）	兔经皮 LD_{50} （mg/kg）	对人可能致死的估计量	
				g/kg	总量（g/60kg）
剧毒	<1	<10	<5	<0.05	0.1
高毒	1～	10～	5～	0.05～	3
中等毒	50～	100～	44～	0.5～	30
低毒	500～	1000～	350～	5～	250
实际无毒	5000～	10 000～	2180～	>15	>1000

（三）毒作用的概念及其内涵

毒作用（toxic effects），是指在一定条件下，毒物对机体产生的有害的生物学改变，也常称为毒性作用或毒效应。由此可见，在不同的条件下（如不同的接触或作用剂量、不同的暴露或吸收途径、不同的机体状况等），即使是同一毒物也可能引起大小不一甚至性质不同的毒作用。化学物对机体产生的生物学效应主要有两类，即有益作用和有害作用。前者如食物的营养作用、药物的治疗作用等；后者如药物的毒副作用、化学物的毒作用等。

毒物暴露并进入机体后，首先经历毒物动力学过程，部分化学物或其活性代谢产物可分布并作用于靶器官或靶组织，产生损害作用，出现毒效应。中毒（poisoning）即是生物体受到毒物作用而引起的功能性或器质性改变后出现的疾病状态。

毒作用与毒性的概念不同。毒性是毒物的一种与生俱来的、固有的生物学内在属性，而毒作用是毒物毒性在不同条件下（如不同剂量、不同暴露途径、不同暴露持续时间、不同动物种属等）的具体体现。化学物的毒性取决于物质的化学组成与结构，而影响化学物毒作用的因素除了毒物的毒性大小之外，主要是作用剂量以及与剂量有关的暴露特征（如暴露时间、暴露途径、暴露频率等）等。因此，同一化学物（毒性不变）在不同条件下，对机体的毒作用可能不同，即产生的有害的生物学改变的性质或强度可能不同。在同样条件下，毒作用较大的化学物，其毒性也较大；毒作用较小的化学物，其毒性也较小。

化学物在机体内引起的生物学效应也可分为损害作用和非损害作用。损害作用（adverse effect），是指外源性化学物进入机体内并对机体产生的各种不良影响，如生长迟缓、寿命减短和能力下降等。包括生物化学改变、功能紊乱或病理损害，或者对外加环境应激反应能力的降低、机体对外环境不利因素易感性增加、机体对环境因素作用的代偿能力的下降等。目前，我们仍难以完全界定非损害作用与损害作用，况且随着生命科学的进展，过去认为是非损害作用的生物学效应，可能会被重新判断为损害作用。

化学物的毒作用总是与一定的剂量联系在一起，当外源化学物经暴露吸收进入生物体内的作用强度较低（剂量或浓度较低、作用时间较短）且机体的生理适应和抗损伤过程相对较强时，机体可保持相对稳定，仅有负荷［是指在体内化学物和（或）其代谢物的量及分布］增加或生理意义不明确的一些改变，不出现损害作用。如果外源化学物作用强度较强（即剂量或浓度较高、作用时间较长）时，可引起损害作用，此时机体进行病理性适应，这种病理性适应是可逆的，包括组织改建、代偿性肥大和增生、化生等。当外源化学物作用强度进一步增加时，机体的病理性适应和代偿出现失调进而出现一系列较特异的中毒的症状及体征，最后还可导致死亡。

毒作用谱,也即毒效应谱(spectrum of toxic effects)是由外源化学物作用于生物体,随剂量的增加所表现出来的一系列不同的生物学效应构成,可以表现为:①外源化学物的机体负荷增加;②意义不明的生理和生化改变;③亚临床改变;④临床中毒;⑤死亡。毒效应谱还可包括致癌、致突变和致畸胎作用。

(四) 毒作用类型

外源化学物对机体的毒作用范围广泛,可对毒作用进行以下分类:

1. 即发或迟发性毒作用 即发性毒作用(immediate toxic effect)是指某些外源化学物在一次暴露后的短时间内所引起的即刻毒效应,如氯气和硫化氢等引起的急性中毒。迟发性毒作用(delayed toxic effect)是指在一次或多次暴露某种外源化学物后,经一定时间间隔才出现的毒作用。如,某些有机磷类化合物引起的迟发性神经毒作用,矿物性粉尘的致肺纤维化作用等。

2. 局部或全身毒作用 局部毒作用(local toxic effect)是指某些外源化学物在机体暴露部位直接引起的损害作用。如酸碱所造成的皮肤损伤;吸入刺激性气体引起的呼吸道损伤等。全身毒作用(systemic toxic effect)是指外源化学物被机体吸收并分布至靶器官或全身后所产生的损害作用,如苯胺引起的全身性缺氧等。

3. 可逆或不可逆毒作用 可逆毒作用(reversible toxic effect)是指外源化学物的暴露停止后可逐渐消失的毒效应。如刺激性气体所致的轻度上呼吸道炎症等。不可逆毒作用(irreversible toxic effect)是指在停止外源化学物暴露后继续存在甚至可进一步发展的毒效应。如游离二氧化硅引起的肺部纤维化;氯乙烯所致肝血管肉瘤等。

4. 急性或慢性毒作用 急性毒作用(acute toxic effect)是指外源化学物一次性、较大剂量暴露对机体产生的损害作用。如短时间吸入高浓度苯蒸汽所致的急性苯中毒等;慢性毒作用(chronic toxic effect)是指某些外源化学物长期、反复多次暴露对机体产生的损害作用。如慢性镉中毒所致的肾小管重吸收功能障碍等。

5. 一般或特殊毒作用 一般毒作用(general toxic effect)是指外源化学物暴露对机体产生的、经常性的、传统概念意义上的损害作用。如多数毒物引发的各类靶器官毒效应等;特殊毒作用(special toxic effect)是指某些外源化学物暴露引起机体出现的突变、肿瘤、畸胎等特殊的损害作用。如砷化物致肺癌等。

毒作用也包括超敏反应和特异质反应。超敏反应(hypersensitivity reactions)是机体对外源化学物产生的一种病理性免疫反应。外源化学物可以是完全抗原或半抗原。许多外源化学物作为一种半抗原进入机体后,首先与内源性蛋白质结合形成抗原,然后再进一步激发免疫系统。当再次暴露后,即可产生超敏反应。超敏反应可分为Ⅰ~Ⅳ型。如青霉素引起的过敏性休克等。特异质反应(idiosyncratic reaction)通常是指机体对外源化学物的一种遗传性异常的反应性(过强或过弱),主要由于基因多态性,而与免疫性超敏反应无关。如:高加索人(遗传性血清胆碱酯酶活性缺乏或减少)接受一个标准治疗剂量肌肉松弛剂(如琥珀酰胆碱)时,引起的比一般人群更重或持续时间更长的肌肉松弛毒效应;又如,体内缺乏NADH高铁血红蛋白还原酶的人,对亚硝酸盐及其他能引起高铁血红蛋白血症的外源化学物特别易感。

一种外源化学物的毒作用可能同时涉及上述多种类型的毒作用。寻找并选择敏感、特异、稳定的毒作用指标,进而研究并明确外源性化学物、物理因素以及生物因素等在一定条件下的毒作用类型、特点、性质和大小等,是毒理学研究的基本内容。

三、不良反应与副作用

不良反应与副作用是药物毒理学研究中采用的、与毒作用相关的两个概念。药物不良反应(ADR)通常是指在使用常用剂量的药物防治或诊断疾病过程中,因药物本身的作用或药物间相互作用而产生的与用药目的无关而又不利于病人的各种反应。按照WHO国际药物监测合作中心的规定,药物不良反应系指正常剂量的药物用于预防、诊断、治疗疾病或调节生理功能时出现的有害的和与用药目的无关的反应。该定义排除有意的或意外的过量用药及用药不当引起的反应。

在药理学中,药物不良反应指某种药物导致的躯体及心理副作用、毒性反应、变态反应等非治疗所需的反应。可以是预期的毒副作用,也可以是无法预期的过敏性或特异性反应,还包括用药所致的不愉快的心理及躯体反应。

药物副作用是最常见的药物不良反应,它是指药物在治疗剂量下出现的、与药物药理作用关联但与治疗目的无关的作用。副作用产生的药理基础是药物作用选择性低,作用范围广。当药物某一效应被用为治疗目的时,其他效应就成了副作用,可见副作用是药物固有的作用。用某药治疗疾病必须用治疗剂量,这样副作用也就会随之出现,是不可避免的。

因此,药物不良反应和副作用均属于药物毒作用,药物毒作用还包括药物过量使用、滥用或与其他药物混用等导致的各种有害的生物学效应。

四、选择毒性、蓄积毒性、适应与耐受

(一) 选择毒性

选择毒性(selective toxicity)通常是指在相同的条件下,毒物对某一些生物体或同一生物个体的某些器官、组织或细胞存在毒性作用或毒性作用较大,而对另一些生物体或器官、组织、细胞的毒性作用较小或无毒性作用的一种特性。

早期研究的是化学物毒性作用在物种之间的选择性,后来发展推广到个体内、群体内毒作用差异的研究与应用,包括利用化学物的选择毒性杀灭对人类生活无益或有害的生物体的新农药的研究与推广。例如:农药马拉硫磷对温血动物的毒性小,而对昆虫毒性大,故被用作杀虫剂或灭蝇剂。

选择毒性的形成原因较多且较复杂,例如:不同生物或组织器官对化学物质生物转化过程的差异;不同组织器官或细胞对化学物质亲和力的差异,即蓄积能力差异;不同组织器官对化学物质所致的损害的修复能力的差异;不同生物体遗传、解剖、生理生化的差异等。例如:磺胺类药物的抗菌原理是细菌不能直接吸收叶酸,故要利用对甲基苯甲酸、谷氨酸和蝶啶合成,而人体则只能从食物中直接获得叶酸,不需也不能合成;医学上用放射碘治疗甲状腺功能亢进,就是利用甲状腺选择性的蓄积碘的功能。化合物 N-甲基脲主要诱发大鼠产生脑部肿瘤,而在肝脏未被发现。因为肝脏能有效地将 DNA 和分子中形成的 6-烷基-鸟嘌呤进行酶解,脑组织却不行;植物缺少神经、有效的循环系统和肌肉组织,有光合作用和细胞壁。干扰光合作用的除莠剂,可杀死杂草而对人畜几乎无毒;与人类细胞不同,细菌有细胞壁,如青霉素和先锋霉素等可杀灭细菌而对人体相对无害。

现在认为,化学物的这种毒性差异即选择性毒性可发生在物种之间,也可发生在个体

内器官或系统之间（易感器官为靶器官）或（和）群体中个体之间（易感人群为高危险人群）。

化学物进入机体后，对体内各器官的损害作用并不一样，往往有选择性。外源化学物直接或主要损害的器官就称为该物质的靶器官（target organ）。如脑是甲基汞的靶器官，肾是镉的靶器官等。常见的靶器官有神经系统、血液和造血系统、生殖系统以及肝、肾、肺等。某个特定的器官成为毒物的靶器官可能同该器官与该毒物间存在的生物学联系、毒动学、毒效学特点等多种因素有关，如：该器官为毒物吸收和（或）排泄器官；该器官的血液供应特点或具有特殊的摄入系统；该器官代谢毒物的能力和活化/解毒系统平衡；存在特殊的酶或生化途径，或存在与毒物结合的特殊的生物大分子等。

人群中化学物的选择性毒性表现源于个体易感性的不同。在同一环境条件下，少部分人出现患病甚至死亡，而大部分人反应不大。易受环境因素损害的那部分易感人群称为高危险人群。在同一污染环境中，高危险人群比正常人出现健康危害较早而且较严重，构成这种易感性的生物学基础有：①年龄；②性别；③遗传因素；④营养及膳食；⑤健康状况；⑥适应和耐受性等。

（二）蓄积毒性

外源化学物连续地、反复地进入机体时，由于化学物被机体吸收的速度或总量超过其在体内代谢转化的速度或总量，化学物质可能在体内逐渐增加并贮留，造成机体功能性或结构性损害，这种现象称为该化学物的蓄积毒性（accumulation toxicity）。如果此时在体内可以检测到该毒物或其代谢产物，则称为物质蓄积，如果未能检测到（因量太低或确实不存在），但仍然可检测到损害，则称为功能蓄积（损伤蓄积）。目前，化学物蓄积毒性的试验方法并不多，也不尽理想。常用的有蓄积系数法（accumulation coefficient）和生物半减期法（biological half-life, $t_{1/2}$）等。

1. 蓄积系数法　以生物效应为指标，根据试验结果计算蓄积系数（K），进而评价蓄积毒性。蓄积系数是指多次染毒引起某种强度生物效应所需的累积剂量与一次性染毒引起相同强度生物效应所需剂量的比值，用数学式可表达为：K=ED(n)/ED(1)。如果以动物死亡1/2为效应指标，则：

$$K = LD_{50}(n)/LD_{50} \tag{1}$$

这是最常用的蓄积毒性试验得到的蓄积系数。显然，K值越小，表示化学物的蓄积性越大，反之亦然。一般来说，如果K=1(0.8~1.2)，则说明化学物在体内完全蓄积或每次染毒后毒效应叠加；如果K≥5，说明该化学物蓄积性极弱；K<1的情况少见，可能提示实验动物对化学毒物发生过敏反应，也可能是试验结果误差所致。

2. 生物半减期法　利用毒物动力学原理阐明化学毒物在机体内的蓄积作用特征。机体内蓄积的速度和量与单位时间内吸收该物质的速度和量以及清除的速度和量有关。$t_{1/2}$是指化学物在机体内消除1/2所需的时间，反映物质从机体内清除速度的参数，理论上，在等间距接触下，6个生物半减期即可达极限值98.4%。因此，可以通过测定$t_{1/2}$来评价化学物的蓄积性。通常，$t_{1/2}$越大，在机体内蓄积的可能性越大。

蓄积毒性是化学物产生亚慢性、慢性毒作用的基础。蓄积毒性作用常可作为判断化学毒物是否具潜在的慢性毒性的依据和制定卫生限量标准时选择安全系数的一种依据。

（三）适应与耐受

适应（adaptation）与耐受（tolerance）是两个含义不同概念。适应是指机体对一种通常能引起有害作用的化学物的不易感性或低易感性。耐受是指个体获得对某种化学物毒作用的抗性（通常是早先暴露的结果），导致对该化学物毒作用反应性降低的状态。

抗性（resistance）是指一个群体对于暴露的化学物应激反应的遗传性结构改变，以至与未暴露的群体相比，有更多的个体对该化学物不易感。因此抗性产生必须有化学物的暴露及随后的繁殖遗传。

第二节　毒性参数

为了描述、研究或比较外源化学物的毒性，规定或提出了毒性参数的各种概念，并进一步规范了相应的试验方法和程序。实际上，这些毒性参数的制定和获得要比我们想象的困难得多。

一、整体动物（in vivo）毒性参数

（一）毒性大小描述参数

寻找描述和比较化学物毒性大小的参数是毒理学研究中的又一个重要内容。目前主要有两条基本思路，一是通过比较化学物引起一定的毒效应所需剂量的大小来衡量其毒性的大小；二是通过比较一定剂量的化学物引起的毒效应强度或发生率的大小来衡量毒性的大小。由于目前尚难以规定一个合适的"一定剂量"，因而，目前用于比较毒性大小的参数主要源于前者。

1. 毒性上限参数　毒性上限参数是在急性毒性试验中以死亡为效应观察终点的各项毒性参数，如致死剂量。致死剂量或浓度是指在急性毒性试验中外源化学物引起受试实验动物死亡的剂量或浓度。

（1）绝对致死剂量或浓度（LD_{100} 或 LC_{100}）：指引起一组受试实验动物全部死亡的最低剂量或浓度。但由于一个群体中，不同个体之间对外源化学物的耐受性存在差异，个别个体耐受性过高，可因此造成100%死亡的剂量显著增加。因此，该参数变异性较大。

（2）半数致死剂量或浓度（LD_{50} 或 LC_{50}）：指引起一组受试实验动物半数死亡的剂量或浓度。它是一个经过统计处理计算得到的数值，常用以表示和比较急性毒性的大小。LD_{50} 数值越小，表示外源化学物的毒性越强；反之，LD_{50} 数值越大，则毒性越低。与 LD_{50} 概念相似的毒性参数还有半数耐受限量（median tolerance limit，TLm），即在环境毒理学研究中常用于表示一种外源化学物对某种水生生物的急性毒性，即一群水生生物（例如鱼类）中50%个体在一定时间（48小时）内可以耐受（不死亡）的某种外源化学物在水中的浓度（mg/L），一般用 TLm_{48} 表示。

（3）最小致死剂量或浓度（MLD，LD_{01} 或 MLC，LC_{01}）：指一组受试实验动物中，仅引起个别动物死亡的最小剂量或浓度。该值易受受试动物中个别动物敏感性大小的影响。

（4）最大无致死剂量或浓度（LD_0 或 LC_0）：指一组受试实验动物中，不引起动物死亡的最大剂量或浓度。

2. 毒性下限参数　毒性下限参数是在毒性试验中以"最轻微的毒作用"为效应观察终点的各项毒性参数，如阈剂量等。可以从急性、亚慢性和慢性毒性试验中得到。

（1）阈剂量（threshold dose）：指外源化学物引起个别动物（生物体）出现"最轻微的毒作用"（有时可以是某种非致死性有害作用）的最小剂量或浓度。可以从急性、亚慢性、慢性毒理学试验获得，分别称为急性阈剂量、亚慢性阈剂量、慢性阈剂量。阈剂量在理论上可以获得，而在实际工作中，由于实验方法的局限性（如有限的动物分组和数量、较大的组间距、有限的检测水平等），得到阈剂量几乎不可能，实际得到的可能是 LOAEL。

（2）观察到有害作用的最低水平（lowest observed adverse effect level，LOAEL）：是指在规定的暴露条件下，化学物引起机体（人或实验动物）某种有害作用的最低剂量或浓度。显然，此种有害改变与同一物种、品系的正常（对照）机体是可以区别的，应具有统计学意义和生物学意义。

（3）未观察到有害作用水平（no observed adverse effect level，NOAEL）：是指在规定的暴露条件下，外源化学物不引起机体（人或实验动物）可检测到的有害作用的最高剂量或浓度。可能可以检测到机体（人或实验动物）在形态、功能、生长、发育或寿命等的改变，但应属于非损害作用。

在具体的实验研究中，比 NOAEL 高一个剂量组的实验剂量就是 LOAEL。实际上，无论是阈剂量，还是 LOAEL 或 NOAEL，受试验分组、剂量选择、组距大小等影响很大。应用不同物种品系的动物、暴露时间、染毒方法和指标观察有害效应时，可得出不同的 LOAEL 和 NOAEL。在利用 NOAEL 或 LOAEL 时应说明相关的实验条件与方法。

急性、亚慢性和慢性毒性试验都可分别得到各自的 LOAEL 或 NOAEL。因此，在讨论 LOAEL 或 NOAEL 时应说明具体条件，包括反映有害作用的检测指标并注意该 LOAEL 有害作用的严重程度。

NOAEL 是风险评估中应用最多的一个重要参数，如每天参考剂量或每天容许摄入量（ADIs）的制定等。但是，使用 NOAEL 方法也有明显的缺陷和局限性，例如：NOAEL 只强调没有观察到有害作用时的剂量，但从实际工作来讲，NOAEL 必然是动物实验使用的实验剂量之一，故忽视了实验分组剂量选择、组间距大小等因素的影响；NOAEL 的确定往往无法关注整个剂量-反应曲线的意义；动物数少使得人们在理论上更容易获得 NOAEL，而用少数动物的实验所得 NOAEL 值增大，容易误导人们寻求这类可靠性差的 NOAEL 值，而不是寻求更客观但不易得到的 NOAEL 值；由于 NOAEL 方法并不是检出 NOAEL 水平的实际反应，且随实验设计而改变，故据此所得风险度值可能与真实水平相差较大。

（4）基准剂量（benchmark dose，BMD）：是指外源化学物导致少量个体（如 5%）出现特定损害作用的剂量的 95% 可信区间下限值。如通过慢性毒性试验，以获得的剂量-反应关系为基础，经统计学处理，可得到镉致大鼠肾小管重吸收障碍（病理检查、尿中 β_2-微球蛋白升高等）剂量的 95% 可信区间下限值，此即为镉致慢性肾损害的 BMD。BMD 参数通过整体实验设计（梯度剂量分组）经统计学处理求得，参数概括了剂量-反应关系的信息（如实验组数、实验动物数、组间距大小、观察值的离散度等），所以具较好的稳定性、准确性和科学性。此外，即使实验结果未能得到 LOAEL 和（或）NOAEL，也可通过计算求出 BMD，且 BMD 也可利用人群流行病学资料求得，因而 BMD 具实用性，应该重视 BMD 的概念与方法的研究和应用。

（二）毒性特征描述参数

要全面了解和把握化学物的毒性，仅有描述毒性大小的参数显然远远不够，人们还就毒性特征参数开展了探索，虽然不够成熟，但仍然是重要的补充。

1. 毒作用带(toxic effect zone) 是表示化学物质毒作用特点的参数,目前主要有急性毒作用带与慢性毒作用带。

急性毒作用带(acute toxic effect zone, Z_{ac})为半数致死剂量与急性阈剂量的比值,表示为:$Z_{ac}=LD_{50}/Lim_{ac}$。Z_{ac}值小,说明化学物质从产生轻微损害到导致急性死亡的剂量范围窄,引起死亡的危险性大;反之,则说明引起急性中毒死亡的危险性小。

慢性毒作用带(chronic toxic effect zone, Z_{ch})为急性阈剂量与慢性阈剂量的比值,表示为:$Z_{ch}=Lim_{ac}/Lim_{ch}$。Z_{ch}值大,说明 Lim_{ac} 与 Lim_{ch} 之间的剂量范围大,由轻微的慢性毒效应到较为明显的急性中毒之间剂量范围宽,易被忽视,故发生慢性中毒的危险性大;反之,则说明发生慢性中毒的危险性小。

实际上,作用带指物质引起一种效应(或反应)与另一种效应(或反应)之间的剂量之比值。毒作用带只是其中的一类。

生物学作用带(ED_{75}/ED_{25} 或 ED_{95}/ED_{05}):化学物(包括药物)导致少数动物出现某种的生物学效应所需剂量与多数动物出现同样的效应所需剂量之比值。该生物学效应可以是毒效应(包括各类靶器官毒效应等),也可以是药物的药效或食物的营养效应等。该值越大,表明达到效应剂量后,发生群体(多数)出现该效应的可能性越小,同时也说明机体对该化学物作用的个体易感性差异大,反之亦然。

致死作用带(LD_{75}/LD_{25} 或 LD_{95}/LD_{05}):化学物导致少数动物死亡所需剂量与多数动物死亡所需剂量之比值。该值越大,表明达到致死剂量后,发生群体(多数)死亡的危险性越小,同时也说明机体对该化学物致死作用的个体易感性差异较大,反之亦然。

2. 药物的治疗指数和安全指数 对于药物,常用治疗指数(therapeutic index, TI)来推测其安全性,TI 越大则安全性越高。$TI=LD_{50}/ED_{50}$。其中,ED_{50} 是指 50% 实验动物出现药物疗效时所需的药物剂量。治疗指数一般由动物实验中获得。药物在人体的治疗指数无法求得;有认为新药的治疗指数大于 5 时,可优先考虑进行下一步临床前实验研究。但治疗指数不够完善,没考虑药物疗效和毒效应剂量-反应关系的斜率,如 A、B 两药的 ED_{50} 和 LD_{50} 相同,则计算的 TI 相同,但由于 A、B 剂量-反应曲线斜率不同,A 在 99% 时没有动物死亡,而 B 有 20% 动物死亡,说明 A 比 B 安全。故应该结合使用药物安全指数(margin of safety, MOS)来评价安全性。

药物的 MOS 是指药物的最小致死剂量 LD_{01} 与药效 ED_{99} 的比值,可以用数学式表达为 $MS=LD_{01}/ED_{99}$。这种定量比较主要用于单次给药,不能用于多次重复给药的情况,也不适合于无有益作用的化学物的评价。药物的 TI 和 MOS 的 ED_{50} 和 ED_{99} 均是反应率。

3. 毒效应强度和效能 强度(potency)是指相等效应时的剂量大小,所需剂量越小则该物强度相对越大,反之亦然;效能(efficacy)是指可达到的最大效应。所能达到的效应越大则该物的效能越大,反之亦然。化学物的效能取决于化学物本身的内在活性和药理作用或毒作用的特点,而产生相等效应(如 1/2Emax)所需剂量的大小是与化学物或药物的强度成反比。

就临床而言,药物的效能通常比强度更有价值。如图 1-1 所示为一次利尿药筛选试验结果,分析可看到:以每天排钠量为效应指标进行比较时,强度:A>B>C>D,其中,氢氯噻嗪的强度大于呋塞米(因为达到同等效应时,氢氯噻嗪的同量少于呋塞米);效能:A = B = D,C 最大,即呋塞米的最大效应大于氢氯噻嗪等。

对于化学物的毒性而言,无论强度或效能,都应该引起我们的重视。

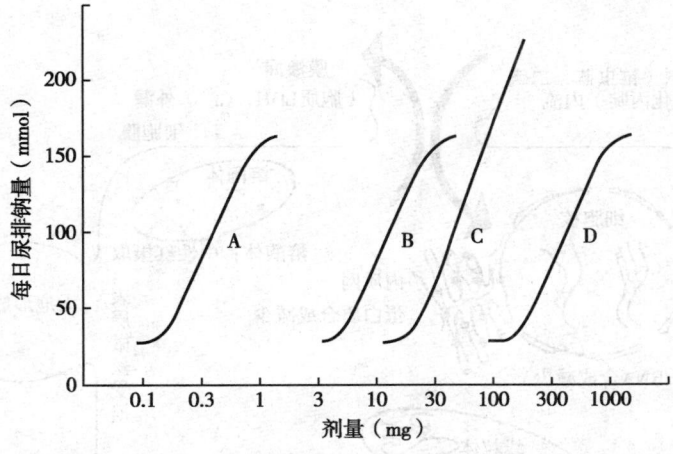

图 1-1 四种药物一次性利尿效果的强度、效能比较
A：环戊噻嗪；B：氢氯噻嗪；C：呋塞米；D：氯噻嗪

4. 剂量-反应关系曲线斜率 在毒理学研究中,剂量-反应（效应）曲线通常经直线化处理,直线的斜率(k)大小可以用直线与横坐标夹角(tanθ)来表示。斜率越大,即直线越陡峭,则说明较小的剂量增减则可能引起较大幅度的效应或反应增减变化,反映了在一定剂量范围内该毒物危险性大小和毒作用特点。尽管其 LD_{50} 相同,但斜率却可以明显不同。因此,斜率大小有助于更全面地了解毒物的毒性特点（图 1-2）。

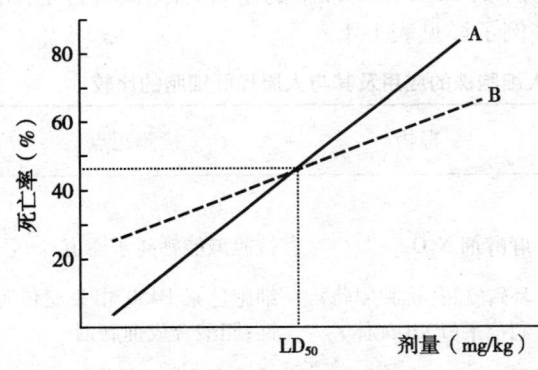

图 1-2 两种化学物的剂量-反应关系曲线斜率比较

5. 急性吸入中毒指数 气体类毒物吸入急性中毒的风险度除了与该毒物的毒性大小等有关外,还与该毒物的挥发性大小、在空气中的浓度等密切相关,故可采用急性吸入中毒指数($I_{吸入}$)来描述毒物发生急性吸入中毒的可能性大小。$I_{吸入} = C_{20}/LD_{50}$,式中：C_{20} 指该毒物在 20℃、1 个标准大气压条件下的饱和蒸汽压浓度。$I_{吸入}$ 值越大,表示该毒物（多用于评价作业场所中毒物）发生急性吸入中毒的可能性越大,反之亦然。

二、组织细胞（in vitro）毒性指标

采用体外实验方法,应用现代生物学技术检测培养细胞、组织和器官的形态或（和）功能状况,用以反映毒物毒性的大小和特征,已经是现代毒理学发展的重要趋势之一。

培养细胞的常规观察通常运用相差显微技术——倒置相差显微镜。近年来,荧光标记和倒置荧光显微镜使人们可以进行更为细致的观察。当前,研究者们应用荧光标记来评估氧化状态,线粒体功能和细胞内巯基、Ca^{2+}、H^+、Na^+、K^+ 等的浓度。

培养细胞中,毒性可能源于培养的不充分,或者源于研究中的化学物的毒效应。短期毒性通常由能反映细胞器效应的靶点检查来评估,如细胞质成分的泄露、细胞中染料的摄取和细胞表面疱状物的形成。详见图 1-3。

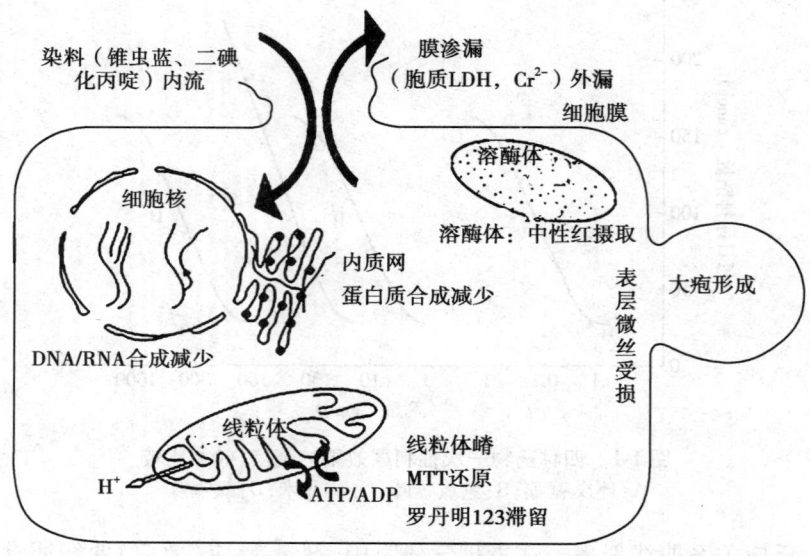

图 1-3　细胞的理想化示意图
图解常用的细胞毒性检测参数和相关受影响的亚细胞器
来源：A Textbook of Modern Toxicology. 第 3 版 . Hodgson. 纽约：Wiley,2004

　　细胞毒性的长期评估高度依赖于相关毒性靶点。它们可能包含了下列指标：发育能力，凋亡和（或）坏死，放射性前体在实质细胞成分（如 RNA、DNA）中的组合，蛋白质，特定细胞功能。在毒效应研究中，培养细胞用途的一些例子详见表 1-4。

表 1-4　毒作用研究中,保留分化特性的人细胞株的应用及其与人原代肝细胞的比较

细胞类型	来源	分化的细胞类型	毒物	检测靶点
细胞株				
SK-N-SH	人成神经细胞瘤	神经元	麻醉剂 N_2O	抗胆碱能钙离子通道
HepG$_2$	人肝毒细胞瘤	肝细胞	环磷酰胺(抗肿瘤药),利福平(PXR 配体)	细胞色素 P450 相关遗传毒性;胆酸合成抑制剂
Caco-2	人结肠腺癌	肠上皮细胞	砷	透皮吸收
原代肝细胞			氟虫腈,氟虫腈亚砜	腺苷酸激酶释放,半胱天冬酶 3/7 诱导,CYP 亚型诱导
			溴氰菊酯(拟除虫菊酯)	腺苷酸激酶释放,半胱天冬酶 3/7 诱导,CYP 亚型诱导
			苄氯菊酯(拟除虫菊酯)	腺苷酸激酶释放,半胱天冬酶 3/7 诱导,CYP 亚型诱导
			DEET(避蚊胺)(驱虫剂)	腺苷酸激酶释放,半胱天冬酶 3/7 诱导,CYP 亚型诱导
			氯螨硫磷(OP)	腺苷酸激酶释放,半胱天冬酶 3/7 诱导,CYP 亚型诱导

　　注：PXR,孕烷 X 受体；OP,有机磷

三、LD_{50}及其应用评价

（一）LD_{50}的计算方法的选择

有必要根据研究的目的去规范试验的设计和方法，选择合适的统计和计算方法。实际上，具体的计算多可使用相应的统计应用软件。

1. 霍恩（Horn）法　是目前国内规范推荐使用的方法，是利用剂量对数与死亡率（反应率）的转换数（即几率单位）呈直线关系而设计的方法，又称平均移动法或剂量递增法。

方法的要点如下：最少 4 个染毒剂量组；每组动物数相等，可用 4 只或 5 只动物；剂量按等比级数排列，组距分别为 2.15 和 3.16，可根据化学毒物致死剂量范围的宽窄选择染毒剂量系列。依据每组动物数、组距和每组动物死亡数，查表即可求出受试化学毒物的 LD_{50} 及其95%可信限。

该方法的优点：方法简单，试验结果可直接查表求出，使用甚为方便。缺点：测定的 LD_{50} 的95%可信区间范围较大，方法精确度较差。

2. 改进寇氏法　改进寇氏法是利用剂量对数与死亡率呈 S 型曲线而设计的方法，又称 Karber 法或平均致死量法。该法要求每个染毒剂量组动物数要相同，各剂量组组距呈等比级数，死亡率呈正态分布，最低剂量组死亡率<20%，最高剂量组死亡率>80%。组距可根据受试物预试结果自行设计。LD_{50} 根据对数剂量系列、组距大小、死亡率等，代入相应公式计算出 LD_{50} 及其95%可信限。

改进寇氏法计算简便、准确率较霍恩法高，也是较为常用的方法。

3. Bliss 法　最大似然性法，被认为是最精确的 LD_{50} 计算方法。我国《新药临床前毒理学研究指导原则》及《新药（西药）毒理技术要求规范》均推荐此法。

Bliss 法实验设计要求不像前两种方法那么苛刻。但是，该法计算比较复杂，现多利用计算机软件进行运算，使复杂而困难的运算变得简单、容易且准确。

4. 最大耐受量法（maximum tolerable dose，MTD）　有的化学物毒性非常低，或是无毒的化学物，在急性毒性试验中当给以最大耐受剂量，或达到规范所规定的最大限量或以上时，实验动物仍无明显毒性体征，或虽有毒性体征，但无死亡，此时可不再求 LD_{50}，而求出最大耐受剂量（MTD）。

（二）LD_{50}的应用

基于最常见的"S 型"毒物暴露剂量-毒效应曲线类型，LD_{50}具以下特点：一是较为敏感，即围绕 LD_{50} 值上下较小的暴露剂量波动，则可导致动物死亡率较大的变化；二是较为稳定，即受试动物对毒物耐受或敏感的个体差异，对 LD_{50} 值试验结果影响较小；三是较为简便，即获得 LD_{50} 的试验方法及其数值计算较为简单、方便。迄今，LD_{50} 仍然在评价外源性化学毒物毒性的工作中得到应用。

1. 毒物急性毒性大小的比较　LD_{50} 常被应用于描述和比较物的毒性的大小。表 1-5 列出了某些化学物质引起一组实验动物半数死亡的剂量（LD_{50}），可以看出：化学物质的 LD_{50} 相差可达 10^9 倍。

一般来说，化学物 LD_{50} 如大于 5000mg/kg 已表明毒性不大，在农药和化学品的规范中规定，LD_{50} 如大于 5000mg/kg 可不再往高的剂量进行试验，但不同的规范可有不同要求，如食品规定为 20 000mg/kg。我国药品的毒理研究指导原则规定要以最大容积最高浓度给予动物后未见死亡，方可不进一步试验求出 LD_{50} 值。

表 1-5　某些化学物的半数致死剂量（LD_{50}）

化学物	物种	途径	LD_{50}(mg/kg 体重)
乙醇	小鼠	经口	10 000
氯化钠	小鼠	腹腔	4000
硫酸亚铁	大鼠	经口	1500
硫酸吗啡	大鼠	经口	900
苯巴比妥钠	大鼠	经口	150
滴滴涕（DDT）	大鼠	经口	100
木印防己碱	大鼠	皮下	5
硫酸士的宁	大鼠	腹腔	2
烟碱	大鼠	静脉	1
d-筒箭毒碱	大鼠	静脉	0.5
河豚毒素	大鼠	静脉	0.1
二噁英（TCDD）	豚鼠	静脉	0.001
肉毒杆菌毒素	大鼠	静脉	0.00001

2. 动物毒性试验毒物暴露剂量选择的参考　在化学物毒理学安全性评价急性、亚慢性、慢性毒性动物试验中，各组动物暴露剂量的选择与确定较为复杂、困难但又十分重要，而该毒物 LD_{50} 值是常用的参考依据之一。比如，有经验认为：$0.2\ LD_{50} \sim 0.05\ LD_{50}$ 可作为亚慢性毒性动物试验最高暴露剂量的参考值；$10^{-2}\ LD_{50}$、$10^{-3}\ LD_{50}$、$10^{-4}\ LD_{50}$ 则可分别作为慢性毒性动物试验高、中、低暴露剂量的参考值。当然，这仅仅是参考值而已。

3. 化学物毒性特征描述指标的计算依据　LD_{50} 仍然是许多化学物毒性特征描述指标的计算的重要依据，如急性毒作用带（LD_{50}/Lim）、药物治疗指数（LD_{50}/ED_{50}）、毒物蓄积系数 $[LD_{50(n)}/LD_{50(1)}]$ 等。

（三）LD_{50} 应用的局限性

由于传统的急性毒性试验及 LD_{50} 值受诸多因素的影响，加之其他社会、经济等因素，近年来对 LD_{50} 的使用有许多异议。1991 年，ICH 第一次讨论了 LD_{50} 的意义和局限性，寻求新的、更好的参数或寻找更合适的检测试验方法已是面临的新问题。但目前，LD_{50} 的使用仍然最为常见和普遍，故仍然有必要高度重视 LD_{50} 应用的局限性问题。

LD_{50} 应用的局限性主要有：①LD_{50} 无法描述除急性毒性之外的其他毒性（如亚慢性、慢性毒性等）信息；②LD_{50} 不是一个生物学常数，仅包含实验动物死亡数量的信息，而不含其他非死亡毒性信息（如中毒症状、体征）和死亡特征信息（如死亡时间、速度和死前症状、体征等）；③LD_{50} 是个统计估计值，不适用于毒物毒性大小的直接比较，而应充分考虑其 95% 可信区间；④对于剂量-反应关系曲线呈非典型"S 型"的毒物而言，其 LD_{50} 的敏感性和稳定性并不确定，故其应用价值有限；⑤由于经典的急性毒性试验存在的局限性，LD_{50} 的不确定性因素较多，波动性很大（甚至相差 2 ~ 8 倍）；⑥动物种属与品系、毒物暴露途径与方式、毒物的毒性特征（如毒性大小、靶器官等）对 LD_{50} 的影响很大，应用于急性毒性评价时难以统一标准；⑦传统的急性毒性试验方法求 LD$_{50}$，需要耗损不少的受试动物，这也一定程度上限制了 LD$_{50}$ 的测试与应用。

四、基准剂量及其应用

基准剂量（benchmark dose，BMD）是指能使某种效应增加到一个特定反应水平的剂量，此时的反应就是基准剂量反应（benchmark dose response，BMR）。BMD 应用于制定非致癌物的可接受水平时比传统方法更合理，可弥补无明显有害作用水平（NOAEL）的不足。将资料分析拟合得出剂量-反应曲线，找到使效应某一特定危险度水平的相应剂量，即 BMD；并估计剂量-反应曲线可信限区间，以剂量-反应曲线可信限区间上限计算 BMD 的统计学可信限下限（lower confidence limit of the benchmark dose，BMDL）。至今已在发育毒性、神经毒性和内分泌系统等研究中得到了应用，如镍、甲基汞、铬、苯乙烯、氟化氢等毒物的参考剂量（reference dose，RfD）和参考浓度（reference concentration，RfC）的制定。美国 EPA 已经研发了基准剂量方法的应用软件（http://www.epa.gov/ncea/bmds.htm），并且制定了基准剂量方法应用的技术指导文件。解决了用于各种观察终点的合适的反应水平的问题，以及怎样使用最低效应剂量（lowest effective doses，LEDx）和有效剂量（effective doses，EDx），计算每天参考剂量（RfD）。

（一）基准剂量在毒理学上的应用

剂量-反应关系评定是评定接触某种外源物与所引起的不良效应的发生率之间的定量关系的基本原理。研究剂量-反应关系时，要首先确定用于定量评价的临界浓度（critical concentration）。实际中通常是选择发生于最低接触水平下的不良效应的数据集。"临界"不良效应的定义是发生于最低接触水平下的显著的不良生物学效应，常用阈剂量表示。阈剂量代表在低于该剂量水平下未观察到反应的额外增加。实际上往往使用最低观察到有害作用剂量（LOAELs），它是实验中引起有显著统计学意义的效应的最低剂量。

一般来说，动物的生物测定需要充分数量的动物来发现 10% 反应范围内的低水平的生物反应。危险度评估者应该始终理解被评价的效应的生物学显著性，从而能够把统计学的观察贯穿于全过程。"显著"在这里包含生物学和统计学两方面的意义。显著性取决于实验的剂量水平的数目，每个剂量水平的实验动物的数目和在非暴露的对照组的不良效应的背景发生率。无明显有害作用水平（NOAELs）并不意味着是"零危险度"。从量效应终点（计量反应资料）求得未观察到有害作用剂量，仍有 5% 的危险度，即平均反应率为 5%；由质效应终点（计数反应资料）获得的未观察到有害作用剂量，其危险度超过 10%。

基准剂量的方法已经应用于研究一些非癌症的观察终点，包括发育和生殖毒性。绝大多数的关于发育毒性的研究结果表明，就多个发育毒性终点而言，BMD05 与经统计处理获得的 NOAEL 大致相同。此外，使用广义剂量-反应模型的实验结果与特定地设计体现发育毒性实验特点的统计学模型的实验结果大致相同。

（二）基准剂量的资料处理程序与计算

计算 BMD 所利用的数据资料全部来源于临界效应相对应的剂量-反应曲线，而不是单一的剂量，即 BMD 仅能利用可以拟合出模型的数据资料。说明至少需要 3 组剂量（包括对照组）显示不同反应水平，但在多剂量组资料中，研究发现每组动物数少并不会降低 BMD 评价的精确性。

BMD 法应用于剂量-反应关系的评价过程中需要解决下列问题：

1. 观察终点的确定　终点是指进行危险度评价时选定的健康效应指标。在做 BMD 分析时,将终点资料进行统计学分类:分类资料、连续资料和二分法资料。

2. 剂量-反应关系的分析。

3. 基准剂量反应(BMR)的选定　基准反应(benchmark dose response,BMR)是指评价人员在计算 BMD 时事先设定的反应变化超过背景值的水平(通常为 1% ~ 10%)。BMD 的计算直接取决于 BMR 的选择,而 BMR 可以用不同的方法界定,即视待分析的资料是二分法资料还是连续资料而定。

4. 建立数学模型(包括模型的选择、拟和与比较)　选定的模型应当能够描述剂量-反应资料,尤其在 BMR 范围内的资料,此时不仅要考虑统计学的要求,毒理学的知识也非常重要。目前美国 EPA 所使用的数学模型对于二分(dichotomous)变量有 9 种:Logistic,Log-Logistic,Gamma,Probit,Log-Probit,Quantal-Linear,Quantal-Quadratic,Multi-Stage,Weibill。按照 EPA 发行的 BMDS 应用指南通常选择 AI(Akaike's Information Criterion)最低的模型。

5. 计算 BMD 和 BMDL　BMD 可信限的下限就是 BMDL。有关的计算方法和可信限的选择是至关重要的。对于 BMD 来说,通常采用 95% 可信限下限。

基准剂量在生物接触限值确定中的应用:

生物接触限值(biological exposure limit,BEL)是对接触者生物材料中有毒物质或其代谢产物、效应产物等规定的最高容许量,一般是依据生物材料检测值与车间空气中毒物浓度相关关系或生物材料中毒物或其代谢产物含量与生物效应的相关关系而提出的。目前以美国 At-kiln 公布的数量最多,称为生物接触指数(biologic exposure indices,BEI),这些限值基本上是推荐的,但是有一定的参考价值。我国现已发布 6 种毒物的生物接触限值(1999 年)。将 BMD 法引入到生物接触限值的估测中,以期能得到更准确的制定生物接触限值的方法。

基准剂量开始应用于制定人类对化学物的可接受水平,首先需要确定化学物与所产生的效应间的剂量-效应关系,然后计算出基准剂量,推算出基准剂量的 95% 低限水平((BMDL)。

金泰虞等曾进行了应用实例解析,他们选择两地两厂[某冶炼厂(A 厂)和某锌制品厂(B 厂)]职业接触镉的工人为接触组,当地医护人员和商业人员为对照。以尿锡(UCd)为接触生物标志物,β_2-微球蛋白(UBM)、尿 N-乙酰-β-D-氨基葡萄糖苷酶(UNAG)和尿白蛋白(UALB)为效应生物标志物,尿中指标均用尿肌酐校正。按照对照组效应指标的 95% 上限为正常值上限,求得各效应指标的异常发生率,且与尿锡(接触生物标志物)间均呈现剂量-效应关系(图 1-4 和图 1-5)。图中结果显示了用 ln[P/(1−P)]=b0+bld 模型得到的 UCd 与

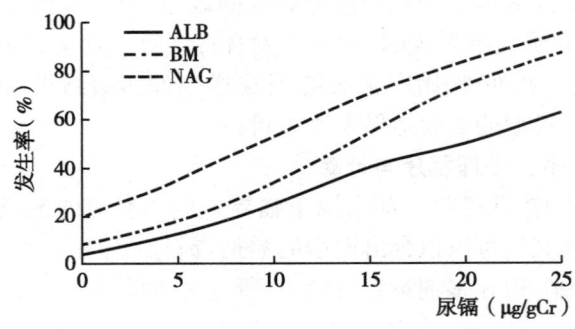

图 1-4　A 厂尿镉与尿 ALB、BM 和 NAG 异常率间的剂量-效应关系

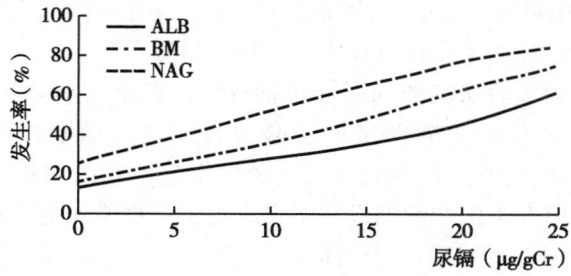

图 1-5 B 厂尿镉与尿 ALB、BM 和 NAG 异常率间的剂量-效应关系

不同观察终点的剂量-效应关系。用 BMDS Version 1.3.2 软件((EPA. U. S)进行 BMD 计算,确定镉接触的生物接触限值。计算得到 BMD 和 BMD 的可信限低限水平(BMDL)(结果见表 1-6 和表 1-7)。表中结果显示了用 ln[P/(1−P)]=b0+bld 模式计算所得到的用不同观察终点的基准剂是(BMD)和 95% 可信限下限的基准剂量(BMDL)。以 UBM 为效应指标的生物接触限值为 5μg/g 肌酐,与 WHO 推荐值一致;以 UNAG 为效应指标的生物接触限值为 3μg/g 肌酐。推荐使用更为敏感的效应指标 UNAG 来确定镉的生物接触限值。

表 1-6 A 厂不同的肾功能不全指标的尿镉 BMDL 值

indicators	N	b0	b1	BMD-0.1	BMDL-0.10	BMDL-0.05	P
UBM	196	−2.396	0.173	4.89	3.63	2.08	0.98
UNAG	196	−1.385	0.151	2.92	2.13	1.12	0.75
UALB	196	−3.146	0.233	5.60	4.37	2.67	0.62

注:方程 model:ln[P/(1−P)]=b0+b1d,P>0.05 表明方程拟和好,分别以 BMR 为 10% 和 5% 计算 BMDL 值

表 1-7 B 厂不同的肾功能不全指标的尿镉 BMDL 值

indicators	N	b0	b1	BMD-0.1	BMDL-0.10	BMDL-0.05	P
UBM	206	−1.877	0.120	5.07	4.20	2.27	0.78
UNAG	206	−1.021	0.110	3.18	2.58	1.33	0.11
UALB	206	−1.606	0.083	6.16	4.85	2.60	0.54

注:方程 model:ln[P/(1−P)]=b0+b1d,P>0.05 表明方程拟和好,分别以 BMR 为 10% 和 5% 计算 BMDL 值

通过上述实例可以看到,基准剂量可应用于制定职业人群的生物接触限值,应用敏感效应生物标志物制定的生物接触限值可更有效地保护职业人群,所以基准剂量可推广应用到人群健康效应的流行病学调研资料的研究。

(三) 基准剂量的应用评价

基准剂量方法的优点在于:①全面评价整个剂量-反应曲线,而不是像 NOAEL 方法那样仅着眼于某一个剂量。BMD 利用了所有的实验数据,选用合适的剂量-反应模型,通过统计处理而得。因而对实验设计时所定剂量的依赖性小,消除了实验设计时随意性的因素,所得结果的可靠性、准确性好。②应用可信限来测量和考虑变异因素。③应用实验范围内的各种"反应",而不是单纯"外推"到低剂量。传统的 NOAEL 方法无法了解 NOAEL 水平,与之相关联的反应水平是多少并不了解。而 BMD 则不同,它可以根据 BMR 的选择,了解与 BMD

相应的反应水平。BMR 可以人为确定,通常选择 5%。④在不同的实验研究中,可以应用同一个综合剂量-反应(效应)水平来计算每天参考接触量等。

值得注意的是,动物实验研究的局限性包括评价的最低实验剂量、微弱的剂量-反应和使用包含大范围空白区域的实验剂量的实验设计。这些局限性限制了这些实验包括 NOAEL 和 BMD 等为基础的方法在内的任何类型的定量评定的应用。虽然 BMD 法已广泛应用到危险度评价中,但在美国和欧洲没有将它应用于食物添加剂的危险度评价,这意味着它并不能完全取代 NOAEL/LOAEL。当剂量-反应关系不清楚或者计算的 BMD 超出最高剂量水平时应用 NOAEL 更合适。而且对于连续资料的 BMD 应怎样定义才能与分类资料的结果进行比较,以及计算 BMD 应使用什么样的剂量-反应模型和额外危险度的水平怎样选择等问题还有待进一步研究。

在 BMD 的应用过程中,还有一些需要进一步研究、完善 BMD 法的方面,包括:规定计算 BMDL 所需要的最小的剂量-反应资料;区别不同类型的毒理学实验(例如灌胃与饮食染毒相比)对 BMD 或 NOAEL 方法的选择是否有影响;发展 BMD 法成为多种研究相结合的方法,在不同的研究中同时观察同样终点的剂量反应,可以将不同研究之间的差异综合成化合物毒性的主要特征;当利用可接受的 NOAEL 资料时,应用规则使用 BMDL,发展科学的政策和指导方针解释和接受 BMDL 的结论;定形剂量-反应模型的选择,这样使模型的选择取决于数据资料的类型而不是由分析资料者来决定;选择模型中具体的 BMR,在文献中可见到各种 BMR 定义,如对于分类资料为特定的额外危险度,对于连续终点为一定的百分变化,对于不同的毒理学终点哪一种 BMR 更为合适应统一规定;尽可能完善计算 BMD 的实验设计,包括剂量组数、每组动物数,使 BMD 估计更为精确;研究在反应曲线低剂量水平动物与人类之间是否有区别。

第三节　危害性、安全性与风险度

一、危害性

危害性(hazard)是指化学物对机体或(亚)人群产生有害作用的实际可能性。这是一个在社会舆论中广泛应用但学术含义较含糊概念,并未涉及剂量的大小或毒效应(反应)的严重程度,而主要强调实际情况下发生毒性损害的可能性大小。一般而言,毒性大的毒物危害性也大,反之亦然,但常有例外。如剧毒类毒物氰化物与毒性相对较小的铅比较,其危害性小得多,原因是后者的分布范围大,接触机会较多,因而发生铅中毒的可能性大。危害性的概念在毒物实际的管理中常被使用。如果能进一步明确毒效应及其观察人群范围,开展环境有害因素危害性评估(如苯致白血病危害性、铅致儿童慢性中毒危害性等评估),或许更有价值。

二、安全性与安全性评价

在毒理学研究中,安全(safe)是指一种化学物在规定的使用方式和用量条件下,对人畜不产生任何损害,既不引起急性、慢性中毒,亦不至于对接触者及后代产生潜在的危害。安全性(safety)则是一种相对的、实用意义上的安全概念,是指在规定条件下化学物暴露对人体和人群不引起健康有害作用的实际确定性,即是在一定接触水平下,伴随的危险度很低,或其危险度水平在社会所能接受的范围之内的相对安全概念。其目的是最大限度保护人类的健康。

安全性评价(safety evaluation)是指利用规定的毒理学程序和方法评价化学物对机体产生的有害效应(损伤、疾病或死亡),并外推和评价规定条件下化学物暴露对人体和人群的健康是否安全。也就是通过动物实验和对人群的观察,阐明某种化学物的毒性及其潜在的危害,对该物质能否投放市场做出取舍的决定,或提出人群安全的接触条件,即对人类使用或接触这种物质的安全性作出评价的研究过程,从而最大限度地减小其危害作用,保护人群的身体健康,同时也为制订预防措施和卫生标准提供理论依据。

由于人类暴露的化学物质的使用方式、暴露途径和程度的不同,因而对其进行安全性评价的程序与内容也有所侧重。各国政府部门通常根据化学物质的种类和用途,发布不同的毒理学安全性评价的规范、标准或指导原则。这些规范及指导原则作为外源化学物安全性管理的技术支持,一般是原则性的,容许研究者或生产者有一定的灵活性,但仍遵循相同或相似的毒理学原理与方法。

毒理学安全性评价通常遵循分阶段试验的原则,这是因为各种毒理学试验之间有不同的、明确的试验目的,也存在内在的联系。如急性毒性试验是绝大多数毒理学试验的基础,LD_{50}或近似LD_{50}是致畸试验、亚慢性毒性试验和某些致突变试验剂量设计的参考依据;慢性毒性试验各组剂量和观察指标的选择要参考亚慢性毒性试验的结果。另一方面,为尽量减少资源的浪费,对于试验周期短、费用低、预测价值高的试验应予以优先安排。这样可以根据前一阶段的试验结果,判断是否需要进行下一阶段的试验。如某些受试物,在进行了部分毒理学试验后,发现毒作用很强,即可将其放弃,而不必进行以后阶段的试验。这样,可以在最短的时间内,用最经济的办法,取得可靠的结果。近年来,许多国家和国际组织正试图进一步协调和统一各类毒理学安全评价的内容和规范,以推动毒理学安全性评价程序的国际统一。

安全性是毒理学中的重要概念,从某种意义上讲,它引导、伴随或推动了毒理学研究的发展进程。安全性的概念催生了安全限值,促进了安全性评价内容和方法的研究,构成了现代毒理学研究与应用的重要内容。

然而,安全性及毒理学安全性评价的研究与应用中存在的问题值得关注。首先,安全是相对的,安全性的概念也是相对的,绝对的安全显然是不存在的,安全性评价的不安全性难以确定;第二,基于安全性概念发展起来的评价内容和方法难免繁琐庞杂,给实际工作带来困难;第三,绝对的安全不存在,那么试图通过安全性评价以保障人类健康的安全,也显得力不从心。

实际上,毒理学安全性评价工作面临的问题已经显现:①传统的分阶段的毒性评价实验包含的实验项目太多,需要耗费大量的动物。据估计,在REACH法规实施后最初的15年内,大约需要0.75亿~4.50亿只实验动物,主要是大鼠和小鼠。②多数毒理学检验项目的实验周期长,饲养动物的环境设施、营养供给要求高,耗资大。据欧盟估算,每一种化学品的基本检测费用约需8.5万欧元,每一新化学品的检测费用约需57万欧元。③通过毒理学安全性评价,实际上几乎无法获得阈值,而阈值是估算安全限值的基础。即使得到NOAEL或LOAEL,其不确定性难以估测。此外,现行的毒理学安全性评价程序与方法根本无法满足如此之多且不断涌现的各类各种有害因素安全性评价的需要。因此,毒理学安全性评价的理论与实践问题的重新审视可能只是个时间问题。

三、风险度与风险评估

风险度(risk)又称为危险度或危险性,系指在具体的暴露条件下,某一种因素对机体、系统或(亚)人群产生有害作用的几率。

风险评估(risk assessment)又称为危险度评价,是指通过毒理学实验与流行病学研究资料,研究特定的靶机体、系统或(亚)人群暴露于某一危害,考虑到有关因素固有特征和特定靶系统的特征,计算或估计预期的危险的过程,包括确定伴随的不确定性。危险性评价由以下4个步骤组成:危害识别;危害表征(剂量-反应关系评定);暴露评定;危险度表征(包括定量的和定性的危险性和不确定性)。

迄今,风险评估这一名词已得到较为普遍的接受。在书籍文献资料中,风险度(risk)也被称为危险性、危险度、危险、风险等;评估也常被称为评价、评定(evaluation)、估计、估测(estimate)等,有必要进一步统一和规范。

人类的各种活动都会伴随有一定的危险度存在,如表1-8。危险度分析的目的是预测危险和控制危险。对于致癌性,一般认为某化学物终生暴露所致的危险度在百万分之一(10^{-6})或以下,为可接受的危险度(acceptable risk)。相应于可接受危险度的外源化学物暴露剂量称为实际安全量(virtual safety dose,VSD)。表1-8、表1-9列出了在美国社会条件下,使死亡率增加百万分之一的活动。

表1-8　某些日常活动和自然事件的风险评估

活动内容	风险度*	活动内容	风险度*
吸烟(每天10支)	1/400	工业生产劳动	1/30 000
全部事故	1/2000	自然灾害	1/50 000
开车(16 000km/年)	1/5000	雷击	1/1 000 000
全部交通事故	1/8000		

注:* 风险度以1年内个体发生死亡的几率表示

表1-9　美国社会引起死亡率增加10^{-6}的一些活动

活动	死因	活动	死因
吸烟(1.4支/d)	肺癌	驾车旅行240km	车祸
饮酒(0.5L/d)	肝硬化	空中旅行9600km	飞机失事
煤矿井下劳动(1h/d)	煤尘肺	在纽约市居住2天	大气污染

目前,毒理学安全性评价和风险评估是管理毒理学的基础。风险评估是在毒理学安全性评价的基础上发展起来的,两者有密切的联系,但也有重要区别。安全性评价致力于"不发生毒性损害作用确定性"的努力,而风险评估则致力于"发生毒性损害作用可能性"的研究,两者从两个不同的角度研究"化学物危害管理"这一共同的问题。基于风险度概念而发展起来的风险评估的理论与实践,以及在此基础之上的风险管理与交流已经成为现代毒理学的重要发展趋势和方向。循证毒理学原理与方法在风险评估研究中的应用正在受到广泛重视。

四、安全限值和暴露安全指数

通过毒理学安全性评价试验可得到受试物毒作用的 LOAEL 和 NOAEL，以 NOAEL 作为阈值的近似值。以此为基础可得出安全限值，安全限值＝NOAEL/安全系数。安全系数一般采用 50～100。一般认为，安全系数采用 100，是考虑到物种间差异（×10）和个体间差异（×10）两个系数的乘积而设定的。

动物试验结果外推到人除了利用不确定系数（安全系数）外，还有两种：一是利用药动学外推（广泛用于药品安全性评价并考虑到受体易感性的差别）；二是利用数学模型。目前尚无统一的意见。

对毒作用有阈值的化学物而言，安全限值（safety limit value）是指为保护人群健康，对生活和生产环境和各种介质（空气、水、食物、土壤等）中与人群身体健康有关的各种因素（物理、化学和生物）所规定的浓度和暴露时间的限制性量值。在低于此种浓度和暴露时间，根据现有的知识，无法观察到任何直接和（或）间接的有害作用。目前，常见的安全限值有每天容许摄入量（ADI）、可耐受摄入量（TI）、参考剂量（RfD）、参考浓度（RfC）和最高容许浓度（MAC）等。

对毒作用无可确定阈值的化学物而言，外源化学物在零以上的任何剂量，都是不安全的，如遗传毒性致癌物和致突变物等。因此，对这类化学物无法适用和制订安全限值，只能引入实际安全量（virtual safety dose，VSD）的概念。如化学致癌物的 VSD，是指低于此剂量能以 99% 可信限的水平使超额癌症发生率低于百万分之一（10^{-6}）。

对于药物之外的化学物的风险评估已引入安全指数和暴露指数的概念。暴露安全指数的概念以人群"暴露量"估计值为中心，定性地反映人群化学物暴露的风险度。

暴露指数（margin of exposure，MOE）是指动物实验中获得的未观察到有毒作用剂量（NOAEL）与人群"暴露量"估计值的比值，可表示为 MOE＝NOAEL/人群暴露量。MOE 大，发生有害作用风险度小，反之亦然。

安全指数（margin of safety，MOS）是人群"暴露量"估计值与安全限值的比值，可表示为 MOS＝人群暴露量/安全限值。安全限值可以是 RfD 等。MOS 大，发生有害作用风险度大，反之亦然。

各国政府在制定安全限值时遵循的原则通常是：在保证健康的基础上，做到经济合理，技术可行。也正因为如此，即使针对同一种化学物，各国政府/机构或组织依然可能提出或推行、规定不同的安全限值类型和量值。安全限值大体可分为两类：一是完全基于健康的安全限值，其制定仅以保护人体健康为准则。包括：每日允许摄入量（ADI）、可耐受的每日摄入量（TDI）、参考剂量/参考浓度（RfD/RfC）、WHO 提出的基于健康的职业性接触限值等。二是涉及具体的暴露条件和介质的安全限值，其制定是保证健康的前提下，同时考虑经济和技术因素。包括：职业卫生标准、环境空气质量标准、水环境质量标准、土壤中有害物质限量标准、食品中有害物质限量标准等。

安全限值的核心问题之一就是该限量值对人体健康安全的保障程度，即保障的人群范围、保障的时效和保障的健康水平。如：美国政府工业卫生学家协会（AGCIH）推荐的阈限值（TLV）规定，工人在该浓度条件下工作每天 8 小时、每周 40 小时，可以保障几乎所有的接触者在就业期间不出现损害效应。显然，该安全限值不排除个别易感者出现健康损害，只保障就业期间不出现损害而未排除停止就业职业暴露甚至退休后发生健康损害的可能，不排除出现非损害作用对健康的可能影响。又如:我国政府颁布实施的每日最大容许摄入量(ADI)是指为了保护人群健康,针对食品中某种化学物每日的总摄入量所制定的限制性量值,即正常成人、终生摄入时不出现任何健康损害的每日容许摄入的总量的限量值。

　　安全限值是基于安全性的概念和毒理学安全性评价发展起来的安全性管理,相对而言,基于风险度概念和风险评估的风险度管理则还不成熟,但却是毒理学一个重要的发展趋势。

(张文昌)

参 考 文 献

1. Ballantyne B,Marrs T,Syversen T. General and Applied Toxicology. 3rd 2009_Wiley:Chapter 1 Basic Elements of Toxicology;Chapter 4 Biotransformation of Xenobiotics;Chapter 23 Environmental and Endogenous Factors in Toxicity;Chapter 24 Chronotoxicology;Chapter 26 The Influence of Temperature on Toxicity.

2. Hodgson E. A Textbook of Modern Toxicology. 4th ED. NJ,USA:Wiley,2010:3-91.

3. Klaassen CD. Casarett & Doulls Toxicology:The Basic Science of Poisons. 8th ED. New York:McGraw-Hill Education,2013,

4. Hayes AW. Principles and Methods of Toxicology. 6th ED. Boca Raton London New York:CRC Press,2014.

5. Eaton DL,Gilbert SG. Chapter 2 Principles of toxicology;Parkinson A,Ogilvie BW. Chapter 6 Biotransformation of xenobiotics;in Klaassen CD, eds. Casarett & Doull's Toxicology, The basic science of poisons. 7th ED. McGraw-Hill,2008.

6. McQueen CA. Comprehensive Toxicology. 2nd ED. Elsevier Science & Technology,2010. Volume1:1.01 General Overview of Toxicology;1.02 Exposure Science;1.03 Oral Exposure and Absorption of Toxicants;1.07 Biotransformation of Toxicants.

7. Trepanowski JF,Canale RE,Marshall KE,et al. Impact of caloric and dietary restriction regimens on markers of health and longevity in humans and animals:a summary of available findings. Nutrition Journal,2011,10(107):1-13.

8. 周宗灿,编著. 毒理学教程. 第3版. 北京:北京大学医学出版社,2006:20-40.

9. 王心如,主编. 毒理学基础. 第5版. 北京:人民卫生出版社,2007:14-37.

10. 金泰虞,雷立键,曾秀丽,等. 基准剂量法. 预防医学学科发展蓝皮书(2006). 中华预防医学会,2006:15-20.

11. 张文昌,夏昭林,主编. 职业卫生与职业医学. 北京:科学出版社,2008:266-276.

第 二 章

毒物的生物转运和处置

生物体对毒物的处置(disposition)包括吸收(absorption)、分布(distribution)、代谢(metabolism)和排泄(excretion)四个部分,简称 ADME 过程。其中,吸收、分布和排泄具有共性,都是毒物穿越生物膜的过程,且其本身的结构和性质不发生变化,故统称为生物转运(biotransportation)。代谢过程涉及毒物转化为新的衍生物,形成的产物在结构与性质上均发生了改变,故称之为生物转化(biotransformation)或代谢转化(metabolic transformation)。由于毒物转化为代谢产物与其排泄到体外的结果都是使原物质在体内的数量减少,故代谢过程与排泄过程又合称为消除(elimination)。ADME 各过程之间存在密切的关联,彼此相互影响,通常可以同时发生。每个过程又都会受到多种因素的影响,进而改变毒物在作用部位的存在数量、时间和继发的反应。研究毒物的 ADME 过程,有助于阐明毒物单独作用或其联合作用所致毒效应的机制以及物种差异存在的原因,以便采取有针对性的干预措施,防止中毒的发生。

毒物代谢动力学(toxicokinetics)是研究毒物的数量在 ADME 过程中随时间变化的动态规律,即时-量关系。毒物动力学研究对于明确靶器官、揭示外源化学物或其代谢产物的水平与毒效应强度和性质之间的关系、探讨中毒机制具有重要意义。

第一节　毒物的穿膜转运与吸收

生物膜(biomembrane)包括细胞膜(cell membrane)和细胞器膜,是细胞的屏障,也是细胞接受外界影响的门户。环境中的多种物理、化学成分,体内产生的激素、递质等化学性刺激物,以及进入体内的异物、药物,要发挥其作用,首先要作用于生物膜或通过生物膜进入细胞内,然后再影响细胞的活动。

一、穿膜转运模式

细胞膜以液态的脂质双分子层为基架,在脂质双分子层中及其表面镶嵌着许多具有不同结构和功能的蛋白质;有些脂质分子和膜蛋白结合着具有不同功能的糖链(图 2-1)。

各种物质进出细胞必须经过细胞膜。由于细胞膜的基架是脂质双分子层,脂溶性的物质可以通过细胞膜,而水溶性物质则不能直接通过细胞膜,它们必须借助细胞膜上某些物质的帮助才能通过,其中细胞膜结构中具有特殊功能的蛋白质起着关键性的作用。毒物常见的穿膜物质转运形式包括被动转运、特殊转运和膜动转运三大类。

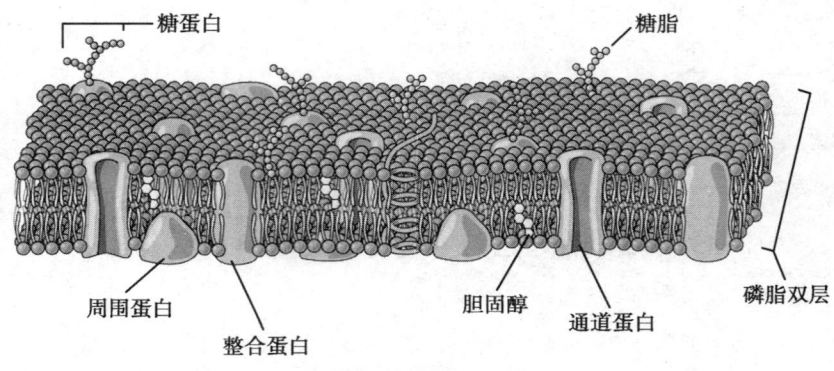

图 2-1　细胞膜的基本结构模式图

（一）被动转运

被动转运为毒物顺浓度差通过生物膜的过程，不消耗能量。包括简单扩散和过滤两种方式。

1. 简单扩散　简单扩散（simple diffusion）是指物质通过生物膜由高浓度一侧向低浓度一侧扩散的过程，这种方式不消耗能量，不需载体，不受饱和限速和竞争性抑制的影响。简单扩散方式的条件是：①膜两侧存在浓度梯度；②化学物质有脂溶性；③化学物质处于非解离状态。

化学物质的脂溶性大小可用脂/水分配系数（lipid/water partition coefficient）来表示。后者指一种化学物质在脂相和水相分配中达到平衡时，其在脂相中浓度与在水相中浓度的比值。一般来说，化学物的脂水分配系数越大，越容易通过生物膜而进行扩散。但由于生物膜的构造包括脂相和水相，如果一种化学物质在水中的溶解度极低的话，即使脂水分配系数较高，也不容易通过生物膜进行扩散。只有既溶于脂肪又溶于水的化学物质，才最容易透过生物膜进行简单扩散，例如磷脂是脂溶性的，但在水中溶解度低，故不易进行简单扩散。而乙醇为脂溶性，但也易溶于水，所以易于以简单扩散方式透过生物膜。

简单扩散还受化学物质的电离（ionization）或离解（dissociation）状态的影响。本身为弱有机酸或弱有机碱的化学物质，在体液中可部分解离。解离型极性大，脂溶性小，难以扩散；而非解离型极性小，脂溶性大，易跨膜扩散。化学物质的离解程度决定于本身的离解常数 pKa（该化学物 50% 解离时相应的 pH）和所处介质中的酸碱度（pH）。胎儿和胚胎的 pH 稍高于母体，因而弱酸类物质容易在胎儿或胚胎中轻度蓄积。化学物质的非解离浓度（Cn）和离子浓度（Ci）的比值（Cn/Ci）对扩散也具有重要意义。对于一种物质来说，其 pKa 值是固定不变的，但该物质所处的组织部位不同，体液的 pH 也不同。例如胃液 pH 为 2，小肠 pH 为 6.5，大肠 pH 为 8；而胃肠道另一侧的血液 pH 为 7.4；这对于某种物质的吸收来说，在胃肠道的不同位置具有很大意义。

2. 滤过　滤过（filtration）是化学物质通过生物膜上的亲水性孔道的过程，又称压差扩散。生物膜具有充满水分的小孔道，它可能由嵌入脂质双分子层中的蛋白质结构中亲水性氨基酸构成。在渗透压梯度和液体静压作用下，大量的水可以通过这些孔道进入细胞。而且不仅限于水，水还可作为载体，携带其他化学物质通过此种孔道。一般情况下，凡分子量小于 200D（Dalton）的化学物可通过直径 4nm 左右的亲水孔道；分子小于白蛋白分子（约60 000D）的化学物可通过直径 70nm 的孔道。如肾小球毛细血管内皮细胞膜孔直径约为

70nm,水由肾小球滤过时,除血中蛋白质及血液中有形成分被阻留下来外,其余溶于血浆中的溶质均能被水携带而通过肾小球的亲水孔道,进入肾小管。

(二) 特殊转运

1. 易化扩散　易化扩散(facilitated diffusion)是不易溶于脂质的化学物质借膜上某些蛋白质载体的帮助,由膜的高浓度一侧向低浓度一侧扩散的过程。根据借助膜蛋白质的不同,可将易化扩散分为载体转运和通道转运两种类型。

(1) 载体转运:载体是一些贯穿脂质双层的整合蛋白,它与化学物的结合位点随构象的改变而交替暴露于膜的两侧。当它在浓度高的一侧与该物质结合后,即引起膜蛋白质的构象变化,把物质转运到浓度低的另一侧,然后与物质分离。在转运中载体蛋白质并不消耗,可以反复使用。经载体易化扩散具有以下特性:①结构特异性:即某种载体只选择性地与某种物质分子作特异性结合。以葡萄糖为例,右旋葡萄糖的跨膜通量超过左旋葡萄糖,木糖不能被运载。②饱和现象:即被转运物质在细胞膜两侧的浓度差超过一定限度时,扩散通量保持恒定。其原因是由于载体蛋白质分子的数目和(或)与物质结合的位点的数目固定,出现饱和。③竞争性抑制:如果一个载体可以同时运载 A 和 B 两种物质,而且物质通过细胞膜的总量又是一定的,那么当 A 物质扩散量增多时,B 物质的扩散量必然会减少,这是因为量多的 A 物质占据了更多的载体的缘故。

许多重要的营养物质如葡萄糖、氨基酸、核苷酸等都是以经载体易化扩散方式进行转运的(图 2-2)。常见的易化扩散转运体见表 2-1。

(2) 通道转运:溶液中的 Na^+、K^+、Ca^{2+}、Cl^- 等带电离子,借助于镶嵌在膜上的通道蛋白质的介导,顺浓度梯度或电位梯度的跨膜扩散,称为通道转运。介导这一过程的膜蛋白称为离子通道。离子通道是一类贯穿脂质双分子层的、中央带有亲水性孔道的膜蛋白。当通道开放时,离子可经通道跨膜流动而无需与脂质双分子层相接触,从而使通透性很低的带电离子以极快的速度跨越质膜。

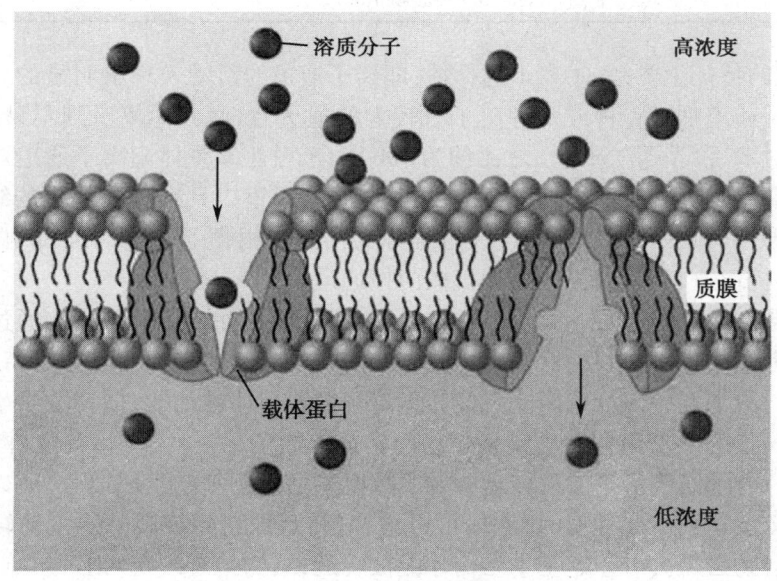

图 2-2　载体转运示意图

表 2-1　外源化学物主要转运体

缩写	名称	功能
主动转运体（ABC 家族，ATP-binding cassette）		
mdr/p-gp	多药耐受蛋白/p-糖蛋白（multidrug-resistant protein/p-glycoprotein）	从胃肠道、脑、胎盘细胞外排，胆汁分泌
bsep	胆盐输出泵（bile salt export pump）	胆盐输出
mrp	多耐受药物蛋白（multiresistant drug protein）	多组织药物耐受，有机阴离子外排，葡萄糖醛酸和谷胱甘肽结合物输出
BCRP	乳腺癌耐受蛋白（breast cancer resistance protein）	有机阴离子外排，硫酸根结合物输出
易化扩散转运体		
oatp	有机阴离子转运多肽（organic-anion transporting peptide）	转运酸、碱和中性化合物，在肝脏吸收外源化学物中特别重要
Oat	有机阴离子转运蛋白（organic-anion transporter）	在肾脏吸收阴离子中特别重要
Oct	有机阳离子转运蛋白（organic-cation transporter）	在肝脏和肾脏吸收外源化学物
pept	肽类转运蛋白（peptide transporter）	胃肠道吸收核苷、金属和二肽及三肽
dmt	二价金属离子转运蛋白（divalent-metal ion transporter）	
nt	核苷转运蛋白（nucleotide transporter）	

　　离子通道的特征主要是：①离子选择性：即离子通道的活动表现出明显的对离子的选择性，每一种离子通道都对一种或几种离子有较大的通透性，而其他离子则不易或不能通过。例如，钾通道对 K^+ 和 Na^+ 的通透性之比约为 $100:1$；乙酰胆碱受体阳离子通道对小的阳离子如 Na^+、K^+ 都高度通透，但不能透过 Cl^-。②门控特性：通道内具有"闸门"样的结构控制离子通道的开放（激活）或关闭（失活），这一过程称为门控。根据通道的门控机制，离子通道又可分为电压门控通道、化学门控通道和机械门控通道（图 2-3）。

　　2. 主动转运　主动转运（active transport）指在膜蛋白质的参与下，细胞通过本身的耗能过程，将物质分子或离子由膜的低浓度一侧移向高浓度一侧的过程。其主要特点是：①可逆浓度梯度转运，故消耗一定的代谢能。②转运过程需要载体参加，载体往往是生物膜上的蛋白质，可与被转运的外来化合物形成复合物而转运至膜的另一侧，然后释放外来化合物，载体又回到原处，并继续进行第二次转运。③载体既然是生物膜的组成成分，所以有一定的容量；当化合物浓度达到一定程度时，载体可以饱和，转运即达到极限。④主动转运有一定的选择性，即化合物必须具有一定基本结构才能被转运；结构稍有改变，则可影响转运的进行。⑤如果两种化合物基本结构相似，在生物转运过程中又需要同一转运系统，两种化合物之间可出现竞争，并产生竞争抑制。

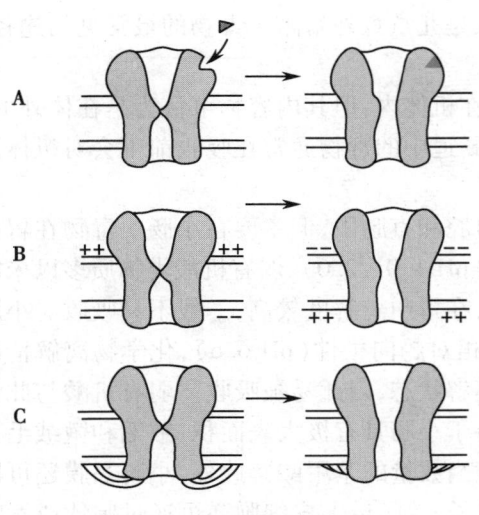

图 2-3　离子通道模式图

左侧示通道处于关闭状态，右侧示通道处于开放状态。化学门控性通道（A），当通道与特异性配体结合后开放；电压门控性通道（B），膜电位改变时通道激活而开放；机械门控性通道（C），受机械牵拉作用而激活开放

研究显示，大约人类基因组中的 5% 与物质的转运功能有关。表 2-1 是近年来发现的两大类外源化学物转运体家族：ABC 转运体家族（ATP-binding cassette，ABC）和易化扩散转运体。其主要成员和功能见表 2-1。多药耐受蛋白（mdr）或 p-糖蛋白和多耐受药物蛋白（mrp）均为化学物的细胞外排泵，且Ⅱ相代谢物（葡萄糖醛酸和谷胱甘肽结合物）是它们的首选底物。有机阴离子转运多肽（oatp）家族的名称有些不当，因为这个转运体家族不仅转运酸，还转运碱和中性化合物。它们在肝脏吸收外源化学物中特别重要。相反，有机阴离子转运蛋白（oat）家族在肾脏吸收阴离子中特别重要；而有机阳离子转运蛋白（oct）家族在肝脏和肾脏吸收外源化学物中都很重要。核苷转运蛋白（nt）家族、二价金属离子转运蛋白（dmt）和肽类转运蛋白（pept）帮助胃肠道吸收核苷、金属和二肽及三肽。

（三）膜动转运（出胞和入胞）

膜蛋白可以介导水溶性小分子通过细胞膜，但它却不能转运大分子，如蛋白质、多聚核苷酸等。这些大分子物质乃至物质团块需要借助于细胞膜的"运动"，以出胞或入胞的方式完成跨膜转运。这些过程需要细胞提供能量。

出胞（exocytosis）是指细胞内大分子物质以分泌囊泡的形式排出细胞的过程。出胞主要见于细胞的分泌活动，如内分泌细胞分泌激素、外分泌腺分泌酶原颗粒和黏液以及轴突末梢释放神经递质等。各种蛋白性分泌物先在粗面内质网生物合成，在由内质网到高尔基复合体的输送过程中，逐渐被一层膜性结构包被，形成分泌囊泡。当分泌活动开始时，囊泡逐渐向质膜内侧移动，最后囊泡膜和质膜相互接触和融合，进而融合处破裂，将囊泡内容物一次性排放。

入胞（endocytosis）是指细胞外大分子物质或物质团块（如细菌、病毒、异物、大分子营养物质等）借助于与细胞膜形成吞噬泡或吞饮泡的方式进入细胞的过程，并分别称为吞噬和吞饮。吞噬是指固体物质进入细胞的过程；吞饮是指液体物质进入细胞的过程。

二、毒物的吸收

毒物通过机体细胞膜进入血液循环的过程称为吸收。毒物吸收没有单独的特殊系统或通路，其吸收过程中的跨膜与氧气、食物和其他营养素等生物学必需物质有相同的过程。吸收的主要部位是胃肠道、肺和皮肤。如果化学物质通过特殊途径染毒，也可以通过如皮下组织、腹膜或肌肉等其他的部位吸收。实验者和医药工作者通常将药物和其他外源化学物的肠内和肠外给药区分开来。胃肠内给药包括所有的与消化道相关的途径（舌下、口服和直肠给药），而胃肠外给药包括所有其他的途径（静脉、腹腔、肌肉、皮下等）。

（一）经胃肠道吸收

胃肠道是毒物吸收最主要的部位之一。许多环境毒物可随食物和饮水一起经胃肠道吸收。毒理学家对这个吸收部位特别重视,经口摄入是儿童意外暴露于毒物的最常见的途径,试图自杀者也多涉及经口摄入过量的药物。

胃肠道可视为一个贯穿身体的管道。尽管它在机体内,但其内容物可认为是在体外的。因此,除非有害的物质具有腐蚀性或刺激性,在胃肠道中的毒物通常在吸收前不会对机体造成系统损害。

毒物的吸收可发生于整个胃肠道,甚至是在口腔和直肠中,但主要在小肠。毒物在胃内吸收主要通过简单扩散过程。由于胃液酸度极高(pH 1.0~2.0),弱有机酸类物质多以未能解离形式存在,所以容易吸收;但弱有机碱类物质,在胃中离解度较高,一般不易吸收。小肠内的吸收主要也是通过简单扩散。小肠内酸碱度相对趋向中性(pH 6.6),化学物离解情况与胃内不同。例如,弱有机碱类在小肠主要呈非离解状态,因此易被吸收。弱有机酸与此相反,例如苯甲酸在小肠中不易被吸收。但事实上由于小肠具有极大表面积,绒毛和微绒毛可使其表面积增加 600 倍左右,因此小肠也可吸收相当数量的苯甲酸。此外,小肠黏膜还可以通过滤过过程吸收分子量为 100~200 以下的小分子,胃肠道上皮细胞亦可通过胞饮或吞噬过程吸收一些颗粒状物质。

某些毒物可以通过机体必需营养素相同的特殊转运系统吸收。例如,5-氟尿嘧啶通过嘧啶转运系统吸收,铊通过转运铁的系统吸收,铅通过钙转运蛋白吸收,钴和锰竞争铁转运系统。经胃肠道主动吸收的毒物数量不多,绝大部分毒物都是通过单纯扩散进入机体的。

许多因素可影响胃肠道对毒物的吸收。例如,依地酸(乙二胺四乙酸,EDTA)通过增加肠道通透性而增加某些毒物的吸收。单纯扩散不仅与表面积和通透性成正比,也与在消化道各段的停留时间成正比。因此,在肠道停留时间长的毒物吸收率增加而停留时间短的则吸收率下降。毒物经胃肠道的吸收还取决于化合物的物理性质,如脂溶性和溶解度。尽管通常认为随着脂溶性的增加,化学物的吸收也增加,但若脂溶性极高的化学物不溶于胃肠道液,其吸收也是低的。如果毒物呈固体状且不溶于胃肠道液,则会限制其与胃肠道黏膜的接触,吸收率将会很低。另外,颗粒越大,吸收越慢,因为溶解度与颗粒大小成反比。这就是为什么金属汞经口摄入相对无毒和粉末状砷比其颗粒状形式的毒性更大。

还有许多其他影响因素如,一种离子可影响另一种离子的吸收:镉减少锌和铜的吸收;钙减少镉的吸收;锌减少铜的吸收;镁减少氟化物的吸收,饥饿增加狄氏剂的吸收。动物的年龄也对吸收有影响,新生大鼠可吸收染镉剂量的 12%,而成年大鼠仅吸收 0.5%。

尽管一般认为不同物种的胃肠吸收是相似的,但不同物种胃肠道的解剖差异(如肠道的相对长度)、pH 和胃肠菌丛等因素可能引起胃肠道吸收的物种差异。

表 2-2　不同物种胃肠道内容物的 pH 值

物种	pH 值				
	胃	空肠	盲肠	大肠	粪便
猴	2.8	6.0	5.0	5.1	5.5
狗	3.4	6.6	6.4	6.5	6.2
大鼠	3.8	6.8	6.8	6.6	6.9
家兔	1.9	7.5	6.6	7.2	7.2

胃肠道至少有一个主动转运系统可减少毒物的吸收。多药耐受蛋白转运体(mdr,也称

为 p 糖蛋白）定位于肠细胞。当作为 mdr 底物的化学物质进入肠细胞时，被排出而回到肠腔。这是免疫抑制剂环孢素和化疗药紫杉醇、秋水仙碱、长春新碱等不易从胃肠道吸收的原因。此外，经胃肠道吸收的化学物通过门静脉系统首先到达肝脏，进行生物转化后，再进入体循环，这种现象称为首过消除（first pass elimination）。可使经体循环到达靶器官的毒物原型数量减少，明显影响其所致毒效应的强度与性质。但某些毒物如苯并[a]芘、3-甲基胆蒽、顺-二甲氨基芪和 DDT 等可通过淋巴管吸收，不需经过肝脏而直接进入体循环分布至全身；具腐蚀性或强刺激性的物质可直接损伤胃肠道黏膜而吸收入血。

（二）经呼吸道吸收

以气体、蒸汽和气溶胶（烟、雾、粉尘）的形式存在于空气中的毒物，呼吸道是它们的主要吸收途径，肺是主要的吸收器官。由于肺泡数量众多（约 3 亿个）、总表面积大（50～100m^2，相当于皮肤表面面积的 50 倍）、肺泡上皮细胞和毛细血管内皮细胞组成的肺泡壁膜极薄，加上毛细血管丰富、血流充沛等解剖生理特点，毒物经肺吸收十分迅速，仅次于静脉注射。吸收最快的是气体、小颗粒气溶胶和脂/水分配系数较高的物质。经肺吸收的毒物与经胃肠道吸收者不同，前者不随同门静脉血流进入肝脏，未经肝脏中的生物转化过程，即直接进入体循环并分布全身，故经肺吸收的化学物质的毒作用一般表现快，且毒效应强。

气体、易挥发液体和气溶胶在呼吸道中的吸收主要通过简单扩散，并受许多因素影响，主要是在肺泡气与血浆中浓度差。一种气体在肺泡气中的浓度，可以其在肺泡中的分压表示，某气体的分压即为其在肺泡气总压力中所占的百分率。分压越高，机体接触的量越大，也越容易吸收。随着吸收过程的进行，血液中该气体的分压将逐渐增高，分压差则相应降低。该气体在血液中的分压将逐渐接近在肺泡气的分压，最后达到平衡，呈饱和状态。在饱和状态时，气体在血液中的浓度（mg/L）与在肺泡气中浓度（mg/L）之比，称为血/气分配系数。血/气分配系数越大，即在血液中溶解度越高，表示该气体越易被吸收。

气体在呼吸道内的吸收速度与其溶解度和分子量也有关。在一般情况下，吸收速度与溶解度成正比。非脂溶性的物质被吸收时通过亲水性孔道，其吸收速度主要受分子量大小的影响；分子量大的物质，相对吸收较慢，反之亦然。溶于生物膜脂质的物质，吸收速度与分子量大小关系不大，而主要决定于其脂/水分配系数，脂/水分配系数大者吸收速度相对较高。

气溶胶中雾的吸收与气态物质相似，主要受脂溶性和吸入浓度的影响。烟和粉尘的颗粒直径大小与其到达呼吸道的部位关系密切。

气溶胶经呼吸道吸收时，要与呼吸道表面接触，并附着和阻留（retention），以后逐渐溶解。影响气溶胶吸收的重要因素是气溶胶中颗粒的大小和化学物质的水溶性。而气溶胶的沉积部位主要取决于颗粒大小。直径 ≥5μm 颗粒物通常因惯性冲击而沉积于鼻咽部。沉积于无纤毛的鼻前庭处的颗粒物可经擦拭或打喷嚏清除；沉积于有纤毛的鼻表面黏液层的不溶性颗粒物通过纤毛运动在数分钟内被咽下；可溶性颗粒物则溶解于黏液中，并被转移至咽部或经鼻上皮细胞吸收入血。直径 2～5μm 的颗粒物主要依靠重力沉降于气管、支气管区域，并通过呼吸道纤毛推动的黏液层逆向运动至口腔，最终被咳出或吞咽入胃肠道吸收。咳嗽或打喷嚏可以明显加快这一过程。直径 ≤1μm 的颗粒物可以到达肺泡并被吸收入血，或经肺泡巨噬细胞吞噬后移行至细支气管末端，通过黏液-纤毛系统清除，或通过淋巴系统存留和清除。颗粒物从肺泡中清除的效率不高，在第一天仅清除约 20%，以后清除的速度更为缓慢。

（三）经皮肤吸收

皮肤是分隔环境毒物和机体的重要屏障。化学物质经皮吸收必须通过皮肤的表皮和皮肤附属器官（毛囊、汗腺和皮脂腺）。毛囊和汗腺在皮肤的分布总截面积仅占皮肤总面积的0.1%～1%，尽管小量毒物可以快速度通过附属器官吸收，化学物质主要还是经表面积较大的表皮吸收。经皮肤吸收一般可分为两个阶段：穿透阶段和吸收阶段。

穿透阶段：是外源化学物质以扩散方式通过限速屏障——表皮角质层的过程。与穿透阶段有关的主要因素是外源化学物分子量的大小和脂溶性、角质层厚度。脂溶性的非极性化合物通过表皮的速度与脂溶性高低，即脂/水分配系数的大小成正比，脂溶性高者穿透速度快，但与分子量成反比。化学物在身体的不同区域通过角质层的难易程度不同，一般是：阴囊>腹部>额部>手掌>足部。即角质层越厚，化学物越不易通过。不同物种动物皮肤通透性不同，豚鼠、猪和猴的皮肤通透性与人相似，而大鼠及兔的皮肤通透性较人为高。

吸收阶段：指毒物扩散通过表皮深层（颗粒层、棘层和生发层）和真皮层并经静脉或毛细淋巴管进入体循环的过程。这些细胞层作为扩散屏障的作用较角质层小得多，而与角质层不同的是含有非选择性的多孔水相扩散介质。影响该毒物在该阶段扩散速度的因素包括血流、细胞间液体运动以及真皮成分之间的相互作用。

一般认为脂/水分配系数接近于1，即同时具有一定的脂溶性和水溶性的化合物易被吸收进入血液。皮肤条件的改变可以明显影响毒物的吸收状况。损害角质层的酸、碱、二甲基亚砜、芥子气等可以使皮肤的通透性升高；潮湿的皮肤可使角质层结合水的数量增加3～5倍，通透性增加2～3倍。此外，劳动强度大、温度高引起大量出汗，皮肤充血、局部炎症等都是经皮肤吸收的有利条件。

（四）经其他途径吸收

环境毒物通常经上述三种途径吸收，但在毒理学动物实验中有时也采用皮下、肌内、腹腔和静脉注射进行染毒。静脉注射可使受试物直接入血，不存在吸收过程，往往导致最为迅速、明显的毒效应。腹腔血液供应丰富、表面积很大，注入的受试物吸收速度快，吸收后主要经门静脉到达肝脏，再进入体循环。皮下、肌内注射易受局部血液量和毒物剂型的影响，吸收速度相对较慢，但可以直接进入体循环。

第二节 毒物的生物转化

一、生物转化的概念、特点和意义

在毒理学上，生物转化（biotransformation）和代谢（metabolism）的含义类同。均指外源化学物在体内经过一系列化学变化并形成其衍生物以及分解产物的过程。在生物转化过程中，原有外源化学物的化学结构和理化性质发生改变，含量也随时间降低，而代谢产物的量则随时间增加，综合结果将会影响原有物质的毒效应强度和性质，以及它们在体内的分布和排泄过程。

生物转化过程涉及Ⅰ相反应和Ⅱ相反应。Ⅰ相反应包括氧化、还原和水解反应；Ⅱ相反应又称为结合作用（conjugation）。经过这两个反应过程，多数外源化学物的毒性降低，毒效应减弱。所以，人们曾把生物转化视为一个完全对机体有利的解毒过程。然而，随着研究的深入，发现有一些外源化学物经过生物转化后，毒性非但没有减弱，反而明显增强，甚至产生致突变、致癌和致畸作用,这种现象称为代谢活化(metabolic activation)或生物活化(bioactivation)。如对硫磷可在体内代谢为毒性更大的对氧磷、氯乙烯、苯并[a]芘等本身不致癌,但其代谢物具有致癌作用。

外源化学物生物转化的特点为:①生物转化过程可能涉及几个步骤,可以发生循环的代谢方式或可逆的代谢方式,在进一步的代谢转化中,可能将解毒产物转变成毒性产物。②同一种化学物可有多种可能的代谢途径,产生多种生物学活性的不同的代谢产物。活性中间代谢产物不稳定,并常在其产生部位附近呈现生物毒效应。代谢活化速度与代谢解毒速度之间的平衡就左右着受损害的组织部位和强度。③某些外源化学物在生物转化过程中本身并不转变成活性代谢产物,但伴有氧化应激,后者是某些化学物毒作用的重要机制之一。④机体对外源化学物的代谢能力是有限度的,其代谢反应的速率和能力与辅因子(如NADPH)和辅底物(如 GSH、PAPS、O_2)的供应、特定组织中酶的浓度、与其他底物(可能为内源性底物)的竞争等密切相关。

生物转化的主要部位是肝脏,其他如肺、胃肠道、肾、胎盘、血液、皮肤等组织中也有一些较弱的代谢过程,又称为肝外代谢过程。从肠道吸收的所有外来物质由门静脉被转运至肝脏,在到达体循环和其他器官之前,可在肝组织内进行代谢,以减少外源化学物质对全身或其他器官的毒作用(首次通过效应)。其他途径吸收的外源化学物质可经体循环再分布到肝脏代谢。不同组织对外源化学物质生物转化能力有显著区别,可能是毒物损伤组织特异性的重要原因。

二、生物转化酶

(一) 生物转化酶特性和分布

1. 生物转化酶特性

(1) 广泛的底物特异性:生物转化酶通常都有广泛的底物特异性,一类或一种酶可代谢几种外源化学物。一般认为,生物转化需要一定数量、具有广泛底物特异性的酶类来完成。

(2) 生物转化酶包括结构酶和诱导酶:前者可在体内持续地表达;后者在外源化学物刺激或诱导下合成。某些生物转化酶的结构(氨基酸序列)在不同个体还有所差别,即存在多态性,致使其代谢活性不同。这是造成同一外源化学物在不同个体中出现代谢速率差异的根本。

(3) 生物转化酶的催化速率与外源化学物的立体构象有关:许多外源化学物,特别是药物,有一个或更多的手性中心。即在理论上存在称之为立体异构体或者对映体的两个镜像形式。有些手性外源化学物的生物转化具有立体选择性,即 1 种对映体(或立体异构体)的生物转化速率要快于它的另一对映体。在某些情况下,非手性分子(或非手性中心)可转变成对映体代谢物的混合物,这种转变的发生具有立体选择性,即 1 种对映体要优于其另一对映体的形成。例如,几种细胞色素 P450 酶催化类固醇激素的 6-羟化反应。某些 P450 酶(如CYP2A1)主要催化 6α-羟化反应,而其他 P450 酶(如 CYP3A)则主要催化 6β-羟化反应。6β-羟化反应是肝脏中类固醇激素生物转化的主要途径。

2. 生物转化酶分布　生物转化酶广泛分布于全身多个组织,在脊椎动物,肝脏是含酶最丰富的组织,其次是皮肤、肺脏、鼻黏膜、眼睛及胃肠道,因为它们是接触外源化学物的主要途径。此外,还有许多其他组织如肾脏、肾上腺、胰腺、脾脏、心脏、大脑、睾丸、卵巢、胎盘、血浆、血细胞、血小板、淋巴细胞及大动脉等。肠道菌群在某些外源化学物生物转化中也起着重要的作用。在肝脏及大多数组织中,生物转化酶主要位于细胞内质网(微粒体)或脂质的可溶部分(胞液),在线粒体、细胞核及溶酶体则较少分布。生物转化酶的亚细胞分布与外源化学物的溶解性相适应,高脂溶性物质的代谢酶多位于生物膜,而高水溶性物质的代谢酶多位于胞液。表 2-3 和表 2-4 为已知主要生物转化酶、转化能力及其定位分布。

表 2-3 相关器官和细胞的生物转化能力

	强	中等	弱
器官	肝脏、肺脏	肾脏、小肠、皮肤	睾丸
细胞	肝实质细胞 Clara 细胞、Ⅱ型上皮细胞	近曲小管细胞、黏膜内层细胞、上皮细胞	输精管与支持细胞

表 2-4 生物转化酶及其主要的亚细胞分布

反应类型		胞质	微粒体	线粒体	溶酶体	其 他
Ⅰ相反应	氧化	醇脱氢酶、醛脱氢酶、醛氧化酶、黄嘌呤氧化酶、双胺氧化酶	前列腺素 H 合成酶、黄素加单氧酶、细胞色素 P450	醛脱氢酶、单胺氧化酶	/	/
	还原	偶氮和硝基还原、羰基还原、二硫还原、硫氧化物还原、醌还原	偶氮和硝基还原、羰基还原、醌还原、还原性脱卤	/	/	肠道菌群:偶氮和硝基还原 血:羰基还原
	水解	酯酶、环氧水化酶	酯酶、环氧水化酶	/	酯酶、肽酶	血:酯酶、肽酶
Ⅱ相反应		硫酸结合、谷胱甘肽结合、甲基化、酰化	葡萄糖醛酸结合、谷胱甘肽结合、氨基酸结合、甲基化	氨基酸结合、酰化	/	血:甲基化

(二) 生物转化酶的诱导与抑制

1. 生物转化酶的诱导/激活 某些外源化学物可引起某些生物转化酶系含量增加及活性增强,这种现象称为生物转化酶的诱导(induction),具有诱导效应的物质称为诱导剂(inducer)。生物转化酶的激活(activation)是指外源化学物直接作用于酶蛋白,使其活性增加,而不涉及酶蛋白的诱导合成,这样的现象较少见。酶的诱导在肝脏最为明显,也可发生于肾、肺、肠、脑、皮肤和胎盘等组织。为使人为诱导成功,常需重复给予诱导剂。

细胞色素 P450 酶系的诱导剂包括 5 类:①巴比妥类,以苯巴比妥(PB)为代表,可诱导 CYP2B1/2、2C、3A1/2 等。②多环芳烃类,如 3-甲基胆蒽(3MC)和二噁英(TCDD)等,可诱导 CYP1A1/2。③类固醇物质,如孕烯醇酮 16α-腈和地塞米松可诱导 CYP3A1/2。④氯贝特类过氧化物酶体诱导剂,可诱导 CYP4A/2;多氯联苯(PCB)可诱导 CYP CYP2B1/2 等。⑤醇、酮类,如乙醇、异丙醇、丙酮、异烟肼等,可诱导 CYP2E1;某些天然植物提纯物,如丹参酮ⅡA 在不同剂量可诱导大鼠 CYP1A2 和 CYP2E1。其中前 4 类诱导剂可诱导一种或多种特异性 P450 酶系表达显著地增加,并且已经确定 4 类诱导剂调控 P450 基因转录活性的反式作用因子(表2-5)。

表2-5　细胞色素 P450 酶诱导剂的介导受体

酶	受体	辅受体	受体配体	辅受体配体
CYP1AB	AhR	Amt	TCDD、PAHs、β-NF	无
CYP2B	CARβ	RXR	雄烷醇、苯巴比妥	9-顺式视黄酸
CYP3A	PXR	RXR	PCN、利福平	9-顺式视黄酸
CYP4A	PPARα	RXR	过氧化物酶体增生剂	9-顺式视黄酸

一些细胞色素 P450 酶系以外的其他生物转化酶也可被相应诱导剂所诱导,具体情况见表2-6。

表2-6　P450 酶系以外的生物转化酶诱导剂

生物转化酶	诱导剂
葡糖醛酸转移酶	PB,3MC,TCDD,PCB
NADPH-P450 还原酶	PB,PCB,异黄樟素
环氧化物水化酶	PB,3MC,PCB,异黄樟素
谷胱甘肽转移酶	PB,3MC,TCDD
细胞色素 b_5	2-乙酰氨基芴,二丁基羟基甲苯(BHT)
肉碱乙酰转移酶	氯贝特
过氧化氧酶	氯贝特,邻苯二甲酸盐

2. 生物转化酶的抑制/阻遏　生物转化酶的阻遏(enzyme repression)比较少见,指对某些代谢酶诱导的同时可阻遏另一些代谢酶的合成。如过氧化物酶体增生剂在诱导 CYP4A1 和 UD-PGT 酶合成的同时,显著降低了几种 GST 和 CYP 同工酶的表达水平。

生物转化酶的抑制(inhibition)指某些外源化学物可以致某些生物转化酶合成减少或者酶活性减弱。分为竞争性抑制或非竞争性抑制两类情况。

(1) 竞争性抑制:这种抑制并不影响酶的活性及含量,而是一种毒物占据了酶的活性中心,导致其他毒物的代谢受阻。如甲醇和乙醇都由醇脱氢酶代谢。在甲醇中毒时,临床上常给予乙醇治疗。这是因为乙醇与醇脱氢酶的亲和力比甲醇强,可竞争性减缓甲醇的代谢速度而降低其毒性。值得注意的是,有的外源化学物可能以极强的亲和力与某些酶的体内生理性底物竞争结合,导致具有生理意义的酶促反应在事实上受抑制,从而干扰体内正常的代谢活动。如环境多氯联苯污染引起的"雌激素样作用",近年被认为是很低浓度的多氯联苯化合物即可强烈抑制 SULT1E1 活性,而该酶是雌二醇的生理性灭活酶。

(2) 非竞争性抑制有几种情况:①与酶的活性中心发生可逆或不可逆性结合,如对氧磷能抑制羧酸酯酶,以致马拉硫磷水解速度减慢,加强马拉硫磷的生物学作用,表现为对昆虫杀虫效果增强,对人畜毒性增高;②破坏酶:四氯化碳、氯乙烯、肼等的代谢产物可与细胞色素 P450 共价结合,破坏其结构和功能;③减少酶的合成:如重金属铅可抑制 6-氨基酮戊酸脱水酶(ALAD)和血红蛋白合成酶活性,使血红蛋白的合成受阻,从而抑制细胞色素 P450 的合成;④变构作用:如 CO 与细胞色素 P450 结合后引起变构,阻碍酶与氧结合而抑制其代谢过程;⑤缺乏辅因子:如马来酸乙二酯可耗竭 GSH,使 GST 因缺乏辅因子而无法催化亲电子剂的结合反应。

(三) 生物转化酶的物种和个体差异

生物转化酶在不同生物物种间可存在同源酶蛋白,但由于不同物种、品系的遗传背景不同,代谢酶的氨基酸序列大小、亚型、含量和催化活力上存在有很大差异。如细胞色素 P450 在不同的物种肝脏中的含量分别为:大鼠 0.70nmol/mg 蛋白,豚鼠 0.49nmol/mg 蛋白,兔 1.20nmol/mg 蛋白,人 0.28nmol/mg 蛋白;人和其他哺乳动物表达有 5 种不同的黄素加单氧酶(FMO1~5),均具有种属特异性和组织特异性,见表 2-7;因为酶催化活力不同,将相同剂量的环己烯巴比妥分别给予大鼠、小鼠、兔和狗,其催眠作用时间差异高达 4~26 倍。

表 2-7　人和部分动物相关组织中 FMO 水平

	FMO1	FMO2	FMO3	FMO4	FMO5
肝脏					
人	很低	低	高	很低	低
大鼠	高	?	低	?	低
小鼠	低	NP	高	?	低
兔	高	NP	低	?	低
肾脏					
人	高	低	?	?	?
大鼠	高	?	高	高	低
小鼠	高	?	高	?	低
兔	低	低	很低	高	低
肺					
人	?	低	?	NP	?
大鼠	?	?	?	NP	低
小鼠	?	高	很低	NP	低
兔	?	很低	?	NP	NP

注:NP 明显不存在;? 没有数据或有疑问

同一外源性化学物质在不同物种动物体内的代谢途径也有不同。如酚在人和大鼠体内以硫酸结合为主,占总结合量的 70% 左右,葡萄糖醛酸结合为 25% 左右;而豚鼠与此相反,硫酸结合仅占 20% 左右,80% 左右为葡萄糖醛酸结合。由于代谢途径不同,同一外源性化学物质在不同物种动物体内呈现的生物学效应也不同。如 N-2-乙酰氨基芴(AAF)在大鼠、小鼠和狗体内可进行 N-羟化并再与硫酸结合成为硫酸酯,呈现强烈致癌作用;而在豚鼠体内一般不发生 N-羟化,不能结合成为硫酸酯,也无致癌作用或致癌作用极弱。

除年龄、性别和营养状况外,生物转化酶个体差异的主要原因是存在代谢酶遗传的多态性。Ⅰ和Ⅱ代谢酶均存在多态性,已成为毒理学研究的热点。表2-8是目前研究较多的与肿瘤易感性有关的基因多态性研究结果。深入研究代谢酶的多态性,对于外源性化学物毒性的正确评价、解释职业人群中毒差异、筛选高危人群等方面均具有重要意义。

表 2-8　某些肿瘤相关的基因多态性信息

肿瘤	基因(易感表型)	暴露因素	OR	底物
肺癌	CYP1A1(高诱导性)	吸烟	7.3	多环芳烃(PHAs)
	CYP2D6(高活性型)	吸烟、石棉	2.8~18	亚硝胺
	GST-μ(缺失)	吸烟	1.7~3	PAHs
直肠癌	CYP1A2(高诱导性)	吸烟	>2	芳香胺、PAHs、黄曲霉毒素、亚硝胺
	N-乙酰转移酶(慢乙酰化型)	芳香胺	2	芳香胺
膀胱癌	N-乙酰转移酶(慢乙酰化型)	芳香胺	2	芳香胺
	GST-μ(缺失)	黄曲霉毒素	1.7~6	黄曲霉毒素

三、生物转化的反应类型

外源化学物的生物转化反应一般分为Ⅰ相反应(phase Ⅰ reaction)和Ⅱ相反应(phase Ⅱ reaction)两大类,也是生物转化过程的两个阶段。两者之间的关系如图2-4。

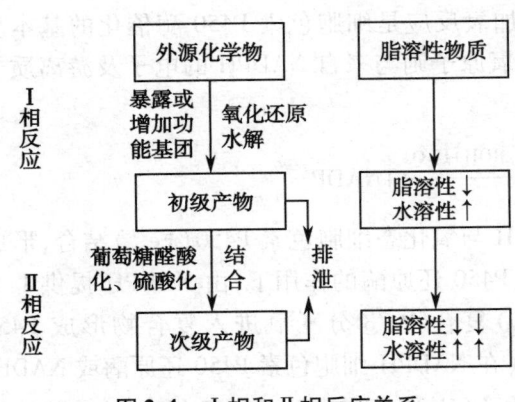

图 2-4　Ⅰ相和Ⅱ相反应关系

Ⅰ相反应是对亲脂化学物添加一些极性功能团或暴露其中潜在的极性基团,增加极性基团几乎都是通过各种氧化酶向底物引入氧。暴露潜在极性基团则是氧化酶类或水解酶类的作用。Ⅰ相反应的结果是使亲脂化合物带上一些极性基团(—OH,—SH,—NH$_2$,—COOH),使其水溶性增高而易于排泄,同时成为适合Ⅱ相反应的底物。Ⅱ相反应是以内源性极性生物分子,如谷胱甘肽(glutathione)、葡萄糖醛酸(glucuronic acid)和硫酸盐等,与外源性化学物质功能基团发生结合反应。功能基团可以是外源性化学物质原有组成成分,也可以是经Ⅰ相反应引入或暴露的。Ⅱ相反应包括葡萄糖醛酸化、硫酸化、乙酸化、甲基化,与谷胱甘肽结合以及与氨基酸结合,如甘氨酸、牛磺酸和谷氨酸。除了甲基化和乙酰化结合反应外,其他Ⅱ相反应多能显著增加毒物的水溶性,加速其排泄。

（一）Ⅰ相反应

如前所述,Ⅰ相反应包括氧化、还原和水解三个环节,这些反应将暴露或引入一个功能基团,并使外源化学物亲水性略有增加。具体发生部位见表2-4。

1. 氧化反应　氧化反应(oxidation)通常是外源化学物代谢的第一步,又可分为微粒体混合功能氧化酶(microsomal mixed function oxidase,MFO)催化的反应和非微粒体混合功能氧化酶催化的反应。前者主要包括羟化反应、环氧化反应、脱烷基反应、氧化脱硫或硫氧化反应等;后者主要由一些存在于肝组织胞液、血浆和线粒体中的专一性不太强的酶催化,例如醇脱氢酶、醛脱氢酶、过氧化氢酶、黄嘌呤氧化酶等。

(1) 细胞色素 P450 酶系(cytochrome P450 system)催化的氧化反应:在 Ⅰ 相生物转化中,从催化的多样性以及使外源化学物解毒或激活转变为中间物的绝对数量来说,细胞色素 P450 酶系参与的反应排列在首位。

细胞色素 P450 酶系主要由血红蛋白类(细胞色素 P450 和细胞色素 b_5)、黄素蛋白类(NADPH-细胞色素 P450 还原酶和 NADPH-细胞色素 b_5 还原酶)和磷脂类 3 部分组成。因细胞色素 P450 含有血红蛋白铁,而且在还原状态下与 CO 结合后在波长 450nm 处有一最大吸收峰而取名为细胞色素 P450 酶。该酶系的名称很多:根据其在细胞内的定位、功能、底物等不同,又分别被称为内质网酶、微粒体酶、微粒体混合功能氧化酶(microsomal mixed function oxidase,MFO)、单加氧酶或加单氧酶等。

1) 细胞色素 P450 酶系的命名:根据基因工程技术,P450 酶系由基因多样性控制,是一个蛋白质超家族,依次可分为家族、亚家族和亚型,其对底物专一性每一种都有特征性谱。1993 年,Nelson 等科学家制定了根据 P450 酶分子的氨基酸序列,能反映种族间 P450 酶基因超家族内的进化关系的统一命名法:凡 P450 酶的氨基酸序列同源性>40% 被视为同一家族;如>70% 则视为同一亚族。P450 的命名使用斜体词根 *CYP* 代表除小鼠之外所有物种的细胞色素 P450 的基因和 cDNA(小鼠用 *Cyp*),词根后的阿拉伯数字代表基因族,大写英文字母代表基因亚族,字母后的阿拉伯数字代表基因亚族中的一个基因。如 *CYP1A1* 表示 P450 的 1 基因族 A 亚族第 1 基因。所有物种 P450 的 mRNA 和酶都用大写字母表示。

2) 细胞色素 P450 酶催化的反应过程:单加氧反应是细胞色素 P450 酶催化的基本反应。即 1 个氧原子结合于底物(RH)上,另一个氧原子则与来自 NADPH 的电子及游离质子结合成水分子,如以下反应式所示:

$$RH+O_2+NADPH+H^+ \xrightarrow{\quad ROH+H_2O \quad} +NADP^+$$

该氧化反应过程由 7 个主要环节组成:①RH 与氧化态细胞色素 P450(Fe^{3+})结合,形成 RH-P450(Fe^{3+})复合物;②在 NADPH-细胞色素 P450 还原酶的作用下,由 NADPH 提供 1 个电子,使其转变为还原型细胞色素 P450(Fe^{2+})复合物;③分子氧进入复合物形成 P450(Fe^{2+})-O_2 复合物;④该复合物再结合 1 个电子(在 NADPH-细胞色素 P450 还原酶或 NADH-细胞色素 b_5 还原酶下,由 NADH 提供)和 1 个质子(H^+),转变成 Fe^{2+}OOH 复合物;⑤加入第二个质子,该质子的加入使 Fe^{2+}OOH 复合物裂解,形成水和(FeO)$^{3+}$复合物;⑥(FeO)$^{3+}$复合物将氧原子转移到底物,生成 ROH 并提供一个电子,使其中的 O_2 活化为氧离子;⑦释放 ROH 产物,细胞色素 P450(Fe^{2+})变为 P450(Fe^{3+}),可再次参与下一个循环反应。

如果上述催化循环被打断,将依据具体节点不同,氧以超氧阴离子或过氧化氢的形式释放(图 2-5)。

3) 细胞色素 P450 酶催化的氧化反应类型:①脂肪族羟化(aliphatic hydroxylation)和芳香族羟化(aromatic hydroxylation):脂肪族羟化是脂肪族化合物侧链(R)上末端倒数第 1 或第 2 个碳原子发生氧化,形成羟基。有机磷杀虫剂八甲磷(OMPA)在体内可以发生脂肪族羟化,形成羟甲基八甲磷,后者抑制胆碱酯酶的能力增加 10 倍。芳香族羟化是芳香环上的

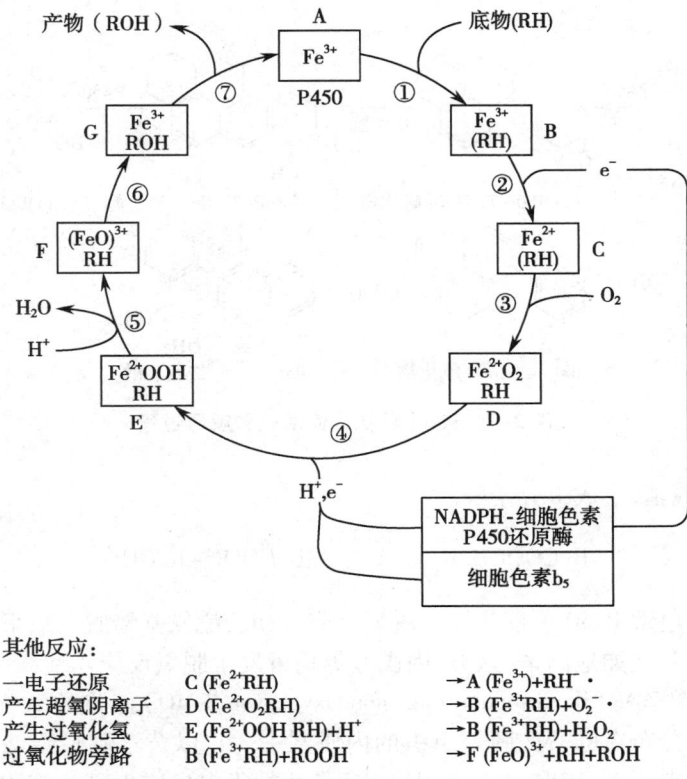

其他反应:

一电子还原	C ($Fe^{2+}RH$)	→A (Fe^{3+})+RH^-·
产生超氧阴离子	D ($Fe^{2+}O_2RH$)	→B ($Fe^{3+}RH$)+O_2^-·
产生过氧化氢	E ($Fe^{2+}OOH\ RH$)+H^+	→B ($Fe^{3+}RH$)+H_2O_2
过氧化物旁路	B ($Fe^{3+}RH$)+ROOH	→F (FeO)$^{3+}$+RH+ROH

图 2-5 细胞色素 P450 酶催化的反应过程

氢被氧化,形成羟基。例如苯羟化可形成苯酚,苯胺羟化可形成对氨基酚或邻氨基酚。②环氧化反应(epoxidation):在 MFO 的作用下,含不饱和键的芳香烃类或烯烃类化合物上的 1 个氧原子和化学物质相邻的 2 个碳原子形成不稳定的环氧化物,后者可以重排成酚类。但苯环上如有卤素元素取代或是多环芳烃类化合物发生环氧化时,则能形成较为稳定的环氧化物。环氧化物多是一种亲电子的活性中间代谢产物,其毒性往往大于母体化合物。环氧化物可经环氧化物水解酶催化产生二氢二醇类化合物或在谷胱甘肽 S-转移酶作用下形成谷胱甘肽结合物而解毒。图 2-6 为苯并[a]芘经环氧化反应形成终致癌物苯并[a]芘 7,8 二醇-9,10-环氧化物的过程。③杂原子(S—、N—、I—)的氧化和 N-羟基化(heteroatom oxygenation and N-hydroxylation):含有硫醚键(—C—S—C—)的外源化学物可发生 S-氧化反应,转化成亚砜或砜,其产物毒性可增高 5~10 倍。如内吸磷经此反应后毒性增强。N-氧化的底物多为含有吡啶或喹啉、异喹啉基团的物质。芳香胺类化合物可发生 N-羟化反应,生成羟氨基物,毒性往往升高。如苯胺经 N-羟化生成 N-羟基苯胺,后者可将血红蛋白氧化为高铁血红蛋白,导致组织缺氧。④杂原子(O—、S—、N—和 Si—)脱烷基作用:该类反应中,与外源化学物分子中 N—、O—、S—杂原子相连的烷基被氧化,继而发生裂解重排,形成醛或酮。某些物质可经此反应而代谢活化。如二甲基亚硝胺经 N-脱烷基后,分子发生重排形成羟化重氮甲烷,然后再进一步分解产生游离甲基 CH^{3+},可使 DNA 烷基化,导致突变和癌变。⑤氧化基团转移:指细胞色素 P450 催化的氧化脱氨、脱硫、脱卤素作用。如苯丙胺经氧化先形成中间代谢产物苯丙甲醇胺,再脱去氨基形成苯丙酮。对硫磷脱硫反应后生成对氧磷,急性毒性增加 3 倍。⑥酯裂解:酯含有的功能基团裂解后与细胞色素 P450 催化循环中(FeO)$^{3+}$复合物

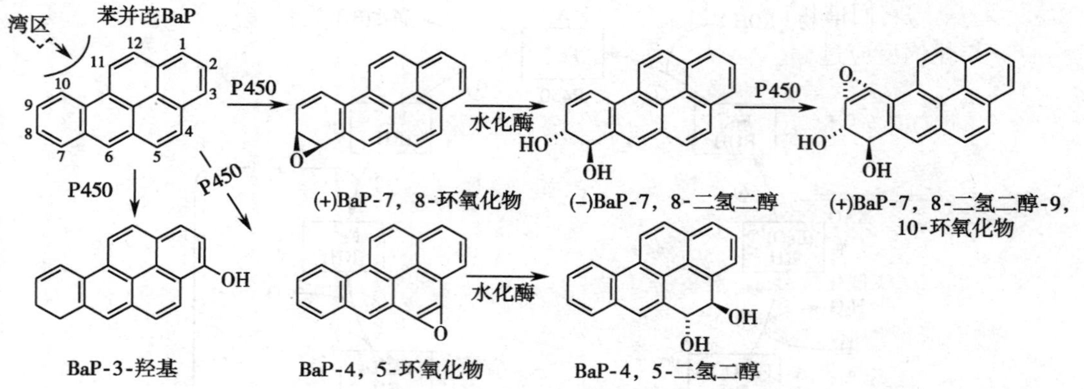

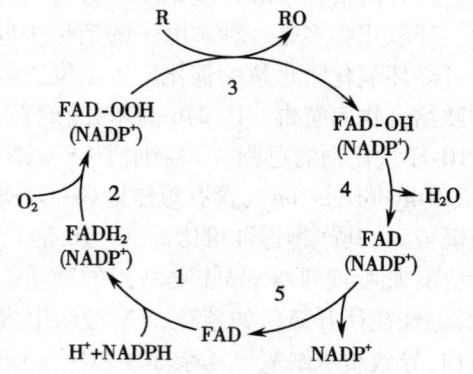

图 2-6　苯并[a]芘代谢活化和解毒过程

的氧合并为 1 个残基,生成 1 分子醛。

$$R_1COOCH_2R_2+[O] \longrightarrow R_1COOH+R_2CHO$$

⑦脱氢作用:细胞色素 P450 可催化许多脱氢反应。如乙酰氨基酚脱氢后形成具有肝毒性的 N-乙酰苯醌亚胺;其他如地高辛、烟碱、丙戊酸等均可发生脱氢反应。

（2）黄素加单氧酶（flavin-containing monooxygenase,FMO）催化的氧化反应:FMO 也属于微粒体氧化酶,分布在肝、肾、肺等组织的内质网中。它以黄素腺嘌呤二核苷酸（FAD）为辅酶,催化反应时需要 NADPH 和 O_2。由 FMO 催化的很多反应也可为细胞色素 P450 催化,不同之处是 FMO 不能在碳位上催化氧化反应,但可催化叔胺、仲胺、N-乙酰芳香胺、肼、硫醇（巯基）、硫醚、硫代酰胺、膦等化学毒物的 N—、S—和 P—杂原子氧化。含氮脂肪烃经该 FMO 的作用生成羟胺,进一步可被氧化为硝酮。

FMO 的催化反应过程可划分为 5 个步骤（图 2-7）:①FMO 的辅酶 NADPH 被 FAD 还原形成 $FADH_2$,而 $NADP^+$ 仍与酶结合在一起;②O_2 掺入辅酶,形成相对稳定的过氧化物 FAD-OOH（即 FAD 的 4a-氢化过氧化黄素）;③FAD-OOH 与亲核基团的活性部位反应;④FMO 将氧转移至适当的底物,对底物完成氧化后释出水分子,留下氧化型 FAD;⑤最后 $NADP^+$ 与酶分离,并准备好进入下一循环。与 P450 不同,FMO 在与底物结合前就与分子氧结合并使之活化;催化循环的最后一步涉及 4a-氢化过氧化黄素蛋白的脱氢作用,并释放 $NADP^+$。这是限速反应,且在底物氧化后完成。

图 2-7　FMO 的催化反应过程

（3）非微粒体混合功能氧化酶催化的氧化反应:肝组织胞液和线粒体中含有醇脱氢酶、醛脱氢酶、过氧化氢酶、黄嘌呤氧化酶等,可催化某些具有醇、醛和酮功能基团外源化学物质的氧化反应。在氧化过程中一般醇类形成醛类,醛和酮类形成酸类,最后产生 CO_2 和 H_2O。

肝细胞液中还含有单胺氧化酶（monoamine oxidase,MAO）和二胺氧化酶（diamine

oxidase,DAO),它们催化单胺、二胺及组胺分子的氧化脱氨基反应,生成醛类产物。图 2-8 为 MAO 催化的反应过程。

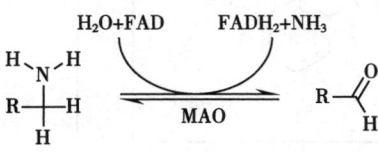

图 2-8　MAO 催化的反应过程

（4）过氧化物酶依赖的共氧化反应（peroxidase-dependent co-oxidation）:某些氢过氧化物和脂质过氧化物在过氧化物酶的作用下,同时氧化一些外源性化学物质,这一过程称为共氧化反应（co-oxidation）。涉及的酶类包括前列腺素 H 合成酶、髓过氧化物酶及乳过氧化物酶等,多存在于肾髓质、胃肠道、精囊、肥大细胞、骨髓、中性粒细胞、泪腺等组织中,其酶分子含有血红蛋白辅基。如多不饱和脂肪酸中的花生四烯酸（arachidonic acid,AA）由环加氧酶催化形成环状内氢过氧化物 PGG_2,后者又经过氧化物酶进一步催化为前列腺素 $H_2（PGH_2）$。这种过氧化反应与一些重要毒物的代谢活化有关,例如苯并[a]芘和黄曲霉毒素 B_1 的环氧化,以及苯的中间代谢产物氢醌被氧化为突变作用很强的苯醌。

2. 还原反应（reduction）　某些金属（如 As^{5+}）和含有醛、酮、二硫化物、对苯二酮、N-氧化物、烯烃、偶氮或硝基基团的外源化学物在体内常常被还原。有些功能基团既可还原,又可氧化。例如:醛类（RCHO）可还原成醇（RCH_2OH）,又可氧化成羧酸（RCOOH）;亚砜（R_1SOR_2）可还原生成硫化物（R_1SR_2）,或者氧化生成砜（$R_1SO_2R_2$）。在卤代烃化合物中,氟烷脱卤作用既可经氧化途径,又可经还原途径,均由细胞色素 P450 催化完成。P450 催化的大多数反应是外源化学物的氧化反应,但在氧分压低时,也能催化还原反应。在偶氮还原、硝基还原以及某些烯烃（如肉桂酸,苯基-2-丙烯酸,C_6H_2CH-$CHCOOH$）的还原反应中,主要由肠道菌群催化完成。许多还原反应如偶氮还原、硝基还原、亚砜还原及 N-氧化物还原等可由醛氧化酶催化,虽然该酶不是外源化学物生物转化中各种还原途径的主要酶类。

（1）偶氮和硝基还原反应:偶氮还原和硝基还原是经肠道菌群和两种肝脏酶——细胞色素 P450 和 NADPH 醌氧化还原酶（一种胞液黄素酶,也称为 DT-黄递酶）催化。在某些情况下,第三种肝脏酶,醛氧化酶也参与偶氮还原反应和硝基还原反应。胃肠道下段的无氧条件很适合偶氮还原和硝基还原反应,这些反应主要由肠道菌群催化。

肠道菌群催化的硝基还原对某些硝基芳香化学毒物的毒性起重要的作用。图 2-9 为雄性大鼠肝致癌物二硝基甲苯的代谢活化过程。2,6-二硝基甲苯的生物转化在肝脏启动,由细胞色素 P450 氧化,再与葡萄糖醛酸结合成葡糖苷排入胆汁,由肠道菌群进行生物转化,一个或两个硝基被硝基还原酶还原成胺,葡糖苷被 β-葡糖苷酶水解。水解后的代谢物被重吸收转运至肝,新生成的氨基由 P450 催化 N-羟化,并可乙酰化或与硫酸结合。这些结合物可裂解生成高度反应性的氮宾离子,后者可攻击 DNA,引起突变和肝癌。

（2）羰基还原反应:某些醛类还原成伯醇以及酮类还原成仲醇的过程是经醇脱氢酶和羰基还原酶家族催化。羰基还原酶依赖 NADPH 的,分布于血液和肝脏、肾脏、大脑及其他组织的胞液中,肝脏的微粒体也含有羰基还原酶。胞液和微粒体羰基还原酶的区别在于它们立体选择由酮还原成仲醇的程度不同。例如,己酮可可碱的酮还原作用,生成两个对映结构体的仲醇:R-构型（利索茶碱）和 S-构型,两者比例为 1:5。

（3）硫氧化物和 N-氧化物还原反应:在肝脏、肾脏胞液中硫氧还蛋白依赖性酶类可还原硫氧化物,它们自己是通过细胞色素 P450 或黄素单加氧酶而形成的。推测通过这些中和

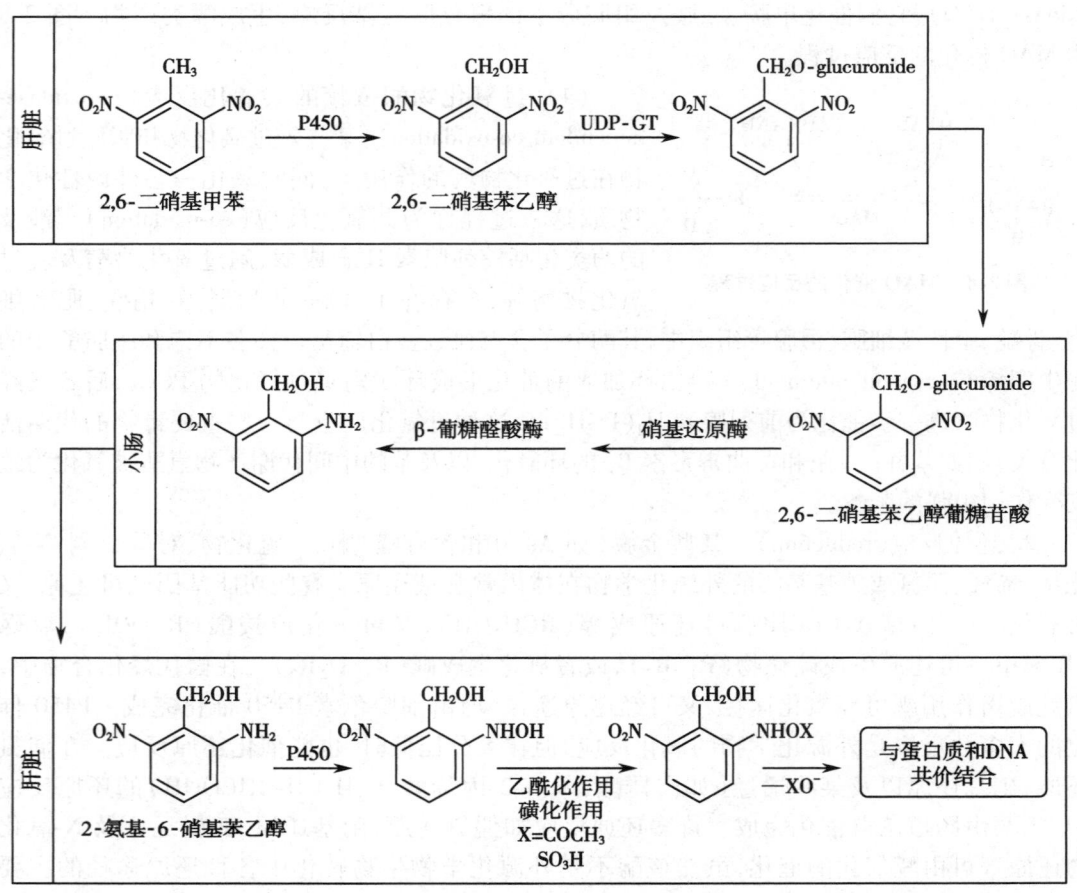

图 2-9 大鼠肝致癌物 2,6-二硝基甲苯的硝基还原作用

酶系统的再循环系统可延长某些外源化学物的生物半减期或改变其生物效应。如硫氧化物舒林酸，经还原生成硫化物后由胆汁排出，可经小肠重吸收。N-氧化物作为一类化合物，本质上并不是有毒化合物。然而，某些芳香和脂肪族 N-氧化物已被开发为生物还原性药物（也称为 DNA 亲和药），用于某些癌症和感染性疾病的治疗。如替拉扎明（SR4233）是一种三丫嗪甲苯-双-N-氧化物，它优先选择对缺氧细胞（即实体瘤内的一些细胞）具有毒性，是因为 N-氧化物经电子还原迅速活化生成一个氧化性氮氧的自由基，该反应由细胞色素 P450 和 NADPH 细胞色素 P450 还原酶催化。

（4）醌还原反应：醌通过 NAD（P）H 醌氧化还原酶催化还原成氢醌，该酶是细胞胞液黄素蛋白，又称为 DT-黄递酶，催化醌二电子还原。醌二电子还原还可由羰基还原酶催化。醌的二电子还原基本是无毒性的，与氧化应激没有关系。但醌经 NADPH-P450 还原酶催化一电子还原，生成半醌自由基。半醌自由基可经自氧化，伴有氧化应激，生成具有细胞毒性的超氧阴离子（$O_2^-\cdot$）、过羟基自由基（$HO_2\cdot$）、过氧化氢（H_2O_2）、羟自由基（$HO\cdot$）等活性氧族，它们极具细胞毒性。氧化应激也是含醌或者能经生物转化形成醌的化合物中毒机制的重要学说之一。图 2-10 为甲萘醌的还原作用。

（5）脱卤反应：包括还原脱卤反应、氧化脱卤反应和脱氢卤反应，这些反应在一些卤代烷烃的生物转化和代谢活化中起重要的作用，还原脱卤反应和氧化脱卤反应由 P450 催化，

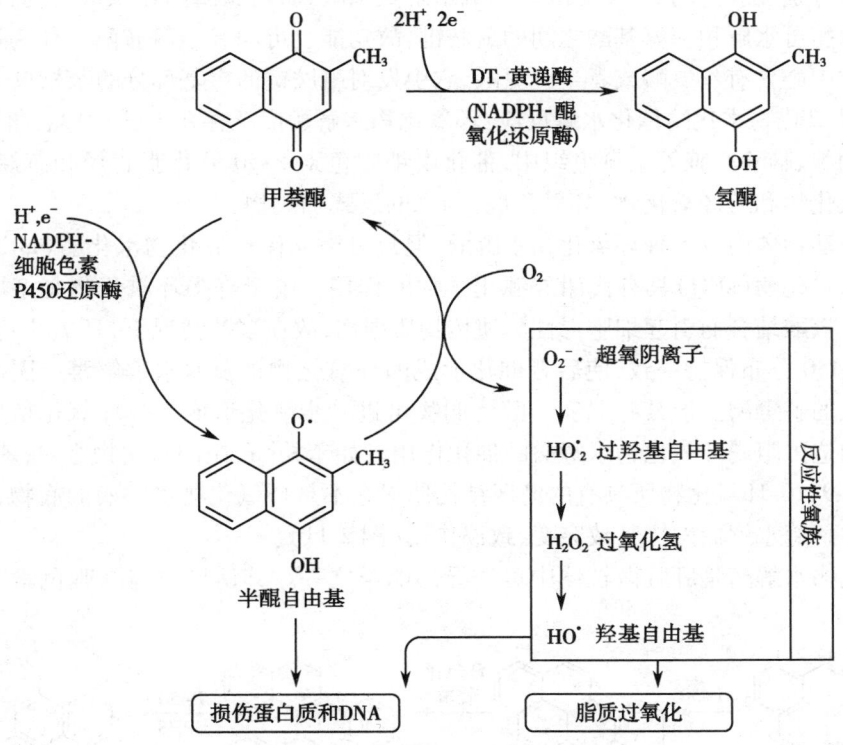

图 2-10　甲萘醌的还原作用

脱氢卤反应由 P450 和谷胱甘肽 S-转移酶催化。如肝脏毒物四氯化碳经还原脱卤反应代谢活化,单电子还原生成三氯甲烷,后者启动制作过氧化作用并产生各种其他代谢物。

3. 水解反应(hydrolysis)　外源化学物的水解作用主要由酯酶、酰胺酶、肽酶和环氧水解酶完成。

(1)酯酶催化水解反应:哺乳动物含有许多种水解酶,如羧酸酯酶、胆碱酯酶和有机磷酸酯酶,它们可水解含有羧酸酯(普鲁卡因)、酰胺(普鲁卡因胺)、硫酯(螺甾内酯)、磷酸酯(对氧磷)及酸酐(氟磷酸二异丙酯,DFP)等功能-基团的外源化学物。羧酸、酰胺及硫酯的水解主要由位于各种组织和血清中羧酸酯酶和血液中真性乙酰胆碱酯酶及假性胆碱酯酶催化。

根据与有机磷酸酯的相互关系可将酯酶分为 3 类。A 类(芳香酯酶)可以水解有机磷酸酯;B 类(羧基酯酶)可被有机磷酸酯所抑制;C 类为酯酶,既不能水解有机磷酸酯,也不能被其抑制。

酯酶在限制有机磷酸酯的毒性作用中起着重要作用。有机磷农药及氨基甲酸酯杀虫剂的中毒机制是抑制大脑的乙酰胆碱酯酶,该酶是含丝氨酸酯酶,它可以终止神经递质乙酰胆碱的作用。有机磷中毒症状与过度刺激胆碱能神经的症状相似。在有机磷酸酯与脑乙酰胆碱酯酶之间共价键作用与其结合到所有 B-酯酶丝氨酸活性部位的方式类似。很多研究证实了酯酶活性与有机磷作用易感性之间的负相关,减少酯酶活性的因素可增强有机磷酸酯的毒作用,而增加羧酸酯酶因素则是保护机体免受有机磷酸酯的毒作用。

(2)肽酶催化水解反应:肽酶存在于血液和各种组织中,可水解各种肽类。如氨基肽酶和羧基肽酶分别在肽链的 N-末端和 C-末端水解氨基酸,而内肽酶则在肽链内的特定部位裂解肽类。肽酶可水解相邻氨基酸之间的酰胺键,故功能上可归属于酰胺酶。作为羧酸酯酶,肽酶的活性中心含有丝氨酸或者半胱氨酸,它引发对酰胺键的羰基部分的亲核攻击。

(3) 环氧化物水化酶催化水解反应:环氧化物水解酶广泛存在于肝、睾丸、卵巢、肺、肾、皮肤、肠、胸腺、脑和心脏等全身组织中,催化由细胞色素 P450 氧化脂肪烃和芳烃化合物生成烯烃环氧化物和芳烃氧化物(环氧乙烷)与水的反式加成物。

在哺乳动物体内有 5 种环氧化物水解酶,但只有微粒体环氧化物水化酶(mEH)和可溶性环氧化物水化酶(sEH)具有代谢外源化学物的作用。由于许多环氧化物是亲电子物,可与蛋白质及核酸结合而引起细胞毒性和遗传物质损伤,故在多数情况下,环氧化物水解酶与细胞色素 P450 分布保持一致,使后者催化形成的环氧化物被及时水解解毒。因此,环氧化物酶是公认的解毒酶。但某些二氢二醇代谢物可进一步氧化形成二醇环氧化衍生物,其特殊的空间构造可阻碍环氧化物水解酶的催化作用。如苯并[a]芘的氧化物之一,苯并[a]芘-7,8-氢二醇-9,10-环氧化物所具有的湾区结构使得它不是环氧化物水解酶的底物,从而免受环氧化物水解酶水解而发挥其致突变、致癌作用(图 2-11)。

环氧化物水解酶是肝脏微粒体中可诱导的酶类之一。其诱导也与细胞色素 P450 诱导

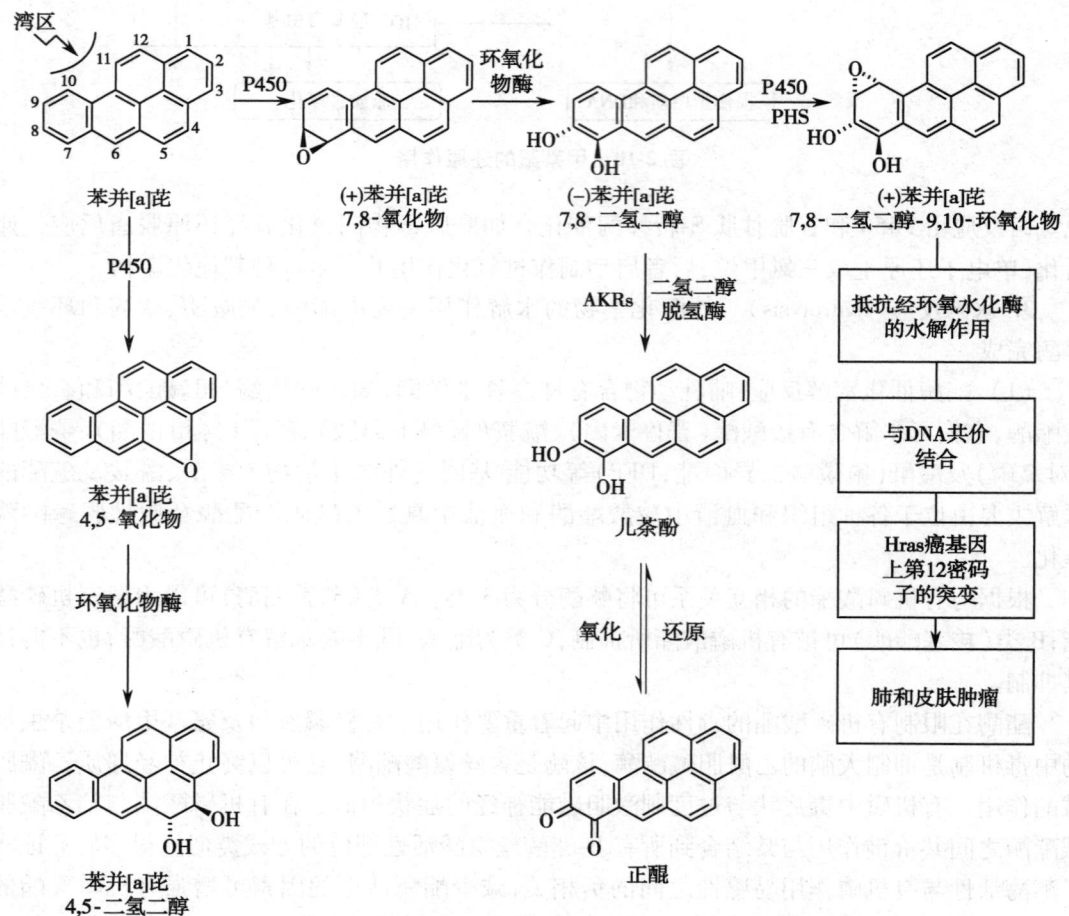

图 2-11 环氧化物水解酶与苯并[a]芘的致癌关系

相关,几种细胞色素 P450 诱导剂,如苯巴比妥、反式苯乙烯氧化物,均可增加至少 3 倍的肝脏环氧化物酶的活性。

(二) Ⅱ相反应

Ⅱ相反应(phase Ⅱ biotransformation)即结合作用(conjugation),是指本身含有的或经Ⅰ相反应引入或暴露出来的含有羟基、氨基、羧基、环氧基等极性基团的外源性化学物质或其初级代谢产物与某些内源性辅助因子之间发生的生物合成的反应。所形成的产物称为结合物(conjugate)。常见的结合反应类型见表 2-9。结合反应需要酶的参与并消耗能量,速度通常比Ⅰ相反应快得多。一种外源化学物如果先后经历Ⅰ相和Ⅱ相反应进行代谢,其清除速率主要由Ⅰ相反应决定。

表 2-9 常见结合反应类型

反应类型	酶	结合基团来源	底物	酶定位
葡萄糖醛酸结合	UDPGA 转移酶	尿苷二磷酸葡萄糖醛酸(UDPGA)	酚、醇、羧酸、胺硫基	微粒体
硫酸结合	硫酸转移酶	3'-磷酸腺苷-5'-磷酸硫酸	酚、醇、芳香胺	胞液
乙酰基结合	乙酰辅酶 A	乙酰辅酶 A	芳香胺、胺等	线粒体、胞液
甲基结合	甲基转移酶	S-腺苷蛋氨酸(SAM)	酚、胺类	胞液、微粒体
氨基结合	酰基转移酶	羧氨酸	羧酸	线粒体
谷胱甘肽结合	GSH-S-转移酶	甘氨酸、谷氨酸、牛黄酸、谷胱甘肽(GSH)	环氧化物、卤化物	胞液、微粒体

一般情况下,绝大多数Ⅱ相反应产物的水溶性增强,易于从体内排出。同时,生物活性或毒性减弱或消失。但也有被代谢活化者。如 2-乙酰氨基芴(2-acetylaminofluorene,2-AAF)经 N-羟化后,可通过与硫酸、葡萄糖醛酸结合或乙酰化转变为亲电子终致癌物,诱发癌症。可见结合反应的后果具有双重意义。

结合反应的部位主要在肝脏,其次为肾脏,其他如肺、肠、脾、脑等组织器官中也可进行某些反应。

1. 葡萄糖醛酸结合反应 葡萄糖醛酸结合(glucuronidation)反应是除猫科动物以外的哺乳动物对外源化学物进行生物转化的主要途径。反应过程需要葡萄糖醛酸供体来自胞液中尿苷二磷酸葡萄糖醛酸(uridine diphosphate glucuronic acid,UDPGA),后者由糖代谢过程中产生的尿苷二磷酸葡萄糖氧化而成。结合反应由尿苷葡萄糖醛酸转移酶(UDP-glucuronyl transferase,UDPGT)催化,UDPGT 分布在肝脏、肾脏、肠道、皮肤、脑和脾脏等组织的内质网上。葡萄糖醛酸化结合位点通常是富含电子的亲核杂原子(O、N 或 S),反应底物常含有以下功能团:—OH、—COOH、—NH_2 和—SH。除了大量的外源化学物,葡萄糖醛酸结合反应底物还包括胆红素、类固醇激素和甲状腺素等几种内源性化合物。

外源性和内源性葡萄糖醛酸结合物均为极性、水溶性物质,可通过尿液或胆汁从体内排出,具体排出途径主要取决于配基分子量的大小(母体化合物或Ⅰ相代谢产物)。在大鼠,如果配基分子量小于 250,结合物优先通过尿液排出体外,当配基分子量大于 350 时则优先从胆汁中排出。不同的哺乳动物以分子量为标准的优先排泄途径并不完全相同。葡萄糖醛酸的羧酸部分在生理 pH 条件下呈离子状态,能促进排泄,可能原因是:①可增加了外源化学物的水溶性;②能够被胆管与肾脏有机阴离子转运系统识别,因此可以将结合物分泌到尿液和胆汁中。

葡萄糖醛酸结合反应是机体的重要解毒过程,它能导致代谢物失活。但越来越多的证据表明,葡萄糖醛酸化也可导致底物生物活性的增加。如吗啡的代谢物吗啡-6-O-葡萄糖醛酸基活性是母药的 50 倍。引起膀胱癌的芳香胺类 2-萘胺和 4-氨基联苯在肝脏经过羟化作用后,随后 N-羟基芳香胺生成物经 N-葡萄糖醛酸化过程。N-葡萄糖苷酸在膀胱尿中累积,后者在酸性 pH 条件下不稳定,水解成相应不稳定致肿瘤的 N-羟基芳香胺,见图 2-12。芳香胺引起结肠癌也与此机制相似。

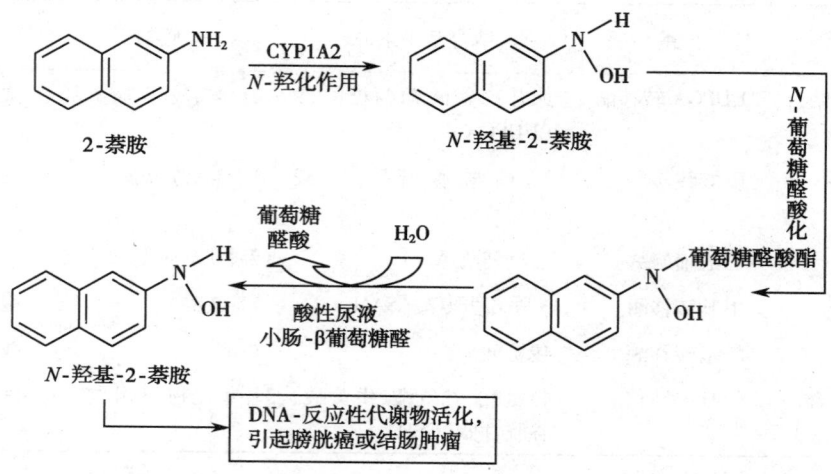

图 2-12　葡萄糖醛酸化在外源化学物活化中作用

UDPGT 是一组分子量 50~60kDa 的同工酶。人类中迄今发现了至少 19 种。根据核苷酸序列的相似性,人类的葡萄糖醛酸基转移酶超家族分为四类:UGT1、UGT2、UGT3 和 UGT8,其中最重要的是 UGT1 和 UGT2 家族。该酶是可诱导酶,可被许多混合功能氧化酶的诱导剂诱导。比较 2 种常用的诱导剂 3-甲基胆蒽和苯巴比妥的作用特点显示,前者主要诱导催化平面单羟基底物(如 4-硝基酚、1-萘酚等)的 UDPGT,后者则多诱导催化复杂分子(如类单萜醇、吗啡、胆红素和某些类固醇)的 UDPGT。

2. 硫酸结合反应　很多能够进行 O-葡萄糖醛酸化反应的外源和内源化合物也可进行硫酸结合(sulfate conjugation)反应,硫酸结合反应过程所需供体为为 3'-磷酸腺苷-5'-磷酰硫酸(3'-phosphoadenosine-5'-phosphosulfate,PAPS),其结构见图 2-13。反应通常生成一种高度水溶性的硫酸酯。该反应由磺基转移酶催化,磺基转移酶是一个多基因大家族可溶性(胞液/胞液)酶,主要分布于肝脏、肾脏、肠道、肺脏、血小板和大脑等脏器。反应底物主要是含有—OH 的毒物,含有—NH₂、—SH 者也可发生该反应。

在硫酸结合反应中 SO_3^- 磺酸盐从 PAPS 转移到外源化学物上(并非硫酸盐 SO_4^-,习惯称为硫酸结合反应)。由于 PAPS 的前体游离半胱氨酸的数量有限,致使 PAPS 的生理浓度很低,约为 75μmol/L,而 UDPGA 约为 350μmol/L,两者结合底物的功能基团又相似,这直接影响了硫酸结合反应的容量。对于酚类,硫酸结合亲和力高、代谢容量低,而葡萄糖醛酸结合

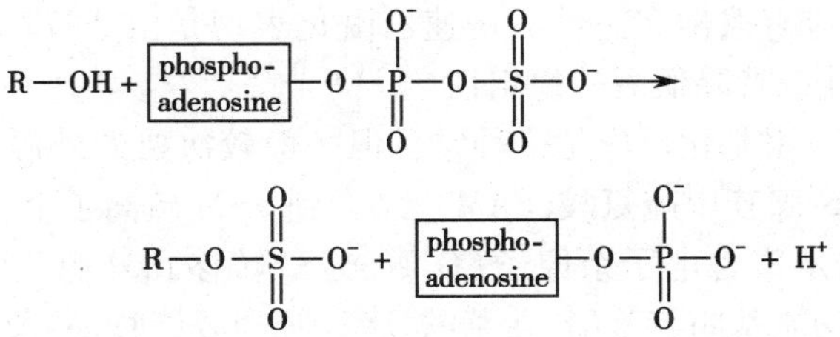

$$R\text{—}OH + \boxed{\text{phospho-}\atop\text{adenosine}}\text{—O—}\overset{\overset{\displaystyle O^-}{\|}}{\underset{\underset{\displaystyle O}{\|}}{P}}\text{—O—}\overset{\overset{\displaystyle O}{\|}}{\underset{\underset{\displaystyle O}{\|}}{S}}\text{—O}^- \longrightarrow$$

$$R\text{—O—}\overset{\overset{\displaystyle O}{\|}}{\underset{\underset{\displaystyle O}{\|}}{S}}\text{—O}^- + \boxed{\text{phospho-}\atop\text{adenosine}}\text{—O—}\overset{\overset{\displaystyle O}{\|}}{\underset{\underset{\displaystyle O}{\|}}{P}}\text{—O}^- + H^+$$

图 2-13 3′-磷酸腺苷-5′-磷酰硫酸

亲和力低,代谢容量高。故它们的共同底物在剂量低时,主要与硫酸结合;随着剂量的增加,与葡萄糖醛酸结合的比例随之增加。外源化学物经硫酸结合的反应产物主要经尿排出,少部分从胆汁排泄。毒物与硫酸结合后尿中有机硫酸酯与无机硫酸盐比值明显增加,该比值可以作为一些外源毒物的接触指标。

3. 谷胱甘肽结合(glutathione conjugation) 谷胱甘肽(glutathione,GSH)由甘氨酸、半胱氨酸和谷氨酸组成(谷氨酸和半胱氨酸通过 γ-羟基连接)构成的三肽,广泛存在于生物组织中,在亲电子剂解毒和消除自由基中具有重要作用。外源化学物与谷胱甘肽的结合不同于它们和其他氨基酸及二肽化合物的结合。催化谷胱甘肽结合反应的酶是谷胱甘肽 S-转移酶(glutathione S-transferase,GST)。GST 催化 GSH 中的亲核性—SH 与底物含有的亲电原子 C、N、S、O 反应,生成的结合产物为硫醚。此种结合被认为是亲电子剂解毒的一般机制,当 GSH 耗竭后可发生明显毒性反应。具体结合反应底物可分为三组:①亲电子程度足以使其直接发生结合反应的底物;②结合反应发生前必须经生物转化成一种亲电子代谢物之底物;③谷胱甘肽结合反应底物包括 I 相或 II 相生物转化生成的活性中间代谢物,还包括氧化乙烯(芳烃氧化物和烷烃环氧化物)、氮、碳和自由基。结合反应自身又可分为两种类型:取代反应,在此反应中谷胱甘肽取代吸电子基团;加成反应,此反应中谷胱甘肽被加到一个活化的双键或张力环系统。

GSH 结合物具有极性和水溶性,可经胆汁排出,也可随体循环转运至肾脏并经一系列酶促反应转变为硫醚氨酸衍生物,由尿排泄。

GST 几乎存在于全身所有组织中,以肝脏含量最高,占肝细胞液蛋白总量的 10% 左右。其底物的共同特点是:一定的疏水性;含有亲电原子;可与 GSH 发生非酶促反应。GST 也是某些种系化学诱导毒性差异的主要决定因素之一。如低剂量的黄曲霉毒素 B_1 引起大鼠但不引起小鼠的肿瘤形成。即使大、小鼠以相似的速率将黄曲霉毒素转变成高活性的 8,9-环氧化物。原因是小鼠有高水平的 α 型谷胱甘肽 S-转移酶,能够以比大鼠快 50 倍的速率将黄曲霉毒素 B_1 8,9-环氧化物和 GSH 结合。用 GST 的诱导剂(如乙氧喹、BHA、奥替普拉和苯巴比妥)处理大鼠可以保护它们免受黄曲霉毒素 B_1 毒性作用。

4. 乙酰基结合反应 乙酰基结合反应即 N-乙酰化作用(N-acetylation),是含芳香胺(R—NH$_2$)或肼基团(R—NH—NH$_2$)外源化学物生物转化的主要途径,转化产物分别是芳香酰胺(R—NH—COCH$_3$)和酰肼(R—NH—NH—COCH$_3$)。催化 N-乙酰化作用的酶为 N-乙酰转移酶,由乙酰辅酶 A(acetyl-CoA)提供结合因子。与甲基化作用类似,N-乙酰化作用以一种非离子化基团掩盖某个氨,以致很多乙酰化代谢产物较其母体化合物水溶性低得多。

N-乙酰转移酶(NAT)是存在于多数哺乳动物肝脏和其他组织中的胞液酶。人、兔和仓鼠表达两种:NAT1 和 NAT2,小鼠可表达 3 种,即 NAT1、NAT2 和 NAT3。已报道人、仓鼠、兔

和小鼠的 *N*-乙酰化反应有遗传多态性。慢速乙酰化表型是由 *NAT2* 基因各种突变所致,它或者降低 NAT2 的活性或者降低酶的稳定性。

5. 甲基结合反应　甲基化反应是一种常见但一般较次要的外源化学物生物转化途径。甲基化作用的供体是 *S*-腺苷甲硫氨酸(SAM),结合到 SAM 硫离子上的甲基基团具有正碳离子特性,通过亲核攻击从富含电子杂原子(O、N 或 S)转移到外源化学物和内源性底物上。与甲基化反应有关的功能基团有苯酚、儿茶酚、脂族胺和芳族胺、*N*-杂环和含硫氢基化合物。

与多数其他 Ⅱ 相反应不同,甲基化反应通常降低外源化学物的水溶性并且掩盖那些可能与其他 Ⅱ 相酶发生结合反应的功能基团。但一般都能使毒物解毒。

第三节　毒物的分布与排泄

一、毒物的分布

(一) 毒物分布的概念及其意义

分布是指毒物吸收后,随血液或淋巴液分散到全身组织细胞的过程。毒物在体内的分布往往并不均匀,到达各组织器官的速度也不相同。

器官或组织的血流量和对化学物的亲和力是影响毒物分布的最关键因素。在初期,影响分布的主要因素是组织器官的血流量,之后则取决于外源化学物与不同组织的亲和力。一般情况,在毒物吸收的数分钟内,血液灌注量高的器官如心、肝、肾、肾上腺、甲状腺、肺、小肠等毒物的分布量最多,而血液灌注量低的脏器如皮肤、结缔组织、脂肪、静止状态的骨骼肌等分布量很少。随着时间的推移,分布受到外源化学物经膜扩散速率及其与组织器官亲和力的影响,发生再分布(redistribution)。如铅吸收后,早期主要分布在红细胞和肝、肾等软组织中,但 1 个月后,体内的铅又重新分布,约有 90% 转移到骨骼并沉积其中。

某些化学物不易通过细胞膜或某些屏障使其分布受限,仅存在于血液中;有些能迅速通过细胞膜分布于全身;有些因其与蛋白质结合、主动转运或高脂溶性而在机体的某些部位蓄积。研究毒物在体内的分布规律,有助于了解毒物的靶器官和储存库。

(二) 毒物在组织中的贮存

毒物的蓄积(accumulation)作用有两种方式:①物质蓄积:是指长期反复接触某化学物时,如果吸收速度超过解毒和排泄速度,就会出现该化学物在体内含量逐渐增多的现象;②功能蓄积(损伤蓄积):有些外源性化学物质在体内代谢和排出速度快,但引起的损伤恢复慢,在第一次造成的损伤尚未恢复之前又造成第二、第三次损伤,这样的残留损伤的累积称为功能蓄积。蓄积部位可能是化学物发挥其毒作用的靶部位,也可能无作用。如果化学物质的蓄积部位并非其靶器官或组织,那么蓄积可认为是机体的一种保护过程,该蓄积部位可称为贮存库(storage depot)。一般认为,贮存库对急性中毒具有保护作用,可减缓外源化学物到达靶器官的量。另一方面,贮存库中的化学物质与其在血浆中的游离型保持动态平衡,随着游离型毒物被代谢或排除,血浆中化学物浓度降低,贮存库中的毒物就会释放进入血液循环,成为血浆中游离型毒物的来源,具有潜在危害。化学物的蓄积作用是其发生慢性中毒的物质基础。一种外源化学物有无蓄积作用是评定该毒物是否能引起潜在慢性中毒的依据之一,也是制定卫生限量标准时安全系数的一种依据。

1. 血浆蛋白贮存库　血浆中的各种蛋白均有结合外源化学物或机体的某些生理成分功

能,清蛋白、转铁蛋白、球蛋白和脂蛋白等可以结合大量的化学物,其中清蛋白的结合容量最高。

外源化学物与血浆蛋白结合后分子质量增大,不易跨膜转运,因而暂无生物学效应,也不被代谢排泄,可延缓其消除过程及其毒作用。但是,外源化学物与血浆蛋白的结合是可逆的。当游离的外源化学物分布到其他组织或被肾小球滤过时,血浆中的游离型外源性化学物质浓度降低,促使结合的外源化学物从蛋白质上解离,直到游离部分和结合部分的外源化学物在血浆中呈动态平衡。当然,血浆蛋白的数量也是有限的,当其结合能力被饱和时,如继续接触毒物,会使血浆中游离型毒物浓度大增,毒效应增强。

不同的外源化学物与血浆蛋白的结合是有竞争性的,结合力更强的外源化学物可取代已被结合的其他外源化学物或内源性物质,使之成为游离态而出现毒性反应。例如 DDE[1,1-双(对氯苯基)-2,2-二氯乙烯,DDT 的脱去 1 个氯原子的代谢产物]可竞争性地置换已与清蛋白结合的胆红素,使其在血中游离;当血中游离型胆红素达到一定浓度即可出现黄疸。将具有强结合性的磺胺药与抗糖尿病药物同时给予,磺胺药可置换出抗糖尿病药物而导致低血糖昏迷。

2. 肝肾组织贮存库 肝和肾组织细胞中含有一些特殊的结合蛋白,使得其对某些外源化学物具有很强的亲和力。如肝细胞中有一种配体蛋白(ligandin)能和许多有机酸结合,而且还能与一些有机阴离子、偶氮染料致癌物和皮质类固醇结合,使这些物质进入肝细胞。肝和肾的细胞中还有一种巯基含量很高的可诱导蛋白即金属硫蛋白(metallothionein),后者能与镉、汞、锌及铅等金属结合。肝、肾既是一些外源化学物贮存的场所,又是外源化学物在体内进行生物转化和从体内排泄的重要器官。

3. 脂肪组织作为贮存库 高脂溶性的毒物易于分布和蓄积在机体脂肪组织,如氯丹、DDT、多氯联苯、多溴联苯和二噁英等。

毒物通过溶解于中性脂肪而蓄积于脂肪组织,而中性脂肪可占肥胖者体重的50%,占消瘦者体重的20%。毒物在脂肪中贮存可降低其在靶器官中的浓度;因此可推测这些化合物对肥胖者的毒性要比消瘦者低;但当脂肪迅速动用时,可使血中浓度突然增高并因此造成对靶器官的毒性突然增加的可能性。已有研究显示,先期持续暴露于有机氯农药的实验动物在短期饥饿时,可表现出中毒征象。

4. 骨骼贮存库 氟化物、铅和锶等化合物可以结合并贮存于骨基质。例如,机体90%的铅最终被发现在骨骼中。

骨骼贮存外源化学物的本质可能是发生在骨表面和与之接触的液体间的交换。液体指细胞外液,骨表面是骨无机物的羟磷灰石结晶。细胞外液携带毒物与羟磷灰石的水合外壳接触,经扩散通过其并穿过结晶表面。由于大小和电荷相似,F^- 易于置换 OH^-,而铅或锶通过交换-吸收反应可置换羟磷灰石晶体基质中的钙。

毒物在骨中的沉积和贮存可能是有害的,也可能是无害的。铅对骨骼没有毒性,但是氟化物沉积(氟骨症)和放射性锶(骨肉瘤和其他肿瘤)的慢性效应已经被证实。

外源化学物在骨中的沉积和贮存是否有损害作用,取决于外源化学物的性质;如一般认为铅对骨无毒性,但氟在骨组织中的蓄积可引起氟骨症,而放射性锶则可致骨肉瘤及其他肿瘤,故骨骼是氟和锶的靶组织。

(三)屏障作用

有些组织或器官的生物膜具有特殊的形态学结构和生理学功能,可以阻止或延缓某些外源化学物进入,称为屏障。较为重要的有血-脑屏障(blood-brain barrier)和胎盘屏障(placental barrier）。它们对于保护中枢神经系统和胎儿免受毒物损害具有一定的作用,但都无法有效地阻止亲脂性物质透过。

1. 血-脑屏障　血-脑屏障是由毛细血管内皮细胞和聚集包围毛细血管的星形胶质细胞组成的一种特殊的功能结构。某些毒物不易进入中枢神经系统,主要在于:①中枢神经系统的血管内皮细胞结合紧密,细胞间没有或仅有很小的孔隙;②脑毛细血管内皮细胞含有多药耐蛋白(mdr),它可将某些化学物质转运回血液;③中枢神经系统的毛细血管很大程度上被星形胶质细胞包围;④中枢神经系统组织间液的蛋白质浓度较机体其他部位要低。对于水溶性小到中等的分子,毛细血管内皮的紧密连接和胶质细胞的脂质膜是主要的屏障;脂溶性化合物不仅要穿过内皮细胞膜,还要穿过胶质细胞膜。同时脑细胞间液的蛋白质含量低,限制了水溶性化合物经旁细胞途径转运,因为这种转运仅在化合物与蛋白质结合时,在大量的水性介质中才可能发生。

一般外源化合物只有分子量小、脂溶性高的才能穿透,而离子型的、水溶性大的化学物质则难于透过血-脑屏障。如无机汞不容易进入脑组织,而甲基汞则易于透过血-脑屏障,造成中枢神经系统功能损伤。血-脑屏障在刚出生时还没有发育完全,这也是为什么某些化学物质对新生儿的毒性较成人大的原因之一。例如,由于吗啡在新生儿的大脑有较高的通透性,故对新生大鼠的毒性较成年大鼠大 3 ~ 10 倍;铅在新生大鼠可引起脑心肌病,但在成年大鼠则不会。这些不同多是因为血-脑屏障在不同发育阶段的差异所致。

2. 胎盘屏障　胎盘除在母体与胎儿之间进行营养素、氧、二氧化碳和代谢产物的交换外,还有阻止一些外源化合物由母体透过胎盘进入胚胎、保障胎儿正常生长发育的功能。胎盘屏障的解剖学基础是由母体血液循环系统和胚胎之间的几层细胞构成。不同物种动物和同一物种的不同妊娠阶段胎盘细胞层数并不一样。例如猪和马有 6 层,大鼠、豚鼠只有 1 层;家兔在妊娠初期有 6 层,到妊娠末期仅有 1 层。人和动物的胎盘结构不同,在应用实验动物的毒理学资料时,应予以注意。对各层的通透性,目前尚不清楚。一般认为层数越少,通透性越强。多数外源化学物是以简单扩散方式透过胎盘,而胚胎发育所必需的营养物质,则通过主动转运通过胎盘进入胚胎。

3. 其他屏障　身体其他部位也有屏障,如血-睾屏障(blood-testis barrier)、血-眼屏障(blood-eye barrier)、血-胸腺屏障(blood-thymus barrier)和血-房水屏障(blood-aqueous barrier)等,可以保护这些器官减少或免受外源性化合物质的损害。

二、毒物的排泄

排泄(excretion)是外源化学物及其代谢产物由不同的途径排出机体的过程。排泄的主要途径是通过肾脏随同尿液排出和经过肝脏随同胆汁并混入粪便中排出。此外,还可经过呼吸器官随同呼出气体、随同汗液以及唾液、乳汁、泪液和胃肠道分泌物等途径排出。

(一) 经肾脏随同尿液排泄

肾脏是外源化学物最重要的排泄器官,排出效率极高。其主要排泄机制有肾小球滤过、肾小球简单扩散和肾小管主动转运。其中简单扩散和主动转运更为重要。

肾小球过滤是一种被动转运过程。肾小球毛细管具有直径约 50 ~ 100nm 的膜孔,分子量小于 60 000D 的物质都可滤过进入肾小管。只有与血浆蛋白结合的化学物质因分子量过大,不易透过孔道。

肾小球滤液中含有一些维持机体正常生理功能必需的物质,这些物质将被肾小管上皮细胞重吸收。由于原尿中水被重吸收,脂溶性外源化学物的浓度将增高,可经被动扩散从肾小管回到血液中。脂溶性外源化学物的主要吸收地点为肾近曲小管部分,所以许多被重吸收的外源性化学物质对肾脏的损害作用也容易在此出现。尿液的酸碱度对外源性化学物质的重吸收有显著影响。尿液呈酸性时有利于碱性化学物的解离和排出,尿液呈碱性时则酸性化合物较易排出。

肾小管主动转运实际上是肾小管主动分泌。Oat 家族定位于近曲小管的底侧膜上,可转运尿酸、磺酰胺类等有机酸;Oct 家族可转运某些阳离子化合物。一旦外源化学物进入肾小管细胞,就会通过多种药物耐受蛋白(mrp/mdr)排入管腔。相反,有机阳离子转运体和多肽转运体从肾小管腔中将化学物重吸收。

刚出生的幼年机体,肾脏排泄功能尚未发育完全,故有些外源化学物在幼年机体的消除速度相对较为缓慢,因此对机体可能造成的损害也较成人大。

(二) 经粪便排泄

粪便排泄是外源化学物从机体排出的另一个主要途径。化学物质的粪便排泄是一个复杂的过程,还未像肾脏排泄一样研究得很清楚。经粪便排泄的外源化学物包括在胃肠道未吸收的部分、胆汁排泄、肠内排泄、肠道菌群代谢物等。

1. 未吸收的外源化学物 外源化学物罕见有 100% 被吸收,未吸收的部分经粪便排泄。

2. 经胆汁排泄的化学物 经肝脏随胆汁途径的排泄可能是外源化学物及其代谢物粪便排泄的最重要来源。有毒物质经胃肠道吸收后,通过门静脉进入肝脏,肝脏是毒物生物转化的主要位置,形成的代谢物可以直接排泄入胆汁。和胆汁一起进入肠道的外源化学物和(或)其代谢物可通过粪便排泄。在一定条件下,其中一部分可由肠液或细菌的酶催化,增加其脂溶性而被肠道重吸收,重新返回肝脏,形成肠肝循环(enterohepatic circulation)。此现象会使得外源化学物从肠道排泄的速度显著减慢,生物半减期延长,毒作用持续时间延长。例如甲基汞主要通过胆汁从肠道排出,由于肠肝循环,使其生物半减期平均达 70 天。临床上给予甲基汞中毒患者口服巯基树脂,此树脂可与汞化物结合以阻止其重吸收,促进其从肠道排出。

与肾小管分泌一样,与血浆蛋白结合的有毒物质完全适合于经胆汁主动分泌。胆汁分泌的重要性取决于涉及的物质和物种。尚不清楚什么因素决定了化学物质是排泄入胆汁还是排泄入尿。低分子量化合物很少排泄入胆汁,而分子量超过 325 的化合物或其结合物可以经胆汁排泄相当的量。谷胱甘肽和葡萄糖醛酸结合物多通过胆汁排泄。

3. 肠内排泄物 许多化学物质(如洋地黄毒苷、二硝基苯胺、六氯苯和赭曲霉毒素 A)可经粪便排泄,但既不能用口服未吸收又不能用胆汁排泄解释。用胆管结扎动物和胆管瘘的动物进行的实验研究显示,粪便中的许多化学物质是直接从血液转运到小肠内的。对大多数外源化学物,这一转运被认为是通过被动扩散实现的。肠内排泄是一个相对较缓慢的过程。因此,仅仅对于那些生物转化速度低和(或)肾或胆汁清除少的化合物,肠内排泄才是其排出的主要途径。某些脂溶性化合物肠内排泄的速度可以通过增加胃肠内容物的亲脂性(例如通过在食物中添加矿物油)而大大加快。在大肠中存在有机酸碱的主动分泌,不过其重要性仅在一些化学物质中得到了证实。

4. 肠壁和菌群 近年来的一些证据显示许多化合物可在肠黏膜发生生物转化和再排泄入肠腔。其中肠道菌群起着重要作用。估计占粪便干重的 30% ~42% 的物质来源于细菌。来源于口服后的未吸收部分及胆汁或肠壁的化学物质通过膜渗透性原理被这些肠道微生物代谢。因此,外源化学物经粪便排泄的相当大部分与被排出的细菌有关。

（三）经肺随同呼出气排泄

体温下以气相存在的物质主要通过肺排出。挥发性液体与其气相在肺泡处于动态平衡，它们也可通过肺排泄。液体通过肺排泄的量与其气体分压成正比。高度挥发性液体如二乙醚几乎完全通过肺排泄。

毒物从肺排泄没有专门的转运系统。这些物质似乎是通过单纯扩散排出的。气体排出与其吸收速度成反比。因此，在血液中溶解性低的气体如乙烯被快速排泄，而在血液中有高溶解性的氯仿通过肺排泄速度则非常慢。

（四）其他排出途径

1. 乳汁　毒物分泌到乳汁中有非常重要的意义。①毒物可以通过乳汁从母亲传到乳儿；②可通过乳制品从牛、羊等动物传递到人。已在乳汁中发现了 DDT、多氯联苯、多溴联苯、二苯-P-二噁英和呋喃等化合物，化学性质类似钙的金属如铅既可与钙形成螯合剂，也可部分从乳汁分泌。如果某种物质与母体长期反复多次接触，则容易在乳汁中浓集，从而对婴儿有损害作用；因为按单位体重计算，婴儿通过乳汁摄入的外来化合物往往大于一般人群。

2. 汗液和唾液　毒物通过汗和唾液排泄的重要性不大。这种排泄取决于物质的非离子、脂溶性形式的扩散。排出到汗液中可能引起皮炎，排泄到唾液中的物质进入口腔，通常被咽下而可能在胃肠道再被吸收。

第四节　毒物代谢动力学

毒物代谢动力学（toxicokinetics）是由药物代谢动力学（pharmacokinetics）一词派生而来。它研究毒物的数量在 ADME 过程中随时间变化的动态规律，即时-量关系。其目的是：①通过建立模型及用数学的方法求出动力学参数，以阐明不同染毒剂量和途径下毒物的吸收、分布和排泄特征，为完善毒理学试验设计提供依据；②根据毒物时-量变化规律，明确靶器官、揭示外源化学物或其代谢产物的水平与毒效应强度和性质之间的关系、探讨毒作用机制，评价用于人的危险度。

描述毒物动力学的经典方法是将机体视为由一或两个室组成的系统，即使那些室并没有生理学或解剖学的实际意义。另一种方法是基于生理学的毒物动力学，用一系列质量平衡方程式来代表机体，从生理学的角度对每个器官或组织作出描述。经典毒物动力学与生理毒物动力学方法之间并没有根本的矛盾。在理想的条件下，生理模型能预测化学物质的组织浓度，而经典模型则不能。

一、经典毒物动力学

一般情况下，要想获得相关生物组织来测量化学物质的浓度，并找出化学物质浓度与毒理学效应之间的关系是困难的。损伤最小且最简单的方法是通过收集血液或血浆样品来获得化合物吸收、分布、代谢及消除的资料。如果假设化合物的血液或血浆浓度与组织中的浓度处于平衡状态，那么，其血浆浓度的变化可以反映组织中的浓度变化。由此，对时间-体存量关系的研究就转变为对时间-血浆浓度关系的研究，使用相对简单的动力学模型就可以描述机体内毒物的变化情况。

经典动力学的室模型由一个中央室和与其连接的一个或多个周边室构成。中央室代表血浆及化学物质可迅速达到平衡的组织，而周边室代表化学物质较慢达到平衡的组织。化学物质由中央室给予,并在中央室与周边室之间分布。化学物质由中央室消除,因假设该室包括血液灌注迅速且能使化学物质消除的组织(如肾和肝)。该室模型的优点是不需要组织生理或解剖结构方面的资料。该类模型在预测不同剂量下化学物质的血浆浓度、建立血浆和组织中化学物质的时-量关系及多次接触条件下化学物质的蓄积程度、在毒性研究中确定有效剂量和剂量范围等方面具有重要价值。

(一) 一室模型

一室模型是在一次大剂量静脉注射染毒后,在若干个时点测定外来化学物在血浆中浓度的最简单的毒物动力学分析模型。当血浆浓度的对数对应时间画点获得的是一条直线时(图2-14),该物质的动力学可用一室模型描述(图2-15)。这样的物质可在血液和消除速率相关的不同组织之间达到迅速平衡或均匀混合。一室模型将机体描述为一匀质的单元,这并非意味着化合物的浓度在全身所有部位都相同,但假设其血浆浓度的变化与组织中浓度的变化成正比。

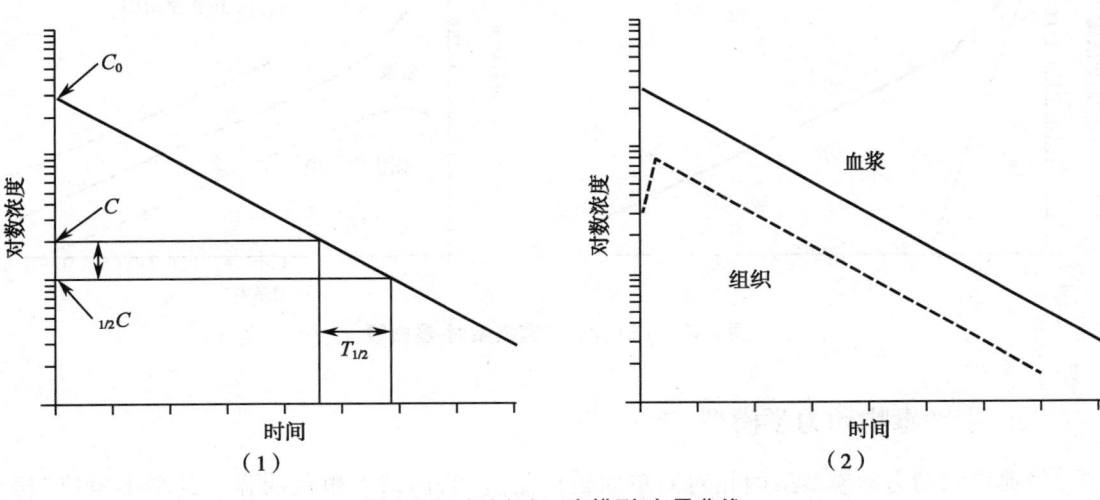

图 2-14　(1)(2)一室模型时-量曲线

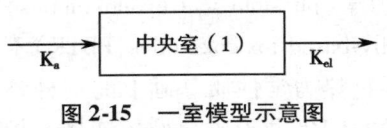

图 2-15　一室模型示意图

一室模型的数学方程为:$C = C_0 \times e^{-K_{el} \times t}$

式中,C 是在时间为 t 时的化学物质血液或血浆浓度,C_0 为时间 t = 0 时的初始血浆浓度,K_{el} 是一级消除速率常数,用时间的倒数表示(如 t^{-1})。

(二) 二室模型

某些化学物质在经静脉快速染毒后,其血浆浓度对应时间画点的半对数曲线不是直线,而是一条显示出一个以上配置相的曲线。在这些情况下,需要较长的时间才能使化学物质在组织中的浓度与血浆中的浓度达到平衡,必须使用多室分析模型。二房室模型由中央室和一个周边室组成(图2-16)。毒物首先进入中央室,再向周边室分布,同时不断地消除。故需经过一定时间之后,中央室和周边室的毒物才能达到动态平衡。二房室模型的半对数时-量曲线为二项指数衰减曲线(图2-17)。前段曲线下降迅速,主要反映化学物从中央室向周边室的分布过程(同时还有消除过程),称为分布相或快相;后段曲线下降趋缓,反映化学物的消除过程,称为消除相或慢相。

通常这类外源化合物从血浆消除的特征型曲线方程可被分解为两个单指数项,公式表示为:$C=A\times e^{-\alpha t}+B\times e^{-\beta t}$

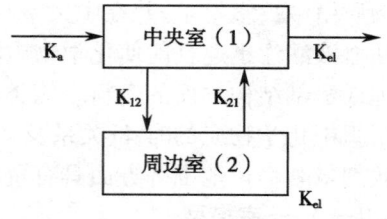

图 2-16 二室模型示意图

式中,A 和 B 为比例常数,α 和 β 分别为一级分布速率常数和一级消除速率常数。在分布相(α),化学物质的血浆浓度比分布后的消除相(β)降低得更快。分布相可能仅仅持续几分钟、数小时或者数天。分布相表现是否明显取决于采集第一份血浆样品的时间以及分布速率与消除速率间的相对差异。如果分布的速率明显快于消除的速率,则采集血液样品的时间在分布相的辨认中起关键性作用。β 等同于一室模型中的 K_{el}。

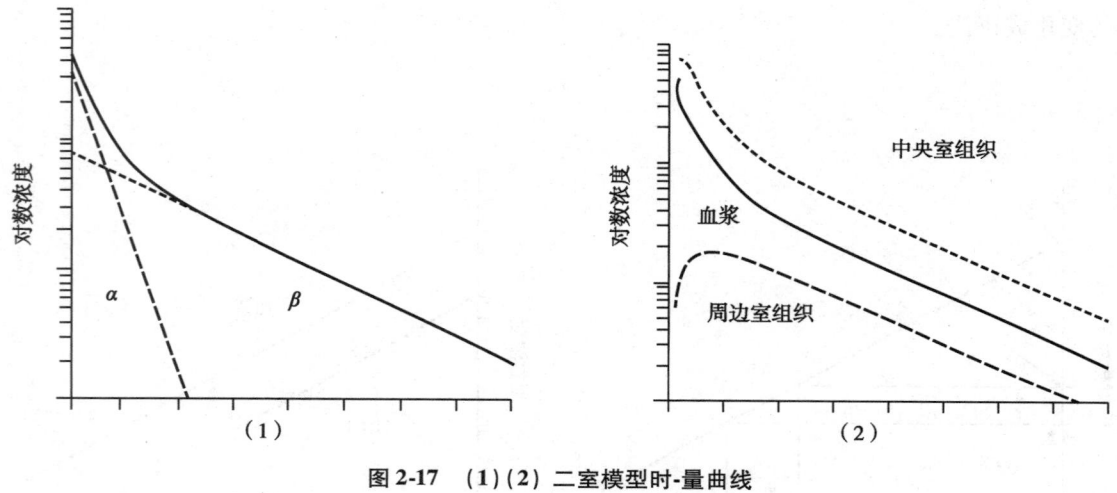

图 2-17 (1)(2)二室模型时-量曲线

二、生理毒物动力学模型

经典毒物动力学模型虽因相对简单而被广泛应用,但缺点也很明显。其基本单位"房室"仅依据动力学特点划分,缺乏实际的解剖学和生理学意义,无法描述各组织器官内外源化学物的浓度与时间变化之间的关系。生理毒物代谢动力学(physiological toxicokinetics)模型或称以生理为基础的毒物代谢动力学模型(physiologically-based toxicokinetics,PBTK)不同于经典房室模型,它是建立在机体的生理、生化、解剖和毒物热力学性质基础上的一种整体模型。通常将每个组织器官作为一个单独的房室看待,房室间借助于血液循环连接。相应组织房室的参数包括:①生理学、解剖学参数,如组织大小、血流灌注速率和肾小球滤过率;②生化参数,如酶活性参数;③毒物热力学性质如脂溶性、电离性等;④毒物与机体相互作用性质,如膜通透性、毒物与血浆蛋白结合率以及毒物与组织亲和力等。可见,这种模型与机体的生理学和解剖学联系在一起。理论上,该模型可以:①预测任何组织器官中毒物浓度及代谢产物的经时过程;②能将在动物中获得的结果外推至人,从而预测毒物在人体处置过程。正因为如此,生理毒物动力学模型也存在不少缺点:①与经典模型比较,这些模型需要补充更多的信息;②由于软件应用限制,在处理相关数学问题时可能会遇到困难;③在不同种属、品系和疾病状态的动物中,对于参数的评价常出现偏差。

（一）模型结构

生理模型的基本单位是彼此连接的室（图 2-18）。这里的室指体内一个具有相同毒物浓度的专一部位，可能是某器官的一个特殊的功能单位或解剖位置、围绕组织的一根血管、肝脏和肾脏等彼此分离的完整器官或脂肪和皮肤这样广泛分布的组织。室由三个单独的但连接良好的亚室构成，它们对应着器官或组织的特定生理部位，包括：①血液灌注入室所流经的血管腔；②构成细胞基质的间质间隙；③由细胞内液构成的细胞内环境。

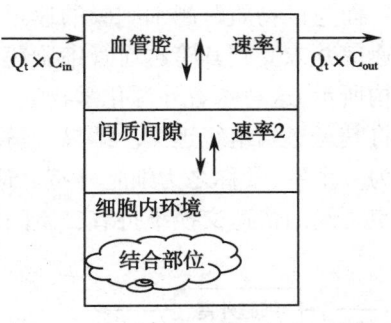

图 2-18 生理模型中彼此连接的基本结构

在建立生理结构模型时，首先要解决的问题是哪些室应包括在内以及这些室之间如何连接，这受到生物体和受试毒物两个方面的因素影响。例如，当研究外源化学物在鱼体内处置的生理模型要把鱼鳃包括在内，而研究同一毒物在哺乳动物体内配置的生理模型则需说明肺中的情况。模型结构也可因受试物的性质而发生改变。例如，一种非挥发性、水溶性、从静脉染毒的毒物的模型结构（图 2-19）就与另一种具挥发性、经由呼吸道吸入的毒物的模型结构（图 2-20）不同。没有哪一个生理模型适用于所有毒物，理想的模型应包括认为重要的所有组织器官。

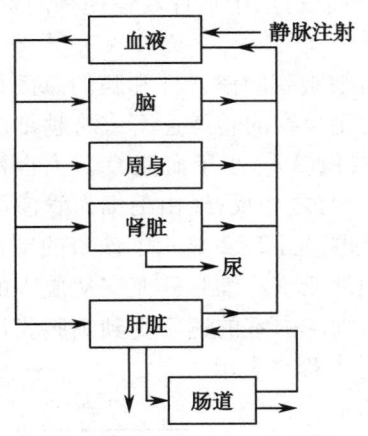

图 2-19 非挥发性、水溶性、从静脉染毒的毒物生理模型

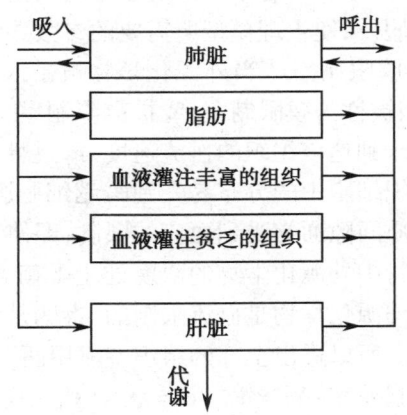

图 2-20 挥发性、经由呼吸道吸入的毒物生理模型

血液中毒物与组织中毒物进行交换时，多数组织的毛细血管壁对化学物的透过是不受限制的，间质液中的游离化学物等于血浆中化学物浓度。化学物进入组织中的速率主要受组织血流灌注速率的控制，这类组织模型称之为血流灌注速率限制性模型。化学物交换的主要屏障是细胞膜。而另一些组织如脑和睾丸，因毛细血管内皮的特殊功能，限制大分子和极性化合物的通透。对于这些化学物来说，毛细血管膜的通透性成为化学物进入组织的主要限制因素，这类组织模型称之为膜限制模型。

1. **灌注限制室** 灌注限制室也称为血流限制的或简称为流限制室。如果某一特定外来化合物的细胞膜渗透系数（PA）远大于到达该组织的血流速率（Qt），就会出现流限制室。此种情况下，组织亚室摄取外源化学物的速率受到达该组织的携带该物质的血液速率的限制。而与该物质跨越细胞膜的速率无关。在多数组织，外源化学物从血管腔进入间质间隙的速率并未受到其跨越血管细胞膜转运的速率限制，因此是灌注速率限制的。如图上基本结构所示，这意味着外源化学物通过多数组织内松散连接的毛细血管壁转运的速率比由血液将其运送到组织迅速。结果，血管中的血液与间质亚室处于平衡状态，两个亚室通常被合并为一个室，常称之为细胞外室。这种流限制的组织室见图 2-21 所示。在细胞外室和细胞内室之间的快速交换维持着二室间的平衡，进出全部的组织室可由下式表示：

$$V_t \times dC/dt = Q_t \times (C_{in} - C_{out})$$

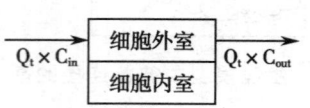

图 2-21　灌注限制室的示意图

式中，V_t 为组织室的容积，C 为室内游离外源化学物的浓度，$V_t \times C$ 等于室内外来化合物的量（$V_t \times dC$ 是室内外来化合物随时间变化的量），用质量/单位时间表示，Qt 为到达组织的血流，C_{in} 是入室的外源化学物浓度，C_{out} 是离室的浓度。

在灌注限制室中，C_{out} 与该组织中的游离浓度（C_f）相等。即 C_f（或 C_{out}）可通过简单的线性分配系数与组织中外来化合物的总浓度联系起来，即 $C_{out} = C_f = C/P$。上述方程可转变为：

$$V_t \times dC/dt = Q_t \times (C_{in} - C/P)$$

图 2-20 所示的生理模型是为苯乙烯和苯这样的挥发性有机物建立的，属于血流限制室模型的示例，可使用上述类型的方程来描述外源化学物在所有室中的分布情况。对于流限制模型，估计转运速率不需建立室的质量平衡微分方程。获得用于估计转运速率的资料后，可简化假设，使生理模型所需要的参数数量明显减少。

2. 膜限制室　当外源化学物被摄入室内的速率由细胞膜的渗透性和膜的总面积决定时，模型被称为膜限制室，或扩散限制室。此种情况下，化学物的转运速率或跨越细胞膜的转运慢于到达该组织的血流速度，渗透性-面积的交叉乘积（PA）小于血流 Qt。大极性的分子在组织细胞中的分布易受到跨越细胞膜速率的限制。与之相反，经由毛细血管渗漏入组织的间质间隙通常受到血流的限制，即使大分子也是如此。图 2-22 显示了该室的结构。间质与血管中外源化学物的浓度处于平衡态，构成了细胞外亚室。细胞外亚室从流入的血液中摄取外源化学物是血流限制的，毒物从细胞外室进入细胞内室的速率受到细胞膜渗透性的限制。所以进出全部的组织室需用两个质量平衡微分方程来表示：

细胞外室：$V_{t1} \times dC_1/dt = Q_t \times (C_{in} - C_{out}) - [PA] \times C_1 + [PA] \times C_2$

细胞内室：$V_{t2} \times dC_2/dt = [PA] \times C_1 - [PA] \times C_2$

Q_t 为血流，C 为流入、流出血液和细胞外室（1）或细胞内室（2）中外源化学物的游离浓度，$[PA] \times (C_1 - C_2)$ 为转运速率或跨越细胞膜转运项。

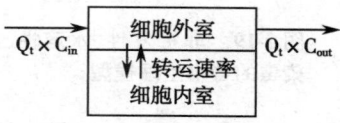

图 2-22　膜限制室的示意图

（二）肺室、肝室和血液室

1. 肺室　吸入是外源化学物进入机体的常见途径，生理模型中肺是一个重要的房室。尽管肺的生理和解剖很复杂，早在 1924 年 Haggard 就建立了以简单的近似法足以阐明肺对多种挥发性外源化学物的摄取情况。图 2-23 是这种简化的肺室的示意图。描述肺室的假设为：①换气是连续的，不循环；②气道（鼻腔、喉、气管、支气管和细支气管）作为惰性的管道，携带蒸汽到肺或气体交换部位；③蒸汽扩散通过肺细胞和毛细血管壁的速度较通过肺的血流速度快；④所有从吸入空气中消失的外源化学物出现在动脉血中（即外源化学物不在肺

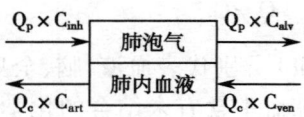

图 2-23　肺室示意图

组织中贮存,不影响肺的质量);⑤在肺泡气中和肺室动脉血中的蒸汽达到迅速平衡并与血/气分配系数($P_b = C_{alv}/C_{art}$)和热力学参数有关。

在该肺室模型中,外源化学物吸入的速率受通气量(Q_p, L/h)和吸入浓度(C_{inh}, mg/L)的控制。外源化学物的呼出速率为通气速率与肺泡内其浓度(C_{alv})的乘积。外源化学物也可经从心脏返回的静脉血进入肺室,由心输出量(Q_c)与静脉血中该化学物浓度(C_{ven})的乘积表示。经血液离开肺的外源化学物是心输出量和动脉血中外源化学物的浓度(C_{art})的函数。综合上述过程,表示肺室(L)中外源化学物数量变化的质量平衡微分方程可写成:

$$dL/dt = Q_p \times (C_{inh} - C_{alv}) + Q_c \times (C_{ven} - C_{art})$$

因为其中的一些假设,肺室(L)中外源化学物数量的变化速率等于零($dL/dt = 0$)。C_{alv}可表示为C_{art}/P_b代替,则动脉血中的毒物的浓度为:

$$C_{art} = (Q_p \times C_{inh} + Q_c \times C_{ven})/(Q_c + Q_p/P_b)$$

该公式适用于多种挥发性有机物的生理模型,其中血/气分配系数P_b项,在模拟各种挥发性有机物的摄入状态时显得十分重要。当P_b值增加时,血中外源化学物的最大浓度随之增高,而且达到稳态浓度的时间和清除该物质的时间也随之增加。P_b可以通过体外技术测定,即在一个密闭的系统中(如密封的小瓶),空气中与血液中的挥发性有机物会处于平衡状态。

2. 肝室　肝脏作为生物转化的重要器官,在生理模型中,代谢的任务一般都归于肝室。简化的肝室结构如图 2-24 所示。这里假设肝室为流限制室,另附加代谢清除过程。对该过程最简单的表述之一是一级速率消除,公式为:

$$R = C_f \times V_t \times K_f$$

式中,R 为代谢速率(mg/h),C_f为肝内外源化学物的游离浓度(mg/L),V_t为肝脏容积(L),K_f为代谢的一级速率常数,单位为h^{-1}。生理模型中广泛用于代谢的表达式是饱和代谢的 Michaelis-Menten 方程,该式中有两个参数最大代谢速率(V_{max}, mg/h)和米氏常数(K_M),公式表示为:

$$R = (V_{max} \times C_f)/(K_M \times C_f)$$

由于许多外源化学物可被饱和酶所代谢,故在一定剂量范围内,上述公式对于成功地模拟不同剂量范围化学物配置情况的生理模型十分重要。用生理模型来描述因饱和代谢而复杂化的毒物动力过程,反映了这些模型正在得到广泛应用。

3. 血液室　如同有生命的机体一样,在生理模型中各组织室是由血液连接在一起的。通常情况下各组织通过系统动脉血接受外源化学物。只有肝和肺例外,前者是通过动脉血和门静脉血、后者是通过混合血接受外源化学物。在体内,静脉血由各组织室流出的血液构成,最终汇入大血管和心室形成混合的静脉血。在图 2-19 中建立了一个血液室,外源化学物的流入量是其他各室流出量的总和($Q_t \times C_{vt}$)。血液室的流出量为该室中的血液浓度与心总输出量的乘积($Q_c \times C_{bl}$)。该血液室的微分方程为:

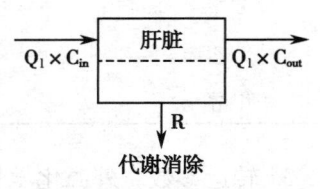

图 2-24　肝室示意图

$$dV_{bl} \times C_{bl} / dt = Q_{br} \times C_{vbr} + Q_{tb} \times C_{vtb} + Q_k \times C_{vk} + Q_l \times C_{vl} - Q_c \times C_{bl}$$

式中,V_{bl} 为血液室的容积,C 为浓度,Q 为血流,bl、br、tb、k 和 l 分别代表血液、脑、全身、肾和肝室,vbr、vtb、vk 和 vl 表示由器官流出的静脉血,假设静脉血中含有未结合的化学物质。Qc 为总血流量,与存在于各器官的血流总量相等。

在图 2-20 的生理模型中没有血液室。为简化起见,假设心脏和器官外主要血管的血液容积可以忽略不计。返回肺内的外源化学物的静脉血浓度即为从各组织汇集的静脉血中外源化学物浓度的权重均值。

$$C_v = (Q_l \times C_{vl} + Q_{rp} \times C_{vrp} + Q_{pp} \times C_{vpp} + Q_f \times C_{vf}) / Q_c$$

式中,C 为浓度,Q 为血流,v、l、rp、pp、和 f 分别代表静脉血、肝、灌注血量丰富的、灌注血量不足的以及脂肪组织室,vl、vrp、vpp 和 vf 代表从器官流出的静脉血。仍假设静脉血中含有未结合的化学物质。Qc 是总血流量,与各器官中存在的血流总量相等。

在生理模型中,使用哪个公式来表示血液的情况要根据血液在化学物质配制过程中所起的作用而定。如果要模拟静脉注射后的毒物动力学过程,或疑有与血液成分结合或被血液成分代谢的可能,最好的解决办法就是把含有这些附加过程的血液分隔为一个室。而经吸入的挥发性有机物的情况,血液仅是通往其他室的一条通道的话,可使用数学方法解决。

（三）生理代谢动力学模型参数的来源

1. 生理学和解剖学参数　最常用的生理学参数是血流、通气和消除,解剖学参数中必须掌握生理模型中每个室(有关组织)的大小,这些相关参数通常可从文献查得。

2. 热力学参数　热力学参数主要是多外源化学物在组织中的总浓度（C）、游离浓度（C_f）及两者的比值。大多数情况下,总浓度可由实验获得。但是,只有游离的部分能够结合、代谢或经血液从组织清除。有各种数学方法描述总浓度与游离浓度之间的关系。最简单的情况是,外源化学物为自由扩散的水溶性物质,不与任何分子结合。这样,其游离浓度与总浓度完全相等,即 $C = C_f$。由于许多外来化合物与组织成分的亲和力存在差异,故它们在组织中分布的数量取决于组织的构成而不是其本身的浓度。这样,游离浓度与总浓度之间的关系为:$C = C_f \times P$,为分配或分布系数。表 2-10 为四种挥发性的有机毒物的相关分配系数。组织中化学物质的游离浓度与总浓度之间可能存在更为复杂的关系。例如,化学物质可以与组织成分中的可饱和结合位点结合。在这些情况下,需要使用非线性函数来确定组织中化学物质的游离浓度与总浓度的关系。

表 2-10　四种挥发性有机毒物的分配系数

化学物	血液/空气	肌肉/血液	脂肪/血液
异戊二烯	3	0.67	24
苯	18	0.61	28
苯乙烯	40	1	50
甲醇	1350	3	11

3. 转运参数　外源化学物可以多种方式跨越生物膜,但以被动扩散为主。对于简单扩散,从膜的一侧到另一侧的净转运速率（F_{lux},mg/h）为:

$$F_{lux} = [PA] \times (C_1 - C_2)$$

式中,$[PA]$为渗透系数(L/h),是毒物的细胞膜渗透常数(P,$\mu m/h$)与膜的总面积(A,μm^2)的乘积。细胞膜渗透常数考虑到特定外源化学物的扩散速率和细胞膜的厚度。C_1和C_2是毒物在膜两侧的游离浓度。对于任何特定的外源化学物,膜薄、表面积大、膜两侧的浓度差大都可以促进扩散。

(四) 整体生理毒物代谢动力学模型的建立

建立一个整体的生理毒物代谢动力学模型,必须根据研究的目的和实际要解决的问题,确定的组织房室应包括:①生命器官;②消除器官;③靶器官。

1. 收集资料 确定了要研究的组织模型后,必须收集或通过实验获得以下资料,即模型参数:①解剖学方面:如组织器官大小及容积等;②生理、生化方面:如血流灌注速率,酶活性参数;③毒物热力学方面:如毒物与蛋白结合率;④转运与转化:如膜通透性,毒物转运机制及特点,毒物生物转化速度和程度等;⑤毒物的理化性质:如脂溶性,电荷性,油/水分配系数等。

2. 整体生理毒物代谢动力学模型 在收集完有关资料后,利用解剖学特性将各组织器官借助于血流构成整体的生理毒物代谢动力学模型。

一个成功的生理毒物代谢动力学模型是根据能否达到预期的研究目的,并取得实际成效来评价。具体说,设计必须突出重点,去繁存精。对于模型中所需解决的关键问题,应按生理学、解剖学的特性设计,尽量满足研究目的要求,其他方面则应尽量简化,以利于实际应用,不要过分强调模型的复杂性和多室性。在同一生理模型中,可针对具体问题,同时用血流限制模型和膜限制模型,还可引入经典的一房室或二房室模型予以处理。某些非研究的器官,可以将一组转运或血流灌注速率相近器官并为一个房室处理,对于一些对毒物分布或消除影响不大的组织,只要不是靶器官,可以不加考虑。

3. 物质平衡方程 各个不同的器官(房室)必须分别列出各自的物质平衡方程。对于多数生理模型而言,当所研究的毒物是一种小分子的、弱离子化的、脂溶性物质时,常可假定毒物分子穿过毛细血管壁和细胞膜的速度远比组织灌流的速度为快。这样毒物分布到体内各组织的速率仅受限于血流的速率,此时的物质平衡方程借用简化的灌注限制室公式。如果物质转运时,穿过细胞膜是限速步骤,则方程为膜限制房室模型。

4. 组织中毒物浓度预测 对速率微分方程求解,即可得到组织中毒物浓度-时间曲线,求解方法有相应的程序包。

5. 模型的验证和修订 模型成功与否关系到实测值与预测值是否吻合以及吻合程度。即模型的验证是通过对模型实际应用和考察来实现的,因此对组织中毒物浓度进行预测后,要用动物实验数据来验证。如果预测值与实验吻合好,说明模型合理,反之要对模型进行修订,找出偏差的原因如毒物是否影响组织血流灌注速率,模型选择是否正确,是血流限制模型,还是膜限制模型。

6. 模型建立和拟合的计算机软件 目前可用于生理毒物代谢动力学数据处理的计算机商业软件有三类:①通用的拟合软件包;②专门拟合毒物处置过程某一环节(如吸收、代谢)的软件;③专用于完整的机体生理模型拟合程序(血流限速型或膜限速型)。其中拟合毒物处置某一过程的专用拟合软件有 GastroPlus™、iDEA™(拟合肠道吸收过程)和 Sim-Cyp^R(拟合毒物代谢过程)等;专用于完整的机体生理模型拟合程序可以拟合从吸收、分布到排泄所有药物处置过程,如 PK-Sim^R、CloePK™、pkEXPRE-SS™等,其中最适用的为 PK-Sim^R。

由于毒理学和药理学工作者开发了越来越多的更为高级复杂的应用方法,生理模型构建的领域正在得到迅速地扩大和发展。在医学领域,生理毒(药)物代谢动力学模型的研究主要是在实验动物体内进行,涉及数十种化合物,包括毒物、药物、工业污染物等。如Krishan G 等建立了大鼠体内环氧乙烷生理模型,模型包括肝、肺、睾丸、大脑、脂肪、静脉血、动脉血、快渗透和慢渗透的组织共 9 房室,能够正确地预测大鼠的血药浓度。Simmons 等构建雄性 Long-Evans 大鼠吸入三氯乙烯(TCE)染毒的代谢动力学模型研究 TCE 对神经系统的毒作用,研究发现肺泡通气量是影响 TCE 靶组织浓度的重要因素。自 20 世纪 90 年代以来,生理房室模型广泛用于工业有毒化学物对作业者健康的危险性评估的研究,其中还结合了敏感度分析和差异性研究来评定生理房室模型的预测效果。美国职业安全健康管理局(OSHA)已开始采纳利用生理房室模型对工业毒物进行毒性评价和危险度评估,运用 PBTK 模型并借助贝叶斯统计方法对氯代甲烷的致癌危险性做了评定。事实上危险度评估已成为生理毒动学模型当代发展最迅速的应用方面。

可见,将以生理学为基础的毒物动力学模型与以生物学为基础的毒效动力学模型结合起来模拟暴露-剂量-反应模式的全过程,并应用于实践,是毒理学发展的方向。

(毕勇毅 汪春红)

参 考 文 献

1. Lehman-McKeem. an LD. Absorption, Distribution, and Excretion of Toxicants//Klaassen CD, ed. Casarett & Doulls Toxicology:The Basic Science of Poisons. 8th Ed. New York:McGraw-Hill Education,2013:153-183.

2. Parkinson A,Ogilvie BW,Buckley DB,et al. Biotransformation of Xenobiotics//Klaassen CD,ed. Casarett & Doulls Toxicology:The Basic Science of Poisons. 8th Ed. New York:McGraw-Hill Education,2013:185-365.

3. Shen DD. Toxicokinetics//Klaassen CD,ed. Casarett & Doulls Toxicology:The Basic Science of Poisons. 8th Ed. New York:McGraw-Hill Education,2013:367-388.

4. Saghir SA. Absorption//Wexler P,ed. Encyclopedia of Toxicology,Amsterdam. Boston:Elsevier,2014,1:1-7.

5. Rourke JL,Sinal CJ. Biotransformation/Metabolism//Wexler P,ed. Encyclopedia of Toxicology,Amsterdam. Boston:Elsevier,2014,1:490-501.

6. Hinderliter P,Saghir SA. Pharmacokinetics//Wexler P, ed. Encyclopedia of Toxicology,Amsterdam. Boston:Elsevier,2014,3:849-855.

7. Seabury RW,Stork CM. Pharmacokinetic and Toxicokinetic Modeling//Wexler P,ed. Encyclopedia of Toxicology,Amsterdam. Boston:Elsevier,2014,3:856-861.

8. Rauma M,Boman A,Gunnar Johanson G. Predicting the absorption of chemical vapours. Adv Drug Deliv Rev,2013,65(2):306-314.

9. Lu G,Abduljalil K,Jamei M,et al. Physiologically-based Pharmacokinetic (PBPK) Models for Assessing the Kinetics of Xenobiotics during Pregnancy:Achievements and Shortcomings. Curr Drug Metab,2012,13(6):695-720.

10. Deeley RG,Westlake C,Cole SP. Transmembrane transport of endo-and xenobiotics by mammalian ATP-binding cassette multidrug resistance proteins. Physiol Rev,2006,86(3):849-899.

11. Wortelboer HM,Balvers MG,Usta M,et al. Glutathione-dependent interaction of heavy metal compounds with multidrug resistance proteins MRP1 and MRP2. Environ Toxicol Pharmacol,2008,26(1):102-108.

12. 周宗灿. 毒理学教程. 第 3 版. 北京:北京大学医学出版社,2006:45-90.

13. 裴秋玲. 现代毒理学基础. 第 2 版. 北京:中国协和医科大学出版社,2008:88-126.

14. 刘克辛,韩国柱. 临床药物代谢动力学(案例版). 第 2 版. 北京:科学出版社,2009:31-46.

第 三 章

剂量-反应关系与剂量-效应关系

剂量-反应关系与剂量-效应关系研究一直以来都是毒理学研究最基本的原理和方法之一,在环境有害因素(尤其是化学物)毒作用及其生物学机制研究、因果推断、安全性评价和危险度评估等研究中发挥了重要作用,具有重要的意义。

第一节 概　述

一、剂量

剂量(dose)通常指外源化学物与机体接触或被机体吸收或直接导致机体损害的量,是影响外源化学物对机体损害作用的重要因素。这个剂量的概念较为广泛,目前常用于反映毒物对机体损害作用的剂量指标可以概括为三类:

(一) 暴露剂量

暴露剂量(exposure dose)又称接触剂量或外剂量(external dose),指与机体实际接触的量或环境中机体接触毒物的总量。如暴露环境空气中毒物的浓度或射线的辐射强度、食物或饮用水中物质的浓度或细菌总数、与皮肤或眼黏膜直接接触毒物的剂量等。

一般而言,暴露或摄入的剂量越大,靶器官内的剂量也越大。因此,常以暴露剂量来衡量,暴露剂量以单位体重暴露外源化学物的量(如 mg/kg 体重)或环境中浓度(mg/m^3空气或 mg/L 水)来表示。

在空气中存在的化学物的物理形态较为复杂,包括以下 5 种物理形态:①气体(gas)指在环境常温、常压下呈气体状态的物质;②蒸汽(vapour)为液体蒸发或固体物质升华而形成的物质;③雾(mist,fog)指悬浮于空气中的液体微粒(液滴);④烟(fume,smoke)为悬浮于空气中的烟状微粒,其直径小于 $0.1\mu m$;⑤尘(dust)为飘浮于空气中的固体粒子(particle),其直径大于 $0.1\mu m$,名词"粒子"与"液滴"对应,在没有必要区分气溶胶的成分是粒子与液滴时,则使用"微粒(particulate)"统称之。气体和蒸汽可统称为气态化学物。雾、烟、粉尘可统称为气溶胶。

在毒理学中,机体最常见的暴露外源化学物的途径为经口摄入、经呼吸道吸入和经皮肤进入,其他途径有各种注射途径等。经口、经皮及其他途径的外剂量表示为 mg/kg 体重,而吸入途径外剂量表示为规定时间内暴露环境中浓度(mg/m^3)。

暴露特征是决定外源化学物对机体损害作用的另一个重要因素,暴露特征包括暴露途径和暴露期限及暴露频率。暴露期限和暴露频率同样也影响外源化学物对机体毒作用的性质和程度。毒理学一般将动物实验按染毒期限分成 4 个范畴：急性、亚急性、亚慢性和慢性毒性试验。急性毒性试验定义为 24 小时内 1 次或多次染毒，亚急性毒性试验是指在 1 个月或短于 1 个月的重复染毒，亚慢性毒性试验是指在 1～3 个月的重复染毒，慢性毒性试验是指在 3 个月以上的重复染毒。亚急性、亚慢性和慢性毒性试验可统称为重复染毒试验。有关这些毒理学动物试验将在以后章节讨论。在暴露特征中，另一个与时间有关的因素是暴露频率。一种外源化学物一次染毒可以引起严重的毒作用，但分次染毒而总量相同可能不引起毒作用。暴露频率和消除速率的关系见图 3-1。图中化学物 B 的消除半减期（$t_{1/2}$，血液中浓度降低 50% 所需的时间）相似于暴露频率，需要 4 次染毒才可达到靶器官毒作用的理论浓度（2 个单位）；化学物 A 的消除半减期远长于暴露频率，只要 2 次染毒就可引起毒作用；而化学物 C 的消除半减期远短于暴露频率，多次重复染毒可能仍不引起毒作用，当然每次染毒后细胞的损伤仍可能积累。因此，重复染毒引起毒作用的关键因素是暴露频率，而不是暴露期限。

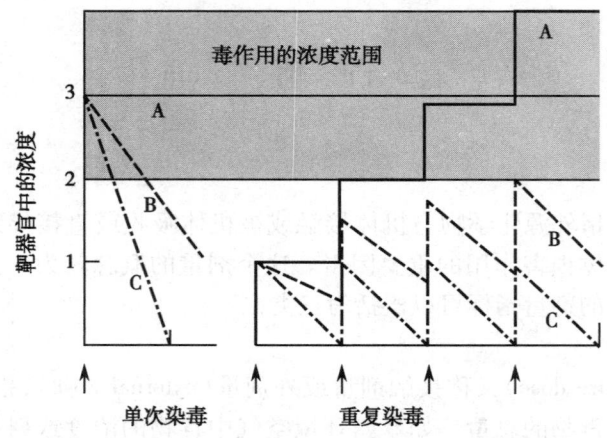

图 3-1　在不同的染毒频率和消除率的条件下，剂量和靶器官内浓度的关系

线 A 消除极慢的化学物（$T_{1/2}$ 1 年）；线 B 消除率等于染毒频率（$T_{1/2}$ 1 天）；线 C 消除率快于染毒频率（$T_{1/2}$ 5 小时），每天染毒 1 次。阴影区代表产生毒性效应时靶器官中的浓度

（二）吸收剂量

吸收剂量（absorbed dose）又称内剂量（internal dose），是指已被机体吸收进入体内的量。这类指标包括各种体液（如血液、淋巴液等）、排泄物（如尿液、呼气、粪便等）、组织器官（如各脏器以及骨、毛发、指甲等）等重毒物或（和）其代谢产物的量或年度。

吸收是化学毒物从机体的接触部位透过生物膜屏障而进入血液的过程。吸收的主要部位是胃肠道、呼吸道和皮肤。在毒理学实验研究中，还采用某些特殊的染毒途径，如腹腔注射、静脉注射、皮下注射和肌内注射等。吸收途径不同，外源性化学物被机体吸收的速率和量不同，影响因素也不同。

1. 经胃肠道吸收　胃肠道是化学毒物的主要吸收途径之一。凡是由大气、水和土壤进入食物链的化学毒物均可经胃肠道吸收，口服或误服的药物、毒物等也经该途径吸收。化学毒物在胃肠道的吸收方式和吸收部位可能不同。多数化学毒物在胃肠道的吸收是通过简单扩散。部分物质可以通过吸收营养素或内源性化合物的专用主动转运系统进入血液。少数物质经滤过、吞噬作用和胞饮作用被吸收。化学毒物的吸收可发生在整个胃肠道，即使口腔和直肠也能吸收部分物质，如硝酸甘油可经舌下给药、吲哚美辛可经直肠给药而被吸收入血。但由于大多数物质在口腔的停留时间短暂，而直肠的表面积较小，故这两个部位的吸收相对次要。化学毒物在消化道吸收的主要部位是小肠，其次是胃。对于弱有机酸和弱有机碱，只有大多数以非解离态存在时才易于吸收。

除了简单扩散，主动转运也是化学毒物在胃肠道内吸收的方式之一。铅、铊、钴、锰、5-氟尿嘧啶和5-溴尿嘧啶以及帕金森病的治疗药物左旋多巴和人工甜味剂天冬酰苯丙氨酸甲酯可分别利用苯丙氨酸和天冬氨酸的转运载体被吸收。另外，经口摄入的部分铅盐、锰盐、镉盐、铬盐可通过膜孔滤过被吸收，偶氮色素、聚苯乙烯乳胶颗粒和某些微生物毒素可通过吞噬或胞饮作用被吸收。

化学毒物在胃和小肠吸收量的大小受多种因素的影响。毒物自身的 pKa 和胃肠道内的 pH 值起着决定性的作用。胃液为酸性，pH 值约为 2，弱酸性物质（如苯甲酸）主要呈非解离状态，脂溶性大，故易于在胃内和十二指肠吸收；而弱碱性物质大部分呈解离状态，脂溶性差，故难以在胃内吸收。小肠内的情况则明显不同，pH 值达到 6 以上，趋向于中性，弱碱性物质（如苯胺）主要以非解离态存在，易于吸收，而弱酸性物质的情况正好与之相反。但由于小肠的表面积很大（绒毛和微绒毛可使其表面积增加约 600 倍），吸收又是一个动态过程，血流可不断地将吸收的弱酸性物质由小肠固有层移除，从而始终保持一定的浓度梯度，因此，弱有机酸也可在小肠吸收相当数量。

除了 pH 值、脂溶性和解离常数可影响化学毒物经胃肠道的吸收外，消化道内容物的数量和性质、胃肠的蠕动和排空速度以及肠道菌丛等也可对吸收产生一定的影响。在肠黏膜细胞上有多药耐受（mdr）蛋白，可将其底物（如免疫抑制剂环孢霉素、化疗药物紫杉醇、长春新碱、秋水仙素等）由细胞内排回肠腔，使它们难以被吸收。

经胃肠道吸收的化学毒物通过门静脉系统首先到达肝脏，进行生物转化后，进入体循环。化学毒物这种进入体循环之前即被消除的现象称为首过效应（first pass effect）。首过效应使经体循环到达靶器官的毒物原型数量减少，可以明显影响其所致毒效应的强度与性质。但某些毒物如苯并［a］芘、3-甲基胆蒽、顺二甲氨基芪和 DDT 等可通过淋巴管吸收，不需经过肝脏而直接进入体循环分布至全身；具腐蚀性或刺激性强的物质可直接损伤胃肠道黏膜而吸收入血。

2. 经呼吸道吸收　呼吸道是空气中的化学毒物进入机体并被吸收的主要途径，肺是主要吸收器官。由于肺泡数量众多（成人约 30 亿个）、表面积大（成人约为 140m²）、肺泡气与血液之间的距离很短（只隔有肺泡上皮和毛细血管内皮细胞，厚度约 1μm），毛细血管密布成网（总长度约为 2000km），血液灌注量大，故气态物质极易经肺吸收。这些解剖生理特点也决定了化学毒物经肺吸收十分迅速，仅次于静脉注射。空气中的化学毒物以气态（气体、蒸汽）和气溶胶（烟、雾、粉尘）等不同的形式存在，气态物质和气溶胶经呼吸道吸收的情况也不完全相同。

气体和蒸汽在呼吸道吸收与作用的部位主要取决于它们的脂溶性和浓度。鼻咽腔和上呼吸道气管、支气管黏膜层内的黏液腺比较丰富，分泌水性黏液湿润黏膜表面。盐酸、氨等水溶性的刺激性气体如果浓度不高，可被这些部位的黏膜层吸收而引起局部充血和不适；但如果浓度过大,则有可能深入到下呼吸道乃至肺泡而造成肺的化学性灼伤、局灶性或广泛性肺水肿。脂溶性较好的气态物质如二氧化氮、二氧化硫、氯仿等不易引起上呼吸道的刺激症状,也不易被吸收。但它们可以轻易地进入呼吸道深处,由肺泡吸收入血,吸收的方式为简单扩散。吸收速率的快慢受多种因素影响,最主要的是化学毒物在肺泡气中与肺毛细血管血液中的浓度差(或分压差)。该浓度(分压)差越大,吸收的速率越快。开始时,气态物质在肺泡气中的浓度较高,不断溶于血液并被移走;随着吸收过程的进行,溶入血液的分子越来越多,直至达到动态平衡(气态物质由肺泡气进入血液的速度与由血液返回肺泡气的速度相等),分压差为零,吸收不再进行。此时气态物质在血液中的浓度(mg/L)与在肺泡气中的浓度(mg/L)之比称为血/气分配系数(blood/gas partition coefficient)。对于一种特定的气态物质来说,这是一个常数。如乙烯的血/气分配系数为0.14,二硫化碳为5,苯为6.85,乙醚和氯仿为15,乙醇为1300,甲醇为1700。血/气分配系数越大的物质在血液中的溶解度越高,越容易被吸收,达到平衡所需的时间也越长;而血/气分配系数小的物质,情况正好与此相反。经计算,该系数较大的物质达到平衡所需的时间至少要1小时,如果与组织的亲和力很高(如高脂溶性),则达到平衡的时间更长。而该系数较小的物质达到平衡所需的时间要短得多,一般为8~21分钟。

肺通气量和经肺的血流量对于维持气态物质在肺泡气中和血液中的分压差具有重要意义。血/气分配系数大的物质,呼吸的频率和深度(通气限制)影响其到达肺泡气中的浓度,故肺通气量越大越有利于它们的吸收。血/气分配系数小的物质,经肺血流量(灌注限制)决定其吸收后被移走的速度,该流量越大则越有利于它们的吸收。

气溶胶中雾的吸收与气态物质相似,脂溶性和吸入的浓度是主要影响因素。烟和粉尘的颗粒直径大小与其到达呼吸道的部位关系密切。直径为5μm或更大的颗粒物通常因惯性冲击而沉积于鼻咽部。沉积于无纤毛的鼻前庭处的颗粒物经擦拭或打喷嚏而被清除;沉积于有纤毛的鼻表面黏液层的不溶性颗粒物通过纤毛运动在数分钟内被咽下;可溶性颗粒物则溶解于黏液中,并被转移至咽部或经鼻上皮细胞吸收入血。直径2~5μm的颗粒物主要依靠重力沉降于气管、支气管区域,并通过呼吸道纤毛推动的黏液层逆向运动至口腔,最终被咳出或吞咽入胃肠道吸收。咳嗽或打喷嚏可以明显加快这一过程。直径在1μm及以下的颗粒物可以到达肺泡并被吸收入血,或经肺泡巨噬细胞吞噬后移行至细支气管末端,通过黏液-纤毛系统清除,也可进入淋巴系统并在其中长期存留。

3. 经皮肤吸收　皮肤是将机体与环境有害因素分隔开来的主要屏障。皮肤主要由表皮层和真皮层构成。其中位于表皮最上层的角质层含有紧密堆积的死亡角化细胞,是化学毒物经皮吸收的限速屏障。化学毒物主要通过表皮吸收,吸收时必须穿透多层细胞才能进入真皮层的小血管和毛细淋巴管。皮肤附属物(毛囊、汗腺和皮脂腺)可使少量毒物以较快的速度吸收,但由于它们的总截面积仅占皮肤总面积的0.1%~1.0%,因此,在化学毒物的经皮吸收中居于次要地位。

化学毒物经皮吸收的过程可分为两个阶段:穿透阶段和吸收阶段。

穿透阶段是指化学毒物扩散透过角质层的过程。所有的化学毒物都是通过被动扩散透过角质层,但极性物质与非极性物质的扩散机制不同。极性物质似乎是通过含水的角质层蛋白细丝的外表面扩散,而非极性物质则是溶解于蛋白细丝间的脂质基质而扩散。非极性物质的扩散速度与其脂溶性成正比,与其分子量成反比。但这并非适用于该类所有物质,如高脂溶性的TCDD在皮肤中的渗透速度就非常有限。化学毒物在身体的不同区域透过角质层的难易程度不同:阴囊处最易通过,腹部次之,脚掌最为困难。这是由于角质层的厚度不同所致。角质层越厚,化学毒物越不易透过,但是没有完全不能透过的部位。

吸收阶段是指化学毒物扩散通过表皮深层(颗粒层、棘层和生发层)和真皮层并经静脉或毛细淋巴管进入体循环的过程。这些细胞层中含有非选择性的多孔水相扩散介质,其屏障作用远小于角质层。在这里,影响化学毒物扩散速度的因素包括血流、细胞间液体运动以及真皮成分之间的相互作用。

一般认为具有较好脂溶性且兼有一定水溶性的物质易于经皮吸收。高脂溶性或高水溶性物质经皮吸收困难。皮肤条件的改变可以明显影响化学毒物的吸收状况。损害角质层的酸、碱、二甲基亚砜、芥子气等可以使皮肤的通透性升高;潮湿的皮肤可使角质层结合水的数量增加 $3 \sim 5$ 倍,通透性增加 $2 \sim 3$ 倍。此外,皮肤充血及局部炎症等都有利于毒物的吸收。

不同物种动物的皮肤通透性存在很大的差异。对于许多化学毒物而言,大鼠和兔的皮肤通透性较高,猫的皮肤通透性较低,而豚鼠、猪和猴的皮肤通透性与人相似。其他影响因素包括不同物种动物皮肤附属物的分布和数量差异、皮肤的血流量差异以及对化学毒物的代谢差异等。正是由于这些差异的存在,同一毒物经皮暴露在不同物种动物中引起的毒效应可以明显不同。

4. 经其他途径吸收 化学毒物通常经上述三种途径吸收。在毒理学实验和研究中,除了通过这些途径进行染毒外,还经常采用静脉、腹腔、皮下、肌内注射等途径使化学毒物进入实验动物体内。静脉注射可使受试物直接入血,不存在吸收过程,往往导致最为迅速、明显的毒效应。腹腔血液供应丰富、表面积很大,故经腹腔注射的受试物吸收速度快,吸收后主要经门静脉进入肝脏,然后才能到达其他组织器官,部分代谢产物也可随胆汁排出。皮下、肌内注射易受局部血液量和毒物剂型的影响,吸收速度相对较慢,但可以直接进入体循环。

通过对化学毒物经由不同途径染毒所致毒性的比较,可以获得有关吸收、生物转化和排泄方面的初步信息。如经皮肤染毒的致死剂量接近于静脉注射的致死剂量,提示受试物经皮吸收快速且完全;当经胃肠道染毒的毒性明显低于经呼吸道染毒时,说明受试物可能在肝脏被代谢解毒。

（三）靶剂量

靶剂量(target dose)又称生物有效剂量(biologically effective dose),是指送达剂量中到达毒作用部位的部分。如血液中血红蛋白加合物等接触生物标志物,也被用来估计毒物作用的靶剂量。

外源性化学物被机体吸收后在体内的分布特征,是影响化学物在靶器官中量的重要因素之一。分布是指化学毒物吸收后,随血液或淋巴液分散到全身组织细胞的过程。分布通常可以迅速发生。化学毒物在体内的分布往往并不均匀,到达各组织器官的速度也不相同。在初始阶段,影响化学毒物分布的主要因素是组织器官的血流量,而最终的分布则取决于化学毒物与不同组织的亲和力。一般情况,在毒物吸收的数分钟内,高血液灌注量的器官如心、肝、肾、肾上腺、甲状腺、肺、小肠、脑等毒物的分布量最多,而低血液灌注量的脏器如皮肤、结缔组织、脂肪、静止状态的骨骼肌等分布量很少。但随着时间的推移,分布受到化学毒物经膜扩散速率及其与组织器官亲和力的影响,发生再分布(redistribution)。如铅吸收后,最初分布于红细胞和肝、肾等软组织中,但 1 个月后,体内的铅又重新分布,约有 90% 转移到骨骼并沉积其中。

化学物进入机体后,对体内各器官的毒作用并不一样,往往有选择性,外源化学物可以直接发挥毒作用的器官就称为该物质的靶器官(target organ)。如脑是甲基汞的靶器官,肾是镉的靶器官。毒效应的强弱,主要取决于毒物在靶器官中的浓度。但靶器官不一定是该物质浓度最高的场所。例如铅浓集在骨中但其毒性则由于铅对其他组织的作用所致。同样DDT在脂肪中的浓度最高,但并不对脂肪组织产生毒作用。在全身毒作用中常见的靶器官有神经系统、血液和造血系统、肝、肾、肺等。

某个特定的器官成为毒物的靶器官可能与毒动学/生物转化和毒效学等多种原因有关:①器官在体内的解剖位置和功能,毒物吸收和排泄器官;②该器官的血液供应;③具有特殊的摄入系统;④代谢毒物的能力和活化/解毒系统平衡;⑤存在特殊的酶或生化途径;⑥毒物与特殊的生物大分子结合;⑦对损伤的修复能力;⑧对特异性损伤的易感性等。

此外,还有一些有关剂量的概念,如:给予剂量(administered dose):又称潜在剂量(potential dose)是指机体摄入、吸入或应用于皮肤的外源化学物的量。应用剂量(applied dose):是指直接与机体的吸收部位接触、可供吸收的量。送达剂量(delivered dose):是指被吸收且可到达所关注的器官组织的部分。

确定并获得直接引起靶器官(细胞或分子)损害作用的化学物或其活性代谢产物的量是十分重要的,因为这个量直接决定了该化学物对机体的损害作用的性质和强度,这个量即为该化学物的生物有效剂量。在实际工作中,生物有效剂量的测定比较复杂和困难,因此许多用以估计这个量的指标被引入和应用于化学物的剂量-反应(效应)关系研究中,如各种暴露剂量、吸收剂量指标等。

总之,化学物暴露剂量越大,靶器官内化学物的剂量也越大。暴露特征是研究化学物作用剂量时不可忽视的问题,是决定外源化学物对机体损害作用的另一个重要因素。然而,影响靶器官内化学物剂量的因素较多,除了化学物暴露剂量外,还有化学物的理化特性、个体因素(包括遗传因素等)、环境因素和作用条件等。影响吸收剂量的因素较多,吸收剂量能否成为一个良好的剂量指标,取决于该指标与生物有效剂量之间是否存在良好的相关关系。

二、效应和反应

在毒理学研究中,根据所测定的有害作用的生物学和统计学的特点,将终点分为效应和反应两类。

(一) 效应

效应(effect)又称量反应(gradual response),表示暴露一定剂量化学物后所引起的生物体、器官或组织的生物学改变。如:有机磷农药可使血液中胆碱酯酶的活力降低;镉致肾小管重吸收功能障碍;苯可使血液中白细胞计数减少等。

效应常来自对游离器官/组织或完整动物的实验观察。但游离器官/组织缺失存在于整体动物中的多种整体调节系统和机制,如神经、免疫和内分泌调节系统及调节机制等,在毒理学研究中更应重视研究在人、动物或其他的整体生物中毒物暴露实际上发生的效应。有些类型的效应只能在整体条件下被观察到,如生长速率(体重)、超敏反应、器官重量改变、血压和葡萄糖水平上升或下降等。不同的化学物有不同的毒效应,即便是同一外源化学物,在不同动物机体条件下,其所致效应也不同,效应类型也不同。如药物沙利度胺是强烈的人类致畸物,但在大、小鼠中则不然。寻找或确定毒物敏感、特异毒效应指标(包括效应生物标志)是毒理学研究的重要内容。

（二）反应

反应（response）又称质反应（quantal response），指在暴露某一化学物的群体中，出现某种效应的个体在群体中所占比率，一般以百分率或比值表示。如镉污染区育龄妇女月经异常发生率升高；橡胶作业工人肿瘤死亡率升高等。反应的观察结果只能以"有"或"无"、"异常"或"正常"等计数资料来表示。如：是否死亡、有或无患肿瘤、血压正常或异常等。

三、剂量-反应（效应）关系

（一）剂量-反应关系

剂量-反应关系（dose-response relationship）是指外源化学物作用于生物体的剂量与引起的生物学效应的发生率之间的相互关系。它又被称为剂量-质反应关系，是毒理学研究中十分重要的概念。剂量-反应关系主要反映了随着化学物暴露剂量的增加或减少，出现一定程度毒效应的个体在一个特定的群体中所占比例或发生频率的变化规律。

通常，构成一种化学物剂量-反应关系的基本要件有三个：效应是由该化学物引起的；该效应是可测量的；随着剂量的增加，化学物导致的某种效应的发生率或比例也随之增加或减少。若以剂量为横坐标，以引起的某种生物学效应发生率为纵坐标，则可获得相应的剂量-反应关系曲线。

剂量-反应关系研究多涉及群体，如：二硫化碳接触女工月经周期异常发生率；吸烟人群肺癌死亡率等。剂量-反应关系曲线类型多种多样，如抛物线型、双曲线型、直线型或 S 形曲线等。剂量-反应关系的类型正是由于环境有害因素导致的生物学作用或作用强度存在的个体生物学差异的结果，反映了群体中个体对有害因素毒效应易感性的分布状况。如同其他许多生物医学现象一样，生物个体对环境有害因素毒作用易感性的不一致现象也普遍存在。

在群体研究中，剂量-反应关系曲线的类型主要反映了个体对毒物的易感性分布状态。如果人体或实验动物对外源化学物易感性完全相同，则在某一个剂量（即中毒剂量，TD）全部个体都发生相同的毒作用，见图 3-2（1）A，剂量-反应曲线应该成为图 3-2（2）A 的形状。如果个体对外源化学物毒作用易感性的不一致，见图 3-2（1）B，即少数个体对此外源化学物特别易感或特别不易感，整个群体对此外源化学物的易感性成正态分布，则呈 S 形曲线，见图 3-2（2）B。S 形剂量-反应曲线的特点是在低剂量范围内，随着剂量增加，反应增加较为缓慢，然后剂量较高时，反应也随之急速增加，但当剂量继续增加时，反应强度增加又趋向缓慢。曲线开始平缓，继之陡峭，然后又趋平缓，成为 S 形。若个体对此外源化学物的毒作用易感性呈偏态分布，见图 3-2（1）C，则剂量-反应曲线是非对称 S 形曲线。非对称 S 形曲线两端不对称，一端较长，另一端较短，见图 3-2（2）C。

（二）剂量-效应关系

剂量-效应关系（dose-effect relationship）是指外源化学物作用于生物体的剂量与引起的生物学效应的效应强度之间的相互关系。它又被称为剂量-量反应关系，也是毒理学研究中十分重要的概念。剂量-效应关系主要描述了随着化学物暴露剂量的增加或减少，某一特定的个体（或某一器官或组织）中出现特定的毒效应强度的变化规律。

构成一种化学物剂量-效应关系的基本要件有三个：效应是由该化学物引起的；该效应是可测量的；随着剂量的增加，化学物导致的效应的强度也随之增加或减少。如：机体急性有机磷农药中毒时常可观察到有机磷农药暴露剂量增加与血中乙酰胆碱酯酶活性下降之间的线性关系。

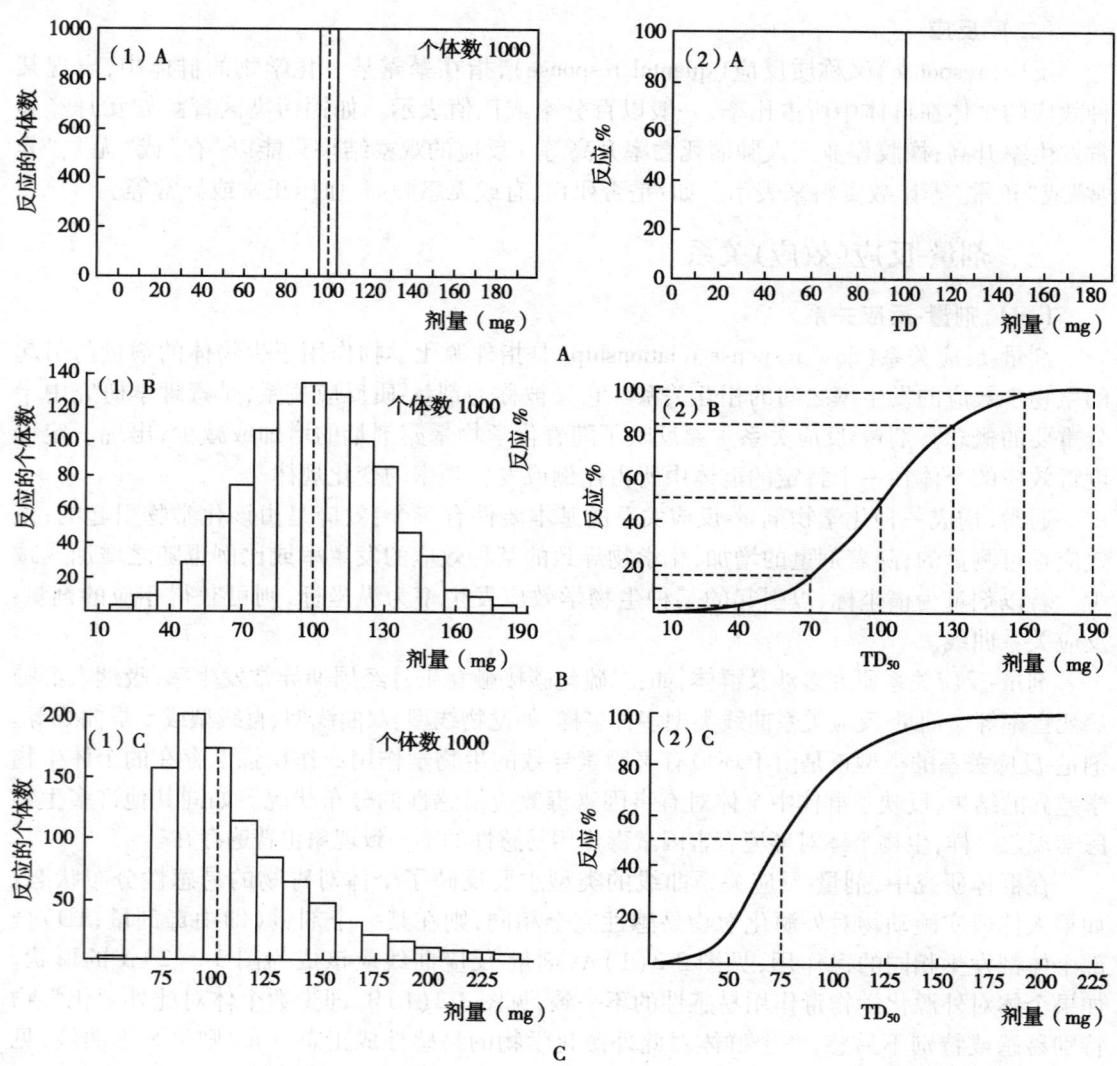

图3-2　实验动物个体对外源化学物易感性分布（1）和剂量-反应关系的模式图（2）个体易感性：
A. 完全相同；B. 成正态分布；C. 成偏态分布

　　剂量-效应关系研究常涉及个体、器官或组织甚至细胞，如：慢性正己烷陷入中毒所致的不同程度的周围神经病变；不同剂量镉慢性暴露后机体出现不同程度的肾小管重吸收功能下降；MCF-7 细胞体外培养液中加入不同浓度环境雌激素（如双酚 A）后出现不同程度的细胞增殖等。

　　剂量-效应关系曲线类型也是多种多样，如抛物线型、双曲线型、直线型或 S 形曲线等。剂量-效应关系的类型正是由于外源化学物导致的生物学作用或作用强度存在的生物学差异的结果，反映了器官或组织对外源化学物毒作用反应性的分布状况。

　　在整体动物中剂量-效应关系是复杂的，难以给出通用的数学模型。效应能在单个个体被测量。如果效应是完全可逆（在一个实际合理的时段内），剂量-效应关系可能单个个体被确定。然而，在毒理学中此类效应是罕见的。更可靠的结果是每个剂量利用一组个体，剂量-效应关系包括不同的剂量组效应的均值和标准差。从剂量-效应关系确定受试物的

LOAEL 和 NOAEL。

在游离器官或组织或细胞中剂量-效应关系的分析和描述较整体动物简单,这是因为游离器官、组织、细胞缺乏整体的多重调节或干预机制,如在整体动物的神经和内分泌调节及转运机制、免疫机制等。分子毒理学理论试图基于毒物的活性基团与机体内的某些结构或生物大分子(受体,receptors)的交互作用来解释毒效应以及剂量-效应关系。许多化学物与受体发生交互作用引起毒作用,如二噁英、多环芳烃作用于 Ah 受体;氨基连三唑、己烯雌酚(DES)、双酚 A 等作用于激素受体;过氧化氢酶体增殖剂(氯贝特、邻苯二甲酸酯、苯氧基除草剂)作用于过氧化氢酶体增殖活化受体(PPARs);肉毒毒素、有机磷酸酯杀虫剂等作用于神经递质;氟乙酸盐、氰化物、有机磷酸酯杀虫剂等作用于酶;CO、亚硝酸盐等作用于转运蛋白质等,但还有不少毒物与受体结合特异性常很低,而且因为许多毒物与内源性物质反应是不可逆的,故该理论有待进一步发展。

四、剂量-反应(效应)关系曲线

剂量-反应(效应)关系(dose-response/effect relationship)是毒理学研究中十分重要的概念。是指外源化学物作用于生物体的剂量与引起的生物学作用的发生率或作用强度之间的相互关系。通常,随着剂量的增加,外源化学物导致的某种生物学作用的发生率或作用强度也随之增加或减少。若以剂量为横坐标,以引起的生物作用发生率或作用强度为纵坐标,则可获得相应的剂量-反应关系或剂量-效应关系曲线。剂量-反应(效应)关系曲线可呈现上升或下降等不同类型的曲线,包括双曲线型、直线型或 S 形曲线等多种形状。如苯可使血液中白细胞数减少,即为下降的曲线。有机磷化合物可使血液中胆碱酯酶和羧酸酯酶的活力降低,如将纵坐标换算成抑制百分率,则剂量-效应关系曲线分别为双曲线型(羧酸酯酶)和直线型(胆碱酯酶)(图 3-3)。

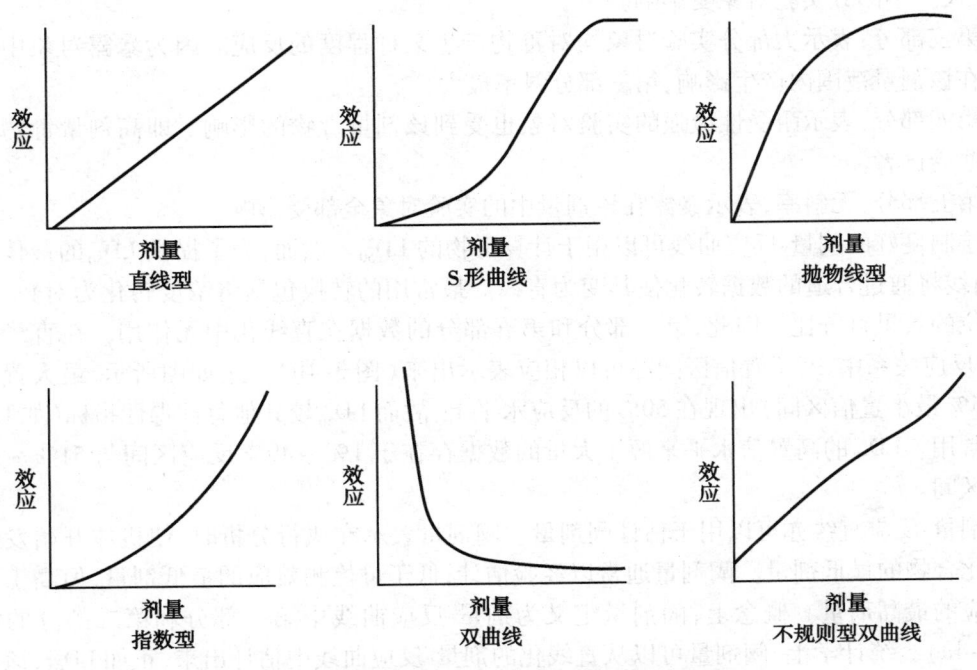

图 3-3 常见剂量-反应关系曲线类型的模式图

几种主要的曲线类型可以表述如下：

1. 直线型　效应或反应强度与剂量呈直线关系，即随着剂量的增加，效应或反应的强度也随着增强，并成正比关系。但在生物体内，此种直线型关系较少出现，仅在某些体外实验中，在一定的剂量范围内存在。如采用修复缺陷的细菌或细胞试验系统进行致突变试验时，常常在较低剂量下即曲线的起始部分观察到线性的剂量-反应关系，在这种情况下，剂量与反应率完全成正比。

2. 抛物线型　剂量与效应或反应呈非线性关系，即随着剂量的增加，效应或反应的强度也增高，且最初增高急速，随后变得缓慢，以致曲线先陡峭后平缓，而呈抛物线形。如将此剂量换算成对数值则成一直线。将剂量与效应或反应关系曲线转换成直线，可便于在低剂量与高剂量或低反应强度与高反应强度之间进行互相推算。

3. S形曲线　在外源化学物的剂量与反应关系中较为常见，部分剂量与效应关系中也有出现。此种曲线的特点是在低剂量范围内，随着剂量增加，反应或效应强度增高较为缓慢，然后剂量较高时，反应或效应强度也随之急速增加，但当剂量继续增加时，反应或效应强度增高又趋向缓慢。曲线开始平缓，继之陡峭，然后又趋平缓，成为"S"形状。该曲线的中间部分，即在反应率50%左右，斜率最大，此时剂量略有变动，反应即有较大增减。S形曲线可分为对称与非对称两种。

急性、亚急性、亚慢性和慢性毒作用的剂量-效应（反应）关系分析常可以获得许多毒作用信息。如图3-5所示，为化学物的急性毒性由剂量-反应关系曲线。这是一条常见的S形剂量-反应关系曲线，曲线的形状可反映随剂量的增加，该毒物急性毒作用的变化规律。还可进一步分析曲线的各个不同部分（图3-4a）以获得更详细的信息：

第一部分：无斜率，表示此剂量下受试对象死亡率为零。

第二部分：表示在毒物的暴露群体中，只有易感性最高的成员受到影响。即低剂量效应，仅仅一小部分实验对象受影响。

第三部分：表示大部分实验对象均对毒物产生某种程度的反应。因为暴露对象中的大多数在该剂量范围内产生影响，第三部分斜率最大。

第四部分：表示耐受性最强的实验对象也受到该剂量毒物的影响。即高剂量毒物将影响这些受试者。

第五部分：无斜率，表示暴露在该剂量中的实验对象全部受影响。

绘制良好的剂量-反应曲线可以用于计算毒物的 LD_{50}。然而，为了提供 LD_{50} 的最佳估计值，曲线将通过合适的数据转化使其变为直线。最常用的转换包括将浓度转化为对数，与概率单位的效果百分比。因此，第一部分和第五部分的数据在直线化中无作用。在直线化的剂量-反应关系中，95%置信区间亦可以相应表示出来（图3-4b）。正如图所示，最大置信水平（95%最小置信区间）出现在50%的反应水平上，故而 LD_{50} 较其他急性毒性指标（如 LD_{05}）更为常用。LD_{50} 的高置信水平来源于大量的数据存在于1%～49%反应区间与51%～99%反应区间。

剂量-反应直线亦可以用于估计阈剂量。阈剂量表示在执行分析时，使机体开始发生效应的化合物的最低剂量。阈剂量通常以经验估计，低于可检测效应的最低剂量，但高于无检测效应的最高剂量。概念上，阈剂量定义为剂量-反应曲线中第一部分和第二部分的截点（图3-4a）。统计学上，阈剂量可以从直线化的剂量-反应曲线中估计出来，正如 LD_{05}，该值与阈浓度极为接近，并可以从整个数据集中得出（剂量-反应直线）。然而，因为它的值来源于

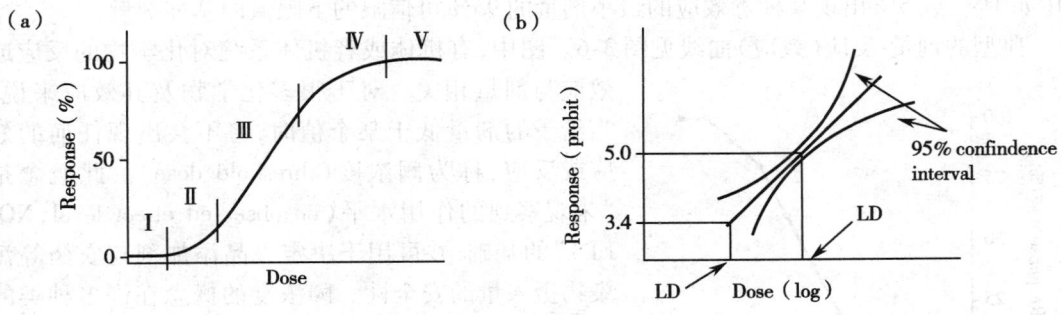

图 3-4　剂量-反应关系

（a）上文所述 S 形剂量-反应曲线的 5 个部分；（b）通过 log(剂量)-概率单位(反应)变换后直线化的剂量-反应关系。已标出 LD_{50} 与 LD_{05} 的位置

直线的一端，故而其置信程度稍有折扣（图 3-4b）。

在剂量-反应的数学关系研究中已建立了不少的理论模型，几种不同的数学转换可用于非线性剂量-反应关系外推线直线化，如对数转换、函数转换、logit 和 probit 转变等。如图 3-5所示：当横坐标为常数剂量，纵坐标为频数表示时，则为一条正态分布曲线（左图）；当纵坐标转换为百分比来表示时，则是一条非对称的 S 形曲线，若同时横坐标用对数剂量表示，则可转化为一条对称的 S 形曲线（中图）；若进一步将纵坐标改为概率单位（probit）表示时，则该曲线可转为一条直线（右图）。此时，则更有利于进一步的毒理学的分析。

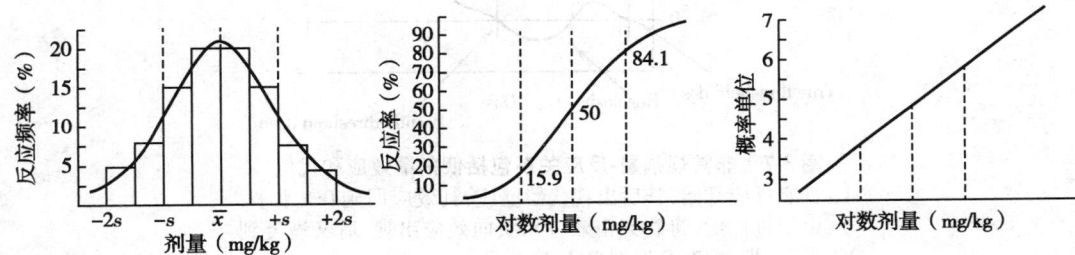

图 3-5　剂量-反应(效应)曲线类型的转换

实际上，曲线类型很多，数据的处理、类型的转换、模型的建立等并非易事。曲线的拟合、多元高次方程的表达、计算机的应用等正在努力和发展中。

第二节　剂量-反应(效应)关系的应用

剂量-反应(效应)关系研究在毒理学研究中具重要的意义，并在毒理学乃至公共卫生与预防医学领域中应用广泛。

1. **阈值的估测**　通过合理的设计获得的剂量-反应关系是推定、估测甚至确定化学物毒作用阈值（如 NOAEL/LOAEL、阈剂量、基准剂量等）的重要基础，也是化学物安全性评价与危险性评估的主要内容。如：通过慢性毒性试验可得到受试物毒作用的 LOAEL 和 NOAEL，以 NOAEL 作为阈值的近似值。以此为基础可得出安全限值，安全限值＝NOAEL/安全系数（一般采用 100）。通过合理的设计获得有意义的剂量-反应关系资料，也可计算得到少数动物(如1%)或5%出现某种毒效应的最小剂量的95%可信限的下限值即基准剂量。

典型的剂量-反应(效应)曲线见图3-6。图中,有机体或者机体系统对化学物的反应或

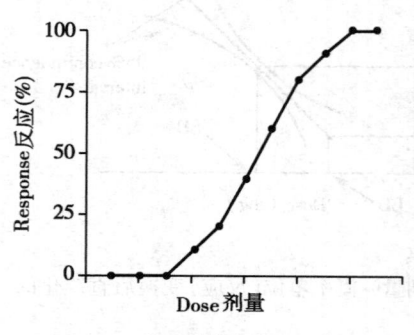

图3-6　典型的剂量-反应曲线

效应与剂量相关。对于很多化学物及其效应来说,当给予的剂量低于某个值时,将不会出现任何的效应或反应,称为阈浓度(threshold dose)。此概念是"未观察到的作用水平(no observed effect level, NOEL)"的基础,并可用于决定食品添加剂与农药等污染物摄入量的安全性。阈浓度的概念在许多种类的化学物和毒效应研究中广泛使用,作为化学致癌物基因毒性机制研究的一环,但对于这一曲线的形状是有争议的。出于调节的目的,其效应被假设为"无阈值现象(no-threshold phenomenon)"。

急性毒性和慢性毒性中均能观察到非常规剂量-反应关系,并与建立预期无害暴露水平的风险评估过程显著相关。非常规剂量-反应关系如图3-7所示。

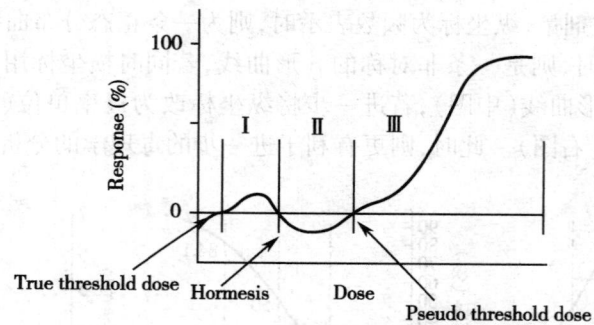

图3-7　非常规剂量-反应关系包括低剂量效应和代偿

Ⅰ:真实反应开始,其后出现代偿反应,其效应回到0%水平;
Ⅱ:由于过代偿(毒物兴奋效应),负向效应出现,后又恢复到
0%水平;Ⅲ:标准S形剂量-反应关系

目前认为,外源化学物的一般毒性和致畸作用是存在阈值的(非零阈值),而遗传毒性致癌物和性细胞致突变物是否存在阈值尚无定论,通常认为是无阈值(零阈值)。曾对遗传毒性致癌物2-乙酰氨基芴(2AAF)进行大规模剂量-反应研究——"百万小鼠(megamouse)"试验(Staffa 等,1980),此后认为,遗传毒性致癌物是没有可检测的阈值,没有必要进行更大规模的致癌试验。而该研究发现膀胱癌呈现S形剂量-反应曲线,说明同一种致癌物,对不同靶器官致癌作用可有不同的剂量-反应关系。

2. 因果关系的判断　相对于人群流行病学调查资料,通过毒理学实验获得的结果受外界环境因素的影响和干扰较少。因此,获得有统计学意义的线性剂量-反应关系对于确定化学物与该毒效应间的因果联系,具有更重要的意义。

值得一提的是,这种因果推断不仅仅是疾病或死亡效应,还同样应用于环境有害因素致其他毒效应的因果推断的研究中,如各种特异性症状、亚临床表现、生理生化改变等。在毒作用机制实验研究中,获得良好的剂量-效应关系十分重要,这是该效应作为后续效应逻辑推断的基础条件之一。

3. 毒作用强度与效能分析　为了比较两种或多种化学物毒作用,可比较强度和效能。强度(potency)是指相等效应时的剂量差别,效能(efficacy)是指可引起的最大效应的差别。图 3-8 表示 4 种不同化学物的某种毒作用的剂量反应关系。可见毒作用的强度 A>B,C>D;而效能 A = B,C<D。

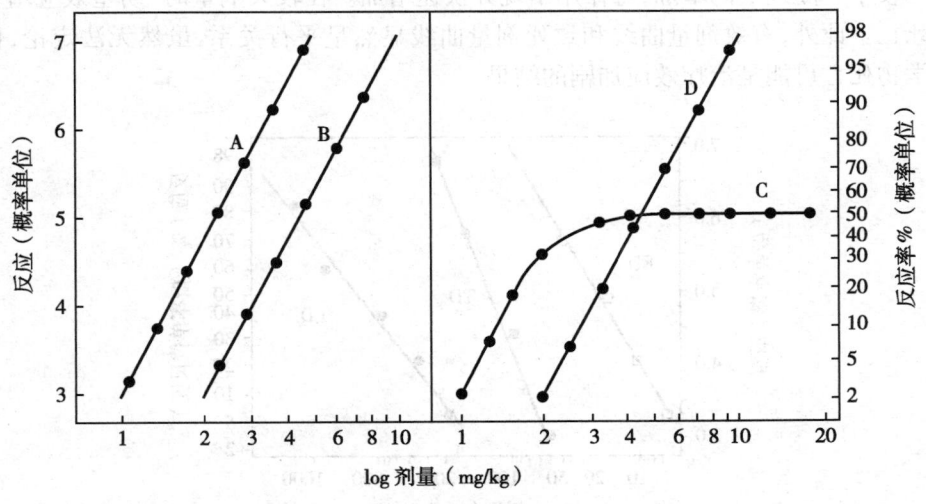

图 3-8　四种化学物剂量-效应关系比较

4. 毒作用特征分析　剂量-反应(效应)曲线可以得出其他重要信息。如直线化数据的斜率提供了相应毒物的特征信息。直线斜率大,则该毒物与特定靶器官相互作用,引起毒作用;而斜率小的直线则表示该毒物易引起非特异性毒性,如麻醉作用。

5. 毒物兴奋效应分析　Calabrese 等认为,剂量-反应关系既非阈值模型,又非线性模型,其基本形式应该是 U 型。U 型曲线通常被称为毒物兴奋性剂量-反应关系曲线,即在低剂量条件下表现为适当的刺激(兴奋)反应,而在高剂量条件下表现为抑制作用。依据所检测的终点不同,毒物兴奋性的剂量-反应关系可以是 U 型或 J 型或倒 U 型或倒 J 型。如终点为生长情况(如多种有毒金属、除草剂和射线在低剂量条件下对植物生长状况的影响)或存活情况(如 γ 射线在低剂量条件下对啮齿动物寿命的影响)时,可见到倒 U 型;终点为发病率(如突变、畸变、癌症)的研究中,可见到 J 型。有些环境内分泌干扰物(如壬基酚、镉等)在低剂量时表现为拟刺激素样作用,而随着剂量的增大则主要表现为明显的毒性作用,包括抗激素样作用。

在确定毒物低剂量兴奋效应时,尤其要重视低剂量范围内剂量-反应(效应)关系的分析和意义。

6. 易感性分析　人群中化学物的选择性毒性表现源于个体易感性的不同。在同一污染环境中,高危险人群比正常人出现健康危害较早而且较严重,如图 3-9 所示。易受环境因素损害的那部分易感人群称为高危险人群。构成这种易感性的生物学基础有:

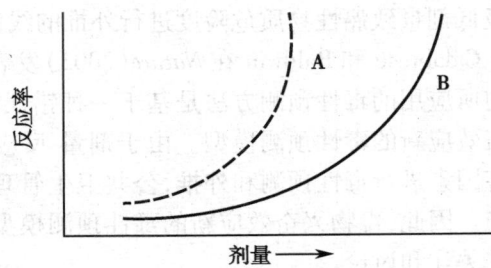

图 3-9　高危险人群和正常人群-对环境有害因素的剂量-反应关系

A:高危人群;B:正常人群

①年龄；②性别；③遗传因素；④营养及膳食；⑤健康状况；⑥适应和耐受性等。

7. 化学物剂量-反应关系比较分析　研究并给出同一化学物（如药物）3 条剂量-反应曲线，所表示的反应分别是化学物的期望效应有效剂量（ED）、毒作用中毒剂量（TD）以及致死剂量（LD）。如图 3-10 所示：在较低剂量时，该化学物已经呈现一定强度的期望效应，但安全剂量范围较小。随剂量的增加，毒作用出现并快速增加。在较大剂量时，期望效应增大但已经出现死亡。此外，有效剂量曲线和致死剂量曲线显然呈平行关系，虽然无法定论，但仍提示该化学物死亡可能是治疗效应加剧的结果。

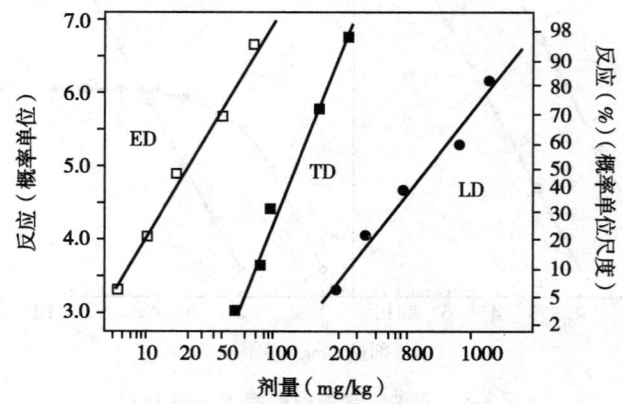

图 3-10　有效剂量（ED）、中毒剂量（TD）和致死剂量（LD）的比较

8. 其他　利用剂量-反应（效应）关系资料，计算急、慢性毒性参数；分析同一药物致死效应、中毒效应和药效的剂量-效应关系，可获得该药物安全使用指导；进行化学物时间-剂量-反应（效应）关系，可反映毒效应变化的时间发展趋势等。

（张文昌　李昱辰）

第三节　毒物兴奋效应

16 世纪著名医学家 Paracelsus 有一段关于毒理学的论述，即所有的物质都是有毒的，只是依剂量的不同区分为毒物或药物。他在这里明确提出了物质剂量的概念，奠定了现代毒理学基础，至此毒理学开始了对剂量-反应关系的研究。传统用于对化学物进行危险度评价的基本模型有两种：一种是用于对非致癌性物质进行危险度评价的阈值模型；另一种是用于对极低剂量致癌性物质危险度进行外推的线性非阈值模型。

Calabrese 和 Baldwin 在 *Nature*（2003）发表文章，讨论毒物兴奋效应，他们认为，管理部门目前所应用的毒性预测方法是基于一种错误的模型，在这篇文章中作者还提出了一种毒物兴奋效应新的毒性预测模型。由于剂量-反应关系在过去一直用于对化学品、药物、物理等有害因素进行毒性预测和外推，公共卫生管理部门以此为基础制定相应的管理法规和控制措施。因此，毒物兴奋效应新的毒性预测模型的提出在环境、医学、公共卫生领域引起了广泛的关注和讨论。

一、毒物兴奋效应的概念

毒物兴奋效应（hormesis）是一种以双相剂量-效应关系曲线为特征的适应性反应，即在低剂量条件下表现为适当的刺激(兴奋)反应;而在高剂量条件下表现为抑制作用。这种剂量-反应曲线中关于刺激反应幅度、刺激域范围具有相似的定量特征,它是生物过程直接诱发或是对生物过程的代偿,最终引起内环境稳态紊乱。此外,毒物兴奋效应也包括高剂量下具刺激作用而低剂量下却具抑制效应的现象。

二、毒物兴奋效应的研究与提出

毒物兴奋效应广泛存在于不同种属、不同结构的化学物以及各种生命终点。早在 19 世纪就已在动物实验中发现了毒物兴奋效应,在此之后的 100 多年时间里已发现了 5000 多例毒物兴奋效应的例子,如低剂量的环境因素如镉、糖精、二噁英、多环芳烃、X 射线和 γ 射线源均可降低一些种属动物的肿瘤发生率;低剂量的 X 射线可增加小鼠和豚鼠的寿命;低剂量乙醇和乙醛能延长果蝇的寿命;多种环境刺激因素可以延长线虫的寿命;多种毒物(如镉、铅)可促进不同植物生长等。其范围几乎涵盖了包括重金属化合物、氰化物、多环芳烃、多氯联苯、有机砷化物以及农药和一些抗生素在内的所有有毒物质。

Roberts 则认为,毒物兴奋效应的产生依赖于 3 个条件:第一,所选择的健康终点必须存在可以升高或降低的基线,如癌症发生率、经常性头痛发生率等;第二,具有 U 型剂量反应关系的毒物对这些健康终点会产生影响,并且低剂量时的影响与高剂量相反;第三,这种现象的产生应是源于内环境稳定受到破坏后所导致的超补偿效应,毒物兴奋效应的发生也正是在超补偿效应充分表达之后。将一些重要例证分类总结,见表 3-1。

表 3-1 有毒物质的低剂量刺激效应

	有毒物质种类	暴露生物	低剂量效应
无机物	金属化合物:铅、镉、铜、锌、砷、汞和铬	海藻类、海洋细菌、无节虫幼虫、海胆、牡蛎幼虫、泥蟹、多毛目环节动物等	刺激生长
	氰化物	亚特兰大鲑鱼	刺激胚胎发育
有机物	多环芳烃类:1,2,5,6-二苯蒽、甲基胆蒽、3,4-苯芘、1,2-苯蒽、1,2,5,6-二苯蒽络脂胆酸	草履虫、真涡虫、酵母菌、实验鼠胚胎连接细胞中获得的纤维组织母细胞	刺激分裂
	多氯联苯	眼虫、银鳟鱼和鲦鱼	刺激生长
	有机砷(3-硝基-4-羟基苯砷酸)	鸡、猪、小牛和老鼠	刺激生长
	四氯化碳气体	老鼠	刺激生长
	杀虫剂:乐果、乙拌磷、马拉松、西维因、氨三唑、2,4-二氯苯氧乙酸、草藻灭、非草隆、灭菌铜、磺胺甲基嘧啶钠,四氯苯酞和苯酚	牡蛎、蚌的幼虫和蟋蟀	刺激生长
	除草剂	燕麦根系或嫩枝	刺激生长
药物	青霉素、土霉素、链霉素、硫藤黄菌素、氧四环素、氯霉素、抗金葡霉素、磺胺、杆菌肽、吡啶硫胺素和一些麻醉剂	酸模、龙舌兰、浮萍、萝卜、黄瓜、四膜虫、醋线虫和小鸡胚胎细胞	刺激生长

由此可见,毒物兴奋效应是一种确实存在而且较广泛的现象,但长久以来人们关注的都是阈值模型和线性模型,而忽略了毒物兴奋效应模型。这主要包括以下几个方面的原因:①大多数毒理学试验在设计上并没有用来评价毒物兴奋效应,设计的剂量远远高于显示毒物兴奋效应的剂量区间。如美国国家毒理学项目(NTP)对致癌作用的评价即属于此种情况。②即使设计了适当的剂量,在假定的毒理学阈值剂量下,还是会出现一些轻微的毒性作用,由于与对照组相比没有显著性差异而被认为是无作用剂量,从而不去关注更低剂量条件下的反应。但恰恰是当处于标准阈值之下的剂量,越来越小时才会表现出越来越强的超出对照值的反应(毒物兴奋效应)。③权威地位不容怀疑,当阈值模型和线性模型作为普遍规则被确定下来,那些意外的结果虽可重复但由于不符合常规而作为错误结果,或作为无关的生物学随机变异而被忽视了。④对毒物兴奋效应进行研究存在困难,因为需要使用多种剂量(特别是在低剂量范围内),许多现象的出现是一过性的,需在试验的不同时段进行测定;要使用更多的试验对象来增加统计效度,需要进行重复试验等。这些原因往往使得研究者未经深入研究就轻易地对现象下结论。

此外,毒物兴奋效应机制不清也是限制它被广泛接受的一个重要原因。毒理学研究者们很少关注为什么在剂量-反应关系中会存在这样一种转变(例如兴奋之后的抑制作用)。分子药理学家则关注这样一种转变机制是如何运行的以及它们如何影响到剂量-反应关系,包括毒物兴奋性作用的双相剂量-反应关系。在已发表的文章中发现有 30 多种药物受体系统影响了毒物兴奋性剂量-反应关系,这种反应机制至少在受体水平已被阐明。也有研究表明,毒物兴奋效应可能是全身免疫系统参与的一种机体适应性反应。这些发现提示并不存在单一的毒物兴奋效应机制,但是体现了维持生物系统稳态的基本原则。

1943 年,Southam 和 Ehrlich 在研究红雪松提取物对真菌的作用时,将观察到的双相剂量-效应关系曲线正式命名为"毒物兴奋效应",首次使用"毒物兴奋效应"一词描述低剂量的有利效应,其发表在 *Phytopathology* 杂志上,这是毒物兴奋效应这个词第一次出现在学术刊物上。到了 20 世纪 80 年代,美国环境保护局(EPA)在评价化学物的致癌性时,将毒物兴奋效应列入考虑范围,以此来回答对于致癌物质"怎么才算清洁?"。毒物兴奋效应的热潮开始复苏,尤其是其对危险度评价的影响得到了广泛的探讨。1990 年,美国政府机构、企业和学术团体成立了低剂量暴露的生物效应专门组织(www.belleonline.com),并召开了多次国际会议。Calabrese 和 Baldwin 对毒物兴奋效应进行了大量的研究,于 2003 年在 *Nature* 杂志上发表题为"毒理学需要重新考虑中心则"文章,至此,有关毒物兴奋效应的研究进一步成为毒理学研究的热点。

三、毒物兴奋效应的类型

剂量-效应关系是毒理学的基本问题。通常,化学物与生物机体(离体和活体)相互作用的关系可以用两类剂量-效应关系来描述,即线性响应和非线性响应。在非线性响应中,已经观察到的效应随剂量变化类型包括:①效应随剂量单调、非线性递增或递减;②抛物线结构,即存在一个无作用剂量;③S 形曲线,即通常观察到急性毒性的剂量-效应关系曲线;④口型曲线,即存在一个最大效应,高于或低于该效应剂量时效应减弱;⑤U 形曲线,即存在一个最小效应,高于或低于该效应剂量时均表现出效应增强。

在当前毒理学研究中,存在两种基本的剂量-效应关系模型,即阈值模型和无阈值线性模型。它们是传统毒物风险评估中应用最多的两种模型。前者主要应用于非致癌物及非遗传毒性致癌物健康风险评估中；后者主要应用于遗传毒性致癌物健康风险评估与毒物生态风险评估中。Calabrese 等认为毒物影响机体的主要模型是毒物兴奋效应型剂量-反应关系模型，而并非经典的阈值模型或无阈值线性模型。依据所检测的终点不同，毒物兴奋效应的剂量—反应曲线可以呈 U 形（J 形）或 β 形（倒 U 形）两种（图 3-11），即当监测终点为生长情况（如多种有毒金属、除草剂和放射物在低剂量条件下对植物生长状况的影响）或存活情况（如 γ 射线在低剂量条件下对啮齿动物寿命的影响），则呈 β 形（倒 U 形）曲线；当监测终点为发病率（如突变、畸变、癌症），则呈 U 形（J 形）曲线。其中 U 形（J 形）曲线通常被称为毒物兴奋性剂量-反应关系曲线，即在低剂量条件下表现为适当的刺激（兴奋）反应，而在高剂量条件下表现为抑制作用。

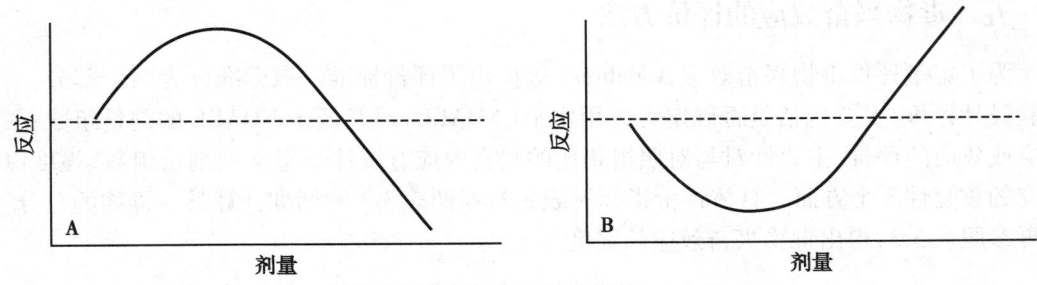

图 3-11　描述毒物兴奋效应假想的剂量-反应曲线

四、毒物兴奋效应产生的机制

对绝大部分有毒物质的低剂量刺激作用的机制至今并不清楚。一系列证据表明，没有哪一种机制能完全解释毒物兴奋效应现象的发生，因为根据组织、细胞和终点的选择不同，它通过不同的激动剂和受体而发挥作用。

其中具有代表性的作用机制理论有以下 3 个方面：

1. 比较公认的理论就是受体机制，其认为机体具有两种不同激动剂亲和力的受体亚型，通过这两种受体亚型要么引起兴奋效应，要么引起抑制效应。低剂量时具有高亲和力的受体亚型起作用，对于激动剂，低亲和力受体具有很高的容量；高剂量时低亲和力的受体亚型发挥作用，并且它的高容量则相当重要。正是有两种不同亲和力受体亚型的出现，才能解释毒物兴奋效应的发生。

2. Stebbing 的矫正过度控制理论，其认为由于所有的有毒物质在高剂量时都抑制生物的生长，那么毒物兴奋效应可能是生物体对于低剂量抑制的一种反应，也就是说由抑制生长所造成的生长刺激作用是生物体对抑制的中和或反抗，或者说是生物体的一种自我矫正。任何通过这样的控制机制对抑制的矫正过度都会导致毒物兴奋效应现象，而且，该理论还指出在哺乳动物或单细胞生物体中出现的毒物兴奋效应，其机制应是亚细胞水平的，其调节控制机制最有可能的方式是对生物合成速率进行调控，不仅表现在生物化学水平改变上，而且还表现在生物体发生毒物兴奋效应现象的整个过程中，毒物兴奋效应是调节生物体控制的副产品。

3. Calabrese 提出过度补偿效应理论，其认为过度补偿效应是对体内平衡达到瓦解地步的响应，即生物体受到刺激，经过最初的抑制反应之后会出现一个补偿行为，此补偿行为会逐渐超过控制行为，从而导致一个净刺激效应，也就是通常所提及的毒物兴奋效应。大量例子表明类似毒物兴奋效应的剂量-反应在动态平衡的破坏中能表现出一种过度补偿作用,其可以表现为生理上试图逃避化学刺激或者对这种刺激表现出一种补偿作用。

毒物兴奋效应的生物学意义:毒物兴奋效应是生物长期进化过程中为顺应自然选择,提高在各种低剂量胁迫下的成活率而形成的一个生理机制,其意义在于当生物体自稳状态受到破坏后能够迅速恢复。毒物兴奋效应的功能主要有:①尽快修复胁迫引起的损伤;②保护生物体在其后的胁迫中免受或少受伤害,即使是其后不再遭遇相同胁迫,也有利于生物体抵御环境中其他不利因素的影响。在低剂量外源性因素造成轻微损伤时,如兴奋效应机制被激活并发挥作用,则机体很快恢复;但如果兴奋效应机制被抑制,则损伤将进一步扩大或恶化,从而形成更严重损伤。

五、毒物兴奋效应的评价方法

为了定量评价毒物兴奋效应,Calabrese 等提出了评价标准。该标准分为两个部分:一是实验设计评价,主要包括是否确定无作用水平(NOAEL)以及低于 NOAEL 的剂量组数;二是反应或效应的评价,主要针对与对照组相比的兴奋效应有统计学意义的剂量组数、强度以及研究的重复性 3 个方面。具体评价指标见表3-2,参照表3-2 的标准计算某一毒物的总分,然后再参照表3-3,得出毒物兴奋效应的强度。

表 3-2　筛选毒物兴奋效应的评价标准

研究设计标准		效应(反应)评价标准	
是否确定 NOAEL	分数	具有统计学意义的剂量组数	分数
是	1	1	2
否	1	2	4
低于 NOAEL 的剂量组数		3	8
1	1	≥4	16
2	2	剂量强度(对照组%)	
3	3	>110%,≤125%	0.5
4	4	>125%,≤150%	1
≥5	5	>150%,≤200%	2
		>200%,≤400%	3
		重复的研究资料	
		有	3
		无	0

表 3-3　评价毒物兴奋效应的定量标准

总　分	兴奋效应的证据级别	总　分	兴奋效应的证据级别
1~2	无~低	>12~16	中
>2~8	低	>16~20	中~高
>8~12	低~中	>20	高

例如,如果评价某一毒物的兴奋效应研究确定了 NOAEL,且低于 NOAEL 的剂量有 4 组,和对照组相比较有统计学意义的组数有 4 个,4 个剂量的效应强度均为对照组的 150% ~ 200%,但没有报告重复数据。其计算的最后结果为 29 分,说明该毒物存在兴奋效应的分类为高。

六、毒物兴奋效应的毒理学意义

毒物兴奋效应作为对低剂量条件下的剂量-反应关系的一种更科学、更精确的描述,将可能取代原有的模型而占据主导地位。但是这种取代以及观念的转变并不是一蹴而就的。如果毒物兴奋效应被确定普遍存在的话,必将对毒理学研究乃至社会的各方面的应用产生巨大的影响。这表现在以下几个方面:

1. 在环保方面　毒物兴奋效应对评价致癌危险度的低剂量线性关系模型的可信度及应用是一个挑战,强调了致癌剂存在阈值。这一结论引发这样一个讨论:环境应该治理到什么程度,也就是说多清洁才算清洁? 以美国为例,它的环保部门需要投入大量的财力对危险物存放场所进行清理,将一些认为是危险的物质完全清除出去,因为在许多人的心目中,零污染是首要目标。如果遵循毒物兴奋效应规律,化学物在低剂量存在时实际上不是一件坏事,似乎没有必要如此浪费财力,因此这一观点为政府部门有的放矢地控制污染,节约资金提供了依据。

2. 在公共卫生管理方面　公共卫生管理部门对工厂企业等有害物质作业场所进行危险度评价和管理时,首先要制定相应的职业接触安全限值。如果作业场所的实测值低于限值则认为是安全的;如果高于限值,则必须采取措施加以控制。职业接触安全限值就是在线性剂量-反应关系模型的基础上通过外推得到的。计算公式:职业接触安全限值=无不良反应剂量/安全系数。安全系数用来解释外推中的未知因素以及种属间的差异,其中包含了以往的经验以及专家所作出的推断。由于外推是以线性模型为基础,而从毒物兴奋效应模型可知,在低剂量条件下的毒性反应并不遵循线性规律,提示以往所制定的卫生标准存在商榷之处。由此可见,毒物兴奋效应模型将会对卫生标准的制定带来巨大的影响。

3. 在危险度交流的策略方面　在过去的 30 多年,许多国家的管理部门和公共卫生机构都"教育"公众,且过分渲染,使大家认为许多毒物没有安全的接触剂量,特别是致癌剂,如放射性物质和二噁英。如果毒物兴奋效应观点被承认,公共交流的危险度评价信息将完全改变。

4. 在临床药物治疗与研究方面　许多抗生素、抗病毒剂和抗肿瘤制剂以及大量的其他药物都表现出毒物兴奋效应的双相剂量-反应关系:一个剂量可能是临床有效的,但另一剂量则可能是有害的。如一些抗肿瘤药物(如苏拉明)在高剂量下抑制细胞增殖,此时具有临床疗效;而在低剂量条件下又成为一种局部激动剂,可以促进细胞增殖。再比如,治疗阿尔茨海默病的药物抗胆碱酯酶制剂,在低剂量时增强病人的认知功能;但在高剂量时则降低认知功能。由于毒物兴奋效应的存在,在药物的使用剂量上,需要进行仔细的临床监测。因此,毒物兴奋效应的双相剂量-反应关系不仅为完善临床治疗方案提供了新的机会,同时也提出了必须要解决的危险性问题。

5. 其他　研究发现 150 多种内源性兴奋剂、药物和污染物通过影响抗体产生、细胞转移、噬菌体的吞噬作用、肿瘤细胞的破坏及其他作用终点而对人体和其他动物产生毒物兴奋效应。对这种现象的认识对将来的研究和生物医学发展产生重要影响。

总之,毒物兴奋效应剂量-反应关系是一种更为普遍的、更适用的剂量-反应关系模型。对毒物兴奋效应的全面认可将会提高对生物的适应性反应、危险度评价和临床医学的认识,并在更广的生物学范畴加深对细胞和机体水平调控机制的理解。

七、毒物兴奋效应研究面临的问题

正是由于毒物兴奋效应的存在将会产生如此广泛而深远的影响,这一观点提出后引起了热烈的讨论,尤其是在进行危险度评价时,是否要应用毒物兴奋效应模型重新进行评价。对这个问题,还存在许多方面需要思考,其中包括:①在低剂量时观察到某一检测终点的毒物兴奋效应,在高剂量时,这个检测终点是否还会受到影响而表现相对应的毒性反应? 如维生素 C 在低剂量时降低坏血症的发病率,但在高剂量时,表现出的有害作用并不是坏血症。因此,对于某一特定的化学物质来说,如果在高和低剂量条件下作用于不同的作用终点,那么很显然不能把对于某一作用终点产生毒物兴奋效应的剂量作为这一化学物的安全接触剂量。②在接触多种化学物时,假如所有的化学物都存在毒物兴奋效应,那么这种作用是相加、协同还是拮抗作用? ③假如在某一剂量时证明了毒物兴奋效应的存在,是否有办法证明在更低剂量时不会产生有害作用? ④正常条件下癌症的发病率很低,对于致癌物质来说,即使发生毒物兴奋效应,降低了癌症发病率,但没有统计学显著性,如何说服反对者们承认存在毒物兴奋效应? ⑤即使确认了毒物兴奋效应的剂量水平,在确定职业接触限值时还是需要通过外推来得到,这仍然是一个估计值,而且对于一些化学物来说,测试毒物兴奋效应的试验费用要远远超过由它来确定职业接触限值所带来的好处。因此,有人建议这样的试验最好只在那些原有的标准出现明显漏洞的化学品中进行。

毒物兴奋效应在毒物风险评价中应用价值也存在争议:拥护者认为毒物兴奋效应在毒物健康风险评估(包括致癌风险评估、非致癌风险评估)、生态风险评估中都具有极高的应用价值。最大好处表现在既能更有效地控制风险,又能降低风险控制成本。另一些人则认为虽然在生态风险评估中,毒物风险的表现形式可能不应该只有单调函数一种形式,但毒物兴奋效应也并非就是非线性函数的最佳形式。因为毒物兴奋需要一个参照,当没有参照而无法判断影响结果的好坏时,多数生态风险评估学者都认为任何一种偏离生态系统正常范围的变化(包括某一物种数量的减少或增加),特别是与人类活动有关的变化,都应该视为不利;其次,当前生态风险评估中一个最大的难题是尚难判断低层次影响与整个生态系统影响之间的相关性,采用单调模型评价存在这个问题,引入毒物兴奋后仍同样存在这个问题;另外,个体对于毒物等不利因素存在适应性反应,而种群、群落和生态系统不存在,因此毒物兴奋只适用于个体水平,而不适合于生态系统。总之,毒物兴奋效应并不足以解决当前生态风险评估中存在的问题。

由此看来,不论是线性模型,还是毒物兴奋效应模型,用于危险度评价都有局限性。随着分子遗传学、蛋白质化学、人类基因组研究的不断深入,以及对环境与基因交互作用的深入研究,将使我们对毒作用机制有更完整的认识,以机制为基础的危险度评价将极大减少危险度评价中的不确定因素,这将是真正科学意义上的危险度评价模式,同时也是毒理学发展的终极目的之一。

毒物兴奋效应型剂量-反应关系是一种更为普遍的、更适用的剂量-反应关系模型。对毒物兴奋效应的全面认识将会影响毒理学各个领域,包括毒理学实验设计和观察、动物模型的选择、危险度评定和管理等多个方面,并进一步提高对生物的适应性反应、危险度评价和临床医学的认识以及在更广的生物学范畴加深对细胞和机体水平调控机制的理解。

（刘起展）

参 考 文 献

1. Ballantyne B, Marrs T, Syversen T. General and Applied Toxicology. 3rd 2009_Wiley: Chapter 1 Basic Elements of Toxicology; Chapter 4 Biotransformation of Xenobiotics; Chapter 23 Environmental and Endogenous Factors in Toxicity; Chapter 24 Chronotoxicology; Chapter 26 The Influence of Temperature on Toxicity.

2. Hodgson E. A Textbook of Modern Toxicology. 4th ED. NJ, USA: Wiley, 2010: 3-91.

3. Eaton DL, Gilbert SG. Chapter 2 Principles of toxicology; Parkinson A, Ogilvie BW. Chapter 6 Biotransformation of xenobiotics//Klaassen CD, eds. Casarett & Doull's Toxicology, The basic science of poisons. 8th ED. McGraw-Hill, 2013.

4. McQueen CA. Comprehensive Toxicology. 2nd ED. Elsevier Science & Technology, 2010. Volume1: 1.01 General Overview of Toxicology; 1.02 Exposure Science; 1.03 Oral Exposure and Absorption of Toxicants; 1.07 Biotransformation of Toxicants.

5. 周宗灿, 编著. 毒理学教程. 第3版. 北京: 北京大学医学出版社, 2006: 20-40.

6. 王心如, 主编. 毒理学基础. 第5版. 北京: 人民卫生出版社, 2007: 14-37.

7. 王心如. 毒理学基础. 第6版. 北京: 人民卫生出版社, 2012.

8. 金泰廙. 现代毒理学. 上海: 复旦大学出版社, 2004.

9. Calabrese EJ, Baldwin LA. Commentary. Toxicology Rethinks its central belief. Nature, 2003, 421: 691-692.

10. Calabrese EJ, Baldwin LA. Hormesis: the dose-response revolution. Annu Rev Pharmacol Toxicol, 2003, 43: 175-197.

11. Calabrese EJ, Blain R. The occurrence of hormetic dose Response in the toxicological literature, the hormesis database: an overview. Toxicol Appl Pharmacol, 2005, 202: 289-301.

12. Curtis D Klaassen. Casarrett & Doull's Toxicology: The Basic Science of Poisons. 7th edition. Mc Graw Hill Companies, Inc. 2008.

13. Andreas Luch. Molecular, Clinical and Environmental Toxicology. Volume3: Environmental Toxicology. Springer, 2012.

第 四 章

影响毒作用的因素

毒性是物质一种内在的、不变的固有性质,就如化学物的物理性质、化学性质一样,毒性是化学物的生物学性质。化学物的毒作用是毒物毒性在一定条件下的外在表现,是毒物与机体在一定条件下相互作用的结果。外源化学物或其代谢产物必须以具有生物活性的形式到达靶器官或靶细胞,达到有效的剂量、浓度,持续足够的时间,通过与靶分子相互作用或改变其微环境而产生毒作用。凡是能在质或量方面影响毒动学和毒效学这两个过程的因素,都在一定程度上影响化学物的毒作用。影响化学物毒作用的因素,包括化学物因素、暴露条件、机体因素、环境因素和化学物的联合作用等。

了解化学物毒作用的各种影响因素在毒理学研究中具有重要的意义。一方面,评价化学物的毒性时,可主动控制各种影响因素,避免其干扰,使实验结果更准确,重现性更好;另一方面,人类接触化学物时,这些因素往往并不能完全控制,因此在以动物实验结果外推于人时,特别在制定预防措施时,都应加以充分考虑和分析,正确评价化学物的毒性或毒作用。

第一节　化学物的分子结构和理化性质与毒性的关系

毒性与化学结构的关系是毒理学研究的重要课题。化学物的化学结构是决定其毒性的物质基础,也必然是决定其毒作用性质与大小的基础。化学物毒作用的特异性取决于化学物与生物大分子发生反应的专一性,其反应性由化学物的分子结构所决定。毒理学的研究表明,化学物的分子结构与其毒作用性质和大小密切相关,化学物的分子结构决定其理化性质和化学活性,进而影响化学物在体内的毒动学和毒效学过程。

化学物分子结构与生物活性或生物效应间的变化规律,称之为结构-效应关系(structure-activity relationship,SAR),简称构效关系。由于生物活性包括特征和活性强度两个方面,因而构效关系分为定性构效关系和定量构效关系。定性构效关系是阐述化学结构发生变化时,生物活性定性变化的规律;定量构效关系(quantitative structure-activity relationship,QSAR)是用数学模式来描述化学物(主要是有机化合物)与生物体大分子化合物(如酶、辅酶、核酸)或有机大分子组织(如受体、亚细胞结构、细胞等)之间相互作用的变化规律。早期构效关系的研究着眼于化学基团和基本结构与生理、生化过程的关系,即定性关系的研究。近年来,随着计算化学、化学/生物信息学和系统生物学的发展以及化学品毒性的高通量筛选(high-throughput screening,HTS)技术的应用,结合互联网端数据共享模式,开启了毒理学的"大数据"时代,促进定量构效关系(QSAR)研究深入到量子化学水平,已成为计算

（预测）毒理学［computational（predictive）toxicology］的重要研究内容，QSAR 通过揭示化学物结构参数和生物活性的相关性，从分子水平上推测其毒作用机制，预测新化学物的生物活性，在有害化学品风险评价和管理、定向合成高效低毒的新化合物、同系化合物比较毒性、制订卫生标准等方面得到广泛应用。

一、化学物分子结构、理化性质与毒性大小

化学物分子结构与毒性的关系相当复杂，同一类化合物，由于分子结构（包括取代基）不同，其毒性差异很大。化学物的物理性质，如脂/水分配系数、分散度、挥发性、电子密度分布等也影响着其毒性。实际上，与其说化学物的理化性质影响了毒性，还不如说其理化性质与毒性密切相关。此外，化合物的纯度、杂质也会影响其毒性，进而影响其毒作用。

（一）化学物分子结构与毒性大小

1. 同系物碳原子数与结构　烷、醇、酮等碳氢化合物按同系物相比，碳原子数越多，则毒性越大（甲醇与甲醛除外）。当碳原子数超过一定限度时（7~9 个），却又随着碳原子数增加，毒性反而下降。因这类非电解化合物伴随碳原子数增加脂溶性增大，水溶性相应减小，这样不利于经水相转运，其在机体内易被阻滞于最初遇到的脂肪组织中，反而不易穿透生物膜到达靶器官。如烷烃从丙烷开始，随碳原子数增加，麻醉作用增强，超过 9 个碳原子后，麻醉作用反而减弱，戊烷的毒性<己烷<庚烷，而辛烷的毒性迅速降低。但是，同系物中一般只具有一个碳原子的化学物，如甲醇、甲醛等的毒性较大，不符合上述规律。

同系物碳原子数相同时，一般直链的毒性大于其同分异构体，如庚烷的毒性>异庚烷；成环的毒性大于不成环的，如环戊烷的毒性>戊烷；环己烷毒性>正己烷。一般情况下，碳原子数相同时，分子中不饱和键越多，其化学性质越活泼，毒性越强，如对结膜的刺激作用，丙烯醛>丙醛，丁烯醛>丁醛；二碳烃类的麻醉作用，乙炔>乙烯>乙烷，氯乙烯>氯乙烷。

比较 ω-氟羧酸［$F(CH_2)_nCOOH$］同系物毒性时发现，分子为偶数碳原子的毒性大，奇数碳原子的毒性小。

2. 功能团与取代基　烃类化合物包括烷烃、烯烃、炔烃、环烃和芳烃等，大部分溶于脂肪而难溶于水。烃类化合物中含有烃基结构可增高其在生物体内的脂溶性，因而渗透力增高，毒性也相应的增强。非烃类化合物引入烃基结构可增加毒物分子的空间阻位，从而使毒性增强或减弱。如乙酰胆碱（acetylcholine Ach）在体内容易被水解，作用时间较短，但乙酰甲（基）胆碱水解则较慢，作用时间也较长。烃基的改变，性质也发生改变，如甲硫氨酸（蛋氨酸）变成乙硫氨酸时，则成了甲硫氨酸的拮抗物。

卤素有强烈的负电子效应，烃类中增加卤素就会使分子的极化程度增强，更容易与酶系统结合，使毒性增加，其毒性一般按照氟、氯、溴、碘的顺序而增强，且取代基越多，毒性也越强。例如氯甲烷的肝毒性大小依次是 $CCl_4 > CHCl_3 > CH_2Cl_2 > CH_3Cl$；麻醉作用是 $CHCl_3 > CH_2Cl_2 > CH_3Cl$。

脂肪烃引入羟基后成为醇类，麻醉作用增强，并可损伤肝脏。芳香烃引入羟基，分子极性增高而毒性也随之增加。如苯引入羟基形成苯酚具有弱酸性，容易与蛋白质中的碱性基团结合，增强与蛋白质（酶）的亲和力，毒性增大。多羟基芳香烃的毒性更高。

酸基一般指羧基（—COOH）和磺酸基（—SO_3H）。烃类引入羧基（—COOH）和磺酸基（—SO_3H）后，可使其理化性质发生很大的变化。使化合物水溶性和电离度增高，而脂溶性降低，在体内难以吸收和转运，毒性也随之减弱，例如苯甲酸的毒性较苯为低。人工合成的

染料中引入磺酸基也可降低毒性。羧基经过酯化后,电离度降低,脂溶性增高,使吸收率增加,毒性增大。

烃类引入氨基变成胺,碱性增强,易与核酸、蛋白质的酸性基团反应,易与酶发生作用,以致毒性增强。胺在体内可形成 NH_4,对组织中带负电荷的部位产生强吸引力。氮原子上的未共用电子对又能产生氢键作用,所以胺能强烈地干扰体内代谢。胺类化合物毒性大小为:叔胺<仲胺<伯胺。

凡具有酰胺结构的化学物质,易与蛋白质的酰胺键生成氢键,容易与靶分子结合。酰胺在体内酶的作用下,可水解为相应的酸和胺。因此,也具有这些水解产物的毒性作用。酰胺水解缓慢,故作用也较缓和。

取代基团不同,化合物的毒性不同。一般情况下,烃类化合物中,芳香族烃类比脂肪族烃类毒性大。有研究表明,取代基毒性大小依次为:$-NO_2$、$-CN$、$-Cl$、$-H$、$-CH_3$、$-C_4H_9$、$-CH_3O$、$-NH_2$。苯二胺是偶氮染料,具有致突变作用,若在其分子环状结构上增加一个甲基或亚硝基,可增高它们的致突变力;但是,如果增加一个亚硫酸根(SO_3^{2-}),羧基($-COOH$),或其氨基的氢以乙基($-C_2H_5$)取代,则其致突变力会明显地减弱。

取代基团的位置不同也可能影响毒性,带两个基团的苯环化合物的毒性,大多数情况下是邻位>对位>间位;分子对称的>不对称的。如对二硝基芳烃和邻二硝基芳烃的毒性远大于间二硝基芳烃,甚至大于间三硝基芳烃,这是由于与硝基相连接的苯环碳原子受到邻、对位硝基的共轭作用而增加了正电荷,使两个硝基相互处于邻位或对位的硝基芳烃更易于发生亲电反应,提高了硝基芳烃的毒性。又如三邻甲苯磷酸酯,可导致迟发型神经毒性,但当其甲基转至对位,则失去致迟发型神经毒作用。但是也有例外,如邻硝基苯醛的毒性大于其对位异构体。

在化合物中引入带电荷的功能基团,如负电荷基团硝基($-NO_3$)、砜基($-SO_2R$)、苯基($-C_6H_5$)、氰基($-CN$)、酰胺基($-CONR_2$)、醛基($-CHO$)、酮基($-COR$)、酯基($-COOR$)、乙烯基($-CH=CH_2$)、乙炔基($-C\equiv CH$)、三氟甲基($-CF_3$)、三氯甲基($-CCl_3$)等,可以与机体中带正电荷的基团相互吸引,从而使毒性增强。如果一个原子连接多个电负性基团,由于受电子吸引的影响,会使电子云的密度显著降低,在分子中形成"正电中心"(又称生物活性中心),该中心与组织中带负电荷的部位相互吸引,并与其负电荷部位牢固地结合而产生毒性作用。故可根据"正电中心"的电性强度,推测该化合物与带负电荷部位结合的稳定度及其毒性大小。

有机磷化合物均含有亲电子的磷,它以共价键结合于乙酰胆碱酯酶的酯解部位。但有机磷化合物的一些取代基不同,可以影响磷原子上的电荷密度,使其毒性发生变化。一般取代基 R1 和 R2 为烷氧基时比烷基毒性大;R1 和 R2 同为烷基时,烷基碳原子数越多,毒性越强。如保棉磷的 R1 和 R2 基团为二乙氧基,其 P 原子电荷为+1.041e,大鼠经口 LD_{50} 为 16mg/kg;而当用二乙基取代二乙氧基,形成乙基保棉磷时,P 原子电荷为+0.94e,则其毒性大为下降,大鼠经口 LD_{50} 为 1000mg/kg,两者毒性相差达 60 倍。

3. 分子构型　化合物分子的立体结构与其理化性质密切相关,同分异构体物质在理化性质上存在差异,毒性也存在一定的差异。典型的例子是六六六,它有 7 种同分异构体,常用的有 α、β、γ 和 δ 等。其中,γ 和 δ-六六六急性毒性强;β-六六六慢性毒性大;α、γ-六六六对中枢神经系统有很强的兴奋作用;β、δ-六六六则对中枢神经系统有抑制作用。

有机化学物立体异构体存在手征性(chirality)即手性,是指一种化学物质同时具有两种不同的分子结构,两种分子结构互为镜像对映体(enantiomer),彼此间的关系就像人的左、右手。手征性是分子产生旋光性的必要条件。手性化合物可含有一个或多个手性中心。手性对映体的右旋对映体(dextrorotatory enantiomers)和左旋对映体(levorotatory enantiomers)相应以 R 和 S 表示,而对于氨基酸、糖类等少数物质则以 D 和 L 表示,其中一部分显示出的旋光性偏振平面顺时针向右偏转或逆时针向左偏转相应以(+)和(−)表示,部分也以 d 和 l 表示。

不同的旋光异构体理化性质不同,由于机体内的酶、受体和离子通道等对旋光异构体物质具有高度专一选择性,当化学物质具有旋光异构体时,只能作用于一种旋光异构体。因此,化学结构的手征性影响其生物转化、生物转运和在机体组织内的分布和代谢速度,并影响其异构体的毒性。不同立体异构体的生物转化存在着立体结构的选择性,即一种立体异构体的生物转化途径和速率与其对映体存在差异。例如心血管扩张药卡维地洛(carvedilol) S-异构体比 R-异构体首过效应强,而抗炎药他唑非隆(tazofelone)的 R-异构体有较高的首过效应活性。抗癫痫药麦山妥英是美芬妥英 R-异构体和 S-异构体的外消旋(racemate)混合物,在体内转化过程中,S-异构体较 R-异构体更容易发生羟化反应而从体内清除。致癌物苯并[a]芘(B[a]P)体内代谢产物 7,8-二氢二醇-9,10-环氧化物有 4 种立体异构体,其中(+)-B[a]P-7R,8S-二氢二醇-9S,10R-环氧化物,已证明致癌性最强,它能优先与 DNA 脱氧鸟嘌呤残基结合,形成 N-2 加合物,造成 DNA 损伤。其他 3 种异构体也有致癌作用。有些手性化学物经过生物转化,可能使对映体从一种构型转变为另一种构型,甚至消失其手征性。如布洛芬(ibuprofen,异丁苯丙酸)经生物转化可由 R-构型转变为药效更高的 S 构型。S(−)沙立度胺(thalidomide,反应停)的致畸性要比 R(+)型强烈,但是单纯用 R(+)型沙立度胺给药,也无法避免其致畸性,因为 R(+)型沙立度胺在机体内可迅速发生双向(外消旋)互换作用,转变成 S(−)型。手性化合物的生物转运也表现出立体结构选择性。立体结构选择性主要影响手性化合物在机体吸收和排泄的主动转运过程,例如,治疗帕金森病的 L-多巴(L-3,4-dihydroxyphenylalanine,L-DOPA)要比 D-多巴更易在胃肠道经主动转运吸收。特布他林(terbutaline,间羟叔丁肾上腺素)的(+)对映体经肾排出为(−)对映体的 1.8 倍。化学物化学结构的手征性也影响其体内分布和蓄积。例如普萘洛尔(propranolol)S-异构体与血浆蛋白平均结合水平远高于 R-异构体,并且 S-异构体选择性地蓄积于某些组织(如心肌)的肾上腺素能神经末梢。布洛芬(+)对映体与血浆蛋白结合是其(−)对映体的 1.5 倍。

手性化合物与机体相互作用后,有多种可能的结果:①不同对映体有同等活性;②其中一种对映体有全部或预期的活性;③不同对映体间活性存在量的差异;④不同对映体间活性存在质的差异。一般来说,左旋异构体对机体的作用较强,如左旋吗啡(L-型)有强烈的生理活性,而右旋体(D-型)则往往没有作用。对硫磷的神经毒性,左旋异构体大于右旋异构体。但也有例外情况,如右旋和左旋尼古丁对大鼠的毒性相等;右旋尼古丁对豚鼠的毒性较左旋异构体大 2.5 倍。

(二) 化学物的理化特性与毒性大小

化学物的物理化学特性可影响其吸收、分布和蓄积、代谢、排泄的毒动学过程,影响其靶器官及在靶器官中的浓度,进而影响其毒作用的性质和大小。影响化学物毒性较为重要的理化性质参数包括脂/水分配系数、分散度、挥发度、相对分子质量、电离度等。

1. 脂/水分配系数　化学物的脂/水分配系数(lipid/water partition coefficient)是表明其在脂相(油相)和水相中的溶解分配率,即化学物的水溶性与脂溶性达到平衡时,其平衡常数称为脂/水分配系数。化学物的脂/水分配系数大,表明它易溶于脂,反之表明易溶于水,而呈现出化学物的亲脂性或亲水性。化学物的脂/水分配系数大小与其毒性密切相关,它直接影响化学物在机体内的吸收、分布、转运、代谢和排泄。一般脂溶性高的化学物质易于被吸收而不容易排泄,在体内停留的时间长,毒性大。化学物的脂/水分配系数越大,越易于以简单扩散方式透过脂质双分子层,易于在脂肪组织中蓄积(如 DDT)和透过血-脑屏障侵害神经系统(如四乙基铅,TEL)。但是,脂溶性极大的化合物不利于经水相转运和排泄。

化学物的脂/水分配系数小,即水溶性高。含有离子化基团的化学物在生理条件下通常是水溶性的,极性强,不易通过生物膜吸收,较易随尿液或胆汁排出体外。化学物的水溶性直接影响其毒性大小,水溶性越大,毒性也越大。如砒霜(As_2O_3)在水中的溶解度是雄黄(As_2S_3)的 3 万倍,其毒性也远远大于雄黄。铅化物在体液中的溶解度为:一氧化铅>金属铅>硫酸铅>碳酸铅,其毒性大小次序与之一致。化学物的水溶性还影响其毒作用部位。水溶性气态化学物如二氧化硫、氨等主要溶解于呼吸道表皮上覆盖的水性黏液中,作用于上呼吸道,引起局部刺激和损害作用;而不易溶于水的气态化学物如二氧化氮、光气(carbonyl chloride,碳酰氯)等则主要作用于下呼吸道,深入肺泡,引起化学性肺水肿。

2. 分散度和颗粒大小　粉尘、烟、雾等气溶胶态物质分散度(dispersity)与物质毒性的关系尤为密切。分散度以颗粒物的直径大小表示。分散度越大,粒子直径越小,其比表面积越大,生物活性也越强。毒物颗粒的大小可影响其进入呼吸道的深度和溶解度,从而影响毒性。为了方便比较不同形状、直径、比重的颗粒在呼吸道的沉积率,通常采用空气动力学直径(aerodynamic equivalent diameter,AED)表示气态颗粒物的直径。AED 大于 $5\mu m$ 的颗粒,几乎全部在鼻咽部沉积;AED 为 $2\sim5\mu m$ 的颗粒沉积在肺的支气管、细支气管,可通过呼吸道纤毛运动被清除;AED 在 $2\mu m$ 以下的颗粒可深入肺泡,穿过肺泡壁,吸收入血或经肺泡巨噬细胞吞噬而被清除;AED 小于 $0.5\mu m$ 的颗粒易经呼吸道再排出,AED 为 $0.01\sim0.03\mu m$ 时,其布朗运动速度极快,主要黏附于较大的支气管内。沉积于支气管和肺泡表面的微粒,如果易溶于水,则容易溶解于呼吸道表面黏液,通过简单扩散被吸收,毒作用也相对较强。气溶胶的分散度不仅和它进入呼吸道的深度和溶解度有关,而且还影响它的化学活性。例如一些金属烟(锌烟和铜烟),因其表面活性大,可与呼吸道上皮细胞或细菌等蛋白作用,产生异性蛋白,引起金属热;而粒径较大的金属粉尘(如锌尘和铜尘)却不能引起金属热。

分散度还可影响消化道对摄入的固态化合物的吸收率,从而影响毒性。一般情况下,颗粒物的溶解度与其粒径成反比。同一种毒物分散度越大,与胃肠道上皮细胞接触面积越大,吸收越容易,毒性也越大。例如粉末状的砷化物毒性大于颗粒状的砷化物。

粒径尺寸在三维空间中至少有一维处于纳米尺度范围($1\sim100nm$)或由它们作为基本单元构成的材料称纳米材料。纳米材料的尺寸介于生物大分子与细胞器之间,因此与生物体系的作用不同于小分子及同种的宏观尺度的材料。由于纳米材料特殊的尺寸,使得它相比于宏观尺度的材料具有很多特殊的效应(小尺寸效应、表面效应、宏观量子隧道效应等),其毒性亦不同于传统的毒性。纳米材料的毒性效应与尺寸有关。由于纳米材料尺寸很小,容易通过吸入、食入和皮肤渗透进入机体,透过机体屏障和细胞膜而产生毒效应。例如,以纳米材料结构和性质参数、纳米材料的富集和清除指标以及斑马鱼氧化应激指标为数据基础,构建金属氧化物纳米材料对斑马鱼慢性毒性的 QSAR 模型,定性分析结果表明,金属氧化物纳米材料对斑马鱼的致死效应和氧化胁迫作用与其平均粒径、比表面积和沉降率有关;定量分析结果表明,纳米材料的毒作用与平均粒径呈显著负相关关系,说明纳米材料的粒径在斑马鱼对纳米材料的吸收和富集过程中发挥重要的作用。此外,纳米材料许多特殊的物理化学性质,如形状、表面电荷、化学组成、表面修饰、金属杂质、团聚与分散性、降解性能以及"蛋白冠(protein corona)"的形成等也是影响其毒性的关键因素。一般认为,纳米材料可以引起氧化应激和炎症反应,进而对细胞和机体产生毒性作用。对纳米材料的毒性效应研究衍生出毒理学的一个重要分支:纳米毒理学(nanotoxicology)。纳米毒理学是研究纳米尺度下物质与生物体的相互作用过程以及所产生的生物学效应或健康效应的一门新兴学科。

3. 挥发度、血/气分配系数、比重　常温下容易挥发的化学物,易形成较大蒸汽压,易于经呼吸道吸收。液态化学物的挥发度(volatility)越大,在空气中可能达到的浓度越大,经呼吸道暴露的可能性越大。有些化学物质的 LC_{50} 相当,即其绝对毒性相似,但由于各自的挥发度不同,所以形成实际的毒性危害或危险性就可有很大的差异。比如,苯和苯乙烯 LC_{50} 均为 $0.045mg/m^3$ 左右,绝对毒性相似,但苯很容易挥发,而苯乙烯的挥发度仅为苯的 1/11,所以苯乙烯经呼吸道吸入的实际危害性比苯的实际危害为低。将化学物质的挥发度估计在内的毒性称为相对毒性。对有机溶剂来说,相对毒性指数能较好地反映其经呼吸道吸收的危害程度。但是经皮肤吸收的液态化学物,恰好相反,因为挥发性强的毒物,与皮肤接触时间短,吸收少,毒性小。

气态/蒸汽态物质到达肺泡后,主要经简单扩散透过肺泡膜进入血液。呼吸膜两侧的气体分压到动态平衡时,其在血中浓度和肺泡气的浓度之比称该气体的血/气分配系数(blood/gas partition coefficient),此系数越大,气体越易经肺泡被吸收入血。如乙醇的血/气分配系数为 1300,三氯甲烷为 20,乙醚为 15,苯为 6.85,二硫化碳为 5,乙烯为 0.4,因此,乙醇更易经肺泡被吸收入血。

某些特殊情况下,气态和蒸汽态外源化学物的比重值得重视。在密闭的、长期空气不流通的空间,如沼气池、竖井、地窖、地沟和废矿井中,有毒气体可能因比重不同而分层,贸然下去可导致中毒性事故。化学性火灾的有毒烟雾比重较轻,所以应匍匐逃生。

4. 解离度、相对分子质量　进入体内的化学物主要以简单扩散的方式进行跨生物膜转运。相对分子质量越小的化学物越容易通过生物膜,并且,许多化学物是弱有机酸或有机碱,在溶液中以解离或非解离两种形式存在,其解离度(ionization)取决于化学物的解离常数 pKa 值(该物质 50% 解离时的 pH)和体液的 pH 值。非解离型(非离子型)化学物荷电少而极性小,脂溶性好,易于通过生物膜;而解离型(离子型)的化学物极性大、脂溶性差,不容易通过生物膜。对于弱酸性与弱碱性有机物,只有吸收部位的 pH 与其 pKa 值相当,使其最大限度成为非离子型时,才能以简单扩散方式透过细胞膜,易于被吸收。化学物吸收率越高,发挥毒性效应作用越强。

解离常数 pKa 值不同的化学物,其在 pH 值不同的局部环境中解离度不同,导致其脂/水分配系数和离子化程度不同而影响化学物的跨膜转运。在酸性条件下,弱酸主要呈非离子型,弱碱主要呈离子型,酸性环境易于有机酸跨膜转运;在碱性条件下,弱酸主要呈离子型,弱碱主要呈非离子型,碱性环境易于有机碱跨膜转运。如马钱子碱(stychnine)是弱碱性化合物,在溶液中以非离子和离子化的混合形式存在。其处于碱性环境的肠液中,主要呈非离子状态,容易透过肠黏膜被吸收,表现出明显毒性效应;而在强酸性的胃液中,大部分呈离子化,不易透过胃黏膜被吸收。弱酸性化合物在碱性环境下可部分解离时,虽易溶于水,但难于吸收,且易随尿排出。此外,有些化学结构和解离度相似的化学物,可能有明显不同的脂/

水分配系数,如戊硫代巴比妥与戊巴比妥化学结构和解离度很相似,但因亲脂性(脂/水分配系数)不同致两者在体内的分布不同,应引起注意。

通常,非脂溶性化学物通过细胞膜的亲水性孔道被吸收,其吸收速度主要受相对分子质量大小影响,分子量大的,吸收速度相对较慢,反之亦然。脂溶性化学物吸收速度与分子量大小关系不大,主要决定于其脂/水分配系数,脂/水分配系数大者,吸收速度相对较快。相对分子质量较小($<200Da$)的亲水性分子,如乙醇或尿素,能经细胞膜孔(直径为0.4nm)以滤过方式进行转运。但是,水溶性无机离子甚至是小离子,虽然体积小,如钠离子,但其水化离子的粒径较大,其直径大于正常膜孔,则不能通过膜孔转运。

（三）化学物的纯度和稳定性与毒性大小

化学物的纯度不同,毒性也不同。化合物中的杂质成分往往会影响其毒性,因此评价化合物的毒性应尽可能采用其纯品。评价化学工业品和商品的毒性时,实际样品中常含有不纯物,包括原料、杂质、副产品、溶剂、赋形剂、稳定剂和着色剂等。这些不纯物可能影响受检化学物的毒性,甚至比受检化学物的毒性还高,从而影响对受检化学物毒性的正确评价。例如,早期对除草剂2,4,5-T进行研究时,由于样本中含有相当量(30mg/kg)的剧毒物质二噁英(TCDD),其对雌性大鼠经口急性毒性LD_{50}仅为2,4,5-T的万分之一,对雌性大鼠致胚胎毒性的剂量相当于2,4,5-T经口急性毒性LD_{50}的400万分之一。因此,获得的2,4,5-T的毒性评价结果实际上都是TCDD杂质的毒性结果。又如商品乐果对大鼠的毒性试验表明,大鼠经口LD_{50}为247mg/kg,而纯品乐果经口LD_{50}为600mg/kg。1958年法国因使用皮肤病治疗药发生的"Stalinon"中毒事件中,其药物成分是二乙基二碘化锡,但由于药品中含有三乙基碘化锡,其经口毒性较二乙基二碘化锡高10倍,导致患者出现三乙基碘化锡中毒。一般认为,如果杂质毒性大于主要成分,样品越纯,毒性越小;如果杂质毒性小于主要成分,样品越纯,则毒性越大。因此,在进行毒物分析时,要尽可能查明受检化学物的组成、成分及其比例,包括同分异构体的组成和比例。

化学物稳定性指化学物在其他物质作用下保持原有物理化学性质的能力。化学物的稳定性也可能影响其毒性。在自然条件下,化学物可因与环境中的物质(如空气、水分、阳光、其他化学物等)相互作用,发生降解或变质,从而改变或影响其毒性。如有机磷酸酯杀虫剂香豆磷(coumafos)在存储过程中形成分解产物,从而对牛的毒性增强。故在进行毒理学试验研究之前,应获得其在使用情况下的稳定性资料。

二、化学物的分子结构、理化性质与毒作用性质

决定一种化学物毒性的最重要性质是它的化学反应性。化学物的化学结构决定了化学物与生物体结构发生反应的专一性,是化学物毒作用特异性的物质基础。化学物的化学结构决定它在体内可能参与和干扰的生化过程,因而决定其毒作用性质。化学物的化学结构同样决定其理化性质,并影响其在体内的代谢过程,进而影响毒性或毒作用性质。

化学结构不同,其毒性性质可发生大的变化。如苯可致白血病,具有神经毒性与血液毒性。当苯环中的氢被甲基取代成为甲苯或二甲苯时,则麻醉作用增强而抑制造血功能作用不明显,且无致白血病证据;如被氨基取代,则出现明显的形成高铁血红蛋白作用;如被硝基取代或卤素取代,则具有肝毒性。

化学物的化学结构中具有的活性基团,能与生物体内重要的活性物质如酶、受体、DNA、脂质以及其他靶分子或位点发生作用而扰乱其功能时,就表现出化学物的特异作用。化学

物结构中活性基团发生改变,其毒作用性质往往随之发生改变。例如:苯具有麻醉作用和抑制造血功能的作用,当苯环中的氢被甲基取代成甲苯或二甲苯时,抑制造血功能的作用就不明显;当苯环中的氢被氨基或硝基取代时,则其毒作用性质发生很大的改变,此时具有形成高铁血红蛋白的作用,而且对肝脏有不同程度的毒性;当苯环的氢基被卤素所取代时,则以肝毒性为其特征。又如,环氧化物仅当环氧基团处于分子末端时才有致敏作用。刺激性气体环氧乙烷分子结构中的 R 取代基团为芳香胺衍生物、苯基、脂肪酸的缩水甘油酯、醛、甲基或其他环氧结构时,则具有致癌性。多环芳烃(PAHs)的致癌活性受其苯环数影响,苯环在 3 环以下的多环芳烃无致癌性,4~6 环的多环芳烃有致癌性,7 环以上多环芳烃尚未发现有致癌活性。含有萘环结构的化合物,由于具有很强的亲核性,很容易造成细胞突变,发生肿瘤。

许多生物碱的毒性效应是因为其结构类似动物或人组织内的内源性分子,这些内源性分子往往是发挥生理作用的重要物质。例如蕈毒碱(muscurine)的结构类似乙酰胆碱(一种重要的神经递质),蕈毒碱在体内模拟了乙酰胆碱的功能,并且其不易被酶降解,而产生强烈的神经毒性。多种具有中枢神经效应的生物碱,因为其结构类似神经递质而产生相应的神经毒性。如二甲-4-羟色胺磷酸(psilocybin)的结构类似 5-羟色胺,目前常见的毒品"摇头丸"的主要成分苯异丙胺即安非他明(amphetamine)、墨斯卡灵(mescaline)化学结构类似肾上腺素。某些化学物结构与体内的主动转运载体的底物类似,可通过转运营养物或内源性物质的载体转运系统主动吸收而产生毒作用。如铊、钴、锰等有害金属物质可以通过铁蛋白转运系统而被吸收;铅依靠钙的转运系统而被吸收。又如杀鼠剂氟代乙酸经体内三羧酸循环形成氟代枸橼酸,成为顺乌头酸酶的拟底物而抑制其活性,产生致死效应。

在分析毒物的作用时应注意分子的整体性与基团的特殊性之间的相互关系。如有机磷杀虫剂,具有抑制胆碱酯酶作用的共性,是由其基本结构 $R_2PO(S)\cdot X$ 所产生的,而由于其组成的基团不同,如 X、R_2(甚至两个 R)不同,P＝O、P＝S 的差别,其毒作用又常表现出一定的特殊性。如 R 基团为乙氧基时,在体内不易分解,毒性较大;X 基团为强酸根时,使磷原子的趋电性增加,对胆碱酯酶的亲和力增高,毒性较 X 基团为弱酸根时增强。上述苯环结构携带不同基团不仅可能改变其部分效应,甚至可产生截然不同的效应。一些化学物虽其化学结构不同,却表现出某些共有的作用,如脂肪族烃类、醇类、醚类,高浓度均有麻醉作用,此作用常由化学物的整个分子所引起,统称为非电解质作用。

无机化学物的毒性与其溶解度有关。一般金属单质难溶于水,所以几乎无毒,难溶的金属盐类毒性也较低。如 $BaSO_4$ 不溶于水,几乎不具有毒性,$BaCl_2$ 易溶于水,毒性较高。镉的酸性盐为可溶性盐,毒性大;其中性盐、碱性盐水溶性低,毒性也低。金属的有机物比无机物脂溶性高,易吸收,故毒性较大。如无机汞吸收率仅为 2%,醋酸汞为 50%,苯基汞可达50%~80%,甲基汞 100% 吸收。同一金属化合物低价态毒性高于高价态,但铬则例外,六价铬的毒性高于三价铬。

化学物的氧化还原态不同,毒作用不同。如硝酸盐在肠道菌群作用下还原成亚硝酸盐,可致高铁血红蛋白症;硝基芳烃还原成芳香胺,可致甲状腺肿和致癌。氧化能力强的化合物,往往能对皮肤和黏膜造成氧化腐蚀灼伤,如浓硫酸和硝酸等。一般而言,较活泼的化学物质,毒性也较大。

第二节 接触与暴露因素

一、接触与暴露途径

在化学物产生毒作用之前必须与机体表面接触,如皮肤、眼睛、呼吸道或消化道黏膜的接触,化学物通过最初接触部位并由此吸收进入体内而引起全身毒性,这些接触部位称作暴露途径(route of exposure)。生活环境和职业环境中常见的化学物暴露途径是经口、经皮(表皮)、经眼和吸入接触暴露。在毒理学、治疗学以及某些特定的实验研究中,除以上暴露途径外,暴露途径还可以是肌肉、静脉、皮下和腹腔等注射途径。化学物暴露途径与体内生物转化和可能引起的毒作用之间的关系十分复杂,并且受到暴露剂量(给药量)和期限(持续时间)的影响。与暴露特征有关的影响特定化学物毒作用的主要因素有暴露途径、暴露期限和暴露频率。

化学物的暴露途径不同,其首先到达的器官以及吸收、分布、代谢过程不同,毒作用也不尽相同。经口暴露,胃肠道吸收后先经肝脏代谢,再入体循环。经呼吸道吸收的化学物,入血后先经肺循环进入体循环,而后经过肝脏代谢。经皮肤和呼吸道吸收,还存在肝外代谢机制。若化学物需经肝脏代谢活化,则经口暴露比经吸入和皮肤暴露所表现出的毒性要强,因为经口暴露使更高比例的化学物直接经门静脉进入肝脏代谢活化。相比之下,若化学物需经肝脏代谢解毒,则经口暴露比经吸入和皮肤暴露所表现出的毒性要低。一般而言,在环境中,吸入暴露是化学物进入机体的最快途径,皮肤最慢。在毒理学实验中,静脉注射使毒物直接进入体循环,出现毒性反应最快,其他暴露途径按化学物吸收速率快慢依次为:吸入>腹腔注射>皮下注射>肌内注射>皮内注射>经口>经皮。化学物的暴露途径不同,其毒作用的部位、表现也可能不同,如经口给予硫酸镁,引起腹泻,而经肌内注射则引起低血压和肌肉松弛。

比较化学物不同暴露途径的致死剂量可以获得其吸收程度和潜在危害的有价值的信息。若某化学物经口或经皮的致死剂量与经静脉暴露的致死剂量相似,则可以推断该化学物极易经口或经皮迅速吸收;反之,若某化学物经皮致死剂量高于经口致死剂量几个数量级,即经皮毒性大大低于经口毒性,提示皮肤对该物质具有很好的屏障作用。

在毒理学实验中,尤其是化学物经皮肤暴露或经呼吸道暴露的过程中,需要注意防止暴露途径交叉吸收对毒作用的影响。进行易挥发毒物经皮涂布暴露时,应密封涂布的局部皮肤,以防止其蒸汽经呼吸道吸收或实验动物舔食涂布部位经消化道吸收而引起的毒性。经吸入暴露时,则应保护皮肤,防止气态毒物可能经皮肤吸收。

二、暴露频率与期限

暴露频率(exposure frequency)和暴露期限(duration of exposure)是与时间有关的暴露特征因素。根据暴露频率和期限的不同,毒理学研究将毒性试验分为4个范畴:急性毒性试验指24小时内单次或多次暴露,对于急性吸入暴露,暴露时间大多为连续4小时吸入;亚急性毒性试验指1个月或短于1个月内的重复暴露;亚慢性毒性试验指1~3个月内的重复暴露;慢性毒性试验指3个月以上的重复暴露。亚急性、亚慢性和慢性毒性试验都属于重复暴露试验。关于人类暴露时间的分类,只是粗略地分为急性暴露(大剂量单次或短时间暴露)

和慢性暴露(低剂量长期暴露)。

　　化学物经不同暴露途径引起的毒作用与暴露剂量和持续时间有关。许多化学物,急性大剂量暴露与较长时间低剂量暴露的毒性表现不同。如大剂量一次经口给予需肝脏代谢活化的化学物,可立即引起严重的急性毒性,经口暴露比其他暴露途径所表现出的毒性要强,然而,同样的物质经口以较低的水平(例如,混合在食物中)给予,经缓慢而持续地吸收,产生的毒性效应与其他暴露途径所表现出的毒性相近。经口给予需肝脏代谢解毒的物质,经缓慢而持续地吸收,其毒性低于其他暴露途径,然而,大剂量一次经口给予同样的物质,超出了肝脏的代谢解毒能力,未被代谢解毒的物质将进入体循环而引起全身毒作用。

　　化学物的暴露期限和暴露频率不同,其毒作用的部位、性质和程度也可能不同。如苯的急性暴露毒性表现主要为中枢神经系统抑制作用,多次重复暴露毒性表现主要为骨髓细胞毒性,引起造血功能障碍甚至白血病。化学物急性暴露可能引起即刻急性毒作用,也可能引起类似于或不同于慢性毒作用的迟发性毒作用;慢性重复暴露不仅引起慢性毒作用,也可能在每次暴露后出现某些急性毒性的表现。一定剂量的化学物,单次全部给予实验动物时可引起严重中毒,若分几次给予可能只引起轻微的毒作用,甚至不引起毒作用。这与重复暴露频率间隔时间内该化学物的清除速率以及已造成的损伤的修复效率有关。化学物暴露频率间隔时间与清除速率的关系见图4-1。图中化学物B的清除半减期(化学物从血液中清除50%所需的时间)近似等于暴露频率间隔时间,需要重复4次染毒才可达到理论有效毒作用浓度(2个浓度单位);化学物A的清除半减期大大长于暴露频率间隔时间,仅重复2次染毒就可达到理论有效毒作用浓度;化学物C的清除半减期大大短于暴露频率间隔时间,则无论重复染毒多少次也达不到理论有效毒作用浓度。任何重复暴露,毒性效应的产生事实上可能完全依赖于暴露的剂量和频率及间隔时间而非每次暴露的期限。如果化学物在体内蓄积(暴露频率间隔时间短于其清除半减期),或机体从毒性损害恢复的暴露频率间隔时间不够,就可能发生慢性毒作用。

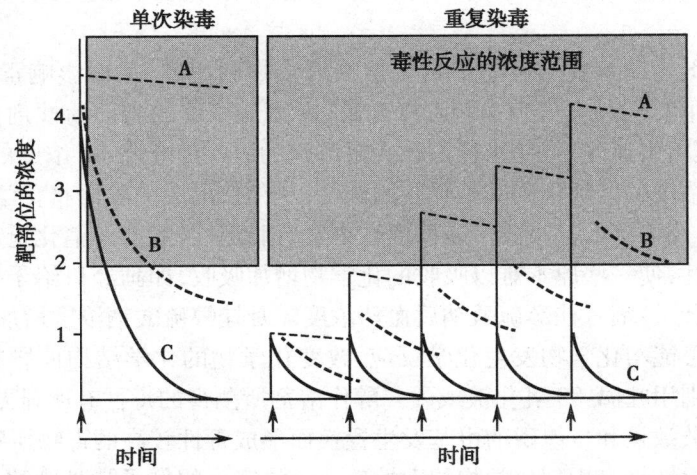

图4-1　不同染毒频度和排泄速率条件下剂量与靶部位浓度的关系
来源:Eaton DL,Gilbert SG. Principles of Toxicology∥Casarett & Doull's Toxicology,The basic science of poisons. 7th ED. Klaassen CD, eds. McGraw-Hill,2008

与急性毒性相比,重复暴露的蓄积毒性表现比较复杂,不可能通过急性毒性的阈下剂量进行定量预测。如 4 小时急性吸入三甲氧基硅烷蒸汽的 LC_{50} 为 47ppm,而 4 周(每周 5 天,每天 7 小时)重复暴露的 LC_{50} 为 5.5ppm;反之,26 小时急性吸入苯蒸汽 95ppm 引起严重的骨髓细胞毒性,而 2 周(每周 7 天,每天 2 小时)重复暴露苯蒸汽 95ppm 则几乎没有毒性。不同重复暴露的精细给药方案有可能显著影响毒性,间断重复暴露与持续重复暴露的毒性不同,如大鼠 4 周间断吸入甲醛 10ppm 或 20ppm 比持续吸入暴露显示出更强的鼻黏膜细胞毒性;4 周动物四氯化碳吸入实验发现,每天暴露 6 小时间断 1~5 小时比持续暴露引起更严重的肝毒性。所以,评价重复暴露毒性实验结果时,不仅要关注化学物性质、暴露剂量的信息,还要注意暴露频率和期限等具体暴露方式的信息。

三、溶剂

溶剂(solvent)指能够将另一种物质溶解于其中的任何物质。在毒理学试验中,往往需要用溶剂或助溶剂将化学物溶解或稀释,配制成一定浓度后使用。常用的溶剂有水(蒸馏水或去离子水)、植物油(玉米油、葵花籽油、橄榄油、花生油等)。常用的助溶剂有吐温-80(Tween-80),它属于非离子型表面活性剂,具有亲水性基团和亲脂性基团,可与亲脂性化合物结合,利用其亲水性基团将化合物溶于水中;也可将亲水性化合物溶于油中。但吐温-80对某些化学物的吸收速度有影响,并有一定毒性。

溶剂或助溶剂若选用不当,改变了化学物的理化特性和生物活性,有可能加速、减缓或阻碍受试物的吸收、排泄从而影响化学物的毒作用。溶剂或助溶剂的性质和体积都能够影响毒物在胃肠道的吸收,如亲脂性的溴氰菊酯(拟除虫菊酯杀虫剂)分别溶于甘油(丙三醇)或聚乙二醇油酸酯(非离子型表面活性剂)给大鼠灌胃后检测血中最大浓度显示,以甘油为溶剂比以聚乙二醇油酸酯为溶剂的血中最大浓度高 9~10 倍,聚乙二醇油酸酯显著降低了溴氰菊酯的生物利用度,因为溴氰菊酯不完全溶于聚乙二醇油酸酯而形成乳液,阻碍了其肠道的吸收。脂溶性的化学物若溶于适当的溶剂(亲脂性溶剂),其急性经口毒性远高于其混悬于非脂溶性溶剂(羧甲基纤维素钠)。以玉米油为溶剂可因其促进肠蠕动,加速受试物的排泄而降低毒性。

用表面活性剂为助溶剂时可能影响化学物的生物利用度,从而影响毒性。用 0.1% 吐温-80 溶解非那西汀,可使其经口血药浓度升高,因为低浓度的表面活性剂可以湿润化学物粒子表面,增加其溶解速度;但是水杨酸在大鼠肠道的吸收随吐温-80 浓度的增加而减少,因为随表面活性剂浓度的增加达到其临界胶团浓度以上时,形成的胶团将化学物包裹,减少游离化学物的含量,反而降低其吸收。表面活性剂具有脂溶性,能溶解消化道黏膜的脂质而改变上皮细胞通透性,使一些原本难以吸收的化学物增加吸收,如狗经口给予头孢噻吩血药浓度很低,加入表面活性剂月桂醇硫酸钠后血药浓度随月桂醇硫酸钠浓度增加而升高。

有些溶剂也可能与化学物发生化学反应,改变化学物的化学结构而影响其毒性。如敌敌畏和二溴磷分别用吐温-80 乳化液或丙二醇作溶剂所测得的毒性有明显差别,可能是由于丙二醇的烷基与敌敌畏和二溴磷的甲基发生置换而形成毒性较高的毒物所致。

溶剂本身的毒性也会影响化学物的毒性效应。最突出的例子就是磺胺酏剂事件。磺胺因不溶于水一般都是片剂和散剂。由于固态磺胺制剂很难吞咽,1937 年美国 Massengil 制药公司的首席化学家用二甘醇代替乙醇和糖,将其溶于二甘醇和水的混合液,制成口感很好的磺胺酏剂,用于治疗感染性疾病,结果有 300 多人发生肾衰竭,107 人死亡。二甘醇在体内由醇脱氢酶氧化成有毒的 2-羟基乙氧基乙酸(2-hydroxyethoxyacetic acid,HEAA),HEAA 有明显的肾毒性。历史上二甘醇被误用为稀释剂来代替常用的丙二醇和甘油曾造成多起集体中毒事件,导致 600 多人死亡。人体吸收 67～78g 二甘醇将引起急性肾衰竭,并导致死亡。因此,溶剂的毒性问题不可忽视,有时即便是惰性最强的溶剂,使用不当也可能产生严重的毒作用。

毒理学实验中,要求选择溶剂或助溶剂应是无毒的,与受试毒物不起反应,不影响受试毒物的吸收和排泄,且受试毒物在溶解或稀释后在溶液中是稳定的。

四、染毒容积和溶剂浓度

染毒容积和溶剂浓度(稀释度)可能改变或影响机体的吸收速度和程度,进而影响化学物的毒作用。溶剂、助溶剂的使用量过大,也可能产生附加毒性。大鼠经口给予同样剂量的溶于玉米油的联苯菊酯,染毒容积分别为 1ml/kg 或 5ml/kg,结果染毒容积 1ml/kg 的神经毒性比染毒容积 5ml/kg 的强 2 倍,提示染毒容积 5ml/kg 降低了联苯菊酯的肠道吸收率。小鼠蒸馏水和生理盐水静脉注射的 LD_{50} 分别为 44ml/kg 和 68ml/kg,即 20g 重的小鼠静脉注射 0.88ml 蒸馏水或 1.36ml 生理盐水就可能有 50% 动物死亡。在动物实验中一次最大灌胃容积一般为体重的 1%～2%,不能超过 3%。啮齿类静脉注射容积不能超过 0.5ml,较大动物不能超过 2ml。

在同等剂量条件下,一般浓溶液较稀溶液吸收快,毒作用强。如氰化钾以 15mg/kg 剂量给小鼠灌胃,分别稀释为 1.25%、2.5% 和 5% 水溶液,结果不同的溶液稀释度,20 只小鼠死亡数分别为 9 只、15 只和 19 只,死亡数随溶液浓度增加而递增。也有例外,如 1,1-二氯乙烯(1,1-dichloroethylene)原液的经口毒性低于其稀释液。

第三节　暴露环境因素

毒理学实验中,实验动物在接触化学物的同时,往往还同时受到实验环境中各种因素如小气候、噪声、振动、光照等的影响,这些因素的共同存在可能直接或间接影响化学物的毒性作用。

实验动物暴露环境因素(exposure of environmental factors)包括外环境因素和内环境因素两部分。外环境是指实验动物和动物实验设施外部的环境。内环境指实验动物饲养和动物实验设施内部的环境,外环境的质量可通过影响内环境质量而影响实验动物。内环境是实验动物长期适应和赖以生存的环境条件,当内环境条件改变时,将会直接影响实验动物的生理状态和毒性反应。以下暴露环境因素指实验动物的内环境暴露因素。

一、微小气候因素

微小气候因素主要包括气温、气湿、气流(风速)、气压。微小气候因素均不是各自以单一的因素影响实验动物,而是相互关联形成综合的微小气候环境发生影响。微小气候因素主要影响机体的体温调节,引起机体的冷、热应激。

(一) 气温

气温(temperature)改变可以引起机体生理和生化功能内稳态的变化,影响毒物的吸收过程和毒作用。绝大多数哺乳动物(包括人类)是恒温动物,在一定范围内具有保持体温相对稳定的生理调节功能，一方面，化学物暴露可直接改变机体的体温调节功能，尤其是啮齿类及其他小型哺乳动物更为敏感，从而改变机体对环境温度变化的反应性；另一方面，环境温度可引起不同程度的生理、生化和内环境稳态系统的改变，影响化学物的体内吸收、分布、代谢、排泄过程，改变或加重化学物的毒作用。在正常生理情况下，高气温使机体皮肤毛细血管扩张、血液循环加快、呼吸加速，可使经皮肤或经呼吸道吸收的化学物，吸收速度加快。气温升高使皮肤血流量增加和出汗，两者均能促进有机磷杀虫剂或其他化学物的经皮吸收。例如，气温从28℃升高至40.5℃，对硫磷经人类皮肤吸收增加180%。呼吸道每分钟通气量受到气温的影响，热应激可增加呼吸道通气量，使气态化学物如臭氧经呼吸道的吸收增加，尤其是通过喘气散热的动物如狗、羊等对此特别敏感。气温也影响化学物经消化道的吸收，气温降低时，动物的摄食量增加，使得经食物摄入的化学物增加，研究发现低温可使小鼠摄食量增加30%。此外，高温时多汗，随汗液排出氯化钠等物质增多，胃液分泌减少，胃酸降低，影响毒物经胃肠吸收。排汗增多，尿量减少，也易于造成经肾脏随尿排出的化学物或（和）其代谢产物在体内留存时间延长，毒性增强。

气温对化学物毒性的影响因化学物不同而不同，如秋水仙碱和洋地黄的毒性随气温度升高而升高；相反，索曼（抗胆碱酯酶毒物）的毒性随气温降低而升高；而升温和降温都可增加咖啡因对小鼠的毒性。有人比较了在不同气温、气湿（8℃±1℃、相对湿度90%±2%；26℃±1℃、相对湿度65%±4%；36℃±1℃、相对湿度35%±3%）条件下，大鼠腹腔注射58种化学物的 LD_{50}，结果有55种化学物在36℃高温环境下毒性最大，26℃时毒性最小。引起代谢增高的化学物如五氯酚、2,4-二硝基酚及4,6-二硝基邻甲酚等在8℃时毒性最小，引起体温下降的化学物如氯丙嗪在8℃时毒性最大。

气温还可影响化学物在体内的持续时间和作用浓度。一般低温环境下，化学物的吸收、代谢速度减慢，对机体的毒性反应减弱，但是，同时化学物经肾脏的排泄速度也减慢，化学物或其代谢物在体内的持续时间延长。如，急性给予小鼠乙醇，在气温22℃时，体温下降至35℃，体内乙醇清除率为0.012mg/（ml·min），当气温升高至35℃，乙醇降低体温的效应消失，体内乙醇清除率增加了30%，而气温升高也使小鼠的死亡率升高。推测较高的体温改变了肝脏乙醇脱氢酶的活性，从而改变乙醇的体内毒作用浓度和效应。在某些情况下，气温可明显影响化学物的体内代谢，如在寒冷环境中，大鼠乙酰苯胺的微粒体羟化作用增高；小鼠将2-萘胺代谢转化为2-氨基-1-萘酚的能力增强。

干扰机体的体温调节导致体温变化是化学物的毒作用表现，化学物能否引起机体体温的升高、降低或无作用，很大程度上依赖于实验动物的微小气候环境及热平衡调节应答能力。例如，若化学物阻碍机体的产热代谢，机体产热减少，则在相对较冷的环境中可显示出最大的体温变化效应。若化学物引起周围血管收缩，机体散热减少，则在相对较冷的环境中对体温的影响很小。因为，在相对较冷的环境中皮肤血管已处于收缩状态，但在较温暖环境中，则可引起体温过高。若化学物引起周围血管舒张，机体散热增加，则在温暖环境中体温几乎无变化。

因为在温暖环境中皮肤血流量已经升高，额外增加的血管舒张不能增加皮肤散热量。化学物阻止啮齿类的流涎或人类的出汗，在冷环境中几乎无效应，但是在温暖环境中则可导致剧烈的体温过热效应。化学物若只影响机体的某一周围热平衡调节系统而不影响中枢热平衡调节系统，机体将启动其他周围热平衡调节系统来维持机体热平衡。例如，在冷环境中皮肤血流量升高，机体将增大代谢产热量以补偿皮肤散热的增加。化学物在温暖环境中刺激机体代谢产热,将伴随出现蒸发散热的显著增加。当然,这种热平衡调节是理想化的状态,实际上化学物往往影响一个以上的机体热平衡调节系统,因此气温对毒性的影响十分复杂。为避免环境温度的影响,毒理学或药理学试验中需要注意保持试验对象处于同一微小气候环境条件。

在应用啮齿类动物试验资料推测到人时,需要考虑体型、体表面积:体质量比值和代谢率的差异,啮齿类对化学物引起的降低体温效应十分敏感,而人类及其他大型哺乳动物则不敏感;化学物对人类及其他大型哺乳动物的体温影响多见发热或体温升高。评价应用于寒冷(极地)或炎热地区的化学物的毒性,气温是必须考虑的重要的影响因素。

(二) 气湿

气湿(humidity)指空气中含有水蒸气的量,通常以相对湿度表示。气湿影响空气的对流和辐射散热,在微小气候环境中,气湿与气温共同影响机体的热感觉,与机体的体温调节有密切关系。通过皮肤蒸发作用散热是哺乳动物体温调节的方式之一,在高温高湿情况下,体表水分蒸发困难,散热减少,引起过热;在低温低湿情况下,过多的水分蒸发使机体散热量增加,引起寒冷;以上两种环境条件均会增加机体体温调节负荷,从而影响机体对化学物的感受性。有研究发现,相对湿度大于80%时酒石酸碱的毒性增大。在气温21℃,相对湿度35%环境下,大鼠摄食量比相对湿度75%时增加5%。

气湿影响化学物的经皮吸收,在高温高湿的环境,汗液蒸发困难,皮肤角质层的水合作用加强,化学物的经皮吸收增加,脂/水分配系数较低的毒物也易于通过皮肤吸收,同时由于毒物易于黏着皮肤表面,延长接触时间,增加吸收量。某些化学物在高湿条件下,理化性质发生改变,如空气中的一部分 SO_2 可转变成 SO_3 和 H_2SO_4,使其毒性增加。某些化学物如 HCl、HF、NO 和 H_2S 等在高湿环境下,刺激作用增大,毒性增强。

此外,湿度过高或过低都对实验动物健康不利,在低湿条件下,尤其是相对湿度低于40%时,幼年大鼠会发生环尾症(ringtail)。在高温条件下,湿度对动物体温调节的影响可成倍增大。所以一般要求动物实验环境的相对湿度保持在40%～70%之间。

(三) 气流与换气次数

气流(air current)的速度(风速)与动物体表的散热量以及水分蒸发有关,因此,气流速度也是影响机体体温调节的微小气候环境因素之一。由于实验动物的体表面积与单位体重的比值较大,因而对气流速度更敏感。值得注意的是,气流速度、温度、湿度等均不是各自以单一的因素影响机体,而是相互关联影响机体对化学物的感受性。

气流速度过大或过小均能影响实验动物的健康。动物实验环境内保持一定的气流速度,不仅可使温度、湿度及空气中的化学物质组成保持一致,而且有利于将动物排泄产生的废气如氨气、硫化氢等排出室外。如气流速度过小,空气流通不良,对流散热困难,室内氨气、硫化氢浓度过高,可刺激动物出现流泪、咳嗽,甚至可引起黏膜炎、肺水肿和肺炎,甚至死亡。通风不良,实验环境中动物信息素含量过高,可致动物的内分泌及生殖功能紊乱,影响动物健康及动物实验结果。反之,气流速度过大,动物体表散热增加,同样影响实验动物的健康和毒性反应。为保持动物实验环境充足的新鲜空气,应有适当的换气次数。一般而言,动物实验环境的风速的标准值定为0.1～0.2m/s,换气次数为10～20次/小时。

(四) 气压

通常动物实验环境中气压(air pressure)变化不会很大,对毒性也无明显影响。在一些特殊大气环境中,气压改变,往往会影响大气中污染物的浓度,引起人类的中毒事件。

气压改变对化学物毒性的影响主要是由于氧分压的改变,而不是压力的直接作用。高气压与低气压环境条件下,接触毒物可以引起不同的毒作用。在低气压条件下,如暴露于海拔较高的高原或高空时,机体处于低压缺氧环境,机体心、脑、肺等重要生命器官的正常生理功能受到影响,甚至发生功能紊乱,危及生命。由于缺氧及氧分压改变,机体对化学物的感受性也发生改变,如在海拔1524.4m或更高的地方,洋地黄、士的宁的毒性降低,但安非他命、d-异苯丙胺、氨基丙苯的毒性增强。在低气压、低氧分压的条件下,二硝基酚等代谢兴奋剂对大鼠的毒性增高,气压降至66.5~79.84kPa(500~600mmHg)时,CO的毒性增强。在高气压条件下,如深潜作业,外耳道压力较大,使鼓膜向内凹陷产生内耳充塞感、耳鸣及头晕等,当压力超过7个大气压时,可出现氮气的麻醉作用,心脏活动增强、血压升高及血流速度加快。高氧分压暴露超过一定压力和时间,可使体内氧自由基生成增多,产生毒性作用,也使得相应化学物的毒性增强。

二、其他环境因素

环境光照、噪声、振动、微波辐射、电离辐射等,不仅本身对正常的生理过程有干扰,影响毒物的毒作用,还可形成物理因素与外源性化学物的联合作用。

(一) 光照

光照(illumination)对动物的生理活动有着重要的调节作用。日光周期与动物的昼夜节律有关,使动物生理功能发生周期性变化,影响机体对化学物作用的感应性。

光照明暗周期对动物的生殖是一个强烈的刺激因素,但不同种类或不同品系动物对光照变化的敏感性有较大的区别。大鼠在12小时明、12小时暗的环境中,发情周期稳定为4天,但在16小时明、8小时暗的环境中则连续发情。在连续黑暗的条件下,雌性大鼠生长发育、卵巢及子宫发育迟缓,不出现发情现象,而雄性大鼠则发生中枢性睾丸功能的改变。小鼠在照度20lx时,性周期最稳定,大鼠在照度100lx时阴道开口最早,卵巢与子宫重量最大。波长也会影响动物的特性,小鼠自然活动以红光及黑暗中最大,在黄光中为中等,蓝、绿和白昼光中最差;大鼠在蓝光下阴道开口比红光下要早3天。光照过强对动物角膜具有不利影响,能使动物视网膜发生退行性变、角膜变性。动物在饲养室内位置一定程度上会影响动物的生理和病理过程,因此,需要每周随机定期调换动物笼具的位置。长期毒性实验要考虑不同笼架层次之间的照度差异,有资料显示笼架最上层笼内的照度与最下层笼内照度比较,相差约80倍。日光中的紫外线照射不足可使机体对六氯苯的抵抗力降低,而最适剂量的紫外线照射,可提高机体对六氯苯的耐受性。

(二) 噪声

噪声(noise)因声波频率(Hz)、声强(dB)的不同而不同。人的听觉对2kHz声频最易感受,而对15~20kHz以上频率就失去听觉能力。与此相反,小鼠对1kHz以下音频无听觉能力,但能听到人不能听到的60kHz频率的超声波。因此人感觉不到的声波对动物却可能是强烈噪声。超声波清洗机所发出的大于20kHz的超声波,可引起小鼠听源性痉挛,狂躁,最后惊厥死亡。大鼠、沙鼠、仓鼠、豚鼠、家兔、狗等动物也可发生听源性痉挛。一般来说,不引起听力下降而动物所能忍受的最大声强是85dB,100dB的噪声就可引起动物内耳受损。实验动物环境噪声以60dB以下为宜。

研究发现噪声刺激可引起动物交感神经紧张,使心率、呼吸频率、血压都异常升高。还可使肾上腺、甲状腺重量增加,胸腺、脾脏、脑垂体、卵巢、子宫等重量减少。在噪声环境中,动物出现不孕,哺乳时咬食仔鼠现象增高,离乳率下降至正常的20%。噪声还可使动物血糖和胆固醇升高,影响免疫功能和肿瘤发生率,影响动物试验的重复性和准确性。

噪声可影响化学物如苯基丙胺、肾上腺素和乙酰胆碱等对小鼠的毒性。如噪声可增加耳毒性药物如卡那霉素对耳蜗的损害作用;噪声能引起小鼠体内2-萘胺代谢速率少量增加并且与寒冷有相加联合效应。研究表明噪声与二甲替甲酰胺(DMF)同时存在具有协同效应,动物单独95dB噪声或单独5mg/kg DMF暴露时,发生心肌酶活性改变,但是联合95dB噪声和0.25mg/kg DMF暴露,即可观察到心肌酶活性改变。

(三) 辐射

辐射(radiation)分为电离辐射和非电离辐射。电离辐射具有足够的能量可以将原子或分子电离化,电离辐射主要有3种:α、β及γ辐射(射线)。电离辐射能引起细胞化学平衡的改变,一般情况下,电离辐射可影响机体代谢酶的活性,如降低小鼠和大鼠回肠中拟胆碱酯酶的活性;降低机体类固醇的羟基化;降低幼年大鼠代谢谷硫磷的脱硫活性和小鼠形成葡萄糖苷酸结合物。一定剂量的电离辐射全身性照射可增加中枢神经兴奋剂的毒性,而降低中枢神经抑制剂的毒性,但对镇痛剂(如吗啡)则无作用。

非电离辐射的能量不足以引起电离,但会改变分子或原子的旋转、振动或价层电子轨道。非电离辐射的生物学作用主要是产生热效应和非热效应。热效应是机体接受非电离辐射时,吸收辐射能量,在体内转化为热量,产生的生物反应。热效应会引起中枢神经和自主神经系统的功能障碍,主要表现为头晕、失眠、健忘等。非热效应,即吸收辐射不足以引起组织升温,但可引起机体生理变化和反应。因此非电离辐射也可能与化学物形成联合效应。

此外,动物饲养和处理方式也会影响化学物质的毒作用。对动物的持拿、单笼或群饲、笼子的材料种类以及铺垫物等均是不可忽视的环境影响因素。如异丙基肾上腺素对单笼饲养3周以上的大鼠,其急性毒性较群养的大鼠增高。尤其是长期重复染毒试验,笼具的材质和构造可能影响动物实验结果,镀锌的导电材料会造成动物对锌的吸收;铁丝网底笼使大鼠对吗啡、戊巴比妥钠的敏感性增加;某些塑料笼具的成分具有毒性,长期饲养能使大鼠肝、肾肿大,血清胆固醇和磷脂含量升高;长时间用铁丝网底笼饲养时,实验兔会发生足跖部疾病,这些因素均会影响实验结果。垫料选用不当也会对动物造成危害并影响实验结果,锯木屑等产品常含有杀虫剂和防腐剂等污染物,可影响动物的生理状态。红松的刨花会降低巴比妥酸盐对动物的作用;白松、黄花松和红杉的刨花会释放挥发性碳氢化合物,影响肝脏微粒体酶的活性,并且还能产生其他毒性作用,从而影响化学物代谢的研究结果,这些环境因素对动物实验的影响均应加以注意。

第四节　宿　主　因　素

机体毒性效应的出现是化学物与机体相互作用的结果,因此机体本身的许多因素都可能影响化学物的毒性。在生物种属间、单个器官间和细胞类型间存在着吸收、分布、代谢转化和排泄质和量的差异,故某一特定毒物的毒性在不同机体中将随遗传、发育阶段、营养状况、健康或生理状况、压力或内外环境的改变而改变,表现出不同的效应。

一、种属和品系

在实验动物和人之间有许多生理学的和解剖学的类似性,这些成为毒理学评价使用动物实验资料的依据。然而,化学物毒作用在动物物种间、种属内存在性质上和数量上的巨大差异,不同动物种属(species)和品系(strains)对外来化学物的毒性感受性的广泛差异来自于不同动物种属和品系对外来化学物的吸收、代谢转化、排泄和解毒机制的明显差异,因此,评价化学物的毒作用由动物实验结果外推至人时有可能出现低估或高估的情况,认识这一点十分重要。例如,乙二醇经口 LD_{50} 在实验动物中为 4.7 ~ 7.5g/kg,而对人的最小致死剂量为 0.5 ~ 1.0g/kg。

(一) 种属差异

化学物毒性普遍表现出物种间差异,这与物种间解剖、生理、代谢、遗传等生命特征不同有关。

不同物种存在解剖结构差异,如植物在许多方面不同于动物,植物缺乏神经系统、有效的循环系统和肌肉,而有光合作用机制和坚硬的细胞壁,由于许多杀虫剂是对动物神经系统发挥毒作用,因此植物对杀虫剂相对不敏感。细菌有细胞壁,哺乳动物和人的细胞没有,这一特点被用于发展选择毒性化疗药物,如青霉素和头孢菌素能破坏细胞壁而杀灭细菌,但是对哺乳动物的细胞则相对无毒性。

不同物种存在生理学和生物化学差异,如各种动物的脉搏(次/分)多随体重而下降,分别是:小鼠600,大鼠352,家兔251,狗120,绵羊43,马38,因此毒物在大鼠体内的转运速度较狗快。细菌不吸收叶酸,但是可通过获取对-氨基苯甲酸、谷氨酸和蝶啶来合成叶酸,而哺乳动物不能合成叶酸,必须从饮食中吸收。磺胺类药物电荷和分子大小与对-氨基苯甲酸相似,能拮抗对-氨基苯甲酸结合形成叶酸分子,所以对细菌有毒性,人不进行该反应故相对无毒。

化学物的生物学效应依赖于其与组织大分子结合的浓度,化学物在不同物种体内的吸收、分布、代谢转化和排泄等生物转运过程存在的实质性差异将赋予各种动物应答任何一种活性外源化学物的特异性。生物半减期是由代谢和清除速率所决定的,因此是解释生物体中毒应答种间差异的最重要变量。从各种各样化学物生物半减期的不同可看出显著的种间差异,通常人代谢外源化学物的速率要比各种实验动物慢得多。例如,保泰松在人体内的代谢半减期平均为 72 小时。对于猴、大鼠、豚鼠、兔、狗和马,这种物质的半减期为 3 ~ 6 小时。代谢速率、半减期以及生物学作用是相互关联的,如动物环己烯巴比妥催眠的睡眠时间直接与相应生物的半减期成正相关而与其肝脏酶降解活性成反比。因此,小鼠易于将环己烯巴比妥灭活,相应地其活体生物半减期短且睡眠时间短,而狗却相反。

化学物毒性反应物种间差异还与特定物种的靶器官毒性有关。例如,四氯化碳是一种强肝脏毒物,可诱导多种动物的肝毒性,但鸡却几乎不受影响。二硝基酚可引起人、鸭和鸡的白内障,但其他实验动物却没有。DDT 中毒可导致猎鹰和野鸭等鸟类的蛋壳变薄,而对鹌鹑类却未观察到这种毒性。有机磷如对溴磷和三苯甲基磷酸酯可引起人、鸡的迟发性神经毒性,而对于多数实验动物则无此毒作用。

物种间观察到的毒效应定性和定量上的不同最主要原因是代谢机制的不同,毒性反应差别往往是由于解毒机制不同所造成。如食草动物体内存在硫氰化酶,故其对氰化物的解毒能力较人、狗等杂食动物强。苯胺在猪、狗、猫体内代谢转化成毒性较强的邻-氨基酚,而在大鼠、兔体内则形成毒性较低的对-氨基酚,因此,大鼠和兔对苯胺不如猫和狗敏感。又如 2-乙酰氨基芴(2-AAF)在大鼠等动物体内可经羟化形成 3-OH-2-AAF,再与硫酸结合形成具有致癌性的硫酸酯,使动物致癌,而在猴、豚鼠体内缺乏硫酸转移酶,则不能形成致癌物,故无致癌性。毒性反应在同类物种（大鼠、小鼠、豚鼠、仓鼠）间也表现出极大的差异，例如，2，3，7，8-四氯二苯并-对-二噁英（TCDD）的 LD_{50} 在豚鼠和仓鼠间相差 1000 倍以上。差异不仅表现在致死剂量方面，也表现在特定的靶器官方面，如小鼠对黄曲霉毒素 B_1 致肝癌有高耐受性，经口给予剂量 10 000ppb 黄曲霉毒素 B_1 的食物，不能引起肝癌，但是给予大鼠剂量低至 15ppb 黄曲霉毒素 B_1 的食物，肝癌发病就明显增高。因为小鼠持续表达对致癌性黄曲霉毒素环氧化物高代谢活性的特殊形式的谷胱甘肽-S-转移酶（mGSTA3-3），而大鼠仅仅表达对致癌性黄曲霉毒素环氧化物几乎无代谢活性的谷胱甘肽-S-转移酶。由于代谢转化是由大量酶催化的，因此定性差别意味着发生不同的酶反应，定量差别则意味着沿同一代谢通路的生物转化速率的差异，这种差异是由于酶含量、竞争反应程度或逆反应酶效率的差异所引起。大体上，人能够进行在其他哺乳动物中发现的所有代谢转化，并且在酶代谢途径的有或无方面未见特别的差异，这是毒理学实验使用实验动物替代人的基础，但是，选择正确的实验动物物种和品系，对将实验结果正确推测到人非常重要。

（二）品系差异

化学物毒性不仅在不同物种间存在种属差异，在同一物种的不同品系间也存在差异，如不同品系雄性小鼠吸入同一浓度氯仿的死亡率，DBA_2 系为 75%，DBA 系为 51%，C_3H 系为 32%，BALC 系为 10%。不同品系动物毒性反应差异与其代谢转化能力有关，如大鼠肝脏细胞色素 P450 酶（CYP）活性，SD（Sqragne-Dawley）系为 $1.5U\pm0.16U$，F344（Fischer344）为 $1.05U\pm0.07U$ 和 LE（Long-Evans）为 $1.46U\pm0.17U$。兔降解苯胺的代谢酶活性在不同品系间的变化范围达 3.5 倍以上。由于解毒酶活性的不同，不同品系小鼠对环己烯巴比妥的反应也不尽相同，虽然其差别不如种属间差异明显。不同品系动物对致癌物的敏感性也不同，如 7，12-二甲基苯蒽易于诱发 SD 及 Wistar 系大鼠乳腺癌，而 LE 系则不易诱发。2-乙酰氨基芴易于诱发 Wistar 与 F344 系大鼠肝脏肿瘤，而 LE 系则不易诱发。

人类在不同种族、不同民族、不同地区之间代谢酶系多态性或缺陷也存在差别，导致不同人群对某些毒物表现出不同的敏感性，如对氧磷水解酯酶活性低的亚人群，对有机磷农药（对硫磷、对氧磷、马拉硫磷）的毒作用更敏感。在地中海人和亚洲人中较常见葡萄糖-6-磷酸脱氢酶缺乏，则在接触伯氨喹和安替匹林等药物后易发生溶血性贫血。

（三）个体差异

同一物种同一品系的不同个体在相同条件下接触同一种毒物，个体之间的反应有很大差异，可从无作用到出现严重损伤以至死亡。这是由于不同个体对同一种毒物具有不同的敏感性。造成个体差异的原因极为复杂，除与个体的性别、年龄、健康状况等因素有关外，主要与个体间遗传学差异有关，如代谢酶的遗传多态性、修复酶的多态性和修复能力以及受体的差异或变异。个体间细微的遗传学差异就能引起对化学物反应的巨大差异。

二、遗传和表遗传变异

遗传因素是导致物种间、品系间及个体间差异的基础。识别种属、品系、个体差异的遗传机制是毒理学研究的重要组成部分，对于人和动物结构基因组和功能基因组的比较研究将有助于阐明这些差异，并有助于将实验动物的结果外推到人。

（一）遗传学变异

物种间差异的根本原因是基因组的不同。基因组的遗传学变异使得机体表现出化学物反应过程的异质性。例如，Ⅰ相代谢酶 CYP 同工酶在小鼠、大鼠、狗、猴和人之间存在结构和功能的差异。CYP2E 在种属间的差异最小,而 CYP1A、CYP2C、CYP2D 和 CYP3A 种属间差异较大。研究表明成人与黑猩猩体内 CYP3A 活性无明显差异,小鼠、猴、小型猪、狗 CYP3A 活性与人相类似,但大鼠则不同。Ⅱ相代谢酶也存在种属间差异,如人、猴、狗和大鼠间葡萄糖醛酸和硫酸反应存在差异。人和狗间 N-乙酰化反应存在差异。

个体间的遗传学差异最常见的是基因的遗传多态性。在群体中出现了频率>1% 的多种等位基因形式,被定义为遗传多态性。不同个体对化学物易感性存在差异的重要原因是代谢酶的遗传多态性。由于基因组内不同位点的 DNA 序列发生改变是非常普遍的现象,所以参与化学物代谢的许多酶具有遗传多态性。已发现代谢酶 CYP1A1、CYP1A2、CYP2A6、CYP2D6、CYP2E1、N-acetyltransferase 1 和 2（NAT1 和 NAT2）、glutathione S-transferase（GST）μ 和 theta（GSTM1 和 GSTT1）具有遗传多态性。代谢酶遗传多态性对化学物代谢转化的影响可以表现为特定酶活性的不足甚至完全缺失,如拟胆碱酯酶活性不足或缺乏的个体,可能在暴露标准剂量的琥珀酰胆碱后,发生长时间的肌肉松弛和呼吸暂停;也可以表现为易感性的不同,如 N-乙酰化转移酶可生物转化含有芳香胺或肼基的多种药物和其他化学物,分为快乙酰化型和慢乙酰化型,快型、慢型分布在不同人群中呈现显著的差别。在爱斯基摩人和日本人中,80% ~ 90% 的人为快乙酰化型,而非洲人和一些欧洲人中快乙酰化型仅占 40% ~ 60%。快乙酰化型在异烟肼代谢中可将异烟肼乙酰化,在维持异烟肼血液治疗水平所必需的剂量下,快乙酰化型常发生肝中毒症状。在吸烟与芳香胺接触者中快乙酰化型患结肠癌的风险大于慢乙酰化型。相反,在膀胱癌患者中的慢乙酰化型显著增加。降压药异喹胍的羟化酶在人群中有快代谢型和慢代谢型,在白种人中约 5% ~ 10% 为慢代谢型,亚洲人中约 1% 为慢代谢型。慢代谢型与 *CYP2D6* 基因发生了突变和缺失有关。慢代谢型对一些药物的毒副作用更为敏感,如异喹胍导致的直立性低血压;氯贝丁酯导致的外周神经病等。

机体内重要基因的突变也可影响个体对毒物的易感性。应用转基因鼠试验表明,转有单个拷贝 *P53* 突变基因的小鼠比有两个拷贝 *P53* 正常基因的小鼠对某些致癌物更为易感。在人群中,有证据表明,具有单个突变抑癌基因的个体比具有两个正常抑癌基因的个体发生某些癌症的风险大大增加。

机体的所有组织、细胞和生物大分子都有其相应的修复方式,有各种修复酶参与相关的修复过程,研究表明多种修复酶具有遗传多态性,造成个体之间修复功能的差异。例如修复酶 O^6-甲基鸟嘌呤-DNA-甲基转移酶（MGMT）有明显的组织差异和个体差异,其肝脏的活性为 $0.34 \sim 1.09$ pmol/mg 蛋白,脑的活性为 $0.07 \sim 0.1$ pmol/mg 蛋白,一些肿瘤组织中检测不到 MGMT 的活性,MGMT 多态性可解释某些个体对烷化剂致癌作用特别敏感的现象。遗传性着色性干皮病是一种常染色体隐性遗传病,存在 DNA 损伤修复缺陷,其纯合子在人群中十分罕见,杂合子较多见,发生率约为 1/300。此种病人对致癌物敏感性增高,有报道纯合子敏感性比正常人高 100 倍,杂合子比正常人高 5 倍。人类非息肉性遗传性结肠癌患者存在错配修复基因的遗传缺陷,如 *hmsh2*、*hmsh1*、*pms1* 和 *pms2* 的遗传缺陷,使发病潜伏期由正常人的 20 ~ 30 年缩短为 3 ~ 5 年。

伴随基因组学及相关组学技术在毒理学研究中的应用,利用基因芯片技术探测基因突变位点及对基因多态性进行分类,检测涉及毒理学过程的关键酶的遗传变异不仅可以区分复杂环境因素与机体的相互作用,还有助于发现个体间难以识别的微小的差异,对于发现易感个体,正确选择实验动物模型,更为精细地进行化学物毒理学安全评价具有重要意义。

（二）表遗传变异

表遗传变异是指基于非基因序列改变所致可遗传的基因表达水平的变化。近年来,表遗传学已成为生命科学中普遍关注的前沿。表观遗传关注的焦点是基因表达的变异而不是基因结构的变异,表观遗传在 DNA 转录和调节中发挥了关键性作用。研究表明表观遗传调控在介导化学物毒性作用过程中发挥着重要作用,许多化学物可通过对 DNA 的甲基化修饰、组蛋白的共价修饰,改变染色质构象,干扰表观遗传编程而产生毒性效应。

化学物的暴露往往会直接或间接地引起基因表达的改变,除了迅速坏死外,大多数病理过程是在基因调控下进行的,特定基因的表达的差异与毒理学后果密切相关,而与毒性相关的基因表达的变化往往比病理学终点出现更早,因此,表遗传变异是机体应答环境变化早期和敏感的效应指标。如研究发现,在茴香霉素暴露的 12 分钟内,诱导的应激中发生了组蛋白 H3 丝氨酸 10 位磷酸化和赖氨酸 9 和(或)14 位乙酰化。茴香霉素诱导的组蛋白 H3 丝氨酸 10 磷酸化由蛋白激酶 MSK1 或 RSK2 完成,而这些激酶本身直接由 ERK 和 P38MAP 激酶信号级联所调节。

关于表观遗传变异的种属差异和个体差异的研究不多。动物致癌实验发现,苯巴比妥可引起敏感小鼠 Bbc3F1 肝内细胞甲基化总水平降低,此种变化是可逆的,经过 4 周的恢复期后,甲基化水平恢复正常。但是同样剂量的苯巴比妥不能改变不敏感的 C57BL/b 小鼠肝内细胞总的甲基化水平。在哺乳动物 DNA 中,5-甲基胞嘧啶可以转换为 5-羟甲基胞嘧啶(5hmC),这是由甲基胞嘧啶加氧酶(TET1)所介导的。5hmC 在 DNA 脱甲基化中起重要作用,5hmC 在哺乳动物不同组织的 DNA 中具有显著性的差别和特异性,并可能与老化和癌症发生有联系,因为这些都涉及到 DNA 的脱甲基化作用。

环境因素如不同食物和营养可能通过表观遗传改变生物的染色体结构和功能从而塑造出多样性的生物及其基因型和表现型。在动物研究中,限制母羊围孕期叶酸、维生素 B_{12} 和甲硫氨酸饮食,结果其后代在成年时显示出肥胖,并改变了对抗原的免疫应答能力。在这些成年的后代中,1400 个 CpG 岛中有 4% 发生改变。这些研究表明饮食的甲基化营养在围孕期可能改变其后代的 DNA 甲基化模式及其成年以后的健康相关的表现型。已知在大鼠中限制母体的营养蛋白将会改变其后代的表型:例如其后代出现高血压、血脂异常和不正常的糖代谢等。但是,这些不正常的情况可以通过增加叶酸的供应而逆转。这证明通过母亲蛋白饮食限制所产生的后代表现型的改变涉及 DNA 上的甲基化变化和组蛋白特异性基因的修饰。膳食能量限制可以诱导炎症细胞因子基因的表达,如:NF-κB、AP1、COX-2 和 iNOS。而且,能量限制可以诱导组蛋白甲基转移酶的调节因子 Sirt1 基因的表达。因此,染色质是可塑性的,可以通过环境因子,特别是食品和营养来改变。机体营养状态的变化通过表观遗传修饰而影响机体对化学物的敏感性,值得关注,目前这方面的研究较少。

动物实验结果外推到人类是困扰毒理学领域的一个难题,表观基因组学或许是用于最终评价影响毒性表现的词汇。如果在人体内基因/蛋白/代谢物变化模式与实验动物模型不同,可以认为两者在某些方面缺乏相关的毒性机制环节,不适宜利用这种实验动物进行相关化学物的安全性评价。相反,如果变化模式相似程度越高,就越易于根据标志性基因/蛋白质/代谢物的变化进行毒性反应的外推。通过对比动物模型或细胞模型与人之间反应的异同,尤其是关键基因表达的相似程度,来选择合适的模型进行安全性评价,则可以更好地反映毒物在人体内可能出现的情况。

三、生理状态

生物体的生理状态包括性别、年龄、妊娠、生物节律以及疾病等均可能对化学物的毒作用产生影响。

(一) 性别

化学物的代谢会因性别(sex)不同而有差异。如环己烯巴比妥可被雄性大鼠以更快的速度代谢,因此雌性大鼠的睡眠时间更长。对硫磷在雌性大鼠体内比在雄性的以更快的速度活化为胆碱酯酶抑制剂对氧磷,因此对雌性大鼠具有更强的毒性。性别差异与物种有关,大鼠的性别差异比小鼠明显,人类的性别差异认为与大鼠类似。

出现性别差异被认为与不同性别的激素水平和代谢能力差异有关。性别差异在青春期时开始变得明显,成年后一直维持着这种差异,因此性激素的性质和水平起了关键性作用。已证明,雄性激素能促进细胞色素 P450 的活力,因此一些毒物在雄性体内易于代谢和降解。如雄性大鼠将 DDT 转化成 DDE 的能力高于雌性,雄性大鼠使毒物代谢转化后与葡萄糖醛酸结合的能力也较雌鼠为高。孕激素能抑制肝微粒体酶的氧化作用和葡萄糖醛酸的结合作用。怀孕可增加小鼠对某些毒物如农药和一些金属毒物的敏感性。去势和给以性激素可消除这种差别,例如,氯仿对雄性小鼠具有急性肾脏毒性作用,而对雌性小鼠则无此作用。对雄性小鼠去势或给以雌激素可减轻毒性作用,而给雌性小鼠以雄激素则可增加对氯仿的敏感性。不同性别之间在敏感性方面的差别还见于其他一些化学物质,尼古丁对雄性小鼠的毒性较大,地高辛也对雄性犬的毒性较大。然而,雌性猫却对二硝基酚较为敏感,雌性兔对苯也比较敏感。许多致癌物在对两种性别小鼠和大鼠致癌试验中,仅在一种性别显示有致癌性。

酶活性的性别差异因组织的不同而不同。从成年豚鼠获得的肝微粒体中对硝基苯酚结合活性雄性比雌性的低,但从肺、肾和小肠获得的微粒体中则未见这种性别差异。酶活性的性别差异还因底物的不同而不同,对于某些底物来说,如苯胺和氯苯唑胺并未发现性别差异。

性别有关的代谢差异主要与外源代谢酶的同工酶表达的定性或定量差异有关。如,雄性大鼠肝脏特异性表达 CYP 2C11 同工酶,而雌性大鼠肝脏特异性表达 CYP 2C12 同工酶;雌性小鼠肝脏特异性表达黄素单加氧酶同工酶 FMO3,高表达 FMO1,同工酶 FMO5 的表达未见性别差异。去势可以使雄性小鼠肝脏 FMO1 和 FMO3 的表达增加到与雌性小鼠相当的水平。此外,还观察到其他激素,如甲状腺激素、肾上腺激素、胰岛素和垂体激素对性别有关的代谢差异的影响,这方面研究较少。

性别间存在毒动学的差异。性别间的生理学差异,如呼吸频率、经皮肤吸收、胃肠道吸收等的性别差异可影响毒物的吸收和转运。例如大鼠肝脏处理有机阴离子存在性别差异,人类的转运蛋白如 P-糖蛋白和乳腺癌抵抗蛋白(BCRP)有性别差异。在 20 年后对 1976 年 Seveso 毒气泄漏事件的暴露人群调查发现,女性体内的血浆 TCDD 水平高于男性,可能与不同性别的代谢与排泄速率差异有关。大鼠实验表明食品添加剂丁基羟基甲苯在雄性体内主要经尿排出,而在雌性体内主要经粪便排出,可能因其葡萄糖醛酸、硫酸结合反应的速度与性别有关。

化学物毒作用的性别差异与作用的分子靶标有关。最明显的例子是涉及生殖器官独有的结构与功能的靶标,例如二溴氯丙烷(DBCP)影响精子的发生。更细微的性别差异涉及那些以不同方式影响雌、雄两性生殖系统的化学物,如环境内分泌干扰物。推测环境内分泌干扰物作用于激素受体与多种人类健康问题有关,如女性乳腺癌,男性生殖道疾病和雌、雄两性的生育力问题等。也有报道环境内分泌干扰物与野生动物的生殖器官结构和功能改变有关。环境内分泌干扰物与雌激素受体、孕烷受体或雄激素受体作用,通过改变受体的表达而表现出毒性的性别差异。

（二）年龄

人和其他动物的生理学功能和代谢转化能力受到年龄(age)的影响。新生和老年动物因毒物代谢能力较低,血浆蛋白结合水平改变,外源化学物清除效率低和化学物生物半减期延长等,使新生和老年动物对化学物毒作用的敏感性不同于成年动物。比较不同化学物对新生与成年动物的 LD_{50}, LD_{50}(成年)/LD_{50}(新生)比值的变化范围可从 0.02(阿米福林)到 750(洋地黄)。

生长发育期的个体及老年个体与成年个体有许多毒动学方面的差异,如幼年动物胃肠道的吸收率增高、胃排空时间较长;呼吸频率快,颗粒物在肺部的沉积增加。另一方面,胃肠道的运动能力随年龄增长而降低,影响老年人的消化道吸收。从分布方面看,婴儿肠道和血-脑屏障未完全发育,因此许多物质在胃肠道中易被吸收并到达中枢神经系统;新生儿的血浆蛋白水平低于成年人;婴儿肝脏的解毒反应(例如胆红素的葡糖醛酸结合)和外源物的肾排出不如儿童期和成人有效。如儿童对铅的吸收较成年人多 4~5 倍,对镉则多 20 倍,为此,儿童易发生铅、镉中毒。新生动物对致癌物(如黄曲霉毒素 B_1)较为敏感。啮齿类动物的胎体(不是胚体)对致癌物更敏感,乙基硝基硫脲的致癌作用增加了 50 倍之多。有人观察鼠龄对乙醇、汽油、苯和二氯乙烷的急性毒性影响,根据 LC_{50} 和麻醉浓度,敏感性大致表现为幼年>老年>成年。

机体的代谢转化能力明显受年龄影响。体内许多 I 相代谢酶的水平如 CYP1A2 和 CYP3A4 出生时很低,而 CYP3A7 出生时水平最高,随年龄增长而下降。对人而言,CYP 活性随年龄的变化较复杂,一项比较紧密配对的 226 例人肝活体组织切片的 CYP 含量和安替比林清除的研究表明,与年轻人相比,大于 70 岁的老人酶活性低且清除少。奥美拉唑是 CYP2C19 的底物,在老年人体内的清除速率约是年轻人体内的 1/2。但是其他一些研究未发现 CYP2C、CYP2A 和 CYP3A4 同工酶的活性有随年龄增长而下降的趋势。新生儿的 II 相代谢酶水平如葡萄糖醛酸结合能力至少在出生的两个月内是下降的,新生儿的乙酰化反应也较慢。大鼠葡萄糖醛酸转移酶大约在出生后 30 天才能达到成年水平,肝脏微粒体混合功能氧化酶在出生后 8 周才能达到成年活力水平,因此凡需要在机体内代谢转化后才能充分发挥毒作用的毒物,对新生或幼年动物的毒性一般就比成年动物低;反之,凡在机体内可迅速经酶代谢降解失活的毒物,则对新生或幼年动物毒性就较大。如需代谢失活的环己烯巴比妥对新生小鼠的催眠时间被显著延长,为成年小鼠的 70 倍;需代谢活化的对乙酰氨基酚对新生小鼠的肝毒性较成年鼠低,典型的肝毒物四氯化碳对新生大鼠则未见肝毒性。

老年动物和人对某些化学物敏感性增加,其可能的机制是生物转化和肾功能降低。此外,化学物在老年人及动物体内的分布也可能由于体脂的增加和体液的减少而改变。老年动物的葡萄糖醛酸转移酶减少,但单胺氧化酶活性却会增加。老年大鼠的肝、肾中葡萄糖-6-磷酸酶、线粒体细胞色素还原酶、红细胞膜 Na^+-K^+-ATP 酶等也均随年龄增长活性下降。老年对化学物的清除率降低,化学物生物半减期延长,研究表明很多药物在老年人可能引起更严重的毒副作用。如中枢神经系统抑制剂、降压药、强心苷、某些抗生素等。

（三）妊娠

雌性动物的性周期不同阶段和妊娠(pregnancy)、哺乳期是特殊生理时期,此时母体内各器官系统均可能出现生理学变化,使母体的反应性发生明显的改变,对化学物的毒性产生影响。

怀孕期间动物的体重和生理生化指标都将发生变化,如许多外源代谢酶活性降低,怀孕使动物的葡萄糖醛酸结合减少,这与孕酮和孕二醇水平升高有关,两者是已知的体外葡萄糖醛酸转移酶的抑制剂。怀孕期间一些动物肝微粒体单加氧酶活性也降低,这种活性降低的同时伴随着 CYP 酶含量的减少。怀孕大鼠和豚鼠的硫酸结合反应减少,怀孕兔子肺内的 FMO_2 水平增加。

在妊娠期,化学物的生物处置过程发生变化。如母体的胃肠运动受抑制,可能使亲水性化学物吸收增强。妊娠期由于各种组织和液体体积明显增加,分布体积通常增加,因此,在妊娠后期亲水性化学物的起始浓度将低于妊娠早期。妊娠期母体脂肪量增加可能增加机体亲脂性化学物的负荷。妊娠前 3 个月心输出量增加 50% ,并在整个妊娠期保持上升,血容量增加;血浆蛋白浓度和外周血管阻力下降;化学物质的分布与血浆蛋白的结合发生改变;肾脏的血流量和肾小球滤过量增加。这些变化可提高肾毒物清除率,以致毒物的血浆浓度随妊娠的进展更快地降低。也有例外,在妊娠期间咖啡因的清除率减少。妊娠期的生理变化导致较多的游离毒物可经胎盘转移,特别是蓄积性的脂溶性毒物,如二噁英(dioxins)。动物实验发现胎盘组织高剂量的二噁英蓄积可导致雌二醇分泌减少,雌二醇减少导致胎盘血流量减少,导致早期流产。利用大鼠和小鼠妊娠模型观察 5,5′-二甲基去甲羟基安定-2,4-二酮(DMO)在妊娠母体和胎儿组织中的分布,观察到母体和胎儿体液 pH 值不同,DMO 的分布不同。在妊娠早期弱酸性的化学物在器官发生早期经胎盘转移和蓄积,在妊娠后期弱碱性化学物更易经胎盘转移。在妊娠时肝脏仍然是药物代谢的主要器官,已经证实胎盘中具有药物代谢的氧化和结合反应,因此发育中的胚胎和胎盘增加了外源化学物的代谢部位,但是胎儿代谢能力通常非常低。

分娩后,乳房的血流和乳汁生成的增加明显地影响毒物被转移至乳汁的数量。毒物转移进入乳汁的数量和速率依赖毒物 pKa、脂溶性、分子量,并依赖蛋白结合和在血浆及乳汁之间的 pH 值梯度。分娩后如果母体内脂肪逐渐减少到非妊娠水平,体内其余部位的亲脂毒物浓度将增加,使毒物经哺乳转移到达婴儿的可能性增加。

（四）生物节律

生物节律(biological rhythms)指生物体在其发生和进化过程中,为了与环境影响变化相适应而逐渐形成内源性的与自然环境时间循环周期性变化相近似的节律性的生命活动。从低级的单细胞生物到人类,几乎任何一种生命现象都存在着其特定的生物节律。如人体所有的生理功能也均表现出稳定的昼夜节律,包括体温、代谢、内分泌、心血管、认知、细胞分裂、基因表达、对疾病的易感性以及对药物或毒物、射线的反应性等。最常见的生物节律按其周期的长短有 3 种:以(24±4)小时为周期的昼夜节律(circadian rhythms),以(30±7)天为周期的月节律(circalunar rhythms)和以(12±2)个月为周期的年节律(circannual rhythms)或季节节律。生物体功能的周期性变化由生物钟控制。哺乳类动物的生物钟中枢位于下丘脑的视交叉上核(SCN),SCN 有 3 个重要功能:①24 小时节律的起搏(pace making);②感受外界环境的时间变化,使 SCN 本身的节律适应外界环境的变化(entrainment);③协调体内不同组织与器官的节律,使其与 SCN 的节律同步(synchronization)。除了 SCN 以外,机体的细胞、组织、器官内存在成千上万的外周生物钟,外周生物钟维持机体许多重要组织器官如心脏、肝脏、肾脏等的基本生理节律和心血管、神经、消化、免疫、生殖、内分泌、肌肉等各系统的正常节律,如控制体温、血压、食欲等。中枢生物钟可自主独立产生并维持周期节律,外周生物钟不能自主产生节律,但接受中枢生物钟的控制而产生与中枢同步的节律。中枢与外周生物钟间由多通路神经体液信号传递控制信息,如果缺乏这些信号控制,外周生物钟的节律会不断衰减直至消失。生物体内存在维持生物节律的分子机制,即生物钟基因。它存在于生物钟中枢及每一个外周组织中。机体的生物节律正是由这些生物钟基因及受其调控的相关基因(钟控基因,约占人基因的 10% ~15%)的协同表达所致。

机体生物节律受到许多因素,诸如季节或昼夜变化中光照、温度;机体的生理活动或状态如进食、睡眠、衰老、疾病、用药、生活方式等的影响,使得机体对化学物的敏感性表现出周期性变化。已知参与外源代谢的一些酶,显示出与光循环而非光强度相关的昼夜模式。松果体中的羟基吲哚-O-甲基转移酶存在昼夜节律,其晚间活性最高,持续黑暗可造成高活性水平的维持。小鼠和大鼠的细胞色素 P450 酶和微粒体单加氧酶系统都显示昼夜节律,黑暗开始时活性最高。如观察苯巴比妥对小鼠的睡眠作用,下午 2 时给药出现的睡眠作用最长,而清晨 2 时给药出现的睡眠时间最短,仅为前者的 40% ~60%。巴比妥钠对大鼠的睡眠作用以春季给药睡眠时间最长,秋季最短,仅为春季的 40%。虽然啮齿类动物昼夜节律影响CYP 酶水平和化学物敏感性,这种变化看来与光循环有关,但也可能与活动有关,因为啮齿动物的喂食或其他活动明显是在日间进行。

癌症是受生物节律影响的典型疾病,主要表现在:①它在宿主体内的生长有时间节律;②癌细胞的增生和凋亡受生物钟基因调控;③同一种抗癌药物,在某些时间给药可能是有效的,而在另外一些时间给药则不仅无效反而造成对正常组织损伤。目前已知正常增生活跃的组织中,DNA 合成和细胞分裂都具有明显的昼夜节律。其中以对骨髓、肠道黏膜研究得最多,因为这两个组织对许多细胞毒化疗药物都很敏感,造成它们损伤的程度是许多化疗药物及放疗应用受限的原因。动物和临床实验已证明药物毒性和用药时间有关。如果连续 6天给小鼠在白天或其睡眠期注射一定剂量的阿拉伯糖苷(arcC),只有 15% 的小鼠会因药物毒性而死亡;而如果在晚上或其活动期注射同样剂量的药物,则小鼠的死亡率会增加至75%。用表阿霉素(doxorubicin)和顺铂(cisplatin)治疗晚期卵巢癌的临床研究表明,对患者采用晚间注射表阿霉素和早晨注射顺铂的治疗方案产生副作用的几率明显高于采用早晨注射表阿霉素和晚间注射顺铂的方案。5-氟尿嘧啶(5-Fu)的抗癌疗效和副作用的产生也有很强的时间依赖性。现已了解这种时间依赖性的机制,二氢嘧啶脱氢酶(DPD)是氟嘧啶代谢的限速酶,它可以将 5-Fu 及代谢衍生物转化成无细胞毒性的产物而排出体外。研究表明DPD 在大鼠肝脏中的表达是有昼夜节律的,正是 DPD 在肝脏有节律地代谢、清除 5-Fu 及代谢衍生物才使得 5-Fu 的疗效和副作用有很强的时间依赖性。已知 5-氟尿嘧啶的峰值给药时间是 04:00,甲酰四氢叶酸是 04:00,表阿霉素是 06:00,奥沙利铂是 16:00,顺铂是16:00~20:00。

(五)健康状态

健康的机体,各种生理功能都处于良好的正常状态,对各种刺激都能作出正常或正确的反应。如果机体生理功能处于不正常(抑制或兴奋)状态,各种反应也就不正常或不一致,如化学物的吸收、分布、代谢与排泄会产生不同程度的改变,可能影响化学物的毒性。

许多疾病状态(disease state)(如糖尿病、炎症、感染、肝肾疾病、内分泌紊乱等)可改变机体 CYP 酶系的水平,影响化学物的代谢转化而改变其毒性。如患有严重肝炎与肝硬化的病人可见肝细胞 CYP 含量下降 50%,患有急性化学性肝坏死的病人血浆内苯巴比妥、安替比林的半减期延长一倍。Ⅱ相反应也会受到肝病的影响,在各种肝脏疾病中可出现乙酰化、葡萄糖醛酸化以及多种酯酶活性的降低。但是,不同的肝脏疾病对代谢功能的影响不同,有些代谢途径并未见到肝脏损害的影响,如肝硬化不影响对乙酰氨基酚、吗啡和奥沙西泮的葡萄糖醛酸化反应。患有肾功能损害时,通常化学物的肾小球的滤过和肾小管分泌功能都降低,可导致许多化学物的清除率减少。如在肾功能被削弱的患者体内甲苯磺丁脲、戊硫代巴比妥、环己烯巴比妥和氯霉素的半减期都被延长。小肠或胰腺疾病可影响化学物的吸收。感染性疾病如流感也可能因产生干扰素而影响代谢酶的活性。呼吸道疾病如哮喘等可使患者对空气污染物如 SO_2 更敏感。内分泌失调也能改变机体对毒性的敏感性,如甲状腺功能亢进、高胰岛素血症、肾上腺切除以及刺激垂体肾上腺轴等都已证明能改变某些化学物的毒作用。某些遗传缺陷或遗传病可影响机体对毒作用的敏感性,如着色性干皮病、共济失调性毛细血管扩张病、Bloom 综合征和先天性全血细胞减少症等遗传缺陷或遗传病的杂合子对紫外线、烷化剂或某些化学致癌物作用的敏感性明显增高。机体的活动状态如运动加速心率、呼吸频率可增加空气污染物如苯等挥发性有机物经呼吸道的吸收,影响香烟烟雾及颗粒物在肺内的吸收、阻留和沉积等,从而影响毒物的毒性。

目前关于消化道正常菌群及异常菌群(病原菌)对化学物吸收的影响受到关注。已证实消化道的菌群一方面通过代谢转化母体化学物为代谢产物而增加或减少化学物的肠道吸收程度,另一方面可通过逆转化学物在肠道的代谢转化如结合反应而影响其肠道吸收,从而改变化学物的毒作用。

机体的应激状态(stress state)也可影响化学物的代谢和毒性。机体内存在应激蛋白家族对各种环境应激如高温、辐射、噪声、缺血、重金属等化学物暴露、氧化应激及接种疫苗等产生应激蛋白表达。应用 DNA 微阵列芯片技术发现暴露于外源化学混合物(如香烟烟雾)可以诱导细胞多种蛋白应激表达,如热休克蛋白、金属硫蛋白和 CYP 同工酶(CYP1A1 和 CYP1B1)表达上调。一次化学物暴露诱导的应激蛋白表达有可能改变第二次同样的化学物或不同的化学物暴露引起的应答。如 LLC PK1 细胞暴露于草酸盐,不仅诱导细胞内热休克蛋白 70(hsp70)水平升高以抵抗草酸盐对细胞的损害,hsp70 还可对细胞的草酸盐再次暴露产生保护作用,而且对后来的其他化学物暴露也有保护作用。有些化学物(如叠氮钠)能通过特异性或一般性抑制蛋白合成而降低细胞的应激蛋白表达,因此提高细胞对化学物的敏感性。但是,细胞内诱导的应激蛋白也可能帮助肿瘤转化细胞逃避凋亡,表达肿瘤表型。如 hsp70 表达一定程度上使淋巴瘤和骨髓瘤细胞具有对抗凋亡能力,hsp90 家族一些成员的表达可能参与构成癌细胞的耐药性,其机制可能是稳定了涉及多药耐药的 P-糖蛋白分子的功能。除了应激蛋白,细胞内还存在其他保护性蛋白如金属硫蛋白,主要存在于肝脏和肾脏,其应激表达可保护组织细胞对抗金属化学物的细胞毒作用。

此外,免疫状态对某些毒作用的反应性质和程度也有直接影响,过低或过高的免疫反应水平都可能影响机体对化学物的应答。良好的心理状态可启动人体一切自我调节的控制系统(如神经系统、内分泌系统和免疫系统)以增强对抗不利环境(如毒物)的能力。

四、营养状态

营养状态(nutritional status)可显著影响机体内一系列酶的生物合成或活性以及正常的

细胞结构和生理功能,从而改变毒物在体内的代谢转化及机体对其的防御功能。因此合理的膳食营养对于维持机体健康、正常生理状况十分重要。

（一）营养因素

1. 蛋白质（protein）　低蛋白质饮食通常会降低动物肝微粒体 CYP 酶系的量和活性,这种效应还与性别和底物的差异有关,这些效应差异与不同性别或组织中 CYP 酶系的特异同工酶的不同有关。例如,低蛋白质饮食使环己烯巴比妥、氨基比林和苯胺对大鼠和小鼠的毒性增强,其中环己烯巴比妥和氨基比林的毒性,雄性比雌性更明显;而苯胺毒性则无性别差异。低蛋白质饮食还可导致 CYP 酶的组织差异,推测与 CYP 酶和 NADPH-P450 还原酶的量减少有关。虽然组织中酶的量因蛋白质缺乏而减少,但酶活性仍可能在一定程度被某些化学物（如苯巴比妥）诱导,毒性的变化反映了酶的这些变化。如由低蛋白质饮食引起的大鼠肝中偶氮还原酶活性的改变可增强二甲氨基偶氮苯的致癌性,而需经过代谢活化才可致癌的肝致癌剂二甲基亚硝胺,在蛋白质缺乏的大鼠中几乎没有效应。

对许多需代谢解毒的化学物,低蛋白质饮食显著地增加其毒性,但是对需要代谢活化的化学物,低蛋白质饮食可减少毒性。如士的宁由肝 CYP 酶代谢解毒,低蛋白质饮食可导致更强的毒性,而那些需经 CYP 酶代谢活化的毒物如辛基甲基焦磷酸酰胺、黄曲霉毒素、四氯化碳和七氯等的毒性则降低,但高蛋白饮食却增强黄曲霉毒素致大鼠肝癌和 1,2-二甲肼致结肠癌的作用。Ⅱ相代谢反应也受到饮食中蛋白质水平的影响。蛋白质缺乏使肝脏的谷胱甘肽水平降低,导致对乙酰氨基酚的肝毒性增强;蛋白质缺乏的豚鼠中氯霉素的葡萄糖醛酸化降低,而硫转移酶活性在蛋白质缺乏的大鼠中却未受到明显的影响。

蛋白质缺乏还可显著降低多巴胺和苯并二氮受体结合,从而增强丙烯酰胺对胎儿和新生儿的神经行为毒性。

2. 碳水化合物（carbohydrate）　改变碳水化合物的摄入对机体的外源代谢几乎没有影响。虽然大鼠高糖膳食似乎具有与低蛋白质饮食非常相似的效应,可增强氨基比林的 N-去甲基化、苯巴比妥羟基化和对硝基苯甲酸还原的活性,并伴随着肝 CYP 酶的量的降低,但这实际上可能反映的是大鼠蛋白质摄入量降低的影响。对于人体研究显示提高饮食中蛋白质与糖的比例可促进安替比林和茶碱的氧化反应,而改变脂肪与糖的比例则没有此效应。

3. 脂质（lipids）　膳食中缺乏亚油酸或其他不饱和脂肪酸也会导致大鼠体内 CYP 酶和其他单加氧化酶活性降低,使乙基吗啡、环己烯巴比妥和苯胺的代谢水平下降,因为脂类是 CYP 酶所必需的成分,也是生物膜的重要组成成分。高脂和高热量饮食显著影响动物自发肿瘤的发生率和对致癌物的敏感性。如添加橄榄油的膳食或含 16% 玉米油的膳食均能提高大鼠自发乳腺癌的发生率,大鼠高脂膳食增加二甲基苯蒽致乳腺癌、二甲氨基偶氮苯致肝癌和 1,2-二甲肼致结肠癌的发病率。但高脂膳食所引起的乳腺和结肠致癌剂的毒效增加,似乎不是与致癌剂的生物活化相关。人体的研究显示增加膳食脂肪可提高 CYP 同工酶 CYP2E1 和 CYP4A 水平,脂类可能也是酶诱导剂（如苯巴比妥）完全表达诱导活性所必需的。大量研究证据显示人类的多种癌症（如乳腺癌、结肠癌、胆囊癌）与营养过剩,尤其是高热量、高脂肪饮食有关。

4. 微量营养素（micronutrient）　维生素和微量元素摄入不足或过多都有可能影响机体的生物转化功能,改变化学物的毒作用。

通常维生素缺乏会降低单加氧化酶的活性,如维生素（维生素 C、维生素 E 和维生素 B 复合物）缺乏可降低化学物生物转化的速率,因为这些维生素直接地或间接地参与 CYP 酶系的调节。也有例外,维生素 B_2 缺乏可引起 CYP 酶活性升高和苯胺的羟基化作用增强,但同时也引起细胞色素 P450 还原酶活性降低和苯并[a]芘的羟基化作用降低。维生素 C 缺乏的豚鼠不仅会引起 CYP 酶和单加氧化酶活性的降低,而且降低微粒体对普鲁卡因的水解作用。维生素缺乏还能改变细胞的氧化还原状态和产能,阻碍Ⅱ相代谢转化所必需的高能因子的生成。补充膳食的维生素摄入可恢复Ⅱ相代谢转化的生理活性。膳食缺乏维生素(如维生素 A、维生素 E)和(或)抗氧化剂与一些癌症发生有关。

微量元素(钙、铜、铁、镁和锌)缺乏可降低 CYP 酶的量和活性。改变微量元素营养会影响单加氧化酶活性,在未成年的大鼠体内,钙或镁的缺乏会减少单加氧化酶活性,而铁的缺乏却增加其活性,但这种增加并不是 CYP 酶的量的增加。膳食中过多的钴、镉、锰和铅均会引起肝谷胱甘肽水平的增加和 CYP 酶含量的减少。微量元素的营养状态可显著影响许多化学物的生物利用度。例如,膳食缺铁可增强镉经胃肠吸收,血清铁蛋白水平低的女性对镉的吸收为正常人的 2 倍。大多数种子和谷类谷粒中的植酸有螯合多价金属离子(锌、钙和铁)的能力,形成难以从胃肠道吸收的不溶性的盐,而显著减少锌、钙和铁等无机物的生物利用度。

食物中的天然成分也可能影响机体的代谢转化。如蔬菜和果实里天然的化合物可诱导多种Ⅱ相代谢酶类,使随食物摄入的某些毒物灭活。十字花科植物(如卷心菜和芽甘蓝)的天然成分 1,2-二巯基-3-硫酮是 GST 的有力的诱导剂,增加谷胱甘肽与终致癌物黄曲霉素 B_1-8,9-环氧化物结合代谢,与肝致癌物黄曲霉素 B_1 同时处理大鼠,可降低肝肿瘤发生率。植物贮藏碳水化合物的菊糖(果聚糖)不被胰和肠水解酶消化。而在结肠,菊糖被发酵,使双歧杆菌和乳酸杆菌优先生长,可增加丁酸盐生成。双歧杆菌和乳酸杆菌的偶氮还原酶、硝基还原酶、β-葡萄糖醛酸糖苷酶、β-糖苷酶和 7α-羟化酶活性低于许多拟杆菌属,梭状芽胞杆菌属和肠杆菌属菌株。当上述酶类对某些毒物具有活化作用时,双歧杆菌和乳酸杆菌的优势生长可减少毒物的毒作用,此外,丁酸盐可引起结肠肿瘤细胞系的细胞凋亡,而且已有实验证明菊糖增强 1,2-二甲肼处理的大鼠的结肠细胞凋亡。此种保护作用已经在多种化学物致结肠癌模型中被证实。

实际上,外源代谢涉及多种酶的辅助因子、辅基或内源底物,这些代谢酶的功能和活性的维持涉及多种不同的营养成分。因此要判定营养缺乏所产生的效应相当复杂。在代谢过程中,只有特定酶类活性降低以致改变其中的限速步骤时,才有可能观察到营养缺乏的效应。在多种营养成分缺乏的情况下,限速步骤的特性会随时间而改变。不同营养成分对 CYP 酶系的影响见图 4-2。

(二) 饥饿与脱水

饥饿(starvation)对机体的影响比较复杂。饥饿既可使某些代谢酶活性增加,也可使另一些代谢酶活性降低。虽然一些动物饥饿时会出现与蛋白质缺乏相似的效应,但这并不是必然的。例如,饥饿降低小鼠体内的单加氧反应,但却不影响硝基苯甲酸的还原反应。饥饿使雄性大鼠体内环己烯巴比妥和戊巴比妥的羟基化以及安替比林的 N-去甲基化减少,但苯胺的羟基化却增加。饥饿使雌性大鼠体内所有这些代谢活性都增加。

饥饿(禁食)是影响急性经口毒性试验的重要因素,比较一些抗胃溃疡药物和 β-肾上腺素受体激动剂和阻断剂的经口毒性,结果大鼠和小鼠的 LD_{50}(喂饲)/LD_{50}(禁食)比值范围为 1.3～1.47,显示饥饿的动物对毒作用更敏感,可能是空腹加速了化学物的胃排空和肠道吸收。空腹如禁食过夜,还使胃能够容纳的毒物溶剂增加,加快肠道的吸收,影响试验结果。

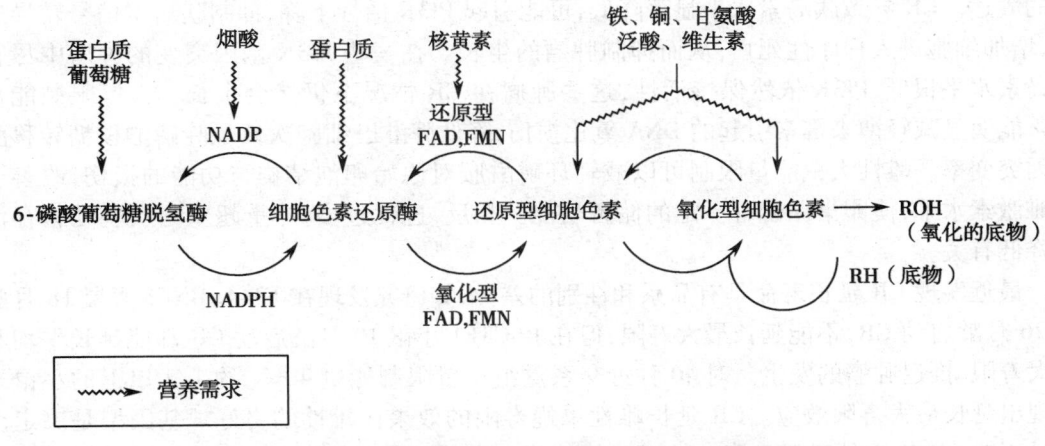

图4-2　营养需求对细胞色素 P450 加单氧酶系统的影响

小型哺乳动物对能量需求较高,饥饿可造成肝糖原和血糖降低,肝中代谢转化酶活性也降低,影响毒物的代谢速度,从而影响毒物的毒性。因此染毒前的禁食时间不宜过长,且起止时间应固定不变。

动物缺水时,食欲明显减退,消化道功能减弱,机体的免疫力显著降低,从而影响毒物的毒作用。沙鼠脱水可引起 CYP 酶增加并伴随环己烯巴比妥代谢增强,缩短其催眠时间。

（三）能量限制

能量限制(caloric restriction,CR)指在提供生物体充分的营养成分如必需氨基酸、维生素等,保证生物体不发生营养不良的情况下,限制每天摄取的总热量20% ~40%,又称为饮食限制(dietary restriction,DR)。CR 是在满足基本营养的前提下,减少机体每天能量摄入的饮食调节方法。在生理水平上,动物在经历了开始的急性强制期和随后的适应期之后,其生理变化形成了一个稳定的状态:较低的体温、较低的血糖和胰岛素水平以及脂肪和体重的降低,并且,动物有更强的应激耐受能力,包括热应激和氧化应激。已证实 CR 可延缓衰老、延长寿命并降低宿主的多种疾病发生率,如自身免疫疾病、动脉粥样硬化、癌症、糖尿病、肾病、退行性神经病和呼吸系统疾病等,已在不同物种如酵母、果蝇、线虫、小鼠、大鼠、猴子中得到证实。

大量研究表明 CR 能不同程度延长多种品系鼠的最大寿限,从约30% ~56%不等。Hubert 等经两年的实验研究证实在毒性实验和致癌试验中,限制能量25%能改善 SD 大鼠生存率而不影响大鼠生长和常规临床化学指标。CR 延缓衰老的作用机制尚不明确,可能涉及多个代谢通路。如提高沉默信息调节因子脱乙酰化酶活性,减少胰岛素/胰岛素样生长因子-1信号,降低靶标的雷帕霉素激酶活性。CR 能提高机体胰岛素敏感性、改变代谢转化酶活性、激发机体抗氧化应激防御系统,减少细胞内氧自由基(ROS)水平和氧化应激损伤、改变神经内分泌应答和中枢神经系统功能。

研究显示 CR 使大鼠肝 CYP 酶、β-葡萄糖醛酸酶、谷胱甘肽-S-转移酶的活性升高,硫酸转移酶活性降低,从而使实验动物对毒物的敏感性下降,多种自发肿瘤及由不同致癌物所引起的肿瘤发生率减低,如小鼠限制摄食量25%可降低肝癌发生率12% ~47%。磷脂酰肌醇三羟基激酶(PI3K)是细胞内胰岛素信号转导通路的一部分,胰腺分泌的胰岛素与细胞表面的相应受体结合,继而引发一系列级联反应,最终作用到细胞核,进而激活或者抑制某些基因的表达。CR 导致胰岛素水平显著降低,可能引起 PI3K 活性下降,抑制胰岛素信号转导通路,增加细胞进入程序性死亡,从而抑制肿瘤的生长。在一些 PI3K 基因突变的肿瘤中尽管胰岛素水平很低,PI3K 依然保持活性,这些肿瘤在 CR 情况下仍然会生长。大鼠限制能量 40% 能明显减轻博来霉素引起的 DNA 氧化损伤,降低脾淋巴细胞次黄嘌呤磷酸核糖转移酶基因突变率。雌性大鼠能量限制可以减轻环磷酰胺对原始卵泡结构与功能的损伤,改善血清雌激素水平,使卵巢保留有一定的储备功能。相反,进食过多,体重超重与实验动物存活率降低有关。

最近发现 CR 延长寿命具有品系和性别的差异,如研究发现在 F344×BNF1 大鼠 18 月龄或 26 月龄启动 CR,不能延长最大寿限,但在 B6C3F1 小鼠 19 月龄启动 CR 却能延长平均和最大寿限、推迟肿瘤的发生。对 40 种近交系重组小鼠限制能量 40%,约 1/2 以上的小鼠未表现出延长最大寿限效应。CR 延长雌性果蝇寿限的效果比雄性的更好。基因型是决定个体是否对 CR 敏感的重要因素。缺乏 sirtuin 蛋白家族的小鼠和酵母、缺乏 pha-4 或 hsf-1 转录因子的线虫,CR 无延长最大寿限作用。

人群资料显示日本 Okinawan 地区人群和美国人相比,60 ~ 64 岁年龄组死亡率要低 50%,心脏病、脑卒中、癌症等病死亡率比日本其他地区及美国人低 30% ~ 40%,认为与他们的食谱主要由蔬菜、谷物、水果、大豆及鱼类组成,每天消耗的总热量比日本其他人群低 20%、比美国人群低 40% 有关。

因此,在毒理学实验中尤其是长期毒性试验(如致癌试验),不可忽视膳食因素对实验结果的影响。

第五节　多种物质的联合暴露

20 世纪特别是 20 世纪 50 年代以来,化学工业的飞速发展使人工合成的化合物种类和数量与日俱增。据美国化学文摘登录,全世界已有的化合物多达 700 万种,其中已作为商品上市的有 10 万余种,经常使用的有 7 万多种,现在每年全世界新出现化合物有 1000 多种。1950 年世界合成化合物总量仅为 700 万吨,1970 年增加到 6000 多万吨,1985 年则锐增至 2.5 亿吨之巨! 1929 ~ 1978 年间,全世界大约生产了 370 万吨聚氯联苯(致癌物),其中至少有数千吨已被排放到环境中。现在全世界有超过 96 000 种化合物(有机溶剂、染料、燃料、农药、冷却剂、增塑剂、防腐剂、表面活性剂等)通过多种渠道(工业排放、泄漏、空气、地下水、废弃物、沉积物等)进入环境,必将会引起与各种物质单独作用时完全不同的毒性效应,给环境、生态和人类健康造成严重的影响。

凡两种或两种以上的化合物同时或短期内先后作用于机体所产生的综合毒性作用,称为化合物的联合毒性作用(joint toxic effect)。长期以来,毒理学研究多集中于单一化学品的环境毒性效应。许多标准,如安全浓度标准、废水允许排放标准等也都是依据单个化学品的毒性效应建立起来的。然而仅对单一化学品的毒性效应进行研究,无法反映环境中多种化学品共存时对环境、生态及人类的联合毒性效应的影响。近年来,许多环境工作者对两种或多种化学品的联合毒性效应进行了深入研究,研究化合物在联合体系中的交互作用和彼此的影响,这对于制定环境化合物的联合暴露卫生标准、探讨其毒性作用机制和采取防治对策等具有重要的意义。

一、联合作用方式

外源化合物在机体可呈现十分复杂的交互作用,或彼此影响代谢动力学过程,或引起毒性效应变化,最终可以影响各自的毒性或综合毒性。联合作用的方式可为两种:

(一)外环境进行的联合作用

几种化学物质在环境中共存时发生相互作用而改变其理化性质,从而使毒性增强或减弱。如烟尘中的 Fe_2O_3、Mn 等重金属是 SO_2 氧化成 H_2SO_4 的最好触媒,它凝结在烟尘上形成硫酸雾,其毒性比 SO_2 大 2 倍。有些化学物在与某种环境因素(如温度、压力等)相互作用时才出现毒性变化,如汽车排出的氮氧化物、碳氢化合物等废气,在强烈阳光照射下,可发生光化学反应,产生臭氧、过氧酰基硝酸酯(PAN)及其他二次污染物。

(二)体内进行的联合作用

体内进行的联合作用是毒物在体内相互作用的主要方式。环境或职业有害因素在体内的相互作用多是间接的,常常是通过改变机体的功能状态或代谢能力而实现。它可发生在对毒物的摄入、吸收、分布、代谢、转化、排泄等各个环节而改变各自体内的过程,或是作用于同一靶器官时产生相关的生物学效应。即可通过对各自的毒物代谢动力学及毒效动力学产生影响而发生联合作用效应,其中最有意义的是在代谢转化与在靶器官作用水平上的相互作用。当然,毒物亦可直接相互作用而使自身的理化性质发生变化,改变其毒性。另外,通过改变机体的健康状况,抑制某些系统的功能亦可对另一些化学物的毒性产生影响,这种联合作用常是非特异性的。

二、联合作用的类型

人们在生产或生活中所遇到的环境因素常不是单一的,多种有害因素常同时作用于人体而产生联合毒性作用,如化学物与化学物的共同作用,化学因素与物理因素或生物因素间的共同作用。此外,各种有害因素还可通过不同的接触途径作用于机体发生联合作用。其中比较普遍存在和危害较大的是化学物质之间的联合作用。多种化学物对机体产生的联合作用可分为相加作用、协同作用、拮抗作用和独立作用 4 种类型。

1. 相加作用　多种化学物同时作用于机体所产生的生物学作用的强度是各自单独作用的总和,此种作用称为相加作用(additive effect)。能够产生相加作用的化学物质,其理化性质往往比较相似或属同系化合物,同时它们在体内作用受体、作用时间以及吸收、排除时间基本一致。如一氧化碳和氟利昂都能导致缺氧,丙烯和乙腈都能导致组织窒息,因此它们的联合作用特征就表现为相加作用;大部分刺激性气体引起的呼吸道刺激作用多呈相加作用;具有麻醉作用的化合物,一般也呈相加作用;有机磷农药对胆碱酯酶的抑制作用也常为相加作用。

2. 协同作用　两种或两种以上化学物质同时作用于机体,所产生生物学作用的强度超过各种化学物单独作用强度的总和,此种作用称为协同作用(synergistic effect)。多个化合物之间发生协同作用的机制很复杂,依染毒或接触的外源化学物而定。可能与化合物之间影响吸收速率,促使吸收加快、排出延缓、干扰体内降解过程和在体内的代谢动力学过程的改变等有关。如有机磷化合物通过对胆碱酯酶的抑制而增加了另外毒物的毒性;氨类化合物通过对联氨氧化酶的抑制而产生增毒作用;烃类化合物由于对微粒体酶的抑制而发生增毒作用等。又如四氯化碳和乙醇对肝脏的作用,石棉暴露者吸烟对肺的毒性作用等。再如已知有些化学物本身不致癌,但是它们与致癌物同时或先后进入机体时却成为助癌物或促癌物。三氯乙烯和异丙基肾上腺素对肝脏并无毒性作用,但与四氯化碳同时进入机体时,可使四氯化碳的毒性作用明显大于其单独作用。农药马拉硫磷和苯硫磷的联合作用也属于增强作用,因为苯硫磷能抑制肝脏中降解马拉硫磷的酯酶,使马拉硫磷的降解受阻,毒性增强。

3. 拮抗作用 两种或两种以上化学物同时作用于机体时,各化合物在体内交互作用的总效应,低于各化合物单独效应的总和,即为拮抗作用(antagonistic effect)。其中一种化学物可干扰其他化学物的生物学作用,或两种化学物相互干扰,使混合物的毒作用强度低于各自单独作用的强度之和,此种作用称为拮抗作用。化合物在体内产生拮抗作用的机制很复杂,可能有几种原因:①化学性拮抗作用,指化学物间发生了化学反应,形成了一种毒性较低的产物。②竞争性拮抗作用,指化合物之间的竞争作用,如肟类化合物和有机磷化合物竞争与胆碱酯酶结合,致使有机磷化合物毒性效应减弱。③代谢性拮抗作用,相互作用的化合物间引起了体内代谢过程的变化,如1,2,4-三溴苯和1,2,4-三氯苯等一些卤代苯类化合物能明显地引起某些有机磷化合物的代谢诱导,使其毒性减弱。④功能性或效应性拮抗作用,如一些中毒治疗药物,阿托品可以对抗有机磷化合物引起的毒蕈碱症状。阿托品并不是直接作用于胆碱酯酶,而是阻断胆碱能神经所支配的效应细胞的 M 胆碱受体。

4. 独立作用 两种或两种以上的化合物作用于机体,由于其各自作用的受体、部位、靶细胞或靶器官等不同,所引发的生物效应也不相互干扰,仅表现为化合物各自的毒性效应,称为独立作用(independent effect)。当化合物的联合作用表现为独立作用时,如以 LD_{50} 为观察指标,则往往不易与相加作用相区别,必须深入探讨才能确定其独立作用。例如酒精与氯乙烯的联合作用,当大鼠接触上述两种化合物之后的一定时间,肝匀浆脂质过氧化增加,且呈明确的相加作用。但在亚细胞水平研究,就显现出酒精引起的是线粒体脂质过氧化,而氯乙烯引起的是微粒体脂质过氧化,两化合物在一定剂量下,无明显的交互作用,因此为独立作用。由于各成分对机体的侵入途径、方式、作用的部位等都是不相同的,因而所产生的生物学效应也彼此无关。各成分不能按比例互相取代。独立作用产生的总效应低于相加作用,但不低于其中活性最强者。一般相加作用指剂量相加模型,而独立作用指反应相加模型。

三、联合作用机制

由于目前的认识水平和研究方法的限制,对于联合作用机制的了解尚不够充分,但大致可分为生物转化、受体作用、物质间化学反应、功能叠加或拮抗和代谢动力学的改变等几种机制:

1. 生物转化的改变 联合作用的一个重要机制是一种化学物可改变另一种化学物的生物转化。生物转化往往是通过酶活性改变产生的,如常见的微粒体和非微粒体酶系的诱导剂有苯巴比妥、3-甲基胆蒽、DDT 和 B(a)P,这些诱导剂通过对化学物的解毒作用或活化作用,减弱或增加其他化学物的毒性作用。

2. 受体作用 两种化学物与机体的统一受体结合,其中一种化学物可将与另一种化学物生物学效应有关的受体加以阻断,以致不能呈现后者单独与机体接触时的生物学效应。

3. 物质间的化学反应 两种化学物的物理化学作用有可能会产生一种与原化合物毒性截然不同的新的化合物。如在胃内酸性环境中,亚硝酸盐及仲胺类物质发生反应形成致癌物亚硝胺,亚硝酸盐可以存在于肉类、蔬菜类中,仲胺类物质可以存在于药物及许多天然产物中。如果两种物质同时存在就会形成强致癌物。又如在环境和水体中,无机汞由微生物酶作用,转化成为有机汞(甲基汞及二甲基汞),毒性显著增加。

一些物质可在体内与毒物发生化学反应,生成另一种有毒物质或无毒物质。一些解毒剂的作用正是基于其与血液循环内的毒物的反应。例如硫代硫酸钠可与氰根发生化学反应,使氰根转变为无毒的硫氰根;又如一些金属螯合剂可与金属毒物(如铅、汞)发生螯合作用,使之成为螯合物而失去毒性作用。

4. 功能叠加或拮抗　当生物体受到外源物质的侵入时,会引起两种效应,一方面可以激活(或抑制)某种功能酶,另一方面可以激活(或封闭)受体或底物。当这两种效应同时存在,其结果取决于剂量-时间的比例,表现为损害作用增强或减弱。如 DDT 可以兴奋神经系统引起惊厥,而巴比妥酸盐可抑制神经系统,在 DDT 中毒后用巴比妥酸盐可减轻症状。

5. 代谢动力学的改变　吸收、排泄等功能可能受到一些化学物的作用而使另一毒物吸收或排泄速度改变,影响其毒性效应。化学物可以相互影响体内代谢动力学各过程(包括吸收、分布、代谢、排泄)。例如,溶剂的性质常常决定了物质经皮吸收率。一种亲脂性物质溶于油中或悬浮于水中,其吸收速度后者远慢于前者。当溶剂改变皮肤的生理状态时,如水合软化角质层也会发生类似的影响。当两种化合物在转运过程中需要同一种载体时,将发生相互影响。例如,钙、铁、锌缺乏或过量吸收可引起某些重金属的毒性改变。

许多酶系统在外源化学物的生物转化酶系统的抑制或激活会引起化学物的改变和影响活性代谢物的产生。如二硫化氨基甲酸酯类可以抑制乙醛脱氢酶从而影响乙醇代谢,因此,在给予二硫化氨基甲酸酯后饮用乙醇可以引起血液中高浓度的乙醛蓄积,导致严重的毒性症状。再如一些化学物可以改变血液或尿液的电解质平衡,从而影响到机体对其他物质的利用度及排泄功能,这种现象可应用于治疗某些中毒(如在苯巴比妥中毒后给以碳酸钠)。

(陈华　张勤丽)

参 考 文 献

1. Ballantyne B,Marrs T,Syversen T. General and Applied Toxicology. 3rd 2009_Wiley:Chapter 1 Basic Elements of Toxicology;Chapter 4 Biotransformation of Xenobiotics;Chapter 23 Environmental and Endogenous Factors in Toxicity;Chapter 24 Chronotoxicology;Chapter 26 The Influence of Temperature on Toxicity.

2. Hodgson E. A Textbook of Modern Toxicology. 4th ED. NJ,USA:Wiley,2010:173-191.

3. Eaton DL,Gilbert SG. Chapter 2 Principles of toxicology;Parkinson A,Ogilvie BW. Chapter 6 Biotransformation of xenobiotics//Klaassen CD,eds. Casarett & Doull's Toxicology,The basic science of poisons. 7th ED. McGraw-Hill,2008.

4. McQueen CA. Comprehensive Txicology. 2nd ED. Elsevier Science & Technology,2010. Volume1:1.01 General Overview of Toxicology;1.02 Exposure Science;1.03 Oral Exposure and Absorption of Toxicants;1.07 Biotransformation of Toxicants.

5. 周宗灿,编著. 毒理学教程. 第 3 版. 北京:北京大学医学出版社,2006:22-27,89-90,102-110,608-620.

6. 裴秋玲,主编. 现代毒理学基础. 第 2 版. 北京:中国协和医科大学出版社,2008:81-91.

7. 宁磊,高雪军. 影响实验动物质量和动物试验结果的因素分析. 微生物学免疫学进展,2011,39(1):48-52.

8. 纪卫东,庄志雄. 表遗传学调控及其在外源化合物毒性分子机制中的作用. 毒理学杂志,2007,21(1):69-72.

9. Trepanowski JF, Canale RE, Marshall KE, et al. Impact of caloric and dietary restriction regimens on markers of health and longevity in humans and animals: a summary of available findings. Nutrition Journal, 2011, 10(107): 1-13.
10. 庞广昌, 陈庆森, 胡志和, 等. 食品和营养的表观遗传观点和展望. 食品科学, 2011, 32(17): 1-21.
11. 孟紫强, 主编. 环境毒理学. 北京: 中国环境科学出版社, 2000: 44-50.

第 五 章

流行病学方法在毒理学中的应用

第一节 概 述

一、毒理学研究常用流行病学方法

流行病学探索在人类发生的有害效应与潜在的"病因",如化学物、病原体、辐射、药物或医疗器械使用或接触之间的关联。流行病学有时简单地定义为研究人群健康模式的学科。但在这看似简单的定义背后隐藏着丰富的概念、内容和方法。流行病学和毒理学有所不同,流行病学本质上是一种观察科学,而毒理学更多属于实验科学的范畴。对于在环境中已存在的外源化学物,可以用流行病学方法,将毒理学体外和动物实验的结果进一步在人群调查中验证,不需要进行种属的外推,可从对人群的直接观察中,取得动物实验所不能获得的资料,优点是接触条件真实,不确定因素较少,观察对象包括全部个体,可获得制定和修订卫生标准的资料,搜集整理以及制定预防措施的依据。利用流行病学方法不仅可以研究已知环境因素(外源化学物)对人群健康的影响(从因到果),而且还可对已知疾病的环境病因进行探索(从果到因)。但流行病学研究干扰因素和混杂因素较多,测定的毒效应还不够深入,有关的生物学标志还有待于发展。因此,必须将两种类型的研究密切结合起来。实际上,流行病学主要方法在毒理学研究中均有广泛的应用。

1. 现况研究 现况研究是指在某一人群中,应用普查或抽样调查的方法收集特定时间内、特定人群中疾病、健康状况及有关因素的资料,并对资料的分布状况、疾病与因素的关系加以描述。即调查这个特定群体中的个体是否患病和是否具有某些变量(或特征)等情况,从而描述所研究的疾病(或某种健康状况)以及有关变量(因素)在目标人群中的分布,进一步比较分析具有不同特征的暴露与非暴露组的患病情况或患病组与非患病组的暴露情况,为研究的纵向深入提供线索和病因假设。

现况研究分为普查(census)和抽样调查(sampling survey)。普查是指对总体中所有个体均进行调查;抽样调查是按一定的概率从总体中随机抽取有代表性的一部分人(样本)进行调查,以样本统计量估计总体参数。

现况研究常用的抽样方法有单纯随机抽样(simple random sampling)、系统抽样(systematic sampling)、分层抽样(stratified sampling)、整群抽样(cluster sampling)、多级抽样(multistage sampling)。

2. 病例-对照研究 病例-对照研究是指选择患有和未患有某特定疾病的人群分别作为病例组和对照组,调查各组人群过去暴露于某种或某些可疑危险因素的比例或水平,通过比较各组之间暴露比例或水平的差异,判断暴露因素是否与研究的疾病有关联及其关联程度大小的一种观察性研究方法。其中,暴露(exposure)是指研究对象曾经接触过某些因素或具备某些特征。这些因素或特征称为暴露因素;匹配(matching)是以对研究结果有干扰作用的某些变量为匹配变量,要求对照组与病例组在匹配变量上保持一致的一种限制方法。

病例-对照研究的统计推断方法:

(1)列出四格表:

成组病例-对照研究资料整理表

暴露史	病例组	对照组	合计
有	a	b	$a+b=n_1$
无	c	d	$c+d=n_0$
合计	$a+c=m_1$	$b+d=m_0$	$a+b+c+d=N$

(2)估计暴露与疾病的关联强度:比值比(odds ratio, OR)指某事物发生的可能性与不发生的可能性之比。病例组的暴露比值$=a/c$,对照组的暴露比值$=b/d$,$OR=$病例组的暴露比值/对照组的暴露比值$=ad/bc$。

(3)相对危险度(relative risk, RR)是暴露组与非暴露组发病概率之比,数值范围从0到无限大的正数,含义为暴露于某因素者发生疾病的概率是不暴露于某因素者的多少倍。

当$RR=1$时表示暴露组发病概率与非暴露组发病概率相等,暴露与疾病无关。

当$RR>1$时说明暴露组发病概率大于非暴露组发病概率,暴露增加了发生疾病的危险。

当$RR<1$时说明暴露组发病概率小于非暴露组发病概率,暴露减少了发生疾病的危险。

3. 队列研究 队列研究(cohort study)是将一个范围明确的人群按是否暴露于某可疑因素或暴露程度分为不同的亚组,追踪各组的结局并比较其差异,从而判定暴露因素与结局之间有无关联及关联程度大小的一种观察性研究方法。

根据人群进出队列的时间不同,队列可分为两种:一种叫固定队列(fixed cohort):在前瞻性观察中,若研究对象同时进入队列、没有新成员的加入并且直至观察终止基本没有成员的退出,即在观察期内队列保持着相对固定。另一种叫动态队列(dynamic cohort):若观察中原有的队列成员可以不断退出,新的观察对象可以随时加入,队列成员在不断变化。

队列研究根据研究对象进入队列的观察时间及终止观察的时间不同,可分为:前瞻性队列研究(prospective cohort study)、历史性队列研究(historical cohort study)、双向性队列研究(ambispective)。

4. 实验流行病学 实验流行病学是将来自同一总体的研究对象随机分为实验组和对照组,实验组给予实验因素,对照组不给予该因素,然后前瞻性地随访各组的结局并比较其差别的程度,从而判断实验因素的效果。

实验流行病学的基本特征包括:施加干预措施;前瞻性观察;必须有均衡的对照;随机分组。

实验流行病学的基本方法有:临床试验、现场试验、社区试验。

实验流行病学的设计类型有:①随机对照试验(randomized controlled trial, RCT):该方法一是按照随机化方法将研究对象分为试验组和对照组;二是同时前瞻性随访各组的疗效,是典型的按照实验法的原则设计的研究类型。②群组随机对照实验(cluster randomized trail)：在以群组为单位的研究中，如果采用随机分组方法，成为群组随机对照实验。对于一些行为或环境暴露的干预研究，有时采用群组随机对照实验比个体随机对照实验更合适。③类实验：类实验是不能做到随机分组或没有平行对照的实验。由于社区试验中干预措施分配的单位是群体，而且常常对象多，范围广，较难做到随机分配，因此常属于类实验。

基于流行病学在毒理学中的应用，需要引入人群毒理学的概念。人群毒理学(population toxicology)就是运用毒理学的原理及方法学研究人群在生活和工作环境中所暴露的有害因素(包括物理性、化学性或生物性危害因素)及其所致的有害效应和健康危害。人群毒理学工作者的目标是预防生活和工作环境对人群健康产生有害作用，并对人群所暴露的有害因素的种类和危害做出评估。

人群毒理学是涉及流行病学、环境医学、职业医学、食品卫生学等多学科的一门综合性科学。其任务主要是在人群中研究外源化学物对人体产生毒性作用规律，为人群检测和防治措施提供比动物实验更为直接和可靠的毒理学依据。但是，针对实际情况，人群毒理学的研究存在很多局限。首先，从暴露开始到发病存在不确定的潜伏期，且在这过程中人体暴露因素会发生很大程度的变化。其次，健康损害或疾病的发生可能是多因素的，存在各种物质的联合暴露，且环境因素和个人因素会一起发挥作用。

二、毒物健康损害的因果关系判断

流行病学方法在毒理学中进行应用，目的是研究有毒有害因素危害人群健康的流行研究规律，尤其是研究环境毒物和人体健康之间的相关关系和因果关系，即阐明暴露-效应关系。因果关系是指某个因素的存在一定会导致某个特定结果的产生。随着病因学研究的发展，因果关系的判断一般应该遵循以下原则：

1. 化学物暴露和疾病发生的时间顺序　化学物的暴露应该在疾病发生之前，暴露和疾病应有合适的间隔潜伏期。尤其是对慢性病和潜伏期长的癌症来说，可能有很多化学物质的暴露在疾病发生之前。化学物暴露和疾病的关系与疾病自然发展史不应相冲突。暴露于化学物的人或动物，其组织病理学的改变与疾病发展的进程一致。在确定前因后果的时间顺序上，实验和队列研究最好，病例-对照和生态学时间序列研究次之，横断面研究较差。病例-对照研究中病因信息来自于过去的记录或询问，它与疾病的时间关系尚不够准确。生态学时间序列研究中，例如伦敦烟雾事件后发生的呼吸道和心血管疾病死亡率上升，欧洲沙利度胺大量上市后发生的海豹短肢畸形，都提示了时间前后关系。

2. 化学物暴露和疾病关系的强度　关联的强度越大，该关联为因果关联的可能性就越大。如果一个强关联为混杂因素所致，该混杂因素与疾病的关联将更强，所以这种混杂一般是容易被识别的。另一方面，所得关联可能是未识别的偏倚所致。当然，也存在少数特殊的例子，如吸烟与心血管疾病有弱关联但为因果的，唐氏综合征与母亲产次有强关联但为母亲年龄混杂所致。总之，有时间先后的统计关联说明怀疑病因可能为危险因素，而关联强度越大，是偏倚所致的可能性就越小。防治试验多使用绝对效应或归因比例指标，效应指标越大，防治措施与效应的因果性就越强。

关联强度的测定，根据资料的性质或来源可以有：①比值比 *OR*(病例-对照研究)，相对危险度 *RR*(队列研究)，预防分数 *PF* 或功效比例(实验研究)等反映分类资料关联的指标。②剂量反应关系：针对等级或连续性变量的资料，可用等级 *OR* 或 *RR*、各等级的绝对效应、等级相关系数和积差相关系数等。③生态学相关:利用群组(分析单位)资料来计算相关系数,反映分布的一致性。例如,各国人均脂肪摄入量与大肠癌死亡率的相关系数,各国纸烟销售量与肺癌死亡率的相关系数,以及各地区乙肝病毒携带率与肝癌死亡率的相关系数等。但生态学相关的分析需要注意生态学假象的干扰。

3. 化学物暴露和疾病关系的可重复性 化学物暴露和疾病的关系由不同的研究人员在不同的时间、地点、人群中重复观察到类似的结果。与观察性研究相比,实验性研究的可重复性较好,这是因为实验性研究的控制条件要好得多。某些观察性研究结果之间的差异,有可能是背景条件的差异所致。多数研究的可重复性使因果关联的可能性增加,而少数或个别研究的不同甚或相反的结果并不能简单反驳因果假设,但需要仔细探究结果差异的缘由。

4. 化学物暴露和疾病关系的合理性和特异性 关联的合理性包括两个方面:①疾病与暴露因素的关联能够用现有的医学和其他自然科学知识进行合理的解释,这相当于客观评价。②研究者或评论者从自身的知识背景出发,支持因果假设的把握度,这相当于主观评价,即科学家团体的意见。疾病在特定的人群和特定的环境中发生。例如:在一般人群中胸膜间皮瘤的发病率非常的低,而在石棉暴露工人中发病率比一般人群中高很多。对于一种疾病来说可有不止一个病因,而对于一个致病因子来说可导致不止一种疾病,因此不能强求化学物暴露与疾病之间完全的一对一的关系。

5. 化学物暴露和疾病关系的剂量-反应关系 疾病发生的频率随暴露因素的剂量、强度和持续时间的变化而变化,则两者之间有因果关系的可能性较大。

6. 化学物暴露和疾病关系的实验证据 人们已经设计了一些系统性的方法对因果关系做出界定。如果对某一化学物进行了动物、人体和体外实验的完整研究,并采用了适当模型、相关的观察终点,实验在控制条件下进行的,由此得出清晰而有说服力的暴露-反应关系的证据,则证明该化学物与某一种疾病之间存在因果关系。

第二节 毒物低剂量联合作用的人群流行病学研究

一、人体对环境毒物的低剂量联合暴露

在实际情况中,除了职业暴露的情况外,人体对毒物的暴露通常是毒物为低剂量的,且几种毒物共同暴露联合作用。

对已存在的毒物进行化学风险评估和健康效应估计的关键问题在于,当这些物质在环境中的水平没有达到对个体产生可观察到的有害作用时,多种物质联合暴露能否产生加和作用。这是一个普遍存在的、对所有化学物质毒性评估普遍适用的一个议题。经常有人争论,在还没有科学的低水平共同作用的化学模型出现时,这一问题不能确定,而且,在判断过程中,作用机制相同的化学物质,机制相反或者机制多样化的化学物质,两者分析方法应该区别对待。

作用机制类似的化学物质可以相互代替,没有效率损失,联合作用可能被发现,即使剂量远低于无观察到有害作用的水平(NOAELs)。该观点能被剂量分割实验(dose fractionation experiment)解释,如图 5-1 所示,剂量为 $4×10^{-2}$ M 产生可观察到的作用,当将该物质的剂量分成 10 个 $4×10^{-3}$ M 时,或者为 10 个具有相同作用机制的不同物质(每种剂量为 $4×10^{-3}$ M),

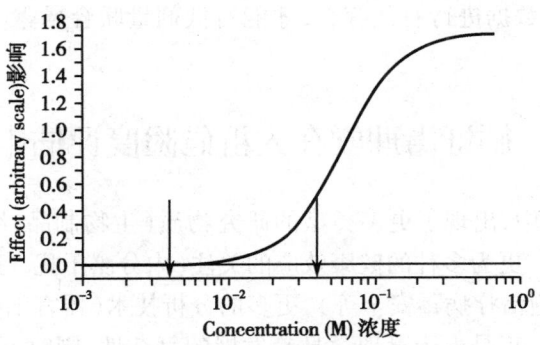

图 5-1　当作用机制相同时的低剂量混合暴露

也能观察到与剂量为 4×10^{-2}M 产生可观察到的作用。这意味着当剂量远低于 NOAELs 时也能发生联合作用,只要足量的化学物质存在。在这种状况下,集中分析单一化学物质的传统的风险评估方式是有问题的,因为只考虑各自的 NOAEL,而没有考虑几种物质的联合共暴露,从而无法反映真实的风险。另外,对于暴露低于 NOAEL 时,无论是设计原因还是偶然事故,可能引起实验系统检测不到作用从而缺乏统计能力。例如,当两种联合的物质剂量均低于各自的 NOAEL 的 1/100 时,实验可能失败,或者也可能剂量太小以至于在大多数案例中不能检测到有害作用,从而导致实验没有结果。

　　基于这些考虑,以下关于低剂量混合物效应的研究根据已有的文献提出了评估性的建议:①混合物的组分的作用应当确定为相同条件下的混合物;②NOAEL(或 NOEL,NOEC 当采用中性作用时)应当用来估计每一组分的剂量,以及直接观察效应。此外,理想状态下应定量计算加和效果。这将使得联合作用可以分为协同效应、拮抗效应以及增加效应。荷兰皇家应用科学研究机构(TNO)和美国国家毒理计划(NTP)的研究结果提示,当混合物的各组分剂量略低于各自的阈值(如相当于各自的 LOAEL)时,可能观察到混合物的毒作用;而当混合物的各个组分剂量等于或者高于各自的阈值时,对于不同的毒作用终点可能同时观察到相加作用、协同作用和拮抗作用。

二、毒物低剂量联合作用的流行病学研究

　　毒物低剂量联合作用还需要进一步流行病学资料的充分验证。绝大部分流行病学的流行病学数据集中分析单一化合物,尽管这样,但是最近的研究已经明确将混合物质毒性效应这一议题纳入研究范畴。将内分泌干扰物的作用的人类影响评估降低至单一化合物水平是不现实的,多种化合物共同作用可能产生累积效应。Damgaard 等观察到先天性隐睾症与母乳中多种确定的有机氯杀虫剂水平参数的总和相关。Swan 发现男性婴儿肛殖距(anogenital distance,AGD)降低与出生前邻苯二甲酸酯类物质的暴露有关。在 2004 年 Pieriket 等学者发现父亲暴露于杀虫剂和吸烟状况的联合作用与新生儿先天畸形有关。最近,Main 等学者的研究表明母乳中多溴化联苯的总量与新生儿隐睾症有关。

　　上述流行病学的研究与低剂量联合暴露实验的结果不谋而合,从人群角度为多种化学物质低剂量联合作用能产生有害影响提供科学依据。然而,在得到确切的结论之前,需要有很多分析方法需要完善,包含混合物联合作用的真实性、应用较好的分析工具统计出累积暴露的可信的流行病学资料,一般来说,生物标志物的使用能够捕获累积内暴露,同时需要将

流行病学研究与实验室数据进行有效综合,才能对低剂量联合暴露的效应进行较为科学的评估。

第三节　循证毒理学在人群危险度评估中的应用

毒理学在发展过程中,出现了更多类型的研究物质(生物制品,纳米,遗传修饰生物体,细胞治疗,医学装置等),更为多种的健康效应的关注(内分泌干扰,呼吸易感性,发育毒性和免疫毒性,抗原性和细胞治疗病毒安全等),更多的分析技术(器官细胞培养,分子生物学,分析化学,计算机模型等),正是由于毒理学日趋发展的复杂性,同时,更是为了增加毒理学研究成果的严谨性和清晰度,我们更需要循证医学(evidence-based medicine)这种分析方法的应用。一些与之类似的毒理学问题,尤其是毒理学的推论和诊断,促使我们将循证医学应用到毒理学中来。毒理学无可避免地存在着信息泛滥、传统和现代方法并存及各种偏倚的问题,寻找和总结相关信息就变得非常重要。

循证毒理学具体的应用过程包含以下几方面:①与治疗选择或诊断方法的评估类似,需要评估毒理学不同的方法来鉴别其有效性、局限性并进行比较和选择。这有点属于验证的领域,因此是我们进入循证毒理学的起点,但与典型的验证不同之处在于不是建立研究而是分析现有的信息。②需要整合尽可能多的不同来源的信息。通常一个研究被作为引导研究,其他研究作为附加信息。用于临床领域的 Meta 分析最有可能用在这里。Ellen Silbergeld 的结构性综述是比较先进的方法。③Phil Guzelian 等学者提议因果关系作为循证毒理学方法的起点,这实际也在提示我们能否追踪某一健康效应之后反推到毒物,诸如肺癌到吸烟,但这样可能与证据的质量标准、逻辑步骤甚至伦理学争议有一定分歧。④同时还有独立应用循证医学的临床毒理学,进行对于中毒病人等的治疗的指导。

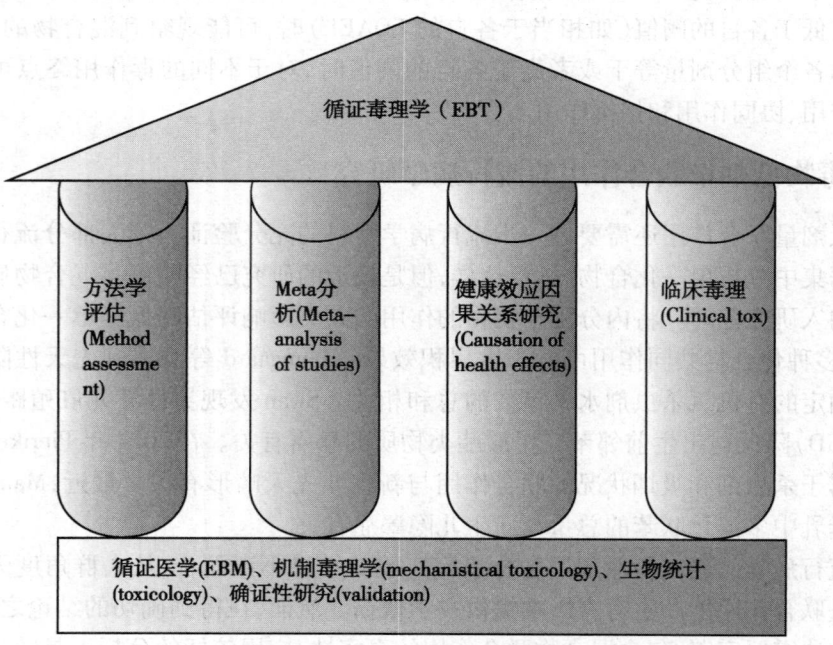

图 5-2　建立循证毒理学"神庙"

回顾性验证是一种类似循证毒理学的方法,它已经成功地应用到验证微核试验和一些体外刺激实验等研究。回顾性验证和前瞻性验证的区别在于,前瞻性研究允许根据目前理解的最优实验方案、可行性和实验需要去挑战已经确定的实验。循环中所有实验室方法的改变可以控制并且功效分析可以估计可能需要的物质的数目。至少在原则上结果是开放的;这意味着应该使用差异、更有效的统计。相反,回顾性分析所依赖的是可利用的全部信息。这里会出现明显的选择性偏倚。循证毒理学同样会面临特殊挑战,现存的数据记录通常是不同的且不完全,影响分析结果。一般来说,只有相对大的数据收集和共同分析才具有更强的科学意义。目前需要革新方法去调整循证毒理学对丰富信息、整合方法的需要。同时利用循证医学的诊断可作为毒理学评估的模型。它可在强调科学有效性上提供好处,使实验过程更清晰和生物实验评估更广。它似乎更易变并且更迅速地适应新的证据以及实验变种,尤其是与前瞻性验证研究对比。在前瞻性验证研究和循证毒理学,我们更需要发展Meta分析工具。这些在个体的混合物风险评估中非常有效。为了这个目的,毒理学研究中质量评分的概念需要进一步深入发展。

整合技术服务(integration of technology strategies,ITS)提出了一个不能分解的验证问题;毒理学需要依赖 ITS 的进一步扩大。关键的问题是如何避免僵化的联合方法,如何处理实验谬误以及大量的参照混合物在决策树评估中的需要。在 ITS 中通过改变实验前到实验后危害的概率改变一项实验辨别值。我们的验证需要通过预测值来调整这些。同时,毒理学发展依赖于毒理学通路(pathways of toxicity,PoT)研究的发展,关键问题在于此概念的拓展和创新。表 5-1 总结了传统验证研究、回顾性验证研究、以循证毒理学为基础的评估方法和循证医学诊断学的关键特征。

表 5-1　毒理学和诊断实验中不同的质量保证方法的比较

	传统验证	回顾性验证	循证毒理学	循证医学诊断
数据库	前瞻性研究	收集的数据	收集的数据 文献综述	文献综述
参考点	动物实验结果	动物实验结果	技术 参考资料	技术 临床诊断和结果
评价参数	再现性 外推内推 可靠性	再现性 外推内推 可靠性	再现性 外推内推 可靠性 实验后危害概率	试验后诊断概率 各种操作方法
过程决策者	验证方法组织 实验中心	验证方法组织	专家组	专家组
方式	实际检测 资料总结 叙述	资料总结 叙述	系统综述 Meta 分析的发展 清晰度 客观性	系统综述 Meta 分析的发展 清晰度 客观性
同行评议	最终文件资料	最终文件资料	评估前的决策 结果	评估前的决策 结果
出版物	科学论文的信度 背景综述文件	科学论文的信度 背景综述文件	循证毒理学的过程文件或指导	循证医学图书馆的指导和过程文件

第四节 流行病学在人群生物监测和生物
标志物选择中的应用

一、环境和职业人群的生物监测

监测包括环境监测、生物监测和健康监护,随着"环境监测为主,生物监测为辅"的观念向"环境监测与生物监测相辅相成、互为补充"观念的转变,生物监测与生物标志物的研究越来越受到重视,不仅有利于有害因素接触水平和危害的监测,而且生物标志物在人群流行病学的研究,在揭示有害因素致病机制方面,与有害因素体外实验研究及动物实验相比,具有更为独特的科学价值。

外源化学物进入人体后其母体和(或)其代谢产物在细胞、组织或体液中的含量称为内剂量(internal dose),作用于关键亚细胞、靶细胞、靶组织的为生物效应剂量(biological effective dose)。内剂量和生物有效剂量是外源化学物危险性暴露水平的评定依据。观察早期生物学反应和亚临床变化,有助于评定外源化学物的健康效应。对这些指标的个体易感性的观测,已形成预防医学中一个重要的检测领域,即生物标志(biomarker)监测。

生物监测是指定期、系统和连续地检测人体生物样品中化学物和(或)其代谢物的含量或由它们所致的生物易感或效应水平,即通过分析接触标志物(biomarker of exposure)、效应标志物(biomarker of effect)和易感性标志物(biomarker of susceptibility)3类生物标志物的变化,将测得值与生物接触限值相比较(图 5-3)。较之环境监测,生物监测可以更好地反映机体通过呼吸道、皮肤和消化道等多种途径吸收接触物质的总负荷;生物监测以个体为监测单位,同时可以反映不同个体代谢水平的多样性及对有害因素的易感性。通过多种生物标志物的综合应用,还可以评价有害因素近期接触和较长时间接触的不同水平。例如,我们可以用红细胞和白细胞内铬含量来分别反映机体近 3 个月以内或更长时间接触铬盐的情况。因此,生物监测在评价有害因素接触剂量方面比环境监测更接近真实暴露情况,两者联合应用,可以更为精确地描述人群有害因素接触水平。

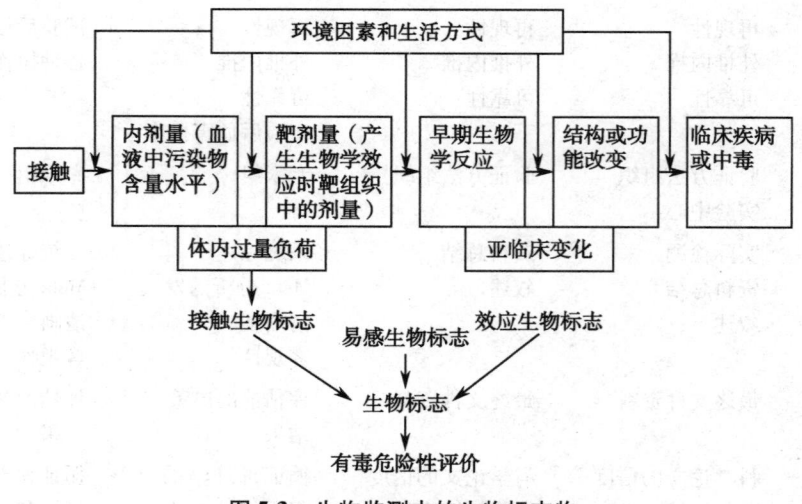

图 5-3 生物监测中的生物标志物

生物监测和生物标志物研究的目的是应用于人群。因此,采样和测定技术方法的适宜推广性、指标有效性验证、准确度和精确度评价都是研究的重要内容。目前在职业场所中,我国已经提出 15 项化学性有害因素生物接触限值,主要以有机溶剂和重金属为主。

生物监测的优点包含以下几方面:①反映不同暴露途径(消化道、呼吸道、皮肤)和暴露来源(食物、空气、水,职业与非职业的)的总接触量,而环境监测大多只能反映环境中通过呼吸道进入机体的量;②可以直接检测引起健康损害作用的内接触剂量或内负荷;③综合了个体接触毒物的差异因素和毒物的药代动力学过程及其变异性;④通过易感性生物标志物的监测,可以较早地发现确定易感人群;⑤一般情况下花费较少,可较早地检出对健康可能的损害,为及时采取预防措施提供依据。

二、生物标志物的选择

近期生物标志物的研究过程中,出现了基因组学、蛋白组学以及代谢组学的生物标志物。这些组学的生物标志物可以使我们利用基本的科学知识来了解细胞与化学毒物如何在早期相互作用,同时可以提供一条化学品暴露-早期细胞反应-后期健康风险评价预测的线索。这些组学分类包含了单独的反应,但实际上它们是共同组成了一个相互联系的细胞生物系统。生物标志物的发展必须受到严格的终点事件来验证,才能使被测量的生物标志物的反应更加有效地反映最后的健康损害,从而解释化学诱导的细胞损伤/细胞死亡的机制。同时,在新的生物标志物的探索过程中,存在很多个体生物因子会影响生物标志物的判定和研究,例如:抗氧化物(谷胱甘肽)、金属结合蛋白(金属硫蛋白)、铅结合蛋白、铅包涵体、切除和修复酶类、同化酶系统、营养水平、性别、年龄、基因易感性以及暴露剂量。这些影响因子对于亚临床状态的解释具有重要的作用,同时联合多种生物标志物组成完整的风险评价系统。

暴露生物标志物(biomarker of exposure)是测定组织、体液或排泄物中吸收的外源化学物、其代谢物或其他内源性物质的反应产物,作为吸收剂量或靶剂量的指标,提供关于暴露于外源化学物的信息。暴露生物学标志包括反应内剂量和生物效应剂量两类标志物,用以反映生物样本中外源化学物或其代谢物与某些靶细胞或靶分子相互作用产物的含量。这些暴露的生物学标志如与外剂量相关或与毒作用效应相关,可评价暴露水平或建立生物阈限值。例如苯在肝脏代谢生成酚、儿茶酚、对苯二酚和氢醌,进一步羟化生成 1,2,4-苯三酚,最终与葡萄糖醛酸、硫酸生成结合物,或与巯基化合物或蛋白质形成苯巯基尿酸、S-苯基-硫醚氨酸解毒产物。苯的接触生物标志物目前已制订生物接触限值的有呼出气中苯和尿中总酚。通过苯代谢途径及其代谢物可知,能够作为接触生物标志物的代谢物还很多。目前所应用的尿酚,特异性相对较差,适用于苯浓度较高的环境。尿中 S-苯基-巯基尿酸等可在苯接触浓度较低的条件下检出,可以作为值得深入研究的暴露标志物。多环芳烃(PAHs)是最早发现且数量最多的环境致癌物,广泛分布于大气、水、土壤和食品等介质中。由于暴露途径的复杂化,常规的通过分析空气、食品和水等介质中 PAHs 的量来估计人体对 PAHs 暴露程度的外暴露评价法已不能准确估计个体实际暴露剂量。其代谢产物单羟基多环芳烃(OH-PAHs)可以来综合反映人体对 PAHs 的暴露情况。

效应的生物标志物(biomarker of effect)指机体中可测出的生化、生理、行为或其他改变的标志,包括反映早期生物效应、结构和(或)功能改变及疾病三类标志物。接触铅可引起铅中毒,出现腕下垂、脑病、贫血,影响神经系统、免疫系统和生殖系统等多系统损害。在这之中,铅对血红蛋白合成过程的影响出现较早,且呈现明显的剂量-效应关系,因而其中血红细胞游离原卟啉(FEP)、锌卟啉(ZPP)、尿-β-氨基酮戊酸(β-ALA)和红细胞 β-ALAD 等可作为铅的效应生物标志物。

易感性的生物标志物(biomarker of susceptibility)是关于个体对外源化学物的生物易感性的指标,即反映机体先天具有或后天获得的对暴露外源性物质产生反应能力的指标。外源化学物体内经代谢毒性可增高,例如接触四氯化碳工人中饮酒者较不饮酒者易中毒,因为乙醇能诱导肝脏代谢活化四氯化碳的酶(CYP2E1)而使其毒性增高,所以可从参与外源化学物代谢活化的酶系统中去选择,特别是一些外源化学物活化酶,如 CYP1A1 是活化苯并[a]芘和其他多环芳烃的酶,CYP2E1 是活化苯、四氯化碳、氯仿及其他氯代烃化合物、苯乙烯等的酶,CYP3A4 是活化黄曲霉毒素 B_1 和黄曲霉毒素 G_1 的酶。

在确定基因多态性与外源化学物易感性的研究中,目前一般采用"病例-对照"方法,把该基因多态性作为一种"暴露"因素进行分析。选择接触外源化学物相同条件下受到损害或发生中毒的病人和无损害者,对他们某种选定的基因型进行测定,比较病例组和对照组中该基因型的分布。病例组中频率较高的基因型,就可能是易感的。随着高通量技术的发展,现可以应用基因芯片技术同时测定上千种基因,确定表达量显著差异的基因,它们可能与对某外源化学物的易感性有关。在进行此类研究时,必须注意病例组与对照组外源化学物的接触水平是否相同或接近,否则得出的结论将是错误的。例如在进行某基因型作为氯乙烯致肝功能受损的易感基因型研究时,应当在排除有其他致肝脏毒物或药物暴露的前提下,根据氯乙烯车间空气监测数据、工龄、年工作时间、性别等因素综合计算累积氯乙烯暴露剂量,分析同等累积暴露剂量下,肝功能损伤和正常组工人间该基因型的分布是否有差异,确定是否易感。

应用受试者工作特征曲线(receiver operating characteristic curve,ROC)在人群筛检范围进行生物标志物的预测,又称为感受性曲线(sensitivity curve)(图 5-4),是以特异性(效度、似然比)为横轴,以敏感性为纵轴的风险得分图,ROC 曲线可以通过描述真阳性率(TPR)和

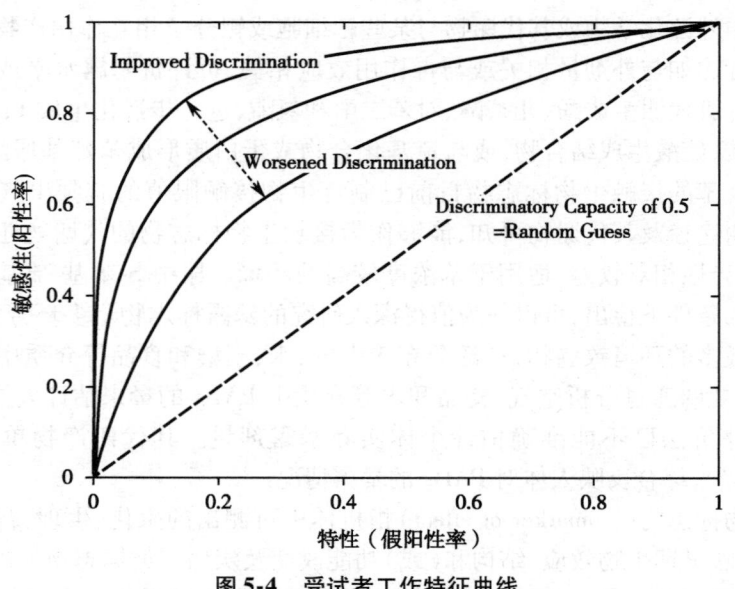

图 5-4 受试者工作特征曲线

假阳性率(FPR)来实现。由于是通过比较两个操作特征(TPR 和 FPR)作为标准。对于许多诊断试验而言,该曲线可以用来优化一项实验的最大敏感度和(或)特异度的阈值,该作用与特定实验的功能有关。将曲线集合起来后,通过输出的模型风险预测值,该曲线将能识别人群中的病例。在应用中,根据 ROC 曲线,结合各切点的灵敏度和特异度结果,选择曲线上尽量靠近左上方 Youden 指数最大的切点为最佳临界点,从而使试验的灵敏度和特异度均较高,同时误诊率和漏诊率较小,不失为一种好的方法。但当病人和非病人指标重叠较多时,它同样存在一定的漏诊率和误诊率,也就是错判,因此单凭一个切点诊断病人和非病人显然是武断的,尤其对于临界点附近,病人和非病人的重叠区域内。有必要对可疑值范围进行探讨,它应该是病人和非病人的重叠区域。这个范围内的个体是可疑对象,尚不能判断其为病人或者非病人,需要进一步的临床证据加以确定。

第五节　动物试验、体外实验与人群流行病学之间的关联

流行病学应用到毒理学,从而评估毒物对人体的健康影响,在这一过程中,离不开动物实验和体外实验的密切配合。国际癌症研究机构(International Agency for Research on Cancer,IARC)根据流行病学研究的结果将砷及其化合物列为皮肤和肺的致癌物。针对职业暴露人群、引用高砷井水和燃用高砷煤的某些地区的人群所进行的调查,都得出肯定的结论:砷可以引起人的皮肤、肺、膀胱、肝、鼻组织和前列腺等的癌症。但是,砷的这种致癌效应均是通过人群暴露的流行病学资料得出的,啮齿动物的致癌模型仍不能重复。也曾使用过砷酸钠、亚砷酸钠、亚砷酸铅、三氧化砷等对小鼠、大鼠、犬和猴进行过癌症生物实验,但实验结果均为阴性,同时,在给予已知的肿瘤诱发剂后测试砷及其化合物的促癌活性,实验的结果也均呈现阴性。

如果单纯的通过人群流行病学来研究毒理学也是不现实的,因为:①在人群中观察到机体功能损伤需要较长时间,因为人群暴露的剂量较低且联合暴露现象比较普遍,同时,较难确定人群暴露外源性化学物的剂量,难以观察到剂量-反应关系;②人群研究中不容易检出某种物质的特异性指标,往往是用非特异性的指标,因此需要研究有非常优化的设计并需要较大的样本量;③在很多情况下,毒物引发机体功能改变的结果评定缺乏正常值或参考值,有时检测结果在参考值范围内,但是与对照组比相比较具有明显的升高或者降低,这时应该如何做出评价,该指标的改变程度对于健康终点或者疾病的发生会有多大的贡献,是需要认真探讨的问题。

对毒物在动物体内的代谢过程进行研究,有助于了解活性中间体的特征,并有可能发现各种意料之外的危险性和生物监测的新方法。反之,对工人的临床观察也会促进毒物代谢和毒作用机制的动物实验研究,从而揭示生物学失调对于健康的重要意义。毒理学工作者不能单单依靠动物实验或者流行病学调查一种方法。为了要鉴定、阐明和确定危险的轻重缓急,发展干预措施和工人健康监护的技术,合并使用动物实验和流行病学调查是十分必要的。

(汤乃军　庄志雄)

参考文献

1. Gad SC. Epidemiology//Wexler P, ed. Encyclopedia of Toxicology, Amsterdam. Boston:Elsevier, 2013,2:

230-235.

2. Cook RR. Epidemiology of toxicologists//Hayes AW, ed. Hayes Principles and Methods of Toxicology. 6th ED. Boca Raton London New york：CRC Press,2014：549-591.

3. Wilkins JT,Lloyd-Jones DM. Are novel serum biomarkers informative? Med Clin North Am,2012,96（1）：1-11.

4. Fowler BA. Biomarkers in toxicology and risk assessment. EXS,2012,101：459-470.

5. Guzelian PS,Victoroff MS,Halmes NC,et al. evidence-based toxicology：a comprehensive framework for causation. Hum Exp Toxicol,2005,24：161-201.

6. Hoffmann S,Hartung T. towards an evidence-based toxicology. Hum Exp Toxicol,2006,25：497-513.

7. Wandall B,Hansson SO,Rudén C. Bias in toxicology. Arch Toxicol,2007,81：605-617.

8. Schneider K,Schwarz M,Burkholder I,et al. "toxR-tool", a new tool to assess the reliability of toxicological data. Toxicol Lett,2009,189：138-144.

9. 王心如,主编. 毒理学基础. 北京：人民卫生出版社,2007.

10. 裴秋玲,主编. 现代毒理学基础. 北京：中国协和医科大学出版社,2008.

11. 张爱华,孙志伟,主编. 毒理学基础,案例版. 北京：科学出版社,2008.

12. 顾维组,主编. 现代毒理学概论. 北京：化学工业出版社,2005.

13. 李龙,陈家堃,主编. 现代毒理学实验技术原理与方法. 北京：化学工业出版社,2005.

14. 周宗灿,编著. 毒理学教程. 北京：北京大学医学出版社,2006.

15. 李立明,主编. 施侣元,主审. 流行病学. 北京：人民卫生出版社,2007.

16. 贾光,郑玉新. 发展生物监测技术 进一步提高职业人群健康监护水平. 中华预防医学杂志,2010,44（1）：9-10.

第 六 章

毒理学中的生物标志

随着多学科知识理论和新的实验方法、技术的发展,对生物标志的研究越来越广泛。生物标志的研究与应用可准确判断机体接触化学物质的实际水平,有利于早期发现特异性损害并进行防治,对于阐明毒性机制、建立剂量-反应关系、进行毒理学资料的物种间外推具有重要意义,是阐明毒物接触与健康损害之间关系的有力手段。生物标志研究,使得毒理学与分子流行病学在更深的层次上产生新的结合,极大地拓宽了中毒机制的研究深度,极大地促进了分子流行病学研究的发展。

第一节　生物标志

一、概述

生物标志(biomarker)所反映的是生物体系与环境因子(化学、物理或生物学)相互作用所引起的任何可测定的改变,包括生化、生理、免疫和遗传等多方面的改变,这些改变可发生在整体、器官、细胞、亚细胞和分子水平上。而其中的分子生物标志则着重研究外来因子与机体细胞,特别是生物大分子(核酸、蛋白质)相互作用所引起的一切分子水平上的改变。自1987年美国国家生物标志研究顾问委员会(NRC CBM)提出生物标志是阐明毒物接触与健康损害关系的一种重要工具后,各种生物标志,特别是分子生物标志的研究取得了较快的发展。生物标志的可测量变化物质是信息实体,具有一定的标识作用。代表着从暴露到疾病连续过程各阶段中的一个个不可分割的信号(图6-1)。

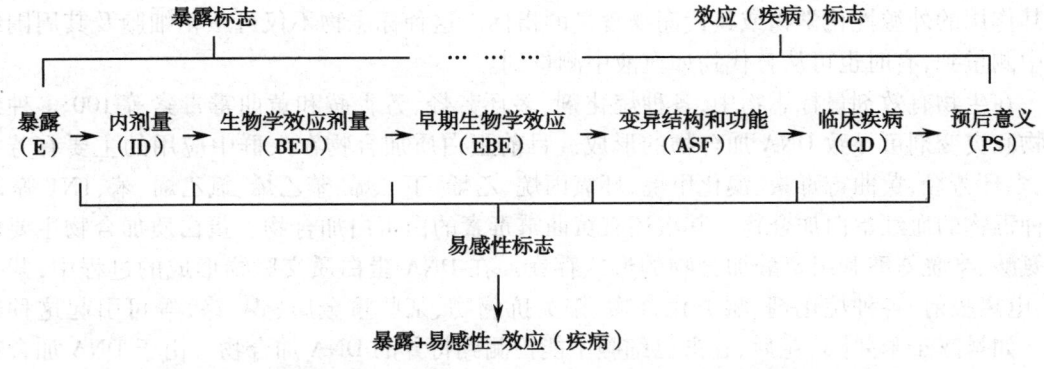

图6-1　暴露与疾病关系中各个阶段的生物标志　引自:Schulte,1993

　　虽然生物学改变的指标在毒理学及流行病学的研究中早已广泛应用,但从暴露效应关系中衍生出来的生物标志概念则更能准确地反映出暴露与效应两者的关系及其生物学效应指标体系的整体性与连续性。与其他生物监测指标比较,生物标志在准确、敏感地评价早期、低水平的损害方面具有独特的优势。因而在外源化合物的危险度评价和预防措施的效果评价上具有广泛的应用前景。筛选和利用敏感、特异、简便或无损伤性的生物标志,对于早期预测环境和职业有害因素对机体的可能损害、评价其危险度,从而提出切实可行的预防措施有着重大意义。

二、生物标志的分类

　　由于生物标志涉及多种学科,提出的生物标志种类也繁多,国内外关于生物标志的分类方法尚未统一。1989 年美国国家科学院(NAS)按照外源化合物与机体的关系及其表现形式,以及反映暴露到疾病各个阶段的连续变化关系,将生物标志分为暴露生物标志、效应生物标志和易感性生物标志三大类。

(一) 暴露生物标志

　　指机体内可测量到的外源性物质及其代谢产物(内剂量),或外来因子与某些靶分子或细胞相互作用的产物(生物有效剂量),包括反映内剂量和生物有效剂量两类标志物。

　　1. 内剂量标志物　　外源化合物及其代谢产物在体内可测量到的生物标志,是外源化合物进入人体的可靠证据。它表示被人体吸收的外源化合物的数量。直接测定细胞、组织(脏器、骨髓、头发、指甲、脂肪和牙齿)、体液(血液、乳汁、羊水、唾液和胆汁)、排泄物(粪便、尿液、痰液、汗液)或呼出气中外源性化学物及其代谢产物的浓度。例如,呼出气中的有机溶剂,血液中的苯乙烯、铅、镉、砷等,脂肪组织中的多氯联苯和多溴联苯、DDT 和 TCDD,尿中的黄曲霉毒素和苯的代谢物及其他致突变物,头发中的铅、砷等金属,血液中的碳氧血红蛋白、高铁血红蛋白等。

　　内剂量常用半减期、循环峰值剂量或累积剂量等药代动力学参数表示。均能较好地估计体内剂量。对于阐明其作用方式和确定其取样检测时间都有一定的意义。半减期长者,作用时间长,可在暴露后较长的时间内检测到该种标志物。如卤代烃可在脂肪组织中蓄积。检测的内剂量标志物代表累积剂量。内剂量标志物可以是其化学性质未改变的,如尿铅;也可指其代谢产物,如烟草中的尼古丁的尿中代谢物可丁宁。

　　2. 生物有效剂量标志物　　外源化合物进入体内后,能与靶组织细胞内 DNA 或蛋白质产生相互作用的有效剂量或其反应产物的含量。它表示达到有毒理学意义的机体效应部位并与其作用的外源性化学物或其代谢物含量的指标。这种标志物不仅可从靶细胞及其周围组织中测量到,有时也可从替代物如血液中测量到。

　　在生物有效剂量标志物中,各种烷化剂、多环芳烃、芳香胺和黄曲霉毒素等 100 多种致癌物和突变剂可导致 DNA 加合物的形成。目前蛋白质加合物在人群中应用的主要有芳香胺、多环芳烃、黄曲霉毒素、溴化甲烷、环氧丙烷、乙烯、丁二烯、苯乙烯、氯乙烯、苯、TNT 等 20余种毒物的血红蛋白加合物。其次还有黄曲霉毒素的白蛋白加合物。蛋白质加合物主要以缬氨酸、半胱氨酸和组氨酸加合物的形式存在。在 DNA-蛋白质交联物形成的过程中,紫外线、电离辐射、各种烷化剂、醌类化合物、铂类抗癌物、某些重金属(镍、铬)等可引起这种改变。如暴露于苯并[a]芘后,在淋巴细胞中能检测到特异的 DNA 加合物。由于 DNA 加合物的形成提示了疾病过程的开始,所以有关的 DNA 加合物研究日益受到广泛关注。

应该指出的是,目前生物有效剂量标志物的检测在确定加合物的特异来源方面仍存在一定的局限性。尤其是靶细胞组织不易获得而采用血细胞替代物、有关加合物的类型和定位的细胞类型、染色体上结合的位点及体内代谢过程、细胞修复功能等方面的研究尚未完全明了。

(二) 效应生物标志

指机体内可测量的生化、生理的变化或者其他病理方面的改变,这些改变可引起确定的或潜在的健康损害或疾病。效应生物标志可反映出结合到靶细胞的外源化合物及其代谢产物的持续作用,进一步引起细胞与组织的生物学或生化学的变化。这些变化主要发生在细胞的特定部位,尤其是在基因的某些特定序列。常常引起机体某些不可逆转性的生物学效应。效应标志物的出现表示着疾病病理过程中的一个阶段。效应生物标志代表细胞或者组织中比较稳定的变化,持续时间更长。它与生物有效剂量标志不同。在效应生物标志中出现比较多的是细胞遗传标志物。

1. **早期效应的分子生物标志** 主要用于反映外源化合物与细胞相互作用后在分子水平上的变化。早期效应的分子标志物应包括如下:

(1) 初级 DNA 损伤的生物标志:包括由各种突变剂及氧化应激反应引起的 DNA 单、双链断裂,DNA 链内和链间交联,脱嘌呤和脱嘧啶等。

(2) 靶基因和报告基因的遗传学改变:癌基因激活,抑癌基因失活,体细胞基因(次黄嘌呤鸟嘌呤磷酸核糖基转移酶、人类白细胞抗原 HLA、血型糖蛋白 GA)突变,胸苷激酶及其他靶基因的突变(点突变、缺失、重排)等。

(3) 细胞遗传学改变:染色体畸变,姐妹染色单体交换,微核形成等。

(4) 氧化应激的生物标志:脂质过氧化产物;血液和靶组织中的丙二醛、共轭二烯、脂质过氧化物、氢过氧化物、呼出气中的短链链烃;蛋白质氧化产物,蛋白结合多巴和各种氨基酸氧化产物;DNA 氧化产物,8-羟基脱氧鸟嘌呤及其他碱基氧化产物;抗氧化酶活性的改变,超氧化物歧化酶(SOD),过氧化氢酶(CAT),谷胱甘肽过氧化物酶(GSH-Px),谷胱甘肽还原酶(GSH-Red),葡萄糖-6-磷酸脱氢酶(G-6-PD)等。

(5) 毒物代谢酶的诱导及其他酶活性的改变:例如,细胞色素 P450 酶系的诱导,谷胱甘肽硫转移酶、UDP 葡萄糖醛酸转移酶和 DT-黄递酶的变化。

(6) 特定蛋白质的诱导生成:如热应激和其他应激因素引起的热休克蛋白(HSP90,HSP72,HSP70,HSP60)和泛素;过渡金属引起的金属硫蛋白(MT)诱导。

2. **细胞结构和功能改变的效应生物标志** 此类效应生物标志可反映外源化合物与细胞相互作用后的形态或功能改变。

(1) 疾病状态的血清酶标志物:如肝损害时血清谷胱甘肽 S 转移酶(GSTs),氨基乙酰丙酸(ALA)和乳酸脱氢酶(LDH)活性的升高,心肌损害时谷草转氨酶(SGOT)和肌酐激酶活性升高,有机磷农药中毒时胆碱酯酶活性抑制,铅中毒时 3-氨基乙酰丙酸脱水酶(ALAD)活性抑制。

(2) 增生的效应生物标志:有丝分裂频率,胸腺嘧啶标记指数,细胞增生核抗原,鸟氨酸脱羧酶,多胺水平等。

(3) 分化的效应生物标志:细胞骨架蛋白,谷氨酰胺转移酶。

(4) 异常的基因表达:上皮生长因子(EGF),肿瘤生长因子(TGF-B),血清 α 胎球蛋白,癌胚抗原等。

（5）其他细胞和组织毒性改变：美国环境保护局和 WHO 环境卫生标准系列提出了血液毒性、肾毒性、肝毒性、免疫毒性、肺毒性、生殖和发育毒性、神经毒性等系统效应生物标志，其中有不少是从分子水平来探讨这些器官系统的毒性机制及表现。

3. 疾病效应标志物　疾病效应标志物是从暴露到疾病整个过程中最后一组标志物，这一类标志物常常是为了疾病筛选而提出的。一项疾病标志物往往反映出改变了的细胞结构或功能，它代表疾病的亚临床阶段或者它本身就是疾病的表现。

（三）易感性生物标志

指能使个体易于受化学、物理等有害因素影响的一些改变。个体对环境因素所致疾病的易感性有遗传因素和非遗传因素，后者如年龄、疾病状况、营养等，多数情况下指遗传易感性，基因多态性常作为易感性生物标志。

易感性生物标志不包括在暴露效应（疾病）关系链中，但在暴露效应关系中的每一步都起到重要的作用。它是决定疾病是否发生的主要因素，决定着因暴露而容易导致疾病的发生的可能性。这类生物标志是在暴露之前就已存在的遗传性或获得性的可测量指标。遗传性易感因素标志物是通过 DNA 变异，增加疾病发生的频率。遗传性易感个体与正常人不同的是，前者可能产生结构上不同的蛋白，或者产生蛋白的数量高表达或低表达。如患有着色性干皮病的个体暴露于紫外线发生皮肤癌的危险性增高，是因为他们缺乏 DNA 修饰蛋白。遗传决定的易感性因素大部分是稳定的，而获得性易感性因素如年龄、生理变化、膳食、生活方式等则随环境与时间的变化导致易感程度的变化。

易感性生物标志主要有：

1. 药物或毒物代谢酶多态性　这类酶的多态性直接影响到外源化合物在体内的去向和结局以及与细胞和大分子的相互作用，细胞色素 P450 多态、乙酰基转移酶多态和谷胱甘肽硫转移酶多态与某些人类肿瘤的关系已得到证实。

2. DNA 修复酶缺陷　已经克隆的人类 DNA 修复基因有剪切修复杂交互补（ERCC）基因、X 线修复杂交互补（XR-CC）基因、多聚腺苷二磷酸核糖基转移酶（PARP）基因、着色干皮病剪切修复（XPAC）基因、Franconi 贫血修复（FACC）基因、O^6-甲基鸟嘌呤甲基转移酶（MG-MT）基因、DNA 连接酶基因和 DNA 聚合酶基因等 10 余种。与这些修复酶的先天性遗传缺陷有关的人类疾病有运动失调性毛细血管扩张症、着色干皮病、先天性全血细胞减少症和 Cockayne 综合征等，这类先天性遗传缺陷素质的病人对某些理化因素诱发的肿瘤特别敏感。

3. 其他遗传易感性素质　α-1-抗膜蛋白酶缺陷素质的个体易发生肺气肿。葡萄糖-6-磷酸脱氢酶缺陷对氧化应激、芳香胺和硝基化合物的耐受能力下降，易有溶血倾向。镰刀细胞表型及地中海贫血表型及红细胞卟啉症患者对血液毒物易感性增加，易发生贫血。

三、生物标志的选择与应用

（一）生物标志的选择

一个理想的生物标志应具备化学特异性，能够微量鉴定、试验费用低廉、检验快速、与样品中污染物有量的相关性等特点。生物标志研发的最终目的是应用于人群，因此，在选择和评估分子生物标志时，必须考虑下面几个因素：

（1）生物标志的关联性：生物标志应用时，一个重要的因素是它与所研究的生物学现象之间的联系即关联性，例如胆碱酯酶活性与有机磷农药中毒临床表现的关系。

（2）敏感性和特异性：所选生物标志要能反映出比较早期和低水平接触所引起的轻微

改变,以及多次低水平重复接触累加所引起的远期效应,并能确定这些改变是由某种特定因子引起的特异改变。在选择合适的生物标志时,根据需要,综合分析,权衡利弊,有时需要采取一组综合的评价指标。生物标志检测的方法具有灵敏、特异和可定量等特点。

（3）采样方法的无损伤性或低损伤性,简便易行,便于推广应用,并有较好的可重复性和准确性。

（4）考虑到一些伦理学问题,例如,易感性生物标志的测定,结果可能会对其就业、参加保险等造成一定影响。

（二）生物标志的应用

应用生物标志于人群监测,为分子流行病学奠定了基础,为危险度评定提供资料,有利于建立危险度评定的新理论和新模式,在分子水平上建立早期发现毒作用的预警体系。主用的应用实例见表6-1～表6-3。

表 6-1（A）　生物标志在接触评定中的应用:饮食接触

检测终点	主要发现	人群或受试者	生物样品	接触来源
NPRO	硝酸盐和脯氨酸对 NPRO 形成的剂量效应,V_C 和 V_E、咖啡酸和阿魏酸、茶和咖啡抑制 NPRO	健康志愿者	尿	控制饮食研究
NPRO、NAA	对中国 26 个县的生态研究发现:内源性 NPRO 形成与食管癌死亡率之间呈中等正相关,血浆中维生素 C 水平与食管癌死亡率呈负相关	中国食管癌高发区和低发区的居民	血浆	饮食
NPRO、NAA、NO_3	对中国 69 个县的生态研究表明:尿中 NAA（NPRO、N-亚硝基胺）和食管癌死亡率间呈明显的地区相关性	中国食管癌高发区和低发区的居民	血浆,尿	饮食
NPRO	高危人群中亚硝基化增高,低危人群饮食中的保护因子	日本胃癌高发区和低发区的居民	尿	饮食
NPRO	胃癌高危人群中亚硝基化增高	波兰对胃癌有不同危险度的城市或乡村居民	尿	饮食
NPRO	胃癌高危区儿童中亚硝基化增高	哥斯达黎加胃癌高发区和低发区的居民	尿	饮食
BPDE-DNA 加合物	在结肠黏膜中明确检测到 BPDE-DNA 加合物,但未能在胰腺中检测到加合物	手术病人	结肠和胰腺手术样品	饮食
BPDE 和其他 PHA-DNA 加合物	在动脉粥样硬化损伤中明确检测到 BPDE-DNA 加合物	进行腹动脉手术的动脉粥样硬化患者	动脉粥样硬化斑	饮食,吸烟

续表

检测终点	主要发现	人群或受试者	生物样品	接触来源
BPDE 和其他 PHA-DNA 加合物	在动脉粥样硬化损伤中明确检测到 BPDE-DNA 加合物	进行腹动脉手术的动脉粥样硬化患者	动脉粥样硬化斑	饮食,吸烟
呼出的戊烷	乳腺癌患者呼出的气体中的	乳腺癌患者和健康对照者	呼出气体	饮食中的脂肪酸
亚乙烯基-DNA 加合物	明确表明非暴露组织中加合物背景水平在不同个体间有较大差异	非接触健康受试者	肝脏、食管、胰腺、白细胞	饮食,生理性 LPO
亚乙烯基-DNA 加合物	受试者摄入高亚油酸后仅女性受试者的白细胞显著增高	摄入高亚油酸的女性和男性健康志愿者	白细胞	控制饮食研究
尿道中与赫曲霉毒素 A 有关的 DNA 加合物	保加利亚尿道肿瘤患者中检测到 DNA 加合物,怀疑其为泌尿道肿瘤的病原物	保加利亚泌尿道肿瘤患者	手术的肿瘤组织	黄曲霉毒素 A 污染的食物

注:BPDE:7,8-二氢二醇-9,10-环氧苯并芘;LPO:脂质过氧化;NAA:N-亚硝基;
NPRO:亚硝基脯氨酸;PAH:多环芳烃;TSNA:烟草中特异的亚硝酸胺;
PhiP:2-氨基-1-甲基-6-苯咪唑[4-6]吡啶

表 6-1(B)　生物标志在接触评定中的应用:药物接触和职业接触

检测终点	主要发现	人群或受试者	生物样品	接触来源
3-MeAde O^6-MedG N^7-MedG	甲基化化疗(MNU)后剂量-依赖增加	晚期肿瘤患者	尿	化疗
Tamoxifen 和 Toremifen 来源的 DNA 加合物	药物治疗的肿瘤患者淋巴细胞 DNA 中缺乏加合物	用抗雌激素治疗的乳腺癌患者	白细胞	术后治疗
白细胞 DNA 中	炭炉工人中加合物水平的高变异性	非接触的对照者	白细胞	炭炉发散的 PAH
BPDE 加合物	吸烟对加合物的加强效应	炭炉工人,吸烟,非吸烟者	白细胞	吸烟

注:BPDE:7,8-二氢二醇-9,10-环氧苯并芘;3-MeAde:3-甲基腺嘌呤;O^6-和 N^7-MedG:O^6 和 N^7 甲基脱氧鸟苷;MNU:N-甲基-N-乙基亚硝基脲;PAH:多环芳烃

表 6-2 生物标志在诱发肿瘤危险度中的作用

检测终点	主要发现	人群或受试者	生物样品	接触来源
尿中 ABP-Hb 诱变剂	烟草类型(黑色、金黄色)、吸烟数量和膀胱癌	吸烟志愿者	血、尿	吸烟
NAT 表型	危险度与尿中 ABP-Hb 水平相关,慢性乙酰化物产生更多的加合物,但对尿中的诱变剂无影响	吸烟志愿者	血	吸烟
大量泌尿道乳头 DNA 加合物,ABP-Hb,尿中诱变剂	检测到两个与吸烟有关的泌尿道乳头加合物,BP-Hb 加合物和尿中的诱变剂	吸烟和非吸烟的志愿者	尿道乳头细胞血	吸烟
尿道乳头 DNA 加合物	尿道乳头 DNA 加合物与尿中诱变剂	健康的志愿者	尿道乳头细胞	吸烟
尿中诱变剂,ABP-Hb	ABP-Hb 水平、类型和吸烟数量有关		血	
O^4-乙基 dT、O^4-甲基 dG、O^4-甲基 dT(肺)	吸烟者肺中 O^4-乙基 dT 比前吸烟者高 2 倍,但对 O^4-乙基 dT 和 O^4-甲基 dT 在 O^4 位上无差别	肺癌患者,前吸烟者和吸烟者	肺实质	吸烟

注:ABP:4-氨基联苯;dG:脱氧鸟苷;dT:脱氧胸嘧啶;Hb:血红蛋白;NAT:N-乙酰基转移酶

表 6-3 生物标志在易感性评定中的应用

检测终点	主要发现	人群或受试者	生物样品	接触来源
BPDE-DNA 加合物基因型和(或)表型	CYP1A1 诱导的表型结合 GSTM1 无效基因型使加合物水平增加约 100 倍	肺癌患者、吸烟者	肺支气管组织	吸烟
肺中大量(PAH)加合物 GSTM1 基因型	具有 GSTM1 无效基因表型的吸烟者和前吸烟者加合物增加 1.1~2.4 倍	肺癌患者(前吸烟者和非吸烟者)	肺实质、白细胞	吸烟
BPDE-DNA 加合物(肺和白细胞)基因型	CYP1A1 和 GSTM1 对肺和白细胞中加合物水平有明显效应。CYP1A1-GSTM1 失效表型中加合物水平最高	肺癌患者、吸烟者、健康炭炉工人	肺实质、白细胞	吸烟
口腔白细胞	GSTM1 和 GSTT1 无效基因型(单独或联合)	咀嚼槟榔的印第安人	口腔组织检查	咀嚼槟榔、烟草
GST 基因型	增加咀嚼者的危险度	口腔黏膜白斑病患者,健康人群	脱落的表皮细胞	烟草
胰腺癌和胰腺炎患者、NAT1、NAT2、NQ1 和 GSTM1 基因表型	GSTM1(AB 或 B)NAT 与胰腺疾患危险度呈弱相关(低相关)	胰腺癌患者,饮酒或非饮酒者,胰腺炎患者,健康人群	白细胞	吸烟,饮食

注:BPDE:7,8-二氢二醇-9,10-环氧苯并芘;GST:谷胱甘肽转移酶;LPO:脂质过氧化;PAH:多环芳烃

第二节　中国毒理学相关的生物标志研究概况与现状

外源性化合物与生物大分子共价结合形成加合物的发现和应用是标志物研究的重要标志,推动了分子流行病学分支学科的形成。对生物标志的研究可以追溯到 20 世纪 70 年代。Needleman 发现儿童血铅与智商之间呈负相关。由此研究成果导致美国政府实行无铅汽油,于 1986 年停止优级含铅汽油的销售,1992 年 1 月全面禁止含铅汽油的销售。中国内地从 2000 年 7 月 1 日起,全国所有汽车一律停止使用含铅汽油。Groupman 用黄曲霉毒素 B_1 染毒动物,在尿中检测到 DNA 黄曲霉加合物。继之发现在暴露黄曲霉人群中测到该加合物,并且与暴露水平相关。用此方法在上海地区的队列研究中,使用巢式病例-对照研究发现黄曲霉毒素加合物与肝癌发生的关联,还证实了黄曲霉毒素 B_1 与乙型肝炎病毒在致肝癌中的相互作用。Perera 在小样本肺癌患者的肺组织和外周血细胞检测到 DNA-苯并芘加合物之后,在大样本的吸烟人群队列研究中发现了吸烟-PAH-DNA 加合物-肺癌之间的关联。致癌的苯并芘代谢物与其靶组织 DNA 共价结合在理论上和人群研究中证明是可以反映靶组织剂量和早期效应的生物标志。

分子生物标志所反映的是外来理化因素及生物因素与机体细胞,特别是生物大分子(核酸、蛋白质)相互作用引起的一切分子水平的改变。与其他生物监测指标相比较,分子生物标志物在准确、敏感地评价早期、低水平的损害方面具有独特的优势。随着人类基因组计划的完成和环境基因组计划的启动,在国家"973"计划和国家自然科学基金委大力资助下,我国毒理学工作者应用基因组学、蛋白组学、代谢组学、表观基因组学等"组学"高新高通量技术开展了参与毒作用的环境应答基因的表达、功能和多态性的研究,并在识别外源性化学物反应的个体和种族差异、寻找疾病和环境暴露的生物标志方面取得了一系列重要成果。目前,我国已开展了包括暴露生物标志、效应生物标志和易感性生物标志在内的数十种分子生物标志的研究,如 DNA 加合物、蛋白质加合物、DNA-蛋白质交联物,DNA 断裂与交联、8-羟基脱氧鸟嘌呤、多腺苷二磷酸-核糖聚合酶、癌基因、抑癌基因及其表达产物、热休克蛋白、体细胞和生殖细胞基因突变检测以及毒物代谢酶(GST、CYPs、NATs)和 DNA 修复基因多态性。这些标志物都是以基因和蛋白质水平的改变为终点的。有些生物标志如苯、多环芳烃、氯乙烯等化学物的暴露生物标志、乳腺癌、高血压、骨质疏松等疾病的易感性生物标志和多种肿瘤生物标志蛋白芯片已应用于人群中。热休克蛋白作为接触高温和 CO 或接触苯、甲苯和二甲苯的效应标志物,也可作为健康监测指标之一。与国外相比,国内尚未建立统一规划和管理的多中心、大规模的人群样本和队列,研究结果缺乏其他人群的验证。

我国学者研究发现苯胺与血红蛋白加合物在研究联苯胺致膀胱癌以及 TNT 血红蛋白加合物在评价 TNT 致白内障剂量-反应关系中起重要作用。在多环芳烃(PAHs)暴露人群中系统地研究 PAHs 外暴露、内暴露以及 DNA 和染色体损伤早期效应之间的关系,应用热休克蛋白作为效应标志物,探索暴露与早期生物效应之间的关系。对氯乙烯接触工人的接触水平进行评估,发现 1-氮-6 乙烯(脱氧)腺嘌呤为氯乙烯接触可能的接触生物标志,并获得氯乙烯工人个体接触水平估算的回归方程;同时发现以微核细胞数和彗星细胞数等遗传损伤可以作为接触氯乙烯毒性效应的敏感指标。

基因分析技术的迅速发展为易感性标志研究提供了前所未有的契机。在环境有害因素的作用机制研究的基础上,通过比较不同基因型携带者在相同暴露条件下的反应差异,对于认识致有害效应的机制和保护敏感人群有重要意义。对疾病易感性生物标志的研究很多，这些往往只与疾病终点关联，相比之下，对特定暴露因素的致病易感性标志物较少。我国学者在三氯乙烯（TCE）致皮肤过敏性反应的易感性研究发现 HLA-B1301 携带者有超高易感性（$OR=27.5$，$P=1.48×10^{-21}$），提示这是一个很有应用前景的易感性标志。对苯代谢酶基因多态性与苯中毒易感性的研究也揭示 NQ01 和 DNA 损伤修复基因与苯中毒易感性相关。氯乙烯可产生健康危害，DNA 加合物可作为职业性接触氯乙烯工人健康监护的监测指标，可以较准确地反映氯乙烯工人的内暴露剂量。外周血淋巴细胞微核率可作为氯乙烯（VCM）接触早期健康损害的效应指标。同样的作业环境，同样接触水平的工人中，仅有部分工人表现出 DNA 损伤，提示个体对氯乙烯接触易感性存在着差异。携带 TDG 199Gly/ser 基因型的个体为 VCM 致染色体损伤的易感人群，通过对易感性生物标志的研究，可为早期发现易感人群，保护氯乙烯接触工人健康，提供科学依据。

目前，仅为数不多的针对化合物致健康损害生物标志系统研究，包括黄曲霉毒素、苯、氯乙烯和多环芳烃。在同一人群全方位多层面对生物标志的系统探索将极大促进对环境因素多阶段致病过程和机制的认识。例如系统分析多环芳烃致癌过程中的重要生物事件，识别暴露人群的危害特征，根据剂量-效应（反应）关系，评定暴露者的接触水平；利用危险度特征分析，研究评估暴露人群罹患肺癌的危险度的模式。而在 DNA、蛋白质以及细胞"组学"水平的标志物的发展将成为生物标志研究的新阶段。例如，在传统的质分裂阻滞法微核试验基础上，发展成为高度整合性的细胞组学（cytome）研究方法，即胞质分裂阻滞法微核细胞组学试验（cytokinesis-block micronucleus cytome assays）。作为检测染色体不稳定性的细胞组学试验，它可以在此试验条件下全息地定量分析染色体断裂或丢失、双着丝粒染色体、基因扩增、细胞凋亡、坏死以及细胞分裂不平衡等多种遗传损害终点。目前的初步探索结果也提示其整合性和全景地反映环境因素损害概貌的优势将在人群应用中发挥重要作用。

生物标志包括对组织和体液中污染物的评价，对细胞、蛋白、DNA 和其他生物大分子改变测定，以及对影响个体对环境因素易感性的遗传变异检测等。生物标志的快速发展可促进环境与健康研究向基于个体模式的转变。公共卫生学家通过生物标志对个体的精确评价，会使卫生资源应用到暴露最严重和最敏感的群体。为此，发现和验证能反映暴露、效应和易感性的生物标志十分重要。目前，仅为数不多生物标志可以应用于公共卫生实际工作中。验证生物标志需要大样本的队列和对随访个体的重复采样，由于资源和时间的限制，验证研究的进展缓慢，与迫切的需求形成强烈的反差。

第三节 表观遗传生物标志

一、表观遗传生物标志及其未来的方向

迄今为止，肿瘤流行病学大部分关于暴露生物标志的文献的显著特征之一是强调损伤DNA 且具有 DNA 加合物和突变相关测量的化合物。其中分子流行病学一个最令人兴奋的挑战是一组类似的通过其他致癌作用机制的暴露生物标志的研发。在此之前，认识到环境暴露不仅通过突变机制改变基因表达，也可通过表观遗传机制改变基因表达。关键是快速推进对表观遗传机制的理解，这与转化知识为适用于以人群为基础的肿瘤病因学研究的生物标志相匹配。这一领域特别引人注目，因为许多表观遗传事件是可逆的。因此，这不仅为

肿瘤治疗提供机会,同时也为以癌前病变的损害为靶进行肿瘤预防提供机会。

人类肿瘤常被发现 CpG 启动子序列甲基化和组蛋白改变。生物体液中 CpG 超甲基化和全局甲基化的测量,如吸烟等环境暴露与甲基化模式改变相关联的观察,为类似于检测外周血突变的循环 DNA 序列的分子流行病学方法提供机会。DNA 甲基化与组蛋白修饰存在密切的机制联系(例如通过甲基 CpG 结合域蛋白)开辟了又一个重要的研究领域,分子流行病学专家有机会研究环境在改变这些过程中的作用。此外,miRNA 抑制特异靶基因表达的作用,就环境暴露而言也值得研究。

分子流行病学必须开始解决这些问题,比如饮食、肥胖、体育锻炼、环境化学物质等的暴露是如何影响甲基化、组蛋白修饰或其他表观遗传过程,进而改变细胞功能和肿瘤风险。"组学"技术的发现将加速鉴定更具相关性的表观遗传毒性致癌通路,从而激发这些领域相关生物标志的研发。

表观遗传标志物对提高肿瘤治疗效果带来巨大的希望。在许多情况下,当外科治疗非常有效时,在癌变前和早期的肿瘤已经检测到异常的甲基化。此外,特定的 DNA 甲基化模式经常与肿瘤阶段、生存时间和化疗抵抗等临床参数有关,这引发了治疗决策和生存预后信息的新机遇,从而促使更多的个性化肿瘤治疗。近来一系列研究已使 DNA 甲基化生物标志已经逐渐对临床肿瘤治疗产生可测量的影响。超出许多概念上的原因,低效的生物标志研发过程本身加重了研发和临床适用之间的差距,导致有前途的生物标志被遗漏或丢弃,而不好的候选生物标志于验证过程的后期阶段失败。生物标志研发的一种系统方法有助于克服这些问题,特别是当它利用生物信息学方法来集成数据和支持决策时。

表观遗传标志物发表的研究主要限于肿瘤。然而,表观遗传测试用于其他常见疾病的研究也引起学者的极大关注。一个重要的假设是表观遗传学改变可能链接生活事件和环境暴露对疾病的风险,从而提供一个风险因素暴露的生化记录。随着技术的进步,通过表观基因组图谱筛查许多实验室感兴趣疾病的表观遗传学改变,少了很多繁琐,且成本效益也较高。

不难预测,将继续在全基因组规模寻找表观遗传学改变和针对疾病特异性的生物标志,快速地追随全基因组关联研究(GWAS)和搜索致病的 DNA 序列多态性的例子。事实上,一些理论框架已经提出了在全基因组关联研究规模上整合或联合遗传和表观遗传的力量。集成搜索遗传和表观遗传风险因素最终会改善对复杂疾病的理解,但将面临很大的困难。具体地说,除了肿瘤以外的复杂疾病的表观遗传学改变比那些肿瘤中观察到的数量级较弱且更罕见,这将从根本上使得所有已发表的非肿瘤疾病的表观基因组关联性研究更加严重不足。

从 GWAS 早期的经验表明,这些动力不足的研究发现很少重现,在 GWAS 领域之前通过改善样本大小和统计严密性可以呈现发现疾病基因的中心作用。相信关注对少数已经验证的表观遗传生物标志的研发而不关注许多的不可重现的差异甲基化区域,通过重视一个以上队列验证的表观遗传生物标志的极其重要性而得出结论,可以帮助解决这些关注问题,并区别地解决这些问题。

二、表观遗传生物标志研发的一种系统方法

(一) 系统方法的程序

表观遗传学修饰主要通过 DNA 甲基化、染色质重塑、组蛋白修饰、非编码 RNA 等模式来控制基因的表达。与生物标志研发相关的表观遗传机制包括 DNA 甲基化(全局甲基化,启动子 CpG 岛位点超甲基化)、组蛋白修饰、染色质重塑、小非编码 RNA(microRNA)等。

　　近年来高通量测序第一次使表观遗传生物标志发现处于一个真正的全基因组规模。这增加了覆盖有可能发现许多新的基因组区域,该区域呈现疾病特异性的表观遗传学改变,包括已知候选区域以外的如 CpG 岛和基因启动子的那些区域。然而,研究规模急剧增加引发了重要的生物信息学挑战,如通过一个有效的数据还原和目标识别管道高通量测序数据的通道作用以及处理大规模的多个测试问题的统计都将是挑战。此外,需要加大力度确保候选生物标志快速转化成解决临床医师的信息需求的诊断工具,而不是囤积比以往更多的不具重现性差异的甲基化的区域。

　　图 6-2 概述了根据在肿瘤和其他复杂的疾病中 DNA 甲基化生物标志研发程序。比起其

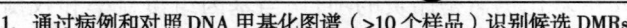

表观遗传生物标志研发的前期需求
——定义寻求生物标志的明确的疾病状态(如化疗耐药胶质母细胞瘤),
——用于生物标志研发的初选的病例对照群组(超过 100 例高质量的样本)
——用于生物标志验证的额外的病例对照队列(回顾并最终前瞻)

1. 通过病例和对照 DNA 甲基化图谱(>10 个样品)识别候选 DMRs
(1)实验方法:亚硫酸氢盐转换测序或甲基化特异丰富 DNA
(2)计算工具:R / Bioconductor,GenePattern,CisGenome,Maq、Bowtie,BATMAN,MEDME,EpiGRAPH
(3)结果:假定的 DMRs 列表,用自由意义的阈值(例如,FDR<0.25)选择和按 P 值排名。

2. 一个中等规模队列(>50 样本)测试数以千计的候选区域
(1)实验方法:中等规模的可定制的方法(使用芯片或杂交选择测序)
(2)计算工具:Galaxy, R/Bioconductor, 统计学习软件
(3)结果:估计在步骤 1 中所确定的所有候选区域敏感性和特异性

3. 选择少数顶尖候选地区进行表观遗传生物标志验证
(1)实验方法:与公共疾病数据库和推断的疾病网络一起整合步骤 1 和 2 结果
(2)计算工具:Oncomine,Meth CancerDB, 路径分析工具
(3)结果:疾病状态强相关和具有生物学意义的候选生物标志

4. 在初选的病例对照(>100 样本)优化候选生物标志
(1)实验方法:酸性亚硫酸盐焦磷酸测序技术,COBRA, EpiTYPER, MethyLight, MSP 和 MeDIP-qPCR
(2)计算工具:MethMarker, R/Bioconductor, 统计学习软件
(3)结果:有针对性的实验分析很多样本:初始分类模型和性能评估

5. 在额外的验证队列(>100 样本)评估最有前途的生物标志
(1)实验方法:同第 4 步
(2)计算工具:R/Bioconductor, SAS/STAT, SPSS PASW、临床试验管理软件
(3)结果:独立的队列中生物标志的敏感性和特异性,临床实用评估

图 6-2　表观遗传生物标志研发的一种系统方法
设计一个程序轮廓用于指导和加速 DNA 甲基化生物标志研发。强调生物信息的工具,支持每个阶段和部分自动化关键性任务。BATMAN:甲基化分析贝叶斯工具;COBRA:结合亚硫酸氢盐的限制性内切酶法分析;DMR:差异甲基化区域;FDR:错误发现率;MeDIP:甲基化 DNA 免疫沉淀反应;MEDME:MeDIP 丰富模型实验数据;MSP:甲基化特异 PCR

他地方所发表的生物标志研发程序图,该研发程序图阐明了表观遗传生物标志研发中具体的要求。此外,它强调软件工具,可以提供关键性指导决定哪些候选生物标志应该丢弃,哪些应该通过大型队列验证。我们相信,系统性生物信息学驱动策略可以提高生物标志研发项目效率,且降低其成本,从而有助于实现肿瘤及其他的表观遗传标志物的临床承诺。

生物标志研发中一个更加系统的方法可能克服这些挑战。在图 6-2 中概述了表观遗传生物标志研发有用的过程。这个过程基于 3 个关键概念:

1. 在搜索的早期阶段最大化覆盖基因组(步骤 1 和 2)。
2. 采用计算方法来确定和优化少量的非常有前途的候选生物标志(步骤 3 和 4)。
3. 在大型队列中使用具有高度针对性的实验来验证生物标志的性能(步骤 5 和 6)。

该程序可应用于任何定义明确的疾病状态,至少两个高质量的病例-对照队列是可用的(初步的队列用于生物标志研发,验证队列用于生物标志的性能非偏倚评估)。典型的应用场景包括寻找早期结肠癌的诊断生物标志(基于 DNA)或识别骨髓增生异常综合征患者中治疗优化的生物标志,预测阿扎胞苷最优剂量。

由于基因组规模分析 DNA 甲基化仍然是昂贵的项目,当基因组覆盖率和权衡每个样本的成本有特别差别的几个实验方法相联合使用时,大规模的表观遗传生物标志研发变得更加可行。对于初始探索阶段(步骤 1),我们提倡使用可供最大的基因组覆盖的实验方法,即使每个样本的高成本严重限制了可以在这个阶段处理的样本数。随后,在最初的筛选阶段因小样本量引起的不确定性可于确认阶段中用中等规模样本量来解决,确认阶段中自由选择从最初的筛选而来的候选区域用 5 倍的大数量样本来评价。

中等规模确认的实验方法必须是高度可定制的,且能够评估多达 100 个样本中成千上万的 CpGs 的 DNA 甲基化状态。区域特异性富有 DNA 亚硫酸氢盐测序和如 Illumina 公司人类甲基化的表观基因型实验能满足这些需求。基于来自中等规模确认阶段的结果敏感性和特异性估计,少量的高度预测基因组区域选为候选生物标志。

对于每个这样的表观遗传改变区域,在一小部分有代表性的 CpG 测试 DNA 甲基化开发一种优化的实验。这个步骤正是利用了 DNA 甲基化状态与相邻 CpG 双核苷酸高度相关的这一事实,如此分析少数精心挑选的 CpG 经常提供可读出整个 CpG 岛或基因启动子准确的 DNA 甲基化。几种实验方法以低成本对少量的 CpG 进行 DNA 甲基化测量,解决生物标志验证和随后临床使用的关键性需求。酸性亚硫酸盐焦磷酸测序技术,甲基化敏感单核苷酸引物延伸(Ms-SNuPE)、亚硫酸氢结合限制性内切酶分析(COBRA)和质谱分析,提供个别 CpGs 定量 DNA 甲基化信息。相比之下,MethyLight 和甲基化特异 PCR(MSP)同时查询几个 CpG 的 DNA 甲基化状态,高度敏感地检测特定的甲基化模式。最后,通常视为 DNA 甲基化分析的金标准的克隆亚硫酸氢测序,用于试验质量控制和给定地区内最具代表性的 CpG 的确定,但是在常规的临床中使用太费力。有关的生物信息工具在图 6-2 中所列出的步骤中,利用生物信息工具来执行的任务包括从样本选择到候选排名、试验设计和生物标志优化以及最终行使公正的绩效评估。使用计算方法通常可以克服障碍,否则这些生物标志研发延迟或减少最终产品的价值。具体的例子是,自动交叉核对 SNP 数据库(在 MethMarker 实现)促进候选生物标志选择可靠的 DNA 序列变化。

类似地,表观遗传变异的计算预测有助于关注在健康个体表现出小变化的候选生物标志,最大限度地减少因人口异质性引起错误分类的风险。在下面,提供一个简要概述表观遗传生物标志开发非常有用的生物信息工具,描述这些工具如何有助于如图 6-2 所示不同步骤的过程。

表观遗传生物标志研发中首个生物信息挑战是选择最高质量和最具代表性的患者样本进行基因组规模筛选(图 6-2 步骤 1)。虽然这种选择有时是由实际问题(例如大量可用的 DNA)所决定,它通常可以使用现有的数据从一个更大的队列来选择一个子集的情况下。例如,样品由他们的基因表达谱来集聚,以确保覆盖所有相关疾病亚型,或仅关注一种单一疾病亚型。合适的软件包可执行这些类型的分析,包括 GenePattern 和 R/Bioconductor。一旦选择的样本执行了 DNA 甲基化图谱,生物信息学工具对数据处理而言将变得至关重要。必要的措施在不同实验方法之间变化,但通常包括阅读对齐、数据归一化、可视化和数据分析。

在中等规模的确认阶段(图 6-2 步骤 2),如 Galaxy 基因组处理工具有助于组装基因组区域列表,表明在最初筛选中的疾病特异性的变化。在此基础上,如 R/Bioconductor 统计软件可以用来选择候选区域,准备必要的规范文件,订购定制杂交选择性探针或表观基因型芯片。一旦确认阶段数据生成,使用供应商提供的软件(例如 Illumina 公司 BeadStudio)或其开源替代方案,生物信息学工具促进数据处理和质量控制。基于预处理数据,应用如 Weka 数据挖掘套件或多用途统计 R/Bioconductor 统计学习软件来计算初步的敏感性和特异性估计。

选择最有前途的生物标志进行验证(步骤 3)可以说是图 6-2 列出的最重要和富有挑战性的程序步骤。显然,主要的选择标准是所感兴趣的疾病状况预测能力,预测能力可以由累积在步骤 1 和 2 中的实验数据估计。然而,为了最大化选择候选生物标志机会,这可能验证和提供疾病机制新见解,进一步的数据应该被考虑。一方面,生物信息学方法可以用来预测一个给定基因组区域的固有倾向,该区域参与正常或疾病特异性的表观遗传调控。这个想法是反驳这些预测的所观察到的表观遗传学改变都有可能是由于积极的体细胞选择的结果,从而导致了肿瘤的功能,这使得它们成为特别强大的候选生物标志。

另一方面,与如 Oncomine 和 MethCancerDB 的公共数据库进行统计对比以及使用路径分析工具可以有助于识别与已知分子途径有关的候选生物标志,可提出一个关于表观遗传改变之间和疾病状态之间机制联系的假设(虽然良好的生物标志不一定测量能预测疾病状态原因的表观遗传学改变,但一种可信的机制模型可以显著增加候选生物标志的信誉)。

启用在大型队列和随后的临床使用验证,开发专为每个候选区域有针对性的实验(步骤 4),在这样一种方式下,它维护疾病状态的预测能力(步骤 1~3 建立的),但明显更合算、可靠和易操作的。大量的实验方法适合这个目的(参见前面的部分),已经出版的生物信息学方法促进实验设计和数据分析的关键步骤。BiSearch 和甲基化引物表达广泛用于甲基化特定引物设计,BiQ Analyzer 和 QUMA 支持亚硫酸氢测序数据分析,PyroMark 试验设计软件和 EpiDesigner 商业包促进为各自的方法定制分析设计,MassArray R 软件包提供了一个 Epi-TYPER 数据分析的开源替代方案。然而,这些软件包都不是专为生物标志研发特别设计的,这就是为什么最近研发 MethMarker 作为一个专用的软件工具来优化和验证 DNA 甲基化生物标志。简单地说,MethMarker 实现在单个界面内实验设计多种实验方法,它利用有代表性病例和对照的 DNA 甲基化表达谱来识别预测的 CpG,它使用逻辑回归模型估计候选标志物的敏感性和特异性。一旦有针对性的 DNA 甲基化实验已经被应用于来自原发性病例对照人群中所有样本,训练初始分类模型来区分病例和对照。根据候选生物标志的数量和分类问题的难度,这种分类模型要么同 DNA 甲基化测量比较的单阈值一样简单,要么同集成多个实验测量到单类预测的逻辑回归模型那样复杂。使用统计学习软件和训练数据交叉验证,选择最合适的分类模型和派生初步的性能评估。

　　基于这些结果,最有前途的候选生物标志获选在一个独立的验证队列中确认,该队列在临床上是可比较的初步的病例对照群组(图 6-2 步骤 5)。如果一个生物标志在几个队列回顾分析中被验证好,它可能值得进行前瞻性研究,它可以提供生物标志预测价值的最确凿证据。另一方面,如果多个候选的生物标志在验证阶段无法重复,重要的是确定其原因和相应地调整过程。典型的问题包括训练阶段样本量不足、人口结构差异、初步群体与验证群体之间的疾病亚型差异和实验方案的改变(例如,不同实验室完成分析或由不同的病理学家进行样本分类)。因为验证研究高度依赖于生物统计方法,最好使用如 R、SAS/STAT 或 SPSS PASW 统计软件包完成分析。此外,支持数据集成和临床试验管理的工具可以促进大规模生物标志验证的复杂的逻辑回归模型。

(二) 系统方法的开放式问题

　　尽管研究人员一直研究表观遗传标志物已超过 10 年,生物标志研发项目设计相关的有些方面尚未最终解决。

　　1. 相对于候选基因的方法,全基因组生物标志发现的价值是什么? 在多种类型的肿瘤发现相当数量的基因超甲基化,这表明这些基因可能也是其他肿瘤良好的候选生物标志。事实上,现在可用低成本测试中等数量的肿瘤相关基因 DNA 甲基化状态的试验。相比之下,肿瘤基因组测序经验表明,我们的肿瘤生物学知识仍不足以自信地挑选候选区域,主张更公正的基因组规模方法。图 6-2 中列出的程序旨在整合这两种通过全基因组开始(步骤 1)的方法,但是当选择候选生物标志来优化和验证时把先验知识纳入考虑(步骤 2)。

　　2. 表观遗传生物标志的研发要求的样本量多大? 为了最大化新发现的生物标志在独立的患者群体中可重复的概率,生物标志研发项目应基于一个足够大的主要的病例对照群组。具体来说,当病例组和对照组之间的差异很小,只有一小部分病人携带相关的表观遗传改变,且当许多基因组区域并行测试时,该样本大小需要高。尽管足够的样本规模问题已经在全基因组关联研究中彻底解决,表观遗传生物标志研发的系统把握度研究仍被忽略。由于这个原因,图 6-2 推荐的样本大小应当被视为源于文献的粗略估计,以及从自己的经验而不是基于可靠统计计算的明确参考点。

　　3. 什么是表观遗传生物标志研发指导合适的成功标准? 图 6-2 概述的每个步骤,只选择相对小数量的候选生物标志进行进一步分析,而所有其他基因组区域被丢弃。这个选择问题务实的态度是,依据作为候选生物标志的潜力大小对所有区域排序,选择排序在前的固定数量的有前途的候选者。然而,进一步的研究应旨在识别判断哪些区域进行详细随访的"硬"标准。例如,它可能证明原始假定值低于 10^{-6} 且差异甲基化区域在验证队列中有半数重复好,而假定值高于 10^{-4} 却很少重复好,提供实证表明什么水平的统计严密性是足够的(经典多重检验校正时不适用于全表遗传基因组数据,因为相邻区域表观遗传状态是高度相关的,以至于统计独立检验的实际数量可能大大低于基因组区域覆盖数量)。此外,需要监测已验证的生物标志的临床吸收以更好地理解通过诊断、预后和治疗优化生物标志的敏感性和特异性分别可达到哪一个水平,这对临床实践有相当大的影响。

　　4. 表观遗传生物标志联合其他类型的生物标志的好处是什么? 寻找疾病的生物标志绝非仅限于表观遗传学改变,它产生了问题,即表观遗传生物标志的预测性是否可通过整合基因组或蛋白质组生物标志得到提高? 两个假设似乎是真实的。一方面,不同类型的生物标志可以测量不同,但在这种情况下同一整体疾病状态高度相关方面,测量仅仅单一类型改变应该是足够的。这个假设与表观遗传学改变有时配合基因改变的观察结果一致。另一方面，它已经被提出，遗传和表观遗传学改变为肿瘤细胞提供获得肿瘤特征的替代途径，这表明同时监测遗传学和表观遗传学生物标志改变可能比独立的表观遗传标志物更为显著精确。目前的结果似乎更支持第二种模型，但更多的研究显然是必要的。

三、潜在的表观遗传生物标志

（一）DNA 甲基化：潜在的新型生物标志

DNA 甲基化是指在甲基转移酶作用下 DNA 碱基加上甲基的过程，最常见且最有代表性的是胞嘧啶 5 位上的甲基化，甲基化胞嘧啶一样与鸟嘌呤进行碱基配对，这种改变不是突变。现在认为，DNA 甲基化改变居于表观遗传改变的核心地位。

正因为 DNA 甲基化是一种基因表达调控的重要机制，并在众多疾病及毒物毒性中扮演着重要角色，所以 DNA 甲基化状态评价在毒理学评价中理应占得一席之地，而且我们也相信，随着对 DNA 甲基化状态的正确评估，将促进我们对毒物毒性的深入理解。我们可以在常规的动物慢性和（或）亚慢性体内实验中，进行血清生化分析和组织病理评价后，取出组织样品并冰冻保存以进一步分析其 DNA 甲基化状态。还可以考虑把 DNA 甲基化状态作为外来毒物毒性作用的生物标志，使得剂量（时间）-反应关系更容易确定。

迄今为止的研究主要集中在启动子相关的 CpG 岛超甲基化，与它们的转录活性呈负相关。DNA 甲基化和基因失活的相关性是一个识别和验证具有新奇功能的重要基因即肿瘤抑制基因的先决条件。然而，大量的启动子在致癌作用过程成为超甲基化，没有证据显示相应的基因作为肿瘤抑制基因。在本例中，DNA 甲基化可能仍然是一个对肿瘤诊断或风险评估有用的生物标志，如果甲基化模式是特定于某个肿瘤类型和（或）与临床上重要参数相关。一个很好的经典例子是用于检测 CpG 岛甲基化表型用 3 个 MINT（Methylated IN Tumors，肿瘤中甲基化）片段组成不同的表型定义直肠癌亚型。这些片段通过差异筛选过程被发现，但只有被后来定位到特定的基因位点。如上所述，分析 DNA 甲基化模式比较困难，因为一些变化是由于环境影响暴露以及衰老过程某些启动子 DNA 甲基化积累。作为生物标志是有用的，因此年龄有关的 DNA 甲基化的变化加以区别肿瘤诱发的变化。

能够从正常（细胞）区分患病或恶性细胞的生物标志必须是特异、敏感、在微创手术获得标本中可检测的临床适用。已经发现蛋白质、RNA 或 DNA 水平的许多生物标志满足这些标准。在常规临床实践中，大多数肿瘤诊断进行生化实验确定和（或）酶、受体、生长因子或激素有无或数量。尽管研究人员广泛使用（芯片基础）RNA 检测技术，有一些潜在的与其日常临床诊断使用相关联的缺陷，如需要保存组织 mRNA，组织异质性、需要标化。注意样品提取、存储和处理的许多细节确保实验室内和之间的再现性。基于 DNA 分子生物标志可以更容易地从一个研究实验室环境转移到诊所日常的诊断，由于 DNA 可扩增和稳定的性质。与其他表观遗传标记相比，胞嘧啶甲基基团属于 DNA 共价结构。一旦后天获得甲基化，在大多数情况下化学和生物稳定一段时间，而 mRNA 和（或）蛋白质的表达可以被非疾病相关的环境条件调节，可以随细胞周期而变化。因为大多数方法测定甲基化和非甲基化之间的比率，DNA 甲基化分析是独立于原始材料总量。它提供了一个二进制和积极的信号，可以检测到独立的表达水平。因此与如杂合性丧失的消极信号比，它更容易检测。如果启动子 CpG 岛的核心区域调控转录活性被定义，稳定的基于 DNA 分析物可以用作代理监测治疗期间基因表达的（重新）激活。

　　越来越多的高通量和定量实验消除标准化需要的方法可以分析 DNA 甲基化。它们适用于甲醛固定石蜡包埋的临床标本和其他归档的材料。类似于基因改变的表观遗传变化导致某些细胞表型的改变,赋予它更多选择性优势。然而,与如基因点突变等基于 DNA 的改变(理论上可以发生在基因编码区的任何位置)相比,DNA 甲基化改变总是局限于基因同一小区域(通常是启动子相关的 CpG 岛)。

　　同时,甲基化状态评估检查病灶本身,这是启动子表观遗传失活而不是这个变更的影响,如蛋白表达丧失或酶活性改变。一个更大的优势是通过药理学药剂治疗后表观遗传变化潜在可逆,而基因改变是不可逆转的。临床上有用的生物标志最重要标准之一是微创手术获得的如血液或体液等外周组织中可靠生物标志的分析,筛选潜在风险个体和监测治疗反应或疾病复发。基于检测 RNA 类似的方法是复杂的,由于这些分子内在不稳定性及大量来自正常细胞情况下检测肿瘤衍生的 RNA 水平的改变的困难。远端点检测肿瘤特异性 DNA 甲基化模式的敏感和特异使 DNA 甲基化成为肿瘤患者临床治疗生物标志。

　　尽管表观遗传学的研究,尤其 DNA 甲基化的研究,以惊人的速度推进,我们可能只在冰山的一角,我们会看到在未来几年内与首张哺乳动物全基因组表观基因组图谱一起可确定的表观遗传变化的数量大量增加。阐明表观遗传变化发生于发育期间,调查响应于以远远低于毒性试验中表型可见变化所需的剂量的环境暴露和化学攻击表观遗传的微妙但持久改变,分析和描绘发生在肿瘤形成和其他疾病中 DNA 甲基化模式的变化,这些将有助于我们增强理解发育和疾病表观遗传变化的重要性。

(二) miRNA:潜在的新型生物标志

　　微小 RNA(microRNA,miRNA)是一类长度为 21~24 个核苷酸的非编码小分子 RNA,它通过与靶基因 3' 端非翻译区完全配对及不完全配对地结合来调控基因表达,影响个体发育、细胞增殖等基本生命活动。miRNA 调控几乎参与了生物生命活动的各种生物学过程,且与恶性肿瘤的发生、转移及进展相关。

　　近年来,随着 miRNA 及其表达模式的发现,使这类分子有可能作为新的生物标志。生物标志是一类能被用来指示正常与病态过程的客观上可测量的生物特征分子。miRNA 在肿瘤组织与正常组织中的表达谱有差异;且在某些肿瘤中表达上调的 miRNA,可能在另一种肿瘤组织中表达下调;有些 miRNA 只在特定的组织中表达,如 miR-122 只在正常肝脏中表达。因此,miRNA 在肿瘤中特异性表达的特征,使其完全有可能成为一类肿瘤的生物学标志物。

　　在人类基因组中单核苷酸多态性是最常见的遗传变异,它们有助于肿瘤风险的评估。一项 Meta 分析探讨了 Hsa-miR-196a2Rs11614913 多态性与肿瘤风险的关系。研究发现携带 TC/CC 基因型的个体较携带 TT 的个体患肺癌风险高。该研究结果提示 has-miR-196a2rs 11614913 多态性的变异或使个体对肺癌更为易感。

　　或许最重要的是发现 microRNA 在各种生物体液可检测,为它们作为生物标志使用奠定基石。最近的研究发现,人类外周血中存在一些稳定性良好的循环 miRNA,并且肿瘤患者血液中存在特异性的 miRNA 表达谱。因此,循环 miRNA 在血液中是否稳定是其作为生物标志的前提之一。鉴于血液中含有丰富的 RNase,人们猜想血液中 miRNA 是极不稳定的,研究结果却出乎意料。研究证实了循环 miRNA 是十分稳定的。目前的研究发现,循环 miRNA 即可以与核磷蛋白 1、家族蛋白 2(Ago2)和高密度脂蛋白(HDL)等物质结合,以复合物的形式存在于外周血中,也可以包含于外泌体、微小体和凋亡小体中,从而免受 RNase 的降解。

　　循环 miRNA 的发现是肿瘤分子生物学革命性的突破,与蛋白类肿瘤标志物相比,循环

miRNA 已显示出自身独特的优势——高度的特异性和稳定性,这些性质决定了其作为一种新的生物标志的巨大潜力。循环 miRNA 能够预测肿瘤发生和演进的过程,从而提高肿瘤诊断的准确率和治疗效果。目前,循环 miRNA 是一个新兴的研究领域,许多方法和技术仍处于探索阶段,很多重要的问题亟待解决。研究的病种范围还非常有限,检测的样本数较小(通常仅有几十例),检测方法繁琐且价格昂贵等,这些问题将限制其进入临床应用。现在循环 miRNA 研究的目标是建立标准化样本制备程序,优化检测步骤,不断提高检测方法的敏感性,还需要针对不同的人群建立相应的 miRNA 指纹库。虽然循环 miRNA 的研究正处在初级阶段,但有理由相信循环 miRNA 是未来早期肿瘤诊断的有力武器。

在血浆中 miRNA 具有含量丰富、性质稳定、易于检测等特征,自发现血浆中存在 miRNA 以来,血浆 miRNA 作为肿瘤诊断、治疗和预后的潜在生物标志备受关注。表 6-4 对循环 miRNA 作为肿瘤标志物的相关研究报道进行了总结。

表 6-4　循环 miRNA 作为肿瘤标志物

肿瘤	标本	研究设计	检测方法	循环 microRNA
弥漫性大 B 细胞淋巴瘤	血清	60 例患者/43 例健康对照	qRT-PCR	miRs-155,210,21 ↑-
急性白血病	血浆	筛选:2 例患者/7 例健康对照 验证:61 例患者/16 例健康对照	Microarrayq RT-PCR	miR-92a ↑
非小细胞肺癌	血清	筛选:混合分析 验证:152 例患者/75 例健康对照	Solexa qRT-PCR	miRs-25,233 ↑
结直肠癌	血浆	1)验证:25 例患者/20 例健康对照 2)验证:180 例患者	qRT-PCR	miRs-17-3p,92 ↑
胰腺癌	血浆 血浆	19 例患者/36 例健康对照 筛选:11 例患者/14 例健康对照 验证:11 例患者/11 例健康对照	qRT-PCR qRT-PCR	miRs-21,210,155,196a ↑ miRs-210 ↑
胃癌	血浆	筛选:8 例患者血浆和癌组织 验证:69 例患者/30 例健康对照	qRT-PCR	miRs-17-3p,21,106a,106b ↑ let-7a ↓
前列腺癌	血浆	筛选:混合血浆 验证:25 例患者/25 例健康对照	qRT-PCR	miRs-141 ↑
卵巢癌	血清	筛选:9 例患者/4 例健康对照 验证:19 例患者/11 例健康对照	qRT-PCR	miRs-21,92,93,126,29a ↑ miRs-155,127,99b ↓
乳腺癌	全血	83 例患者/44 例健康对照	qRT-PCR	miRs-195,let-7a ↑

注:"↑":miRNA 过表达;"↓":miRNA 表达下调。

某些 miRNA 展示出明显的组织特异性,特定的病理条件下和毒物暴露反应似乎失调。miRNA 作为特定组织损伤相关联的基因表达变化的动力。实验数据表明,各种化学和物理因素能够改变 micrRNA 表达式。这些包括从柴油机尾气中的硝基芘、黄曲霉毒素、紫外线、内分泌干扰物。因此,现在认识到 miRNA 改变是在链接环境毒物暴露与病理结果中起重要致病作用的普遍机制。miRNA 已经被证明在心脏生理和病理能够起关键作用。miRNA 参与药物引起的大鼠心肌损伤。使用从阿霉素诱导心脏毒性的病人临床相关数据,已经识别出 5 个候选 miRNA,与通过组织病理学检查来衡量的动力事件表型锚定。这些调控 miRNA 一些预测目标被形容为参与药物引起的心负债。特别是,阿霉素治疗显示 Tnni3k(与 troponinI 相互作用的丝氨酸/苏氨酸蛋白质激酶)减少,miR-208-b 升高。miR-208-b 可以调节 Tnni3k mRNA 的水平。已经有研究提示 miRNA 是啮齿类动物模型肝损害(对乙酰氨基酚、N-半乳糖胺)有希望的生物标志。循环 miRNA 可能为药物诱导肝损害的潜在生物标志,血浆 miRNA-122 似乎比 ALT 更早检测到,具有更高灵敏度和更低变异性,血浆 miRNA-122 是病毒、酒精和化学物相关肝脏疾病的标志物。有结果表明,miRNA 在尿液中可测定,用不同的具有肾脏毒性的药物治疗之后肾脏和尿液中的 miRNA 可被调制。由于 miRNA 在尿液稳定,预期在大鼠和非啮齿动物中更容易和更快的实验研发,并准备转化至人类。

第四节　分子生物标志的高通量测定

一、分子生物标志的现代高通量测定技术

"组学"的飞速发展赋予毒理学工作者新的工具,改变了传统毒理学研究的基本格局,实现了从整体和器官水平向细胞和分子水平的飞跃,全面审视机体所有基因、蛋白质和代谢物水平的各种"组学"技术平台的建立,在阐明毒物对机体损伤作用和致癌过程的分子机制方面以及分子生物标志探索方面都取得了重要的突破。

毒理基因组学研究主要的技术平台为基因芯片、DNA 芯片、蛋白芯片技术以及与其相伴随的生物信息学技术。毒理蛋白质组学是采用高分辨率的蛋白质分离技术(主要手段是二维聚丙烯酰胺凝胶电泳)和高效率的蛋白质鉴定技术,全景式地研究化合物作用过程中蛋白质表达谱的改变和蛋白质相互作用的变化。它的主要应用:一是发现毒性生物标志(单一物质或表达谱),以预测或早期发现毒性和毒理机制;二是可以在细胞水平上通过鉴定新蛋白或蛋白质谱的变化来解释一些毒理现象,更准确地预测毒物在人体中所发生的毒性,比传统方法剂量更低、时间更短。确立毒性作用和蛋白质标志物之间的关系后可以利用这些标志物进行新化合物的毒性筛选。

代谢组学是指通过分析生物的体液、组织中的内源性代谢产物谱的变化来研究整体的生物学状况和基因功能调节。对外源性化学物处理可影响细胞代谢途径中的内源性生化反应,或通过与控制代谢的酶相结合而引起内源生化物质在比例、浓度、代谢通量等方面的改变,进而引起循环血中间代谢产物紊乱,最终导致体液中的痕量生化小分子浓度的改变。通过检测体液中的一些具有特殊意义的微量物质,经过合适的分析方法就能够区分出不同的代谢状态,从而也就能够根据不同的代谢表型区分出不同的化合物作用。目前主要研究手段是分析磁共振(NMR)谱。NMR 灵敏度高(检测限达 ng 级),检测速度快,样品无需预处理,并且几乎所有代谢物都具有其特有的 1H-NMR 谱,因此通过分析代谢产物的 NMR 谱,结合特异性化学位移可鉴定单个组分的浓度,也可通过多元统计分析方法对谱图进行整体模式识别确定代谢状态和生物学功能状况。基于 NMR 技术的代谢组学研究技术平台,在化合物毒性作用机制研究和环境化合物的毒性生物标志研究中发挥着重要的作用。

二、肿瘤分子生物标志研究中的高通量技术应用

转录组学、蛋白质组学和代谢组学应用于肿瘤研究,不仅可能增加对致癌机制方面的理解,也可能研发出新一代暴露和早期效应的生物标志。可能被证明的是,技术本身并非常规应用于大量的对象,尽管代谢组学也许是一个例外,但这些方法可能突显在特定的生物通路中暴露的新奇反应,它将提供更具体的与暴露相关的评估目标。

这些技术的价值将主要取决于具体的环境暴露是否确实可以通过人体特定的信使RNA、蛋白质或代谢产物的水平改变而显现出来。环境暴露的不同的签名或指纹是否在跨广谱的作用机制中被发现? 如果这样,这些新技术处于允许暴露和效应生物标志研发有阶跃变化的位置。

在人群初步研究中已经探讨许多环境和职业暴露的问题。到目前为止,这些特点是相对少量的对象,部分反映出最初的高成本芯片和经常缺乏考虑全范围的潜在的混杂因素。此外,基因表达的倍数变化往往是适度的(2 倍)。基因范围的差异代表不同类型的芯片,它们的重现性和由独立技术的确认(例如逆转录聚合酶链式反应)都有各自不同的报告。然而,就路径相关基因改变的识别而言,越来越多的商业芯片重现性能和复杂的数据分析开始证明自己的价值。

到目前为止,其中一个最具信息性的示例是研究孕妇砷暴露对他们的胎儿脐带血样本中的基因表达的影响。在这项研究中,只有 11 个基因可正确预测母亲砷暴露状态,表明这些不仅是砷产前反应有价值的候选物,而且也可作为砷的暴露生物标志。总共 447 个砷调节的基因转录中,105 个编码蛋白质被标识为一个互动网络的一部分,具有 3 个重要的子网。这些发现提供令人兴奋的信息,即产前环境暴露于一个已知的致癌物质和基因表达改变有关的功能信息。另一个令人感兴趣的研究是直接从目标细胞取样,涉及吸烟者、过度吸烟者和不吸烟者支气管上皮细胞的基因表达的比较。许多类别的基因,尤其是氧化剂应激和谷胱甘肽代谢、外来化学物的代谢和分泌等基因类别,不同群体之间有差异。

总的来说,这些转录组学初步资料表明,环境暴露引起基因表达的变化,变化的性质取决于暴露类型。这鼓励进一步研究这些变化的敏感性、特异性和稳定性。也需要考虑转录组学方法的分析重现性。从炎症、氧化应激、细胞增殖和凋亡与几种不同的暴露而言,基因表达实际模式有何不同将被证明是跨暴露,虽然或许有些相似之处已经浮现,但这些仍有待于确定。

到目前为止,蛋白质组学应用,与其在临床检测肿瘤或癌前病变的应用相比,在暴露评估中应用较少。然而,例外的是,血浆蛋白质组学应用于印刷工人苯暴露的研究。检测 3000个左右的主要代谢物,构成了代谢组,还阐明了苯暴露的评估。一项有关人群尿代谢物指纹的研究发现,从非大豆饮食转变为大豆饮食,血浆代谢组发生了改变。最近,一个涉及 4630例经 1H 磁共振的代谢谱研究显示:中国、日本、英国和美国人群尿代谢物有显著区别。一个有趣的发现是,日本居民比那些生活在美国的日本人有不同的代谢谱。不同的饮食与不同的表型有关,此外,一些特定的代谢物,尤其是甲酸、丙氨酸(正)和马尿酸盐(负)与血压相关。最后,研究来自同一个人平均间隔 3 周收集的两份 24 小时尿液样本之间的相似性,与上面所提到的人口和饮食的影响相比,个体内部之间的差异较不显著。组学技术的潜在应用描述膳食暴露和理解饮食在细胞水平上的生物学效应,因此从这些早期的调查得到一些支持。

在可能产生新一代的暴露生物标志评估之前,这种新一代的技术需要进一步的研究。对于信使 RNA、蛋白质或代谢物表达是否具备足够的特异性和敏感性来评估人群中低水平的暴露,人们将拭目以待。对于理解作用于同一通路的化学物复杂混合物或其家族是否共同作用于靶目标,这非常重要。与许多其他暴露生物标志,分析与疾病途径有关的外周血而非靶器官的这些改变需要阐明。此外,这些系统的动态特性都可能不利于长期暴露的评估,除非证明一些变化可稳定一段时间。

除了上文提到的生物学考虑,组学技术需要定制敏感性、样品对高通量的要求和检测成本。在代谢组学和蛋白质组学中,蛋白质或代谢物定量的背景中有更多的优势,纯化过程对于分析小量并可能包含更多信息的化学物而言是重要的。与前一代的暴露生物标志相比,从模型系统和小规模的人体研究开始,这个精心策划的战略可能是最成功的。

(李煌元　张文昌)

参 考 文 献

1. 中国科学技术协会主编:中国毒理学会编著.2010-2011 毒理学学科发展报告.北京:中国科学技术出版社,2011:8-9,16-17,24-25,60,89-90.

2. 夏世钧,吴中亮.分子毒理学基础.武汉:湖北科学技术出版社,2001:268-280.

3. 印木泉,主编.遗传毒理学.北京:科学出版社,2002:477-488.

4. Gupta RC. Biomarkers in Toxicology. San Diego,CA:Academic Press,Elsevier Inc,2014.

5. Lundblad RL. Development and Application of Biomarkers. Boca Raton:CRC Press,2011.

6. Fowler BA. Biomarkers in Toxicology and Risk Assessment//Luch A. (ed) Molecular, Clinical and Environmental Toxicology. Volume3:Environmental Toxicology. Heidelberg:Springer,2012:459-470.

7. Wild CP. Environmental exposure measurement in cancer epidemiology. Mutagenesis,2009,24(2):117-125.

8. Bock C. Epigenetic biomarker development. Epigenomics,2009,1(1):99-110.

9. Kussmann M,Raymond F,Affolter M. OMICS-driven biomarker discovery in nutrition and health. Journal of Biotechnology,2006,124:758-787.

10. 吴汪泽,卢忠心.循环 miRNA:潜在的肿瘤标志物.国际检验医学杂志,2012,33(4):430-433.

11. Chu H,Wang M,Shi D,et al. Hsa-miR-196a2Rs11614913 polymorphism contributes to cancer susceptibility:evidence from 15 case-control studies. PLoS One,2011,6(3):e18108.

第 七 章

毒理学实验设计基本原理及其应用解析

毒理学实验可采用整体动物、游离的动物脏器、组织和细胞进行。根据所采用的方法不同,可分为体内实验和体外实验。毒理学还利用限定人体试验和流行病学调查直接研究外源性化学物对人体和人群健康的影响。这些方法各有利弊,应根据不同的实验目的来选择。

研究设计,是开展科学研究的重要基础和依据。通常,一项课题申报的主要内容有:课题名称、研究背景、立题依据、研究目的、研究内容、研究方法、研究的技术路线与拟解决的关键问题、研究进度、已有的研究基础、研究中可能存在的问题及解决方法、经费预算及预期结果等。

毒理学研究是预防医学科学研究的重要基础,动物实验研究是毒理学科学研究的重要方法,包括选题、定题、设计、实施、总结和结题等过程。动物实验设计的核心内容是:明确研究目的基础上的实验设计。而实验设计的核心内容是三要素与三原则。实验设计三要素是指研究对象、研究因素和研究效应;三原则是指随机原则、重复原则和对照原则。

第一节　毒理学实验设计的基本前提

毒理学实验设计的基本前提是具有明确的研究目的。任何一项科学研究设计的具体内容都是围绕目的而展开的,如根据研究目的才能正确定义研究对象,才能选择合适的样本,才能确定合理的测量方法和测量指标,才知道选用什么样的统计分析方法,才能选择合适的着眼点去分析讨论问题并得出合理的结论等。因此,只有预先讨论并研究确定研究目的,才可能进一步并自始至终围绕目的制订和实施研究设计计划。

明确研究目的,就是在制定和开展研究设计时,首先确定具体的、明了的研究目的,即确定要解决的 $1 \sim 2$ 个问题,明了该问题的具体内容和要求。

研究目的是指通过研究拟解决什么问题,研究意义是指解决这个问题有什么价值;研究的立题依据是回答为什么要解决这个问题,研究目的是回答为了解决什么问题;研究目的让人知道为了什么做研究设计,研究设计让人知道为了研究目的如何去做。

要明确研究目的,首先要求在全面了解国内外相关研究现状和发展趋势的基础上,进行归纳、整理、总结和分析进而选题、定题;在科学合理定题基础上,进一步分析拟定解决的问题,选择其中的 $1 \sim 2$ 个问题,明了问题的具体内容;而后,对选择的问题的科学性、创新性、必要性、实用性、可行性等进行综合分析、评价,最后确定研究目的。

做好文献的查阅和总结是选题、定题的基础;做好选题、定题是明确研究目的的基础;做好研究目的的确定是开展实验设计的基础;做好实验设计是实施毒理学研究的基础。

要做好研究目的目前并不容易,目标太大、目的不明、拟解决的问题过多或研究的问题内容不具体等,是存在的常见问题。对明确研究目的的重要性认识不足,未能将研究目的贯穿于研究设计和研究设计的实施过程中,是影响研究设计和研究水平的常见重要原因。实际上,研究目的不明确,不是没有研究目的,而往往是研究目的过于笼统或过于庞大,试图解决的问题过多。对于研究目的的具体内容无明确的界定。研究目的不明确,常源自于对明确研究目的重要性的认识不足;源自于对明确研究目的这一概念本质的认识不足。研究目的不明确的主要表现之一是用抽象的概念替代具体的内容。

【应用解析】

1. 镉的雌性性腺毒性与肾脏毒性比较研究 镉的肾脏毒性已有系统的研究。其中,镉对肾小管重吸收功能的毒性作用已被广泛应用为镉的环境/职业卫生标准研究的特异性好、敏感性高的毒性指标。20 世纪 90 年代,镉的雌性性腺生殖毒性研究引起广泛的重视。尤其关注到了较低浓度下实验大鼠的卵巢毒性损害和低镉污染区(现行镉环境卫生标准界值上下之间)育龄妇女出现的生殖与妊娠结局异常发生率升高的情况。为此,该项目研究明确的研究目的是:比较在同样实验条件下,是先出现肾脏毒性抑或先出现雌性性腺毒性。研究的意义在于预期研究结果将可能为寻找新的镉损害的效应生物标志和更新常规现行卫生标准的安全性提供重要参考。

2. 镉与子宫细胞质 ER 结合能力及其对体内雌激素与 ER 结合的影响 20 世纪 90 年代后期,镉被认为是一种高度可疑的环境雌激素样物质。该研究的目的较为明确,拟解决的问题明了、具体,即镉与子宫细胞雌激素受体(ER)的结合能力有多大? 能否影响体内天然雌激素与 ER 的结合。

3. 正己烷卵巢毒性作用研究 如果我们仅把"正己烷卵巢毒性作用研究"作为一个研究重要领域或研究方向,这样或许是合适的。但如果这是一项研究的目的,则该研究目的不明确,因为卵巢的毒性作用的概念较宽泛,它可以是形态学上或功能上的损害,可以是器官水平或细胞水平或分子水平上的损害,可以是卵细胞或颗粒细胞的损害,也可以是卵巢生殖发育或激素分泌能力的损害等。一项研究不可能对所有问题展开研究,也因此,就无法进一步据该项研究目的作缜密的设计。若研究目的为"正己烷暴露对卵巢细胞成熟过程的影响",则研究目的较为确定些,但仍不够明确。若研究目的进一步确定为:长期低剂量正己烷暴露对大鼠卵细胞成熟的影响。则该项目的研究目的或许就进一步明确了。

仅就研究目的而言,以下选择的研究目的是明确的或较明确的:双酚 A 的雌激素样作用实验研究;镉与大鼠子宫雌激素受体的结合能力研究;铅对人红细胞膜流动性影响的体外实验研究;双酚 A 对人胚胎干细胞定向发育成为乳腺上皮细胞过程的影响及其分子机制研究等。

第二节 毒理学实验设计三要素

基于明确的研究目的,我们就可以进一步围绕这个目的,着手课题的研究设计。一项实验设计涉及的问题很多,核心问题是研究内容和方法的设计。如同其他研究一样,毒理学研究实验设计中最重要的是三个基本问题,即实验设计三要素:对象(objection)、因素(factors)和效应(effects)。

一、对象

毒理学研究设计中的第一个重要因素是实验研究对象。有三个主要问题：一是根据研究目的，确定研究对象；二是根据科学知识，界定研究对象；三是根据研究要求选择研究对象。

（一）确定研究对象

毒理学研究方法主要包括整体动物实验、器官组织细胞体外培养实验、人群流行病学调查、临床观察及人体志愿者观察等。因此，常用的研究对象包括各种实验动物（如大鼠、小鼠、豚鼠、家兔、狗、猴及各种合理的动物模型等）、各类组织器官和细胞株（原代或传代培养）、环境或职业有害因素暴露的人群、临床中毒或疾病患者、人群健康志愿者等。此外，环境、生态毒理学研究还包括各种微生物、水生动植物及其他研究对象，如斑马鱼、鸡胚等。由于遗传、解剖、生理、生化及免疫、神经调节等许多特性的不同，因此，应该根据研究的目的和各种实验对象的特点，确定合适的研究对象。

（二）界定研究对象

选择了研究对象后，进一步的工作就是明确界定研究对象，即明确定义研究对象，并规定明确的指标或标准予以确定，如：研究对象为老年性高血压患者，则应根据有关规定，给"老年性高血压"权威定义，并明确"老年性高血压"的判定依据或标准（如年龄>60岁、血压测量值收缩压≥140mmHg或舒张压≥90mmHg）。又如进行 CS_2 雌性性腺生殖毒性研究中选择了大鼠为研究对象，则进一步根据研究目的，对实验大鼠作了进一步界定：纯系60日龄雌性 Wistar 大白鼠80只，体重200~210g。选择了2型糖尿病模型大鼠作为研究对象，则进一步应明确选择何种模型，并明确规定造模的程序与规范。

（三）选择研究对象

确定和既定实验研究对象后，根据设计的要求，采用合理的方法，选用合适的研究对象是十分重要的一环。如：有害因素暴露职业人群样本的选择；遗传易感性研究时转基因-动物或基因敲除动物的选择；皮肤致敏动物试验选用白色豚鼠；对雌激素敏感细胞可选择 MCF-7 细胞株等。

【应用解析】

1. 实验动物的选择 实验动物（laboratory animal）是指经人工培育、对其携带微生物实行控制、遗传背景明确、来源清楚、可用于科学研究的动物。在毒理学研究中，选择合适的实验动物对于得到准确、可靠的研究结果具有重要的意义。

首先是动物种属的选择。人和不同物种的实验动物之间的毒作用在性质或毒性反应程度上表现有所不同。恰当地选择实验动物的物种，是通过外推来评价对人体毒作用的前提。实验动物物种选择的基本原则是：选择对研究因素的毒性反应及代谢特点与人类接近的物种；选择自然寿命不太长的物种；选择易于饲养和实验操作的物种；选择经济并易于获得的物种。毒理学实验常用的动物有大鼠、小鼠、豚鼠、家兔、狗等，每一种动物都有其独自的特点及优缺点，实际上很难有一种动物能完全符合以上的选择原则，需要依研究目的及条件进行选择。

第二是品系的选择。同一物种不同品系的实验动物对外源性化学物毒性的反应可能会有差异，所以毒理学研究要选择适宜的品系，对某种因素的毒理学系列研究应固定使用同一品系动物，以求研究结果的稳定性。

根据对动物微生物控制的净化水平,实验动物可分为无菌动物、悉生动物、无特定病原体动物(SPF 动物)、清洁动物、普通动物。毒理学实验中对于大、小鼠等小的实验动物,要求至少应为清洁动物及其以上级别,用普通动物进行的实验是不被认可的。在国外,SPF 动物已成为进行毒理学实验的标准实验动物。

再则是个体的选择。实验动物对毒物的反应不仅存在种属差异,而且还具有个体反应的差异。因此,在选择实验动物时,还应注意个体选择,包括年龄、体重、性别、健康状况等。毒理学实验选用实验动物的年龄取决于实验的类型,急性实验一般选用成年动物;亚慢性、慢性实验因实验周期长,同时要观察动物的生长发育情况,应选用较年幼的或初断乳的动物。如实验对动物性别无特殊要求,一般应选用雌雄两种性别;如果已知不同性别的动物对受试物敏感性不同,应选择敏感的性别;如实验中发现毒性反应存在性别差异,则应将不同性别动物的实验结果分别统计分析。动物的特殊生理状态,如妊娠、哺乳等对实验结果影响很大,毒理学实验一般应选用未产、未孕的雌性动物。另外,毒理学实验应选用健康动物,为确保实验动物的健康,一般需在实验前检疫观察 5 ~ 7 天。

2. 镉的雌激素样作用研究实验对象的选择 研究表明,大鼠(或小鼠)子宫增重实验,是判定环境化学物雌激素样作用的简单有效的经典方法之一。据此,该研究的研究对象之一可选用大鼠或小鼠。为了排除体内雌激素的干扰,故进一步选择未成年或成年但去卵巢的大鼠或小鼠。由于镉即使有雌激素样作用,也可能十分弱小,为了进一步排除未成年鼠或去卵巢鼠体内较低水平雌激素对结果的干扰作用,该研究的研究对象进一步界定为:21 日龄(未成年)去卵巢后一周的 Wistar 大鼠。

MCF-7 细胞为人乳腺癌细胞株之一,该细胞株在体外培养中对雌激素十分敏感,受雌激素作用后可迅速地增殖,所以常用于观察环境化学物的雌激素样作用。故根据实验的研究目的,MCF-7 细胞可成为本研究的另一研究对象。

3. 镉污染对育龄妇女生殖健康影响的现场流行病学研究 根据研究目的,确定研究对象:镉暴露人群;根据科学知识界定研究对象:18 ~ 45 岁育龄妇女;选择研究对象:不同暴露水平镉污染区。

二、因素

处理因素,通常指拟研究的环境有害因素,如各种化学毒物等。在研究设计中,对于处理因素,主要抓住三个问题:一是根据目的,确定因素;二是确定因素的接触方式;三是确定因素接触剂量。

(一) 确定因素

根据拟研究的目的,确定研究因素通常并不困难,但有时处理因素的确定并不太简单。比如,确定镉为处理因素时,我们必须根据染毒方式而确定使用不同的镉的化合物(包括氯化镉、硫酸镉、葡萄糖酸镉等),因为它们对胃肠道或皮肤黏膜的刺激性程度不同、吸收率不同。应用体外试验方法研究正己烷的毒性作用时,我们使用 2,5-己二酮,而不是正己烷,因为研究已表明,2,5-己二酮是正己烷在体内的主要活性代谢产物。

(二) 确定因素的接触途径

在毒理学研究中,整体动物实验研究常见的处理因素的接触途径有经胃肠道(如灌胃、胶囊吞咽、自由食用等)、经呼吸道途径(如动式或静式吸入染毒等)、经皮肤黏膜途径(如浸尾、皮肤涂抹、滴眼等)和注射途径(如动静脉注射、肌内注射、腹腔注射、皮下或皮内注射等)。在体外实验研究中,常见的染毒途径有器官灌注、细胞培养等。

接触途径的选择依据主要有三个:一是人类实际接触途径。我们总是尽可能使实验研究采用的染毒途径与人类实际接触途径一致。二是处理因素的理化特性与毒作用特点。如CO、苯等气态毒物宜采用经呼吸道途径。三是根据研究目的,根据各种接触途径的特点,选择合适的接触途径。

不同的研究目的,选择接触途径时主要依据可能不同。进行化学物毒理学安全评价时,通常按有关规范指南要求进行,如药物急性毒性试验,通常要求进行两种或两种以上途径染毒,其中,一种途径应与人类实际情况相同。同为经胃肠道染毒,应视染毒持续时间的长短选择染毒途径,如短期染毒多采用灌胃(剂量易于控制),而90天喂养试验多采用自由饮食(水)(因为长期灌胃可能伤及消化道黏膜而影响毒物吸收利用)。

选择接触途径时,还应充分考虑各种因素对研究结果的可能影响。比如,氯化镉皮下注射染毒,应严防注射时渗漏而致注射处皮肤发生溃疡、结节等;氯化镉腹腔注射染毒,则应高度重视同期对腹腔网膜的刺激作用而致大量渗出甚至出血。进而可能出现网膜包块,影响镉的进一步吸收。加入灌注液或培养液的毒物,应充分考虑溶解度、挥发性、比重、脂溶性大小等的影响。

(三) 确定接触剂量

在毒理学研究设计中,处理因素接触剂量的选择与确定是最重要的内容之一,因为它常常是研究成败的关键。确定接触剂量,就是根据研究目的,选择并确定一个合适的接触剂量及其剂量区间。

获得良好的剂量-效应(反应)关系的观察结果,是毒理学研究中的主要内容,因为这是其在因果关系推定、毒作用机制探索中具有突出的意义。通常,毒理学研究可设 3~5 个剂量组(含对照组),组间可呈等比或等差级数,相邻两组间剂量比多在 2~6 倍。

假设我们拟高、中、低 3 个染毒剂量组和 1 个对照组,则从理论上讲,通常我们的剂量期望是:高剂量组:能引起明显效应的剂量;中剂量组:出现轻微效应的剂量;低剂量组:不出现效应的剂量;对照组:溶剂或生理盐水。

选择并确定一个合适的剂量及其区间并不容易。实际工作中,我们常常在选择剂量时参考以下信息:①查阅文献资料,获得该因素相关的毒性参数(如 LD_{50}、NOAEL 等),据此推算各剂量组的参考剂量。如把 $1/20~1/5\ LD_{50}$ 值设定为亚慢性染毒模型的参考剂量。②查阅有关资料或(和)通过预实验获得该因素相关毒作用信息,据此可确定剂量。如出现某种效应的最低剂量或未出现效应的最大剂量等。③根据研究目的、具体的研究内容和方法,确定剂量。

【应用解析】

1. 镉的雌性性腺毒性与肾脏毒性比较研究的剂量选择　该项目研究的主要目的是试图通过比较研究,明确在相同作用条件下,阐明镉作用后,是肾脏毒性或是雌性性腺毒性更早出现。该项目研究设计中,剂量的选择是十分典型的,因为选择的剂量是否合适,决定了研究结果的成败。

假定研究设计高、中、低 3 个剂量组和 1 个对照组。那么,根据研究目的,理论上,我们期待选择的剂量能获得以下预期效果:

高剂量组:二种毒性均出现。

中剂量组:出现一种毒性。

低剂量组:二种毒性均不出现。

对照组:二种毒性均不出现。

进一步解析:高剂量组的剂量应是能导致轻度但是明确的肾脏毒性和雌性性腺毒性的剂量,故应通过查阅相关资料去获得。保证二种毒性均明确出现,是防止中剂量组出现假阴性结果的可能性所必需的。中剂量组剂量的选择尤为关键。研究目的是试图探索雌性性腺毒性是否比肾脏毒性更早出现,所以,这个剂量应是导致明确的肾脏毒性的最小剂量。因为,在这个"最小剂量"下,无论是否同时出现性腺生殖毒性,均为我们的研究提供了重要信息。通过系统地查阅既往的研究成果(包括 WHO 专家组专题研究报告),低剂量组剂量的选择使研究设计的剂量选择更加缜密,即以镉致肾脏毒性的最大无作用剂量为该组剂量,从而可根据其实验进一步验证雌性性腺毒性是否更为敏感。加上对照组,这样的剂量设计,保证了实验结果能较好地回答研究设计提出的问题,达到预期研究目的。

2. 实验设计的剂量分组　在毒理学实验中,最重要的就是研究剂量-反应(效应)关系。剂量-反应(效应)关系的存在是确定外源性化学物与有害作用的因果关系的重要依据。在毒理学实验中,体内实验除对照组外,一般至少要设 3 个剂量组;体外实验一般设 3 ~ 5 个剂量组,以求能得到剂量-反应(效应)关系。原则上,在剂量组设计时,高剂量组应出现明确的有害作用,低剂量组应不出现任何可观察到的有害作用(即相当于 NOAEL),但低剂量组的剂量应当高于人体可能的接触剂量,至少等于人体可能的接触剂量。中剂量组的剂量介于高剂量组和低剂量组之间,应出现轻微的毒性效应(即相当于 LOAEL)。高、中、低剂量组的剂量一般按等比级数设置。体外实验浓度的设计应考虑受试物在实验介质中的溶解性。对可溶性受试物,浓度高于 10mmol/L 时,可因高渗透压对哺乳动物细胞引起损伤或人工假象。一般情况下,可溶性受试物的实验浓度上限,哺乳动物细胞为 10mmol/L 或 5mg/ml,细菌为 5mg/平板。另外,常需要动物实验设置剂量与人体可能接触量关系的说明。实验组剂量组间距以 2 ~ 6 倍为宜。组间距过大,不利于剂量-反应(效应)关系的获得,组间距过小,则可能出现相邻剂量组效应结果的交叉或重叠,干扰结果的分析。实际上,实验分组与剂量的选择并不容易,还应该根据研究的目的和具体的情况加以综合分析。

3. 体外实验中处理因素的代谢活化　许多毒效应并非化学物本身引起,而是由其代谢活性产物所致。在毒理学体外实验中细菌及细胞对外源性化学物的代谢能力有限,对需经代谢活化发挥毒性作用的化学物进行研究时,应在加代谢活化系统的条件下进行实验。目前,较常用的代谢活化系统一般是 S9 混合液。S9 是经多氯联苯诱导的大鼠肝匀浆,经 9000g 离心得到的上清液,由于各国禁用或限用多氯联苯,也要用苯巴比妥和 B-萘黄酮联合诱导制备 S9,肝 S9 的成分主要是混合功能氧化酶。体外哺乳动物细胞实验,还可利用大鼠肝原代培养细胞等作为代谢活化系统。

然而,应特别注意提供的代谢活化系统对于受试物的活化是否适合和充足,尤其对于阴性结果。虽然大多数化合物在体内经过其代谢,但是,也有少数化学物是通过其他的方式活化(如 1,2-二氯乙烷通过与谷胱甘肽结合而活化)或需经肠道菌丛活化,在这些情况下,应选择其他合适的活化系统。

三、效应

处理效应,是研究设计中不可或缺的三大要素之一。对于处理效应,主要抓住三个问题:一是确定效应;二是确定效应指标;三是确定效应测量方法。

（一）效应的确定

确定效应,就是在确定研究对象及研究因素之后,根据研究目的,确定该研究中拟观察和研究的处理因素所致的生物学改变(包括有害或有益的效应)。确定何种效应作为研究的观察效应终点,主要取决于研究的目的。比如,化学物毒理学安全性评价研究中,慢性毒性试验的主要目的是获得阈剂量或 LOAEL 或 NOAEL,则任何毒效应都被列为观察效应的范畴;而急性毒性试验时,主要观察的是一般毒性和死亡。确定效应的另一个重要依据是对暴露因素理化特性、毒作用特点、可能机制等的全面分析,比如通过分析比较双酚 A 与雌激素的化学结构相似性,确定了对双酚 A 雌激素样效应的观察;基于镉对女(雌)性性腺生殖毒性的认识开展镉的表遗传毒效应研究等。

（二）选择效应指标

选择效应指标,就是在确定研究的效应之后,选择用于衡量、评价效应性质、强度或大小的合适的指标或参数。

效应指标种类繁多,依据不同则分类不一,可以有主观与客观指标、敏感性与特异性指标、定性与定量指标、一般性与特殊性指标、经典与先进指标、形态学与功能性指标、生物学与外源生物学指标、整体动物毒性与细胞毒性指标、现代分子生物学指标等。各类指标没有好坏之分,只有合适与不合适之别。全面和准确地认识各类指标的优缺点是选择效应指标的基础。

合适的敏感指标,应能准确、真实、接近地反映所研究的效应及其变化规律,应能满足研究的目的和研究设计的要求。比如,反映 SiO_2 粉尘(加入培养液中)致肺泡巨噬细胞膜损伤的毒效应,则选择测定孵育不同时间后细胞培养液中 LDH 活性和贴壁细胞 K^+ 总量作为效应指标,因为两者均为细胞质中的主要标志物。为反映镉对卵巢颗粒细胞激素分泌功能的影响,可测定颗粒细胞体外培养不同的时间后(镉加入培养液中)培养液中孕酮、雌二醇的水平;DNA 甲基化、组蛋白修饰、micro-RNA 和小分子 RNA 表达等可用于反映环境有害因素表遗传毒效应的研究;超数排卵试验常用于反映卵巢对超量 FSH 和 LH 的反应功能状况,而通过 GnRH 刺激试验则常用于判断垂体的反应功能状况。

效应指标的选择无法一概而论。人群筛选时,重视指标的特异性的同时,要重视它的敏感性,因为此时必须更关心漏诊的出现。而在临床诊断时,重视敏感性的同时,更关心特异性,因为此时更关心误诊的发生。应重视经典指标的可靠性与可比性,也要重视现代指标的先进性与创新性。一般认为,客观指标多优于主观指标,定量指标优于定性指标。

效应指标的选择不宜单纯追求高新技术或难度,小鼠子宫增重试验,仅测量比较子宫的重量,也能成为判定环境化学物雌激素样效应的经典方法之一;我国古代“圭”模型(由一根南北向横放地面的木棍及其两端竖立的两根木棒组成),测定指标仅是日升日落期间木棒阳光阴影的长度。通过结果的分析,提出了一年 24 节气的重大发现。月经(动情)周期的观察并不难,但也是判定机体下丘脑-垂体-卵巢和内分泌调节功能状况的有效综合指标之一。

（三）效应测量方法的选择

明确效应及其测量指标后,则应进一步确定效应的测定方法。

应根据研究目的和效应指标检测的要求选择合适的检测方法(包括检测仪器、设备等)。同一指标,常有 2 种或多种检测方法,应充分、全面考虑方法的先进性、可靠性、稳定性、灵敏性、特异性等。在研究设计中,还应高度重视测定方法的规范与质量控制等问题。

【应用解析】

1. 正己烷对卵母细胞成熟影响研究的效应指标的选择 依据卵细胞成熟过程及其生物学特点,确定卵母细胞质成熟、核成熟作为化学物毒作用的效应。进一步根据基础医学研究理论选择极体的形成与释放作为质成熟的效应指标,选择体外受精能力作为核成熟的标志。此外,还可选择细胞线粒体分布情况作为细胞质成熟的效应指标。再根据研究文献资料,选择应用显微镜观察技术观察极体的形成与释放;应用体外受精实验分析受精能力;应用荧光电镜或激光共聚交电镜技术检测线粒体分布。

2. 效应测量结果的可靠性要求 毒理学实验设计还应该考虑的问题是实验结果的可靠性,尤其在效应测量方法的选择、规范、实施的过程中。实验结果的可靠性要求包括实验的精密度、正确度和准确度三个方面。

(1) 精密度(precision):精密度是指在一定的试验条件下,多次试验测量值彼此间的符合程度,反映了随机误差大小的程度。精密度高,则试验误差小,使处理之间的差异能精确地比较。

例:甲:11.45,11.46,11.45,11.44

乙:11.39,11.45,11.48,11.50

显然,甲组数据精密度大于一组数据。可以通过增加试验次数而达到提高数据精密度的目的;试验数据的精密度是建立在数据用途基础之上的。试验过程精密度足够大,则只需少量几次试验就能满足要求。精密度大小的判断指标较多,如:极差、标准差、方差、变异系数等。

(2) 正确度(correctness):正确度是指一组处理的平均值与真值之间的接近程度,反映系统误差的大小。

图 7-1 是正确度与精密度的关系。

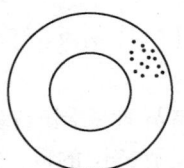 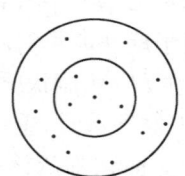 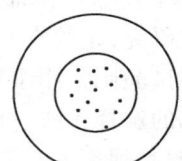

正确度差,精密度好　　　正确度好,精密度差　　　正确度好,精密度好

图 7-1 正确度与精密度的关系

精密度高并不意味着正确度也高;精密度不好,但当试验次数相当多时,有时也会得到好的正确度。

(3) 准确度(accuracy):准确度是指试验中每一个处理的实际值或所研究特性的观察值与其相应的真值的接近程度。但在试验中真值往往未知,因此准确度常常难以确定。准确度反映了系统误差和随机误差的综合,表示了试验结果与真值的一致程度。

试验中,必须尽最大努力准确地执行各项实验技术,力求避免人为的差错,特别是要注意试验条件的一致性,这样才能提高试验结果的准确度和精密度。

第三节　毒理学实验设计三原则

实验设计三原则是指在试验设计必须严格遵循的三个最基本的原则,即:随机原则(random)、重复原则(repeats)和对照原则(controls)。所谓原则,不仅仅要求在设计的指导思想、设计的过程及设计的内容中应予严格地遵循和体现,而且在实际的研究与实施过程中也应严格地、不折不扣地遵循与执行。不遵循或没有认真遵循甚至违反了这些原则,则研究设计是不合理的、不科学的或错误的,而且其研究结果是不科学的、不可靠的、不可信的甚至完全是错误的。可以说,实验设计的原则,是实验设计的灵魂。

一、随机原则

随机,不是随意,不是随便。随机是一个重要的统计学概念,从一个已定义的总体中,依据随机化的原则获得的样本,即为随机样本。获得随机样本的方法与过程,可谓随机抽样。

随机抽样就是保证所研究的对象中的每个个体都有同样被抽取的机会或概率。因此,随机样本(如果样本含量足够的话)是该定义总体的代表性样本,而遵循随机的原则,是保证样本代表性的重要前提。

遵循随机化原则,就是保证样本的代表性,减少随机误差。在毒理学实验研究中,我们常常是通过实验样本的结果去推定总体,因此,遵循随机抽样的原则,确保样本的代表性,是至关重要的。

比如,在进行毒理学动物实验时,动物必须随机分组,最常用的方法是完全随机或随机区组的方法。完全随机即将研究对象随机地分配到各个处理组中,可通过随机数字表或抽签的方式进行。随机区组法则是将可能影响实验结果的非处理因素均衡地分配到各组,如动物体重、性别等,具体做法是将条件相近的实验对象配成一组(配伍组),再将每个配伍组中的实验对象随机分配到各个处理组中。

【应用解析】

1. 实验动物随机分组　在毒理学实验中,我们常需将一群动物(总体)分为若干个实验组(样本),然后施加不同的处理后,测定、比较和分析结果。那么,确保各实验组样本的代表性,进而确保各实验组结果的可比性,显然是重要的前提。例如:拟将 100 只小鼠分为 5 组,每组 20 只。假如由同一个人先从笼中捉出 20 只为第 1 组,再依次捉出 20 只为第 2组,……,依此类推,获得第 3、4、5 组。然后再随机选定各组予以不同处理,观察结果。然而,这样做所获得的各组样本不是随机样本,因为这样做抽得的第 1 组动物可能是 100 只动物中反应较不灵敏、行动较迟缓甚至身体较虚弱的 20 只,而第五组的 20 只动物情况正好相反。如此这般,这 5 个组试验动物(5 个样本)显然不是来自一个总体,可比性问题突显。同样的情况下,如果采用按体重分层随机抽样分组,则可获得随机样本,即先称重,再按体重大小依序编号 1,2,3……100,再依序每 5 个数为一组(如 1~5 号为第一组,6~10 号为第二组,……,依此类推)设 20 个组,再从随机数字表中取随机数依序给每一只动物;再根据随机数字的尾号确定动物的组属。这样做,使获得的各组(样本)具良好的可比性,避免了各种因素(如动物体重等)的影响。

2. 体外培养组织细胞的随机样本　根据研究目的,用健康成年纯系 Wistar 雌性大鼠若干,取卵巢、提取颗粒细胞,制备颗粒细胞($1 \times 10^7 /m$)混悬液。充分混匀后,分别取等量

（10～20μl）细胞悬液加入多孔板中（共 48 孔，每组 12 孔，共 4 组），各组分别加入高、中、低剂量 Cd^{2+} 溶液，另一组为对照组。分别于孵育后 2 小时、4 小时、8 小时和 16 小时，测定培养液中雌二醇、孕酮含量，比较分析镉对大鼠卵巢颗粒细胞性激素分泌功能的影响。

这是一项完全随机成组比较实验设计。细胞悬液抽取前的充分混匀（总体样本均一性）、精确抽取样本及 48 孔的完全随机分组是实验设计随机性原则的基本要求。

3. 组织切片观察的随机样本　组织切片的观察也是毒理学研究的重要方法之一。组织切片观察样本的代表性问题同样不容忽视。

在临床实际工作中，为了肿瘤等疾病的诊断，常取材制片进行病理学观察。这种看似"随意"的取材，尚不能看其样本是否随机抽样或样本是否有代表性等来简单判断。因为，一方面，其目的是发现有否恶变细胞的存在，而不是推定这个被取材组织癌变细胞的分布发生情况；另一方面，这种"随意"取材，沉淀了长期的、成功的临床经验，从这个角度讲，这种"取材"获得的样本具良好的代表性。然而，这并不是意味着组织切片的观察样本不需要"随机样本"，恰恰相反，在病理学迅速发展的今天，这一问题更应引起我们高度重视。例如：卵巢各级卵泡构成比的观察。大鼠或小鼠的卵巢呈细长条形，卵巢卵泡细胞包括原始卵泡、初级卵泡、次级卵泡、成熟卵泡及黄体等组成，依次从内腔向外排列，成熟卵子由卵巢表面排出后，经输卵管进入子宫腔。所以，卵巢不同部位（断面、剖面）的卵泡构成比相差较大。故只能把卵巢作为一个"总体"加以观察。目前，考虑到卵泡直径大小的因素，常用卵巢超薄连续切片（5nm）法制片观察计数各级卵泡数。但实际工作中，常无法观察多达数百张的切片，故抽取一个"随机样本"十分重要。做法可以是：以卵巢中点分别向两端作连续切片，每隔 5 张取一张，分别计数、累计、计算各级卵泡数均值，分析比较。

二、重复原则

重复原则有两个含义：一是保证结果的可重复性；二是保证必需的样本数量。本文只讨论样本量问题。

实际上，样本的代表性不仅取决于样本与总体的同"质"（通过随机抽样来保证），还取决于必需的"量"。比如：欲获知一个 100 人群体的平均身高，即便我们完全随机抽取了一个人，用这个人的身高来估计这个群体的平均身高显然欠说服力，若随机抽 5 个人（小样本），用这个样本的平均值来估计总体的平均值，显然样本的代表性好多了。如果更多点，则说服力更强。那么，究竟多少合适，这就是要遵循重复原则。

随机原则能在很大程度上抵消非处理因素所造成的偏性，但不能全部消除其影响。当观测的结果具有变异性时，为了显示随机变量的统计规律性，必须有足够例数的重复实验数据。重复的原则大多数情况下通过各组适宜的样本量来体现。通常，样本量越大，越能反映客观、真实的情况。样本量应考虑到统计学的要求，在保证实验结果可靠性的前提下，选择适宜的样本量，以控制实验规模和成本。

在毒理学动物实验研究中，各组实验动物数（样本）的确定是个重要的基本问题。样本量的大小首先决定于实验设计的类型，如成组比较设计、完全随机方差设计、拉丁方设计、正交设计、析因设计等。根据实验设计类型的不同，应用相应的数学公式，可以计算所需的样本量。

实际上，在毒理学研究中，完全随机方差设计是最常见的基本实验方法，除了通过相应的数学公式推算外，一些经验数也值得借鉴。例如：按体重分层随机分 4 组，各组实验动物

数:若为计量指标,则大鼠应为 8～12 只,小鼠 10～15 只;若为计数指标,则大鼠应为 15～25
只,小鼠 20～30 只;若动物为兔、狗,则样本量可相应减少。

【应用解析】

1. 样本量的确定

(1) 若完全随机组间比较设计,每组动物 12 只,测定各组动物血清雌、孕激素水平并进
行均值比较,则各组样本数为 12。若将各组血清(12 只动物)先行混合,再抽 6 个样本测定,
则各组样本数为 6。若混合血清抽 1 个样本,重复测 3 次,则该样本量仍为 1,且该样本是一
个“总体”。宜直接进行各组(总体)间比较。

(2) 若完全随机多组比较设计(各组动物分别为 12 只),亚慢性染毒,拟观察毒物对卵
巢颗粒细胞体外培养后雌、孕激素水平的影响。此时,分别取卵巢、制备细胞悬液,体外培养
并测定激素值,则各组样本数为 12。由于卵巢颗粒细胞少,宜将各组动物卵巢分别混合提取
制备细胞混悬液(每组一个细胞总悬液),再分别加入 4～5 个培养孔中培养、测定,则此时,
各组样本数分别为 4～5 个。

(3) 从 20 只动物中,随机抽取 8 只动物,取卵巢提取卵巢颗粒细胞,制成细胞悬液。分
别取一定量移入 8 个培养孔中培养、体外染毒,测定培养孔中雌、孕激素水平。每个样本分
别重复测 2 次,则该样本量为 8,不是 16,也不是 20。同理,从 20 只动物中随机抽取动物 8
只,取卵巢混合、制备匀浆,抽提 DNA。分别抽取该 DNA 样分别加入 6 个孔(多孔板)PCR
扩增。测定(重复测 2 次)。则该样本为 6,而不是 12,更不是 20。

故样本量问题,不仅仅是一个适宜的样本数量的要求问题,而且更应关注样本量科学合
理的确定问题,后者是统计学处理方法应用的基本要求与基础。

2. 几种简单的样本含量估计方法

(1) 样本含量参数的决定:估计样本含量取决于以下 4 个条件,它们也是估计公式推导
的理论依据:①设定检验的第 I 类错误概率 α,即检验水准。②设定检验的第 II 类错误概率
β。③总体平均数 μ(或总体率 π)、总体标准差 σ。$\mu(\pi)$、σ 一般未知,通常以样本的 $\overline{X}(p)$、
S 作为估计值,多由预实验、查阅文献、经验估计而获得。④处理组间的差别 δ:所比较的两
个总体参数间的差别 δ,如 $\delta=\mu_1-\mu_2$ 或 $\delta=\mu_2-\mu_1$。若研究者无法得到总体参数的信息,可作
预实验来估计,也可根据专业要求由研究者规定。

(2) 样本含量估计方法:根据以上需要考虑的条件,按照研究目的,选择下面介绍的方
法估计样本含量,然后用估计的样本例数做实验,若总体参数间确实相差 δ 时,则预期按 α
检验水准,有 $1-\beta$ 的概率得出有显著性的结论。

1) 两样本均数比较:两样本均数比较时所需样本含量计算公式为

$$n_1 = n_2 = 2\left[\frac{(t_{\alpha/2}+t_\beta)S}{\delta}\right]^2$$

式中 n_1 和 n_2 分别为两样本所需含量,一般要求相等;S 为两总体标准差的估计值,一般
假设其相等或取合并方差之方根;δ 为两均数之差值,$t_{\alpha/2}$ 和 t_β 分别为检验水准 α 和第 II 类错
误概率 β 相对应的 t 值。α 有单双侧之分,而 β 只取单侧。

例:用两种处理作动物冠状静脉窦的血流量实验。A 处理平均血流量增加 1.8ml/min,B
处理平均血流量增加 2.4ml/min。设两处理的标准差相等,均为 1.0ml/min,$\alpha=0.05$,$\beta=$
0.10,若要得出两种处理差别有统计学意义的结论,需多少实验动物?

本例 $\delta = 2.4 - 1.8, \delta = 0.6, S = 1$，双侧 $\alpha = 0.05, \beta = 0.10$。先以 $\upsilon = \infty$ 查 t 值表得双侧 $t_{0.05/2,\infty} = 1.96$，单侧 $t_{0.1/\infty} = 1.282$，代入样本含量计算公式

$$n_1 = n_2 = 2\left[\frac{(1.96 + 1.282) \times 1}{0.6}\right]^2 = 58.4, 取 59$$

再以 $\upsilon = 2(59-1) = 116$，查 t 界值表，得双侧 $t_{0.05/2,116} = 1.982$，单侧 $t_{0.01,116} = 1.289$，代入上式，

$$n_1 = n_2 = 2\left[\frac{(1.982 + 1.289) \times 1}{0.6}\right]^2 = 59.4, 取 60$$

两次计算结果相近，故可认为每组需动物 60 只，两组共需 120 只。

2）两组样本率比较：两组样本率比较所需样本含量的计算公式为

$$n_1 = n_2 = \frac{1}{2}\left[\frac{u_{\alpha/2} + u_\beta}{\sin^{-1}\sqrt{p_1} - \sin^{-1}\sqrt{p_2}}\right]^2$$

式中 n_1 和 n_2 分别为两样本所需含量；p_1 和 p_2 分别为两总体率的估计值；$u_{\alpha/2}$ 和 u_β 分别为检验水准 α 和第二类错误的概率 β 相对应的 u 值。这里角度单位应为弧度。双侧 $u_{0.1/2} = 1.645, u_{0.05/2} = 1.96, u_{0.01/2} = 2.58$；单侧 $u_{0.1} = 1.282, u_{0.05} = 1.645, u_{0.01} = 2.326$。

例：初步观察甲、乙两药对有机磷农药轻度中毒的疗效，初步试验得甲药有效率为 60%，乙药为 85%。现拟进一步作治疗试验，设 $\alpha = 0.05, \beta = 0.10$，问每组最少需要观察多少病例？

本例用双侧检验，$p_1 = 0.60, p_2 = 0.85$，双侧 $u_{0.05/2} = 1.96$，单侧 $u_{0.1} = 1.282$，代入样本含量计算公式得

$$n_1 = n_2 = \frac{1}{2}\left[\frac{1.96 + 1.282}{\sin^{-1}\sqrt{0.60} - \sin^{-1}\sqrt{0.85}}\right]^2 = 63.8$$

即每组需要 64 例，两组共需 128 例。

三、对照原则

对照（control）是指在实验时针对实验组设立的可资对比的组。对照的意义在于通过对照鉴别处理因素与非处理因素的差异及处理因素的效应大小，消除和减少随机化原则所不能控制的抽样误差及实验者操作熟练程度等所造成的差异。

选择并设置合适的对照组，是毒理学研究实验设计应遵循的又一重要原则。没有比较，就没有鉴别；没有对照，就没有比较。因此，研究设计中，对照组常不可或缺。

对照的类型与种类较多：内对照与外对照；阳性对照与阴性对照；组间对照与自身对照；空白对照与溶剂对照等。设置对照的根本要求在于处理因素外，受试组与对照组的实验条件完全相同，这是我们将受试组与对照组可能出现的效应差异归结为处理因素的前提与基础。

根据研究的目的，选择合适的对照是重要的，因为不同的对照有其不同的特性与用途。在结果的评价时，也应充分认识不同的对照可能有的局限性。

毒理学实验中常用的对照形式有以下几种：

1. 未处理对照（空白对照）　即不施加任何处理措施，用于确定实验对象生物学特征的

本底值,进行质量控制。

2. 阴性对照　不给要研究的处理因素,但给以其他的实验因素,以排除这些实验因素的影响。常用的阴性对照是溶剂/赋形剂对照,以此作为与染毒组比较的基础。阴性对照除了要研究的因素外,其他处理应和实验组完全相同。对照组与实验组必须在同时、同地、同条件下进行处理,否则就失去了对照的意义。文献中常可见缺乏对照、对照不全或对照不当的问题。

3. 阳性对照　用已知的阳性物检测实验体系的有效性。阳性对照组的实验因素与实验组应尽可能一致,如与受试物采用相同的溶剂、染毒途径及采样时间。对于变异较大的实验,必须设置阳性对照组。当同时进行的阳性对照组不能得到阳性结果时,说明此次实验质量有问题,全部数据无效,必须重新进行实验。有些文献中,在需要设置阳性对照组的实验(如遗传毒理学、致畸、致癌和致敏实验等)中,未设置阳性对照,或阳性对照的结果明显不合理,此时的实验结论是不可信的。

4. 自身对照　同一研究对象自身处理前后互为对照。采用这种对照时,要求研究因素处理前后的实验条件必须一致,观察指标应是稳定的。有些文献中,在实验过程中观察指标本身可能有变化的情况下,仍用自身对照,不能说明是非研究因素(如动物周龄、季节等)还是研究因素的作用。

5. 历史性对照　同一实验室过去多次实验的对照组数据组成的历史对照可用于实验室质量的控制和保证。过去的研究资料可用于研究结果的比较,但需注意资料的可比性。

【应用解析】

对照组的设置与选择

在毒理学研究实验设计中,对照组的设置与选择十分重要,这是一项应遵循的原则,也就是说,在很多情况下,对照的设置与选择是否得当,同样决定了研究实验的成败,故应在研究应用中全面理解设置对照的本质与意义,并根据研究目的,选择合适的对照。

1. 毒理学研究实验中,最常用的是设置阴性对照组,即实验组正常予以不同剂量的环境有害因素(如毒物)的暴露,而对照组则多给予生理盐水,除此以外,包括暴露方式、频数等在内的所有暴露条件均完全一致。在农药毒理学研究中,常使用溶剂对照,因为农药常只能溶于有机溶剂中,而后者本身的毒性不容忽视。在微核试验研究中,由于微核的形成与观察受操作规程、操作技术及操作人员主观判定等因素影响较大,尤其是微核试验结果的假阴性风险尤大,因此,这类试验中,常必须设置阳性对照组。为研究与评价某环境雌激素的雌激素样作用的强度,选择设置阳性(如雌二醇)和阴性(如生理盐水)对照组是必要和有益的。在荧光半定量 PCR 的测定中,空白对照是不可或缺的,因为其测定值是以空白对照的基准值计算而得。为了获得剂量-效应(反应)关系,毒理学研究中最常使用多组间对照(设置不同剂量暴露组)。

2. 即便选择并设置了对照,还应注意不同类型对照自身的局限性问题。应用实验动物背部脊椎两侧皮肤分别设为试验与对照,研究比较毒物对皮肤的损害作用。这属同期自身对照设计。此时,应注意毒物可能引起的全身损害作用对对照组局部皮肤损害作用的影响;应用自身前后对照,比较分析药物对疾病的治疗效果,则应注意观察期限这一"时间"因素的影响,因为对于一些短病程,又可能自愈或自行缓解的病变而言,在观察期限"时间"内或许观察到的"效应"可能是"假阳性"结果。

3. 在毒理学实验研究设计中,有时处理因素不一定是"暴露因素",那么,对照组也就不一定是"非因素暴露"了。如：研究某基因在镉致卵巢毒性机制中的作用与意义时，应用该基因"敲除"动物或使用该基因"沉默"动物，则试验组与对照组均选择暴露于镉。此时，对照组与试验组的差别在于后者动物为基因"敲除"动物或基因"沉默"动物，而前者则为正常动物。应用转基因动物研究大气污染物的致癌作用，揭示该"被转基因"的作用，则选用正常动物为对照，该对照组动物同样暴露于该污染物。

4. 很少有不使用对照的情况，即便出现了，有时也是存在各种隐性对照，如历史对照、经验对照或文献对照等。

第四节 常用毒理学实验设计方案

一、完全随机分组设计

完全随机分组（simple randomization）设计是一种考查单因素二水平或多水平设计方案，它将同质的观察对象不加任何条件限制，采用随机数字表或随机排列表等方法，随机地分配到各处理水平组中（图7-2），如一种化学物不同暴露剂量水平或不同化学物一种暴露剂量水平染毒后，组间处理效应的比较研究即属此类。观察水平数 $k=2$ 时，适用进行 t 检验对两组均数比较。$k>2$ 时，适用单向方差分析。

完全随机分组设计的优点是：设计简单，易于实施，出现缺失数据时仍可进行统计分析；但与随机区组设计相比，在小样本试验时，各样本随机误差较大，检验效能较低。

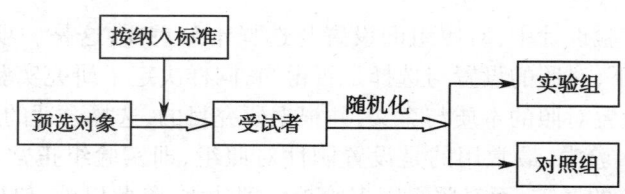

图 7-2 完全随机分组设计方案示意图

【应用解析】

拟研究 A、B、C 3 种有机磷农药对血清胆碱酯酶的影响。将 40 只大鼠按完全随机方法分为 4 组（即 A、B、C 及对照组），一次性灌胃染毒，2 小时后处死动物取血清测定全血胆碱酯酶活性，结果见表7-1。

表 7-1 有机磷农药暴露大鼠全血胆碱酯酶含量测定（U/ml）

组号	胆碱酯酶含量（U/ml）								
A	23	12	18	16	28	14	20	24	23	20
B	14	24	17	19	16	22	23	21	16	18
C	8	12	10	8	14	15	11	14	7	10
对照组	36	37	34	29	30	34	32	35	38	30

此方案即为完全随机方差设计，以上结果数据可进行完全随机方差分析。

二、分层随机分组设计

分层随机(stratified randomization)设计是将受试对象按一定的因素分为若干层,然后对各层的对象再用随机方法分配至实验组或对照组中(图7-3)。在一些非处理因素难于控制一致,或者研究者有意探求非处理因素不同水平状态下的特征时,可用这一方案。该方案也适用于多中心临床试验研究。

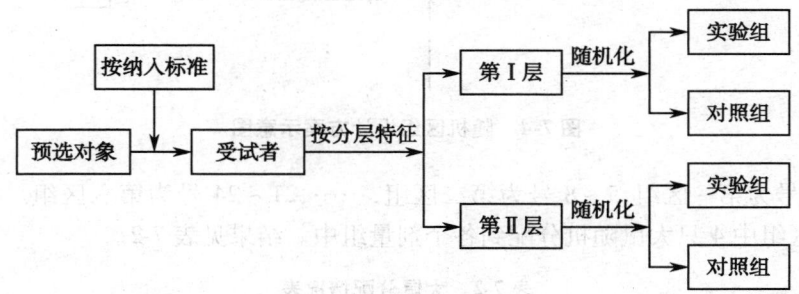

图7-3　分层随机分组设计方案示意图

该设计的优点是:在同一层内实验组与对照组的非处理因素达到均衡,提高了结果分析的统计检验效率。但应注意分层数不宜过多,因为这样将增大样本含量,增加了实验的难度。建议在预试验时,有目的摸清分层的恰当剂量(或作用量),减少不必要的浪费。获得试验结果属数值变量,可采用组内分组方差分析,分类变量可作卡方检验。

【应用解析】

拟研究 A、B 及 C 3 种有机磷农药对血清胆碱酯酶的影响。将 40 只大鼠先按体重分层(即先按体重大小排序后,每 4 组一层次,共 10 个层次),再按完全随机方法分为 4 组(即 A、B、C 及对照组),每组 10 只。一次性灌胃染毒,2 小时后处死动物取血清测定全血胆碱酯酶活性。该方案即为分层完全随机分组设计,在同一层内实验组与对照组的非处理因素(体重)达到均衡,提高了结果分析的统计检验效率。

三、随机区组实验设计

随机区组方差设计又称为配伍组设计(randomized block design),属单因素两水平或多水平的设计方案,当水平数 $k = 2$ 时,即为配对设计(paired design)。它要求各观察对象按一定条件组成一个区组(配伍组),区组内各受试者条件相同,如同性别、年龄、体重、品系等。采用随机方法将它们分配到各处理水平组中。这样保证了各组内受试对象的齐同可比,即减少组间误差,提高检验效率,但由于配伍要求严格,执行有一定难度。对于获得的实验数据,属数值变量者可用随机区组方差分析或秩和检验处理,属分类变量可用 χ^2 检验。包括配对 χ^2 检验。随机区组设计方案示意图见图7-4。

【应用解析】

欲研究不同染尘对大鼠全肺湿重的影响,以模拟实验说明接触不同粉尘工人肺功能有无差异。拟分盐水组、SiO_2、SiC、$SiC + SiO_2$ 四个组,现有纯品系、杂交品系两种大鼠24 只。

先按大鼠的同种属品系、体重相近条件配区组,每 4 只一个区组,共配 6 个区组,并编

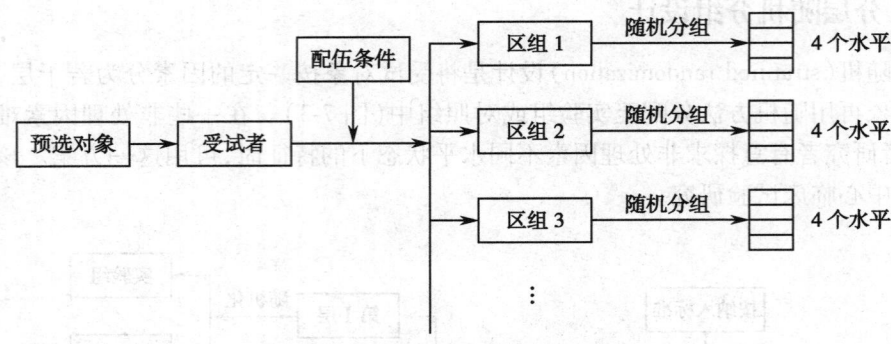

图7-4　随机区组设计方案示意图

号。定1~4号为第一区组,5~8号为第二区组,……,21~24号为第六区组。查随机数字表法将每个区组中4只大鼠随机分配到各个剂量组中。结果见表7-2。

表7-2　大鼠分配情况表

区组号	处理组			
	A	B	C	D
1	1	3	2	4
2	6	5	7	8
3	9	11	10	12
4	15	13	14	16
5	18	19	17	20
6	21	23	24	22

注:表中A、B、C、D为处理组标号;1、2……24为动物标号。

据此可获得A、B、C、D4个处理组。

四、重复测量方差实验设计

重复测量是指对同一观察对象的同一观察指标在不同时间点上进行的多次测量,用于分析该观察指标在不同时间上的变化特点。这类测量资料可分为单因素重复测量资料、双因素重复测量资料等。

双因素重复测量资料中的两个因素是指一个组间因素(处理因素)和一个组内因素(时间因素)。组间因素是指分组或分类变量,它把所有受试对象按分类变量的水平分为几个组。组内因素是指重复测定的时间变量。

【应用解析】

1. 单因素重复测量方差设计　研究三种化学物A、B、C对心率影响的对比研究。对9例志愿者于用药前测定其心率,然后进行随机化给药。一部分人按A药→安慰剂(C药)→B药的顺序给药,另一部分人按B药→安慰剂(C药)→A药的顺序给药。比较A药与B药对心率影响的差别。表7-3列出9名受试者用药前、安慰剂(C药)期及用药(A与B)期的心率。

表7-3 心室期前收缩病人再用药前后的心率

病人号	药物			
	用药前	A 药	C 药	B 药
1	94	67	90	67
2	57	52	69	55
3	81	74	69	73
4	82	59	71	72
5	67	65	74	72
6	78	72	80	72
7	87	75	106	74
8	82	68	76	59
9	90	74	82	80

上述资料可进行单因素重复测量方差分析。

2. 双因素重复测量方差实验设计 一项毒物代谢动力学研究,目的是对比某种毒物的不同暴露途径在体内的代谢速度。暴露途径分为肌内注射和灌胃。将 16 只大鼠随机分为两组,每组 8 只。一组采用肌内注射,另一组为灌胃,分别在染毒后 1、2、4、6 及 8 小时测定血中的毒物浓度。测定结果见表7-4(模拟数据)。

表7-4 一种毒物两种暴露途径在血中的浓度(μg/ml)

受试物	受试者	毒药后测定时间				
		1(1 小时)	2(2 小时)	3(4 小时)	4(6 小时)	5(8 小时)
肌内注射	1	9.73	55.91	54.61	46.81	47.56
	2	5.50	79.90	50.87	62.37	55.03
	3	7.96	64.10	23.43	56.00	45.15
	4	6.89	73.10	76.05	70.45	60.80
	5	7.90	93.35	55.24	65.47	62.37
	6	6.50	73.45	32.08	76.27	60.23
	7	8.34	132.1	102.0	97.83	92.83
	8	7.68	85.80	5.4	73.95	60.14
灌胃	1	1.20	29.00	48.88	52.24	31.65
	2	0.84	25.00	44.25	53.80	32.38
	3	0.68	17.34	61.60	64.56	55.80
	4	2.14	14.10	66.65	69.77	54.43

续表

受试物	受试者	毒药后测定时间				
		1(1 小时)	2(2 小时)	3(4 小时)	4(6 小时)	5(8 小时)
	5	2.30	53.40	62.00	73.83	57.31
	6	2.30	25.85	53.25	45.80	47.92
	7	2.45	53.30	57.80	58.80	71.10
	8	1.58	30.30	44.00	70.20	67.06

注:本例的组间因素是化学物不同暴露方式,组内因素是测定时间

上述资料可进行双因素重复测量方差分析。

五、交叉实验设计

交叉设计(cross-over design)是在自身配对设计基础上发展的双因素设计。它可在同一受试对象身上观察两种或多种处理的效应,这样能够消除受试对象之间的变异,减少误差,提高检验效率。该设计安排是首先将一组同质个体随机地分为两组;然后分别将 A 因素施与 I 组,同时 B 因素施与 II 组,待第一阶段实验结束后再进行交换,此时将 A 因素施与 II 组而 B 因素施与 I 组,进行第二阶段实验。实际上每个受试对象都接受了两种处理,同时 AB 两种处理在两个时间阶段上都进行实验,这样使 AB 两种因素先后实验的机会均等,平衡了试验顺序的影响。可见交叉设计是在同源配对设计基础上增加了一个观察因素,即"阶段"因素。这种设计适用于不易控制个体差异的受试者,计量数据用方差分析处理。

1. 设计要求　该设计要求受试对象在接受第二种处理前,应留有一个间隔期以消除前一种处理的剩余效应(carry-over effects)或残留效应。试验期间不宜时间过长,患者病情应处于稳定状态。

交叉设计的基本模式见图 7-5。

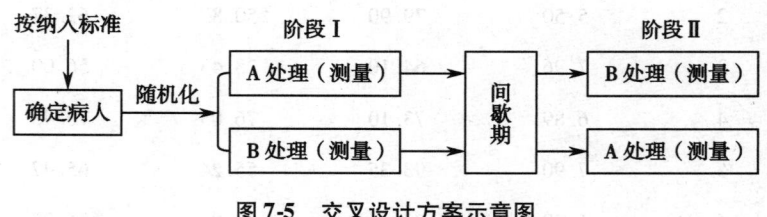

图 7-5　交叉设计方案示意图

【应用解析】

研究依那普利(A 药)治疗高血压的疗效,以传统的抗高血压药卡托普利(B 药)作对照,经随机化分为两组,一组先给 A 药后给 B 药,另一组给 B 药后给 A 药。第一、二阶段均为 1 个月,一、二阶段之间的间歇期为 1 周。结果见表 7-5。

2. 统计分析　对于交叉设计的数据作方差分析,可回答两个问题,即两种处理间及两个阶段间的差异有无统计学意义。方差分析的过程为:

两阶段的平均数 $\bar{X}$ 及标准差 S 为 $\bar{X}_1 = 102.33$,$S_1 = 4.10$;$\bar{X}_2 = 96.89$,$S_1 = 4.94$。两种药

物平均数 $\overline{X}$ 及标准差 S 为: $\overline{X}_A=98$, $S_A=5.53$; $\overline{X}_B=101.13$, $S_B=4.63$。个体间的平均数 $\overline{X}$ 及标准差 S 由个体合计数求得。

表 7-5　两种药物治疗高血压的临床交叉试验

| 病历号 | A 药 | | 病历号 | B 药 | A 药 |
	第一阶段	第二阶段		第一阶段	第二阶段
1	102	104	16	108	100
2	104	106	17	110	94
3	102	98	18	100	98
4	102	96	19	100	90
5	102	100	20	102	102
6	100	98	21	98	94
7	100	100	22	100	86
8	96	94	23	98	104
9	102	100	24	104	92
10	104	104	25	110	94
11	108	104	26	112	92
12	98	96	27	102	92
13	98	96	28	100	90
14	104	98	29	102	96
15	98	94	30	100	92

（1）求各离差平方和：

两阶段间 $SS_{阶段}=(\overline{X}_I-\overline{X}_{II})^2\times n/2=(102.33-96.8)^2\times30/2=459.266$

两药物间 $SS_{药间}=(\overline{X}_A-\overline{X}_B)^2\times n/2=147.266$

个体间 $SS_{个体}=S^2_{个体}(n-1)/2=694.73$

误差 $SS_e=SS_{组内}-SS_{阶段}-SS_{个体}=355.466$

$SS_{组内}=(S^2_A+S^2_B)(n-1)=(5.532+4.632)(30-1)=1508.5162$

（2）计算概率 P 及统计推断：方差分析结果列于表 7-6 中。

表 7-6　方差分析表

变异来源	自由度 v	离差平方和 SS	均方 MS	F	P
两药物	1	147.266	147.266	11.60	0.0020
两阶段	1	459.266	459.266	36.18	0.0001
个体间	29	694.730	23.956	1.89	0.0484
误差	28	355.466	12.695		
总变异	59	1656.733			

根据方差分析结果:两阶段间与两种药物间差别均有统计学意义,可以认为服用依那普利者血压低于卡托普利,服药至第Ⅱ阶段后,血压亦低于第Ⅰ阶段。有关给药顺序效应的方差分析模型见第二十五章第三节。

六、析因实验设计

析因实验设计(factorial experimental design)是一种多因素多水平交叉分组、进行全面试验的设计方法。它可以研究两个或两个以上因素多个水平的效应,也就是说,在每一次完全试验中,这些因素的所有可能的水平组合都能被研究到,如4个因素同时进行实验,每个因素取两个水平,实验的总组合数为$2^4 = 16$;如果水平为3,则有$3^4 = 81$种组合数。即是这81种组合均进行实验。而且还可检验各因素间的交互作用(interaction)。

什么是交互作用?如果在一次实验中,当一个因素的水平间的效应差随其他因素的水平不同而变化时,因素之间就存在交互作用,它是各因素间效应不独立的表现。这种作用又可分为协同作用和拮抗作用两类。一种因素可以增强另一种或多种因素的效应时,称之为协同作用;一种因素可以减弱另一种或多种因素的效应时,则称为拮抗作用。

分析两因素是否独立,是识别交互作用的核心。若两因素相互独立,那么各自的效应是相加的。现以两个因素两个水平为例说明之(表7-7)。

表7-7 两因素两水平

B 因素	A 因素		
	A_1	A_2	$A_2 - A_1$
B_1	$a_1 b_1$	$a_2 b_1$	$a_2 b_1 - a_1 b_1$
B_2	$a_1 b_2$	$a_2 b_2$	$a_2 b_2 - a_1 b_2$
$B_2 - B_1$	$a_1 b_1 - a_1 b_2$	$a_2 b_1 - a_2 b_2$	

A 效应 $= \dfrac{1}{2}\left[(a_2 b_1 - a_1 b_1) + (a_2 b_2 - a_1 b_2) \right]$。

B 效应 $= \dfrac{1}{2}\left[(a_1 b_2 - a_1 b_1) + (a_2 b_2 - a_2 b_1) \right]$。

$$AB(a_2 b_1 - a_1 b_1) - (a_2 b_2 - a_1 b_2) = (a_1 b_2 - a_1 b_1) - a_2 b_1$$

若 A 因素对 B 因素无影响,则:$a_1 b_2 = a_2 b_2$,$a_1 b_1 = a_2 b_1$。

若 B 因素对 A 因素无影响,则:$a_1 b_1 = a_1 b_2$,$a_2 b_1 = a_2 b_2$。

【应用解析】

三种假想的不同实验结果,试分析有无交互作用及其交互作用的性质(表7-8~表7-10)。

表7-8 A、B 因素实验数据(1)

B 因素	A 因素		
	A_1	A_2	$A_2 - A_1$
B_1	4	6	2
B_2	8	10	2
$B_2 - B_1$	4	4	—

A 平均效应 = (2+2)/2 = 2,B 平均效应 = (4+4)/2 = 4
AB 交互效应 = (2-2)/2 = (4-4)/2 = 0

表 7-9　A、B 因素实验数据(2)

B 因素	A 因素		
	A_1	A_2	A_2-A_1
B_1	4	6	2
B_2	8	16	8
B_2-B_1	4	10	—

A 平均效应 = (8+2)/2 = 5,B 平均效应 = (10+4)/2 = 7
AB 交互效应 = 8-2 = 10-4 = 6

表 7-10　A、B 因素实验数据(3)

B 因素	A 因素		
	A_1	A_2	A_2-A_1
B_1	8	12	4
B_2	16	10	-6
B_2-B_1	8	-2	—

A 平均效应 = (-6+4)/2 = -1,B 平均效应 = (-2+8)/2 = 3
AB 交互效应 = -6-4 = -2-8 = -10

现将三组实验数据制成图(图 7-6),可显示三种不同的交互作用。图 A 呈两条平行线,可见 A 因素在 B_1 水平及 B_2 水平时其效应相同,主效应均为 2,说明 B 因素的不同水平对 A 因素无影响,同理,A 因素的不同水平对 B 因素亦无影响。故可判断 AB 两因素间无交互作用,相互独立。图 B 中两条线方向一致但斜率不等,b_2 高于 b_1,说明两因素存在协同作用。图 C 中两条线相交,方向相反,说明随着 A 因素增量,B 因素效应有所减弱,两因素存在拮抗作用。

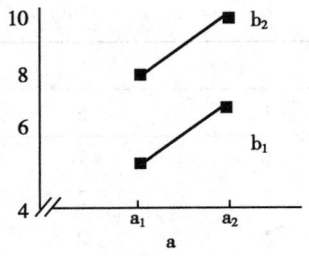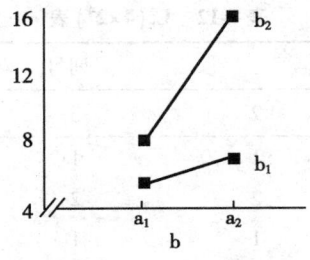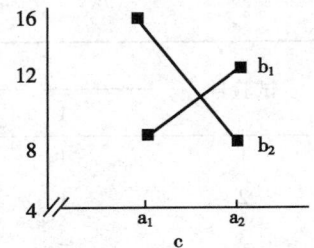

图 7-6　交互效应示意图

析因实验可以分析多种交互作用,二个因素间的交互作用称为一级交互作用,三个因素间的交互作用称为二级交互作用,四个因素间则称为三级交互作用,乃至更高级的交互作用。例如观察三个因素的效应,其一级交互作用为:A×B,A×C 与 B×C;二级交互作用为 A×B×C。当析因实验设计因素与水平过多时,使交互作用分析内容繁多,计算复杂,而且带来专业解释的困难,故一般多用简单的析因实验。数据处理均采用方差分析。

析因实验设计的优点主要是:①同时观察多个因素的效应,提高了实验效率;②能够分析各因素间的交互作用;③容许一个因素在其他各因素的几个水平上来估计其效应,所得结论在实验条件的范围内是有效的。

七、正交实验设计

正交实验设计(orthogonal experimental design)是研究多因素多水平的又一种设计方法,它应用正交表对多个因素进行整体设计、实验和统计分析,三者有机结合起来,是一种高效率、快速、经济的实验设计方法。这种设计不仅能明确各因素的主次地位,而且可分析因素间的交互作用,找出诸因素各水平间的最佳搭配,避免了析因设计的全面试验。例如做一个三因素三水平的实验,按全面实验要求,须进行 $3^3 = 27$ 种组合的实验,且尚未考虑每一组合的重复数。若按 $L_9(3)^3$ 正交表安排实验,只需作 9 次,按 $L_{18}(3)^7$ 正交表进行 18 次实验,显然大大减少了工作量。因而正交实验设计在医学与药学研究中已经得到广泛应用,是一个值得提倡的设计方法(表 7-11、表 7-12)。

表 7-11　$L_9(3^4)$ 表

试验号	列号			
	1	2	3	4
1	1	1	1	1
2	1	2	2	2
3	1	3	3	3
4	2	1	2	3
5	2	2	3	1
6	2	3	1	2
7	3	1	3	2
8	3	2	1	3
9	3	3	2	1

表 7-12　$L_8(4 \times 2^4)$ 表

试验号	列号				
	1	2	3	4	5
1	1	1	1	1	1
2	1	2	2	2	2
3	2	1	1	2	2
4	2	2	2	1	1
5	3	1	2	1	2
6	3	2	1	2	1
7	4	1	2	2	1
8	4	2	1	1	2

1. 正交表　正交表是正交设计的核心,它根据各因素的相互关系构造而成的多列表。它的表达形式是 $L_n(t^c)$。L 为正交表的代号,n 为实验方案号,即无重复的试验次数,t 为水平数,c 为列数,也就是可能安排最多的因素个数。例如 $L_9(3^4)$(表7-11),它表示需作 9 次实验,最多可观察 4 个因素,每个因素均为 3 水平。一个正交表中也可以各列的水平数不相等,我们称它为混合型正交表,如 $L_8(4 \times 2^4)$(表7-12),此表的 5 列中,有 1 列为 4 水平,4 列为 2 水平,常见的正交表有 $L_4(2^3)$、$L_8(2^7)$、$L_{12}(2^{11})$、$L_9(3^4)$、$L_{16}(4^5)$、$L_{25}(4 \times 2^4)$、$L_{16}(4^3 \times 2^6)$ …… 等。根据正交表的数据结构看出,正交表是一个 n 行 c 列的表,其中第 j 列由数码 1、2、…S_j 组成,这些数码均各出现 N/S 次,例如表 7-11 中,第二列的数码个数为 3,S＝3,即由 1、2、3 组成,各数码均出现 N/3＝9/3＝3 次。

正交表具有以下两项性质:

(1) 每一列中,不同的数字出现的次数相等。例如在两水平正交表中,任何一列都有数码"1"与"2",且任何一列中它们出现的次数是相等的;如在三水平正交表中,任何一列都有"1""2""3",且在任一列的出现数均相等。

(2) 任意两列中数字的排列方式齐全而且均衡。例如在两水平正交表中,任何两列(同一横行内)有序对子共有 4 种:(1,1)、(1,2)、(2,1)、(2,2)。每种对数出现次数相等。在三水平情况下,任何两列(同一横行内)有序对共有 9 种,1.1、1.2、1.3、2.1、2.2、2.3、3.1、3.2、3.3,且每对出现数也均相等。

以上两点充分地体现了正交表的两大优越性,即均衡分散性与整齐可比性。由正交表的数学结构高度的规则与整齐,因而更具有代表性。通俗地说,每个因素的每个水平与另一个因素各水平各交会一次,这就是正交性。

2. 交互作用表　每一张正交表后都附有相应的交互作用表,它是专门用来安排交互作用试验。表 7-13 就是 $L_8(2^7)$ 表的交互作用表。

表 7-13　$L_8(2^7)$ 表的交互作用表

列号	列号 1	2	3	4	5	6	7
2	(1)	3	2	5	4	7	6
		(2)	1	6	7	4	5
			(3)	7	6	5	4
				(4)	1	2	3
					(5)	3	2
						(6)	1

安排交互作用的试验时,是将两个因素的交互作用当作一个新的因素,占用一列,为交互作用列,从表 7-13 中可查出 $L_8(2^7)$ 正交表中的任何两列的交互作用列。表中带( )的为主因素的列号,它与另一主因素的交互列为第一个列号从左向右,第二个列号顺次由下向上,两者相交的号为两者的交互作用列。例如将 A 因素排为第(1)列,B 因素排为第(2)列,两数字相交为 3,则第 3 列为 A×B 交互作用列。又如可以看到第 4 列与第 6 列的交互列是第 2 列,其余类推。

3. 正交实验的表头设计　表头设计是正交设计的关键,它承担着将各因素及交互作用合理安排到正交表的各列中的重要任务,因此一个表头设计就是一个设计方案。

表头设计的主要步骤如下：

（1）确定列数：根据试验目的,选择处理因素与不可忽略的交互作用,明确其共有多少个数,如果对研究中的某些问题尚不太了解,可多一些,但一般不宜过多。当每个试验号无重复,只有 1 个试验数据时,可设 2 个或多个空白列,作为计算误差项之用。

（2）确定各因素的水平数：根据研究目的,一般二水平(有、无)可作因素筛选用;也可适用于试验次数少、分批进行的研究。三水平可观察变化趋势,选择最佳搭配;多水平能一次满足试验要求。

（3）选定正交表：根据确定的列数(c)与水平数(t)选择相应的正交表。例如观察 5 个因素 8 个一级交互作用,留两个空白列,且每个因素取 2 水平,则适宜选 $L_{16}(2^{15})$ 表。由于同水平的正交表有多个,如 $L_8(2^7)$、$L_{12}(2^{11})$、$L_{16}(2^{15})$,一般只要表中列数比考虑需要观察的个数稍多一点即可,这样省工省时。

（4）表头安排：应优先考虑交互作用不可忽略的处理因素,按照不可混杂的原则,将它们及交互作用首先在表头排妥,而后再将剩余各因素任意安排在各列上。例如某项目考察 4 个因素 A、B、C、D 及 A×B 交互作用,各因素均为 2 水平,现选取 $L_8(2^7)$ 表,由于 AB 两因素需要观察其交互作用,故将两者优先安排在第 1、2 列,根据交互作用表查得 A×B 应排在第 3 列,于是 C 排在第 4 列,由于 A×C 交互在第 5 列,B×C 交互作用在第 6 列,虽然未考查 A×C 与 B×C,为避免混杂之嫌,D 就排在第 7 列(表 7-14)。

表 7-14 $L_8(2^7)$ 表头设计

列号	1	2	3	4	5	6	7
因素与交互作用	A	B	A×B	C			D

常用的表头设计如表 7-15 及表 7-16 所示。

表 7-15 $L_{18}(3^7)$

因素数	列号						
	1	2	3	4	5	6	7
3	A	B	A×B	C	A×C	B×C	A×B×C
4	A	B	A×B	C	A×C	B×C	D
			C×D		B×D	A×D	

表 7-16 $L_{27}(3^{12})$

因素数	列号												
	1	2	3	4	5	6	7	8	9	10	11	12	13
3	A	B	(A×B)₁	(A×B)₁	C	(A×C)₁	(A×C)₂	(B×C)₁			(B×C)₁		
4	A	B	(A×B)₁	(A×B)₂	C	(A×C)₁	(A×C)₂	(B×C)₁	D	(A×D)₁	(B×C)₂	(B×D)₁	(C×D)₁
			(C×D)₂			(B×C)₂		(A×C)₁					

194

（5）组织实施方案：根据选定正交表中各因素占有列的水平数列，构成实施方案表，按实验号依次进行，共作 9 次实验，每次实验按表中横行的各水平组合进行。例如 $L_9(3^4)$ 表，若安排四个因素，第一次实验 A、B、C、D 四因素均取 1 水平，第二次实验 A 因素 1 水平，B、C、D 取 2 水平，……第九次实验 A、B 因素取 3 水平，C 因素取 2 水平，D 因素取 1 水平。实验结果数据记录在该行的末尾。因此整个设计过程我们可用一句话归纳为："因素顺序上列、水平对号入座，实验横着做"。

4. 二水平有交互作用的正交实验设计与方差分析。

【应用解析】

体外细胞培养实验研究影响卵巢颗粒细胞某激素分泌水平的三个因素，包括加入 RH、孵育时间、培养液配比，每个因素都为二水平，各因素及其水平见表 7-17。选用 $L_8(2^7)$ 正交表进行实验，实验结果（人工模拟数据）见表 7-18。

表 7-17　因素与水平

因素	水平	
	1	2
A 加入 RH	无	有
B 孵育时间	2	4
C 培养液配比	1:1:1	1:2:1

表 7-18　正交实验 $L_8(2^7)$ 表结果

试验号	1 A	2 B	3 A×B	4 C	5	6	7	试验结果 激素水平
1	1	1	1	1	1	1	1	86
2	1	1	1	2	2	2	2	95
3	1	2	2	1	1	2	2	91
4	1	2	2	2	2	1	1	94
5	2	1	2	1	2	1	2	91
6	2	1	2	2	1	2	1	96
7	2	2	1	1	2	2	1	83
8	2	2	1	2	1	1	2	88
I_j	366	368	352	351	361	359	359	
II_j	358	356	372	373	363	365	365	
I_j-II_j	8	12	−20	−22	−2	−6	−6	
SS_j	8.0	18.0	50.0	60.5	0.5	4.5	4.5	

首先计算 I_j 与 II_j，I_j 为第 j 列第 1 水平各试验结果取值之和，II_j 为第 j 列第 2 水平各试验结果取值之和。然后进行方差分析。过程为：

求：总离差平方和 $SS_T = \sum X^2 - \dfrac{(\sum X)^2}{n} = 65668 - \dfrac{(724)^2}{8} = 146.0$

各列离差平方和 $SS_j = (\text{I}_j - \text{II}_j)^2 / n$ (7-3)

本例各列离均差平方最底部一行。误差平方和为各空列 SS_j 之和。即误差平方 $SS_e = \sum SS_{空列} = 0.5 + 4.5 + 4.5 = 9.5$。

自由度 υ 为各列水平数减1，交互作用项的自由度为相交因素自由度的乘积。

分析结果见表7-19。

表7-19 正交实验方差分析表

变异来源	自由度 v	离差平方和 SS	均方 MS	F	P
A	1	8.0	8.0	2.53	0.2102
B	1	18.0	18.0	5.68	0.0973
A×B	1	50.0	50.0	15.79	0.0285
C	1	60.5	60.5	19.1	0.0222
误差	3	9.5	3.16		
总变异	7	146.0			

从表7-19看出，在 $\alpha = 0.05$ 水准上，只有 C 因素与 A×B 交互作用有统计学意义，其余各因素均无统计学意义。考虑到交互作用 A×B 的影响较大，且它们的二水平为优。在 C_2 的情况下，有 B_1、A_2 和 B_1、A_1 两种组合状况下的激素水平最高。考虑到 B 因素影响较 A 因素影响大些，而 B 中选 B_1 为好，故选 A_2B_1。可见，最佳细胞培养方案（激素分泌水平最高）为 $A_2B_1C_2$，即加入 RH，孵育时间4小时，培养液配比为1.2:1。

常用正交表与交互作用表：为便于正交设计，以下介绍常用的正交表及其交互作用表。

（1）二水平正交表与交互作用表（表7-20、表7-21）。

表7-20 $L_4(2^3)$ 正交表

试验号	列号		
	1	2	3
1	1	1	1
2	1	2	2
3	2	1	2
4	2	2	1

表7-21 $L_8(2^7)$ 正交表

试验号	列号						
	1	2	3	4	5	6	7
1	1	1	1	1	1	1	1
2	1	1	1	2	2	2	2

试验号	列号						
	1	2	3	4	5	6	7
3	1	2	2	1	1	2	2
4	1	2	2	2	2	1	1
5	2	1	2	1	2	1	2
6	2	1	2	2	1	2	1
7	2	2	1	1	2	2	1
8	2	2	1	2	1	1	2

（2）二列间的交互作用表（表7-22 ~ 表7-24）。

表7-22　$L_{12}(2^{11})$ 正交表

试验号	列号										
	1	2	3	4	5	6	7	8	9	10	11
1	1	1	1	1	1	1	1	1	1	1	1
2	1	1	1	1	1	2	2	2	2	2	2
3	1	1	2	2	2	1	1	1	2	2	2
4	1	2	1	2	2	1	2	2	1	1	2
5	1	2	2	1	2	2	1	2	1	2	1
6	1	2	2	2	1	2	2	1	2	1	1
7	2	1	2	2	1	1	2	2	1	2	1
8	2	1	2	1	2	2	2	1	1	1	2
9	2	1	1	2	2	2	1	2	2	1	1
10	2	2	2	1	1	1	1	2	2	1	2
11	2	2	1	2	1	2	1	1	1	2	2
12	2	2	1	1	2	1	2	1	2	2	1

表7-23　$L_{16}(2^{15})$ 正交表

试验号	列号														
	1	2	3	4	5	6	7	8	9	10	11	12	13	14	15
1	1	1	1	1	1	1	1	1	1	1	1	1	1	1	1
2	1	1	1	1	1	1	1	2	2	2	2	2	2	2	2
3	1	1	1	2	2	2	2	1	1	1	1	2	2	2	2
4	1	1	1	2	2	2	2	2	2	2	2	1	1	1	1

续表

试验号	列号														
	1	2	3	4	5	6	7	8	9	10	11	12	13	14	15
5	1	2	2	1	1	2	2	1	1	2	2	1	1	2	2
6	1	2	2	1	1	2	2	2	2	1	1	2	2	1	1
7	1	2	2	2	2	1	1	1	1	2	2	2	1	1	1
8	1	21	2	2	2	1	1	2	2	2	1	1	2	2	2
9	2	1	2	1	2	1	2	1	2	1	2	1	2	1	2
10	2	1	2	1	2	1	2	2	1	2	1	2	2	2	1
11	2	1	2	2	1	2	1	1	2	1	2	2	1	2	12
12	2	1	2	2	1	2	1	2	1	2	1	1	1	1	1
13	2	2	1	1	2	2	1	1	2	1	2	1	2	2	2
14	2	2	1	1	2	1	2	1	1	2	1	2	1	1	2
15	2	2	2	2	1	1	2	2	1	2	1	2	1	1	2
16	2	2	2	2	1	1	2	2	1	1	2	1	2	2	1

表 7-24　$L_{16}(2^{15})$ 二列间的正交作用表

列号	1	2	3	4	5	6	7	8	9	10	11	12	13	14	15
	(1)	3	2	5	4	7	6	9	8	11	10	13	12	15	14
		(2)	1	6	7	4	5	10	11	8	9	14	15	12	13
			(3)	7	6	5	4	11	10	9	8	15	14	13	12
				(4)	1	2	3	12	13	14	15	8	9	10	11
					(5)	3	2	13	12	15	14	9	8	11	10
						(6)	1	14	15	12	13	10	11	8	9
							(7)	15	14	16	12	11	10	9	8
								(8)	1	2	3	4	5	6	7
									(9)	3	2	5	4	7	6
										(10)	1	6	7	4	5
											(11)	7	6	5	4
												(12)	1	2	3
													(13)	3	2
														(14)	1

（3）三水平正交表与交互作用表：见表 7-25。

表 7-25　$L_9(3^4)$ 正交表

试验号	列号			
	1	2	3	4
1	1	1	1	1
2	1	2	2	2
3	1	3	3	3
4	2	1	2	3
5	2	2	3	1
6	2	3	1	2
7	3	1	3	2
8	3	2	1	3
9	3	3	2	1

任意二列间的交互作用出现于另外二列。

（张文昌）

参 考 文 献

1. Ballantyne B, Marrs T, Syversen T. General and Applied Toxicology. 3rd 2009_Wiley: Chapter 1 Basic Elements of Toxicology; Chapter 4 Biotransformation of Xenobiotics; Chapter 23 Environmental and Endogenous Factors in Toxicity; Chapter 24 Chronotoxicology; Chapter 26 The Influence of Temperature on Toxicity.
2. Hodgson E. A Textbook of Modern Toxicology. 4th ED. NJ, USA: Wiley, 2010: 3-91.
3. Eaton DL, Gilbert SG. Chapter 2 Principles of toxicology; Parkinson A, Ogilvie BW. Chapter 6 Biotransformation of xenobiotics// Klaassen CD, eds. Casarett & Doull's Toxicology, The basic science of poisons. 7th ED. McGraw-Hill, 2008.
4. McQueen CA. Comprehensive Toxicology. 2nd ED. Elsevier Science & Technology, 2010. Volume1: 1.01 General Overview of Toxicology; 1.02 Exposure Science; 1.03 Oral Exposure and Absorption of Toxicants; 1.07 Biotransformation of Toxicants.
5. 王心如, 主编. 毒理学基础. 第 5 版. 北京: 人民卫生出版社, 2007: 14-37.
6. 王心如, 主编. 毒理学基础. 第 6 版. 北京: 人民卫生出版社, 2012: 20-25.
7. 余松林, 主编. 医学统计学. 北京: 人民卫生出版社, 2001: 342-359.
8. 张文昌, 夏昭林, 主编. 职业卫生与职业医学. 北京: 科学出版社, 2008: 266-276.

第 八 章

几个新的毒理学分支

第一节 毒理基因组学与系统毒理学

毒理基因组学（toxicogenomics）是研究生物体的整个基因组与环境有害因素间的交互作用及其方式的一门新兴学科。毒理学研究涉及的环境有害因素包括化学因素（化学物、混合化学物等）、物理因素（电离与非电离辐射、噪声、异常气温等）和生物因素（细菌、病毒等）。研究基因组与化学毒物间的交互作用及其方式的学科称为毒物泛组学。

随着人类基因组计划（HGP）的顺利进行，生物医学研究已进入后基因组时代（post-genome era）。基因组学的研究发生了翻天覆地的变化，已从结构基因组学（structural genomics）过渡到功能基因组学（functional genomics）。自从人类基因组计划实现初步的目标后，很快在相关的领域产生了积极的影响。先是在环境科学领域建立了环境基因组计划（the Environmental Genome Project，EGP），加速了对环境应激的基因多态性的研究。继而在毒理学领域启动了毒理基因组学研究计划（the Toxicogenomics Research Program，TRP），将微阵列技术引入到毒理学研究中，从而形成了一个新的毒理学分支学科。

毒理基因组学的概念于 20 世纪 90 年代后期提出，经历了一个不断发展的过程。最初的定义，是将基因组学的理论和技术应用于毒理学，研究组织细胞特定基因的功能并预测受试物毒性的学科。随着研究的深入和基因组学本身的发展，目前的毒理基因组学研究不仅包括基因组水平的效应，也包括基因的 RNA 表达（转录组学）、蛋白产物表达（蛋白质组学）、代谢谱改变（代谢组学）、遗传多态性以及生物信息学等相关领域的内容。因此从广义上说，毒理基因组学涵盖了多个研究领域，是一门多学科交叉的前沿学科。

毒理基因组学的主要研究领域是机制探索和毒性预测，但两者相互重叠。前者研究毒性作用中生物学和生物化学反应的模式和分子变化，提供特定暴露条件下细胞反应、功能紊乱和效应通路的机制信息，从而为危险度评估提供重要参考。后者是通过研究获得分子生物学标志，以便对化学物的类型和毒作用的方式进行预测和鉴定。随着人类和越来越多生物种属基因组测序的完成以及相关基因和蛋白注释资料的积累，从分子水平上阐明毒作用机制的目标正在成为现实。

毒理基因组学的研究目标包括近期目标和远期目标。近期目标是确定某种有害因素的反应基因（信号基因）用于毒理学和相关疾病的研究，远期目标则是建立全基因组/蛋白质组毒性反应数据库，并在此基础上开辟以芯片技术和生物信息技术为特征的数字毒理学（digitized toxicology）。

毒理基因组学的建立,为从传统的遗传毒性检测方法到基因集群检测方法的转变提供了可能,同时将显著提高遗传损伤的检测水平和降低检测的阈值。首先,微阵列技术的应用可增加对化学物毒作用的检测效率和敏感性,其水平可与 Northern 分析相似,且数据的变异范围小于动物之间的个体差异。人类基因组的结构提供了基因对毒物反应的序列基础,而个体对毒作用的敏感或耐受程度,又与基因表达的多态性有关,从而表现出毒作用的个体差异。理论上,该项技术将有可能检测一种特定的化学物对人类整个基因组的效应。这就减少了传统检测方法的假阴性。在以往的毒理学实验中,通常是研究一个化学物引起一个基因改变的具体步骤和细节,被称为"一个化学物,一个基因"的方法。显而易见,这种单兵操作的方法效率是很低的。而微阵列的方法就像流水线作业,可同时对多个化学物的多基因效应进行检测。

一、毒理基因组学研究的技术平台

毒理基因组学面临的基本挑战,是如何获取大规模的生物学数据,包括基因组、转录组、蛋白质组和代谢组的表达数据。高通量筛选系统(high throughput screening system)的发展,特别是微阵列和芯片技术的发展,为毒理基因组学提供了测试技术上的保证和广阔的应用前景。

基因组学/转录组学技术平台包括差异显示反转录 PCR 技术、基因表达序列分析、微阵列分析、RNA 干涉(RNA interference,RNAi)技术、单核苷酸多态性(single nucleotide polymorphisms,SNPs)检测和深度测序等。而双向凝胶电泳和质谱技术是目前蛋白质组学研究的核心技术。代谢组学的技术平台包括磁共振、色谱及联用技术、红外光谱(IR)和毛细管电泳等技术。其中,磁共振以其非破坏性和普适性已成为代谢物组学的主要分析手段,而色谱的联用技术(GC/MS 和 LC/MS)以其在分离定性方面的极大优势也在研究中占有重要地位。生物信息学由生物学数据库、分析方法和应用软件 3 部分组成。生物学数据库按照一定的标准收集和处理生物学实验数据,并提供相关的数据查询和处理等服务,又分为一次数据库和二次数据库。伴随海量的表达谱数据的涌现,许多大型的毒理基因组学数据库相继建立,以加强不同实验室之间的数据管理和信息分享。代表性的公共数据库有欧洲 EMBL 建立的 ArrayExpress 数据库、美国国立毒理基因组学研究中心(NCT)建立的化学物致生物系统效应(Chemical Effect in Biological System,CEBS)数据库及美国 MDIBL 实验室的比较毒理基因组数据库(Comparative Toxicogenomics Database,CTD)等。SysTox-OM 是一个专门用于分析毒理基因组学数据,包括基因表达谱、蛋白质表达谱和代谢表达谱数据的资料库,它同时含有常规毒理学的信息,如化学结构、组织病理和血液学的数据,可用于靶组织器官毒效应的表型分析。生物信息学的分析方法主要有 3 种,即序列比对预测法、结构比对预测法和功能比对预测法,后者包括聚类分析、分类识别和信号通路与功能网络分析。应用软件是已经开发出的大型综合软件包,将许多序列分析工具和程序集成在一起,使用统一的用户界面和输入输出格式,以方便用户使用。

二、毒理基因组学主要研究内容

最早的毒理基因组学的相关研究报道,是比较细胞对 2 种化学物的基因表达图谱差异,一种是脂多糖(LPS),另一种是佛波酯(PMA)。发现一些细胞因子和金属蛋白酶的 RNA 表达呈不同程度的增高。以后大量的工作集中在对特定毒物的基因表达图谱的测定和分析方

面。这些毒物包括氧化应激因子、有机磷类化学物、过氧化物酶增殖剂、环境雌激素类和二
噁英类等。

毒理基因组学技术平台的建立和发展为毒理学多个领域的研究提供了更加快速和高效
的途径。应用毒理基因组学的研究方法,近年来开展的理论及应用研究主要包括以下领域:
毒作用机制研究、化学物毒性预测、毒作用剂量-反应关系和时间-效应关系研究、比较毒理学
研究、混合物联合毒作用研究、危险度评定、表型锚定以及信息整合。现分述如下:

(一) 毒作用机制研究

传统毒理学主要采用动物模型进行毒性测试,其缺点是使用大量动物、工作量大和实验
周期长等。实验中通常采用一系列反映毒性终点的功能和形态学指标,而除了急性坏死之
外,几乎所有的毒性作用都伴有相对应的基因改变。由于基因表达的变化比传统的毒理学
指标更敏感,而且,由于 DNA 微阵列技术的发展,实现了高通量筛选,可同时分析若干基因
表达水平的变化,或整个表达方式的改变。这就为加快毒性机制或毒作用方式的研究,并为
发现毒理学(discovery toxicology)的发展,提供了广阔的前景。

阐明毒作用机制和预测新化学物毒性的关键,在于识别毒物所特有的分子标志物或指
纹基因(fingerprint genes),这通常依赖于对基因转录表达的分析。但是单基因的检测方法,
如 Northern blot、RNA 酶保护分析、RT-PCR 等,由于分析能力有限很难寻找到特异的毒作用
指纹。因为大多数参与毒物与机体相互作用的基因,如代谢转化酶基因,通常是在相关毒物
的诱导下发生表达变化,所以就单个基因而言,对不同毒物的反应往往具有交叉性,不具备
单独作为指纹基因的特异性。而只有通过采用多种变量(如多个基因),分析其综合变化情
况(如基因组表达谱),才可能反映出特征性的改变。因此,对毒作用指纹基因的鉴别必须基
于多基因甚至全基因组水平的分析。近年来,这方面的研究报道越来越多。例如,有一类化
学物叫做过氧化物酶体的增殖剂,包括一些除草剂、增塑剂和药物等,可引起啮齿类动物的
肝脏肿瘤。但是大多数毒理学家认为,该类化学物在人体内的代谢过程与啮齿类动物不同,
因而不致引起人类的肝脏肿瘤。采用微阵列高通量筛选技术对这类化学物进行检测,发现
在出现改变的基因中,有 1/2 与已知的引起过氧化物酶体增殖的基因不同,提示存在其他类
型毒作用的可能性。由于对不同化学物的非特异性反应,目前仍然缺乏特异性的"遗传印
记"来作为毒性机制的探针。而将毒理基因组学和蛋白组学相结合,探讨芳香烃受体非依赖
性免疫毒性的分子机制,则提供了这方面研究的一个先例。

在对人肝脏毒性机制的研究中,应用上述方法鉴别两种不同作用机制的毒物:顺铂和氟
灭酸。前者是一种 DNA 断裂剂而后者是一种抗炎剂。细胞暴露于这两种毒物后,所产生的
基因诱导或抑制效应可用集群方式进行分析。以这种方式,在一个含有 250 个基因的微阵
列上,可同时检测多达 100 个不同的毒物。结果发现,存在着一组可被重复诱导或抑制的反
应基因群,其中有些基因与以往文献中报道的"指纹基因"相一致,包括 p53、p21 和 PCNA
(增殖细胞核抗原基因)等。这组基因不仅可用以鉴别 DNA 断裂剂和抗炎剂,而且具有预测
其他种类化学物毒性的价值。发展适当的计算机软件后,这些基因还有可能用于检测诸如
DNA 损伤、转录活化、细胞周期控制、信号转导和凋亡等终点的效应。

在 DNA 损伤修复方面,迄今已发现了 125 个与人类 DNA 修复有关的基因。不同类型
的 DNA 损伤后,会有不同的修复基因参与损伤修复。例如,程度较轻的 DNA 损伤可以激活
p53 基因及相关信号途径,阻滞细胞周期进程,并启动多基因参与的修复过程。如果毒物剂
量过大,损伤严重而不能正常修复时,会诱发更多的相关基因,激活 caspase 级联反应,诱导

细胞凋亡。由于基因表达的变化常常是早期、敏感的分子事件,因此基因表达谱的改变可反映亚病理状态的毒性效应,同时也为毒作用阈剂量的确定,提供低剂量暴露的分子信息。

（二）化学物毒性预测

基因表达谱的应用领域之一,是预测新化学物可能具有的毒性效应。通过基因微阵列分析基因组在 mRNA 水平上的改变,得到具有"诊断功能"的基因表达谱,并与已知标准参照物的基因表达谱比较,从而预测待测物的毒性。在对一种新化学物做传统毒理学实验之前,可将其基因表达谱与已知化学物的"基因指纹"相比较,初步推测新化学物是否具有某种相似的毒性效应,从而加速了筛选可疑有毒化学物的过程,同时也为下一步全面的毒性检测,提供了信息参考。

根据研究目的可分别设计识别化学物的毒性、毒作用途径或靶器官的阵列,其基本程序为:①选定已知毒物作为标准参照物,如常见的内分泌干扰物、重金属(如铅、汞、砷)、致癌物多环芳香烃,如苯并[a]芘等;②选定参照物已知或者可能作用的靶基因作为阵列目标基因,如 ER 基因、HSP 基因、p53 基因、GSFI 基因、DNA 修复酶基因、细胞色素 P450 基因家族等;③在特定组织或细胞中,用暴露于参照物靶基因的表达谱与受试物的表达谱进行比较,预测其毒作用类型;④应用统计学分类方法如聚类分析、自组图分析(self-organizing map)发现两类毒物间基因表达模式的差异。

利用"毒性指纹"还有望以基因表达谱为基础对化学物进行重新分类。传统上对化学物的分类主要依据化学结构、毒性终点、作用机制以及靶器官等,而基于基因表达谱的分类方法不仅直观、快速,而且,由于包含了大量甚至全部的基因信息并得到数据库支持和统计学处理,将比传统的分类法更加精确和可靠。此外,对表达谱还能同时分析多种效应的交互作用,因而能识别具有联合毒效应的化学物。对一些过氧化物酶体增殖剂和酶诱导剂的分析结果表明,同一类化学物能产生相似而又可互相区分的表达谱;而不同种类化学物间的表达谱吻合度低于同类化学物。根据已经获得的表达谱数据,在双盲条件下研究 23 种化学物对 SD 大鼠肝细胞基因表达谱的影响,结果显示其中 22 种化学物的分类是正确的,并成功预测了其毒性效应。

化学物危险度评定的基础是剂量-效应和剂量-反应关系,但在某些情况下这种关系十分复杂。例如某些 DNA 损伤剂在一定剂量范围内造成的遗传毒性,会因为细胞对损伤的有效修复而不表现出线性的量效关系,因而一些传统的遗传毒性指标就显得无能为力。在毒理学实验中,确定毒作用的阈剂量或无作用剂量也常常是一个困难的问题,因为这需要在无明显损伤效应的情况下寻找敏感而特异的指标。此外,人类对环境化学物的暴露,往往是在低水平下持续较长的时间,甚至持续终生。这种暴露条件下的毒作用特征,常与动物实验在急性或亚急性暴露条件下表现出的完全不同。因此,研究各种暴露剂量和时间与基因组表达模式之间的关系,有助于阐明毒作用的分子机制以及由体外实验向体内实验的外推。这一方面 DNA 微阵列的优点较为明显,它能快速有效地检测多种化学物的遗传效应。因为不需要使用动物,故不必等待数月甚至数年去观察肿瘤的形成。DNA 微阵列的近期应用目标之一,是将与已知化学物相关的一组基因作为"信息基因",在其基础上再建立第二代微阵列。这些有限的信息基因可反映常见类型的毒作用,因而能被用于化学物遗传效应的常规检测。

（三）比较毒理学研究

毒理基因组学可提供多基因而不是单基因的反应信息,即所谓的网络反应(network responding),这在以往是无法实现的。在组织器官或细胞内,对毒物的反应通常存在复杂的调节回路。微阵列技术可用于研究在生物化学和分子生物学的级联过程中,毒性反应的空间定位和时间特征。这些特征可作为特定毒物的标签(toxicant signature),有助于了解不同种属的动物是否有着相同的、类似的或交叉的基因毒性反应,在比较毒理学上有着重要的应用价值。

由于遗传背景、生化途径、受体亲和力等互不相同,同一毒物在不同物种间的毒性效应可有较大差异,有时甚至是质效应的差异。例如,有些实验动物由于对某一化学物具有较大的耐受性或缺乏相关的毒物作用靶点,而出现阴性的毒性实验结果。在毒理学研究中,将动物实验结果合理地外推到人类是一个复杂的问题,解决这一问题的关键在于找到能够在不同物种间进行毒性比较的生物标志物,或所谓"桥梁生物标志物"(bridging biomarkers)。由于物种间基因的同源性,在某些物种之间甚至具有高度同源性,这就为从基因水平寻找桥梁生物标志物提供了可能。例如,大鼠染色体上有 27.5 亿个碱基对,与人类染色体上的 29 亿个碱基对相当接近。在已破译基因组的 3 种哺乳动物(人类、小鼠和大鼠)中,有大约 90%的基因是相同的。因此,采用高通量的 DNA 微阵列技术,可以从大量甚至全部基因分子中筛选出适当的桥梁生物标志物,用于比较化学物毒作用的种属间差异,从而更加准确地将动物实验结果外推到人。此外,比较不同物种间基因表达谱的相似程度,还有助于选择与人类反应最接近的实验动物,从而使毒理学研究的结果更接近人类的实际情况。同时,通过对比动物模型或细胞模型与人之间反应的异同,尤其是关键靶基因表达的相似程度,可以帮助选择合适的模型进行安全性评价或危险度评定,大大减少评价过程中的不确定度。

不同种属的比较毒性研究和不同亚种间的敏感性差异研究,将有助于阐明化学物毒性的分子基础和作用模式。在选择用于研究的化学物时,除了考虑人类的使用和暴露情况外,还应当尽量选用与人类有共同的或相似的种属反应。乙酰氨基酚在哺乳动物和人类中具有共同的代谢方式和肝脏毒性,既有治疗作用又有毒性作用,因此成为毒理基因组学的首个比较毒性研究对象。

目前,美国缅因州 Mount Desert 岛的一个生物实验室正在开发一个毒理基因组学数据库,名为比较毒理基因组数据库(Comparative Toxicogenomic Database,CTD)。它将是世界上首个该领域的毒理基因组数据库,致力于提供不同物种之间的毒理基因组方面的基本数据,将成为毒理学家的新的研究工具。

(四) 混合物联合毒作用研究

人类接触的环境化学物绝大多数都是以混合物的形式存在。化学混合物在机体内常呈现复杂的交互作用,通过影响彼此的生物转运和生物转化,或竞争同一受体,或相互直接发生反应而影响各自的毒性或联合毒性。因此,用对若干化学物单独实验的结果外推混合物的毒作用,显然是不科学的。另一方面,由于需要消耗大量的动物和资金以及工作量的限制,传统的整体动物实验难以对混合物进行"拆分"后的研究,而基因组学可以方便地进行交叉设计、均匀设计等各类"拆分"性研究,探讨各组分间的交互作用。在这些方面,毒理基因组学技术具有良好的应用前景。

微阵列技术在混合物联合毒作用研究上有特殊的价值。对多个已知毒作用的化学物,通过比较单个和多个基因的表达改变,阐明相同或不同毒作用化学物的联合基因毒性。对未知毒作用的混合化学物,通过测定基因表达图谱和数据库检索,可预测混合化学物的毒作用方式及有害健康效应。在已经明确毒效应的动物模型上,将混合物染毒后的基因表达谱与各单个化学物染毒后的基因表达谱进行比较,分析不同化学物间可能的相互作用。在已知单一化学物毒性的前提下,通过单一化学物和混合物的表达图谱比对,可判断化学物间是否存在相加、协同或拮抗等效应。对含有各种未知化学物或未知毒作用特性的混合物,可根据实验动物或原代人细胞中的基因表达谱的改变进行联合作用评价。将由混合物产生的DNA 指纹在数据库中进行搜索,可了解混合物中的毒作用类型,并确定其对人体的潜在有害效应。将混合物的表达谱与参考化学物的表达谱进行对比,还有助于分析混合物中的成分,识别混合物中的微量污染物,因而有望取代目前极为繁琐的多污染物分析方法。

(五)　危险度评定

毒理基因组学的研究还涉及危险度评定的各个阶段。首先是对环境危害因素的识别。利用基因芯片技术,可对生物样品中成千上万的基因对外源性有害因素的反应活性进行定量测定,阐明在不同接触时间和接触剂量下出现的基因毒作用,其生物学终点可包括致突变(结构突变/表型突变)、致癌(基因效应/基因外效应)、细胞凋亡、DNA 复制和修复、细胞周期调控、氧化损伤、信号转导和应激反应等。基因表达谱可以看做是分子事件在一定时空上的瞬时反映。分析基因表达随不同时间的动态变化,将有助于认识毒作用的时间-效应关系。在早期,基因的瞬时表达可能与机体的应激反应有关,而长期作用下基因表达谱的改变可能由慢性毒作用所致或反映了机体的适应性反应。时间-效应关系的分析有助于从分子水平上阐明慢性毒性、致癌性或继发毒性效应。应用聚类分析,在多个时间点上以同样模式变化的基因,有可能作为反映上述毒效应的分子生物标志物。

人类是暴露在一个多元的环境中。任意一次单化学物的暴露都有可能引起成千上万个基因的反应,更不要说多化学物共同暴露或复杂的联合暴露。传统上对一种化学物的暴露评价通常需要长达数年的研究和标准的制订。为缩短评价周期,同时更好反映化学物对人类的威胁,依赖于传统毒性测试方法的危险度评定正朝着对多科学数据整合的方向发展。其中暴露生物标志物的确定是一项十分重要的工作。目前所采用的暴露生物标志物多为血液或组织中的毒物或其代谢产物、DNA 加合物、组织病理学以及生化方面的改变,数量有限且多不具备足够的敏感性和特异性。通过微阵列技术测定的基因表达谱的改变,有可能成为新型的灵敏生物标志物。例如,对特定人群在某种暴露前后外周血或组织细胞中基因表达的测定,结合暴露的剂量和方式,可对暴露情况进行定量的评价。在一项志愿者参加的研究中,发现母体长期接触多种化学物后,其胎儿脐带血管上皮细胞与正常胎儿相比,基因表达谱发生了明显的改变,而且在部分胎儿脐带中检出了这些化学物,从而证实了这些化学物对人类胎儿的长期毒性效应。相似的方法也可用于啮齿动物的实验研究,通过发现与毒性相关的特定基因表达谱的改变,为人类的暴露评价提供参考资料。将该方法与传统的评价方法相结合,有可能建立一种新型的毒理学暴露评价模式。

对环境反应基因的多态性研究能提供大量的个体易感性分子生物标志物。生物个体的多态性包括基因多态性、酶/蛋白质多态性、毒物代谢多态性和毒性反应的多态性。这些多态性是造成个体或种属敏感性差异的主要原因。在技术上,芯片技术已使个体遗传多态性的检测和基因分型变得简单快捷。通过测定在某种特殊暴露环境下非易感个体和易感个体的基因表达谱,可全面了解在毒物代谢、DNA 修复、细胞周期调控、信号转导等多条途径中相关基因或蛋白表达谱的改变,从而避免对大样本的盲目筛查和对单个基因/蛋白的孤立分析。因此,将个体易感性分析融入危险度评定,可以帮助阐明个体对不同环境因素的易感机制,筛选和确定易感人群,预测敏感个体,从而为进一步的人群流行病学调查和针对性预防提供科学的依据。建立以个体特征为基础的危险度评定将是毒理学今后的一个发展趋势。

（六）表型锚定

表型锚定（phenotypic anchoring）是毒理基因组学的另一个主要研究内容。所谓表型锚定，是将特定的基因图谱改变与特定剂量或时间条件下的毒性损害相联系的过程。例如，在细胞毒性检测中，可将一些常规的毒性指标和与细胞增殖再生相关的基因表达改变相联系，从而确定两者间的联系。

在化学性肝损伤或病毒性肝炎时，肝细胞中的碱性磷酸酶（ALT）和天冬氨酸氨基转移酶（AST）释放到血液中，可作为肝炎的诊断指标。与此相对应，可将这些酶基因表达图谱的变化与血清或组织细胞中酶含量或活性的变化相联系，从而获得一种分子水平的效应标志物。实际上，这2类指标可以互相补充，因为有时单凭一类指标不足以确定毒性，而且观察到的血清中酶活性的升高不一定恰好处在毒作用的峰值时相。因此，将酶活性的改变用一定剂量和时间的基因表达图谱加以"锚定"，可以帮助消除常规诊断方法中的误差，更准确地提供毒性反应的信息，因而对于毒性机制的探讨和疾病的临床诊断，都会有积极的促进作用。例如，在研究一种胰岛素负调节剂 WAY-144122 时，发现在组织病理学改变之前，肝脏和卵巢细胞中就出现了相关酶基因转录的增加，提示了新的作用靶器官和效应途径。

采用毒理基因组学方法还可发现具有临床诊断价值的生物标志物。例如，血液中出现高表达的前列腺特异抗原，往往是前列腺癌的临床标志，其准确率可达70%以上。此外，通过鉴别出重要的毒性反应的靶基因，可帮助建立新的毒性测试和筛选模型，并为人群流行病学调查提供分子生物标志物。将最敏感的生物学终点与危险相关基因的表达谱相结合，可望产生新的危险度评定模型。在未来的环境医学中，该技术还将成为疾病诊断和预后的重要工具。

为了能将毒性暴露的剂量、时间和毒作用的表型与分子表达图谱进行"锚定"，必须将毒理基因组学和计算机科学相结合。为此，提出可采用基于生理学的药物动力学模型（physiologically-based pharmacokinetic modeling，PBPK），以便对靶组织中任何时间的毒物或其代谢产物的浓度给出定量的估计值。对于基因、蛋白质和代谢物之间的相关关系，可通过2种途径加以描述。一种是剂量-反应关系分析，另一种是代谢动力学和效应动力学分析。应当注意的是，与经典的毒理学研究一样，基因组、蛋白质组、转录组和代谢组的状态并不是一成不变的，而是一个动态的过程，会受到诸如时间、饮食、运动和生理病理等因素的影响。此外，个体遗传背景的差异也常常影响实验的结果。为此，正在建立人类基因的 SNP 数据库，以便将来有可能把毒理基因组学的研究结果与人类易感性、解毒与修复和危险度评定等联系起来。一旦这些努力实现，毒理基因组学就会开创一个数字化毒理学的新纪元。

（七）信息整合

信息整合（information integration）毒理基因组学的另一项重要工作，就是信息整合。它有3层含义。信息整合的第一层含义，是对经某种暴露后的个体（动物或人）由不同技术平台（基因组学、转录组学、蛋白质组学、代谢组学等）获得的测定结果进行比较和分析，找出其联系和变化规律。信息整合的第二层含义，是对不同个体甚至不同种属生物的实验结果进行分析处理，找出相同或差异之处。信息整合的第三层含义，是对不同实验室的研究结果进行比对，获得能够重复的、可进入公共数据库的可信资料。这要求进入数据库的资料必须标准化，不仅能够准确存取和交换，而且要易于分析和比较，以便被各个实验室共享。目前，一些国际组织和机构已经发布了有关资料准入的指导纲要或规定，包括临床资料交换标准协议（CDSC）、非临床毒理学资料交换标准协议（ENSC）、微阵列实验基本信息指南（MIAME）

以及毒理学研究基本信息清单(MINTox)。

三、毒理基因组学分支研究进展

(一) 辐射毒理基因组学

在放射医学领域,近年来毒理基因组学的主要工作,集中在采用基因组学和蛋白质组学技术,通过体内和体外系统的测试,发现与毒性表型相对应的代表性基因表达谱或蛋白质表达谱,用于毒性分类、靶器官效应确认和毒性机制的探索。目前认为,应当将一组基因的组合(gene set)而不是单个的基因,作为特定毒性的分子标签或分子生物学标志的候选对象,因为在大多数情况下,只有一组特定基因的表达模式,才能反映细胞某一类功能的变化,成为联系辐射基因效应和细胞功能之间的桥梁,并预测不同类型辐射的毒作用。作为基因表达谱的一个补充,蛋白质表达谱可反映蛋白质翻译后的修饰情况,如磷酸化、糖基化和乙酰化等。与基因水平类似,蛋白水平的研究证实,毒性作用多与一组蛋白而不是某一个蛋白的改变相关。

由于电离辐射不涉及复杂的吸收和代谢过程,同时剂量可准确控制,因此被作为研究遗传毒性的经典模型。生物体的应激反应涉及一系列复杂的网络分子相互作用,包括细胞内众多基因的活化或表达通路的改变。用电离辐射处理细菌和动物细胞,已鉴定出了一批DNA损伤后的诱导基因,这些基因涉及DNA修复、细胞周期阻滞、信号转导和细胞凋亡。例如,已知电离辐射可引起细胞周期的阻滞和细胞凋亡,其效应主要通过p53通路介导,同时伴有MAPK、NF-KB和AP-1转录复合体的活化。细胞受到不同类型的电离辐射后,基因表达谱有一些共性的改变,例如涉及细胞周期的基因(*CDKN1A*,*GADD45*,*Cyclin E*)、细胞凋亡的基因(*BAX*,*BCL-XL*)、DNA修复基因(*XPC*,*DDB2*,*GADD45*)和细胞信号转导基因(*FOS/JUN*,*MDM2*,*FRA-1*,*IL-8*,*HSP70*)等,都发生了mRNA水平上的特征变化。人体受到整体照射后也出现了类似的改变。

利用高速离子加速器和微束设备,已经实现了用单个α粒子对单个细胞的照射。在一次试验中,用α粒子照射人肺上皮细胞,剂量分别为0.03Gy、0.3Gy和0.9Gy。照射后4小时和24小时,测定基因组的表达,共发现了590个差异表达基因。将这些基因按照剂量-反应关系、时间-反应关系和剂量-时间-反应关系分为3组进行通路分析。结果显示这些基因的功能涉及细胞周期阻滞、DNA复制、重组和修复,而这些基因参与的通路包括嘧啶代谢、G2/M期阻滞点调控以及p53信号通路。作者认为,α照射可通过阻滞DNA合成和有丝分裂,干扰细胞周期进程而启动肺上皮细胞的转化。

为了解铀矿粉对细胞基因表达的影响,用不同浓度的铀碳酸盐处理两种人细胞系——人肾细胞HK2和人肺细胞HEK293,其IC50分别是0.05mM和0.5mM。处理不同时间(30分钟,4小时,24小时)后提取RNA,用基因芯片测定基因表达谱。结果发现处理4小时后的差异基因表达数最多,在肾细胞HK2中有182个,其中70个过表达,112个低表达;在肺细胞HEK293中有10个,其中2个过表达,8个低表达。但两种细胞间未出现共同的差异表达基因。这些基因的功能多涉及细胞信号转导、蛋白转运、转录调控、细胞防卫和增殖分化等。一种骨桥蛋白基因*SPP1*的过表达被证实具有剂量-反应关系和时间-反应关系。实验结果提示,肾细胞是铀毒作用的主要靶细胞,而骨桥蛋白基因*SPP1*有望成为铀矿工人急性暴露后的效应生物标志物。

长期以来,对辐射是否可引起特异性的白血病一直存在着争议。为了获得辐射诱导的白血病细胞的特异基因表达图谱,将经 X 线照射后的小鼠髓性白血病细胞与自发性的髓性白血病细胞以及年龄匹配的骨髓细胞基因表达图谱进行了比较。采用 C3H/He 雄性小鼠,以 200kV/20mA 电子加速器进行整体 X 线照射,剂量为 3Gy。结果共出现了 242 个辐射诱导基因,其中有 6 个辐射相关基因,包括 *Hus-1*、*Edf1a2*、*Vegf-c* 等,16 个凋亡/死亡相关基因如 *Pdcd1lg1*、*Ibd4*、*Sncaip* 等,13 个细胞周期/增殖相关基因如 *Lepre1*、*Dusp3*、*Jac3* 等,以及 50 个肿瘤抑制/促进相关基因如 *Topo3a*、*Ppp2r2d*、*Senp8* 等。经过主成分分析,发现辐射贡献分数 >0.99 的有 11 个基因,包括 proto-oncogene(*Met*)、fos-like antigen2(*Fosl2*)、Fanconi anemia、complementation group D2(*Fancd2*)、fragile X mental retardation 2 homolog(*Fmr2*)等。为了消除年龄因素的影响,分别对 2 月龄和 21 月龄的小鼠骨髓样品进行了测试,经过年龄校正后,证实了上述实验结果。该结果提示,X 线诱导的白血病与自发性白血病在发生机制和信号通路上存在着差异。

已知苯和 X 线都是白血病的重要致病因子。那么,两者是否以同样的机制导致白血病的发生呢? 为了回答这个问题,采用蛋白质组学的方法,比较了苯和 X 线处理骨髓细胞后的蛋白表达差异。首先分离人骨髓细胞中的 CD34+ 细胞,然后以 0.5Gy、1Gy 和 1.5Gy 剂量的 X 线照射,或 6μM 剂量的苯代谢产物(儿茶酚、邻苯二酚)进行处理。双向电泳和质谱分析结果,共发现了 14 个 X 线照射后的差异表达蛋白,8 个苯代谢产物处理后的差异表达蛋白,2 个共同的差异表达蛋白,分别是 SET 和 cofilin-1。其中 X 线和邻苯二酚使 SET 的表达降低,而 X 线和儿茶酚使 cofilin-1 的表达降低。SET 被称为髓性白血病相关蛋白,是蛋白磷酸酶 2A(PP2A)的抑制因子,后者参与 cyclin G 的细胞周期调控功能和 c-Jun N-terminal kinase(JNK)信号通路。cofilin-1 是一个 18kD 的磷酸蛋白(p18),逆向控制 actin 的聚合与解聚过程,其失活化可导致染色体的畸变。实验结果提示,苯和 X 线在导致白血病的发生过程中既有共同的作用途径,也有不同的效应通路,而 SET-PP2A-JNK 通路在其中可能起着主要的作用。

急性照射可造成胃肠道的严重损伤,即胃肠综合征(GI)。长期以来,对 GI 产生的原因和机制一直存在争议。例如,胃肠道损伤的靶细胞究竟是上皮细胞还是内皮细胞,细胞是通过凋亡还是其他途径死亡等,都是悬而未决的问题。最近,应用转基因和基因敲除小鼠,对这些问题有了初步的答案。选择性地敲除凋亡基因 *Bak1* 和 *Bax* 后,并不能保护动物免受照射损伤。如果敲除胃肠道上皮细胞的 p53 基因,会加重小鼠的 GI 症状,而敲除内皮细胞的 p53 基因却不产生影响。另一方面,在 p53 转基因小鼠中,p53 基因的高表达可保护辐射所致的急性胃肠道损伤。这些结果表明,胃肠道上皮细胞经非凋亡的 p53 途径死亡是 GI 综合征的发生机制。

按照致癌的体细胞突变理论,基因突变是致癌启动的第一步。但是,基因突变会导致多种后果,引起不同的突变子表型和一系列的修复过程。对日本原子弹爆炸的跟踪研究表明,受到大剂量照射的居民 10 年内白血病的发病率大幅增加,以后逐渐降低,但与此同时实体肿瘤的发生率明显上升,且一直持续到现在。在暴露剂量大于 1Gy 的人群中,发现肿瘤患者血型糖蛋白 A 的突变率大大增加,说明即使是一次辐射暴露也会导致体细胞长期和持续的遗传改变。在体外实验中,对淋巴母细胞性白血病的细胞进行照射后,发现 DNA 双链复合体的损伤要比双链断裂的频率更大,提示造成了基因组的不稳定性。这些体内和体外的实验结果表明,DNA 的修复机制是辐射主要的和常见的靶作用位点。另一方面,近年来电离辐射的非靶效应(non-targeted effects,NTE),包括旁效应(bystander effects)和致基因组不稳定性(genomic instability in the progeny of irradiated cells)得到了广泛的关注,对于辐射致癌机制的研究具有重要的价值。

临床应用方面,已有采用基因表达谱来预测肿瘤病人放疗后的毒性反应。对患前列腺癌经放疗后 2 年的病人,按照是否出现严重的直肠或膀胱毒性反应分为 2 组,采集外周血淋巴细胞,用 2Gy 的 X 线照射后 24 小时,测定基因组的表达谱。共发现了 62 个差异表达基因,其功能涉及泛素、凋亡、应激信号网络等,参与的信号通路包括小分子生物化学、细胞形态、细胞死亡、免疫反应和肿瘤发生。将这些基因按其功能和细胞定位的不同进行组合,然后通过统计分析,获得了更好的预测结果。如果将基因差异表达的结果与临床医师的实际诊断结果相比较,发现分别有 63% 和 86% 的病人,可由基因或基因组合谱对放疗后可能出现的毒性反应进行正确的分类。

在辐射危害评价和辐射防护领域,虽然将基因组学技术作为常规方法用于危险度评估还为时尚早,但显然是今后的发展方向。作为放射生物学和放射毒理学常规方法的补充,组学技术可在分子水平上提供更加深入的毒性机制信息,并将基因、蛋白和代谢表达谱的变化与细胞功能相联系,从而在生理调控和信号通路水平上阐明辐射危害的分子过程。除了对人类疾病和健康的研究外,辐射毒理基因组学还可用于辐射对非人类物种和生态学的研究。总之,辐射毒理基因组学将对 21 世纪的放射医学甚至整个辐射科学的发展产生重大的影响。

(二) 免疫毒理基因组学

基因组学和蛋白质组学已经被成功地应用于毒理学研究,以鉴别和确定毒物的特征。作为毒理学的重要分支,近年来在免疫毒理学领域也开始出现利用基因/蛋白表达谱分析化学物免疫毒性的工作。在急性短期免疫毒性的研究中,曾试图获得基因组和蛋白质组的表达模式,并与其他一般毒性的结果相联系。但在区别一般毒性与特异毒性、中毒反应与适应性改变方面,低剂量和长期慢性暴露的资料更为有用。以 B6C3F1 小鼠的脾脏和胸腺为靶器官,观察一些经典的免疫毒物如 2,3,7,8-四氯二苯并-对-二-8-羟基喹啉、环磷酰胺、环孢霉素 A 或地塞米松等染毒后的基因表达谱改变,并将这些改变与免疫功能和已知的作用机制相联系。将动物染毒第 5 天、第 6 天从胸腺和脾脏中提取出 RNA,用 Illumina Sentrix Array Matrix 芯片进行分析。发现在胸腺中,4 种免疫毒物诱导了 5 个基因的上调,分别是载脂蛋白 e、半胱天冬酶 1、干扰素 γ 诱导蛋白 16、前 B 细胞促进因子 1 和淋巴细胞抗原 6a。诱导下调的 5 个基因包括细胞周期调节蛋白 D3、CDK2、T 细胞转录因子、T 细胞活化因子和干扰素 γ 受体等。总体上,4 种免疫毒物诱导的基因表达,差异性大于相似性。其中差异表达基因的主要功能,涉及细胞吞噬、生物刺激应答、免疫细胞增殖和激活以及炎症反应等。这与已知的免疫毒性效应一致。基因组学分析可揭示化学物在干扰免疫系统的同时,所伴随的基因组表达的改变,这在确定特异性靶细胞和研究免疫毒性机制方面,有重要的作用。

在化学物引起的免疫毒作用中,较为常见的是超敏反应。近年来,采用基因芯片体外测定方法,检测细胞暴露于已知的强致敏剂或刺激剂后基因表达的改变。例如,CD14+ 人类单核细胞活化产生的树突状细胞,受到二硝基磺苯(dinitrosulphobenzene)作用后,基因谱的表达发生了变化,从中鉴定出 29 个重要的应答反应基因。由于二硝基磺苯是一个较强的化学致敏剂,因此又用了一些较弱的和中等强度的化学致敏剂,进一步确定了参与应答反应的靶基因,包括某些细胞因子和化学激活因子的受体如 CCL23,以及细胞表面受体/膜蛋白如 NOTH3 和 CD1E 等,同时得到了这些基因的特定表达模式。这就提示了一种可能性,即对刺激剂和致敏剂的筛选,可通过基因表达谱而不必依赖动物试验就能完成。当然这需要今后更多的试验验证,包括增加检测的组织类型、暴露的时间阶段和建立优化的试验设计。虽然局部淋巴结测定法(LLNA)是检测接触性致敏物的敏感方法,但是它需要使用放射性核素和多个动物分组。而基因芯片的检测方法可以使 28 天致敏试验更为简便,同时不需要使用放射性核素。将基因表达谱的筛选结果与组织病理学观察相结合,有可能实现国际替代法合理性协调委员会的目标,即可靠性、重复性和再现性。

对于筛选出的候选基因,还应当在实验动物和暴露人群中进行比较性研究。以焊接工人为对象,比较了焊接烟雾暴露前后以及与非暴露人群外周血基因表达谱的差异,证实采用全血总 RNA 检测可以反映金属烟雾或微粒暴露导致的短暂基因谱改变。通过功能途径的基因聚类与炎性和免疫应答之间的相关联系,提示人类单核细胞的基因表达谱变化可用于评估暴露个体的免疫毒性作用。

将基因谱表达和免疫功能的变化结合起来仅仅是工作的第一步。接下来应该研究经典的免疫抑制过程中基因功能的相应变化,以便将免疫毒理基因组学作为重要的筛选和预测工具。因此,应该鼓励在免疫毒理学研究中将基因谱表达作为毒性终点的指标,以及多实验室的合作以建立免疫毒理基因组数据库。在组织细胞的选择方面,应尽可能地包括初级(胸腺和骨髓)和次级(脾脏和血液)来源的淋巴细胞。应当注意的是,许多研究采用外周血的淋巴细胞,但人类和鼠类外周血中循环淋巴细胞的比例是不同的,因而存在着物种间的差异。特别是受到化学物的免疫刺激后,可激活一系列转录和翻译过程,引起众多基因的表达上调或下调,从而使得化学物的毒性作用通过免疫应答的方式得到更明显的表现。为此,应当首先确定在介导细胞免疫、体液免疫和先天免疫应答中具有代表性或有预测作用的基因。

在实验设计方面,应当考虑剂量-效应和时间-效应关系。剂量设计应包括环境本底剂量和职业高暴露剂量,而时间设计需考虑暴露的早期和远期的效应,因为有些毒理基因组学的研究结果提示,在毒作用的早期,往往会有大量的基因出现表达改变。因此,必须设定合理的阳性和阴性对照,体外和体内试验,采用多种啮齿动物以及动物和人类的细胞株。对其他器官系统的毒理基因组学研究表明,初级暴露细胞的转录表达谱可实际反映化学物的毒作用程度。

由于免疫系统的复杂性,参与免疫毒作用的基因数量可能多达成百上千个。然而,这些基因并非是单独起作用,而是以组合的方式在特定的信号通路中发挥作用。采用通路分析,可以排除非免疫应答的功能通路,如凋亡、坏死和急性期反应等。这些终点效应虽然也伴有基因功能的改变,但从作用机制上却与免疫系统完全不同。在免疫毒物暴露组和非暴露组的小鼠中,一些免疫组织和细胞如脾脏、胸腺、淋巴结和外周血单核细胞的基因和顺式调控元件出现了不同模式的表达。对 8734 个表达序列的层级聚类结果,发现 680 个基因在淋巴组织中过量表达,其中 360 个基因被鉴定为在免疫组织中的特异性表达。这些基因与免疫或防御反应、受体或细胞信号转导、吞噬作用或黏附趋化等功能相关。

可选用一组基因作为探针工具以发现未知的免疫毒性机制。通过基因芯片分析发现,在 B6C3F1 小鼠中急性乙醇暴露可抑制巨噬细胞介导的对细菌性腹膜炎的抗性,具体机制是乙醇通过阻止受体聚集而抑制了 Toll-like 受体信号,该信号是病原体识别和杀灭过程中的启始事件。这些研究提示,同时检测多个不同的信号途径,并将结果与特定的免疫功能进行联系和综合分析,将有助于更深入地理解免疫毒性的机制。一项对人类和动物细胞染毒砷和二甲胂酸后基因模式的比较性研究,有助于预测不同物种的毒性机制和应答模式。

标签基因的共同表达反映了共同的炎症机制,因而可用于筛选具有多种效应通路的免疫毒物如致哮喘剂。已知卵清蛋白(OVA)或偏苯三(酸)酐(TMA)会导致 BALB/c 小鼠相似的哮喘表型,但这两种呼吸道变应原活化的基因和涉及的效应通路却不相同。小鼠肺中差异表达的基因中,精氨酸酶 1、*Gatm* 和 *Ddah2* 基因与精氨酸酶的活性有着表型联系。这些结果提示,OVA 可能是通过气道重构,而 TMA 却是通过扩张支气管和产生活性氮的途径产生效应的。

应用基因组学技术来研究免疫毒性机制需要结合基因组分析和免疫功能测定的结果。在实际工作方面,可以将功能性免疫毒性研究与基因组学中心进行协作,以便在同一批动物中同时分析基因表达和免疫功能的改变。

毒理基因组学的目标之一,是将基因芯片检测结果与化学物结构活性关系和动物实验结果进行比较,从而实现危害认定,同时将基因组学数据与人群暴露评价和种间比较资料结合,以进行危险表征。国际生命科学会(ILSL)健康与环境科学研究所基因组学委员会通过提供的一个毒理学研究的案例,认为毒物暴露引起的生物学通路改变可经不同水平(组织、细胞、分子)的实验平台得到鉴定;个别基因的测定结果只能反映毒性分子网络中一个点的变化;基因组表达改变应当与毒性表型标记相锚定。多数情况下,实验条件和处理方案的差异会引起单个基因产生不同的变化,但是与生物学通路相关的基因组的变化趋势通常却是较为恒定的。

危险度评价是基因组学可能产生重要影响的领域之一。这方面首先需要解决的问题是如何将实验动物中出现的相对较小但是统计学差异显著的免疫应答与对人类的健康影响相联系。由于发生改变的基因或蛋白的数量较大,因此存在着使危险度评价的复杂性被放大的可能。迄今为止,免疫毒理学危险度评价中未见使用毒理基因组学数据,对一般毒性的评价也只是偶尔在新药和农药登记资料中出现,如对乙草胺诱导大鼠鼻上皮瘤的致癌危险度评价。基因组学技术作为毒作用方式的分析工具,可用于区别致癌物和非致癌物。例如将甲醛和戊二醛通过滴鼻途径,都能导致 F344 大鼠鼻上皮增生、鳞状化生、炎症和凋亡小体。但甲醛诱导的凋亡相关基因较少而 DNA 修复基因较多。目前 EPA 对苯二甲酸正丁酯的一个病例研究正在试图了解毒理基因组学方法是否会对毒作用方式、组织共性、种间外推和低剂量外推等研究提供更有力的证据。美国食品与药品管理局(FDA)也已开始接受毒理基因组学的数据,用于药物的毒性评价。在免疫毒理学方面,从树突状细胞获得的基因芯片数据已被用于评估过敏性接触性皮炎的危害。由于树突状细胞在所有类型的免疫应答中具有启动性的作用,因此研究的结果可应用于其他类型的免疫毒性。

一组特定基因的表达模式应能反映免疫功能的变化,并成为联系化学物基因效应和免疫功能测试之间的桥梁,用于预测免疫毒性。如用 LLNA 预测接触皮炎和抗体应答,用自然杀伤细胞测定、细胞表面标记和组织病理学预测免疫抑制毒性等。为此,选择合适的初级(胸腺和骨髓)或次级(脾脏和血液)淋巴器官以及适当的细胞类型作为 mRNA 来源非常重要。外周血作为免疫细胞的来源在不同个体和种属间的比较上有特殊的价值。同时,需设立多个阴性和阳性化学物作为对照,并考虑早期和晚期的终点组合。由于自身免疫性疾病的复杂性,目前还无法应用芯片技术进行解析。

将组学技术作为免疫毒理学的常规方法用于免疫毒物筛选和危险度评价还为时尚早,但显然是今后的发展方向。作为免疫毒理学常规方法的补充,组学技术可在分子水平上提供更加深入的免疫毒性的机制信息,包括 RNA 信使、蛋白质和代谢图谱的变化。已发表的一些免疫毒性研究提示,基因芯片分析还可作为在通路水平上阐明免疫功能变化的有效方法。近年来,采用组学技术对一系列经典毒物如六氯苯、二噁英、二甲苯、苯并[a]芘等进行了测试,结果表明,组学已经能够揭示化学物新的毒性效应,并有可能成为筛选以免疫系统为靶器官的化学物的预测工具。

四、从毒理基因组学到系统毒理学

随着毒理基因组学数据库的完善,毒理学将作为一门信息科学出现,实现全面分析、综合建模和新特征的发现。系统毒理学(systems toxicology)是系统科学的一个分支。系统科学的核心思想,是整体大于部分之和,即存在联合作用或相互作用。系统特性是不同组成部分、不同层次间相互作用而"涌现"的新性质;对组成部分或低层次的单独分析并不能真正地预测高层次的行为。

生物系统在暴露于环境有害因素之后,会发生各种反应,从适应性、药理学、毒理学到病理学反应。就生物反应的复杂性而言,我们目前的认识还处在较低的水平上,即只是用"线性生物信息学"的方法处理资料。事实上,生物体的网络和系统反映的是整体的生物信息,细胞对于环境刺激的反应是全方位的。对此,只能发展系统毒理学的方法,通过对全套组学资料的适当统计学分析,以数学模型的方式加以综合描述。而在此之前,首先必须积累资料,建立资料处理系统和相关知识库。这将是一个巨大的挑战,可能需要 10 年或更长的时间。

为此,美国 NCT 提出了一个综合研究和利用各类毒理学资料的长期计划。作为这个计划的第一步,是建立综合性的数据库,即生物系统化学物效应知识库(Chemical Effects in Biological Systems Knowledge Base, CEBS)。它包括多种系统毒理学的全面信息,如基因组与蛋白质组的表达信息、化学物体内代谢信息以及生物体对毒性的反应信息等。CEBC 建库分为 4 个阶段。第一阶段,收集基因组表达、毒理学和病理学实验资料,并对各种来源的资料进行注释,同时发展解读基因组和蛋白质组的生物信息学工具。第二阶段,建立蛋白质组学和代谢组学数据库。第三阶段,综合各组学和 SNP 数据库,将其与已知的代谢和功能途径相联系。第四阶段,开发综合性分析模型,产生新的知识和发展新的系统毒理学。数据库将随着毒理学、生物学和化学物信息的增加而不断更新。

CEBS 将包括从真菌到人类多种属的资料,因此有可能通过同源性比较,得到功能途径和作用网络的信息。建库完成后,将对全球的研究者开放,使用者可以化学物名称、结构分类、毒作用或病理效应、基因组/蛋白质组表达、毒物代谢和毒性机制等检索词进行检索,从而大大加快毒理学研究的进程。另一方面,CEBS 还可作为一个毒理学参考信息系统,对于未知化学物的基因或蛋白表达图谱,可通过与数据库相关信息比较而获得初步的毒性判断。为此,NCT 提出了毒性标签(toxic signature)的概念,包括化学物标签(chemical signature)和效应标签(effects signature),用于对化学物及其毒作用进行分类,并预测新化学物的毒性。

构成毒理基因组学的基因、蛋白质和代谢表达谱资料反映了从人体暴露到疾病的不同阶段。通过比较暴露组和对照组的变化,可得到引起各表达谱改变的最低有效剂量。在 EPA 和 IARC 遗传效应数据库中,已有大约 700 种化学物的不同组织器官,不同效应终点的最低有效剂量或最大无作用剂量。按照同样的方式,可建立毒性基因或相关 ESTs 的数据库,将不同毒理学终点与基因表达的上调节或下调之间建立函数关系,并得到最小有效剂量。通过直方图的形式,可获得关于毒作用机制以及原发或继发毒性的信息,从而为定量危险度评定提供分子水平的剂量资料。

暴露生物学(exposure biology)采用系统的方法研究从污染源的暴露到有害健康效应的过程,重点考虑外源性环境有害因素(化学物、辐射或生物感染)与生物动态系统(基因组、转录组、蛋白质组、代谢组、细胞组和功能组)之间的交互作用。通过对各类有害因素和生物网络信息的综合分析,建立一个可将各类信息相互联系的"环境健康序列"(environmental health sequence)。这个"序列"不仅可显示个体暴露于单个因素的结果,而且可反映多个个体或群体暴露于多个因素和累积暴露的后果。为此,美国 EPA 和 NIEHS 发展出了一个计算机模型系统,用于从对污染物的排放、人类暴露到疾病发生的全过程进行评估。该系统由 3 部分组成。第一部分为环境整体危险研究模型(modeling environment for total risk studies,MENTOR),解决从污染源到剂量的估算。第二部分为剂量-反应信息分析系统(dose-response information analysis system,DORIAN),主要从生物学上分析剂量-反应的各个步骤。第三部分为暴露生物学综合框架(integrative exposure biology framework),用于对多环境因素的人类危险度进行评定。

DORIAN 系统的任务,是将多方面的信息进行整合。这些信息包括传统毒理学的ADME、毒代动力学和毒效动力学信息,用组学技术经体内体外实验获得的高通量信息以及各种代谢途径和信号网络的信息。由于这些信息具有多枝分层和时空分级等复杂性,使得对其相互作用的分析成为一项艰巨的任务。为使操作具有可行性,建立了一个环境生物信息知识库(environmental bioinformatics knowledge base,ebKB),用于对各种网络的分析,如细胞内/间网络、生理隔室网络、代谢网络等。每一个网络中包含节点、边界或连接以及功能状态。其中节点可为静态(如器官中的组织)或动态(如炎症过程),而且本身也可是一个网络。

由于细胞是生命的基本单位,将生物网络分为两大类:细胞内网络和器官内网络。细胞内网络包括细胞内信号网络、转录调节网络和代谢网络,其中的节点是生物分子、生物复合体和细胞器。例如,转录调节网络由转录因子分子、核开关(riboswitch)和结合位点组成,而相应的连接形式有 DNA-蛋白质、蛋白质-蛋白质和代谢物-RNA 之间的相互作用。器官内网络包括细胞间信号网络和生理功能网络,其中的节点是细胞、组织、器官和功能模块,通过血液、淋巴和神经系统实现物质和信息连接。

网络的动力学特征通过两类模型加以描述,即表型模型和机制模型。相关的参数可以是生物化学的,如大分子代谢的指标,也可是生物物理的,如密度、压力、浓度和电荷等。当参数较多时,还需对分布进行描述。例如,当进行毒理学评价时,组织中的污染物浓度及分布常常受到许多因素的影响,如遗传多态性概率的影响,而这些因素间又是相互作用的。

DORIAN 系统提供高度模块化的构架,用于多层次多水平环境生物效应的建模。它同时还能处理由于遗传差异和表遗传效应引起的人类易感性的变异。DORIAN 系统内的模块按照功能分为不同的层次,从毒理学特征,分子-分子相互作用,到虚拟细胞、虚拟器官和虚拟个体。举例来说,biomodules 模块可处理各种相关的毒理学试验资料,特别是不同生物学终点之间的协同或拮抗作用,提出生物学假设,并根据证据强度和灵敏度分析,给出与下一个更高层次模块的动力学联系或提供组分参数。

以下分别从细胞、组织器官和个体水平举例说明模型的组成和功能特征。

(一)　细胞水平毒代动力学和毒效动力学模型

砷是一个环境污染物,具有很强的人类毒性。不管是急性还是慢性暴露,砷都可引起氧化应激,并导致肝、肺、膀胱和皮肤肿瘤。细胞水平的毒代动力学(toxicokinetic modeling,TK)模型描述砷跨细胞膜的转运以及在肝细胞中的代谢步骤。通过模拟三价砷经水通道蛋白同工酶 9(AQP9s)的吸收、谷胱甘肽(GSH)的结合、砷乙酰转移酶的乙酰化、多药耐受蛋白(MRP)的转出以及硫氧还蛋白还原酶介导的抗氧化反应,模型可预测肝细胞内三价和五价砷的浓度,并描述 2 条主要的砷代谢通路,一条是经乙酰转移酶 AS3MT 的经典乙酰化通路,另一条是较新发现的经砷-GSH 复合物生物转化的通路。这些通路涉及活性氧(ROS)形成、DNA 损伤和修复等过程。毒代动力学模型可与毒效动力学模型(toxicodynamic modeling,TD)相连接,后者的核心组件包括 ROS、核 Nrf2、mRNA、MRP 和 γ-谷氨酰半胱氨酸合成酶催化亚单位(GCLC)的蛋白水平。TD 主要描述细胞的适应性反应和 ROS 的增高。适应性反应由一个反馈环机制控制,涉及转录因子 Nrf2 通过 GSH 和 MRP 表达而发挥抗氧化作用。ROS 增加的直接结果是 DNA 损伤,与此相伴随的是碱基切除修复通路的启动。TK/TD 组合模型可分析 GCLC 的时间动力学以及由砷暴露造成的 DNA 损伤和修复的后果。

(二) 器官水平代谢酶诱导分布模型

肝脏中的细胞色素 P450(CYP)是主要的化学物代谢酶系统,其活性高低和组织分布在代谢解毒过程中起重要作用。四氯二苯并-p-二噁英(tetrachlorodibenzo-p-dioxin,TCDD)是一种常见的环境污染物,具有内分泌干扰和促癌等毒作用。通过测定肝脏不同部位 CYP1A1/2 的 mRNA 和蛋白表达的水平,获得了在不同剂量 TCDD 暴露条件下 CYP 的活性状态,在此基础上建立了由 TCDD 诱导的 CYP 分布模型。在肝脏的两个表观区域,肝中心小叶和门静脉区各占 50% 体积的条件下,中心小叶区的 CYP 活性显著高于门静脉区。该模型可以定量估计在不同剂量暴露的条件下,器官内不同部位代谢酶诱导的分布以及由此代表的毒性改变。

(三) 整体水平毒代动力学和毒效动力学结合模型

三氯乙烯(trichloroethylene,TCE)是一个确定的动物致癌物和可疑的人类致癌物,代谢产物为三氯乙酸(trichloroacetate,TCA)。TCE 主要在肝脏中代谢,其毒作用机制是通过增加细胞内 ROS 的水平而导致氧化应激反应、脂质过氧化和 DNA 损伤。在此过程中,过氧化物酶体增殖激活受体 α(PPARα)的活化起着决定性的作用,而氧化应激状态可通过测定硫钡酸反应物质(thiobaric acid reactive substances,TNARS)来度量。以小鼠体内试验脂质过氧化和 DNA 损伤的资料以及小鼠肝切片体外试验自由基和脂质过氧化的资料为基础,首先采用 PBTK 模型预测 TCE 和 TCA 在血液和肝脏组织中的浓度,然后用 TD 模型的 Michaelis-Menten 动力学方程描述 TBARS 产生的量以及对氧化应激反应的反馈机制。这种毒代动力学和毒效动力学相结合的模型,可用于预测暴露后几小时至几周的肝组织氧化应激变化,TCE 或其代谢产物的生物学效应,以及从暴露到毒作用产生的复杂过程。

(四) 多系统相互作用和效应整合

对纳米颗粒物质的毒性研究已成为毒理学的重要领域。由于极小的体积和相对大的表面积,使其极易进入肺泡和通过各种膜屏障。因此,纳米颗粒的毒性不仅局限于肺和呼吸道,而是涉及全身多个器官系统。例如,碳纳米管(CNT)在体内不被生物降解,当被肺内的巨噬细胞吞噬后,可沿肺泡表面向上移行,由纤毛系统送至气管,然后进入食管。另一方面,含有 CNT 的巨噬细胞可进入中心小叶,形成类上皮肉芽肿。一旦纳米颗粒进入组织间质或上皮下间隙,就很难被清除,从而引起严重的毒性反应。除了组织病理学改变外,纳米颗粒还诱导产生细胞因子,以及反映炎症、氧化应激和细胞毒性的生物标志。

在前述的 MENTOR 和 DORIAN 系统中,已经建立了表征纳米颗粒毒性的特定模块,包括暴露模块、剂量模块、毒代动力学模块和毒效动力学模块。其中,前 2 个模块用于描述和定量预测纳米颗粒在不同生理状态下肺部的沉积部位和数量,而后 2 个模块分析纳米颗粒的体内生物动力学和各种生物效应,从亚细胞水平直到多个器官。例如,吸入混合的气体颗粒后,模拟显示较小的颗粒可从肺迁移到血液系统,并进一步扩散到多个器官,产生不同性质的生物效应,而较大的颗粒则沉积在肺并很快被清除。因此,这些模块的综合应用,可以实现“从暴露源到剂量”和“从剂量到生物学后果”的预测分析,从而在多系统的水平上整合各方面的信息。

毒理学的研究对象是复杂多变的。从化学物和环境因子的巨大数量,到各种暴露条件(时间、剂量、方式)的差异性和机体毒性反应的多样性。面对这些复杂的情况,以毒理基因组学为基础发展系统毒理学,将成为今后数十年毒理学的发展趋势。尽管对于毒理学家来说,这可能是一条艰巨而漫长的道路,但是从整个毒理科学和人类健康的角度,收获与回报也将是不言而喻的。总之,在环境科学和毒理学领域中正在酝酿着一场革命,其起点是 DNA 微阵列技术的引入,而结果则将是毒理基因组学的不断发展,以及人类对健康和疾病过程中基因与环境互动认识的不断深入。

（童　建）

参 考 文 献

1. Sahu SC. Toxicogenomics. Blackwell: Wiley, 2008.

2. Jack J, Wambaugh J, Shah I. Systems toxicology from genes to organs. Methods Mol Biol, 2013, 930: 375-397.

3. Heijne WH, Kienhuis AS, van Ommen B, et al. Systems toxicology: applications of toxicogenomics, transcriptomics, proteomics and metabolomics in toxicology. Expert Rev Proteomics, 2005, 2(5): 767-780.

4. Waters MD, Fostel JM. Toxicogenomics and systems toxicology: aims and prospects. Nat Rev Genet, 2004, 5(12): 936-948.

5. Afshari CA, Hamadeh HK, Bushel PR. The evolution of bioinformatics in toxicology: advancing toxicogenomics. Toxicol Sci, 2011, 120(Suppl 1): S225-S237.

6. Chen M, Zhang M, Borlak J, et al. A decade of toxicogenomic research and its contribution to toxicological science. Toxicol Sci, 2012, 130(2): 217-228.

7. Zhou T, Chou J, Watkins PB, et al. Toxicogenomics: transcription profiling for toxicology assessment. EXS, 2009, 99: 325-366.

8. Chepelev NL, Moffat ID, Labib S, et al. Integrating toxicogenomics into human health risk assessment: lessons learned from the benzo[a]pyrene case study. Crit Rev Toxicol, 2015, 45(1): 44-52.

9. Robinson JF, Pennings JL, Piersma AH. A review of toxicogenomic approaches in developmental toxicology. Methods Mol Biol, 2012, 889: 347-371.

10. Waters MD, Olden K, Tennant RW. Toxicogenomic approach for assessing toxicant-related disease. Mutat Res, 2003, 544(2-3): 415-424.

11. Orphanides G. Toxicogenomics: challenges and opportunities. Toxicol Lett, 2003, 140-141: 145-148.

12. Charles A, Sandrine I, Magali RR. From functional genomics to systems biology: concepts and practices. C R Biologies, 2003, (326): 879-892.

13. Michael W, Gary B, Pierre B. Systems Toxicology and the Chemical Effects in Biological Systems (CEBS) Knowledge Base. Environ Health Perspectives, 2003, 111(6): 811-824.

14. Kirsten A, Baken RJ, Vandebriel JLA, et al. Toxicogenomics in the assessment of immunotoxicity. Methods,

2007,41:132-141.

15. Kirsten A,Jeroen LA,Martijs JJ,et al. Overlapping gene expression profiles of model compounds provide opportunities for immunotoxicity screening. Toxicol Applied Pharmacol,2008,226:46-59.

16. Katsunori S,Yoshinori N,Jun A,et al. Proteomic analysis for the purpose of understanding the mechanisms of benzene and X-ray induced leukemia using human bone marrow cells. J Proteomics Bioinform,2010,3(3):66-73.

17. David GK,Philip MS,Emmanuelle T,et al. P53 controls radiation-induced gastrointestinal syndrome in mice independent of apoptosis. Science,2010,327:593-596.

18. Casciano DA,Sahu SC. Handbook of Systems Toxicology. John Wiley & Sons. Ltd,West Sussex,United Kingdom. 2011.

19. 童建. 毒理基因组学. 卫生毒理学杂志,2002,16(1):53-55.

20. 庄志雄. 毒理基因组学对毒理学发展的影响. 毒理学杂志,2005,19(1):5-8.

第二节　计算毒理学

一、计算毒理学简介

全世界范围内,人们日常生活中常用的化学品超过8万余种,且每年进入市场的新化学品有几百种。化学品污染已被联合国环境规划署列为影响人类生存与发展的全球性重大环境问题之一。随着生物科学技术和计算机技术的快速发展,科学界和管理决策部门日益认识到,基于动物实验的传统毒性测试方法和工具在时间、成本和效能方面存在局限性,已难以满足现实需求。因此当今世界迫切需要发展一种高效、高通量的毒性预测与评估的方法。计算毒理学(computational toxicology)应运而生,其核心是借助数学模型、人工智能等先进的计算机手段,基于统计学、生物学、化学、物理等基础学科知识,分析相关毒理学测试实验数据,估算毒性物质在环境中的暴露浓度,最终实现对化学物的风险评估。

传统的计算毒理学方法包括定量构效关系(quantitative structure-activity relationship,QSAR)、生理药代动力学(physiologically based pharmacokinetic,PBPK)等。其中QSAR是指利用理论计算和统计分析方法研究化合物的化学结构与其活性之间的定量关系;PBPK是根据生理学知识,模拟药物在机体经循环系统向器官、组织转运,以及在组织中分布、代谢的过程。长期以来,由于实验数据和计算能力有限,这些计算模型并没有得到广泛的关注。随着计算机技术和信息技术的快速发展,各种实验数据的累积量呈指数级增长。如何从纷繁复杂的数据中提取有效信息从而对化学品毒性进行预测,已成为毒理学发展的一个新方向。为此,各个国家逐渐重视计算毒理学的研究。美国于2003年实施了计算毒理学研究计划,在2005年专门成立了国家计算毒理学中心(NCCT)。美国国家研究委员会(NRC)在2007年提出了战略性文件"21世纪的毒性测试:远景和策略"(toxicity testing in the 21st century:a vision and a strategy,TT21C),倡导改变以活体动物实验为主的传统毒性测试体系,向基于高通量体外测试和计算毒理学等方法的毒性测试体系转型。TT21C一经提出,便得到各国工业界、学术界的一致响应,纷纷投入巨资启动了多个重大项目:如"毒性预报"ToxCast、"21世纪毒性测试"Tox21等。

进入21世纪,系统生物学的出现标志着生物学研究正在发生一场革命,其核心是阐明细胞应答网络所取得的进展。系统生物学的出现也为计算毒理学的发展带来新的契机,科学家开始研究化学毒物如何通过干扰通路而产生毒性反应。TT21C报告指出未来毒理学测试和风险评价策略应以"毒性通路"为基础,通过研究和分析细胞组分的变化,探究化学物对生物学基本过程的影响。强调"毒性通路"的系统的计算思路出现,标志着计算毒理学进入到计算系统毒理学时代。计算系统毒理学的主要任务包括:①整合各种组学数据和毒理学相关数据,全面理解毒物的作用机制;②构建毒性预测模型,定量全面地对化学物风险进行评估。尽管计算毒理学仍是一门新兴的学科,但已经应用到多种领域,包括化学物风险评估、理解毒理学机制、食品添加剂的安全筛选、药物代谢产物的安全筛选等。在未来,计算系统毒理学将有望解决传统毒理学的遗留问题,如高剂量动物测试外推低剂量人体效应等(图8-1)。

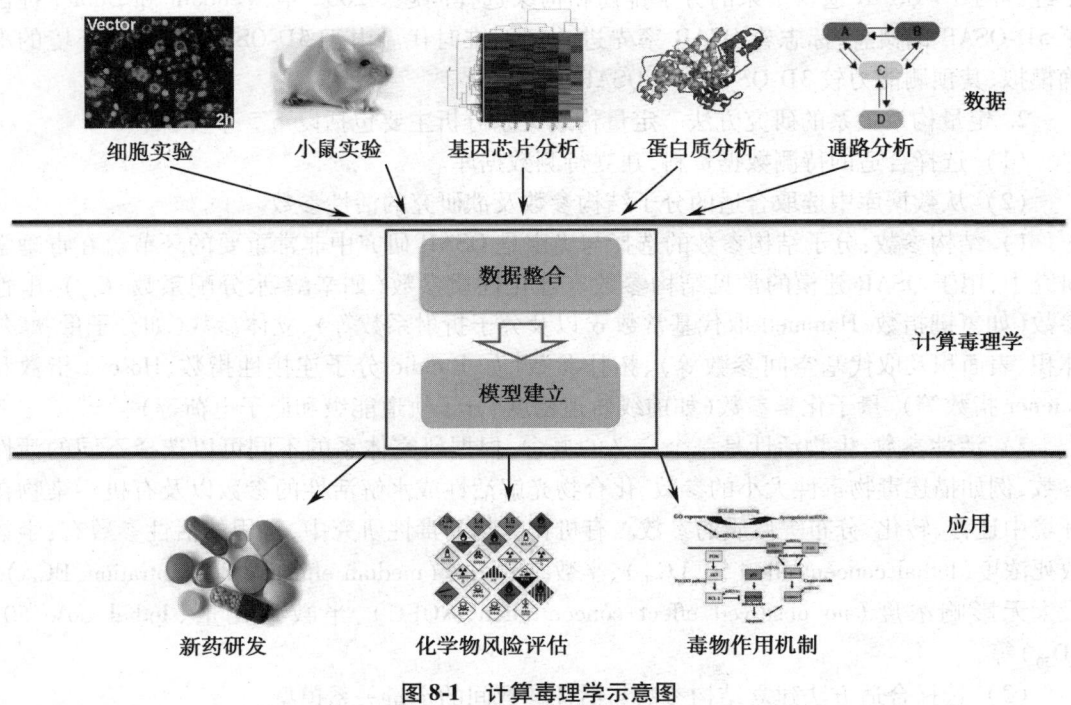

图8-1 计算毒理学示意图

二、计算毒理学的主要研究内容及应用

计算毒理学的主要任务是整合毒理学数据,从而建立数学模型对化学品的毒性进行预测。根据数据类型、数学模型、毒理学终点等的不同,计算毒理学的主要研究内容包括:定量构效关系、药代动力学、毒物靶标预测、系统毒理学等。下面我们简单介绍定量构效关系和系统毒理学。

(一) 定量构效关系

1. 定量构效关系的定义及发展 定量构效关系(quantitative structure-activity relationship,QSAR)是指利用理论计算和统计分析方法研究化合物的化学结构与其活性之间的定量关系,即利用结构参数构建数学模型来描述化合物结构和活性之间的关系。QSAR为化合物性质的预测提供了一种简便、经济和有效的方法,目前已经广泛应用于化学、生物学、环境科学和药物设计等学科研究中。

构效关系(SAR)是随着药物化学的产生而出现的,而 QSAR 是由 SAR 发展而来。1964 年,Hansch 等根据取代基与活性的关系建立了线性自由能关系模型(LFER)。与此同时,Free 和 Wilson 提出了 QSAR 的取代基贡献模型。这些研究正式揭开了经典 QSAR 研究的序幕。1980 年,Hopfinger 等将分子形状与 QSAR 结合起来,提出了第一种 3D-QSAR 方法——分子形状分析法(molecular shape analysis,MSA)。相比于 2D-QSAR,3D-QSAR 可以直观地显示计算结果。分子形状分析之后,陆续出现了许多 3D-QSAR 方法,如 Apex-3D、距离几何学方法(distance geometry,DG)、比较分子场方法(comparative molecular field analysis,CoMFA)。1997 年,Hopfinger 引入了 4D-QSAR 的概念。4D-QSAR 的基本理论是与 3D-QSAR 相同,而第四维指的是集成采样,表现为化合物分子各种构象、取向等的集合。4D-QSAR 成功地解决了经典的 3D-QSAR 遗留下来的分子排列和构象选择问题。2002 年,Vendani 和 Dobler 提出了 5D-QSAR 的概念,标志着 QSAR 率先进入到五维时代。由于 5D-QSAR 对受体环境的准确模拟,其预测能力较 3D-QSAR、4D-QSAR 提高很多。

2. 定量构效关系的研究方法　定量构效关系分析主要包括以下 5 个步骤:

(1) 选择合适的待测数据资料,建立待测数据库。

(2) 从数据库中选取合适的分子结构参数及欲研究的活性参数。

1) 结构参数:分子结构参数的选择与确定是 QSAR 研究中非常重要的环节。在毒理学研究中,用于 QSAR 建模的常见结构参数有理化性质参数(如辛醇-水分配系数,K_{ow})、电性参数(如氢键指数、Hammett 取代基常数 σ 以及分子折射系数等)、立体参数(如分子量、摩尔体积、表面积及取代基空间参数等)、拓扑参数(如 Randic 分子连接性指数、Hosoya 指数和 Wiener 指数等)、量子化学参数(如前线轨道密度、分子轨道能级和原子电荷等)。

2) 活性参数:生物活性是一个广义的概念,根据研究体系的不同可以选择不同的活性参数,例如描述毒物毒性大小的参数、化合物光解活性或水解活性的参数以及有机污染物在环境中迁移、转化、分布等性质的参数。有机化合物的毒性研究中,常用的活性参数有:半数致死浓度(lethal concentration 50,LC_{50})、半数有效浓度(median effective concentration,EC_{50})、最大无影响浓度(no observed effect concentration,NOEC)、半数致死量(lethal dose 50,LD_{50})等。

(3) 选择合适方法建立结构参数与活性参数间的定量关系模型:

1) 经典 QSAR 模型:目前普遍使用的 QSAR 模型有:Hansch 线性自由能关系模型(LFER)、Kamlet 线性溶剂化能相关模型(LSER)、Free-Wilson 取代基贡献模型、辛醇-水分配系数法、分子连接法等。其中 LFER 模型是目前最常用的定量构效关系模型。其最初形式为:

$$\lg \frac{1}{C} = a\lg K_{OW} + b\sigma + cE_S + e$$

其中 $\lg K_{OW}$ 为辛醇-水分配系数;σ 为 Hammett 取代基常数;E_S 为立体效应常数。系数 a,b,c 和 e 可以采用多元线性回归求解。LFER 模型的优点是参数较易得到且具有一定的理论意义,有助于人们理解生物活性的作用机制。但其缺点是要求被研究的分子所显示的活性具有相同的作用机制。

2) 常用的 QSAR 建模方法:随着计算机技术的发展和进步,建立 QSAR 模型的方法由最初的回归与相关统计方法发展到多种模式识别方法。目前常用的数学建模方法主要有:

多元线性回归(MLR)、主成分回归(PCR)、聚类分析法(CA)、偏最小二乘法(PLS)、人工神经网络(ANN)、遗传算法(GA)以及支持向量机法(SVM)等。各种方法都有自己算法的独特优势,并已经应用到化学、药物设计和环境科学等众多领域。

(4) 模型的检验:以适当参数和合适的方法建立 QSAR 模型后,必须对模型进行检验,包括:①相关显著性检验,即在多大的置信水平上显著相关;②给出方法误差 E_M;③给出实用范围。对于相关显著性不高或方法误差 E_M 太大的模型必须进行优化。优化的方法包括:选择更合适的建模参数和选择更佳的建模方法。

(5) 模型的应用:经检验后的模型可以用来预测新化合物的生物活性或毒性。

3. 定量构效关系的应用　定量构效关系研究在国际上是一个相当活跃的领域,在环境化学、农业化学、药物化学得到广泛的应用。

(1) QSAR 在环境化学中的应用:在环境化学领域,QSAR 主要应用于有机化学品的风险评估,通过定量构效关系预测化合物的毒性并研究其作用机制具有重大的意义,尤其是在实验数据不完整的情况下,QSAR 被看作是毒理学的可靠预测工具。芳香烃有机物是一类最早被发现的环境致癌物,其中的多环芳烃在环境中的分布最广,是与人类日常生活最密切的环境致癌物,但对其致癌机制的认识还比较有限。对于单环芳香烃类化合物,可以利用传统的 Hammett 取代基常数描述单环取代芳烃的电子特性,$\lg K_{OW}$ 适用于描述非专一性的毒性效应,而分子轨道理论,尤其最低空轨道与最高占据轨道能量的差值 $E_{LUMO}-E_{HOMO}$ 适用于描述化合物的毒性。研究表明,$E_{LUMO}-E_{HOMO}$ 越小,苯酚毒性越大,即电子越容易跃迁进入空轨道,化合物毒性越大。苯酚对小鼠的毒性以半数致死浓度表示,即

$$\lg \frac{1}{C} = 0.25 \lg K_{OW} + 2.5(E_{LUMO} - E_{HOMO}) + 26.58$$

其中,K_{OW} 为辛醇-水分配系数,E_{LUMO} 为最低空轨道能量,E_{HOMO} 为最高占据轨道能量。

(2) QSAR 药物研究中的应用:在药物研究领域,癌症、艾滋病和心脑血管疾病的高效药物研制是全世界普遍关注的问题。1-(2-羟乙氧基)甲基-6-(苯硫)胸腺嘧啶(HEPT)类化合物是一类具有较高生物活性的抗艾滋病药物。Shovanlal Gayen 以物理化学参数和拓扑参数为描述符,采用相关分析和多元线性回归方法对此类物质的 HIV 逆转录酶抑制活性建立了 QSAR 模型,并对药物-受体相互作用进行了解释。林红卫等应用分子电性距离矢量(MEDV)对吡喃酮类化合物进行结构表征和抗人类免疫缺陷病毒(HIV)的活性预测,通过逐步回归方法建立了 MEDV 与活性之间的定量构效关系,这对吡喃酮类抗艾滋病新药的研究有一定的参考价值。许多中药都含有天然抗肿瘤成分,然而存在水溶性极差且资源短缺等问题,可以通过研究定量构效关系对其进行改进,得到较强的抗癌活性、较低毒副作用以及一定水溶性的类似物。刘斌等用比较分子立场分析方法,对含有不同药效基团的紫杉醇类似物进行了三维定量构效关系研究,建立了具有较强预测能力的 QSAR 模型。李峰等将量子化学中扩展的 Huekel 分子轨道法和模式识别方法相结合,研究酚类及衍生物的定量构效关系,通过分析活性部位和药效大小,说明在邻对位与间位引入较强的电子基则生物活性出现明显差异。

(二) 系统毒理学

1. 系统毒理学的定义和发展　随着高通量技术的迅猛发展,一门在系统水平上研究生命的结构、功能和调节网络的科学——系统生物学应运而生。系统生物学核心是阐明生物

分子网络的组成成分及其生物学功能。生物分子网络(molecular biology network)是指由生物体内的基因、mRNA、蛋白和小分子间复杂的生化反应所构成的一组相互联系的通路。生物网络的功能包括使正常的细胞功能得以维持、细胞间的信号转导运转自如、细胞对自身环境的变化适应良好等。生物科技的发展促使科学家研究环境因素是如何通过干扰通路而产生毒性反应。当通路被严重干扰并导致不良健康效应时,称作"毒性通路"(pathway of toxicity,POT)。毒性通路强调的是在细胞水平从化学品暴露到基因表达改变的一系列精确的分子事件。常见的毒性通路包括:热休克蛋白(HSP)应答通路、低渗性应答通路、P38 MAP 激酶的应激通路、DNA 应答通路、内分泌激素应答通路等。系统生物学方法可以用于描述毒性通路的基本活动,并提供描述细胞信号通路的数学模型及化学物如何干扰这些生物信号通路的生物学模型工具。

2003 年,美国国家毒物基因组中心(The US National Center for Toxicogenomics)在开发第一个毒理基因组学智能库时提出了系统毒理学的概念,该智能库将来自转录组学、蛋白质组学、代谢组学的分子表达数据集和传统毒理学参数、人类疾病有关的毒物代谢途径以及基因调节网络信息结合在一起。系统毒理学是系统生物学在毒理学中的延伸,该概念涵盖了毒物和应激源对生物系统的干扰作用、分子表达监测和某些传统毒理学参数的测量,并整合应答数据以建立相应的毒理学系统模型。系统毒理学的最终目标是构建多水平、多机制、多尺度的数学预测模型,定量的描述毒性的关键机制,实现化合物的安全性综合评估。

2. 系统毒理学的研究方法

(1)系统毒理学研究框架:毒性通路的识别和构建是系统毒理学的基础,包括阐明毒性通路的分子组分和化学物干扰对毒性通路的影响。一系列系统生物学方法,包括分子表达谱芯片、通路挖掘和其他高分辨技术,将揭示关键分子间的相互作用。这些关键的交互作用将在体外进行测试并用计算机模拟,为检测毒性通路干扰提供一套合适的策略,并为描述剂量-反应关系提供必需的工具。图 8-2 中描述系统毒理学的基本框架。此框架中应用了活细胞对于各种化学毒物的应激反应,并融合了全基因序列和不完全的生物学知识,所有这些都用来解释潜在的相互作用关系。

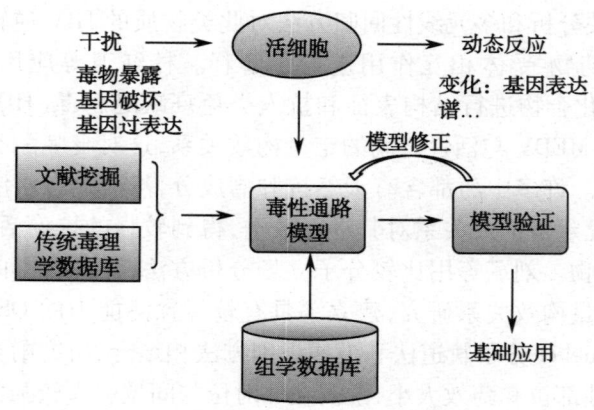

图 8-2　系统毒理学的基本框架

在实际的应用中,计算系统毒理学主要包括以下几个方面:①数据收集和整合:将实验得到的数据或者文献中已有的数据进行整合,对某一选定的毒性通路进行了解,确定该毒性通路的组成成分;②建立模型:选择合适的建模方法对数据进行整合,建立毒性通路的网络模型,对模型进行定量分析;③模型验证:将模型得到的结果与实验数据进行比较,对模型进行评价和修正;④模型应用:根据修正后的模型做出预测和假设,设计新的实验进行验证。

（2）系统毒理学建模方法:毒性通路的各组分之间存在复杂的相互作用,在建模过程中人们往往利用复杂网络对生物系统进行数学描述。复杂网络模型不仅可以描述毒性通路的结构,也可以与数学方法结合来预测化学毒物干扰下毒性通路的动态行为。当前,毒性通路的网络模型主要分为两大类:静态网络和动态网络。

1）静态网络:静态网络分析又称为定性网络,往往是将不同来源的实验数据整合映射到同一网络中,用于描述生物系统中生物分子间的相互作用。如 Audouze 和 Grandjean 从 ChemProt、Interactome、OMIM 和 CTD 数据库中挖掘到农药二氯二苯基三氯乙烷（DDT）异构体和代谢产物的化合物-蛋白、蛋白-蛋白及蛋白-疾病相关信息,构建了相互作用网络。该网络在一定程度上反映了化合物对机体不同组织、不同分子水平的影响。网络的拓扑属性是描述网络本身及其内部节点和边结构特征的测度,包括连通度、聚类系数、紧密度等。目前有多款软件可以用于生物分子网络的可视化和网络拓扑属性分析,包括 CytoScape、Cfinder、PathwayStudio 等软件。

高通量实验技术的出现和应用为生物分析提供了海量的数据资源,然而这些数据资源形式多样,包含信息丰富。系统毒理学的一个重要任务是整合这些数据,利用计算机技术构建网络。通过对构建的网络进行拓扑性质的分析,有助于构建计算预测模型。最基本的预测方法是基于多重网络的打分方法,其前提假设是毒性机制相关测试的阳性率越高则该化合物具有这种毒性的可能性越高。另一种预测模型是基于化合物的网络拓扑结构相似性,如唐赟等人开发了基于边加权、点加权和网络推算算法,首次发现了化合物相关网络中的弱相互作用。此外,该算法已经成功地运用到化合物-蛋白、药物-副作用相互作用网络构建,同时还构建了化合物-基因-疾病网络及环境因子-microRNA-疾病网络的计算系统毒理学框架。Audouze 等根据蛋白质网络拓扑相似性,预测毒性物质导致疾病的潜在机制蛋白。

2）动态网络:生命过程是一个动态过程,因此生物分子网络也并不是静态不变的。如在富氧和缺氧的状态下,葡萄糖的代谢途径并不相同;化合物对生命和环境的影响,也具有量效和时效特征。因此要揭示毒物作用的分子机制,必须考虑毒性通路的动态特征。自 20 世纪 60 年代以来,已出现多种动态网络的数学模型,包括布尔模型、常微分方程模型、偏微分方程模型和随机模型等,这些模型刻画的尺度和精度各有不同。常微分方程（ordinary differential equation,ODE）是描述动力学系统的常用方法,该法具有很好的数学理论基础因而在系统毒理学中已广泛应用。用 ODE 模拟生化网络需要确定许多参数,不能由实验获得的参数可以通过数学模拟得到,这也是 ODE 的一个优势。相对复杂的生物网络将会涉及多个 ODE 方程,这些方程组的求解可通过 LOODA 和 CVODE 等程序进行。SOSlib 是一个基于 ODE 算法的开源计算机程序库,可用于分析和计算生化系统中涉及到的 ODE 方程组。ODE 的缺点是只能反映系统要素与时间的关系,并未考虑到物质转运和扩散等空间限制效应对反应的影响,对于同时存在时间和空间效应的系统则需建立偏微分方程（partial differential equations,PDE）。虽然 ODE/PDE 方程是最基本且使用最为普遍的生物系统建模方法,但 ODE/PDE 方程只是真实生物系统的一个确定性近似。在实际情况下,随机性贯穿于系统发生和演化的始终,是生物系统最重要的特征之一。为了描述系统内必然出现的本质的随机性,我们需要建立随机微分方程模型（stochastic differential equation,SDE）。

目前已有的模拟模型可以在 CellML 和 BioModels 等数据库中查询。由于计算毒理学的发展滞后于计算系统生物学，因此相应的数学模型较少。随着实验数据的增多和计算方法的完善，更多的毒理学动态模型将会被构建。受计算方法的限制，当前动态网络只能研究较小的生物系统，一般只能模拟单个化合物对机体的暴露影响。将来，动态网络有望模拟更高水平的生物系统，实现虚拟器官和虚拟群体的定量评估。

3. 系统毒理学应用

（1）毒物作用机制研究：毒理学的首要任务之一是研究毒物作用方式和机制，由于传统毒理学将暴露于各种损伤终点直接联系起来进行研究，所以对于毒物损伤机制的信息了解非常有限。基于"毒性通路"的计算系统毒理学整合了多种高通量实验技术测得的不同水平的数据，涵盖了毒性反应的几乎所有环节，从而加深了对毒物作用机制的全面理解。系统毒理学研究毒物作用机制的一个经典例子是哺乳动物中谷胱甘肽（glutathione）抗氧化防御系统的研究。Reed 等采用微分方程模型对谷胱甘肽通路的多个环节进行建模，包括一碳单位代谢（one-carbon metabolism）、转硫酸基作用（trans-sulfuration）以及谷胱甘肽的合成、转运及新陈代谢等。该模型定量地描述了谷胱甘肽通路的生物特征，如谷胱甘肽对氧化压力的敏感性，21-三体综合征对氧化应激的影响等。Greenen 等对该模型进一步扩展，加入 γ-谷酰基（glutamyl）循环、视晶酸合成以及对乙酰氨基酚（扑热息痛，paracetamol）的解毒作用等过程。Greenen 模型不仅再现了 THLE-2E1 暴露于对乙酰氨基酚的实验结果，而且还预测出氧化应激中 γ-谷酰基半胱氨酸（cysteine）合成酶的上调，该结果已被实验验证。Benshachar 和 Greenen 等先后将谷胱甘肽模型与 PBPK 模型结合构建多尺度模型。多尺度模型不仅能成功地再现实验结果，而且还预测出酶多态性和谷胱甘肽新陈代谢能力对对乙酰氨基酚反应的影响，它不仅可用于研究毒物作用机制，还可用于新型化学物的安全性评价。

（2）复杂毒性预测：致癌性、生殖毒性、发育毒性及肝毒性等复杂毒性预测，一直是传统毒理学的难点。系统毒理学通过整合多水平的毒理学数据，在复杂毒性的预测方面取得了突破性进展。Nicole 等通过对比 ToxCastI 期高通量筛选数据和 ToxRefDB 数据库，预测得到关键的致癌基因。根据这些致癌基因的实验结果，他们进一步构建了啮齿动物的化学致癌预测模型，准确地把 33 个化合物按照致癌性分为 4 类。类似的方法得到的胚胎血管发育的干扰物预测模型，对大鼠发育毒性预测准确率高达 90%。Martin 等利用线性判别法对关键通路测试进行打分，构建了大鼠生殖毒性预测模型，在外部验证集上的准确率高达 76%。哈姆纳健康科学研究所采用常微分建模方法开发了肝毒性预测软件 DILTsym，定量地模拟了肝毒性的分子、细胞、组织、器官、个体多个尺度的重要步骤，包括谷胱甘肽的消耗和分解模拟、线粒体功能障碍毒性机制模型、肝细胞循环和凋亡模型、免疫反应模型、PBPK 动力学模型及临床终点指标模型等。通过参照大鼠、小鼠和人体的体外高通量数据，对定量模型的关键参数进行优化，实现了体外实验结合计算系统毒理学模型对体内测得的临床终点指标的时效、量效的预测。

三、计算毒理学数据资源

计算毒理学的灵魂是整合不同来源的实验数据，包括基因组学、蛋白组学、代谢组学、暴露相关数据、化合物毒性相关数据等。随着高通量测量技术和信息技术的进步，我们不仅可以高效地获得大量的毒理学实验数据，还可以从 Internet 网上获得丰富的毒理学相关数据资源。下面我们简单地介绍计算毒理学相关的主要数据资源。

（一）组学数据库

基因组学是指通过生物信息学获取、加工、存储、分析以及解释遗传学和基因组信息。基因组学数据可用于分析机体遗传背景差异对毒物易感性或耐受性以及药物敏感性的影响。目前常用的基因组数据库有 HapMap、GEO、ArrayExpress、OMIM 等，这些数据库都可以下载目标位点的基因组数据用于分析研究。可根据研究目的进行关联分析、基因注释、生物通路富集、基因-基因交互作用或基因-环境交互作用等进一步分析。HapMap（http：//hapmap. ncbi. nlm. nih. gov/）是由多国参与合作建立的人类全基因组遗传多态图谱数据库，可以检索基因分型、基因频率、选择标签 SNPs 等。GEO（http：//www. ncbi. nlm. nih. gov/geo/）是由 NCBI（美国国立生物技术信息中心）开发的一个存储基因表达和基因芯片等高通量功能基因组数据的数据库，包含平台、数据集、系列和样本的信息。ArrayExpress（http：//www. ebi. ac. uk/arrayexpress/）是由欧洲分子生物信息学组织建立的高通量基因芯片数据库，包含多个基因表达数据集和实验相关的原始图像集。

蛋白质组学是在蛋白质水平对基因表达产物进行大规模研究，是对蛋白质及其生物功能的全面研究。在分子毒理学特别是环境毒理学研究中，应用蛋白质组学理论与方法，结合传统的生物学方法，可以高通量筛选和评价各种毒物的暴露、毒理学效应并提供新的生物标志物研究靶标。蛋白质生物信息数据库种类繁多，主要分为蛋白质序列数据库和蛋白质结构数据库。蛋白质序列数据库主要包括 PIR、SWISS-PROT、NRL_3D、TrEMBL、PROSITE、Pfam 等。PIR（http：//pir. georgetown. edu）由佐治棠大学建立，是一个蛋白质信息学的公共信息源及支持服务于一体化的资源网站。PIR 数据库按照数据的性质和注释层次分为 4 个不同部分，分别为：PIR1、PIR2、PIR3 和 PIR4。蛋白质结构数据包括 PDB、SCOP、CATH、DSSP 等。PDB（http：//www. biochem. ucl. ac. uk/bsm/pdbsum/）是目前最主要的收集生物大分子（包括蛋白质、核酸核糖）三维结构的数据库。

代谢组学是指通过定量检测生命体系（细胞、组织或生物体）受到生理病理刺激，或因基因改变而发生的动态、多参数代谢物应答，从而对整个生物体系进行认识研究的一门科学。在毒理学研究领域，代谢组学被用于研究因外来化合物侵入而导致的机体受损（作用靶器官、损伤程度）和由此产生的病理生理状态改变以及生化机制。自 2005 年开始的人类代谢组计划采用多种高通量检测技术，截至 2013 年已实现 20 900 种代谢物的检测。用于代谢组学数据获取的检测技术平台也在不断取得进步，不断产生的海量数据也形成了许多代谢组学数据库，包括各个实验室特定数据库、物种数据库、通用代谢谱、已知代谢物库和标准生物化学数据库等。常见的代谢组学数据包括 HMDB、Metlin、KEGG、Metagene 等。其中最常见的数据库为人类代谢组学数据库（The Human Metabolome Database，HMDB），是由加拿大代谢组学创新中心于 2007 年创立，主要收录了人体内源性代谢产物，如化合物简介、化学式、分子量等。KEGG 数据库，是由日本京都大学于 1995 年创立，是世界上最大、最全的生物信息学数据库之一。主要偏重于代谢通路和整合代谢、基因和蛋白通路信息。目前还有 372 条代谢通路和超过 15 000 个各类代谢产物（动物、植物和细菌等）。

（二）常见的毒理学数据库

TOXNET（Toxicology Data Network）毒理学数据库（http：//toxnet. nlm. nih. gov）是由美国国立医学图书馆（NLM）专业化信息服务部建成的一系列关于毒理学、有害化学品、环境卫生及相关领域的文献数据库。其中 TOXUNE 和 DART 为文献型数据库，HSDB、IRIS、ITER、GENE-TOX、CCRIS、TRl、Household Products Database 和 LactMed 等数据库均为事实与数值型数据库,所有内容均可免费获得。TOXNET 近年来内容不断更新及扩充,如新增的 LactMed 是药物和哺乳期领域中新的数据库,ChemIDplu 的高级检索中新增加特色检索功能等,给毒理学科研人员和医药工作者带来方便。

PubChem(http://pubchem.ncbi.nlm.hiv.gov)是由美国国家卫生研究所(NIH)建立的关于小分子生物活性的公共数据库。PubChem 数据库包括 3 个子数据库:PubChemBioAssay 库用于存储生化实验数据,实验数据主要来自高通量筛选实验和科技文献;PubChem Compound 库用于存储整理后的化合物化学结构信息;PubChem Substance 用于存储机构和个人上传的化合物原始数据。截至 2016 年,PubChem 包含 8260 万种化合物、110 万个高通量筛选项目产生的生物活性数据。新一代的体外高通量筛选实验数据,不仅可以减少或替代传统毒理学所需要的实验动物模型,同时为构建计算模型进行定量评估化合物风险提供可能。

化学组学数据库包括化合物-基因-疾病关联数据库 CTD、毒物-靶标数据库 T3DB、化合物-蛋白关系数据库 Chemprot、STITCH、ChEMBL 及 BindingDB 等。传统的动物体内实验数据库包括:水陆生毒性数据库 ECOTOX、猴子及啮齿动物毒性数据库 ToxRefDB 及多物种体内外数据库 SuperToxic 等。

(施昌宏　阮红莲　蒋义国)

参 考 文 献

1. Nigsch F,Macaluso NJM,Mitchell JBO,et al. Computational toxicology:an overview of the sources of data and of modelling methods. Expert opinion on drug metabolism & toxicology,2009,5(1):1-14.
2. Heijne WH,Kienhuis AS,van Ommen B,et al. Systems toxicology:Applications of toxicogenomics,transcriptomics,proteomics and metabolomics in toxicology. Export Rev Proteomics,2005,2(5):767-780.
3. Andersen ME,Krewski D. Toxicity testing in the 21st century:Bringing the vision to life. Toxicol Sci,2009,107:324-330.
4. 李杰,李柯佳,张臣,等.计算系统毒理学:形成、发展及应用.科学通报,2014,60(19):1751-1760.
5. Moore DR,Breton RL,MacDonald DB. A comparison of model performance for six quantitative structure-activity relationship packages that predict acute toxicity to fish. Environ ToxicolChem,2003,22(8):1799-1809.

第三节　循证毒理学

一、循证毒理学概述

第一届循证毒理学国际论坛科学指导委员会提出关于循证毒理学(evidence-based toxicology,EBT)的暂时定义:循证毒理学力图通过结构化方法,促进证据得以严谨、明确、透明地应用,旨在客观、全面和定量地对信息进行评估,以期对人类和环境安全进行健全、合理的决策。

循证医学(evidence-based medicine)概念是从 20 世纪 90 年代在临床医学领域内迅速发展起来的一门新兴学科,是一门遵循科学证据的医学。循证医学的主要创始人、国际著名临床流行病学家 David Sackett 曾将循证医学定义为:"谨慎、明确、明智地应用当代最佳证据(资料),对个体患者医疗作出决策。"循证医学将以当前可得最佳证据为决策依据、医师的专业知识为技术保证、患者的利益和需求为医疗的最高目标规定为临床医学的"三原则"。

其核心思想是"任何医疗卫生方案、决策的确定都应遵循客观的临床科学研究产生的最佳证据",从而制订出科学的预防对策和措施,达到预防疾病、促进健康和提高生命质量的目的。

循证医学是"以证据为基础的医学",它既重视个人临床经验又强调采用现有的、最佳的研究证据,而这种证据又来自于各种类型的临床研究,包括大样本随机对照研究、队列研究、病例对照研究、临床观察、病例报告等。由于单个临床研究间结果差异较大甚至相互矛盾,无法直接作为临床工作可以依据的证据,为此需要对已有的研究进行系统评价。循证医学将临床医学的实践过程规定为 5 个程式或步骤,即:①提出一个或数个拟解决的并且有解决可能性的问题;②检索证据;③评价证据;④应用证据;⑤后效评价,借以大大提高医疗决策的标准化和合理性。

循证医学作为一种全新的医学模式理念,在临床研究和医疗实践中创造性地将流行病与医学统计学原理和方法有机地与临床医学结合起来,倡导临床医师应用目前最佳的研究证据为病人作出慎重、准确而明智的临床决策。它的形成和发展对医学研究产生了巨大的影响,被喻为自 1840 年以来的 15 个最重要的医学里程碑之一。如今,循证医学作为一种以减少偏见和过分依赖专家判断而作出决策的方法,定期在医学院校被传授,循证逻辑已被许多非医学专业,包括商业、工业,甚至广告业等所采纳。

毒理学和有效的危险度评价依赖于科学和信息技术的发展,并不断适应日新月异的信息变化。然而,尽管科学技术有了长足的发展,毒理学方法的进步却很小,且在很大程度上仍然依赖于几十年前的传统评估方法。因此,安全性评价通常是基于对未知事物的相关性和可靠性测试,其预测效度从未被客观地评价过,且对许多评价方法的安全限值目前还不清楚。此外,随着我们对疾病认识的变化,很多产品(包括新的生物技术产品)现在都要求进行安全性评估,法律框架(尤其是化学品注册、评估和许可的立法)以及公众的期望等对整个领域造成极大挑战。

毒理学试验所产生的数据用于评估潜在的危害和风险,以及后续对风险管理的决策制定,其中许多方面都应该得到改善,主要涉及数据解释的透明度和一致性以及多个数据集的整合。科学技术信息在探索过程中正以不断加快的步伐更新,面对这些日益增多的信息我们迫切需要有效的研究手段,以便能够以一种合理、可靠、透明的方式,来全面、详尽地利用这些信息。同样地,在循证医学之后毒理学也许可使用某种我们可命名其为循证毒理学(EBT)的方法。

一些学者认识到毒理学可以从循证医学所使用的一些方法和进展中获益。Guzelian 等首先提出了循证毒理学应用的一个综合框架,探讨了因果关系的判定原则,展示在毒理学方面如何利用循证医学/循证逻辑方法进行循证因果关系判断,从而提高危险度交流。此外,Hoffman 等提出采用定量循证毒理学方法发展统计和概率学,以便用于分析和验证毒性试验的预测价值。令人欣慰的是这两篇文章中所引起的研究兴趣,促使了第一届循证毒理学国际论坛的召开。第一届循证毒理学国际论坛于 2007 年 10 月 15～18 日,在意大利科莫市尔巴 Spazio 别墅的会议中心举行。会议中毒理学专家和循证医学专家令人兴奋的演讲引发相当大的争论。本次循证毒理学论坛关注的焦点问题是:①如何改善毒理学实践;②毒理学是否可从循证方法中获利(尤其是循证医学,EBM);③如何定义循证毒理学;④如何实现循证毒理学的可行性。为期三天的会议以几个共同声明的草案为结束,包括确定循证毒理学的暂时定义。

二、循证毒理学研究的基本步骤和方法

与一般循证医学的程序和步骤相同,循证毒理学也是由提出问题、检索文献寻找相关证据、严格评价这些证据的真实性和适用性、在实践中使用这些证据4个步骤组成。这里主要讨论毒理学基础研究、危害识别和决策程序方面的循证工具。

(一)毒理学基础研究中的循证工具

基础研究对于毒理学是至关重要的,它有助于理解机制研究中生物系统如何应对干扰,并促进毒性测试方法的进步,如毒理学的硅片试验,即硅片工具用于预测、分析、理解分子毒理学。基础研究也有助于对种间和种内变异的理解和改善生物标志物研究。涉及暴露和结果评估的生物标志物的识别和证实通常也需要利用基础研究,如基础研究对于表型锚定的发展提供了新的计算方法,并在基因毒理学方法中起非常关键的作用。

循证思维可以加强基础研究和毒理学之间的转化关系,包括:研究数据的评价,方法的标准化,毒理学相应剂量或浓度的选择,并提供参数信息等。在循证毒理学中,一系列与基础研究相关的工具和方法得到发展。如制定相应的准则来评估数据的质量,包括评估证据的相关性和质量、数据分析的标准化及数据表达的标准化等。也可以通过实验设计的水平及相关的毒理学问题来评估数据的质量,此外,数据所来自的出版物及编辑部的建议等也可以作为参考。

将基础研究应用到新的毒理学方法中,关键是要理解变异性和不确定性,并将标准应用到与人群相关的数据方面,并设计或选择最为相关的实验模型。可用的循证工具包括建立验证标准和指导方针,如良好的细胞培养方法。

(二)毒理学危害识别的循证工具

危害识别取决于证据的收集和评价。在这种背景下,区分依据专家意见的方法与使用预先定义的方法和标准的"证据权重"的循证方法是重要的。在逐渐趋向循证途径时,应当形成明确的、针对不同情况的决策指南。各种类型危害识别工具的具体质量标准应加以界定。虽然存在普遍的准则,但他们不足以用一种明确和透明的方式来评价证据的质量,需要进一步制定更具体的准则来评估和总结证据。在制定这些准则时重要的是要考虑现有的指导性资料。

一系列涉及硅片、体外和体内的危害识别方法得以形成和发展,包括传统和新兴方法,如转录组学、蛋白质组学和代谢组学等。临床样本数据可用于暴露评估、代谢和生物标志物的分析,这些数据可能代表患者、易感人群、工人或消费者。基于市场的信息来源,包括快速预警系统、毒物中心、职业卫生数据、流行病学研究、消费者权益保护组织和医院的数据。循证准则应考虑到所有这些工具,也应该能够整合回顾性和前瞻性的数据以及来自易感人群的数据。

循证医学是探究循证毒理学的一个很有用的工具,但这两个科学分支之间也存在着差异。其差异性与共性可作为建立循证毒理学的一部分。

(三)毒理学决策制定中的循证工具

循证毒理学的范围可能包括前瞻性和回顾性系统评价体外、体内和人群数据的风险评估和风险管理的数据,并提供高质量的有关人群健康和环境问题的证据。因此循证毒理学的工具箱应包含数据生成系统、数据限定方法、生物和生态模型、数据挖掘方法(甚至能够整合不同层次的物理和化学的信息)以及专家判断,并最终融合成正式的决策步骤。

在循证毒理学中应高度重视设定正确的问题,此外,问题的相关性和相关标准也很重要。应开展研究的纳入和排除标准,包括一些新的方法,如基因毒理学等。预测对人群影响的实验验证方法,也需要形成正式的标准,如果尚未形成可使用的模型,应设计源自其他学科应用的模型。

循证毒理学的决策制定过程,包括信息检索、信息生成(解释数据差距,急性与慢性效应,物种和动物株的差异等)、数据决策过程评分、数据集成、数据解释、不确定性评估、决策制定等。循证方法可以独立地应用到每个模块,但在一般情况下,各模块之间应该相互联系,根据风险评估相关的端点进行多层次的测试。

(四) 标准化:一种支持循证毒理学的有效方法

毒理学实践中一个更加规范的做法是提高一致性和明确性,以及在危害和风险决策制定方面认真、合理地使用毒理学信息,从而支持循证方法在毒理学中的应用。

国际标准,例如 ISO 标准,是指建立规范或要求指定统一的技术和科学的标准、方法、流程和做法。标准通常来自正式的文件,总结相关方法(如标准化的可靠检测方法)并按照标准促进操作和实体认证。可行的方法是趋向规范化并起草一个切实可行的办法,即所谓的"标准综合方法"。在毒理学领域提高标准化,应包括研究和开发、额外的立法、危害和风险决策制定的程序标准化以及规范化培训等其他配套措施。

(五) 共识、意见、循证——达成毒理学结论的三种方法

在 20 世纪 70 年代以前的医学,医师往往根据"临床判断",从教育、经验、专家共识、期刊信息和同事们的临床判断而得的直觉对病人作出诊断。继引进循证医学之后,以教科书为主要信息来源、以权威意见和个人经验为主导的传统临床实践模式正面临着前所未有的挑战。

意见总是带有某种程度的主观性。而共识可能会被视为仅仅是一组专家的意见或类似的关注点。有不少临床问题缺乏可靠的证据,因而无法给出明确、具体的推荐意见,或只能给出专家的观点或意见。所以意见一直被认为是缺乏证据的现状预测。例如,医学一再表明,专家判断多沙唑嗪治疗高血压有一个好的疗效,但基于单纯的病理生理证据往往达不到专家预期的效果,实际上却增加了死亡率。可见,专家意见和共识是不可靠的。医疗决策的制定不仅仅基于主观判断或共识,也要根据所有的证据形成的系统评价结果。此外,意见或共识都有时效性的问题,都只能反映当时的水平,所以必要时必须根据临床研究的新证据进行更新。

从循证医学的角度看,设计良好的临床研究特别是随机对照临床试验是指导临床决策的最佳证据,而不再过分强调个人经验和权威专家意见,更不能简单地把基础研究的结果推论到临床。唯一达到合理的科学结论的手段是使用严谨的循证方法来评估所有的证据,这些证据需要建立在严格的循证方法学基础之上,其可用于解释毒理学数据并指导毒理学决策。

三、毒理学危险度评价的循证分析

(一) 毒理学危险度评价中的循证问题

危险度评价的原理分为两个部分。第一部分是危害识别,即确定评估的对象(如某种动物、植物、微生物、化学物质、毒素等),解决何种危害及其存在的载体的问题。第二部分是危害量化,也就是确定危害发生概率及严重程度的函数关系,是真正意义上的风险评估。

1. 危害识别的循证分析　国际癌症研究机构(IARC)制定的危害证据评估过程分为3个引导步骤。首先,研究假定危害的个案研究用于评估科学质量、统计功效、混杂因素控制和偏倚来源以及清晰度介绍。其次,对人群研究,动物模型及机制研究3个领域中的证据进行权衡,最后作出判断。

人群和动物实验取得的致癌性证据的充分程度可分4级。"致癌性证据充分"指致癌剂和人体癌症之间有因果关系;"致癌性证据有限"指能提供一些可信的致癌性证据,但证据尚有限,还需作进一步补充;"致癌性证据不充分"证据不足以得出因果关系的结论;"无致癌性证据"指如果危害存在并足以被发现时,没有检测到该物质和人体癌症之间的因果关系,即有足够的资料(至少两种种系)证明该物质无致癌性。不同种类的证据存在不同的判断标准。机制及其他证据用"弱""适度"或"强"等词汇进行评价,并且判断这种机制是否可能在人类身上执行。

国际癌症研究所(IARC)对已进行致癌性研究的化学物分为1类(确证的人类致癌物)～4类(对人很可能不致癌):1类:对人致癌。确证人类致癌物的要求是:①有设计严格、方法可靠、能排除混杂因素的流行病学调查;②有剂量反应关系;③另有调查资料验证,或动物实验支持。2A类:对人很可能致癌。此类致癌物对人类致癌性证据有限,对实验动物致癌性证据充分。2B类:对人可能致癌,234种。此类致癌物对人类致癌性证据有限,对实验动物致癌性证据并不充分;或对人类致癌性证据不足,对实验动物致癌性证据充分。3类:对人的致癌性尚无法分类,即可疑对人致癌。4类:对人很可能不致癌。结论主要根据对人类和动物的致癌证据评级的不同组合形成。例如,对人类致癌性证据有限,对实验动物致癌性证据不充分;或对人类致癌性证据不足,对实验动物致癌性证据充分时被归为2B类,即对人可能致癌。机制证据可以用于总体评价,并且在人类的证据还不够确凿时,该证据可能是举足轻重的。例如,如果致癌物对人类致癌性证据有限,对实验动物致癌性证据充分时,强有力的机制证据可以导致致癌剂从2B组变为2A组,即对人很可能致癌。

2. 危害量化的循证分析　美国环境保护署(EPA)进行了一项联合风险信息系统(IRIS)项目,IRIS是一种人类健康评估系统,对暴露的环境污染物所产生影响的风险信息进行评估,寻求关于这些物质暴露可能对人体健康造成影响的科学信息。项目由美国环境保护署(EPA)负责风险评估的运行并在美国制定了定量暴露标准。综合风险信息系统项目对那些可能在一生中没有明显有害因素暴露,但是可以通过日常的口腔或呼吸道接触的人群进行危害特征研究。该过程中可能涉及的一些步骤:①使用来自人类健康评估研究的数据;②统计暴露期限;③在非癌症和癌症评估中,定性和定量地使用动态数据模型;④基准剂量模型建立和基准反应的选择;⑤生理性药代动力学模型的评价和使用;⑥不确定因素的生命阶段和亚群易感性的统计;⑦不确定因素数据的使用;⑧非癌症和癌症分析中的不确定性特征分析;⑨时间-肿瘤模型在癌症评估中的应用。

(二) 毒理学危险度评价的发展及循证挑战

随着现代分析技术的发展和生物信息学应用的推广,毒理学危险度评价改革的时代已经来临。2004年美国环境保护署及国立环境与健康科学研究所要求并资助国家研究委员会成立一个专门的委员会,提出新的毒性试验策略以达到以下3个目的:①增加可以测试的化学品的数量;②降低评价的费用;③提高人类暴露环境化学物危险性评价的能力。

以Krewski(University of Ottawa)为主席的22人委员会分别在2006年和2007年发表了中期和终期报告。终期报告提出了新的危险度评价体系,引起了各方的极大关注,仅 *Toxico-*

logical Sciences 杂志就连续发表了 8 篇评论。新的评价体系主要包括 4 个部分：化学物鉴定、毒性通路和靶器官试验、剂量-反应关系和外推模型及人群暴露评价。这 4 部分与当前危险度评价的 4 个步骤：危害识别、剂量-反应关系评定、暴露评定及危险性特征分析似乎并无本质的区别，只是新的体系更加强调以计算机为基础的构效关系分析和人群暴露数据的收集。但是新体系最具革命性的转变是将当前以死亡、突变、肿瘤形成等细胞或动物终点事件为观察指标，机制研究仅用于辅助解释阳性结果的毒性试验体系，转换为基于毒作用机制研究的、以毒性通路紊乱为观察指标的高通量毒性效应评价体系。在危险度评价中加入毒性机制资料并不是新观点，但提出改变管理政策，这是第一次。现行的动物试验体系已经使用超过 50 年，每一个化学品的评价要花费数百万美元和 2～3 年时间，管理者以后要依赖灵敏、快捷的细胞试验进行危险度评价，正如 Krewski 本人对终期报告的评论："化学品管理的理论基础不再是避免人体出现动物试验中出现的毒性效应，而是避免出现细胞试验观察到的异常。"

尽管具备严谨的指导框架，危险度评价仍然面临 3 个主要的挑战：①大量且逐渐增多的物质没有经过危险度评价。最近，无论在欧洲还是在美国，都通过立法形式要求对这些物质进行评估。而且，人类环境中，越来越多存在互相作用的物质也必须进行评估。此外，新型生物和物理材料，如转基因食品和纳米材料，也存在未知的风险。②毒理学基础知识的扩展，尚不能充分了解如何对所有可用的数据进行优化利用，尤其是在评估毒性机制方面。③毒理学科学需要不断改进，并且毒理学家的工作实践必须适应这些改进。

在应对这些挑战中，美国国家毒理学计划（NTP）旨在改变其毒理学的实践，就像其面向 21 世纪的 25 年"路线图"所描述的那样，他们的目标是"将毒理学从在特定疾病模型水平上以观测为主的科学变为以预测为主的科学，广泛包含特定目标、以机制为基础的生物观察"。在他们的路线图中描述了三层系统。第一层次将涉及筛选许多价格低廉、容易实现机械化、高通量的步骤，以求可以发现许多机制联系并建立一个应用动物模型的科学数据进行决策。第二个层次涉及产生复杂相互关联机制信息的综合生物体的中通量筛选。最后一个层次将包括明确的评价、有待设计的有关生物测定。目前，第一个层次正逐步实现。

危害识别和特征分析均受到国家和国际组织指导方针的精确指导。然而，毒理学面临巨大的挑战且必须做出改变以面对这些挑战。在生物信息学的带动下，它可能变为以预测为主的一门科学，但是要实现这一目标有待于进一步深入地研究。

四、个体的毒理学循证分析

在毒理学里，我们面临确定个人伤害原因的问题。例如，砷是已知的皮肤癌的病因。对于个别有皮肤癌的病人来说，必须确定砷是否为该病人的致病原因。我们优先选择循证的客观方法而非医师的临床判断或专家观点。基于循证个体决策的这个例子，一种循证方法，即循证个体毒理学分析方法被提出。

循证个体毒理学分析的步骤如下（改编自 Sackett 等）：

1. 收集数据　包括来源、暴露、剂量、诊断。

2. 收集知识　包括提出问题、整合文献、评价文献。

3. 数据和知识的整合　包括一般的因果关系（定性毒性/文献优先）、暴露和剂量、暴露时间、连贯性问题（机制/生物合理性）等。

在第一个步骤中，收集特定因果关系的相关数据，信息被整合后用于毒物学家判断个体是否有致病因素。药物来源如何在人类环境中存在是一个重要的考虑因素,例如在处理木材过程中,砷是否作为一个活性金属或不溶性复合物而存在。需要的其他资料为暴露、剂量和正规的疾病鉴定(医疗诊断)。

在第二个步骤中,收集因果关系的相关信息,即有关毒物的信息被整合,毒理学家判断它是否可能是疾病病因。在这第一阶段的第一步,就像循证医学一样,是形成问题。要获得毒物和疾病的相关性,该问题必须使用毒理学重要的特定步骤来建立,如下所述:

(1) 效果:①急性,亚慢性,慢性;②局部或系统;③可能的交互作用;④可逆或不可逆;⑤确定或不确定(症状或体征)诊断。

(2) 暴露途径:①来源:介质(空气,水,土壤,或食品),基体效应,单一化学物或混合物;②持续时间;③连续或间歇性;④经常接触的数量或变量暴露的程度。

(3) 剂量:①急性或慢性;②剂量率;③剂量持续时间;④变量或常量;⑤累积/峰值剂量;⑥剂量度量。

(4) 外推:①人类或动物;②硅片,体外或体内;③实验/机制研究或观测研究。

以上这些步骤很重要,因为在分析时它们限制哪些文献被纳入,哪些文献不被纳入。例如,划定毒物的急性、亚急性或慢性影响的问题非常重要,一种效果的证据很可能与另一种无关。此外,特定的暴露途径也很重要,如吸入铬可能致癌但吞下铬很可能不致癌。

第三步,在个体因果关系分析中,数据和知识被整合。也就是说,确定该毒物是否引起个体疾病。适用于个别病人的 Hill 标准(包括 5 点)被提出,该标准由因果关系标准衍生出来。标准包括:一般因果关系(文献的强度和一致性),个体的暴露量,从暴露中吸收的剂量;引起疾病的时间(发病和治愈,毒物动力学);是否更好地考虑了病人的病情和连贯性(命题是否是生物合理的)。

判断个体是否因接触了一种特定毒物而引起不良后果,在此背景下大卫·萨克特(1985)提出了一套非常相似的因果关系原则。这些标准在循证医学中的用途得以发展,且易于应用于毒理学方面。

上述讨论的原则形成一个循证过程,即决定特定个体毒理学疾病的因果关系。

五、循证毒理学方法实例:砷的健康风险评估

循证医学提供了许多适用于毒理学的方法,包括系统评价。这里介绍一个使用系统评价以评估砷的健康风险的例子。

砷是一种已知的人类致癌物(第 1 组,IARC 2008)。砷的高剂量环境暴露与饮用水有关,且是一个重要的公共健康焦点问题。该研究的目标是结合流行病学、临床和实验研究的分析结果评估砷的暴露与 2 型糖尿病或心血管疾病的关联证据,从而得出与环境砷相关的疾病风险结论。

(一) 系统评价的性质

系统评价是一种文献综合评价方法,是系统全面地收集全世界已发表或未发表的临床研究,筛选出符合质量标准的文献,进行定量综合,得出可靠的结论。首先,应该拥有排除信息的预设条件,例如,出版物的评论和社论不能作为处理同一队列的证据而被引用。第二,拥有一个搜索策略,能定义和显示数据库信息及搜索条件,并且允许他人重复进行。第三,拥有权衡信息并把它转为证据的预定标准。

在决定信息搜索策略和衡量标准时必须考虑证据的性质。所有利益相关者应该制定在

该评价背景下,依据严格的评判标准,证据的组成包括什么。评价的目的和有关决策的受益对象,也应该被考虑进去。系统评价过程的第四个特点是标准分析方法的使用。最后,得出的结论以标准化的方式形成定性或定量的结论。

(二) 证据的搜索和权衡

根据检索策略进行全面无偏倚的检索是系统评价与传统综述的关键区别。Cochrane 系统评价手册建议评价者不仅要对包括 MEDLINE(PubMed)、EMBASE、CENTRAL 等文献数据库进行检索,还要进行手工检索和 Web 浏览作为补充,而且还要查找未发表的或正在进行的研究的信息。

对所有合格的研究报告是否满足系统评价的纳入标准进行评估,并对纳入的报告质量进行评价,评估的内容包括真实性(主要是内部真实性)和可能存在的各种偏倚。

应该认识到循证方法不能取代衡量方法或其他判断方法,但循证方法使判断标准更加明确。在这些分析方法中,描述和揭示了搜索条件和数据库,并决定参考实验数据以及人群证据。理由是,在流行病学研究中经常作为临床前或中间端点的生物标志物,往往是从实验研究中开发的。实验研究的排除标准是非哺乳动物细胞、非细胞系统、单剂量(即非慢性)动物实验研究和含砷药物研究。

绝大多数的文献没有排除标准。对于 2 型糖尿病的评价,共 1029 篇文献被锁定,最终仅 19 篇的流行病学研究和 29 篇实验研究被纳入。同样,对于心血管疾病的评价,共 1217 篇论文被锁定,最后 29 篇流行病学研究被纳入。

衡量流行病学证据的标准如 Longnecker 等在循证医学中对于观察性研究的随机、对照、试验标准一样。它们包括:诊断结果的有效性和标准化;个体暴露的信息;结局或暴露的其他危险因素的充分信息;所有参与者数据收集的标准和一致的方法;适当的反应率(尤其是对照组或非暴露组),强度的确定,失访情况及暴露的独立性。

然而人群研究的确有许多限制性。几乎很少的流行病学研究能够符合所有的标准,且多数研究缺乏诊断和个体暴露的充分信息。关于心血管疾病的系统评价问题更严重,大部分队列没有良好的依从性,所以研究对象中结局的可能的总体水平不得而知。

(三) 数据的整合、分析和表达

在系统评价中,数据可能会与个体研究的常用指标或 Meta 分析的原始数据比较。在这些分析中,常用指标在暴露和结果中出现。在所有案例中,由于没有个体的暴露数据,暴露水平必须从饮用水中的砷水平进行推断。对于两种以上暴露因素的研究,研究结果以校正相对风险及暴露途径表示。相对风险数据也可能在 Cochrane 合作组织使用的"森林策略"中呈现。

将实验研究和理论研究的结果进行整合是很难的。而且,实验性研究比人群研究应用更高的剂量,数据结果自相矛盾并且无法与那些在同一物种使用相同剂量范围的研究进行比较。此外,从人群研究中很难获得有关机制研究的数据。

(四) 系统评价的结论

在这些研究中,尤其是那些与暴露信息和心血管疾病结果评估相关的论文,存在明显的局限性。心血管疾病评价得出的结论是:来自于高暴露人群的证据表明与砷在动脉粥样硬化中的作用相一致;然而,从低暴露得出的信息是"不足以回答这个问题",效果的强度或剂量-反应关系不能做出评估。对 2 型糖尿病的评价,结果尚无定论,但有暗示性的证据显示高剂量暴露与增加糖尿病风险有关联,在缺乏个人暴露数据的情况下无法对剂量-反应关系进行评价。最后,砷诱导心血管疾病或糖尿病的机制仍然是未知的。

六、循证毒理学展望

(一) 循证医学面临的主要挑战

目前的循证医学尚在发展阶段,还存在不少问题和挑战:①收集、总结、传播和正确利用最佳证据常常是非常困难的。前循证医学(经验医学)时代进行的 RCT,本身常常存在设计上的缺陷,作为循证医学的"证"也存在着先天不足。循证医学提出后,进行的 RCT 也有可能存在各种各样的不足,如观察时间难以达到理想要求、安慰剂效应、研究人群选择差异以及统计分析误差等,会影响证据的可靠性。②临床中大量的治疗研究包括诊断治疗、干预措施、效果评价等还未纳入 Meta 分析。③循证医学强调人群研究,容易造成对临床医疗个体化原则的忽略,如何辩证地处理好这些关系,亦是医疗实践中的一个重要问题。④从认识论的观点看,循证医学评价结论的权威性和科学性应该是相对的。⑤高质量的研究证据并不等于最恰当的决策;一项有效的干预措施由于经济、法律、价值取向等原因可能根本无法推行。

(二) 毒理学面临的主要挑战

同样,毒理学也面临着一系列不确定性的关键挑战。①如何确定化学物在低剂量下的效应,虽然剂量-反应关系曲线可以构建一个标准剂量范围(例如,动物模型中的致癌物),但数据可能不会延伸到环境中经常遇到的低剂量水平。由于不能正确推断剂量-反应曲线,所以化合物的风险相关剂量不会被准确预知。②第二个挑战涉及风险评估中的不确定性因素,如何外推种属之间的毒性效应,即在药代动力学变化引起的毒素反应中的种间和种内差异问题。③在危险度特征分析时,大部分评估缺乏一个准确的暴露评估。毒理学效应是一个关于暴露剂量和暴露时间的函数,在低剂量时,引起的毒性作用可能需要长时间的暴露,这在人类的毒理学和人体健康中已得到充分探讨。④其他挑战:如何研究化学混合物的相互作用;如何确定环境和遗传因素对疾病的相对贡献率;如何预测药物的毒性效应等问题尚未得到有效解决。

循证医学和循证实践在毒理学领域的应用还刚刚开始,尚需借鉴循证医学在临床和其他预防医学领域应用的经验。在毒理学实践和决策中应将专家和个人经验与最新的系统性研究成果有机结合,从而提高决策的科学性,减少主观性和随意性。

(三) 循证毒理学的发展

近年来,生命科学在新理论和新技术上有了突飞猛进的发展,以基因组学、蛋白质组学和组合化学 3 个大规模科学为代表的新学科不断涌现,使人们对基因和基因组的认识以及对生命本质的认识取得了重要的进展。其中有些学科已与毒理学产生交叉融合,形成了新的分支。如毒理基因组学、毒理蛋白质组学、毒理代谢组学、硅上毒理学(in silico toxicology)等,这些交叉分支学科已成为当前毒理学中最活跃的研究领域。近年来生物芯片技术、蛋白质组技术平台、代谢组技术平台等新技术和新方法的不断涌现,为毒理学的发展提供了强有力的技术支持。这些新技术已经成为毒理学研究的重要手段,并根据这些方法或技术建立了一些新的毒性测试方法和评价模型。总之,毒理学正在经历一次从理论到实践的重要变革。

2009 年年初,Hartungmo 在 *Nature* 杂志撰文"展望 21 世纪的毒理学",强调循证毒理学支持的化学品管理,多学科理论和技术发展使得毒性机制的"黑箱子"逐步打开,毒性机制的阐明必将促进毒理学危险度评价策略和体系的变革,毒理学的新时代已经来临!

总之,循证医学的发展及其在毒理学领域的逐渐渗透将对其发展产生非常重要的影响。随着医学科学的发展,不断发现证据,认识、应用客观规律,不断赋予循证医学以新的内容和方式,以加快医学科学的发展。随着循证医学的不断发展和完善,其理念已得到多数人的认可,有理由相信:循证医学将会在毒理学领域中大力普及并逐渐与国际接轨,循证医学最终将取代传统的经验医学,循证医学实践的应用也将推动毒理学这一学科的迅猛发展。

(张文昌　吴思英)

参 考 文 献

1. Guzelian PS,Victoroff MS,Halmes C,et al. Clear path:towards an evidence-based toxicology (EBT). Human & Experimental Toxicology,2009,28:71-79.
2. Guzelian P. Consensus,opinion,and evidence based science-three methods of reaching conclusions in toxicology. Human & Experimental Toxicology,2009,28:97-99.
3. EAM Neugebauer. Evidence-based medicine-a possible model for evidence-based toxicology? Human & Experimental Toxicology,2009,28:105-107.
4. Silbergeld E. Applying an evidence-based approach:arsenic as a health risk. Human & Experimental Toxicology,2009,28:127-129.
5. Guzelian P. Evidence-based individual toxicological analysis. Human & Experimental Toxicology,2009,28:136-138.
6. Pirlet A. Standardization:an efficient tool to support evidence-based toxicology. Human & Experimental Toxicology,2009,28:159.
7. Rudén C,Hansson SO. Evidence-based toxicology:'sound science' in new disguise. Int J Occup Environ Health,2008,14:299-306.
8. Rudén C. Principles and practices of health risk assessment under current EU regulations. Regul Toxicol Pharmacol,2006,44:14-23.
9. Guyatt GH,Rennie D (eds). Users' guides to the medical literature:a manual for evidence-based clinical practice. Chicago:American Medical Association,2002.
10. Guzelian PS,Victoroff MS,Halmes NC,et al. Evidence-based toxicology:a comprehensive framework for causation. Hum Exp Toxicol,2005,24:161-201.
11. 张波,杨萍,陈雯. 基于毒性通路的毒理学危险度评价方法. 中华预防医学杂志,2010,44(7):587-590.
12. Hartung T. Toxicology for the twenty-first century. Nature,2009,460:208-212.

第四节　转化毒理学

一、转化毒理学概念形成的历史背景

转化毒理学(translational toxicology)是近年引入毒理学的一个新的理念,回顾毒理学学科发展的历史,不难发现,人类对毒物的认识和探索从原始的经验毒理学到实验毒理学、分析和机制毒理学、预测和管理毒理学,再到毒理学基因组学和系统毒理学,毒理学一直处于漫长的、缓慢的和不停顿的衍变和转化中。但是,直至20世纪90年代后基因组和生物信息学的兴起,促进了转化研究(translational research)理念的提出和转化医学(translational medicine)的发展。由于治疗药物开发的临床前和临床安全性评价是整个转化医学的流程链当

233

中重要的一个环节,毒理学本身的转化问题进一步引起一些毒理学家的重视和共识。1968年,新英格兰医学杂志 The New England Journal of Medicine 上的一篇题为"Phagocytes and the 'bench-bedside interface'"(N Engl J Med,1968,278:1014-1016,May 2,1968)的文章中就提出了"bench-bedside interface"转化模式。但是在随后的一段时间内,由于科技水平发展的限制和人们对疾病复杂程度的了解不足,人们对此研究模式并没有给予过多重视。1992 年,华盛顿大学医学院 Choi 在 Science 杂志提出"从实验室到病床(Bench to Bedside)"的概念。1996 年,Geraghty 在 Lancet 杂志第一次提出了"转化医学"这一新名词。2003 年,美国国立卫生研究院(NIH)的 EliasZerhouni 在 Science 杂志上首先全面阐述了转化医学的概念,其典型含义是将基础研究的成果转化为有效的临床治疗手段,强调从实验室到病床旁的连接,通常称之为"从实验台到病床旁"。转化医学的宗旨是希望针对临床问题深入开展基础研究,并加快基础研究成果(如理论、技术、方法和药物)向临床实践或应用的转化,填平基础研究与临床存在的鸿沟。要达到这一目的,关键是需要一种实施综合研究的理论和方法,即系统生物学的理论和方法。系统生物学(systems biology)是在生物医学中应用的系统哲学和系统科学理论方法,将生命过程不作为孤立的很多部分而是作为整个系统来定量研究,它借助和发展了多学科交叉的新技术方法,研究功能生命系统中组成成分的系统行为、相互联系以及动力学特性,进而揭示生命系统控制与设计的基本规律。因此,系统生物学的思想和研究方法为转化医学的发展提供了坚实的基础,第一次有可能整合从分子到系统水平的所有信息而系统地了解生命,使生命科学由描述式科学转变为定量描述和预测的科学,并在生物医学多个领域中(如新药研发、疾病防治、预测医学、预防医学和个性化医学等)得到应用,产生深远的影响。作为预防医学重要基础学科的现代毒理学,转化研究理念的引入,不仅可促进毒理学基础研究的目标性和针对性,而且可加强其应用研究的科学性和溯源性。2009 年,Mattes 和 Walker 首先在 Nature:Translational Medicine 杂志提出了转化毒理学的概念,他将"研究和开发与动物模型和人体有关的安全性生物标志物及工具"称为转化毒理学,表明生物标志物是转化毒理学的核心。此前,2008 年,NIH 国家人类基因组研究中心的 Collins FS 等(Science,2008,319(5865):906-907)曾提出"transforming toxicology"一词,但其实质是指通过体外的高通量和计算机方法来预测动物毒性研究的结果,从而确定进一步测试的化学物的优先次序,有助于预测人类的危险性。似乎应译为转型的毒理学更合理些。2010 年,美国路易斯安那州立大学健康科学中心的 McMartin 提出,转化毒理学可定义为将潜在的治疗中毒的解毒药从基础的机制研究转向市场。美国毒理学会则将转化毒理学描述为"使毒理学相关的基础研究跨越到改善毒理学科学实效的策略"(Translational Toxicology can be described as the transition of basic toxicology related-research into strategies to improve the performance of the science of toxicology),即"从发现到应用"("discovery to application")的过程。2014 年美国出版的毒理学百科全书(Encyclopedia of Toxicology,3rd,2014)则主要从药物开发角度对转化毒理学做出如下描述:转化毒理学可以理解为转化当前的毒理学实际知识以确保医疗安全……。转化毒理学通过各种方法如描述性的毒性研究、机制毒性研究、毒效动力学和毒代动力学研究来理解可能人类药物的毒性作用。提供更安全的治疗一直是基础科学研究人员、制药公司、医师、药剂师和药品监管机构的关注的重点。)

上述对转化毒理学的描述大多是从药物开发和临床应用角度考虑的,但从公共卫生和预防医学的角度看,显然是不够全面的,最近,我国学者将转化毒理学定义为"研究如何将毒理学的基础研究成果发展转化为能应用于环境与人群监测、环境相关疾病的早期诊断治疗和预防、安全性评价、危险度评定和危险性管理的理论、方法、技术、产品和防控措施的一门新兴的毒理学分支学科。转化毒理学的概念可以描述为将基础研究成果转化为能实际应用于识别外源物对机体损害、预测及预防其危害和作为采取措施依据的手段,并应尽可能将其普及到人群中去。强调理论与实践、基础与应用、宏观与微观的整合,开展多层次、多靶点、多水平、多学科研究,重点解决环境、生态、职业、食品、药品、新物质和新材料安全等全球性公共卫生问题,不仅是转化毒理学研究的根本任务,也是现代毒理学发展的主要方向与目标。从 2013 年在韩国首尔召开的第十三届国际毒理学大会和美国毒理学会第 52 届和第 53 届年会,我国去年在广州召开的第六届全国毒理学大会看,转化毒理学均作为会议的重要议题之一。转化毒理学杂志(*Journal of Translational Toxicology*)于 2014 年 1 月在美国正式创刊,美国毒理学会专设了一个临床与转化毒理学专委会以组织研讨转化毒理学的议题。国外一些知名大学如美国约翰霍普金斯大学、马里兰大学等均设专门机构来培养新型的转化毒理学人才。可见转化毒理学已成为毒理学发展未来最重要的趋势之一,对保障人民健康和生态环境安全,促进我国的经济建设、法制建设、和谐社会建设,具有深远的意义。

二、转化毒理学研究的模式和内容

生物医学研究转化流程是一系列连续的过程,包括问题的提出、最初概念和主题的确立、假设的形成、检验求证、得出和解释结论、交流与应用等多个步骤,转化毒理学的过程也是如此。

1. 观察和提出问题　观察是科学探究的基石。通过观察可以发现自然世界和社会中存在的各种事物和现象,从而提出问题,根据社会需求,确立探究的主题。毒理学是一门应用范围广泛、针对社会需求解决现实问题能力很强的应用科学。近几年来,我国毒理学工作者应对国内经济发展过程中环境、食品、药品、职业和新材料等安全性和人民健康密切相关的社会需求和存在问题,积极开展相关的针对性研究,提出各种毒性灾害的科学应激之策,及时修订或完善相应的管理法规或标准,为各级政府应急办和相关部门参考。

2. 形成科学假设研究　假设是研究者根据事实、已有的知识经验和科学理论对所研究的问题的规律或原因作出的一种推测性论断和假定性解释,是在进行研究之前预先设想的、暂定的理论。简单地说,即研究问题的暂时的可能性答案。假设可能有一种,也可能有多种,但不论多少,假设必须具有合理性,才有助于制订解决问题的可行性方案。由于一个假设只是对问题的一种观点和看法,因此在实际的探究中,不能将自己限制在一种假设之中,而要尽可能地提出多种假设,以避免那些有可能局限于某种观点的偏见,从而保证研究的开放性,以获得客观、真实的研究结果。在毒理学中,应用以假设为基础的研究曾发现了多种可以解释广泛化学物质毒性效应的一般机制。受体介导机制、细胞膜介导的效应、细胞能量改变、细胞钙稳态失调、与关键细胞大分子结合、细胞信号异常、氧化应激、免疫异常、遗传和表遗传机制等,这些机制是通过应用体外和体内模型系统进行确认的,通过这些模型可以观察到毒性或细胞功能改变引起的相关功能改变的终点。大多数毒性物质均可以干扰细胞和分子稳态,进而产生包括改变基础细胞活性在内的一系列影响,这些基础细胞活动是特定靶器官的功能基础,其改变有助于阐明靶器官毒性。此外,其他毒物引发的效应还包括细胞修复机制的改变、细胞增殖的改变和一般的细胞毒性。毒性物质对生命体系的影响是其与多种生物化学、细胞和分子相互作用的结果。虽然人们尝试从单因素角度来阐述毒性机制,但实际上毒性的产生是多种生化、细胞或分子通路同时或先后发生异常的后果。谨慎选择适用于假设的模型系统可以阐明这些机制及其在细胞功能异常和损伤中的作用。

3. 检验求证　检验是对观察和假设的一种验证,通过检验,假设就可能被证实或支持,也可能被否定或推翻。检验使我们能够探查自然世界中那些隐藏在自然现象和事物背后的奥秘,揭示自然的本质。假设驱动的研究(Hypothesis-driven research)是应用体内或体外模型系统,通过一个或一系列实验来证明或反驳一个预先设定的机制。随着计算毒理学、生物信息学、系统生物学、毒理基因组学、表观遗传学等理论和技术的飞速发展,应用模型系统开展毒性检测及对相关毒性机制进行探讨也取得了显著的进展,目前,虽然已经有很多不同类型的模型系统用于预测毒性机制,但主要仍然依赖于整体动物模型。应用整体动物模型来进行毒性检测是一个时间和资源消耗都很大的过程,并且也不能提供众多未经测试的化学物的毒性信息,也不能反映化学物对不同生命阶段机体的健康效应。NRC(2007a)设想未来可以用预测性的、高通量的体外方法来鉴定和评估化学物的毒性通路来替代整体动物研究。如果可能的话,应用人源性的细胞、细胞系或细胞成分可以避免种属差异。为了确保正确的毒性评价,还可以应用体内或体外模型进行靶向检测,以补充毒性通路检测。接着进行剂量-反应模型和外推模型研究。以人群研究为基础的人体暴露数据对新的毒性测试方法十分重要。

为了证明作用模式这一假说确实成立,人们通常需要罗列出导致中毒或疾病发生的各个事件环节,同时找到可检测的关键事件,而通常承担这一角色的就是生物标志物。生物标志物是一种可以反映机体发生改变的分子或细胞水平的内在指标,一个可靠的生物标志物可以成为联系人们所接触的环境与人体健康之间的特异性因素,仔细分析这些信息,判断这些罗列出的关键事件是否确实与疾病的发生存在因果关系。关键事件是作用模式中一个不可或缺的元素,或者是替代这一元素的一个标志物。通常,关键事件包括代谢、受体-配体改变、基因表达的改变、细胞生长速率和器官重量增加、激素分泌失调和其他生理功能紊乱、异常增生现象以及细胞过度增殖等。经过验证的生物标志物才能应用于预防医学和临床实践,发挥其在健康危险预警中的作用。鉴于生物标志物是转化毒理学的核心,下文将重点讨论。

4. 用系统生物学方法建立预测模型　根据转化医学的转化模式概念,需经历多个"临床到实验室"和"实验室到临床"的循环转化阶段。就外源物暴露的毒理学转化研究而言,通过以上技术所获得的庞大数据,如何对这些数据进行整合分析并用于化学物的检测分析评价成为一个亟待解决的问题。研究者将系统生物学研究方法策略引入到毒理学中来,发展形成了检测化学物暴露(不同浓度不同暴露时间)后细胞内所发生的分子事件改变,结合现有毒理学资料并应用生物信息学和计算机技术,系统检测和评估外源性化学物与机体相互作用的新兴学科——系统毒理学。目前系统毒理学的主要技术基础是各类组学技术,用于毒理学中关键分子事件或终点效应的检测,并通过统计学模型和计算机技术将其进行关联,用于构建和描述毒性通路,有助于化学物的毒性评价和风险评估。按照系统生物学的研究思路及方法,利用信息科学提供的数据挖掘工具,可以整合有效的生物信息,以构成数学模型建立的数据基础。在此基础上,通过数学思想构建合理的数学模型,并使用数学语言加以描述和求解。可见,建模在系统生物学中起到了对生物信息的实质性整合作用:各层次的生物信息通过模型的数学描述,建立起定量或定性的关系。

5. 形成和解释结论　在对假设进行验证的基础上,概括、归纳其发现,形成关于某一现象或问题的科学认识。在此过程中,不仅要收集证据,而且要将观察与实验的结果与自己已有的知识经验联系起来,借助于分析、推理提出现象或结果产生的原因,并在实验证据和逻辑论证的基础上建立各种变量间的联系,从而形成以已有知识和当前观察与实验结果为基础的新的理解。解释必须同自然观察或实验结果所获得的证据一致,遵循证据规则。同时,解释还须接受公开的批评和质疑,并要求运用各种科学的认知方法和过程,如分类、分析、推论、预测、批判性推理和逻辑推理等。循证毒理学是应用数理统计的方法对高质量研究方法和化学物研究的数据进行评估,从而评价化学物的危害,并为化学品管理法规提供建议以及化学物暴露人群提供预防咨询。近年来循证毒理学主要有4个发展领域,即方法评价、特定化学物不同研究的定量综合分析、健康效应的原因研究和循证医学关联的临床毒理学研究。循证毒理学的基本方法是参考循证医学建立的,包括评分体系、Meta分析和国际互联门户建立等。目前Schneider等已经在体内实验和体外实验研究中分别初步建立了一组评分标准并进行了两轮的评估,尽管结果存在可变性,却为未来评分体系的研究提供了一个正确的发展方向。与循证医学不同的是,在毒理学研究中由于不同的研究中心或机构选用的检测方法研究设计不完全一致,给研究结果的比较带来了巨大的不便,而且在毒理学研究中几乎不发表常规毒理检测的结果,尤其是阴性检测结果,使得数据获取极其困难,不利于Meta分析的应用。在循证医学发展中,多中心国际间的合作为其提供了极为重要的条件,使得较高质量和相关性的数据的获取和验证成为可能,国际Cochrane协作网为其建立发展提供了坚实的基础。循证毒理学想要真正的实现快速的发展,那么建立毒理学自己的数据登记、发表、集中和交流的国际间的协作端口则是其中的关键。2009年由Kinsner等牵头建立了第一个国际范围内的交流合作平台,用于联合组织循证毒理学活动,建立系统回顾数据图书馆系统。

6. 毒理学信息的交流、沟通、分析和应用　在形成关于某一现象或问题的结论、解释后,还需要与他人进行广泛相互交流,包括在学术界的交流和与公众的交流。学术交流方式有多种,包括发表论文、参加学术会议。要准确地向其他人阐明自己所探究的问题、方法、探究过程以及结果,并倾听他人对证据和解释的看法和态度。通过交流,可以获得各种可能的解释,有助于将实验证据、已有的科学知识和他们所提出的解释这三者之间更紧密地联系起来,最终解决彼此观点中的矛盾,巩固以实验、事实为基础的论证,促进科学结论的获得。最后,还需要将其所获得的结论应用到其他情境中,经得起他人的重复考证,以进一步验证结论。

对于转化医学的认识,经典观点是要将医学生物学基础研究成果迅速有效地转化为可在临床实际应用的理论、技术、方法和药物。然而,也有学者指出,转化医学的概念还应包含新的内涵,即"将研究结果应用到日常、临床及健康保健工作中",也可称作一个医学研究成果普及的过程。前者被称为T1型研究,后者被称为T2型研究,两者结合形成对转化医学较为完整的概括。由于T2型研究可通过公共卫生体系的完善将更多的现有医学知识普及给大众,从而获得更好的预防,从整个人类社会发展的角度来说,它的作用更大。因此对于转化医学的研究应当同时兼顾科研成果的应用和普及两个方面,从公共卫生和转化毒理学的角度看,尤为重要。

三、生物标志物的开发与应用

生物标志物(biomarkers)所反映的是生物体系与某种环境因子(化学的、物理的或生物学的)相互作用所引起的任何可测的改变,包括生化、生理、免疫和遗传等多方面的改变,这些改变可发生在整体、器官、细胞、亚细胞和分子水平上。分子生物标志物则是指外来理化因子与机体、细胞,特别是生物大分子(核酸、蛋白质)相互作用所引起的一切分子水平的改变。生物标志物作为暴露与疾病之间的中间产物在评价环境有害因素对健康的影响方面有重要意义。正如美国国家研究委员会生物标志物委员会(1987年)所提到的,疾病的发生和发展是暴露于某种环境物质或其他毒物的结果,是多阶段的,从暴露到内部剂量(例如,蓄积剂量),生物有效剂量(例如,实际的毒作用剂量),早期的生物效应(如在亚细胞水平),结构或功能的改变(如亚临床变化),以及最终的临床疾病。在这整个过程中的任何一个步骤都可因个人的易感因素而改变,包括遗传性状和效应的影响因素,如饮食或其他环境风险。因此,生物标志物是反映疾病的多阶段发展过程中生理、细胞、细胞器和分子水平改变的指标。

1. 生物标志物的选择和评估　分子生物标志物选择研究生物标志物的最终目的是应用于人群,因此,在选择和评估分子生物标志物时,必须考虑下面几个因素。首先,衡量一个分子生物标志物应用价值的最重要的因素是它与所研究的生物学现象之间的联系即关联性,例如癌基因活化及肿瘤抑制基因失活与肿瘤发生的关系,胆碱酯酶活性与有机磷农药中毒临床表现的关系。其次,这种指标要能反映出比较早期和低水平接触所引起的轻微的改变,以及多次重复低水平接触累加所引起的远期效应,并能确定这些改变是由某种特定因子引起的独特改变,也就是方法的敏感性和特异性。一般而言,保证某一指标的敏感性往往会以牺牲其特异性为代价,反之亦然,人们在选择合适的分子生物标志物时,必须根据上述需要,综合分析,权衡利弊。有时需要采取一组综合的评价指标。最后,由于分子生物标志物的最终对象是人体,因此必须考虑受检对象的可接受程度,如采样方法的无损伤性或低损伤性,简便易行,便于推广应用,既检测方法的实用性,并有较好的可重复性和准确性。此外,一些伦理学问题也须加以考虑,如受检者对该检查的认识、信念和态度,提供相关信息可能性和合作程度,是否涉及个人隐私以及标志物的法规效能等。

2. 生物标志物的验证　随着分子生物学理论和检测技术的发展,生物标志物的种类越来越多,然而候选生物标志物被确定为有效的生物标志物之前必须经过来自实验室、流行病学研究或临床方面的验证。经过验证的生物标志物才能应用于预防医学和临床实践,发挥其在健康危险预警中的作用。

候选生物标志物被确定为有效的生物标志物需要经历3个阶段:①优化试验室的分析条件,增加分析的灵敏性、特异性和可靠性;②评价人口分布在生物标志物变异中的混杂作用;③确定候选生物标志物和疾病之间的因果关系的研究。

(1) 暴露生物标志物的验证:暴露生物标志物是指在机体生物材料中(器官或体液中)检测某种外源性化学物、其代谢产物或与靶细胞或靶分子相互作用的产物,它们能够反映这种物质的存在以及当前和过去暴露的程度。包括反映内剂量和生物有效剂量的两类标志物。目前普遍认为生物有效剂量的暴露标志物能更准确地反映暴露对机体的健康效应,更适宜于终点健康危险度评价。

1) 保证样本的采集、运输和储存过程中的稳定性:样本的采集过程和采集工具不应引起样品的外部污染,而化学降解、蒸发作用、生物学作用以及样本与容器或其他化合物的相互作用也不应影响分析前样本的稳定性。绝大部分暴露生物标志物都能够满足这一要求。

2) 分析方法本身的可行性以及对环境暴露水平检测的准确性和可重复性:检出限值低和分析灵敏度高对环境暴露的评价十分重要。

3）生物标志物自身灵敏性和特异性的验证:生物标志物必须能够验证暴露正在发生或已经发生,并且能根据其水平区分个体的暴露特性,这一点在生物标志物有效性验证中非常关键。

（2）效应生物标志物的验证:效应生物标志物揭示暴露后人体对暴露因素的生物反应的程度。这样的生物标志物可能是反映机体功能的内源性成分,也可能是被确认为损伤或疾病的状态。中间效应(即暴露与疾病之间)的生物学标志物可以用病例-对照研究和队列研究来验证。效应生物标志物一经验证后,就可以作为疾病的替代终点,虽然并不是所有的具有某种生物标志物的人都会发展为疾病,但是效应标志物高水平组的个体一般具有更大的风险度。

（3）易感性生物标志物的验证:易感性生物标志物是反映或衡量机体暴露特定的外源性物质或其他有毒物质后,先天或后天应对暴露的能力的一个指标。这样的生物标志物可以是一种异常出现或消失的内源性物质,或者是应对施加暴露后出现的异常功能反应。因此,分子流行病学和分子生物标志物在阐明环境暴露和临床疾病发展之间的关系,以及在识别某种疾病的高危人群中起着重要作用。随着分子生物学和基因组学的发展,人们已经发现大量有关基因多态性与个体对疾病遗传易感性差异相关联的证据。但是只有少数易感性生物标志物可用来描述与疾病之间的因果关系,如蚕豆病患者是由于存在葡萄糖-6-磷酸脱氢酶基因缺陷,在环境诱因存在下(如吃蚕豆)可发生溶血性贫血。

由于遗传易感性生物标志物可能反映化学物在暴露、毒代动力学和生物学效应方面的变异,因此易感性标志物对化学物的风险评估和危险管理具有很大的应用价值。在人群中进行易感性生物标志物的有效性评价,不仅需要快速简便的方法进行准确的基因分型,也需要了解易感基因在人群中的分布、疾病的发病特点,从而为进一步的现场人群研究提供基础资料。对于易感性生物标志物往往应用大规模的前瞻性队列研究对其有效性进行评价。通过对易感性生物标志物的有效性验证,可以指导制定疾病的治疗策略,采取恰当的治疗措施,减少药物不良反应的发生。

（4）生物标志物的分析应考虑的其他因素:目前,有多种方法用来测定反映人群中暴露和危险度的分子生物标志物。这些分析方法包括生物、物理、化学和免疫学方法,这些方法必须标准化,以便在各种外部环境中如环境和职业污染地区进行生物危险性的识别和危险度的评估。

内参照的标准非常重要,但是目前对它的关注非常少,所有的定量测定需要采用标准物质来计算样品测定时的回收率。例如质谱分析,内标准物质一般采用与检测对象相同的放射性核素标记的物质。获得放射性核素标记的物质需要化学合成,如果这种化学品没有商业化,就阻碍了内标准在多种领域的应用。在免疫测定方面,内标准面临着不同的挑战,因为加入的内参照必须能够被抗体识别而得到阳性的结果。

此外,对本底值的了解也将有助于对接触剂量-反应的分析。当进行风险评估时,应格外关注某一特定接触对总体风险所造成的影响。因此,在研究之前,需要了解通过上述作用模式影响人类健康的有害化学物质的本底水平。最终人们想知道的是疾病发生的本底值,只有知道了这一信息,才能够在接触剂量-反应曲线上进行定位。在这一领域中,生物标志物的作用不可估量。

3. 生物标志物在转化毒理学中的应用　生物标志物是转化毒理学的关键,在风险评估、生物监测、流行病学调查和临床等方面已经展现出广阔的应用前景,概括起来,主要有以

下几个方面:

(1) 确定毒物在机体的存在及其所产生的损害的性质和程度:接触的分子生物标志物能用于肯定和评价个体或群体对特定物质的接触,提供外环境接触与进入机体的内剂量之间的联系。与环境监测比较,生物标志物能更准确地反映机体及靶组织的实际接触量。而且,由于某些接触标志物综合了多途径进入的毒物和一段时间内接触毒物的总和,排除了不同时间毒物浓度涨落的影响和不同吸收途径对毒物分布的影响,因而能描绘出机体接触状态的完整图像和消长规律。生物有效剂量的生物标志物反映了毒物或其代谢产物直接与细胞内靶分子相互作用的性质和程度,如各种致癌物引起的 DNA 加合物、蛋白质加合物、DNA-蛋白质交联物,这类标志物一方面是毒物进入机体的后果,同时又是产生遗传损害和致癌过程的原因,因此,这类标志物实际上又是早期生物效应标志物。在职业流行病学调查和危险度评价时,往往需要选择合适的终点来确定毒物所引起损害,以区分有无不良反应的个体,特别是那些隐匿的、轻微的、早期的改变,分子生物标志物可为筛选这类终点提供高效、敏感和方便的工具。

(2) 研究毒物作用的剂量-效应关系:在职业危险度评价和流行病学研究中,常常必须阐明剂量-效应(反应)关系、原因(接触)与后果(疾病)的关系,而接触生物标志物与效应标志物则可定量地对这两者的关系进行评价,了解其关联程度。易感性标志物则通过影响毒物从进入、吸收、代谢、分布到排泄等各种体内过程而影响毒物的生物效应。这种剂量-效应关系可通过横断面调查、病例对照研究和前瞻性队列研究得以实现。在这些研究中,分子生物标志物可提供客观可信的评价指标,由于其敏感性较高,特别适于人类接触的大多数环境化学物的低剂量情况。

(3) 探究和阐明毒物作用机制:分子生物标志物为分子水平深入洞察毒物从吸收到产生生物学效应乃至疾病的全过程提供了重要的工具:不同阶段的分子生物标志物的组合可反映疾病发生发展过程的详情和因果关系,解释毒物作用机制。例如,DNA 加合物是许多化学致癌物与 DNA 相互作用的产物,它可导致 DNA 复制、表达与修复过程的错误,如将此类标志物与基因突变指标、癌基因活化、抑癌基因失活及肿瘤生物标志指标结合起来,则可提供化学致癌机制(遗传或遗传外)的重要线索。平面的芳香烃化学物通过芳香(Ah)受体结合而诱导 CYPIA 的转录,这种改变与这些化学物的毒性作用和致癌性有关。与内剂量和早期生物学反应的生物标志物一样,易感性标志物也可提供疾病机制的线索,例如,芳香胺引起的膀胱癌患者中慢性乙酰化者比例增多,提示乙酰化速率影响这种化合物的解毒。

(4) 分子生物标志物作为健康监护和疾病早期诊断和预防的指标:①筛选易感人群,减少接触危险性:易感性标志物反映了机体接触有害物质后发生毒性反应的危险性增加,可用于识别和筛选对某种特定有害物质易感的个体,从而保护这些个体。大多数易感性生物标志物都属于分子生物标志物的范畴,如各种代谢酶多态和抗氧化酶及 DNA 修复酶的缺陷,可分别用分子生物学方法或生物化学方法对它们的基因型和表达型进行测定。②早期生物学效应的生物学标志物可尽早发现可逆的和亚临床病变,保证有效的康复。③利用接触和效应的生物标志物可检查和鉴定预防措施的效果。

4. 生物标志物的转化应用典型案例——黄曲霉毒素生物标志物有关黄曲霉毒素(AFB1)50 年研究或许可作为一个转化毒理学最完整的实例,包含了转化毒理学的全部流程。早在 20 世纪 60 年代 AFB1 就认为对人类肝细胞癌有促进作用。1984 年,Busby 和 Wogan 首次指出,在许多物种、包括啮齿类动物、非人灵长类动物和鱼中,高活性的 AFB1 为致癌物质。一般来说,肝脏是主要的靶器官,但是在某些情况下,大量的肿瘤也会出现在其他部位,如在肾脏和结肠诱导发生,这取决于动物种类和菌株、剂量、染毒途径以及饮食因素。事实上,只有极少数的动物物种可抵抗黄曲霉毒素的致癌作用。AFB1 在多个物种间有致癌的能力,包括灵长类动物也有敏感性,表明 AFB1 可能会促进人类癌症的发生。

在动物实验研究的基础上,科研人员通过广泛努力,旨在调查黄曲霉毒素暴露与人类肝细胞肝癌患病风险之间的相关性。因黄曲霉毒素在人体中的摄入量、排泄和代谢及相关的易感因素,如饮食和病毒暴露等缺乏足够的数据,以及全球癌症发病率和死亡率统计数据的不完整性,阻碍了这些研究的发展。但这些不足之处也为发展评估暴露状态的生物标志物技术提供了动力。随后,这些生物标志物被应用于传统的分子流行病学调查,以评估其与肝癌患病风险的关联性。

黄曲霉毒素的暴露因素十分复杂。最容易被黄曲霉毒素污染的食品有花生、坚果类、棉籽、玉米和大米。此外,也可能会通过食用鸡蛋或牛奶制品接触黄曲霉毒素(AFM1 来自食用污染饲料的动物)。黄曲霉毒素的产生相对非特异性,几乎在任何食品中都可能污染真菌。污染的霉菌在特定的区域内可引起广泛传播,而其在粮食中的最终浓度变化范围较大,可低于 $1\mu g/kg(1ppb)$,也可达 $12\,000\mu g/kg(12ppm)$ 以上。因此,通过食品采样或饮食问卷调查来衡量人类对黄曲霉毒素的暴露情况是非常不精确的,而黄曲霉毒素生物标志物检测在准确评估其暴露水平方面则是一个显著进步。

在 20 世纪 60 年代末至 70 年代初,在亚洲和非洲进行的流行病学相关研究估计了含黄曲霉毒素的饮食摄入量与肝癌的发病率之间的相关性。研究发现,随着黄曲霉毒素摄入量的增加,肝癌的发病率也相应升高。黄曲霉毒素暴露作为生物标志物在这些早期研究中还未出现,膳食调查以人群为基础,而不是直接检测患病个体的暴露情况。其他与肝癌相关的重要的病原生物标志物,如 HBV 也未使用。因此,尽管这些研究数据为黄曲霉毒素的摄入量和肝癌发病率之间的关系研究提供了有力的间接相关性,但这些研究结果还不足以确定因果关系的存在。为此开发敏感的生物标志物至关重要。在动物模型中探索和建立基于机制的生物标志物(如黄曲霉毒素-DNA 和黄曲霉毒素-蛋白质加合物),如在剂量-反应和干预研究动物模型中能够验证的生物标志物,在暴露人群中可验证的生物标志物,以及通过采用横断面研究、病例-对照研究、队列研究和临床试验获取生物标志物与暴露人群疾病发生的关联性证据。

DNA 和蛋白的加合物不但可以作为暴露的标志物,而且也可以作为肿瘤风险评估的标志物。1986 年,上海开展了一个巢式病例-对照研究来探讨黄曲霉毒素生物标志物、HBV 以及肝癌之间的相关性。在这项研究中,从年龄在 45~64 岁的健康男性中收集了超过 18 000 个尿样。在接下来的 7 年中,50 人患上肝癌。这些样本和对照经过年龄和居住地匹配后,分析黄曲霉毒素的标志物和乙肝病毒表面抗原(HBsAg)。在尿样中检测到黄曲霉毒素生物标志物(AFB-N7-Gua 和其他的 AFB1 代谢物)的肝癌病例的相对危险度增加了 3.5,统计有显著差异。HBsAg 阳性对象的相对危险度是 8,但是若检测到到尿样中的黄曲霉毒素生物标志物而且其表面抗原也呈阳性者,其相对危险度达到了 57。这些结果第一次表明了致癌物特异性的标志物与患癌风险之间存在着相关关系。此外,这些发现第一次揭示肝癌两大危险因素之间有显著的相乘交互作用。进一步把黄曲霉毒素代谢进行分层分析肝癌发生率,发现尿中出现 AFB-N7-Gua 导致患肝癌发病风险增加 2~3 倍。

两个研究采用黄曲霉毒素-白蛋白加合物作为标志物来研究肝癌的患病风险。一个是在中国台湾省开展的巢式病例对照研究,对一个含有 8068 个男性的队列随访 3 年,出现 27 例肝细胞癌(HCC),120 个健康人作为对照。血清样本通过 ELISA 进行 AFB1-白蛋白加合物的分析。HCC 病人中(74%)检测到 AFB1 加合物的比例要高于对照组(66%),比值比为 1.5。在年龄小于 52 岁的男性中,AFB1-白蛋白加合物水平和 HCC 患病风险有明显的相关关系,多元变量调整后的比值比为 5.3。另一个前瞻性的巢式病例-对照研究于 1991 年在中国启东开展。来自年龄 30~65 岁的 804 个健康乙肝表面抗原阳性对象的血清样本被收集和保存。在 1993 年和 1995 年,这些对象中有 38 个患上了肝癌。这些对象中 34 个的血清样本通过年龄、性别、居住地和收集的时间与 170 个对照进行匹配,通过 RIA 对血清中 AFB1-白蛋白加合物水平进行检测。AFB1-白蛋白阳性的个体患肝细胞癌的相对危险度为 2.4。

在发展测定黄曲霉毒素生物标志分析方法的同时,研究人员一直探索黄曲霉毒素致癌作用的有效化学预防策略。早期建立的各种化学预防剂的实验效果表明,化学干预可降低单剂量黄曲霉毒素诱导的 DNA 加合物水平。化学预防剂乙氧奎等(ethoxyquin)可有效减少用多次黄曲霉毒素染毒引起的肝脏癌前病变细胞、占位肿瘤面积和体积,也显著地减少 AFB1 与肝细胞 DNA 的结合量。用化学预防剂奥替普拉(oltipraz)建立了尿中排出黄曲霉毒素-N^7-鸟苷水平减少与黄曲霉毒素暴露大鼠肝癌发病之间的相关关系,虽然总的生物标志水平降低反映对致癌作用的抑制,但这些研究并未获得生物标志水平与个体危险性之间的定量关系。同时,也开展了采用天然物质如叶绿素或供应富含叶绿素的食物、绿茶中多酚类物质(green tea polyphenols,GTPs)和十字花科蔬菜,如西蓝花进行预防性干预的研究。

临床试验和干预研究把来自人群和实验研究的发现应用到公共健康预防中去。采用特异性的生物标志物来作为一级预防(减少暴露)和二级预防(改变代谢和蓄积)疗效的终点。这些生物标志物能够用在队列研究中对暴露的人群进行初筛,以减少样本量。在一级预防研究中,目的是减少饮食中对黄曲霉毒素的暴露,包括降低收获的玉米真菌的生长、采用能够阻止黄曲霉毒素吸收摄入的物质。在二级预防试验中,目的是改变摄入的黄曲霉毒素的代谢来促进解毒的过程。

四、转化毒理学的应用

转化毒理学的主要目标,是将毒理学的工作转化应用到公共卫生事业实践中,如化学物的风险评估、安全性评价、制定卫生标准或阈限值、发现生物标志、早期诊断、早期发现、早期预防和早期治疗提供科学依据。

1. 风险评估 风险评估(risk assessment)由危害识别、危害特征描述(包括剂量-反应评估)、暴露评估和风险特征描述 4 个步骤组成,风险评估及其后续的风险管理和风险交流共同组成风险分析过程,充分地体现了毒理学转化的流程。风险评估是一个纯科学的过程,风险管理是政府部门的行为,利用风险评估的结果,作出决策,制定管理措施,大到法律法规,小到标准和检验方法;风险交流是风险评估者(科学家)、风险管理者(政府)、新闻媒体、利益相关团体以及普通大众之间关于风险(健康或环境)信息的互动交流。政府发布信息是风险交流当中很重要的部分,科学家把风险评估的结果告诉消费者,也是很重要的一部分。消费者有问题,企业、行业有问题,是可以向科学家反馈,可以向政府反馈,而且科学家和政府之间也有他自己的风险交流,也就是沟通的过程。风险评估是分析过程的基础和核心。

传统的风险评估体系主要依赖整体动物试验进行危害鉴定和剂量-反应关系的外推。对于毒效应有阈值的化学物,由动物实验获得未观察到有害作用水平(NOAEL)、观察到有害作用的最低水平(LOAEL)或基准剂量(benchmark dose,BMD)除以合适的不确定系数得到安全水平或每日允许暴露量;对于毒效应无阈值的化学物,由动物实验获得高剂量的剂量-反应关系,再依靠数学模型分析低剂量暴露的风险,计算危险度。现行危险度评价体系的局限性已得到充分认识。随着现代分析技术的发展和生物信息学应用的推广,毒理学危险度评价改革的时代已经来临。2004年美国环境保护署(Environmental Protection Agency,EPA)及国立环境与健康科学研究所(National Institute of Environmental Health Sciences,NIEHS)要求并资助国家研究委员会(National Research Council,NRC)成立一个专门的委员会,提出新的毒性试验策略以达到以下3个目的:①增加可以测试的化学品的数量;②降低评价的费用;③提高人类暴露环境化学物危险性评价的能力。出于同样的减少动物使用、提高评价效率、减少外推的不确定性等目的,国际化学品安全规划署(the International Program Chemical Safety,IPCS)发展了基于作用模式(mode of action,MOA)的化学品危险度评定方法。MOA是指从化学物暴露到毒效应之间的一系列有证据支持的、具有因果关系的关键事件(key events),所谓关键事件是指毒作用机制(mechanism of action)研究基础上,从细胞与化学物接触开始,包括之后的结构和功能的变化直到试验观察到的损伤效应中,那些可以检测的、对毒效应是必需的但并不一定是充分的、实验所观察到的现象或变化。关键事件首先是能够定量检测的,如果在细胞或动物模型中观察到的关键事件能在人群流行病学调查中得到验证,就可以更客观地将毒作用从模型外推到人类。MOA强调关键事件在细胞、动物及人群资料中的一致性和可检测性,应用性更强。IPCS目前已经公布了人类癌症和非癌症MOA分析的框架协议目前已有多种化学物的癌和非癌MOA得到阐述。毒性通路和MOA有内在的一致性,都强调毒作用机制的研究,毒性通路的阐明提供了关键事件,但两者在理念上完全不同。虽然在当前的技术条件下,MOA的可行性更强,但寄希望于生物技术的飞速发展,毒性通路的策略更具有前瞻性。

在风险评估中使用机制数据的一个主要障碍是无法清楚地用生物组织中收集的微观水平(如分子、生化和细胞应答)信息来解释在风险评估中有意义的效应终点的改变,即对个人和群体的影响。为突破这一限制,Ankley(2010)等描述了一个基于不良结局通路(adverse outcome pathways,AOPs)的概念框架。AOPs描绘了分子起始事件(化学物与生物靶的交互作用)和随后的反应级联之间的关系。这种反应级联贯穿生物学各组织水平,并在个体或群体中累积到可以用于评估风险的效应。AOPs不是新的名词,可以从诸如作用机制、作用模式、毒性通路等词汇不同程度地捕捉到这一主题方面的演变。例如,美国国家研究委员会最近提出毒性测试制度,要求以基于人体生物学的计算机生物学和体外试验方法为中心来评价生物学紊乱相关的重要毒性通路。AOP概念提供的是一个基于应用风险评估的背景下,生物学各组织水平的明确相关联系的统一的框架。自从最初描述AOP框架,随后的工作重点是对这一概念的进一步发展和应用,包括由环境毒理学和化学学会(The Society of Environmental Toxicology and Chemistry)于2009年发起的Pellston会议。该会议专门讨论从现有的和新的数据获取AOPs的相关主题,将群体模型融入到框架,并利用AOPs更好地了解系统的应变能力和物种间化学效应的外推。2013年1月,经济合作与发展组织(OECD)发起一个AOP开发计划,由"扩展分子筛选和毒理基因组学咨询小组"(EAG-MSTG)管理,计划包括AOP课题和案例研究、发布AOP评估指南,为支持整个工作开展,还建立了一个交互式的、用户界面友好的、基于维基(Wiki)的AOP知识库(AOP-KB),以便获取和交流AOP信息。

2. 药物研发　众所周知,新药研发是一个长周期、高风险、高投入和高产出的工作和过程。其中在整个药物研发过程中,药物临床前和临床安全性评价具有非常重要的参考价值和决策价值,探求和预测药物使用中可能会出现的安全问题,提出降低其风险和增加收益的措施。其必要性不仅仅体现在经济效益上,也体现在社会价值上。目前,多数药物的临床前安全性研究都是选择一种啮齿类和一种非啮齿类动物,用来预测药物用于人体后可能出现的不良反应、潜在毒性的靶器官、首次人体临床试验可使用的剂量、有效剂量与毒性剂量之间的安全范围以及实施安全监测的策略。然而,临床试验期间,由于药物毒性而引发严重不良反应的概率仍然很高,甚至出现死亡。作为观察指标的顶端终点事件(apical endpoints)多为毒性反应、毒性靶器官和毒性暴露等,而不单是基于毒性作用机制研究结果,或是与毒性通路(toxicity pathways)相关的生物标志物表达异常。寻找适宜的敏感的转化性生物安全标志物也就成为转化毒理学研究工作中的一项重要内容。有效的生物安全标志物应该能够检测出亚致死效应,测定毒性作用导致的"通路"或"关键事件"改变,可建立相应的细胞预测模型并能够进行剂量-反应关系的检测。最经典的细胞毒性实验描述的是终末阶段毒性效应和与致死效果相关的细胞活动,如乳酸脱氢酶释放、ATP 浓度降低、细胞破碎等。这些实验检测到的都是毒性发生后的毒效应,此时已不利于预防。这些实验对于检测早期细胞有害作用来说灵敏度较低。此外,它们除了能确定细胞已经死亡外,对了解毒理作用机制提供信息不足。另外,以细胞为研究基础的生物标志物应能够追踪特定、有活性的细胞,应具备精确性、预测性和实用性。为满足这些条件,生物标志物的测定应该具有自动、快速且大批量的特点,还应有剂量-反应关系,可解释、可定义毒物暴露和定量生物反应之间的关系。理想状态下,有效的转化性生物安全标志物应能提供足够的生物安全性信息。

目前,发达国家和国际组织对转化毒理学在药物安全性评价中的应用十分重视,美国食品和药物管理局(FDA)和欧洲药品管理局(EMEA)以及非盈利性组织 PSTC 的工作模式都值得转化毒理学工作者学习和借鉴。PSTC 成立于 2006 年,目标是利用整合协会成员之后的资源和专业知识,建立"证据数据集(evidentiarydatasets)",以评定用于监管决策用的新安全性生物标志物。考虑到真正的转化生物标志物应该能在临床前和临床研究中都表现出识别和预测不良反应的可参比价值。PSTC 现有的转化医学团队由临床和临床前科学家、制药企业界、学术界和监管部门组成,是唯一有资格指导发展转化生物标志物进行药物测试的团队。其中有来自制药业的科学家、FDA 的顾问、EMEA 和学术界的学者,他们的工作是为了共同认证有助于管理药物开发新的安全性生物标志物。这个团队可以提供使用生物标志物监测药物在动物和人身上引起损伤的数据,对于卫生监管部门,这些资料会成为有说服力的临床和临床前研究数据。临床专家负责发现临床药物开发中关于安全监测(以及护理标准)的关键知识缺口,他们也在临床前科学家的建议下分享工作中利用特定生物标志物检测的经验。来自权威卫生机构的临床专家针对何种数据有助于监管决策提出建议,而学术临床专家负责提供一些有助于研究生物标志物在不同疾病状态下表现之间联系的信息。PSTC的活动由一个法律协议约束,以明确知识产权、保密、出版和材料转让等问题;由独立、非盈利性的关键路径研究所(Critical PathInstitute)负责管理。组织内又分成多个工作组,分别专注于研究药物引起的肾毒性、肝毒性、肌肉毒性和血管损伤的生物标志物以及致癌物对于啮齿动物非遗传毒性作用的基因特征。这些工作组主要研究血液或尿液中蛋白质生物标志物。PSTC 遵循转化医学研究的工作原理,充分利用一切有关于从动物外推到人类科学合理的信息来解决这一难题。该组织把在实验室动物模型中的发现转化成有用的临床工具,目的是使任何药物开发计划具有更好的可预测性和有效性。

我国军事医学科学院近年来应用转化毒理学的原理对我国传统中药的肝毒性进行了系统的研究。来源于中药的药源性肝损害已成为严重影响中药临床用药安全、迫切需要解决的现实性命题。早期、客观辨识药源性肝损害的致病源头，及时调整药物方案和针对性干预治疗，是减少或避免药害发生的重要前提和关键步骤。然而，目前临床判断肝损害药源主要是通过排除法，依赖患者提供的用药史和医师经验判断，缺少客观可靠的指标。由于中药多为复方用药以及临床上广泛存在中西药联合用药的情况，中药肝损害的诊断确认尤其困难，加之普遍存在"非西即中"的诊断思想，影响中药肝损害客观辨识。该项研究从转化毒理学的理念切入，提出构建基于转化毒理学的中药肝损害客观辨识与早期诊断研究模式和方法，以临床标本为主要研究对象，通过"临床-实验室-临床"的研究路径，采用代谢组学等组学方法筛选发现中药肝损害的相关生物标志物和特征入血成分，结合临床生化、肝穿病理指标和临床验证试验确定诊断标志物，在此基础上整合建立以诊断标志物库为核心，包含文献数据库、病历数据库、临床标本库的中药肝损害综合数据库，使临床中药肝损害药源诊断从排除法的主观模式向指标支撑的客观模式转变，以期提高中药临床合理用药能力和水平，促进中药产业健康可持续发展。

3. 转化　生殖发育毒理学多种环境因素影响人类发育进程及随后的健康和疾病问题。维生素、矿物质和其他重要的营养素对胎儿的生长发育起着重要的作用。例如，叶酸在妊娠期的重要作用及其对人体发育的影响。药物和环境化学物可以对生殖系统产生不利的影响。暴露的后果取决于化学物质自身的理化特性、剂量、靶点和生殖系统发育的关键窗口期的暴露时间。毒物暴露可能影响生殖发育的关键事件，包括早期的原始生殖细胞决定性腺的分化、配子形成、外生殖器，或调控性行为的信号事件等。虽然人类与实验室动物模型的生殖系统存在差异，但是此类模型在评估人类关键的生殖和发育过程中的风险仍是非常有用的。美国昆泰公司（Quintiles Inc）克拉德·休斯（Claude Hughes）等最近就转化发育毒理学问题展开研究和讨论，认为阐释体内生殖发育相关机制需要运用综合测试策略。研究的目标应该包括已知毒物的特定的细胞和分子的靶点，设计一套系统的方法来鉴别生殖毒物，建立灵敏、特异和预测性的动物模型，用微创替代标志物，和（或）体外试验评价在胚胎、产后和成人期的生殖系统功能。

整个转化过程必须包括以下4个步骤：

（1）评估整个生命周期中关键窗口期的人体暴露：孕妇和胎儿暴露于许多化学物质之中，这些化学物质包括环境中的化学物质、膳食成分、非处方药、处方药、滥用物质（烟草、酒精和药物）、中草药及相关物质。

（2）明确作用模式以及动物模型的数据关联性：将动物模型中靶组织/器官/系统结果相关动物生物标志物与人类靶器官结果相关的人类生物标志物（病理学、影像学和功能）联系起来。

（3）建立可能性预测的数学模型：通过发展计算模型（数学、统计、知识库，甚至简单的示意图），提高人类和动物的生物标志物数据的预测价值和利用度。

（4）在以上基础上制定保护和恢复人体健康的干预措施：为了实现"转化"，必须发展符合伦理的、有效的干预措施来减少暴露，从而预防、逆转或减轻暴露的不良健康影响。

出生缺陷是指在出生时就存在的人类胚胎（胎儿）在结构和功能方面的异常，包括胎儿胚胎（胎儿）所致的死亡、畸形、发育迟缓和功能异常。胎儿生长受限（fetal growth restriction,

FGR)是最常见的出生缺陷病,是产科严重的并发症。临床表现主要为低出生体重。诊断标准为孕周大于 37 周胎儿的出生体重小于 2500g,或低于其孕龄平均胎儿体重的 2 个标准差。在我国,FGR 平均发病率约为 7.5%。FGR 不仅可造成胎儿窘迫、新生儿窒息和围生儿死亡,是围生儿发病和死亡的重要原因,而且其不良影响还可延续到成年,表现为体格和智力发育落后,成年代谢综合征(如脂肪肝、糖尿病、心脑血管疾病和肥胖)易感性增加,严重影响了人口生存质量。多年来,人们对 FGR 的病因、病理生理、诊治手段进行了多方探索,至今仍感到病因复杂,病理生理机制不明,早期诊断困难,临床疗效甚微。目前,临床 FGR 的常用产前诊断方法有 B 超检查、脐动脉血流频谱分析和系列生化测定法。其中,B 超检查存在确定时间晚(孕 6 个月后)、超声辐射及热效应等缺点,多普勒脐动脉血流频谱分析特异性不高,生化检测方法敏感性较低,有些还为有创性检查(如羊水穿刺)。因此,亟待开发出一种新的、无创性的、高敏感性的早期筛查诊断技术,用于 FGR 的临床防治工作。

我国武汉大学基础医学院药理学系运用转化医学的研究理念和系统生物学的研究方法,开展外源物所致宫内发育迟缓(IUGR)的临床早期诊断研究,包括提出 IUGR 发生的共性机制假说,利用系列组学(如基因组学、蛋白质组学、细胞组学、代谢组学)和分子生物学技术开展验证性研究,代谢组学方法探寻 IUGR 生物标志物,生物信息学及计算生物学方法构建 IUGR 预测模型等,以建立一种新的、无创性的、高敏感性的 IUGR 早期评价标准。首先,作者在 4 种外源物(如咖啡因、尼古丁、地塞米松和乙醇)孕期暴露所致 IUGR 模型上,均发现 IUGR 胎鼠存在母源性糖皮质激素(GC)过暴露和 HPA 轴抑制现象。综合文献报道,作者进一步提出外源物孕期暴露所致 IUGR 发生的"宫内发育神经内分泌代谢编程"假说,即母源性高 GC 一方面通过负反馈调控机制使胎儿自身肾上腺甾体激素合成能力降低,HPA 轴功能发育异常,另一方面通过调控外周组织 GC 代谢使胎儿胰岛素抵抗相关信号通路发生改变,从而影响胎儿糖、脂代谢功能,减慢胎儿生长发育速度,引起 IUGR 发生;这些变化可延续到出生后甚至成年,导致成年胰岛素抵抗及其代谢综合征易感性增加。

接着,作者以咖啡因作为典型外源物代表,开展了外源物孕期暴露所致 FGR 发生的"宫内发育神经内分泌代谢编程"假说的验证性研究。包括:①在孕中、晚期咖啡因暴露所致大鼠 IUGR 模型上,证实 IUGR 仔鼠出生后在正常饮食喂养未出现"追赶性生长"的情况下,出现了成年后的糖、脂代谢紊乱;②利用分子生物学技术,提出并证实孕期咖啡因暴露通过影响胎盘 11β-羟类固醇脱氢酶系统(11β-HSD-2 和 11β-HSD-1)的表达,开放了胎盘 GC 屏障,引起胎鼠"母源性 GC 过暴露",从而抑制胎鼠 HPA 轴的活性,使其功能发育减慢;③提出并证实孕期咖啡因所致"母源性高 GC"可能通过激活外周组织(如肝脏和骨骼肌)的 GC 活化代谢及糖皮质激素受体(GR)表达,使胎鼠胰岛素抵抗相关的信号通路(如 IGF/胰岛素通路、脂联素通路和瘦素通路)发生改变;④利用基于磁共振(NMR)的代谢组学技术,结合生物信息学分析,证实孕期咖啡因暴露后的胎鼠血浆及羊水出现特征性代谢谱改变,确证 IUGR 胎鼠存在神经内分泌代谢紊乱现象;⑤利用表观基因组学方法(甲基化芯片),在细胞水平发现咖啡因处理组原代胎海马神经元 11β-HSD-2 启动子区发生了显著的高甲基化,证实咖啡因致原代胎海马 GC 代谢活化具有表观遗传机制。

作者在证实"胎儿神经内分泌代谢编程改变"是孕期多种外源物暴露所致 IUGR 发生的共同病理生理机制的基础上,进一步应用基于 NMR 的代谢组学技术平台可对生物体内各代谢路径底物和产物中的小分子代谢物质($Mr<1000$)进行分析,检测了不同孕期、不同外源物剂量下母体血浆中某些特征性小分子代谢物的改变,以探寻反映胎儿体内神经内分泌代谢

状况的母体血浆生物标志物,用于 IUGR 的临床早期诊断。

按照系统生物学的研究思路及方法,利用信息科学提供的数据挖掘工具,整合有效的生物信息,作者构建一个 IUGR 临床早期评价的数学预测模型。其研究步骤应该包括:①对正常受孕动物系统(如胎血、羊水、母血)代谢谱的所有组分进行了解和确定,描绘出该系统的基本组分或结构,建立基础代谢组库。②在单因素所致 IUGR 动物上,观测该复杂系统的代谢组分或结构变化,利用生物信息学及计算生物学把得到的有关信息进行整合,找到生物标志物,建立初始预测模型。③利用多种单因素所致 IUGR 动物的实验数据,对初始预测模型不断进行修正;获得临床正常和 IUGR 孕妇外周血的实验数据,对初始预测模型进行再次修正,以消除种属差异,最终建立一个 IUGR 临床早期评价的(数学)预测模型。

根据以上原理建立的 IUGR 临床早期诊断预测模型,不仅可用于疾病诊断与分型(即早期诊断),还可用于危险因素的评估、治疗反应和预后的评估、治疗方法和新药物的开发等。

五、展望

尽管转化毒理学从概念的提出到现在才几年,但实际上它作为转化医学的一个分支,与转化医学的发展密不可分,特别是治疗和预防药物的研发和环境相关疾病如肿瘤、心脑血管疾病、呼吸道疾病和中毒的救治。就毒理学本身而言,转化毒理学涵盖并跨越描述毒理学、机制毒理学和管理毒理学三大分支,将三者有机地结合起来,使毒理学的基础机制研究、方法学研究和应用研究融为一体,应对公共卫生面临的挑战。毒理学是一个多学科交叉集成的新兴边缘学科,与人类日常生活和生产劳动关系日益密切,如环境污染、生态环境的恶化、药物的不良反应、食品的安全性、兽药及农药残留的危害以及作业环境的有毒物质是世界范围内的严重问题。作为一个新的多学科交叉的领域,要得到发展和成熟,并且要最终推动其他领域的进步,要经过很长时间的积累过程,需要整合多学科知识,并进行紧密交流和联系,相互完善和发展,才能最大限度发挥转化毒理学的作用。应在以下几方面加强转化毒理学的研究:

1. 转化毒理学工作需要多学科多机构沟通合作,从 PSTC 的工作中所采用的一些方式可以看出,这个组织最突出的优势表现在促进了跨机构和跨学科的交流,大力度地鼓励成员组织相互合作。值得我国转化毒理学工作者学习和借鉴。我国转化毒理学的研究,也可以通过建立专门的研究协会或者组织,达成转化毒理学的重要目标,同时可以作为沟通国际转化毒理学研究的平台进行广泛合作。这样的组织同时还具有沟通基础和应用的纽带作用。作为平台其可收集公共卫生和临床工作中的实际问题。为基础研究提供有针对性的研究"靶子",同时也可作为基础研究新发现、新理论的发布平台。为公共卫生提供信息指导和解决问题的可行性支持。

2. 要始终强调理论与实际相结合,在分子细胞结构与功能、基因与表型、生理与病理、遗传与环境、预警诊断、预防与治疗、医学信息的系统分析等方面,加强基础与临床的整合,基础与预防的整合,理论研究与法律体系建设的整合,将研究成果尽快转化为可以使用的产品、技术、方法和防控措施。

3. 要强调"双向"促进,即充分发挥我国的资源和现场优势,针对我国现存的主要公共卫生问题,通过一线工作的实践者对疾病和人群健康状况的观察,提供有意义的线索和反馈意见,促进基础和理论研究。

4. 改革现有的毒理学课程体系,培养具备转化创新能力的毒理学研究专门人才和适应转化毒理学要求的管理人才。公共卫生教育机构在促进转化研究方面任重而道远,可以借鉴国际知名大学的经验并进行本土化,提供课程和培训、开展转化和传播研究、为转化毒理学的发展做好人才储备,这种培训教育不仅要教授毒理学的知识和技能,而且要培养学员创新性思维和批判性分析的能力,进行沟通交流技能的培训和团队合作的培训,特别是打破学科和流程界限的整体解决实际问题的能力。为了满足企业和政府机构的需要,美国约翰·霍普金斯大学动物实验替代中心(Johns Hopkins Center for Alternatives to Animal Testing, CAAT)启动了一项转化毒理学学者(博士后)培训计划:CAAT 在约翰·霍普金斯大学启动了一个新的学术研究训练计划。它被称为 CAAT 学者。项目提供了企业和政府共同培训未来的毒理学家的机会。CAAT 学者项目的独特之处在于,博士后研究员在整个大学选择实验室工作,将重点开发基于机制的转化毒理学的方法。该项目的目标不仅要求被培训者能够识别毒性的基本机制,而且将这些机制转化为政府机构和企业合作伙伴用于解决危害识别、安全评价和风险评估问题的新方法、信息和工具。并培养学员与政府和企业代表互动的能力、了解行业的需求和监管要求,作出相应决策的能力。

(庄志雄　何云　李文学　程锦泉)

参 考 文 献

1. Kensler TW, Roebuck BD, Wogan GN, et al. Aflatoxin: a 50-year odyssey of mechanistic and translational toxicology. Toxicol Sci, 2011, 120(Suppl 1):S28-48.

2. Mattes WB, Walker EG. Translational toxicology and the work of the predictive safety testing consortium. Clin Pharmacol Ther, 2009, 85(3):327-330.

3. Krishnan P. translational toxicology//Wexler P, ed. Encyclopedia of Toxicology. 3rd ed. Amsterdam: Academic Press, 2014, 4:804-806.

4. Hughes C, Waters M, Allen D, et al. Translational toxicology: a developmental focus for integrated research strategies. BMC Pharmacol Toxicol, 2013, 30(14):51. doi:10.1186/2050-6511-14-51.

5. Morfeld P, Bruch J, Levy L, et al. Translational toxicology in setting occupational exposure limits for dusts and hazard classification-a critical evaluation of a recent approach to translate dust overload findings from rats to humans. Part Fibre Toxicol, 2015, 12:3. doi:10.1186/s12989-015-0079-3.

6. Hughes C, Waters M, Obasanjo I, et al. Translational Developmental Toxicology: Prospects for Protective Therapeutic Obstetrical and Neonatal Interventions. J Neonatal Biol, 2013, 2:122-128. doi:10.4172/2167-0897.1000122.

7. Georg N Duda, David W, Grainger & Hans-Dieter Volk, et al. Changing the Mindset in Life Sciences Toward Translation: A Consensus. Science TranslationalMedicine, 2014, 6(264):1-6.

8. Wu Y. Translational toxicology and exposomics for food safety risk management. J Transl Med, 2012, 10(Suppl 2):A41. Published online 2012 October 17. doi:10.1186/1479-5876-10-S2-A41

9. 刘悦, 呼丹, 樊星, 等. 转化毒理学研究概述. 中国药理学与毒理学杂志, 2014, 28(5):801-805.

10. 金泰廙, 周志俊, 夏昭林, 等. 转化毒理学的实践与展望. 中华预防医学杂志, 2012, 46(12):1061-1063.

11. 王心如, 主编. 毒理学基础. 第6版. 北京: 人民卫生出版社, 2012.

12. 金泰廙, 主编. 毒理学原理和方法. 上海: 复旦大学出版社, 2012:124-127.

13. 刘岩松, 汪晖. 转化医学用于外源物所致宫内发育迟缓的临床早期诊断. 药学学报, 2011, 46(1):30-34.

第五节　时间毒理学

一、时间毒理学基本概念与历史发展

在亿万年的自然进化过程中,地球环境周期性的变化已在生物体上打下了深深的烙印:内源性生物节律。光暗的日夜交替,四季的周而复始,海潮的涨落,地球环境亿万年的循环演变,赋予了生命一种基本的性质:节律性振荡。在人体内部,存在着各种形式的生理节律。脑电波以微秒级的周期扩散传导、心脏以每分钟70次左右的频率跳动、体温和血压在24小时内昼夜升降;而体液中激素的浓度却以月和季度为周期高低起伏;皮肤细胞的分裂,在夜间旺盛而在白天相对静止;如此等等。按照进化论原理,在漫长的生物演变过程中,自然选择的力量使得只有那些与环境信号保持和谐同步的个体才能得以生存下去。

研究生物的时间结构、生命时序过程及其影响因素的科学,叫做时间生物学(chronobiology)。它主要研究生物的周期性行为,包括生物体内各种生命活动的节律性现象。到目前为止,已经确定和分类出大量的生物节律。亚日节律(ultradian rhythms)是指周期短于一天的节律,如心跳、呼吸节律;昼夜节律(circadian rhythms)是以大约24小时为周期的节律,如8小时睡眠,16小时觉醒周期、体温周期等;此外还有近周节律(circaseotan)、近月节律(circatrigintan)以及近年节律(circannual)等。所有这些节律的共同特征之一,是在去除或脱离了正常环境信号之后,仍会按照自己固有的频率继续运转。时间生物学家将此状态称为"自由运行"(free running),以形容生物节律在没有外源环境信号的同步作用时,会像钟摆那样自由地、内源性地周期摆动。

以往的生物学概念和医学实践都强调生命系统的恒定性,特别强调维持内环境的稳定是生命活动的基本条件。而时间生物学则认为,由于机体的代谢和功能都具有节律性变化,周期性振荡才是生命的基本特征。已证明从单细胞生物直到人的各种生命现象,都存在生物节律性。其中研究最多的是昼夜节律。维持这些节律的机制,统称为生物钟(biological clock)。

外源性物质对机体的时间效应主要引起3方面的变化:由致病因子,如微生物等引起的随时间而发展的病理过程,属时间病理学研究的范畴;探讨药物或治疗措施对疾病或损伤的依时效应,包括药物对机体的作用(时间药效和时间毒性)和机体对药物的作用(时间药物动力学),是时间药理学的任务;而各种环境因子对生物结构和生理功能的时间-效应关系,则是时间毒理学研究的内容,其目的是在了解时间毒性变化规律的基础上,提供诊断、治疗和预防中毒的新途径。

时间毒理学(chronotoxicology)是毒理学的一个分支,它是探讨外源性有害因素与内源性生物节律相互作用及其机制的科学。时间毒理学应用时间生物学的基本理论和方法,对毒理学中的一些基本问题,从节律性和动态变化的角度,探讨各种毒性损害的时间特征和作用机制。其研究内容主要包括两方面:一是阐明生物体的内在生物节律对毒物作用或体内过程的影响;二是探讨毒物对机体生物节律的损害作用,特别是毒物的时间毒性以及毒作用的各种时间-剂量和时间-效应关系。

长期以来,在毒理学的研究中,曾经观察到许多外源性化学物对机体的毒作用,都存在着与染毒时间相关的变异。相同剂量的特定化学物,在一年中的不同季节或在一天内的不

同时点,引起动物的死亡率可相差数倍之多;采用生理、生化或病理指标观察受试动物的毒性反应,有时在其他条件一致的情况下,仅仅由于染毒时间的不同就会造成动物中毒程度的差别,甚至出现在一个时点高度敏感,而在另一个时点完全不发生反应的"全或无"现象。对于这些现象,在时间毒理学诞生之前,往往归因于试验条件的差异或操作的系统性误差,而没有从生物体内的代谢和生理功能的动态变化加以考虑。通过近年来的研究,已逐渐认识到对毒理学资料不仅从剂量而且从时间角度进行分析的必要性。然而,与毒理学的其他分支相比,时间毒理学仍然是一个相对年轻同时尚未被普遍重视的学科。

文献中最早显示化学物的毒性随时间变化的报道始于 1950 年。用 LD_{50} 剂量的二乙烟酰胺对小鼠染毒,小鼠死亡率的变化从 02:00 时的 33% 到 14:00 时的 67%。虽然当时还没有时间毒性的概念,但这一报道还是使人感到惊奇,并引发了对此现象的研究兴趣。随后对一种特异的钠/钾 ATP 酶抑制剂乌本苷的昼夜毒性进行了一系列的试验。在一天的 24 小时中,每隔 4 小时以相同的剂量对一组小鼠注射,观察小鼠的死亡情况。结果,在光照期开始注射的小鼠死亡率达 75%,而黑暗期开始注射的小鼠死亡率仅为 15%。从此以后,陆续对大量的化学物测定了昼夜时间毒性,包括环境污染物和工业毒物。

国外从 20 世纪 50 年代开始报道实验动物对环境刺激的时间反应性,涉及的因素包括化学物、药物、重金属、农药、电离辐射、物理和生物因子等。而我国则从 20 世纪 80 年代才开始进行相关的研究,主要的报道集中在药物时间毒理学和农药时间毒理学两个方面。

二、时间毒理学基本研究内容

时间毒理学的研究内容主要包括:毒物的时间毒性、机体的时间感受性、毒物时间动力学、时间-剂量和时间-效应关系以及毒物对生物节律的各种影响。

(一)毒物的时间毒性

在毒理学中,根据毒物染毒的剂量和频率可分为不同的毒性类型。急性(或亚急性)毒性是仅仅考虑一次或几次染毒所引起的损伤;慢性毒性是低剂量、长时间染毒所导致的毒性,比如连续几周甚至数月的染毒(如致癌、致畸实验等)。所用剂量的范围可以很宽,从急性致死效应的高剂量,到慢性亚致死效应的低剂量,中间呈现一个广阔的毒作用带。

对毒物的时间毒性(chronotoxicity)研究起源于对药物的时间毒性研究。时间药理学的研究结果表明,许多药物,包括作用于中枢神经系统、心血管系统的药物,激素类药物、细菌毒素以及抗癌药等,对机体的毒性作用都具有昼夜节律性。一般认为 LD_{50} 是一个相对稳定的毒性指标。但多年来的研究表明,许多药物和毒物的 LD_{50} 存在着昼夜性波动。在一天中的不同时间给予同等剂量的茶碱,观察其毒性的变化。发现在其他条件相同的情况下,一个 LD_{50} 的剂量所引起的小鼠死亡率在 04:00 时仅 10%,而在 16:00 时却高达 75%。对盐酸普萘洛尔的试验表明,在 03:00 时给药的 LD_{50} 为 95.8mg/kg,而在 11:00 时给药的 LD_{50} 为 129.4mg/kg。此外其 LD_{95} 和剂量-效应曲线的斜率也都呈昼夜变化。这些以及其他的研究提示,仅以一次试验所得出的 LD_{50},并不能全面反映因生物的昼夜节律变化而对急性毒性及其最大和最小值间差异的影响。因此,有必要对不同实验室在不同时间所获得的急性毒性测定结果进行比较和评价。

除了毒物毒性的昼夜节律之外,在一年中的不同季节,毒物的毒性也有所不同。在恒温和稳定光制条件下,每个月用相同剂量的氯化汞(5mg/kg)给小鼠腹腔注射,结果发现小鼠死亡率有较大的波动,以 11 月份的死亡率最高(82%),而 2 月份的死亡率最低(69%)。农药磷酸二乙硝苯酯(E600)对大鼠腹腔注射的急性毒性则不同,以秋季最低,夏季最高。进一步研究发现,季节改变对毒性的昼夜节律周期和位相却不产生明显的影响。此外,某些毒性效应还呈现出年周期的变化。

到目前为止,已对一些毒物的时间毒性作过初步的研究。这些毒物包括重金属、有机溶剂、杀虫剂和除草剂、细菌毒素以及一些致癌物等。然而,对于数量庞大的化学物而言,仅仅是很少的一部分,今后应对更多的毒物作更为广泛的研究。

(二) 机体对环境有害因素的时间感受性

机体的器官组织对外界刺激的敏感度有周期性变化。一个生物系统对一种有害物质在一天中的某一时刻可完全不反应,而在其他时间则可高度敏感,具有时间感受性(chronesthesia),这已由人类和动物实验反复证实。以 $10\mu g$ 组胺给受试者皮内注射,15 分钟后测定出现的红斑大小。在一天中,以 23:00 时的反应最强烈,红斑最大,而在上午 07:00~11:00 时的反应最弱。以青霉素、家尘过敏原划痕试验也可发现相似的节律现象。在一个昼夜中,每隔 4 小时给予小鼠固定剂量的毒毛花苷 G(一种特异性的钠/钾 ATP 酶抑制剂),10 分钟后记录小鼠死亡的情况。结果发现,小鼠在光照期开始阶段死亡率较高,达 75%,而在黑暗初期死亡率较低,只有 15%。这提示,在一天中的某些特定时刻暴露于相同浓度的毒物,有可能表现出比其他时间更大的耐受性。因此,机体对毒物敏感性的时间差异,有时也以"时间耐受性"(chronotolerance)来表示。

临床实践已经证明,免疫抑制剂的应用效果,与给药的时间密切相关。对器官移植者应用糖皮质激素、硫唑嘌呤等免疫抑制剂,如在晚上一次给药,有 66% 的病人出现排斥反应;如果分早晚二次给药,排斥反应发生率仅有 22%;而在早上一次给药者,3 年存活率最高,达 82%。这提示早晨是最佳的给药时间。其他具有免疫抑制作用的药物,如抗组胺药、吲哚美辛、茶碱类、β_2 受体激动剂等,它们的药效也分别有相应的节律特点。对这类药物的免疫时间毒性作深入的研究,将有利于免疫性疾病的治疗。

昆虫和螨对某些农药(DDT、敌敌畏、甲基对硫磷等)的易感性也表现出明显的昼夜波动。利用昆虫与人对农药的时间感受性的差别,有助于制订出可兼顾杀虫效果和降低接触人员中毒危险的合理施药方案。

(三) 时间毒物动力学

在研究毒物的毒性时,往往需要进一步测定机体内毒物动力学(chronotoxicokinetics)过程,以探讨毒物代谢随时间变化的动态规律。有人对 162 个棉纺厂工人进行不同时间最大呼气流速(PEFR)调查,每两小时测定一次。调查资料经用余弦法处理后,得出 PEFR 百分率振幅在接触棉尘组为 2.4%,而非接触组为 3.9%;峰值位相时处在工时中期,最大呼气流速呈周期性降低,且与对照组相比有显著性差异($P<0.04$)。该调查得出结论:工作环境中的棉尘等空气污染物明显影响肺通气功能。

除了应用房室模型进行毒物动力学参数的研究之外,近年来还提出了一些新的数学模型来处理生物节律现象。如用于处理生物振荡的非线性振荡子模型,处理生物钟的复式系统理论,人类节律双振荡子交互作用的数学模型,以及处理环境时标因子(zeitgeber)的模型等。

在毒理学实践中,除了一次大剂量的急性暴露外,常常遇到长期小剂量的慢性暴露。显然,一次暴露和多次暴露的体内动力学过程会有很大差别。这种差别,不仅关系到中毒的阈浓度,而且也涉及毒物及其代谢产物在体内的蓄积。因此,慢性暴露的动力学特征也成为重要的研究课题。

（四）时间-剂量-反应关系

在毒理学实验中,时间-反应关系和时间-剂量关系对于确定毒物的毒性特点有重要意义。一般来说,暴露毒物后中毒迅速,说明吸收快,作用直接;反之则说明吸收缓慢或在作用前须经过代谢转化。中毒后恢复迅速,说明毒物能很快被排出或解毒;反之则说明解毒或排出效率低,或已经产生了结构或生化方面的损害以致难以恢复。

在进行毒物的安全性评价时,时间-剂量关系是应当考虑的一个重要因素。这是因为持续暴露引起某种损伤所需要的剂量远远小于间断接触的剂量;另一方面,在剂量相同的条件下,持续暴露所引起的损伤又远远大于间断接触的损伤,例如四氯化碳。利用间歇期和避免血中高峰浓度,对易于解毒和排出的毒物可提供良好的保护。

此外,由于从染毒开始到出现某种生物学效应的时间不同,可有速发反应、迟发反应以及远期效应如致癌作用等。可用类似于 LD_{50} 的计算方法,求出 50% 的机体产生某种反应所需时间的统计学估计值,即 ET_{50} 或 LT_{50},以提供可靠的时间-毒性关系。

（五）毒物对生物节律的影响

环境污染物,如杀虫剂、除草剂、杀真菌剂可致哺乳动物非靶器官组织昼夜节律的改变,也可导致内源性节律的失同步。早期发现药物可改变昼夜节律的相位和振幅,如 GABA 阻滞剂、β-阻滞剂、苯二氮䓬类等。激素如 ACTH、可的松等具有节律性分泌,美替拉酮可改变肝肾等靶器官的代谢而干扰血和尿中激素代谢产物的节律。

许多毒物可以影响机体正常的生物节律。例如,以脏器系数为指标,发现正常小鼠的胸腺、脾脏和肝脏系数都具有昼夜性波动。胸腺的节律位相峰值为 $-112°$,脾脏和肝脏分别为 $-58°$ 和 $-101°$。用一种农药氯氰菊酯经口染毒后,小鼠上述指标的正常节律发生改变。在低剂量染毒组,虽然昼夜节律仍然存在,但是振幅变小,峰值位相也出现偏移。在高剂量染毒组,则节律性完全消失,表明在毒性作用下,小鼠胸腺、脾脏和肝脏的节律受到了破坏。

与此相似,在对动物外周血白细胞节律试验中,分别以高、中、低 3 种剂量的氯氰菊酯,在一天中的 4 个时点对不同组小鼠灌胃染毒,观察白细胞总数及其分类节律的改变情况。结果显示,在低剂量染毒组小鼠中,白细胞总数及分类仍能显示出昼夜节律,然而节律的各项参数,包括中值、振幅和峰值位相等都发生了改变;而中、高剂量染毒组小鼠中,已检测不出昼夜节律。对大鼠亚慢性染毒后,血中白细胞总数及中性粒细胞百分比的昼夜生理节律也已消失。同时发现,在白细胞生理节律的峰值相染毒,受到的影响最大。这就提示,毒物不仅可改变生理指标的绝对值,还能影响其固有的节律性变化。

三、时间毒理学分支研究进展

（一）药物时间毒理学

正如毒理学发展的历史一样,时间毒理学的发展早期,也是从药物,特别是从化疗药物时间毒性的研究开始的。通过药物体内动力学研究,发现蒽环类抗生素阿霉素、哌喃阿霉素等在早上给药毒性较低而疗效高。铂类化合物顺铂、卡铂及草酸铂在下午及傍晚给药最为安全有效。抗代谢药 5-Fu、FUDR、Ara-C、6-MP 及 MTX 最好的耐受性是在傍晚或夜间睡眠期。药代动力学研究显示,甲氨蝶呤对小鼠及大鼠的毒性在光照期较高,血药浓度曲线下面积大而清除率较低,黑暗期则相反。提示毒性的昼夜差异与其体内代谢的昼夜变化有关。

由于对抗癌药毒性节律的研究范围较为广泛,所得结果也十分复杂。以小鼠死亡率为指标,阿霉素和柔红霉素的致死峰值在黑暗期,而环磷酰胺和异环磷酰胺的致死峰值在光照期。同一个药物,测定的指标不同,其毒性节律也不同。以异环磷酰胺为例,随着用药剂量的增加,其 LD_{10}、LD_{50}、LD_{95} 和 LD_{100} 的节律峰值从光照初期逐渐向黑暗期有规律地后移。柔红霉素 LD_{25} 的毒性节律谷值在 04:00,LD_{50} 的毒性节律谷值在 08:00,而 LD_{75} 和 LD_{90} 的谷值分别位于 12:00 和 16:00。

在另一次实验中,用一种新的亚硝基脲类抗肿瘤药 cystemustine 给 368 只 B6D2F1 小鼠染毒。以 LD_{50} 的剂量在不同的昼夜时点进行注射。结果在 07:00 时注射的小鼠,存活率仅为 4%,而在 15:00 时或 19:00 时注射,存活率达 88%。与此相对应的是,白细胞减少、免疫功能抑制和骨髓细胞的损害也是以 07:00 时注射组较为严重。

氟尿嘧啶(5-FU)的时间毒性较为明显。以 150mg/kg 的 5-FU 对荷瘤的 CD2F1 雌性小鼠进行注射,每 4 小时注射一组,持续 24 小时。结果表明,5-FU 的抑瘤效果取决于注射的时间。当在小鼠活动的后半期给药时,疗效最明显,而在睡眠中期给予时,抑瘤作用最弱。与此相对应,200mg/kg 的 5-FU 对非荷瘤小鼠的致死毒性和骨髓毒性在活动后半期最低,在睡眠中期最高。因此,可通过选择 5-FU 的注射时间而获得最大的治疗指数。

抗癌药的时间毒性,与其抑制细胞分裂的昼夜节律性有关。骨髓抑制是抗癌药的重要毒性指标,而骨髓 DNA 的合成有着明显的昼夜差别。在骨髓 DNA 合成的峰值期,阿糖胞苷对骨髓的抑制作用显著大于谷值期。当在 09:00 时给药时,环磷酰胺的毒性持续时间长达 39 小时,而在 18:00 时给药仅维持 21 小时。

此外,一些抗癌药同时具有致畸作用。以环磷酰胺(20mg/kg)或氮芥(2mg/kg)给妊娠 12 天小鼠染毒。前者在 07:00 时致畸作用最强,01:00 时最弱;后者致畸作用的峰值和谷值分别在 19:00 和 07:00。研究还表明,这两个药物不仅有昼夜节律,还有季节性节律。一般在春、夏季致畸作用强,而在冬季较弱。

抗生素类药物的毒性大多具有昼夜节律性。一些抗生素类药物,如庆大霉素和小诺米星的昼夜毒性与药代动力学的昼夜变化相平行。庆大霉素、卡那霉素、奈替米星等对啮齿类动物毒性在睡眠期显著大于活动期。以庆大霉素 200mg/kg 或丁胺卡那霉素 1.2g/kg 在不同时点对大鼠染毒,观察尿量、尿电解质和尿蛋白等反映肾小管损伤的指标,发现在光照-黑暗交替的时刻(20:00)对肾脏的毒性最为明显。可能与此时肾小球的滤过率最低,肾内药物浓度较高有关。以 LD_{50} 为指标,观察 3 种抗生素的昼夜毒性变化。在 14:00 时,庆大霉素、地贝卡星和奈替米星的 LD_{50} 分别是 252mg/kg、370mg/kg 和 123mg/kg,而在 20:00 时,分别增加到 340mg/kg、405mg/kg 和 143mg/kg。

在中枢神经系统药物中,研究较多的是镇静催眠药,特别是巴比妥类药物。已证实其各类治疗作用和毒性都有昼夜节律性。苯巴比妥、戊巴比妥、环己巴比妥、司可巴比妥等的急性毒性峰值均在黑暗期,即鼠类动物的活动期,而谷值在光照期。地西泮对小鼠腹腔注射的 LD_{50} 的峰值在光照初期 09:00(08:00~20:00 光照),谷值在黑暗初期(21:00)。地西泮的毒性节律与脑内苯二氮草受体的昼夜敏感性有关。大鼠前脑苯二氮草受体敏感性峰值位于黑暗后期谷值在光照后期。而纹状体则正好相反,峰值位于光照后期,谷值在黑暗后期。与化疗药物相似,地西泮的毒性节律还与药物动力学有关。不同时间给药,血浆浓度差别很大。09:30 给药组较之 21:30 给药组 C_{max} 显著增高,而 T_{max} 显著缩短,血中游离型地西泮浓度分别为(4.3±0.1)ng/ml 和(3.2±0.2)ng/ml($P<0.01$),血中药物的蛋白结合率分别为 1.32%±0.04% 和 1.42%±0.04%。

锂剂是最常用的治疗抑郁症的药物,其毒性有显著的昼夜周期。对小鼠腹腔注射的死亡率峰值在光照中期,谷值在黑暗中期。锂剂在大鼠体内的肾清除率也呈昼夜变化,以黑暗期中清除率较高,造成血中浓度降低,药物半衰期缩短。

曾对抗癫痫药丙戊酸的时间毒性进行过研究,证实其对小鼠的毒性峰值在光照后期(19:00),谷值在黑暗中期。以电休克发作阈值的增加为指标,在光照期给药的效果要强于黑暗期,并显示出与毒性节律相似的时间变化。同时,毒性和药效的节律与血中和脑内药物浓度的动力学节律呈高度的相关性($r=0.8$)。

麻醉药的毒性也有昼夜节律性。对于小鼠,吸入性麻醉剂氟烷的死亡率峰值在24:00,谷值在08:00。环丙烷的毒性节律与此相似。对麻醉指数(毒性、药效及血液浓度间的比值)的昼夜节律研究结果表明,在黑暗-光照交替时期(08:00)给药疗效高且毒性低;相反,在光照后期(16:00)给药不仅疗效低而且毒性也较大。局部麻醉剂利多卡因、卡波卡因、可卡因等的毒性,也都有昼夜节律性,峰值位于黑暗初期。

光照是影响昼夜节律的主要环境因素。在一次对428只B6D2F1雄性小鼠的试验中,以16mg/kg剂量的米托蒽醌在不同的光照情况下给小鼠注射。当在光照开始后3小时给予时,死亡率为100%,而在光照后11～15小时给予,没有小鼠死亡。此时白细胞减少等毒作用也最轻微。代谢动力学研究表明,在光照后16小时,米托蒽醌在体内的分布和排泄最快,这使机体的耐受性相对增强。最近报道,松果体分泌的褪黑素有加强抗肿瘤免疫的作用,然而这种作用具有暗相性。由于褪黑素主要在夜间分泌,因而在光照期中几乎不显示免疫加强作用。

近年来,对越来越多的治疗药物甚至中药方剂的时间毒性有了进一步的认识,对其昼夜时效的研究也逐渐增多。通过这些研究,可以选择出合理的昼夜给药时相和剂量分配方案,从而达到降低毒性和提高疗效的目的。

(二) 农药时间毒理学

对农药时间毒性的研究,源于昆虫对某些杀虫剂具有时间敏感性的观察。利用这一特点,可以制订出杀虫效率较高而用药量较少的时间方案,以取得最好的经济效益和防治效果。然而,在考虑昆虫敏感性的同时,还必须研究和比较人与昆虫节律的异同,从而在提高杀虫效果和保障人体健康之间,寻求一种可以互相兼顾的平衡。

在环境和生态毒理学领域,常用昆虫为实验模型来进行急性毒性测定。对两种杀虫剂马拉硫磷和毒死蜱的时间毒性,已在家蝇和埃及伊蚊幼虫中得到了证实。研究显示,在不同的时间进行实验,即使相同的剂量会导致完全不同的致死率。当在后半夜施药时,能杀死约90%的昆虫幼虫,而若在傍晚给予则有约20%的杀灭率。这种时间毒性的结果不仅可供农业上制订杀虫方案时作为提高杀虫效率的参考,而且可通过减少杀虫剂的使用量而具有积极的生态学效应。

自20世纪80年代后期开始,我国较为系统地研究了不同类型的农药对动物各种生理节律的影响。首先进行了急性时间毒性测定,即在一昼夜中的不同时间,以固定剂量(如LD_{50})的农药分组染毒,观察小鼠死亡率的变化情况。对硫磷(1605)染毒的结果表明,在各时点染毒组中,以20:00时组的死亡率最高,为57%;而08:00时组的死亡率最低,仅为20%,两者相差2.85倍。用敌敌畏(DDVP)染毒的结果基本一致,表现出以峰值为19:00时,谷值在07:00时的死亡率节律。为了了解1605和DDVP毒性昼夜差异的原因,在明确其体内代谢转化过程的基础上,设计了肝微粒体酶诱导试验。经苯巴比妥钠诱导后,动物各时相组死亡率的节律性消失,同时肝微粒体酶含量出现以 15:00 时为峰值的昼夜节律。结果提示,1605 和 DDVP 的时间毒性并非主要由代谢因素造成,而很可能与体内靶作用部位的敏感性波动有关。

由于有机磷类农药主要抑制胆碱酯酶,因此测定了染毒前后动物血液和脑组织中胆碱酯酶的活性。在一个昼夜周期中,正常动物体内胆碱酯酶的活性存在着以 24 小时为周期的振荡过程。其中活性峰值约在 06:00 时,而谷值则在 18:00 时左右。经过染毒的动物,节律受到破坏,表现为参数紊乱或节律消失。分析表明,胆碱酯酶活性与农药染毒后的死亡率节律在位相上恰呈倒置关系,即在活性的峰值期,染毒死亡率较低,而在活性的谷值期,死亡率最高。这提示,有机磷农药的时间毒性节律,与各染毒时点相对应的胆碱酯酶活性状态直接相关。

长期以来,一直将除虫菊酯类农药的毒作用机制归结为物理作用,即对神经传导的电生理效应,引起膜结构的损伤和离子通道的障碍等,且认为与胆碱酯酶是否被抑制完全无关。通过实验,证实在急性中毒时确实如此。但是在亚慢性染毒条件下,大鼠血清和红细胞胆碱酯酶均呈现剂量依赖性抑制,其中前者的抑制出现较早。这说明,在长期染毒条件下,拟除虫菊酯类对胆碱酯酶可以有抑制作用,但是这种抑制作用需要经历一个体内过程,发生较为缓慢,很可能是一种间接的或次级的毒效应。对胆碱酯酶抑制的毒性机制的进一步研究表明,除了胆碱酯酶之外,乙酰胆碱受体(AChR)可同时受到农药的抑制。这是由于两者在化学组成和立体结构上十分相似的缘故。用一种胆碱酯酶亚单位基因的抑制剂 phorbolester 和蛋白激酶抑制剂 staurosporine 所做的实验提示,蛋白激酶 C 在 AChR 基因的表达和膜的激动之间,起着重要的信号转导作用,可能是拟除虫菊酯类神经毒作用的胞内介导途径。

(三) 化学物时间毒理学

在过去 50 年中,许多研究都揭示出化学物毒性的时相变化。一些常见的肝脏毒物,如 1,1-二氯乙烯、三氯乙烯、对乙酰氨基酚、氯仿、四氯化碳等,都对肝脏具有与时间相关的毒性。四氯化碳(CCl_4)是一个典型的肝脏毒物,给予一次剂量后 5~6 小时后就可以看到肝细胞的坏死,首先是线粒体和高尔基复合体的损伤。12 小时后,发生肝脏中心小叶的坏死和脂肪的堆积,24 小时后发展为肝坏死。在 P450 作用下,CCl_4 中的 C-Cl 键断裂,形成三氯甲烷和氯自由基。这些自由基通过攻击内质网膜上的脂肪酸,产生次级自由基并导致脂质过氧化。另一方面,肝脏中甘油三酯的分泌和进入血液的障碍被认为是 CCl_4 引起的肝脏脂肪变性的主要机制。在上述过程中,肝脏对 CCl_4 的摄取、代谢和毒性的产生都随昼夜时间的不同而变化。在一昼夜中 8 个不同的时点,对大鼠用 CCl_4 染毒并测定 4 种血清中由肝脏释放的酶的活性。结果显示,当在 18:00 时或 20:00 时给予 CCl_4 时,血清中葡萄糖脱氢酶(DSH)、鸟氨酸羧基转移酶(OCT)、谷丙转氨酶(GPT)和异枸橼酸脱氢酶(ICDH)的活性显著升高,其中 GPT 升高达400%。而在 10:00 时给予时,酶活性基本没有改变。这种酶活性的剧烈变化,反映了肝脏对 CCl_4 的时间毒性敏感性。

对氯仿的大鼠时间肝脏毒性研究结果显示,在 21:00 时和 09:00 时给予氯仿均能抑制大鼠肝脏中谷胱甘肽的浓度,但 21:00 时比 09:00 时染毒的抑制程度更大。氯仿的肝毒性在大鼠活动开始后的 2 小时最明显,9 小时后毒性最低。据此,由于在夜间肝脏中谷胱甘肽的浓度较低,导致毒物代谢产物的堆积而产生较高的毒性。有趣的是,肝脏对 CCl_4 和氯仿的时间敏感性相似,说明与肝脏代谢能力的时间差异相关。

为了观察三氯乙烯的依时神经毒性,在一天中 4 个不同的时点,给大鼠腹膜注射相同剂量的三氯乙烯,通过斜面下滑实验观察大鼠肌张力的降低情况。在 03:00 时注射组,大鼠从斜坡下滑的比例为 50%,09:00 时注射组为 33%,15:00 时注射组为 7%,而 21:00 时注射组达到 67%。与此相对应,血浆中三氯乙烯及其代谢产物的最低浓度出现在 09:00 时,最高浓度出现在 21:00 时,表明急性神经毒性在机体清除能力最低时最为明显。

许多环境污染物是免疫抑制剂,可抑制各种免疫功能或免疫节律的不同阶段。例如,一种污染物 Dibutox 在 12:00 时和 16:00 时使淋巴细胞活性降低,而在 08:00 时和 20:00 时则作用不明显。与此相关的是,Dibutox 在 12:00 时左右血中浓度最高。环境污染物还会改变机体对组胺等的变态反应的节律,而氧氮杂茂酮引起大鼠耳廓肿胀的迟发型变态反应,以上午 10:00 时最为强烈。

乙醇毒作用的时间性早已被认识。我国古代就有"朝酒伤身,夜酒醉心"的说法。以 2~5mg/kg 乙醇对小鼠腹腔注射,观察其体温、活动度、持续睡眠时间和探索行为的改变,发现呈明显的昼夜节律,其峰值处于黑暗后期,谷值处于黑暗前期。将小鼠置于稳定的光照周期(LD:12,12)下喂养。每 4 小时对一批小鼠腹腔注射相同剂量(按体重计)的乙醇。实验结果表明,乙醇毒作用的时间呈现周期性波动。以 20:00 时注射的小鼠死亡率最高,为其他时间注射后死亡率的 2~3 倍。乙醇对人的心理、精神方面的毒作用在睡眠期中较强,而对循环、呼吸系统的毒作用则在活动期中较为明显。进一步的研究发现,乙醇的这些毒作用与体内的代谢酶活性节律有关。在睡眠期,肝中的乙醇代谢酶活性较强而脑中的乙醇代谢酶活性较弱;在活动期,情况恰好相反,即肝中乙醇代谢酶活性较弱而脑中乙醇代谢酶活性较强。因此,乙醇对机体的毒作用除了剂量之外,还取决于摄入时机体所处的生理状态。

2-硫基乙醇对小鼠抗体形成细胞的毒作用呈双向性昼夜节律,其中一个峰值在光照后期(16:00~20:00 时),另一个峰值在黑暗末期(04:00 时)。以一定剂量的 2-硫基乙醇对小鼠染毒,然后注射绵羊红细胞。10 天后,体内正常的抗体生成的昼夜节律出现改变。血中 IgG 节律的位相发生倒置,峰值移至 16:00 时前后,与外周血 T 淋巴细胞的峰值相接近。

化学致癌物引发肿瘤的过程常伴有致癌靶器官和非靶器官生物节律的紊乱。在大鼠实验中,以 0.25mg/g 的尿烷所诱发的肺癌细胞增殖,呈现出高振幅的 7 日节律。在对照组,尿烷的非靶器官如免疫器官的体积或重量具有近周节律,骨髓细胞数量周期为 5.2 天,胸腺体积 7.8 天,胸腺细胞数 8.2 天,肝脏重量 6.2 天,白细胞和淋巴细胞数量分别为 10.6 天和 4.0 天。经尿烷染毒后,这些免疫器官或细胞的增殖周期都缩短了 1.4~1.8 倍,提示细胞分裂的加快。

近年来陆续报道了化学毒物对淋巴细胞或组织中第二信使含量和昼夜节律的影响。氯丁二烯染毒后,淋巴细胞内 cAMP 增高、cGMP 降低,比值增大,同时细胞毒活性受到抑制。与此相似,氯氰菊酯染毒可导致外周血 T 淋巴细胞中 cAMP 含量升高,cGMP 含量降低,从而使 cAMP/cGMP 比值增大。然而,这种效应仅仅出现在一昼夜中的部分时点(04:00 时、08:00 时、20:00 时和 24:00 时),而在另一些时点(12:00 时和 16:00 时)则观察不到。出现这种现象的原因,认为是由于 cAMP 和 cGMP 含量的昼夜周期变化。此外也有报道某些化学物使体液免疫反应中小鼠脾脏 cAMP/cGMP 比值增高,但在细胞免疫反应中脾脏 cAMP/cGMP 比值降低。

在重金属中,氯化汞的肾脏毒性最强。在一昼夜的 4 个时点,以亚致死剂量的氯化汞给大鼠注射,观察氯化汞肾毒性的昼夜变化。指标为 3 种尿酶的活性。当在光照中期给予氯化汞时,3 种尿酶活性中值的升高达 1800%,黑暗中期给予后仅升高 1000%,而在光暗交替时给予酶活性升高了 1485%（约为对照的 15 倍）。对氯化汞代谢分布的研究显示，当在光照中期给予氯化汞时，肾脏中汞的浓度最高而尿中浓度最低。在黑暗期中，动物处于活动状态，此时氯化汞在尿中的排泄要比在休息期中显著增加。用 BALB/c 雌性小鼠进行的试验显示，在活动的中期或后期给予甲基汞，小鼠的死亡率较低。重金属时间毒性的共同特点，是在黑暗期中给予时，动物表现出较高的耐受性，因而具有相似的昼夜毒性曲线。

（四）　辐射时间毒理学

电离辐射能引起许多生物学效应。在一定条件下，辐射对免疫系统、造血系统、神经和内分泌系统等都可产生不同程度的毒作用。然而关于辐射对生物节律系统的影响，报道不多。

对 X 线的昼夜毒性已有一些研究。以 350R 剂量的 X 线在不同的昼夜时间对小鼠进行全身照射，4 天后观察骨髓中的有核细胞数和角膜上皮细胞的分裂情况。照射后，有核细胞的数量仅为对照组的 1/10 左右，死亡率的节律峰值处于黑暗中期。与其他时点比较，14:00 时照射的一组小鼠骨髓有核细胞数最多，表明在光照期中小鼠对 X 线的耐受性较强。在另一次试验中，以更大的剂量（555R）照射小鼠。当照射在夜间活动期进行时，小鼠 100% 死亡，但如果在白天照射，则没有死亡发生。小鼠对 X 线的这种时间敏感性，主要是由于其造血组织对 X 线的反应性差异所决定的。在黑暗期中，造血组织的敏感性较高，容易受到损伤，而在光照期中，由于处于睡眠期而对外界刺激的反应性减弱。如果将光照周期逆转，则造血组织的昼夜敏感性也随之变化。

有试验表明，$5Gy$ γ 射线照射后，小鼠血液中主要淋巴细胞亚群 CD_4 和 CD_8 的昼夜水平出现不同的改变，即 CD_4 增高、CD_8 降低、CD_4 与 CD_8 的比值增大。同时，CD_8 百分含量的昼夜节律性消失。CD_4 和 CD_4/CD_8 比值的昼夜节律虽然能够维持，但是各项节律参数发生了较大改变。另一方面，照射对脾细胞 ^{3}H-TdR 的掺入水平和脾细胞周期的进程也有影响。具体表现为 G_1 期和 G_2+M 期的细胞昼夜节律丧失，而 S 期细胞的节律虽能维持但峰值时相推迟了约 4 小时。此外，γ 射线照射后脾细胞发生凋亡的百分率显著增加，其中又以 06:00 时和 21:00 时的增高最为明显。

正常组织细胞的有丝分裂，DNA、RNA 的合成，大都具有昼夜节律。肿瘤组织中，正常的生物节律紊乱或消失。有人在对肿瘤病人放疗前，每隔 2 小时取组织样本一次，观察细胞有丝分裂随时间的变化。在大多数病人中，未发现细胞增殖的昼夜节律，少数病例有 8～20 小时不等的周期。癌细胞的快速增殖，破坏了机体功能内在的时序统一性。在辐射诱癌实验中也发现，细胞恶性化的早期表现之一，就是昼夜节律的丧失。例如，X 线照射后，动物体内一些酶活性的昼夜节律性消失。

经 γ 射线照射后，不同组织（松果体、淋巴细胞、血清）中第二信使 cAMP 和 cGMP 的 24 小时平均含量发生了改变。在低剂量组（0.5Gy），cAMP/cGMP 的比值均下降，而在高剂量组（5.0Gy）却有不同程度的上升。但是，这些改变在一天中的不同时点并不一致，其中在 CT03:00 时变化最明显，即在高、低剂量组，cAMP/cGMP 的比值与对照组相比，下降和上升的幅度最大。而在 CT12:00 时，各组间的差别最小，表现出显著的时间依赖效应。另一方面，照射后不同组织 cAMP/cGMP 昼夜节律的峰值位相，也都发生了位移，而且具有明确的剂量依赖性。在低剂量照射组，所有的峰值相都提前发生，而在高剂量照射组峰值相均延迟出现。

一般认为，cAMP/cGMP 比值的变化反映了这一对环核苷酸的功能状态。当比值下降时,具有促进免疫细胞增殖、增加抗体形成和细胞毒活性,从而上调免疫功能的作用。反之,在比值升高时,能抑制细胞分裂和相应的免疫功能。上述实验结果中,低剂量照射使 cAMP/cGMP 比值升高,提示对免疫细胞和免疫功能产生了刺激性效应,而高剂量照射使 cAMP/cGMP 比值降低,反映出对免疫系统的抑制性毒作用。

cAMP/cGMP 昼夜节律峰值位相的变化,从另一个侧面显示出这一效应。在测定的各种组织中,低剂量照射引起峰值相的提前,而高剂量照射则使峰值相滞后。一般来说,前移代表了节律系统受到刺激后的兴奋性应激,滞后则表明 γ 射线对节律运行的阻滞性抑制。电离辐射的这种双向性生物效应,在对有害因素的致癌、致突变和细胞毒性的研究中也曾经发现。近年来对低剂量辐射的研究工作表明,以 4Gy 的 X 线照射小鼠,其胸腺细胞的凋亡呈现 24 小时的变化过程。而以 75mGy 的 X 线照射后,小鼠脾细胞中 IFN-γ 的水平、脾脏巨噬细胞对 T 淋巴细胞活性的增强效应以及脾脏 T 细胞和 B 细胞中蛋白激酶 C 的活性变化,均显示出 7 日的近周节律。因此,电离辐射对上述组织细胞的影响,有着确定的昼夜特征和明显的低剂量刺激效应。

与电离辐射一样,非电离辐射对机体的损害也存在着昼夜节律。在一次动物实验中,使 96 只大鼠暴露于 60Hz 的线性极性磁场,每天 20 小时,每周 6 天共 6 周,剂量从 0.02 ~ 2000mT。结果发现,各 T 淋巴细胞亚群(CD5⁺、CD4⁺、CD8⁺)、B 淋巴细胞、NK 细胞的活性,都有不同程度的增高,并有着剂量-反应关系和昼夜节律。

(五)　生物因子时间毒理学

除了物理和化学因素外,对于生物性因子包括微生物的时间毒性也有一些报道。对大肠埃希菌内毒素的实验发现,当 16:00 时给予小鼠时,死亡率是 80%,而在 00:00 时给予时,死亡率仅为 15%。用结核菌素攻击小鼠,光照期中有 75% 的小鼠可以存活,而如在黑暗后期给予,仅有 50% 的小鼠可以存活。

茴香霉素是从链霉菌和灰藤黄菌素中分离出的一种蛋白合成抑制剂,能够导致仓鼠活动度时相的改变。当在夜间注射时,活动度的峰值相延迟,而在中午给予则相反,峰值相提前。河豚毒素是一种强烈的生物毒素,可使离体的大鼠视交叉上核释放血管加压素。然而这种效应有很大的昼夜差异。在黑暗期中,加压素的释放持续而恒定;当有光照存在时,释放量大为降低直至完全停止。

将一种布鲁菌内毒素在不同昼夜时点给小鼠注射,观察其免疫毒性和存活时间的变化。在夜间注射的小鼠,存活时间为(75±15)小时,而在白天注射的小鼠,存活时间仅为(37±7)小时。同时各项免疫学指标也有相应的波动。人类对沙门菌内毒素的昼夜宿主反应,变化相反。在夜晚内源性糖皮质激素水平较低的时刻接受注射,血浆中肿瘤坏死因子 TNF-α 和 IL-6 的活性会受到较大程度的抑制。

许多实验提供了免疫系统和宿主-肿瘤平衡之间昼夜协调的证据。在不同昼夜时点给予 IL-1、IL-2、TNF 和 IFN 等细胞因子,可导致完全不同的免疫反应和毒效应。依注射昼夜时点的不同,INF-α 或 γ 可显示出差别极大的抗肿瘤和骨髓抑制活性。对 C57BL/6 小鼠腹腔接种 B16 黑色素瘤细胞,24 小时后给予 INF-α 或 γ。发现 INF-α 的最大抗肿瘤活性是在 CT04:00 时,而 INF-γ 则在 CT16:00 时。在其他的昼夜时点,如要达到相同的疗效则需用 5 ~ 8.5 倍的剂量。对骨髓的抑制作用,在 CT04:00 时最大,而在 CT14:00 时最小。2 个时点之间抑制效应可相差 20 倍之多。

虽然重组的人类 TNF-α 对于移植的和临床的肿瘤具有免疫杀伤作用,但由于其狭窄的治疗指数和较大的毒性而限制了临床使用的价值。决定 TNF-α 和其他抗癌制剂毒性大小的主要因素之一便是使用的昼夜时间。在一次动物实验中,用相同剂量的 TNF-α 对 238 只 BALB/c 雌性小鼠静脉注射,每 4 小时注射一组小鼠,持续 24 小时。结果,各组的死亡率并不相同,最高和最低死亡率之间相差 9 倍。当在光照末期给予时,TNF-α 所致的死亡率最高,从给药到死亡所需的时间也最短。反之,如在黑暗末期给予,小鼠的死亡率最低。对人而言,给药的最适时间可能是在下午或傍晚,这段时间中 TNF-α 的疗效/毒性比值较大。

在一天中 6 个不同的时点以 1mg/kg 的催乳素注射 BALB/c 小鼠,观察脾细胞对异体抗原的反应和增殖情况。在 CT04:00 ~ 12:00 时期间,催乳素的刺激效应最强;CT16:00 ~ 20:00 时刺激无反应;而在 CT24:00 时刺激时,催乳素抑制脾细胞的分裂。溴隐亭 2.5mg/kg 可抑制内源性催乳素的分泌继而减弱脾细胞的分裂。当在 CT09:00 时给予时,抑制效应为 40%,而在 CT00:00 时则没有抑制作用。在 CT11:00 时注射催乳素后,小鼠对偶氮苯类抗原的迟发性过敏反应增高了 40%,但在 CT00:00 时却无刺激效应。在 CT11:00 时,催乳素注射使胸腺细胞的数量增加了 42%,而在 CT00:00 时注射则无作用。据此认为,免疫细胞对催乳素的反应以及催乳素对免疫系统的上调作用均具有昼夜节律性。

为了了解细胞免疫反应和体液免疫反应之间的平衡调节,测定了经脂多糖或破伤风毒素刺激后,人血浆中 IFN-γ 和 IL-10 的诱导浓度。发现两者的比值有着昼夜波动,峰值位于清晨。该比值与血中考的松的变化呈负相关,而与血清褪黑素的浓度呈正相关。由于血浆 IFN-γ 和 IL-10 对于细胞免疫有着相反的效应,因此两者的浓度可能受血中考的松和褪黑素昼夜变化的调节。

动物和人对微生物感染的易感性及抵抗力,也有昼夜节律。在活动初期(16:00 ~ 20:00)感染肺炎球菌的小鼠,并发症和死亡率均较高,而在睡眠期中感染者,耐受性明显增强。用柯萨奇 B₃ 病毒及大肠埃希菌内毒素所作的实验,也得到了类似的结果。在人群中,对结核菌素精制蛋白衍生物(PPD)引起的迟发型皮肤反应,以清晨 07:00 时注射者最强,而在傍晚 22:00 时接受者反应最弱。与此相反,豚鼠对 PPD 反应是在 20:00 时最强,07:00 时最弱。其共同特点,是反应的峰值相均在活动初期。

四、时间毒性机制

(一) 机体代谢和敏感性节律

毒物进入体内过程的每一步都可伴有昼夜节律及其他节律,这些节律对毒物毒性大小的影响有时十分明显。一般来说,吸收快的毒物,吸收速率易受染毒时间的影响。排泄对时间毒性的影响被认为与尿液 pH 的昼夜变化有关。白天尿液的碱性比夜间要强,故碱性毒物在白天的血浆半减期比夜间要长。

昼夜节律也是催化生化反应的酶的特性。已证明肝脏的解毒能力存在着时间性差异,这种差异是由于与解毒有关的一些酶的活性有节律性变化的缘故。对多氯联苯、甲基胆蒽等致癌物的研究表明,由于肝中 P450 酶系统的活性随时间而变化,使得这些毒物的毒性受到染毒时间的影响。

机体对毒物的时间敏感性,取决于靶器官或靶组织的感受性的昼夜节律。研究表明,许多毒物并不直接作用于节律系统,其表现出的时间毒性是由于受体敏感性的时间差异。乙醇对小鼠毒性的昼夜节律就是这个机制。心血管系统的 β₁、β₂ 受体敏感性在时间上不一致,可解释某些毒物或药物的不同作用节律。此外,脑中多巴胺受体也存在昼夜节律的感受性波动。

目前已知,在动物体内存在着各种时间结构(temporal organizations),又称生物钟系统,由此系统控制和调节生理功能的时间过程,维持生物体内环境的周期性振荡。这些结构已经解剖定位到器官和组织水平,如仓鼠和大鼠的视交叉上核、蟑螂的咽下神经节等。高等动物则由脑下垂体、松果体、视交叉上核及肾上腺组成。起搏点从这些结构发出振荡信号,控制体内各种节律的同步性。毒物可直接作用于时间结构本身,也可作为用于其调控途径上的某些环节。如氨基甲酰胆碱可直接作用于视交叉上核,改变神经功能的时相变化,而苯丙胺则通过影响中枢神经递质代谢而呈现出较强的夜间毒性。

除了时间结构的内源性控制之外,还有一些外界同步因子对毒性节律也有一定作用。对大多数动物,光-暗交替是决定性的同步因子,可影响许多生理和生化代谢节律,从而影响毒物的代谢和解毒过程。另外,动物的喂食时间、气候温度以及环境磁场等也都可能是同步因子。对人类来说,作息制度和社会因素更为重要,而光-暗周期一般只起次要的作用。已知日夜轮班工人以及高速洲际飞行可引起生理功能昼夜节律的紊乱,使得患病的危险性和对毒物的易感性都大为增加。

(二) 生物钟分子调控机制

20世纪80年代以来,时间生物学的研究范围和内容不断扩展,已由单纯对生物个体现象的描述,逐渐深入到细胞和分子水平上探索生物节律的内在控制机制。目前对生物钟系统的研究,正在几个层次上同时进行着,包括在器官和组织中的解剖定位,细胞内和细胞间的网络偶联,以及信号转导和基因表达的时序调控。

生物钟的细胞学基础,是具有内源性振荡特征的自律性细胞。在这些自律性细胞中,含有在染色体上特殊定位的钟基因,以及由钟基因表达形成的相应氨基酸与蛋白质产物。这些产物之间相互作用,构成了生物钟调节的分子基础。利用分子遗传学的方法,现已能成功地将节律基因克隆出来。在一种 per 基因中,有一长 7217 碱基对的 DNA 片段编码一段 4.5kb 的 RNA,后者为钟功能所必需。将 cDNA 与 per 基因中 JC43 左侧 BamH/Hind III 区域杂交,可将转录信息编入 DNA 限制区中。表达结果包括 8 个外显子,比 7.1kb Hind III 片段稍长,具开口可读框架,AUG 起始码位于外显子 2,UGA 终止码位于外显子 8。到目前为止,已在许多脊椎动物中发现与果蝇 per 基因相同的同源 DNA 序列,包括鸡和人等。这段保守的 DNA 序列被认为与生物昼夜节律和超日节律的产生与维持有关,并且最早将其命名为钟基因。它主要位于脑组织和神经节,分布限于中枢神经系统。

揭示生物钟系统的本质和运行机制,已成为对当代生物学家最具挑战性的课题之一。经过长期多学科的综合研究,已经有了大量的实验资料并在此基础上建立了相应的工作假说。到目前为止,可将所提出的模型按照性质分为 4 类:①分子模型;②网络模型;③转录模型;④质膜模型。总的来说,各种模型之间既不完全相互排斥,也不完全彼此印证。这种现象本身就说明了一个问题:生物钟研究要比人们原先设想的复杂得多。

分子模型是从生物分子本身的结构和特性出发,探讨节律的发生机制。在持续光照或持续黑暗的环境中,由生物体内分离出的酶分子可显示出自发的催化活性周期,如磷酸烯醇式丙酮酸羧化酶和苹果酸脱氢酶的活性周期为 20 小时左右。此周期与由反馈机制构成的生化反应过程的振荡节律相一致。还有一些酶的活性周期仅为数秒或数分钟,如磷酸肌酸激酶和酪氨酸羟化酶。实验证实这种酶节律并非由蛋白质合成或降解速率决定,而是与转录后磷酸化-去磷酸化过程有关,后者使酶分子构象发生改变,并产生周期性的酶活性变化。

此外,对较长酶活性周期的谱分析表明,长周期不是由数个较快振荡结合而成,而只与酶分子的构型动力学有关。

网络模型主要涉及生化过程中的反馈回路,包括物质和能量的代谢循环。糖酵解振荡子是研究最早的一种模型。通过选择适当的变构常数和对质膜上关键酶数量的调节,细胞可将糖酵解速率控制在几分钟到几小时之间,以适应不同的生理状态。环一磷酸腺苷(cAMP)模型的组分有 cAMP、ATP、腺苷酸环化酶(AC)和磷酸二酯酶(PDE)。cAMP 是一种重要的细胞内第二信使,参与多种代谢信号的传递和放大。其代谢终产物 AMP 可经变构效应抑制 AC 和活化 PDE,而每一步反应速率之间复合的结果,便造成系统的长周期振荡。

转录模型又称模板阅读模型。其基本设想为,存在于 DNA 上的线性基因序列可被用于计时,即通过 DNA 模板的转录获得钟控的机制。其中,时间子模型假定在细胞中存在着长度为 200~2000 个顺反子的 DNA 片段,称为时间子。这些时间子的复制子是最长的,因此成为转录周期中的限速组分。一个正在阅读的顺反子所转录出的 RNA,可以合成下一个顺反子转录所必需的引物或催化酶,这样就构成一个耗时的、反馈性的传布回路。经过长期的自然选择,只有适应了昼夜周期的时间子才得以保存,即时间子 DNA 模板长度/RNA 转录率=24 小时。与时间子模型相反,时间基因模型认为顺反子之间顺序活化转录的过程与翻译阶段无关,转录的程序已经编码在基因之内。时间基因长约 3000kb,每秒钟生成 20~40 个核苷酸,由此维持 24 小时的周期。这些生成的核苷酸片段本身不具编码功能,故不能作为信使,而只能作为生物节律,如细胞分裂节律的时间测定器。

已知鼠类视交叉上核中的昼夜节律振荡器是由交互作用的转录-翻译正负反馈环组成。在这个系统中,mCLOCK 和 mBMAL1 结合以激活 *mper1*、*mper2*、*mper3* 和 *mcry1* 的转录和 *mbmal1* 的合成。与果蝇不同,哺乳动物的 *mbaml1* 在 mRNA 水平具有昼夜振荡,而 *mclock* 的含量则维持恒定。尽管如此,同果蝇的 *dclk* 相似,哺乳动物 *mbmal1* 的 mRNA 表达周期与 mpers 和 *mcry1* 的昼夜振荡为反相关系。在生物钟分子研究领域,从没有任何分子振荡器模型发展到目前已经掌握的众多生物钟相关基因,这期间经历了艰苦而漫长的历程。对 *clock*、*bmal1*、*per1*、*per2*、*per3*、*tim*、*cry1*、*cry2* 等的研究,都是分子生物学、生物化学、遗传学和时间生物学相互渗透和协作研究的结果。

上述各种模型都有实验加以支持并能各自解释一部分现象,但仍然没有完全阐明生物钟机制。如果昼夜节律并非由细胞内的任何实体或分类反应所决定,则按此设想所做的任何努力都将是徒劳的。另一方面。如果细胞中的各种生化过程(酶动力学、基因转录表达、膜和第二信使的信号转导等)均按各自的调节方式校正昼夜周期,必然会对钟机制的探讨带来极大困难。解析生物钟的困难之处还在于,许多生物节律的细胞学过程仅仅是生物钟系统的效应或表达途径(即指针),而不是钟机制本身。要在众多的节律过程中确定哪一个为系统的构成组分(即齿轮),就必须在生物大分子的水平上进行研究。目前采用的方法包括用化学或物理的刺激因子干扰生物钟,然后确定作用的位点和性质;用分子遗传学的技术分离钟突变子或克隆钟基因;追踪节律与钟之间的信号转导等。只有当对钟的指针和齿轮的组成结构、调控和偶联表达的原理充分认识之后,才会最终了解生物钟的运行奥秘。而生物钟运行奥秘的揭示,无疑将大大推动时间毒性机制的研究。

(童　建)

参 考 文 献

1. KF Soliman,EA Mazzio. Chronotoxicology//General and Applied Toxicology. Volume 2. UK:John Wiley & Sons

Ltd,2009:599-620.

2. Denis Beauchamp, Gaston Labrecque. Chronobiology and chronotoxicology of antibiotics and aminoglycosides. Advanced Drug Delivery Reviews,2007,59:896-903.

3. CJ Carr. Regulatory implications of chronotoxicology and chronopharmacodynamics. Annals of the New York Academy of Sciences,2006,618:558-562.

4. 童建. 我国时间毒理学研究现状. 卫生毒理学杂志,2000,14(2):72-75.

第 九 章

毒理学中的几个特殊问题

第一节　物质与药物依赖性的毒理学问题

药物是人类与疾病斗争的主要手段,对保障人类健康和促进社会发展起了无可替代的作用,但是,在药物作用于机体发挥药理效应的过程中,有时也会产生一些与用药目的(预防、诊断、治疗疾病或调节生理功能)无关的或有害的反应——药物不良反应(adverse drug reactions,ADR),包括药物副作用、毒性反应、变态反应、特异质反应、继发性反应、后遗效应、致畸作用和药物依赖性(drug dependence)等。其中,药物依赖性作为一种特殊的药物不良反应是造成人群滥用的物质基础,是毒理学的一个重要研究范畴,加强和深入开展对药物依赖性与药物滥用的科学研究是毒理工作者责无旁贷的任务。药物依赖性研究所涉及的领域很广,涵盖生物医学、药学、法学、社会学、心理学、伦理学、管理学、经济学、教育学等多个领域,要解决这一问题必须动员社会各方面力量,是一项庞大的系统工程,在许多国家被列入国策,在联合国世界卫生组织(WHO)亦被作为长期的战略方针认真对待。药物依赖性属于物质依赖性(substance dependence)的一种。物质依赖性区别于行为依赖性(behavioral dependence),后者表现为强迫性从事某种行为(如沉溺于上网、赌博、色情等)。物质依赖性涉及的范围较广,除了治疗药物依赖性及药物滥用(吸毒)外,还包括过度使用生活嗜好品(烟、酒等)、有机溶剂以及体育竞赛中滥用兴奋剂及其他违禁药物等。

一、药物依赖性与药物成瘾相关的概念

(一)药物依赖性

药物依赖性又称药物成瘾或药物成瘾性,也俗称"药瘾",是指药物长期与机体相互作用,使机体在生理功能、生化过程和(或)形态学发生特异性、代偿性和适应性改变的特性,停止用药可导致机体的不适和(或)心理上的渴求。这个概念是 20 世纪 60 年代逐渐形成的。在此之前,人们所说的成瘾性只单指生理依赖性,而将心理依赖性称之为习惯性。由于人们在使用上述两术语时常出现混淆现象,故有必要确定一个更为科学的术语。为此,WHO 专家委员会于 1964 年用"药物依赖性"这一术语取代了"成瘾性"和"习惯性",并于 1969 年对药物依赖性的含义作了如下描述:药物依赖性是由药物与机体相互作用造成的一种精神状态,有时也包括具体状态,表现出一种强迫性地要连续或定期用该药的行为和其他反应,目的是要感受它的精神效应,有时也是为了避免停药引起的不适,可以发生或不发生耐受。用药者可以对一种以上药物产生依赖性。总之,不是为了医疗需要,而是由本人主动连续地或

周期性地使用药物,造成轻重不等的慢性或周期性的中毒状态,称为药物依赖。《疾病和有关健康问题的国际统计分类》第十次修订本(ICD-10)将依赖综合征定义为一组生理、行为和认知现象,使用某种或某类活性物质对特定的个人来说极大优先于其他曾经比较重要的行为。可将依赖综合征的特点概括描述为一种对使用精神活性药物(无论是否曾有过医嘱)、酒或烟的渴望(往往是强烈的,有时是无法克制的)。也可存在证据表明依赖者经过一段时间的禁用后重新使用物质时较非依赖者更为迅速地再现本综合征的其他特征。按 ICD-10定义物质依赖的诊断标准包括 6 条,如果至少符合其中 3 条,即可诊断为"依赖"(表 9-1),这与美国精神病学会在第 4 版修订版《精神障碍的诊断和统计手册(DSM-Ⅳ-TR),2000》中对物质依赖性的标准(表 9-2)基本一致。

表 9-1 ICD-10 诊断要点

确诊物质依赖综合征通常需要在过去一年的某些时间内体验过或表现出下列至少 3 条:
(1) 对使用该物质的强烈渴望或强冲动感
(2) 对活性物质使用行为的开始、结束及剂量难以控制
(3) 当活性物质的使用被终止或减少时出现生理戒断状态,其依据为:该物质的特征性戒断综合征;或为了减轻或避免戒断症状而使用同一种(或某种有密切关系的)物质的意向
(4) 耐受的依据,例如必须使用较高剂量的精神活性物质才能获得过去较低剂量的效应(典型的例子可见于酒和类鸦片依赖者,其日使用量足以导致非耐受者残疾或死亡)
(5) 因使用精神活性物质而逐渐忽视其他的快乐或兴趣,在获取、使用该物质或从其作用中恢复过来所花费的时间逐渐增加
(6) 固执地使用活性物质而不顾其明显的危害性后果,如过度饮酒对肝的损害、周期性大量服药导致的抑郁心境或与药物有关的认知功能损害;应着重调查使用者是否实际上已经了解或估计使用者已经了解损害的性质和严重程度

表 9-2 DSM-Ⅳ-TR 物质依赖性和物质滥用诊断标准

物质依赖的诊断标准
应用某种物质后产生适应不良,导致临床上明显的痛苦烦恼或功能受损,表现为下列 3 项以上,出现于连续的 12 个月内:
1. 耐受性,定义为以下两者之一:
　 a. 需要明显增加剂量才能达到中毒或所需作用
　 b. 继续使用同一剂量,作用会明显降低
2. 戒断,表现为以下两者之一:
　 a. 有特征性的该物质戒断症状
　 b. 用同一或近似物质,能缓解或避免戒断症状
3. 患者往往摄入较大剂量的该物质,或比计划使用时间长的应用
4. 患者有持续戒掉或控制使用该物质的欲望,或曾有失败的经验
5. 患者花费很多时间以期获得该物质,使用该物质,或从其作用下恢复过来
6. 患者由于使用该物质,放弃或减少了很多重要的社交、职业或娱乐活动
7. 尽管患者认识到很多持续的或反复发生的躯体或生理问题,都是该物质引起或加重的后果,但仍继续使用它
物质滥用的诊断标准
1. 应用某种物质后产生适应不良,导致临床上明显的痛苦、烦恼或功能受损,表现为下列 1 项以上,出现于连续的 12 个月之内:
　 a. 由于多次应用某种物质而导致不能履行工作、学习或家庭的义务
　 b. 在对躯体可能有危险的场所多次应用某种物质
　 c. 多次发生与某种物质应用有关的违法犯罪现象
　 d. 尽管由于某种物质的作用而产生或加重了一些持续的或反复发生的社交或人际关系问题,仍然继续应用此物质
2. 症状不符合该物质的物质依赖标准

药物依赖性可分为躯体依赖性和精神依赖性：

躯体依赖性：主要是机体对长期使用依赖性药物所产生的一种适应状态，包括耐受性和停药后的戒断症状。

精神依赖性：是指药物对中枢神经系统作用所产生的一种特殊的精神效应，表现为对药物的强烈渴求和强迫性觅药行为。

依赖性倾向可以在动物或人体的药物研究过程中反映出来。非临床药物依赖性研究可为临床提供药物依赖性倾向的信息，获得的非临床试验数据有利于指导临床研究和合理用药，警示滥用倾向。

（二）药物滥用

药物滥用（drug abuse）是指与医疗目的无关的反复使用能成瘾的药物，用药者采用自身给药的方式，是药物成瘾的后果。药物滥用区别于药物误用（misuse）。药物滥用是指有成瘾特征药物的强迫性应用；药物误用是指不适当用药引起的医疗问题，如不合理应用抗菌药、激素等。药物滥用是物质滥用（substance abuse）的特定类型。美国精神病学会在第4版修订版《精神障碍的诊断和统计手册（DSM-Ⅳ-TR），2000》中对物质依赖性和物质滥用作了定义（表9-2），所称的物质依赖与药物成瘾相当。药物滥用形式有：①为满足某种精神体验将药物用于非医疗目的之用途；②烟、酒类等生活嗜好品过度使用而损害健康和社会生活；③非法获取和使用法定管制的药物。危害性严重的法定管制药品常称为毒品，毒品滥用是正在蔓延扩散的严重问题，其后果除了损害滥用者身体健康的医疗问题外，还带来严重的社会问题。从某种意义上讲可以认为药物滥用是药物成瘾的基础、前提或第一步。药物成瘾则往往在药物滥用的基础上，出现递增用药、强迫用药和强迫性觅药。由此可见，就行为学而言，药物滥用和药物成瘾的区别主要在于程度上的差别，药物滥用程度严重者即转化为药物成瘾。

（三）精神活性物质

精神活性物质（psychoactive substance）是摄入人体后影响思维、情感、意志行为等心理过程的物质。精神活性物质滥用（psychoactive substance abuse）在美国精神病学会制订《诊断与统计手册精神障碍》DSM-4 中，指一种适应不良的物质使用方式，特征是：①尽管认识到对身体有害仍使用；②已造成社交、职业、心理或躯体问题，或使之恶化，仍继续使用。诊断之前一般应优先考虑"成瘾"的诊断。1969 年，WHO 提出滥用是指持续或间歇性精神活性物质（酒或药物）过度使用，与可接受的医疗措施不相称或无关。中国精神障碍分类与诊断标准第 3 版（CCMD-3）采纳两者结合的描述性定义，即：指持续或间歇性精神活性物质（酒或药物）过度使用，与可接受的医疗措施不相称或无关。特征是：①尽管认识到对身体有害仍使用；②已造成社交、职业、心理或躯体方面的问题，或使问题恶化，仍继续使用；③诊断之前一般应优先考虑成瘾的诊断。

（四）戒断状态

系指在反复地、往往长时间和（或）高剂量使用某种精神活性物质后停用或减少此物质时发生的组合不同、严重程度不同的一组症状。此综合征可能伴有生理紊乱症状。戒断综合征是依赖综合征的指征之一。它也是较狭义的心理和药物依赖的最典型特征。戒断状态的开始和持续时间均有时间限制并与停用或减少使用前夕服用的精神活性物质的类型和剂量有关。戒断综合征的特征往往与急性中毒的特征相反。

二、致依赖性药物的种类及临床表现

联合国签订的《1961 年麻醉品单一公约》和《1971 年精神药物公约》，把成瘾药物分为两大类，即麻醉药品和精神药物。公约中规定的麻醉药品包括三大类，即阿片类、可卡因类和大麻类。1971 年公约中规定精神药物也分三大类，即苯丙胺（安非他明）类中枢兴奋剂、镇静催眠药和致幻剂；1973 年 WHO 还将 3 类精神活性物质：酒、烟草物和挥发性溶媒归入国际管制。

（一）麻醉药品

国务院于 1987 年 11 月 28 日颁布的《麻醉药品管理办法》第二条规定，麻醉药品（narcotic drugs）的定义是：连续使用后易产生生理依赖性，能成瘾癖的药品。麻醉药品与全身麻醉药或局部麻醉药的概念不同，后两者指能使意识暂时丧失或局部感觉暂时缺失，以达到某种医疗目的的药物。麻醉药品包括下述 3 类：

1. 阿片类（opioids）　包括天然来源的阿片（罂粟）及从中提取的生物碱及体内外的衍生物，如吗啡、可待因；将有效成分加工所得的产品，如海洛因等；人工合成品，如哌替啶（度冷丁）、美沙酮、芬太尼等。

阿片是从一种一年生草本植物——罂粟未成熟蒴果经割伤果皮后，渗出之白色乳汁干燥凝固而得，含多种鸦片生物碱，可分为 3 类：一类是吗啡类生物碱，其中又包括 3 种成分，吗啡——含量10% ~ 14%，可待因——含量1% ~ 3%，蒂巴因——含量约为0.2%；第二类为罂粟碱类生物碱，含量为0.5% ~ 1%；三类是盐酸那可汀类生物碱，含量为3% ~ 8%。阿片是极古老的药物，公元9 世纪传入我国并作为珍贵药材使用，在后来的年代里，鸦片便有了太多的故事，以致滥用到泛滥。阿片类药对中枢神经系统（CNS）有两重性。一方面对CNS 有抑制作用，用药后表现为镇静、安眠、镇痛、镇咳、呼吸抑制、降温。另一方面有兴奋作用，表现为恶心、呕吐、瞳孔缩小、心动过缓、胃肠痉挛、骨骼肌活动增强。这类药物在治疗量下对心血管系统无明显作用；可减慢胃肠蠕动，延长胃排空时间，常引起便秘；提高膀胱逼尿肌、支气管平滑肌及胆道平滑肌的张力等。

阿片类滥用临床表现为欣快与痛苦并存，滥用者初尝阿片类药物之后，可有恶心、呕吐、头昏、乏力、嗜睡、视物不清等表现。注射海洛因后，立即有强烈的欣快感，从下腹部向全身扩散的温暖感觉，约1 分钟后，进入似睡非睡的松弛状态。烦恼、忧愁、焦虑、紧张一扫而空，进入宁静、平安、快慰、温暖、愉悦的幻想驰骋，有"想要什么就能得到什么"的感觉。其后2 ~ 4小时精神抖擞，自身感觉良好。形成生理依赖性后，每3 ~ 6 小时重复用药，才能维持身体的功能状态。每次用药后得到的欣快、松弛和宁静感促使成瘾者刻意地寻求下一次得到充分感受，称为正性强化。耐受性是指需要不断提高药量，才能维持原来的药效。例如，吗啡常规治疗皮下注射量为10mg，而吗啡成瘾者在2.5 小时内可耐受静脉内用药2.5g。成瘾者对较小剂量的阿片类药物的呼吸抑制初期会有耐受，但耐受是有限的。这类药物所致的缩瞳和便秘作用几乎不产生耐受。成瘾者停药后会渴求用药、起鸡皮疙瘩、打哈欠、出汗、流泪、瞳孔散大、流涕、厌食、恶心或呕吐、腹泻、痛性痉挛、全身骨骼和肌肉酸痛、发热、打喷嚏、寒战、腹绞痛、肌肉抽动；软弱、怕冷、不眠、心搏加快、血压上升；情绪不稳、焦虑、心境恶劣或更加激惹，出现攻击行为或转为抑郁。在出现撤药症状任何阶段，患者只要恢复用药，情况便会好转起来，形成生理依赖性。停药后为避免撤药症状的痛苦而千方百计寻求继续用药，称为负性强化。成瘾者表现为对药物的渴求并通过重复用药得到欣快感的心理体现称为心瘾。只要心瘾发作,就会驱使患者不顾后果采用任何手段获得毒品。心瘾是造成急性脱毒治疗后90%的人成瘾复发的主要原因。依赖者的行为特征强迫性用药和生活模式发生改变,不定时工作、学习、进食和休息。孕妇和婴儿的麻醉品依赖由于孕妇滥用麻醉药品,胎儿在子宫内已形成生理依赖性,出生后即出现撤药症状。

2. 可卡因类(cocaines)　包括可卡因碱、盐酸可卡因、古柯叶、古柯糊等。可卡因是一种很强的天然的中枢神经系统兴奋剂,是从古柯属植物古柯灌木的叶中提取出来的一种生物碱。南美的印第安人很早就有咀嚼古柯树叶的习惯。但是因为咀嚼吸收的可卡因含量很低,所以没有上瘾的危险。这种混合了唾液的咀嚼过的树叶在当地经常被用来作为麻醉药。当西班牙人征服了南美洲之后,他们发现了这种古怪的习俗,从1569年开始,对古柯树开始征税。可卡因的真正被分离出来,要等到1855年,德国药学家 Friedrich Gaedcke,才第一次成功地从树叶中获得纯的可卡因。可卡因的最初应用,不是医学界,而是饮食行业。1859年,Mariani 在葡萄酒中用古柯树叶作为风味添加剂,使得以他的名字命名的这种可卡因就开始风靡美国大陆。就连最早的可口可乐的配方中,都特地提到要添加一小撮古柯树叶。19世纪80年代,美国不但有添加在香烟、饮料中出售的可卡因制品,甚至出现了直接出售可卡因纯粉末的公司。直到1903年,医学界才开始意识到可卡因可能上瘾这一严重问题,直到1914年美国才通过立法,严禁可卡因的销售,并正式将其列为毒品。可卡因滥用的方式可通过鼻黏膜吸入,此种方式会发生鼻中隔穿孔。也有用烟斗来吸食。用药规律上有间接性用药或慢性用药。临床上表现为:①欣快期:以欣快为主,感觉心情愉快,思维能力增强,情绪不稳定,失眠,性欲亢进(女性较突出),有阵发性暴力行为,食欲低下;②心情不佳期:情绪压抑,伴有焦虑,有攻击性,性欲淡漠;③幻觉期:产生视、触或听等种种幻觉,此期用药者能自我判断幻觉不是真实情况;④精神病期:幻觉持续存在,用药者失去自我判断能力,将幻觉误认为真,产生异常行为。

可卡因中毒剂量个体差异性大,有人用20mg可卡因即可引起急性中毒,致死量为1.2g。中毒时躯体症状有瞳孔扩大、心动过速、血压升高、体温上升、肢体震颤、反射亢进、肌肉抽搐、癫痫大发作,甚至呼吸衰竭而死亡。精神症状以被害妄想突出,并有谵妄和幻觉,幻触是特征性症状。病人感到皮肤有难受的虫爬感,不惜用刀切开皮肤取"虫",而留下瘢痕。

3. 大麻类(cannabinoids)　大麻是一种原产于印度的植物,最早被用于宗教仪式作为与神沟通的媒介,"麻烟"的滥用亦起始于印度,至少有500年的历史。大麻由麻科植物(Cannabis Sativa)或其变种之叶制备而得,主要成分为 tΔ^9-四氢大麻酚(Δ^9-tetrahydrocannabinol,Δ^9-THC),富含于叶尖所分泌之树脂及雌花顶端。吸食大麻之初会产生快感、思路变得顺畅快速、感觉变得敏锐,有时还会出现幻觉,尤其是视幻觉,这也是会沉溺于其中的原因。

大麻被列为毒品主要是大麻具成瘾性,吸食者刚开始使用时,由于其毒性不像传统毒品之明显,以致深陷其中而浑然不觉。大麻为海洛因、安非他命等传统毒品之入门毒品,而且吸食大麻者常容易并用其他如海洛因、安非他命、摇头丸、K他命等毒品,我们可以从新闻报道发现有的艺人被验出不只使用一种毒品,而使用多种毒品将导致多重毒性加成效果,特别容易造成意外事件之发生。现今我国将大麻与安非他命、摇头丸同列为第2级毒品加强管理。长期吸食大麻会产生耐受性及心理依赖性,使得吸食剂量或频次增加。如果产生依赖性,一旦突然停用会产生厌食、焦虑、不安、躁动、忧郁、睡眠障碍等戒断症状;长期使用会造成注意力、记忆力、判断力下降,甚至无方向感、意识混乱、人格丧失、妄想、幻觉及对周遭事务漠不关心的动机缺乏综合征,将会严重影响个人健康与社会安全。

（二）精神药物

1988 年 12 月 27 日国务院发布的《精神药品管理办法》规定,精神药物(psychotropic substances)的定义是:作用于中枢神经系统,能使之兴奋或抑制,反复应用能产生精神依赖性的药品。这类药物包括下述 3 类:

1. 镇静催眠药(sedative-hypnotics)及抗焦虑药(anxiolytics)　如苯二氮䓬类、巴比妥类等。

苯二氮䓬类药物刚用于临床时,其优点之一是依赖性较巴比妥类及其他药物轻,因此,取代了巴比妥类药物,成为最常用的镇静催眠药。随着本类药物普遍应用,其潜在的依赖性问题也成为镇静催眠药依赖的重点。

小剂量苯二氮䓬类具有抗焦虑作用而不产生明显的中枢抑制。其抗焦虑作用选择性高,可改善患者烦躁、不安和紧张等症状。较大剂量时可产生镇静、催眠作用。因其具有中枢性肌肉松弛的作用,可缓解肌肉痉挛和肌张力增高等症状,可用于脑血管意外或脊髓损伤等中枢性肌强直。缓解局部关节病变、腰肌劳损及内镜检查等所致的肌肉痉挛。除此以外,这类药也广泛用于治疗破伤风、癫痫、药物中毒、惊吓及小儿高热引起的惊厥等。静脉注射地西泮是治疗癫痫持续状态的首选药。苯二氮䓬类药的戒断症状呈非特征性,与焦虑性障碍的症状非常相似。连续用药 6 个月或 6 个月以上时即可观察到戒断症状,极个别可能在不到 6 个月时出现。停用苯二氮䓬类药的表现分为反跳反应、戒断症状和复发/再发反应 3 个症状群,这些症状群常有重叠。戒断症状总体表现为兴奋,心境抑郁,烦躁,腹泻,头痛,头晕,耳鸣,心悸,虚弱,肌痛,僵硬,感觉异常,畏光,对声音、气味、触压和疼痛的敏感性增加,味觉改变,嘴里有金属味,精神错乱,抽搐,精神障碍,不安,突然加重的焦虑,食欲丧失,出汗,听觉过敏,恶心,疲乏,嗜睡,失眠,震颤,人格解体,现实解体,注意力不集中,记忆力减退。

巴比妥类随着剂量的增大,对 CNS 的抑制程度和范围逐渐加深并扩大,依次出现镇静、催眠、抗惊厥、麻醉、呼吸中枢和心血管中枢抑制、麻痹死亡。催眠剂量的巴比妥类药可诱导近似生理的睡眠。较大剂量引起心血管和呼吸功能抑制的同时,出现轻度血压下降和呼吸减慢;进一步增加剂量时,则对全脑神经元无选择性抑制。停用巴比妥类药后出现失眠严重,坐立不安,噩梦频繁,常常醒转,并在清晨感到紧张。躯体依赖症状可见消瘦、无力、食欲下降、胃肠功能不良,面色青灰,易出汗,皮肤划痕反射阳性,性功能明显低下或消失,常伴有药物中毒性肝炎。神经系统体征可见舌、手震颤,腱反射亢进,踝阵挛以及锥体束征、掌颏反射及噘嘴反射阳性等。躯体依赖与剂量及服药时间长短有关。每天服用 200mg 戊巴比妥,数月可不出现依赖,但连续 3 个月每天服用 300mg 或连续 1 个月每天服用 500 ~ 600mg,停药后可出现戒断症状。戒断综合征的症状与震颤谵妄很相似,病人坐立不安,颤抖乏力,次日颤抖明显加深,深部腱反射亢进,软弱乏力为突出表现。如每天服药 800mg 以上的患者,多数病人在停药 2 ~ 3 天出现痉挛抽搐或发展到癫痫持续状态,重者死亡。停药的第 2 ~ 5 天,如得不到治疗,戒断综合征主要以谵妄、失眠、意识模糊以及幻视与幻听,并伴有发热与脱水为特征。

巴比妥类慢性中毒一般症状为嗜睡、思维联想困难、记忆缺失、判断力差、情绪不稳、激动易怒。症状明显时表现为语言不清、眼球震颤,步履迟缓,且常伴有精神症状,如出现生动的视幻觉、妄想、恐怖和狂躁等。严重时产生意识模糊、休克、昏迷、针尖样瞳孔、呼吸抑制、血压降低、肾衰竭或呼吸道合并感染,严重者死亡。

2. 精神兴奋剂(psychostimulants)　原指能刺激人体神经系统,使人产生兴奋从而提高功能状态的药物。现在常说的兴奋剂是国际体育界违禁药物的总称。科学研究证明,使用兴奋剂会对人的身心健康产生许多直接的危害,并且会影响体育比赛的公正性。国际奥委会严禁运动员使用兴奋剂。如苯丙胺(amphetamines)类、利他林、咖啡因等。本类药物中最普遍被滥用的是苯丙胺类,如甲基苯丙胺(methamphetamine,俗称冰毒)。

苯丙胺类兴奋剂急性中毒者的躯体症状有血压升高、心动过速和心律失常、呼吸加快、出汗等。同时可出现头痛、心慌、疲倦、血压升高、发热、反射性心率减缓、瞳孔扩大、睡眠障碍。部分滥用者还可能出现咬牙、共济失调、头痛、恶心、呕吐等。此外,病人还可能出现口干、固体食物吞咽困难、骨骼肌张力增加、肌腱反射亢进、不自主的磨牙动作、手部静止时的细微震颤或手足舞蹈样动作、尿潴留和便秘等。精神症状表现为初次用药后体验到欣快感或焦虑不安,并觉得自信心和自我意识增强、警觉性增高、精力旺盛、饥饿感及疲劳感减轻等,但有判断力受损的现象。行为上表现为活动增多、话多、易激惹等。

长期滥用苯丙胺类可出现慢性中毒后躯体多系统的损害。表现为厌食、体重明显下降;有磨牙动作,口腔黏膜的磨伤和溃疡;肌腱反射增高、运动困难和步态不稳等;突发性情绪变化代替了欣快感;患者表现情绪不稳、易激惹,常因小事而大发脾气;慢性中毒时可有注意力和记忆力损害。

苯丙胺性精神病表现为中毒性精神障碍,主要与偏执型精神分裂症相似。患者在意识清晰时出现丰富的错觉,常有侮辱性言语的幻听或以幻视为主的感知觉障碍。患者的思维障碍表现为敏感、多疑,逐渐发展为援引观念(关系妄想的一种症状,患者坚信周围环境的各种变化和一些本来与他无关的事物都与他有关系),偏执观念,被害妄想或夸大妄想,并伴有相应的情感反应。在妄想支配下可发生冲动甚至自伤或伤人等暴力行为。上述症状在停止滥用后的数周内可以自行恢复,使用抗精神病药可缩短病程,改善症状。

成瘾性中枢兴奋剂停用后,会出现反跳性中枢神经系统抑制-昏睡-醒后的暴饮暴食。后续出现一系列戒断反应,但戒断症状不是立即产生的,而是在几天的心理渴求而不能再次得到中枢兴奋剂后发生。戒断反应可表现为:①极度不适期:停药后立即出现精神错乱、厌食、烦躁、抑郁、失眠、昏睡和自杀倾向等。②迁延期:一般症状不重,感觉接近正常或轻度渴求、情绪波动、烦躁或抑郁、无力等。常有用药时欣快的回忆,激起强烈的用药渴求,需6~9个月才会减弱。③恢复期:情感基本正常,但仍易受条件影响而再次用药。

3. 致幻剂(hallucinogens)　是指影响人的中枢神经系统,可引起感觉和情绪上的变化,对时间和空间产生错觉、幻觉直至导致自我歪曲、妄想和思维分裂的天然或人工合成的一类精神药品,如麦角酸二乙胺(lysergic acid diethylamine,LSD)、麦司卡林、西洛西宾等。服用者往往清楚这些症状是由药物引起的,所以不会丧失自制力。致幻剂的依赖性不高,躯体依赖亦不明显。20世纪60~70年代尤其在美国是致幻剂滥用的高潮时期,滥用者主要有大学生、艺术家、音乐家、文学家,他们希望以此获得神秘体验、灵感、顿悟。

麦角酸二乙酰胺(LSD)是致幻剂的代表,它是麦角酸的一种衍生物,是天然麦角生物碱的一种化学成分。麦角是从麦角菌这样一种自然农作物菌中提取,此种真菌能在某些谷物如黑麦和小麦中生存。最早记录来自早期基督教雏形的宗教仪式,1935年瑞士化学家从麦角菌中提取了麦角酸。1943年艾伯特·霍夫曼在实验室首次发现麦角酸二乙酰胺。LSD呈白色无味,其有效剂量为微克水平,以致肉眼很难察觉,因此常以其他物质掺入赋形为各种片剂、胶囊或将其水溶后滴于一片吸水纸上。LSD常以口服方式摄入,$10\mu g$就可产生明显欣快,50~200μg 时便可出现幻觉。LSD 是一种很难预料的药物,使用的感受可以从感知增强到出现一种心醉神迷的离奇幻觉,感觉歪曲常被描述为一种假性幻觉,因为体验者自己也能意识到此时的感觉是失真的;时间、空间以及体像和界限认识也产生错乱,并且伴有联觉(如听到某种声音而产生看见某种颜色的感觉)或不同感觉的融合(如光和声);多数的感觉体验都被增强,情绪变化起伏无常,对他人的反应或是冷淡或是出现偏执行为;思维奔逸,注意力不集中,近期记忆丧失,远期记忆时常浮现。源于上述作用,用药者确信他们正在经历着某种变幻莫测、无边无际的奇异体验。由于思维奔逸,各种稀奇古怪和富有想象力的念头都会出现,并且这些念头常常与死亡、转生和赋予灵魂新的肉体等相联系。这些体验是在服药后 30~40 分钟出现,2~3 小时达高峰,12 小时内作用强度起伏不定并逐渐趋于缓和。用药者“需要”和“不要”的药物作用相互之间变化是很微妙的,既没有明确的界线分清哪些会是奇妙的享受,哪些会迅速变为恐惧和离奇的幻觉或叫“恶性经历”。服用致幻剂的另一危害则是突发的、危险的、荒谬的强迫行为。因为在“恶性经历”时,用药者具有严重判断错误,常常采取某些出人意料的行动,这种行动可以发生在有人陪同时,独处时更为常见,对自己和他人都有可能造成严重的事故和意外。在 LSD 作用期间可能出现侵犯行为,包括对他人的攻击和自残或自杀,庆幸的是这类事件较为少见。LSD 还可导致诸如反射亢进、震颤、共济失调、痉挛性瘫痪等。LSD 还可以间接影响自主神经系统的活动,包括瞳孔明显扩大、高热、高血糖和心动过速等表现,可使血压下降和呼吸抑制。

2005 年 8 月 3 日国务院令第 442 号《麻醉药品和精神药品管理条例》则进一步明确“麻醉药品和精神药品,是指列入麻醉药品目录、精神药品目录(以下称目录)的药品和其他物质。精神药品分为第一类精神药品和第二类精神药品。目录由国务院药品监督管理部门会同国务院公安部门、国务院卫生主管部门制定、调整并公布”。

2013 年 11 月 11 日,食品药品监管总局、公安部、国家卫生计生委根据《麻醉药品和精神药品管理条例》第三条规定,公布《麻醉药品品种目录(2013 年版)》和《精神药品品种目录(2013 年版)》,自 2014 年 1 月 1 日起施行。其中,麻醉药品共 121 种,精神药品根据产生依赖性和危害人体健康的程度,分为两大类。第一类的依赖性和危害程度重,包括:致幻剂,大部分精神兴奋药,镇静催眠药中的甲喹酮(安眠酮)、司可巴比妥,复方制剂的安钠咖和复方樟脑酊等,共 68 种,该类精神药品的管理同麻醉药品管理,不能零售,只能在具有麻醉药品和第一类精神药品购用印鉴卡的医疗机构由具有处方权的执业医师处方使用;第二类包括镇静催眠药中的大部分,精神兴奋药中的哌苯甲醇、去甲麻黄碱和吡咯戊酮等,以及喷他佐辛(镇痛新)、氨酚待因片等共 81 种。

(三) 其他

包括酒(乙醇,ethanol)、烟草(尼古丁,nicotine)、挥发性有机溶剂(丙酮、四氯化碳和其他溶媒)等。近年来,兴奋性氨基酸 NMDA 受体阻断药苯环己哌啶(phencyclidine,PCP)及氯胺酮(ketamine,俗称 K 仔)也成为滥用的药物。

1. 酒与酒依赖 饮酒是一种颇为悠久而普遍的生活习惯和社会风俗,如今越来越多成为世界各国重要的公共卫生问题。过度饮酒已经造成了躯体或者精神的损害,并带来不良的社会后果,如果饮酒的时间和量达到了一定的程度,使饮酒者无法控制自己的饮酒行为,并且出现躯体化和戒断的症状,这一情况被称为酒精依赖。酒精称乙醇,进入人体后,可迅速被胃肠道吸收,在肝脏通过乙醇脱氢酶和乙醛脱氢酶代谢氧化为乙醛、二氧化碳和水。乙醇是一种非特异性中枢抑制药,首先抑制大脑皮层,其次为脊髓,最后为延脑。随着血浓度增加,可相继出现兴奋、运动失调和昏睡麻醉。还能引起视力减弱、肌肉活动不协调、延长反应时间及欣快。乙醇可使血管扩张、血流量增加、皮肤温暖发红;急性中毒可抑制心血管功能。短时间内大量饮酒,可发生深度昏迷、皮肤苍白冰冷、体温降低、呼吸浅慢、脉搏细速、瞳孔扩大,最后可死于呼吸衰竭。

长期大量的饮酒可导致慢性乙醇中毒,产生许多严重损害。例如,弥漫性脑萎缩、记忆障碍、兴奋多动、幻听等精神神经症状;肌肉软弱、疼痛、肿胀、肌萎缩等乙醇中毒性肌病症状;酒精性肝炎、肝纤维化和肝硬化;中老年人骨质疏松;影响青少年生长发育和代谢;诱发慢性阻塞性肺病急性发作和呼吸衰竭;可导致男女性腺萎缩,性腺内分泌功能下降和性功能低下,孕妇饮酒可使胎儿死亡率增加;还可增加发生肿瘤的危险性。

酒依赖是由于长期饮酒所致的对酒渴求的一种状态,可连续或周期性出现,以体验饮酒的精神效应,有时也为了避免断酒所致的不舒适,这种渴望往往很强烈。酒依赖综合征有下述特点:饮酒的强迫性,不能停止饮酒;固定的饮酒模式,必须定时饮酒,以解除或避免戒断症状的出现;耐受量的增加,对正常者有明显效应的血浆乙醇浓度,在酒依赖者可以耐受,耐受量增加是依赖性加重的重要标志,在依赖性形成后期,耐受量会减少,只要少量饮酒也会导致身体损害;戒断症状反复出现,早期症状是急性震颤、情绪激动、易惊跳,常伴恶心、呕吐和出汗,进一步发展可有短暂的错觉、幻觉和视物变形,发音不准,最后可有癫痫发作或震颤谵妄;饮酒逐渐导致其他方面的兴趣与爱好的减少;中断饮酒产生戒断症状后又重新饮酒,使依赖特点反复出现。另外,酒精的急性或慢性中毒尚可以引起不同程度的精神障碍,包括脑器质性障碍和人格改变。

2. 烟草与烟碱依赖　19 世纪上叶,已从烟草中分离出烟草中最重要的生物碱成分——尼古丁(又叫烟碱),吸烟时烟草中 25% 的尼古丁被破坏,5% 残留在烟头里,50% 散发于空气中,约 10%～20% 被人体吸收。尼古丁可由口腔、胃肠道和呼吸道的黏膜吸收,绝大多数在肺泡交换吸收,经由完整的皮肤表面也可吸收。尼古丁对中枢神经系统具有兴奋和抑制的双相作用,对于焦虑情绪较重的滥用者来说,他们所追求的多是抑制作用而不是兴奋作用;尼古丁对肾上腺髓质的双相作用是小剂量促进儿茶酚胺的分泌,导致周围血管的收缩,体温下降和血压增高。较大剂量则阻止儿茶酚胺的释放。尼古丁对呼吸系统可直接作用于呼吸中枢,先兴奋后麻痹,呼吸麻痹是急性尼古丁中毒死亡的直接原因。尼古丁可阻断由饥饿引起的胃肠平滑肌的收缩,引起轻微的厌食,不易感到饥饿。除尼古丁外,香烟燃烧时所产生的烟雾中至少含有 2000 余种有害成分,其中如多环芳烃的苯并芘、苯并蒽、亚硝胺、钋210、镉、砷、β-萘胺等有致癌作用,香烟烟雾中的促癌物有氰化物、邻甲酚、苯酚等。吸烟时,香烟烟雾大部分吸入肺部,小部分与唾液一起进入消化道。烟中有害物质部分停留在肺部,部分进入血液循环,流向全身。在致癌物和促癌物协同作用下,损伤正常细胞,可形成癌症。

烟草依赖又称尼古丁依赖,WHO 已将烟草依赖作为一种疾病列入国际疾病分类,确认烟草是目前人类健康的最大威胁。其特点为无法克制的尼古丁觅求冲动,以及强迫性地、连续地使用尼古丁,以体验其带来的欣快感和愉悦感,并避免可能产生的戒断症状。吸烟成瘾的实质就是尼古丁依赖。突然停吸或减少香烟,24 小时内至少会有下列种种不适的症状,诸如:渴望吸烟、烦躁、忧郁、精神难以集中、不安定、头痛、昏昏欲睡、胃肠功能失调。这就是烟瘾的症状。烟草依赖是一种慢性高复发性疾病。只有少数吸烟者第一次戒烟就完全戒掉,大多数吸烟者均有戒烟后复吸的经历,需要多次尝试才能最终戒烟。烟草滥用特别是吸烟是影响人类健康、引发各种疾病和导致死亡的最重要原因。

3. 有机溶剂类依赖 有机溶剂是在常温正常压力下具有挥发性的脂溶性物质,经呼吸道吸入对中枢神经系统有抑制作用,并有酩酊的药理效应,产生酩酊和异常的体验如幻觉和陶醉,但此症状比较缓和,可出现有精神依赖导致的强迫、冲动性的吸入行为,一般不伴有躯体依赖。常见的有机溶剂常常在清洁剂、甲苯、丙酮、油漆、日用胶水、气雾性胶水、喷漆或建筑成型的材料中。滥用者在酩酊状态的同时,伴有头痛头晕、耳鸣、全身僵硬、脸红或苍白、恶心呕吐、痉挛。初用时幻觉少见,长期使用常常出现幻觉,还可有食欲缺乏、便秘、脱水,重者导致再生障碍性贫血,损害肝、肾、脑,心律失常而致死亡。有机类溶剂在我国很少见,在日本至今仍是严重的社会问题。

4. 黄嘌呤类化合物的嗜好与成瘾 咖啡、茶、可可饮料中含有的咖啡因、茶碱、可可碱等黄嘌呤类的甲基化衍生物,滥用及中毒对中枢神经系统、消化系统及骨骼肌均有不同程度的影响,尤其对儿童和孕妇。有些复方解热镇痛药中的广泛使用或与其他成瘾药物混合使用之形成滥用和依赖。所以,在DSM-4中作为精神活性物质被列入。

三、药物依赖性生物学机制与影响因素

(一)药物成瘾的神经生物学机制

1. 药物精神依赖的形成过程

(1)奖赏机制:在漫长的生物进化过程中,为了维持个体生存和种族延续,机体就必须形成一种重要的能力,即能感知、辨别、记忆内外环境中那些有利于个体生存和种族延续的刺激。凡是有利于个体生存和种群繁衍的活动(如摄食、饮水、性活动等),都可以引起愉悦、舒适的感觉(奖赏效应);反之,对不利因素可以引起痛苦、不舒适的感觉(负性奖赏效应)。这是进化过程中获得的趋利避害的本能。对成瘾性药物依赖性机制的研究,在行为、神经生化、细胞、分子水平上都有所进展。虽然依赖性药物在化学结构、急性作用的靶位有很大不同,急性药理效应也很不一样,但有导致滥用而最终发展到成瘾的共同重要特征,即奖赏效应或强化作用。这些药物通过不同靶位激活脑中的奖赏中枢——中脑-边缘多巴胺系统(mesolimbic dopamine system,MLDS)。脑内奖赏或强化系统的主要结构中脑-边缘多巴胺神经系统是阿片类引起精神依赖的轴心部位,且是阿片强化效应的最后通路。这种激活包含增加中脑腹侧被盖区(ventral tegmental area,VTA)多巴胺(DA)神经元的放电及随后增加释放DA递质到伏隔核(nucleus accumbens,NAc)和额叶皮质(prefrontal cortex,PFC)等边缘前脑的其他区域。中脑-边缘系统中DA奖赏回路(强化回路)主要由VTA、NAc和杏仁核等构成。该回路可分成3个组成部分:第一部分是可以被电刺激激活的前脑内侧束下行有髓神经纤维,这些神经纤维投射到VTA。第二部分是VTA内通过前脑内侧束投射到边缘系统和皮层的DA能神经元胞体,是中枢奖赏通路药物敏感部位,这些DA神经元纤维终止于NAc。第三部分是NAc内DA神经元,还包括少数内啡肽能或γ-氨基丁酸(GABA)能神经元,这些神经元进一步投射到苍白球(VP)或通过VP投射到其他脑区,在生理状态下,VTA内DA神经元的活动受到GABA中间神经元的紧张性抑制。由此增加VTA内DA神经元活性,使其投射区NAc内DA释放量增加,从而强化吗啡的行为反应,并产生奖赏效应,吗啡拮抗剂可以减弱这一效应。Leite-moris等试验发现GABA受体存在于VTA内DA神经元上,调制中脑-边缘系统中DA神经元的活性,GABA受体激动剂可抑制70%吗啡的运动增强效应,可能通过抑制DA神经传递而施行电生理试验证实吗啡依赖大鼠觅药行为与VTA内DA神经元电活动直接相关。VTA的主要传入纤维有来自前额皮层、杏仁核和海马谷氨酸能神经元投

射,同时还接受来自中脑被盖背外侧核胆碱能神经元投射。VTA 区域多巴胺神经元上主要含有代谢型和离子型谷氨酸受体(其中包括 NMDA、AMPA 受体)和胆碱能受体(包括烟碱和毒蕈碱 M5 受体),M5 受体是存在于 VTA 多巴胺神经元上唯一的毒蕈碱乙酰胆碱受体,对多巴胺神经元调控释放多巴胺神经元起了重要的作用。兴奋谷氨酸受体或胆碱能受体均可引起 VTA 多巴胺神经元释放增加。VTA 的主要传出纤维在伏核区域与中等大小棘状神经元(主要是 GABA 神经元)形成突触联系,分两路投射至中脑黑质网状区和苍白球。阿片慢性给药能够引起 VTA 的酪氨酸羟化酶(TH)水平升高。因为 TH 是儿茶酚胺合成的限速酶,因此,TH 的升高导致 VTA 中 DA 合成增多、VTA 神经元活动增强。在 VTA 神经元上有 D2 受体,与 Gi 偶联,属于自身调节受体,VTA 中的 DA 合成增多以及 Gi 降低等因素,使 D2 受体的敏感性降低,负反馈抑制作用减弱,最终造成 VTA 中 DA 释放短暂升高的现象。后来发现,吗啡和可卡因慢性给药引起相同的底物蛋白发生变化,Nestler 等将这些底物蛋白命名为"受吗啡和可卡因调节的磷酸蛋白(MCRPPs)"。TH、MCRPPs-165、66、62 等就是其中的几种。阿片急性给药并不引起这些 MCRPPs 的变化,只有慢性给药才出现这种变化。MCRPPs 的变化也有区域特异性,只在 VTA-NAC 通路出现,而在黑质、尾壳核等部位不出现。慢性阿片处理可使 VTA 中 MCRPPs-165、66、62 这些神经纤维蛋白减少,而神经胶质细胞增多。神经纤维蛋白是维持神经元形态和轴突转运功能的重要物质,它的减少必然导致神经元胞体减小,并使 TH 从 VTA 到 NAc 的轴突转运减少,TH 在 VTA 蓄积,在 NAc 减少。这样,NAc 中的 DA 合成减少。但随后 NAc 中突触前膜的 DA 转运体(dopamine transporters,DAT)也减少,造成了停药后 NAc 突触间隙 DA 浓度的持续升高。因此,DA 在 NAc 的变化是先降低后升高。从一定意义上讲,VTA 这样的适应性改变是一种神经损伤,VTA 内给予神经营养因子(金路捷)和其相关的其他神经营养因子,可抑制由吗啡引起的 VTA 内 TH 升高现象和 NAc 内 cAMP 上调现象。实验研究发现,成瘾者在遇到与他们以前用药有关的人物、地点或暗示时,发生恢复觅药和用药行为,如果改变环境复发的可能性降低。动物和人体实验研究都表明,能唤起复吸行为的药物都可以增强中脑奖赏通路 DA 的功能,而 DA 类药物同样可以再次诱发实验动物对药物的渴求,就像海洛因吸毒者再次吸一次海洛因一样。很早就有研究表明直接注射苯丙胺到 NAc 促进其 DA 释放可以再次唤起对海洛因的觅药行为(Stewart J,et al,1988),而注射到其他阿片受体丰富的脑区则无效。相反,DA 拮抗剂可以阻断海洛因、可卡因和苯丙胺的引燃效应。这些结果表明药物诱导的 NAc 内的 DA 释放是阿片类药物和中枢神经兴奋剂的引燃效应的必要和必然条件。

(2) 药物依赖相关的递质系统

1) 多巴胺:多巴胺参与中脑纹状体运动功能及中脑边缘皮质层对情绪、认知等精神功能的调节。多巴胺受体分为活化腺苷酸环化酶(AC)的 D1 受体家族(D1 及 D5)和抑制其活化的 D2 受体家族(D2 和 D4)),两者对 AC 起相反的调节作用,并在脑区有不同的定位。研究表明中脑边缘系统多巴胺神经通路,特别是伏隔核 D1 受体与依赖性的急性作用机制有关。急性给予兴奋剂及可卡因,可使多巴胺增多,多巴胺与 D1 受体结合后,活化 AC,使 cAMP 增高,cAMP 活化 cAMP 依赖性蛋白激酶,从而使 cAMP 效应元件结合蛋白(CREB)磷酸化,磷酸化的 CREB 与 cAMP 效应元件(CRE)相结合,能促进靶基因的表达。D1 拮抗剂对可卡因依赖性的形成有抑制作用,去除 D1 受体的小鼠对可卡因几乎没有反应,表明 D1 受体与药物依赖性的形成有关。同时 CREB 缺损小鼠对阿片受体的敏感性降低,对兴奋剂及可卡因不产生依赖性,表明 D1 受体激活后的信息传递通路在药物依赖形成中起重要作用。随着研究的进展,CREB 在药物依赖形成过程中的作用也越来越明确。David W. Self 等对 D2 受体在诱导可卡因的觅药行为作了深入的研究,认为可卡因的觅药行为是由 D2 类受体介导的。另有资料表明,D2 受体激动剂嗅隐亭能够有效地恢复大鼠对海洛因或可卡因觅药行为;Maldonado 等利用基因敲除技术获得的多巴胺 D2 受体缺乏小鼠,未表现出任何与吗啡相关的条件性位置偏爱。多巴胺 D2 受体阻滞剂舒必利能阻滞与吗啡相关的条件性位置偏爱。这表明 D2 受体在阿片类药物的渴求效应中也起重要作用。在可卡因成瘾的研究中,人们使用针对 D3 受体的 DA 部分激动剂 BP-897 取得很好的结果。针对大鼠的研究发现,BP-897 可以抑制大鼠在暴露于提示物时的觅药行为。作为部分激动剂,这种药物可以刺激 D3 受体,产生一定效应,但又不至于产生愉悦感,因此不会产生觅药行为。

2)谷氨酸递质:谷氨酸递质多存在于皮质、海马、杏仁核等区域,并投射兴奋性纤维到 VTA、NAc 等与药物奖赏效应密切相关的中脑核团。Koyuncuoglu 等的研究显示吗啡依赖大鼠脑 NMDA 受体显著上调。Peakman 等以单纯疱疹病毒为载体,把 AMPA 受体亚单位 GluR2 的基因微注射入 NAc 引起小鼠 GluR2 表达增多,与对照组相比,这些小鼠增强了低剂量可卡因引起的奖赏效应。研究发现无论哪种刺激形式,复吸的发生都依赖于前脑皮质的神经递质转运。在自身给药模型中,给予 AMPA 受体激动剂而非生理盐水替代可卡因可恢复大鼠的压杆行为。几种非选择性 AMPA 受体拮抗剂在不同的神经元模型上影响阿片或其他前额皮质(mPFC)电压依赖性 Na^+ 通道阻断剂或 CABA 受体激动剂失活,则由应激、可卡因相关线索或可卡因自身诱导的复吸也被阻断;微透析发现,药物和应激诱发的复吸都可以使纹状体核部的谷氨酸释放。单纯用 θ 波电刺激含谷氨酸能纤维的海马腹侧下脚,就可引起可卡因复吸。其中电刺激诱发的长时间伏隔核多巴胺释放是觅药行为产生的必要条件,而伏隔核多巴胺释放增加又离不开腹侧被盖区谷氨酸的传递。实际上,若电刺激成瘾模型大鼠海马的谷氨酸丰富区,会通过所谓的"复吸回路"引起动物对可卡因的强烈渴望,而刺激其他脑区如中间前脑束(多巴胺丰富)等则无效。神经解剖研究也表明:在 PFC 和 NAc 多巴胺能和谷氨酸能神经末梢的位置紧邻并支配同一突触后神经元,抑制 PFC 神经输入,不但阻断了复吸,同时也抑制了伏隔核谷氨酸的增加,提示这两个递质系统相互作用,共同调节成瘾行为。以上从不同角度说明了谷氨酸及其受体(主要为 NMDA 受体和 AMPA 受体)在成瘾行为的神经可塑性中起重要作用。

因为边缘系统的核团较多,因此,调控阿片精神依赖性的部位肯定不只局限于 VTA、NAc。行为学研究表明,腹侧苍白球、杏仁核、海马、下丘脑、被盖脚桥核等部位也参与药物的精神依赖性。但在分子水平上对这些部位的研究远没有对 VTA、NAc 研究得清楚。实验也发现,阿片慢性给药使杏仁核和丘脑的 AC、PKA 活性增强。下一步应注重研究其他部位分子水平上的变化,并阐明与 NAc 的关系。

2. 药物躯体依赖的形成过程　蓝斑核(locus coeruleus,LC)位于第四脑室底部,是脑内最大的去甲肾上腺素能神经核。已经证实,LC 是最重要的阿片类受体依赖型的调控部位。阿片戒断时 LC 的放电频率大幅度增强,向 LC 内注射阿片拮抗剂可诱发戒断症状,且比脑室内给药产生的戒断症状更严重。而毁损 LC 可减轻阿片戒断症状。阿片类药物急性给药,能抑制 LC 的 AC 活性,使 cAMP、cAMP 依赖性蛋白激酶(PKA)水平降低,在电生理则表现为 LC 放电速率减弱。阿片类通过激活内向整流 K^+ 通道和抑制一种非特异性阳离子通道(该通道对 Na^+ 具有较强的通透性),使 LC 神经元 K^+ 外流增多,Na^+ 内流减少,神经元处于超级化状态,放电速率减弱。两者对 Na^+ 通道的调节作用是通过抑制 cAMP 的途径来实现的。这可能是阿片急性给药时抑制 LC 的机制所在。阿片慢性长期给药,LC 神经元出现耐受现象,表现为 LC 神经元放电速率逐渐恢复到原有水平,用纳洛酮催促可使 LC 神经元放电速率大大增强。阿片慢性给药时,发现腺苷酸环化酶(AC)、cAMP、PKA 和某些底物蛋白如 TH 磷酸化水平也升高。

阿片慢性给药时,LC 的 cAMP 系统上调至少部分代表了阿片耐受、依赖、戒断的生化机制。以下几点支持这一观点:第一,从阿片依赖大鼠脑分离的 LC 放电速率比对照组高出 2 倍之多,因为分离的 LC 切断了与其他核团的纤维联系,因此可以肯定,这种速率增高是由于对阿片依赖的 LC 神经元内在兴奋性提高所造成的。第二,从阿片依赖大鼠脑分离出的 LC 神经元在电生理上对 cAMP 类似物表现出超敏现象,这种超敏是由于阿片依赖期间 cAMP 系统上调所致。第三,阿片戒断期间,LC 的 G 蛋白、AC、PKA 改变后的恢复时间与 LC 放电频率和动物阶段行为的恢复时间相平行。第四,给予能升高 cAMP 的磷酸二酯酶抑制药,可使正常大鼠产生类似于吗啡的戒断症状,并能加重阿片的戒断症状。这些实验都证明阿片慢性给药上调 LC 的 cAMP 系统代表了阿片生理依赖性一种机制。

药物依赖性的基础神经生物学的研究由于有准确复制人的药物成瘾的重要特征的动物模型,使得鉴别在成瘾疾病中发挥重要作用的特定脑区成为可能。现已基本明确脑中蓝斑核对阿片药物生理依赖性有重要作用,中脑-边缘多巴胺系统是参与药物成瘾重要临床特征的寻药行为的重要脑区。依赖性虽然区分为生理依赖性和精神依赖性,并且还发现了不同的调控部位,但阿片类慢性给药时,在胞内信息转到通路上的改变确是相似的。G 蛋白、cAMP 系统、蛋白磷酸化水平上都出现了适应性改变,这些特定脑区的生化改变构成了阿片类药物耐受、依赖和戒断的基础。

(二)药物依赖性的个体差异的遗传基础

药物依赖是一组复杂的疾病,它是个体遗传因素与环境因素交互作用所致,相同环境只有部分人发生药物依赖,不同的个体对同一药物的体验、耐受性、敏感性、成瘾时间以及戒断反应都不尽一致。人类的家系调查、双生子研究、寄养子研究等结果及现代分子遗传学研究都支持遗传因素在药物依赖中起到一定的作用。

1. 家系调查　考虑遗传因素是否在某种疾病中起作用的初步方法就是进行家系调查,许多研究者发现药物依赖有家族聚集现象。酒依赖后代发展为酒依赖的危险性是一般人群的 4～5 倍,药物滥用者亲属中成瘾行为的发生率亦比对照组高。Croughan 总结了 9 个有关麻醉剂成瘾的调查显示:在药物依赖者的同胞和父母中,药物依赖和酒依赖的患病率高于一般人。Rounsaville 等调查了 877 名阿片类药物依赖者的一级亲属,其酒依赖和药物依赖的患病率均明显高于对照者的亲属。家系调查还发现在药物依赖的亲属中,共患药物依赖和精神疾病者明显增加;Luthar 等调查了 201 名阿片类药物依赖者同胞的药物依赖及精神病患病率,与一般人群相比,他们患焦虑障碍、抑郁障碍、反社会人格障碍及药物依赖的比例明显高于一般人群。家系调查研究提示遗传因素可能在药物依赖的易感性方面起着一定的作用,但家族成员所经历的社会文化及家庭等共同的环境因素亦可导致这种家族聚集现象,这可通过进行双生子研究或寄养子研究进一步证实。

2. 双生子研究　双生子法是遗传研究的一种重要方法,双生子受相同的环境影响,同卵双生子(MZ)有完全相同的遗传物质,异卵双生子(DZ)有 1/2 相同的遗传物质,通过比较同卵双生子和异卵双生子某种疾病的同病一致率,就可以估计遗传因素的影响程度,遗传因素影响越大,MZ 的同病一致率越高,而 DZ 的同病一致率与同胞差不多。如果某种疾病完全由遗传因素造成,则 MZ 的同病一致率应为 100% ,而 DZ 的同病一致率视遗传方式不同而异,不超过 50% 。许多研究者通过对药物依赖的双生子研究都得出了肯定的结论,如 Pickens 等发现 MZ 酒依赖的同病率是 DZ 的 2 倍;Tsuang 等比较了 3372 对双胞胎的药物滥用情况,按照 DSM-Ⅲ-R 药物滥用或药物依赖的诊断标准,MZ 中药物滥用或依赖同病率明显高于 DZ 的同病率,分别为 26.2% 和 16.5% 。Lyons 等分析了 352 对 MZ 和 255 对 DZ 对大麻的不同主观体验情况,把主观体验分为积极和消极体验两个因素,结果分析发现主观体验 1/4 由遗传因素决定。Jang 等用生物统计学方法分析了 236 名 MZ 和 247 名 DZ 的酒精和其他药物滥用的情况,发现酒滥用的遗传因素影响占 21% ~ 46% ,其他药物及非法药物滥用的遗传因素影响占 32% 。Grove 等的研究结果显示在药物滥用或依赖中,遗传因素可解释 45% 的变量。其他许多双生子研究亦提示遗传因素影响对药物依赖的易感性。为了区别环境因素或遗传因素的影响还可以进行寄养子研究。

3. 寄养子研究　寄养子离开了亲生父母,虽与他们的同胞有 1/2 的遗传物质相同,但受不同的家庭生活环境影响,因而研究寄养子的患病情况,能较有效地将遗传因素和环境因素分开。Cadoret 等首次调查了 443 名寄养子及其亲生父母有关药物滥用、反社会人格障碍等情况,结果发现寄养子的药物滥用或药物依赖与亲生父母的酒依赖、寄养子合并反社会人格障碍密切相关。父母的反社会人格障碍与其寄养子后代的药物滥用无明显直接关系,反社会人格障碍是药物滥用的危险因素。Cloninger 等的调查发现:在酒依赖或其他药物依赖者后代的寄养子中,酒依赖或其他药物依赖的患病率比对照组高 4 ~ 5 倍。Cadoret 等另一有关药物滥用的寄养子研究结果显示:药物依赖者的寄养子后代患药物滥用或依赖率明显高于一般人群,寄养子后代与对照者的酒精滥用或依赖及其他药物滥用或依赖患病率依次分别为:69.6% 、54.3% 和 51.0% 、32.7% ,反社会人格障碍者后代寄养子中反社会人格障碍、药物滥用者亦明显高于对照组,结果提示药物滥用或依赖有两条遗传路径,一条是药物滥用或依赖直接从父母传到下代,另一条是非直接性的,由于反社会人格障碍的父母遗传作用,下一代具有攻击性、品行障碍、反社会人格障碍者增多,后代的这些行为特征增加其药物滥用的危险性。

虽然上述各种研究都证实遗传因素与药物滥用的易感性有关,但家系调查发现其遗传方式不符合孟德尔单基因遗传规律,药物滥用的易感性由遗传因素和环境因素相互作用决定,更符合多基因遗传模式,其外显率较低,主要由环境因素决定其表现度。McGue 等报道男性酒依赖的遗传度为 54% ,女性为 42% ;Grove 等的研究结果提示药物滥用或依赖的遗传度为 46% 。Tsuang 等应用生物统计学模式分析结果显示:药物滥用或依赖的遗传因素影响占 34% ,环境因素影响占 38% 。

4. 生物化学研究　有些研究者研究了由遗传控制的与酒瘾有关的一些生化物质,如某些蛋白质、抗原、激素等。动物实验表明,伏隔核多巴胺活动增加与药物滥用易感性有关。肝中乙醛脱氢酶同工酶(ALDH)是代谢乙醇的一个重要酶,存在着种族差异,30% ~ 50% 的东方人缺乏 ALDH。单胺氧化酶(MAO)参与许多神经递质的降解过程,也可能与酒瘾的危险性有关,有研究发现酒瘾者的血小板 MAO 活性较对照者低,酒瘾者后代的血小板 MAO 活性亦有低水平的趋势。研究发现已戒酒者的血小板腺苷酸环化酶的活性明显较低。研究证明:药物依赖与 β-内啡肽系统有密切的关系,而遗传因素在决定 β-内啡肽及其前体 POMC mRNA 的表达方面起重要的作用。还有的研究者比较酒瘾者 HLA、cAMP 等与对照者的差异,结果不尽一致。近年来对转录调节因子 ΔFos B 引起关注。ΔFos B 是即早基因 Fos 家族成员,与其他成员不同的是,该基因表达在应用成瘾药物后轻度缓慢增高,但是可以逐步累积;且仅对成瘾药物有反应,选择性表达在 NAc 及背侧纹状体中间棘突神经元,反复用药后达到较高表达水平。持续增高的 ΔFos B 可调节多种功能蛋白的转录,诱导相关神经元功能蛋白表达,形成突触可塑性变化,可能是成瘾现象持久存在的基础。因此,ΔFos B 被称为是药物成瘾的"分子开关"(molecular switch)。

5. **基因多态性研究**　随着分子遗传学的发展,研究者们亦开始在分子水平探索药物滥用的遗传机制。由于脑内的奖赏和强化机制与多巴胺系统密切相关,药物成瘾的机制与多巴胺系统有着重要的关系,研究的热点集中在多巴胺系统,成瘾物质直接或间接激活中脑边缘系统/大脑皮质系统中的多巴胺系统,药物阻断这些多巴胺系统或这些系统的结构损害,都可减轻一些成瘾物质的自身给药行为。因此就推测与多巴胺神经递质有关的基因结构或表达的差异,与药物滥用的易感性有关。

自 1990 年 Blum 等首次提出多巴胺 D2 受体(DRD2)基因的变异可能影响人类对酒依赖的易感性以来,许多实验室研究都试图重复或证实这一结果,已有许多不同的实验研究发现 DRD2 基因 TagIRFLP(限制酶片段长度多态性)的等位基因标志物 A1 或 B1 与药物依赖有关,综合这些研究结果,42.3% 的药物依赖者、19.4% 的对照者表现有 A1 等位基因,32.8% 的药物依赖者、14.0% 的对照者表现有 B1 等位基因。酒依赖者的 DRD2 基因的多态性片段 A1 比正常对照者高 2 倍,多种药物依赖者以及伴有人格障碍者的 A1 频率增高,并发现 A1 的频率与酒依赖的严重程度呈正相关。这些都提示 DRD2 基因的变异可能导致药物依赖的易感性的差异。但也有实验并未发现 DRD2 基因的 A1 或 B1 等位基因与药物滥用有关,而且 DRD2 基因的 A1 等位基因的频率种族的差异很大,从 0.09 到 0.75 不等,黑人的 A1 频率比白人高,因此要得出一致的结论,需进行严格种族对照、设计科学的进一步研究。

除 DRD2 与多巴胺功能有关外,目前为止,已克隆出 5 种不同的多巴胺受体基因,其中 DRD4 与 DRD2 有一些相同的特征,DRD4 有一特异的长 48bp(碱基对)的可变重复序列(VNTR)多态片段,位于外显子 3 编码区,可能与其功能有关。George 等对酒依赖者的 DRD4 的 VNTR 进行多态性分析,发现其等位基因的重复序列 3 和重复序列 6 的比例高于对照组。李涛等对海洛因依赖者 DRD4 的 VNTR 进行了多态性分析,发现海洛因依赖者的长等位基因片段重复序列 7 出现的频率明显增高。但中国台湾省一个有关酒依赖者 DRD4 基因的 6 种多态性片段研究未发现中国台湾省酒依赖者与 DRD4 基因相关。因此,要得出肯定的结论,需进一步研究。

多巴胺转运基因(DAT1)编码重吸收多巴胺能神经递质的蛋白质,起终止多巴胺能神经递质活动的功能。Sander 等为了解 DAT1 是否与酒依赖有关,对 DAT1 的非编码区 3 端的 VNTR 进行多态性分析,发现其等位基因片段 A9 的频率与严重酒戒断综合征有关。单胺氧化酶(MAO)是调节中枢神经递质代谢的主要酶之一,有单胺氧化酶(MAOA)和单胺氧化酶 B(MAOB)两种形式。血小板的 MAO 活性低与包括酒依赖等精神障碍的危险性增加有关。Vanyukov 等对精神活性物质使用障碍者 MAOA 基因的一个二核苷酸重复序列进行了多态性分析,发现这个二核苷酸重复序列的多态片段(MAOCA-1)的长度,与男性药物滥用的危险性及早期发病明显相关,而在女性中未发现与其有关。上述有关药物滥用与 MAOA 基因相关的初步结果提示:可进一步在大样本中探讨 MAOA 基因与行为特征的关系。

(三) 药物依赖性表观遗传调控机制

表观遗传(epigenetics)是指 DNA 序列不发生变化,但基因表达却可通过减数分裂或有丝分裂传递的遗传学现象。表观遗传对个体发育过程中细胞多样性的产生和表型完整性的维持具有重要意义。表观遗传调控包括 DNA 甲基化、组蛋白质修饰、染色质重塑和 RNA 干扰等多种方式。哺乳动物大脑的功能和结构高度分化，除海马等少数部位外，大部分脑组织的神经细胞失去了进一步分裂增殖的能力，但是表观基因组的调控机制仍然存在。最近的研究表明神经细胞可以利用这种细胞发育机制调节脑的可塑性变化。这一现象提示某些精神行为的表型差异可能是由表观遗传调控机制改变造成的。药物滥用可以通过诱导脑组织长期神经适应性变化而引起行为异常。

药物滥用是一种长期的强迫性用药行为，在病理生理机制上表现为某些脑区结构和功能的长期可塑性变化，是一种异常学习记忆行为。滥用药物在中脑腹侧被盖区、纹状体等奖赏相关脑区可引起某些基因表达的改变。基于滥用药物影响基因表达的早期研究，人们提出表观遗传机制可能参与药物滥用引起的神经可塑性和行为可塑性变化。

研究表明滥用药物影响组蛋白 H3 和 H4 的化学修饰。大鼠单次给予可卡因（20mg/kg，ip）增加 c-fos 基因启动子区的组蛋白 H4 乙酰化水平和 H3 磷酸化水平，但对 H3 乙酰化水平没有影响；而急性可卡因给药对管蛋白（tubulin）、酪氨酸羟化酶（TH）基因启动子区 H3、H4 乙酰化都没有影响。这些发现表明可卡因对于组蛋白化学修饰具有高度特异性。可卡因重复给药对 c-fos 基因启动子区组蛋白 H3 和 H4 乙酰化水平、fos B 基因启动子区蛋白 H4 乙酰化水平没有影响；但可以升高 fos B 基因启动子区组蛋白 H3 乙酰化水平。这些研究表明，可卡因急性效应与组蛋白 H4 乙酰化相关，而长期效应与组蛋白 H3 乙酰化相关。此外，可卡因重复给药升高脑源性神经营养因子 BDNF 和细胞周期素依赖激酶 CDK5 的基因启动子区组蛋白 H3 乙酰化水平，而对组蛋白 H4 乙酰化水平没有影响。由于 BDNF 和 CDK5 在调节神经可塑性中的作用，可卡因对组蛋白 H3 乙酰化作用必然是可卡因导致滥用行为的重要环节。可卡因（10mg/kg，ip）单次给药升高小鼠纹状体内组蛋白 H4 的 5 位赖氨酸残基乙酰化水平、组蛋白 H3 的 10 位丝氨酸残基磷酸化水平；但是当 msk1 基因敲除后，可卡因不能导致组蛋白 H3 磷酸化，这表明可卡因急性给药导致的组蛋白 H3 磷酸化是由 msk1 介导的。关于可卡因对组蛋白修饰的影响也有不一致的报道。Cassel 等的研究表明，可卡因（20mg/kg，ip）重复给药后，大鼠前额皮质、尾壳核和海马齿状回组蛋白 H3 乙酰化水平降低。cbp 基因突变（-/+）的小鼠在可卡因（30mg/kg，ip）作用下组蛋白 H4 乙酰化水平低于野生型小鼠，表明可卡因促进组蛋白乙酰化的作用依赖于 CBP 的 HAT 酶活性。可卡因影响组蛋白乙酰化水平可能通过 HDAC5 的胞内转位。HDAC5 是伏隔核内相对含量最丰富的 HDAC。重复多次给予小鼠可卡因可使伏隔核 HDAC5 磷酸化水平增加；在细胞及分子水平 HDAC5 磷酸化使细胞核外 HDAC5 增加，而核内 HDAC5 降低。从而导致细胞核内组蛋白脱离 HDAC5 的去乙酰化作用，间接升高组蛋白乙酰化水平。可卡因对组蛋白化学修饰的影响具有长期效应。在出生后（35～46 天）接受可卡因（5～15mg/kg，ip）给药的大鼠前额皮质组蛋白 H3 甲基化水平仍低于无可卡因给药经历的对照大鼠。可卡因戒断同样影响组蛋白的化学修饰。已经获得可卡因自身给药行为的大鼠，戒断后 1～10 天前额皮质的早生长反应基因 1（egr1）启动子区组蛋白 H3 乙酰化水平降低，神经肽 Y 基因启动区组蛋白 H3 乙酰化水平升高。滥用药物也可能影响 DNA 甲基化过程。甲基苯丙胺（4mg/kg，ip）连续给药 21 天，影响大鼠纹状体内 DNMT1 的 mRNA 表达，且具有种属差异。其中 Fischer 344/N 大鼠的 DNMT1 表达增加，而 Lewis/N 大鼠的 DNMT1 表达水平则降低。甲基苯丙胺（4mg/kg，ip）单次给药则降低 Wistar 大鼠海马齿状回 DNMT2 的 mRNA 表达。可卡因（2mg/kg，ip）重复给药后，大鼠前额皮层、尾壳核和海马齿状回内 MeCP2 和 MBD1 表达增加。此外,Bonsch 等的临床研究表明,酒依赖者血液中 α-Synuclein 蛋白基因启动子区 DNA 甲基化程度高于非酒依赖对照组人群。与此相应,血液内 α-Synuclein 高表达被认为与酒依赖戒断后的渴求有关。

为了研究表观遗传机制与滥用药物导致的行为学变化之间的关系,在动物模型上通过药物抑制、病毒介导基因转移和基因突变等手段对表观遗传机制进行干预。目前主要的研究集中于组蛋白乙酰化水平与行为表现之间的关系。给予小鼠低剂量的 HDAC 抑制剂丁酸钠(100mg/kg,ip)不影响自发活动的基础水平,但可增强单剂量可卡因(15mg/kg,ip)诱导的自发活动和重复给药形成的行为敏化。与这些发现一致,给予单剂量可卡因(30mg/kg,ip)后,cbp 基因部分缺失(-/+)的小鼠自发活动量比野生型小鼠低。给予 630mg/kg 的丁酸钠(ip)和 175mg/kg 的丙戊酸钠(ip)不影响小鼠的自发活动,也不影响单次苯丙胺(2mg/kg,ip)给药产生的自发活动;但重复给予丁酸钠和丙戊酸钠可增强在苯丙胺诱导的小鼠行为敏化及条件性敏化的表达。小鼠苯丙胺敏化形成后,重复给予丁酸钠和丙戊酸钠进行干预,则会降低其行为敏化的表达。这些发现表明组蛋白乙酰化对于精神兴奋剂行为学效应的产生和维持是非常重要的。此外,调节组蛋白去乙酰化酶的活性可以影响大鼠对可卡因奖赏效应的反应。曲古抑菌素 A(2mg/kg,ip)和另一种 HDAC 抑制剂 SAHA 增强低剂量可卡因(5mg/kg,ip)产生的条件性位置偏爱(CPP);通过病毒介导在伏隔核内过表达 HDAC4 或 HDAC5 则会降低可卡因(5mg/kg,ip)的 CPP。在同样剂量可卡因作用下,hdac5 基因敲除小鼠比野生型小鼠形成更强的 CPP。表观遗传机制还参与药物耐受的产生。苯甲醇对果蝇具有麻醉作用,但很快就会产生耐受,因此果蝇再次暴露于苯甲醇时,麻醉时间显著缩短。这种耐受的可能机制是:苯甲醇选择性增加脑内 sol 基因启动子区组蛋白 H4 多个位点的乙酰化水平,使 sol 基因活化;从而使 sol 基因编码的 BK 型 Ca^{2+} 激活的 K^+ 通道蛋白表达增加。

药物滥用的表观遗传学研究尚处于起步阶段。就研究的滥用物质而言,主要的成果集中于多巴胺受体间接激动剂,可卡因诱导的组蛋白乙酰化修饰,而关于其他滥用物质诱导的表观遗传改变的研究成果非常少见。近年来许多新技术的推广和应用将推动表观遗传研究的迅速发展。表观遗传调节因子选择性敲除小鼠模型、全基因组甲基化 CpG 扫描、染色质免疫共沉淀芯片检测(ChIP on chip)和 SACO 检测等技术的采用,已经产生很多令人兴奋的结果。脑组织特异性的表观遗传调控干预药物的发现,也将为这方面的研究提供有效的药理学工具。将来的研究方向至少包括以下 3 个方面:①中脑边缘系统多巴胺信号通路如何调节染色质 DNA 甲基化及组蛋白修饰;②药物敏感脑区的表观遗传标记变化与药物滥用行为间的关系;③表观基因组稳定性与药物滥用倾向性的关系。药物滥用的表观遗传学研究将有助于发展治疗或预防药物滥用的新策略。

(四) 社会因素对药物依赖性的影响

首先,社会环境决定了药品供应情况即药品的可获得性。尤其是群体流行滥用时,是与药品的大量泛滥有直接关系,如在毒品猖獗地区大街小巷唾手可得,因而使毒品全面流行。另一方面,在这些社会中,生活紧张且富于竞争性和高失业,为了逃避现实,除滥用麻醉品外,还存在成倍增长的酗酒和精神药品的滥用。其次,社会文化背景经常地决定人们对一些药品的可接受性。如认为烟酒是生活之所需,甚至认为吸烟是个性成熟的表现,使尼古丁和醇依赖逐年上升。有些宗教活动使用大麻以增加气氛,便使大麻滥用成为合法与可接受的举动。第三,在社会态度的影响下,药物滥用也出现了性别差异,多年来依赖人群中男性远远大于女性;另外,社会态度对成瘾人群往往抱歧视和不友善态度,使依赖者产生心理压力或丧失信心与动力。最后,社会制度对药物依赖的产生、发展与流行更是一项重要的事情,优越的社会制度会采取有效的措施,通过严格立法、执法并配合有效的禁毒、戒毒措施全面解决毒品流行的局面。

(五) 心理因素与药物依赖性

药物依赖的形成与发展除了社会、文化、教育、家庭、经济、种族、职业、生活习俗等因素以外,还有内在的因素如遗传、代谢、神经生化以及精神状态、心理状态等个体因素。在某一个体,各种因素常常互为因果,相互影响,而心理因素对于药物依赖的形成和发展具有重要的影响。

1. 药物依赖的心理机制　行为学派的学习理论认为,药物本身先于依赖形成而客观存在着,对于滥用者来说药物被视为一种行为的强化因子。滥用者通过习得的觅药行为,不断地得到用药时的快感,并在药效中暂时解脱了生活境遇中的若干不愉快事件,从而减少了焦虑,由此而取得了正性和负性两个侧面的学习强化作用,这些强化被称为一级强化作用。与此同时,除药物效果所起到的正负两方面的强化以外,还获得了社会性的二级强化即滥用药物的伙伴存在,并在其中取得情绪上的交流或心态上的赞许,也使习得的行为在排队可能存在的不愉快体验之后变得愈加牢固。此外,偶然或有意中断用药产生戒断综合征的痛苦体验和强烈的渴求同样也属于另一种负性的强化作用,为了避免不再产生生理与心理的痛苦,终使顽固的依赖行为成为牢不可破的行为模式,难以摆脱。滥用药物时,服药、注射、吸食方式也往往会形成某种程式,这种程式同样会构成环境中的强化因素来达到心理上的满足,这些同样是有效的强化因素使行为固定。

2. 形成药物依赖的个性心理特征　在滥用药品的最初阶段,往往是受好奇心或追逐特殊心理快感所驱动而使用药,其中,一些人是逢场作戏,时过境迁之后即能摆脱;另一些人则不可避免地难以摆脱。通过回顾性研究发现,成瘾者的人格类型各异,但富有冲动行为、对社会常模具有反抗者以及对挫折耐受性差者这三类人具有相对较高的危险性,即具备较高的药物依赖的易感性。心理学家还就人格特征与家庭结构或家庭经济状况在产生药物依赖的关系中进行了研究,发现这些关系产生的心理紧张与压力,在一定程度上影响了药物依赖的形成和影响了脱瘾后是否复发。

除了上述的几大因素,有些人会在特定的情景下使用某些具有兴奋性的药物,如学生在考试前、不同职业的人在加班工作时,或摆脱某些痛苦时,这种类型的滥用被称为处境性滥用。有些人因某种躯体疾病而接受麻醉镇痛药后,发现这些药物不仅能解除痛苦,还能带来一种很舒服的感觉,于是,尽管躯体疾病已经治愈,医生亦不会再给药,但他们为了得到药物带来的舒服感而通过非法渠道获得药物,这类型的滥用称为医源性滥用。

四、药物滥用的危害

药物滥用不仅危害药物依赖性患者个人,而且危害家庭,扰乱治安,严重危及社会的稳定与发展。

(一) 对人类健康的危害

1. 对神经及内分泌的损害　麻醉药物阿片类的使用,能使内源性阿片肽系统受到抑制,然后通过一系列复杂的神经内分泌系统改变引起机体损害,患者体质逐渐衰退。由于内源性阿片肽系统受到抑制,导致下丘脑-垂体-肾上腺轴功能明显地改变。首先是下丘脑促肾上腺皮质激素释放激素(CRH)受到抑制,从而抑制了 ACTH 的释放,该结果又导致血液中肾上腺皮质激素皮质醇的下降。

2. 神经系统损害　滥用可卡因可导致某些神经系统的症状,在服用后其首发症状表现为精神异常,如烦躁不安、焦虑、激动、偏执狂、幻觉、欣快、抑郁甚至精神错乱等,精神症状多在滥用可卡因静脉用药者。可导致严重精神障碍的药品,如麦司卡林、苯环己哌啶等,这类药物可导致中枢神经呈一时兴奋状态,但有时又陷入严重的抑郁状态;可使人焦虑、失眠、烦躁不安、瞳孔放大、体温和血压升高;对方向、距离和时间的感知偏差;最大的危害是损害判断能力,从而导致暴力行为。

3. 免疫系统损害　药物滥用可引起机体损伤及免疫功能下降,有报道称,静脉用海洛因成瘾者外周血中免疫球蛋白与对照组相比有显著下降。有研究表明,阿片成瘾者膀胱癌的发生率较单纯吸烟者高 19 倍以上。此外,成瘾者极易并发各种病毒性肝炎、艾滋病、肺炎、肢体坏疽等疾病。这些除与使用不洁注射器有关外,许多专家指出与吸毒者免疫功能下降有密切的关系。

4. 对胎儿和新生儿的损害　许多药品可以通过胎盘进入胎儿体内,因此,妇女在妊娠期间滥用阿片、巴比妥、地西泮、苯丙胺等麻醉药品和精神药品的母亲,其胎儿出生后也会产生戒断综合征,可发生早产,原因与子宫收缩有关。同样的机制也可使胎盘早剥的危险性增加。对胎儿的损害主要是使胎儿生长受限、影响大脑发育,最常见的是婴儿小头畸形。临床和实验资料提示,接触可卡因的婴儿,其规律呼吸和觉醒功能受损,受此损害的婴儿易于发生婴儿突发性死亡综合征。

5. 对其他脏器的损害　长期大量使用大麻对肺部有严重不良影响,并可导致支气管炎、支气管哮喘、肺气肿甚至肺癌。吸入海洛因可引起肺滑石样病变甚至因急性哮喘而死亡。在慢性中毒中,最常见的是肝、肾功能损害;挥发性有机物并可抑制骨髓造血功能而致再生障碍性贫血。过量饮酒、吸烟可导致骨骼肌、胃肠道、呼吸道、心血管、肝脏等病变,还容易诱发肿瘤。

6. 药物滥用造成传染病的流行　药物滥用者由于身上可以同时被感染数种传染病,特别是艾滋病、各型肝炎、结核病。吸毒者常成群聚集及不卫生的生活习惯,导致多型急、慢性肝炎的传播,如以卖淫方式获取钱财或毒品成为艾滋病的重要传播途径。

7. 急性中毒和短期生物效应　滥用者常因剂量掌握不准,造成中毒甚至引起死亡。药物滥用可不同程度损害心、肺、肝、肾等重要生命器官,常见有诱发心血管疾病如心律失常、心力衰竭、心肌缺血、心肌梗死、房室传导阻滞和肺炎、肺水肿、脑出血等。

（二）对社会和家庭的危害

1. 药物滥用破坏家庭正常生活　药物滥用造成药物依赖患者丧失对家庭的责任感,对亲人和子女漠不关心,造成夫妻情感破坏,影响儿童的身心健康,为购买毒品大肆挥霍钱财,严重破坏家庭的正常生活,家庭暴力时时发生,甚至酿成家破人亡,妻离子散的人间悲剧。

2. 药物滥用促发犯罪行为　药物滥用者当家庭不能满足他们购买毒品的欲望时,惯用诈骗、抢劫甚至卖淫等犯罪手段获取钱财或毒品。不法分子借机结成犯罪团伙进行非法贩运和走私毒品,严重危害社会治安,某些药物依赖者包括急慢性酒精中毒患者,常因意识恍惚,丧失机械操作敏捷性,导致多类交通事故,造成过失犯罪。

3. 药物滥用耗竭社会经济,阻碍社会发展　药物滥用一旦成为群体现象,将直接消耗巨额毒资,并严重破坏社会生产力。同时社会为打击制造、贩卖毒品的犯罪行为,开展禁毒戒毒工作,必然耗费人力、物力和财力。更甚者,吸毒造成社会风尚败坏,伦理道德丧失,势必严重阻碍人类社会进步与发展。

五、药物依赖性的预防和治疗原则

（一）药物依赖性的预防原则

1. 处方药的行政管理措施　对于有滥用可能的麻醉药品和精神药物,国家有严格的管理制度。按规定将这些药物用于医疗目的,发挥它们的医疗价值,防止和减少医疗过程(如镇静催眠药和镇痛药应用)中造成的依赖性,同时,防止流入不法分子手中造成社会危害。

（1）麻醉药品管理:要依法加强管理,切实保证医疗、科研和教学上的正当需要,为人民健康服务;同时又要禁止非法种植、生产、销售和使用,以免发生流弊,转化为毒品,危害人民健康和社会安定。麻醉药品的种植、生产和供应应在国家卫生计生委、医药管理部门等严格审批下,定点按批准的品种和生产量种植或生产,并按国家的指令统一收购和供应。医疗单位使用麻醉药品可向当地卫生行政部门提出申请,经上一级卫生行政部门批准,到指定的麻醉药品经营单位购买;要有专人负责、专柜加锁、专用账册、专用处方、专册登记,麻醉药品处方要保存 3 年备查。为了提高癌症病人的生活质量,使癌症病人不痛,国家卫生行政管理部门已修订了《癌症病人申领麻醉药品专用卡》的规定,方便癌症病人使用麻醉药品,体现保证合理需求的政策。

（2）精神药物管理:精神药物的原料及第一类精神药物制剂由国家卫生计生委会同国家医药管理部门指定药厂按国家下达的年度生产计划组织生产;第二类精神药物制剂由省级卫生行政部门会同医药管理部门指定药厂按计划生产,其他单位和个人均不得生产。第一类精神药物制剂按麻醉药品渠道供应医疗单位使用,不得在医药商店零售;第二类精神药物可供各级医疗单位使用,在医药商店也可凭医师处方零售。

2. 药物滥用的三级预防原则　药物滥用问题是世界性的问题,而且在我国近年来也有增长的趋势,但药物滥用是可以预防的。做法是针对不同的人群采取不同的预防措施,并实施三级预防。一般从概念上讲,药物滥用的三级预防,是指不同阶段有针对性地进行教育。

（1）一级预防:一级预防的对象为正常人群和易染人群,尤其是青少年。对这些人进行宣传、教育,通过大众传媒或教学系统,传播普及有关的麻醉品滥用的危害性,使公众对此有一定的认识。主要目的是避免问题的发生。因为这些易染人群,他们虽未吸毒,但是接触毒品的可能性大,在一定的环境和条件下,很容易发展为吸毒者。

（2）二级预防:二级预防的对象是高危人群。高危人群原是预防医学的术语,通俗地说,就是重点易感人群。我国毒品滥用的高危人群包括青少年、无业人员、个体户、出租汽车司机和其他从事交通运输业人员。加强对高危人群的毒品滥用预防教育,是防止他们走向吸毒成瘾的重要措施。所以要在做好一级预防的基础上,继续对重点高危人群进行宣传教育,使其进一步了解毒品的危害。对已经处于吸毒的初级阶段但还未形成依赖的人群进行有针对性的教育,进行早期干预,采取治疗或康复手段,减少滥用对个人及社会的危害,同时通过多种媒体宣传吸毒的危害及严重后果,以提高他们对吸毒危害的认识。当然,家庭及社会各方面也应密切协作,减少和消除与复吸有关的社会心理因素,巩固治疗效果。

（3）三级预防:三级预防的对象主要是吸毒成瘾者,目的是让他们脱离毒瘾,并通过康复手段,提高并保持个体的社会功能,回归社会,成为对社会有用的公民。

三级预防必须以一级预防为基础,二级预防为核心。二级预防做好了,则使易感地区的人群发展为成瘾者的人数减少,三级预防也就容易做到。相反,若控制不力,则会适得其反。

（二）药物依赖性的治疗原则

药物依赖是一种慢性、复发性疾病，其治疗是一个长期过程。目前对药物依赖的治疗推荐采用医学、心理、社会等综合措施，包括停止滥用药物、针对戒断症状给予脱毒治疗、针对心理依赖及其他躯体、心理、社会功能损害进行康复和防复吸治疗，最终实现吸毒人员的康复和回归社会。治疗时应根据滥用药物的种类、剂量、时间、途径、既往戒毒治疗情况等首先确定药物依赖的严重程度，结合吸毒人员的个体情况选择戒毒药物和治疗方法。症状轻者可不使用戒毒药物，仅需对症处理即可。

1. 脱毒治疗　是指通过治疗减轻由于突然停药导致的躯体戒断症状。由于吸毒人员的特殊性，药物依赖的脱毒治疗应在管理严格的封闭环境中进行。脱毒治疗可分为替代治疗与非替代治疗，两者可以结合使用。对于戒断症状较轻、合作较好的吸毒人员可单独使用非替代治疗。

（1）替代治疗：是利用有相似药理作用的其他药物替代原使用药物，在一定的时间内逐渐减少并停止使用替代药物，以减轻戒断症状的严重程度。

（2）硬性撤药法（也称"冷火鸡疗法"）：这种疗法是使成瘾者筋疲力尽后掩盖撤药症状，消除用药渴求。我国采用对病人进行捆绑法；泰国让病人站立于与本人肩膀同高的木桶内，接上水管，让水不断流进和流出；印度让病人背上沉重的背包并强逼其行军等均属于"冷火鸡疗法"。一般7天可消除撤药症状。麻醉性镇痛药剂量递减法，即逐日减少麻醉药的用量，最后完全停药。这种疗法须在严格的监管下实施。

（3）对症和支持疗法：包括改善病人营养状态，减轻戒断症状及急慢性中毒症状以及中医的扶正驱邪。用小剂量抗精神病药治疗幻觉、妄想等。

2. 心理行为治疗　心理行为治疗主要针对患者的心理依赖及其他心理行为问题，主要目的是预防复吸。心理行为治疗是阿片类药物依赖治疗的重要内容。

（1）动机强化治疗：帮助吸毒人员认识自己的问题，制订治疗计划并帮助吸毒人员坚持治疗，有助于提高戒毒治疗的成功率。

（2）认知治疗：改变吸毒人员的不良认知方式，帮助吸毒人员正确应对急、慢性药物渴求，强化吸毒人员的不吸毒行为，预防复吸。

（3）预防复吸治疗：帮助吸毒人员提高自我效能与应对复吸高危情景的能力，识别诱发药物渴求、复吸的心理及环境因素，找出有效应对的方法，降低复吸率。

（4）行为治疗：通过各种行为治疗技术强化不吸毒行为及其他健康行为，降低复吸的可能性。

（5）集体治疗：通过交流发现吸毒人员间的共同问题，增进吸毒人员间的交流和理解，制订出切实可行的治疗方案。也可使吸毒人员在治疗期间相互监督、相互支持，增进其与医师间的接触，有助于预防复吸、促进康复。

（6）家庭治疗：通过改善吸毒人员的人际关系，特别是与其家庭成员间的关系，促进家庭成员间的感情交流，提高治疗支持程度。

（杨淋清　吴德生　庄志雄）

参 考 文 献

1. WHO. Neuroscience of psychoactive substance use and dependence,2004,GENEVA.

2. Justinova Z,Panlilio LV,Goldberg SR. Drug addiction. Curr Top Behav Neurosci,2009,1:309-346.

3. Yu C,McClellan J. Genetics of Substance Use Disorders. Child Adolesc Psychiatr Clin N Am,2016,25(3):377-385.

4. Schuckit MA. Treatment of Opioid-Use Disorders. N Engl J Med,2016,375(4):357-368.

5. Lacagnina MJ,Rivera PD,Bilbo SD. Glial and Neuroimmune Mechanisms as Critical Modulators of Drug Use and Abuse. Neuropsychopharmacology,2016 Aug 31. doi:10.1038/npp.2016.121.

6. LeNoue SR,Riggs PD. Substance Abuse Prevention. Child Adolesc Psychiatr Clin N Am,2016,25(2):297-305.

7. Andersen AM,Dogan MV,Beach SR,et al. Current and Future Prospects for Epigenetic Biomarkers of Substance Use Disorders. Genes(Basel),2015,6(4):991-1022.

8. Juli G,Juli L. Genetic of addiction:common and uncommon factors. Psychiatr Danub,2015,27(Suppl 1):S383-390.

9. Jangra A,Sriram CS,Pandey S,et al. Epigenetic Modifications,Alcoholic Brain and Potential Drug Targets. Ann Neurosci,2016,23(4):246-260.

10. Robison AJ,Nestler EJ. Transcriptional and epigenetic mechanisms of addiction. Nat Rev Neurosci,2011,12(11):623-637.

11. Hyman SE,Malenka RC,Nestler EJ. Neural mechanisms of addiction:the role of reward-related learning and memory. Annu Rev Neurosci,2009,29:565-598.

12. 宋成英,张知贵. 药品、毒品与兴奋剂. 西安:第四军医大学出版社,2013.

13. 赵敏,杨德森,郝伟. 药物滥用的遗传学研究进展. 中国药物依赖性杂志,1998,7(4):193-197.

14. 汤宜朗. 药物依赖的遗传学及神经生物学研究进展. 中国药物滥用防治杂志,2003,13(4):6-14.

15. 翟海峰,吴萍,陆林. 药物滥用的表观遗传学研究. 中国药物依赖性杂志,2008,17(2):81-87.

16. 刘炜,公晓红,王红艳. 组蛋白乙酰化与药物依赖. 生命的化学,2010,30(4):129-132.

17. 吴宁,李锦. 药物成瘾的生物学本质. 中国药物滥用防治杂志,2013,19(1):1-6.

第二节　恐怖活动涉及的毒理学问题

恐怖活动(terrorism)是一种与人类文明相对抗的行为,是导致人类社会不安全的最大问题。随着禁止核武器、化学武器、生物武器公约的相继实施,发生大规模核化生战争的可能性减小,但这类武器却有可能被恐怖分子利用。近年来,世界各地连续发生恐怖事件。据统计,全世界发生的化学、生物、放射性以及核恐怖活动逐年上升,事件发生数从 1995 年的 60 件上升为 2000 年的 178 件,伤亡人数也是逐年上升,1999 年为 366 人(4 人死亡),2000 年为 608 人(43 人死亡)。美国《科学》杂志指出假若恐怖分子掌握了核武器、化学武器和生物武器,人类将随时面临大规模屠杀的威胁。恐怖分子所使用的一般分为化学、生化和核武器三种类型,其中化学武器使用的较多。本节就化学、生物与辐射恐怖中涉及的毒理学问题进行介绍。

一、化学恐怖

(一) 概述

化学恐怖(chemical terrorism)始于战争对化学物的使用。1914—1918 年战争中使用的毒物多为有机化合物,如氯、溴和砷三氰化物,因其易于扩散被应用于战争中。战争毒物通常包括卤素、硫、砷、氮氧化合物和含氧根的化合物,这些化合物的分子结构特征与其军事用途相对应。它们对人的眼睛、皮肤、肺和黏膜有毒性,产生疼痛、流泪,对视力和呼吸造成损伤。毒物在空气中低浓度时也能引起死亡。死亡率用致命指数来表示,即毒物在空气中的浓度和持续时间的乘积,即 W＝C·T。致命指数可反映动物模型中毒物的毒性。

化学武器是以毒剂的毒害作用杀伤人畜、毁坏植物的各种武器、器材的总称,包括毒剂、装有毒剂的弹药和装置、使用这些弹药的专门设备,如:散装毒剂、化学炮弹、化学航空炸弹、化学火箭弹、导弹化学弹头、化学地雷、航空布洒器以及其他毒剂施放器材等。化学武器的基础是化学毒剂,化学毒剂则是指用于战争目的,以毒害作用杀伤人畜、毁坏植物的有害物质。化学毒剂主要包括神经性毒剂、糜烂性毒剂、全身中毒性毒剂、窒息性毒剂、失能性毒剂和刺激性毒剂六大类十几个种类:一是神经性毒剂,如沙林(GB)、梭曼(GD)、塔崩(GA)、VX 等;二是糜烂性毒剂或发疱剂,如芥子气(H)、路易气(L)等;三是窒息性毒剂,如光气(CG)、双光气(DP)等;四是全身中毒性毒剂或充血性毒剂,如氢氰酸(AC)、氯化氰(CK)等;五是失能性毒剂,如毕兹(BZ)等;六是刺激性毒剂,如亚当斯气(DM)、西阿尔(CR)、西埃斯(CS)以及其他的植物杀伤剂等。

然而,恐怖活动与化学战争有很大的区别,恐怖主义者限于各种原因不可能在实施恐怖活动中使用所有上述种类的毒剂和毒气。根据国外近期的报道,恐怖主义者基本上使用其中部分毒剂和毒气。毒剂可分散成液滴、蒸汽、气溶胶或粉尘等状态,使空气、地面、水源和物体染毒,经过皮肤、眼、鼻和口,引起人畜中毒造成伤亡。

根据国外近期的报道,恐怖主义者基本上使用 4 种类型的毒剂和毒气。这 4 种类型的毒剂和毒气分别是神经性毒剂、糜烂性毒剂、窒息性毒剂、全身中毒性毒剂或充血性毒剂。失能性毒剂和刺激性毒剂一般不使用。恐怖活动者经常使用的毒剂和毒气种类见表9-3。

表 9-3　恐怖活动常用的毒剂和毒气种类

种类	毒剂名称(中文、代号、英文、化学名)			
神经性毒剂 nerve agents	沙林	GB	Sari	甲氟膦酸异丙酯
	塔崩	GA	Tabun	二甲氨基氰膦酸乙酯
	梭曼	GD	Soman	甲氟磷酸异己酯
	维埃克斯	VX	V agent	S-(2-二异丙基氨乙基)-甲基硫代膦酸乙酯
糜烂性毒剂 blister agents	芥子气	HD	Sulphur mustar	2,2'-二氯乙硫醚
	氮芥	HN	Nitrogen mustard	三氯三乙胺
	路易气	L	Lewisite gas	氯乙烯氯胂
		CX	Phosgene oxime	
窒息性毒剂 choking agents	光气	CG	Phosgene	碳酰氯
	双光气	DP	Diphosgene	双光气
	氯气	CL	Chlorine	氯气
	氯化苦	PS	Chloropicrin	三氯硝基甲烷
充血性毒剂 blood agents	氢氰酸	AC	Hydrogen cyanide	氰化氢
	氯化氰	CK	Cyanogen chloride	氯化氰

（二）常见化学恐怖毒物特征及其毒作用

1. 神经性毒剂（nerve agents） 神经性毒剂是在 1930 年由德国科学家研制并被发展成为化学武器。神经性毒剂为有机磷酸酯类衍生物，分为 G 类和 V 类神经毒。G 类神经毒是指甲氟膦酸烷酯或二烷氨基氰膦酸烷酯类毒剂。主要代表物有塔崩、沙林、棱曼。V 类神经毒是指一二烷氨基乙基甲基硫代膦酸烷酯类毒剂，主要代表物有维埃克斯（VX）。神经性毒剂的毒性参数见表 9-4。气候温暖潮湿时毒物呈小液滴或气溶胶状态，毒物都能引起严重的吸入性危害。VX 是唯一呈油滴状态的毒物，因此对皮肤的危害大于吸入的危害。它能在空气中持续数周甚至更久，是毒性最大、耐久力最强的神经毒物。

表 9-4 神经性毒剂的毒性参数

状态	效应	类别	塔崩	沙林	棱曼	VX	剂量
蒸汽（吸入）	死亡	LC_{50}	135	70	70	30	mg min/m^3
液体（经皮肤接触）	死亡	LD_{50}	4000	1700	350	10	mg/70kg man

注：LC_{50}、LD_{50} 为半致死量

由于沙林、塔崩和棱曼等毒剂的致死剂量毒性比糜烂性毒剂、窒息性毒剂和充血性毒剂强成百上千倍，加上使用量较小，所以成为恐怖主义者最常使用的化学武器。

神经性毒剂的作用是抑制神经传导介质中的重要物质胆碱酯酶的活性，从而破坏神经冲动的正常传导，引起一系列胆碱能神经和中枢神经系统的兴奋——麻痹状态，最后因呼吸中枢麻痹和心脏停搏而死亡。

2. 糜烂性毒剂（blister agents） 糜烂性毒剂，又称起疱剂，在第一次世界大战中被广泛使用。起疱剂是使人体组织起疱的化学物质，能损伤肺、眼睛、皮肤和黏膜。起疱剂还可使人体接触的组织产生化学灼烧，并穿透皮肤使全身中毒，从而降低敌军的作战力。显然，如果恐怖分子化学攻击的意图是使许多人受到伤害并使一个地区的医疗设备过载，同时引起尽可能少的人员死亡的情况下，芥子气和路易气（二氯砷化物）糜烂性毒剂是最好的选择。

糜烂性毒剂主要通过皮肤接触和呼吸道吸入引起中毒，以破坏细胞中重要的酶及核酸，导致新陈代谢中断，造成呼吸道黏膜坏死性炎症、皮肤糜烂、眼睛刺痛畏光甚至失明等。组织坏死，皮肤或黏膜糜烂为其中毒的明显特征，此外有全身中毒作用，严重时可致死。起疱剂对肺组织的损伤是最常见的死因。这类毒剂渗透力强，中毒后需长期治疗才能痊愈。

芥子气在体内与组织蛋白质和酶结合形成循环活性化学结构，对人体造成损害。芥子气能使 DNA 烷化，蛋白质交联，细胞分离，并能使骨髓和血细胞中毒。路易气和光气肟是两种能产生即时接触损害的起疱剂。

3. 窒息性毒剂（choking agents） 窒息性毒剂是以刺激呼吸道、肺部，损害肺组织，引起急性中毒性肺气肿而造成窒息的一类毒剂，又称肺刺激剂或肺损伤性毒剂。窒息性毒剂是第一次世界大战中最多使用的。窒息性毒剂有光气、双光气、氯气和氯化苦等，其中光气是这类毒剂的典型代表。由于光气（CG）是一种普通的、中等致死剂量的化学试剂，对恐怖主义者来说使用它们的最大优势是容易获得和使用。作为军用毒剂，光气已被毒性更大的毒剂所代替。但光气和它的衍生物是生产塑料、合成纤维、染料等的重要原料，是制备药物或杀虫剂的中间体，所以对光气的防护不可轻视。

4. 全身中毒性毒剂（systemic agents） 全身中毒性毒剂是抑制组织细胞内的呼吸酶系，

致使全身不能利用氧气而引起组织细胞内窒息的毒剂，又名"血液中毒性毒剂""含氰毒剂"。通过呼吸道侵入机体，抑制细胞色素氧化酶和终端细胞的氧化反应，造成全身性组织缺氧，特别是呼吸中枢因缺氧而受到损伤。全身中毒性毒剂主要有氢氰酸和氯化氰。它们同时也是民用化工原料。氢氰酸是生产丙烯腈的原料，氯化氰是生产除草剂三聚氯氰的原料。氰化物是全身中毒性毒剂或充血性毒剂中主要的成分，因为其本身具有的快速蒸发的性质，氢氰酸（AC）是一种致死剂量比光气稍微高一些但是效果不及光气的毒剂。

氯氰化物和氢氰酸（HCN）有相似毒性，刺激肺组织，有催泪瓦斯的作用。氰化钠和氰化钾溶解在酸性或者中性的溶液中能形成氢氰酸，氢氰酸有很高的解离度。pH 值大于 12 的碱性溶液能阻止氢氰酸的形成。

首次接触致死浓度的氰化物会引起呼吸能产生兴奋状。氰化物可影响神经系统、肌肉骨髓系统和心脏，由肝脏里的一种酶代谢。急性氰化物中毒治疗成功的关键在于细胞供氧的快速恢复，中毒者应该被迅速搬离被污染的空气，使用合适的个人防护设备，预防再次接触。

氰化物的毒作用机制在于它与许多酶的铁离子结合，抑制了细胞色素氧化酶系统，中断了细胞有氧代谢过程。氰化物的结合使细胞色素氧化酶不能把电子从细胞色素转移到氧，机体转为无氧代谢，即戊糖-磷酸呼吸链，体内葡萄糖、丙酮酸、乳酸和 NADPH 堆积，ATP 减少，ADP 增加。氰化物能与治疗中使用的高铁血红蛋白结合，也能与过氰化物酶、过氧化氢酶、维生素 B_{12}、磷酸酶、醋氨酸、维生素 C、黄嘌呤氧化酶、琥珀酸氧化酶结合。

表 9-5　部分毒剂中毒的主要症状

毒剂	主要症状
含磷毒剂	瞳孔缩小、出汗、流口水、肉跳、抽筋等
糜烂性毒剂	皮肤发红、刺痒、气疱、溃烂等
全身中毒性毒剂	呼吸有苦杏仁味、皮肤黏膜鲜红、抽筋、瞳孔散大等
光气等	开始有刺激感、咳嗽，经 2～8 小时后，咳嗽加重，吐红色泡沫痰
失能性毒剂	瞌睡、眩晕、反应迟钝，行动不稳，产生幻觉、瘫痪
刺激性毒剂	刺激眼睛和呼吸道、流泪、打喷嚏、流鼻涕

（三）化学恐怖毒物的理化特性及其在环境中的转归

有害物质在环境中的转归过程包括其运输、分布、持续和消除。毒物在环境中的转归有物理、化学、生物等多个方面，由其本身的理化性质决定，温度、湿度、气压、风速及地形等自然条件是影响其分布的重要因素。许多化学武器都有挥发性，它们的水溶性和其他的特点都是人们研究的重点。化学物质用于军事用途时，通过其理化效应对人体造成损伤或失能，甚至死亡。

一般化学物在一定的温度和压力下以固体、液体和气体的形式存在，除了用于控制暴动的化学物是固体外，其他军需化学物在常温常压下都是液体。当化学物的储存罐爆炸后，毒物就以液体或者气溶胶（在空气或者毒气中悬浮着大量小液体或固体颗粒）的形式播散开来。例如催泪瓦斯，一种用于控制暴动的化学物即是一种气溶胶状态的固体。

有些化学物，比如氧化氢、氯气、光气在天气比较暖和时呈气态。神经毒物和芥子气一般呈液态,但是会挥发成看不见的气体。液态水在一定压力下到达沸点时蒸发,但是在低于沸点时也会慢慢蒸发成水蒸气,在空气中形成小的悬浮液滴。

芥子气是呈淡黄色或褐色的油状液体,有大蒜或洋葱的刺鼻气味。由于这种特殊的气味,芥子气很容易被检测出来。在一定的温度条件下,芥子气会缓慢蒸发。起初它存在液态的危害,随着温度的上升,可增加它的气态危害。在 55.6℃(100°F)或者更高时,芥子气则呈气态。芥子气在 31.7℃(57°F)时呈固态,不能播散,因此往往把它与在更低的温度下才变成固态的物质混合(与路易气混合成硫化芥子气,或者与 T 物质混合成芥子气-T),这样的混合物在更低的温度下呈液态。军事用途的氰化物呈液态,在点燃爆炸时迅速蒸发。氰化物呈气态时危害最大。它与硫化物和金属化合物有很大的亲和力。

化学物蒸发的特性决定于其化学组成、温度、气压以及风速和接触物的性质等变量。纯的芥子气挥发性小于沙林,大于甲基磷酸醋。随着温度的上升,风速的加大,或者接触光滑的表面,所有的物质都更容易挥发。

挥发性和持久性是相对的。一种物质易挥发,那么就难以在环境中持续污染地区,而液态毒物的液态危害比气态危害大得多。一种毒物虽然有很大的气态危害,但是由于挥发太快,不能在液态时发挥更持久的液态危害。人们一般把 24 小时作为一个分界点,一种化学物能持续 24 小时呈液态发挥毒性,则称为持久毒物。

比较液态或者气溶胶状态的毒物的量用浓度和时间的乘积(Ct)表示。许多物质(除了氰化物)的 Ct 与其毒效应的联系是恒定不变的。$4mg/m^3$ 的索曼接触 10 分钟与 $8mg/m^3$ 的索曼接触 5 分钟产生的毒效应,ECT_{50}、ICT_{50}、LCT_{50} 分别对应于 ED_{50}、ID_{50}、LD_{50}。Ct 并不考虑呼吸频率和深度,因此不能精确测量吸入毒性。

人们通过了解化学物在 4 种基本环境物质(空气、土壤、地下水、地表水)中的分布,就能预测一些重要元素在环境中的转归:化学物的释放点、化学物的释放频率、化学物进入介质的途径、化学物的转归方向和速度、化学物在介质中的扩散方式、化学物的降解程度、化学物是否会转移到另一种介质。

人们通过了解了化学毒物或生化武器的理化特性,就可以决定采用哪种释放模式了。挥发性大的物质意味着难以保持持久液态,并且在风速比较大的情况下易蒸发飘散。沙林,一种高挥发性的毒物,原为油态,在高温干燥的情况下,易蒸发为气态。沙林的密度约为空气的 5 倍,易随风向低地势地区和建筑物扩散。沙林缺失氟元素时易水解,缺失烷氧基时水解较慢,相应的水解产物磷酸是无毒的。水解发生率与环境温度和 pH 值有关。金属镁、铜、钴、锰、铈、铝和钙都可以加速沙林的水解,地下水里存在的这些金属离子参与了加速有机磷酸类化合物水解的催化反应。有机质土壤中的有机磷酸类化合物的含量要高于一般土壤,如含淤泥的肥土。沙林的降解产物更易溶于水,不易溶于有机溶液。

和沙林类似的索曼,蒸汽压和挥发性都比沙林低。索曼的水解反应、水解条件也和沙林类似。水解产物基本无毒。索曼,结合聚乙烯可使其黏性增加,挥发性减小,溶解得比沙林慢,这些特性使索曼在静止条件下不易发生水解反应。索曼的水解产物和沙林比较,更易溶于水,与有机物的亲和力更小。人们只要了解化学物的理化特性,就能了解它在环境中的分布和转归情况。

(四)化学恐怖应对

有害物质释放过程中接触到的个体需要特殊的用药治疗。药物干预是从有解毒作用的有限拮抗剂中进行选择,大多数的病例只需要支持疗法。解毒剂会产生与毒效应相反的理化作用,仅仅适用于少数特殊情况。

1. 阿托品　阿托品可以拮抗有机磷酸酯类和氨基甲酸酯类杀虫剂的胆碱能效应。有机磷酸酯类和氨基甲酸酯类化学物与胆碱酯酶结合可抑制后者的作用,使乙酰胆碱在受体处堆积,表现出过度胆碱能效应。有机磷酸酯类和氨基甲酸酯类化学物中毒的症状和体征正是乙酰胆碱在外周和中枢神经系统的毒蕈碱和烟碱受体处堆积表现出来的效应。

毒蕈碱受体位于副交感神经节后位点,解剖结构上位于平滑肌、外分泌腺和心肌处。乙酰胆碱在毒蕈碱受体处的过度堆积会造成流涎、大小便失禁、流泪、腹泻和心动过缓,乳头肌收缩,支气管收缩和支气管腺体分泌增加。乙酰胆碱受体广泛分布于中枢神经系统,乙酰胆碱过度堆积会导致头晕、共济失调、癫痫发作,呼吸中枢和心血管中枢的衰竭,最后昏迷。烟碱受体主要位于神经肌肉接头和自主神经节处,乙酰胆碱过度堆积此处会导致肌束震颤、衰弱、疲劳,呼吸功能减弱、衰竭,心动过速,高血压,高血糖。

2. 碘解磷定　碘解磷定(2-PAM)能够使乙酰胆碱酯酶复活,是有机磷酸酯类化合物中毒的解毒剂。2-PAM 治疗烟碱类症状特别有效。当中毒早期予以 2-PAM 治疗,可以有效恢复肌肉活力和保持呼吸道通畅,即使在中毒 24 小时或更长的时间后进行治疗也有效。如果是在接触后 36～48 小时,2-PAM 的疗效就不明显了。但是个别病人中毒 48 小时甚至更长的时间后用 2-PAM 治疗仍然有效。一些学者认为由于 2-PAM 的四铵结构不能穿透血-脑屏障,所以 2-PAM 一般不能治疗有机磷酸酯类化合物中毒引起的中枢神经系统症状。

3. 亚甲蓝　亚甲蓝可以还原由氧化性的硝酸盐(硝基苯、硝基酚)、亚硝酸盐和硝基化合物氧化形成的高铁血红蛋白。高铁血红蛋白是血红蛋白的铁离子被氧化成三价铁,血红蛋白就失去携氧以及释放给组织的能力。亚甲蓝是烟碱腺嘌呤核甘酸(NADPH)的非酶电子供体。它起作用后在红细胞内形成无色的亚甲蓝,同时还原血红蛋白。这个过程中需要 NADPH 作为辅助因子。

亚甲蓝治疗的不良反应有恶心、呕吐、心前区疼痛、头晕、头痛、流汗、血压过低和智力状态的改变。亚甲蓝剂量过大或者过小反而会促使还原血红蛋白被氧化到不能携带氧的三价铁离子状态。

4. 重金属螯合剂

(1) 二巯基丙醇:二巯基丙醇(BAL)是一种连二螯合剂,是战争毒气刘易斯中砷的螯合剂。二巯基丙醇中的巯基与重金属结合可以防止重金属与体内含二巯基丙醇的酶结合。这些重金属如砷、汞、金,与二巯基丙醇的亲和力大于与酶的亲和力,因此形成了水溶性低毒性硫酸盐化合物,减轻了肾脏的负担。二巯基丙醇金属化合物不能被排出体外,而是被肝脏代谢成无活性化合物,随尿液排出体外。用二巯基丙醇治疗的过程中,尿液需碱化,因为二巯基丙醇金属化合物在酸性环境中易解离,对肾脏有毒性。

二巯基丙醇传统上是作为砷和无机汞中毒的解毒剂。如果是气体砷或者有机汞中毒,用二巯基丙醇治疗无效。二巯基丙醇是一种油状液体,针对严重的病例通常是 2 天内每 4 小时用药一次,剂量是 3～5mg/kg,肌内注射,接着是 7 天内每 6 小时注射一次。轻微中毒患者只需连续治疗 2 天,或者连续治疗至可以用其他的螯合剂代替治疗。在重金属中毒患者中往往用二巯基丙醇作为初始药物进行治疗直至可以用其他药物代替。

二巯基丙醇的不良反应普遍存在,但是维持短暂且轻微。建议剂量下,高血压、心动过速、体温升高、恶心、呕吐、头痛、惊厥、昏迷都会发生,在用药后 30 分钟内出现。用药后数分钟内即可出现血压升高,2 小时内可恢复正常。但是,如果持续用药,血压也会持续升高,因此尽量避免连续用药。

(2) 二巯基丁二酸:二巯基丁二酸(DMSA)是二巯基丙醇的类似物,它的水溶性更大,脂溶性更小,因此口服比较有效。DMSA 有 2 个不对称碳原子,分别以中性和左右旋的形式存在。碳原子以中性形式存在的 DMSA 起效容易,很多研究中对此有报道。药物通过胃肠道吸收,但是吸收率不清楚。有研究在尿中发现 20% DMSA,约 2.5% 是原形 DMSA,18% 是代谢后的 DMSA。它的半衰期是 3 小时,在体内的分布不清楚。

成人和儿童的建议剂量是每次 10mg/kg,一天 3 次,连续 5 天;接着是一天 2 次,连续 14 天。整个治疗过程是 19 天。此类硫醇化合物强烈的硫磺气味是许多病人不能接受的。因此,对于中毒剂量大于 45μg/L 的小儿患者,其治疗剂量是每次 10mg/kg 或者 350mg/m² 一天 3 次,连续 5 天;接着一天 2 次,连续 14 天。

DMSA 的不良反应包括腹部绞痛、恶心、呕吐、腹泻、厌食、出血症状和口腔有金属异味。12% 的儿童和 20.9% 的成人会出现消化道症状,6% ~ 10% 的病人有血清转氨酶水平的升高。18 例成年病人中,接受了 5 天剂量为 10 ~ 30g/kg 的治疗,其中 2 例出现了短暂轻微的血清丙氨酸转氨酶水平升高,治疗中还出现了天(门)冬氨酸转氨酶(AST)、血清胆碱酯酶和碱性磷酸酶的升高。有报道说尿中出现蛋白,并且呼吸中和尿中都有一股难闻的硫磺气味。

(3) 2,3-巯基-1-丙烷磺酸:2,3-巯基-1-丙烷磺酸(DMPS)和 DMSA 一样,是一种类似于二巯基丙醇的水溶性化合物,口服有效。它在酸性环境中特别稳定。它是一种和右旋左旋一样的外消旋化合物,人们多把它制备成外消旋化合物进行研究。

1971 ~ 1972 年伊拉克农村地区甲基汞中毒试验性治疗结果表明,虽然所有的药物(D-青霉素、N-乙酰青霉素、硫醇树脂、DMPS)都可以降低血汞水平,增加尿汞的排泄,但是 DMPS 最有效。在轻、中度中毒的病人中,DMPS 可以有效降低甲基汞在体内的半衰期,但是在重度中毒的病人中,疗效不是很明显。小鼠实验证明,DMPS 可有效增加尿汞的排泄,降低体内的元素汞和无机汞的负担。DMPS 在低剂量时可以降低肾铅浓度,高剂量时降低肝和骨内的铅浓度。动物实验中,DMPS 对砷化物的致死作用有疗效。小鼠实验,DMPS 可增加尿金的排泄,降低肾内和皮肤内的金浓度。DMPS 还能增加绵羊尿中硫酸铜的排泄,降低硫酸铜对小鼠的致死作用。

DMPS 一般是配成浓度为 5% 的溶液,中毒后 24 小时内以 5mg/kg 的剂量肌内注射或者皮下注射 3 ~ 4 次,第三天注射 2 ~ 3 次,以后则是每天注射 1 ~ 2 次。

DMPS 的不良反应也是罕见的,包括恶心、虚弱、眩晕、皮肤发痒、轻微的过敏反应,男性患者有尿锌排泄的增加。如果是静脉内注射,注射部位可产生溃疡。

(4) 氰化物拮抗剂:氰化物拮抗剂包括亚硝基戊基针剂、3% 亚硝酸钠溶液和 25% 硫代硫酸钠溶液,此套药物在美国应用广泛。如果不包括硫代硫酸钠溶液,此套药物可以用来解救硫化氢的窒息毒作用。

亚硝基导致的高铁血红蛋白可以将细胞色素氧化酶从氧化物中释放出来,因为氧离子与三价铁的亲和力更大,可形成稳定的氰化高铁血红蛋白。硫代硫酸钠将硫原子提供给硫氰酸酶,将氰化物转变为低毒性硫代氰化物,而后者水溶性更大,可以通过肾脏排泄。

亚硝基戊基的疗效尚未肯定,副作用水平低于 5%。亚硝酸钠溶液静脉内注射疗效显著,与硫代硫酸钠共用后毒性更低,耐受性更好。

3% 亚硝酸钠溶液的成人剂量是 5 分钟内给予 300mg 或 10ml。儿童剂量是 10mg/kg 或 0.2ml/kg,根据体重和血红蛋白含量进行调整。成人剂量给儿童的话,会产生致命的高铁血红蛋白血症。如果亚硝酸盐注射过快过多,会引起血压过低,血氧不足,因此需密切监视血氧饱和度和高铁血红蛋白的含量。当出现血氧不足时,亚硝酸盐和硫代硫酸盐的给予量均需减半。

欧洲使用4-二甲基氨基酸(DMAP)作为治疗氰化物中毒时产生高铁血红蛋白的物质,因此有希望成为比亚硝酸钠更有效的拮抗剂。但是这两种化合物的不同之处尚不清楚,在使用高铁血红蛋白生成剂的时候要考虑建议剂量时会产生多大的毒性。在火灾导致的氰化物中毒的病人中,此类考虑更为重要。因为此类病人的碳氧血红蛋白的含量很高,高铁血红蛋白的诱导易与组织缺氧混淆。有研究表明,小鼠同时氰化物中毒和一氧化碳中毒时,使用亚硝酸钠治疗,其死亡率增加,虽然用DMAP的治疗不会影响死亡率。

钴能直接与氰化物结合,释放细胞色素氧化酶,而EDTA又能释放钴,可降低它的毒性,因此钴-EDTA也可以作为氰化物中毒的解毒剂。但是它有心脏毒性,可导致心律失常。钴-EDTA的应用前景可能并不乐观。

许多动物实验揭示了更多的解毒剂,包括氰化钾中毒的小鼠口服活性炭成功解毒,血液透析解毒,以及用维生素 B_6 提高氰化物的 LD_{50},延长生存时间。但是应用于临床有待进一步研究。

(5)氯气中毒的重碳酸钠吸入性治疗:氯气吸入中毒很常见,会引起咳嗽、胸痛、呼吸困难、胸部紧缩感和烧灼感、眼部刺激、头晕、头痛、喉部刺激、肺部水肿。氯气的密度是空气的2.5倍,存放于压力容器中。氯气中毒的症状和体征取决于气体的浓度、接触时间和接触组织的含水量。氯气的嗅觉阈值是 $0.02\mu g/m^3$,个体远在受到损伤之前就能感知氯气的存在,$5\sim15\mu g/m^3$ 就能产生轻微的上呼吸道刺激症状和眼部烧灼感,$30\mu g/m^3$ 则能产生呼吸困难、胸部紧缩感和咳嗽,$60\mu g/m^3$ 时会导致肺水肿。氯气对组织的二次损伤是因为氯气溶于水后产生盐酸和次氯酸,次氯酸进一步能分解为盐酸和氧气,损伤细胞。严重的氯气中毒表现为支气管痉挛、呼吸道上皮受损和肺水肿。

将2ml的8.4%重碳酸钠溶液用2ml的生理盐水稀释,面罩气雾吸入治疗,减轻了胸部紧缩和烧灼感、喉部刺激和咳嗽症状,但是不能逆转支气管痉挛。如果有喘息症状,则要用支气管扩张剂进行吸入治疗。稀释的重碳酸钠盐吸入治疗可以在院外安全进行。

二、生物恐怖

生物武器过去称细菌武器,是指以生物战剂杀伤有生力量和毁坏植物的武器。生物战剂是用以杀伤人、畜和破坏农作物的致病微生物、毒素和其他生物活性物质的总称。由此造成的社会后果即为生物恐怖(bioterrorism)。

基因武器是应用基因重组技术来改变非致病微生物的遗传物质,以产生具有显著抗药性的致病菌,并利用人种生物学特征上的差异,使这种致病菌只对特定遗传特征的人们产生致病作用,以达到有选择地杀死敌方有生力量的目的,从而克服普通生物武器在杀伤区域上无法控制的缺点,因此,基因武器是现代生物技术制造出的新型生物武器。

(一)生物战的历史和现实威胁

随着世界恐怖主义活动的猖獗,生物武器对人类生命已构成了极大的威胁。公元前6世纪,亚述人用黑麦角菌向敌方水井投毒,梭伦在围困 Krissa 期间使用了泻剂药草——藜芦。1346 年,塔塔尔人的军队在包围克里米亚半岛 Feodosia 期间暴发瘟疫。进攻者将死者尸体掷入城内,因为瘟疫流行守军被迫投降。天花也有好几次被用为生物武器。在 20 世纪

30年代,日本展开了野心勃勃的生物战计划,在位于哈尔滨平房区一个代号为"731部队"的实验中心,由日本石井四郎中将领导这项研究,直到1945年该处被大火烧毁。1943年,美国针对德国和日本,开始研究具有攻击性的生物武器,直到1976年尼克松总统下令停止所有攻击性生物武器和毒剂的研究与生产。1997年,美国联邦调查局调查了74起生物武器案件,1998年是181起,虽然这些案例的80%是恶作剧,但是没有成功的袭击。

美国"9·11"恐怖事件发生之后伴随着呼吸性炭疽病病例的发生。据美方相关报道,美国受炭疽病菌感染的人数达到18人,死亡5人,这也凸显了防范生物武器威胁的重要性。这些历史和现实的威胁证明,生物战剂对人类生命构成了极大的威胁,同时也对医学救援及救治物质装备的配备提出了更高的要求和新的挑战。

(二) 常见的生物战剂

作为生物战剂主要有以下几个特征:①高发病率和高死亡率:大多数是烈性传染病的病原体,致病力强,少量进入人体就能使人得病。最著名的埃博拉病毒(EBV)病死率高达50%~70%以上。②具有潜在的人与人之间的传染性。③可通过气溶胶进行扩散的高度传染性,可通过呼吸道、消化道、皮肤、黏膜、破损伤口等多种途径侵入人体致病。④没有有效的疫苗或仅有有限的疫苗供应。⑤可用于大规模生产,生产设备简单。⑥对环境比较稳定。

被美国疾病控制和预防中心(CDC)列入高危名单内的病毒和细菌有:炭疽、肉毒杆菌、鼠疫、天花、兔热病、病毒性出血热病毒。CDC将这些常用生物战剂的共性总结为:容易在人体间传播;高死亡率;引起社会强烈恐慌;需要专业的防治行为。

1. 炭疽杆菌　炭疽杆菌是人类历史上第一个被证实引起疾病的细菌,也是有悠久历史的一种生物武器。化学生物战专家评估,在恐怖分子可能利用的所有潜在生物战剂中,炭疽杆菌是最容易获得的。炭疽杆菌感染所引起的炭疽是一种人兽共患传染病,主要是直接或间接接触病畜而感染,也可由吸血昆虫叮咬感染。

炭疽杆菌可以用常规的商用实验设备大批培养,芽胞形成后可制成白色或浅褐色粉末。恐怖分子如果只想感染一小批人,将芽胞洒在信封里即可。炭疽芽胞直径约1~5μm,即使受过培训的生物学家也需要合适的设备才能将其与普通物质区别。2001年8月,日本科学家在奥姆真理教总部大楼的地下室内,发现了大量的炭疽杆菌溶液。同年10月,恐怖分子在美国利用信件传播炭疽杆菌干粉,造成了数人死亡和人们心理上的极度恐慌。

2. 鼠疫杆菌　鼠疫曾在人类历史上出现过三次大流行。约有2亿人因此丧生,因患者全身皮肤发黑而得名"黑死病"。鼠疫为一种典型的自然疫源性人兽共患病,起病急、高热、寒战、淋巴结肿胀及疼痛、毒血综合征为其特征,病程短。病死率高。鼠疫在人间流行前,一般先在鼠间流行。传染源为啮齿类动物,野生鼠类为主要传染源。蚤为传播媒介。鼠→蚤→人是本病的主要传播方式。当鼠蚤吸取含病菌的鼠血后,细菌在蚤胃内大量繁殖,形成菌栓堵塞前胃,当蚤再吸入血时,病菌随吸进之血反吐,注入动物或人体。蚤粪也含有鼠疫杆菌,可因搔痒进入皮内,病原体也可经破损皮肤而感染人体。肺鼠疫病人的大量鼠疫杆菌可随呼出的飞沫传播,因此亦可以人→人传播。鼠疫之所以会被用作生物武器,一是传播速度快,二是病死率高。鼠疫可以借染菌的鼠类和蚤类进行生物战,还可以通过大量气溶胶的释放对人群进行攻击。鼠疫杆菌对人有高度感染性,估计大约吸入2000~3000个鼠疫杆菌即可使人感染发病。

3. 天花病毒　天花病毒最初出现在古埃及,后来逐渐扩散到世界各地。天花病毒主要通过空气传播。天花是被人类最早消灭的传染病,现在重新引起人们的注意,是因为在美国陷入炭疽恐慌之际,一些科学家警告致命性更强的天花有可能在全球范围内暴发。

目前世界上仅存两个天花病毒的毒种,一个在俄罗斯新西伯利亚地区 Koltsovo 的国家病毒和生物技术中心(IMB),另一个在美国亚特兰大的疾病控制中心(CDC)。由于担心恐怖分子可能利用天花病毒发动袭击,联合国已延期执行原定在 2002 年销毁天花疫苗储备的决定。

天花病毒是 DNA 病毒,在自然环境中较为稳定,可经空气、飞沫传播。人是天花病毒的唯一宿主,起初主要是通过病人的口咽部分分泌物直接在人群中散布。也可以通过直接与溃烂皮肤、排泄物或其他有污染的物品接触而传播。如果被用作生物武器很可能是通过气溶胶散布。

4. 肉毒毒素(botulinum toxin)　肉毒毒素是肉毒梭状芽胞杆菌产生的一种外毒素,为多肽链的简单蛋白质,是一种嗜神经毒素,也是已知的天然毒素中毒性最强的物质。人经口服的致死剂量约为 0.002mg,若以喷雾发放,人只要吸入 0.3mg 就能致死。因此,它可以算作最具威胁的恐怖生物毒素。肉毒杆菌毒素的毒性虽高,但在实际使用中,由于它在空气中很快失活,故其杀伤力仅与神经性毒剂相当。不过,随着技术的改进,如微胶囊化技术的应用,可以减少它在分散过程中的分解。这无疑可大为提高这一毒素武器的杀伤威力。

除了以上所介绍的生物战剂外,其他一些病原生物如出血热病毒(HFV)、霍乱弧菌、斑疹伤寒立克次体、鹦鹉热衣原体、委内瑞拉马脑炎病毒等均被认为可用于生产出重要的生物武器。

(三) 生物武器威胁人类生存环境导致感染性疾病

生物战争和生物恐怖主义引起感染性疾病。这类病的特点是死亡率、致残率高,病原体大多耐药,缺乏治疗手段。主要病原体为炭疽芽胞杆菌、天花病毒、肉毒梭菌,其他还有伯氏考克斯体、图莱里热弗朗西斯菌、鼠疫耶尔森菌、布鲁斯菌及出血热病病毒。

近年来,以建立人工生物体系为目标的合成生物学发展迅速。有实验室通过化学合成方法创造出世界上首个人造细胞。美国"9·11"恐怖袭击之后出现的炭疽信件、SARS 和禽流感暴发、SARS 后的实验室安全事故、合成生物学研究的最新突破等使生物安全问题受到了空前关注。

三、核与辐射恐怖

核或辐射恐怖袭击事件是指恐怖分子为达到其政治、经济、宗教或民族等目的而通过威慑、恐吓、使用核武器爆炸或"脏弹"释放放射性物质,或袭击核设施,造成人群的心理、社会影响或一定数量人员的伤亡,从而破坏国家公务、民众生活、社会安定与经济发展等的恐怖事件。

(一) 核恐怖活动的危害

核恐怖(nuclear terrorism)活动的不良后果有三方面:一是造成放射性物质的释放,使得污染区人员受到较高剂量的照射,产生辐射急性效应;二是放射性物质在环境中的长期滞留,对公众造成持续性照射,产生远期效应;三是使公众产生核恐惧心理,造成严重的心理效应,导致社会不稳定。

1. 辐射急性效应　产生急性效应的主要途径有:

(1) 强放射性物质引起的照射,如恐怖分子使用能够释放放射性物质的装置(包括简陋的核爆装置),或者袭击核设施(包括大型的辐照设施)引起放射性物质的释放。急性效应主要是引起不同程度、不同类型的急性放射损伤。

（2）一旦引发核反应（如核装置或核武器爆炸），则核反应释放的大量 γ 和中子辐射，以及裂变核素放射出的 γ 和 β 辐射，也可造成较大剂量的急性照射。

2. 辐射远期效应　可在较大的剂量和剂量率范围内发生。远期效应可在照后数月到数年发生，可能涉及所有器官。辐射损伤的远期效应可表现为随机性效应（致癌和遗传效应）及确定性效应（如辐射性白内障、慢性放射性皮炎、生殖力减弱、寿命缩短等）。辐射引发的癌症其潜伏期可能为几年或更长。

3. 辐射心理影响　广岛和长崎原子弹爆炸、美国三哩岛、前苏联切尔诺贝利核事故和日本福岛核电站核泄漏的危害，加深了人们对核的恐惧。经验证明，辐射事故或核恐怖事件，可造成严重的社会心理效应，产生严重的不良后果。就放射性扩散装置（RDD，俗称"脏弹"）来讲，其冲击波、弹片造成的普通伤情，会被误认为受到放射性体内污染，从而增加人们的心理压力。也会有少数人将 RDD 爆炸和核爆炸混淆，造成巨大的心理恐惧。当人员出现和急性辐射损害初期症状类似的体征（如头晕、乏力、恶心、呕吐等）时，即使未受照射或受照剂量不大，也可引起整个人群的巨大心理波动。

RDD 如果在居民区释放，由于污染水平和污染边界不易确定，会引发人群严重的心理焦虑，并在公众中蔓延。专业知识的缺乏和对放射性的恐惧所造成的后果，可能超出医学应急响应的范畴。对自己受照后命运的疑惑、恐惧，导致的焦虑、抑郁和创伤后应激障碍等均可能发生。

表 9-6　容易获取到被用作 RDD 的商用放射源

放射性核素	用途	形态	半衰期	辐射类型
^{137}Cs	远距放射疗法、血液辐照、辐照装置	固体，氯化物粉末	30.1a	βγ
^{60}Co	远距放射疗法、工业成像、辐照装置	固体，金属	5.3a	βγ
^{192}Ir	工业成像和低剂量近距离治疗	固体，金属	74d	βγ
^{226}Ra	低剂量近距离治疗	固体，金属	1600a	αγ
^{90}Sr	热电式发电器	固体，氧化物粉末	28.8a	β
^{241}Am	石油测井、测厚、测湿度等	固体，氧化物粉末	433a	α
^{238}Pu	起搏器热源和研究用源	固体，氧化物粉末	88a	α

（二）辐射生物效应发生机制

电离辐射生物效应涉及体内许多复杂的变化过程。从生物体吸收辐射能量到损伤、死亡或康复，要经历一系列性质不同而又相互联系的变化，其中包括生物大分子的变化、细胞功能、代谢和结构的变化以及完整机体各个组成部分之间相互关系的变化。有些变化发生异常迅速，瞬间即逝，有些需要数天或数月，甚至延迟数年。

电离辐射作用于机体，一般经历了辐射损伤的初始和强化两个阶段，即原发反应（作用）和继发反应（作用）。原发作用过程包括物理（10-16s ~ 10-13s）、物理化学（10-13s ~ 10-10s）和化学（10-10s ~ 10-6s）三个阶段；继发作用即生物阶段，一般经历数秒至数年。

1. 原发作用过程　在原发作用过程中，辐射能量的吸收和传递、分子的激发和电离、自由基的产生、化学键的断裂等，都是在生物体内进行的。能量的吸收和传递使细胞中排列有序的生物大分子处于激发和电离状态,特殊的生物结构也使电子传递和自由基连锁反应得以进行,发生分子水平的变化,引起生物大分子损伤。

根据生物大分子损伤的发生机制的不同,原发作用分为两种类型:

(1) 直接原发作用:指电离辐射作用于具有生物活性的分子,直接引起其损伤。例如,电离辐射作用于核酸、蛋白质等,使其发生电离、激发或化学键的断裂等变化,从而导致其正常代谢和功能障碍。电离辐射作用于生物膜(核膜和线粒体膜等),破坏膜系的分子结构,从而干扰细胞的正常功能。

(2) 间接原发作用:指电离辐射通过水的原发辐射产物对生物大分子的作用,引起生物大分子损伤。水的原发辐射产物主要是反应性很强的自由基($\cdot OH$、$H\cdot$)、e_{aq}^-(水合电子)、H_2O_2等。由于机体的多数细胞含水量很多(>70%),细胞内的生物大分子处于含大量水分子的环境之中,故间接作用对生物大分子损伤有重要意义(图9-1)。

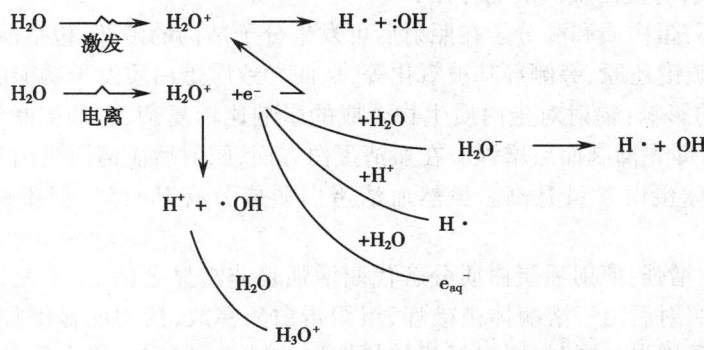

图 9-1 分子水平的变化发生于电离辐射作用的瞬间

(3) 生物分子损伤与修复:生物分子自由基生成后迅速起化学反应,两个自由基不配对电子相互配对,或是不配对电子转移给另一个分子,造成分子化学键的变化,引起生物分子破坏。自由基反应能不断地生成新自由基,继续与原反应物起反应,形成连锁反应,使生物分子损伤的数量不断扩大,直到出现歧化反应,生成两个稳定分子。

被损伤的生物分子,可以通过各种方式进行修复。在自由基反应阶段(10-5s 内)若介质中存在能供氢的分子,如含巯基化合物(谷胱甘肽 GSH 等),则生物分子自由基可被修复,称化学修复。

在有 O_2 情况下,生物分子自由基被氧化成超氧自由基而难以修复。这可用以解释氧能增强辐射效应的原理。

(4) 电离辐射对 DNA 的作用:DNA 是细胞增殖、遗传的物质基础,是引起细胞生化、生理改变的关键性物质。DNA 是电离辐射作用的靶分子,在细胞辐射损伤中起重要作用。

1) DNA 分子损伤:碱基变化(DNA base change):有下列几种:碱基环破坏;碱基脱落丢失;碱基替代,即嘌呤碱被另一嘌呤碱替代,或嘌呤碱被嘧啶碱替代;形成嘧啶二聚体等。4 种碱基的辐射敏感性依次为 T>C>A>G。

DNA 链断裂(DNA molecular breakage):是辐射损伤的主要形式。磷酸二酯键断裂,脱氧核糖分子破坏,碱基破坏或脱落等都可以引起核苷酸链断裂。双链中一条链断裂称单链断裂,两条链在同一处或相邻外断裂称双链断裂(double strand breaks)。双链断裂常并发氢键断裂。双链断裂难以修复,是细胞死亡的重要原因。

DNA 交联(DNA cross-linkage):DNA 分子受损伤后,在碱基之间或碱基与蛋白质之间形成了共价键,而发生 DNA-DNA 交联和 DNA-蛋白质交联。嘧啶二聚体即是一种链内交联,还可发生链间交联。

2) DNA 合成抑制:DNA 合成抑制是一个非常敏感的辐射生物效应指标,受 0.01Gy 照射即可观察到抑制现象。小鼠受 0.25~1.25Gy γ 射线全身照射 3 小时后,^{3}H-TdR 掺入脾脏 DNA 的量即明显下降,下降程度与照射剂量成正比。照射后 DNA 合成抑制与合成 DNA 所需的 4 种脱氧核苷酸形成障碍、酶活力受抑制、DNA 模板损伤、启动和调控 DNA 合成的复制子减少以及能量供应障碍等都有关。

3) DNA 分解增强:在 DNA 合成抑制的同时,分解代谢明显增强。原因可能是辐射破坏了溶酶体和细胞核的膜结构,DNase 释放直接与 DNA 接触,增加了 DNA 的降解。在一定剂量范围内,降解的程度决定于照射剂量。照射后 DNA 代谢产物尿中排出量明显增多。

(5) 电离辐射对蛋白质和酶的作用:

1) 分子破坏:蛋白质和酶分子在照射后可发生分子结构的破坏,包括肽键电离、肽键断裂、巯基氧化、二硫键还原、旁侧羟基被氧化等,从而导致质蛋白质发子功能的改变。

2) 对合成的影响:辐射对蛋白质生物合成的影响比较复杂,有的被激活,有的被抑制,有的呈双相交化,即先抑制而后增强。在血清蛋白方面,照射后血清白蛋白和 γ 球蛋白含量下降,而 α 和 β 球蛋白含量升高。虽然血清蛋白质成分有升有降,但蛋白质净合成是下降的。

3) 分解代谢增强:照射后蛋白质分解代谢增强是非常显著的,主要是许多蛋白质水解酶活力增加。如照射后由于溶酶体被破坏,组织蛋白酶释放,活力明显增加,促使细胞内和细胞外蛋白质分解增强。同时,照射后机体摄取食物减少,加剧了蛋白质分解代谢,释出大量游离氨基酸。一部分生糖氨基酸通过糖异生作用转化为葡萄糖,一部分代谢为尿素或其他非蛋白氮,整个机体处于负氮平衡状态。尿中氨基酸及其代谢产物如牛磺酸、肌酸、尿素等排出量增多。

2. 继发作用过程 继发作用是指生物体在生物大分子损伤的基础上,细胞代谢发生改变、功能和结构发生破坏,从而导致组织和器官的一系列病理改变。

一方面,机体的细胞、组织和器官受到辐射能的损伤和破坏可以发生继发损伤;另一方面,生物分子和细胞也有修复、再生和代偿能力。损伤和修复斗争的结果决定机体的预后。在损伤修复治愈之后,还可能在生物大分子 DNA 中存在有突变的基因,由此可能出现远期效应,如致癌效应或遗传效应。

(三) 辐射生物效应分类

由于电离辐射生物效应的表现多种多样,为了更好地理解电离辐射生物效应,我们从不同角度将电离辐射生物效应分为不同种类。

1. 根据辐射效应的后果分类

(1) 躯体效应(somatic effect):显现在受照射者本身的电离辐射所致的效应。又分为全身躯体效应和局部躯体效应。

(2) 遗传效应(genetic effect):影响到受照射者后代的辐射生物效应称为遗传效应。

2. 根据症状出现的时间分类

(1) 急性效应(acute effect):也称为近期效应(short effect),机体在短时间内受到大剂量电离辐射所引起的严重躯体效应。

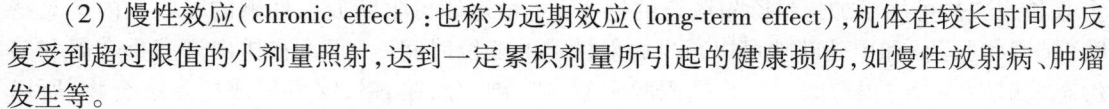

（2）慢性效应（chronic effect）：也称为远期效应（long-term effect），机体在较长时间内反复受到超过限值的小剂量照射，达到一定累积剂量所引起的健康损伤，如慢性放射病、肿瘤发生等。

3. 根据辐射防护观点分类

（1）随机效应（stochastic effects）：发生几率与受辐射的剂量成正比，而严重程度与剂量无关（无剂量阈值）的辐射效应。在辐射防护感兴趣的低剂量范围内，随机效应的发生不存在剂量阈值。它原则上是以群体为对象进行评价，遗传效应和致癌效应均是随机效应。

（2）确定性效应（deterministic effect）：辐射效应发生的严重程度与辐射剂量的大小成正比，具有剂量阈值的效应称确定性效应。辐射剂量超过阈值时，剂量越高则效应的严重程度越大。过去称非随机效应（non stochastic effect）。它原则上是个人受照射的效应问题，皮肤损伤、造血功能障碍、生育能力降低和白内障均是确定性效应。

（四）核与辐射恐怖应对

1. 放射性污染皮肤的处理选择　去除皮肤放射性物质污染的方法应考虑被污染皮肤的表面状况，污染程度及持续时间，洗消剂的性能（如作用特点、对皮肤腐蚀作用、除污染效率），放射性核素的种类及理化状态等。

常用的体表污染洗消剂：对于各种核素的干性污染，可选用特制洗消皂；^{239}Pu 和超铀核素（^{241}Am、^{242}Cm）、稀土核素可用 5% DTPA 溶液（pH 3~5）和 1%~2% 的稀盐酸复合剂；污染核素种类不明或难于去除的局部污染可选用 5% 次氯酸钠溶液或 6.5% 高锰酸钾溶液浸泡后再用 10%~20% 的盐酸羟胺刷洗。去污过程中应注意：宜用温水（约为 40℃），勿将污染扩散，勿用硬毛刷和刺激性强的制剂，去污次数不要超过 3 次。

2. 放射性污染的伤口处理　伤口除污染的首要措施是选用合适的探测仪器，尽快查明污染的部位、放射性核素的种类、理化特性及放射性活度等，然后尽可能及时除污染，以减少放射性物质从伤口吸收或避免对局部组织的损伤。对有伤口污染又复合其他严重外伤的人员，应先行急救，不能因除污染而延误抢救时机或加重病情。伤口除污染可与一般外科处理相结合。主要采用冲洗及外科清创、扩创，此法可清除污染 90% 以上。一种较有效的冲洗液组成为：1g CaDTPA，10ml 2% 利多卡因加入 10ml 5% 葡萄糖液体或生理盐水，这种清洗液可与放射性物质络合而将其清除。

3. 体内污染的医学处理　核素进入人体，对人体的直接作用要持续到核素从体内被排出或在体内衰变成稳定的核素，一些核素还会随着代谢蓄积于某些特定的器官，从而增加了对靶组织的照射剂量。针对体内照射的防护，通常有两个原则，一是采取预防措施，防止或减少体内污染。二是对受到内污染人员进行及时、正确的医学处理，以减少人员的照射剂量和远后效应。

放射性核素体内污染的医学处理措施大致分为两类：①阻止放射性物质的吸收并加速排出。这类措施有机械方法（如鼻腔冲洗、鼻咽腔含漱、洗胃、灌肠、皮肤洗消、清创、扩创等），生理方法（如外物刺激引起呕吐、喷嚏，加强咳嗽等），药理方法（如服用阻吸收剂、催吐剂、缓泻剂等），目的是减少放射性物质的滞留时间，降低吸收率并加快排出。②促进已吸收的放射性核素排出体外。这类措施有放射性核素稀释法、离子竞争法、代谢调节法、螯合促排法、洗肺法、血液透析法等。阻断剂、促排剂等在暴露后使用越早，效果越好。比如，普鲁士蓝和藻酸盐可用于加速排除胃肠道的铯-137。稳定碘可阻断放射性碘的吸收。丙硫氧嘧啶(抗甲状腺药)和甲巯咪唑可以减少放射性碘的滞留时间。DTPA 在排出许多重金属和多价态放射性核素时很有效。二巯基丙醇和汞、铅、砷、金、铋、铬、镍可形成稳定络合物,所以可以考虑用来处置这些放射性金属的体内污染。青霉胺可以络合铜、铁、汞、铅、金和其他可能的重金属。

4. 放射性核素和放射性物质的螯合剂　被放射性核素和放射性物质污染的途径有吸入污染、饮食摄入和伤口污染。放射性物质能够与人体组织结合,造成内放射。急救方法是尽可能地去除污染。一些放射性核素能够与人体生物分子永久性结合。伤口污染要尽可能快地采取措施,预防放射性物质进一步与人体组织结合。

锕类多价放射性核素(超铀元素钚、镅、锔)和稀有元素铈都能与 DTPA 整合。虽然有关 EDTA 的人体使用数据有限,但是建议在中毒后几小时内尽快地使用 ETPA,疗效显著。有伤口污染需尽早用药去除污染,皮肤破损的病人同样需要尽早用药。其疗效有赖于此种放射性核素的特性,并且与有关专家的建议结合考虑。

DTPA 整合了多价放射性核素。$CaNa_2$-EDTA 也是一种放射性核素的整合剂,疗效不如 DTPA。DTPA 的钙盐和锌盐可以在人体上使用,前者在促进肾对锕类放射性核素的排泄方面的疗效是后者的 10 倍,中毒后 1~2 天使用 DTPA 的锌盐仍然有效。

对于急性中毒事故,将 1g 的 DTPA 钙盐溶入 250ml 的 5% 葡萄糖溶液中,静脉滴注 60~90 分钟,同样剂量重复 5 天。现场急救可以将药物装入喷雾器进行吸入治疗。DTPA 锌盐的毒性比钙盐低,但是由于它药效小,不能作为首选药物。钙盐以每天一次 1g 的剂量静脉滴注。治疗期间需收集血样,检查血细胞计数,24 小时尿、粪的放射性,有助于判断是否需要进一步的整合剂治疗。锌盐只能持续治疗 5 天。

（李煌元　张文昌）

参 考 文 献

1. Singh VK,Garcia M,Wise SY,et al. Medical countermeasures for unwanted CBRN exposures:Part Ⅰ chemical and biological threats with review of recent countermeasure patents. Expert Opin Ther Pat,2016,26(12):1431-1447.

2. Singh VK,Romaine PL,Newman VL,et al. Medical countermeasures for unwanted CBRN exposures:part Ⅱ radiological and nuclear threats with review of recent countermeasure patents. Expert Opin Ther Pat,2016,26(12):1399-1408.

3. De Cauwer H,Somville FJ,Joillet M. Neurological aspects of chemical and biological terrorism:guidelines for neurologists. Acta Neurol Belg,2017 Mar 25. doi:10.1007/s13760-017-0774-y.

4. Rubin GJ,Chowdhury AK,Amlôt R. How to communicate with the public about chemical,biological,radiological,or nuclear terrorism:a systematic review of the literature. Biosecur Bioterror,2012,10(4):383-395.

5. Prockop LD. Weapons of mass destruction:Overview of the CBRNEs(Chemical,Biological,Radiological,Nuclear,and Explosives). J Neurol Sci,2006,249(1):50-54.

6. 边归国.恐怖事件中恐怖分子常用化学武器的分类.环境科学与管理,2005,30(5):12-13.

7. 金泰廙,主编.现代毒理学.上海:复旦大学出版社,2004:151-166.

8. 钟东臣,卢伟.核武器、化学武器、生物武器及其防护.化学教学,2007,8:47-51.

9. 王成艳,胡役兰,曲爱娜,等.生物武器战的威胁对军事防生医学的挑战.中国急救复苏与灾害医学杂志,2008,3(11):691-692.

10. 强永刚,主编. 医学辐射防护学. 北京:高等教育出版社,2008:49-54,217-225.
11. 孟庆勇,黄定德,主编. 检验核医学. 北京:人民卫生社出版,2008:16-24.
12. 于水,郭力生. 核恐怖事件与医学应急处理. 中国辐射卫生,2003,12(2):115-117.
13. 王善强,毛用泽,张文仲,等. RDD危害与防范. 核电子学与探测技术,2008,28(2):440-450.

第三节　生物毒素

一、概述

生物毒素(biological toxins)是一类重要的生物源物质,是由生物机体分泌代谢或半生物合成产生的、不可自复制的有毒化学物质,又称为天然毒素。自有生物界以来,就已经存在生物毒素。人类对生物毒素的研究和利用历史悠久,已知化学结构的生物毒素有数千种,依据其来源可分为动物毒素、植物毒素、细菌毒素、真菌毒素和海洋毒素等。生物毒素对于生源合成化学、化学生物、化学生态学以及医学、药学等科学领域的研究,具有十分重要的意义。

(一) 生物毒素的来源、结构和作用多样性

生物毒素以多重方式显示出生物多样性的特征,毒素在来源、结构、活性与功能方面的多样性,构成了其重要的特点之一。

生源多样性是毒素多样性的基础特征,有毒生物物种包括细菌、真菌、植物、昆虫、爬行动物、两栖动物以及海洋生物,囊括了大部分生物门类,从而构成了丰富的生物毒素资源基础。生物毒素的化学结构几乎囊括了所有的化学结构类型,由简单的小分子化合物到复杂结构的有机化合物以及蛋白质大分子等。动物毒素的主要成分是多聚肽、酶和胺类等;植物毒素的致毒成分可分为酚类化合物、生氰化合物、生物碱、萜类化合物以及酶、多肽和蛋白质等。表9-7列举了部分已知生物毒素的来源、结构类型及代表性毒素。

表9-7　生物毒素的来源、结构类型及代表性毒素

类别	主要有毒生物	主要结构类型	重要代表性毒素
细菌毒素	病原性细菌	双组分蛋白毒素、脂多糖内毒素	肉毒毒素、霍乱毒素、肠毒素、内毒素
真菌毒素	真菌	环系有机化合物	黄曲霉毒素、杂色曲霉毒素、单端孢霉烯毒素、T-2毒素
植物毒素	广泛分布	生物碱、萜类、苷类、酚类、非蛋白氨基酸、蛋白毒素	吗啡、箭毒、乌头碱、蓖麻毒素
昆虫毒素	毒蜂、黄胡蜂、斑蝥、刺蛾	多肽毒素	蜂毒、斑蝥毒素
动物毒素	蛇毒、蝎、蛙毒、毒蜘蛛	多肽、蛋白毒素	银环蛇毒素、虎蛇毒素、毒箭蛙毒素、蝎毒、蜘蛛毒素
海洋生物毒素	藻类、贝类、芋螺、河豚、西加鱼类	萜类、海洋生物碱、聚醚类、多肽	沙蚕毒素、鱼腥藻毒素、河豚毒素、西加鱼毒素、芋螺毒素

引自:陈冀胜. 生物毒素研究与应用展望. 中国工程科学,2003,5:17

生物毒素在来源和结构上的多样性,决定了它们在作用机制和功能上的多样化特征,毒素以多种方式参与生命过程,发挥重要的药理或毒理作用。生物毒素通常是高特异性的,选择性地作用于特定靶点(酶、细胞膜、受体、离子通道、核糖体蛋白等),产生不同的致死或毒害效应。例如,蓖麻毒素和相思子毒素作用是核糖体失活蛋白,通过失活核糖体 60S 亚基,抑制蛋白质的生物合成;石房蛤毒素和河豚毒素选择性阻断钠离子通道;内毒毒素则作用于神经细胞膜。表 9-8 列举了一些已知毒素的作用靶点和毒性。生物毒素的作用特异靶向性和选择性,是它们成为高活性或高毒性物质的基础,因而在农业、医学和环境等其他领域发挥重要作用。

表 9-8　代表性毒素的作用靶点和毒性

毒素	分子量	化学类型	作用靶点	毒性 LD_{50}(小鼠)/($\mu g/kg$)
内毒毒素 D	150 000	蛋白毒素	神经细胞膜	0.001
霍乱毒素	84 000	蛋白毒素	肠黏膜上皮细胞	0.002
白喉毒素	62 000	蛋白毒素	细胞膜	0.1
相思子毒素	65 000	蛋白毒素	核糖体	0.7
蓖麻毒素	64 000	蛋白毒素	核糖体	3.0
乌头碱	647	生物碱	钠离子通道	100
箭毒蛙毒素	539	生物碱	钠离子通道	2.0
泰攀蛇毒素	46 000	多肽毒素	胆碱受体	5.0
黄曲霉毒素 B_1	310	有机环系化合物	抑制核酸合成	300
T-2 毒素	466	有机环系化合物	血液系统	1210
刺尾鱼毒素	3400	梯形聚醚	钙离子通道	0.05
岩沙海葵毒素	2700	链式聚醚	心肌细胞膜	0.15
α-芋螺毒素	1500	多肽毒素	钠离子通道	5.0
河豚毒素	319	有机胍氨分子	钠离子通道	8.0
石房蛤毒素	299	有机胍氨分子	钠离子通道	8.0

引自:陈冀胜. 生物毒素研究与应用展望. 中国工程科学,2003,5:17

(二) 生物毒素的毒害作用

对生物体产生毒性作用是生物毒素的共性,人类对毒素的了解,最早就来自于日常生活中的生物源中毒。时至今日,生物毒素中毒仍是生物公害的一个重要源头,中毒预防和救治也是世界性的难题。据统计,天然毒素引起的真菌性中毒、植物中毒、鱼贝中毒等食物中毒的发生率远高于化学中毒。蛇类及其他动物咬伤也是热带和亚热带地域常见中毒事件。黄曲霉毒素是常见的污染谷类、玉米、花生等作物的真菌毒素,已证明其是地区性肝、胃、食管癌的主要诱导物质。T-2 毒素是由寄居在多种农作物上的镰刀菌属真菌产生的单端孢霉烯族真菌毒素,是污染我国饲料的主要真菌毒素,人畜误食 T-2 毒素污染的粮食或饲料,会引起急慢性中毒,毒素还能在动物源性食品中形成残留,间接引起人类健康危害。随着人类对海洋生物利用程度的增加,赤潮、西加鱼中毒、麻痹神经性中毒等海洋生物公害的发生率出

现增高趋势。以西加毒素中毒为例,其海域范围在近年内大为扩展,年中毒人数可达
10 000~15 000 人次。

除了对人体造成直接中毒外,生物毒素对人类的危害还导致农业、畜牧业、水产业的损失,造成环境危害,如棘豆、紫茎泽兰与楝属等有毒植物对我国西部畜牧业危害严重,年年屡屡发生的赤潮也常造成渔业重大经济损失。因此,认识生物毒素的毒害作用及机制,研发对抗药物、研究制定防范措施,可以有效应对毒素的危害。

(三) 生物毒素用于军事目的

利用生物毒素的高选择性和高毒性的特点,将其开发成为武器,在战争和冲突中使用,从历史延续至今。用于军事或敌对目的的生物毒素称为"毒素战剂",将毒素战剂装填在武器或施放装置中,就成为"毒素武器"。那些获取方便、制备容易、毒性强、杀伤力大,施放后可导致人死亡或失能的毒素有可能开发成为毒素战剂。虽然至今尚无在战争中大规模使用毒素战剂的记录,但世界上的多个国家曾拥有过毒素战剂研发计划。美国在 20 世纪 50 年代前就开始将蓖麻毒素和石房蛤毒素作为战剂研究,分别编号为"战剂 W"和"战剂 TZ",并进行了毒素武器化的研究。来自 1998 年 3 月联合国对伊拉克生物武器计划技术评估会议的材料显示,伊拉克曾经拥有生物毒素武器计划,研制对象有肉毒毒素和黄曲霉毒素等毒素战剂,并进行了武器化的尝试。

据报道,曾经作为武器研究、实现武器化或列装的生物毒素有肉毒神经毒素、金黄色葡萄球菌肠毒素 B、蓖麻毒素、T-2 毒素和黄曲霉毒素等。其他如志贺毒素、志贺样毒素、产气荚膜梭菌毒素 α、ε 毒素、相思子毒素、环蛇毒素、西加毒素、鱼腥藻毒素和芋螺毒素等也是值得关注的潜在毒素战剂(表 9-9)。

表 9-9　毒素战剂的来源及性质[1]

种类	来源	性质	小鼠 LD_{50}/ ($\mu g/kg$)
肉毒神经毒素	肉毒梭菌(Clostridium botulinum)	蛋白质	0.001
志贺毒素	痢疾志贺菌(Shigella dysenteriae)	蛋白质	0.002
志贺样毒素	大肠埃希菌(Escherichia coli)	蛋白质	20
产气荚膜梭菌 α 毒素	产气荚膜梭菌(C. perfringens)	蛋白质	0.5
产气荚膜梭菌 ε 毒素	产气荚膜梭菌(C. perfringens)	蛋白质	0.1
金黄色葡萄球菌肠毒素 B	金黄色葡萄球菌(Staphylococcus aureus)	蛋白质	27.0
河豚毒素	交替单胞菌属(Alteromonas),假单胞菌属(Pseudomonas),弧菌属(Vibrio)	胍胺类	8.7
鱼腥藻毒素	鱼腥藻属(Anabaena sp.)	生物碱	50
石房蛤毒素	膝沟藻属(Gonyaulax sp.)	生物碱	8~10
西加毒素	双鞭甲藻属(Gambierdiscus sp.)	聚醚类	0.17~0.45
芋螺毒素	芋螺属(Coneus)	多肽	5.0
蓖麻毒素	蓖麻属(Ricinus)	蛋白质	2.7
相思子毒素	相思子属(Abrus)	蛋白质	0.04

续表

种类	来源	性质	小鼠 LD_{50}/($\mu g/kg$)
环蛇毒素	环蛇属（Bungarus sp.）	蛋白质	0.22
T-2 毒素	镰孢属（Fusarium sp.）	烯醇类	1210
黄曲霉毒素	黄曲霉（Aspergillus flanus）	二呋喃香豆素	500～1000

引自：王景林．生物毒素战剂：检测识别分子与防治药物．军事医学,2011,35:562

除了作为武器使用外,生物毒素还可被用作恐怖剂或暗杀剂,破坏社会安全稳定或达到政治目的等。最为经典的例子是保加利亚记者马尔可夫暗杀事件,事后发现,所用的暗杀剂是蓖麻毒素。2002 年"9·11"事件后,在美国等地多次发现的蓖麻毒素信件,恐怖分子将微量毒素与白色粉末混合,装入信封中,用以制造恐怖事件,引起社会恐慌。

1925 年缔结的"日内瓦公约"《禁止在战争中使用窒息性、毒性或其他气体及细菌作战方法议定书》和 1972 年的"禁止生物武器公约"即《禁止发展、生产和储存细菌（生物）及毒素武器和销毁此种武器的公约》,都明确禁止毒素战剂的使用。但是国际公约的生效未能阻止毒素战剂的研究和开发。近年来,随着生物技术快速发展,基因工程和代谢工程技术的成熟和应用,制约毒素战剂发展的稳定性差、难以大规模工业生产等技术瓶颈得到一定的解决,毒素战剂用于军事目的或被恐怖分子利用的风险出现增高的趋势。

（四）生物毒素的和平应用

生物毒素是具有特殊功能的高活性物质,是重要的生物资源。近年来,生物毒素在基础研究和应用开发方面取得了很大的进展。

1. 生物毒素在生命科学基础研究中的应用 生物毒素是在生物界长期进化发展过程中,生物物种之间产生的化学防御机制或捕食机制的产物,其化学生态现象和产生机制的研究,具有重要的生态学意义。例如,植物产生的多种次生代谢产物对于鸟类、昆虫、哺乳动物具有很高毒性,如植物果仁、果核中常含有剧毒氰苷类化合物,颠茄中的阿托品生物碱也是剧毒化合物,植物自身防御机制的产生目的是阻止其他生物食用果实、种子、枝叶而危害其生长,或危害其物种生存。植物中广泛存在的小分子有机化学物质如萜类化合物,虽然毒性较低,但对异类植物物种起到生长抑制作用,从而提高自身物种的生存竞争能力。

比较不同物种的毒素成分组成、分子结构、丰度等可以提供的生物自然分类和系统进化的相关信息,或形成新的学说。例如,可活化凝血因子 X 的酶系就是在用蝰蛇毒素研究血友病的过程中发现的,这一发现阐明了凝血机制中一系列内因及外因性因子的作用,证实凝血作用是一个多因子梯次性激活过程,产生了"凝血瀑布学说"。

生物毒素的高活性和高特异性,使得它们被广泛用于细胞生物学功能和药理学等生命科学的基础研究。以蓖麻毒素为代表的 II 型核糖体失活蛋白已被广泛地用于研究细胞转运、蛋白合成等细胞生物学功能和机制。2013 年,Bassik 等采用混合短发卡 RNA（shRNA）策略,以蓖麻毒素作为研究对象,建立了哺乳动物细胞的基因相互作用图,用于功能性解剖和分析哺乳动物细胞复杂的生物学过程。应用建立的高密度的基因相互作用图,作者分析鉴别了蓖麻毒素染毒后细胞生物学通路中对毒素易感或具有保护作用的蛋白或因子。这一研究被 *Nature Reviews Genetics* 和 *Nature Methods* 评述为当年的研究亮点,不仅为定义基因功能提供了有用的方法,同时为在分子水平理解毒素的毒理机制以及设计和研究基于协同基因对的综合治疗措施,提供了重要的信息。

生物毒素作用的高特异性,使它们在受体和离子通道的研究中,成为特异性的探针或工具药,用以分辨、识别和结合受体、离子通道的不同亚型与作用位点,或者用于发现生物学的新靶点。例如,蛇毒毒素对 N-乙酰胆碱受体、河豚毒素对钠离子通道、蝎毒毒素对钾离子通道的研究和发展均作出了至关重要的贡献。近年来的研究发现,海洋生物毒素芋螺毒素的不同亚型对不同的受体和离子通道表现出不同的特异性,α-芋螺毒素能竞争性阻断烟碱型胆碱能受体;δ-芋螺毒素抑制电压门控性钠离子通道的失活而延长钠通道的开放时间;κ-芋螺毒素阻断钾离子通道,它们已成为药理学基础和应用研究中的重要工具药。

2. 生物毒素的药用价值　大多数的生物毒素具有很高的生物活性,这是它们产生毒性的根源,也是药用价值所在。许多生物毒素已经直接作为药物使用,如筒箭毒碱作为肌松药物、吗啡作为镇痛药物、洋地黄作为强心药物在临床上使用,长春碱等天然细胞毒成分,已作为抗癌药物用于临床。对高毒性河豚毒素的研究,开发出其多种药理作用,如镇痛、止咳、治疗阿片类毒品吗啡和海洛因的戒断综合征,相关产品已在临床试验阶段或已临床使用。另一高毒性的生物毒素肉毒杆菌毒素 A,已被用作神经肌肉痉挛疾病的治疗药物,注射微克级的毒素就能治疗儿童斜视和成人眼睑下垂。在欧美国家,肉毒杆菌毒素 A 还作为新型美容品,用来消除脸部皱纹。以蓖麻毒素为代表的 II 型核糖体失活蛋白具有很强的细胞毒性,可直接杀伤肿瘤细胞。但是蓖麻毒素的毒性大、细胞选择性低,在杀伤肿瘤细胞的同时,会损伤正常细胞。利用物理导向和缓释原理,将蓖麻毒素制成不同的制剂,在降低毒性的同时,提高靶向性,达到治疗肿瘤的目的。目前,更多的研究是应用肿瘤特异性抗体与天然或重组的蓖麻毒素 A 链相结合,形成的免疫毒素能有效增强肿瘤细胞杀伤性并降低不良反应。例如直肠癌抗体与 A 链结合得到的免疫毒素治疗直肠腺癌,CD25 抗体和 A 链结合用以对抗非霍奇金淋巴瘤等。此外,利用蓖麻毒素 B 链与巨噬细胞和网状内皮细胞结合的特性,在黏膜免疫疫苗的研制中使用 B 链将抗原直接靶向抗原呈递细胞。

生物毒素的结构多样性使其成为新药研发的重要源头之一。毒素所具有的特殊化学结构与立体化学特性,可以为新药发现提供丰富的化学结构信息和结构骨架。天然毒素分子也可以作为先导化合物,经结构修饰和优化,发现活性适宜、毒副作用小的新药。例如,根据吗啡结构和活性特点进行的结构改造研究,已经得到镇痛强度高、成瘾性低的高效镇痛药物或候选化合物。研究人员在小响尾蛇毒液中分离出的抗凝血素,能防止血小板与血液中的纤维蛋白原结合而形成致命的血栓,依据小响尾蛇蛇毒抗凝血素的分子结构开发新一代的抗凝血药 eptifitatide 和 rirofitan,可有效降低心肌梗死等严重心血管病的发生率。

近年来,海洋生物毒素药物价值的开发受到关注,芋螺毒素是其中的研究热点之一。芋螺毒液是芋螺捕食与防御的主要工具,其含有多种毒性多肽,对不同离子通道及神经受体具有高度的选择性。据报道,每种芋螺含有多达 100～300 种不同序列结构的芋螺毒素,目前已发表序列的芋螺毒素约 100 个,仅为可能存在毒素的 0.2%。因此,芋螺这一古老的海洋生物物种为人类药物研发提供了极为难得的天然生物活性多肽库,芋螺毒素相关的药物开发也取得了进展。例如,ω-芋螺毒素能特异性地直接作用于 Ca^{2+} 通道,可阻断痛觉传递,镇痛活性高,且无需第二信使或者 G 蛋白,因而药物依赖或成瘾性很低,已被开发成治疗慢性重症疼痛药物。其中毒素肽 MVIIA(ziconotide)可经化学合成获得,命名为 prialt,具有很强的镇痛活性、不成瘾,还有神经保护的功能,已作为顽固性疼痛治疗药物上市,主要用于艾滋病和癌症晚期的镇痛。

其他具有较好开发前景的海洋生物毒素还包括海葵毒素。海葵毒素是黄海海葵分泌的神经毒素,通常由 27 ~ 59 个氨基酸组成,分子质量在 3 ~ 7kDa 的范围内,可特异性作用于离子通道。作用于钠离子通道的毒素,如 Ap 类多肽具有强心肌收缩作用,其药效大大强于 G-毒毛旋花苷,正在被开发成为充血性心力衰竭和肌无力的治疗药物。

3. 生物毒素在生物农药开发中的应用　利用生物毒素的高毒性或细胞杀伤性,将其开发成为杀虫剂或杀鼠剂使用,可降低环境污染,减少化学农药的残留。蓖麻毒素是植物源性杀虫剂的代表,蓖麻籽榨油后的饼粕粗提物可直接加工成杀虫剂使用。对蓖麻饼粕中杀虫成分的结构和活性的进一步研究,发现毒蛋白主要表现为触杀作用,蓖麻碱则具有触杀、胃毒和拒食等综合作用,是粗提物中的主要杀虫成分,对天幕毛虫、桃蚜、石榴蚜虫、麦蚜、菜青虫、小菜蛾、斜纹夜蛾、蓟马、烟粉虱、红蜘蛛等有较好的杀灭作用。对这些活性成分进行化学修饰或人工模拟合成筛选,可开发出新型的植物源农药制剂。

其他源于生物毒素的杀虫剂还包括由沙蚕毒素衍生物开发的农用杀虫剂巴丹和阿维菌素,后者能防治危害柑橘、林业、棉花、蔬菜、烟草及水稻等作物的多种害虫。从印楝树种子分离和纯化得到的印楝素,含有约 16 种印楝素类化合物,对 400 余种昆虫表现出拒食、忌避、生长调节和绝育等不同的生物活性,现已有多种印楝制剂投入商业化生产,是公认的理想生物杀虫剂。

二、重要的代表性毒素

(一) 蓖麻毒素

蓖麻毒素(ricin)是天然存在于大戟科蓖麻属植物蓖麻(*Ricinus communis*)籽(图 9-2)中的蛋白毒素,其纯品为白色粉末,无味,性质稳定,具有很强的细胞毒性。蓖麻毒素具有制备容易、性质稳定、毒性强、中毒途径多、潜伏期长、无特效解毒药等特点,被列为化学武器公约清单 1A 的禁控化学品,并被世界各国列为主要的恐怖剂。

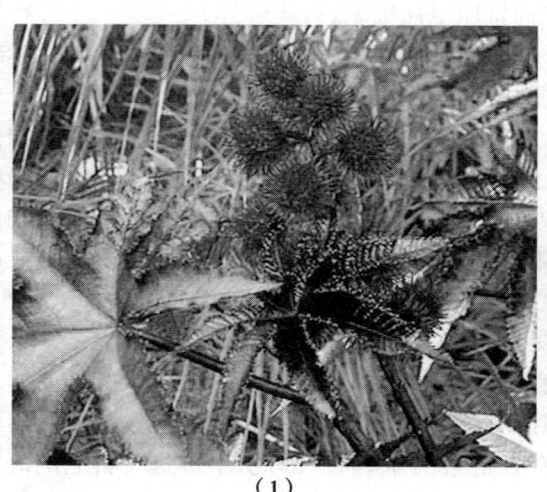
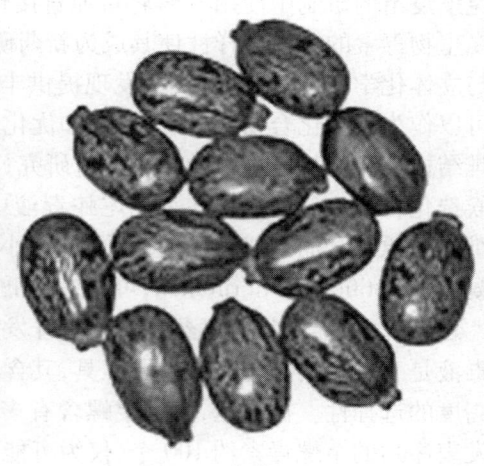

（1）　　　　　　　　　　　　　　　　　（2）

图 9-2　大戟科蓖麻属植物蓖麻(1)和蓖麻籽(2)

1. 来源、结构与性质　蓖麻是热带区域广泛种植的经济农作物,主要用于获取蓖麻油。蓖麻籽中约含有 30% ~ 60% 重量比的蓖麻油,是生产药品、日用化妆品、润滑油、乳化剂、涂料及其他许多化工产品的优质原料,全世界每年蓖麻油的需求量近百万吨。蓖麻籽榨油后的固体残留物中含有 1% ~5% 重量比的蓖麻毒素,可以通过提取和分离步骤,提取得到毒素。

蓖麻毒素是糖基化蛋白,由两条球状多肽链组成,称为 A 链和 B 链。这两条链都是毒素高毒性所必需的,分别含有 267 和 262 个氨基酸残基,由一条二硫键连接(图 9-3)。蓖麻毒素的分子量约为 65kDa,分子中接有数目不同的糖苷链,因糖苷链数目的不同而存在多个毒素亚型。蓖麻毒素能溶于水和弱酸溶液,在常温下很稳定,但加热至80℃以上毒素失活。

2. 毒理作用　实验动物吸入蓖麻毒素的致死剂量范围为 1 ~10μg/kg 体重。由于蓖麻毒素在胃肠道的吸收很差,因此动物的口服致死剂量要比吸入高约 3 个数量级。至今尚无人体染毒致死剂量的可靠数据,估计的人口服致死剂量约为 1 ~20mg/kg 体重,注射染毒的致死剂量为 1 ~10μg/kg 体重。蓖麻毒素的毒性存在显著的种属差异,兔是最为敏感的动物。

蓖麻毒素属于 Ⅱ 型核糖体失活蛋白(ribosome-inactivating proteins,RIPs),蓖麻毒素的 B 链是半乳糖特异性的凝集素,含有两个半乳糖结合位点,能与细胞表面含半乳糖的糖蛋白或糖脂结合,介导毒素

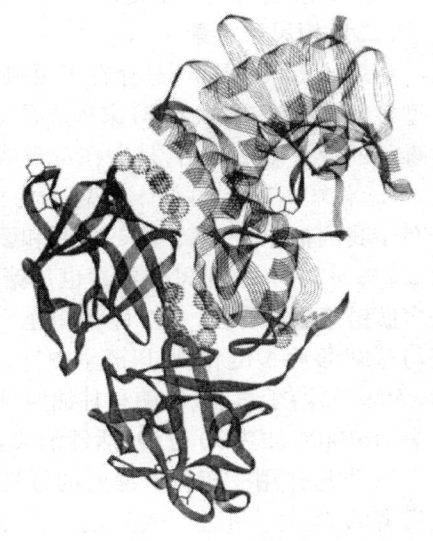

图 9-3　蓖麻毒素的三维带状结构图
由 Lord 等通过 X 线晶体学数据绘制。上右带状结构是 A 链(核糖体-失活酶,32kDa),下左带状结构是 B 链(34kDa)

以内陷方式进入细胞,形成细胞内囊,随后毒素分子由细胞内囊进入细胞质,并在高尔基复合体或溶酶体内裂解,游离出 A 链。蓖麻毒素的 A 链具有催化性的糖苷酶活性,能催化腺嘌呤碱基与核糖核酸的核糖残基之间特有的 N-糖苷键水解断裂,使 28S rRNA 在 4324 位脱去一个腺嘌呤,导致核糖体 60S 亚基失活,进而抑制蛋白质的生物合成。失活的核糖体丧失抗 RNA 酶的抗性而被降解,核糖体数量的减少进一步加重蛋白质合成的抑制,最终导致细胞死亡。蓖麻毒素还可直接诱导细胞凋亡。毒素中毒后引起的细胞死亡能导致组织损伤、器官衰竭及致死。

3. 中毒表现及治疗　蓖麻毒素可经呼吸道吸入、消化道摄入和肌内注射等途径中毒,中毒后有一段无症状的潜伏期,一般为 4 ~8 小时,中毒早期症状包括缺乏食欲、昏睡倦怠和流行性感冒样症状。呼吸道吸入中毒的症状多出现在 8 小时内,表现为呼吸困难、发热、咳嗽、恶心及胸部紧迫、大汗、肺水肿、发绀,最后导致低血压、呼吸衰竭,中毒后 1.5 ~3 天出现死亡。消化道中毒症状主要为口麻、咽部烧灼感,伴有恶心、呕吐、腹痛、腹泻,以及四肢麻木、行走不稳、烦躁不安等症状;继而出现发热、黄疸、血便、血尿、脱水、血压下降,严重者可出现抽搐、昏迷,2 ~5 天内患者会出现肝、脾、肾、呼吸和神经系统功能衰竭导致死亡。注射致死剂量的蓖麻毒素后,出现肝、肾、脾功能障碍、胃肠道出血,患者最后死于多脏器衰竭。无破损皮肤对蓖麻毒素的透皮吸收量极小,一般不会引起中毒。眼睛接触可致结膜炎、瞳孔扩大和视神经受损。

目前国内外均无已获批准的蓖麻毒素中毒预防药物和特效抗毒药,正在研究防治药物包括中和抗体、疫苗和小分子拮抗剂等。

蓖麻毒素中毒后应及时用肥皂和大量清水洗去皮肤上的毒素。中毒治疗以尽快清除体内毒素,如洗胃、使用活性炭吸附毒物、高位灌肠后给予柠檬酸镁盐导泻。及时给予对症和支持治疗,如静脉滴注亚甲蓝、硫代硫酸钠等解毒,应用地塞米松抑制肝纤维化,静脉滴注20%甘露醇或葡萄糖注射液减轻脑水肿。

(二) 相思子毒素

相思子毒素(abrin)是存在于豆科植物相思子种子中的一种糖蛋白,与蓖麻毒素同属于Ⅱ型核糖体失活蛋白(RIP)家族成员,是迄今为止所发现的毒性最强的植物毒素,毒性是化学毒剂的数百至上千倍,是潜在毒素战剂或恐怖剂。

1. 来源、结构与性质　相思子为豆科攀缘藤本植物的种子,又名红豆、相思豆等,主要分布于我国福建、台湾、广东、广西和云南等地。相思豆中相思子毒素的含量约为种子重量的2.8%～3.0%。相思子毒素也是糖基化蛋白,分子质量约为65kDa,分子由A链和B链两条多肽链组成,通过1条二硫键相连。A链呈酸性,分子质量约为30kDa,有102个氨基酸残基与蓖麻毒素A链相同;B链呈中性,分子质量约为35kDa。毒素纯品为微黄白色无定形粉末,无味,易溶于水、氯化钠和甘油溶液。相思子毒素不耐热,60℃加热30分钟,可使蛋白部分失活,100℃加热30分钟,活性消失。

2. 毒理作用　相思子毒素的毒性作用机制与蓖麻毒素相似,但毒性比蓖麻毒素更强,是后者的75倍。相思子毒素的A链也具有N糖苷酶活性,可专一水解核糖体28S第4324位腺苷酸的糖苷键而使核糖体失活,进而阻断蛋白质合成。相思子毒素的B链是对半乳糖具有特殊亲和力的凝集素,可以与细胞表面含半乳糖残基的受体结合,引导相思子毒素进入细胞。相思子毒素进入细胞内后逆行转运,即通过膜泡将毒素运输到高尔基复合体,形成分泌囊泡进一步转运到内质网,其中有极少量的毒素到达胞质。A链被运至核糖体后,发挥其N糖苷酶的作用,催化真核细胞核糖体60S大亚基的28S rRNA的第4324位脱腺嘌呤,使之不与延长因子2结合,从而抑制蛋白质合成过程中多肽链的移位,最终因蛋白质合成障碍导致细胞死亡。

3. 中毒表现　相思子毒素经呼吸道吸入后,约在8小时出现中毒症状,主要表现为呼吸困难、发热、咳嗽、恶心、胸闷、大量出汗和肺水肿,由于缺氧,患者出现发绀和昏迷,如不及时治疗,可因循环和呼吸衰竭而死亡。经消化道中毒的患者,首先会出现恶心、呕吐、腹泻和腹部痉挛性疼痛等症状,严重时出现脱水和低血压,还可能出现幻觉、癫痫发作、血尿等。若不及时救治,患者在几天之内,会因肝、脾、肾等多脏器功能衰竭导致死亡。

相思子毒素中毒也缺乏特效的预防和解毒药,中毒治疗通常采用与蓖麻毒素相似的对症或支持治疗措施。对可疑的相思子毒素中毒患者的诊断鉴别,可采集其接触的可疑污染食品及饮品或采集血液、呕吐物等样品,进行毒素或其代谢产物的检测。

(三) 石房蛤毒素

石房蛤毒素(saxitoxin,STX)是已知的毒性最强的非蛋白类海洋生物毒素,是由海洋甲藻和蓝藻产生的神经毒素,这些藻类通常在赤潮和水华期大量发生,毒素经食物链蓄积在滤食性贝类或蟹类中,人误食后会产生以麻痹症状为主的麻痹性贝类中毒(paralytic shellfish poisoning,PSP),因此,石房蛤毒素又被称为麻痹性贝类毒素(paralytic shellfish toxin)。石房蛤毒素最早是从美国阿拉斯加石房蛤(奶油蛤)中分离到,故由此命名。美军曾将石房蛤毒素作为生化武器进行研究和开发,为此,石房蛤毒素被列为化学武器公约清单1A的禁控化学品。除了军事用途外,石房蛤毒素用于市售麻痹性贝类中毒检测盒的成分,并作为工具药用于神经化学的研究。

1. 来源、结构与性质　石房蛤毒素通常指化学结构相似的一类神经毒素,包括新石房蛤毒素(neosaxitoxin,neoSTX)、膝沟藻毒素(gonyautoxins,GTX)和去氨甲酰石房蛤毒素(decarbamoyl saxitoxin,dcSTX)等,取决于取代基的不同,它们的分子量在 250~500 之间。能产生石房蛤毒素的有毒藻类主要包括甲藻、膝沟藻、亚历山大藻和项圈藻等。这些藻类广泛分布于世界各大洋,特别是欧洲和北美的一些国家,在我国沿海海域也有分布。石房蛤毒素的主要来源是石房蛤和贻贝,美国阿拉斯加大石房中的石房蛤毒素浓度最高。毒素在贝类体内呈结合状态,对贝体本身并不产生毒性效应,也不引起贝类生态和外形上的变化。但人类误食有毒石房蛤后,石房蛤毒素迅速被释放,发生麻痹性神经中毒症状。

石房蛤毒素属于海洋生物碱类毒素,是四氢嘌呤衍生物,具有两个碱基,分子量为299,分子式为 $C_{10}H_{17}N_7O_4$,活性部位是两个胍氨基和两个羟基(图 9-4)。石房蛤毒素通常有游离碱(水合物)和二价盐两种形式,均易溶于水。毒素纯品为白色固体,脂溶性极低,在胃肠道易吸收,不易被人的消化酶所水解,遇热和酸稳定,但在碱性条件下极不稳定,可发生氧化反应,毒性消失。

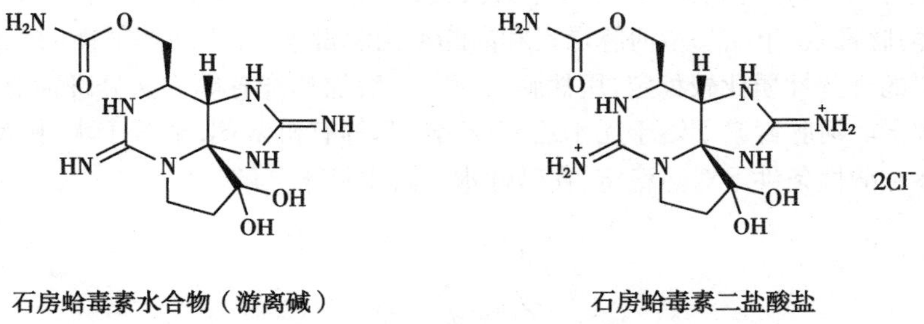

石房蛤毒素水合物（游离碱）　　　　　石房蛤毒素二盐酸盐

图 9-4　石房蛤毒素的结构

2. 毒理作用　石房蛤毒素是毒性极强的麻痹性神经毒素,主要经误食中毒,人的口服致死剂量在 0.5~12mg。石房蛤毒素能特异性地与钠离子通道结合,阻断电压门控性钠通道,抑制钠离子进入细胞,阻滞细胞动作电位,产生以神经肌肉麻痹为主的毒性反应。动物实验表明,石房蛤毒素经静脉注射后能透过血-脑屏障进入中枢,能对呼吸和心血管中枢产生抑制作用,迅速引起呼吸变慢,血压下降。石房蛤毒素不能经透皮吸收,在空气中挥发性也很低。

3. 中毒表现　人误食有毒贝类等水产品后,通常在 10~60 分钟出现中毒症状,数小时达到高峰。早期中毒症状为唇和舌的麻木感,间或有因局部吸收引起的刺痛,继而扩展至面部和颈部,随后出现指尖和四肢刺痛感,末端麻痹,并发展出现随意肌共济失调,步态不稳,全身肌肉松弛麻痹。呼吸系统表现为呼吸窘迫,并出现发绀,咽和喉麻痹可导致失声。胃肠道症状为恶心、呕吐、腹泻。心血管系统则出现心律失常,血压下降。中毒患者一般在中毒后 2~12 小时内因呼吸肌麻痹、呼吸中枢衰竭而死亡。

目前,对麻痹性贝类中毒的有效预防措施,是对来自有毒甲藻污染海域的海产品进行严格检疫。毒素的中毒诊断主要通过症状判断,若有从唇、舌咽喉开始到肢体末端的进展性麻痹,就应考虑是石房蛤毒素中毒。毒素的实验室和现场检测也有助于中毒诊断。石房蛤毒素中毒尚无特效解毒药,临床救治主要采取对症治疗措施,如催吐、洗胃,使用利尿药加快毒素排泄,用可逆性胆碱酯酶抑制剂有助于恢复肌力和呼吸等。若在中毒后 12~24 小时内能有效控制中毒症状,患者通常可以完全康复。

(四) 河豚毒素

河豚毒素(tetrodotoxin,TTX)是高毒性的海洋生物碱毒素,是由寄生于河豚等鱼类体内的溶藻弧菌等细菌产生的毒素,因最早从河豚鱼中发现,故称之为河豚毒素。

1. 来源、结构与性质　1909 年,日本学者田原良纯首先从鲀科(tetraodontidae)鱼中发现河豚毒素,但除了鲀科鱼类外,在各类海洋脊椎动物、无脊椎动物、纽形动物、腹足类和头足类、节肢动物、棘皮动物中都发现有河豚毒素的分布,例如在蝾螈、虾虎鱼、蛙类、马蹄蟹、海星、纽虫、箭虫、环节动物、石灰质藻类等生物中,也已发现河豚毒素及其类似物。

河豚鱼体内没有发现可分泌毒素的腺体和导管,但从海洋细菌的发酵产物中检测得到河豚毒素及其类似物,这些细菌是经食物链作用传递到动物体内的。能产生河豚毒素的微生物有溶藻弧菌(vibrio alginolyticus)和鳗弧菌(vibrio anguillarum)、交替单胞菌(alteromonas)等。在河豚鱼体内,不同组织中毒素的含量也不同,卵巢和肝脏的含量最高,肾脏和肠道次之,皮肤和肌肉仅含微量毒素或不含毒素。

河豚毒素纯品为无臭、易潮解的白色结晶体,粗制品为棕黄色粉末,分子式为 $C_{11}H_{17}N_3O_8$,相对分子质量为 319.27。河豚毒素属海洋胍胺类毒素,是一种毒性很强的氨基全氢化喹唑啉化合物,存在河豚毒素、半缩醛型河豚毒素和内酯型河豚毒素、处于动态平衡的三种结构(图 9-5)。河豚毒素的理化性质比较稳定,用盐腌、日晒、一般加热烧煮等方法处理河豚鱼,都不能清除其体内的毒素。河豚毒素不溶于无水乙醇、乙醚、苯等有机溶剂,微溶于水,极易溶于稀酸水溶液。在中性和酸性条件下对热稳定,在碱性水溶液中易于分解。

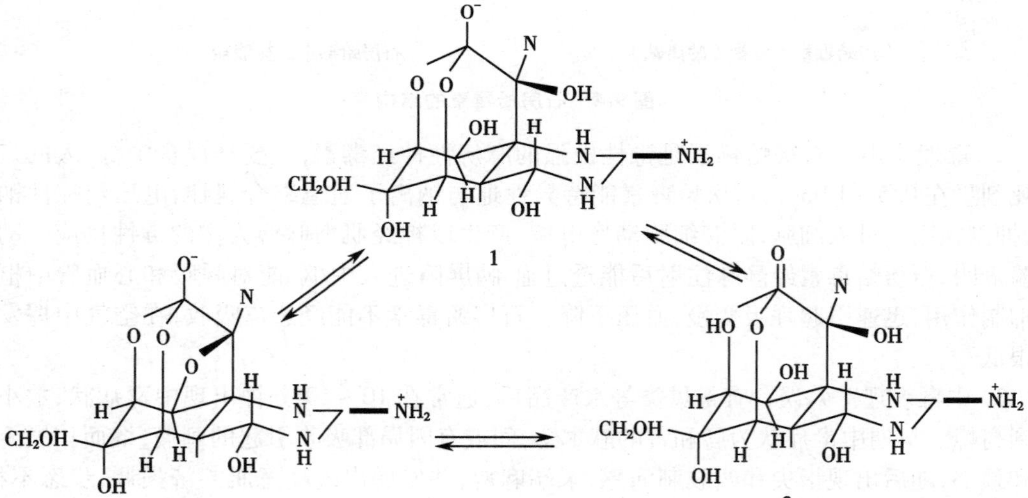

图 9-5　河豚毒素的化学结构
1:TTX;2:半缩醛型 TTX;3:内酯型 TTX

2. 药理毒理作用　河豚毒素是一种弱碱性生物碱类的神经毒素,其毒性极强,是氰化物的约 1 万倍,人口服和肌注河豚毒素的 LD_{50} 分别为 25mg 和 0.5mg。河豚毒素是典型的钠离子通道阻断剂,它能与肌肉、神经细胞的细胞膜表面的电压依赖性钠离子通道结合,选择性地阻断钠离子通道,进而阻滞神经纤维上传导兴奋性冲动的动作电位,导致神经元之间以及神经元与其效应器之间兴奋性冲动传导障碍。神经肌肉间信号转导的阻断可导致呼吸肌和骨骼肌的麻痹，从而产生呼吸困难和躯体失能等中毒效应。

低浓度的河豚毒素即可选择性地抑制细胞膜表面的钠离子通道。因此，在神经生理学、肌肉生理学和药理学研究领域，河豚毒素是一个理想的工具药。河豚毒素具有广泛的临床应用前景，可用于镇痛、局部麻醉、戒毒、抗心律失常，并具有广谱抗菌作用。河豚毒素对神经痛、肌肉痛和关节痛有显著的作用，起效比吗啡、哌替啶慢，但持续时间长，镇痛时间可长达 12 ~ 24 小时。河豚毒素也可用于癌症止痛，有效缓解晚期癌症引起的剧烈疼痛。以河豚毒素为主要有效成分的戒毒药没有成瘾性，安全性较高，加拿大韦克斯制药公司已将河豚毒素开发成戒毒新药 tetrodin，用于吗啡和海洛因成瘾的戒断治疗。

3. 中毒表现　中毒病人的临床症状、出现的快慢、严重程度与个体差异和毒素摄入量有关。河豚毒素中毒先出现口唇感觉异常、呕吐、腹泻和腹痛等肠胃症状，四肢和躯干感觉异常，末梢运动麻痹；严重时出现肌肉运动失调、失声、下咽和呼吸困难，乃至意识障碍、惊厥、呼吸麻痹、严重低血压和心律失常。中毒严重的病人通常死于呼吸、循环衰竭。

目前没有市售的特异解毒药用于河豚毒素中毒的救治。中毒治疗主要采用对症治疗方法，包括及早进行催吐、洗胃、导泻，促使毒素的排出；应用吸附剂减少毒物的吸收；采用输液和利尿剂促进毒素的排泄；使用肾上腺皮质激素等药物提高组织对毒素的耐受性等。

（五）芋螺毒素

芋螺毒素（conotoxin）是由芋螺毒液管分泌，能特异性阻断各种离子通道和神经递质受体的一类多肽生物毒素。芋螺毒素可区分、识别多种离子通道以及神经受体的不同亚型或异型结构体，被广泛应用于生命科学研究，并具有较高的药用价值。

1. 来源、结构与性质　芋螺是软体动物，主要分布在热带海洋的浅水区域。全世界约 500 多种芋螺，根据食性可将其分为食鱼类、食螺类和食蠕虫类。其中食鱼芋螺约占 70%，其毒素对人和哺乳动物的毒性最大，主要分布在印度-太平洋、中国西沙群岛和海南南部等。我国发现的芋螺种类有 60 ~ 70 种，主要分布在海南岛、西沙群岛和台湾海域。芋螺为食肉动物，靠自身分泌的毒液来麻痹和捕食猎物。芋螺分泌的毒液通称为芋螺毒素，毒液分泌器官位于其背部，由毒球、毒液管、毒囊等组成。

芋螺毒素的成分十分复杂，一种芋螺毒液可含 100 ~ 300 种多肽，目前在各种芋螺毒液中，至少已发现 5 万多种活性肽组分。芋螺毒素是二硫键密度最高的小肽，通常含有 7 ~ 46 个氨基酸，具有保守的二硫键骨架，在分子内部形成 2 对、3 对或以上的二硫键，种类繁多且结构稳定，便于人工合成和大量储备。在众多的芋螺毒液成分中，含有两对二硫键以上的多对二硫键的物质称为芋螺毒素，不含二硫键以及只含单个二硫键的多肽则以芋螺肽命名，例如芋螺升压肽（conopressin）、芋螺迟缓肽（contulakin）和芋螺睡眠肽（conantokin）等。根据芋螺毒素基因及其前体蛋白信号肽的保守性，将芋螺毒素分为 A-、M-、O-、P-、S-、T-和 I-等多个基因超家族，在此基础上，根据每个成员保守的半胱氨酸骨架，并结合其作用靶点或药理学活性，进一步细分为 α、μ、δ、κ、ω 等家族。芋螺毒素结构稳定，作用高度特异，因此常作为探针用于多种离子通道及其亚型的分类和鉴定。

2. 药理毒理作用　芋螺毒素的化学结构新颖，生物活性强，是毒素药物的开发重点，作为镇痛药物、抗癫痫药物候选物，已进入临床研究阶段。芋螺毒素对电压门控或配体门控离子通道表现出特异性阻断作用,目前已经研究明确了部分芋螺毒素的作用靶点。例如,α-芋螺毒素能竞争性阻断烟碱型胆碱能受体;δ-芋螺毒素抑制电压门控性钠离子通道的失活而延长钠通道的开放时间;κ-芋螺毒素阻断钾离子通道;μ-芋螺毒素特异性地阻断肌肉组织电压门控钠离子通道;ω-芋螺毒素选择性阻断电压门控钙离子通道。

在动物实验中发现,食鱼芋螺毒素引起的死亡原因主要是呼吸衰竭和心脏停搏。芋螺毒素的毒理作用在突触前神经元,通过阻断电压门控性钠通道和钙通道,减少兴奋性冲动的传递和神经递质的释放。在突触后膜,阻断烟碱受体,最终干扰或阻断神经-肌肉接头的信息传递,产生麻痹效应。腹腔注射芋螺毒素引起小鼠麻痹和死亡的时间仅为2分钟左右。芋螺毒素具有高度的组织专一性,作用于神经细胞的芋螺毒素通常对肌肉细胞没有明显的作用,反之亦然。地纹芋螺毒素作用限于骨骼肌,而致幻芋螺毒素具有神经和肌肉多种作用,前者引起肌肉迟缓性麻痹,后者引起肌肉痉挛性麻痹。

3. 中毒表现 芋螺毒素引起动物的死亡原因主要是呼吸衰竭和心搏骤停。人中毒事件通常发生在海边浅水区,在收集芋螺或游玩时被芋螺蜇伤,受伤部位多发生在前臂和手指,轻者类似蜜蜂刺伤,重者皮肤损伤部位出现出血斑点或撕裂伤。患者如出现肌肉迟缓性麻痹或者肌肉痉挛性麻痹等症状,可考虑芋螺毒素中毒。除了局部的出血、疼痛和炎症反应外,芋螺毒素中毒最典型的症状是伤口麻木感,并很快扩散至口、舌、唇及四肢的末端,少数患者的伤口周围肌肉出现麻痹。全身症状通常在中毒后5～30分钟出现,表现有恶心、肌肉无力、痉挛、震颤、呕吐、流泪流涎、咽下和呼吸困难、复视或视力模糊、晕厥、昏迷、共济失调、全身肌肉麻痹,最后可因呼吸、循环衰竭而死亡。芋螺毒素的中毒或损伤程度与种属相关,其中地纹芋螺中毒危害最大,病情发展迅速,很快能引起大脑水肿、昏迷、弥散性血管内凝血,直至呼吸停止和心脏衰竭。

目前,芋螺毒素的中毒诊断尚无标准,临床主要依据患者或知情人口述及中毒症状来确定。中毒防治也缺乏成熟有效的预防措施和特殊解毒剂。及时给予对症、支持治疗,是缓解中毒症状、降低死亡率的必要措施。在被芋螺刺伤后,应立即使用热水(43.5～45℃)冲洗或浸泡受伤部位,破坏毒素的毒性,并缓解疼痛。芋螺毒素中毒最致命的危险是呼吸麻痹,一旦发现呼吸困难,必须立即采取给氧,进行气管切开和人工呼吸等措施。

(六)T-2毒素(T-2 toxin)

T-2毒素是由寄居在多种农作物上的镰刀菌属真菌在一定条件下产生的一种单端孢霉烯族真菌毒素,是污染我国饲料的主要真菌毒素。多种农作物致病菌可以产生此毒素,主要来自镰孢菌属,如拟孢镰刀菌、枝孢镰刀菌、梨孢镰刀菌和三线镰刀菌,在我国谷物中的检出率为80%。

1. 结构与性质 单端孢霉烯族毒素是倍半萜烯类化合物,具有四环状12,13-环氧单端孢霉烯骨架结构,环氧环是毒素的毒性基团。单端孢霉烯族毒素从结构上可分为A、B、C、D4种类型,A类毒素的毒性为B类毒性的10～100倍。T-2毒素属于A类单端孢霉烯族,其纯品为白色针状结晶,分子量为466.5,熔点151～152℃,不易挥发,不溶于水和石油醚,但易溶于丙酮、氯仿、二甲亚砜和醇类溶剂。毒素的热和光稳定性较好,能耐受强热和紫外线,因此在食物生产和加工过程中高压灭菌不易灭活。但毒素对碱不稳定,在碱性条件下可失去毒性。

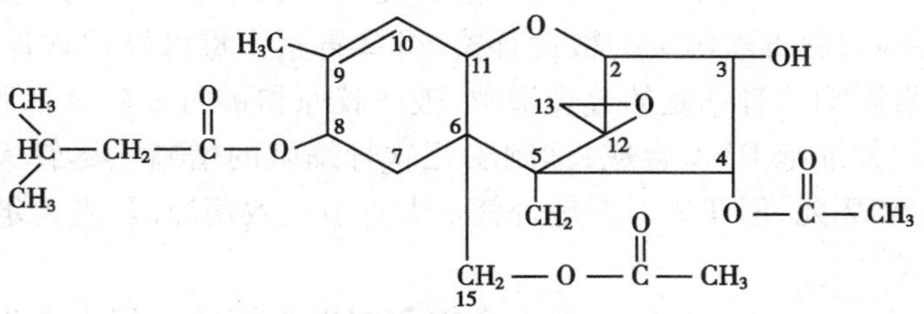

图 9-6　T-2 毒素的化学结构

　　T-2 毒素是倍半萜类化合物,具有四环结构。它的化学结构特征是 C9 与 C10 间以不饱和双键形式存在,C12 与 C13 间有一个环氧环结构,另有羟基、乙酰氧基和异戊酰氧基团取代氢原子。环氧环和双键被认为是毒性基团,环氧环被打开后,毒素的毒性作用基本消失。另有研究表明,烷基侧链-$OCOCH_2CH(CH_3)_2$也是毒性相关的基团。

　　2. 毒理作用　毒理学研究结果显示 T-2 毒素的多系统毒性效应,基因与细胞毒性包括抑制细胞蛋白质、DNA 和 RNA 合成,引发细胞氧化应激导致 DNA 损伤,诱导细胞凋亡、基因表达变化和细胞膜功能损伤等;在血液系统,能导致血小板和白细胞减少,血细胞凋亡和骨髓坏死,严重时还可导致败血病;在消化系统和肝脏,T-2 毒素可使口腔、胃、肠黏膜和肝脏发生坏疽,对蛋白质合成的抑制可降低肝酶的活性,诱导脂质过氧化反应,增加谷胱甘肽还原酶的活性;毒素能快速激活免疫相关炎性细胞因子基因水平的早期表达,引起免疫刺激;在高剂量下,能严重损伤淋巴结、脾脏等免疫器官,诱导白细胞凋亡,引起免疫抑制;T-2 毒素对神经系统和生殖发育系统也有毒性作用。

　　T-2 毒素经口、皮肤、注射等染毒方式,都可引发造血、淋巴、胃肠组织以及皮肤的损害,并且损害生殖器官的功能,降低抗体、免疫球蛋白和其他体液因子的水平。家禽和牛、羊、猪等家畜都对 T-2 毒素敏感,猪是家畜中最为易感的动物。反刍动物对 T-2 毒素的耐受性较强,因为其瘤胃微生物可降解部分毒素。家禽服食毒素染毒饲料后,喙的边缘会出现黄色干酪状坏死,硬腭黏膜化,口和舌呈现典型的口角炎症状。此时继续喂饲染毒饲料或增加染毒剂量水平,会加重症状,并伴随体重和采食量的下降。

　　T-2 毒素的毒性较强,人畜误食污染的谷物或饲料可导致急慢性中毒,急性中毒症状表现为呕吐、出血性综合征和心血管功能障碍;慢性中毒症状表现为食欲缺乏、体重下降、口腔和食管病变等。

　　3. T-2 毒素的健康危害　T-2 毒素等真菌毒素是真菌产生的次级代谢产物,主要污染储存的粮食和饲料,严重危害人和牲畜的健康。人畜误食 T-2 毒素污染的粮食或饲料,会引起急慢性中毒;动物食用毒素污染的饲料,可在动物源性食品中形成毒素残留,间接引起人类健康危害。世界粮农组织/世界卫生组织将单端孢霉烯族毒素列为最危险的天然存在的食品污染毒物之一,并规定面粉、大米等禾谷类作物中 T-2 毒素含量不得超过 $100\mu g/kg$。2001 年欧盟食品科学委员会颁布了一项临时标准,限制 T-2 毒素及其主要毒性代谢产物 HT-2 之和的每日允许限量值为 $0.06g/kg$ 体重。我国由于缺乏对 T-2 毒素安全性的全面评估,目前仅限定动物全价配合饲料中 T-2 毒素的限量为 $0.08mg/kg$。

　　T-2 毒素等镰刀菌毒素在粮食和饲料中的高检出率,引起人们对这类毒素健康危害的关注。已有的研究指出,T-2 毒素能引起人食物中毒性白细胞减少症。在有些肿瘤高发地区的粮食中,也多次检出镰刀真菌及其毒素,提示长期食用毒素污染的粮食,可能与肿瘤高发有关。据研究报道,某些地方性疾病,如大骨节病和克山病也可能在不同程度上与当地居民长期使用 T-2 毒素等镰刀菌毒素污染的粮食有关。T-2 毒素中毒可导致软骨损伤,动物和体外实验结果表明,毒素影响软骨细胞的分裂增殖,破坏胶原和蛋白多糖等基质合成代谢和分解代谢的平衡,抑制软骨细胞 DNA 合成,抑制胎儿软骨细胞的增殖。尽管大骨节病的原发病变涉及软骨的变性和坏死,但 T-2 毒素是否就是大骨节病致病原因,尚无定论。

(七) 肉毒毒素

肉毒毒素(botulinum toxin)是厌氧的肉毒梭菌在生长繁殖过程中产生的一种烈性蛋白类毒素,可引起人类肉毒中毒(boudism),是人类已知的生物和化学毒物中毒性最强的毒素,肉毒毒素对人的 LD_{50} 仅为 0.1 ~ 1ng/kg,其致死性高于白喉毒素等多种毒素,也远远高于氰化物和有机磷神经毒剂沙林等。肉毒毒素是公认的生物战剂和生物恐怖剂,对人和动物均有高度致病力,不分年龄和性别,但无传染性。

1. 来源、结构和性质　产生肉毒毒素的肉毒梭菌(又称肉毒杆菌)是一种革兰阳性厌氧芽胞梭菌,呈活动生长状态(营养细胞)或休眠状态(芽胞),广泛分布于土壤、海洋沉积物和家畜粪便中,亦可附着于水果、蔬菜和谷物上,水和土壤中的芽胞是造成食物污染的主要来源。肉毒梭菌的芽胞对热、化学药物和放射线的抵抗力极强,在沸水中可存活 10 ~ 22 小时,20% 的甲醛经 24 小时才能杀死;其营养细胞则极易被破坏,在有氧状态下不能生长,为严格厌氧性。肉毒梭菌的最适生长温度是 25 ~ 37℃,产毒的最适温度是 20 ~ 35℃,pH 6 ~ 8.2。当温度低于 15℃或高于 55℃,pH<4.5 或 pH>9 时,肉毒梭菌不能繁殖并产毒。

肉毒梭菌最初产生的毒素是无活性的单一多肽链,相对分子量 15 万,经本身内源蛋白酶或外源蛋白酶作用,分解成为相对分子量分别为 10 万和 5 万的重链(H 链)和轻链(L 链),H 链和 L 链由二硫键连接成为双链形式,并激活毒素活性。双链结构是肉毒毒素生物活性所必需的,L 链具有锌离子依赖的肽链内切酶活性,可抑制神经传导的释放,是毒素发挥毒性作用的关键成分;H 链分为两个功能区,即结合区和跨膜区,分别负责与细胞膜受体结合并将 L 链转运到细胞内,是保护性结合和进入神经细胞所必需的。

根据抗原性不同,肉毒毒素可分为 7 个血清型,分别命名为 A、B、C、D、E、F 和 G。人类肉毒中毒主要由 A、B、E 和 F 型毒素引起,C 和 D 型毒素主要引起禽类和动物中毒,目前尚无 G 型毒素的中毒报道。肉毒毒素对消化酶(胃蛋白酶、胰蛋白酶)、酸和低温很稳定,对碱和热敏感,易被破坏失去毒性。毒素在正常胃液孵育 24 小时不被破坏,因此误食毒素污染的食品后,毒素可以经胃肠道吸收入血,产生毒性作用。

2. 毒理作用及中毒症状　在自然条件或人工培养基下,A ~ G 型肉毒毒素通常与血凝素和非血活性蛋白形成相对分子质量为 30 万 ~ 90 万的前体毒素。人畜食用含毒素食物或饲料后的消化过程中,前体毒素中的非毒素组分可保护肉毒毒素免受各种消化酶作用以及胃酸的侵蚀。进入小肠后,毒素复合物在肠内微碱性环境下解离,毒素穿透小肠表皮,进入血液和淋巴循环。毒素经内化作用进入细胞内由细胞膜形成的小泡中后,在神经肌肉接头处,作用于突触前外周胆碱能神经系统,影响神经递质乙酰胆碱的正常释放和传递,引起延髓麻痹、肌肉弛缓和呼吸衰竭。

肉毒毒素可以经消化道摄入、呼吸道吸入、伤口或眼睛吸收而导致人中毒,临床上常见的中毒方式有 3 种:肉毒食物中毒、婴儿肉毒中毒和伤口肉毒中毒,其中以食物中毒为主。肉毒毒素最早是在 1897 年调查比利时暴发的食源性中毒事件时发现的,随后,在世界各地都陆续报道过食物性肉毒毒素中毒事件。食品在制作过程中可被肉毒杆菌芽胞所污染,制成后若未彻底灭菌,芽胞可在厌氧环境中发芽繁殖、产生毒素。毒素污染的食品在食前如果未加热烹调,食用后会引起中毒。罐头食品、乳制品、真空包装食品和冷冻食品等易于被污染,我国的肉毒中毒事件,大多由发酵的豆制品和面制品引起。婴儿肉毒中毒多见于 2 ~ 8 个月年龄段的婴儿,以 6 个月以内的婴儿为主,因婴儿肠道环境的特殊性以及缺乏保护性菌群和抑制肉毒梭菌的胆酸等,食入肉毒梭菌芽胞或被芽胞污染的蜂蜜等食品后,芽胞在肠道发芽、繁殖,产生毒素而致病,出现便秘、吸乳和啼哭无力、头颈部肌肉松软等典型症状。伤口肉毒中毒是由土壤中的肉毒梭菌芽胞通过伤口感染、进入人体后繁殖成肉毒梭菌并产生毒素引起的,类似于破伤风,但较为罕见。

肉毒食物中毒与其他食物中毒不同,很少见胃肠道症状,不发热,意识清楚,一般有 12 ~ 48 小时的潜伏期。主要中毒症状为神经末梢麻痹;包括视力模糊、眼睑下垂、瞳孔散大等眼麻痹症状,以及吞咽、咀嚼困难、口喉干燥、张口、伸舌等肌肉麻痹症状。中毒后期出现膈肌麻痹、肌肉松弛、呼吸困难,直至呼吸、心脏停搏而导致死亡。

3. 中毒防治 肉毒毒素中毒可依据摄入食物的类型、眼肌麻痹、吞咽、言语和呼吸困难等典型症状,并结合毒检的结果进行诊断。大规模流行时的诊断比较容易,而散在病例则不易与吉兰-巴雷综合征和狂犬病等的神经肌肉失常症状相区别。

肉毒毒素中毒的预防主要采用疫苗,使用较多的是类毒素疫苗,例如甲醛灭活的五价疫苗(A-E)等。中毒救治主要应用特异的抗毒素进行解毒,如单价(A、B 或 E 型)或者多价马血清抗毒素,抗毒素使用的时机越早,治疗效果越好。在用抗毒素治疗的同时,还应及时给予支持疗法,并控制呼吸道感染。人源抗肉毒毒素免疫球蛋白和基因工程抗体是正在研发中的、新一代肉毒中毒治疗药物。

三、生物毒素的检测技术

生物毒素是重要的生物公害来源,通过污染水源、土壤、粮食和饲料引起人畜中毒,给人类健康带来危害。同时,作为生物武器和生物恐怖使用的生物毒素,给国家安全和社会稳定带来威胁。日常生活中生物毒素的危害评估和防御措施制定,在发生重大生物危害事故或应急事件时的污染源侦检和确定,以及人员中毒的早期诊断与救治,都需要有生物毒素定性和定量信息的支持,快速、灵敏和可靠毒素检测技术是获取这些信息的必要手段。

从应用范围和目的而言,生物毒素检测技术可以分为现场快速侦检技术和实验室分析确证技术,它们的检测原理可能相同,但方法和设备则依检测目的和应用对象的不同而异。毒素的现场侦检需要首先回答"是"与"否"的问题,在事件发生现场、在较短的时间内对毒素进行快速筛查和甄别。因此,现场检测技术应满足快速、灵敏和操作简便的要求,检测设备最好是便携式的,能适应现场环境和不同的气候和温度条件。毒素的实验室分析确证技术,则要求能对各类复杂基质如水、土壤、食品以及生物样品等中各类毒素进行分析、鉴定和确证,检测技术应具有高灵敏和高准确度。

生物毒素分析检测技术主要有生物测定法、免疫分析法和以色谱、质谱及其联用技术为主的仪器分析法。

(一) 生物测定法

生物测定法是利用生物体、组织、细胞、酶、效应分子的特定反应,进行毒素辨别或测定毒素生物活性的方法。早期的生物毒素测定主要应用生物测定法,其特点是简单、直观,但通常需要使用动物或细胞等生物材料。生物测定法可分为生物试验法和细胞分析方法两类。

1. 生物试验法 在生物试验法中,小鼠生物试验法是最常用、最直观的方法,曾经是毒素毒性测定的"金标准"。如小鼠生物试验法是肉毒毒素的国际标准检测方法,灵敏、可靠,可以实现 pg 级水平的毒素的定量检测。但小鼠试验法测定肉毒毒素的操作繁琐、试验需时长,实验周期一般在 24～96 小时,同时还需要使用马血清抗毒素。禽眼睑注射试验法是另一种肉毒毒素生物试验法,可用小鸡、成鸡试验,也可根据现场情况选用麻雀、鸽子等鸟类,方法的特异性强、操作简单、结果易于判定。

其他的生物试验法还有小鼠试验法测定河豚毒素,利用小鼠出现的典型中毒症状,进行毒素的定性分析;小鼠腹腔注射毒素后,死亡时间的倒数与剂量之间存在线性关系,可进行半定量分析。家蝇生物试验法和蝗虫生物实验法用于检测以石房蛤毒素为代表的麻痹性贝类毒素,以及应用幼苗浸渍法检测曲霉毒素、单端孢霉烯类毒素等真菌毒素。

2. 细胞分析法 细胞分析法是指依据毒素致伤机制,采用与毒性相关的细胞系,通过细胞增殖及细胞毒性的体外试验,评价毒素毒性的方法,也被称为功能性分析法。这一方法的优点是不需使用活体动物,分析灵敏度和通量较高,不足之处是存在一定几率的假阳性或阴性。

神经细胞生物测定法是石房蛤毒素的常用检测方法之一,利用石房蛤毒素对钠离子通道的阻断作用,检测毒素对神经细胞生物活性的影响,最低检测限可达 $0.96\mu g/L$。通过分析毒素浓度和细胞存活率的关系,可以进行定量分析。2011 年欧盟用神经细胞生物分析方法取代小鼠生物法,检测双壳贝类中腹泻性贝类生物毒素,灵敏度的提高可以满足现行的欧盟限值标准。其他的细胞分析法还包括:利用红细胞检测赤潮藻类产生的溶血毒素;培养神经细胞检测鞭毛毒素和贝类毒素。

(二) 免疫分析法

免疫分析法是基于抗体与抗原或半抗原之间的高选择性反应而建立的生物化学分析法,方法具有高选择性和低检出限,已经广泛地用于生物毒素的分析检测。常用的免疫分析法包括酶联免疫吸附法(enzyme-linked immunosorbent assay,ELISA)、免疫聚合酶链反应(PCR)分析法、免疫亲和层析法(immunochromatography)、免疫荧光法(fluorescence immuno-assay)和免疫传感器(immunosensor)。

1. 酶联免疫吸附法(ELISA) ELISA 法是目前应用最多的免疫分析法。该法利用抗原-抗体反应的特异性与酶催化作用的高效性相结合,通过酶作用于底物后的显色反应判定结果。依据底物的性质,可以用光吸收、荧光和化学发光的方法,对毒素进行定量分析,也可以在现场检测中,用目测的方法进行定性和半定量分析。依据底物显色反应的性质,用酶标仪测定光密度(OD)值,得到毒素(抗原)含量,进行定性和定量分析是最为常见的方法。ELISA 法检测生物毒素,具有特异性强、灵敏度高、操作简便、检测时间短等优点,但在建立方法前首先需要制备抗体。

ELISA 法已广泛用于生物毒素的检测分析。例如,以碱性磷酸酶标记石房蛤毒素,建立了基于直接竞争免疫抑制原理的 ELISA 法,对毒素的检测灵敏度达到 $2\mu g/L$(Neagu 等,2006)。将 ELISA 和高效液相色谱法相结合,测定粮油中的黄曲霉毒素 B_1,检出限在 $1\mu g/kg$;以及应用 ELISA 法,建立了谷物中 T-2 毒素测定的国家标准方法(GB/T 5009,118-2008)。

采用双抗体建立的双夹心 ELISA 法,可以进一步提高检测的特异性和灵敏度。王晨宇等利用双夹心 ELISA 法,定量检测了血清和组织等生物样品中的蓖麻毒素,最低定量检测限达到 2.5μg/L,应用此法研究了蓖麻毒素在大鼠的组织分布。马小溪等比较了基于光吸收、荧光和化学发光的 ELISA 方法在蓖麻毒素定量检测中的特点。这 3 种方法均显示了较好的检测特异性,光吸收 ELISA 法的检出限为 1.4μg/L,线性范围为 1.3～15μg/L;荧光 ELISA 法的检出限为 0.2μg/L,线性范围为 0.2～12μg/L;化学发光 ELISA 法的灵敏度最高,其检出限为 0.005μg/L,线性范围为 0.02～5.5μg/L。由于化学发光 ELISA 法的测定中,不需要任何光源照射,避免了光源稳定性、光散射等因素对分析检测结果造成的影响,方法的灵敏度比光度法和荧光法高 2 个数量级以上,可用于水、饮料和血清中微量毒素的检测。

2. 免疫亲和层析法　免疫亲和层析法通过抗原-抗体间的特异性结合实现对目标毒素的捕获,例如,将抗体与适宜的基质偶联形成亲和吸附剂,或将抗体固定在亲和柱上,对样品中的毒素蛋白(抗原)进行分离纯化。用于现场快速检测的黄曲霉毒素、相思子毒素和蓖麻毒素试纸条,就是利用胶体金免疫层析法的原理。例如黄曲霉毒素试纸条,样品中的黄曲霉毒素可被固定于膜上特定区域的、含有胶体金探针的抗体捕获并富集,以纤维膜上显色条的有无或多少进行定性或定量,可检出食物样品中 2μg/kg 水平的毒素,检测时间为数分钟,准确率大于 95%。王玉霞等研制的蓖麻毒素试纸条,可用于食物、饮料和血清等样品中蓖麻毒素的测定,检出限为 25ng/ml。

免疫亲和分离富集技术与新型分析仪器的结合是近年来研究的热点,例如,将含有抗体的分子探针固定于磁珠表面,捕获抗原分子后再应用磁珠的磁特性与样品进行分离,用作液质联用分析的样品前处理方法。

3. 免疫 PCR 法　免疫 PCR 法是利用抗原抗体反应的特异性和 PCR 扩增反应的高灵敏性而建立的微量抗原检测技术。此方法是在 ELISA 法的基础上建立起来,将与抗原结合的特异抗体通过连接分子与 DNA 结合,用 PCR 扩增代替 ELISA 的酶催化底物显色,可定量检测抗原。由于 PCR 很强的放大能力,方法的灵敏度通常高于 ELISA 法。例如,免疫 PCR 法是非常灵敏的核糖体失活蛋白检测技术,对蓖麻毒素等的检出限可达 10pg/L,可用于食物饮料等样品中毒素的检测。应用免疫 PCR 法检测肠毒素 A 和 B,检测范围为 0.6～6pg,其灵敏度比 ELISA 法高约 1000 倍。

4. 免疫传感器　免疫传感器将抗原对抗体的识别功能与生物传感技术相结合,利用抗原-抗体特异性免疫反应,将偶联抗原/抗体分子的生物敏感膜与信号转换器组成生物传感器,具有灵敏度高、特异性好、检测时间短、可实现自动化等优点。

光学免疫传感器是常见且重要的一类免疫传感器,用光纤、波导材料、光栅等光敏器件作为信息转换器,将生物识别分子固化在传感器上,通过光学器件光信号的变化,检测免疫反应。常见的有夹层光纤传感器、表面等离子体共振(SPR)传感器和光栅生物传感器等。利用基于 SPR 原理的生物传感器设计的手持式蓖麻毒素检测器,可以在 10 分钟内完成样品中毒素的检测,检出限为 200ng/ml。根据抑制分析原理的 SPR 传感器,可用于石房蛤毒素的定量检测,检测下限为 0.3ng/ml。

(三) 色谱分析法

色谱法利用不同物质在不同相态间的选择性分配,用流动相对固定相中的混合物进行洗脱,混合物中的不同物质会以不同的速度沿固定相移动,最终达到分离的效果。以气体和液体为流动相的色谱技术,分别称为气相色谱和液相色谱。

对于已有标准品的生物毒素,色谱分析法是一种广泛适用的常规定量方法,具有操作简便、特异性强(应用标准品对照)、灵敏度高(使用合适检测器时)、可用于复杂基质的分析等优点。气相色谱分析的灵敏度较高,但毒素分析通常需要衍生化。例如,粮食和生物样品经固相萃取浓缩,N-7 氟丁酰咪唑衍生化后用电子捕获气相色谱分析,可以定量分析 T-2 毒素、HT-2 毒素等镰刀真菌毒素。液相色谱法已经广泛地应用于小分子毒素的定量分析。应用高效液相色谱-荧光检测法,可以定量分析生物样品中的石房蛤毒素、牛奶中的黄曲霉毒素以及谷物中的 T-2 毒素,最低定量限分别为 50ng/L、6ng/kg 和 5μg/kg。

(四) 质谱分析法

质谱分析法是一种精确测定相对分子质量的方法,利用电场和磁场将运动的离子,按它们的质荷比分离后进行检测的方法。这些离子包括带电荷的原子、分子或分子碎片,有分子离子、放射性核素离子、碎片离子、重排离子、多电荷离子、负离子等。电喷雾质谱技术(electro spray ionization mass spectrometry, ESI-MS)和基质辅助激光解吸附电离(matrix assisted laser desorption/ionization,MALDI)是 20 世纪 80 年代末期出现的两项软电离技术,它们的出现使传统用于小分子物质研究的质谱技术可用于相对分子质量高达几万到几十万的生物大分子的分析,形成了基于软电离技术的生物质谱技术,在生物毒素的分析中发挥了很大的作用。

电喷雾质谱技术是利用位于一根毛细管和质谱仪入口间的电势差生成离子,在电场的作用下产生以喷雾形式存在的带电液滴,当使用干燥气或加热时,溶剂蒸发,生成去溶剂化离子。电喷雾电离的特征之一是可生成高度带电的离子而不发生碎裂,如此可将质荷比降低到各类质量分析仪都能检测的程度,通过检测带电状态,计算离子的真实分子量。电喷雾质谱通常与高效液相色谱等分离技术联用(LC-ESI-MS/MS),用于生物毒素的定性定量分析。

基质辅助激光解吸附电离质谱(MALDI-TOF-MS)用激光照射样品与基质的共结晶,样品被离子化并通过无场飞行管到达检测器,飞行时间的长短与样品的质荷比(m/z)相关。与其他质谱相比,MALDI-TOF-MS 对样品的要求低,能耐受一定浓度的盐、缓冲剂及其他非挥发性成分。此外,它的灵敏度较高,可达 fmol 水平。MALDI-TOF-MS 已广泛用于蛋白质、寡糖、磷脂等生物样品的测定,是蛋白类毒素定性分析或鉴别的重要手段之一。

应用质谱技术定性定量分析生物毒素,通常需要有样品前处理技术的配合,实现样品的分离和富集,提高分析的准确性和灵敏度。常用的样品前处理技术有:①萃取技术:如液-液萃取、固相萃取、固相微萃取等;②亲和纯化技术:如免疫微球、免疫磁珠、免疫层析柱等;③色谱技术:包括液相色谱、气相色谱、亲和色谱、离子交换色谱、毛细管电色谱等;④电泳技术:如双向电泳、毛细管电泳等;⑤其他技术:如蛋白质芯片、酶法、超滤等。

1. 生物毒素的定性分析　质谱技术的主要功能之一是精确测定物质的相对分子质量,检测准确度为 0.1% ~ 0.001%,高分辨质谱的测定准确度可以达到 0.5ppm。利用质谱提供的精确相对分子质量信息,可以对已知毒素的特征性相对分子质量进行检测,实现毒素鉴别。

除了确定毒素相对分子质量,质谱技术还被大量地应用于获取多肽和蛋白类毒素的氨基酸信息,通过肽片或蛋白质的质谱序列测定,可以鉴定生物毒素,并有助于生物毒素亚型的鉴别及新型毒素的发现。常用的质谱测序方法包括:①肽谱法(peptide mapping):这一技术用特异性的酶解或化学水解的方法,将蛋白切成小的肽段,随后经质谱检测获得各肽段的相对分子质量,将肽谱数据输入数据库,搜索与之相对应的已知蛋白,从而获取待测蛋白序列。②Denovo 测序法:将肽段打碎产生碎片谱图,然后从中选择某一离子峰,从该离子峰开始,从高和低质荷比方向寻找相应的相差氨基酸残基的碎片峰。如此循环,可以得到系列的氨基酸序列。③梯状测序法(ladder sequencing):用化学探针或酶解的方法,使蛋白或肽从 N 端或 C 端逐一降解下氨基酸残基,形成一系列相互间相差一个氨基酸残基的肽片,经质谱检测,由相邻峰的质量差得知相应的氨基酸残基。

其他用于鉴定生物毒素的质谱技术还包括近年来快速发展的指纹谱(finger printing)技术和蛋白质组学方法。指纹谱技术先分离毒素,利用胰酶或化学裂解法将毒素裂解为肽段,随后应用质谱分析获得肽谱,通过与已知毒素的肽谱进行对比,进行毒素种类的鉴定。这一技术已经应用于肉毒毒素 A 亚型(A1 和 A2 亚型)的鉴定,以及蓖麻毒素与凝集素的鉴别分析。蛋白质组学方法鉴定蛋白类毒素有两种策略,即 top-down 和 bottom-up 蛋白质组学技术。Top-down 技术直接分析经简单处理的蛋白样品,从一级质谱中选出可能是毒素的蛋白,再进一步采用二级质谱分析,解读该毒素的氨基酸序列,或利用质谱信息的数据库搜索,实现毒素的鉴定。这一技术不需要烦琐的毒素分离纯化和酶解步骤,已用于新型芋螺毒素的鉴别。Bottom-up 技术又称为 shotgun 技术,是基于蛋白质组学和生物信息学的蛋白质鉴定技术,可用于复杂环境体系中有毒细菌和毒素蛋白质组学的鉴定分析。分析时首先需要使用酶或化学试剂将蛋白样品裂解成肽段,再用 LC-ESI-MS/MS 或 MALDI-TOF-MS 分析复杂的肽段混合物,最后采用蛋白质组生物信息学方法鉴定毒素。这一方法已用于蛇毒提取液中毒素蛋白谱的测定和毒素蛋白鉴定。

2. 生物毒素的定量分析 电喷雾质谱与气相色谱、液相色谱、亲和色谱和毛细管电泳等分离技术联用,是生物毒的定量分析的主流技术。利用色谱的分离能力和质谱的结构分析能力,可以实现复杂基质中毒素的定性和定量分析。与免疫分析法和色谱分析法相比,色-质联用技术具有广谱性、适用于未知和复杂样品、前处理方法简便、易于实现自动化和高通量分析等优点。

高效液相色谱与三重四极杆电喷雾质谱联用(LC-MS/MS)、高效液相色谱与四极杆飞行时间质谱联用(LC-Q-TOP-MS)以及高效液相色谱与基质辅助激光解吸附电离质谱联用(LC-MALDI-TOF-MS),已经广泛地用于生物毒素的定量分析,分析对象包括蓖麻毒素、相思子毒素、河豚毒素、贝类毒素、金黄色葡萄球菌肠毒素 B、T-2 毒素等;分析样品种类有食品、水、环境样品和生物样品等。随着样品前处理方法的改进和仪器更新,检测灵敏度不断提高,定量限可达到 ng/ml 以下。

(五) 其他分析方法

除了广泛应用的免疫分析法和以色谱、质谱为主的仪器分析法外,在生物毒素的分析检测方面,还发展了一些新的技术,包括基于适配体等识别分子的分析方法和传感器、表面增强拉曼光谱技术等。

1. 基于适配体的毒素分析技术 适配体是指经配体指数富集系统进化技术(SELEX)在体外筛选得到的、功能类似于单克隆抗体的单链寡聚核苷酸,对目标分子具有高特异性亲和力。适配体的获取不依赖于生物体或细胞,小分子生物毒素的适配体可采用化学方法合成,又被称为"化学抗体"。适配体与目标分子的结合是高特异性的,它可以区分识别目标分子结构上的细微差异,且稳定性较好,在不同温度、离子浓度、金属螯合剂存在的条件下,可反复变性和复性。

作为高亲和力和特异性的识别分子,适配体技术在生物毒素检测以及生物传感器的研究中,显现出巨大的应用潜能。2006年,唐吉军等报告了基于适配体的相思子毒素检测方法,检测限为60μg/L,方法的特异性好,蓖麻毒素等核糖体失活蛋白不干扰检测。Haes等以带有荧光标签的RNA适配体作为识别分子,应用毛细管电泳检测蓖麻毒素。其他已报道的、以适配体作为识别分子的生物毒素检测技术和生物传感器还包括肉毒毒素、炭疽毒素、葡萄球菌肠毒素、志贺毒素、霍乱毒素、烟曲霉毒素B_1、赫曲霉毒素A、蓖麻毒素和相思子毒素等,建立的检测技术有荧光检测法、电化学检测法、电化学发光检测法、光度法、发光纳米颗粒、阻抗法等,检出限在1pg~320ng/ml的范围内。

2. 表面增强拉曼光谱　拉曼光谱法(raman spectroscopy)是基于拉曼散射效应,通过散射光谱的测定分析、获得分子振动转动信息,用于分子结构研究的方法。与红外光谱相比,拉曼光谱法具有更宽的波长范围,并可避免水蒸气导致的水峰影响。目前已有的便携式拉曼光谱仪,通常以近红外激光为光源,能在样品表面(如玻璃容器外表面),对固体或液体样品进行无接触、无损伤的检测,提供样品的特征性拉曼光谱;结合数据库搜索,可对未知物质进行快速筛查和鉴别,亦称为现场快速检测的重要工具之一。但拉曼光谱法的灵敏度较低,限制了其在痕量物质检测中的应用。

近年来,表面增强拉曼光谱(surface-enhanced raman spectroscopy,SERS)技术的出现,使拉曼光谱法的灵敏度提高了数个数量级,并能提供单分子水平的指纹谱信息,可以用于低浓度物质的检测。表面增强拉曼光谱的原理是吸附在粗糙金属表面的化合物,其拉曼散射可大大增强。这是由于表面局域的等离子体在光照射下可被激发到高能级,与光波的电场耦合后发生共振,使金属表面的电场增加,拉曼散射信号随之增强;以及待测分子与金属之间相互作用后,分子极化率增加,拉曼散射截面随之增大使拉曼信号的增强。能产生SERS效应的有银等少数金属,其中以银的增强效应最强。

SERS技术已用于石房蛤毒素、河豚毒素、蓖麻毒素以及微囊藻毒素的检测。应用SERS技术检测水样中的石房蛤毒素,检出限为3nmol/L,定量限为20nmol/L。应用免疫磁珠分离结合SERS技术检测,建立了复杂基质中蓖麻毒素快速检测方法,可以在20分钟内检测到牛奶中含量为4mg/L的蓖麻毒素。利用金纳米棒作为SERS的活性基底,金纳米棒通过配基的免疫识别富集可形成链状结构,这一方法对微囊藻毒素的检出限可达到5ng/L。

应用SERS技术,有望研制灵敏度高、操作简便、抗干扰能力强的便携性现场检测设备,用于毒素等危害物质的现场快速鉴别检测。

(李　桦)

参 考 文 献

1. 陈冀胜. 生物毒素研究与应用展望. 中国工程科学,2003,5(2):16-19.

2. 陈冀胜. 生物毒素与新药研究. 中国天然药物,2009,7(3):162-168.

3. 陈冀胜. 生物毒素——创新药物的源泉. 中国天然药物,2009,7(3):161.

4. 王磊,王松俊. 生物毒素的军事意义. 卫生研究,1998,27(增刊):155-157.

5. 王景林. 生物毒素战剂:检测识别分子与防治药物. 军事医学,2011,35(8):561-565.

6. Bassik MC,Kampmann M,Lebbink RJ,et al. A systematic mammalian genetic interaction map reveals pathways underlying ricin susceptibility. Cell,2013,152(4):910-922.

7. 陈伟华,王志强,韩禹宏. A-超家族芋螺毒素研究进展. 生命科学,2006,18(4):373-379.

8. 黄绍重,秦振华. 生物毒素研究进展. 毒理学杂志,2006,20(4):257-258.

9. 邴晖,高炳淼,于海鹏,等. 海洋生物毒素研究新进展. 海南大学学报自然科学版,2011,29(1):78-85.

10. 张智勇,陈永胜,倪娜,等.蓖麻产品在农药中的应用及研究进展.内蒙古农业科技,2011,(6):74-76.

11. 门金囝,王玉霞.蓖麻毒素的毒性作用机制及其在肿瘤治疗中的应用.国际药学研究杂志,2010,37(4):279-291.

12. 马惠海,罗胜军,王哲,等.相思子毒素研究进展.动物医学进展,2006,27(9):50-54.

13. 孟宪梅,卢士英,阎东明,等.石房蛤毒素研究及应用进展.食品科技,2010,35(8):150-154.

14. 袁建辉,誉倩文,杨慧,等.作用钠离子通道海洋生物毒素的研究及检测进展.中国热带医学,2011,11(12):1541-1543.

15. 王敏辉,李吕木,丁小玲.T-2毒素研究进展.动物营养学报,2011,23(1):20-24.

16. 赵志军,李强.T-2毒素致大骨节病软骨损伤的研究进展.中国地方病防治杂志,2005,20(1):23-25.

17. 邹广迅,张红霞,花日茂.T-2毒素的毒性效应及致毒机制研究进展.生态毒理学报,2011,6(2):121-128.

18. 赵思俊,李雪莲,曹旭敏,等.肉毒杆菌及肉毒毒素研究进展.中国动物检疫,2013,30(8):36-39.

19. 汪世华,张峰,袁军.生物毒素检测技术新进展.应用与环境生物学报,2008,14(5):726-731.

20. 暴铱,郭磊,陈佳,等.生物毒素检测技术研究进展.分析化学,2009,37(3):764-771.

21. 王晨宇,郎立伟,钟玉环,等.生物样品中蓖麻毒素的双夹心酶联免疫定量检测方法及应用.军事医学,2011,35(8):620-623.

22. 马小溪,刘合珠,唐吉军,等.3种酶联免疫分析法在蓖麻毒素定量测定中的比较.分析化学,2011,39(5):685-689.

23. 聂聪,王静,孙肖红,等.胶体金免疫层析技术快速定量检测相思子毒素.军事医学科学院院刊,2009,33(6):546-549.

24. Wu J,Wang Y,Wang C,et al. Immunochromatography detection of ricin in environmental and biological samples. Nano Biomedicine and Engineering,2011,3(3):167-171.

25. Feltis BN,Sexton BA,Glenn FL,et al. A hand-held surface plasmon resonance biosensor for the detection of ricin and other biological agents. Biosensors and Bioelectronics,2008,23(7):1131-1136.

26. 方均建,董方霆,张学敏,等.生物质谱技术在生物毒素检测中的应用进展.军事医学科学院院刊,2007,31(6):568-571.

27. 徐慧,孙秀兰,吴龙云,等.新型识别分子传感器在小分子生物毒素检测中的应用.食品工业科技,2012,33(18):367-370.

28. Lauridsen LH,Veedu RN. Nucleic acid aptamers against biotoxins:a new paradigm toward the treatment and diagnostic approach. Nucleic acid therapeutics,2012,22(6):371-379.

29. Sharma A,Sharma RK. Aptamers—a promising approach for sensing of biothreats using different bioinformatics tools. Soft Nanoscience Letters,2013,3(4):1-5.

30. Penn MA,Drake DM,Driskell JD. Accelerated surface-enhanced raman spectroscopy(SERS)-based immunoassay on a gold-plated membrane. Analytical chemistry,2013,85(18):8609-8617.

31. Zhu Y,Kuang H,Xu L,et al. Gold nanorod assembly based approach to toxin detection by SERS. J Mater Chem,2012,22(6):2387-2391.

32. 高敬,郭磊,李春正,等.表面增强拉曼光谱在化学恐怖物质检测中的应用进展.军事医学,2012,36(6):476-479.

第四节　空间探索的毒理学新问题

太空探索是指以物理手段探索地球以外物体以及探索太空时涉及的任何技术、科学政策。人类对外太空探索意义深远,首先它能揭示宇宙的形成与演化,探索生命的起源以及空间环境对人类生存环境的影响,对天文学、宇宙学、物质科学、生命科学和思想科学的发展有巨大的推动作用。但是太空探索会遇到很多风险,除了发射和着陆的安全性问题。其中太空探索必须要控制的风险之一是有毒有害化合物的暴露,如一氧化碳(CO)、固定剂或反应性尘埃。国外载人航天的实践表明,载人航天器座舱空气的化学污染是不容忽视的。发生化学污染事件后,轻则使航天员产生刺激感,影响工作和生活质量;重则影响航天员的健康甚至造成中毒死亡。如:阿波罗13号在飞行过程中所积累的二氧化碳(CO_2),太空舱下降过程中阿波罗船员四氧化二氮的暴露,20世纪90年代末和平号上的火灾,国际空间站上的再生金属氧化物罐的有毒产品等。

一、航天毒理学的基本概念和学科定义

太空探险家和宇航员在穿越地球大气层去冒险和探索太空时,他们就将接触到不同的化学物质(液体、气体或微粒),为此,必须以最佳的方式去维持他们的生命和保护身体功能,因此面临一个很大的医疗和生命维系的技术挑战。虽然20世纪90年代,NASA开始考虑,宇航员超越大气层和引力场对月球和整个太阳系进行探索,将会面临一些复杂和独特的环境。要实现人类能在太空中生活和工作这个目标,航天毒理学家要防止潜在的有害的环境污染物对宇航员的危害。

航天毒理学(aerospace toxicology)是一门独特的专业性学科,主要应对航天探险家在航天飞行、太空作业和太空居住的所面临的特殊健康挑战和有限的医疗救援资源。航天飞行可引起人体健康方面的改变,如紧张、贫血及骨质流失,均可能改变机体对毒物的敏感性。航空毒理学的最终目的是通过潜在的化学风险评估以及设定特定的安全接触限值,以保护航天员暴露于化学物后的生理性变化。

与地球不同,太空是一个近乎完美的真空,使得恒星和行星通过引力在各自的轨道上和谐地运行。太空不存在大气保护层,独特的太空环境影响了化学物的潜在毒性,使得有效维护宇航员健康变得更为复杂。重力的变化(减少或零重力)和密闭的生活环境增加了宇航员健康维护的难度,船舱和空间站必须经过仔细的管理和监控,才能使有毒有害物质不在封闭的空间环境中累积。在长期的太空探索过程中,保持空气和水的食用安全是一个日益复杂的任务。

航天毒理学与其母学科毒理学存在很多共同点,但也有自己的特色:

1. 暴露在太空中的化合物是连续的,可以持续数月之久,源于缓慢释放的有毒物质的积累或意外排放的化合物,这些化合物难以从空气中去除。我们还必须注意,相对能减少有害化合物的空气再生系统(ARSs)也可能产生其他有毒化合物。

2. 宇航员飞行过程中生理状态的变化如:失重、加压或隔离,使他们对潜在的有毒化合物的影响更为敏感。这些航天适应的影响可表现为红细胞质量、骨质变化、心血管脆弱、免疫系统受损等。此外,航空飞行在离开地球轨道时辐射风险相应增加。

3. 太空化合物的暴露往往持续整个飞行过程,然而日常行为或突发事件可能会增加几小时或几天的暴露时间,使污染物不断增加。当危险明显时,与地球上的人类相比,宇航员所用的逃生方式极为有限。

4. 空间工作站和车辆都配有净化空气、回收和净化水的循环系统这些空气和水的系统是紧密联系在一起的,因为水溶性的空气污染物不可避免地会在水中被回收,使用这些水之前,必须去除这些污染物。但某些空气污染物能够污染空气净化器或净水器的过滤系统,所

以航天毒理学家一定要警惕这种可能性。

航天探索者是一个独特的群体,要承受太空探索所带来的生理、心理和环境的变化。在进行特定的太空飞行作业前,必须对与飞行相关的特异性和(或)先天不良性反应的易感性生物标志物进行筛选。例如,太空飞行会增加肾结石形成的概率,因此有肾结石形成病史的人就可能被剔除。健康筛查需最大限度地减少该人群的易感性。

航天毒理学的本质是研究和预测空气和水中的化学物及混合物在重力改变的条件下对人类健康产生危害的一门学科。航天毒理学是进行微重力条件下化学物对机体作用的研究,以确定化学物对人类健康的潜在危害,并调查危害类型、频率、作用机制、危害形成和发展的影响因素,以及危害的持久性或可逆性。虽该学科的定义非常简单,但学科的实施却相当复杂。

航天毒理学家将通过考虑个别化学物的数量、混合物的具体组成、人体的生理变化、暴露途径、化学副产物(是否这些副产物在暴露之前产生,如热解产物)、潜在的接触时间,来评估潜在的健康危害。所有可能接触的化学材料,必须经过评估后方可允许在航天任务中使用。航天飞行中可能含有化学物的材料,包括:液体、气体和颗粒物以及各种可能接触的化学物类型,都必须认真制定其毒性评估值。根据航空飞行员在空气和水中可能接触到的化学物设立了航空标准,这些标准是时间加权平均值,包括短期和长期的允许暴露标准。为了防止宇航员的急性和慢性健康损害,正常的航空作业不能超出该标准。

二、太空探索的污染物来源

NASA 的毒理学实验室已对大量的颗粒性及挥发性的空气污染物识别和量化,特别是那些能诱导靶器官和系统发生生理性改变的化学物。根据太空探索过程的特点,可以将污染源分为下列两类:第一类是持续或经常释放污染物的污染源,其中人体代谢产物和非金属材料脱气是该污染的主要污染源。人们通过各种模拟试验能以较高的精度来预测释放污染物的种类和数量。实践表明,精心设计座舱空气净化系统和慎重选用非金属材料能有效地预防此类污染。第二类是突发灾难性事件可引起化学物的急性暴露,例如火灾、仪器意外释放化学物以及载荷试验。实际应用的化合物也会导致空气污染,例如润滑剂、黏合剂及个人卫生用品。在太空飞行前,必须对进入太空环境的物质进行潜在毒性评估。航天毒理学家特别关注长期暴露的慢性毒性,因为密闭环境与外界没有空气流通。已经从各种载人航天器座舱空气中检测出多达 300 余种污染物,污染物的广谱性带来毒性效应的多样性。

(一) 代谢来源的污染物

人体代谢通常是宇宙飞船上低级污染的最大来源。在受限空间或密闭区域的维修活动、实验和其他日常活动等均会增加有毒代谢污染物的潜在暴露机会。

二氧化碳是最常见进入机舱空气中的主要代谢物。根据 NASA 的计算(1987 年),每个航天员每天可生产 0.76 ~ 1.15kg(1.67 ~ 2.58 磅)的二氧化碳,视体力活动(操作任务和运动)而定。人类通过氧化代谢碳水化合物、脂肪酸和氨基酸产生二氧化碳。二氧化碳通过人体呼吸道释放到空气中。

人体代谢产生的乙醛也能进入了太空的栖息地或船舱。据估计,乙醛的产生率约为 $83\mu g/(人 \cdot d)$。乙醛在肝脏可被醛脱氢酶、醛氧化酶和黄嘌呤氧化酶氧化成乙酸。密闭环境产生的氨气,尿液是 NH_3 的主要来源,氨还可经呼吸道产生。氨是由外周组织的氨基酸、核酸、胺类、谷氨酰胺和谷氨酸以及从饮食中获得的氨基酸代谢产生。高蛋白膳食和严格的体格锻炼可以增加氨气的产生,另外,有些未知来源的 NH_3 污染产生。

没有办法阻止这些类型的污染物进入航天器或空间的栖息地,所以 ARS 空气再生系统用以维持良好的空气质量,同时采取预防措施,如限制宇航员在小而密闭空间停留的时间。

(二)　材料和设备排放的废气

高分子材料是已知通过击穿聚合物和产品挥发释放的废气,或通过制造或清洁材料的过程中释放的气体。为了尽量减少飞行器对宇航员的危害风险,NASA 将废气测试作为飞行前验收的强制性步骤。

醇、醛、脂肪烃、CO、氯代烃类和硅氧烷都可能是材料废气的成分。根据 NASA 标准,在废气测试(72 小时,120 ℉)结束时,由分析仪对密封试验箱的空气进行分离、识别和量化。单个飞行器、组装飞行器或多个单个飞行器需要进行毒性危害指数或毒性值(T 值)检测。T 值:各废气成分的预期浓度与它的 7 天 SMAC 值的比及其与所有未分类的废气比率的总和(国际标准化组织,2000 年)。

T-值计算: $T_{total} = C_1/SMAC_1 + C_2/SMAC_2 + \cdots + C_n SMAC_n (1)$

C_1 = 污染物 1 的浓度; $SMAC_1$ = 污染物 1 的 7 天 SMAC 值

T_{total} 不超过 0.5,该飞行是可接受的(国际标准化组织,2000 年)。如果飞行器测试结果不符合标准,就需要进行相应处理以减少废气的产生,如进行测试前,先对产品进行高温"烘烤"。另外,NASA 还对材料进行分级,允许一定质量的材料使用,NASA 可选择用另一种材料替代有问题的材料。

过去的几年里,NASA 曾试图从航天器里所有材料中总结出废气类型,但被证实是不准确的。从国际空间站开始,NASA 已经开始测试 US 舱中废气的总和。这是因为,首次进入被安装到国际空间站的密封舱可遇到不同的毒性风险。虽然用于组装密封舱的材料已通过废气测试并确定为安全的材料,但一旦组装新的挥发性化学物质可以产生,如黏合剂、密封剂或装配过程中使用的其他化学物,因此这些组装的密封舱应有 75% 需要通过废气测试。这些舱在发射前需要密封多天(通常为 100 天),废气检测至少占用从最后空气清洁到宇航员首次进驻的 1/5 的时间。废气测试的结果可以用来预测宇航员首次登舱时接触到的污染物水平。

(三)　载荷化学物(payload chemicals)

化学物可通过航天试验被引入航天环境,用于生物和化学的研究的化学物通常具有潜在毒性或已知毒性。用于航天实验的化学物包括有:缓冲液、固色剂、酸、防腐剂和蛋白质。航空毒理学家必须评估用于试验的每一种化学物,根据其固有的毒性、可能会被释放到机舱的数量、船员处理该污染物的能力从而分配一个毒性危害级别(THL)。

(四)　热分解

即使一个小火灾或者热解事件,在密闭船舱内都会造成严重和可怕的危险。美国国家航空航天局在飞船上常使用耐火材料,最常用的绝缘材料包括聚四氟乙烯和聚酰亚胺。这些材料虽能耐火,但这些聚合材料却会带来其他问题,它们在热分解过程中会释放剧毒物质,如:氰化氢、氟化氢、氯化一氧化碳及二氧化氮。NASA 虽有标准防止热分解污染物的进入,但大多数不燃材料经过高温燃烧都将会释放剧毒的热分解产物。在失重的情况下,由于空气不对流,所以燃烧产物会累积,并有一氧化碳大量产生。

虽在太空飞行时尽量避免,但仍有一些热分解(thermodegradation)产物释放,如:电弧和热解由聚酰亚胺薄膜和聚四氟乙烯套管组成的电线绝缘层；聚酰亚胺和聚四氟乙烯电导线绝缘层的电线融合；数字显示设备的电子元件的热解，保温冷冻机组的热解。

（五）辐射联合效应

辐射也对太空探索者产生危害，如不加以妥善管理，高水平的电离辐射可以产生致命的危害。辐射可增强挥发物和其他空气传播物的毒性。在太空飞行中，类辐射的化学物及药品必须进行认真评估。在微重力条件下，化学物的辐射效应需要深入研究，以充分阐明其辐射能力及其潜在的毒性影响。

（六）毒性尘埃

1. 滋扰尘埃（nuisance dust）　日常航天任务中，尘埃很少成为国际空间站或航天飞行器的问题。HEPA 过滤器能去除几乎所有的可能在国际空间站上产生的颗粒，但这并不意味着通风管道不会发生障碍。如果出现此类情况，空气的除污过程就会明显受阻。通过改进材料可减少了航天器中的浮动皮棉和一些碎片。当新的模具带到空间站时，由于重力的影响，里面的尘埃和碎屑会悬浮在空中，第一次进入时飞行员要求戴上眼罩保护眼睛。

2. 活性尘埃（reactive dust）　除了滋扰尘埃以外，航天器的空气中有时还会含有活性尘埃，这些尘埃主要来源于二氧化碳的滤毒罐中的氢氧化锂尘埃。航天器中的滤毒罐是根据船员的数量进行设计，要求单个滤毒罐要能持续使用大约 1 天。ARS 带有 2 个滤毒罐，可以交替换用。该罐老化时，氢氧化锂尘埃就会从罐中泄漏出来，更换滤毒灌的工作人员就可能受到这种轻微的、有刺激性的活性尘埃的暴露。有些航天员反映安装新过滤器时，他们会感觉到持续几分钟的轻微黏膜刺激，推测大概就是由氢氧化锂灰尘通过新的反应床时被卷入气流引起的。

3. 月球尘埃（lunar dust）　在阿波罗飞船飞抵月球过程中，尤其是当月球着陆器回到指挥舱并围着月球飞行时，由于失重的影响，聚集的尘埃就自由地在空气中漂浮。月球尘埃通常不会对宇航员造成危害，但曾有宇航员出现月球尘埃过敏样反应的症状，这位宇航员在出现这种症状时，已在月球上呆了很多个小时甚至几天时间。月球地质学家认为这是由于原始的月球尘埃表面活性受到了太阳风的轰击和微流星体的影响。月球尘埃具有一个较大的表面积，表明这些新的月球尘埃应该会比这种阿波罗号航天员遇见的"年老尘埃"更有毒性。NASA 已对月球尘埃的毒理学性质进行了调查，并对真实月球尘埃进行了试验。发现月球尘埃具有不同类型，且每种类型处于不同的年代。为了长期停留在月球表面，NASA 正在开发一个数据库，基于这个数据库可以建立基础暴露标准。

月球尘埃是由不规则的岩石颗粒组成的，这些颗粒非常微小，以致人体肉眼根本看不到。太阳辐射的连续轰击侵袭在这些微小的岩石颗粒，留下了奶酪样的小孔。月球尘埃微粒经过风或其他自然过程由原来球形打磨成棱角尖锐的形状。似晶体锯齿状的月球尘埃具有极强磨损性，月球大气尘埃微粒可能对敏感的人体皮肤和眼睛造成损害。月球近似于真空的环境也使月球尘埃微粒同大气气体（例如氧气）相互作用下发生化学反应，这就意味着他们被人体吸入肺部可能使人发生中毒反应，尽管科学家预计月球尘埃在和室内空气发生化学反应之后危险性变小。月球大气尘埃毒性咨询小组的研究人员对此采取了两种试验：一种是将混有月球尘埃的液体注射进实验老鼠的肺部，而另一种方法是将实验老鼠放在有月球尘埃的圆柱体中以观察它自行将尘埃吸入体内。第二种方法更好地模拟了宇航员怎样将月球尘埃通过呼吸吸入肺部，但是此种方法也需要有从月球带回来的一定数量月球尘埃。月球大气尘埃毒性咨询小组可能最终会采取压缩的办法使有大量的月球尘埃样品供实验研究需要。

4. 火星尘埃(martian dust)　对于首次登上外星环境的人类来说,火星尘埃是一个非常棘手的问题。火星尘埃由极细粒的硅酸盐颗粒物组成,这些颗粒物在火星上非常常见。实验室研究已经显示火星尘埃可能会对人体健康造成威胁,因为其含有极细粒的硅酸盐颗粒物,这是火星上非常常见的现象。如果被人体呼吸系统吸入体内,这些细小颗粒物会和肺部的水分进行反应并产生有害物质。火星上的高氯酸盐物质最早是在2008年由美国宇航局的凤凰号探测器在火星近北极地区发现的。后来好奇号火星车似乎也探测到了这种物质存在的信号,这辆火星车于2012年8月份降落火星表面盖尔陨坑开展科学考察工作。就在2012年年末,好奇号的火星样品分析仪(SAM)加热了一勺取自火星地表的尘土样品并分析了其成分。发现这次取样的样品中含有高氯酸盐物质。由于尘埃会在火星地表到处迁移,因此应当考虑到这种物质对人体健康可能产生的影响。

好奇号在其所在地发现了矿脉,初步分析显示很有可能是石膏脉体,这同样让人感到担忧。石膏本身并没有什么毒性,但是,如果空气中存在石膏微粒粉尘,那样一来你就会吸入这样的粉尘,形成类似矿工中间常见的尘肺病,这将降低肺部的功能。美国国家职业健康安全与健康研究所将石膏粉尘归为“危险粒子”,也可能是火星尘埃的组成成分。它会刺激眼部、皮肤和呼吸系统。美国宇航局现已将航天器降落在火星的北极火山口附近并对原地表面尘埃进行测试,并评估其反应活性,这些测试结果可明确火星尘埃的反应类型和大小。但不同地点的尘埃存在异质性,但是行星上沙尘暴应是由星球表面相对均匀的尘埃形成。

三、太空探索对健康的影响

(一) 太空探索者的化学物的毒(药)物动力学特征

当评估药物动力学、化学反应、行为和停留时间(颗粒)时,必须考虑到失重和重力改变的情况。研究表明,在微重力时化学动力学会发生改变。由体液转移、器官形状和酶活力的改变导致的机体的生理状况的改变,将会影响化学物的药效学和药动学。Merrill等从经过航天的大鼠肝样品中发现细胞色素P450低于正常量,苯胺羟化酶和乙基吗啡-N-脱甲基酶减少。这一族酶与机体的药物代谢、某些类固醇激素及细胞内信息递质代谢有关,这一发现提示,航天失重因素可能改变机体进行药物代谢的能力,从而可能提高机体对有毒物质的敏感性。Levy(1991)使用动物和人开展生理异常对药效学的影响研究,发现这些生理变化可增加化学反应。Derendorf(1994)对可能的作用机制进行研究,发现清除率(排泄)、酶活性改变、肾功能变化,组织和蛋白质结合(吸收),血流量(分布)和生物利用度(潜在的功效)均可影响药效。这些变量预测起来非常困难(监管毒理学家们在这方面一直有争议),在一般条件下开展这方面的深入研究对于长期的太空探索非常有用。2004年,Graebe等对当前药动学和药效学的知识进行了汇总,强调了这些领域数据的缺乏,并总结了当前预测在微重力条件下药效的基本程序。在航空飞行前,宇航员被测试所有在太空飞行中可能用到的药物,以识别其潜在的副作用和治疗效果,这虽是不准确的评估手段,不能确定这些化学物如何在太空中发生反应,但是在缺乏真实数据的情况下它们仍是有用的。

(二) 太空探索污染物对健康的影响

从事航天飞行的宇航员必须适应失重、压力与紧张的工作。宇航员飞行后的生理评估和飞行经验,可揭示宇航员一些健康状况的变化。这些变化的机制尚不清楚,但靶器官或系统是明确的。由于航天过程的诱导,一些潜在的有毒化合物可能在太空中对身体上的某些系统或器官造成损害。也就是说,宇航员对于有毒化合物在太空中比在地球上更敏感。Hine 和 Weir 选择最经常或最可能出现的 175 种潜在座舱污染物,根据它们对人体组织器官和系统的影响,将它们的毒效应作了较详细的分类。结果表明,许多污染物有多重毒效应,最共同的毒效应是黏膜、呼吸道刺激和中枢神经系统的抑制,这种污染特征对航天毒理学研究具有指导意义。NASA 约翰逊航天中心毒理学部对座舱中几种常见的黏膜刺激和中枢神经系统抑制性污染物(氨、甲醇、一氧化碳、二氯甲烷、1,32-丁二烯、甲醛和丙烯醛等),从流行病学调查、代谢、药物动力学、组织损伤机制、遗传毒理、生殖毒理和三致效应等方面进行了系统的分析与实验研究,取得了许多新的有意义的资料。与其他人群暴露相比,在航天环境下,除了安全和健康之外,还应关注低浓度持续暴露对航天员功能和行为的影响,航天员处于一种改变了的内环境稳定状态下,这些改变包括:肌肉质量损失、骨质量损失、免疫系统减弱、淋巴细胞数量减少、红细胞质量降低、激素状况改变和酶活性降低。

1. **血液毒性**　在对持续长时间飞行任务的宇航员进行直接测量,发现在进行一周的轨道运行后,整个机组成员均表现约 10% 的红细胞质量损失(Huntoon 等,1989 年)。在制定 SMACs 时,专家们一致认为,机组人员暴露于的化合物减少红细胞的质量或其他红细胞参数不应与地球上的风险估计值相同。航天过程减少红细胞质量的机制尚未阐明,而且血液毒物的作用机制仍未知。专家建议以地球上红细胞质量损失标准的 3 倍制定限值以保护宇航员的健康,甚至还可以用航天员自身诱导红细胞质量损失的量作为标准。这在制定 2-乙氧基乙醇、苯、硝基甲烷、吲哚和异戊二烯的 SMACs 已经应用。吲哚与 32-甲基吲哚都是人体内色氨酸的代谢产物,有强烈的刺激性臭味,也是舱室空气的重要污染。仅有少量的动物毒性资料,未见对人体的吸入毒性报道。新近的研究表明,吲哚毒作用的靶器官是血液系统,红细胞脆性和网织红细胞数是灵敏的指标;32-甲基吲哚毒作用的靶器官是脾和肺,脾细胞数和肺组织过氧化产生丙二醛是灵敏的指标,取得"剂量-效应"关系和人体的"厌恶阈值"。这些实验资料为机制探讨、毒性评价和制订座舱环境短期持续暴露的最高容许浓度提供了新的依据。

2. **心脏毒性**　有关航天飞行特别是舱外活动(EVAs)期间的阵发性心律失常的报告,表明在轨道飞行过程中可能存在心脏毒物的暴露(Buckey 和 Buckey,2006 年)。曾报道称机组人员在进行舱外活动、钾耗尽时会出现室性期前收缩等心律失常(Leguay 和 Seigneuric,1981 年)。这种心律失常将会导致严重和突发的后果,因此,专家设立确定 5 个因素的暴露限值,其中之一适当降低日常地球上用到心脏毒物的暴露标准以适用于航天飞行。主要涉及的化合物包括:溴三氟甲烷(穿梭灭火剂)、CO 和氟利昂。

3. **免疫毒性**　宇航员的免疫系统会在飞行期间出现变化,但出现损害的形式各异。不同的检测方法会导致差异的调查结果,临床上显著的功能改变尚没被证实。导致免疫系统出现改变的因素很多,如隔离、封闭、重力下降、辐射、睡眠无规律、营养不良等。航天飞行中出现免疫系统改变,包括细胞因子的产生、自然杀伤(NK)细胞的功能改变、单核细胞和粒细胞的功能改变。研究表明飞行可以激活疱疹病毒和改变细胞免疫力。对太空飞行中的实验动物以及卧床休息的人进行研究有助于我们了解航天飞行对人体免疫系统的潜在影响。免疫学家用"免疫系统失调"来描述这些变化。综上所述,任何免疫毒物的暴露限值应保证宇航员的免疫系统受到这些毒物损害后可以实现自我补偿。NASA 和 NRC 委员会将安全系数设立为 3。

4. **毒物的种族差异**　载人航天飞行涉及各个种族和民族的人,在设定某些毒物的暴露限值时,我们必须考虑种族差异,可能某些群体对某种毒物更敏感。由于宇航员是一类健康的成年群体,NASA 一般没有使用种内变异的安全系数,但当数据显示某个特定亚群对某种化合物的毒作用敏感时也会使用这些系数。亚洲人的某些亚群在饮用乙醇后会出现"潮红反应",这是一个特别的反应终点,所以在设立乙醇的 SMACs 时,会以此 SMAC 来保护这个群体的宇航员。对于其他化合物,当已知或预测存在某敏感亚群时,就会使用安全系数 3。例如,由于甲醛脱氢酶的基因多态性存在使得某些亚群对甲醛的敏感性增加,所以使用安全系数 3 下降甲醛的 SWEG。

四、预防座舱空气污染的对策

1. 空气再生系统　空气质量对于密闭环境下工作的宇航员非常重要,空气再生系统(air revitalization system,ARS)是保持空气污染物处于安全水平的重要手段,在确保宇航员健康安全及飞行成功中发挥举足轻重的作用。NASA 针对 ARS 的发展进行了长期研究,ARS 现已被应用于载人航天器上,如太空实验室和国际空间站。ARS 的设计要点包括有舒适性、安全性、可靠性、重量、成本。现已有多个 ARS 影响载人航天的历史,从水星计划到国际空间站,这些 ARS 系统带有频谱显示、船舱的净化和管理硬件。空气再生或清洗的基本过程为空气分离和反应过程。分离过程包括有物理吸附、吸收和过滤,反应过程包括化学吸附、氧化、还原和电化学反应。ARS 的主要功能是去除船舱气体中的微量污染物,如挥发性有机化合物(VOCs)、颗粒物(PM)和 CO_2 等。ARS 系统包括资源回收和循环、气体产生、分配和储存、减少二氧化碳的排放等。

在水星、双子星、阿波罗等航天计划实施的过程中,去除 CO_2 需要使用氢氧化锂罐。美国的航天飞机现在主要通过使用 2 个氢氧化锂罐吸收 CO_2,每罐约含 2.3kg 的 LiOH 和至少85g 的木炭。氢氧化锂滤毒罐,除了能够吸收 CO_2 外,还能吸收氟化氢、氯化氢、HCN、NO_2 和其他因火灾产生的气体。罐中的木炭主要用于吸收宇航员代谢释放及呼吸产生的挥发性有机化合物。根据宇航员的数量,需要每隔 6~12 小时更换滤毒罐一次。NASA 在太空实验室和空间站还使用是由二氧化碳移除的真空变压和热摆动生成的分子筛,而 NASA 注意到在真空变压过程中会产生有机胺,故该程序仍处于研究阶段尚未在有人操纵的宇宙飞船中日常使用。

NASA 使用颗粒活性炭和多种氧化催化剂来移除微量化学污染物,这些颗粒活性炭源自椰子壳。颗粒活性炭的特殊形式尤其用来移除污染物比如氨和甲醛。颗粒活性炭和热催化氧化剂用于在长时飞行过程中消除甲烷和一氧化碳。短时的飞行任务多采用室温催化氧化剂。机械过滤用来移除宇宙飞行期间产生的颗粒物(PM)。国际空间站(ISS)利用高效粒子空气过滤器来移除可吸入的颗粒物,而航天器使用微小颗粒过滤器可过滤 $40\mu m$ 和 $70\mu m$ 的颗粒(NASA,2008b)。

2. 水循环系统(water recovery system,WRS)　清洁卫生的水可保护船员免受饮用水和卫生用水中水性污染物的危害。对于长时的飞行任务,携带的水远不能满足机组人员整个飞行任务的需要,因此水回收和再生系统显得尤为重要。在早期的航天飞行任务中,航天器上的供水只能维持较短时间的飞行。阿波罗计划中饮用电力燃料电池产生的水,无法保证食用安全。太空实验室没有使用燃料电池,而航天飞机使用的燃料电池产生水用于食用、食品加工和个人卫生。再生水是航天员生活所必需的,水的需要量随着飞行时间的延长会增加。每人每天需要 2.2L 水饮用、卫生和食品加工,1L 水用于循环,0.3L 水用于清洗,这就要求进行水回收和重复利用,水回收系统就是为了保证一定数量和质量的用水供应。

密闭循环的空气中已确定的数百种化学物可从再生水中去除。国际空间站上的水回收设备包括有湿度冷凝水收集系统、湿度冷凝水回收设备(国际空间站上使用的 CO_2 去除设备)已设计为与 ARS 可以共同工作,这种系统的运作通过机载水电解装置使 CO_2 和 H_2 发生反应,它们间相互作用能产生大量的水。尿液处理的未来计划包括再生环境控制生命保障系统(ELCSS),该系统将在国际空间站上使用,并可以通过蒸汽压缩蒸馏(VCD)子系统对尿液预处理增加废水回收。该水加工装置(WPA)通过结合吸附、离子交换和热催化等过程处理尿馏出物和湿度冷凝水。NASA 估计,该设备一旦在国际空间站上使用,约 93% 的废水将恢复到饮用水标准,而剩下的废水仅是一个浓缩的盐溶液。

3. 在线实时监测座舱空气污染　美国和前苏联对阿波罗号飞船、联盟号飞船、和平号空间站、天空实验室和航天飞机座舱空气都进行了监测,但采用的都是离线的、回顾性的座舱空气污染监测。其基本程序是,飞行中使用固体吸附剂或(和)不锈钢瓶(真空瓶)采样,飞行后在地面毒理学实验室对样品进行处理与分析。28 次航天飞机飞行任务的监测结果表明:航天飞机座舱空气中有机污染物的浓度虽然比地面实验室高,但是对航天员的健康不会产生危害。这是由于精心地选择了所用的材料和采取了有效的空气净化措施的结果。另一方面也表明,偶然性的污染,特别是聚合材料热解带来的污染是一个重复发生而且很难预料的问题。长时间的载人航天任务要求在线的和实时的空气监测。早在 20 世纪 80 年代,美国 NASA 肯尼迪航天中心就对空间站空气监测系统的技术方案进行了评估研究,最后推荐了下列几种检测工具:①将长程傅立叶变换红外仪作为目标物的定向快速检测工具;②将质量选择或离子肼检测器的气相色谱/质谱分析仪作为监测低程度污染的工具;③将气相色谱/质谱/傅立叶变换红外仪系统作为监测高程度污染方案的一部分。美国 NASA 在 STD-3000《长期航天空气污染监测设计方案》中提出:①对座舱空气中的全部有机污染物进行实时监测;②对产生污染的目标物间断地进行定性与定量测量;③污染的浓度超标时采用声音或光报警。自 1990 年以来,已有一些产生污染的目标物监测仪在美国的航天飞机上进行试用(如执行 STS-37 任务时,采用了离子-迁移光谱仪来监测过渡舱中的肼)。可以预言,实现座舱空气化学污染物的在线实时监测已为期不远。

五、航天毒理学评价

航天毒理学评价是航天工程师、航天医师和飞行指挥员在航空飞行中用来确定化学物品、化学混合物或化学副产品的潜在危害毒性的过程。航天毒理学家通过在航天器和太空基地的密封舱内使用的生物和化学材料的数据来评估毒性和设定毒害等级。这些数据可以作为一种手段来判定化学物质的有效负荷在载人航天任务中是否足够安全。航天毒理学家决定特定航天器或密封舱内的化学品毒物危害等级(toxicity hazard level,THL),在太空飞行或太空停留过程中的这些化学品会被封装在指定的航天器或密封舱内。如果有某种风险,其他各种可能的风险都必须进行单独评估。毒物危害等级(THLs)仅用于评估化学物质,航天毒理学家必须考虑航空任务所处环境并了解航天器或太空站中包含的化学危害,以便能够解决各种化学物同时暴露导致的风险。

任何计划进入压力舱或居留舱的设备以及带有化学物或排放化学污染物废气的设备都必须进行健康危害评估。涉及材料加工、组织固定、流体行为的试验及其他类型试验通常均会含有有毒化学物。航天飞行必须使用的大量仪器设备会引入各种各样的化学物进入航天器舱内,所以必须对这些仪器设备在封闭环境中引入化学物的潜在能力进行评估。

航天器和居留舱中会载有一些电池为便携式笔记本和太空服-生命保障系统等供电,电池的活性成分或电解质中包含有毒或腐蚀性的化学物质。空间站则要使用数百组电池,各类在用电池都要进行毒性评估。

毒物危害等级(THL)分为 4 个等级,0~4 级(无害~灾难性危害)。危害等级为 0 的物质或无害物质在美宇航局的指导大纲里这样定义:不产生刺激或仅产生不长于 30 分钟、不需要治疗且不对人体系统产生影响的轻微刺激的气态、固态或液态物质。

危害等级为 1 的物质定义为:产生持续 30 分钟以上、需要治疗且对人体系统产生极小影响但不会对组织有潜在的持续危害的轻度~中度刺激,具有可控性或不可控性的气态、固态或液态物质。

危害等级为 2~4 被认为是灾难性危害,其表现如下:THL2 级的固体或非挥发性液体,可被机组人员控制、清洗或去除,能产生中度~严重的刺激不造成系统损害,有可能导致潜在长期性能衰减且需要治疗,它还可能造成永久性的眼睛损伤。

THL3 级的固体或非挥发性液体,可被机组人员控制、清洗和去除,能造成感知、协调、记忆上明显的影响或潜在长期(延迟)临界损伤(癌症),还可导致内部组织损伤。单独刺激本身不能构成 3 级危害。

THL4 级的气体、易挥发性液体或烟雾,不可控制的释放将导致中度~严重的刺激。THL4 级的暴露可造成飞行员性能长期下降,并对感知、协调和记忆造成显著影响,或潜在的长期(延迟)临界损伤(癌症),还可能导致内部组织损伤。对眼睛具有损害的化学物可导致永久性眼睛损伤的风险。THL4 级暴露飞行员需要接受治疗。

NASA 没有限制毒性级别为 4 的化学物在航天器上使用,由于某些明确 THL 4 级的化学物对太空飞行非常重要,所以航空飞行过程中需尽一切努力将该类化学物与机组人员隔离。

目前,THLs 是所有载人航天飞行操作的必要元素,NASA 的所有团队均利用这些毒性评级来决定飞行任务。硬件标准必须不超出 THL 水平,载荷的开发者必须确保其载荷不会将灾难性危害引入到航天器内,安全工程师会根据毒物危害等级决定容器大小和标签,保护地面人员和机组人员安全,NASA 航空医师负责对意外暴露的飞行人员进行处理。

六、环境风险监测

航天毒理学家会对毒物进行毒物危害等级风险评估,评估会考虑单个化学物的量、化学混合物中每种化学物的量、人体生理变化、暴露途径、化学副产物、潜在的接触时限。所有包含化学物的材料在进入航空飞行之间都要进行评估,包含化学物的材料范围很广,包括液体、气体和颗粒物、化学物暴露环境,这些在进行设立毒性评估值、航天飞行准则时都要考虑。航天飞行准则的制定是为了控制空气和水中化学物的量。这些值是时间加权平均值,包括短期和长期的允许暴露限值。这些标准的制定是为了确保宇航员安全,避免急性和慢性健康损害,在进行太空操作时,最好不要超过这些暴露限值。

(一) 可预测的危害

如果我们知道航天器中的化学物,我们就可以做出合理的预测,它们中哪些可能成为毒害物质。目前,NASA 使用一系列的手段来管理可预见的国际空间站或航天器中会造成空气污染的风险,并提供和保存实时的化学污染物监控(事后发回到地球进行分析)。目前主要通过在空气锁(一个小空间,宇航员可以通过它到达航天器外面)中使用金盐法来监测推进剂,防止推进剂污染 EVA 单元并被带回空气锁。如果检测到推进剂,飞行员按准则会启动清除残留推进剂的程序,比如说在阳光下晒烤或洗掉这些令人讨厌的小晶体。国际空间站内的氨气可通过远程的监测管进行监控,这种热交换材料极可以破坏一些屏障,从外部热循环迁移到机舱。同样,基于氨的检测结果,飞行员会按照准则启动相应的程序。二氧化碳监测使用的是手持式红外光谱仪,并参考二氧化碳监测试剂盒(CDMK)的结果,确定这种源于人类活动的气体或大规模分析是否准确。

(二) 不可预测的危害

我们可以预测发生在航天飞行器里的火灾,如果没有空气监测,由火灾引起的毒性评价就不清楚。NASA 使用特定燃烧产物的分析仪评估火灾的危害(CSA-CP),该仪器配有 CO、HCN、HCL 的电化学感应器,并对事后恢复的空气进行质量评价。基于这些监测,宇航员们会根据指导准则处理火灾。由于国际空间站是一个庞大系统,在不同部位部署 4 个分析仪,以应对任何可能发生的火灾事件。

挥发性有机化合物可能是在航天器内慢慢累积,也可能在突发事件中突然释放,这就要求在广谱和痕量水平上对挥发性有机化合物进行监测。国际空间站一直使用基于气相色谱/离子迁移谱的分析仪(VOA)对空气进行原位监测(Limero 等,2003 年)。这种大型设备在 Metox 滤毒罐的再生影响及维修过程中有污染释放提供了有用的数据。但由于该分析仪已超出它的设计寿命,并有发生故障的迹象,所以需要开发其他的替代工具,现已开发出新型的替代品——手持式气相色谱仪/微分迁移光谱仪。

七、人类太空探索的毒理学标准

自从载人航空开始以来,NASA 考虑将宇航员的整体健康状况作为考察整个飞行任务是否成功的依据,这推动了航天毒理学的诞生。人类与化学物在密闭或循环的环境中接触是航空飞行中不可避免的,因此,这些化学物必须控制并保持在一定的水平,确保宇航员的健康。虽尽力控制,但这种密闭循环环境下的航空飞行仍可能接触到上百种化学物质,有些化学物可能是由航天员自己产生,而有些可能由船舱元件、载荷实验和使用的化合物产生。

航天器中大多数环境污染物都没有合适的限值。由于地球上标准的制定没有考虑到某些物理化学变化,NASA 不能将这些标准直接用于太空,因此设定航空标准时,航天毒理学家必须优先考虑宇航员可能接触到的化学物,在此基础上建立一种可以适用于急性和慢性暴露的标准。

美国国家航空航天局(National Aeronautics and Space Administration,NASA)确认从最早的载人航天飞行起,便要求严格控制所用材料以维护空气质量,且要求这些材料连续 2 周暴露标准满足登月所需要。在短短几年内,美国国家科学院太空科学委员会已对一些化合物在紧急暴露(1 小时暴露)、90 天暴露、1000 天暴露进行了临时限制,这些规定的值是有限的。载人飞船上空气质量专家组考虑限制更多化合物,并设立这些化合物 1 小时、90 天和 6 个月的接触限值;同时规定 6 种化合物的 10 分钟"特殊区域"接触限值。在 20 世纪 70 年代,这些限制适用于月球表面的任务及长时间停留围绕地球的太空实验室,对于成熟的地球轨道航天飞行器,基于可用考虑,美国国家科学院的建议使用 7 天和 30 天的接触限值。

20 世纪 90 年代,航天接触限值扩大到包括 1 小时和 24 小时的应急暴露情况下(应急情况或意外事故)的暴露指导方针。美国国家航空航天局要求国家科学研究委员会(NRC)成立一个航天器指导方针专业委员会,该委员会的成立首先起源于制定航天器最高容许浓度

(spacecraft maximum allowable concentrations,SMACs)的空气标准委员会,以及后来的航天器水暴露导则(spacecraft water exposure guidelines,SWEGs)委员会。这些委员会的成员主要是毒理学和人类风险评估领域内各学科专业的空气及水质量方面的专家同行。美国国家航空航天局(NASA)的航天毒理学家设立了空气暴露的接触限值,NRC 的 SMACs 委员会的毒理学家与 NASAs 的毒理学家的合作并对这些限值进行了严格审查。在此过程中,长期慢性接触限值从 7 天、30 天扩大到 180 天,2000 年还增加了 1000 天的空气接触限值,以应对长期持续的任务。NASAs 的毒理学家后来还致力于制定饮用水的准则,针对用水的这些准则同样是要经过 SWEGs 委员会同行评审才能正式生效。饮用水的标准是 1 天、10 天、100 天和 1000 天。

（黄海燕　庄志雄）

参 考 文 献

1. Chaturvedi AK. Aerospace toxicologyoverview:aerial application and cabin air quality. Rev Environ ContamToxicol,2011,214:15-40.

2. Chaturvedi AK. Aerospace toxicology overview:aerial application and cabin air quality. ,Rev Environ ContamToxicol,2011,214:15-40.

3. Clément G. Fundamentals of Space Medicine. 2nd ed. California El Segundo:Springer,2011.

4. ChaturvediAK. Postmortem aviation forensic toxicology:an overview. J Anal Toxicol,2010,34(4):169-176. Review.

5. ChaturvediAK. Aviation combustion toxicology:an overview. J Anal Toxicol,2010,Jan-Feb,34(1):1-16.

6. Kustov VV,UzilovEI,BaulSV,et al. Vestn Ross Akad Med Nauk,1996,7:37-40. Russian.

7. DomanskiTJ,Dominguez AM,GoldbaumLR. Aerospace toxicology:past,present,and future. Mil Med,1963,128:717-725.

8. 何新星,吴大蔚,郭莉华,等. 航天环境毒理学研究进展. 航天医学与医学工程,2013,16(6):494-498.

9. 梁宏,贾司光. 航天毒理学面临的挑战及其对策. 中华航空航天医学杂志,2001,2:126-128.

10. 余秉良. 航天毒理学的研究概况. 解放军医学情报,1994,8(5):245-247.

第五节　灾害毒理学

一、学科定义与研究内容

（一）灾害毒理学的定义

毒性灾害是指突然发生、伤亡惊人、经济损失惨重、政治影响深远的重大中毒事件。

灾害毒理学(disaster toxicology)是以毒性灾害为研究对象,运用毒理学、灾害学基本实验方法和研究方法对毒性灾害事件进行危险度评定和灾害等级鉴定,研究其发生、发展和演变规律,找出类似事件在国家及全球发生、分布的规律,制定和完善有关毒性灾害的防灾减灾应急预案和法规的一门综合性学科。

美国"9·11"事件之后,非传统安全问题引起国际社会普遍关注。许多国家将食物中毒和职业中毒列为突发公共卫生事件,并明确应急处置突发性中毒事件的法律法规及其法律责任。这样,突发性毒性灾害成为一个严肃的政治问题和经济问题摆在世界各国政府面前,毒性灾害问题作为一个特殊的急需研究的新课题也被提到了重要议事日程,预防和紧急处置毒性灾害成为各国政府处置非传统突发事件和参与国际反恐斗争的重要组成部分。于是,以毒性灾害为研究对象的灾害毒理学应运而生。灾害毒理学的研究成果为成功应急处置毒性灾害提供了科学决策的依据和技术支撑。

（二）研究内容

1. 灾害毒理学研究各种毒性灾害的成因、特点及其演变规律　特别是有毒生物入侵、污染转嫁、环境污染、人为事故、管理缺失、刑事犯罪、邪教施毒和恐怖活动等原因引发的毒性灾害。

2. 灾害毒理学研究和总结世界毒性灾害处置的历史经验,为毒性灾害的应急处置以及毒性恐怖事件的处置提供科学决策依据和技术支撑,提高防灾抗灾能力。

3. 灾害毒理学研究创新普及防控毒性灾害和安全教育的方法与方式,提高主动预防和积极处置突发毒性灾害的自觉性。

（三）研究灾害毒理学的重要意义

1. 总结世界毒性灾害历史经验,揭示突发毒性灾害发生的原因、特点和一般规律,在思想上提高人们的警惕性,在心理上提高人们的承受能力,在防范上提高各级政府的应急能力。

2. 总结突发毒性灾害的历史经验,是贯彻落实国务院《突发公共卫生事件应急条例》和《危险化学品安全管理条例》的具体行动,对当前处置突发毒性灾害和反恐斗争具有重要的历史意义和现实意义,具有显著的实际应用价值。

3. 毒性灾害将成为各级领导干部、公安、武警、科技、教育和安全教育的重要内容。以史为鉴,惠及未来,从各国发生的毒性灾害的经验教训中吸取营养,是提高我国防灾抗灾能力的必要途径和有力措施。

4. 总结世界突发毒性灾害的历史经验,寻找我们今天工作的差距,从而提高主动预防和积极处置突发毒性灾害的自觉性。

5. 灾害毒理学倡导国际学术交流,不断丰富和提高我国灾害毒理学和安全科学的水平。

二、毒性灾害学发展简史

（一）毒性灾害的发生与历史演变

20世纪40年代以前,世界人口20亿,资源利用与生态环境状况大体平衡,重大毒性灾害主要有1900年英国发生含砷啤酒中毒案,死亡1000余人。第一次世界大战期间,1915年发生在比利时的化学毒气战争,死亡5000余人。1921年卡介苗用于治疗结核病后,有人误将有毒结核分枝杆菌作为卡介苗注射人体,发生震惊世界的吕贝克市灾难,207人发病,72人死亡。1930年,欧洲各国近100多万喜欢苗条的妇女服用减肥药中毒,1万多人失明。

进入20世纪40年代,由于爆发第二次世界大战,化学武器、核武器在战争中使用。特别是1939年DDT等有机氯杀虫剂问世之后,杀虫剂中毒屡见不鲜。有的发展中国家进口浸泡过杀虫剂的小麦、玉米种子,改为食用,结果酿成大祸。仅1971年伊拉克发生的甲基汞中毒事件,中毒5万余人,死亡8000余人。1945年,美国科学家蕾切尔·卡逊发现DDT的毒副作用,提出DDT破坏生态网就是对人类自身的破坏,但这一观点并未引起人们重视,反遭攻击,直到她于1962年著《寂静的春天》一书面世之后,揭开癌症与杀虫剂之谜。但是拥有30亿人口的地球,许多国家为了生存,仍然依赖更多的新的化学品和杀虫剂,全球农药和化学品、危险品引起的毒性灾害与日俱增,经济损失和对人民健康的危险越来越大。

20世纪50年代,尤其是1954年前苏联启用首座民用核电厂以后,许多国家核电站的核泄漏和核辐射事故屡有发生。1986 年 4 月 26 日发生的切尔诺贝利核电站事故,死亡 237 人,13.5 万人撤离家园,损失 120 亿美元。

20 世纪 70 年代~20 世纪末,世界人口由 40 亿增至 65 亿。1972 年联合国"人类环境宣言"表明人类与环境矛盾突出,政治、经济和社会矛盾加剧。特别是 20 世纪 90 年代冷战结束,国际贸易的繁荣和经济的全球化趋势,原有的毒性灾害的发生有增无减,新的毒性灾害出现,例如赤潮的频繁发生、邪教制造的集体服毒或施放毒气事件的发生,有的污染转嫁事件酿成国际争端,生态破坏引发的牧场毒草灾难也时有发生。毒性灾害已经成为一个严肃的政治问题和经济问题摆在世界各国政府面前。

(二) 毒性灾害命题的提出与灾害毒理学的形成

1994 年 12 月,史志诚在"中国首届毒物学史与毒性灾害研讨会"上,分析当代世界 50 起重大毒性灾害的基础上,首次提出"毒性灾害"(toxic disaster)命题,并定义为:毒性灾害是指发生突然、伤亡惊人、经济损失惨重、政治影响深远的重大中毒事件。

1996 年,史志诚主编《毒性灾害》一书出版。接着《光明日报》《灾害学》杂志和《中国毒理学通讯》上连续发表了 3 篇有关毒性灾害的论文。

2001 年,史志诚对 20 世纪 41 个国家的 200 起重大毒性灾害进行了初步统计,分析研究了毒性灾害种类的历史演变、成因与特征,提出吸取历史教训,制止毒性灾害发生和减少其经济损失的对策建议。在中国毒理学会第三次学术会议上发表"20 世纪全球重大毒性灾害及其历史教训"一文,引起社会各界的高度关注。

2002 年 8 月,史志诚在上海召开的第十届东亚国际科学史会议,发表"20 世纪百年重大毒性灾害大事记",引起国内外学者的关注和讨论。

2006 年,陈冀胜院士在《如何应对化学恐怖与化学毒性灾害》一书中指出:"化学恐怖是突发性化学毒性灾害类型之一。"

2009 年,中南大学资源与安全工程学院廖慧敏对灾害毒理学以新的定义,灾害毒理学是以灾害毒理学事件为研究对象,运用毒理学、灾害学基本实验方法对灾害毒理学事件进行危险度评定和灾害等级鉴定,研究其发生、发展和演变规律,找出类似事件在国家及全球发生、分布的规律,制定和完善相应灾害毒理学事件防灾减灾应急预案和法规的一门综合性学科。并提出"三阶段法"(即预防阶段、应急阶段和减灾恢复阶段)应对灾害毒理学事件,使灾害毒理学理论日趋完善。

随着全球安全问题凸现和国际反恐斗争的开展,国际上开始对非传统安全问题(non-traditional security,简称 NTS;又称"新的安全威胁",new-security threats,简称 NST,指的是人类社会过去没有遇到或很少见过的安全威胁,如恐怖主义、生态污染、危险化学品爆炸、突发性重大中毒事件以及毒物引发的毒性灾害、大规模杀伤性武器的扩散等,对人类正常活动和国际社会正常交往构成危险,有的威胁日益严重,甚至到了失控的边缘)引起高度重视。作为非传统安全问题之一的毒性灾害也被提到各国政府的重要议事日程。联合国的世界卫生组织(WHO)、美国环境保护局(UNEPA)和互联网上有大量关于毒性灾害的报道。世界各国都将毒性灾害列入突发性公共卫生事件和国家灾害防御计划,积极组织毒性灾害计划的实施。目前,全球已经建立 229 个中毒控制中心,开展社会服务与援救工作。一些高等院校、科研单位和非政府组织积极开展灾害毒理学研究和防救技术的研究。

中国出现"SARS"之后,特别是 2003 年国务院《突发公共卫生事件应急条例》和《危险化学品安全管理条例》颁布之后,将安全生产事故、污染事故、食物中毒和职业中毒列为突发公共卫生事件,并明确应急处置突发性中毒事件的法律法规及其法律责任。各级政府纷纷制定"应急预警预案"。各级人大也将突发公共卫生事件、重大安全事故和污染事故列入议事日程,加强对政府工作的执法检查和工作监督。特别是新闻媒体对毒性灾害的报道往往引起社会各界的高度关注和不同的猜测,成为当今社会不稳的重要因素之一。目前,中国已经建立中毒控制中心 8 个,西北大学生态毒理研究所将毒性灾害列为重点项目进行研究,取得初步成果。

(三) 灾害毒理学研究机构

联合国国际减灾战略(United Nations International Strategy for Disaster Reduction, UNIS-DR)

UNISDR 是联合国系统中唯一完全专注于减灾相关事务的实体,由联合国管理减灾事务秘书长的特别代表领导,确保减灾战略行动计划的执行,承担协调联合国系统、区域组织以及有关国家在减轻灾害风险、社会经济与人道主义事务等领域的活动。成立于 2000 年,由联合国主管人道主义事务的副秘书长直接领导,它是一个由 168 个国家、联合国机构、金融机构、民间社会组织、科学学术领域以及普通大众共同参与的全球性机构,其主要目标为减少由于自然至灾因子引发的灾害所造成的伤亡。其秘书处设在日内瓦,在非洲、美洲、亚洲和太平洋地区、欧洲设有几个办公室,在纽约设有一个联络办公室。联合国国际减灾战略的宗旨:为减轻灾害风险和实施"兵库行动框架"调动政治资源和财政资源;发展和维护有活力的多利益攸关方系统;提供减灾相关的信息和指导。其核心职能包括:协调联合国机构和有关各方制定减轻灾害风险政策、报告以及共享信息,为国家、区域以及全球范围的减灾努力提供支持;通过关键指标,如通过两年一次的全球评估报告监测兵库行动框架的实施,组织区域平台,管理全球减灾平台;为《兵库行动纲领》优先领域提供政策导向,特别是将减轻灾害风险纳入气候变化适应性;倡导和举办减灾活动及媒体宣传;提供信息服务和实用工具,如虚拟图书馆等,建立包含减灾良好实践、国家情况、大事件等数据库以及电子文档等;推动减轻灾害风险国家多部门协调机制(国家平台)。UNISDR 通过提供务实服务和相关工具,为国际社会提供减灾信息,例如 PreventionWeb 网站,减灾优良实践的出版物,国家减灾资料等。

瑞典国防研究局(Swedish Defence Research Agency, FOI)和灾害毒理学中心(Swedish Centre for Disaster Toxicology)

FOI 是瑞典最大的国防和国家安全联合研究组织,是国防部下属的一个承担研究任务的权威机构。核心活动国防和安全的研究、方法和技术的开发。FOI 为其客户提供了许多领域指导性的专家意见,如安全政策研究、国防和安全分析、不同类型威胁的评估、危机控制和管理系统、危险物质的防护和管理。有关危险化学品,放射性辐射,生物感染源,极度的物理负荷或危险的暴力的知识与国防武装力量和全社会都是至关重要的。FOI 的化学,生物,放射性和核(CBRN)防护和安全部门聚集着全国化学,生物,放射性和核事故的许多领先专家,在分析化学,环境化学,微生物学和地质学等领域具有跨学科能力和广泛支撑基础。分析实验室是世界领先的实验室组成的国际网络的一部分,可及时获得了独特的信息和专业知识,包括有关化学物质排放和扩散,电离辐射和放射性物质的新知识,还经常在这些威胁和风险评估领域为客户提供支持。瑞典国家卫生和福利委员会已经建立了一个灾害毒理学中心作为该委员会的专家小组。此外,还建立了辐射、灾害医学和灾害心理学中心。瑞典的灾害毒理学中心受瑞典国防研究局领导。项目的研究团队由多方面研究人员组成。瑞典灾害毒理学中心的科学研究旨在进一步加强瑞典卫生保健系统对有害化学物质释放的准备。

研究主要集中在识别经呼吸道吸入和皮肤进入的化学物质暴露后的效应,发展去化学污染技术,获得经过验证的诊断生物标志物以识别需要医疗护理的暴露患者,并跟踪对医疗治疗的反应。

英国卫生保护局(Health Protection Agency,HPA),辐射、化学和环境危害中心(Centre for Radiation,Chemical and Environmental Hazards,CRCE),包括公共卫生接触有毒有害化学品和产生的风险等一系列问题,对风险和健康风险评估,向政府提出建议,对风险提供应急准备和反应。该中心提供24小时的医疗毒理学家、临床药理学家、环境科学家、流行病学家和其他专家的指导,

法国陆军生物医学研究所(The Institut de Recherche Biologique des Armées,IBRA),该集团目前的研究项目是:①皮肤模型的验证研究经皮渗透和化学战剂(清洁水)皮肤毒性;②保护皮肤和对清洁水净化,主要是有机磷(VX毒剂、梭曼和沙林)和硫芥子气。在过去3年,工作主要包括体外研究,评估经皮渗透的有机磷(对硫磷,内吸磷S-甲基,DFP和VX)和硫芥子气。

三、毒性灾害的成因与分类

(一) 毒性灾害发生原因

按照毒性灾害发生原因:可分为:①有毒生物入侵;②污染转嫁;③环境污染;④人为事故;⑤管理缺失;⑥刑事犯罪;⑦邪教施毒;⑧恐怖活动等。

按照毒性灾害发生因素:可分为:①自然灾害:地质(火山喷发毒气;地方性中毒病)、生物(有毒生物入侵);②人为灾害:战争(核、生物、化学武器)、环境污染(大气污染、水污染、土壤污染、化学污染、垃圾污染等)、意外事故、邪教施毒与集体自杀事件(如圭亚那琼斯集体自杀事件,日本沙林毒气事件);③自然与人为混合灾害:疫病(炭疽)、火灾(森林、民居、化学工厂、仓库火灾)。

(二) 毒性灾害的分类

1. 核泄漏　如前苏联乌拉尔核污染、英国塞拉菲尔德核电站核泄漏事故、美国三里岛核电站事件、日本敦贺一家核电厂核辐射事故、美国俄克拉马州核电厂爆炸、前苏联切尔诺贝利核电站事故等。

2. 有毒化学灾害　如日本水俣事件、印度博帕尔农药厂毒剂泄漏事件等。

3. 有毒食品中毒　如日本含砷奶粉中毒、日本米糠油中毒案等。

4. 药物灾害　如欧美各国二硝基酚减肥药中毒案、"反应停"药物灾难、伊拉克甲基汞中毒事件。

5. 有毒生物灾害　如毒草灾害、赤潮事件、有毒生物入侵(紫茎泽兰、杀人蜂等)。

6. 地球化学灾害　如地方性氟中毒、孟加拉地方性砷中毒、喀麦隆尼奥斯火山喷泄毒气事件等。

7. 瓦斯矿难与煤气爆炸　如法国库里埃尔煤矿爆炸、中国本溪煤矿瓦斯爆炸、墨西哥煤气爆炸案、韩国大邱市煤气爆炸案等。

8. 环境污染灾害　如比利时马斯河谷烟雾事件、美国洛杉矶光化学烟雾事件、美国多诺拉烟雾事件、英国伦敦烟雾事件、日本"痛痛病"、日本"水俣病"、莱茵河水污染事件、罗马尼亚蒂萨河水污染事件、中国松花江水污染事件等。

四、毒性灾害的特征

毒性灾害不仅具有灾害的一般特征,而且有其特殊的毒性特点。

(一) 毒性灾害的双重属性

一方面,毒性灾害具有自然属性和社会属性,相当一部分灾害既有自然的原因,也有社会的因素,具有双重属性。这就要求安全管理人员和防救指挥人员必须具有自然科学和管理科学的知识和经验。另一方面,毒性灾害是坏事,但也可以是推动新的生产力的发展的因素。"灾害推动了发明",正因为发生了毒性灾害,政府和科学家组织研究应对灾害的新技术和新方法。在防治毒性灾害的过程中,发明了新的解毒剂、新的防毒面具和服装,建立了新的预警体系,培养了新的救援专业队伍。一批高科技产品应运而生。自然界在发展,社会经济在发展,人类将在战胜毒性灾害的斗争中积累新的经验,保护人类自己,实现人和自然的和谐发展。

(二) 恶性突发与群发性

毒性灾害发生突然,有的是十年、百年一遇,一旦发生,来势凶猛,超出人的承受能力。发生地点多在城市、工矿企业、市场、餐厅、河流、公路、铁路、机场、旅游点等人口集中和流动频繁的地方。一次中毒或由毒物引起的伤害人数惊人。

20 世纪一次死亡人数达 200 人以上的毒性灾害见表 9-10。

表 9-10　20 世纪世界一次死亡 200 人以上的毒性灾害

时间	地点	灾害类别	死亡人数	灾情
1900	英国曼彻斯特	饮料中毒	1000	饮用含砷啤酒
1915. 4. 22	比利时伊普雷	毒气战	5000	德国向英法联军施放氯气弹,1.5 万人丧失战斗力
1942. 4. 26	中国本溪	煤矿瓦斯爆炸	1549	日本帝国主义统治下,本溪湖煤矿瓦斯煤尘大爆炸
1943	美国洛杉矶	光化学烟雾事件	400	刺激性光化学烟雾经久不散,75% 市民患红眼病,大片树木枯死,郊区葡萄减产 60%
1943. 12. 2	意大利巴里港	毒气爆炸	1000	德机轰炸一装芥子毒气的美国船,引起大爆炸
1952. 12. 4	英国伦敦	毒雾事件	4000	大气中 SO_2 等污染 8000 人患病
1957. 9. 29	前苏联乌拉尔	核污染	1000	核废料存储罐爆炸
1960	中国大同	煤矿瓦斯煤尘爆炸	684	
1971	伊拉克	甲基汞中毒事件	8000	误将浸泡农药的玉米、小麦种子食用,中毒 8 万人
1978. 11. 18	圭亚那琼斯敦	集体"自杀"	913	美国"人民圣殿教"胁迫信徒集体自杀
1981	西班牙	食物中毒	600	菜籽油中毒案,中毒致残 2.5 万人

续表

时间	地点	灾害类别	死亡人数	灾情
1984.11.19	墨西哥城	煤气厂爆炸	450	煤气厂连锁爆炸,4250 人严重受伤
1984.12.3	印度博帕尔	农药厂毒剂泄漏事件	2500	含有异氰酸甲酯的烟雾逸入空气并扩散到附近村庄,中毒 20 万人,受害者 67 万人,公司赔款 4 亿美元
1986.8.21	喀麦隆尼奥斯	火山喷泄毒气	2000	湖底火山喷出毒气 H_2S,死亡牲畜 3000 多头
1986.4.26	前苏联切尔诺贝利核电站	核电站事故	237	核堆熔化外泄,13.5 万人撤离,损失 120 亿美元
1989.10	尼日利亚	药物中毒	300	出售假胰岛素致糖尿病人死亡

(三) 毒性与次生性

毒性灾害最重要的特征就是灾害由有毒物质引起。有毒物质包括有毒植物、有毒动物和有毒化学品(有毒杀虫剂、有毒矿物、有毒气体、放射性物质等)。据 20 世纪 41 个国家 200 起毒性灾害的统计,其中核泄漏与核辐射 10 起,食品中毒 32 起,药物中毒 7 起,化学品泄漏、污染 42 起,毒气泄漏及煤矿瓦斯爆炸 60 起,有毒生物引发的 29 起,地球化学灾害 4 起,利用毒物制造恐怖事件 8 起,邪教利用毒物自杀或施放毒气伤害他人的 8 起。

毒性灾害具有次生性。毒物存生于生态系统,必然对生态系统产生不同程度的影响。如核泄漏带来的核辐射毒害,将是一个难以消除的隐患。印度博帕尔事件带来的后遗症使活着的受害人在晚年丧失生存能力,一次性赔偿远不足以安置他们的一生。有的毒性作用将影响到后代的健康。因此,一些灾害引起的法律问题将没完没了。毒性与次生性构成毒性灾害的特殊性,这就决定了防制毒性灾害的跨学科、跨行业、跨部门性质和控制毒性灾害的难点所在。

(四) 社会性与世界性

毒性灾害不仅造成重大经济损失,而且其破坏性会引起社会不安,甚至陷入混乱,有的可能引起地区性政治争端。比如比利时二噁英事件中,先是卫生部长和农业部长的辞职,接着是首相和政府内阁的集体辞职,世界各国调整相关产品的进出口政策。仅比利时 1000 家农牧场关闭,进出口受阻,经济损失达 3000 亿比利时法郎(合 6.67 亿美元)。前苏联切尔诺贝利核电站事故,联合国出面干预。罗马尼亚巴亚马雷镇矿区氰化物废水污染蒂萨河流域事故中,匈牙利、南联盟提出责任问题。值得指出的是,工业化时代,人类活动对地球生态环境的破坏和污染往往超越国界。因此,毒性灾害的国际性、世界性特点,提醒人们必须从全球的立场出发,为了人类的共同利益,建立理想的生存与发展环境,开展战略性的、全球毒性灾害的宏观研究都是必不可少的。

五、重大毒性灾害的发生与治理

(一) 前苏联切尔诺贝利核电站事故

1. 事故经过　1986 年 4 月 26 日,前苏联的切尔诺贝利核电站(今乌克兰境内基辅市)的 4 号机组反应堆熔化燃烧引起爆炸,造成 8 吨多强辐射的核物质泄漏,死亡 237 人,13.5

万人撤离,经济损失 120 亿美元。周围 5 万多平方公里的土地受到污染,320 多万人遭受核辐射的侵害。大约有 4300 人最终因此死亡,7 万多人终生残疾。这是有史以来最严重的核泄漏事故,也是人类历史上利用核能的一大悲剧,称之为切尔诺贝利灾难(Chernobyl disaster)。

2. 事故原因 4 月 26 日,前苏联核专家在检测切尔诺贝利核电站的 4 号核反应堆时,关闭了备用冷却系统,并且只用了 8 根碳化硼棒控制核裂变的速度,按照标准的程序应该用 15 根。结果,失控的链式反应掀掉了反应堆的钢筋混凝土盖,并且造出一个火球,将电站建筑物炸毁,炽热的放射性灰尘进入大气中,放出来的辐射超过长崎和广岛原子弹辐射总和的 100 倍。

这次实施停堆计划的准备工作极其草率,"试验大纲"并未严肃认真加以制定,以致操作人员对试验中可能出现的各种异常情况都没有思想准备。

3. 事件影响 放射性尘埃污染整个欧洲。核电站发生事故后,大量放射性尘埃污染到北欧、东西欧部分国家。带有放射性物质的云团随风向西飘到丹麦、挪威、瑞典和芬兰。瑞典东部沿海地区的辐射剂量超过正常情况的 100 倍。全欧洲受到核辐射污染的食品、作物和牲畜都必须毁掉。4 月 29 日,瑞典、丹麦、芬兰以及欧洲共同体向前苏联提出强烈抗议。然而,前苏联政府直到 4 月 30 日,才正式发布关于切尔诺贝利核电站事故的公告,推迟了近 60 个小时,各国对此十分不满。

2002 年,在切尔诺贝利核电站发生核泄漏事故 16 周年之际,乌克兰政府组织外国记者探访切尔诺贝利地区。在切尔诺贝利市中心有一座为参加抢险人员建立的纪念碑,碑文上写着:"献给拯救世界的人",在核污染"禁入区"内还生活着约 600 名老人。还有当年遭受切尔诺贝利核电站污染的房舍。至今,乌克兰很大的一片区域仍因污染太重而不宜居住,而且要过好多年后才能安全耕种。事故还在威胁着 800 万人的生命安全,专家悲哀地预测,废除这场核灾难至少还需要 100 年。

(二)日本水俣事件

1. 事件经过 日本的水俣镇是水俣湾东部的一个小镇,有 4 万多人居住。1950 年前后,水俣湾畔建立了一家生产塑料的工厂。它把废料排放到海里,工厂废料中所含的汞会使鱼、人和猫中毒。但是,工厂主一直拒绝检查。1953 年,水俣发生首例怪病,症状初始是口齿不清、步态不稳、面部痴呆;进而眼瞎耳聋、全身麻木;最后精神失常、身体弯弓高叫而死。猫吃了鱼后也开始出现反常行为,它们发疯般地四处奔跑,甚至跳进河里淹死。不久,村民也开始表露出患病或中毒症状。主要表现为痉挛、言语障碍和失明。至少有 150 人因此丧命或终生残疾。不少婴儿出生时有畸形或脑损伤。1955 年 5 月,又出现了 50 多例。经调查分析,是由于含甲基汞的工业废水持续排入水体,通过食物链和生物浓缩后使生物(如鱼和介壳类动物)中毒,人食用有毒生物后,由于摄入甲基汞而引起中毒。

直到水俣事件发生 10 年后,工厂主才承认负有责任。该厂于 1966 年关闭,但是已给水俣湾留下了严重的后遗症。幸存者面临极度艰难和困苦的生活,随之便是痛苦的过早死亡。许多家庭必须照料无助的受害者,其中许多是儿童。水俣的年轻妇女怕生孩子,因为怕生下的孩子万一智力迟钝或畸形。据 1972 年日本环境厅统计,水俣湾和新溪县阿贺野川下游有中毒患者 283 人,其中 60 人死亡。

2. 发生原因 汞及其化合物危害生物机制主要是汞离子与生物体内的羟基有很强结合力,它与蛋白质和物质代谢中具有重要作用的羟基相结合,形成相当稳定的金属硫蛋白,比较稳定。甲基汞还可破坏细胞中离子平衡,抑制营养物进入细胞,而且还能使有益于细胞结构的离子渗出细胞,使细胞坏死。甲基汞常粘在动物脑和神经细胞膜上,使细胞的核糖核酸减少,并导致细胞分裂成碎片和死亡。汞引起急性中毒事故屡见不鲜。水俣病的发生,主要是人和禽从食物链吸收了汞化物。水俣病症状是:精神错乱、手指震颤、痉挛、昏厥、身体弯曲,导致手足残疾或是视野缩小、听觉失灵。

3. 事件影响　历史上把 1953～1956 年发生在日本熊本县水俣湾的公害事件,称为"水俣病事件"。汞一旦进入体内便无法消除,因此,汞成为一个微量金属污染的标志。1972年,90 多个国家签订国际公约,禁止将汞及其污染物倒入海洋,以免污染鱼群。

(三) 印度博帕尔农药厂毒剂泄漏事件

1. 事件经过　1984 年 12 月 3 日凌晨,位于印度博帕尔(Bhopal)市的美国联合碳化物公司印度有限公司(UCIL)博帕尔农药厂,地下储气罐内的 45 吨剧毒液体异氰酸甲酯因压力升高而爆炸,在三四个小时内全部泄漏,滚滚浓烟严重污染周围环境。事故发生的第一个星期里,2500 人死亡,20 多万人受伤需要治疗,50 多万人受到伤害,约占该市总人口的 1/2,数千头牲畜被毒死,使世界为之震惊。博帕尔灾难是世界上最严重的工业灾难,历史上称之为博帕尔灾害(Bhopal disaster)。

2. 事件处置　在出事后的几个小时内,博帕尔市的警察局关闭了这家工厂,并且逮捕了该厂经理穆卡和另外 4 名工作人员,罪名是"过失杀人"。

事故发生后,拉吉夫·甘地总理停止了在印度北方的竞选旅行,赶赴博帕尔市视察,并拨款 400 万美元赈济受害者。同时,拉吉夫·甘地总理代表印度政府要求美国联合碳化物公司赔偿损失,并郑重宣布,印度政府今后不准许在人口稠密地区生产任何危险物质。

印度中央邦政府对每个遭到损害的家庭进行救济。同时,由于有中毒的家畜,政府禁止贩卖肉品,并关闭了博帕尔市的 400 家肉品店。

军队被动员起来,负责维持社会秩序,防止拥挤和冲撞。在医院附近搭起 20 个帐篷作为临时病房,每个帐篷可以容纳 20 人。军队还建立了停尸所,把无人认领的死者集中到一块,等待亲人去认领。如最后无人认领,就由军队统一处理尸体。军队用起重机运走那些发出阵阵恶臭的畜尸。

博帕尔市的 5 家医院开始救治中毒病人博帕尔的大学医院的 450 名医师,在 12 月 3 日和 4 日两天中,就抢救了几千人的生命。自愿者组织在各处协助照料病人,安慰那些惊魂不定的人们。

12 月 6 日,美国联合碳化物公司首席执行官沃伦·安德森(Warren Anderson)从美国赶往印度,并携带了 184 万美元的紧急事故处理费。12 月 7 日,安德森在印度的公司住所被印度政府监禁,后来以 2500 美元保释。

1989 年 2 月 14 日,印度最高法院最终裁定该公司赔偿 4.7 亿美元,并责令其 3 月 31 日一次付清。美国联合碳化物公司宣布接受这一裁决。美国联合碳化物公司的赔偿与实际救助需要相差甚远,激起了当地居民的强烈愤慨和不满。加之申请赔偿的手续复杂,大多数受害者至今未获得应有的赔偿。

2004 年,在博帕尔灾难 20 周年纪念日的时候,数千名示威者和博帕尔化学泄漏事件的幸存者走上博帕尔街道,为 20 年前灾难中的受害者要求补偿,要求政府尽快发放赔偿金。由于博帕尔农药厂遗弃的生锈管道和杀虫剂储藏罐经多年的风雨侵蚀已经开裂,直接威胁当地人饮水的安全。因此,受害者要求已经收购美国联合碳化物公司的陶氏化学公司清除被废弃的厂房。

时隔 26 年的 2010 年 6 月 7 日,印度中央邦首府博帕尔地方法院裁决,判定 8 名被告在 26 年前的博帕尔毒气泄漏事故中犯有疏忽导致死亡等罪。在 8 名被告中包括当时发生毒气泄漏的美国联合碳化物公司在博帕尔工厂的董事长马欣德拉和其他几名管理人员,其中 1 名被告已经死亡。但是,事件的受害者认为此裁决太迟太轻。

3. 事件影响　一些环境历史学家和评论家发表文章严厉谴责污染转嫁行为。1992 年,印度人保罗·斯利瓦斯塔瓦著《博帕尔·危机解析》出版,描述了博帕尔毒气泄漏事件的全过程,工业危机管理分析,印度与美国的争议以及对受害人的赔偿。2003 年,美国法学博士保罗·德里森著《生态帝国主义:绿色能源,黑色死亡》阐释了某些发达国家以生态、环境恶化为由指责发展中国家的霸道思维。

许多发展中国家从博帕尔灾害中吸取教训,受到启发。其一,在招商引资方面要警惕污染转嫁,绝不能以环境与安全为代价发展经济。其二,危险化学品生产企业的建设,应当规划在远离城市居民集中的地区。在建厂前选址时,应作危险性评价,并根据危险程度留有足够的防护带。建厂后,不得邻近厂区建居民区。其三,严格管理和严格执行工业操作流程是防止事故发生的关键。其四,健全安全管理规程,提高操作人员技术素质,禁止错误操作和违章作业极为重要。同时,要进行安全卫生教育,掌握必要的自救、互救知识。其五,凡生产和加工剧毒化学品的工厂都应制订化学事故应急救援预案。通过预测把可能导致重大灾害的报告在工厂内公开。并定期进行事故演习,把防护、急救、脱险、疏散、抢险、现场处理等信息让有关人员都清楚。防止一旦发生事故,措手不及。其六,生产和加工有毒化学品必须装置独立的安全处理系统,并使之处于良好的应急工作状态。其七,对剧毒化学品的储存量应以维持正常运转为限。

（四）比利时二噁英事件

1. 事件经过　比利时的工农业生产非常发达,农业以畜牧业为主,畜牧业生产高度集约化。畜牧生产者购买商品饲料饲养家畜,饲料生产完全工业化和专业化。欧美发达国家历来习惯把畜禽的脂肪、内脏和植物油加工等下脚料作为动物能量和蛋白质补充饲料。引发二噁英事件导火线的脂肪及植物油下脚料是由比利时几家专门公司收购加工,转售给饲料添加剂厂和浓缩饲料厂,浓缩饲料厂再将自己的产品销售给配合饲料厂,用于生产商品饲料直接供应饲养场。比利时的整个畜牧生产、饲料工业和食品工业在完善的市场经济体系和社会保障体系下运行,并受到本国政府和欧盟委员会的双重防疫、质量和卫生监督。因此,比利时畜牧业、饲料工业及其相关的食品工业生产水平高、效益好,其产品在欧盟和国际上享有良好的信誉。

比利时 1998 年鸡存栏 3850 万羽,猪 250 万头,肉牛和奶牛 290 万头。以畜牧业为依托的食品加工业,每年出口额达 400 亿美元,肉鸡和鸡蛋 60% 出口。畜牧业产品加工的食品,不仅供应欧盟各国,也出口到其他国家和地区,包括美国和我国在内。

2. 事件起因　1999 年 3 月,比利时的养鸡业生产者发现,母鸡产蛋率降低,肉鸡也有异常表现。追踪性调查发现,是由于这些鸡场所用的饲料引起的,这些饲料是比利时维克斯特(Verkest)公司 1999 年 1 月 18～19 日生产的脂肪浓缩料受到二噁英严重污染。而真正的二噁英污染源是专门收集动物肥油和废植物油的福格拉公司,该公司将所收集的油脂装入有废机油的油罐经加热而生产和混入二噁英。

比利时农业部的调查结果表明,这批含有高浓度二噁英的动物脂肪浓缩料共计 98 吨,先后供应本国、德国、法国和荷兰共 13 家饲料厂用于生产饲料,总计生产含二噁英的污染饲料 1060 吨,转售给上述 4 国饲用。污染饲料涉及鸡场 445 家、猪场 746 家、牛场 393 家。

3. 事件影响　1999 年 5 月 27 日新闻媒体披露事件真相,当地媒体称之为"鸡门事件",引起比利时轩然大波。从 5 月 28 日到 6 月 6 日,比利时卫生部陆续下令,禁止屠宰、生产、销售和回收可能被二噁英饲料污染的一切动物性食品,包括 1 月 15 日~6 月 1 日期间生产的鸡肉、鸡蛋、猪肉、牛肉和乳品及其加工生产的食品。一夜之间,比利时畜产品及其相关食品在国际上的良好信誉丧失殆尽,畜牧业及其相关的食品工业顷刻陷入完全瘫痪状况。

二噁英事件不仅极大地冲击了比利时畜牧产品和食品,引起消费者的恐慌,也引发了比利时政局的动荡。6 月 1 日比利时卫生部长和农业部长引咎辞职,两名饲料公司经理涉嫌被捕。6 月 13 日国会选举揭晓,执政的左翼联盟惨败,联合政府垮台,首相德阿纳下台。媒体评论德阿纳是被二噁英事件拖垮的。

1999 年 6 月 2 日,欧盟执委会紧急宣布禁止销售比利时的鸡肉和鸡蛋,要求欧盟成员国回收市面上受污染的比利时肉鸡、鸡蛋和蛋制品。6 月 3 日,宣布将下令销毁来自比利时的约有 1000 个农场使用污染饲料的畜产品。6 月 7 日,欧盟常设兽医委员会宣布,支持欧盟执委会上述规定,并进一步扩大对比国食品出口限制范围,所有猪、牛及其相关产品,包括奶类和牛油,均禁止出口。二噁英事件公开报道后,世界各国纷纷抵制比利时的畜产品,并殃及德国、法国和荷兰,6 月 7 日荷兰农业部长也因工作失误而引咎辞职。6 月 3 日美国农业部宣布禁止从欧盟成员国进口鸡肉和猪肉,其后世界各国都宣布禁止进口上述 4 国的畜产品及其相关食品,包括猪肉、牛肉、奶粉和奶制品,形成世界范围的冲击波。

(五)"反应停"药物灾难

1. 事件经过　"反应停"灾难是发生在 1957~1963 年的一次全球性药害事件,"反应停"造成的新生儿出生缺陷呈现海豹样畸形,据统计从 1959~1963 年,世界范围内诞生了 12 000 多名畸形的"海豹状婴儿"。仅联邦德国就造成约 1 万名畸胎儿,5000 余人死亡。历史上将这一事件称为"反应停"灾难(thalidomide disaster)和药理灾难。

2. 事件原因　"反应停"即沙利度胺,又称酞咪脲啶酮(thalidomide)。药理学与毒理学研究证明,"反应停"是一种含有手性分子的药物,是两个等量对映体的混合物。直到 1965 年才发现"反应停"的两个对映体中只有(R)-对映体为镇静剂,具有缓解妊娠反应作用,而(S)-对映体没有镇静作用,反而有致畸作用,在妊娠 1~2 个月内服用会导致胎儿畸形。

调查显示,孕妇怀孕时末次月经后第 34~50 天是"反应停"致畸胎作用的敏感期,在此时间段以外服用"反应停",一般不会导致胎儿的出生缺陷。即:在末次月经后第 35~37 天内服用"反应停",会导致胎儿耳朵畸形和听力缺失。在末次月经后第 39~41 天内服用"反应停",会导致胎儿上肢缺失。在末次月经后第 43~44 天内服用"反应停",会导致胎儿双手呈海豹样 3 指畸形。在末次月经后第 46~48 天内服用"反应停",会导致胎儿拇指畸形。除了可以导致畸胎,长期服用"反应停"可能还会引起外周周围神经炎。

3. 事件处置　1961 年"反应停"被禁用。1961 年年底,联邦德国亚琛市地方法院受理了全球第一例控告生产"反应停"的格仑南苏化学公司案件。1970 年 4 月 10 日,案件的控辩双方于法庭外达成了和解,格仑南苏化学公司同意向控方支付总额 1.1 亿德国马克的赔偿金。1970 年 12 月 18 日,法庭作出终审判决,撤销了对格仑南苏化学公司的诉讼,但法庭同时承认,"反应停"确实具有致畸胎性,并提醒制药企业,在药品研发过程中,应以此为鉴。

1971 年 12 月 17 日,联邦德国卫生部利用格仑南苏化学公司赔偿的款项专门为"反应停"受害者设立了一项基金,并邀请伦兹博士作为此项基金的监管人之一。此后数年间,联邦德国有 2866 名"反应停"受害者得到了应有的赔偿。

4. 事件影响　"反应停"药物给人类空前的灾难,但促使科学家对"手性"药物有了新的认识。许多化合物在空间结构上具有不对称性,正如人的左右手一样,科学家称之为手性。互为手性的分子,如果用作药物,其中一个可能具有疗效,而另一个可能无效甚至有害。"反应停"就是其中最典型的一个案例。

"反应停"灾难对人们认识药害和建立完善的药品审批和药害检测制度起到了至关重要的推动作用。世界卫生组织成立了药物不良反应监测合作计划中心,最早参加的有 12 个国家,后来发展到 59 个。1999 年出台了法规。许多国家重新修订了药品法。1992 年,美国食品与药物管理局颁布新法案,规定以后上市的手性药物要尽可能只以单一手性分子的形式存在。如今,手性药物的疗效是原来药物的几倍甚至几十倍。可以说,"反应停"灾难促进了手性药和手性制药业的发展。

（六）有毒棘豆灾害

1. 发生经过　在中国,能引起家畜中毒的有毒棘豆主要是:黄花棘豆(*O. ochrocephala*)、甘肃棘豆(*O. kansuensis*)、小花棘豆(*O. glabra*)、冰川棘豆(*O. glacialis*)、毛瓣棘豆(*O. sericopetala*)、急弯棘豆(*O. deflexa*)、宽苞棘豆(*O. latibracteata*)、镰形棘豆(*O. falcata*)、硬毛棘豆(*O. hirta*)、包头棘豆(*O. glabra* var)等。主要分布于西北、西南、华北西部的主要牧区。20 世纪 70 年代以来,有毒棘豆和黄芪使中国西部省份约有 100 余万头牲畜中毒死亡,影响家畜繁殖,妨碍畜种改良,严重威胁草地畜牧业发展和农牧民的收入。

在美国,能引起家畜中毒的有毒棘豆主要是:兰伯棘豆(*O. lambertii*)、绢毛棘豆(*O. sericea*)、美丽棘豆(*O. splendens*)等。1983 ~ 1985 年、1991 ~ 1993 年和 1998 年美国曾暴发 3 次大范围的家畜有毒棘豆中毒,造成重大经济损失。

2. 发生原因　1929 年美国科学家考奇(Couch)从兰伯棘豆(*O. lambertii*)中分离出疯草毒素,可以引起猫的中毒。1982 年莫利纽克斯(Molyneux)从绢毛棘豆中分离出苦马豆素(swainsonine,SW)和氧化氮苦马豆素。1989 年詹姆斯(James)指出苦马豆素是引起动物中毒特征症状的唯一毒素。苦马豆素具有抑制细胞溶酶体内的 α-甘露糖苷酶的作用,动物长期采食有毒棘豆,最终导致发生溶酶体贮积病——甘露糖过多症。

3. 治理措施　有毒棘豆灾害的治理采取合理轮牧、间歇饲喂、青贮饲喂、酸水处理、人工挖除以及免疫法等方法加以预防,应用解毒药物推迟了绵羊棘豆中毒出现的时间和缓解中毒症状,减少中毒发病率和死亡率。但是,有毒棘豆引起的生物灾害是个生态问题,尚须采取生态学的科学方法从根本上加以治理。

（七）赤潮灾害

1. 发生原因　20 世纪 70 年代以来,大量生活污水流入江河湖海,导致水体富营养化,加上含磷洗衣粉的大量使用,使水中藻类大量生长,形成隐患。据有关专家分析,我国每年生产 230 万吨洗衣粉,如果按平均 15% 含磷计算,每年约有 6 万多吨磷排到地面水而流入大江大河。1g 磷可使藻类生长 100g。藻类特别是有毒藻类大量繁殖,一是致使鱼类无法生存,二是水产品带毒危害人类。据报道,日本海域 1965 年发生赤潮 44 次,1970 年 79 次,1975 年 300 次,1996 年 326 次。中国近海 1972 ~ 1994 年发生 256 次,2000 年 28 次,计 10 650km^2。赤潮发生致使大批鱼贝类死亡,人食用含裸甲藻毒素的哈仔会引起中毒死亡。

2. 灾害影响　亚热带赤潮从 19 世纪以来至今赤潮发展的频率增加得十分明显。近 20

年来,随着海洋环境污染、流域水体营养化和气候的变暖及少雨等自然变异,赤潮成为日益增多的海洋生物灾害。特别是,有毒的赤潮种类也逐渐增加。以亚历山大藻为例,1988 年前仅知如微小亚历山大藻(*A. minutum*)在埃及存在,此后逐渐在澳大利亚、意大利、爱尔兰、法国、西班牙、葡萄牙、土耳其、泰国、新西兰、日本、中国以及北美部分地区报道其致毒赤潮。1987 年在南美危地马拉 champaries 发生赤潮,并造成因误食含有毒藻的贝类而致 26 人死亡的事件。在墨西哥,1996 年的环境问题 45%是赤潮造成的,仅仅在贝类方面的损失就达几百万美元之巨。在南非西海岸,赤潮肆虐,仅 1997 年一次叉角藻(*Ceratium furca*)赤潮就造成 2000 吨龙虾死亡,价值达 5000 万美元。在北欧、北海及北大西洋沿岸,定鞭藻赤潮频发,使海洋动物遭受巨大损失并使渔业受损。在菲律宾,1983 年以来有毒藻类造成的中毒事件,使 PSP 中毒事件就逾 2000 例,造成 115 人死亡。

3. 灾害治理 目前,采取物理方法(如泵吸法等)、化学方法(通过喷洒硫酸铜等化学药品杀灭赤潮生物)和生物方法。针对不同的赤潮生物,通过它们的天敌的摄食,达到消灭目的。对于大面积赤潮的治理,国际公认的一种方法是撒播黏土法。

(八) 日本东京地铁毒气事件

1. 事件经过 1995 年 3 月 20 日上午 8 点 10 分左右,东京地铁内发生了一起震惊全世界的投毒事件。东京地铁三条线路的 5 节车厢同时施放"沙林"毒气,造成 12 人死亡,5000多人受伤,其 1036 人住院治疗。由于当时正值上班高峰时间,事件发生后全世界为之震惊。这就是 1995 年东京地铁沙林毒气袭击事件。

2. 事件真相 东京地铁毒气事件震动了日本社会,也引起了世界各国政府的关注。最后证实,东京地铁毒气事件是有人施放沙林毒气引起。东京地铁沙林中毒事件是邪教组织奥姆真理教的成员所为。

3. 事件处置 日本警方的处置办法是:

(1) 慎重对待,依法办事:毒气案件发生后,日本警方逮捕了该教创始人、教主麻原以及几百名被发现有参与犯罪嫌疑的信徒。该教团有 192 人被正式起诉,但只有几人被判刑,其余人包括麻原都尚未结案。在政府、议会、司法机关以及民众中,曾围绕这一问题展开激烈的争论。当时有不少人主张予以取缔,法律根据是日本的《破坏活动防止法》。但是,另有相当多的人认为动用该法要十分慎重。

(2) 密切监视,不时敲山震虎:在警方和公众的严密监视之下,1996 年 11 月,琦玉县警公安特技队出动多人,以"用假名片找人装修房屋属欺骗行为"为名,查抄了十多处奥姆真理教的设施,扣押了一千多台电脑及附属设备。

(3) 诉诸舆论,逐步釜底抽薪:对奥姆真理教这类邪教组织,防止其造成刑事或政治危害的最有效的方法是通过媒体,大力加强关于反对迷信的宣传,让人民懂得其危害性,减少信徒的来源。由于现代社会传播手段的发达,使奥姆真理教制造的沙林毒气杀人事件在日本乃至世界各地家喻户晓,妇孺皆知。案件发生后,奥姆真理教成员已成过街老鼠,一般人对他们都投以蔑视和厌恶的目光,甚至是仇视,使教徒感到社会对他们的强大压力。

(4) 长期作战,警惕死灰复燃:事件发生后,奥姆真理教重建的动向加剧。教徒们以东京都足立区的一所楼房为据点,在板桥区、琦玉县等地建有相关设施。曾因沙林毒气案而一度离开该教的人,因在社会遭另眼看待,又返回奥姆教。以各种罪名被当局抓起来的人刑满后也回到教团。但与该教鼎盛时期的万名出家信徒相比,该教出家和在家者合计仅有1500 ~ 2000 人。

自 1996 年 4 月 24 日对松本进行首次公审以来,已历时约 7 年 10 个月,公审次数为 257 次。在因该邪教所犯一系列罪行而被起诉的 189 人中,松本的"教主判决"是对该邪教一审中的最后一次公审。

针对被控犯有杀人罪而由检察机关要求判处其死刑的被告奥姆真理教教主松本智津夫(48 岁)(教名为麻原彰晃),东京地方法院(审判长:小川正持)作出死刑判决。

六、灾害毒理学发展的展望与对策

(一) 21 世纪我国毒性灾害的发生趋势及其对策

21 世纪将是毒性灾害频繁从重发生的时期。社会发展与经济增长将主要取决于环境,人类与灾害的斗争将更加多样和复杂,世界各国政府在处置非传统安全问题的过程中,十分重视毒性灾害的研究和防范,并将毒性灾害列入突发性公共卫生事件灾害防御计划,积极组织毒性灾害计划的实施。目前,全球已经建立了中毒控制中心 229 个,开展社会服务与援救工作;有的高等院校、科研单位进行灾害毒理学研究;环境、安全生产和灾害防御部门以及一些社会团体也将毒性灾害的研究纳入工作计划。许多科学家涉猎毒性灾害的研究领域,参与毒性灾害的防救工作,为国家安全、经济安全、生态安全和人民健康服务。我国已经建立中毒控制中心 8 个,西北大学生态毒理研究所建立"毒性灾害档案室",开展毒性灾害研究工作。但是,总体上看毒性灾害的研究还处在起始阶段,一些政府主管部门、安全生产的负责人和基层工作人员对毒性灾害十分生疏,一旦遇到发生的毒性灾害,表现束手无策,惊慌失措,不能及时有效处置,结果造成更大经济损失。

当前,我国在有毒有害生物入侵、生态安全、食物安全、环境安全方面存在的问题相当突出和严峻,我们必须从历史事件中汲取经验教训,采取果断有力的措施,加强毒性灾害的研究,提高应对突发毒性灾害的处置能力,减少毒性灾害的发生,减轻毒性灾害造成的损失。为此,研究世界突发毒性灾害的历史及其经验教训,具有重大的历史意义和现实意义。目前的任务是:

——制订国家毒性灾害防制计划,将毒性灾害的防制列入国家和地方的减灾计划和生态环境建设计划之中,一并落实,一并实施。

——建立、健全国家核安全、生态安全和食品安全法律体系。在实施现行法律、法规的同时,尽早出台《灾害防御法》和《毒物控制法》,确立法律责任,明确执法主体,加强食品、药物的监督管理,强化工矿、旅游区、煤气厂、交通线、机场、学校的日常执法检查。

——政府应鼓励和扶持中毒控制中心与咨询服务等公益事业的发展。国家和各省、市、自治区都应建立中毒控制中心;工业、农业、医药、环境、公安、消防等部门都应建立行业性中毒控制中心,并与国际相关网站连接,形成网络,一方面为政府机构提供准确的毒性灾害信息,另一方面向全社会提供咨询服务。这是利用现代计算机网络技术提高全民族安全意识,宣传减灾知识,降低灾害发生率,增强减灾应急能力的一条国际经验。

——开展生态毒理学与灾害毒理学研究,应把毒性灾害列为近期的重点研究课题进行攻关。组织有毒有害生物风险分析和危险化学品的危险评估,为立法和防制工作提供可靠的科学依据。

——金融、保险部门进一步完善灾害保险业务,将毒性灾害的保险列为新险种,尽快开展服务。

——坚决依法打击邪教,以保护人民生命安全和维护社会稳定。

——开展国际学术交流,不断丰富和发展灾害毒理学和安全科学。

(二)毒性灾害应急处置与预警体系的建设

未来毒性灾害的防救,必然在制定预警体系、储备防救物资和建设信息网络3个方面开展工作。特别是毒性灾害防救网络和中毒控制中心(Poison Control Center;Poison Information Center,简称PCC或PIC)的建设方面,需要全新的现代思路,需要各级财政增加对公共安全服务的投资比例,新的需求将会大大地推进我国的科技进步,其减灾工程和信息工程的实施将给全国人民带来福音。课题将在这方面进行深入研究,提出新的见解。

应用灾害学、毒理学、生态学、社会学和危机管理等科学方法,将重点对世界上40多个国家发生的200多起突发性重大毒性灾害进行分析,提出"世界突发毒性灾害研究报告",报告中将阐明各类毒性灾害发生的事件背景、事件起因、成因与特征、政治经济影响、历史经验教训,提出应急处置毒性灾害的基本原则与措施,预防和控制毒性灾害发生和减少其经济损失的对策建议。

在完成研究报告的同时,还将精选部分(大约100起)重大毒性灾害,出版《毒性灾害志》著作。包括:题词、照片、目录、各类毒性灾害的事件背景、事件起因、政治经济影响、历史经验教训等。著作附有参考文献、毒性灾害编年史、图版目录、索引、后记。

(三)毒性灾害的应对措施

在公共场所投放毒气、毒剂破坏社会公共秩序,造成重大人员伤亡和经济损失的灾害毒理学事件并不罕见。对于这类突发性灾害毒理学事件需事先建立相应的系统应对措施,减少生命财产损失,将灾害影响降至最低。其"三阶段法"应对措施为:

1. 预防阶段　在预防阶段所作的毒理学知识普及与公众公共安全意识教育是一项长期系统工作,需要一代或几代人坚持不懈的努力,在短期内很难达到预期效果,但不能忽视短期工作的积累。

2. 应急阶段

(1)临床观察:采用现场调查与实验室研究相结合进行毒气毒剂种类鉴定,在现场调查方面,对毒气毒剂的性质、来源和分布,人群接触毒气毒剂的原因、方式和接触程度进行调查,同时对人群进行体检,结合实验室的辅助检查,观察毒气毒剂对人体健康的影响。在实验室研究方面,应采用化学方法与生物学方法相结合,运用分析化学手段,研究毒气毒剂化学物的组成和杂质鉴定,以及不同条件下其稳定性、溶解度等理化特性。

(2)危险度评定:危险度评定是系统科学地分析因接触危害因素或条件而引起的对健康、生态环境有害作用的过程。"危险度"指有害影响发生的概率。

(3)应急医学处理:组织医学专业人员将中毒者迅速移离现场。脱去污染衣物,严密进行临床观察,必要时供氧。眼睛及皮肤污染迅速用流水冲洗,并给予对症和支持疗法。将此类灾害性毒气毒剂事件按照突发性公共事件进行应急管理,充分发挥政府与民间组织在处理灾害毒理学事件中的作用,必要时启动应急预案,科学处理突发性毒气毒剂灾害性事件,将人员伤亡与财产损失降至最低。

(4)灾害评估:

1)灾害损失评估指标体系构建:灾害会影响诸多方面,对其灾害损失评估涉及到人员伤亡指标、财产损失指标、环境指标等多个指标。

2)灾级评估:运用模糊聚类分析与等级模式识别相结合进行灾害等级评估。

3. 减灾恢复阶段

（1）民众的心理干预：该类事件的发生比较突然，民众缺乏心理缓冲时间，对其心理影响很大，而且有些毒害事件发生后对人体健康和环境危害持续时间长。此类事件发生后，对受害人及事件影响者的心理干预必不可少。

（2）总结事件的特点与经验，进一步完善类似事件的应急预案和相关法律法规。

（四）建立和完善毒性灾害咨询业

毒物与中毒咨询业是一个面向21世纪的新兴产业，是毒物学知识与技术服务+计算机电讯网络+公民的一项全新事业，是科学家+咨询专家+高科技服务的一门特殊行业。其目的在于使接触毒物或发生中毒者及其亲友向毒物控制中心直接求助并得到服务。其任务在于满足一切咨询者的要求，并得到满意的答复和救助。因此，借鉴国内外近十多年的经验，务必在成立中心的审批程序、参与咨询专家的资格审定、运行机制的规范、技术服务的质量等方面有统一的规定和要求，使这一咨询业健康发展。

（五）建立、健全国家核安全、生态安全和食品安全法律体系

在实施现行法律、法规的同时，尽早出台《灾害防御法》和《毒物控制法》，确立法律责任，明确执法主体，加强食品、药物的监督管理，强化工矿、旅游区、煤气厂、交通线、机场、学校的日常执法检查。

（史志诚）

参 考 文 献

1. 史志诚. 当代世界50起重大毒性灾害初析. 灾害学,1995,10(2):73-79.

2. 史志诚,主编. 毒性灾害. 西安:陕西科学技术出版社,1996.

3. 史志诚. 中国草地的生态环境与毒草灾害. 中国毒理学通讯,1997,1(3):11-13.

4. 付立杰. 现代毒理学及其应用[M]. 上海:上海科学技术出版社,2001.

5. 史志诚,中岛环. 日本的毒性灾害.《毒理学史研究文集》第一集,2002:15-17.

6. 史志诚. 20世纪世界重大毒性灾害及其历史教训. 灾害学,2002,17(1):76-81.

7. 廖慧敏,吴超,李孜军. "三阶段法"应对灾害毒理学事件. 科技导报,2009,27(15):118-119.

8. 史志诚. 外来有毒有害灌草入侵的历史教训. 西北大学学报,2003(33)增刊:14-16.

9. 周志俊,金锡鹏. 世界重大灾害事件记事. 上海:复旦大学出版社,2004.

10. 谭有金,等. 化学灾害与救援. 北京:解放军出版社,2004.

11. 史志诚,主编. 生态毒理学概论. 北京:高等教育出版社,2005.

12. 陈冀胜,主编. 如何应对化学恐怖与化学毒性灾害. 北京:科学出版社,2006.

13. 张丽萍,张妙仙. 环境灾害学. 北京:科学出版社,2008.

14. 周志俊,金锡鹏. 世界重大灾害事件记事. 上海:复旦大学出版社,2004.

15. 许正琼. 灾害统计学. 长沙:湖南人民出版社,1998.

16. Illing HPA. Toxicology and Disasters//Ballantyne B,Marrs TC,Syversen T,Eds. General and Applied Toxicology. 3rd Ed. Vol 12:127,Wiley-Blackwell,2009.

17. Singh VK,Garcia M,Wise SY,et al. Medical countermeasures for unwanted CBRN exposures:Part I chemical and biological threats with review of recent countermeasure patents. Expert Opin Ther Pat,2016,26(12):1431-1447.

18. Singh VK,Romaine PL,Newman VL,et al. Medical countermeasures for unwanted CBRN exposures:part II radiological and nuclear threats with review of recent countermeasure patents. Expert Opin Ther Pat,2016,26(12):1399-1408.

19. Sheila Jasanoff (Editor). Learning from Disaster Risk Management after Bhopal. University of Pennsylvania Press,1994.

20. Tu AT. Chemical Terrorism. Fort Collins：Alaken Inc,2002.

第六节　电磁辐射暴露的毒理学问题

电磁场可自然产生,所以在地球上一直存在,但是,20 世纪以来,随着社会的进步和现代科技的高速发展,信息发射设施、电磁能利用设备、高压输变电设施的建设和应用越来越广泛。电磁辐射(electromagnetic radiation)在给人类生活、工作带来巨大益处的同时,也造成了越来越严重的环境污染。各种频率和能量的电磁波充斥着地球的每一个角落乃至更加广阔的宇宙空间,人类已不知不觉地暴露在各种不同频谱的电磁环境之中。早在 1975 年,环境科学家曾预言:环境中的电磁能量平均每年增长 7% ~ 14%,25 年后环境电磁能量密度最大可能增加 26 倍,而 50 年后则可能增加 700 倍。联合国人类环境会议已将电磁辐射列为必须控制的公害之一,国际上称之为继水、空气和噪声污染以后的第四大污染。21 世纪人类生活中电磁环境的严重恶化将取代噪声污染,而成为首要的物理污染因素。为了保护人类赖以生存的环境和人类的健康,积极深入地开展电磁辐射与健康的研究,已成为全球关注的热点。从 1996 年开始,WHO 就组织开展了全球性的、针对电磁场暴露健康与环境影响的全面风险评估(该项目名为"国际电磁场计划",历时逾 10 年,8 个国际专业机构及近 60 个成员国共同参与,中国已于 1998 年正式加入该计划)。该计划包括电磁场健康风险评估、全球标准协调化和公众信息发布 3 个方面的配套内容,集合全球可供利用的研究资源与研究结果,进行了全面的科学复核。在此期间发布了以"事实性文件(Fact Sheet)"和"框架文件"为代表的一系列官方文件。至 2007 年,WHO"国际电磁场计划"中针对极低频(0 ~ 100kHz)电场与磁场健康影响的总体风险评估已正式完成。其标志是 WHO《极低频场环境健康准则(EHC No. 238)》的正式发布。该准则共 12 章,正文篇幅 446 页。全面阐述了 WHO 极低频场健康风险的总体评估结论,并对极低频电场、磁场健康风险特性作了完整的描述。

一、电磁辐射的基本概念

(一) 电磁辐射的含义

电磁辐射是能量以电磁波的形式通过空间传播的现象,是能量释放的一种形式。它具有一切波的特性。电磁波的频率(f)和波长(λ)是表征电磁场性质的物理量,两者密不可分,频率与波长成反比:c=fλ;式中的 c 是电磁波的传播速度。电磁波在真空中速率固定,速度均为光速,达 $3×10^8$m/s。在其他介质里,小于光速。

按电磁辐射对生物学作用的不同,可分为电离辐射和非电离辐射。电离辐射的量子能量水平较高,可通过电离作用使机体受到严重的伤害;非电离辐射的量子能量水平较低,不会导致机体组织的电离,其主要的生物学作用是引起组织分子的颤动和旋转,常以荧光和热的形式消耗其能量,对人体也会造成某些生理障碍。

电磁辐射可按其波长、频率排列成若干频率段,形成电磁波谱。频率越高该辐射的量子能量越大,其生物学作用也越强。从频段分类,如:极低频的电磁辐射至极高频的电磁辐射。两者之间还有无线电波、微波、红外线、可见光、紫外线及激光等。在电磁波谱中,比紫外线波长更短的 X 射线、宇宙射线是电离辐射波;紫外线以及波长更长的电磁波,包括可见光波、红外线、雷达波、无线电波及交流电波等是非电离辐射波。如图9-7 所示。

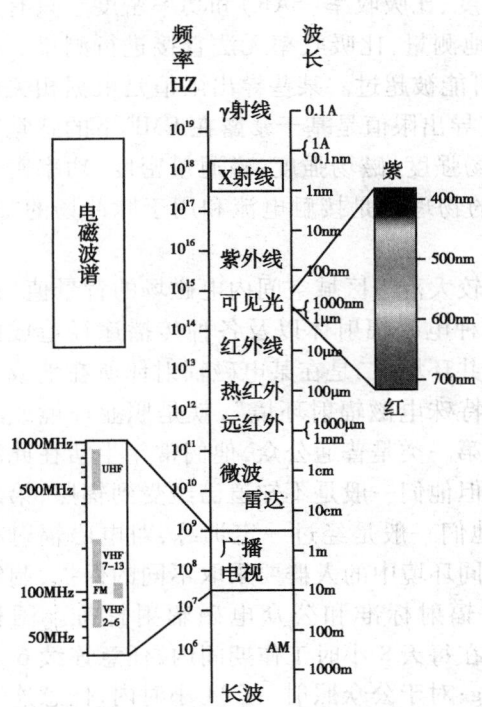

图 9-7　电磁辐射波长、频率分布图

非电离辐射根据其辐射频率又可分为微波辐射(300～300 000MHz)、射频辐射(radiofrequency radiation,RF)(0.1～300MHz)和工频(power frequency)辐射(50Hz 或 60Hz)3 类。而我们常见的各种家用电器、电子设备等装置产生的都是非电离辐射。只要它们处于通电操作使用状态,它们的周围就会存在电磁辐射。电磁辐射会对人类的健康构成威胁,同时也会干扰电子设备等的正常运行。我们通常所说的电磁辐射,一般都是指非电离辐射。

(二)　电磁辐射的测量单位和标准

1. 辐射强度单位　通过对电磁辐射概念的了解,我们知道电磁辐射其实是一种能量,它对环境的影响大小主要取决于能量的强弱,用来表示其强度大小的单位主要有:

(1) 功率:辐射功率越大,辐射出来的电、磁场强度越高,反之则小。功率的单位是瓦(W)。

(2) 功率密度(S):指单位时间、单位面积内所接收或发射的高频电磁能量。功率密度的单位是瓦/米^2(W/m^2)。例如,"40 瓦/米^2"可以简单理解为 1 平方米面积上接受到 40 瓦的电磁能量。在高频电磁辐射环境(大于 300MHz)评估时功率密度常用 mW/cm^2 表示。

(3) 电场强度(E):是用来表示空间各处电场的强弱和方向的物理量。距离带电体近的地方电场强,远的地方电场弱。电场强度的单位是伏/米(V/m),在输电线和高压电器设备附近的工频电场强度通常用 kV/m 表示。

(4) 磁场强度(H):是用来表示空间各处磁场的强弱与方向的物理量,它的单位是安/米(A/m)。

(5) 磁感应强度(B):表示单位体积、面积里的磁通量,用于描述磁场的能量的强度,单位是特斯拉或高斯(T 或 Gs),1T=10 000Gs。

2. 生物体吸收量　为定量生物体吸收的电磁能量,引入了比吸收率(specific absorption rate,SAR)的概念,指生物体每单位质量所吸收的电磁辐射功率,即吸收剂量率,单位是瓦特/千克(W/kg)。在身体组织中,SAR 与内部电场强度的平方成正比。在 10MHz 及其以上频带常用 SAR 来衡量,但在高于 10GHz 的频率范围内,各种场渗入组织的深度非常有限,SAR 无法精确测量,通常还是测量相应的功率密度。

3. 电磁辐射标准　过量的电磁照射对人体有一定的伤害作用,因此目前有许多国际的、国家的文件都规定了电磁暴露的人体安全限值。虽然这些文件在具体规定上有所不同,但大多数文件都使用相同的方法:即使用基本限值(basic limit)和导出限值(reference limit)来给出电磁辐射限值。一般来说,基本限值是用以制定标准时所采用,在实际检测中难以进行,通过推导计算而使用导出限值以方便实际的检测活动。基本限值是指直接根据已确定的健康效应而制定的暴露在时变电场、磁场和电磁场下的限值。根据场的频率的不同,用来表示此类限值的物理量有电流密度、比吸收率(SAR)和功率密度。只有被暴露者体外空气中的功率密度可以被迅速轻易地测量,比吸收率无法直接进行测量。导出限值用来评估实际暴露以确定基本限值是否可能被超过。某些导出限值是根据相关的基本限值用测量和(或)计算技术导出的,而某些导出限值是基于暴露在 EMF 下的感觉和不利的间接影响提出来的。导出的物理量是电场强度、磁场强度、磁通量密度、功率密度和流过肢体的电流。反映感觉和其他间接效应的物理量是接触电流和用于脉冲场的"比吸收能"(SA)。

电磁辐射环境范围大小可分为两类:一是比较大范围区域空间内电磁场的背景值(或本底值)即"一般电磁辐射环境",它主要是由各种电磁辐射体以及各种传播途径造成的电磁辐射环境背景,就是人们所说的大环境或公共环境;二是在某电磁辐射体所在地或一个局部范围内形成的较强的电磁辐射环境,即"特殊电磁辐射环境",就是职业环境或工作场所。在这两种环境中分别生活着不同人群,第一类是普通公众,他们常年生活在此环境中,每天 24 小时受此环境中的电磁辐射照射,但他们一般是不知道已经受到辐照;第二类是"特殊电磁辐射环境"中工作的职业人群,他们一般是经过一定训练,对电磁辐射有所了解并采取一定的必要防护措施。因此,对不同环境中的人群要采取不同的保护,制定的电磁辐射标准也是不同的,即制定职业电磁辐射标准和公众电磁辐射标准。国标 GB8702—88 规定的基本限值为:对于职业照射,在每天 8 小时工作期间内,任意连续 6 分钟按全身平均的比吸收率(SAR)应小于 0.1W/kg;对于公众照射,在 24 小时内,任意连续 6 分钟按全身平均的 SAR 应小于 0.02W/kg。国标 GB8702-88 规定导出限值为:对于职业照射,在每天 8 小时工作期间内,电磁辐射场的场量参数在任意连续 6 分钟内的平均值应满足(图 9-8)(职业照射导出限值)要求;对于公众照射,在 24 小时内,环境电磁辐射场的场量参数在任意连续 6 分钟内的平均应满足(图 9-9)(公众照射导出限值)要求。2008年 3 月,环境保护部组织有关单位和专家对该标准进行修订,增加了 1～100kHz 频段电场和磁场的公众暴露控制限值。2012 年 2 月 27 日,环境保护部辐射源安全监管司再次组织召开标准报批稿专家审议会,经审查、讨论,形成本次报批稿《电磁环境控制限值》(GB8702—88 修订版)。2014 年 6 月 23 日,环境保护部常务会议审议并原则上通过了《电磁环境控制限值》作为 GB8702—88 的修订版。

频率范围 MHz	电场强度 V/m	磁场强度 A/m	功率密度 W/m^2
0.1～3	87	0.25	(20)[1]
3～30	$150/\sqrt{f}$	$0.40/\sqrt{f}$	$(60/f)$[1]
30～3000	(28)[2]	(0.075)[2]	2
3000～15 000	$(0.5\sqrt{f})$[2]	$(0.0015\sqrt{f})$[2]	$f/1500$
15 000～30 000	(61)[2]	(0.16)[2]	10

注:1) 系平面波等效值,供对照参考
2) 供对照参考,不作为限值;表中 f 是频率,单位为 MHz,表中数据作了取整处理

图 9-8 职业照射导出限值

频率范围 MHz	电场强度 V/m	磁场强度 A/m	功率密度 W/m²
0.1~3	40	0.1	$(40)^{1)}$
3~30	$67/\sqrt{f}$	$0.17/\sqrt{f}$	$(12/f)^{1)}$
30~3000	$(12)^{2)}$	$(0.032)^{2)}$	0.4
3000~15 000	$(0.22\sqrt{f})^{2)}$	$(0.001\sqrt{f})^{2)}$	$f/7500$
15 000~30 000	$(27)^{2)}$	$(0.073)^{2)}$	2

注:1) 系平面波等效值,供对照参考。
　　2) 供对照参考,不作为限值;表中 f 是频率,单位为 MHz;表中数据作了取整处理

图 9-9　公众照射导出限值

到目前为止,还没有关于工频电磁场暴露限值的国际电工委员会(IEC)标准或其他国际标准,只有国际非电离辐射防护委员会(ICNIRP)1998 年向世界各国推荐过一个关于电磁场辐射限值的导则:《限制时变电场、磁场和电磁场暴露(300GHz 以下)导则》,其中推荐以 5000V/m 作为居民区工频电场限值标准,100μT 作为公众全天辐射时的磁感应强度限值标准。该导则总结了实验室和流行病学研究的成果,得出了电磁场的暴露限值,其所制定的限值均有严格确实的科学依据。虽然还没有法律效力,但是已被许多国际组织和国家承认,并作为制定相关标准的依据。世界上一些国际组织和国家的工频电磁场暴露标准如表 9-11、表 9-12 所示。

表 9-11　一些国家及国际组织的工频电磁场职业接触标准

组织或国家名称	发布时间	频率/Hz	E(kV/m)	B(μT)
ICNIRP	1998	50	10	500
美国 ACGIHa	2005	50/60	25	1000
IEEE	2002	50	20	2170
欧盟 European Union	2004	50	10	500
英国 NRPBb	2004/1993	50	10	500
日本 METIc	1976	50	3	/
德国 BMUd	1996	/	/	/
澳大利亚 ARPANSA	1999	50/60	10	500
中国(GB 征求意见稿)	2008	50	6	78

注:a:美国政府工业卫生专家会议;b:英国国家辐射防护委员会;c:日本经济、贸易和工业部;d:德国环境部;e:澳大利亚辐射防护和核安全机构

表9-12 一些国家及国际组织的工频电磁场公众接触标准

组织或国家名称	发布时间	频率/Hz	E(kV/m)	B(μT)
ICNIRP	1998	50	5	100
美国 ACGIHa	2005	50/60	/	
IEEE	2002	50	20	2170
欧盟 European Union	2004	50	10	500
英国 NRPBb	2004/1993	50	10	500
日本 METIc	1976	50	3	/
德国 BMUd	1996	50	/	/
澳大利亚 ARPANSA	1999	50/60	10	500
中国(GB 征求意见稿)	2008	50	4	22

二、电磁辐射的来源

根据电磁学基本理论,带电粒子周围会有相应的电场分布,随时间变化的带电粒子会产生变化的电场;由于带电粒子周围电位不同的两点之间存在电位差,因此在两点间形成了电压;当大量的带电粒子定向移动时便形成了电流,电流周围产生磁场,随时间变化的电流则会产生变化的磁场。同样,随时间变化的磁场也能产生电场,这样变化的电场和磁场交替的产生,互相垂直并不断向空间传播,就产生了电磁辐射。电磁辐射的来源主要有天然电磁辐射和人造电磁辐射。

(一) 天然电磁辐射

天然的电磁辐射是一种自然现象,主要来源于雷电、太阳热辐射、宇宙射线、地球的热辐射和静电等。例如,雷电就是一种很常见的天然电磁辐射,它除了可能对电气设备、飞机、建筑物等直接造成危害外,还会在广泛的区域产生从几千 Hz 到几百 MHz 的极宽频率范围内的严重电磁干扰;另外,火山喷发、地震和太阳黑子活动引起的磁爆等都会产生电磁干扰。天然的电磁辐射对短波通信的干扰极为严重。

(二) 人造电磁辐射

1. 广播电视发射设备 主要部门为各地广播电视的发射台和中转台。

2. 通信雷达及导航发射设备通信 包括短波发射台、微波通信站、地面卫星通信站、移动通信站。

3. 工业、科研、医疗高频设备 该类设备把电能转换为热能或其他能量加以利用,但伴有电磁辐射产生并泄漏出去,引起工作场所环境污染。工业用电磁辐射设备:主要为高频炉、塑料热合机、高频介质加热机等。医疗用电磁辐射设备:主要为高频理疗机、超短波理疗机、紫外线理疗机等。科学研究电磁辐射设备:主要为电子加速器及各种超声波装置、电磁灶等。

4. 交通系统电磁辐射干扰 包括电气化铁路、轻轨及电气化铁道、有轨道电车、无轨道电车等。

5. 电力系统电磁辐射 高压输电线包括架空输电线和地下电缆,变电站包括发电厂和变压器电站。

6. 家用电器电磁辐射　包括计算机、显示器、电视机、微波炉、无线电话等。

（三）电磁辐射区场的划分

电磁辐射区场一般分为远区场和近区场。

1. 近区场及特点　以场源为零点或中心，在一个波长范围之内的区域，通常称为近区场，也可称为感应场。近区场通常具有如下特点：

（1）近区场内，电场强度 E 与磁场强度 H 的大小没有确定的比例关系。一般情况下，电场强度值比较大，而磁场强度值则比较小。总的来看，在近区场内，对于电压高电流小的场源（如发射天线、馈线等），电场强度要比磁场强度大得多；对于电压低电流大的场源（如某些感应加热设备的模具），磁场强度要比电场强度大得多。

（2）近区场的电磁场强度比远区场的电磁场强度大得多。而且近区场电磁场强度比远区场电磁场强度衰减速度更快。从这个角度上说，电磁辐射防护的重点应该在近区场。

（3）近区场的电磁辐射与场源密切相关，近区场不能脱离场源而独立存在。

2. 远区场及特点　相对于近区场而言，在一个波长之外的区域称为远区场，它以辐射状态出现，所以也可称为辐射场。远区场的主要特点如下：

（1）在远区场中，所有的电磁能量基本上均以电磁波形式辐射传播，远区场辐射强度的衰减要比近区场慢得多。

（2）在远区场，电场强度 E 与磁场强度 H 有如下关系：在国际单位制中，$E = 377H$，电场与磁场的运行方向互相垂直，并都垂直于电磁波的传播方向。

（3）远区场为弱场，其电磁场强度均较小。

通常，对于一个固定的可以产生一定强度的电磁辐射源来说，近区场辐射的电磁场强度较大，所以，我们应该格外注意对电磁辐射近区场的防护。对电磁辐射近区场的防护，首先是对作业人员及处在近区场环境内的人员的防护，其次是对位于近区场内的各种电子、电气设备的防护。而对于远区场，由于电磁场强度较小，通常对人的危害较小，这时我们应该考虑的主要因素就是对信号的保护。另外，应该有对近区场一个概念，对我们最经常接触的从短波段 30MHz 到微波段 3000MHz 的电磁波频段范围，其波长范围从 1m 到 10m。

三、电磁辐射对人体健康的影响

电磁辐射会对人体产生多种不良影响，值得注意的是，不同的人或同一个人在不同年龄阶段对电磁辐射的承受能力是不一样的。电磁辐射对人体的影响与波长（λ）、频率（f）、辐射强度、波的性质（连续波或脉冲波）、照射的面积和部位、辐射时间（t）、辐射源的距离和方位、个体差异以及有无防护措施等有直接关系。波长越小、频率越高、功率越大、距离越近、时间越长，对人的作用越大，通常是微波>超短波>短波>中长波，但在微波段以厘米波危害最大。场强相同，脉冲波比连续波危害大。

（一）电磁辐射的生物效应及机制

1. 热效应　人体的 70% 以上都是水，水分子内部的正负电荷中心不重合，是一种极性分子，而这种极性的水分子在接受电磁辐射后，会随着电磁场极性的变化做快速重新排列，从而导致分子间剧烈撞击、摩擦而产生巨大的热量，使机体升温。当电磁辐射的强度超过一定限度时，将使人体体温或局部组织温度急剧升高，破坏热平衡而有害人体健康。随着电磁辐射强度的不断提高，呈现出对人体的不良影响也逐渐突出。现有实验数据显示，休息状态的人暴露于全身 SAR 为 1~4W/kg 的电磁场中约 30 分钟后,体温上升不到 1℃。动物实验数据揭示了在相同 SAR 值范围内行为反应的限值。暴露于更强的电磁场,SAR 值大于 4W/kg,超过人体的温度调节能力,组织发热会达到危害健康的程度。用豚鼠和灵长类动物模型所进行的大量研究显示,当身体局部或全身温度增高超过 1~2℃时,将对大范围的组织造成损害。不同类型组织对热损伤的敏感程度千差万别,而在通常环境条件下,即使是最敏感的组织,其不可逆效应的阈值也应大于 4W/kg。这些数据为职业暴露限制定为 0.4W/kg 奠定了基础,这一限值可使在其他极端条件下(如高温、潮湿或体力劳动强度大)工作的人们得到充分的安全保证。

由热效应引起的机体升温,对心血管系统的影响是心悸、头胀、失眠、部分女性经期紊乱、心动过缓、心搏血量减少、窦性心律不齐、心肌细胞病变、白细胞减少、免疫功能下降等;对视觉系统的影响是视力下降,引起白内障等;对生育系统的影响是性功能降低、男子精子质量降低等。

2. 非热效应　人体的器官和组织都存在微弱的电磁场,它们是稳定和有序的,一旦受到外界低频电磁辐射的长期影响,处于平衡状态的微弱电磁场即会遭到破坏。低频电磁辐射作用于人体后,体温并不会明显提高,但会干扰人体的固有微弱电磁场,使血液、淋巴和细胞原生质发生改变,造成细胞内的脱氧核糖核酸受损和遗传基因发生突变,进而诱发白血病和肿瘤,还会引起胚胎染色体改变,并导致婴儿的畸形或孕妇的自然流产。电磁辐射作用于神经系统,影响新陈代谢及脑电流,使人的行为及相关器官发生变化,继而影响人体的循环系统、免疫及生殖和代谢功能,严重的甚至会诱发癌症。目前认为非热效应的机制可能是体内的分子、离子在外界电磁场的感应下发生振动,引起细胞膜流动性、膜电位及膜通透性的变化,进而通过胞内第二信使传递,导致一系列蛋白激酶及其介导的信号通路的改变,最终影响基因转录或导致 DNA 突变,造成细胞凋亡或坏死:①跨膜离子回旋谐振理论:该理论认为,静磁场中带电离子受洛伦磁力的作用而做圆周运动。电磁辐射中平行于静磁场的交变磁场分量,会增加带电粒子的角速度和轨道半径,产生回旋共振。当回旋共振频率与胞内 Ca^{2+} 依赖过程的 ELF 频率一致时,会诱发细胞表面受体或跨膜通道内的离子做圆周或螺旋运动,如使钙调蛋白中被弱束缚的 Ca^{2+} 结合态改变,进而影响许多受钙调蛋白调节的酶,诱导出各种生理生化改变。同时,电磁场使离子通道的偶极矩变化,加上通道内离子的回旋运动,最终会干扰离子的通透过程。②离子对膜的穿透理论:膜内外存在着电位差(静息电位),即所谓的势垒。离子在膜两侧达到平衡,是离子的扩散力和电场力对抗的结果。电磁辐射作用在膜上,影响电场力,对膜电位即势垒产生了作用。膜电位的漂移,会大大影响离子对膜的通透而产生生物效应。③生物系统的相干电振动理论:该理论认为,当电磁辐射的频率十分接近生物体的振荡频率时,会产生破坏性相干和建设性相干两种"频率窗"效应,进而影响生物活性。④射频能量的谐振效应理论:该理论引入了极限环的概念,认为无干扰时,生物体维持稳定的极限环振荡。当有电磁辐射时,外界的电磁场作为一种周期性的策动力,会引起生物体非线性的谐振效应,其振动频率依赖于外界电磁辐射频率和强度。此理论可以较好地解释"频率窗"和"功率窗"效应的出现。⑤自由基效应机制:自由基由于其非偶电子而具有磁矩,能与电磁场相互作用,复合成三重态(自旋相同)或单线态(自旋相反)。电磁场可以影响顺磁性自由基的复合速率,从而影响自由基的寿命,也就是影响自由基的瞬时浓度,从而产生一系列生物效应。

3. 累积效应　热效应和非热效应作用于人体后,人体对其伤害尚未来得及自我修复之前,再次受到电磁辐射的话,其伤害程度就会发生累积,久之会成为永久性病态,甚至有可能危及生命。对于长期接触电磁辐射的群体,即使受到的电磁辐射强度较小,但是由于接触的时间很长,所以也可能会诱发各种病变,应引起警惕。

多种频率电磁波特别是高频波和较强的电磁场作用人体的直接后果是在不知不觉中导致人的精力和体力减退,甚至导致人类免疫功能的低下。

(二) 电磁辐射对人体的影响

自从 1882 年 1 月 12 日第一座公共发电站投入运行,电的使用随着世界工业化而不断增长。电通常以交流电形式生产和传输。起初,一直认为环境 EMF 暴露不存在生物影响。1960 年,前苏联首次提出暴露有可能对人健康有害的假设。自从 1979 年流行病学研究首次提出了对电力线频率磁场暴露与儿童白血病的关切后,已经进行了大量研究来确定测量到的 ELF 暴露是否会影响癌症的发展,特别对儿童。这种担忧同样也针对移动通信源的无线电频率(RF)、雷达、无线电及电视广播、医疗和工业设施的暴露,特别是移动电话的使用正随着成本的下降而急剧增加。由于引入了新技术而未提供关于它们特性的公众信息或因科学界内部关于健康后果的争议,使很多担忧提升。国内外医学专家的研究表明,长期、过量的电磁辐射会对人体生殖系统、神经系统和免疫系统造成直接伤害,辐射是心血管疾病、糖尿病、癌突变的主要诱因和造成孕妇流产、不育、畸胎等病变的诱发因素,并可直接影响未成年人的身体组织与骨骼的发育,引起视力、记忆力下降和肝脏造血功能下降,严重者可导致视网膜脱落。综合起来,电磁辐射对人体的危害主要有以下几个方面:

1. 对神经系统的影响　神经系统的功能与生物电的产生有密切关系,特别易受到外界电磁波的影响,对电磁辐射的作用很敏感。电磁场能够在人体内诱发电流,产生感应电场和感应电流以及神经组织的电兴奋性刺激。而射频电磁场对非配对电子与体内自由基的浓度变化的影响也越来越受到人们的重视。职业暴露人群在高频电磁场长期作用下会引起中枢神经系统和副交感神经特别是自主神经功能紊乱,表现为头痛、头晕、无力、记忆力减退、睡眠障碍(失眠、多梦或嗜睡)、易激动、多汗、心悸、胸闷、抑郁、反应迟钝等神经衰弱综合征以及条件反射受抑制等症状,且脑电图有所变化。但目前许多研究的结果有很大分歧,这些实验结果不一致的原因可能是由于:①电磁辐射的来源、频率、强度、辐射位置的不同导致各实验结果之间存在差异,缺乏可比性;②细胞、动物的品种不同导致其对电磁辐射的耐受性也不同;③神经系统结构及生理极其复杂,取材部位和测试方法的不同造成实验结果不一致。由于以上原因有关电磁辐射对神经系统损伤的研究还有待进一步探讨。

早在 1977 年,前苏联学者 Sudakov 等研究发现 100 ~ 120V/m 调制频率 50Hz 的电磁波长期辐照可致大鼠神经行为改变(条件饲养试验和防御反应试验),并且归因于皮层-皮层下联系通路的改变。Hjeresen 利用穿梭箱(被动回避试验)研究发现,在大于 75kV/m 条件下,大鼠只是在白天的 12 小时中处于穿梭箱暴露电场的一端,这样的行为效应是电场直接作用的结果,而不是其他因素(电击、噪声、穿梭箱的振动)的结果。Regel 等对 15 名健康男性进行电磁照射(900MHz,SAR = 0. 2W/kg、5W/kg),30 分钟后对其夜间睡眠用多功能睡眠记录仪监控 8 小时,发现非快动眼睡眠波段的脑电强度增加了。苏醒认知状态下进行电磁照射后,会对 α 频率段(8 ~ 12Hz)的脑波造成影响。这种影响是磁场对心理、行为和识别能力影响的反映,睡眠异常也许是其后精神紊乱的开始。

志愿者研究表明,暴露于工频电场会因表面电荷而产生明确的生物反应,其反应是感觉到烦恼。这些反应取决于场强、周围环境条件和个体的敏感性。能让 10% 的志愿者直接感觉到的场强阈值是 2 ~ 20kV/m,5% 的志愿者对 15 ~ 20kV/m 的电场感到烦恼。高强度、快脉冲磁场会刺激外围或中枢神经组织。这种影响在磁共振成像(MRI)过程中会出现。产生直接神经刺激的感应电场强度阈值可低至几伏特/米。该阈值对于几赫兹至几千赫兹的频率范围都是一样的。视网膜是 CNS 的一部分,可能影响其功能的极低频磁场暴露水平比引起直接神经刺激的磁场水平微弱得多。产生的闪烁灯光感觉称为磁光幻视,它是由感应电场对视网膜中电兴奋细胞作用的结果。视网膜中细胞外液中感应电场强度的阈值在 20Hz 时约为 10 ~ 100mV/m。但是,关于该阈值还有很多不确定因素。志愿者研究中其他神经行为影响的证据,例如对人脑电活动、知觉、睡眠、超敏性和情绪的影响,都是不明确的。一般来说,这些研究都是在低于引起上述影响所需的暴露水平下进行的,且顶多是不明显和短时影响的证据。产生这种反应所必需的条件,在目前还是不明确的。有一些证据显示,电磁场会影响反应时间,降低一些感知任务完成的精确度,对于脑总体电活动的研究结果也支持这一点。调查磁场是否会影响睡眠质量的各项研究,其结果是不一致的,部分原因可能是研究的设计有区别所致。

对于极低频电场和磁场暴露会导致抑郁症或自杀的说法,仅有不一致和非确定性的证据。关于动物暴露于极低频场可能对神经行为功能产生的影响,按不同的暴露条件从许多方面进行了探索,几乎没有可确认的影响。有证据表明,动物能觉察到工频电场,最有可能是表面电荷影响的结果,可能是暂时的唤醒作用或轻微的压力感。鼠类可觉察到的范围是 3 ~ 13kV/m。啮齿动物对超过 50kV/m 的场强表现出厌恶。其他可能与场有关的变化都很少有明确的,实验室研究仅得到了不明显和暂时性影响的证据。一些证据显示,磁场暴露可能会调整脑中吗啡和胆碱能神经传输系统的功能,从而影响痛觉丧失以及对空间记忆任务的获得和完成。

有人认为极低频场暴露与一些神经变性疾病有关。但关于电磁场和帕金森病以及许多硬化症关系的研究进行得不多,没有显示极低频场和这些疾病之间有关系的证据。关于阿尔茨海默病以及肌萎缩侧索硬化症(ALS),已发表了许多研究结果。一些报告提示,从事电力职业的人员,ALS 的风险可能会增加。直到现在,还没有能够解释这种关联的生物机制,尽管这可能因与电力职业相关的混杂因素(例如触电)而形成。总之,有关极低频暴露和 ALS 之间的关系的证据被认为是不足的。关于极低频暴露和阿尔茨海默病关系的少量研究,结果是不一致的。但是,一个严格质量控制的阿尔茨海默病发病率(而不是死亡率)的研究,未能表明这种关联。总而言之,关于极低频暴露和阿尔茨海默病之间有关联的证据是不足的。

2. 癌症 关于电磁辐射是否致癌一直是个争论的学术问题,尚未得出肯定结论。自从 1979 年流行病学研究首次提出了对电力线频率磁场暴露与儿童白血病的担忧后,已经进行了大量研究来确定测量到的 ELF 暴露是否会影响癌症的发展,特别对儿童。流行病学调查结果表明儿童患白血病的风险有轻微增加,"集合分析(pooled analyses)"提示的所有白血病的风险增加约为 1. 18(95% 置信区间 CI 1. 12 ~ 1. 24),对不同的白血病子类型,有略微高一些的风险,Tynes 等在挪威开展了针对儿童白血病的巢式病例对照研究,选取五次人口普查中家庭附近有高压输电线暴露的 0 ~ 14 岁儿童组成队列,观察期间确诊的每一名癌症患儿均立即按诊断时存活、性别、出生年、居住地的原则选取 5 名对照,进行病例对照研究(464 名病例,1902 名对照)。结果显示,与暴露于 <0.05μT 磁场的儿童比较,暴露于 0.05 ~ <0.14μT 磁场的儿童具有较高的患白血病风险(OR = 1.9,95% CI:1.2 ~ 3.3),而暴露于 ≥

$0.14\mu T$ 磁场的儿童患白血病的风险未见增加（$OR=0.9,95\%CI:0.5\sim1.8$）。按家庭住址与高压线距离进行分组，与距高压线 100m 外的儿童比较，距高压电线 50m 内的儿童具有一定的患白血病的风险（$OR=1.3,95\%CI:0.9\sim1.8$）。这些研究提供了有关儿童白血病流行病学证据，但是一些研究对两者之间的微弱联系又提出了质疑。由于仍然无法搞清楚儿童白血病与其居住在输电线附近之间存在联系的生物学基础，白血病与输电线存在关联的未知风险因素有待研究。也有报告称电工患某些特定癌症（比如白血病和神经组织瘤）的风险比较大，乳腺癌的患病率也会增加。2008 年在北欧 5 国开展的关于脑瘤与移动电话使用之间联系的研究是一项典型的多中心合作的电磁辐射流行病学病例对照研究。在丹麦、挪威、芬兰、瑞典和英格兰共选取了 1209 名病例和 3299 名对照，收集手机使用信息、医疗史、教育、家族史等信息后分析，认为手机使用并不能促进脑瘤风险的增加（$OR=0.76,95\%CI:0.65\sim0.89$）。Edwin 等以美国北卡罗来纳州 24 个县的全部人口为基础，对其中 843 名女性乳腺癌患者和随机选择的 773 名对照进行病例对照研究，并对磁场暴露进行测量，研究显示在近 $10\sim20$ 年中绝经后妇女比绝经前妇女更能表现出乳腺癌与磁场暴露之间的联系（$OR=1.7,95\%CI:1.7\sim2.7$），特别是雌激素受体（ER）阳性患者（与 ER 阴性者比较，$OR=2.06,95\%CI:1.1\sim4.0$）。但是，这类研究的结果并不一致。总体来说，在缺乏实验室研究支持的情况下，流行病学数据还不能明确定位电磁辐射为致癌、促癌还是诱癌，然而，即使如此，恰恰就是这很小的普遍性暴露风险，可以有重要的公共健康意义。在 2001 年 6 月，IARC 的一个专门工作组复核了与静态和 ELF 的电场、磁场致癌性相关的研究，使用 IARC 权衡人类、动物和实验室证据的分类标准，根据儿童白血病的流行病学研究，将包括工频磁场频率在内的极低频磁场（$0\sim300Hz$）确定为"可疑致癌因子"（Group2B），对所有其他儿童和成人癌症的证据以及其他暴露类型（即静态场和 ELF 电场），均或是由于证据不足或是由于"互相矛盾的科学信息"而评定为"不能分类的人类致癌物"（Group3）。

3. 心血管疾病　心血管系统是对微波辐射较为敏感的靶器官之一。近来的调查表明可能有一些 EMF 暴露直接的心脏效应，多数与心率有关。不过，这些效应仅仅在某些条件下发生。其他心功能参数发生的物理变化不清楚，如与 EMF 暴露相关的心电图波形或血压的变化。

WHO 认可了电流密度大于 $1000mA/m^2$ 的电磁场（$3\sim300Hz$）可能产生期外收缩和心室纤维颤动，而有关射频辐射和心血管症状及疾病的研究文献不能得到肯定的结论。主要心血管影响有心律减慢，心区疼痛，心电图异常（心电图检查可有窦性心律不齐、心动过缓、传导阻滞等改变，少数有 T 波倒置、S-T 段压低，甚至出现缺血性改变），心梗危险上升等。但在大强度影响的后阶段，有的则可能相反是心动过速、血压波动及高血压倾向等。血管病变一般较心脏轻，严重时可出现血管痉挛、血容量减少，以致皮肤苍白、全身无力或晕厥。Cardon 等在实验中发现，长期反复受功率密度为 $100\mu W/cm^2$ 强度以上微波的作用，人的心血管系统可出现功能性改变，如低血压、心律徐缓、心房和心室传导延时、心电图波形变化等。Braune 等观察到暴露于数字手机信号（GSM）的血管明显变窄并导致血压升高现象。接受 GSM 辐射的 10 名 $26\sim36$ 岁的健康志愿者血压升高 $1.65\sim3.33kPa$，虽然血压有正常波动，但这种增加对高血压患者是有害的，认为此类血压增加是高频信号影响交感神经的结果。Jauchem 等用 $38mW/cm^2$ 的 350MHz 微波照射大鼠后，其心率显著增加。他还认为，受高频率微波照射时，由于组织对微波能量的吸收不同，动物体内温度梯度较大，心率增加效应更明显。Pakhomov 等用脉冲微波照射离体蛙心，即刻见其心搏间期（inter beat interval，

IBI)缩短,且与热效应成比例,当热效应超过生理限度时,心搏短暂停止。另外,Huber 以 900MHz 的射频磁场对健康志愿者睡觉前进行照射,出现觉醒时和一期睡眠时的心率减慢。也有报道长波脉冲电磁场职业人群心率明显降低。但由于各实验室的照射条件、实验动物等差异,实验结果也存在一定的分歧。尚难以对电磁辐射照射引起的心动过速或过缓做出合理的解释。就文献报道显示,"心动过速"支持者较多。通常认为中高功率电磁波常引起心电图的改变,可见 T 波倒置、ST 段升高、传导阻滞等,甚至出现缺血性改变。低强度电磁场职业人员心电图可出现窦性心律不齐、T 波下降等。Anna 等(2009)则开展了以美国全人口普查为基础的前瞻性队列研究,排除失业者和退休个体后将 307 012 名职业观察对象组成队列,评价电磁辐射暴露水平,并采用了灵敏度分析消除混杂因素影响。结果显示,磁场暴露≥0.30μT、0.20 ~ <0.30μT、0.15 ~ <0.20μT 3 组人群患心血管疾病的风险均高于磁场强度<0.15μT 组的人群,OR 及 95% CI 分别为 1.48(1.36 ~ 1.61)、1.42(1.31 ~ 1.53)、1.24(1.15 ~ 1.35)。但是,到目前为止,EMF 对心血管系统影响的流行病学调查结果缺乏一致性。在美国一项对理疗医师的邮件调查中,根据从业时间和治疗频率等指标,他们更高的暴露于微波和短波辐射,具有较高的心脏病患病率,OR 值为 2 ~ 3。而对暴露于雷达电磁辐射的美国海军退伍军人和对将近 200 000 名摩托罗拉工人的一项队列研究中,心脏病 SMR 都低于 1.0,而且对死亡率、入院和残疾补偿情况的分析结果也不支持随着潜在暴露的增加而危险性也增加的观点。其他队列研究报告,也认为心血管病死亡率数量很小。有学者对暴露于移动电话 RF 场的人类志愿者进行了重复研究,却得到对心血管系统是否存在影响的相反结果。

上述报道提示,电磁辐射引起心脏自主神经系统功能紊乱,可能是对人体健康危害较有特征性的表现,但仍须有更多的证据支持。

4. 内分泌系统 低剂量短时间的电磁辐射对内分泌可能具有兴奋效应,而长期大剂量暴露则可能出现抑制作用。志愿者研究、居所及职业流行病学研究显示,工频电场或磁场一般不会对神经内分泌系统产生有害影响。特别是神经内分泌系统中特殊激素的循环水平,包括由松果体释放出的褪黑激素,也表现在由脑下垂体释放出的大量与身体新陈代谢和生理功能控制有关的激素。有时观察到褪黑激素的释放时间因暴露特性不同而有不明显的区别,但是这些结果并不一致。在一项移动电话(频率 900MHz,功率 2W)对人体内分泌功能影响的研究中,对每天使用移动电话 2 小时,每周 5 天,共 1 个月的 20 位健康男性(年龄在 19 ~ 40 岁),测定了血清中的促肾上腺皮质激素、促甲状腺素、泌乳素和卵泡刺激素,结果发现,仅有 7 位受试者(21%)促甲状腺素明显降低,其他个体所有激素浓度均在正常范围。在工频电场和磁场对鼠类松果体和血清褪黑激素水平的影响的动物研究中,一些报告称暴露会抑制夜间褪黑激素的分泌。在早期高达 100kV/m 的电场暴露研究中首次观察到的褪黑激素水平的变化,但不能被再现。一系列较近期的研究结果所显示的循环极化的磁场抑制夜间褪黑激素水平,因将暴露动物和历史对照进行不合适的比较而被削弱。其他啮齿动物试验的数据包括了从几个微特斯拉到 5mT 的场强水平,结果也是模棱两可的。因为有些结果显示出褪黑激素被抑制,而另一些显示出没有变化。在季节性繁殖动物中,工频场暴露对褪黑激素水平以及由褪黑激素决定的繁殖状况的影响的证据,绝大部分都是否定的。尽管利用两个动物进行的初步研究报道不规则和间歇性的暴露会抑制黑色素,但是,在非人类灵长类动物长期暴露于工频场的研究中,没有发现令人信服的影响。有学者采用 2450MHz 电磁辐射辐照大鼠发现,$1mW/cm^2$ 辐射 4 小时,T_4 暂时升高,不伴有促甲状腺激素刺激激素

(TSH)的变化;8mW/cm² 每天辐射 8 小时,共 21 天,T₄ 与 TSH 平行下降;15mW/cm² 辐射 60 小时,血清 T₄ 与蛋白结合碘下降,同时发现在 20～30mW/cm² 时,泌乳素均有升高表现。也有学者用 1800MHz 连续微波或脉冲 GSM(global system for mobile communications)调频电磁信号辐照仓田鼠离体松果体,发现在 800mW/kg SAR 水平,两者都增强褪黑素的释放,而在 2700mW/kg SAR 水平,微波提高褪黑素的释放,但 GSM 暴露组出现抑制。

5. **免疫学和血液病学**　免疫系统对电磁波较为敏感,电磁波所引起的免疫改变有时相性,往往先出现免疫刺激反应(出现时间随电磁波剂量、照射部位、动物品系不同而不同),之后才出现抑制反应。在某些情况下变化呈波浪形进展。在较低强度电磁辐射接触时表现为淋巴细胞增多、免疫球蛋白增高等适应代偿性反应;较高强度电磁辐射则可引起外周血淋巴细胞减少,白细胞吞噬能力下降,T 细胞及其亚群比例失调,免疫球蛋白降低(尤以血清 IgG 为敏感),脾、淋巴结和胸腺淋巴细胞变性、凋亡和坏死等。有关极低频电场或磁场暴露对免疫系统组成的影响,总体而言是不一致的。许多细胞群和功能标记都不受暴露的影响。但是,在一些人类研究中,在 10μT～2mT 的场中,观察到自然杀伤细胞有所改变,细胞数量增、减的情况都有;总白细胞数量也有所改变,或是保持原样,或是有所减少。动物研究中,在雌性田鼠(mouse)上观察到自然杀伤细胞活动有所减少,而在雄性田鼠以及所有性别的家鼠(rat)上都没有观察到。白细胞数量的改变显示出不一致性,在不同的报告中,有的显示减少了,有的保持原样。动物暴露的范围更大一些,从 2μT～30mT。解释这些数据潜在健康影响的难点在于:暴露和环境条件的变化太大了,实验对象相对较少,以及研究终点(endpoint)范围太大。暴露于频率为 390MHz～10.96GHz,功率为 500kW～1.5MW EMF 的雷达站工作人员,他们的 T 抑制性细胞(CD8)计数总数与对照组相比显著降低,而 IgM 浓度显著增加。对电视转播中心工作人员的研究也发现了淋巴细胞总数及 T₈ 降低,而 IgG 和 IgA 上升。而对暴露于 900MHz 电磁场,功率密度大约为 1W/m²,头部最大局部 SAR 为 0.025W/kg 的 8 名年轻健康男性的研究表明,移动电话 RF 辐射对免疫系统功能没有影响。采用 900MHz GSM 调频辐射对小鼠(SAR 为 1W/kg 或 2W/kg)进行 1 周、2 周和 4 周(2h/d)的照射,未见小鼠免疫功能受到显著影响。有学者认为动物 RF 辐射暴露的终生研究表明,RF 场对免疫系统没有累积有害效应。我国学者对在 300kV 超高压环境(20～58kV/m,0.8～2.3mT)中工人的免疫功能进行研究,检测工人的外周血白细胞介素-2(IL-2)活力及其受体(IL-2R)表达、单核/巨噬细胞抗体依赖的细胞介导的细胞毒效应(ADCC)、白细胞介素-15(IL-5)活力及血清中 IgG、IgA、IgM 水平,结果显示观察组工人的 IL-2 活力及血清中 IgG 水平明显高于对照。

电磁辐射超敏反应酷似多种化学物质过敏症,与化学物质低量环境暴露有关的另一种病症。电磁辐射超敏反应和多种化学物质过敏症的特点均为一系列非特异性症状,常见的症状包括皮肤症状(发红、刺痛感和烧灼感)以及神经衰弱和植物性症状(疲乏、劳累、不专心、眩晕、恶心、心悸和消化障碍)。缺乏明显的毒理学或生理学基础或独立的验证。用于对环境因素过敏的较一般名称为突发性环境不相容性,源自世卫组织国际化学品安全规划 1996 年在柏林举办的一期讲习班。突发性环境不相容性是一个描述词,没有任何化学病因学、免疫过敏症或电磁场易感性的含义。突发性环境不相容性纳入许多病症,它们都有对人们产生不利影响的医学不能解释的相似非特异性症状。但是,鉴于电磁辐射超敏反应这一术语已普遍使用,此处将继续使用这一术语。

6. **对生长发育的影响**　整体而言,流行病学研究没有显示母亲或父亲的电磁频场暴露与有害的人类生育结果之间有关联。有一些流产风险增长与母亲磁场暴露之间有关联的证据，但这种证据是"不足的"。

由于孕妇在工作中接触电视机、打字机、计算机等视频显示终端（VDT）的频率增加，VDT与妊娠的关系越来越受到人们的普遍关注。Smith等研究显示，暴露于视频显示终端不仅可能引起先天畸形、胎儿生长受限等，还可明显增加不孕的危险性。Li等对900多名妊娠至少10周的孕妇佩戴24小时监测器来测量她们所接触到的所有来源的电磁辐射，通过对妊娠结局的比较发现，电磁辐射暴露强度高的孕妇比暴露强度低的孕妇流产风险增加80%，暴露强度更高的妇女甚至有反复流产或不孕史。但也有学者持不同意见。Marcus等也认为，视频显示终端等电磁辐射与早期自然流产和先天畸形等并无关系。Parazzini等对9项在妊娠期中使用视频显示终端（VDT）与妊娠结局之间关系的研究结果进行了Meta分析。共包括了9000例自发性流产、1500例低出生体重儿、2000例出生缺陷的病例组和50 000例的对照组，对每一项单独的妊娠结局的研究结果都是采用四格表资料的Meta分析方法，并分别计算了流产、低出生体重和出生缺陷的合并OR值。其中7项研究分析了VDT与流产风险之间的关系，每个研究的自发性流产的OR粗略估计值在$0.9 \sim 1.2$之间，而合并的OR为$1.0(CI:0.9 \sim 1.0)$，Meta分析结果表明自发流产的风险与VDT暴露时间无显著相关关系。

自从Wertheimer等提出电热毯、水床、天花板电缆等的使用能导致自发性流产的增加后，关于家居环境电磁辐射与流产之间关系的调查研究越来越多，有些调查显示两者呈相关性，而有些调查显示两者无相关性。Li等对旧金山妇女进行前瞻性队列研究，虽然没有观察到电磁场平均水平与流产的联系，但是发现妊娠期流产危险性随磁场强度增大而增加。相对于最低暴露阈值（16mG），当暴露于磁场强度$\geqslant$16mG的磁场时，流产的相对危险度（RR）为$2.9(CI:1.6 \sim 5.3)$，早期流产的$RR = 5.7(95\% CI:2.1 \sim 15.7)$，首次流产史或生育力低下的易感孕妇流产的$RR = 4.0(95\% CI:1.4 \sim 11.5)$。刘欣燕等通过采用问卷调查的方式，分析比较了200例早期自然流产的妇女（病例组）和200例生育正常婴儿的妇女（对照组）早孕期间的生活环境情况，旨在探讨早孕期生活环境中可能会引发早期自然流产的危险因素。单因素分析结果发现，病例组每周看电视在10小时以上（$x^2 = 4.12, P<0.05$），平均每周使用电脑在45小时以上（$x^2 = 4.0, P<0.05$），经常使用（指平均每周使用超5天）复印机（$x^2 = 17.01, P<0.001$）、微波炉（$x^2 = 15.01, P<0.001$）和手机（$x^2 = 28.13, P<0.01$）的比例均显著高于对照组。多因素分析结果显示，经常使用微波炉（$x^2 = 4.75, P<0.05$）、手机（$x^2 = 8.26, P<0.005$）等因素可显著增加发生早期自然流产的相对危险性。多因素分析中，在调整了其他危险因素的作用后，怀孕早期经常使用微波炉和移动电话的孕妇发生异常妊娠的相对危险性分别是不使用者的2.23倍（$95\% CI:1.08 \sim 4.59$）和4.63倍（$95\% CI:1.63 \sim 13.17$），呈正相关性。Lee等利用前瞻性队列研究调查评估了自然流产与首次妊娠期间使用床上加热装置的关系。发现使用电热毯<1小时的20人其调整$OR = 3.0(95\% CI:1.1 \sim 8.3)$，但是在暴露于电热毯高功率加热$\geqslant$2小时的13人中并没有人发生自然流产，即暴露程度（以暴露时间加权平均量作为评价尺度）与自然流产率并非呈正相关。

随着VDTs的应用范围和操作时间日益增长，VDTs暴露对出生缺陷的发生影响亦渐受关注。Olsham等报道VDT职业暴露的孕妇其子代患房间隔缺损等出生缺陷疾病的风险增加。Blaasaas等对挪威自1967 ~ 1995年所有在医院登记的妊娠至少16周且有电磁辐射暴露史的孕妇进行了调查分析将电磁辐射暴露量分为3级：<4小时/周，4 ~ 24小时/周和>24小时/周，暴露量>0.1μT，在这3个等级间进行24种出生缺陷疾病的比较分析，结果发现孕期居住在高压线附近的孕妇其子代食管畸形增加，心脏、呼吸系统畸形风险减少，但未发现神经管畸形的风险变化，与暴露有关的出生缺陷疾病风险度最高的是胎儿脑积水（$OR = 1.73, CI: 0.26 \sim 11.24$）和心脏缺损（$OR = 1.54, CI: 0.89 \sim 2.68$），风险度最低的是胎儿脊柱裂（$OR = 0.60, CI: 0.10 \sim 3.47$）和食管缺损（$OR = 0.41, CI: 0.03 \sim 5.15$）。

对孕期使用电热毯和电热水床危害的流行病学研究发现，这些装置在明显增加 ELF-EMFs 暴露剂量的同时，也会增加母体的热负荷，导致胎儿出生缺陷。1995 年，Li 等报道使用电热毯等可导致神经管畸形和口裂的患病风险增加 4 倍，但新生儿先天性泌尿道畸形与母亲使用电热毯、水床加热器或 VDT 之间的关联却无显著的统计学意义。Robert 则报道电磁辐射暴露人群中其子代一些出生缺陷疾病的风险反而降低。总之，这些研究结果虽然基本上是否定的，但却没有足够的统计学结论来支持。Wertheimer 等报道了孕期受电磁辐射影响，子代是低出生体重儿的风险增加。而 Savitz 等不支持这一观点。陈烈平等研究了低出生体重儿的影响因素，应用病例对照的方法，对 2004 年 9 月 ~ 2006 年 6 月在同一所妇幼保健院分娩的 896 名孕妇进行调查，并进行单因素及多因素 Logistic 回归分析。结果显示，低出生体重组和对照组孕妇孕期看电视时间差异无统计学意义（$P = 0.803$）；而丈夫在妻子孕前看电视的时间和孕妇孕期接触电脑的时间两组差异均有统计学意义（$P < 0.05$）；丈夫在妻子孕前看电视时间越多，孕妇孕期接触电脑时间越多者，低出生体重儿发生率越高。

在几个哺乳动物样本中对高达 150kV/m 极低频电场的暴露进行过评估，包括组群和连续几代暴露的研究。结果一致显示，没有对生长的有害影响。哺乳动物对高达 20mT 极低频磁场的暴露，没有产生外部的、内脏的和骨骼的畸变。一些研究显示出家鼠和田鼠均有轻度骨骼异常的增加。骨骼变化在畸形研究中是较常见的，通常被认为是没有生物意义的。但是，不能排除磁场对骨骼生长微妙的影响。描述生育影响的研究极少有出版，而且从中也不能得出什么结论。

7. 对视觉系统的影响　眼组织含有大量的水分，易吸收电磁辐射，而且眼的血流量少，故在电磁辐射作用下，眼球的温度易升高。温度升高是造成白内障的主要条件，温度上升导致眼晶状体蛋白质凝固，多数学者认为，较低强度的微波长期作用，可以加速晶状体的衰老和混浊并有可能使有色视野缩小和暗适应时间延长，造成某些视觉障碍。此外，长期低强度电磁辐射的作用，可促使视觉疲劳，眼感到不舒适、眼感干燥等现象。高强度电磁辐射可使人眼晶状体蛋白质凝固，轻者出现点状或小片状的局灶性混浊，严重者形成白内障甚至眼部黑色素瘤，还能损伤角膜、虹膜和前房，导致视疲劳、眼干、眼不适、视力减退或完全丧失。一般认为，微波加速晶状体老化，其主要危害频率在 $0.8 \sim 10GHz$ 范围，频率越高，损伤越大。流行病学研究较多支持上述损伤，但有关的研究设计受限，没有考虑到白内障危险因素如太阳辐射的暴露等方面的影响，而且暴露评估资料有限。有学者对工程技术人员进行临床观察和跟踪随访，发现暴露于高水平的 RF 和 MW 的技术人员患眼部黑色素瘤危险性增高，并通过剂量反应线性模型计算得出其 EMF 暴露范围 $10 \sim 100mW/cm^2$。根据美国退伍海军军人的医院记录，与其他医疗状况的个体相比，雷达工人发生白内障较高（$OR = 0.67, P > 0.10$）。澳大利亚一项对无线电和电视传送建造和维修工人的研究，暴露水平评估 $0.08 \sim 3956mW/cm^2$，与来自于相同地区的非暴露工人相比较，暴露组工人后囊下混浊过度（边缘显著），但核硬化患病率与非暴露组工人相似。

动物实验也表明单次照射约 $100mW/cm^2$，反复照射 $80mW/cm^2$ 或更低 EMF 导致白内障等损伤。有研究者将恒河猴暴露于 $8.4W/kg$ 或 $20.2W/kg$ 微波下，其视网膜视锥细胞闪光敏感性升高,但未发现退化性变化,而4.3W/kg辐照后无变化,认为视网膜损伤很可能发生在4W/kg水平。

8. 对生殖系统的影响 生殖系统为对电磁辐射较敏感的组织。长期受电磁辐射作用的人,男性出现性功能下降、阳痿;女性出现月经周期紊乱;睾丸对电磁辐射非常敏感,精子生成易受到抑制而影响生育;电磁辐射还有可能使卵细胞出现变性,破坏了排卵过程。高强度的电磁辐射可以产生遗传效应,使睾丸染色体出现畸变和有丝分裂异常。妊娠妇女如果在早期或在妊娠前接受了短波透热疗法,极易出现先天性出生缺陷(畸形婴儿)。电磁辐射可致睾丸结构和功能损伤,附睾精子密度降低、活力下降、畸形率增加、超微结构改变。氧化应激、能量代谢异常、细胞凋亡相关蛋白表达水平变化等在睾丸和附睾精子损伤发生过程中发挥重要作用。流行病调查研究提示,电磁辐射能引起精液参数变化,造成性功能和生育力下降。Osman观察到精子在900MHz电磁辐射的短期暴露下运动能力减弱;如果长时间暴露,会导致结构和行为的改变。Ashok也发现,手机辐射可导致精子功能退化,活性氧增加,ROS-TAC评分降低及精子DNA损伤,认为从手机发出的电磁波可能导致人类精子的氧化应激性增强;同时,研究结果还显示,女性暴露于极低频磁场、射频辐射的环境中,会发生生殖功能障碍(主要表现为自发性流产、早产、低出生体重儿、先天畸形、儿童期癌症等)。Lerman等调查从事微波透热理疗的怀孕妇女发现,排除混杂因素后,微波暴露是低出生体重儿的潜在危险因素。但是Cromie等调查824名从事微波理疗的妇女发现,先天畸形与流产的发生率要小于平均水平。Li等对旧金山妇女进行前瞻性队列研究发现,妊娠期流产危险性随磁场强度的增大而增加,暴露于最低阈值为16mG,磁场强度≥16mG的磁场时,流产的$RR=2.9(95\%CI:1.6\sim5.3)$,早期流产的$RR=5.7(95\%CI:2.1\sim15.7)$,而有多次流产史或生育力低下的易感孕妇流产的$RR=4.0(95\%CI:1.4\sim11.5)$。

四、电磁辐射的防护措施

在现代生活中完全避免电磁辐射是非常困难的,电磁辐射在为人类社会带来巨大效益的同时,也存在着潜在的危害。广泛宣传和普及辐射防护知识,使人们正确认识辐射和它的来源与危害,不断提高全民的环境保护意识,加强自我保护和保健,已是当务之急。电磁辐射防护的出发点就是要减低电磁辐射对人们的正常生活的影响,更重要的是,要减少其对人们身体健康的危害。

(一)减少辐射源的产生和扩散

1. 屏蔽防护技术 屏蔽防护技术的目的是采用一定的技术手段,将电磁辐射的作用和影响限制在指定的空间之内,屏蔽防护技术是目前使用最为广泛的电磁辐射防护技术。电磁屏蔽分为两大类:一类为主动场屏蔽,这类屏蔽将电磁场作用限定在某个范围以内,使其不对这一范围以外的物体产生影响;该类屏蔽的特点为:场源与屏蔽体间距小,所要屏蔽的电磁辐射强度大,屏蔽体结构设计要严谨,屏蔽体要妥善地进行接地处理。另一类为被动场屏蔽,这类屏蔽对某一指定的空间进行屏蔽,使得在这一空间以外的电磁场源对这一空间范围内的物体不产生电磁干扰和污染;该类屏蔽的特点为:屏蔽体与场源间距大,屏蔽体可以不采用接地处理。

电磁辐射的屏蔽防护技术须采用合适的屏蔽材料,一般认为,铜、铝等金属材料宜用作屏蔽体以隔离磁场和屏蔽电场。专家的研究表明,铝箔纸及铝箔纸加太空棉对高频电磁场的电场分量和磁场分量之屏蔽效果十分显著。另外实验表明金属化织物是一种高效的电磁屏蔽材料,专业的电磁辐射防护服装多采用金属化织物。

2. 吸收防护技术　吸收防护技术是将根据匹配原理与谐振原理制造的吸收材料,置于电磁场中,用以吸收电磁波的能量并转化为热能或者其他能量,从而达到防护目的的技术。采用吸收材料对高频段的电磁辐射,特别是微波辐射与泄露抑制,效果良好。吸收材料在工业上多用于设备与系统的参数测试,防止设备通过缝隙、孔洞的能量泄漏的作用,在个人防护方面,多用于制作电磁辐射防护卡、电磁辐射手机贴膜等。

3. 接地防护技术　接地防护技术的作用就是将在屏蔽体(或屏蔽部件)内由于应生成的射频电流迅速导入大地,使屏蔽体(或屏蔽部件)本身不再成为射频的二次辐射源,从而保证屏蔽作用的高效率。应该指出,射频接地与普通的电器设备保安接地不同,两者不能相互替代。射频防护接地情况的好坏,直接关系到防护效果。射频接地的技术要求有:①射频接地电阻要最小;②接地极一般埋设在接地井内;③接地线与接地极以用铜材为好;④接地极的环境条件要适当。

4. 距离防护技术　从电磁辐射的原理可知,感应电磁场强度与辐射源到被照体之间的距离的平方成反比;辐射电磁场强度与辐射源到被照体之间的距离成反比。因此,适当地加大辐射源与被照体之间的距离可较大幅度地衰减电磁辐射强度。减少被照体受电磁辐射的影响。在某些实际条件允许的情况下,这是一项简单可行的防护方法。应用时,可简单地加大辐射体与被照体之间的距离,也可采用机械化或自动化作业,减少作业人员直接进入强电磁辐射区的次数或工作时间。

（二）养成良好的习惯和科学正确的使用方法

1. 提高自我保护意识,重视电磁辐射可能对人体产生的危害,多了解有关电磁辐射的常识,学会防范措施,加强安全防范。如对配有应用手册的电器,应严格按指示规范操作,保持安全操作距离等。

2. 不要把家用电器摆放得过于集中或经常一起使用,以免使自己暴露在超剂量辐射的危害之中。特别是电视、计算机、冰箱等电器更不宜集中摆放在卧室里。

3. 各种用电器、办公设备、移动电话等都应尽量避免长时间操作。如电视、计算机等电器需要较长时间使用时,应注意至少每 1 小时离开一次,采用清洗脸部、远眺远方或闭上眼睛的方式,以减少所受电磁辐射影响和眼睛疲劳程度。

4. 当电器暂停使用时,最好不要让它们处于待机状态,因为此时可产生较微弱的电磁场,长时间也会产生辐射积累。

5. 对各种电器的使用,应保持一定的安全距离。如眼睛离电视荧光屏的距离,一般为荧光屏宽度的 5 倍左右;微波炉在开启之后要离开至少 1m 远,孕妇和小孩应尽量远离微波炉;手机在使用时,应尽量使头部与手机天线的距离远一些,最好使用分离耳机和话筒接听电话。

6. 居住、工作在高压线、变电站、电台、电视台、雷达站、电磁波发射塔附近的人员;佩戴心脏起搏器的患者;经常使用电子仪器、医疗设备、办公自动化设备的人员;以及生活在现代电器自动化环境中的人群,特别是抵抗力较弱的孕妇、儿童、老人及病患者,有条件的应配备专业的电磁辐射防护服装,并佩戴电磁辐射防护卡或电磁辐射防护眼镜,将电磁辐射最大限度地阻挡在身体之外。

7. 多食用一些胡萝卜、豆芽、西红柿、油菜、海带、卷心菜、瘦肉、动物肝脏等富含维生素 A、C 和蛋白质的食物,以利于调节人体电磁场紊乱状态,加强机体抵抗电磁辐射的能力。

（龚春梅　王金勇　庄志雄）

参 考 文 献

1. World Health Organization, Extremely Low Frequency Fields, vol. 238 of Environmental Health Criteria Monograph, WHO, Geneva, Switzerland, 2007.

2. World Health Organization, IARC Classifies Radiofrequency Electromagnetic Fields as Possibly Carcinogenic to Humans, International Agency for Research Cancer, Lyon, France, 2011.

3. World Health Organization, Staticy Fields, vol. 232 of Environmental Health Criteria Monograph, WHO, Geneva, Switzerland, 2006.

4. Wdowiak A, Mazurek PA, Wdowiak A, et al. Effect of electromagnetic waves on human reproduction. Ann Agric Environ Med, 2017, 24(1):13-18.

5. Houston BJ, Nixon B, King BV, et al. The effects of radiofrequency electromagnetic radiation on sperm function. Reproduction, 2016, 152(6):R263-R276.

6. Grellier J, Ravazzani P, Cardis E. Potential health impacts of residential exposures to extremely low frequency magnetic fields in Europe. Environ Int, 2014, 62:55-63.

7. Guerriero F, Ricevuti G. Extremely low frequency electromagnetic fields stimulation modulates autoimmunity and immune responses: a possible immuno-modulatory therapeutic effect in neurodegenerative diseases. Neural Regen Res, 2016, 11(12):1888-1895.

8. Asghari A, Khaki AA, Rajabzadeh A, et al. A review on Electromagnetic fields(EMFs) and the reproductive system. Electron Physician, 2016, 25, 8(7):2655-2662.

9. De Ninno A, Pregnolato M. Electromagnetic homeostasis and the role of low-amplitude electromagnetic fields on life organization. Electromagn Biol Med, 2017, 36(2):115-122.

10. Maes A, Verschaeve L. Genetic damage in humans exposed to extremely ow-frequency electromagnetic fields. Arch Toxicol, 2016, 90(10):2337-2348.

11. Terzi M, Ozberk B, Deniz OG, et al. The role of electromagnetic fields in neurological disorders. J Chem Neuroanat, 2016, 75(Pt B):77-84.

12. Sangün Ö, Dündar B, Çömlekçi S, et al. The Effects of Electromagnetic Field on the Endocrine System in Children and Adolescents. Pediatr Endocrinol Rev, 2015, 13(2):531-545.

13. 曹毅, 童建. 电磁辐射生物效应研究综述. 环境与职业医学, 2007, 24(2):222-226.

第七节　电 离 辐 射

一、概述

电离辐射(ionizing radiation)简称为辐射(radiation), 指能使被穿越物质发生电离(原子或分子失去电子)的电磁波或粒子。在核事业发展的早期, 用于研究和应用的辐射源主要来自自然界的放射性物质, 如可制成 γ 射线源的镭、可制成中子源的镭-铍混合物等, 这通常被封装在小容器内, 以达到安全和操作方便。此后, 随着核反应堆的发展, 出现了更强的辐射源(人工放射性核素), 辐射源的种类及其应用更加繁多, 而且其使用量也日益增加。

为了对人类及其他生物所受辐射照射进行定量评价, 首先需要了解辐射剂量学量和其对人群的健康效应资料。早期的研究集中于一些受照剂量相对较大的人群, 包括由 X 射线、γ 射线外照射(external radiation)和 α 射线内照射(internal radiation)所引起的健康效应, 如镭照射（镭表盘涂漆工人）、日本广岛和长崎原子弹爆炸幸存者、接受 X 射线照射治疗的强直性脊椎炎的病人、接受 X 射线照射治疗的儿童头癣（金钱癣患者）以及受到氡及其短寿命子体产物照射的铀矿工人等。逐步积累的原子弹爆炸幸存者、职业照射和医疗照射的人群调查资料，为评估终生低水平环境照射（environmental exposure）的健康危险提供了依据。随着辐射和放射性物质在电力生产、医学、工业、农业、研究和教育领域的广泛应用以及放射性物质向环境的排放、迁移和蓄积，人群接触辐射和放射性物质的可能性进一步增加。而在辐射和放射性物质的开发和应用过程中，不同规模的事故也会不可避免地发生，导致放射性物质向环境的释放，造成的局部照射和剂量将会增加。如 1979 年 3 月发生在美国宾夕法尼亚州首府哈里斯堡东南 16km 处的三哩岛核电站事故，主要释放放射性惰性气体包括 ^{85}Kr、^{133}Xe、^{135}Xe，少量 ^{131}I、^{90}Sr 和 ^{137}Cs；1957 年 10 月英国温茨凯尔核反应堆发生事故，向环境释放的放射性核素主要为 ^{131}I、^{133}Xe、^{106}Ru 和 ^{137}Cs；1986 年 4 月前苏联切尔诺贝利核电站事故释放出的放射性物质总量约为 $12×10^{18}$Bq，释放出的放射性核素成分复杂，主要是 ^{131}I 和 ^{137}Cs；2011 年 3 月日本福岛核电站事故向环境中大量排放的 ^{131}I，以及随后少量排放的 ^{137}Cs、^{90}Sr 等。核恐怖袭击和战争的威胁更增加了放射性物质向局部环境排放并导致环境和人群污染及其对健康效应影响的可能性，如科索沃战争时贫铀弹的使用导致参战人员体内铀污染的持续存在。但迄今为止，辐射照射后观察到的对健康的效应唯一具有统计学意义的是癌症，包括实体癌和白血病等。

总之，辐射的医学应用，核装置的运行，放射性物质的生产、运输和使用以及放射性废物的管理等活动可能对工作人员、公众和环境造成辐射危险。所谓辐射危险，一般是指辐射照射的有害健康影响（包括发生这种影响的可能性），以及由于以下方面的直接后果而可能发生的任何其他安全相关危险（包括对环境中生态系统造成的危险）：①辐射照射；②放射性物质（包括放射性废物）的存在或其向环境中释放；③核反应堆堆芯、核链式反应、放射源或任何其他辐射源的失控。对辐射源和效应的评估，是估计辐射危险、制定辐射防护和安全标准，以及审管辐射源的科学依据。全球范围内，对于辐射照射水平和有关辐射照射效应积累了新的生物学资料，尤其是核材料和辐射源的持续使用，对辐射源、水平和效应的评价提出了新的挑战。而低剂量和低剂量率的辐射致癌效应和遗传效应的研究，包括天然本底辐射这一重要低剂量环境辐射暴露的终生危险估算的探讨，也越来越受到关注。

二、电离辐射源

源（source），即辐射源，是指引起照射的辐射或放射性核素。电离辐射可以由于一些不稳定的原子核的自然衰变或者原子及其原子核在核反应堆、回旋加速器、X 射线装置或其他装置中激发而产生。为和平目的使用的辐射源相关设施和活动，是指可能使人类遭受天然源或人工辐射源所致辐射照射危险的任何人类活动。相关设施包括了核设施、辐照装置、铀矿开采等某些采矿设施和原料加工设施、放射性废物管理设施以及其规模需要考虑防护和安全的生产、加工、使用、处理、贮存或处置放射性物质（或安装有辐射发生器）的其他场所；活动包括了工业、研究和医用辐射源的生产、使用、进口和出口，放射性物质的运输，设施的退役，排放流出物等放射性废物的管理活动以及受过去活动残留物影响的场址恢复等。

（一）天然辐射和人工辐射

依据辐射照射的来源，可将其归纳为天然辐射和人工辐射两大类。来自于天然辐射源的电离辐射称为天然辐射,来自于人工辐射源或加工过的天然辐射源的电离辐射称为人工辐射。

1. 天然辐射　指来自外太空的宇宙射线及存在于食物、空气及居住环境中的天然放射性物质产生的各种辐射。氡(特别是氡-222)是一种主要的天然辐射源,氡气在衰变过程中会放出 α 粒子,当人体吸入氡气时,肺部会受到 α 粒子照射。另一种天然辐射是来自太空的宇宙射线。另外,人体内也含有放射性核素,如钾-40、铀、钍、镭、碳-14 等。

放射性是一种自然现象,天然辐射源的存在是环境的特征,而人类受到天然辐射照射则是一种持续性的、不可避免地在地球上生活的特征。天然辐射照射主要包括两个部分:进入地球大气层的高能宇宙射线粒子和在地壳中原生的、在环境中到处都存在的包括在人体内存在的放射性核素。这些天然辐射源对人类既产生外照射,又产生内照射。且对大多数个人而言,天然辐射照射比所有人工源加在一起的照射还大。天然辐射照射水平在全世界各地是不同的,通常相差 3 倍左右。其中一些照射对地球各地所有人是相当恒定和均匀的,如食入含 ^{40}K 的食物所致照射剂量,另有一些照射随着所处地理位置不同变化很大,例如,海拔较高的地方宇宙射线的强度较大;局部地区土壤中铀、钍的浓度较高。

一些人类活动可改变天然辐射源的照射强度。例如,含有天然放射性核素的矿石开采和应用,可将天然放射性核素释放到环境中引起天然辐射增加;房层的建筑材料和设计与通风系统强烈地影响着室内放射性气体氡及其衰变子体的水平;大气中宇宙射线强度随着飞行高度而增加,因此,飞行中的乘客及机组人员、宇航员等受到的宇宙射线照射率比其在地面上的照射量率大得多。

(1) 宇宙辐射:又可分为初级宇宙线和次级宇宙线。从宇宙空间进入地球大气层的高能辐射称为初级宇宙射线;初级宇宙线与大气层中的原子核相互作用产生的次级粒子和电磁辐射称为次级宇宙射线。从飞行高度到地面,随着高度的降低,大气中的宇宙射线强度变弱。宇宙射线与大气相互作用还可产生一些放射性原子核,即宇生放射性核素,如 ^3H、^{14}C、^7Be 和 ^{22}Na。

(2) 地球辐射:指存在于地球上的天然放射性核素所引起的照射。地球上的天然放射性核素又可分为原生放射性核素和宇生放射性核素两类。

1) 原生放射性核素:指从有地球以来就存在于地壳里的天然放射性核素,均是长半衰期放射性核素,主要包括 ^{40}K、^{238}U 放射系和 ^{232}Th 放射性核素。以 ^{232}Th 和 ^{238}U 起始的两个衰变链是最重要辐射来源。

2) 宇生放射性核素:是由于宇宙射线粒子和大气层中的原子核相互作用而产生,主要包括 ^3H、^7Be、^{14}C、^{22}Na 和 ^{24}Na。除了 ^3H、^{14}C 和 ^{22}Na 这几个与人类代谢作用有关的元素之外,宇生放射性核素对地表 γ 外照射的剂量贡献甚微。根据 UNSCEAR 2000 年报告书评估的年有效剂量,^{14}C 是 $12\mu Sv$,^{22}Na 是 $0.15\mu Sv$,^3H 是 $0.01\mu Sv$,^7Be 是 $0.03\mu Sv$。

全球天然辐射源所致个人年有效剂量约为 2.4mSv,个体剂量变化范围介于 1~10mSv 之间。其中,约 65% 的人预期年有效剂量在 1~3mSv 之间,约 25% 的人预期年有效剂量小于 1mSv,而其余 10% 的人预期年有效剂量大于 3mSv。但在一些高本底地区,土壤中的天然放射性核素可引起很高水平的外照射,而室内氡浓度水平也是更重要和更具可变性的剂量贡献来源。如表 9-13 所示。此外,在世界范围内对个人照射贡献的第二大因素是医学辐射,并呈增加的趋势。

表 9-13　天然辐射源所致平均辐射剂量[*]

源	世界范围平均年有效剂量(mSv)	典型范围(mSv)
外照射		
宇宙射线	0.4	0.3 ~ 1.0[1)]
地面 γ 射线	0.5	0.3 ~ 0.6[2)]
内照射		
吸入(主要是氡)	1.2	0.2 ~ 10[3)]
食入	0.3	0.2 ~ 0.8[4)]
总和	2.4	1 ~ 10

[*] 引自 UNSCEAR 2000 年报告书(UNSCEAR 2000),表 1
[1)] 从海平面到高海拔地区。
[2)] 取决于放射性核素在土壤和建筑材料的含量。
[3)] 取决于室内氡气累积。
[4)] 取决于放射性核素在食物和饮水中的含量

2. 人工辐射　现今世界上主要人工辐射源包括:人工环境辐射照射、医学辐射照射和职业辐射照射。人工辐射中以医疗照射所占比例最高。此外,还包括来源于核试验产生的放射性尘埃、夜光表、电离室、烟雾探测器等。核能发电也是人工辐射的重要来源之一,核电站在运行过程中可排放出带有微量放射性的废气和废水,同时核废料在运送或处理过程中也会放出微量放射性物质。

(1) 人工环境辐射照射:人类活动、实践和涉及辐射源的事件可导致放射性物质向环境中释放并使人们受到辐射照射。全球人类受到的主要人工照射主要来自于在 1945 ~ 1980 年间进行的大气层核武器试验,导致大量的放射性物质向环境中无约束地释放,在大气中广泛地扩散并沉积在地球表面。根据 UNSCEAR 2000 年报告书,1963 年世界平均年有效剂量最高达 150μSv,到 2000 年降至 5μSv,后者主要是 ^{14}C、^{90}Sr 和 ^{137}Cs 等残留在环境中的放射性核素照射所致。由于大部分核试验是在北半球进行的,因此北半球的平均年剂量较南半球高出 10%。

此外,军用目的核材料生产给世界上一些特定地区遗留了大量放射性残留物;核能生产也可产生人工辐射源或加工过的天然辐射源(核电厂和其他核设施在其运行和退役期间向环境释放放射性物质产生放射性废物),但只有在事故情况下或场地废物的累积才可能导致局部地区受到较高水平的污染,如切尔诺贝利核电厂事故,其他实践释放到环境中的放射性核素不会造成严重的照射。此外,工业和医学应用中产生的同位素也可能释放到环境中,如辐射发光产品、电子和电气器件、静电消除器、烟雾探测器、含铀或钍的制品、作为废物处理的掺有放射性物质的制品等。但这些活动产生的照射水平似乎并不明显。

(2) 医学辐射照射:辐射的医学应用是迄今最主要的人工辐射照射来源,而且还在不断增长。它包括诊断放射学、放射治疗、核医学和介入放射学。通常,医学照射仅限于用在所关心的解剖部位和针对特定临床目的,对患者个人诊断照射所产生的剂量是相当低的(典型的有效剂量介于 0.1 ~ 10mSv),而治疗是采用很高的剂量精确地照射肿瘤部位(处方的典型剂量介于 20 ~ 60Gy),一般是针对癌症的治疗。目前,医学放射学检查已程序化进行,极少发生辐射事故。

（3）职业辐射照射：是指在工作中受到的并且可被合理地视为运行管理部门负有责任的照射。在一些职业中,工作人员可受到人工辐射源的照射,包括:操作少量的放射性物质如示踪剂研究,操作辐射发生器或测量装置以及在核燃料循环设施工作等。职业辐射照射还包括一些增强的天然辐射源照射,如宇宙射线对机组人员的照射、地下采矿和地面照射等工作场所的氡照射、矿石加工工业中的照射等。主要关注以下几个方面:

1）核燃料循环:用于发电的核反应堆运行被认为是产生职业照射的一种重要实践,它涉及复杂的循环活动,包括铀的开采和水冶、铀浓缩、燃料制造、反应堆运行、燃料后处理、废物处理与处置以及研究开发活动。

2）辐射医学应用:辐射在医学上既可应用于诊断,也可应用于治疗,包括诊断放射学、牙科放射学、核医学(诊断和治疗)、放射治疗、其他医学实践等。诊断放射学中有 3 种方法构成照射来源:射线照相、荧光透视法以及特殊检查。射线照相包括一般目的的放射照相、CT 和乳腺造影;特殊检查包括心脏导管插入术、血管造影术和介入治疗。

3）辐射工业应用:辐射工业应用包括密封源、X 射线装置、粒子加速器等辐射源,应用范围包括:工业辐照、无损检测、测井、荧光合剂覆盖层、厚度、水分、密度和料位计,示踪技术、材料的结晶学分析和荧光分析等。

4）天然辐射源:在很多职业中都会遇到增高的天然本底辐射照射,例如:机组人员受到的宇宙射线照射、地下采矿中受到氡子体等产生的照射等。

①宇宙射线对机组人员的照射:机组人员和其他经常乘坐飞机的人员会受到较高水平的来自银河系和太阳的初级宇宙射线和在大气中航行器构筑物等产生的次级辐射的照射。

②工作场所的氡照射:大多数采掘业受照的主要来源是氡,矿尘中的长寿命核素的照射在一些采矿和其他条件下也是很重要的一个来源。自然界中存在几种氡的同位素,但其中一种 ^{222}Rn 对工作人员的剂量起决定作用。此外,^{220}Rn(钍射气)也很重要。氡的短寿命衰变产物,或氡子体而不是氡气本身是照射的主要原因。

③矿石加工工业中的照射:地壳中通常的含铀浓度为 $0.5 \sim 5ppm$,含钍浓度为 $2 \sim 20ppm$。^{238}U 和 ^{232}Th 的平均活度浓度在 $25 \sim 50Bq/kg$ 范围内。对具有较高浓度的铀和钍的原料进行开采和选矿,是一项在世界范围内很普遍的产业。此外,在处理一些原料的过程中,偏离于母体或子体的长期平衡的天然放射性核素往往会浓集在沉淀物和其他原料(通常为废物)中。

5）国防活动:国防活动中涉及的职业照射包括三大类:核武器生产和试验及有关活动产生照射;将核能用作海军船只动力源产生照射;以及电离辐射在国防领域中的应用产生照射。

①核武器:在核武器的研制和生产中,职业照射的主要来源是两种易裂变放射性物质钚和铀。

②核动力船只和辅助设施:核动力船只几乎均采用加压水冷堆作为动力源。在前苏联,有几个堆采用液态金属冷却。辐射照射既产生于舰只上,也来自建于海岸的辅助设施。

6）其他职业类别:包括研究和教育机构、兽医应用等。研究和教育机构使用放射源、X 射线设备和非密封源从事广泛的研究活动,例如:X 射线结晶学、放射标记(如 ^3H、^{14}C、^{32}P、^{35}S 和 ^{125}I)、采用 ^{60}Co 或 ^{137}Cs 密封源的辐照器;兽医实践中职业照射的主要来源是诊断用射线照相,但这部分应用的照射剂量较低。

UNSCEAR 公布了核燃料循环、辐射医学应用、工业应用、国防活动、教育和兽医应用以及一些天然源辐射照射水平增高可能涉及的职业列于表 9-14。

表 9-14　UNSCEAR 用于评价受照剂量的职业类别

照射源	职业类别
核燃料循环	铀矿开采
	铀矿水冶
	铀浓缩与转化
	燃料制造
	反应堆运行
	燃料后处理
	核燃料循环中的研究
医学应用	诊断放射学
	牙科放射学
	核医学
	放射治疗
	所有其他医学应用
工业应用	工业辐照
	工业射线照相
	荧光合剂
	放射性核素生产
	测井
	加速器运行
	其他所有工业应用
天然源	民用航空
	采煤
	其他矿物开采
	石油天然气工业
	操作矿物与矿石
国防活动	核动力船只和辅助活动
	所有其他国防活动
其他	教育机构
	兽医
	其他指定职业群体

* 引自 UNSCEAR 2000 年报告书(UNSCEAR 2000),附件 E 表 1

（二）放射性核素

1. 放射性核素分类　放射性核素又称不稳定性核素,是指能自发地发射 α、β 和 γ 等各种射线的核素。依据其来源,放射性核素可大致分为两类:天然放射性核素和人工放射性核素。

（1）天然放射性核素:是指天然存在的具有放射性的核素,包括 3 类:

1）铀系、钍系和锕系 3 个天然放射系,共 49 种放射性核素。

①铀系:以铀的同位素^{238}U 开始,经过 14 次连续衰变,至稳定核素^{206}Pb 结束。

②钍系:从^{232}Th 开始,经过一系列衰变最后到稳定核素^{208}Pb。

③锕系:从铀的另一个同位素^{235}U 开始,经过一系列衰变最后到稳定核素^{207}Pb。

2) 不成系列的长寿命核素:如^{40}K、^{87}Rb 等,半衰期一般在 $10^8 \sim 10^{15}$ a。

3) 宇宙射线作用于地球大气层产生的核素:如^{3}H、^{14}C、^{7}Be、^{22}Na 等。

(2) 人工放射性核素:是指人工产生的具有放射性的核素。目前在核反应堆、加速器等设施或装置生产中使用的人工放射性核素约有 2000 多种,广泛应用于医疗、工业、地质和科研等不同领域。包括:

1) 核燃料后处理产生的裂变产物:如^{89}Sr、^{90}Sr、^{131}I、^{132}I、^{133}I、^{137}Cs 等;惰性气体如^{85}Kr、^{87}Kr、^{88}kr、^{133}Xe 等。

2) 反应堆和加速器的活化产物,以及同位素生产、制备及应用中的一些放射性核素。

3) 核医学领域使用中一些人工放射性核素:如^{18}F、^{99m}Tc 等。

2. 放射性核素衰变　放射性核素的核自发地发生核结构的变化而释放出某种射线的现象称为核衰变(nuclear decay)。

(1) 放射性衰变类型:根据天然放射性核素衰变时所释放的射线种类不同,可分为 α 衰变、β 衰变(β$^-$衰变、β$^+$衰变、电子俘获)和 γ 衰变等。

1) α 衰变:一些放射性元素衰变时同时放出结合在一起的两个质子和两个中子,即 α 粒子(alpha particle),这就是 α 衰变(alpha decay)。由于 α 粒子是高速运动的氦原子核,在空气中的射程一般只有几厘米,一张纸或生物组织表皮就足以挡住 α 粒子,因此,α 射线外照射的危害可以不予考虑。但 α 粒子电离本领极强,一旦进入人体内,其内照射所造成的危害很大。

α 衰变的公式是:

$$^A_Z X \rightarrow ^{A-4}_{Z-2} Y + He^{2+} + \gamma + Q_\alpha$$

式中,Z 是原子序数,A 是原子质量。α 衰变中可获得的能量是 $Q\alpha$,等于母核和两种衰变产物的质量差值。该能量被 α 粒子和 γ 射线分享。天然放射性核素镭(radium,226Ra)是 α 衰变的一个典型例子:

$$^{226}_{86} Ra \rightarrow ^{222}_{84} Rn + \alpha (5.2 MeV)$$

对于大多数放射性核素而言,α 粒子能量的范围为 $4 \sim 8$ MeV,但一些寿命很短的放射性核素,如由粒子加速器产生的反应形成的放射性核素,可能能量更高。此外,每一种特定的 α 粒子是单能的,即不存在连续能谱,仅具有不连续的能量。

2) β 衰变:β 衰变是指不稳定原子核通过放出 β 粒子或俘获核外的轨道电子转变为另一原子核的现象,可分为 β$^-$衰变、β$^+$衰变和电子俘获 3 种类型。β 射线的电离能力较 α 射线弱,但穿透能量力较 α 射线强,一般能量的 β 粒子可穿过几米甚至几十米厚的空气层,对人体可造成内、外照射的辐射危害。

β 衰变的公式是:

$$^A_Z X \rightarrow ^{A-4}_{Z+1} Y + \beta^- + Q_\beta$$

β 衰变的一个典型例子是天然放射性核素铅(^{210}Pb):

$$^{210}_{82}\text{Pb} \rightarrow ^{210}_{83}\text{Bi} + \beta^- (0.015\text{MeV}) + \gamma (0.046\text{MeV})$$

不像 α 衰变中每一种 α 粒子都是单能的, β 粒子是从零到衰变可获得的最大能量的一个连续能谱发射的。

正电子(positron)发射与 β 粒子发射相似, 但正电子发射是由于一个质子有效地转变为一个中子和一个带正电荷的电子而造成的。不同于 β 衰变时原子序数的增加, 正电子发射时原子序数是减少的。例如, 天然放射性核素铜(^{64}Cu)衰变时, β 衰变占 41%, 正电子衰变占 19%, 而电子俘获(electron capture)衰变占 40%。

$$^{64}_{29}\text{Cu} \rightarrow ^{64}_{28}\text{Ni} + \beta^+ (0.66\text{MeV})$$

$$^{64}_{29}\text{Cu} \rightarrow ^{64}_{30}\text{Zn} + \beta^- (0.57\text{MeV})$$

$$^{64}_{29}\text{Cu} \rightarrow ^{64}_{28}\text{Ni} + 电子俘获$$

3) γ 衰变: γ 衰变指处于激发态的原子核通过放出 γ 射线或内转换电子到较低能态的过程, 又称 γ 退激或 γ 跃迁。γ 衰变前后, 母核、子核的质子数和中子数均保持不变, 不产生新的核素。从原子核衰变放出的 γ 射线是一种高能的光子流, 属不带电的中性粒子, 静止质量为零, 是一种电磁波, 穿透能力强, 对人体可造成内、外照射的辐射危害。

除了一些罕见的情况以外, γ 衰变并不是一个最初的过程, 而常常是伴随 α、β、正电子辐射或电子俘获发生的。在任何时候, 只要发射粒子没有用尽衰变产生的所有能量, 原子核便会含有多余的能量并处于激发态。而多余的能量可以与发射粒子同时发生的发射光子或 γ 射线的形式释出。目前在诊断医学中应用极为广泛的锝 99m(^{99m}Tc)是罕见的纯 γ 射线辐射, 半衰期为 6.0 小时, 其衰变产物为 ^{99}Tc, 半衰期长达 2.13×10^5 年, 而 ^{99}Tc 一旦被排放到环境中将会导致环境本底的增加。

$$^{99m}_{43}\text{Tc} \rightarrow ^{99}_{43}\text{Tc} + \gamma (0.14\text{MeV})$$

(2) 放射性核素衰变规律: 放射性核素的原子核数按时间的指数函数衰变, 放射性核素衰变的数学表达式为:

$$N = N_0 e^{-\lambda t}$$

式中, λ 为衰变常数, 表示单位时间内每个原子核的衰变几率; N_0 为放射性核素的初始原子核数; N 为放射性核素经时间 t 衰减后的原子核数。

1) 半衰期: 放射性核素的原子核数因衰变而减少到原来的 1/2 时所需要的时间, 称为半衰期, 用 $T_{1/2}$ 表示。不同放射性核素的半衰期差异极大, 如放射性核素 ^{87}Rb 的半衰期长达 475 亿年, 而 ^{133}Cs 的半衰期仅为 2.8×10^{-10}s。

半衰期 $T_{1/2}$ 和衰变常数 λ 都是表征放射性核素特性的参数, 两者之间存在下述关系:

$$T_{1/2} = \frac{0.693}{\lambda}$$

2) 放射性活度: 在放射性核素衰变中引入了一个辐射量, 即放射性活度(radiation activity, A)。放射性活度是表示放射性核素特征的一个物理量, 即衡量放射性物质的多少。其定义为: 一定量放射性核素在单位时间间隔 dt 内发生自发核转换数目, 即:

$$A = dN/dt$$

放射性活度的国际制单位为 S^{-1}，其特定名称为贝可勒尔（Bq），$1\ Bq=1\ S^{-1}$。旧的专用单位为居里（Ci），$1\ Ci=3.7\times10^{10}Bq$。

由于放射性核素常被包含或吸（附）收在其他固体、液体或气态物质上，或与该元素的稳定同位素同时存在，因此需引入一些其他单位来定量。例如，将样品中某一特定放射性核素的活度 A 除以样品的总质量 m，即为该放射性核素的比活度 a_m 或比放射性（质量活度）；将一定体积中某一特定放射性核素的活度 A 除以样品体积 V，即为该放射性核素的体积活度 a_v 或放射性浓度（单位体积的活度）。

3. 反应堆事故中毒理学意义较大的核素　如果核电站不能正常运转，反应堆内产生的混合产物（"核裂变产物"）可能会向周边地区释放出放射物。核电运行过程中对健康具有风险的主要放射性核素为放射性碘、放射性铯和放射性锶。

（1）放射性碘：碘是具有金属光泽的紫黑色结晶物质，易升华，是人体内有重要生物活性的微量元素，是甲状腺素的重要成分。碘的同位素共有 24 种，核事故时辐射防护的主要对象是碘-131（^{131}I），是核电站事故早期环境中放射性碘的主要成分。

放射性碘进入人体的主要途径是随饮食摄入，其次是随受污染的空气吸入（后者只发生于放射性烟羽通过时期）。含放射性碘的牛奶是人们摄入放射性碘的主要来源，牛、羊、猪和鸡蛋也是人们摄入放射性碘的来源。此外，水生动植物对碘有很高的浓集能力，若反应堆事故释放物污染了天然水体，则其中的食用动植物也可能成为公众摄入放射性碘的来源。

^{131}I 半衰期是 8.3 天。放射性碘进入人体后迅速蓄积于甲状腺，甲状腺中的碘含量比其他器官或组织中的含量高几百倍甚至几千倍，可引起甲状腺炎、甲状腺功能减退，远期可发生甲状腺结节和癌变。放射性碘内照射的远期危害是对甲状腺的致癌效应。甲状腺癌的发生率与剂量有密切关系，切尔诺贝利核事故后受放射性落下灰照射的马绍尔岛居民，被诱发甲状腺癌的危险度是 $(1.6\sim9.3)\times10^{-4}/Gy$。其潜伏期因受照条件而异，可长达 40 年，儿童较短，约为 $10\sim15$ 年。切尔诺贝利的经验表明，放射性碘是切尔诺贝利事故影响的主要因素，它导致超过 5000 个儿童甲状腺癌病例的发生，受照人群的年龄均在 $0\sim18$ 岁之间。儿童摄入放射性碘的危险性比成人更大，因为儿童的甲状腺小于成人，同一活度的放射性碘，儿童摄入后甲状腺所受的剂量是成人摄入后的 $2\sim10$ 倍。

（2）放射性铯：铯是元素周期表第 I 族碱金属，属稀有元素。铯的原子序数为 55，共有 31 种同位素，其中 $^{134}Cs\sim^{146}Cs$ 为裂变产物，生物学意义最大的是 ^{137}Cs，为 β、γ 辐射体，物理半衰期为 30.17 年，β 粒子的平均能量为 0.17MeV，子体 ^{137m}Ba 放射出平均能量为 0.66MeV 的 γ 量子。

^{137}Cs 是公众受全球性放射性落下灰照射剂量的主要贡献核素之一，可经消化道、呼吸道、皮肤和伤口进入人体，极易从胃肠道吸收，吸收率几乎为 100%，经呼吸道的吸入量只占食入量的 1% 左右。母体内的铯可经胎盘进入胎儿，还可经乳汁分泌。由于铯在体内分布均匀以及其子体 ^{137m}Ba 的 γ 量子在体内的穿透力较强，各组织均会受到体内 ^{137}Cs 较均匀的照射，引起多器官放射性损伤。

^{137}Cs 属中等毒性组核素，但由于环境中的放射性铯对公众的照射剂量很低，迄今尚无人群损伤效应的流行病学资料，有关放射性铯的生物效应资料基本来自动物实验，^{137}Cs 对动物机体的生物效应包括急性辐射效应如骨髓破坏、造血功能不良、白细胞和血小板显著降低、贫血、败血症和出血综合征等，远期辐射效应如甲状腺癌、淋巴肉瘤、神经元纤维肉瘤和乳腺癌等。

（3）放射性锶：锶为二价碱土族元素，是生物体中的微量元素。锶的同位素共有 21 个，其中生物学意义最大的是 ^{90}Sr 和 ^{89}Sr，两者均为纯 β 辐射体，最大能量分别为 0.54MeV 和 1.46MeV，半衰期分别为 28.6 年和 50.5 天。

^{90}Sr 是晚期混合裂变产物的主要成分。铀裂变后 10～20 年，在混合裂片总活度中 ^{90}Sr 活度占 20%～25%，且锶在生物圈中的活动性大，放射性锶是核反应堆事故和核爆炸对公众构成远期危害的主要放射性核素之一。锶可经食物由消化道或体表皮肤吸收后进入体内，主要蓄积于骨骼中，小部分滞留于软组织中，另有一部分则经肾排出。放射性锶属于高毒组核素，半衰期长达 28.4 年，由于其子体 ^{90}Y 释放的 β 射线能量高，射程远，^{90}Sr 及其子体可对骨髓和骨组织形成持久而较强的照射，引起再生障碍性贫血、白细胞增生、白血病和恶性骨肿瘤等损害。

4. 医学应用中毒理学意义较大的核素　在医疗中，放射性物质用于诊断、治疗和研究，主要包括以下几个方面：①用含有放射性核素的非密封源为临床诊断和研究而进行的体外放射测定；②用含有放射性核素的非密封源为临床诊断、治疗和医疗研究而进行的放射性药物体内应用；③用植入患者体内或用于外部装置的密封源进行的放射治疗。在医疗应用中涉及的常用放射性核素包括 ^{18}F、^{99}Tc、^{131}I、^{125}I、^{32}P、^{14}C 等。

（1）放射性锝：锝（technetium，Tc）的原子序数为 43。锝是 1937 年利用回旋加速器以氘核轰击钼（Mo）取得的第一种人工放射性元素，有 ^{90}Tc～^{108}Tc 和 ^{110}Tc 等 20 多种同位素，均为放射性核素，其中毒理学意义较大的是 ^{99}Tc 和 ^{99m}Tc。

^{99}Tc 的物理半衰期为 2.13×10^{5} a，比活度为 629MBq/g，是纯 β 辐射源，β 粒子能量为 0.292MeV（99%），可被普通玻璃所阻断。

核医学应用中意义较大的是 ^{99m}Tc。^{99m}Tc 的物理半衰期为 6.02 小时，是 γ 辐射源，其光子能量为 0.140MeV（98.6%），适于作活体测量。临床上使用的 ^{99m}Tc 是由 ^{89}Mo-^{99}mTc 发生器中分离得到的，在生理盐水中以高锝酸钠（Na^{99}TcO$_4$）的形式存在，以口服或静脉注射方式，用于脑、甲状腺、腮腺、唾液腺、骨及关节的显像，以及肿瘤、炎症等病理组织的定位。

锝自血液的廓清速度极快，人体的半廓清期为 3 小时。锝离开血液后，可选择性地蓄积在唾液腺、甲状腺、胃及肠道，自体内的排除途径主要为肾脏和肠道，在 72 小时内排出量约占注入量的 60%。^{99m}Tc 还可通过胎盘或乳汁转移至胚胎或婴儿体内，且数量是相当可观的。因此，婴儿由母乳中摄取 ^{99m}Tc 带来的危险问题应引起关注。

（2）放射性磷：磷（phosphorus，P）有 ^{27}P～^{38}P 共 12 个同位素，其中 ^{31}P 为稳定性同位素，其余均是放射性同位素。

^{32}P 的物理半衰期为 14.26 天，是纯 β 辐射源，β 粒子最大能量为 1.71MeV，平均能量为 0.695MeV，衰变后成为稳定性 ^{35}S。^{32}P 粒子在组织中的射程为 1～8mm，平均为 4mm，故大部分能量可被人体体表层吸收。临床医学上，^{32}P 可用于治疗真性红细胞增多症、继发性红细胞增多症、血管瘤及恶性肿瘤等，也可用于治疗皮肤病。

^{32}P 的可溶性化合物，可由口服或其他途径进入人体，吸收速度快、吸收率高。磷是构成人体的必需元素之一，^{32}P 进入机体后在骨骼中蓄积浓度最高，其次是肝脏和肌肉等。^{32}P 在肝脏、脾脏、肾脏和肌肉等软组织中的更新速度快，故 ^{32}P 的滞留与排除较迅速；而磷一旦进入骨组织后，形成难溶性磷酸钙的复盐，滞留时间长，不易排除。体内 ^{32}P 主要经尿排出，另有少量经由肠道排出，其生物半排期和有效半减期分别为 257 天和 13.5 天。

^{32}P 属中等毒核素，对造血器官的损伤明显且持久，表现为粒细胞系完全受损，骨髓极度

衰竭,几乎全部内脏器官均显示出不同程度的出血。同时,由于其在骨骼蓄积可导致骨骼遭受破坏,动物实验中可见骨肉瘤的形成。此外,^{32}P还可对性腺造成损伤。

（3）放射性碳:碳有^{9}C~^{19}C共11种同位素,其中^{12}C和^{13}C为稳定性同位素,其余的均为放射性同位素。医学中应用最多的是^{14}C和^{11}C。^{14}C的物理半衰期为5730年,是纯β辐射源,释放的β粒子能量为0.156MeV(100%),比活度为$1.57×10^{11}Bq/g$。^{11}C的物理半衰期为20.38分钟,在衰变过程中释放正电子,能量为0.960MeV。

^{14}C作为示踪剂标记蛋白质、脂肪、氨基酸等,可观察体内的代谢过程和排除途径。^{11}C标记化合物在临床主要用于进行符合测量和体外扫描。

碳是构成人体不可缺少的宏量元素之一,人体以吸入或食入方式摄入碳后,基本均匀分布于人体的所有器官和组织中。^{14}C的无机化合物主要是以$^{14}CO_2$的形式由呼吸道排出体外,且排除速度快、数量多;^{14}C的有机化合物在体内大部分被氧化成$^{14}CO_2$后随呼气排出体外,但排除速度慢、数量少。^{14}C也可经乳汁排除少部分,且在停止摄入后,乳汁中的^{14}C活度便迅速下降。

由于^{14}C是参与机体碳代谢的一个长寿命放射性核素,在其生物转化过程中,^{14}C可掺入到DNA和RNA分子中,造成DNA损伤。

（三）放射性核素体内污染途径与代谢

一旦放射性核素进入体内并沉积,将对机体产生持续性照射。在放射性核素摄入机体时刻或初期的照射剂量率是最大的,此后,随着放射性核素的衰变或生物排除而逐渐减小,直到放射性核素依其物理半衰期基本衰减完毕或依其生物半排期自体内排除为止。

1. 放射性核素的吸收途径　放射性核素的吸收,是指核素由摄入途径透过生物膜进入血液循环的过程。通常的摄入途径包括:呼吸道吸入、胃肠道食入、皮肤和伤口吸收等。在临床核医学诊治和生物实验过程中,还可能通过直接注入的方式,主要涉及一些短寿命的放射性核素,如^{18}F、^{131}I、^{99m}Tc、^{32}P、^{153}Sm、^{133}Xe、^{123}I、^{201}Tl、^{13}N、^{15}O、^{67}Ga和^{82}Rb等。

（1）经呼吸道吸收:是放射性核素进入体内的最常见方式。尤其是在核电站事故、核恐怖事件、操作开放型放射性核素的条件下,放射性核素可污染空气,并多呈气溶胶或气体状态,随人体的自主呼吸进入呼吸道。其中,以气体形式吸入后进入肺内,通过内壁菲薄的肺功能区迅速吸收入血,并依照核素的理化特性在体内不同器官和组织内蓄积;以气溶胶形式吸入的液体或固体放射性化合物,则依据其理化特性在呼吸道内有不同的沉积和转移过程,其颗粒物质沉积的程度与粒子大小和形状、气溶胶密度、肺部结构及呼吸道特征有关。在吸入的物质中,仅有一部分沉积在呼吸道树,其余的呼出体外。

（2）经消化道吸收:放射性核素可随食物和饮水食入,小肠是放射性核素经消化道吸收的主要部位,因为小肠的肠上皮绒毛可提供约$200m^2$表面积。吸收的放射性物质进入血液和淋巴系统,吸收率与个体的代谢、营养状况以及食入化合物的性质有关,未被吸收的部分则可随粪便排出。

（3）经皮肤吸收:放射性核素还可能经由皮肤吸收,即使是完整的皮肤,也不能完全屏蔽所有核素的侵入,尤其是一些溶于有机溶剂和酸性溶液的放射性核素化合物,均可透过皮肤吸收入血。而不完整皮肤或伤口更可数倍甚至数十倍地增加放射性核素吸收率。例如,将$^{60}CoCl_2$盐酸溶液涂抹在大鼠皮肤上,2天后测定其吸收率,发现经大鼠完整皮肤的吸收率小于5%,而经大鼠破损皮肤的吸收率则达到50%。因此,在放射性创伤尤其是存在复合伤时,对受损皮肤应及时进行清创处理,必要时可采用阻吸收剂,以减少放射性核素经皮肤的吸收率。

（4）注射：在临床核医学诊治过程中，可能通过静脉、腹腔、皮下和肌内注射，以及通过气管内注入和灌胃等方式将放射性核素直接注入机体。主要涉及一些短寿命的放射性核素，如^{18}F、^{131}I、^{123}I、^{99m}Tc、^{32}P、^{153}Sm、^{133}Xe和^{201}Tl等。

2. 放射性核素的体内分布　放射性核素经呼吸道、胃肠道、皮肤或伤口进入体内后，可随血液循环分散到各器官组织。其中，辐射源沉积的器官称为源器官，如放射性锶进入机体后主要沉积在骨骼；受到从源器官发出辐射照射的器官则称为靶器官。不同放射性核素在体内的分布和滞留规律各有其特点，与放射性核素本身的特性有关。大体上可归纳为以下5种类型：

（1）均匀型分布：一些放射性核素进入机体后比较均匀地分布于全身各器官组织。主要是一些在体内大量存在且均匀分布的稳定元素的放射性核素，如：^{14}C、^{24}Na、^{42}K、^{35}Cl和^{3}H等，此外，^{137}Cs、^{86}Rb等放射性核素在体内也基本呈均匀分布。

（2）亲肝型分布（亲单核-吞噬细胞系统型分布）：一些放射性核素离开血液后主要分布于肝脏和单核-吞噬细胞系统中，主要包括稀土族和锕系核素，如^{140}La、^{144}Ce、^{147}Pm、^{232}Th、^{227}Ac和^{241}Am等。

（3）亲骨型分布：一些放射性核素主要蓄积在骨骼，包括：^{45}Ca、^{90}Sr、^{140}Ba、^{226}Ra、^{90}Y、^{95}Zr、钚和某些超钚核素、重镧核素等，上述的这些核素通常称为亲骨性核素。放射性核素在骨组织内的分布可依其定位分为两类：一类放射性核素如^{226}Ra，可置换骨骼无机盐晶格中的钙而均匀地分布于骨的无机质中；另一类放射性核素如^{239}Pu，可沉积在骨内膜、骨小梁和皮质骨血管表面，可对距骨表面$0\sim10\mu m$处的成骨细胞及红骨髓细胞形成较大的剂量。由于成骨细胞和红骨髓细胞的辐射敏感性较高，因此，这类放射性核素的危害较大。

（4）亲肾型分布：一些放射性核素可较多地滞留在肾脏，如^{238}U，可在肾脏近曲小管中段大量蓄积。

（5）亲其他器官组织型分布：放射性核素可依其特性选择性地滞留于不同器官或组织。例如，放射性碘可选择性地高度蓄积于甲状腺中；^{59}Fe较多地蓄积在红细胞中。另有一些难溶性放射性核素化合物，可在肺内形成难溶性氢氧化物胶体，且大部分滞留于肺内或肺淋巴结内。

3. 放射性核素的排除　放射性核素自体内排除的速率是其内照射危害程度的重要决定因素之一。如果放射性核素吸收量较少并能较快从体内排除，则可能产生的内照射效应较小；反之，如果吸收量多、排除速率低，在体内滞留时间长，则可能引起较严重的内照射效应。其中，肾脏是放射性核素最重要的排除途径，其次为肠道。此外，放射性核素还可能通过呼吸道、肝-胆系统、乳腺、汗腺、皮肤和黏膜等排出体外。尤其要注意的是，有些放射性核素如^{125}I等可通过乳汁分泌进入婴幼儿体内，由于婴幼儿是辐射的敏感人群，且他们的肝、肾功能尚未发育完善，对放射性核素的排除能力较差。因此，要重视放射性核素经哺乳途径对其后代产生影响。

放射性核素的排除途径及排除速率与放射性核素的理化状态、摄入途径和转运特点等密切相关。放射毒理学研究中，常用生物半排期和有效半减期来描述放射性核素自体内的排除速率。

（1）生物半减期：生物半减期（biological half-life，BL，$T_{1/2}$）指生物机体或特定的器官、组织内的放射性核素的排出速率近似地符合指数规律时，通过自然排出过程使机体内或特定器官或组织内的放射性核素总活度减少 1/2 所需的时间。

（2）有效半减期：有效半减期（effective half-life，Te）指生物机体或特定的器官、组织内的放射性核素，由于核素自身的放射性衰变和生物排出的综合作用而近似地按指数规律减少，使其总活度减少 1/2 所需的时间。生物机体内放射性核素的减少量，是核素自身的物理衰变和生物排出的总和。由物理衰变（半衰期以 $T_{1/2}$ 表示）和生物排出综合的衰减常数称为有效衰减常数（λe），它和物理衰变常数（λp）及生物排出常数（λb）的关系如下所示：

$$\lambda_e = \lambda_p + \lambda_b$$

由 $T = \dfrac{\ln2}{\lambda}$ 可得出，$\lambda = \dfrac{\ln2}{T}$

因此，$\dfrac{\ln2}{T_e} = \dfrac{\ln2}{T_p} + \dfrac{\ln2}{T_b}$，由此式可计算得到有效半减期为：

$$T_e = \dfrac{T_p \times T_b}{T_p + T_b}$$

例如，对于 ^{32}P，Tp = 14.3d，Tb = 1155d，则其有效半减期为：

$$T_e = \dfrac{14.3 \times 1155}{14.3 + 1155} = 14.1d$$

从上述公式可以看出，对于短寿命放射性核素，可将物理半衰期近似为有效半减期；而对于长寿命放射性核素则相反，可将生物半排期近似看作有效半减期。

三、电离辐射的剂量学

辐射危险度评定既应包含对剂量当量的评估，也包括对放射性物质暴露所致的健康危险评估。对于辐射和放射性物质的危险性评定一般分成两个步骤：一种是评估某一场景下由于放射性物质的潜在照射所致的辐射剂量当量，与已建立的标准或限值进行比较，这种方法适用于对职业照射人群，并不完全适合于评估公众的辐射危险度评估。第二种方法或步骤是依据年龄平均的每摄入单位（或每单位外照射）的终生癌症超额风险进行健康危险评定。对于电离辐射的剂量进行监测并记录，是开展辐射源和效应评估的剂量学基础。

1. 照射量　照射量（exposure，E）是用于度量 X、γ 射线所致空气电离程度的辐射量，它仅适用于 X 射线或 γ 射线在空气辐射场的测量。照射量的国际制单位为库伦/千克（C/kg）。旧的专用单位为伦琴（R），$1R = 2.58 \times 10^{-4}C/kg$。

2. 比释动能　比释动能（Kerma，kinetic energy released per unit mass，K）是表示不带电电离粒子在质量为 dm 的某一物质内释出的全部带电电离粒子的初始动能的总和（dE_{tr}），即：

$$A = dE_{tr}/dm$$

比释动能的国际制单位是焦耳/千克（J/kg），专用名称为戈瑞（Gy），$1Gy = 1J/kg$。

3. 吸收剂量　吸收剂量（absorbed dose，D）是放射防护的基本物理量，其定义为：电离辐射向无限小体积内授予的平均能量除以该体积内物质的质量而得的商，可用下式表示：

$$D = dE/dm$$

吸收剂量的国际制单位为 J/kg,专用名称为戈瑞(Gray,Gy)。旧专用单位为拉德(rad),$1Gy = 1J/kg = 100rad$。

吸收剂量是剂量学和辐射防护领域中一个非常重要的量,适用于任何类型的电离辐射。在实际应用中,吸收剂量的平均是在器官或组织的体积范围内进行的。

4. 当量剂量　吸收剂量并不是决定生物效应的唯一因素,不同种类的辐射,即使吸收剂量相同,它们对同一种生物体系的效应差别也可能很大。为了在共同的尺度上表示暴露于辐射的人员所受到的照射情况,提出了当量剂量(equivalent dose),其定义为:特定种类及能量的辐射在某一个组织或器官的平均吸收剂量乘以该辐射的辐射权重因数(W_R),即:

$$H_{T,R} = D_{T,R} \cdot W_R$$

式中,W_R 为 R 类辐射的辐射权重因数,是反映不同种类及能量的辐射对人体产生不同程度的影响,主要是根据低剂量情况下不同种类辐射的相对生物效能(RBE)的实验数据来确定的。1990 年国际辐射防护委员会(International Commission on Radiological Protection,ICRP)第 60 号出版物首次给出了辐射权重因数,2007 年 ICRP 第 103 号报告对 W_R 的一些取值进行了适当调整,主要包括:①对质子和新增加的带电 π 介子的 W_R 值由原来的 5 变为 2;②中子的 W_R 值按其能量的连续函数确定,其中低能范围中子的 W_R 值减小了。详见表 9-15 示。

表 9-15　ICRP 建议书中的辐射权重因数*

辐射种类和能量	ICRP60	ICRP103
光子,所有能量	1	1
电子和 μ 介子,所有能量	1	1
质子和带电 π 介子	5(无 π 介子)	2
α 粒子,裂变碎片,重核	20	20
中子		
能量<10keV	5	中子能量的连续函数(参见 ICRP 第 103 号报告图 B.4 和公式 B.3.16)
10~100keV	10	
>100keV~2MeV	20	
>2~20MeV	10	
>20MeV	5	

引自 ICRP,1991;ICRP,2007
* 所有数值适用于入射到人体上的辐射,或者在内辐射源情况下由源所发射的辐射

也可以采用下列连续函数用于中子辐射权重因数的计算[引自第 103 号出版物(ICRP,2007)]:

$$w_R = \begin{cases} 2.5 + 18.2e^{-[\ln(E_n)]^2/6} & E_n < 1MeV \\ 5.0 + 17.0e^{-[\ln(2E_n)]^2/6} & 1MeV \leqslant E_n \leqslant 50MeV \\ 2.5 + 3.2e^{-[\ln(0.04E_n)]^2/6} & E_n > 50MeV \end{cases}$$

当量剂量的专用国际制单位为希沃特(Sievert,Sv),$1Sv = 1J/kg$。

5. 有效剂量 有效剂量(effective dose)是表示在多个器官或组织受照时辐射对人体的总危害。一般而言,辐射总是不仅涉及一个器官,往往是两个或两个以上的器官同时受照,而且还可能存在局部受照和内照射的相加问题。其定义为:人体各组织或器官的当量剂量乘以相应的组织权重因数后的和,即:

$$E = \sum_T H_{T,R} \cdot W_T$$

式中,$H_{T,R}$为靶器官的当量剂量,W_T是组织权重因数,表示组织 T 的随机效应危险度和全身受到均匀照射的总危险度之比率。有效剂量的国际制单位也是希沃特(Sievert,Sv)。

有效剂量考虑了各个人体器官和组织在随机效应辐射危害方面的相对辐射敏感性。组织权重因数 W_T 是依各组织和器官对辐射暴露造成随机效应的敏感性而定,是一个相对值,其和等于 1。ICRP 第 26 号出版物对 6 个确定的组织和一组其余组织引入了权重因数 W_T;在 ICRP 第 60 号出版物(ICRP,1991)中对指定的 12 个组织和器官及其余组织给出了组织权重因数;2007 年 ICRP 在 103 号建议书中,依据随机效应的危害-调整标称危险度系数对组织权重因数进行了调整,详见表 9-16。

表 9-16 ICRP 建议书中的组织权重因数 *

器官或组织	ICRP26	ICRP60	ICRP103[1]
性腺	0.25	0.20	0.08
(红)骨髓	0.12	0.12	0.12
结肠		0.12	0.12
肺	0.12	0.12	0.12
胃		0.12	0.12
膀胱		0.05	0.04
乳腺	0.15	0.05	0.12
肝		0.05	0.04
食管		0.05	0.04
甲状腺	0.03	0.01	0.04
皮肤		0.01	0.01
骨表面	0.03	0.01	0.01
脑			0.01
唾液腺			0.01
其余器官或组织	0.03	0.05	0.12

引自 ICRP,1977;ICRP,1991;ICRP,2007

* ICRP103 中其余组织共 14 个,每种性别 13 个,包括:肾上腺,胸腔外区(ET),胆囊,心脏,肾,淋巴结,肌肉,口腔黏膜,胰腺,前列腺(♂),小肠,脾,胸腺,子宫/子宫颈(♀)

6. 放射性核素摄入量和待积剂量 放射性核素摄入的剂量评价体系,是以计算放射性核素摄入量为基础的。放射性摄入量是通过食入、吸入或经皮肤吸收进入人体的特定放射性核素的量。在事故情况下,放射性物质还可能通过伤口进入人体。进入人体的放射性核素会对人体组织产生照射,这种照射可能是在很短的时间内,也可能是终生的,由核素的物理半衰期和在人体内的生物滞留所决定。例如,当摄入氚水时,其物理半衰期是12.3年,但生物半排期仅为10天,主要是在摄入后2~3个月内产生剂量。如果摄入的是一些长半衰期的核素如^{239}Pu,物理半衰期长达24 000年,在体内的生物滞留时间也非常长,剂量将会在人的整个生命时间内累积。摄入量可以根据直接测量(如全身或指定器官和组织的体外监测),或者间接测量(尿、粪等),或者对环境样品的测量结果,并利用生物动力学模型进行推算。

为了对放射性核素产生的照射以及在较长时间段内辐射剂量的累积进行控制,引入了待积剂量。进入人体的放射性核素的待积剂量,是在一段指定的时间内预期产生的总剂量。组织或器官T中的待积当量剂量$H_T(\tau)$为:

$$H_T(\tau) = \int_0^{0+\tau} H_\tau(t)\,dt$$

式中,τ是在t_0时刻摄入放射性核素之后的积分时间。待积有效剂量$E(\tau)$由下式计算:

$$E(\tau) = \sum_T W_T H_T(\tau)$$

待积剂量一般是从摄入发生的年份算起,对于工作人员和公众,待积有效剂量评价的时间均取摄入后50年,主要是考虑成年人的平均寿命。但是,如果是考虑婴幼儿和儿童,剂量评价年龄也应达到70岁。

7. 参考人体模型　有效剂量是对于性别平均参考人而定义的。为了确定有效剂量,应先评价参考男人和参考女人的器官或组织当量剂量,然后通过平均来得出参考人的当量剂量。有效剂量是将当量剂量乘以性别平均的组织权重因数,再将参考人所有的组织加权当量剂量加起来而得到的。而对上述参考男人和参考女人的当量剂量、参考人有效剂量的评价,是基于人体仿真模型的使用。以往研究使用了各种不同的数学体模,如:MIRD体模,Kramer等区分性别的体模(1982),Cristy和Eckerman等区分年龄的体模等(1987)。采用男性和女性参考体模,计算参考体模在标准照射条件下器官和组织的当量剂量,以及与物理量如内照射的放射性摄入量、外照射空气比释动能率相关的转换系数。

目前,ICRP推荐使用体素(体积元)模型来确定参考体模,用于修订器官的剂量转换系数。该模型是基于真人的医学影像资料建立的,与以往的数学体模和模拟体模相比,体素模型可提供人体更真实的信息。ICRP分别建立了成年男性和成年女性两个体素参考模型。这两个模型是利用人体的高分辨率连续扫描CT图片建立起来的,包含了数百万个体素,可提供人体的三维表达和人体主要器官和结构的空间形态,大约定义了140个器官和组织,包括各种骨骼组织、软骨、肌肉和主要血管。利用体素参考模型可用于计算出工作人员和成年公众成员的内照射剂量系数。

8. 内照射摄入量和内照射剂量　有3种方法可以确定内照射摄入量和内照射剂量。

(1) 按照采用空气取样技术得到的时间积分空气浓度来确定放射性物质的暴露量。

(2) 通过采用直接活体测量技术来确定内污染(活体测量技术包括利用全身、胸腔、骨骼以及甲状腺计数方法来直接测定γ、X射线发射体和测量韧致辐射)。

(3) 通过对生物样品中的放射性活度进行分析测量(生物样品分析方法通常基于对尿、粪样品的分析)。

这3种方法的采用是由放射性核素所发射的辐射类型、污染物的生物动力学行为、生物廓清和放射衰变后污染物在人体中的滞留情况、测量所需的频度以及测量设施的灵敏度、可用性和方便程度来决定的。对于发射贯穿光子辐射的核素,活体测量通常是最准确的方法。但是,尽管该方法可提供内污染的长期累积信息,但评价单一年份的摄入量的待积剂量可能还不充分,这种评价有时还需要空气监测的数据。因此,可采用两种方法的结合。而对于氡剂量的估计,空气监测(个人或场所)是唯一可行的常规方法。

四、电离辐射的生物学效应与分子机制

电离辐射能被生物体吸收后,可使生物体在分子水平发生变化,引起分子的电离和激发,从而引起生物分子的功能和代谢障碍,导致具有生物活性的有机化合物分子如核酸、蛋白质等结构的变化,包括 DNA 链的断裂、解聚和黏度下降等,也可导致一些酶活性的降低或丧失。此外,电离辐射还可能损伤膜系统的分子结构,如线粒体膜、溶酶体膜、内质网、核膜和质膜等,引起酶系释放,从而影响细胞的正常功能。

按照现代放射生物学的观点,DNA 和膜是辐射生物效应的主要细胞靶标,是引起细胞一系列生化、生理和病理学变化的关键,是一切辐射生物效应的物质基础,靶理论是辐射生物学效应的理论核心。

(一) 辐射作用于细胞的生物物理学观点

目前,对细胞和组织辐射后早期生物物理学过程的了解已取得实质性进展,有关沿辐射径迹在 DNA 分子上能量沉积的精细结构的知识也在不断累积。此外,大量的研究结果表明:很大比例的 DNA 损伤是以复杂集簇化学改变的形式出现。这些集簇损伤是主径迹、次级电子、次级活化自由基等多种因素诱发损伤的集合作用所致。所谓集簇损伤,是指在紧凑的空间范围内密集产生包括 DNA 分子上糖-膦酸酯骨架键的单链断裂(SSB)、双链断裂(DSB)、碱基损伤等多种类型损伤。研究表明,复杂集簇损伤的发生率和复杂程度可能与辐射传能线密度(LET)有关。如果将 DNA 单链断裂、双链断裂、碱基损伤一并考虑,低 LET 和高 LET 辐射诱发复杂性集簇损伤分别约占总 DNA 损伤的 60% 和 90%,证明辐射诱发 DNA 损伤与通过活泼化学自由基氧化作用自然产生的 DNA 损伤的主要差别,前者主要是复杂集簇损伤,后者主要是随机分布的化学结构简单损伤。

(二) 染色体 DNA 是辐射的主要靶标

一定形式的 DNA 损伤对放射生物效应至关重要。DNA 是细胞增殖、遗传的物质基础,是引起细胞生化、生理改变的关键性物质。大量的研究结果已证明染色质 DNA 是电离辐射生物效应的主要细胞靶标,DNA 损伤在放射生物学效应如诱发癌症中起重要作用。有关这方面研究积累了许多证据,包括:放射性核素掺入到细胞核 DNA 中产生的放射生物效应要比掺入到细胞总蛋白中产生的效应大很多;其次,微束照射能够将限定剂量定点到细胞中不同位置,利用该技术充分证明了细胞核是辐射敏感部位。

(三) DNA 损伤反应与修复

1. DNA 损伤反应

(1) DNA 损伤的分类:DNA 是电离辐射的重要靶分子之一。无论是射线的直接作用还是间接作用,都能造成 DNA 的结构损伤,常见的损伤有以下几种:碱基变化、DNA 链断裂、DNA 交联、DNA 链上不稳定位点的形成和糖基的破坏等。

(2) 对 DNA 复制过程的影响:DNA 大分子和染色质的辐射损伤将影响一系列的生物功能,其中最主要的是信息按中心法则传递的几个步骤,即复制、转录和翻译。DNA 的作用

包括自身复制以及 RNA 转录的模板,mRNA 则是作为信使指导蛋白质氨基酸密码的翻译。主要包括以下几种:DNA 生物合成的抑制、DNA 模板损伤的影响、对 DNA 复制过程的影响等。

(3) 对转录和翻译过程的影响:电离辐射对转录和翻译过程的影响作用可表现为双向,抑制和激活的例子都有。电离辐射造成了基因损伤,但同时又可诱导一些新基因的生成,诱导一些 DNA 修复酶和合成酶的产生,其原因相当复杂。

2. DNA 损伤的修复 DNA 结构的完整与稳定有重要的生物学意义。当电离辐射引起 DNA 的多种损伤时,其细胞的修复系统也同时启动。修复过程的效能决定其结果:通常情况是 DNA 结构得到正确的修复,细胞功能恢复正常。但如果修复不成功、不完善或不精确,细胞就会死亡或发生遗传信息的改变和丢失(可见到突变和染色体畸变)。这些信息改变决定了可遗传的基因缺陷,在辐射诱发癌的发展中至关重要。

电离辐射所致的较简单的 DNA 损伤形式(单一位点的碱基损伤、单链断裂)能借碱基切除修复过程得到迅速而有效的修复。然而,如果碱基切除修复系统受累,将诱发相对大量的碱基损伤及单链断裂,其后果对细胞和机体是很严重的。双链断裂对于细胞修复过程是一个更为困难的问题,但已形成了不止一个的重组修复途径。在 DNA 上或邻近 DNA 处由大的电离簇引起的损伤可造成 DNA 更为复杂的改变,必须有不同的修复途径共同进行修复,否则,不正确或不充分的修复会造成 DNA 序列的丢失或改变。

DNA 修复本身是由一套特定基因控制的,这些基因编码一些酶,催化细胞对 DNA 损伤起反应。修复功能的丢失或对修复过程调控的改变都可能对细胞和个体产生非常严重的后果。近年的研究还发现,细胞具有特异的 DNA 损伤监视机制,这些机制与细胞代谢的其他方面,如细胞周期和免疫防御的调控等有相当的重叠。

3. DNA 修复、细胞凋亡和信号转导 目前,已有令人信服的证据表明,DNA 损伤反应/修复和凋亡/细胞周期控制的变异与肿瘤发展密切关联,也就是说,受照后细胞 DNA 损伤后将启动一系列的损伤修复,而细胞的这些活动整合起来构成了细胞防御体系,防止照射后肿瘤的发生。因此,DNA 损伤反应和修复过程的活跃程度是细胞的剂量/剂量率效应、辐射质量效应的主要决定因素。研究结果已证明:化学结构复杂的 DNA 双链损伤的易错性修复可诱发染色体畸变、基因突变和细胞杀死,而辐射诱发 DNA 双链断裂的无错重组修复具有潜在意义,但由于这种修复类型只限定在细胞周期的后期阶段,它对放射危险的影响总体来说不是很大。此外,照射后程序性细胞死亡即凋亡以及延迟效应可在细胞经历多个增殖周期后发生。受照细胞执行细胞周期检查点机制与复杂的 DNA 损伤信号反应网络发生紧密的生化关联,在生化平衡基础上,可能提供最大的修复机会,或作为细胞决定生死命运的决策点。因此,从防护效应角度来说,通过凋亡剔除放射损伤细胞可以被视为是另一种修复方式,即凋亡能减少携带有突变的存活细胞的频率。

4. 适应性反应 适应性反应概念的提出,是基于在一些实验系统中,适应性反应可在受到预先剂量辐射(条件照射)细胞中观察到,通常这种条件剂量使细胞提高对第二次有害剂量的抗性。对于适应性反应的发生机制和意义尚不确定,目前研究的主要结论如下:

(1) 无论是体内还是体外,适应性反应并不是细胞的一个普遍特征。即使是目前研究最多的细胞实验系统如人类淋巴细胞的细胞遗传学响应,目前尚无证据显示几十个 mGy 的剂量照射能诱发适应性反应。

(2) 适应性反应的表现有相当大的个体差异性。

（3）对于肿瘤诱发（和免疫学反应）的动物水平研究,并无一致证据表明适应性反应能减轻负面健康效应。

综上所述,目前,关于辐射适应性反应概念尚缺乏适当的生物学支持,而且现有的资料并没提供对癌症实用的适用性反应和防护效应的可靠证据。因此,尚无理由将适应性反应概念结合到放射防护目的生物学框架中。

（四）诱发基因和染色体突变

如上所述,决定复杂DNA双链断裂的发生、易错DNA损伤反应/修复过程的生物物理学过程,与电离辐射诱发的基因和染色体突变即DNA序列丢失或重排特征有密切的关系。对于低LET辐射,突变剂量-响应关系曲线是线性平方,即随着LET提高而不断趋向线性。在哺乳动物的体细胞和生殖细胞中,降低剂量率通常会减轻低LET辐射诱发基因/染色体突变的频率。最大剂量率减低因子一般为3~4。对诱发突变而言,RBE与LET有一个合理的一致关系,在70~200keV/μm的LET范围内,RBE最大值约为10~20。关于小剂量电离辐射诱发的基因和染色体突变,有两个值得注意的研究报告:其一,大规模调查X射线诱发人淋巴细胞染色体畸变提供了小剂量辐射下线性剂量-响应的证据,所能解决的剂量限值约为20mGy;其二,利用高度敏感的体内突变系统即小鼠皮肤上的色素产生细胞,在最低达到约50mGy的X射线剂量,检测结果显示线性突变剂量响应。

染色体畸变分析不仅可被用作辐照的生物标志,而且可用于建立体内细胞反应、剂量/剂量率效应与潜在健康危害之间的关系。

（五）表观遗传反应

有证据表明:照射后细胞学反应出现导致的基因组改变和（或）细胞学效应,没有明显地依存于直接诱导的DNA损伤。广义上说,这些细胞学反应过程称为表观遗传,与已充分证明的电离辐射径迹通过的直接DNA靶的放射生物学概念截然不同。表观遗传效应可分为两类:

1. 辐射诱发的基因组不稳定性　辐射诱发基因组不稳定性,是指细胞受照后许多代后仍然持续存在的基因组损伤和其细胞学后果。而通常所说的DNA损伤反应是指在照射后1~2个细胞周期内发生的基因组损伤表现。辐射诱发的基因组不稳定性,在培养细胞中可表现为染色体畸变、基因突变、细胞凋亡/死亡,以及其他表现形式。有关基因组不稳定性的生物学基础尚不清楚,一些生化数据提示细胞胁迫和氧化反应过程可能参与其中,其他的一些细胞遗传学研究提示了潜在不稳定的编码DNA重复序列的DNA片段。

2. 照射后细胞之间的旁效应信号　所谓的旁效应是指在未被辐射径迹直接穿过的细胞中表现出的细胞死亡/凋亡、基因/染色体突变、基因组不稳定性和（或）蛋白丰度谱改变。这些旁细胞通过细胞间通信对来自相邻的受照射细胞的信号发生反应,这种细胞间通信是由穿过相邻细胞膜间缝隙连接的分子介导的,或信号分子通过细胞培养液扩散传播。有关旁效应的生物学机制是多方面的,还需要进一步探讨。一些研究结果提示可能与氧化应激诱导或DNA损伤反应通路调节机制有关。而通过转移培养液的实验研究,提出了一些证据显示可能与照射细胞释放出某些染色体损伤因子（致畸）、受照细胞内钙动员和活性氧物质增加相关。

（六）电离辐射的有害健康效应

关于电离辐射的有害健康效应,大致可分为两类:高剂量可引起确定性效应（即伤害组织反应）,常常是急性的,并且仅仅在剂量超过一定时表现出来。同时,高剂量和低剂量两者均可引起随机性效应,即癌症或遗传效应,这些效应在受照射较长时间后可以用统计检验方法观察到其发生率增加。

1. 确定性效应　辐射会损伤活细胞,导致其中一些细胞死亡、一些细胞发生变异。如果器官和组织丧失的细胞数目足够大,将会使器官产生可以观察到的损害,并可能导致死亡,这种损害出现在个体所受辐射照射超过一定阈值的情况,即高剂量照射后由于大部分细胞被杀死致功能丧失而产生的确定性效应(有害的组织反应)。

组织和器官的结构在各自的辐射响应中发挥着重要作用。成对的器官或功能亚单元(FSU)成平行排列而不是序贯性编排的器官,能忍受许多功能亚单元的失活而不出现损伤性临床征象,这是由于有巨大的储备力与剩余的功能亚单元的代偿作用,即存在阈剂量的主要原因之一,特别是身体局部受照时器官关键部分幸免情况下,有很高的耐受性。此外,如果剂量给予方式发生改变,如急性单次照射、多次分割照射和持续照射,等效剂量会发生变化,可采用线性-平方方程式来进行描述。

确定性效应主要可表现为以下几类:

(1) 急性内照射放射病:放射性核素滞留在靶器官或靶组织对机体内照射引起的急性全身性疾病,称为急性内照射放射病,一般是在一次或短期内几次摄入放射性核素量超过几十到几百个年摄入量限值(ALI)才有可能引起。这种大量摄入放射性核素的情况仅见于特殊事故情况。一般而言,摄入半衰期较短的放射性核素后造成的内剂量率较高,引起的急性放射病的临床表现同外照射急性放射病。

(2) 主要靶器官的损伤:放射性核素进入人体后,依其分布类型的不同,可对人体全身或不同器官和组织产生持续性照射。一些放射性核素摄入后在全身均匀分布,其引起的内照射损伤的临床表现和体征与外照射放射损伤相似;而另一些放射性核素,依其特性在体内各器官和组织的分布和滞留具有选择性,则依据其在体内蓄积器官和组织的不同,可对骨髓、骨骼、肺、胃肠道、肾脏、肝脏、甲状腺和其他内分泌腺等引起不同的损伤效应。例如,^{90}Sr为亲骨性核素,一旦进入体内后,有25%以上蓄积在骨骼,且生物半排期超过20年,可引起骨髓组织的损伤效应,表现为造血干细胞增殖分化的抑制或破坏,严重时发展为再生障碍性贫血和骨髓衰竭,放射性核素滞留还可引起骨组织破坏。而放射性核素碘摄入后可在甲状腺内高度蓄积,蓄积量超过30%,生物半排期长达80天,可引起甲状腺损伤,甚至波及甲状旁腺。

此外,一些放射性核素^{239}Pu、^{137}Cs、^{90}Sr等可长期滞留于免疫器官如淋巴结及脾脏内,使其中的淋巴细胞受到持续照射而导致机体免疫功能的变化。放射性核素还可通过抑制细胞的氧化磷酸化过程,使细胞的ATP生物合成受到抑制,导致机体的物质代谢异常。

(3) 体细胞染色体畸变:一些放射性核素如^{131}I、^{241}Am、^{226}Ra和^{234}Th等均可能引起体细胞的染色体畸变。目前,外周血淋巴细胞染色体畸变仍是观察机体辐射损伤和进行生物计量估算的重要指标。

体细胞染色体在遗传信息传递中起重要作用。染色体畸变的生物学意义主要取决于辐射作用的靶细胞。如果辐射是作用于生殖细胞,则可引起生殖细胞突变,导致遗传效应,影响后代的正常发育和健康状况;如果辐射是作用于体细胞引起细胞突变,则该辐射影响的是受照射个体,即仅能引起躯体效应,与受照个体的致癌效应密切相关。

放射性核素内照射的致畸效应,是由于妊娠母体摄入放射性核素致胚胎受到持续照射作用,导致胚胎的正常发育受到干扰。由于胚胎的各组织器官尚处于高度分化阶段,因此,对辐射的敏感性要高于成年人。辐射致畸效应的表达,可因辐射作用于胚胎发育的不同阶段而异。ICRP103号出版物中,依据新的动物实验数据进一步强化了宫内放射敏感性具有受妊娠年龄依赖性的观点:即最大敏感性表现在主要器官发生期,诱发畸形的剂量阈值约为100mGy;而对小剂量宫内照射的致畸危险性可以忽略。对于日本原子弹爆炸幸存者的流行病学研究资料也表明,如果辐射照射发生在出生前最敏感期(怀孕后8～15周),发生严重智力障碍的阈剂量应至少为300mGy。因此,尽管不能排除无阈值剂量响应,甚至可能不存在剂量阈值,但目前尚没有证据表明几十个mGy的小剂量宫内照射具有致畸危险性。

2. 随机性效应 即癌症和遗传效应。包括由于体细胞突变而在受照个体内形成的癌症和由于生殖细胞突变而在其后代身上发生的遗传疾病。辐射损伤可能发生在未被杀死但发生了变异的细胞中。这种损伤通常是可以修复的。但如果修复不完善,发生的变异将会传递给后代细胞,最终可能导致癌症。如果发生变异的细胞是那些将遗传信息传递给受照个体后代的细胞,就有可能出现遗传疾患。

(1) 致癌效应:目前,人群流行病学调查、动物实验研究以及体外诱发细胞恶性转化实验均提供了辐射致癌危险的证据。其中,涉及人数最多、历时最长的是对日本广岛和长崎原子弹爆炸幸存者的流行病学研究。日本辐射效应研究基金会(The Radiation Effects Research Foundation,RERF)对原子弹爆炸幸存者人群进行了为时50多年的追踪观察,证明了实体癌的发生率与受到的辐射剂量成正比。

放射性核素内照射诱发肿瘤与其滞留部位具有一致性,即放射性核素体内蓄积部位多是肿瘤易发部位。其次,放射性核素内照射诱发肿瘤具有多发性与广谱性,即同一机体内可有多个器官或组织同时发生同类型或不同类型的肿瘤。此外,放射性核素内照射诱发肿瘤与外照射情况相同,均须经过一定的潜伏期,其中白血病的潜伏期相对较短,而实体癌的潜伏期较长。

辐射致癌的机制比较复杂,目前已形成的共识为体细胞突变学说。目前,关于辐射肿瘤形成的细胞和动物研究结果表明,在单个细胞中的DNA损伤响应过程对辐射照射后癌症的形成是至关重要的,即DNA损伤响应/修复和基因/染色体突变诱发在小剂量辐射诱发癌症发生中有重要意义。

辐射诱发的癌症有下述几个特征:

1) 辐射照射与白血病的大多数类型和许多器官的癌症有关,如肺部、乳腺和甲状腺等,但不会引发某些其他器官如前列腺的癌症。

2) 微量的附加的辐射照射(如数量级为天然辐射照射的全球平均水平)引起的可归因性癌症几率的增加是极微小的。

3) 辐射诱发的癌症可能在发生照射后几十年才表现出来,也难与自生的癌或归因于其他因素的癌相区分。

(2) 遗传效应:对于遗传效应,目前虽有动物实验观察提供了辐射遗传效应的证据,但没有直接证据证明双亲受辐射照射后导致后代遗传疾病增加的辐射危险。

3. 其他疾病 累积的人群流行病学数据证明了辐射受照人群的非癌症疾病(如心脏病、卒中等)发生率增加,但这类健康损伤效应只在较大辐射剂量时才会发生。最有力的证据来自日本原子弹爆炸幸存者,当受照剂量在1Sv左右时可诱发非癌症疾病,尤其是心脏病、卒中、消化系统疾病和呼吸系统疾病。但是,在小剂量照射情况下存在的剂量响应曲线形状存在不确定性,并且其细胞/组织机制基础尚不明确。辐射所致非癌症疾病的其他证据还来自于接受放疗的癌症患者。有研究表明与几十个 Gy 剂量相关的心血管疾病死亡危险增加,但在小剂量时这种相关性尚不明确。但同样的,对于 100mSv 以下的辐射剂量范围并未观察到非癌症疾病增加的证据。因此,尚需积累研究数据,以便对低剂量辐射与非癌症疾病的剂量-反应(效应)关系进行评估。

4. 出生前(宫内)照射的效应　出生前即宫内受照的人群流行病学队列研究尚未发现辐射诱发儿童癌症的明显证据。目前,宫内受照致癌效应的最大病例对照研究资料是牛津儿童癌症研究(OSCC),研究结果表明辐射照射能以近似相同程度增加所有类型的儿童癌症。另有研究结果显示,白血病比实体瘤相对危险要大。来自日本长崎、广岛原子弹爆炸幸存者的资料表明,宫内照射所致终生癌症危险可能与儿童早年受照所致终生癌症危险相同。根据 OSCC 资料,妊娠前 3 个月和后 3 个月受照后诱发癌症至少是同样可能的。但由于现有数据的局限性,目前尚未给出生前照射的终生癌症危险标称系数。

五、随机性效应的辐射危险度评价

对于其他化学物质危险性评定的指标,同样可适用于放射性物质。这里主要阐述放射性核素危险性评定与其他化学物质的差异,而不是为辐射的危险度评定建立一种单独的方法或指标体系。

辐射危险度评价(risk estimation)的对象包括全人群尤其是受低剂量/低剂量率辐射长期照射的职业受照人群的致癌效应和遗传效应。辐射危险度评价内容中很重要的一点是需要预期辐射致癌和遗传效应的发生概率和后果,包括:全部致死性癌症的发生概率;致死性癌症的预期寿命损失;非致死性癌症的发生概率;全部后代严重遗传性疾病的发生概率与寿命损失。

由于辐射致癌是目前唯一得到确认的人类受低剂量电离辐射照射引起的致命性健康危害,辐射致癌效应评估也就成为辐射危险度评价的核心内容,评价指标中引进了危险度(risk)这一概念,而单位照射剂量诱发的危险度则称为概率系数或危险系数(risk coefficient)。

(一) 线性无阈剂量响应关系(LNT)

根据 ICRP2007 年第 103 号出版物和 UNSCEAR 2000 年报告书建议,对于辐射致癌和遗传效应,在低于约每年 100mSv 的辐射剂量时,假设随机效应发生率的增加存在一个小的概率并且在本底剂量之上与辐射剂量增加成正比。美国科学院(NAS)发布的电离辐射生物学效应报告(BEIR-Ⅶ)也建议,低剂量电离辐射的最小剂量也具有使人健康危险性增加的潜力。所谓低剂量电离辐射,根据 NAS 的定义是大于零小于 100mSv 的电离辐射剂量。但是,在 100mSv 或更低剂量下的辐射致癌和遗传效应尚有不确定性,现有的人群流行病学研究资料尚无证据表明 100mSv 以下剂量时辐射致癌和遗传效应危险性的增加。

在低剂量范围内,超额癌症和(或)遗传疾病按简单正比方式随辐射剂量(大于零)而增加的这一假设的剂量-响应模型称作线性无阈(linear-non-threshold)模型,或 LNT 模型,该建议与联合国原子辐射效应科学委员会(UNSCEAR 2000)和其他一些国家学术机构(NCRP 2004,NAS/NRC 2006)的建议相一致,但另有一些机构的意见不同,如法国科学院报告(2005)支持辐射致癌危险有实际阈值。由此,ICRP 等机构建议,联合采用 LNT 模型及剂量和剂量率效能因数(dose and dose-rate effectiveness factor,DDREF)的判断值,可为小剂量辐射致癌/遗传效应危险度评估提供基础。2007 年 ICRP 第 103 号报告书对所有癌症的标称危险系数重新进行了修正,详见表 9-17。

表 9-17　低剂量率照射后随机效应的标称危险系数(10^{-2}/Sv) *

受照人群	癌症		遗传效应		合计	
	ICRP103	ICRP60	ICRP103	ICRP60	ICRP103	ICRP60
全部人群	5.5	6.0	0.2	1.3	5.7	7.3
成年	4.1	4.8	0.1	0.8	4.2	5.6

* 引自第 103 号出版物(ICRP,2007),表 1

(二) 暴露和剂量评估概述

尽管化学污染物的很多特性可应用于放射性核素,但暴露(exposure)对于放射性核素,在根本上与其他化学物质是不同的。对于其他化学物质,暴露通常是指毒性化学物质的摄入(如吸入、食入、皮肤吸收),可以 mg/(kg·d)表示,化学物质的毒性数据通常是采用这种格式表示。例如,用于评估致癌效应的毒性值是斜率因子,以每 mg/(kg·d)的终生超额癌症危险表示,即采用概率系数和摄入估算值得到致癌危险度。

对于放射性核素,经吸入、食入和皮肤吸收等途径的摄入同样是重要暴露途径,但放射性核素的摄入通常采用活度单位(如 Bq 或 Ci)表示,而不是采用质量单位。通过内污染途径进入体内的放射性核素可与人体各系统结合并在组织或器官内释放 α 射线、β 射线或 γ 射线。不同于其他化学物质,对放射性污染物的暴露评估采用辐射当量剂量(radiation equivalent dose)。如前所述,当量剂量(dose equivalent)既考虑了某一放射性核素由于放射性衰变在特定器官或组织单位质量能量的沉积,又考虑了该核素发射射线的相对生物效能。此外,放射性核素的剂量(dose)与其他化学物质的剂量含义是不同的:前者是指传递给单位质量组织的能量,而其他化学物质的剂量或吸收剂量是指进入生物体的质量。

此外,放射性核素可不经人体摄入或直接接触即对人体产生有害健康效应,即来自污染空气、水或土壤中放射性核素的高能量 β 粒子和光子可穿透较长距离,即外照射。外照射暴露可来源于污染地区放射性核素,也可由其他地区环境放射性污染物的迁移。γ 和 X 射线在电离辐射中是穿透能力最强的,是外照射暴露的主要组成成分;α 粒子没有足够能量穿透皮肤表层,对外照射剂量贡献不大;β 粒子的外照射主要是对皮肤细胞最外层的剂量贡献,但高能量的 β 射线也可穿透人体。

由于内照射或外照射暴露而对生物组织造成的能量沉积数量,定义为辐射剂量。生物组织中沉积的辐射能量与其潜在的有害健康效应成正比,而沉积在生物组织中的能量与放射性核素的衰变率成正比,不是与放射性核素的质量成正比。因此,对于放射性核素的量和浓度以放射性活度单位(如 Bq 或 Ci)表示,而不是以质量单位表示。

尽管对于放射性核素和化学物质的暴露表达采用完全不同的方式,对化学物质暴露的评估方法大多适用于放射性核素污染物。

(三) 毒作用评定

与其他化学物质不同,对于放射性核素的毒性评定相对可简化。如前所述,辐射暴露的有害健康效应是由于敏感组织的能量沉积,即辐射剂量。因此,从理论上来讲,任何剂量的电离辐射均可能产生有害健康效应,即暴露于任何放射性物质都是危险的。

放射性核素的剂量-效应关系评价也要简单得多。辐射暴露后产生效应的类型是由辐射剂量决定的。对于大多数辐射,剂量和效应之间的关系在高剂量时相对容易确定。关于辐射毒性的详细资料可参阅美国国家科学院的电离辐射生物效应报告书(Biological Effects of Ionizing Radiation,BEIR)、联合国科学委员会关于原子辐射效应丛书(UNSCEAR)、NRC、NCRP 和 ICRP 的系列出版物等。

1. 危害识别(hazard identification) 来自于环境放射性物质的电离辐射暴露相关的主要有害生物效应是致癌(carcinogenicity)、致突变(mutagenicity)和致畸(teratogenicity)。致癌是指产生癌症的能力;致突变是指诱导基因突变,可能是对躯体(somatic,body)或对生殖(germ,reproductive)细胞核,如果是生殖细胞发生突变,可导致遗传缺陷;致畸是指诱导或增加先天性畸形发生的能力,是胚胎在生长或发育期由于永久性结构或功能偏差所致(通常是指先天畸形)。如果是超过约1Sv的急性照射时,辐射可诱导另一种有害效应,即确定性效应,但这一数量级的剂量在环境污染水平涉及的放射性物质中是不常见的。

如前所述,电离辐射可通过打断分子共轭键(如自由基)而导致损伤,产生化学物质重排并导致永久性细胞损伤。不同类型辐射引起的生物损伤程度,是与电离过程发生时的空间距离有关。低-LET 辐射产生的电离辐射是低密度的,而在同样剂量下,高-LET 辐射的致癌和致突变可能是低-LET 辐射的数倍,且依据评估终点不同而异。

(1) 致癌:依据近年来 NAS-BEIR、UNSCEAR、NRC、NCRP 和 ICRP 等机构出版物报道,低-LET 辐射引起的致死性癌症的平均危险系数估计值是 0.007~0.07/Sv。

癌症发生率或死亡率随照射剂量增大而增加,已经大量的人群流行病学数据和动物实验数据所证实。暴露于内照射或外照射的人群研究已经表明,癌症增加的概率随照射剂量而增加。然而,发生率的增加,通常是与相当大的剂量和暴露频率有关,而不是一般的环境剂量,而小剂量长期暴露的危险度评价是由大剂量、急性效应剂量外推而得到的。不同器官的恶性肿瘤通常是在辐射暴露后较长时间再出现,通常是 10~35 年。放射性核素代谢可导致一些核素在特殊的器官或组织选择性蓄积,又可导致这些器官受到较大的辐射剂量和高于正常的癌症危险。

电离辐射可作为完全的致癌剂,既可作为癌症诱导剂,又可作为癌症促进剂,可产生邻近受照组织或器官的癌症。辐射诱导的癌症包括下述组织器官:甲状腺,女性乳腺,肺,骨髓(白血病),胃,肝,大肠,脑,唾液腺,骨,食管,小肠,膀胱,胰腺,直肠,淋巴组织,皮肤,咽喉,子宫,卵巢,鼻窦黏膜和肾脏等。这些数据最初是从暴露于高剂量辐射的人群得到的,包括:原子弹爆炸幸存者,矿工,镭表盘描绘工人,注射钍造影剂或镭的病人,在治疗期间接受高剂量 X 射线照射的病人。将这些大剂量照射的人群流行病学数据外推至较低剂量是低剂量辐射危险度评价时不确定度的主要来源。据外推结果预测,对于辐射致癌不存在较低阈值。

一般认为,辐射所致的癌症中有约50%是致死的。致死性癌症的比例,对于不同类型的癌症是不同的,可从甲状腺癌的 10% 至肝癌的 100%。辐射暴露后,女性致死性癌症的概率约为癌症总发生率的 2 倍,男性约为 1.5 倍。

(2) 致突变:关于电离辐射致基因突变的人类流行病学研究数据非常少,尤其是低剂量暴露。有一些突变是很轻微的,可被忽略;而另一些突变效应确实发生了,与非致突效应相似。支持电离辐射致突效应的数据主要来源于数量巨大的动物实验。这些动物实验研究已证明电离辐射的致突性,包括致死性突变、易位、倒位、不分离和点突变。将这些动物实验计算得到的突变率外推至人类,即形成电离辐射对人类遗传影响的评定依据。已经证实:人类精子细胞的大量突变既可增加死亡率,也可增加疾病发生。此外,目前的辐射防护体系一般认同这样的观点:电离辐射诱导遗传改变不存在剂量阈值,其概率随照射剂量线性增加,并且遗传损伤可传递给子代细胞。

由于辐射诱导的突变和染色体畸变所致的一些严重遗传疾病是指遗传损伤。严重的遗传疾病包括可继承的疾病健康、障碍或残疾。遗传疾病可在出生时表现,或直到成年后某一时间点才表现出来。辐射诱导的遗传缺陷包括生活不能自理、寿命缩短、住院增加等。与同时发生的其他遗传性疾病相比,辐射诱导的遗传缺陷的发生频率相对较小。

(3) 致畸:电离辐射是一种众所周知的致畸剂,发育中的胚胎对电离辐射远较母亲敏感。接受辐射暴露时胚胎的月份是决定辐射损伤程度和损伤种类的最重要影响因素。胚胎可能产生的畸形类型依赖于在接受辐射暴露时胚胎的何种细胞、组织或器官正处于发育的旺盛期。在胚胎发育的较晚阶段,胚胎对辐射诱导的致畸效应并不敏感,而在着床后至器官分化结束期期间(约在第 2~8 周)是最敏感的,这在神经系统、骨骼系统、眼、生殖器和皮肤的致畸效应中已被证实。脑组织在神经母细胞(最终成为神经细胞)发育阶段对辐射最敏感,对人类胚胎脑损伤危险最大的时期是在胚胎发育的第 8~15 周时,这个时间是神经系统经历快速分化和细胞增殖的时间。

2. 剂量-效应关系 主要描述致死癌、严重遗传效应和其他有害健康效应的危险度和低剂量电离辐射暴露的关系。如前所述,对于低剂量电离辐射暴露的危险度中最重要的是癌症和基因突变,这些效应是随机的,发生效应的可能性(危险度)随辐射剂量而增加,但效应的严重程度与剂量无关。然而,无论是癌症还是遗传效应的发生,均没有证据表明存在"阈值"(某一剂量值,如低于此剂量值,危险度是零)。因此,就目前而言,任何剂量的电离辐射,无论有多小,均有可能引起癌症或子代遗传效应。相反地,也没有办法确定某一给定的辐射剂量,无论有多大,会引起或在将来会引起某一个体中明确产生可观察到的癌症或遗传效应。

BEIR-Ⅶ报告(NAE-2010)、UNSCEAR 和 EPA(EPA 1989a)等报告概述了人类暴露于低剂量电离辐射的健康效应。主要包括以下观点:

(1) 很高的电离辐射剂量(>1Sv)会引起急性的和不可逆的有害效应。但这样的暴露剂量仅在事故情况下才会发生,而不可能发生在环境污染事件中。

(2) 与长期暴露于电离辐射相关的严重非致癌效应,包括遗传和致畸效应。辐射诱导的遗传效应并未在人群中观察到,而是从动物实验数据外推的结果表明了单位暴露剂量的危险度,小于或近似于癌症危险度。但是,由于遗传危险度会持续几代,对于每单位暴露剂量的严重致畸效应危险度要远大于致癌效应,但这种效应可能存在剂量阈值,且只有在暴露发生于妊娠这个特殊时期时才会出现。致畸效应只有在妊娠的 9 个月期间才会发生,遗传效应是在 30 年生育期期间才会发生,而致癌效应在一生中均有可能发生,即其可能的暴露时间更长。因此,如果电离辐射源不可控,癌症的累积危险度要远大于致畸效应和遗传效应好几倍,详见表9-18。

表 9-18   EPA 给出的辐射危险系数[a]

危险度	重要暴露期	危险系数范围
低 LET(/Gy)		
致畸效应:[b]		
严重智力障碍	妊娠第 8~15 周	0.25~0.55
遗传效应:		
严重遗传缺陷,世代	30 年的生殖期	0.006~0.11
躯体效应:		
致死癌症	终生	0.012~0.12
	子宫内	0.029~0.10
所有癌症	终生	0.019~0.19
高 LET(/Gy)		
遗传效应:		
严重遗传缺陷,世代	30 年的生殖期	0.016~0.29
躯体效应:		
致死癌症	终生	0.096~0.96
所有癌症	终生	0.15~1.5
氡衰变产物(10^{-6}/WLM)		
致死性肺癌	终生	140~720

引自 EPA 1989
[a]除了上述随机性效应,可发生急性毒性,半致死剂量为 3~5Sv,阈值为 1Sv。
[b]范围假定为线性无阈剂量-效应关系,但对这种效应也可能存在剂量阈值

依据上述的观察资料,癌症的危险度是限定的,并且可被用作评定某一放射性核素污染地区辐射相关人类健康危险的唯一基础。而对于那些在某一特定靶器官产生的癌症危险是主要的兴趣点所在,器官的待积当量剂量可能被器官特定的权重因子放大数倍。不同器官的相对辐射敏感性(例如,单位剂量的癌症发生率)差异极大,并且受暴露时个体年龄和性别的影响。

(四) 危险度的特征描述

危险度评价的最后一个步骤是对危险度特征描述(risk characterization),是一个积分过程,即对不同放射性核素、不同来源的危险度进行定量,并选择合适方法进行联合评价。在这一过程中,还需考虑不确定度。

1. 毒性和暴露评价的回顾输出　暴露评价的结果应被表述为放射性核素经吸入和食入等摄入途径,或者外照射时的暴露率和暴露时间,以及对来自所有放射性核素和途径的累积当量剂量的评估。危险度评价人员应编制支持文档以确保分析结果并且有独立备份,结果需考虑所有核素和可能暴露途径。

此外,应评估假设对特定场所和情况进行应用的适用程度。用于计算剂量的数学模式

采用了大量的环境迁移因子和剂量转换因子,但这些因子并非总是适用于待分析的情况。例如,典型的剂量转换因子是依据某一暴露个体、某一核素的化学和物理特性等通用特性设定的,并且同化学物质污染时的情况相似,模型中使用的环境迁移因子也并不适用于所有情况。

尽管危险度评定模型可能包括大量核素及不同途径,但重要的放射性核素和途径在数量上并不多数。因此,可采用手工计算来对计算机结果进行核实,可由熟悉模型和标准限值的保健物理学家来进行。

2. 危险度的定量 假定得到的暴露评价结果几乎是完整、正确的,并可应用于所考虑的情况,接下来需进一步计算和加权评价危险度。正如前述所讨论的,对放射性核素的危险度评价仅需考虑辐射的致癌性,相对较其他化学物质要简单得多。

依据前述章节中给出方法可计算累积有效剂量,并且可与辐射防护标准和限制进行比较。尽管可采用这些当量剂量(Sv)计算结果和合适危险系数(risk per Sv)进行辐射致癌危险性的评价,但并不完全适用于公众成员。较理想的危险度评价方法是对受到较大辐射的各器官剂量采用年龄和性别标化系数进行计算,结合器官特定的剂量转换因子,得到危险度系数,用于表示某核素单位剂量摄入的年龄平均的终生超额癌症危险度。可参考综合风险信息系统(The Integrated Risk Information System,IRIS),在 IRIS 中包含了各放射性核素的危险度,每种均有 4 种主要暴露途径(吸入、食入、空气和地表照射),同时包括对这些数据变异值的修正。

来自于 IRIS 数据库的吸入途径的危险度系数乘上每一特定核素的吸入活度,可评价吸入途径的危险度;同样的,来自食入途径的危险度评价也应采用某一放射性核素的摄入活度与危险度系数的乘积;对于来自空气浸润的放射性核素的危险度评价,应采用合适的危险度系数乘上气溶胶中放射性核素的活度(Bq/m^3)和暴露时间;而来自于地表照射的危险度评价则是采用危险度系数与单个放射性核素土壤浓度(Bq/m^2)和暴露时间的乘积进行计算。

对不同放射性核素和不同途径的危险度进行总和,可导出所有暴露的终生危险。但是,在对不同途径暴露的联合危险度进行估算时尚需结合专业知识,因为对于某一个体而言,不可能所有途径均同时暴露于最大的放射性核素浓度。

3. 放射性核素和化学物质致癌危险度的联合评价 对于来自放射性核素的终生癌症危险度和化学物质的危险度评估应合并估算,以确定某一暴露地区的总计潜在健康危害。然而,在进行合并计算前应采用一些预防措施。首先,危险度评定者应评估同一个体可受到最大放射性核素和化学物质暴露剂量的假设是否合理。这种假设在某些特定情况下是可能的,因为许多环境迁移过程和暴露途径对于放射性核素和化学物质是相同的。

当不同的环境归宿和迁移模型被用于预测化学物质和放射性核素暴露时,数学模型应结合几种不同的假设,可能导致两种危险度估算时的不相容。一个重要的差异是癌症的毒性数据(如危险度系数)是如何得到的。对于放射性核素和化学物质两者而言,癌症的毒性数据是通过实验和流行病学数据外推得到的。然而,放射性核素的外推的依据是人类流行病学数据,而许多化学致癌物的外推主要依据的是实验室研究数据。两者之间还有另一个本质区别:化学致癌物的危险度系数通常代表上限值或 95% 可信限,而放射性核素的危险度系数是最佳估算值。

鉴于这些限制,在进行最终的基线危险度评价时,两种类型的危险度评价应被分列开来为宜。

4. 危险度评价的不确定度　在进行危险度评价时需同时考虑不确定度,包括对该场所物理因素的设定、模型的使用、暴露参数和毒性评价的不确定度。对于放射性核素危险度评价的不确定度和灵敏度分析时,最常采用蒙特卡罗(Monte Carlo)进行不确定度分析。一些机构对放射性核素危险度评价的不确定度都有分析,可参见 NCRP 第 76 号报告(NCRP 1984)、放射性评定(Till and Meyer 1983)和 EPA 报告(EPA 1989)。

5. 辐射致癌危险度评价指标体系　基线危险度描述的结果应被简述并以有效的方式表述,以便为决策制定提供支持。危险度的评价应结合特定的场所背景,相关信息应包括放射性核素的种类和浓度、预测的健康危险种类和大小、暴露估算和毒性信息的不确定度以及场所和潜在暴露人群的特征等。

为了评价人群辐射致癌的危险度,经常使用绝对危险度和相对危险度两个指标。绝对危险度(absolute risk,AR)又称超额绝对危险度(excess absolute risk,EAR),是照射组和未照射组癌症发生率之差,如以 O 代表照射组的癌症发生率,E 代表对照组或参比人群的癌症发生率,则 EAR 可由下式计算:

$$EAR = O - E$$

相对危险度(relative risk,RR)是照射组和未照射组的癌症发生率之比。由于对照组即参比人群的 RR 为 1,单位剂量辐射引起的相对危险度的增加额为(RR-1),称为超额相对危险度(excess relative risk,ERR),可由下式计算:

$$ERR = \frac{O-E}{E} \text{或}$$

$$ERR = \frac{O}{E} - 1$$

以表 9-19 数据为例:日本原子弹爆炸幸存者中甲状腺癌的 EAR/Sv(10^{-4}/Sv)为(1.61-1.15)/0.26 = 1.8,RR 为 1.61/1.15 = 1.4,ERR/Sv = (1.4-1)/0.26 = 1.5。

EAR 或 ERR 计算的是单位剂量照射诱发的概率即危险度系数,是辐射致癌危险度评价及其建立辐射致癌危险度评价模型的主要指标。

表 9-19　辐射致癌危险度评估

研究组别		实际病例数	期望病例数	剂量(Sv)	人年	ERR/Sv	EAR(10^{-4}/Sv)
性别	男性	22	14.9	0.27	307 167	1.80	0.87
	女性	110	79.4	0.26	510 388	1.49	2.32
暴露时年龄(岁)	0~9	24	7.6	0.21	185 507	10.25	4.21
	10~19	35	14.6	0.31	190 087	4.50	3.46
	20~29	18	17.5	0.28	132 738	0.10	0.13
	>30	55	54.5	0.25	309 224	0.04	0.06
合计		132	94.3	0.26	817 600	1.5(0.5~2.1)	1.8(0.8~2.5)

* 引自 UNSCEAR 2000 报告 ANNEX I:Table 17。

甲状腺癌发生率计算:暴露组 132/817600 = 1.61×10^{-4};未暴露组 94.3/817600 = 1.15×10^{-4}

6. 终生危险估计(lifetime risk estimates) 为了计算辐射引起的特定疾病(个人发生或死亡)的终生危害,可以采用下述几种危险估计方法:

(1) 超额终生危险:超额终生危险(the excess lifetime risk,ELR)是指受照人群中疾病发生或死亡人数比例和未受照类似人群中相应比例之差。

(2) 照射引发死亡的危险:照射引发死亡的危险(the risk of exposure-induced death,REID)是指给定性别和给定受照年龄时受照人群和未受照人群的特定病因引起的死亡率之差,这一病因是对人群引入的附加死因。

(3) 寿命期望值的损失:寿命期望值的损失(loss of life expectancy,LLE)是用于描述由于照射原因引起寿命期望值的减少。

(4) 终生归因危险:终生归因危险(lifetime attributable risk,LAR)是 REID 的近似,用于描述在追踪期内超过未受照人员实验确定的人群本底的超额死亡数(或病例数)。

(五) 辐射致癌的危险度评价模型

"危险度评价模型"是为了估算辐射暴露个体的致癌风险,以致癌危险度与辐射剂量以及暴露时的年龄和性别相关性来表示。人群流行病学数据被用于核查模型建立。其中,日本原子弹爆炸幸存者是评估大多数实体癌和白血病危险度的最重要人群,评估涉及 11 种实体癌中的 2 种(乳腺癌和甲状腺癌)。BEIR Ⅶ报告结合了原子弹爆炸幸存者、医疗照射人群和核工业人群,对辐射致癌的人群流行病学数据进行了评估。

1. BEIR Ⅶ报告中关于辐射致癌的人群流行病学数据 由于 BEIR Ⅴ报告发布于 1990 年,因此,BEIR Ⅶ报告中涉及的原子弹爆炸幸存者癌症发生率(包括非致死癌)资料更加全面;死亡率数据也增加了 15 年,实体癌的死亡人数接近翻倍,并且应用了新的剂量估算系统(DS02)。此外,还获得了一些新的、来自医疗照射和核工业操作工人的低剂量和低剂量率电离辐射暴露人群的流行病学数据,进一步充实了流行病学数据用于进行危险度评价。BEIR Ⅶ报告假定性别和年龄分布类似于美国人群,预测了终生癌症危险度模型:接受 100mSv 辐射的 100 人中约有 1 人将发生癌症(实体癌或白血病),但因其他原因(非辐射)诱导的实体癌或白血病在 100 人中约有 42 人。如果辐射剂量更低,则癌症危险也更小:如接受辐射剂量为 10mSv,则在 1000 人中有 1 人发生癌症。表 9-20 列出了 BEIR Ⅶ报告对于接受 100mSv 辐射的每 100 000 人中癌症(实体癌和白血病)发生率和死亡率的终生归因危险度(life-time attributable risk,LAR)数值。

表 9-20 100mSv 辐射暴露时每 100 000 人中癌症超额病例数和死亡数估算值

	实体癌		白血病	
	男性	女性	男性	女性
暴露于 100mSv 时超额病例数(包括非致死癌)	800(400~1600)	1300(690~2500)	100(30~300)	70(20~250)
无暴露时病例数	45 500	36 900	830	590
暴露于 100mSv 时超额死亡	410(200~830)	610(300~1200)	70(20~220)	50(10~190)
无暴露时死亡数	22 100	17 500	710	530

*引自 NAS-BEIR Ⅶ

2. 极低剂量辐射的危险度评价　对于100mSv或更低剂量辐射,统计学方法的限制使人类癌症风险评价变得困难。依据目前可得到的生物学和生物物理学数据,对于极低剂量辐射危险度评价仍应遵循"线性无阈模型"(linear-no-threshold,LNT):低剂量时癌症危险度与受照剂量关系按照线性无阈,且即使最小的剂量仍有使人类癌症危险增加的可能。

关于LNT模型有两个相互对立的假设:其一,低剂量电离辐射较线性更有害,因其提示效应无发生阈值;另一种假设建议,癌症危险性要比LNT模型的预测值小得多,甚至存在低剂量辐射的兴奋效应。但目前的研究数据应支持:即使在低剂量辐射时仍有致癌风险,尽管这种危险性很小。

3. 非癌症健康损伤效应　除了致癌效应和遗传效应,辐射暴露可增加非癌症疾病发生危险的增加,尤其是心血管疾病,这在暴露于较高治疗剂量的病人和暴露于中等剂量的原子弹爆炸幸存者均已观察到。然而,目前并没有低剂量辐射导致非癌症疾病危险性增加的直接数据,且这种危险即使存在,现有的数据也不足以定量评价这种危险。此外,辐射暴露研究数据还表明一些良性肿瘤发生危险的增加,但同样地,尚需进一步积累数据以便对危险度进行定量估算。

4. 双亲暴露于辐射的儿童危险度评估　自然发生的遗传性疾病是由于生殖细胞(精子和卵子)遗传物质(DNA)发生突变的结果,并且是可遗传的。为了探讨电离辐射是否会引起遗传性疾病的增加,对原子弹爆炸幸存者和其他队列人群中的儿童进行了有害遗传效应和辐射的相关性研究,并开展了大、小鼠等哺乳类动物的实验研究。原子弹爆炸幸存者队列追踪了30 000名儿童,但未观察到有害的遗传效应。过去10年取得的最大进展是探讨了自然发生遗传疾患和动物实验开展辐射诱导突变的分子机制。现有的人群和实验研究数据表明,相对于人群中遗传性疾病的基线值而言,长期、低剂量的低-LET辐射所致的遗传效应危险度是非常小的。

依据BEIR Ⅶ报告给出的数据,在一个约30 000名儿童的人群样本中(广岛和长崎原子弹爆炸幸存者队列中观察的儿童人数),未观察到有害遗传效应的超额危险度增加。遗传效应危险度低的原因之一是仅那些与胚胎发育和生存相容的遗传改变才会在出生后被观察到。

5. 研究展望　鉴于目前已得到的辐射致癌效应、遗传效应的人群流行病学数据和动物实验结果,未来应开展进一步研究以积累有关低剂量电离辐射健康效应的资料,主要关注点包括以下几个方面:

(1) 与低剂量电离辐射相关DNA损伤的各种分子标志物的水平。

(2) DNA损伤修复精确性,尤其是低剂量时双链和多链断裂,以及修复能力是否与辐射剂量有关。

(3) 辐射致癌的适应性、低剂量超敏反应、旁效应、兴奋效应和基因组不稳定性;低剂量时可能存在的兴奋效应分子机制;以及辐射在肿瘤形成中作用的不确定性。

(4) 遗传因素对辐射反应和致癌风险的影响作用,以及基因突变对电离辐射作用的可遗传性。

(5) 继续追踪日本原爆幸存者队列人群,同时,应持续开展医疗照射和职业照射流行病学研究,以进一步充实研究资料。

六、放射性物质的管理

放射性物质(radioactive material)是指国家法律或监管机构明确需要控制的物质。放射性物质管理的基本安全目标是保护人类和环境免于辐射危险以及引起辐射危险的设施和活动的安全,既涉及正常情况下的辐射危险,也涉及作为事件后果的辐射危险,还涉及因核反应堆堆芯、核链式反应、放射源或任何其他辐射源失控而可能产生的其他直接后果。

核安全、辐射安全、运输安全和废物安全文化是核能、电离辐射和放射性物质和平利用的一个关键要素。为了加强放射性物质的管理,我国相继出台了一系列的法律法规,如《中华人民共和国放射性污染防治法》《放射性同位素与射线装置安全和防护条例》等,对生产、销售、运输、使用、放射性废物的储存、处置等相关部门的资质、运营范围等作出了明确规定,并对放射性物质提出了全寿命管理原则,对放射性物质从生产到处置整个过程中的各个环节提出了明确要求。

(一) 放射性物质的安全管理

放射性物质应用可能对工作人员、公众和环境造成辐射危险。辐射的医学应用、核装置的运行、放射性物质的生产、运输和使用以及放射性废物的管理等活动都必须服从相关安全标准的约束。电离辐射放射防护体系建立的目的主要是保护人类健康,即对电离辐射进行管理和控制,以防止确定性效应,并使随机性效应的危害降低到可合理达到的水平。

1. 环境辐射对公众照射的主要途径 环境辐射对公众的照射可能来自于以下途径:

(1) 封闭型辐射源的直接照射。

(2) 地表、建筑物表面的 β 内外照射。

(3) 浸没于空气和水中的外照射。

(4) 沉积于皮肤和衣服表面的放射性物质的外照射。

(5) 吸入含放射性物质的空气产生的内照射。

(6) 食入放射性物质和水引起的内照射。

(7) 因地面放射性沉积悬浮于空气中产生的浸没外照射和吸入内照射。

2. 放射源的安全管理 放射性物质通常以两种不同的形式加以使用:密封源和非密封源。

(1) 密封源:密封源是以一种放射性内容物分散概率很低的形式使用的。密封放射源依据其用途,活度范围变化很大,这类源造成辐射诱发损伤的潜力相当大。此外,还应注意源的主要包容物一旦被破坏,可能带来很大的危险,如铯-137 远距治疗源可能含有可弥散形式的铯化合物。

(2) 非密封源:非密封源是可分散的,尽管其中的放射性物质是与一种化学介质相结合的。对于非密封源工作场所,按放射性核素日等效最大操作量的大小进行分级,如表 9-21 所示。

表 9-21 非密封源工作场所的分级

级别	日等效最大操作量/Bq
甲	$>4×10^9$
乙	$2×10^7 ~ 4×10^9$
丙	豁免活度值以上 $~ 2×10^7$

摘自 GB 18871-2002 附录 C 表 C1

(3) 放射性核素的日等效操作量的计算:放射性核素的日等效操作量等于放射性核素的

实际日操作量(Bq)与该核素毒性组别修正因子的积除以与操作方式有关的修正因子所得的商。放射性核素的毒性组别修正因子及操作方式有关的修正因子分别见表9-22和表9-23。放射性核素的毒性分组见GB18871-2002《电离辐射防护与辐射源安全基本标准》附录D。

表9-22　放射性核素毒性组别修正因子

毒性组别	毒性组别修正因子
极毒	10
高毒	1
中毒	0.1
低毒	0.01

摘自GB 18871-2002 附录C表C2

表9-23　操作方式与放射源状态修正因子

操作方式	放射源状态			
	表面污染水平较低的固体	液体、溶液、悬浮液	表面有污染的固体	气体、蒸汽、粉末、压力很高的液体、固体
源的贮存	1000	100	10	1
很简单的操作	100	10	1	0.1
简单操作	10	1	0.1	0.01
特别危险的操作	1	0.1	0.01	0.001

摘自GB 18871-2002 附录C表C3

（二）放射性物质运输安全管理

随着原子能工业和放射性核素应用技术的不断发展,各种核燃料和放射性核素的运输频度、数量、范围和放射性强度都有很大增长,由此可能引起从事运输的各类工作人员及其周围公众受到潜在辐射照射的机会和剂量水平。因此,放射性物质运输中的安全,已成为整个辐射防护和核安全的重要组成部分。正确组织与管理放射性物质的运输并确保运输中的安全,以防止对人员的可能伤害和环境的污染有着重要的意义。

放射性物质运输安全是辐射安全中的一个重要组成部分,它与运输人员和公众的健康与安全、环境保护以及核工业和现代科学技术的发展有着密切的关系。

1. 放射性物质分类　放射性物质指比活度大于70kBq/kg的任何物质。放射性物质按照其物理、化学状态,分为低比活度放射性物质、表面污染物体、裂变物质、特殊形式放射性物质和其他形式放射性物质5类。

（1）低比活度放射性物质(LSA):指其比活度有限的放射性物质,或估计的平均比活度低于相应限值的放射性物质。确定估计的平均比活度时不考虑低比活度物质周围的屏蔽材料。

（2）表面污染物体:指本身没有放射性、表面散布着放射性物质的固体物质。

（3）裂变物质:指铀233、铀235、钚238、钚239、钚241或这些裂变物质的任意组合,但不包括未辐照过的或仅在热中子反应堆中辐照过的天然铀或贫化铀。

（4）特殊形式放射性物质:指不会弥散的固体放射性物质或装有放射性物质的密封小容器。

（5）其他形式放射性物质:指除特殊形式放射性物质以外的放射性物质。

2. 安全运输管理体制

（1）安全运输规程：目前，国家环保总局《放射性物质安全运输规定》已经颁布，它等效采用了 IAEA 安全丛书第 6 辑《放射性物质安全运输规程》。

（2）放射性物质安全运输环节：包括以下几个方面：

1）运输容器的申请和审批包装或货包的设计方案，必须由发货单位和设计单位提出申请，经主管部门审批并发给批准证书后方可加工制造。

2）放射性物质运输的申请和审批，发货单位提出运输要求，向主管部门申请，经主管部门审查批准后，承运部门方可列入运输计划。

（3）放射性物质运输安全检查：安全检查按运输阶段分运输前检查、运输途中检查、到站和中转站检查。辐射监测的主要内容是外照射水平和表面污染水平测量。应加强运输途中的安全管理工作，防止放射性物质在途中丢失和被盗。在到站和中转站检查时，必须建立明确的交接制度。

（4）提高运输安全的其他措施：包括以下措施：

1）减少运输次数。

2）减少放射性废物量。

3）减少或避免由一般交通事故而引起的放射性物质运输事故。

4）放射性物质运输中的辐射防护最优化。

3. 放射性物质运输中的隔离　由于辐射对人体会产生一定的损伤作用，所以在运输过程中，放射性物质必须与运输人员和公众成员按各种剂量限值进行充分隔离。

（1）对运输人员，在确定隔离距离或经常有人的作业区的剂量当量率时，必须应用每年 5mSv 的剂量水平为剂量限值。用实际可行的数学模式和参数来为运输人员确定隔离距离或有关剂量当量率。

（2）对公众成员，在确定隔离距离或经常有人的公众区的剂量率时，必须对关键组采用每年不超过 1mSv 的剂量水平为剂量限值。为了给公众成员提供由于运输放射性物质而受的实际剂量不超过相应剂量的一小部分的合理保证，必须用这一剂量限值并用实际可行模式和参数来为公众人员确定隔离距离或剂量率。

（3）放射性物质与其他危险品摆放的关系：放射性物质本身就属于危险品，所以在运输包装和辐射防护上都有特殊要求，如果把放射性物质同其他危险品，例如易燃、易爆、腐蚀性和有害的货物摆在一起，那就会增加它们的危险性。这是因为一旦发生燃烧或爆炸都会使放射性包装遭受破坏，包装容器破裂就失去其对射线的屏蔽作用。同时放射性物质还会在燃烧或爆炸时扩散到环境中去，而造成对环境的严重污染，对环境和公众产生危害。若是裂变物质在燃烧、爆炸时，容器受到破坏，有发生超临界事故的危险。所以放射性物质和危险品既不能放在同一个仓库，更不能放在一个交通工具上运输。

（4）运输放射性物质的中途存放：

1）装有放射性物质的各种类型包装不得存放在危险品附近，但可以和其他货物混合存放。

2）中途转运存放场或仓库的Ⅱ、Ⅲ级——黄色货包、外包装、罐和集装箱的数目应加以限制，使得任何一批货包组、外包装组、罐组和集装箱组运输指数的总和不超过 50。此类货包组、外包装组、罐组和集装箱组存放时，各组之间须得保持至少 6m 的距离。但是，若放射性内容物是Ⅰ类低比活度物质时，则不受此规定的限制。

4. 搬运、装卸放射性物质时的注意事项

（1）由于放射性物质的种类和包装类型很多，一切从事放射性物质货运的工作人员，必须根据运输文件、托运凭证，例如放射性货物剂量检查证明书等所提供的放射性活度和剂量数据来确定组织装卸操作方式和防护要求。

（2）做好搬运和装卸前的准备工作，例如准备好搬运和装卸工具并穿好防护工作服，戴好工作帽和防护手套等。

（3）装卸作业时先通风，然后再作业。应尽量采用搬运车、抬架等进行搬运。对装卸机械工具应按规定负荷降低 25%。

（4）对放射性包装要严禁撞击、肩扛、背负、翻滚、侧放或坐在包装物上。对于辐射水平低的货包应放置在辐射水平高的货包周围。

（5）作业完毕或离开工作场所时，要及时清洗现场和进行个人卫生处理，然后方可进食。对受到放射性污染的防护服应单独清洗。

（三）放射性废物的管理

放射性物质在医疗、工业、农业、研究和教学应用的广泛活动可产生各种形式的放射性废物。包括：不再有用因而被视为废物的放射性特质；纸、塑料手套和覆盖物、计数管、玻璃器皿、洗液之类被污染的物件；以及被注入放射性核素的患者的排泄物。除这类常规废物外，还可能从涉及放射性物质的事件或事故中产生具有可变组成的废物。依据放射性物质的应用、所涉及的放射性核素以及放射性核素数量的不同，变化范围很大。

1. 放射性废物的分类　产生放射性废物的活动有许多，包括：医疗中用放射性物质进行诊断、治疗和研究；工业中用放射性物质进行工艺过程控制和测量，以及放射性物质在农业、地质勘探、建筑和其他领域中的许多应用。放射性废物可以是固体、液体或气体形式。

（1）固体废物：包括废密封源或闲置密封源；被污染的设备、玻璃器皿、手套和纸；以及动物尸体、排泄物和其他生物废物。固体废物可以进一步细分为可压缩废物和不可压缩废物，以及可燃废物和不可燃废物。

（2）液体废物：包括来自研究和生产过程的水溶液和有机溶液；排泄物；来自实验室设备或设施去污的液体以及来自活度测量系统（例如使用液体闪烁计数器的系统）的液体。液体废物可以进一步细分为水溶液废物和有机废物。

（3）气体废物：气体或气载放射性废物可能从一系列核应用中产生，例如，在一些设施中产生于化学化合物和有机体的生产和放射标记中，以及固体和液体废物的处理中。为研究肺通气而进行的医疗应用涉及使用 ^{133}Xe 或 ^{81m}Kr 或 ^{99m}Tc 之类的放射性气体及 ^{18}F 和 ^{11}C 之类的短寿命正电子发射体。

2. 放射性废物管理原则　根据 IAEA 行动导则，要求对放射性废物的管理，既要保护现在和未来的人类健康和环境，又不给后代人施加不适当的负担。要求放射性废物管理所涉工作人员的辐射照射在正常运行中符合相关规定的剂量限值要求，要求工作人员的事故照射风险得到控制。为确保遵守有关公众成员的辐射剂量限制和优化原则，需要对以下方面实施控制：

（1）放射性物质从受控环境中移出，含有放射性核素的流出物的排放和可能引起事故释放的活动。

（2）使放射性废物变成适合于最终处置的形式的过程叫放射性废物处理。处理一般要经过净化和减容以及固化包装两个阶段。处理的目标是减少放射性废物随流出物排入环境的数量，同时把废物中绝大部分放射性物质集中到体积尽量小的稳定的大体中以待处置。

3. 放射性废物的处理　为了消除或减小与放射性废物相关的危险，如放射、物理、化学和生物方面的危险,需要对放射性废物进行处置前管理。放射性废物的处理可以涉及预处理、处理和整备等步骤,还包括各种贮存和装卸活动,以及向一个集中的废物管理设施和(或)一个处置设施的运输。

（1）放射性废物的预处理:是在废物产生后进行的废物管理的初始步骤。预处理活动包括废物的收集、分拣、化学调节和去污。为完成这个初始步骤,应当对各种废物流在其产生源处进行分离,并且作为一个先决条件,应当按照既定的分类方法完成适当的废物鉴别和分类。

（2）放射性废物的处理:包括那些打算通过改变废物的特性来保证安全和经济性的作业。适用的基本处理是减小体积、去除放射性核素和改变组成。

（3）放射性废物的整备:涉及那些将已处理过的废物转变成适合于装卸、运输、贮存和处置形式的作业,包括:将废物固定在一种基体中,将废物放入容器中,以及提供额外的包装。放射性废物的整备应当确保:废物、基体和容器之间有最大的相容性;废物体有最大的均匀性;容器内自由空间最小;废物体浸出性低;以及对络合剂与有机化合物的控制。

（4）放射性废物的场内搬运:包括从产生源到处理、贮存和(或)处置场所的一切转移(移动)作业,包括实体搬运、工艺流程或场内运输。放射性废物包搬运以前,应当进行非固定表面放射性污染检查,以保护搬运废物包的工作人员,帮助防止污染的事故性扩大。此外,还应当规定每个放射性废物包的表面处或距表面的规定距离处的最大允许辐射剂量率。

（5）放射性废物的贮存:在放射性废物衰变至解控前,以及预处理、处理和整备前,或处置/转移到另一个认可的设施前,需对放射性废物进行贮存。放射性废物的贮存应当确保废物被隔离,工作人员、公众和环境受到保护,并且能使废物的随后移动、搬运、运输或处置成为可能。同时,需确保放射性废物贮存安排的安全性。

1）放射性废物排放或解控前的贮存:研究和医疗应用中使用的许多放射性核素,半衰期从几小时到几个月,对于这些放射性核素可采用衰变贮存 10 个半衰期,使其活度降低到初始活度的千分之一以下。一般而言,衰变贮存通常适合于含有半衰期不超过 100 天的放射性核素的一切类型的放射性废物。放射性废物衰变贮存时期结束时,应当仔细测量活度。对于放射性废物的衰变贮存和随后的解除监管控制,需要实行严格的行政控制措施。

2）放射性废物处理前贮存:对每个放射性废物包需进行贮存跟踪,以便于其取回作进一步处理,并提供适当的辐射防护控制和保安措施。由于未经整备的放射性废物可能带来不可预期的危险,因此,其贮存时期应是有限的。

3）放射性废物处置前贮存:经过处理和整备的放射性废物应当与未经整备的废物、非放射性原料以及维护用材料分开贮存。对于贮存场所应当加以规划,以便尽可能减少搬运和运输。整备过的放射性废物在处理之后和转移到处置设施之前,应当以一种安全和保安的方式加以贮存。

（四）核辐射事故管理和应急措施

核辐射事故不仅可能引起辐射工作人员受到超剂量限值的照射,而且可能污染环境,导致公众受到异常的辐射照射。为保证公众(包括辐射工作人员)的健康与安全,必须加强核辐射事故的管理,做好应付事故发生的各种准备。

1. 放射源的潜在危险与分类　放射源可能由于从未受到监管控制,或由于被抛弃、丢失、放错地方、被盗或其他未经正式授权而被转移,因而不在监管控制下即处于失控状态下的放射源,不论在事故情况下还是涉及恶意使用的情况下,都是最危险的源。

（1）与放射源有关的潜在危险:与放射源使用有关的潜在危险主要有两个方面:

1）因涉及放射源的事故造成死亡或损伤。

2）因恶意使用放射源造成死亡或损伤。

（2）放射源的分类：国际原子能机构根据放射源可能对人类健康造成的危害，制定了一个放射源分类系统。分类系统主要依据是放射源引起确定性效应的可能性。

1）危险活度（dangerous activity，D）：放射源的分类系统依据基于可以根据 D 值来定量表示的"危险源"这一概念。D 值即危险活度（dangerous activity，D），是指特定放射源的核素在设定的多种照射情景条件下足以引起严重确定性效应的最小活度估算值。

2）危险指数（dangerous index，A/D）：由于放射源中放射性物质的活度（A）差异超过许多数量级，因此，使用 D 值参考活度范围进行归一化，以便在比较风险时提供一个参考标准，即：放射源的活度 A（单位为 TBq）除以该核素的危险活度 D 值，即为危险指数（dangerous index，A/D）。A/D 值可用于对放射源的相对风险进行初步分级，然后在考虑了物理和化学形式、所使用的屏蔽或包装类型、使用情况以及既往事故等其他因素后确定其类别。这一分类是基于安排应急响应的需要，而不应与其他目的所确定的放射源分类相混淆。我国等效采用 IAEA 2006 年报告，于 2008 年颁布了《基于危险指数的放射源分类》（GBZ/T 208—2008），有关放射源的危险活度（D 值）见附录 B。

3）放射源分类：放射源和含源实践按其对人体的潜在危险程度分为 5 类，即：极度危险（1 类）、非常危险（2 类）、危险（3 类）、不太可能有危险（4 类）和不可能有危险（5 类），详见 GBZ/T 208—2008 附录 C。

2. 核辐射事故分级 辐射事故按其性质，一般分为 6 类：超剂量照射事故，表面污染事故，放射性流出物排出事故，丢失放射性物质事故，超临界事故和其他事故。核事故按危害程度则可分为七级，较低级别（1～3 级）为事件，较高级别（4～7 级）为事故。国际核事件分级，是国际原子能机构及经济合作与发展组织（OECD）制定，仅同核安全或辐射安全有关。

3. 核辐射应急准备及响应

（1）核和辐射应急准备及响应的主要目的：包括以下几点：

1）确保在现场以及适当地在地方、地区、国家和国际各级落实对核或辐射紧急情况做出有效响应的各项安排。

2）确保就可合理预见的事件而言辐射危险将很小。

3）对于已经发生的任何事件，采取切实可行的措施，以减轻对人类生命和健康以及对环境造成的任何后果。

（2）应急准备和响应安排的范围和程度：应反映以下几个方面：

1）核或辐射紧急情况发生的可能性和可能产生的后果。

2）辐射危险的特征。

3）设施和活动的性质和地点。

（3）核事故应急状态分级：对核事故的应急状态进行评估，以便确定应采取的应急行动的范围，迅速、有效地实施核事故应急响应。参考国际原子能机构（IAEA）的建议，将核电厂核事故的应急状态分成 4 级。

1）应急待命：当出现了可能导致危及工厂安全的某种特定的工厂或外部事件，工厂有关人员得到通知并进入待命状态，场外某些应急组织可能得到通知。

2）厂房应急：当辐射后果仅限于工厂的部分局域，按照应急计划，厂房内的人员行动起来，场外有关组织得到通知。

3）场区应急：当辐射后果仅限于场区内，场区人员行动起来，场区外应急组织得到通知，场外的一些机构也可行动起来。

4）场外应急：当辐射后果已超越场区边界，场内及场外人员都行动起来，需实施总应急计划，也可称为总体应急。

（4）核辐射事故应急防护措施：一旦发生核辐射事故，及早采取适当的应急防护措施，可减少人员受照剂量和潜在的辐射危险。具体措施包括以下几个方面：

1）隐蔽：应尽量使用建筑物进行隐蔽，或隐蔽在室内，可使人员吸入剂量减少，也可以减少外照射剂量。

2）个人防护：主要是对人员呼吸道和皮肤的防护，尤其是当空气被放射性物质污染时。此外，对已受到或疑似受到放射性污染的人员应及时去污。

3）服用稳定性碘：若事故可能导致放射性碘的摄入，可服用稳定性碘以减少甲状腺对放射性碘的吸收。

4）控制进出口通道：以防止或减少放射性物质由污染区向外扩散。

5）撤离：人员从住所、工作地点紧急撤走一段时间以避免或减少照射。

6）临时避迁和永久性重建新定居点：为避免在几个月内接受不必要的高剂量照射，可实施临时避迁措施。如果污染是来自长寿命核素，则可能需考虑永久性重建新定居点。

7）消除放射性污染：减少来自地面沉积放射性物质的外照射，并减少放射性物质的再悬浮和扩散，及其通过食物链向人体的转移。

8）对食物的干预：可采用各种方案以降低食品和水中的放射性污染水平，如需要，也可采取相应措施禁止销售和食用受污染食品。

9）对人员的医学处理：对受到超剂量照射和放射损伤的人员应及时进行分级处理，如有污染则应及时去污，对有体内污染者可考虑进行促排。

10）减轻对公众的社会心理影响：核辐射事故可造成较大的社会心理影响，应采取有效措施如宣教、专业知识培训等，以减轻可能的公众社会心理影响。

（朱国英　周志俊）

参 考 文 献

1. Hoel DG. Chapter 25：Toxic Effects of Radiation and Radioactive Materials//Klassen CD, ed. Casarett & Doull's Toxicology：The Basic Science of Poisons 8th edition. 2013：1113-1130.

2. Scott BR. Radiation Toxicology, Ionizing and Nonionizing//Wexler P, ed. Encyclopedia of Toxicology. Amsterdam, Boston：Elsevier, 2013, 4：29-44.

3. Marmagkiolis K, Finch W, Tsitlakidou D, et al. Radiation Toxicity to the Cardiovascular System. Curr Oncol Rep, 2016, 18(3)：15. doi：10.1007/s11912-016-0502-4.

4. Balentova S, Adamkov M. Molecular, Cellular and Functional Effects of Radiation-Induced Brain Injury. Int J Mol Sci, 2015, 16(11)：27796-27815.

5. ICRP Publication 103. Oxford：Pergamon Press, 2007.

6. BEIR Ⅶ-Phase 2：Health risks from exposure to low levels of ionizing radiation. ISBN：978-0-309-09156-5, 2006.

7. 朱寿彭, 主编. 放射毒理学. 苏州：苏州大学出版社, 2004.

8. 余建明, 主编. 放射物理与防护. 北京：高等教育出版社, 2005.

9. Dorr W, Hendry JH, et al. Consequential late effects in normal tissue. Radiother Oncol, 2001, 61(23)：231.

10. Elaine Ron. Cancer risks from medical radiation. Health Phys, 2003, 85(1)：47-59.

11. John E. Baker, et al. Radiation as a risk factor for cardiovascular disease. Antioxidants & Redox Signaling, 2011, 15(7)：1945-56.

12. Kerri E. Rieger, et al. Toxicity from radiation therapy associated with abnormal transcriptional responses to DNA

damage. PNAS,2004,101(17):6635-6640.

13. IAEA(国际原子能机构),放射性物质在医疗、工业、农业、研究和教学应用中产生的废物的管理. 国际原子能机构安全导则第 WS-G-2.7 号,国际原子能机构,维也纳,2006.

14. IAEA(国际原子能机构),放射源的分类. 国际原子能机构安全导则第 RS-G-1.9 号,国际原子能机构,维也纳,2006.

15. IAEA(国际原子能机构),放射性物质运输的安保问题. 国际原子能机构实施导则第 9 号,国际原子能机构,维也纳,2011.

16. ICRP Publication 60. Oxford:Pergamon Press,1991.

17. ICRP Publication 26. Oxford:Pergamon Press,1977.

18. UNSCEAR 2000. 电离辐射源与效应. 中国核学会辐射防护学会,译. 西安:陕西科学技术出版社,2002.

19. NCRP Report No. 76. Radiological Assessment:Predicting the Transport,Bioaccumulation,and Uptake by Man of Radionuclides Released to the Environment. NCRP 1984.

20. Till JE,Meyer HR. Radiological assessment—A textbook on environmental dose analysis. Washington,DC:U. S. Nuclear Regulatory Commission;NUREG/CR-3332,ORNL-5968;1983:7.3.5.1.

第八节　气候变化毒理学

一、引言

全球气候变化(global climate change ,GCC)是 21 世纪公共卫生领域面临的重大挑战,是当前各国政府、科技学术界和民间共同关注的课题。全球气候变化是指全球气候平均值和离差值两者中的一个或两者同时随时间出现了统计意义上的显著变化。平均值的升降,表明气候平均状态的变化;离差值增大,表明气候状态不稳定性增加,气候异常愈明显。目前尚不能确定气候变化的影响在多大程度上才能算是"安全",但我们却清楚知道全球气候变化为人类及生态系统带来的灾难:极端天气、冰川消融、永久冻土层融化、珊瑚礁死亡、海平面上升、生态系统改变、旱涝灾害增加、致命热浪等,不再只是科学家的预言,人类已开始在全球气候变化的影响下挣扎着求生存。联合国政府间气候变化专门委员会(IPCC)2013 年发布的第 5 次评估报告指出:"气候系统的变暖是毋庸置疑的。"自 20 世纪 50 年代以来,观测到的许多变化在几十年乃至上千年时间里都是前所未有的。大气和海洋已变暖,积雪和冰量已减少,海平面已上升,温室气体浓度已增加。过去三个十年的地表已连续偏暖于 1850 年以来的任何一个十年。在北半球,1983~2012 年可能是过去 1400 年中最暖的 30 年。因此,无论从理论角度还是从实践角度,气候变化对地球上的生命、特别是人类生存和健康的影响都是十分现实和日益紧迫的问题。人类和野生动物暴露于一系列的化学、物理、生物应激原,它们主要来自人为活动,但也有自然来源。最近,引起关注的气候变化的后果之一,是其能够改变化学毒物的环境分布和生物效应,从而影响地球上的生物体及其生态环境稳定与安全,导致不良的后果。因此,全球气候变化的毒理学问题越来越引起人们的关切。气候变化毒理学(toxicology of climate change)是研究气候变化、化学污染物环境分布及其与机体交互作用对毒性影响的学科,以便预测迅速变化的气候对环境中化学污染转归的影响,评估和减轻其对人类和生态系统的损害。

各种受全球气候变化(global climate change,GCC)影响的环境变量均可直接或间接地影响机体健康。这些变量包括温度、无机盐浓度、pH 和在水环境中紫外线(UV)辐射的穿透。GCC 正在增加干旱和极端降水事件的严重程度和频率,并使陆地生态系统中的区域性空气质量下降(例如,增加地面臭氧和颗粒物水平)。在生物种群中,这些 GCC 相关变化引起的直接效应特征已经出现并持续存在。例如,温度对鱼类种群分布的影响,对禽类迁徙至栖息地的时机以及相应的捕食机会的影响。然而,对于GCC对人体和环境的间接效应,包括与有毒化学物之间潜在的交互作用,我们还知之甚少。一些因素如温度可以极大地影响各类化学物质的毒性。然而,除少数物种、化学物、检测终点外,迄今为止收集到的关于全球气候改变对化学物毒性影响的数据还不足以进行常规化的综合风险评估。因此,有必要发展方法和工具,以便更好地衡量有毒物质与受GCC影响的因素之间潜在的交互作用。

二、气候变化毒理学的风险评估

有毒化学品风险评估过去一直依赖于重要人口统计学资料直接相关的极端的整体研究终点,如生存、生长和繁殖。反映有毒化学物质生物效应机制方面的资料,如改变基因或蛋白质表达、代谢谱和病理组织学等,通常很少甚至没有直接用于人类或生态风险评估。然而,机制方面的信息有助于回答目前风险评估中固有的基本上不确定的部分,包括:跨物种时化学效应的外推,效应终点和化学结构,以及特定风险结局的变异等。通过探讨化学物毒作用的生物学通路,可以为评估化学物的混合物以及化学物和非化学物交互作用所产生的影响提供一种手段。这种手段同样可用于评估受GCC影响的环境条件和有毒化学物质之间潜在的交互作用。由于要收集有关受GCC影响的环境变量和环境化学物之间的所有交互作用的经验数据是不切实际的,所以有必要开发预测方法,帮助评估这些交互作用在何时、何地以及如何在机体和更高的组织水平影响毒性和有关潜在危险的。为支持这些类型的预测方法,有必要把机制数据引入到GCC对化学毒性的潜在影响的风险评估程序中。

在风险评估中使用机制数据的一个主要障碍是无法清楚地用生物组织中收集的微观水平(如分子、生化和细胞应答)信息来解释在风险评估中有意义的效应终点的改变,即对个人和群体的影响。为突破这一限制,Ankley等描述了一个基于有害结局通路(adverse outcome pathway, AOP)的概念框架。AOPs描绘了分子起始事件(化学物与生物靶的交互作用)和随后的反应级联之间的关系。这种反应级联贯穿生物学各组织水平,并在个体或群体中累积到可以用于评估风险的效应。AOPs不是新的名词,可以从诸如作用机制、作用模式、毒性通路等词汇不同程度地捕捉到这一主题方面的演变。例如,美国国家研究委员会最近提出毒性测试制度,要求以基于人体生物学的计算机生物学和体外试验方法为中心来评价生物学紊乱相关的重要毒性通路。

AOP概念提供的是一个基于应用风险评估的背景下,生物学各组织水平的明确相关联系的统一的框架。自从最初描述AOP框架,随后的工作重点是对这一概念的进一步发展和应用,包括由环境毒理学和化学学会(The Society of Environmental Toxicology and Chemistry)于2009年发起的Pellston会议。该会议专门讨论从现有的和新的数据获取AOPs的相关主题,将群体模型融入到框架,并利用AOPs更好地了解系统的应变能力和物种间化学效应的外推。2013年1月,经济合作与发展组织(OECD)发起一个AOP开发计划,由"扩展分子筛选和毒理基因组学咨询小组"(EAG-MSTG)管理,计划包括AOP课题和案例研究、发布AOP评估指南,为支持整个工作开展,还建立了一个交互式的、用户界面友好的、基于维基(Wiki)的AOP知识库(AOP-KB),以便获取和交流AOP信息。

为了识别由GCC和化学毒物暴露引发的潜在有害效应,预测化学性和非化学性应激之间重要的交互作用,本文应用了AOPs的概念和框架,并结合了机制研究资料,最终目标是发展评估方法和工具,而不是仅仅依靠所搜集的不同混合应激因素的经验数据。图9-10显示了最初AOP框架的修改版本。明显的修改包括加入了可能影响化学物结局的GCC变量,包括暴露组分、转运、生物利用度以及内剂量测定(毒物代谢动力学),也可能包括变温动物体温变化的影响。当考虑这个框架时,很显然,在产生有害效应方面,受 GCC 影响的变量可以通过多种不同的方式与化学物之间进行交互作用。

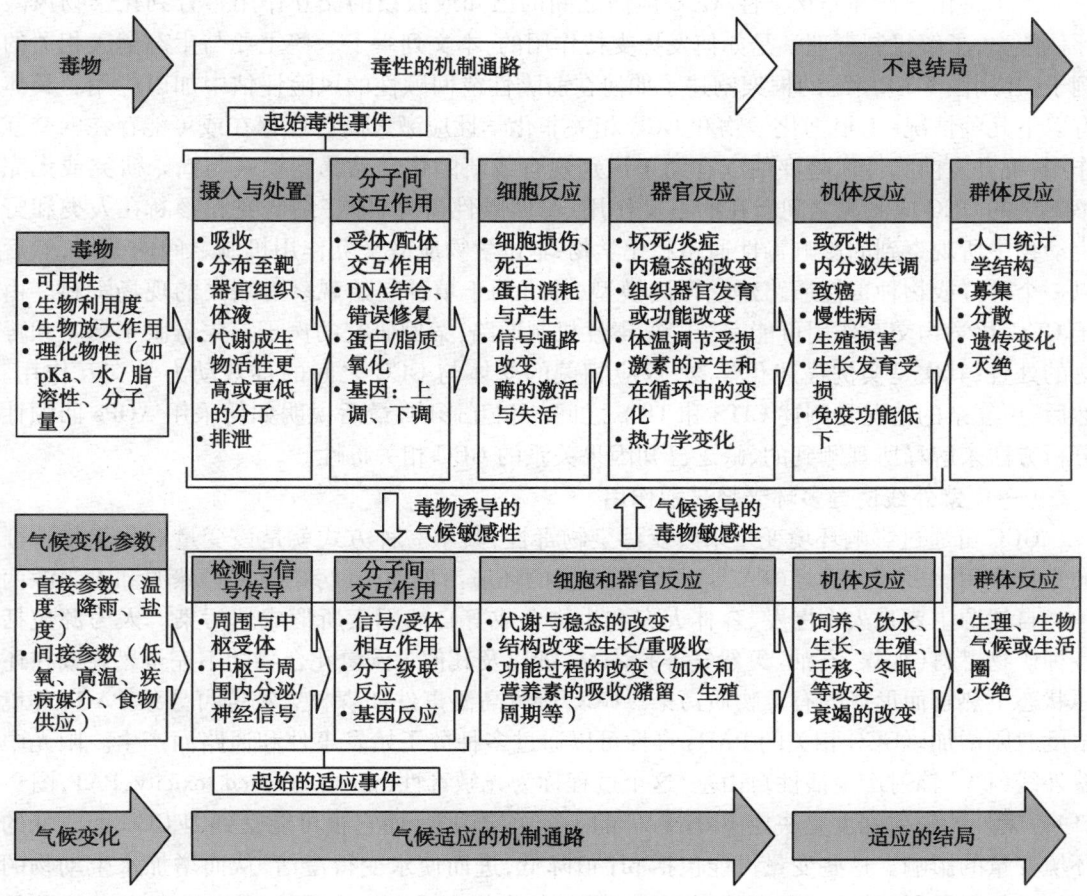

图 9-10　建议用作对污染物和全球气候变化的交互作用机制评估的有害结局和气候适应通路

应该从两个相反的角度来看待毒物、机体改变与气候变化之间的交互关系,一方面,毒物能够改变机体对 GCC 应激因素反应的能力(毒物诱导的气候易感性[TICS]);另一方面,GCC 也可影响化学物对机体的毒性(气候诱导的毒物敏感性[CITS])。当气候变化时,这样的 CITS 可以改变或增强化学物毒性,这在受控的实验室测试中或处于其生理耐受范围内或边缘的自然种群中是无法预测到的。前一种情况(TICS)涉及有毒化学物质所造成的改变,随后影响了有机体通过各种生化、生理或行为反应来适应 GCC 所引发应激的能力。这些反应可以是代谢方面的(食欲过盛、寒战、夏眠和冬眠),结构方面的(形态变化、组织吸收和生长),或稳态方面的(维持水分、离子平衡、营养吸收和生殖过程),并且可以触发相关行为改变(喂食、饮水、繁殖和迁徙)。在面临环境改变时,成功适应的个体将会生存下来,而适应障碍或环境变化超出个体适应环境的能力可能会导致个体或部分种群死亡,甚至物种毁灭或灭绝。在严格控制条件的实验室研究中,虽然可以降低测试的变异性和保护实验动物免受除所测试化学物之外的所有应激,但是不论是污染物对气候适应过程的影响,还是气候对污染物毒性的影响都可能不明显。

三、气候变化对化学污染物环境转归和生态毒性的影响

为了将化学性和非化学性/GCC 应激之间的已知或假设的交互作用整合到化学物风险评估中去,了解机制毒理学是如何发挥支持作用的,本文列举了一些主要与生态健康相关的例子,并用图 9-10 所示的框架阐述了如何在前瞻性或回顾性的风险评估中加以应用。具体有以下几种情况:①根据化学物和 GCC 相关非化学性应激之间已经存在或可能存在的交互作用,可开发前瞻性风险评估以有助于识别现有或新的化学品暴露模式与尚未研究或无完整记录的 GCC 应激源之间潜在的不良作用;②回顾性研究,即仔细研究和诊断在人类和野生动物中所观察到的影响毒性通路和化学物-非化学物应激交互作用机制之间的关系,然后以一个种群或物种毒性通路建立预测模型,并可用于填补起始观察时缺失的现场资料。由于 GCC-化学物交互作用可能完全遵循毒性机制通路,案例研究的例子首先着眼于暴露和毒物的处置;其次是实例描述化学物、效应相关的受体与 GCC 之间的毒效动力学交互作用。然后,更复杂的情况是阐述 CITS 和 TICS 之间的相互影响,最后说明如何采用 AOPs 回顾性分析方法来解释所观测到的、缺乏已知因果关系的 GCC 相关毒性。

(一)紫外线诱导多环芳烃光敏作用

GCC 可通过影响环境变量来改变污染物毒性,其中一种方式就是该变量对化学物特征的直接作用。多环芳香烃(PAHs)是一类重要的环境污染物,其污染源有自然源和人为源两种。自然源主要是火山爆发、森林火灾和生物合成等自然因素所形成的污染。人为源包括各种矿物燃料(如煤、石油、天然气等)、木材、纸以及其他含碳氢化合物的不完全燃烧或在还原状态下热解而形成的有毒物质污染。GCC 所致高温事件如森林火灾等可导致 PAHs 环境浓度急剧增加。GCC 相关的 PAHs 毒性可以通过多种分子始发事件和通路而产生。阳光中紫外线(UV)辐射产生活性自由基,这个过程称为光敏毒性(photoactivated toxicity,PAT,图 9-11)。紫外线辐射强度是决定 PAH PAT 的一个关键因素,而它很可能受到因 GCC 而改变的环境变量的影响。这些变量可能包括 pH 值降低,进而使水变得澄清,从而增加水生动物的紫外线辐射暴露,随后使更多的可溶性或颗粒状有机碳进入水生系统,这将有效地减少紫外线的穿透作用。因此,GCC 对水生系统中紫外线强度的特定影响很可能依地点和具体情况而定。

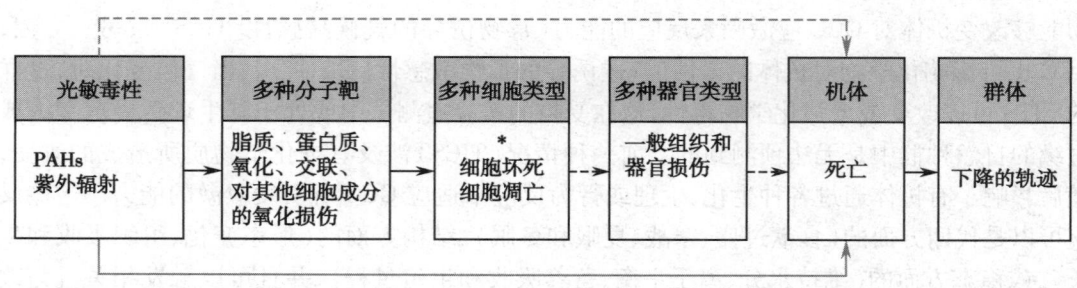

图 9-11　紫外线辐射与多环芳烃交互作用的有害结局通路

然而,通过了解 PAT 发生的机制,有可能应用预测模型进行 GCC 影响下多环芳烃毒性相对危险度评估。近 30 年前,研究人员就注意到,当同时暴露于阳光时,PAH 蒽对鱼类的毒性增加一个数量级或以上。自那以后,对其他种类 PAHs 和许多不同水生物种研究发现了类似的效应。Ankley 等对 PAH 的 PAT 不同方面的机制进行了概括,并描述了这种现象发生的一个特定 AOP,重点关注水生物种死亡(图 9-11)。该通路强调以机制为基础,它能预测不同紫外线强度和 PAH 浓度情况下的风险,比如那些由于 GCC 的影响可能发生的情况。PAT 的初始步骤是敏感物种如仔鱼或深海无脊椎动物对多环芳烃的摄入。一旦进入动物体内,一些多环芳烃结构可以通过与阳光 UV 辐射交互作用而激活,通常在紫外线光谱的 A 波段(320～400nm)。能够预测可能产生 PAT 的 PAH 评估模型已经被开发出来了,这一模型主要基于相对简单的测量和计算的结构特征。紫外线辐射与不断积累的多环芳烃的交互作用使基态分子升级为激发的单线态,可以通过多种机制释放多余的能量,包括衰减到相对较长寿的三重态分子,能和分子氧交互作用形成活性单线态氧。单线态氧可以与多种生物大分子(例如,蛋白质、脂质)交互作用,可导致 PAT 的损伤,通常(至少在短期暴露)表现为致死性。关键的是,PAT 的发生,可以作为 PAH 内剂量和紫外线暴露交互作用的产物而被准确地模拟或预测。这个非常基本的紫外线与 PAH 的关系变化可以被纳入模型,并用于预测具有不同光毒性潜能的多环芳烃混合物的光毒性。

有关 PAT 的例子有几个值得注意的特征,这主要是从受 GCC 影响的化学物和环境变量之间的交互作用的角度来看。首先,本实例清楚地显示了如何从毒性机制开始,得出信息和模型来预测环境条件变化时的风险。毒性的两个关键因素——PAH 暴露与紫外线强度,有可能以一种位点特异的方式因 GCC 有所不同,所以找到能够同时评估环境或(和)化学物改变可能后果的工具是很关键的。根据以往的研究,对 PAT 的理化和生物学机制已有足够了解,使得现有的稳健模型可用于评估与 GCC 相关的不同的风险情况。本例中还提供了一个可能的不良反应的示意图,在某些情况下通过 GCC 可以很好地减少这些不良反应。具体来说,在 PAH 暴露不变情况下,由于降水和地表径流增加而导致水生系统的紫外线穿透率降低时,发生 PAT 的可能性随之降低。

(二)温度和盐分对化学物处置的影响

环境变化与 GCC 除了影响机体接触化学性和非化学性应激源的程度外,还有可能改变化学物的生物处置(或毒代动力学)过程,并反过来影响内暴露部位、浓度和持续时间。毒代动力学的变动可能会导致个体水平反应的改变,并最终在群体水平产生影响。这将体现在毒物吸收、分布、代谢和排泄(ADME)的改变。了解水环境温度、盐度等不同的 GCC 应激因素是如何影响 ADME 过程的,将有助于确定 CITS 所涉及的机制,从而预测这些交互作用及其他气候变化与化学物混合暴露的易受影响的效应。

人们已普遍观察到,毒物的吸收和消除随着温度的增加而增加。有研究显示,两种 GCC 相关变量——温度和盐度的增加通常可以增强代谢,产生更多的毒性代谢产物,但在某些情况下会降低代谢。为说明 ADME 机制如何与 GCC 应激因素交互作用并产生效应,列举以下两个案例:①多氯联苯(PCB)代谢随温度升高而改变;②农药毒性随温度和盐度的变化而改变。

1. 环境温度升高对 PCB 的摄入和处置的影响　持久性有机污染物如多氯联苯可以从释放的原点迁移到几千英里外的生态系统中,从而导致严重的问题。例如,加拿大西北部马更些河(Mackenzie River)流域已呈现大幅升温和积雪减少的趋势。尽管在北极区已消除和减少 PCB 的使用,大气中 PCB 的浓度普遍下降,但在收集到的近 30 年的马更些河沉积物和掠食类北极淡水鳕鱼(洛塔洛塔)中发现,高度氯化的多氯联苯污染呈现增加的趋势。研究证据表明,温度上升和积雪覆盖下降导致藻类增加,可能会增加 PCB 在水中的分配,从而导致污染物生物利用度的增加并向上游食物链转移。

多氯联苯在生物种群中的上升趋势非常重要,因为被 GCC 改变了的环境条件也能影响这些化合物的生物处置。研究表明,PCB 通过鱼体内细胞色素 P450(CYP)混合功能氧化酶代谢为毒性更大的羟基化的多氯联苯(OH-PCBs)。应用虹鳟鱼幼鱼膳食暴露来研究温度在 PCB 处置中的作用发现,提高水的温度可以降低一些高度持久性多氯联苯同系物在鳟鱼体内的生物半衰期。然而,增加水温度可以促进血浆中的多氯联苯向 OH-PCB 的代谢。几项研究已经证明 OH-PCB 不同的毒性机制,包括 OH-PCB 可以充当雌激素受体激动剂,可以从血浆转运蛋白置换甲状腺素。因此,可以进行前瞻性研究,识别 GCC 所致温度升高和多氯联苯污染双重应激情况下重要的毒性通路和硬骨鱼类种群的潜在危险。

2. 气温上升对农药摄入和处置的影响　通过比较有机磷农药(OPS)和拟除虫菊酯对摇蚊的毒性研究,可以证实温度对农药毒性的影响。在变温生物体内,通常温度的升高伴随着化学物摄入增加、代谢增强以及转化为毒性更高的氧磷代谢产物的增多。用甲基对硫磷和毒死蜱对摇蚊进行 96 小时致死性研究发现,随着温度从 10℃提高到 30℃,急性毒性增加,可能由于摄取增加以及 OP 原形代谢活化成为毒性更强的氧磷代谢产物的缘故。不仅在摇蚊而且在大多数生物体内,代谢活化是 OP 发挥毒性所必需的,因为有机磷农药的分子靶标是乙酰胆碱酯酶,它对氧磷基的敏感性比原形高几个数量级。由于增加了活化率,GCC 引起的温度升高很可能会导致有机磷农药对所有变温动物的毒性增加。由于有机磷农药的水解率具有温度依赖性,因此在温水环境中可能会增加,使得有毒 OP 浓度持续降低,毒性升高得到缓和。

相反,随着温度升高,Ⅰ型和部分Ⅱ型拟除虫菊酯在变温动物(包括摇蚊)中的毒性降低。已有研究显示,随温度升高,摇蚊对苄氯菊酯和氯氟氰菊酯的敏感性降低。导致拟除虫菊酯毒性和温度之间的反比关系的两个因素是神经细胞的敏感性降低和在高温条件下母体化合物的代谢增加。与有机磷农药的代谢活化要求相反,拟除虫菊酯母体本身是这类农药的毒性形式,它们的水解代谢产物反而容易排出体外。温度降低时代谢率减少,拟除虫菊酯的水解和消除速率降低,使农药的毒性形式仍然留在神经元中,导致更大的毒性。

但也有研究表明,一些Ⅱ型拟除虫菊酯在较高的环境温度下毒性增加,包括蟑螂(德国小蠊)、水蚤(蚤属)、豹蛙(蛙属)和草虾(古生物属)。Ⅱ型拟除虫菊酯含有 α-氰基,这可能是其在一些有机体中温度升高时毒性增大的关键,尽管机制尚不清楚。因此,GCC 下温度升高可以提高或降低拟除虫菊酯杀虫剂的毒性,这取决于物种和拟除虫菊酯暴露的特定类型,提示这些交互作用的复杂性,同时,拟除虫菊酯毒性机制尚须进一步研究。

(三) 盐浓度改变对农药吸收和处置的影响

热扩散导致海平面上升、积雪覆盖减少以及冰川、冰盖和极地冰层加速融化,将增加河口和沿海淡水栖息地的盐度。例如,由于 GCC 而导致积雪径流减少的地区,有可能造成河口盐度增加。在旧金山湾河口地区,预计到 2090 年气温将升高 2.1℃,导致 4 月平均储存积雪将损失大约 1/2。历史年度春季径流减少约 20%,会导致某些地区盐度增加,高达 9PSU(约为 9g/L)[40]。由于多物种的出现,河口地区(如旧金山湾区)特别容易受到 GCC 和有毒物质交互作用的影响,其中一些物种处于濒危状态(例如,三角洲胡瓜鱼)。事实上,随着人类活动的影响越来越大,大量点源和非点源的化学品将排放到生态系统中。

当银鲑(钩吻鲑)适应不同盐度条件后,再进行 96 小时 OP 甲拌磷急性毒性试验,研究证明,化学物品毒性与盐度增加相关。与那些适应<0.5g/L 的盐度的鱼相比,适应 32g/L 的盐度的鱼甲拌磷急性毒性增加了 30 倍。该研究还表明,在 32g/L 的盐度条件下,肝、鳃及嗅觉器官有毒甲拌磷氧磷和剧毒的甲拌磷氧磷亚砜代谢物形成率增加。该研究与其他研究(涕灭威和倍硫磷,见下文)结果表明,毒性增加可能与黄素单加氧酶(FMOs)差异表达或扩增有关,因为它参与外源化学物的渗透调节和代谢作用(例如,在氧磷形成之前,OP 被次硫醚氧化激活)。研究证明,FMOs 活性增强,也能增加有毒的代谢产物,如氨基甲酸酯类农药涕灭威,它与甲拌磷类似,都有一个硫醚,起到抑制乙酰胆碱酯酶的作用。涕灭威和高盐暴露增加了虹鳟鱼乙酰胆碱酯酶抑制的风险、农药的毒性以及涕灭威亚砜在微粒体中的形成。涕灭威生物转化的改变伴随着 FMOs 催化活性的增强和 FMOs 基因编码 mRNA 表达的上调。在杂交条纹鲈(条纹鲈属×蛇斑属)中盐度诱导不影响 FMOs 表达,也不影响乙酰胆碱酯酶的活性及涕灭威亚砜形成。微粒体和竞争性 CYP 抑制剂共孵育对亚砜代谢物的形成没有影响,这表明 CYP 没有参与盐度诱导的亚砜形成。将这些发现推广到其他需要硫醚氧化作用的抗胆碱酯酶化合物(例如,倍硫磷)的评估时显示,随盐度增加出现类似的增毒现象,提示该模型可以适用于其他通过 FMO 途径部分代谢的化合物。

由温度和盐度增加引起农药急性毒性增加(半数致死浓度值下降),最终导致致死率增加,说明由于气候改变引起温度或盐度条件变化并导致代谢活化增强是 AOP 的一个初始事件。前瞻性研究可能提示其他鱼类农药毒性,如嗅觉或行为干扰,可能是农药-气候交互作用的另一个不良结局。例如,鲑鱼用嗅觉探测化学物线索提供有关食物、天敌、队友、伴侣生殖状况、环境污染和新河流特征的关键信息。这个系统的损害可能对个体和群体带来不利影响。因此,了解 GCC 对污染物的吸收和处置的影响可以使风险评估者预测各种污染物的致死和亚致死反应。

在 ADEM 改变的两种情况(如多氯联苯和农药)中,交互作用的发生是由于 CITS。在两个 ADME 例子中也强调采用前瞻性研究方法,因为对其基本机制已有了相当充分的了解。用类似的预测模型研究 GCC 应激和其他有毒物质之间其他交互作用的风险评估或许也是可行的。

(四) 内分泌干扰物与全球气候变化的交互作用

除了气候相关的生态系统变化可以影响化学物的吸收和分布外,生物的内分泌系统也是化学毒物的重要靶标。由于内分泌系统与生物的生命功能高度整合,所以毒物在这些系统的分布可以根据暴露时所处的生命阶段和环境产生许多特异性和非特异性的反应。脊椎动物的内分泌系统对于环境因素是高度敏感的,例如降水、温度、食物的可利用性等,这些都受全球气候变化(GCC)的影响。内分泌系统维持体内平衡和对外界环境做出反应的双重作用使其成为毒物与全球气候变化相互作用的敏感和重要的靶标。以下的 3 个研究案例证明了一些环境内分泌干扰物与全球气候变化的交互作用,以及对甲状腺和性腺内分泌系统的潜在干扰作用。

1. 两栖动物的蜕变、全球气候变化和下丘脑-垂体-甲状腺系统　暴露于大量的环境污染物可使甲状腺功能受损,例如多聚联苯、多溴二苯醚阻燃剂、多环芳烃、有机氯农药、金属、性类固醇、药品等。这些化学物可以损害脊椎动物对于全球气候变化的反应和适应能力。

在水中繁殖的两栖动物暴露于干扰甲状腺系统的化学物特别被关注。因为两栖动物从水生至半水生直至陆地生物的转变蜕化过程主要是依赖一些程序性的甲状腺分泌物。水短缺和较高的水温可以加速两栖蝌蚪科动物的蜕化过程，说明水的利用度和温度是影响幼虫蜕化的关键因素。这种加速的蜕变被认为是一种应对水短缺或温度应激等环境改变的适应机制。在重要的生命阶段暴露于甲状腺干扰物可以影响两栖动物种群对全球气候变化有关的环境改变的适应能力。两栖动物的生命早期阶段对于甲状腺干扰的环境污染物和全球气候改变更敏感，因为它们的甲状腺系统还没有完全形成，还处于重要的发育阶段。

甲状腺激素参与许多重要的生物学过程，尤其是生长、发育、繁殖和代谢等。已有充分的证据证明，环境污染物干扰甲状腺的调节和依赖甲状腺激素的生理学过程的毒性机制。在研究污染物对于两栖动物甲状腺的影响时，许多研究主要采用实验室的方法来检测其抑制蜕变和损伤甲状腺的潜在作用。对于甲状腺干扰物可以在何种程度上影响野生动物的种群尤其是在比较关键的气候变化时如气温升高、降水减少以及干旱条件等，还不是十分清楚。同时对于两栖动物的毒性机制的探究也是非常有限的。而脊椎动物的甲状腺系统是高度保守的，因此其他关于甲状腺干扰物与全球气候变化相互作用研究的动物模型有助于研究脊椎动物甲状腺毒性的作用机制。图9-13描述了两栖动物中的甲状腺毒物与全球气候改变的相互作用。这个AOP途径描述了几个减少甲状腺激素循环水平的分子途径，这些途径对于两栖动物的蜕化转变是必要的。

甲状腺激素的生物合成和调节（比如甲状腺素和3,3',5-三碘甲状腺氨酸）也受到下丘脑-垂体-甲状腺中央轴的负反馈调节。污染物可以干扰这个轴的很多节点。高氯酸盐，一种军事、航空航天和工业领域使用的发射剂，是一种甲状腺干扰物，可以通过甲状腺上皮细胞碘化钠协同转运载体，影响碘化物的吸收。其他作用于甲状腺的化学物质如甲巯咪唑和6-丙基-硫脲嘧啶，是治疗甲亢的常用药品，也是甲状腺研究中的下丘脑-垂体-甲状腺轴的干扰物。这些化合物作用于甲状腺通过抑制甲状腺过氧化物酶活性从而抑制碘化物结合到甲状腺球蛋白，减少甲状腺激素的水平。

一系列化合物可以改变甲状腺激素的运输、代谢和消除。例如OH-PCBs和OH-PBDE是一相代谢的产物，已经证明通过竞争结合血浆甲状腺激素结合蛋白（血浆甲状腺激素运输蛋白质）从而影响甲状腺激素的稳态。此外，已有研究表明，多氯联苯和多溴联苯醚以及其他化学物可以影响甲状腺激素的体内平衡，通过增强二相甲状腺素结合酶的活性，例如尿苷磷酸盐转移酶、硫转移酶，从而增加分解代谢以致最终减少甲状腺激素水平。鱼类的研究也证明，多溴联苯醚可以抑制脱碘酶的活性，而脱碘酶负责激活和灭活周边组织中甲状腺激素的活性。多溴联苯醚和其他阻燃剂，包括用于塑料中的四溴双酚A和四氯双酚A以及双酚A，也可以通过拮抗甲状腺受体和改变受体应答基因的表达来干扰甲状腺激素的活性。

图9-12中的AOP结构图展示了几种与甲状腺干扰物相关的分子起始事件和生物学组织水平上的不良结局之间的相互联系，特别是甲状腺分泌失调和全球气候变化相互作用，也就是说两栖动物加速蜕变所造成的损伤可能受到与全球气候改变有关的水短缺和温度升高的影响。这类研究对于前瞻性地研究全球气候改变与毒物的相互作用是非常有意义的，它可以作为识别和检测自然种群的基础，因为这种类型的复杂的交互作用具有种群特异的生活史特征。它也作为一个模型来识别其他有潜在问题的甲状腺污染物-全球气候变化的相互作用。

图9-12显示了两栖动物中毒物诱导的气候敏感性的有害结局通路（AOP），反映了潜在的全球气候改变和甲状腺干扰物的双重相互作用。通过与降低甲状腺激素水平和损伤两栖

动物蜕变相关的独特的分子起始事件,阐述了这种作用的 5 种机制。这些干扰甲状腺化学物的 AOP 途径有一个共同的结局就是可能在全球气候改变中损害两栖动物的蜕变。两栖动物蜕化时期的适应性对于总体的健康具有非常重要的影响。两栖动物的小蝌蚪在蜕变早期发育时,为了适应全球气候变化会经历一段与快速蜕变相关的一种适应性的过程。这种较小身材的动物在第一次繁殖时具有较高的捕食敏感度和较低的繁殖力。暴露于甲状腺干扰物对于处在亚健康状态的两栖动物来说可能危害更大,其他与全球气候改变共同的作用因素也会对亚健康状态的动物带来损伤,如病原体和寄生虫分布的改变。

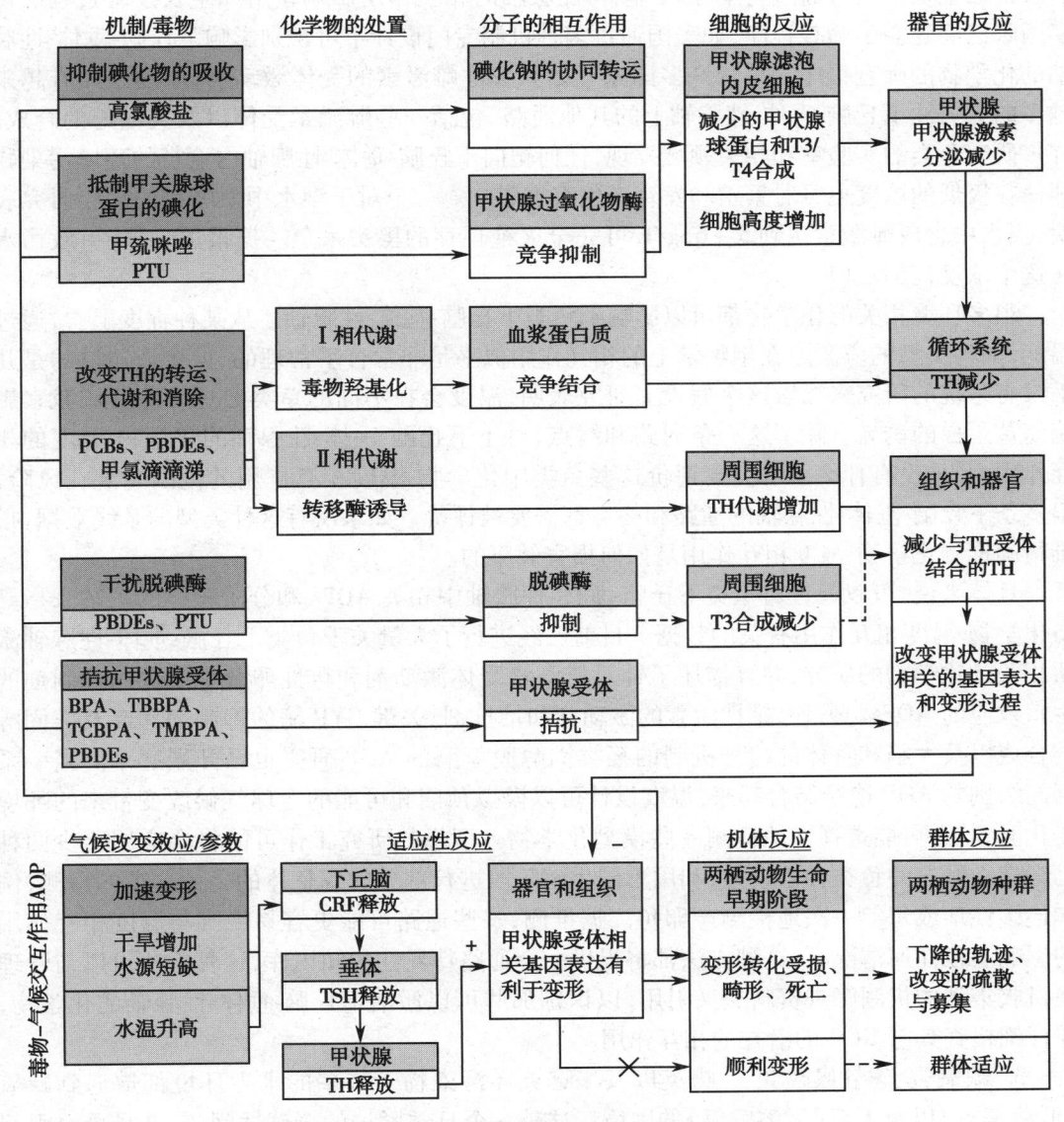

图 9-12　甲状腺干扰物相关 AOP 结构图

2. 鱼类的繁殖发育、全球气候改变与下丘脑-垂体-性腺系统　性激素系统可以对环境因素和污染物的干扰产生反应,化学性和非化学性的应激因素联合作用可影响个体和群体的生殖行为和能力。下丘脑-垂体-性腺控制轴几乎调控脊椎动物所有关于生殖和性发育的方面。下丘脑-垂体-性腺轴受一系列外部刺激的调节,例如食物可获得性、光周期、行为的相互作用以及温度(特别是对鱼类这样的变温动物)。鱼类种群的自然生活史已经进化到与其周围环境相适应,随光周期和温度变化而选择最适的生殖与发育周期。一些鱼类的繁衍生殖可在一个较广泛的温度范围内进行,但仅仅 $1 \sim 2℃$ 的改变即可完全影响鱼类的繁殖时机和成功率。这就是说,全球气候改变所导致的温度升高可以通过改变鱼类的生殖周期直接影响鱼类种群的丰度及分布。

过去几十年里,有大量的研究关注环境污染物,包括许多药物、农药和工业化学物,这些物质都已经被证明可通过与下丘脑-垂体-性腺轴的相互作用影响繁殖和生长发育过程。许多国家已经建立了筛查程序,如美国通过多种机制专门设计了可识别影响下丘脑-垂体-性腺轴的化学物的筛查程序。尽管许多国家开始只关注雌激素的受体激动剂,但是已经有越来越多的人关注下丘脑-垂体-性腺轴上的其他通路,包括一些雌激素受体以及类固醇的合成。许多研究鱼类的实验室和相关领域发现,任何靶向下丘脑-垂体-性腺轴内途径的环境污染物即使在极低的浓度也可对繁殖和发育产生有害影响。一个对于湖水中炔雌醇的多年研究表明,当水中合成雌激素达到 $5 \sim 6ng/L$ 可完全灭绝现存的黑头呆鱼。据报道,一些市政污水在这个浓度范围之内。

很多环境相关的化学物都可以影响到鱼类下丘脑-垂体-性腺轴。从某种程度上看,通过温度,两种类型的应激原在生物学上的相互作用似乎是非常合乎常理的,但令人遗憾的是几乎没有系统的研究来探索这个假设。研究表明,温度会在不同的鱼类通过外源的雌激素影响卵黄蛋白的诱导。除了这一条通路和终点,对于下丘脑-垂体-性腺轴的化学物-温度的相互作用,几乎没有什么了解。要评价这些鱼类中化学物-温度相互作用的范围和潜在风险,很多条下丘脑-垂体-性腺轴的通路和终点都需要被评价。如果没有这种类型的基线数据,很难精确推测化学物-温度相互作用是如何损害健康的。

具体来说,可以通过对鱼类下丘脑-垂体-性腺轴中相关 AOPs 和分子靶标的了解来指导与化学物-温度相互作用有关的数据。目前已经进行了大量关于鱼类下丘脑-垂体-性腺轴激活相关的化学物的研究,并且描述了针对雌激素受体激动剂和雌性卵黄生成作用抑制剂的生殖效应的 AOPs。另外,雄性激素的激动剂和拮抗剂、关键 CYP 酶的抑制剂和涉及类固醇的合成以及大脑和垂体的信号机制的羟类固醇脱氢酶的 AOP 研究也已开展起来。当一系列高级别的 AOP 途径结合起来,温度设计可以模拟预期和可能的全球气候改变带来的环境变化时,就有可能选择性地检测一些模型化学物。理想的研究工作可能将会应用至少两种已经建立好的的鱼类种群模型,利用不同生殖阶段进行部分的或整体的生命周期的检测,例如连续性地或每年一次地检测产卵鱼。据推测,一些通路可能更容易受到与温度相互作用的影响。在任何情况下,这种方法都将提供一个通路特异性的知识库,这种方法可以与管理项目收集到的机制筛查资料交叉引用,以识别那些可以激活下丘脑-垂体-性腺轴的化学物,并仔细检查其与 GCC 的潜在的相互作用。

3. 缺氧、全球气候改变、二噁英以及二噁英样污染物 许多的水生环境都遭遇到缺氧(低溶解氧)以及无氧(无溶解氧)的困境。这是一个日益紧迫的全球性问题,并且可以引起物种减少和主要生态系统的改变。已有 400 多个水生系统中有缺氧的报告,占地数千平方公里,包括波罗的海广阔区域,墨西哥湾和美国的切萨皮克海湾。在过去的几十年里,缺氧的频率、持续时间以及地理学上的程度都是增加的。这是由于人类活动产生的营养成分所致的富营养化、矿物燃料的燃烧、湿地的缺失、肥料使用的增加和城市化所共同导致的。

　　预计降雨增加、径流富营养化以及海洋氧气层增加和气候变暖等因素都会加剧缺氧。相反，全球气候改变所致的暴风雨（如飓风和台风）增加可能会破坏氧气分层，减少一些深海环境中的氧气耗竭。这种缺氧、环境污染物、全球气候变化之间复杂的相互作用并不限于富营养化的径流，也受到其他化学污染物的影响如多环芳烃、二噁英和多氯联苯。据预测，全球气候改变将会通过生物质燃烧而增加环境中多环芳烃和二噁英的水平，也可改变和迁移残留的持久有机污染物如多氯联苯。

　　在水生物种体内，仅仅缺氧就可以导致内分泌紊乱。研究表明，缺氧可以增加多环芳烃、二噁英和多氯联苯的毒性，导致潜在的气候诱导的毒物敏感性（CITS）。暴露于这一类化学物，也可能降低物种在气候变化时对缺氧的反应性，即毒物诱导的气候敏感性（TICS）的改变。缺氧与污染物之间的相互作用证实了直接或间接受全球气候改变影响的复杂性，这种相互作用会损害水生生物和种群的健康状况。

　　尽管有大量的证据表明，缺氧可以损害鱼类的生殖和生长发育，但是对内分泌系统和下丘脑-垂体-性腺轴相互作用的毒性机制还不是十分清楚。实验室和现场研究表明，缺氧导致血液循环系统中性激素（睾酮、11-酮睾丸激素、雌激素）和卵黄蛋白原减少，并伴有鱼类性分化和生殖损伤。已有研究证明，缺氧诱导的生殖损害的作用机制包括改变基因表达、损伤类固醇合成酶活性、下调血清素激活的通路以及孕酮对卵母细胞和精子原生质膜的作用。

　　除了单独缺氧外，与全球气候改变相关的污染物的增加（如 PAH、二噁英）和与缺氧相关的其他物质的再活化都可以损伤生物体对于这些双重环境应激因素的反应性。二噁英、多氯联苯呋喃、平面多聚联苯及多环芳烃等污染物可通过与芳烃受体结合而引发生物学反应。芳烃受体通路的功能和潜在的机制已在脊椎动物的研究中有较明确的阐释，包括适应性信号上调外源化合物代谢酶、毒性信号引起高度亲和配体特别是二噁英的有害反应，发育的信号促进一些器官和组织的正常发育。

　　芳烃受体一旦被激活，受体蛋白与核转位蛋白形成异质二聚体。芳烃受体和核转移蛋白复合物的形成受配体结合调节，这个复合物可以结合到二噁英反应元件上游的基因编码区域，从而改变基因表达。芳烃受体的核转位蛋白与 α 低氧诱导因子（HIF-1a，HIF-2a，HIF-3a）组成二聚物，改变基因的表达，导致一系列应对低溶解氧的生理反应。因为芳烃受体核转位蛋白参与许多通路，所以核转位蛋白激活其中一条通路也有可能抑制另一条依赖于芳烃受体-核转位蛋白的通路。对于缺氧和四氯二苯并二噁英（TCDD）样化合物各自的反应机制已经相当清楚了，但是两条通路之间的交互作用以及一条通路是如何影响另一条通路的机制还是很不清晰。

　　在斑马鱼幼体和细胞培养中的研究发现，缺氧可以减弱芳烃受体信号，并且抑制 2,3,7,8-四氯二苯并二噁英（TCDD）对细胞色素氧化酶 1A（CYP1A）的诱导。然而这些研究提示，在没有观察到二噁英抑制缺氧信号通路时，这种交互作用是不会发生的（即 TICS 通路）。也有几项研究检测了缺氧和多环芳烃的交互作用。之前的研究已发现，多环芳烃-细胞色素氧化酶 1A 的抑制剂（如萤蒽）和多环芳烃-芳烃受体激动剂，如苯并[a]芘的混合物对鱼类具有协同致畸胎作用。和 2,3,7,8-四氯二苯并二噁英（TCDD）/缺氧的研究相一致，在低氧环境中暴露于多环芳烃-芳烃受体激动剂可以减弱斑马鱼胚胎细胞色素氧化酶 1A 的活性，但是并不会增加致畸性。然而斑马鱼如果共暴露于多环芳烃-细胞色素氧化酶 1A 的抑制剂萤蒽、α-萘黄酮和缺氧环境可通过一些未知的机制引起畸胎发生。另一项在鱼类中探索的相互作用研究发现,PCB 暴露通过阻碍糖酵解酶的产生和活性而降低鱼类对缺氧的耐受性,而糖酵解酶在低氧条件下负责提供细胞的能源。

缺氧参与全球气候变化中环境改变与一系列化学性和非化学性的生物应激原之间复杂的相互作用。种种情况表明,缺氧加剧和全球气候变化条件下污染的增加,均可通过多种毒理学途径在多个生物学组织水平上作用于生物体,导致鱼类的生殖、发育严重障碍。缺氧本身会影响下丘脑-垂体-性腺轴系统,引起潜在的生殖和发育障碍,二噁英样的污染物也可以导致这些损伤,尽管是通过不同的机制。在检测这些复杂的相互作用中,前瞻性的 AOP 研究是非常有益的。因为它有助于识别和转化一系列的相互作用机制,这种机制说明,缺氧和污染物很可能在生殖和发育方面具有潜在的影响,而且通过相互作用而达到顶峰。这种类型的 AOP 可用于识别需要进一步危险度分析的存在复杂的相互作用的自然种群。它也有助于识别通过类似通路起作用的其他化学污染物和数据空缺。因此,鱼类卵黄蛋白原模型已经被成功地应用于该领域来识别潜在的缺氧诱导的内分泌失调机制。这种模型有望成为一种切实可行的回顾性分析方法来识别气候诱导的缺氧和径流富氧化对鱼类下丘脑-垂体-性腺轴的损伤作用。这些类型的回顾性分析可以被用来识别预计会对全球气候改变中降水、缺氧和污染物暴露易感的种群。

4. 北极熊、全球气候变化(GCC)与有机卤素污染物　GCC 和化学物暴露也会影响个体、种群和生态群落的交互动力学。例如,气候变化所致的食物网动力学的改变可能引起生态群落水平的变化,影响动物个体暴露于污染物的方式。下述的北极熊案例可以帮助解释复杂的 GCC 和污染物相互作用的结果。

栖居于加拿大哈得逊湾西部(WHB)地区最南端的北极熊(*Ursusmaritimus*),一直依靠哈德逊湾海冰来进行活动、交配和摄食。这个地区受 GCC 影响很大。WHB 北极熊在过去的20 年里,它们的身体状况、出生率和生存率均出现了下降,并与夏季前三周发生的海冰断裂相伴行。这些变化影响 WHB 北极熊体内化学污染物的浓度和组成以及可能产生的健康效应。此外,北极熊数量下降可作为 GCC 和其他干扰因素,包括化学物暴露所导致的北部地区生态系统整体健康状况下降的生物指标。

北极熊以栖息在浮冰和开放水域的海豹为食。从北极熊脂肪组织得到的脂肪酸食物示踪剂表明,雄性北极熊捕食在大浮冰居住的髯海豹(*Erignathus barbatus*)和较小的环斑海豹(*Pusa hispida*)。小母熊的主要食物是环斑海豹。自 20 世纪 90 年代中期,在 WHB 北极熊的食物中,髯海豹整体比例下降,取而代之的是更多的环斑海豹、竖琴海豹以及麻斑海豹(分别属威德尔海豹和港海豹)。

同时,这种食物的转变已经使北极熊脂肪组织中有机卤素(OHC)污染物的组成和浓度发生了变化。从 1991 年到 2007 年,多溴联苯醚(PBDEs)和 β-六氯环己烷(β-hexachlorocyclohexane)总的浓度增加,而 DDT 和 DDT 的代谢产物清除也增加。校正这段时间的食物变化后,蓄积和清除率明显增加。虽然由于食物网、污染物来源和气候趋势的复杂性与变异性,使得难以建立直接的正相关关系,但是饮食和污染物的变化与早期海冰的断裂却同时发生。一项前瞻性研究表明,GCC 引起的生物群落水平的变动正在改变 WHB 北极熊暴露于污染物的模式。

在无冰时期,当北极熊被迫上岸,猎物稀少,禁食导致北极熊体内脂肪的大量动员和体重下降,在一项对在陆地上禁食 60 天的 WHB 北极熊体内有机卤素(OHC)分布的研究显示,随着体重和体内脂肪的丢失,这些化合物在脂肪、血浆和乳汁中的浓度显著增加。总氯丹类化合物和总 PCBs 比禁食前浓度上升近一倍,而 DDT 和 DDT 的代谢产物减少。乳汁中氯丹和多氯联苯的浓度增加,导致在每年养育的幼崽体内负荷也增加。在怀孕的雌性 WHB北极熊中,实际的"生育禁食"期平均为 192 天,它们的禁食后体重与原来相比下降了 43%。在 WHB 北极熊生育禁食期,全身和乳汁中有机氯的浓度增加,可能比 60 天禁食期高近一倍以上。因此,雌性北极熊进入生育禁食期时如果体内脂肪储存较低,可能会导致母亲和幼崽体内的污染物浓度更高。此外,由于海冰的断裂而导致的北极熊的第二个应激是更短的冰上捕猎时间和更长的禁食期,这些都引起更多的动物脂肪游离型 OHCs 的动员,从而通过ADME 效应导致 OHCs 在循环和组织中的负荷大幅度增加。特别值得关注的是,由于发育期哺乳动物的内分泌和免疫系统的敏感性提高,所以必将影响 WHB 北极熊幼崽与这些持久性卤代有机物的关系。研究发现,在 WHB 北极熊中 OHC 污染物的类型和浓度,与甲状腺激素调控受损、孕激素升高、睾酮浓度降低、体液免疫和细胞免疫功能损害相关。

本案例表明,气候对提高 OHC 浓度的影响(CITS)可能会引起 TICS,从而干扰内分泌、免疫和神经发育,影响机体对 GCC 应激原的适应能力。食物网的变化可以导致顶端捕食者污染物负荷的改变。在生物个体水平上,伴随着这些变化,可能会产生不良健康效应,对繁殖、种群扩大甚至生存的累积效应可能会导致群落水平的不利影响和一些区域的种群灭绝。

5. 未离巢的雏鸟、汞和极端气候效应　最近的研究表明,环境温度和污染物是作为共应激原对树燕(双色树燕 *Tachycineta bicolor*)繁殖产生交互作用。干旱时,汞暴露减少了树燕雏鸟的出生率,但气候正常的年份却不会。研究人员在汞污染区和参照区建立了庞大的燕子研究群体,并测试天气和汞污染相互作用对燕子繁殖的影响。研究者对特定的 5~10天的筑巢周期(产蛋,孵化,无羽毛雏鸟和有羽毛雏鸟)期间的温度和降水数据分别进行了检测,以确定任何观察到的毒性效应机制。早期的研究已经发现,在污染区,捕食物、母鸟和雏鸟血汞浓度升高,生殖状况(蛋孵化成功率和生存的雏鸟数)与孕母血汞浓度有微弱但重要的负相关关系。而在前一年,汞污染地区产生的幸存离巢雏鸟(刚会飞的幼鸟)减少约 20%。

在未离巢雏鸟后期阶段,雏鸟能有效地调节体温而亲代能获取足够的猎物来喂养雏鸟时,在汞污染地区和参照地区两种类型的燕子巢中,日最高气温和幼鸟产量之间都存在正相关关系。这在预料之中,因为温度升高往往伴随着昆虫的出现及数量的增多,所以尽管有污染状况的存在,饿死的可能性也会减少。更有趣的发现是,在雏鸟早期,当双亲投入了大量的时间来维持巢穴的温度(孵化)而未能获取足够的食物去喂养未开眼和无羽毛的雏鸟时,汞和每天最高温度之间有明显的相互作用。在参照区,在雏鸟早期阶段,较高的温度与较高的幼鸟产量相关,而污染区早期的温度升高导致会飞雏鸟数目减少。

这些研究结果解释了早期的观察研究,汞在炎热、干燥的条件下更能影响繁殖,强调了气候和污染物混合应激原相互作用的重要性。不合季节的高温伴有汞污染时的毒性远大于现有的汞的数据所预测的毒性,表明伴有 GCC 的极端温度事件的频率增加将导致不利影响。目前还不清楚这种应激源组合的效应是否由于极端天气增加汞毒性的敏感性(CITS),或汞影响鸟类适应极端温度升高的能力(TICS)。理解这种化学物-气候相互作用的机制对于充分预测其影响以及预测其他物种和有毒物质的应用是必要的。这种情况下,需要探索树燕雏鸟中汞的毒性通路(主要是所研究的鸟类中的甲基汞)和适应高温条件(过高热)的通路。构建一个树燕在天气和汞结合的毒性 AOP 能为其因果关系的回顾性分析提供参考(图 9-13)。

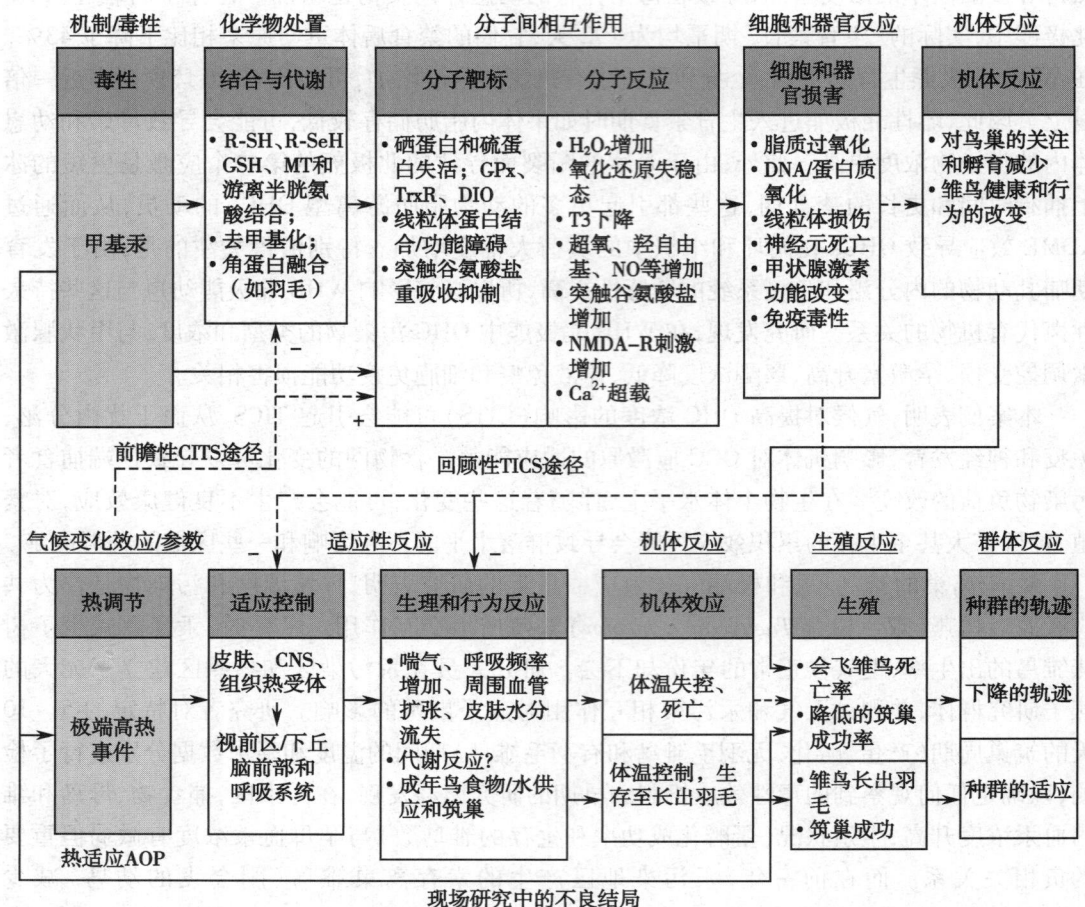

图 9-13 极端炎热事件与汞毒性对树燕的混合效应的不良结局通路(AOPs)

整体动物和体外研究为深入了解甲基汞的毒性机制提供了依据。一旦摄入被污染的食物,甲基汞可以模拟蛋氨酸,作为半胱氨酸结合物从肠道被有效地吸收(>90%)并进入组织,通过细胞膜上的氨基酸转运蛋白自由地进入细胞。在细胞内,甲基汞-半胱氨酸结合物是十分不稳定的,它可以通过交换反应转移到其他更有活性的蛋白硫醇(R-SH)和硒醇(R-SeH)上,破坏现有的分子结构和干扰蛋白质的功能。甲基汞在各种细胞功能的关键机制中抑制或改变酶活性,包括抗氧化防御系统,如防止活性氧(ROS)损害的谷胱甘肽过氧化物酶和硫氧还蛋白还原酶。甲基汞干扰谷氨酸盐摄入到星形胶质细胞,导致在突触中谷氨酸盐的积聚和 N-甲基-D-天冬氨酸受体钙通道对神经元相邻组织的过度刺激。这和其他 ROS 生成的膜破坏机制一起导致大量钙流进入敏感的神经元细胞结构,它会破坏线粒体,导致神经细胞死亡。这些影响的波及效应,除了甲基汞直接干扰线粒体氧化磷酸化的成分之外,还包括:增加活性氧所致的细胞脂质过氧化,DNA 和蛋白质氧化,线粒体损伤和细胞死亡。在鸟类神经系统,这种影响可能会导致行为障碍,表现在觅食行为降低、无力和成年鸟孵育幼鸟的时间减少。雏鸟以运动障碍为主,表现为试探性动作的降低和异常运动的增加,这与小脑中普肯耶细胞数目和细胞密度减少相一致。这一机制通路的结果可能导致雏鸟死亡,因为缺乏成年鸟关爱或它们的异常行为导致缺乏成年鸟提供的食物(例如,缺乏求取食物的发声)。

极端炎热气候会影响甲基汞毒性(CITS),很可能它不仅影响甲基汞的沉积而且会影响其与靶分子的相互作用(图 9-13)。幼鸟的散热功能不全,其体温主要受环境温度影响,因此环境温度可能会影响系统中甲基汞的分布、结合和存留。例如,汞污染的幼鸟除了 3,3',5-三碘甲状腺氨酸浓度受到抑制外,还可能由于甲基汞与负责将甲状腺素转换成 3,3',5-三碘甲状腺氨酸的硒蛋白脱碘酶结合的增加而导致甲状腺激素水平的进一步下降。在高热的条件下,可以在幼鸟体内增加甲基汞诱导的 ROS 和随后的氧化应激。这可能是由于产生 ROS 的多种机制互相影响而产生的相加或协同作用。

甲基汞的毒性作用影响雏鸟适应高温条件(TICS)的另一种途径可能是发育中的雏鸟对甲基汞毒性特别敏感。居住在巢穴中的雏鸟主要通过神经途径进行有限的散热,但是由于甲基汞的神经毒作用损伤了神经元的温度感受器、中枢控制中心或延伸出去控制外周反应的传出神经元,导致该机制可能会丧失。呼吸速率下降或外周血管扩张失效均可迅速导致幼小而无法活动的雏鸟因过热而死亡。或者,雏鸟在父母喂养的过程中行为异常,如缺乏或不适当的乞食行为,导致雏鸟供养不足,食物和水消耗的减少;当水分蒸发是一个主要的散热机制时,有可能导致雏鸟死亡。

无论哪种途径或者哪几种混合途径对于树燕的气候-应激相互影响起决定作用,它们对于物种的保持和保护都是很重要的。一方面,汞影响发育中的体温调节系统,导致与季节不一致的高温中雏鸟死亡率升高。另一方面,如果温度加剧了甲基汞诱导的 ROS 的产生、神经毒性或其他毒性反应,那么其他化合物(例如,其他的金属阳离子,亲电子活性代谢物混合物)也有可能通过类似的毒性作用机制而引起广泛的后果。

四、气候变化对化学污染相关的人类健康的影响

IPCC 指出,气候变化可能会影响到数百万人的健康,而且这种影响多数是负面的。老年人、婴儿、儿童以及城市的贫困人口,将更容易受到气候的快速变化的影响。气候变化对人类健康造成的不良后果包括严重和频繁的热浪、极端天气、增强的虫媒和过敏性疾病的传播引起的死亡和损伤几率的增加。在低收入国家不良健康后果将更严重、更频繁。广泛的热浪、风暴事件也会影响没有做好相应准备工作的发达国家。

目前,仍然缺乏描述气候变化时污染物暴露对人类健康和脆弱的亚群影响的数据。然而,大量的研究表明,臭氧和颗粒物将会加剧全球变暖,而且老年人将更加敏感。另外一些气候变化和毒物暴露之间潜在的相互作用包括对病原体和气源性变应原的易感性增加。

(一) 易感亚群

影响人类健康的环境因素、生物因素和社会经济条件之间的相互作用可以使人类和气候之间的关系复杂化。与气候变化有关的负面的健康结果和种群的适应能力取决于许多条件。这些条件包括年龄分布、遗传性疾病在人群中的患病率、周围的物理和生物环境,以及影响人口健康的许多社会和经济变量(例如,教育、卫生保健基础设施、经济发展)。

美国人口的评估已确定幼儿(<1 岁)、老年人(>65 岁)和免疫能力较差的人更容易受到气候变化的影响,因为他们应对极端高温的能力降低,而且也更容易受到传媒、食物和水传

播疾病的影响。Ebi 等(2006)指出,2100 年美国 65 岁或以上的人口将比 2000 年增加一亿多,使得美国人口对气候引起的健康损害效应敏感性普遍增加。虽然已经有证据表明,老年人更容易受到气候-空气污染物的相互作用,但是污染物对易感亚群的影响值得进一步研究。此外,低收入群体、婴儿、儿童和长期患病的人可能会对污染物暴露、虫媒、过敏性疾病等气候相关的敏感后果更加易感。

(二)空气污染和心肺疾病

目前,对于气候变化、空气污染与人体健康之间的相互作用研究主要集中在对流层中的臭氧和颗粒物。一般来讲,炎热可能会使人更容易受到空气污染的不利影响。正如许多地区,气候变化使对流层中的臭氧和颗粒物增加,加上全球变暖可能会加剧心肺疾病,尤其是老年人更为脆弱。

温度的上升会增加心肺疾病与空气污染暴露的敏感性。流行病学证据表明,炎热会加重由于臭氧和颗粒物暴露引起的心肺疾病的发病率和死亡率。在 2003 年欧洲热浪中,特别是与老年人相关的呼吸系统疾病大量暴发,其主要原因是与颗粒物和臭氧浓度的增加有关。另一项研究结果表明,在科罗拉多州的丹佛,同时暴露于高温和臭氧时,65 岁及以上的男性因急性心肌梗死住院的风险、冠状动脉硬化以及肺心病的风险增加。最近,Bell 等(2008)在 3 个拉丁美洲城市(墨西哥市,墨西哥,圣保罗)、巴西、圣地亚哥和智利研究了混杂因素,包括空气污染水平和与热相关的死亡率的影响,发现臭氧和 PM10 可增强热相关死亡率,并且在这 3 个城市中易感性与年龄的增长相关。

模拟研究还表明,死亡率和发病率的增加还与臭氧暴露增加及全球变暖相关。例如,IPCC A2 气候模型(即 CO_2 升高)显示,至 2050 年,美国臭氧相关的死亡比 20 世纪 90 年代增加了 4.5%。同样,Bell 等(2007)应用 IPCC A2 气候模型估计,美国 50 个城市臭氧浓度升高,发现每天总死亡率从 0.11% 相应增加到 0.27%。Rainham 等(2003)通过研究加拿大多伦多 1980～1996 年的心肺疾病死亡率,检测到一些影响较小,但是与温度/湿度相关的死亡率作用结果一致的空气污染(臭氧、氮氧化物、二氧化硫、一氧化碳和 PM10)。最近,Ren 等(2008)模拟了温度和臭氧对 1987～2000 年美国东部 60 个城市死亡率的调节作用,发现东北地区温度对臭氧相关死亡率具有协同效应。具体而言,臭氧每增加 10ppb,在低、中、高温度增加的死亡率可分别升高 2.22%、3.06% 和 6.22%。然而,在美国东南部,温度对臭氧所致死亡率的影响不如在东北部恒定。这表明,区域差异(例如,地理、人口年龄结构、文化)可能会影响气候变化和空气污染引起的不利健康效应。

温度升高也可以影响大气颗粒物和心肺疾病的关系。Qian 等(2008)发现在中国武汉地区,PM10 和高温对每天心肺疾病死亡率起协同作用。在极高温天气时,PM10 的影响最强(日平均温度 33.1℃),在正常温度天气时最弱(日平均温度 18℃)。1996～2001 年澳大利布里斯班收集到的流行病学资料显示,当温度和颗粒物浓度增加时,呼吸和心血管疾病相关的住院率和死亡率升高。Katsouyanni 等(1993)分析了 1987 年 7 月希腊雅典热浪期间的死亡人数和前 6 年 7 月份死亡人数(1981～1986 年)与香烟颗粒物、二氧化硫、臭氧之间的相互作用。发现,日平均温度达到或超过 30℃时 SO_2 浓度和温度与死亡人数存在显著的正相关。Dominici 等(2006)根据 1999～2002 年美国医疗保险中有关心血管疾病、呼吸疾病和伤害的数据,结合大气 PM2.5 浓度和温度,构建了一个入院率的数据库。他们建立了 PM2.5 和呼吸系统疾病住院率之间的联系,并发现其与温度呈正相关。此外,通过对平均温度相差 1℃的地区的比较,发现较温暖的地区 PM2.5 增加 $10\mu g/m^3$,因呼吸道感染而住院的病人就会增加 9/10 000。与气温和空气污染与死亡和疾病之间呈正相关的观点相反,Samet 等 (1998)认为美国费城 1973～1980 年的死亡率与温度和颗粒物之间的关系不大。

(三) 持久性有机污染物(POPs)和杀虫剂的毒性效应改变

气候变化可以影响持久性有机污染物(POPs)和杀虫剂对人体的毒性和健康风险,但这一问题尚未得到足够重视。McKone 等(1996)在暴露于 HCB 的美国西部人群中开展了一项研究,模拟了气温升高 5℃对 HCB 健康风险的影响。他们得出的结论是,在全球变暖的情况下,环境改变对暴露于 HCB 人群的健康风险很少有负面的影响。事实上,温度的上升甚至可能会使人群暴露值下降,因为温度升高会导致环境中 HCB 的降解增强,即更倾向于被分解,进而弥散到大气中去。因为 HCB 更多容纳在大气中,间接减少了水中的 HCB 浓度,所以降低了水生动植物的暴露程度,从而减少了人类经饮食途径导致的潜在接触。然而,在这种情况下,化合物可以被大气运输到北纬地区,伴随降雨重新回到水体,从而增加了北部和当地人群的潜在饮食暴露和健康风险。

化学毒物暴露也可能会影响人类或其他温血动物的温度平衡调节。在人类中,有机磷类和氨基甲酸酯类杀虫剂被证实可以引起发热。而在大鼠中情况则恰好相反,急性暴露会首先导致核心温度的急剧降低,而后是缓慢的回升。在一项研究中,使大鼠通过每天食用毒死蜱进行长期暴露,然后给予一次大剂量的毒死蜱以观察其毒性效应。结果显示,其低体温反应比常规急性暴露引起的反应要严重得多,这表明慢性暴露可以增加体温调节反应的敏感性。此类杀虫剂的毒性可能对人类(或其他温血动物)体温调节能力的影响更为明显,特别是在高温应激(如热浪)的情况下。

(四) 增加对病原体的易感性

环境改变不仅可以通过提高毒物的暴露水平、改变毒物毒性等途径直接影响人类的健康,还可以通过多种潜在方式对人群健康产生不利影响。气候的变化诱导了病原体种类和烈性的改变。这些病原体连同环境污染物一起,影响个体对新病原体的免疫力,进而增加人类对疾病的敏感性。

大量研究预测,媒介传播疾病(如疟疾和霍乱)的发生和分布依赖于环境温度、湿度和降水。因此,气候变化可加剧某些地方性媒介传播疾病的再次发生或流行,亦可促进其向其他地区的传播。例如,南亚地区霍乱的发病率与天气模式密切相关,降水量的增多预示着发病率将有所增加。同样,研究者预测疟疾会向高纬度和高海拔地区转移,特别是在非洲和南美洲(疟疾在这些地区十分常见),尽管高温和荒漠化会使疟疾在非洲的发病率有所降低。

有些已有证据支持污染物暴露与免疫系统功能抑制之间的关系。对于一些 POPs,例如七氯、多氯联苯和 2,3,7,8-氯二苯并二噁英,免疫毒性是一个敏感的终点。暴露于 POPs 可能会降低人类(或其他动物)抵抗感染的能力。暴露于七氯的幼年大鼠可引起抗体介导的免疫抑制,这种反应与成年鼠的反应十分相似。一项关于日本婴幼儿的研究发现,围产期接触二噁英、多氯联苯和有机氯农药,可以改变淋巴细胞亚群的比例,这可能导致在未来生命历程中自身免疫性疾病的发生和免疫抑制的出现。尽管还需要进一步的研究证明,但与毒物暴露相关的免疫系统损伤,确实可能会增加人类对环境变化所致的媒介传播疾病的易感性。生活在低收入国家的人群可能对这种病原体与污染物之间的交互作用更为敏感,因为他们缺乏预防和管理疾病的资源和手段。

(五) 变应原性

除媒介传播疾病的改变之外,过敏性疾病的发病率和严重程度也在逐渐上升,特别是在一些工业化国家。在美国,哮喘发病率自 1980 年以来翻了两番。过敏性疾病和哮喘的发病率增加可归因于空气污染和高浓度的 CO_2 诱导过敏原,这一原因与气候变化密切相关。

研究证明,气候变化可以改变植物的种群。例如,CO_2 浓度增加使 Amb a1 变应原和豚草花粉的产生量增加。此外,柴油尾气中的大量污染物,包括 PM、NOx、挥发性有机物、一氧化碳和多环芳香烃(PAHs),已被证明能与过敏原发生协同作用,加剧过敏原诱导的儿童和成年人的哮喘症状。例如,Janssen 等(2003)发现,在距离交通主干道 400m 之内的 24 所学校中,7～12 岁的荷兰儿童对室外过敏原的敏感性有所增加。这种不良症状与交通相关的空气污染之间的关联,在很大程度上局限于预先存在支气管高反应性(在哮喘患者中十分常见)和对过敏原敏感的儿童中。因此,气候的改变加剧了空气污染程度,增加了过敏原的产生,这两者共同加剧了易感人群(儿童、婴幼儿和哮喘患者)过敏性疾病和哮喘的发病率。

五、结语

识别潜在的气候-化学物相互作用在风险评估中的重要性是关键的第一步,通过 AOP,从接触到化学物-受体的相互作用,再到分子、细胞、组织、器官以及机体的应答这整个过程的每一步的进展都能够被跟踪到。有了 AOP,在临界点上的不断变化的气候因素的影响就能够被检测、推断或者预测到,并提供有关 CITS 的数据。类似地,了解适应 GCC 效应的必要的生物学过程,能使研究人员预测化学物质是如何扰乱该适应过程的,从而理解 TICS。由于毒性作用机制常常是多种化学物质所共有的,而且气候适应机制对分类学上相似的生物体是共同的,所以业已建立起来的气候-化学物 AOP 提供了一种方法,通过这种方法可以研究所关注的各种化学物质和种群中重要的气候-化学物相互作用的特征和应用。

在通路分析的基础之上,案例研究证明了暴露于化学和气候应激源的时机、持久度和重叠度的重要性。同样重要的是认识到,由于适应 GCC 和接触污染物的双重应激所致致死性改变可能会对有机体的健康和存活产生消极影响。为了解释气候和化学物质作为共同应激源是如何相互作用的,前瞻性研究可以建立在已知的或者理论上的包含了气候变化 AOP 之上,或者建立在气候适应性或者包含毒物学变化的适应性过程上。相反,当观察到可疑的气候和化学物相互作用的不良结局时,可以通过回顾性分析,发现知识的缺陷,提出和测试可能识别相互作用机制的假说。一旦清楚了这一点,就可以运用前瞻性和回顾性评估中的发现来识别和提高预测它在这一领域中的影响的能力。

从以上的实例中我们可以清楚看到,更好地了解毒作用机制怎样与气候诱导的应激相互作用,将为对人类和野生动植物效应评估提供一个更完善的平台。在化学物质对人类健康的风险评估中,回顾性的 AOP 分析在生物学上是可行性,可以预测由于 GCC 而造成的疾病模式的变化。流行病学家可以利用现存的和过往的研究疾病和气候之间关系的实验数据,预测 GCC 对于人类健康的影响,并通过 AOP 把它们与毒理学机制联系在一起。对于环境管理者来说,AOP 架构和毒理学机制允许我们有可能预测 GCC-污染物相互作用,这有利于重新调整和优化管理工作、物种保护计划和研究规划。

(何云　张锦周　庄志雄)

参 考 文 献

1. Hooper MJ, Ankley GT, Cristol DA, et Al. Interactions between chemical and climate stressors: a role for mechanistic toxicology in assessing climate change risks. Environ Toxicol Chem, 2013, 32(1): 32-48.

2. Noyes PD, McElwee MK, Miller HD, et Al. The toxicology of climate change: environmental contaminants in a warming world. Environ Int, 2009, 35(6): 971-986.

3. Ankley GT, Bennett RS, Erickson RJ, et Al. Adverse outcome pathways: A conceptual framework to support ecotoxicology research and risk assessment. Environ Toxicol Chem, 2010, 29: 730-741.

4. 政府间气候变化专门委员会(IPCC): 气候变化 2013, 政府间气候变化专门委员会第五次评估报告第一工作组报告. 决策者摘要, 2013.

5. Stahl RG Jr, Hooper MJ, Balbus JM, et al. The influence of global climate change on the scientific foundations and applications of Environmental Toxicology and Chemistry: introduction to a SETAC international workshop. Environ Toxicol Chem, 2013, 32(1): 13-19.

第 十 章

管理毒理学

第一节　管理毒理学概述

一、管理毒理学的概念

管理毒理学（regulatory toxicology），也称为法规毒理学，是将毒理学研究成果应用于外源化学物质危害管理的应用科学。管理毒理学是毒理学与管理学尤其是行政管理学的交叉学科，是现代毒理学的重要组成部分和年轻而发展迅速的一个分支学科，在外源性化学物危害与风险的管理中发挥着越来越重要的作用。

管理毒理学旨在通过对外源性化学物质的科学管理达到保护公众健康和生态环境的目的，涉及的研究对象不仅包括医药产品、工业化学品、化妆品、农药、食品用化学物、环境污染物以及日用化学品等传统化学物，也包括了转基因产品、新资源食品、纳米材料等新材料和新产品。管理毒理学的根本任务，是为制定化学物潜在危害的管理和控制决策提供科学依据。具体地说，管理毒理学者要根据外源性化学物在经济与社会生活中的重要性、生产数量、接触者人数及可能对人体健康和环境的危害，从众多化学物质中，提出优先进行毒理学研究及危险管理的化学物质名单；不断收集国内外已有的文献资料和研究成果，对有毒有害化学物质进行规范性试验研究和危险性评价；根据毒理学资料，为政府的化学物质危害控制和管理部门对新化学物质生产审批和禁止某些化学物质生产、销售及使用提供依据。同时，为控制化学物质对接触者和环境的危害，参与各类安全性标准的制订；对化学物质安全性评价和危险性评价的方法学进行研究，不断地改进评价方法和扩展应用。

二、管理毒理学的研究内容与特点

1. 管理毒理学的研究内容可以分为"科学"和"艺术"两大部分　"科学"主要是用实验毒理学和人群流行病学方法，搜集化学物毒性及其对生物体的作用的资料，旨在探索和研究化学物与生物体之间作用的客观现象和本质，为合理地制定法律法规以及各种管理控制措施提供必不可少的科学依据，这是描述毒理学及其相关领域专业人员的主要任务和作用；而"艺术"则研究如何把上述资料应用于公众政策的制定及其决策过程，包括通过法律和法规来影响和约束人类行为，这部分工作主要是由在政府管理机构中工作的管理毒理学专业人员来完成和实现的。而其中"艺术"的比重和作用远大于毒理学的其他分支领域，是管理毒理学的一个最显著的特点。

2. 管理毒理学的另一个主要特点其与政府管理之间的密切联系　政府管理部门一方

面在对外源性化学物进行安全性评估和管理决策时,高度依赖毒理学的基本原理和实验数据用于食品与药品安全、职业病防治与劳动保护、环境与生态危害管理等,是国家立法和政府宏观管理的决策依据,也成为实验毒理学研究的目标之一。Illing(2010)提出,由政府机构或代表政府机关与组织进行的毒性风险分析,并且应用于风险评价和评定的毒理学即称为管理毒理学。另一方面,为了保证这些依据的科学性和可靠性,政府管理部门又制定和颁布了试验指导原则和质量管理规范,如良好实验室管理规范(Good Laboratory Practice,GLP)等。这些法律法规的制定和实施,在构成了毒理学试验的内在市场需求的同时,对毒理学提出了更高的要求,加强了毒理学试验研究的规范性,极大地促进了现代毒理学相关领域的进一步发展。因此,管理毒理学不仅是政府机构中从事毒理学或相关工作的人士,还应包括为各种行政报审和管理需要进行的毒理学研究,即规范性实验研究。而从事这类描述性研究性质的专业人员,也是管理毒理学专业队伍的重要组成部分。

3. 管理毒理学的发展和应用高度依赖于法律和行政管理体系　在化学品毒性危害管理方面,国际上主要采用公约和协调的方式。国际性机构包括联合国的有关组织和机构,如国际化学品安全规划署(IPCS)、国际潜在有毒化学物登记中心(IRPTC)、国际环境咨询系统(INFORTERRA)、食品法典委员会(CAC)、欧盟医药产品评价署(EMEA)等。目前由联合国或国际组织发起,许多国家承诺的国际性公约有《关于在国际贸易中对某些危险化学品和农药采用事先知情同意程序的鹿特丹公约》(PIC 公约)、《关于持久性有机污染物的斯德哥尔摩公约》(POPs 公约)、《全球化学品统一分类和标签制度》等多部旨在控制化学品环境、健康危害的重要国际文书之后,2006 年,在联合国环境署的组织下,国际社会又通过了《国际化学品管理战略方针》(简称"SAICM")等。SAICM 提出了包括风险减少、知识与资讯、公共治理、能力建设与技术合作 5 方面的总体政策战略和一系列具有明确的行动步骤和时间表,综合和协调现有国际化学品安全管理行动的统一战略和行动方案,核心内容就是减少化学品在生产、使用中对环境和人体健康的不利影响。2010 年,联合国环境署(UNEP)开始启动了汞公约的谈判进程,进一步加速汞的全球淘汰行动。特别是联合国新近通过的 GHS 和欧盟 2007 年推出的《关于化学品注册、评估和授权的法规》(简称"REACH"),对全球贸易和环境产生着巨大的影响,在国际上引起了广泛的关注。其中 REACH 涵盖了对化学品的环境风险和健康风险实施控制的所有核心内容;明确要求对市场上的新化学物质和 3 万多种现有化学物质实施全面的登记、评估和授权,以识别出具有高持久性、高生物蓄积性和高毒性物质(PBTs)和致癌、致突变和生殖毒性物质(CMRs)等,实施严格控制。近两年,欧盟委员会不断发布、更新实施细则及技术指南,正在稳步地推进 REACH 的实施。

各个国家的法律体系和管理机构设置有所不同,但基本上都是按照化学品的终用途来分别制定法律,设置相应的执法机构并由它们分布相应的法规、指导原则或安全标准,由这些机构按照法律法规实行分类管理。如美国有《食品、药品和化妆品法》(FD&C Act)、《有毒物质控制法》(TSCA)、《杀虫剂、杀菌剂和杀鼠剂法(即农药法)》(FIFRA)、《职业安全与健康发》(OSHA)、《消费品安全法》(CPSA)以及其他相关法律,并分别以食品药品管理局(FDA)、环境保护局(EPA)、职业安全与健康管理局(OSHA)和消费品安全委员会(CPSC)为专项执法机构并承担相应的管理责任。我国这方面的法律,隶属于行政法体系的专门法,先后颁布了《中华人民共和国药品管理法》《中华人民共和国食品卫生法》《中华人民共和国环境保护法》《中华人民共和国职业病防治法》《中华人民共和国农药管理条例》等,并根据这些法律发布了相应的行政法规、行政规章,包括《新药审批办法》《新化学物质环境管理办法》《农药登记资料规定》《食品添加剂卫生管理办法》和《新资源食品卫生管理办法》等许多法规,实施多部门共同管理的体系,并据此制定了一系列国家和部颁标准。在执法和管理机构设置上,我国实行的基本上是多部门共同管理体系,如涉及食品、农药、工业和环境化学物等,都是由多个部门机构共同管理的。当今各国有关化学物的法律法规,基本上都是针对某类化学物或者某特定存在和接触形式而制定的。前者如针对药物和农药的法律法规,后者大气污染管理法和水污染防治法等。同时,这些法规和标准大都是在不同时期分别制定颁布,并由不同的政府部门执法和实施,相互之间往往并无有机的联系和衔接。例如,食品中某化合物的允许标准,可能并没有考虑和计算人体通过空气或土壤而摄入的同种化合物。这种目前普遍采用的,因化学物或化学物存在形式而异的立法和管理方式,可能会造成过度监管或监管不足两种后果,并且会因执法监管部门的不同引起监管缺失或者较差,如何解决这个巨大难题,是目前全世界共同面临的最大挑战。有鉴于此,近年来也出现了一些与这些按照化学物用途分类管理传统做法不同的尝试,主要针对可以通过上市申请和上市后监控的某些化学物进行横向管理,而不是按照其用途分类管理,但这些尝试尚未得到管理机构的认可。与此同时,我国按用途多部门共同管理一类化学物的管理模式,也渐显现由于职责不清而存在的效率低下、管理缺失或重复执法的弊端,亟待改进和完善。

三、管理毒理学的基本原理与方法

政府在管理某一种物质之前,至少有两个问题需要解决。第一,必须证明此物质可以对接触人群产生危害;第二,必须证明人体有可能接触此物质,并在此接触条件下会对人体产生危害。如果不能肯定回答这两个问题,就很难证明政府介入控制化学物接触的合理性。有些法规仅仅只要求这两点。而大多数管理化学品的法律还要考虑别的标准,比如,化学品引起危险性的程度、对其管理所造成的后果和需要付出的代价。

目前对外源性化学物质危害的管理和决策过程,主要是通过化学物质的风险评估(risk assessment)、风险管理(risk management)和风险交流(risk communication),其中风险评定是管理毒理学的核心。管理毒理学和危险度评定的两个最基本的概念是"危害(hazard)"和"风险(risk)"。危害是指化学物本身具有的或者在一定条件下可能引起的对暴露生物体的有害效应;而风险则指生物体在特定条件下接触某种化学物引发有害效应的可能性大小,即引发有害效应的概率。

(一) 毒效应的阈值和非阈值法

风险评定常用的原理和方法中,普遍地把化学物的致癌效应与其他毒性反应区别对待,因而,现行的法律法规对化学致癌物的评定和管理有很大的差异。对非致癌物,管理部门一般都接受建立在每日容许摄入量(acceptable daily intake, ADI)基础上的标准安全评估公式[近年来,EPA采用参考剂量(reference dose)以避免使人误认为接触毒物是可以接受的]。化学物的 ADI 是从相对于动物实验最低"未观察到作用剂量"(no observed effect level, NOEL)的人体相当剂量(human equivalent dose)推算出来的。推算的安全系数一般是 100,但在毒理学数据缺乏时要用更大的安全系数,而在毒理学数据完整时则用较小的安全系数。当某化学物的估计人体接触水平低于 ADI 时,此化学物或此化学物的一定接触水平就被认为是"安全"的。只有当接触水平高于 ADI 时,管理部门才会考虑采取相关法律所规定的措施。但是,这种针对一般毒物的传统处理方式并不适用于致癌物的评定与管理。目前一般认为,不能被假定致癌化学物存在着"安全"剂量或阈值,任何动物实验证实的致癌物也应该被看作潜在的人类致癌物。随着更多的化学品接受长期慢性致癌实验,已经有超过500种化学物被证实为动物致癌物。尽管科学研究已经开始阐述化学物致癌的不同机制,但各国的管理部门一般都认为没有一个具体的人体接触水平可以被认为是无危险的,所以管理部门还是非常慎重地对待就某些化学致癌物建立"安全"阈值的做法。

(二) 零危险度与可以忽略的危险度

1. 零危险度(zero risk)　可追溯至著名的 Delaney 条款。1958年之前,美国颁布的食品添加剂修正案,要求在得到 FDA 批准使用前,任何食品添加剂都必须被证明是"安全"的(FD&C Act,1958),即 Delaney 条款。这个条款一直被认为是国会的一种绝对化危险-效益评判,认为任何食品添加剂带来的效益,都不可能大于其可能产生的致癌危险性。

2. 可以忽略的危险度(negligible risk)　由于致癌物的危险也取决于其剂量和强度,因此可以通过把人类接触降低到某个较低水平来减少危险度,在此水平下接触的潜在危险可以小到可以被忽略的程度,即可以忽略的危险度(negligible risk)而无需考虑别的标准。美国 FDA 已经用此概念来管理某些种类的环境致癌物,如在1962年 Delaney 条款修正案规定,如果在接受治疗动物的可食用组织中没有发现残留物,就可以批准有致癌性的药物用于食用动物;而1996年对该法的进一步修订明确,如果预估的致癌危险性非常小(在1/100万水平),FDA 将允许这种有致癌性的农药在食物中存在。任何"可以忽略的"或"极小的"危险性评估,都必须有数据来说明其致癌强度。这对于管理机构有权要求申请者进行相关实验的化学物的管理而言问题不大,但对于已经上市的化学物管理则并非易事。同时,这种方法还要求有一个能对低剂量接触的致癌危险性进行定量的方法。然而当有毒物质的接触不能降低到很低水平时,可以忽略的危险性评估方法将无法实际应用。

(三) 权衡法

各种权衡法(trade-off approaches)的共同特点是要求管理部门在管理化学物品时,除了考虑化学品对人类健康的危害外,还要权衡别的因素。例如,OSHA 规定在制订职业安全标准时除了考虑化学品的健康危险性外,还要考虑降低接触的技术可行性,控制接触所需的开支。FIFRA 规定,EPA 在决定是否允许农药注册上市时,必须权衡农药对各方面的影响包括其增加产量的作用,以及对使用者、消费者和自然环境的有害影响。TSCA 则使用更明确的规定,要对化学物的危险和效益进行权衡,并进一步要求采取"最小负担"(least burdensome)来控制化学品的使用和接触。

风险评定和利-害评价有异同之处。风险评定有3个基本原则,符合其中一个以上即可作出判断和决定。这3个原则是:①基于公平性的原则(equity-based criterion),这个标准旨在保护所有的个体。在现实工作中,是设定一个表示最大危险度水平的安全界限即上限,没有任何个体应当暴露于此安全界限之上(unacceptable)。如果危险度表征发现某种风险高于此安全上限,那么不论其能带来多大的利益或收益,都是不能接受或许可的。②基于平衡的原则(utility-based criterion),在平衡应用降低危险度的预防措施所带来的利益和这些措施本身的费用之后,确定一个可以容许的危险度暴露水平(tolerable),即有限接触的危险度。③基于技术可行的原则(technology-based criterion),无论任何情况,现有的技术、管理和组织措施均可足以控制的危险度。因此,可以接受和允许更广泛地接触暴露(broadly acceptable)。

四、毒物的管理模式

虽然各国对化学品危害的管理方式有诸多不同,但可归纳为上市许可、行政报备和登记3类管理方式和制度。

1. 许可制度(premarketing authorization)　指在产品上市前必须申报,只有在管理机构认为安全和有效并且批准后方能进入市场,是较为严格的一种管理方式,主要用于管理人用和兽用药品以及农药等。许可制度的核心是颁发许可证(license)。许可证本身是由管理机关颁发的、允许某产品上市的书面公文,具有时限性,使上市前的一种授权申请,典型的许可制度一般包括申报、立案、审理(注册 registration)、答辩和批准(或不批准)等主要环节。其中申报通常是指按照管理机构规定的格式和要求的内容,报送有关产品的详细资料包括毒理学和安全性评价的资料和报告。目前欧美、日本等国对人用和兽用药品以及农药,我国对药品的管理,都采用这种管理制度。

2. 登记制度(notification)　化学物本身不需逐个申报,但其生产制造、销售和使用必须在管理部门登记,主要用于工业化学物的管理。登记制度又分为自愿登记和法定登记。前者指管理机关请求而非强制化学品制造单位申请登记,如英国的保健品和食品加工业采用的自愿登记制度;或者则指按照法律法规要求必须登记,如美国新化学物上市前的登记。我国的新化学品的环境管理,也采用登记制度。但是,各国的登记制度在其方法和程序上,也有许多不同之处。例如,欧洲和日本的基本做法是要求申请者在生产制造前提供一套基本资料。而美国 EPA 可以要求生产制造单位提供有关资料,但没有被授权要求他们递交一套基本资料。

3. 报备制度(allowed/proposed lists)　是指已在官方允许目录的范围内的化学成分,按照类别向管理机构备案,不需按产品逐个上市前报批,这种方式管理的产品有化妆品、食品添加剂等。除上之外,认证(certification/accreditation)也是一种管理方式和制度。认证一般是指官方或民间机构对某单位资格(或文件)的证实。例如,英国对临床试验机构的认证,我国对新药研究的临床前试验机构和临床试验基地,以及对农药毒理试验机构的认证等。另外,国际实验动物管理认可委员会(AAALAC)和我国对动物实验单位的认可和许可,也属"认证"管理方式。

五、法律法规对毒理学的影响

如前所述,无论是法律法规的还是管理决策的制订执行,都依赖于毒理学研究作为科学依据。另一方面,这些法律法规和行政决策,又对毒理学的研究和发展产生着重大影响。首先,这些法律法规的制定和实施,极大地拓展了毒理学的研究范围和领域,使许多毒理学实验研究成为了法律和法规驱动的市场需求,促进了这个学科影响力与毒理学知识的普及;其次,有关的法律法规规定着需要进行哪些项目的毒理学研究。尽管法律授予管理机构的权限可能有所不同,如美国 FD & C 没有授权 FDA 可以要求申报者必须进行哪些非临床及毒理学试验,而 TSKA 则明确授权 EPA 可以规定申报者必须提交实施毒理学研究项目。但实际上,不论法律是否明确管理部门这方面的权限,只要这些部门有权决定产品可否进一步研发或能否进入市场,他们对进行哪些毒理学或安全性研究都会有着非常重要的影响。特别是对一些可以按类别备案而无须对每一特定产品进行系统毒理学试验的产品如食品直接添加剂和化妆品,则最好能在毒理试验开始前咨询有关管理机构,以免浪费资源或者影响产品进入市场。第三,鉴于各种实验资料在管理决策中的重要性,为了保证申报中实验方法的一致性和试验结果的可靠性,各国的化学品的管理体系中,还都包括相应的实验室质量管理规范(如 GLP 等)和关于实验动物管理和使用的规定,要求健康相关产品的行政报审资料,都必须遵从这些管理规范,故这些用于行政报审的试验又可称为"规范试验"。而在这些规范试验的科学性和技术性方面,各国的管理机构和一些国际组织,还先后发布了指导原则或标准试验程序,指导这类试验的科学设计和结果整理报告等。这些管理规范和指导原则之间最重要的一个区别,是前者具有法律效力必须遵从,否则其试验结果将不被接受;而后者是建议性的仅有指导意义,如果有科学依据或充足理由,试验可以不完全按照这些指导原则进行。

除了对规范性试验通过实验室质量管理规范(GLP)和技术指导原则加以管理之外,各国的有关实验动物福利(animal welfare)的要求和规定,也对毒理学的实验研究有着重要的影响。这些规定和要求,是基于减少、替代和优化实验设计的 3R 原则,为了善待和保护实验动物,提高生物医学研究中动物实验的可靠性而制定的,并且以法律、法规或指导原则的形式颁布执行。虽然这些并不是专门为规范毒理学试验研究而制定,但不论是规范性还是其他的毒理学动物实验研究,都应在整个过程中严格遵守执行。我国的实验动物工作也正在向规范化、法制化的管理轨道上迈进,各种相关法规和文件中对实验动物的分级、饲养管理以及动物试验的环境条件和设施设备均制定了规范化的要求,且有意识地加强了 3Rs 观念的贯彻,从而大大减少了实验动物用量以及实验动物质量对安全性评价所造成的影响,国内的实验动物和安全评价机构也陆续建立本机构的"动物管理与使用委员会(IACUC)",实行动物试验的伦理审查制度,并努力获得国际实验动物评估和认可管理委员会(Association for Assessment and Accreditation of Laboratory Animal Care International,AAALAC International)认证。2005 年 12 月 7 日,江苏省安全性评价研究中心和美国跨世纪公司合作建设"美国跨世纪公司南京实验室",顺利获得了 AAALAC 的正式认证,成为国内首家通过 AAALAC 的动物实验研究机构。到目前为止,我国共有 27 家机构已通过 AAALAC 的正式认证,其中的绝大多数均是毒理学试验和安全性评价机构。

(付立杰)

第二节　化学物的安全性评价

一、概念

化学物的安全性评价(safety evaluation)即按照一定的程序要求对化学物的毒作用进行检测,综合毒性试验的结果,说明化学物的毒性作用特点,提出未观察到有害作用剂量或有毒阈剂量,评价在规定条件下对人体健康是否安全。外源化学物安全性评价是毒理学工作者日常工作最基本的内容,是毒理学研究最重要任务之一。

二、化学物的安全性评价原则

为了使安全性评价需要的毒理学研究更规范,有关的化学品安全性管理机构制订了一系列的毒性研究指导原则及标准程序,对安全性举证需要提供的资料提出具体要求,详细说明需要进行的试验类型,甚至对具体的毒性实验方法提出规范。这些指导原则及规范作为外源化学物安全性管理的技术支持,一般是指导性的,容许研究者有一定的选择性。

我国从 20 世纪 80 年代以来,有关部门陆续制订、颁布了不同外源化学物的安全性毒理学评价程序和规范,并随着社会、经济的发展及新的毒理学评定方法的出现,这些程序不断被修订、完善。如:1983 年原卫生部公布《食品安全性毒理学评价程序(试行)》;1994 年以国家标准方式颁布了《食品安全性毒理学评价程序和方法》和《食品毒理学试验操作规范》;2003 年对《食品安全性毒理学评价程序和方法》进行了修订;在 2003 年还颁布了《保健食品安全性毒理学评价程序和方法》。1987 年,原卫生部发布了《化妆品安全性评价程序和方法》的国家标准;2002 年和 2007 年原卫生部发布的修订后的《化妆品卫生规范》,对化妆品安全评价程序和毒性实验方法进行了大量补充和修改。1991 年原卫生部和农业部颁发了《农药安全性毒理学评价程序》;1995 年国家技术监督局发布了国家标准《农药登记毒理学试验方法》。1988 年原卫生部颁布了《新药毒理学研究指导原则》;国家食品药品监督管理局于 2005 年发布了《药品急性毒性、长期毒性、遗传毒性、免疫毒性、刺激性、过敏性和溶血性试验技术指导原则》;2007 年发布了《药物依赖性研究技术指导原则》;2010 年还发布了《药物致癌试验必要性的技术指导原则》。《国家环境保护局化学品测试准则》于 1990 年出版;国家环境保护总局于 2004 年以行业标准方式发布了《新化学物质危害评估导则》。

随着国际贸易及国际合作交流的发展,应用于安全性举证的毒理学试验的规范趋向于国际化。如人体用药注册技术要求的国际协调组织(International Conference on Harmonisation of Technical Requirements for Registration of Pharmaceuticals for Human Use,ICH)致力于确定不同国家都认同的试验方法。经济合作与发展组织(OECD)为了统一成员国化学物安全性评价的方法,使成员国之间能相互承认研究、评价结果,提出了新化学品上市前的最低限度安全性评价项目,制订了一系列毒性试验准则。我国的化学品毒性试验也应尽可能按国际标准进行,正在进行的各安全性毒理学评价程序及方法的修订中都参照了 ICH、OECD 等国际组织的标准。

化学品的安全性评价是关系到公众健康的重大问题,安全性评价资料的真实、可信、准确是保证做出正确安全性评价的前提,符合 GLP 规范的化学品安全性研究成为国际通用的基本要求。近年来,我国药品、食品、农药及环境化学品等管理部门都对安全性评价的实验室资质进行了要求,相关毒理学研究机构都陆续在建立 GLP 实验室。

毒理学安全性评价一般遵循分阶段试验的原则。这一方面是由于毒理学试验设计本身的要求。因为各毒理学试验之间是有关联的,在未完成某些试验前,不能进行另一些试验。如急性毒性试验是所有毒理学试验的基础,LD_{50} 是蓄积毒性试验、致畸试验、亚慢性毒性试验和某些致突变试验剂量设计的参考依据;慢性毒性试验各组剂量和观察指标的选择要参考亚慢性毒性试验的结果。另一方面也是出于经济的考虑。需要进行安全性毒理学评定的外源化学物成千上万,要对每一个化学物都进行全面的毒性试验,然后再作出评定,从人力、物力、财力上都是不可能的,也没有必要。首先,这些化学物质的用途、人群接触面等各不相同,可根据情况选择进行部分毒理学试验。对于新的化学物,尤其是生产量大,使用面积广,摄入机会多,或估计可能有慢性毒性、潜在性遗传危害或致癌性的应进行全部 4 个阶段的毒性试验。而对于与已知毒性不大的化学物的化学结构基本相同,或是其衍生物、类似物,或者仅是改变原来化学物的存在形态及用途,或在化学物刚处于试验或试生产阶段,则可根据第一、第二、第三阶段毒性试验结果,判断是否需要进行第四阶段的毒性试验。另外,对于有些受试化学物,进行部分毒性试验后发现其毒性很小,就可对其安全性作出评价;有些化学物在毒性评定试验进行到某一阶段,或仅进行了某些试验,发现其毒性太大,没有应用前途,应放弃,也就不再需要进行以后的试验了。

在毒理学安全性评价中替代动物实验的体外模型研究已成为毒理学发展的重要方向。近年来,国外毒理学替代法研究发展十分迅速,体外替代试验已经涵盖一般毒性、遗传毒性、器官毒性等多种毒性终点,研究手段也从一般的细胞、组织培养延伸到基因组学、蛋白质组学与代谢组学以及计算机模拟辅助评价系统。目前,许多毒理学替代法已通过有关权威机构的验证并已广泛应用于毒理学研究各个领域,欧盟和美国等发达国家已将毒理学替代法纳入法规管理范围。

三、化学物安全性评价的方法步骤

(一) 毒理学试验前有关资料的收集

为了预测外源化学物的毒性、做好毒理学试验的设计,在毒理学试验前必须尽可能收集外源化学物的有关资料。如化学结构式、纯度、杂质含量、沸点、蒸汽压、溶解性以及类似物的毒性资料、人体可能的摄入量等。通过化学结构可预测化学物的毒性特征,通过类似物毒性资料及人体可能摄入量的了解有助于毒性试验时染毒剂量的选择,根据挥发性可判断是否需要进行经呼吸道染毒试验,溶解性的了解则可帮助溶剂、助溶剂的选择。有些样品的毒性可能受其中杂质成分的影响,所以进行毒性试验的样品必须是生产过程已经固定不变,有代表性的样品,或者为实际生产使用或人类接触的产品。对于检测样品必须注明其批号、生产日期等。

(二) 毒理学安全性评价程序

我国现行的毒理学评价程序大部分是把毒理学试验分为 4 个阶段。

第一阶段:急性毒性试验和局部毒性评价。急性毒性评价,一般都要求用两种动物、两种染毒途径进行。通过急性毒性试验求得 LD_{50},确定化学物急性毒性的特征,进行急性毒性的分级,为以后的毒性试验剂量选择提供依据。

对于皮肤黏膜用药品、消毒剂及农药、化妆品等可能通过皮肤接触的化学物还需进行皮肤、黏膜刺激试验及皮肤致敏试验等局部毒性的评价。

第二阶段:一般包括遗传毒理学试验和致畸试验。

遗传毒理学试验用于研究受试物有无致突变作用,对其潜在的遗传危害作出评价,并预测其致癌性。遗传毒理学试验需成组应用,一般应包括多个遗传学终点,要包括体细胞及性细胞的试验。致畸试验用来判断受试物的胚胎毒作用及对胎仔是否具有致畸作用。

第三阶段:一般包括亚慢性毒性试验、繁殖试验和代谢试验。

亚慢性毒性试验用来进一步确定毒作用性质和靶器官,初步确定阈剂量或最大无毒作用剂量,并为慢性/致癌试验提供剂量、指标的选择依据。繁殖试验一般是要求进行两代繁殖试验,以判断外源化学物对生殖过程的有害影响。代谢试验一般是测定染毒后不同时间外源化学物的原形或其代谢物在血液、组织及排泄物中的含量,以了解外源化学物的吸收、分布、排泄特点及敏感的接触标志,了解蓄积及毒性作用的可能靶器官。

第四阶段:包括慢性毒性试验和致癌试验。

慢性毒性试验与致癌试验常常结合进行。慢性毒性试验的目的在于确定外源化学物毒作用的阈剂量或最大无毒作用剂量,并以此为主要依据对外源化学物的安全性作出评价或加以一定的不确定系数,提出人体接触的容许剂量。致癌试验用来确定对试验动物的致癌性。

（三）人群毒性资料

外源化学物的安全性评价是以毒性试验为基础,主要是依据各种动物试验的结果。一般来讲,人与其他动物在对外源化学物的毒性反应性质方面大多数情况下是相似的,当然要除外那些在人才能表现出来的毒性反应,如精神症状、头痛、耳鸣等。基于毒理学试验的资料进行的安全性评价对于防止和减少外源化学物对人类的危害,保护人类的健康起到了很大的作用。但是,用实验室的毒理学试验资料外推到人群接触的安全性时,会有很大的不确定性。这是因为,外源化学物的毒性作用受到许多因素的影响。首先,实验动物与人,对外源化学物的反应敏感性不同,有时甚至存在着质的差别。虽然在毒理学试验中通过用两种或两种以上的动物,并尽可能选择与人对毒物反应相似的动物等来避免这种差异导致对结果评价的影响,但要完全避免是不可能的。第二,在毒理学试验中,为了寻求毒作用的靶器官,并能在相对少量的动物上就能得到剂量-反应或剂量-效应关系,往往选用较大的染毒剂量,这一剂量通常要比人实际接触的剂量大得多。对于有些化学物高剂量与低剂量的毒性作用规律并不一定一致,这就存在大剂量向小剂量外推的不确定性。第三,毒理学试验所用动物数量有限,那些发生率很低的毒性反应,在少量动物中难以发现。而化学物一旦进入市场,接触人群往往会很大。这就存在小数量实验动物到大量人群外推的不确定性。第四,实验动物一般都是实验室培育的品系,一般选用健康动物,反应较单一,而接触人群分不同的人种、种族,而且包括年老体弱及患病的个体,在对外源化学物毒性反应的易感性上存在很大差异。以上这些都构成了从毒理学试验向人群安全性评价外推时的不确定因素。为了补偿这些不确定性,有效地保护人类的健康,一方面在从动物实验的未观察到有害作用剂量或有毒阈剂量外推出人的允许接触量时,使用合适的不确定系数;另一方面,应尽最大可能收集受试化学物对人群毒作用的资料。如通过对接触外源化学物生产工人的医学监测,对接触人群的流行病学调查,急性中毒事故的调查等。人体资料对于评价外源化学物对人体的危害是最直接、可靠的,往往是对外源化学物安全性进行再评价的重要资料。

四、毒性测试新策略

长期以来,毒性评价都依赖于在动物身上使用相对较高的剂量的测试结果来推断在低剂量情况对人体的毒性,试验周期长、花费大,需要试验动物量大,难以评价不同的生命周期、众多的健康损害结局,也不能满足大量有待评价化学物的需求。随着毒理基因组学等高通量技术、生物信息学、系统生物学的发展和进步,为理解人体组织中化学物的生物效应提供了新的视角,这些技术和方法有助于科学家更好地理解人体的细胞网络或路径如何发挥维持健康的正常功能。化学物接触引起重要通路的明显改变就可能引起有害健康效应,但有害效应的发生需要接触化学物达到一定的强度和时间,发生在敏感的个体或敏感的生命周期。

针对毒性测试与毒理学发展面临的挑战,美国EPA提请美国国家研究委员会(NRC)提出推进21世纪毒性测试的理念和策略。2007年美国NRC发布了"21世纪的毒性测试——观点和战略(TT21C)"的研究报告,提出了毒性测试和评价的新框架。提出将以整体动物试验为基础的传统毒性测试转变到主要以体外毒性试验为主,通过使用细胞、细胞株或细胞器(最好是人体来源)观察生物学过程的变化来实现。

新毒性测试观点和策略包括化学表征、毒性测试和剂量反应关系及外推模型(图10-1)。

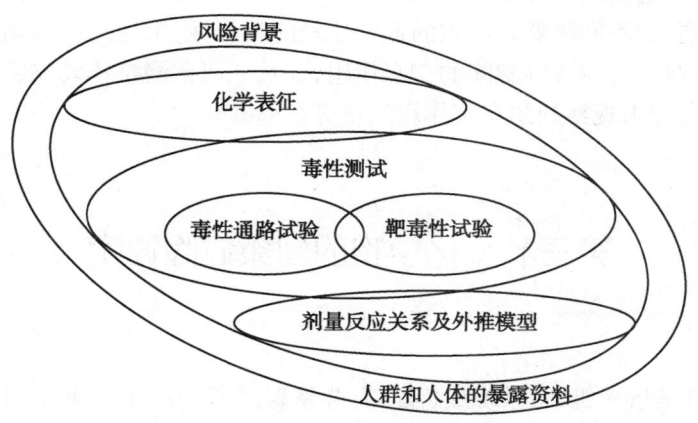

图 10-1　NRC 毒性测试新观点和策略框架

　　化学表征主要明确化学物在环境中的稳定性,人体暴露的可能性,可能暴露途径、生物蓄积性、代谢路径、基于化学结构和理化特性推测的化学物和代谢物的可能毒性等。这些特性可通过收集相关信息和资料及应用计算机方法得到。根据化学表征决定需要进一步进行的试验。

　　毒性测试包括毒性通路试验和靶毒性试验两部分,毒性测试系统主要基于阐明毒性通路。细胞信号、遗传、细胞应答网络的紊乱是最终可能导致疾病的化学物暴露的主要变化。生物学紊乱的后果取决于紊乱的程度,与剂量、紊乱的时机和持续时间及宿主敏感性有关。毒性测试观点和策略强调发展使用细胞、细胞株(最好是人源的)的具预测性、高通量的试验方法来评价关键毒性通路的相关紊乱。这些方法可以是测定比较简单的过程,如环境化学物与细胞蛋白的结合及结合导致的基因表达改变,也可以是测定更为整合的反应,如细胞分裂、细胞分化。除希望的高通量方法外,其他反应细胞毒性、细胞增殖、凋亡等更为整合性细胞反应的中通量方法也可使用。所有情况下,应该减少或尽可能不用传统动物试验。

　　靶毒性试验用来补充毒性通路试验,满足评价的需求。靶毒性测试可根据情况用体外或体内试验。在一定期间,有些基于动物试验的靶毒性试验是必要的,因为目前我们还不能仅用细胞试验来完全阐明化学物在体内的代谢。尽管靶毒性测试可能还要用目前的毒性测试方法,但在将来可能要用有别于传统测试的方法,如用转基因动物、新的动物模型、新的试验体系及在大的剂量范围内的组织反应的毒性基因组分析等。

　　剂量反应关系和外推模型是为了将细胞试验结果向人体整体转化。剂量反应关系模型描述试验介质中化学物浓度与体外反应程度的关系。根据外推模型估计与引起体外毒性通路紊乱相当的人体组织浓度的环境暴露或人体摄入量,并计算宿主敏感性系数。

　　人群和人体的暴露资料也是该毒性测试策略的重要组成部分,这些资料可为其他部分提供重要的信息,确保整个测试策略的完整性。收集生物监测资料有助于确定人体暴露、效应和敏感性标志物。

　　毒性测试的资料只有在其能为保护人群健康提供有用信息的前提下才是有用的,毒性测试是为危险性评估服务的。有些危险性评估需要对大量的环境因子进行快速筛查,有些危险性评估则可能需要单一环境因子的精细的剂量反应资料。

　　NRC 这份报告自提出以来,引起了学术界和相关管理部门的强烈反响,已启动了一系列相关研究,有关内容已反映在美国 EPA 化学物毒性评价策略计划中。但也有一些有待深入研究和解决的问题,如不同靶器官细胞的毒性途径的特异性,毒性途径网络中各毒性途径对毒性结局的相对贡献,靶器官细胞间的交互作用,以及如何预测整体动物实验长期染毒观察到的最低作用剂量和未观察到的有害作用剂量等。

(郝卫东)

第三节　化学物的健康危险评定

一、概念

危害(hazard)是指当机体、系统或(亚)人群暴露时可能产生有害作用的某一种因子或场景的固有性质。

危险(risk),也称为风险,在需要对危险进行度量时称为危险度。危险系指在具体的暴露条件下,某一种因素对机体、系统或(亚)人群产生有害作用的概率。危险度评定可分为绝对危险度和相对危险度。

危险分析(risk analysis)是指对机体、系统或(亚)人群可能暴露于某一危害的控制过程。危险分析由三部分构成,即危险评定、危险管理和危险交流。三部分的关系见图 10-2。

危险度评定(risk assessment)是指特定的靶机体、系统或(亚)人群暴露于某一危害,考虑到有关因素固有特征和特定靶系统的特征,计算或估计预期的危险度的过程,包括确定伴随的不确定性。危险评定由以下 4 个步骤组成:危害识别;危害表征(剂量-反应评定);暴露评定;危险表征(包括定量的和定性的危险度和不确定性)。

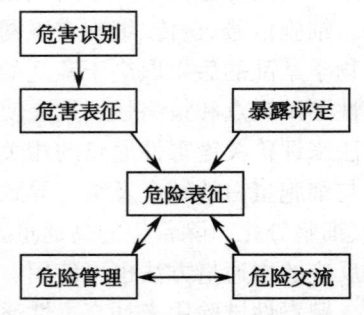

图 10-2　在管理毒理学中危险评定、管理和交流的关系

毒理学安全性评价和健康危险评定是管理毒理学的基础。健康危险评定是在毒理学安全性评价的基础上发展起来的,两者有联系,也有区别。安全性评价和的危害识别所用的毒理学实验方法基本相同。术语"安全性评价"表示为建立安全的决策程序,然而"危险度评定"表示估计危险的决策程序,危险度评定是较大的决策程序的一部分。危险度评价的目的见表 10-1。安全性评价常用于:①暴露可能受控制时,例如用于食物添加剂和在食物中杀虫剂和兽药的残留物;②新化学物或新产品的许可和管理。"危险度评定"通常用于对特定的化学物或制剂进行公共卫生决策的整个程序。

表 10-1　危险度评价的目标

1. 权衡健康危险与效益　药品,农药
2. 设定危险的目标水平　食品污染物,水污染物
3. 确定管理活动的优先顺序　管理机构,生产者,环境/消费组织
4. 评估在采用降低危险的措施后,危险降低程度和残留的危险

人类的各种活动都会伴随有一定的危险度存在,如表 10-2。危险分析的目的是预测危险和控制危险。对于致癌性,一般认为某化学物终生暴露所致的危险度在百万分之一

(10^{-6})或以下,为可接受的危险度(acceptable risk)。相应于可接受危险度的外源化学物暴露剂量称为实际安全量(virtual safety dose, VSD)。表10-3列出了在美国社会条件下,使死亡率增加百万分之一的活动。

表 10-2　某些日常活动和自然事件的估计危险度 *

活动内容	危险度
吸烟(每天10支)	1/400
全部事故	1/2000
开车(16 000km/y)	1/5000
全部交通事故	1/8000
工业生产劳动	1/30 000
自然灾害	1/50 000
雷击	1/1 000 000

* 危险度以一年内个体发生死亡的概率表示

表 10-3　美国社会引起死亡率增加 10^{-6} 的某些活动

活动	死因
吸烟(1.4支/d)	肺癌
饮酒(0.5L/d)	肝硬化
煤矿井下劳动(1h/d)	煤尘肺
驾车旅行240km	车祸
空中旅行9600km	飞机失事
在纽约市居住2天	大气污染

二、危害识别

危害识别(hazard identification)是指识别具有引起机体、系统或(亚)人群固有能力的因素的有害作用的种类和性质。危害识别是危险度评定的第一阶段。

危害识别是危险度评价的定性阶段。危害识别的资料主要包括4类,即构效关系研究、体外试验、动物体内试验、人体和人群流行病学资料。有关的资料来自适当的数据库、经同行专家评审的文献及诸如企业界未发表的研究报告的科学资料进行充分的评议。危害识别应对待评的化学物或环境因子判断有无危害及危害性质,进行危害作用的分类和分级。

危害识别应对现有的毒理学资料进行可靠性评价,利用适当和可靠的资料根据证据权重的方法确定待评化学物的毒作用性质进行危害性质的分类和分级。由于资料不足,往往需要利用分类和交叉读值的方法。危害识别结果的实际应用是联合国的全球化学品统一分类和标签制度(GHS)。

1. 对毒理学数据可靠性评价　危害识别需要对毒理学数据可靠性进行评价。在几个管理程序中,经常使用klimisch类别(1997)对数据进行评分(分类)。相关定义为:①可靠性(reliability):评价与标准化方法学相关的检测报告或出版物的内在质量,和提供研究发现的明确和可信证据的实验过程和结果的描述方式;②相关性(relevance):数据和(或)测试的范围适合于特定危害识别和危险表征;③充分性(adequacy):确定数据对危害/危险评定有用。当每个效应有多组数据时,最大的权重是最可靠和相关的一组数据。

数据可靠性类别(评分)为:1类,可靠(reliable without restrictions):研究或从文献或报告的数据是根据普遍验证和(或)国际公认的测试指南(最好符合GLP)进行,或文件记录的测试参数基于特定的(国家)测试指南(最好符合GLP)或者所述的所有参数与指南方法密切相关/相似的。2类,较可靠(reliable with restrictions):研究或来自文献/报告(大多不进行符合GLP)的数据,其中的测试参数不完全符合相应的测试指南,但资料是足以接受的,或研究的描述不符合测试指南,但仍然记录良好并在科学上可接受。3类,不可靠(not reliable):研究或来自文献/报告的数据,其中存在测量系统和受试物干扰,或所用的生物体/测试系统与暴露无关(如应用非生理性途径)或根据不能接受的方法进行的,其中的文件是不足以进行评价,并不令专家判断信服。4类,不可分类(not assignable):研究或从来自文献的数据,没有给予足够的实验细节和仅为简短的摘要或二次文献(图书、综述等)。

虽然Klimisch分类已广泛使用,然而缺乏详细评价数据质量的标准。ECVAM资助开发了软件工具"ToxRTool"(Toxicological data Reliability Assessment Tool),为指导评价毒理学数据的内在质量提供全面的标准,从而使可靠性类别的评分的决策过程更透明和更统一。ToxRTool由两部分组成,评价在体内和评价体外数据。此工具是适用于不同类型的实验数据终点和研究(研究报告,同行评审的出版物),并给以Klimisch评分。

相关性和充分性评价主要是专家判定,需要准备完整的资料和更详细的审议,属于第二层次的数据评价。专家判断常用的权重方法尚没有充分的文献。权重定义按不同方式使用,有定性和定量的加权方法,关键是要将影响专家判断的因素尽可能地以清晰和明确的方式表示。

2. 证据权重法　进行危害识别的主要方法是证据权重(weight of evidence)法。证据权重尚无公认的定义和方法,证据权重应有定性和定量两种方法。各国际组织多使用定性的方法。此法对进行充分评议的适当和可靠的资料,对实验动物和人类的危害,不同研究的权重按如下顺序:流行病学研究、动物毒理学研究、体外试验以及定量结构-反应关系。对人体资料和实验动物资料再给以证据充分性评价。例如IARC关于化学物质致人类癌症危险评价。

IARC关于化学物质致人类癌症危险分类只与一种化学物致癌性证据的充分性(证据权重)有关,并不涉及其致癌活性大小及其机制。IARC将化学物对人类致癌性资料(流行病学调查和病例报告)和对实验动物致癌性资料分为4级:致癌性证据充分、致癌性证据有限、致癌性证据不足及证据提示缺乏致癌性。根据对人类和对实验动物致癌性资料以及在实验系统和人类其他有关的资料(包括癌前病变、肿瘤病理学、遗传毒性、结构-活性关系、代谢和毒动学、理化参数及同类的生物因子)进行综合评价,将环境因子和类别、混合物及暴露环境与人类癌症的关系分为下列4组:

组1:对人类是致癌物。

组2:对人类是很可能或可能致癌物。又分为两组,即组2A(对人类很可能是致癌物)和组2B(对人类是可能致癌物)。

组3:现有的证据不能对人类致癌性进行分类。

组4:对人类可能是非致癌物。

各组与对人类和对实验动物的致癌性证据充分性关系大致见表10-4。

表 10-4　IARC 化学物质致人类癌症危险分类与致癌性证据的关系

人类致癌性证据	实验动物的致癌性证据			
	证据充分	证据有限	证据不足	证据缺乏
证据充分	组1	组1	组1	组1
证据有限	组2A	组2A	组2B	组2B
证据不足	组2B	组2B/组3	组3	组3
证据缺乏	组2B/组3	组3	组3	组4

3. OECD 分类和交叉读值法　鉴于毒性研究资料的不足,OECD(2007)提出化学物分类指南。化学物分类(chemical category)的定义是:某一组化学物由于结构类似的结果,对人类健康和(或)环境的毒理学性质及环境的转归性质可能相似或遵循某种规律。相似性可以下列各项为基础:

(1) 共同的功能基团(例如醛、过氧化物、酯、特定的金属离子)。

(2) 共同的组分或化学物组,相似的碳环数。此常用于有未知的物质或可变组分的复杂物质,复杂的反应产品或生物材料(substances of Unknown or Variable composition,Complex reaction products or Biological material,UVCB 物质)。

(3) 在一类中理化性质如沸点范围,观察到有增加和常数改变(如链长)。

(4) 有共同的前体和(或)分解产物的可能性,经由物理的或生物学的过程,产生结构相似化学物(例如代谢途径方法检查相关化学物如酸、酯、盐)。

在某个化学种类内,数据缺口可以用交叉读值(read-across)、趋势分析和 QSARs 来填补。交叉读值是使用另外一种化学物的相同终点数据用来预测某种化学物该终点数据的技术[根据结构相似性和相似的性质和(或)活性]。对于给定的种类终点,该种类的成员时常与效应的某种趋势(例如逐渐增加、减少或不变)相关,并且可进行趋势分析,基于该种类成员的数据使用一个模型。数据缺口也可由外部的 QSAR 模型填补,被检查的种类是一个比较宽泛的 QSAR 的亚类。

交互比对可以是定性的,也可以是定量的。①定性的交互比对可认为是结构活性关系的一种应用。过程包括:识别两种化学物质中的相同化学结构(通常称作类比);假定一种化学物质某种已知(或缺失)的性质或活性可以通过类比物质的这种性质或活性推导得到。这种假设暗示类似物在定性行为上具有相似性,并且通常这种结果是由专家判断评估得到的。②定量的交互比对包括识别两种化学物质中的相同化学结构(也称作类比),并假设一种物质某种性质的已知数据,可以用来推导另一种化学物质的相同性质的未知值。该假设暗示不同类似物产生影响的潜能是相似的,通常这种结果也是由专家判断评估得到的。

该文件还提出可以利用定量活性-活性关系(quantitative activity-activity relationship,QAAR),QAAR 是生物学终点之间一种数学的关系,可以在相同或不同的物种。QAAR 假定,从一个终点获得的作用机制或模式是适用于不同物种相同的终点或同一物种类似的终点,因为主要的过程是相同的(如分区、反应性、酶抑制)。QAAR 提供了进行趋势分析和填充数据缺口的一种手段。但目前使用经验有限,有待验证。

三、危害表征

危害表征(hazard characterization)定性或定量地描述具有引起有害作用能力的某因素或某情形固有的性质。如可能,危害表征应包括剂量-反应关系评定(dose-response relationship assessment)及其伴随的不确定性。危害表征是危险度评定的第2阶段。

通过剂量-反应关系评定确定外源化学物暴露水平与有害效应发生频率之间的关系。为了使动物毒理学试验达到一定的敏感度,实验剂量必须很高,面临的主要问题是用高剂量化学物的动物试验所发现的有害作用究竟对预测人类低剂量暴露所产生的危害有多大意义。

1. 剂量-反应的外推　需要把动物试验数据外推到人体暴露水平的低剂量,这种外推过程在量和质上皆存在不确定性。如果动物与人体的反应在本质上不一致,危害的性质或许会随剂量而改变或完全消失,所选的剂量-反应模型可能有误。人体与动物同一剂量时,毒物动力学作用有所不同,而且剂量不同,代谢方式也不同。例如,高剂量化学物往往使正常解毒/代谢途径饱和而产生在低剂量时不会产生的有害作用。高剂量可能诱导更多的酶、生理变化以及与剂量有关的病理学变化。因此,毒理学家必须认识到将高剂量的有害作用外推到低剂量时,存在不确定性。

在人类与实验动物的毒作用模式有关联时,实验动物试验剂量-反应数据外推到人才是有意义的。

剂量-反应的外推应该以临界效应(critical effect)确定起始点(point of departure,POD),此起始点可以是临界效应的 NOAEL 或基线剂量(BMD)。

根据毒效应终点是否存在阈值选择剂量-反应的外推方法。一般认为,外源化学物的系统毒性(器官毒性)和致畸作用的剂量-反应关系是有阈值的(非零阈值),可应用不确定系数法进行外推;而 DNA 反应性致癌物和性细胞致突变物的剂量-反应关系是无阈值(零阈值),可应用线性外推法。对于可能具有阈值的表观遗传毒性致癌物,和通过间接机制(如核苷酸池的不平衡,抑制拓扑异构酶,损坏纺锤体蛋白导致非整倍体,或保护酶活性的饱和等)引起的遗传毒效应有阈值,则还应该用不确定系数法进行外推。

2. 阈值法　实验获得的 NOEL 或 NOAEL 值除以合适的不确定系数等于安全水平或者每日允许暴露量。通常对长期动物试验资料的不确定系数为100。

ADI 值提供的信息是:如果按 ADI 值或以下的量暴露于某一化学物,则没有明显的危险。如上所述,不确定系数用于弥补人群中的差异。当然,理论上有可能某些个体的敏感程度超出了不确定系数的范围。采用不确定系数,如同下述的定量危险法,不能保证每一个体的绝对安全。

US EPA 在对非致癌物的危险度评定中提出了参考剂量(reference dose,RfD)和参考浓度(reference concentration,RfC)的概念。RfD 和 RfC 为日平均暴露剂量或浓度的估计值,人群(包括敏感亚群)终生暴露于该水平,预期发生非致癌或非致突变的有害效应的危险度可以忽略。确定有阈化学物的 RfD 可用下式计算:

RfD = NOAEL 或 LOAEL/(UFs×MF)。

式中:RfD、NOAEL 或 LOAEL 的单位均为 mg/(kg·d),UFs 为不确定系数,MF 为修正系数。不确定系数(UF)此术语比安全系数更为适当,因为此术语避免误解为绝对安全,并且 UF 的大小与不确定性大小成比例,而不是与安全性成比例。UF 的选择应根据可利用的科学证据。

将动物资料外推到人 100 倍的不确定系数（不确定系数）是作为起点，并可因毒效应的性质和所用毒理学资料的质量而改变。

（1）如果具有关于人体资料，则 10 倍物种间变异可能不是必需的。但是在安全性评价时人体研究的参数较少，并且罕有关于致癌性、生殖和慢性毒性的资料。因此，即使在人体测定的参数是与在实验动物测定的最敏感的有害作用相同（如红细胞胆碱酯酶抑制），对其他参数的潜在毒作用的不确定性仍然存在。因此 UF 极少低到 10 倍。

（2）在动物实验（和在人体实验）确定 NOAEL 的资料的质量可影响 UF 的选择。

（3）如缺失重要的资料，则增加 UF。

（4）最初的毒性反应的类型和重要性可改变 UF。因此对可逆的毒效应 UF 降低。

（5）实验动物数量不足可能增加 UF。

（6）剂量-反应关系的形状可影响 UF 的确定。

（7）代谢饱和导致毒性，双相代谢谱及比较代谢的资料都可影响 UF。

（8）在实验动物和人毒作用机制的比较研究可影响 UF 的选择。

推导慢性 RfD 时不确定性系数和修正系数的描述见表 10-5。在这些 UF 中，H 和 A 实际上就是安全性评价中的不确定系数；S、L 和 D 则是为数据库的充分性和完整性设置的；而 MF 则是由专家判断的其他不确定性。

推导 RfD 时，理想的数据库应包括：两个不同物种的哺乳动物慢性毒性研究，一个哺乳动物多代生殖毒性的研究，两个不同物种的哺乳动物发育毒性的研究。数据库的完整性不同，所得到的 RfD 值的可信性也不同。

表 10-5　推导慢性 RfD 时不确定性系数和修正系数的描述

标准的 UFs	一般指导
H（人群个体敏感性变异）	在由人体的实验或职业性暴露外推时，估计人群中个体敏感性的差异
A（动物资料外推到人）	当无人类长期暴露的资料或人类的资料不合适时，由慢性动物试验结果外推到人时，估计动物外推到人的不确定性
S（亚慢性研究外推到慢性）	估计由人或动物亚慢性暴露 NOAEL 结果推导慢性暴露的不确定性
L（由 LOAEL 代替 NOAEL）	由 LOAEL 代替 NOAEL 推导 RfD 时，说明由 LOAEL 推导 NOAEL 的不确定性
D（数据库不完整）	当数据库不完整，而需要通过部分判断来弥补时，说明用单个研究来解释全部有害结局的不确定性
MF（修正系数）	由专家判断而确定的附加的 UF，它在 0~10 之间，但不为 0。其大小取决于对 UF 没有考虑到的存在于研究和数据库中的其他不确定性的专业判断

一般把每种 UF 的默认值定为 10，如果现有数据减少或排除了对某一特殊部分的不确定性，危险度评定者可以选择低于 10，甚至为 1 的不确定性系数。总的 UF 究竟应采用多少，需要根据各个部分的总的不确定性系数由专家来判断，可以为 1、10、100 或 1000，但若 4 种不确定性同时存在时，标准的做法是 UF 选用 3000，而不是 10 000。如果一个不能确定 NOAEL 的亚慢性动物研究是唯一能够得到的资料，此时，5 种不确定性均存在，总 UF 应选择 10 000。如果数据库少于一个单独的哺乳动物亚慢性毒性试验，又不能确定 NOAEL，则数据库不充分，不能进行定量的危险度评定。对特殊人群，如儿童，可采用一个物种内的转

换系数和特殊考虑他们的暴露水平来进行保护。

US EPA 提出了用基准剂量(benchmark dose, BMD)代替 NOAEL(或 LOAEL)作为外推起始点,来推导 RfD。BMD 是依据动物试验剂量-反应关系的结果,用一定的统计学模式求得的引起一定比例(通常定量资料为 10%,定性资料为 5%)动物出现阳性反应剂量的 95% 置信限区间的下限值。此时,计算 RfD 的公式为:RfD = BMD/UFs×MF。用 BMD 值作为起始点计算 RfD 值,较 NOAEL 有许多优点。首先它是依据临界效应的剂量-反应关系的全部数据推导出来的,增加了其可靠性和准确性。另外,BMD 值是采用引起反应剂量值的 95% 置信限下限,在计算时必须把试验组数、试验动物数及指标观察值的离散度等作为参数纳入,这样 BMD 的值可反映了剂量-反应关系和所用资料质量的高低。

化学特异性调节因子(chemical-specific adjustment factors, CSAF)法:CSAF 法是为了改进物种间和物种内的不确定系数"标准"值而提出的方法。应用 CSAF 以化学物特异性的毒动学和毒效学资料作为依据来弥补由于物种间差异和个体差异而造成的剂量-反应分析中默认值。常规 100 倍不确定因素包括 10 倍物种间差异和 10 倍个体差异,可进一步细分为 AK_{UF}(由动物到人毒动学的不确定因素 2.5 倍)、AD_{UK}(由动物到人毒效学的不确定因素 4.0 倍)、HK_{UF}(个体间的毒动学的不确定因素 3.2 倍)、HD_{UF}(个体间的毒效学的不确定因素 3.2 倍)。CSAFs 是利用化学物特异性数据来部分取代默认值(WHO/IPCS,2001,2005)。

(1) 从动物到人的化学物特异性毒动学调整因子——[AK_{AF}]:该组分中,化学特异性调整因子是人和动物体对活性化学物的内暴露水平的比,如曲线下面积 AUC、Cmax 或清除率。这是通过比较活性化学物在动物体内和在健康人群有代表性的样品的毒动学研究所获得的。

(2) 从动物到人的化学物特异性毒物毒效学调整因子——[AD_{AF}]:该组分中,化学特异性调整因子是化合物在导致临界毒作用或可测到指定大小的相关反应,动物体内和在健康人群有代表性的样品的剂量的比。表明这些调整因子的数据是与靶位点敏感性直接相关的数据,并且没有毒动学的影响(如毒动/毒效联结模型)。更多情况下,其依据是比较活性化学物的动物和人组织体外效应。简单地说,在毒效学上取代物种间差异的不确定因素就是该化学物对动物和人组织有效浓度的比值(如 $EC_{10动物}/EC_{10人}$)。

(3) 个体的化学特异性毒物毒动学调整因子——[HK_{AF}]:这一调整因子可以通过能够充分代表人群分布的足够数量的健康人群或易感人群的体内毒动学研究中获得。但是,这种方法或途径似乎是不可行的,甚至是不可能的。所以,常确定负责清除机制的因素(肾的清除率、CYP 特异性代谢途径等),并且化学特异性调整因子的获得需要依据测定的或以 PBPK 模拟的相关的生理学和生物化学参数人个体差异。应当分析有关参数(如曲线下面积 AUC、Cmax 或清除率)的人群分布,并在主要人群的中位数与确定的百分位数(如 95、97.5、99)的差异来计算 CSAF(HK_{AF})。

(4) 个体的化学特异性毒物毒效学调整因子——[HD_{AF}]:仅有健康成人的体内实验数据,或仅有从动物实验中获得的剂量-反应关系的数据还是不够的,还需要对易感人群进行调整。对于 HD_{AF} 来说,表明这一调整因子的数据(与靶位点易感受性直接相关,不受任何毒动学的影响)包括动力-动态连接模型。更多情况下,其依据是比较活性化学物对健康人群和易感人群组织的体外实验研究来获得。简单地说,依据健康人群和易感人群体外实验所获得的替代默认值其实就是化学物引起平均人群和易感人群中特定可测量反应的浓度比值(e. g. the $EC_{10平均}/EC_{10易感}$)。对任何易感人群也应分析这些差异(图 10-3)。

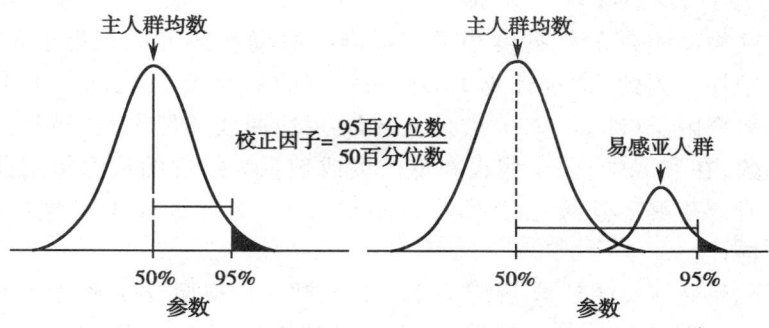

图 10-3　利用化学物特异性数据发展 CSAF
（左）由人群的均数和已规定比例（如 95 百分位数）的参数值确定 CSAF。
（右）有易感人群时确定 CSAF

（5）物种间差异和人个体变异的复合因子：复合因子（CF）是四种不同因子的乘积，每种因子都可以是化学物特异性调整因子或默认值，即 $CF = AK_{UF} \times AD_{UF} \times HK_{UF} \times HD_{UF}$ 可转变成 $CF = AK_{AF} \times AD_{AF} \times HK_{AF} \times HD_{AF}$。

对于数据充分的化学物，可以通过剂量反应分析得到 CSAF 来取代标准的不确定系数。应是从几个被认为是临界效应得到 CF 值，以确保所得的安全限值的剂量/浓度可以充分保护健康。IPCS（2001）发表了 CSAF 的有关指南。

CSAF 将不确定系数加以分解的优点在于各个分变量在数据可得的情况下可以根据现有的数据单独计算。此法易于危险管理者和公众理解与接受，正得到进一步推广使用。

其他发展的危险度评定阈值方法有分类回归法（categorial regression）、概率危险度分析（probabilistic RA）（Edler 等，2002）、基于生理毒动学（PBTK）模拟等。

3. 非阈值法　对于遗传毒性致癌物，一般不能用 NOEL-不确定系数法来制定允许暴露量，因为即使在最低暴露量时，仍然有致癌危险。因此，对遗传毒性致癌物有两种管理办法：①禁止商业化使用该种化学物；②制定一个极低的、对健康影响可忽略不计或者社会可接受的化学物的危险水平。后一种管理方法的实施导致了对致癌物定量的危险度评定。

无阈化学物主要指遗传毒性致癌物及致突变物。现在发展了多种有关致癌物的剂量-反应关系评定的数学外推模型，用数学外推模型进行评定时，可分为两个步骤：①对在观察暴露剂量范围内的资料选用一定的数学模型进行剂量-反应关系的表述；②对观察范围之下的情况进行外推。

曾提出多种外推模型对致癌物进行评价。目前的模型仅利用实验性肿瘤发生率与剂量，几乎没有其他生物学资料，没有一个模型进行过验证。因此在实践中利用相对保守模型。在美国，EPA 选用的可接受的危险水平（实际安全剂量，VSD）是百万分之一（10^{-6}）。

数学外推模型，主要有两类，一类是概率分布模型（probability distribution models）或称统计学模型（statistical models），如概率分布模型、Logistic 模型及 Weibull 模型；另一类是机制模型（mechanistic models），如一次击中模型、多次击中模型和多阶段模型等。

US EPA 推荐，线性模型外推低剂量应用于：①当有数据表明，低于 POD 的剂量反应曲线有线性成分；②作用模式未确定的肿瘤部位的默认方法。线性外推法，应经背景校正从 POD 至原点,这意味着风险和低剂量之间成比例(线性)的关系。动物实验研究和流行病学研究检测癌症的把握度很低。标准方案动物研究的把握度的限度为 10% 的肿瘤发病率增加。因此,常规计算 ED10 和相应的 95% 置信区间的上限和下限。此线的斜率称为斜率因子(slope factor),是从剂量-反应曲线的斜率而得到的值,是浓度或剂量单位的倒数,在实践中,限于假设在低浓度或剂量为线性的致癌作用曲线。单位风险(unit risk),是终生暴露连续在浓度为 $1\mu g/L$ 的水,或 $1\mu g/m^3$ 的空气的化学物,癌症超额风险上限估计。

　　一般情况下,动物实验的剂量-反应关系资料可被多种模型较好地拟合,但选用不同的模型得出的评价结果(VSD)会有所不同,不同模型得到的 VSD 的保守顺序为:一次击中模型>多阶段模型>Logistic 模型>Weibull 模型>多次击中模型>概率单位模型。如基于黄曲霉毒素 B_1 致癌性的有关资料,用不同的模型进行低剂量范围的外推,得到的 VSD(10^{-6} 危险度时)用一次击中模型为 3.4×10^{-5} ppb,多阶段模型为 7.9×10^{-4},用 Weibull 模型为 4.0×10^{-2},多次击中模型为 0.28,用概率单位模型则为 2.5。显然,用一次击中模型及多阶段模型,得到最为保守的危险度估计。图 10-4 为用不同模型估计的 2-乙酰氨基芴低水平暴露的危险度,可见在同一暴露水平,依据不同的剂量-反应关系外推模型得到的危险度可有几个数量级的差异。

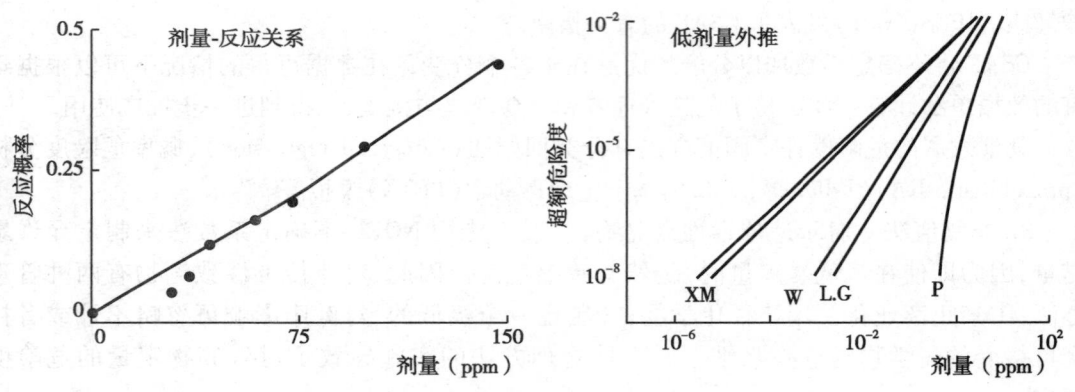

图 10-4　用不同数学模型对 2-乙酰氨基芴致癌性的低剂量外推

　　US EPA 在 1986 年的致癌物危险度评定指南中建议用线性多阶段模型进行剂量-反应关系的评定,而 2005 年 EPA 最终报告强调了对作用模式不同的致癌物利用不同评定方法。对遗传毒性致癌物利用线性外推,线性外推法(一次击中)应用于:①当有数据表明,低于 POD 的剂量-反应曲线有线性成分;②作用模式未确定的肿瘤部位的默认方法。线性外推法,应经背景校正从 POD 至原点,这意味着危险和低剂量之间成比例(线性)的关系。动物实验研究和流行病学研究检测癌症的把握度很低。标准方案动物研究的把握度的限度为 10% 的肿瘤发病率增加。因此常规计算 ED_{10} 和相应的 95% 置信区间的上限和下限,并以致癌试验数据拟合剂量-反应曲线的 10% 超额肿瘤发生率的 95% 置信区间下限剂量与以 ED_{10} 置信上限的交点作为 POD(图 10-5)。对非遗传毒性致癌物可选择非线性外推如根据作用模式建模或 RfD/RfC 法,如图 10-6 为危险评定和制定职业卫生标准(OEC)区分各组致癌物(A~D)的流程图(Hermannt 等,2008)。

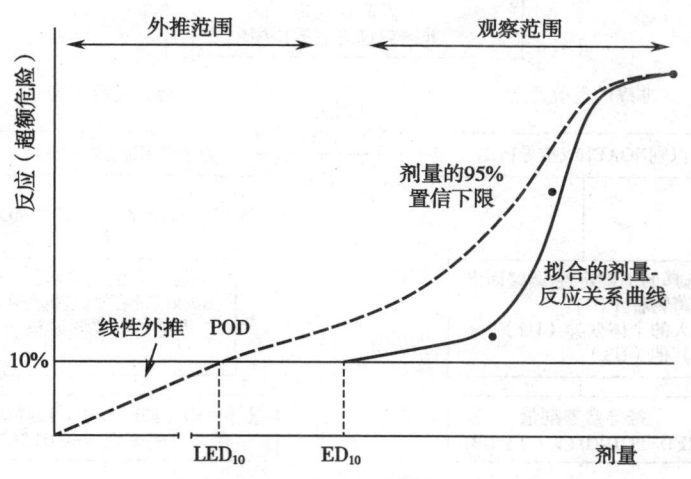

图 10-5　DNA 反应性致癌物低剂量线性外推

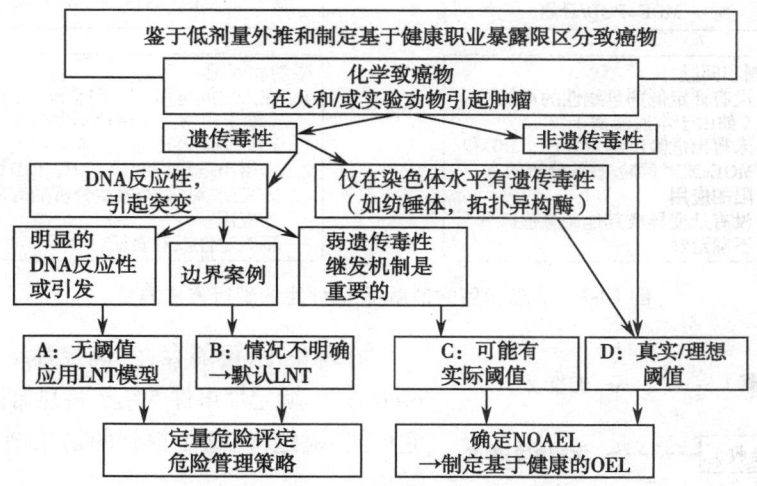

图 10-6　为危险评定和制定标准(OEC)区分各组致癌物(A～D)的流程

美国 EPA(2008)总结和评价了非癌和癌的剂量-反应评定现行方法,并指出方法的限制和问题(图 10-7)。

4. 剂量-反应关系表征的进展

(1) 关键事件剂量-反应框架分析框架(KEDRF):ILSI(2009)发展了 KEDRF,系统研究化学物剂量和发生的效果之间的关键事件。进行 KEDRF 的首要任务是描述的途径的关键事件之间发生的初始暴露和关注的效应。然后进行分析对每个事件的剂量-反应关系什么是已知的,包括在该事件是否存在阈值的科学证据。通常,关键事件是由几个毒动学和毒效学步骤组成,描述如图 10-8。

了解各种因素(剂量,控制机制,宿主特性)在途径中个别事件的相互影响,是理解个人和群体的剂量-反应的先决条件。在理论上,应该能够描述在该途径中每个单独的事件剂量-反应关系,并研究:①这些个别事件的剂量-反应关系如何结合并产生所关注效应的整体剂量-反应曲线;②物种间、个体间和个体内的差异如何影响该途径中特定事件并改变剂量-反应关系。

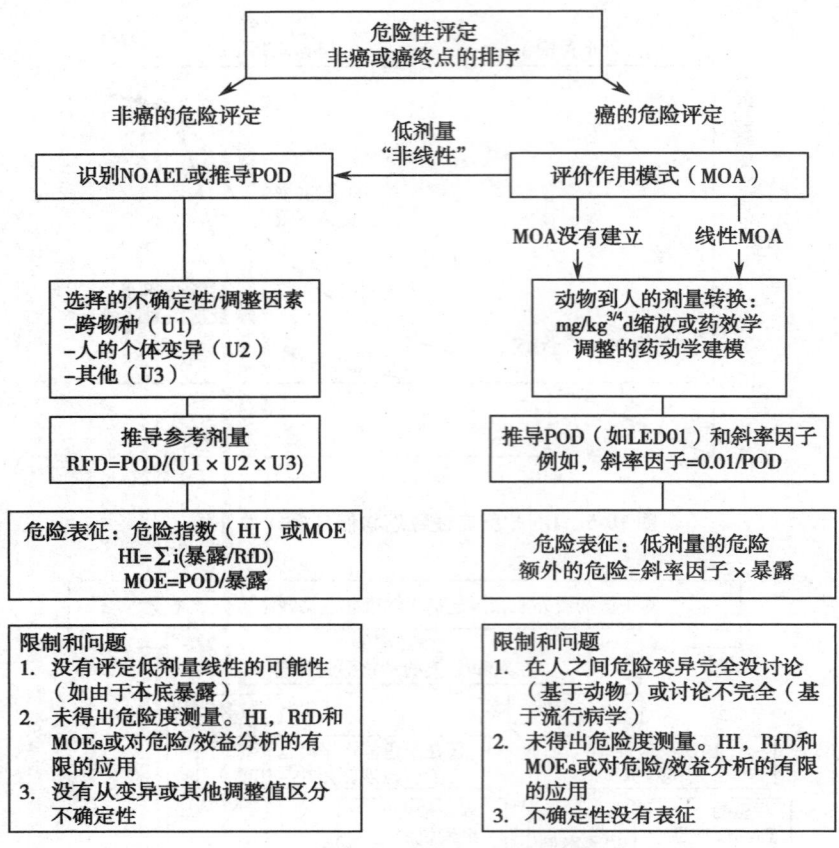

图 10-7　非癌和癌的剂量-反应评定的现行方法总结

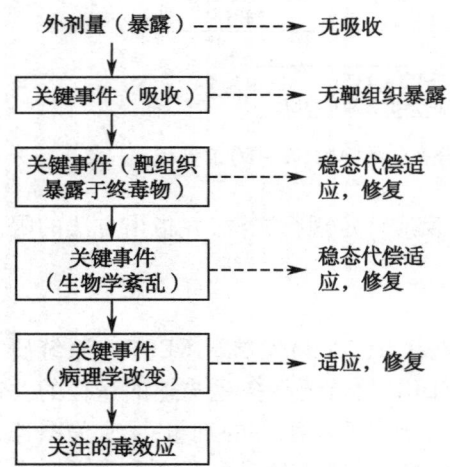

图 10-8　毒理学作用模式的关键事件系列
关键事件在早期主要是毒动学事件,后期主要是毒效学事件。每一个关键事件对产生的毒性效应是必要的,但不是充分的。每个关键事件呈现自己的剂量-反应曲线,并可能有阈值。当存在阈值时,右侧所示的因素将决定是否进展到下一个关键事件。只有当所有的关键事件都发生才显示毒效应

在理论上,可能存在"确定性事件(determining events)"。确定性事件的结果将显著影响最终效应,它可能"决定"从这个框架的初始剂量是否会发生效应。

进行 KEDRF 分析时,对关于个别事件可提出的问题包括:①在此事件中,哪些生理机制(稳态,免疫反应,自适应或修复)可能发挥作用? 他们是如何影响事件的结果? 一个"足够高"的剂量可能克服这样的机制吗? 对此如何进一步研究? ②宿主的哪些特性(如生命阶段、疾病状态、遗传结构、暴露模式)可以改变(降低或增高)这个事件稳态或其他类似的机制的有效性? 这些因素可以在什么程度上解释个体间和个体内的变异? 对此如何进一步研究? ③需要什么样的数据来表征此事件的剂量-反应关系和确定是否存在生物阈值需要什么样的数据? 表征阈值的位置/值需要什么样的数据?

对事件的整体途径可提出的问题包括：①哪些事件似乎是"控制点"，即它们以特定机制可能会影响最终的结局（结局的大小或结局的概率）？②是否有特定的事件是潜在的"确定事件"，即（与其他事件相比）其结果对是否发生关注的最终效应具有不成比例的影响？③特定事件剂量-反应关系是否决定了整体的剂量-反应曲线的形状、斜率或位置？④什么代谢产物或其他生物标志表示控制点的失败？这些是否是潜在的、毒性的早期指标？对此如何进一步研究？

对 KEDRF 提出的问题可能不会有现成的答案，KEDRF 可望从以下方面推动剂量-反应评估：①促进了个体和群体水平观察到的结果之间各过程的连接，更好地理解剂量-反应和生物阈值；②使用机制数据减少对默认假设的依赖，定量变异，降低人群阈值不确定性；③促进数据与知识的发展。

（2）人类的关联性框架（HRF）：动物试验结果外推到人具有很大的不确定性，IPCS 发展了动物 MOA 人类的关联性框架（Human Relevance Framework，HRF）（IPCS Framework for Analyzing the Relevance of a Cancer Mode of Action for Humans. Boobis et al，2006），并给出了 IPCS 和 ILSI 评价的案例。在实验动物和人类之间以定性或定量的差别为基础，可以合理地确定或排除与人类的 MOA 关联性（图 10-9）。在着手进行癌/非癌 HRF 分析之前，需要仔细评价实验动物暴露化学物毒理学反应的证据权重。癌/非癌 HRF 每次只分析一个 MOA，因此如与化学物有关的即使在相同的动物中观察到不同毒理学效应，对每种效应的 MOA 将需要分别的框架分析。由于代谢活化和解毒的物种变异和组织变异使一些毒物的部位相符性可能比较差。在比较动物和人类的数据时，需要记住这一点。

人类相关性框架（HRF）为：①证据权重是否充分以确定动物的 MOA？MOA，关键事件的确认，动物证据，应用 EPA/IPCS 的动物 MOA 指南。②在动物 MOA 关键事件在人是否真实？动物和人反应的一致性分析，置信限的陈述。③考虑毒动学和毒效学因素，动物 MOA 在人中是否真实？动物和人反应的一致性分析，置信限的陈述。④置信限的陈述、分析、涵义。

动物 MOA 的评价框架为：①MOA：简短描述所测量效果的顺序，从暴露于化学物开始，至给定部位毒效应发生。②关键事件：清楚描述被认为是 MOA 的关键事件（可测量的参数）。③剂量-反应关系：对每个关键事件识别的剂量-反应关系，而且比较各关键事件和毒效应的剂量-反应关系。④时间的关联：关键事件导致毒效应发生的时间顺序。⑤关键事件和毒效应的关联强度、一致性和特异性：完成评定和描述关键事件，描述不同的设计研究的观察一致性。⑥生物学合理性和相符性：对毒效应和所审评化学物，确定是否关键事件和事件的序列与现有生物学的知识一致。⑦其他的 MOA：对评审的化学物可能适用的替代 MOA，替代 MOA 与提出的 MOA 比较。⑧有关 MOA 的结论：对 MOA 的置信水平的全部说明。⑨不确定性：不相符和数据缺口，识别对该案例的数据缺口；详细描述在数据中不相符的发现；评估不确定性；可显著改进该案例信息的研究建议。

IPCS 癌/非癌人类关联性框架（图 10-9）要求回答 3 个问题，可能得到的结论中仅动物 MOA 与人关联或可能关联时，进行进一步剂量-反应评定。

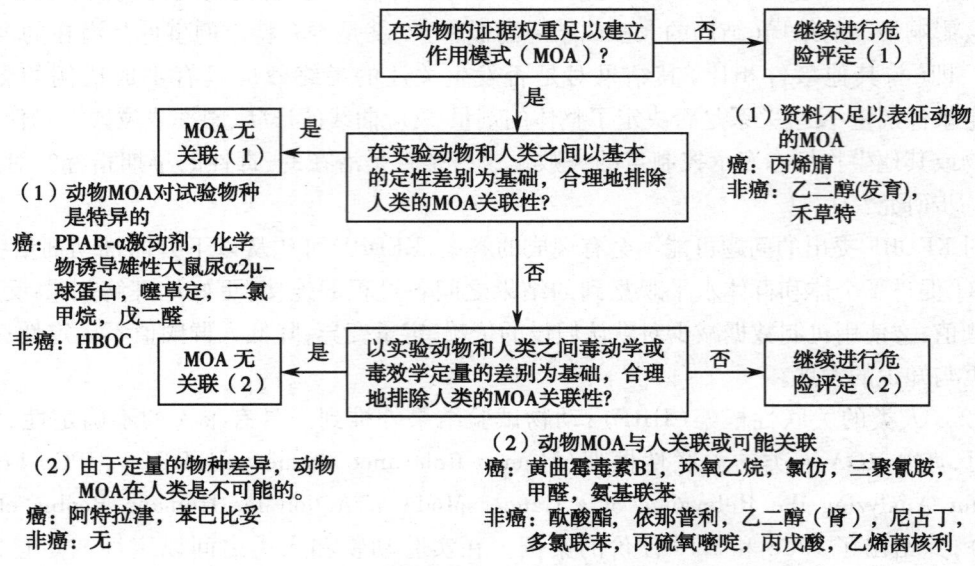

图 10-9　IPCS 癌/非癌人类关联性框架（HRF）

发展癌/非癌 HRF 遵循的一般观点和结论：①在着手框架分析之前,需要小心评价实验动物致癌/非癌反应的证据权重。②同行独立的评审对新的 MOA 是一般可接受性和科学可防护的前提。③框架适用于所有癌/非癌致癌物 MOA,包括 DNA 反应性致癌物。④虽然对大多数 DNA 反应性致癌物可能假定人类的关联性,但人类的关联性分析是增强理解,改进危害和危险的定征和识别例外的有价值的方式。⑤当处理可能经一种新 MOA 起作用一种化学物时,分析集中在化学物和需要经 HRF 详细的评价。然而,当特定化学品产生癌/非癌反应与已经建立和经同行评审的其他化学物 MOA 相一致,然后分析应集中在已确定的 MOA 和确定是否化学物经由同样的途径已建立的关键事件产生其毒效应。⑥当评价在实验动物所发现的癌/非癌反应与人类关联性时,关键事件的一致性分析是为 MOA,并不必须对化学品的特定评价。与癌/非癌过程有关的化学特异的和一般的数据在分析中可能是有价值的。随知识的发展,MOA 将不仅基于化学品的特异性,更基于涉及的关键过程,允许人类关联性从一种化合物推广到其他的化合物。⑦关键事件生物学的理解和意义可能确定为癌/非癌危险的剂量-反应外推方法。因此 MOA 能在危害和危险表征方面有重要影响,特别是在有关的生物学方面具有非线性过程或剂量转变时。⑧推荐建立和维护通常一般接受的 MOA 和个案研究数据库。应该提供案例增加到 ILSI/RSI 和 IPCS 发展的现有案例研究的例子,此对框架分析的应用是有益的。当在癌/非癌作用模式的发展中经验继续进展时,此数据库特别重要。⑨在分析时重要的是考虑可能的易感亚人群和不同的生命阶段。

（3）癌症和非癌症终点统一的剂量-反应评价框架:美国 EPA（2008）建议化学物非癌和癌终点的剂量-反应评定统一的剂量-反应评价框架,其中包括对本底和疾病过程,可能出现的弱势群体和可能会影响人体剂量-反应关系的作用模式的系统评价（图 10-10）。弱势群体指婴幼儿、儿童、老人和孕妇等。

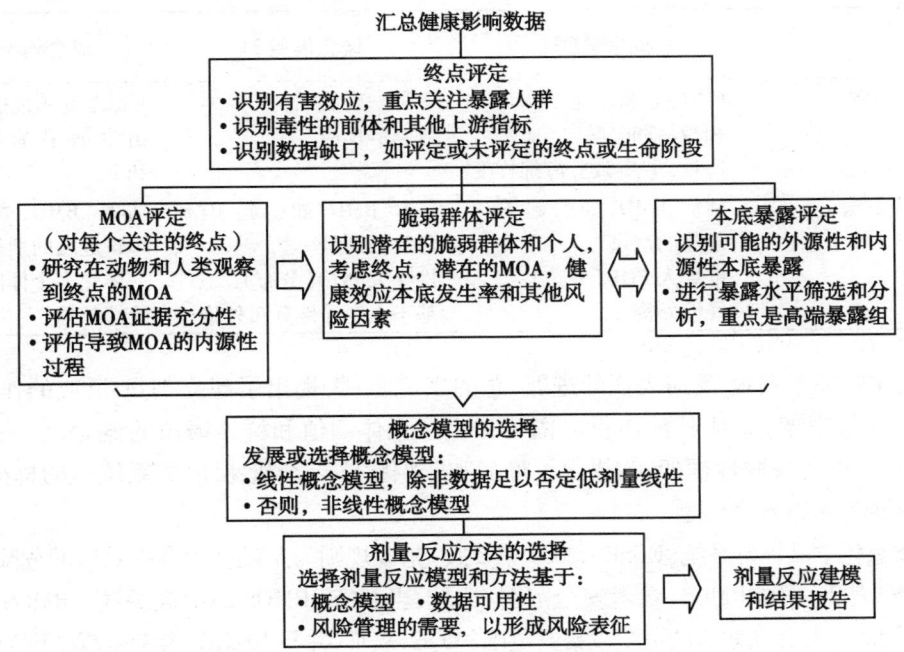

图 10-10　癌症和非癌症终点剂量-反应评定的统一方法
涉及本底暴露和人群脆弱性（vulnerability）评价，以确定低剂量线性剂量-反应关系的可能
性和确定可能的评定的脆弱人群

　　剂量-反应统一的框架的设想包括以下功能：剂量-反应表征来自人类、动物、机制及其他相关研究的证据；目标是提供损伤的概率表征；明确地考虑人反应的异质性；处理不确定性，以表征最重要的不确定性；为选择建模方法评价背景暴露和易感性；使用分布来代替"不确定因素"；说明敏感的个人或亚人群；此方法和产生的评定是透明的，可以为公众和危险管理者理解。

　　EPA 建议癌症和非癌症终点剂量-反应关系统一的框架应用不同的概念模型（表10-6）。①概念模型 1：由于个体阈值异质性和高背景，低剂量为线性的剂量-反应关系；②概念模型 2：个体和群体低剂量非线性剂量-反应；③概念模型 3：个体水平无阈值，人群水平为线性的低剂量线性剂量-反应。

表 10-6　描述导致个体水平和群体水平剂量-反应关系的 3 种概念模型

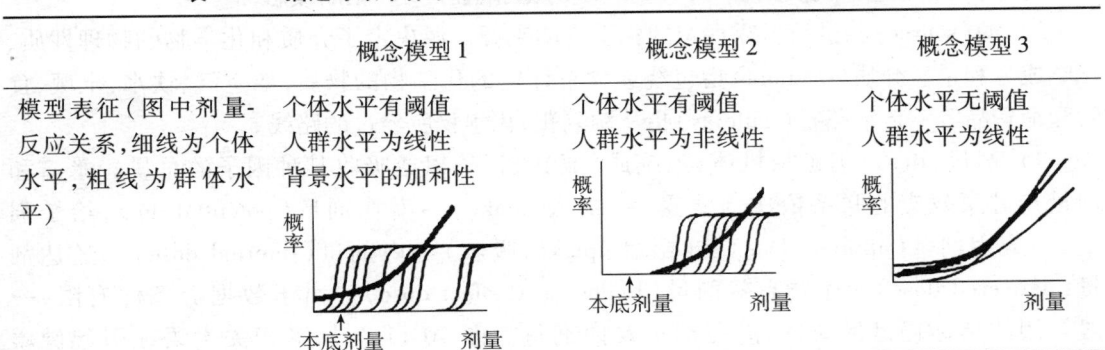

续表

	概念模型 1	概念模型 2	概念模型 3
案例研究举例	PM 的心肺效应 刺激物和哮喘 1,4-二烷噁致肝海绵样变	多种一般的案例 氙麻醉反应	4-氨基联苯致癌危险 出生前甲基汞暴露 和 IQ
剂量-反应方法	估算 BMD, 如引起 10% 危险的剂量 推导人 POD(分布) 线性外推	估算 BMD, 如引起 10% 危险的剂量 推导人 POD(分布) 基于人变异性分布外推	估算 BMD, 如引起 10% 危险的剂量 一体化人个体间变异 线性外推

上述这些关于剂量-反应表征的进展,总的来说是:①提出了建立剂量-反应的作用模式(MOA)的一般框架;②对于剂量-反应阈值提出了个体阈值和群体阈值的概念;③关于确定动物 MOA 人类的关联性框架;④提出了癌症和非癌症终点剂量-反应关系统一的框架,并给出了 3 种供选择的概念模型。

5. 欧盟化学品评价系统(EUSES,2004 第 2 版)是以规则为基础。对有阈效应的危险以安全范围(MOS)表征,并与 RMOS(参考安全范围)比较,当 MOS<RMOS 时引起关注。RMOS 制定与 RfD/RfC 相似。对无阈效应的危险以暴露范围(MOE)表征,并与 RMOE(参考暴露范围)比较,当 MOE<RMOE 时引起关注。RMOE 制定是以 T_{25} 线性外推 10^{-6} 危险度,外推系数为 250 000。T_{25} 是在动物标准寿命内经自发发生率校正,引起 25% 动物特定组织肿瘤的慢性剂量率。

四、暴露评定

暴露评定(exposure assessment)评价机体、系统或(亚)人群对一种化学物(及其衍生物)的暴露。暴露评定是危险评定的第 3 阶段。暴露评定主要是评价到达靶人群特定化学物的浓度或量(包括数量、频率、期限、途径和范围)及其不确定性。

暴露评定通常由 4 个主要的步骤组成:定义评价问题,选择或发展概念模型和数学模型,收集数据或选择和评价可利用的数据,和暴露表征(US EPA,1992;WHO/IPCS,2000)。

1. 暴露的概念和定量方法

(1) 暴露和相关术语的概念:

1) 暴露(exposure)指在规定的期限以特定频率到达靶机体、系统或(亚)人群特定的化学物的浓度或数量。暴露事件(exposure event)是指化学物和靶的接触。

2) 源(source)指进行暴露评定的化学物的来源。源决定了介质和化学物的物理性质、化学成分和量。介质(medium)指包绕或含有评定的化学物的物质,如空气、饮水、土壤、食物和消费品等。传输路径(pathway)指从源到靶,化学物所经过的路线。

3) 剂量(dose)则是指机体、系统或(亚)人群给以或吸收某种因子的总量。暴露和剂量与健康效应的联系依次为暴露→(摄入 intake)→潜在剂量(potential dose,给予剂量)→应用剂量(applied dose)→(摄取 uptake,吸收)→内剂量(internal dose)→送达剂量(delivered dose)→生物有效剂量(biologically effect dose)。由于数据等条件有限,一般常用的指标仍是暴露量、潜在剂量及内剂量。图 10-11 为暴露相关术语在引起健康危害作用中的示意图。

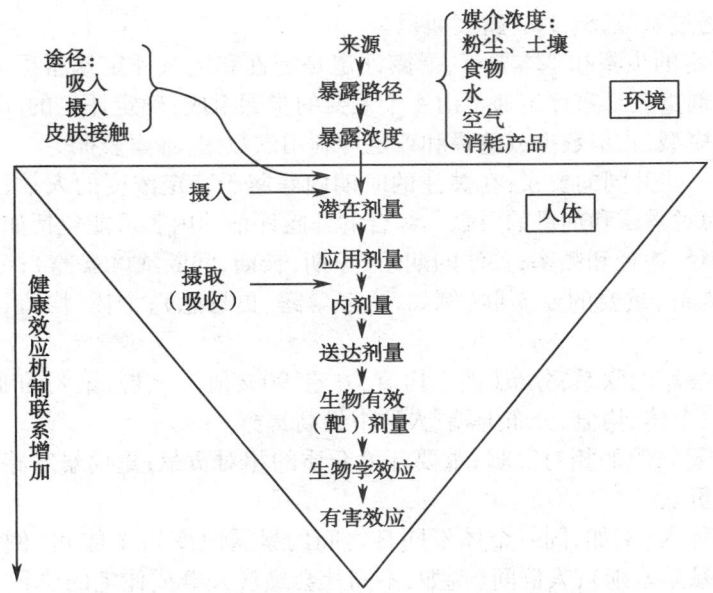

图 10-11   暴露相关术语在引起健康危害作用中的示意图

4) 暴露特征是决定外源化学物对机体损害作用的另一个重要因素,暴露特征包括暴露途径和暴露期限及暴露频率。暴露途径(route)是指化学物在接触后进入靶的方式和频率,如经口摄入、吸入或经皮吸收。其他途径有各种注射等。暴露期间(exposure duration)是指覆盖化学物和靶连续或间断接触的时间长度。暴露频率(exposure frequency)是指在一个暴露期间内暴露事件的数量。暴露时间(exposure period)是指化学物和靶连续接触的时间。

5) 暴露场景(exposure scenario)是指在某一情况下用于评价和定量暴露的关于源、暴露路径、环境因子的量或浓度、受暴露的机体、系统或(亚)人群(即数量、特征、习惯)的一组条件或假定。

一般情况下,化学物是通过介质(空气、水、土壤、食品、消费品等)与机体的外界面接触,在接触点介质中化学物的浓度即称之为暴露浓度(exposure concentration)。在某一时间段的暴露可以暴露浓度对时间作图,曲线下面积即以浓度-时间单位的暴露量(E):

$$E = \int_{t_1}^{t_2} C(t)\,dt$$

式中,$C(t)$为作为时间函数的暴露浓度;t为时间;t_1-t_2为暴露时间(ED)。

对于外源化学物,主要是基于潜在(给予)剂量或内剂量的剂量-反应关系进行危险度评定,因为基于到达剂量和生物有效剂量的剂量-反应关系往往难以得到数据,此可能随着对环境化学物的毒物动力学研究的深入而有所改善。

化学物摄入和吸入过程的潜在剂量为:

$$D_{潜在} = \int_{t_1}^{t_2} C(t)\,R_I(t)\,dt$$

其中$R_I(t)$为摄入或吸入率,$t_1 \sim t_2$为连续的暴露检测时段,$C(t)$是作为时间函数的暴露浓度。而通过皮肤,化学物被吸收后的体内剂量为:

$$D_{int} = \int_{t_1}^{t_2} C(t)\,K_P S_A(t)\,dt$$

其中 K_P 为透过系数,S_A 为暴露表面积。

(2) 暴露评定的步骤和基本要素:暴露评定是定性和定量评定暴露程度、暴露频率、暴露持续时间和内剂量。暴露评定通常由 4 个主要的步骤组成:确定评定的问题,选择或发展概念模型和数学模型,收集数据或选择和评定可利用的数据,暴露表征。

暴露评定有一些共同的要素:在关注的时期内暴露于特定浓度的人数;暴露剂量;重要来源、路径和行为对暴露和剂量的贡献。综合的暴露评估的内容可能包括如下:

1) 暴露:路径、途径和频率;关注的期间(短期,长期,间断或峰暴露);分布(例如均值、方差、90%值);人群,重要的亚人群(例如,更多暴露、更易感);个体、均值、分布上端、人群中最高暴露。

2) 剂量:与暴露的联系;分布(例如均值、方差、90%值);人群,重要的亚人群(例如,更多暴露、更易感);个体、均值、分布上端、人群中最高暴露。

3) 原因:重要来源的相对贡献;重要环境介质的相对贡献;重要暴露路径的贡献;重要暴露途径的相对贡献。

4) 变异:个体内(例如,同一个体不同日之间的暴露改变);个体间(例如,两个不同的人群在同一天的暴露差别);人群间(例如,不同社会经济人群或住宅的位置);时间之间(例如,从一个季节至另一季节的暴露改变);空间之间(例如,一个城市、国家的某一区域至另一区域的暴露/剂量改变)。

5) 不确定性:缺乏数据(例如,在测定和模型参数的统计错误等,错误识别危害和暴露路径);缺乏理解(例如,模型函数形式的错误,类似替代数据的误用)。

理想化的综合的暴露评估可能非常昂贵,对于暴露评定研究,首先应规定研究目的,然后决定对此目的需要的数据要素和测定方法。评定环境暴露的方法可分为两类:直接法或间接法。直接法包括个人的暴露监测和暴露的生物学标志。间接法包括:环境采样,与暴露因素数据联系,建模和调查表。

(3) 暴露的定量方法:暴露的定量方法主要有 3 种类型。

1) 接触点(point-of-contact)测量或个体测量:将个体与环境接触面的化学物浓度作为时间的函数,绘出暴露曲线(exposure profile),该方式可以直接测量暴露,提供测量时间区段中最准确的暴露值。

2) 场景(scenario)评价:首先决定媒介或特定场所化学物浓度并与个体或群体接触化学物的时间信息相衔接,该方式中的化学物浓度和机体接触时间分析是分别进行的。化学物的浓度通过间接方法获知而并非接触点的直接测量,通过接触时间分析识别暴露个体,并计算暴露的频率和时段,最后将化学物的浓度和暴露群体特性综合处理以评价暴露。这种分析可以在缺少资料或使用间接资料的条件下进行。

3) 体内剂量重建(reconstruction of internal dose):这种暴露的估价可以在暴露发生后进行。如果总剂量是已知的或可以被重建,并具有摄入和吸收率的信息,就可以重建平均暴露率。剂量的重建有赖于暴露、摄入和吸收发生后体内生物学标志的检测,利用这些检测进行回顾性剂量计算。此方式能够判断化学物质的暴露和吸收是否已经发生,理论上讲,其对已发生的暴露是一个很好的指示。

3 种方法是独立的,各方法基于不同的数据类型。3 种方法的独立性是有用的概念,如果资料允许,可能以一种方法验证核实另一种方法暴露评估的结果。

2. 定义评价的问题　为暴露评定的目的和范围提供一个清楚及明确的陈述,应考虑下列各项:

（1）评价的管理目标将决定筛选水平分析是否足够或是否需要充分的概率性暴露表征。

（2）评价时识别并包括所有重要的暴露来源（如杀虫剂的应用），暴露路径（如食物或水）和途径（如摄入、吸入和经皮）。如果省略某个特殊的来源、暴露路径或途径，则应提供一个清楚明晰的解释。

（3）在所关注的人群中对每个亚人群应当进行单独的分析。尤其是对被认为或被怀疑是高暴露的亚人群或特殊的生命阶段的亚人群，应当研究特殊的健康效应。这包括有某些疾病或遗传易感性的人群或那些由于生活习惯或生理原因而导致的较高暴露水平或易感性的人群。如以下各例子：

1）男性和女性的生理学上的差别（如体重和吸入率）可能导致暴露差异。

2）孕妇及哺乳期妇女的暴露可能不同于普通人群（如稍高的水消耗）。另外，孕妇的暴露可能造成发育中的胎儿的暴露。

3）儿童按体重比例要比成人消耗更多的食物，而摄入的食物种类少于成人，即食谱更狭窄。此外，儿童的爬行和抓食行为（即将手及其他物品放在嘴中）增加了他们的暴露机会。

4）老年人和残废人由于久坐的生活方式而产生重要的暴露差别。此外，这一群体的健康状态可能影响他们对有害暴露的易感性。

3. 选择或发展概念模型及数学模型 暴露评定的一般步骤是识别暴露源及其释放或排放速率，决定与危险度场景相关的暴露途径，利用模型测量受试物在空气、水、土壤和食物中的浓度，然后测定每一个特定暴露途径的潜在相关暴露情况，最后总结这些途径特异性的暴露，从而计算总体暴露水平。US EPA 已经发表了很多相关的文件，作为暴露评定的指南（US EPA，1989，1992）。EPA 用于暴露评定的标准默认值的假定见表 10-7，常见的暴露路径见图 10-12。

表 10-7　用于暴露评定的标准默认值假定（US EPA）

变量	假定	变量	假定
饮用水	2L/d（RME，成人）	鱼	30g/d（平均）
	1.4L/d（成人，平均）		140g/d（RME）
	1.0L/d（儿童）	吸入	10m^3/d（平均 8h 变化）
	0.1L/d（在游泳时偶然摄入）		20m^3/d（成人，平均）
土壤（摄入）	200mg/d（儿童平均）		30m^3/d（RME）
	800mg/d（儿童，第 90% 位数）	体重	13.2kg（2~5 岁）
	100mg/d（成人）		20.8kg（6 岁）
食物	2000g/d（成人总量）		70kg（成人，平均）
牛肉	44g/d（平均）	寿命	70 年
	75g/d（RME）	暴露的皮肤	0.2m^2（成人，平均）
	100g/d（所有的来源）		0.53m^2（成人，RME）
乳酪	160g/d（平均）		1.94m^2（男性淋浴）
	300g/d（RME）		1.69m^2（女性淋浴）
	400g/d（所有的来源）	淋浴	7 次（平均）
水果	28g/d（平均）		（5 次，每次用 40gal）
	42g/d（RME）		12 次（第 90% 位数）
	140g/d（所有的来源）	室内时间	9 年（平均）
蔬菜	50g/d（平均）		30 年（RME）
	80g/d（RME）		
	200g/d（所有的来源）		

注：RME，合理的最大暴露

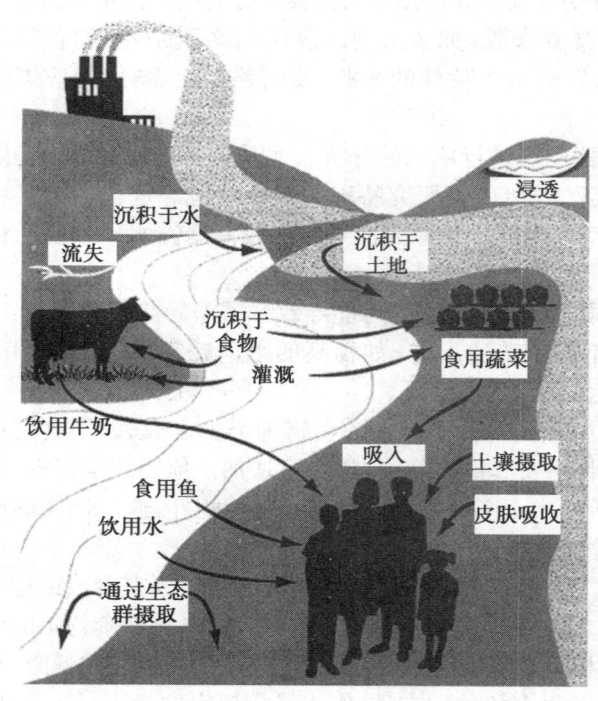

图 10-12　环境化学物的暴露路径

4. 收集数据或可用数据的选择及评价　在定义评价的问题和发展概念上的及数学的模型之后,重要的是汇编和评价已有的数据。依据考虑到的暴露情况,可能需要收集有关各种暴露的数据。US EPA 的暴露因素手册(U. S. EPA,1997)包含了大量的暴露资料及分析和建议。这些数据中的一些是按着年龄来分组的,用于评价亚人群如儿童。当使用这些现有数据时,定性地评价资料的质量和资料代表的人群范围是很重要的。当现存的资料不能为一特殊评价提供适当的替代信息时,收集新的数据就非常重要了。在资料收集中应当重点考虑所关心的亚人群或特定生命阶段。

需要确定和应用高暴露人群和生命阶段的危险校正单位。在剂量-反应评价中发展的危险单位评价通常是假定的标准成人摄入率。当对暴露有差别的某暴露人群或特定生命阶段进行暴露评定时,良好的暴露评定实践(good exposure assessment practice)应当用暴露人群中有代表性的数值替代标准摄入率。在暴露评定中较小的改变应当用暴露参数的线性比例校正,但是更准确的综合性分析可能需要对暴露的持续期间进行分层分析。例如,在一个运动人群中每天饮水 4L(取代 2L/d),饮水的单位危害乘以 2。由于与成人比较,儿童饮水量更多,并与他们的体重相关,所以当对儿童进行危险评价时应当对危险单位评价进行校正。例如,对于一个 9kg 的婴儿每天饮水 1L(替代 70kg 体重的成人,每天饮水 2L),饮水单位危险校正为单位危险乘以 $[(1L/d)/(9kg)]/[(2L/d)/(70kg)]=3.9$。

吸入剂量测定(dosimetry)是用于推导人的等价暴露浓度,基于该浓度得到吸入单位危险和参考浓度。可以利用不同的剂量测定方法,取决于可用的相关数据和污染物的化学特异性。考虑到特定的生命阶段的生理特点,剂量测定分析可以改进为人等价浓度(HEC),以确保整个生命阶段的危险度评价的关联性,或以多个 HECs 得出结论及相应的吸入单位危险值(如将儿童和成人分开)。

5. 暴露剂量的计算

(1) 环境浓度的检测:环境浓度的检测基本原则是:①准确测定出各种环境介质中的有害因子浓度。采样点位置、采样时间、采样次数、季节等都应严格设计,保证所采样本的结果具有代表性、可比性和准确性。②应同时测定有关的其他干扰因子,以进一步确定该有害因子与暴露人群健康效应之间的因果关系。③测定方法应执行质量控制。有条件时,应采用标准物质进行质量控制。

(2) 人体摄入量的计算:现场的暴露情况是复杂的,故暴露量的调查与计算应从现场实际情况出发,对计算公式补充适当参数,并作必要的修正。计算过程尽量利用本国本地区有代表性的参数或参照 US EPA 或 IARC 提供的数据。

对于非癌生物学效应可用日均暴露剂量(average daily dose,ADD),对于致癌效应可用终生日均暴露剂量(life average daily dose,LADD),单位为 μg 或 mg/(kg·d)。

以潜在剂量为例,如果暴露浓度(C)与环境介质摄入量比较稳定,则公式为:

剂量常表达为剂量率,或单位时间化学物的剂量(如 mg/d),以及基于体重的剂量率[如 mg/(kg·d)]。日均潜在剂量(ADD 潜在)和终生日均潜在剂量(LADD 潜在)见下:

$$ADD_{潜在} = [\overline{C} \cdot I\overline{R} \cdot ED] / [BW \cdot AT]$$

$$LADD_{潜在} = [\overline{C} \cdot I\overline{R} \cdot ED] / [BW \cdot LT]$$

式中,$\overline{C}$ 为介质中化学物浓度(mg/L,mg/m³,mg/kg);$I\overline{R}$ 为介质摄入量(L/d,m³/d,kg/d);ED 为暴露持续时间(d);BW 为平均体重(kg);AT 为覆盖剂量平均的时间(d);LT 为终生暴露,以平均预期寿命表示。

如果暴露期间有中断,而且间隔时间也各有不同,则可按照时间加权法进行计算。

进行环境监测的工作量是相当大的,测得的数值与人体界面上的实际水平仍会有很大差距。个体暴露量测量可以减少采样的不确定性,常用的个体采样方法有以下几种:①气体个体采样器;②双份膳食调查;③饮用水质并记录饮水量;④皮肤涂抹采样。

(3) 估算多介质/多途径的暴露量:以上只考虑了存在于一种环境介质中一种有害因子通过人体一个界面的暴露量。但在实际情况中,往往在多个介质中都存在该种有害因子,在计算总暴露量时就必须对每个含该因子的介质都先分别计算出暴露量,然后再相加得出总暴露量。

(4) 亚人群暴露量估计:有些情况下,人的年龄、性别等因素会造成暴露有明显差异,应分别计算各亚人群的暴露量。

(5) 内剂量和生物有效剂量的计算:在暴露评价中,由于各种条件的限制,常不能直接对人群的内剂量进行测量。为对人群的实际暴露和剂量-反应关系进行准确的评价,可根据公式推算内剂量或经验证的生物学标志推算内剂量,以 PBTK 模型推算生物有效剂量。

6. 暴露表征　暴露表征是提出评价结果和支持危险表征的一种技术上的表征。暴露表征提供了对评价的目的、范围和方法的阐述,识别暴露状况和涉及的亚人群。暴露表征应该提供包括暴露来源、路径和途径的完整的描述。在资料允许时,提供对暴露人群的暴露的程度、频率、持久性和分布的估计,尤其是应当讨论高暴露或易感人群或易感生命阶段暴露。识别和比较暴露的不同暴露来源、途径对危险的贡献。应该对数据和模型的优点、缺点(不确定性)进行定性地讨论。不确定性的讨论是暴露表征的关键性的组成部分。不确定性也可以从质量差的资料以及由不充分代表所关注的人群或暴露状况得到的资料中产生。下面是不确定性的例子:

(1) 全国的数据可能对在地方或局部人群的暴露不具备代表性。

(2) 用短期资料来推断慢性、终生暴露时应当小心。用短期资料来估计长期暴露倾向于低估暴露的人数,同时高估处于暴露分布上端(如 90% 以上)的暴露水平。

(3) 儿童的行为,包括他们的有限的食谱,可能导致相对较高的但是间断的暴露。这种"在发育时期逐渐地减低,之后变为相对恒定"的暴露形式,在 LADD 模型中没有阐明。另外,儿童的生理学的特性可能导致暴露的明显差别。在 LADD 模型中阐明了这些差别的一部分。

总之,暴露表征应该提供包括暴露来源、路径和途径的完整描述。该表征也应该包括对评价人群的完整描述。尤其是应当讨论高暴露或易感人群或易感生命阶段的暴露。

五、危险度表征

1. 危险度表征　危险度表征(risk characterization)是指在规定的条件下定性或定量地确定某规定机体、系统或(亚)人群发生已知的和潜在的有害作用的概率及其伴随的不确定性。危险表征是危险度评定的第4阶段。

(1) 有阈值化学毒物的危险度表征:计算接触人群的终生危险度。

公式为:

$$R = (EED/RfD) \times 10^{-6}$$

式中:R 为发生某种健康危害的终生危险度;EED(estimated exposure dose)为人群总接触量估计值;10^{-6} 为与 RfD 对应的可接受危险度水平。

(2) 无阈值化学毒物的危险度特征分析:主要指致癌物的危险度特征表征,包括计算超额危险度(excess risk)和超额病例数(number of excess cases)。

1) 计算终生(以 70 岁计)超额危险度 R:

$$R = 1 - \exp[-(q_1^*(人) \times D)] \text{ 或 } R = 1 - \exp[-(Q \times D)]$$

式中:R 为因接触致癌物而生癌的终生概率(数值为 0 ~ 1)。

D 为个体日均接触剂量率,单位为 $mg/(kg \cdot d)$。

当 $q_1^*(人) \times D$ 的值小于 0.01 时,上面公式可简化为:

$$R = -[q_1^*(人) \times D] \text{ 或 } R = Q \times D$$

2) 计算人均年超额危险度 $R_{(py)}$:

$$R_{(py)} = R/70$$

式中:70 为 0 岁组人群的期望寿命为 70 岁。

3) 计算特定人群的年超额病例数 EC:

$$EC = R_{(py)} \times (AG/70) \times \sum P_n$$

式中:AG 为标准人群平均年龄(根据近期人口普查资料确定)。

P_n 为平均年龄为 n 的年龄组人数。

危险表征是危害识别、危害表征和暴露量评价的综合结果。危险表征摘要通常包括下列各项:①有关危害、剂量-反应和暴露的主要结论,包括重要的有生物学支持的替代方案。②关键性支持信息和分析方法的性质。③危险估计和伴随的不确定性,包括当数据缺失或不确定时关键默认值选项的使用。④利用线性外推,以估计的暴露乘斜率因子近似得到低于 POD 的危险度,即危险=斜率因素×暴露。对于高于 POD 的危险度利用剂量-反应模型代替此近似值。⑤利用非线性外推,危险度评定的方法取决于所用的方法。如果确定非线性剂量-反应函数,用预期的暴露能用于估计危险度。如果计算 RfD 或 RfC,危害能表示成危害商(HQ),定义为估计暴露与参考剂量(RfD)或参考浓度(RfC)的比值,即 HQ = 暴露/(RfD 或 RfC)。从危险商通常能推论是否非线性作用模型是否与所讨论环境暴露水平有关。

⑥从观察数据到关注的暴露水平的危险估计的外推范围的陈述,和其在定量危险度相关的确定性或不确定性。外推的范围能可表示成暴露范围(MOE),定义是 POD 与暴露的比值(MOE=POD/暴露)。⑦数据和分析的重要优点和缺点,包括主要的评论意见。⑧与 EPA 相似的危险分析或与人们通常熟悉的危险进行适当比较。⑨与其他有相同问题的适当的评定进行比较。

往往难以预先知道行政机构的经济学者、政策分析者和决策者何时或如何应用癌危险度评定的不同结果,重要的是,危险表征应包括这类分析所必需的信息。如有可能,EPA 对利益-费用分析指南需要预期的或中部的危险估计和关于此估计不确定性的信息。分析所需要的不确定性信息范围,部分地取决于政策取向(scale)。

2. 不确定性和变异性　不确定性(uncertainty)是危险表征的重要组成部分,它定量地估计了一个结果的数值范围。此种范围来源于数据的变异性和不确定性,以及用来判定暴露与有害健康作用之间关系的模型的结构的不确定性。在危险表征时,必须说明危险度评定过程中每一步所涉及的不确定性。危险表征中的不确定性应反映前几个阶段评价中的不确定性。

当分析不确定性时,一个必须解决的问题是如何辨别变异性(不一致性)和真正的不确定性对预测人群危险的相对影响。

自从 1983 年 US RNC 提出危险度评定的框架以来,很多国际组织和各国政府机构对危险度评定进行了大量的实践,特别是 US EPA 发布了十余项指南和多种技术文件,取得了很大的进展。应 US EPA 的要求,RNC 组织了独立的专家委员会,评价 US EPA 所用危险分析方法并提出改进。RNC 委员会于 2008 年提出了"Science and Decisions: Advancing Risk Assessment"的报告(NRC,2008)。委员会的评价和推荐集中于两个方面:①改进支持危险评定的技术分析需要发展科学知识和信息,以更精确地进行危险表征。主要讨论不确定及变异性,统一剂量-反应的评价方法,默认值的选择和应用,实现累积危险度评定。②改进危险评定的应用,需要使危险评定与危险管理决策有更密切的相关和应用。主要讨论了危险评定的设计,改进危险评定的应用,以促进基于危险评定的决策。

鉴于 EPA 面临的现有问题和可能决策的复杂性,NRC 委员会设计了更为相关、一致和透明的程序,以进行与问题和决策有关危险评定,并且此综合性程序为危险管理决策提供各方面的选项。委员会提出的基于危险评定的决策框架见图 10-13,此框架由 3 期组成,第一期为问题形成及范围,第二期为计划和进行危险评定(包括 3 个阶段,计划、危险评定、证实效用),第三期为危险管理。

3. 风险认知和风险的比较分析　由于对风险的认知的不同,不同的个体乃至社区甚至社会对某些有害的场景和某些产品的信息,都会有不同的反应。在进行建设性的危险交流和评价各种危险管理方案时,了解这些行为反应的差别是十分必要的。

一些心理性因素,如恐惧、认知失控和非自愿暴露等,可与其他因素,如反映对危险的熟悉和察觉程度,以及对日常生活的"必备"程度对危险的熟悉和察觉程度,以及对日常生活的"必备"程度,发生相互作用。公众对于政府管理的需求常常集中在那些非自愿暴露(尤其是经饮食、饮水和空气的暴露)和一些不熟悉的危险。

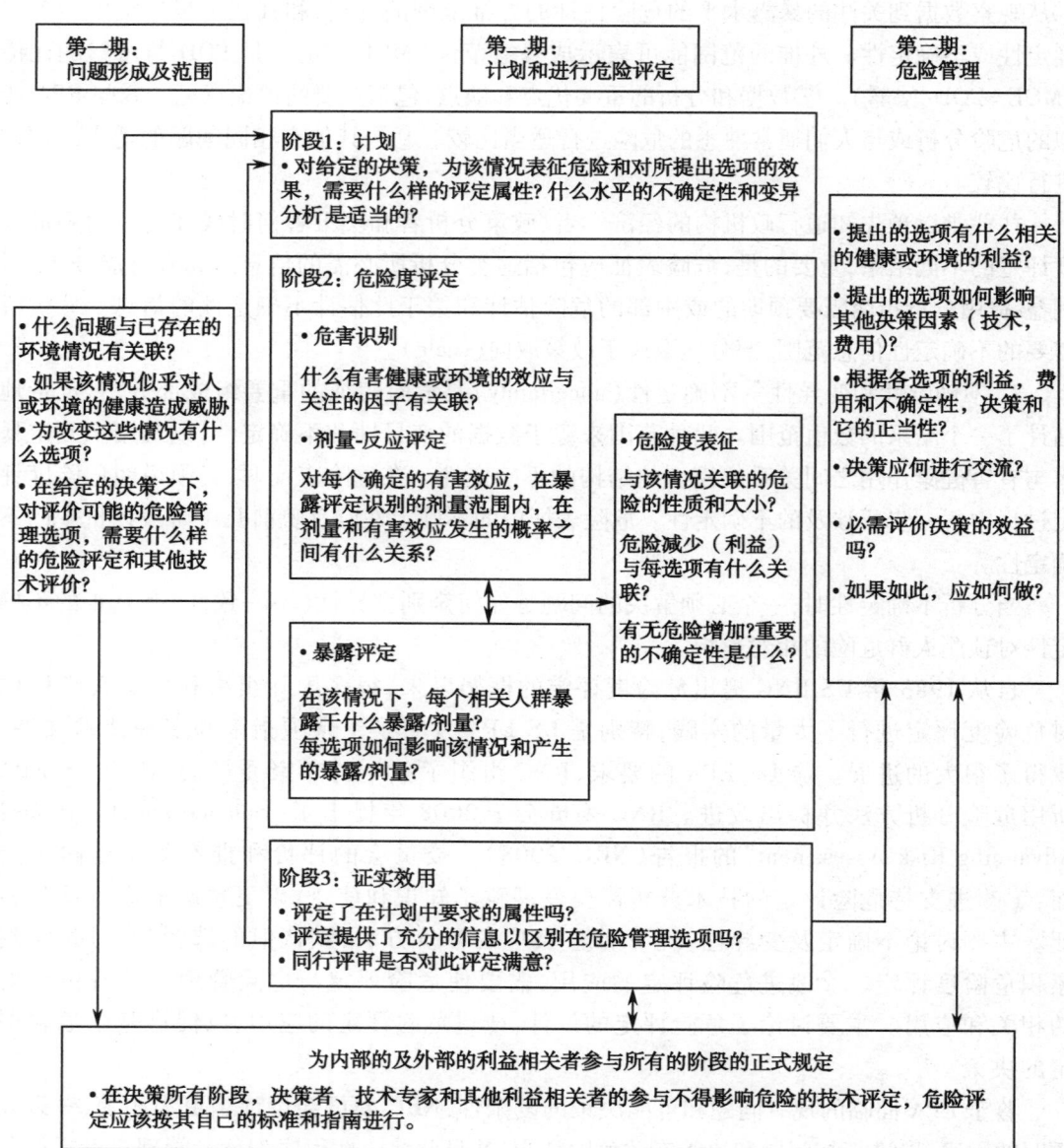

图10-13　基于危险评定的决策,最大程度利用危险度评定的框架

由于对危险的认识尚不充分导致了"预警原则(precautionary principle)",工程学上的"可以实际达到的最低水平(as low as reasonably achievable,ALARA)",政治范畴内的"环境公平(environmental equity)"的概念,以及比较危险度分析方法。比较危险度分析是一种计划和决策的工具,把多种环境问题进行排序,以便确定哪些问题需要采取相对重要和优先的行动。

(周宗灿)

第四节　化学物的危险管理与交流

一、化学物的健康危险管理

危险管理(risk management):依据危险评估的结果,权衡出管理决策的过程,必要时,选择并实施适当的控制措施,包括制定法规等措施。危险管理包括 3 个要素:危险度评定(risk evaluation,即危险-效益评价),扩散和暴露控制(emission and exposure control),危险监测(risk monitoring)。

危险度管理是管理机构选择政策措施以控制危险评定或危险表征中所确定的危害的过程(图 10-14)。在对可供选择的政策措施进行评价并加以选择时,危险管理者们要考虑科学依据和危险度大小,同时还要考虑法规、技术、经济、社会与政治等因素。

1. 化学物危险管理的原则　从管理的角度和从常识来看,没有一种活动,物体或化学物不存在危险。因此,政府法规机构考虑的一些基本点应是建立在对危险的理解上。危险可以分类为自愿的和非自愿的危险(voluntary and involuntary risk),被接受的和可接受的危险(accepted and acceptable risk)。当危险与一定的效益相关时人们经自己的选择甚至可能自愿接受一些相对高的危险,此即自愿的及被接受的危险,应该进行危险-效益分析。此时,受益者与受危险者分离是不可接受的。对非自愿的危险,管理者企图通过制订可接受水平来明确危险程度。这就提出一个问题,即该危险程度是谁"可接受的"——管理者还是暴露者?而且谁正处于潜在的危险中?

化学物的管理的优先性取决于多种因素,其中包括化学物本身的毒性、暴露量、公众的关注和认知等多方面因素。

化学品的管理是政府行为,必须依法

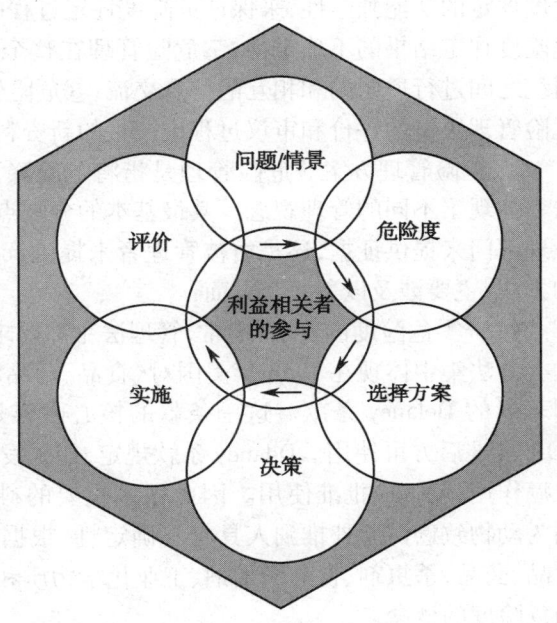

图 10-14　危险管理框架
该框架包括 6 个阶段:①确定广泛的公共卫生问题;②危险度分析;③管理方案选项;④制定降低危险度的决策;⑤执行此决策;⑥评价决策执行的效果。与利益相关者们的相互交流十分关键,因此被放在框架的中心部位

管理,有主管的政府机构,应该设置政府部门间协调机构。应有相应的立法,制定经常性和突发事件性管理条例或规范。并且化学物管理应覆盖化学物生命周期的各阶段和化学物影响的各个方面。

危险管理的框架,包括:①危险评定:确定危害或安全性问题;进行危险表征;将危害分级以便于危险评定和确定危险管理措施;制定危险评定策略;进行危险评定;审议危险评定结果。②危险管理措施的评估:确定现有的管理措施;选择适当的管理措施(包括考虑制定适当的安全性标准);最终的管理决策。③管理决策的执行。④监控和评述:评估措施的效果;审议危险管理和(或)危险评估的内容。

为达成危险管理决策,危险评定过程的结果应与危险管理措施的评价相结合。在达成此决策时,人体健康应该是首要考虑的因素,同时,可适当考虑其他因素(例如:经济费用、效益、技术可行性、危险的认识程度等)。管理决策之后,紧接着应对控制措施效果和对接触人群的危险影响进行监控,从而确保健康安全目标得以实现。重要的是,所有可能受到危险管理决策影响的有关组织都应有机会参与危险管理的过程。这些组织可以包括(但不应仅限于)消费者组织、工业和贸易代表、教育研究机构和制定规章制度的机构。它们可以以各种方式进行协商讨论,包括参加公共会议、在公开文章中加以评述等。在危险管理策略制定的各个阶段,都应吸收相关组织共同进行评价和审议等工作。

化学品危险管理的总原则如下:①危险管理应遵循结构化方法原则;②在危险管理决策中,保护人类健康应该是首要考虑的问题;③危险管理决策和实施应是透明的;④危险度评定策略的确定应该作为危险管理的特殊组成部分;⑤危险管理应该通过维持危险管理和危险度评定的功能独立性,来保证危险度评定过程的科学完整性;⑥危险管理决策应该考虑到危险度评定结果的不确定性;⑦危险管理在整个过程的各方面应保持与消费者和其他有关组织之间进行透明的和相互的信息交流;⑧危险管理应该是一个连续的过程,应不断地参考危险管理决策的评价和审议过程中产生的新资料。

2. 危险管理方案 危险管理是指将危险降至最小的实践行动。不同机构颁布的各种法令体现了不同的管理观念。其最基本的分歧点就是由谁来承担"提供证据的责任",即由管理部门来提供证据,还是由被管理者来提供产品或生产程序的安全性的证据。危险管理的方法,主要涉及以下几个方面:

(1) 零危险度的要求:通常,管理法令都要求通过一个严格的无危险的方法进行管理。这类方法集中体现在1958年美国对《食品、药品和化妆品法》修订案中的食品添加剂条款,即著名的 Delaney 条款。这一条款的核心内容是任何食品添加剂都必须在认为安全并经FDA 批准后方可使用。Ddaney 条款规定,如果发现某一食品添加剂对人或者对实验动物有致癌作用,就不应批准使用。因此很多重要的科学产品和技术产品就有可能被禁止使用。因为动物致癌试验外推到人具有不确定性,根据机制研究和风险-效益分析等管理策略,对食品、药品、杀虫剂、食品添加剂、工业化学物质和其他的消费品等物质目前已经接受可忽略的危险度的概念。

(2) 传统使用的物质:在世界各国的管理中认可了那些在人类传统中应用了很长时间的物质的固有安全性,特别是食物和普通的饮食成分。在美国被称为通常认为安全物质(GRAS),认可的安全性是特指传统应用而不包括特殊用途,因此一种 GRAS 物质可在食物中自由使用,但不能用于药物或其他用途。

(3) 推荐容许量:理论上,推荐容许量是关于有害作用具有阈值的化学物的管理,首先需要以动物试验测量确定未观察到的有害作用剂量(NOAEL),然后通过相应的公式推论到人。以 NOAEL 值除以安全系数得到安全限值,而安全系数包含了从 10 到 10 000 的不确定范围,最终的选择是依靠不确定性、效益-危险分析和管理者的判断来决定的。例如:安全系数可以在同一项目中对儿童病例高一些,而对职业人员低一些。推荐容许量在不同的管理体系中有不同的命名。对于食品常被称为"每日容许摄入量"(ADI)水平;对于职业暴露则称为"阈限值"(TLV),峰值暴露时的"容许暴露阈限值"(PEL)、短期暴露的"短期暴露阈限值"(STEL)和"时间加权重平均值"(TWA),而且对于某些职业的报警剂量"立即危及生命或健康的水平"(IDLH);以及各种最高容许浓度(MAC)等。

（4）可忽略的危险度及法规阈值：管理的概念也应只关心长期存在于我们身边的重大危险。即使对人有致癌作用的物质，当接触水平降低到不至构成真正的危害时，这时的危险度就称为"可忽略危险度"(negligible risk)。如整个生命周期暴露水平不产生大于百万分之一的超额癌症危险度，就是"可忽略危险度"。1995年，美国FDA提出法规阈值，如果食物添加剂在每日摄取总量不超过0.5ppb，可以不进行管理。此概念的合理性和可靠性仍待验证，但是它将会缓解大部分由于琐碎事物引起管理上的僵持而造成的管理决策中的延误。

（5）效益-危险分析(benefit/risk analysis)：这类方法的一个共同特征，是要求管理机构除了考虑化学物对健康和环境的危害之外，还要综合考虑一些其他因素，主要是效益和费用方面的因素。在实际管理中，效益-危险分析常常是最后的决定因素。

目前对化学品的管理，世界各国基本上都是采用按化学物用途分类管理的方法，即不同用途的化学品用不同的管理程序。对新化学品或产品主要有许可制度和登记制度等（表）。

对化学品法规管理的框架主要为：上市前的授权(premarketing authorization)/许可(licensing)，允许/禁止的名单(allowed/proscribed lists)，登记(notification schemes)，见表10-8。在不同国家的管理的框架可能存在差别。

表10-8　危险管理方案的类型

管理方案	作用	举例
上市前的授权（许可）	在监管机构审查安全性和有效性后，才可以授权产品的营销	人用和兽用药品，农药
允许/禁止的名单	有允许和(或)违禁成分的正式名单；没有必要对每个产品的授权	化妆品，食品添加剂
登记	产品并不需要授权，但其使用/销售/生产应登记，并同时提交化合物的基本性质	工业化学品(REACH)

3. 危险度管理的方法

（1）零危险度的要求：德莱尼修正案(the Delaney clause)，提出如残留物的危害低于可忽略的危险度水平，则不予以限制。

（2）传统使用的物质：通常认为安全物质(generally regarded as safe GRAS)。

（3）推荐安全限值：用于损害作用有阈值的化学物的管理。安全限值可以分为两类，一类是基于健康的指导值，以kg体重表达（如ADI），另一类涉及具体的暴露条件和介质，以环境介质m^3（空气）、L（水）或kg（土壤）表达（图10-15）。

（4）可忽略的危险度及法规阈值："可忽略危险度"(negligible risk)。如整个生命周期暴露水平不产生大于百万分之一的超额癌症危险度，此暴露水平可以接受，此危险度就是"可忽略危险度"。

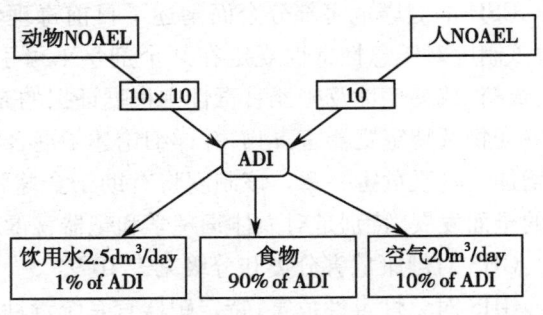

图10-15　ADI和食物、饮用水和空气中MAC的关系

1995 年,美国 FDA 提出法规阈值,如果食物添加剂在每日摄取总量不超过 0.5ppb,是可以不需要管理的。

（5）效益-危险分析:如对药物可利用"需治疗人数原则"[number needed to treat（NNT）principle]。即评估临床试验数据中的受试组和对照组患者的比例,这些患者将体验:①临床效益的规定水平(例如存活 2 年以上,疼痛减轻至预定的水平,通过采用给定的数量延缓认知功能的下降);②不良反应的确定程度。这些评估显示效益还是受害反应的患者的比例,可表示为需要治疗的人数(NNT;使需要治疗的患者人数依次地显示给定的效应,而不管这些效应是效益还是受害)。假如治疗组某事件发生率为 Pi,对照组发生率为 Pc。($Pc-Pi$)可理解为经治疗后可使该事件发生减少多少。NNT 为绝对危险度减少的倒数,即 $NNT=1/(Pc-Pi)$。评价指标在表现治疗疗效作用大小上是对所研究样本的点估计,为精确估计总体人群治疗作用大小,还需表达 95% 可信区间。后发展了列线图计算法和 Visual Rx 法,较直观和简便易行。

二、全球化学品统一分类和标签制度介绍

全球化学品统一分类和标签制度属于定性危险评定和管理。推动制定《全球化学品统一分类和标签制度》(Globally Harmonized System of Classification and Labelling of Chemicals,GHS)的国际授权是,在 1992 年联合国环境与发展会议(环发会议)上通过的《21 世纪议程》。

联合国于 2003 年公布 GHS,2008 年全球实施。GHS 包括 5 个部分:第 1 部分导言、第 2 部分物理危害、第 3 部分健康危害、第 4 部分环境危害和 9 个附件。该制度应是动态的,并应在执行过程中随着经验的积累不断修订并使之更加有效。GHS 是适用于所有化学品和化学品混合物的统一制度。制度各组成部分的适用因产品类型或生命周期的阶段而可能不同。一旦对某种化学品作了分类,在就给定产品或使用背景决定应采取何种信息步骤或其他步骤时可考虑不利影响的可能性。就有意摄入时的标签而言,药品、食品添加剂、化妆品和食品中杀虫剂残留物等将不在 GHS 的覆盖范围。不过,在工人可能接触它们的场合以及在运输过程中如果潜在的接触有此需要,则这些类型的化学品将在 GHS 的覆盖范围内。

GHS 包括下列要素:①按其健康、环境和物理危害对物质和混合物进行分类的统一标准;②统一危害公示要素,包括标签和安全数据单的要求。该制度到 2008 年全面运转。

GSH 的健康危害部分全面阐述了目前毒理学界对化学品毒效应分类和分级的统一意见,该制度对于急性毒性规定在某个剂量下可引起机体的有害作用的物质为毒物;而对致癌、致畸、致突变性及靶器官毒性则根据证据的充分性来确定为人或动物的致癌物、致畸物、致突变物及特定靶器官毒物,并详细论述了混合物毒效应分级。2005 年修订本中,健康危害还增加了呛吸危害一章。该制度将有助于全球各国化学品管理工作的接轨,也将促进毒理学的全面发展,特别是对人体毒理学和靶器官毒理学的研究。

GHS 对健康危害分类和分级见表 10-9。

GHS 对急性毒性危害,特定靶器官系统毒性/单次剂量接触和重复剂量接触给出了标准动物毒性研究的指导值范围,以帮助分类,分别见表 10-10 ~ 表 10-12。

表 10-9　GHS 健康危害分类和分级

健康危害	分　　级
急性毒性	根据急性毒性数值临界标准值表示为（近似）LD_{50}（经口，经皮肤）或 LC_{50}（吸入）值或急性毒性估计值（ATE）划分为第 1 类 ~ 第 5 类五种毒性类别（此相当于极毒、剧毒、中等毒、低毒、实际无毒）。第 1 类 ~ 第 3 类标示骷髅和交叉骨，第 4 类标示感叹号，第 5 类不使用符号
皮肤腐蚀/刺激	第 1 类皮肤腐蚀性。标示腐蚀 第 2 类皮肤刺激物。标示腐蚀 第 3 类皮肤轻微刺激物。标示感叹号
严重眼损伤/眼刺激	第 1 类眼刺激物（不可逆眼部效应）标示腐蚀 第 2 类眼刺激物（第 2A 类可逆眼部效应，标示感叹号）和轻微眼刺激物（第 2B 类，不使用符号）
呼吸或皮肤致敏作用	呼吸致敏物：如果有人类证据表明该物质可能引起特定呼吸超敏反应和（或）如果适当的动物试验出现阳性结果。标示健康危害 皮肤致敏物：如果有人类证据表明，该物质可通过皮肤接触在许多人中引起致敏作用，或者如果适当的动物试验得到阳性结果。标示感叹号
生殖细胞致突变性	第 1 类：已知或被认为可能引起人类生殖细胞可遗传突变的化学品。标示健康危害 第 1A 类：已知可引起人类生殖细胞可遗传突变的化学品。标准：在人类流行病学研究得到阳性证据 第 1B 类：应认为可能引起人类生殖细胞可遗传突变的化学品。标准：哺乳动物体内可遗传生殖细胞致突变性试验得到阳性结果；或哺乳动物体内体细胞致突变性试验得到阳性结果，并且一些证据表明该物质有引起生殖细胞突变的可能；或试验的阳性结果显示在人类生殖细胞中产生了致突变效应，而无需显示是否遗传给后代 第 2 类：由于可能导致人类生殖细胞可遗传突变而引起人们关注的化学品。标准：哺乳动物试验获得阳性证据，和（或）有时从一些体外试验中得到阳性证据。标示健康危害
致癌性	第 1 类：已知或假定的人类致癌物。标示健康危害 第 1A 类：已知对人类有致癌可能；对化学品的分类主要根据人类证据 第 1B 类：假定对人类有致癌可能；对化学品的分类主要根据动物证据 以证据的充分程度以及附加的考虑事项为基础，这样的证据可来自人类研究，即研究确定人类接触化学品和癌症发生（已知的人类致癌物）之间存在因果关系。另外，证据也可来自动物试验，即动物试验以充分的证据证明了动物致癌性（可能的人类致癌物）。此外，以个案为基础，根据显示出有限的人类致癌性证据和有限的实验动物致癌性证据的研究，可通过科学判断作出人类致癌性假定 第 2 类：可疑的人类致癌物。标示健康危害 可根据人类和（或）动物研究得到的证据将一种化学品划为第 2 类，但前提是这些证据不能令人信服地将该化学品划为第 1 类

续表

健康危害	分　级
生殖毒性 哺乳期影响的危害	第1类:已知或假定的人类生殖或发育毒物。标示健康危害 本类别包括已知对人类性功能和生殖能力或发育产生有害影响的物质或动物研究证据(可能有其他信息为补充)表明其干扰人类生殖的可能性很大的物质 第1A类:已知的人类生殖毒物。将物质划为本类别主要以人类证据为基础 第1B类:假定的人类生殖毒物。将物质划为本类别主要是以实验动物证据为基础,如果机制信息提示效应与人类的相关性值得怀疑时,将其划为第2类可能更适合 第2类:可疑的人类生殖毒物。标示健康危害。本类别包括的物质是,一些人类或实验动物证据(可能有其他信息作补充)表明在没有其他毒性效应的情况下,可能对性功能和生殖能力或发育有有害影响,或者如果与其他毒性效应一起发生,那么对生殖的有害影响不能是其他毒性效应的非特异继发性结果,而且存在的证据不足以将物质划为第1类 影响哺乳期或通过哺乳期产生影响划为单独类别。不使用符号。对于许多物质,并没有信息显示它们是否有可能通过哺乳期对后代产生有害影响。但是,被女性吸收并被发现干扰哺乳期的物质,或者其在母乳中的数量(包括代谢物)足以使人们关注以母乳喂养的儿童的健康的物质,应划为此类别,以表明这种对以母乳喂养的婴儿有危害的性质。可根据以下进行分类: (a)吸收、代谢、分布和排泄研究。这些研究应表明该物质有可能以具有潜在毒性的水平存在于母乳之中;和(或) (b)一代或两代动物研究的结果。这些结果应以明确的证据表明,由于该物质进入母乳中对母乳质量产生有害影响而对后代有着有害影响;和(或) (c)人类证据表明该物质在哺乳期内对婴儿有危害
特定靶器官系统毒性——单次接触	第1类:对人类产生显著毒性的物质,或者根据实验动物研究得到的证据,可假定在单次接触之后有可能对人类产生显著毒性的物质。标示健康危害 第2类:根据实验动物研究的证据,可假定在单次接触之后有可能对人类健康产生危害的物质。标示健康危害 第3类:瞬时靶器官效应指那些暴露后短时间内存在的可逆性功能改变,仅包括麻醉效应和呼吸道刺激。标示感叹号
特定靶器官系统毒性——重复接触	第1类:对人类产生显著毒性的物质,或者根据实验动物研究得到的证据,可假定在重复接触之后有可能对人类产生显著毒性的物质。标示健康危害 第2类:根据实验动物研究的证据,可假定在重复接触之后有可能对人类健康危害的物质。标示健康危害
呛吸危害	第1类:已知引起人呛吸毒性的危害的化学品或被认为可引起人类的呛吸毒性危害的化学品。标示健康危害 第2类:推测引起人呛吸毒性危害关注的化学品。标示健康危害

表 10-10　急性毒性危害类别和急性毒性估计(ATE)值

接触途径	第1类	第2类	第3类	第4类	第5类
经口(mg/kg 体重)	5	50	300	2000	5000
皮肤(mg/kg 体重)	50	200	1000	2000	
气体(ppmV)	100	500	2500	5000	
蒸汽(mg/L)	0.5	2.0	10	20	
粉尘和烟雾(mg/L)	0.05	0.5	1.0	5	

注:气体浓度以体积百万分率表示(ppmV)。气体、蒸汽、粉尘和烟雾的吸入临界值以4小时试验接触为基础。第5类的标准旨在识别急性毒性危害相对较低,但在某些环境下可能对易受害人群造成危害的物质

表 10-11　特定靶器官系统毒性/单次剂量接触指导值范围

接触途径	指导值范围			
	单位	第1类	第2类	第3类
经口(大鼠)	mg/kg 体重	C≤300	2000≥C>300	指导值不适用,因为分类首先基于人类的数据,所以没有给出指导值
皮肤接触(大鼠或兔)	mg/kg 体重	C≤1000	2000≥C>1000	
吸入气体(大鼠)	ppm	C≤2500	5000≥C>2500	
吸入蒸汽(大鼠)	mg/L	C≤10	20>C>10	
吸入粉尘/烟雾/烟尘(大鼠)	mg/(L·4h)	C≤1.0	5.0>C>1.0	

表 10-12　特定靶器官系统毒性/重复接触有助于分类的指导值

接触途径	指导值(剂量/浓度)		
	单位	第1类	第2类
经口(大鼠)	mg/kg bw/d	10	10~100
皮肤接触(大鼠或兔)	mg/kg bw/d	20	20~200
吸入气体(大鼠)	ppm/6h/d	50	50~250
吸入蒸汽(大鼠)	mg/L/6h/d	0.2	0.2~1.0
吸入粉尘/烟雾/烟尘(大鼠)	mg/L/6h/d	0.02	0.02~0.2

注:所建议的指导值基本上是指标准大鼠90天毒性研究中观察到的效应

对混合物的危害分类,如果整个混合物有试验数据,混合物的分类将依据该数据进行;如果混合物本身没有试验数据,那么就应考虑每个具体章节中载有和解释的架桥原则(bridging principles)以进行分类;如果现有信息不足以适用上述架桥原则,尽可能以已知组分的危害分类为基础利用加和性公式来对混合物分类。健康危害公示的标签包括:符号(表10-13)、信号词、危害说明。此外,在该项文件的附录中也给出安全数据单(safety data sheets,SDS)的要求。

表 10-13　GHS 规定的化学品健康危害和健康危害的符号

骷髅和交叉骨	腐蚀	健康危害	鱼和树	感叹号	不使用符号
	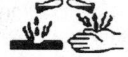				

　　GHS 对化学物健康危害的分类和分级实质上是危险度的定性评定,在此基础上可以对化学品进行管理,给以相应的标签,并规定相关的控制和安全措施,以降低健康危险。有关网址见:www. unece. org/trans/danger/

三、REACH 法规

　　REACH 法规即欧盟关于化学品注册、评估、许可和限制法规《Registration, Evaluation, Authorization and Restriction of Chemicals》。该法规于 2006 年 12 月 18 日由欧盟通过,2007 年 6 月 1 日生效,2008 年 6 月 1 日起正式实施。该法规整合、改进并取代了欧盟以往 40 多项化学品管理的法律法规,旨在对欧盟境内的所有化学品进行更好的管理。该法规要求进口商和生产商对其在欧盟境内所有年生产和(或)进口量大于一吨的化学品提交化学品危害和(或)风险评价信息。早在 1998 年,欧盟议会就提议制定一个新的化学品管理法规。欧盟当时对"新"化学品和现有化学品的管理采用不同的规定,并且未明确定义责任分担主体,且化学品危害和暴露信息在产业链传递不通畅。2001 年,欧盟出台了《未来化学品政策战略白皮书》,提出当时的化学品管理无法充分保障人类健康和环境。因此希望建立一套化学品法规达到以下几个目标:更好地保护人类健康和环境,包括促进用于评估化学品危害的动物替代实验的发展;明确由工业界来承担化学品安全的责任;增加欧盟市场化学品的自由流通性和信息透明度,以促进竞争力和创新性;欧盟作为世界贸易组织成员遵从其义务。2003 年 5 月,欧盟委员会根据《未来化学品政策战略白皮书》制定了 REACH 草案,同年 10 月向欧盟议会提交了《关于 REACH、建立欧洲化学品管理局并修订 1999/45/EC 指令和有持久有机污染物的法规》的最终文本,REACH 由此进入正式立法程序。在经过了征询意见、辩论和修改等阶段之后。欧盟理事会于 2006 年 12 月 18 日投票表决通过了 REACH 法规,并于 2006 年 12 月 30 日正式公布。2007 年 6 月 1 日 REACH 法规生效,2008 年 6 月 1 日起正式实施。

　　1. REACH 法规的管理范围　欧盟制造、进口或投入市场的所有化学品均受 REACH 法规管理,包括化学物质本身(substance)、配制品(preparation)以及物品(article)中所含的化学物质。化学物质被定义为"自然存在的或人工制造的化学元素和它的化合物",包括加工过程中为保持其稳定性而使用的添加剂和生产过程中产生的杂质,但不包括不影响其稳定性或改变其成分的情况下就可被分离的溶剂,例如甲醛、甲醇等。配制品是指所有两种或两种以上的化学物质的溶液或混合物,如涂料、墨水等。物品是指由一种或多种物质和(或)配制品组成,在制造过程中获得特定的形状、外观或设计的物体,比它的化学成分有更多的最终功能,如纺织品、玩具等。REACH 法规不适用于某些化学品,如现有其他法规已经覆盖和另有规范的化学品、生产进口量在 1 吨以下以及普遍认为低风险的物质等。

　　2. REACH 法规实施的时间表　REACH 法规为其生效前已经投入市场或者生产的物质提供了一项过渡性措施,即这些物质应该在 REACH 法规规定的注册截止日期前完成,这些物质被称为"分阶段物质"。被列入欧洲现有商业化学物质目录(EINECS)或欧洲已通报化学品目录(ELINCS)或不再认为是聚合物的物质目录(NLP)中的物质。例如,EINECS 中主要包括 1981 年 9 月 18 日之前投放到欧盟市场的所有化学物质,即"现有物质"。非分阶段物质即上述物质之外的其他物质,则不享有过渡性措施的益处,通常在其生产、进口和投放市场前必须进行注册。以下为 REACH 法规实施的时间表和图解。

2007 年 6 月 1 日-REACH 法规正式生效

2008 年 6 月 1 日-欧洲化学品管理局(ECHA)正式运行

2008 年 6 月 1 日~2008 年 12 月 1 日-现有化学物质预注册

2010 年 12 月 1 日-年产/进口量 1000 吨及以上的物质,或年产/进口量 100 吨及以上的 CMR 1、2 类物质注册截止期

2013 年 6 月 1 日-年产/进口量 100 吨及上的物质注册截止期

2018 年 6 月 1 日-年产/进口量 1 吨及上的物质注册截止期

3. 主要内容

(1) 注册:REACH 法规要求,如化学物质不在注册豁免物质名单中,且产量或进口量大于 1 吨/年,化学品制造商或进口商必须通过注册该物质才能在欧盟内生产或进口。年产量或进口量在 1~10 吨的所有现有化学物和新化学物应注册其基本信息;年产量或进口量在 10 吨及以上的化学物质应同时提交化学品安全报告。REACH 法规对分阶段化学物质实施分步注册,年产量或进口量为 1000 吨及以上的化学物质,或属于第一、二类致癌、致突变和致生殖毒性(CMR)且产/进口量大于 100 吨/年的化学物质,在法规生效后 3 年内完成注册;年产量或进口量介于 100~1000 吨的物质,在法规生效后 6 年内完成注册;年产量或进口量在 1~100 吨的物质,在法规生效后 11 年内完成注册;用于研发的物质可免于注册 5 年。注册所需数据随吨位级别逐级增加。具体数据要求在 REACH 法规中有详细的描述。现有化学物质需要在 2008 年 12 月 1 日前进行预注册,并且在规定的最后注册截止日期内完成正式注册。REACH 法规还规定,只有欧盟境内的自然人或法人可以提交注册申请,如欧盟境内制造商或进口商。非欧盟制造商可以指定位于欧盟境内的"唯一代理"(only representative)为其履行 REACH 法规义务。REACH 注册通过 IUCLID 电子工具处理档案卷宗。REACH 法规规定,企业有义务对其注册的化学物质进行充分的、必要的安全性测试和评估。率先完成注册产生的化学物质安全性数据和信息的单位,应该与其他注册机构有偿共享,以减少不必要的测试,尤其是动物试验。

(2) 评估:评估包括卷宗合格性评估和对化学物质的风险评估。卷宗合格性评估是检查注册机构提交的针对某一个化学物质注册卷宗的完整性和法规遵从性。化学物质的风险评估则确认该化学物质的风险性,包括对人类健康和环境影响两部分。欧洲化学品管理局同时也评估注册机构提交的测试方法以确保产品的安全性,并保证尽量减少或避免动物试验。

(3) 许可:许可制度是为了保证欧洲内部市场的良好运作,并且对具有极高关注度的物质(SVHC)在生产和使用中其风险得到充分的控制。高关注度化学物质的生产和进口,需要得到欧洲化学管理局的许可,这些物质可能包括:致癌物、致突变物、生殖毒性物质(CMR),持久性、生物蓄积性、环境毒性物质(PBT),高持久性、高生物蓄积性(vPvB),内分泌干扰物质等。如果能充分控制高关注度物质的风险,并且在化学品安全报告中加以说明风险控制措施;或者经过社会和经济效益/物质风险权衡分析,认为其益大于弊,而且没有合适的替代物质或技术时,可按某一用途的使用方式给予具体许可。许可物质被列于 REACH 附件ⅩⅣ

中,这些物质只能由获得许可的公司及其客户使用和投放市场,且使用用途和许可中规定的条件必须被严格遵守。

(4) 限制:REACH法规规定对于某些危险物质、配制品和物品的制造投放市场和使用应当限制。欧洲化学品管理局如果认为某种化学物质或其配制品、物品的生产或使用对人类健康和环境的风险不可控制,则限制其在欧盟境内的生产或进口。提议加入XⅦ的物质必须经过社会和经济效益/物质风险权衡的分析,由欧盟委员会做出最终决议。

(5) 物质信息交换论坛(SIEF):欧盟要求企业对现有化学物质进行预注册,从而便于建立物质信息交流论坛(Substance Information Exchange Forum),简称SIEF,便于同一化学物质的各注册方进行数据分享和讨论。建立该论坛旨在减少社会资源浪费,尤其是减少不必要的动物实验。

(6) 化学品安全评估及化学品安全评估报告:年生产或进口量≥10吨且需要注册的物质都需要进行化学品安全评估(chemical safety assessment,CSA),并且提交化学品安全报告(chemical safety report,CSR)。化学品安全评估不仅考虑化学品的危害信息,而且考虑其暴露信息,包括危害识别和表征、暴露评估(或预测)、风险表征和风险管理措施。化学品安全评估的输出模式为化学品安全报告,报告中设置的暴露场景及其风险通过安全数据表(SDS)向下游产业链传递。

4. REACH法规的特点 首先,REACH法规涉及面较广。它不仅针对新化学物质,而且也管理已有化学物质;不仅管理化学物质本身,而且涉及到配制品和物品中所含的其他化学物质;不仅影响到欧盟境内生产和销售的化学物质,也影响到全球各地进口到欧盟的化学物质。其次,REACH法规明确了责任主体为欧盟境内的生产和进口商,要求企业即生产或进口者提供相关信息,其实施有严格的时限,规定各级注册物质的数据必须在规定时间内提交。REACH法规同时还要求对管理的化学物质进行充分必要的安全性测试,且随产量/进口量而对要求的数据量也增加。REACH法规还提倡尽量避免不必要的测试,尤其是动物测试,提出了整合(智能)测试策略(integrated testing strategy,ITS),不必盲目地按部就班地进行测试,而应该综合考虑关于该化学物质的已有的信息,分析数据缺口,分阶段、分层级、有策略地进行测试。数据足以判定该物质的安全性则不必要进行不必要的测试。

5. REACH法规的实施状况和我国应对措施 2010年10月,ECHA公布了已有注册意向的化学物清单,包括了近5000种物质,可大致分为以下4类:已提交完整注册卷宗的物质、现场分离中间体、可转移分离中间体和尚未注册的物质。ECHA网站上公布的数据称,截至2010年11月22日,注册卷宗总数超过14 000份,注册较多的国家为德国、英国和荷兰。欧盟自REACH法规正式发布实施之后,一直在对其附件进行修订,并且发布了多项指南性文件。REACH的高度关注物质(SVHC)是各国制造出口至欧盟的制造商的关注点之一,欧洲化学品管理局已先后发布了3批许可候选清单。REACH法规通过使用IT系统协助其信息管理和沟通。REACH-IT系统也有所更新,包括其注册工具IUCLID已更新至5.2.3版。由于REACH法规并未规定SIEF成员的权利和义务,导致了SIEF交流的随意性较强,整个SIEF的进程较慢。截至今年年底,共形成了不到3000个SIEF。REACH法规对中国的生产、加工企业都有一定的影响,导致企业出口产品到欧盟的成本增加。注册需要的测试费用比较昂贵,而且某些测试项目在国内刚刚起步或者还有待开发。此外,REACH法规规定,年产量在10吨及以上的物质需要提供风险评估报告,而在国内这个领域的专业技术人员十分缺乏。为了更好地应对 REACH 法规,我国还需加大对欧盟 REACH 法规的宣传力度,提高国内企业对欧盟 REACH 法规影响的认知程度和重视度。同时,我们应该利用合适的国际交流的机会来学习和陈述我们的观点和主张,争取获得相互的理解和沟通。我国也应该抓紧立法,从 REACH 法规的制定和实施中吸取经验教训,制定符合我国国情的化学品管理法规和指南文件。最后,开展 GLP 实验室认证和化学品危害和风险评估技术储备也是当务之急。

四、预警原则

在必要时,预警原则(precautionary principle)可以代替危险评定作为监管行动的基础。事实上,预警原则是在有可能发生严重不可逆的损害时使用的,此种使用方法在很多与预警原则相关的国际法中很常见。但是,这个方法缺乏确凿的科学证据。例如:在1992 年《里约热内卢宣言》第 15 条原则中规定:"为了保护环境,各国应根据自己的能力广泛应用预防方法。凡存在严重或不可逆转的损害的威胁时,为防止环境退化,不充分科学的结论不得用作推迟符合成本-效益措施的理由。"预警原则有 4 个核心组成部分:①面对不确定性时,采取预防行动;②将举证责任转移给活动支持者;③拓宽探索,以期替代可能有害的行动;④提高决策的公众参与。当对环境的健康问题理解不充分时,首先可能会成为预防分析研究的对象,并随着利益相关者的参与和预防措施的启动,包括随后的监测和研究,信息将逐步增加。这些努力最终可能为正式的危险评定提供基础。预警原则与危险评定的关系见图 10-16。

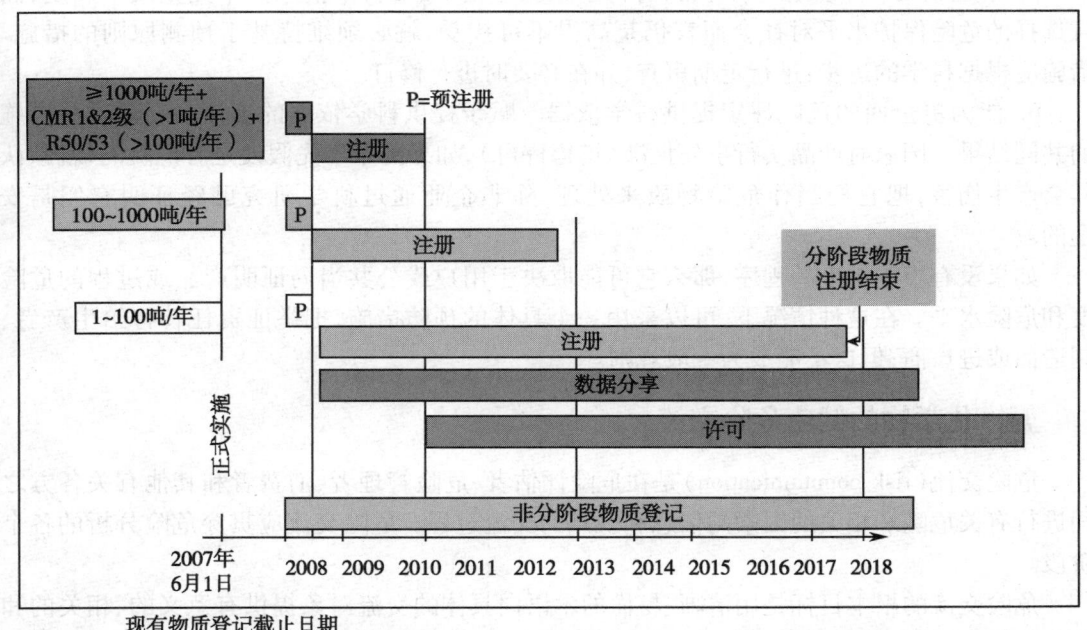

图 10-16 REACH 法规实施的时间表

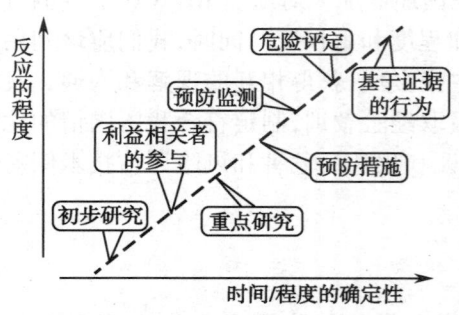

图 10-17　预警原则与危险评定的关系

欧洲委员会(EC)对制定预警原则如下述。当认为有必要采取行动时,基于预警原则的措施应该是:

1. 与选择保护水平相称　相称意味着采取措施应适应于选择的保护水平。危险不可能完全消除,但是不完整的危险评定却可能显著减少危险管理者的选项范围。全面禁止可能不是在所有情况下的潜在危险都是适当的反应。然而,在某些情况下,它是某一特定危险的唯一可能的反应。

2. 在措施应用中无歧视性　无歧视性意味着类似情况应同等对待,以及不同的情况应区别对待,除非有客观理由不这样做。

3. 与已采取的类似措施保持一致性　一致性是指当前的措施必须和在可获得科学数据的相同领域中已采取的措施在范围和性质上具有可比性。

4. 基于对所采取行动带来的潜在效益和成本的考核(包括进行效益/成本的经济分析的适用性和可行性)　成本-效益考核需要与行动与否在短期和长期范围内对欧盟的成本比较。这不是一个简单的经济成本效益分析:它的范围更广,包括非经济因素的考虑,例如某些选择可能产生的效益和公众接受度。在进行这样的考核时,应当考虑保护健康优先于经济考虑的一般原则和法院案例。

5. 审查新的科学数据　审查新的科学数据是指,只要科学信息尚不完整或不确定,而且选择的危险保护水平对社会而言仍是高得不可接受,就必须维持基于预测原则的措施。措施应根据科学的进步:进行定期审查,并在必要时进行修订。

6. 能为更全面的危险评定提供科学依据　赋予提供科学依据的责任已经是这些措施的共同结果。国家对产品实行事先批准(销售许可),如果国家事先假设是有危险的,就默认其会产生伤害,把它们当作危险物质来处理,除非企业通过科学研究已经证明它们是安全的。

如果没有事先批准的程序,那么它可能取决于用户或公共当局证明产品或过程的危险度和危险水平。在这种情况下,可以采用一个具体的预防措施,把举证责任转移给生产者、制造商或进口商,但这不能成为一般规则。

五、化学物的健康危险交流

危险交流(risk communication)是在危险评估者、危险管理者、消费者和其他有关各方之间进行有关危险和相关的因素的信息和观点的交流过程。危险交流应贯穿危险分析的各个阶段。

危险交流的根本目标是用清晰、易懂的术语向具体的交流对象提供有意义的、相关的和准确的信息,这也许不能解决各方存在的所有分歧,但可有助于更好地理解分歧,也可以更广泛地理解和接受危险管理的决定。有效的危险交流应该具有建议和维护义务和信任的目标,使之推进危险管理措施在所有各方之间达到更高程度的和谐一致,并得到各方的支持。在交流过程中,常忽略听取"利益相关者"的担心和感受,以及他们提出的优先重点和建议方案。在评价过程的各个阶段,他们的意见都有十分重要的作用。

危险交流的目标是：

1. 促进所有参与者认识和理解危险分析过程中的具体问题。

2. 在达成和实施危险管理决定时,增强一致性和透明度。

3. 为理解所提出的或实施的危险管理决定提供一个合理的依据。

4. 促进危险分析过程的全面有效性和效率。

5. 当有效的危险信息和教育计划成为危险管理的措施时,推动这些信息和教育计划的制订和传播。

6. 培养公众对安全性的信任和自信。

7. 加强所有参与者之间的工作关系和相互尊重。

8. 促进所有各方适当地参与危险交流过程。

9. 各方交流有关危险及其他论题的信息,包括其认识、态度、价值、行为及观念等。

根据交流的内容和对象,有效的危险交流的要素包括:①危险的性质;②危险评估的不确定性;③危险管理的措施(表 10-14)。

表 10-14　危险交流的信息

危险的性质		危险评估的不确定性	危险管理的措施
• 有关危害的特点和重要性	• 谁最处于危险中	• 评估危险所采用的方法	• 控制或管理危险的行动
• 危险的程度和严重性	• 受益的性质	• 每个不确定性的重要性	• 个人可采取的降低其危险的行动
• 情况的紧迫性	• 与每一个危险相关的实际或期望的受益	• 所获数据的薄弱点或不准确性	• 选择特定的危险管理措施的理由
• 危险是否正在呈变大或变小的趋势	• 谁受益以及以什么方式受益	• 评估所依据的假设	• 特定措施的有效性
• 暴露于危害的可能性	• 危险与受益之间的平衡点在哪里	• 从评估的灵敏度到假设的变化	• 特定措施的好处
• 暴露的分布	• 受益的意义和重要性	• 危险评估结论的变化对危险管理的影响	• 管理危险的费用以及由谁来支付
• 构成显著危险的暴露量	• 所有受影响的相关人群的总体受益		• 实施危险管理措施后,仍然存在的危险
• 处于危险中人群的特点和规模			

有必要对危险交流工作和计划进行定期和系统的评估,以确定其有效性,并在必要时进行修正。

有效的危险交流的一般要求:有效的危险交流有许多要求,特别是那些涉及公众的要求,可以按以下危险交流过程的系统方法进行排序分组。首先,收集背景资料和需要的信息;接着制作、编辑、传播并发布消息;最后,对其效果进行审核和评估。

(1) 背景/信息:了解危险以及相应的不确定性的科学依据;通过危险调查、访问和重点人群讨论等方式,了解公众对危险的看法;找出人们需要的危险信息是什么;关注那些人们认为比危险本身更为重要的相关问题。应预期不同的人对危险的理解会不同。

(2) 准备/组合:避免将新的危险与熟悉的危险作比较,因为如果不能正确地表述,比较的结果可能是轻率的且不真实;认识危险概念中的感情成分并对之做出反应。用同情的语言,而决不是只用逻辑语言来说服感情用事的交流对象(听众、观众);用几种不同的方法来说明危险,切实做到不回避危险问题;解释在危险评估和标准制定过程中使用的不确定性因素;在所有的交流活动中,保持开放、灵活以及承认公众负有责任;树立一种与危险有关的利益意识。

(3)传播/发布:通过可理解的方式来描述危险/利益的信息和控制措施,接受公众并将其作为合法的参与者;分担公众所关心的问题,而不是认为这些问题不合理或不重要而置之不理。将对公众所关心的问题像统计资料一样受到重视;诚实、坦率并且公开地讨论所有的问题;在解释危险评估推导出的统计数据时,应在摆出这些数字之前,先说明危险评估过程;综合并利用其他来源可靠的信息;满足媒体的需要。

(4)审核/评估:评估危险信息资料和交流渠道的有效性;注重监测、管理以及减小危险的行动;周密计划并评估所作的努力。

有必要对危险交流工作和计划进行定期和系统的评估,以确定其有效性,并在必要时进行修正。

(周宗灿)

参 考 文 献

1. Marchant GE. Regulatory Toxicology//Klaassen CD,ed. Casarett & Doulls Toxicology:The Basic Science of Poisons. 8th Ed. New York:McGraw-Hill Education,2013:1413-1424.

2. Illing HP,Marrs TC. Regulatory Toxicology//Ballantyne B,Marrs TC,Syversen T(Eds). General and Applied Toxicology. 3rd Ed. ,6 Vols. London:John Wiley & Sons,2009:2527-2553.

3. Faustman EM,Omenn GS. Risk Assessment//Klaassen CD,ed. Casarett & Doulls Toxicology:The Basic Science of Poisons. 8th Ed. New York:McGraw-Hill Education,2013:123-149.

4. Back BD,Calabrese DE,Slayton TM,et al. The use of toxicology in the regulatory process//Hayes AW,Kruger CL,eds. Hayes' Principles and Methods of Toxicology. 6th edition. New York:CRC Press,Taylor & Francis Group,2014:45-93.

5. NRC. Toxicity Testing in the 21st Century:A Vision and a Strategy,2007. http://www. nap. edu/catalog/11970. html.

6. Andeasen ME,Krewski D. The vision of toxicity testing in the 21st century:moving from discussion to action. Toxicological Sciences,2010,117(1):17-24.

7. Aschner M,Autrup HN,Berry SC,et al. Upholding science in health,safety and environmental risk assessments and regulations. Toxicology,2016,doi:10. 1016/j. tox. 2016.09. 005.

8. Bouvy JC,Huinink L,De Bruin ML. Benefit-risk reassessment of medicines:a retrospective analysis of all safety-related referral procedures in Europe during 2001-2012. Pharmacoepidemiol Drug Saf,2016,25:1004-1014.

9. Brock WJ,Hastings KL,McGown KM,eds. Nonclinical safety assessment:a guide to international pharmaceutical regulations. Chichester:Wiley,John Wiley & Sons,Ltd,2013.

10. Bu Q,Wang B,Huang J,et al. Pharmaceuticals and personal care products in the aquatic environment in China:a review. J Hazard Mater,2013,262:189-211.

11. Choi SM,Lee BM. Safety and risk assessment of ceramide 3 in cosmetic products. Food Chem Toxicol,2015,84:8-17.

12. Cimino AM,Boyles AL,Thayer KA,et al. Effects of Neonicotinoid Pesticide Exposure on Human Health:A Systematic Review. Environ Health Perspect,2016,doi:10. 1289/EHP515.

13. Daller J. Biosimilars:A consideration of the regulations in the United States and European Union. Regul Toxicol Pharmacol,2016,76:199-208.

14. Fang L,Zhang S,Chen Z,et al. Risk assessment of pesticide residues in dietary intake of celery in China. Regul Toxicol Pharmacol,2015,73:578-586.

15. Forbes VE,Galic N,Schmolke A,et al. Assessing the risks of pesticides to threatened and endangered species using population modeling:A critical review and recommendations for future work. Environ Toxicol Chem, 2016,35:1904-1913.

16. Geraets L,Nijkamp MM,Ter Burg W. Critical elements for human health risk assessment of less than lifetime exposures. Regul Toxicol Pharmacol,2016,81:362-371.

17. Gerhard Vogel H,Maas J,Hock FJ,eds. Drug discovery and evaluation:safety and pharmacokinetic assays. 2nd edition. Berlin Heidelberg:Springer-Verlag,2013.

18. European Chemicals Agency. REACH//Wexler P,ed. Encyclopedia of Toxicology. Amsterdam. Boston:Elsevier, 2013,4:51-52.

19. Schwela D. Risk Assessment,Human Health//Wexler P,ed. Encyclopedia of Toxicology. Amsterdam. Boston: Elsevier,2014,4:158-164.

20. Kamrin MA. Regulation,Toxicology//Wexler P,ed. Encyclopedia of Toxicology. Amsterdam. Boston:Elsevier, 2014,4:67-69.

21. European Chemicals Agency. The Operations of REACH and CLP. 2011:1-82.

22. 庄志雄,傅立杰,杨杏芬,等执笔. 中国生物技术发展中心,组织编写. 中国现代医学科技创新能力国际比较,第四篇 预防医学篇,第四十三章 卫生毒理学. 北京:中国医药科技出版社,2009:2329-2357.

23. 中国毒理学会,编著. 毒理学学科发展报告. 北京:中国科学技术出版社,2011.

24. 周宗灿,李涛,主编. 基因与环境的交互作用:健康危险评定与预警. 上海:上海科学技术出版社,2009.

25. 彭双清,郝卫东,主编. 药物安全性评价关键技术. 北京:军事医学科学出版社,2013.

26. 彭双清,Carmichael PL. 21世纪毒性测试策略. 理论与实践. 北京:军事医学科学出版社,2016.

27. 陈俊水. 欧盟 REACH 法规实务解析-欧盟《关于化学品注册、评估、许可与限制的法规》应对指南. 北京:中国计量出版社,2008.

28. 陈会民,主编. 欧盟 REACH 法规概论. 北京:化学工业出版社,2007.

29. 赵俊贵,主编. 中国化工经济技术发展中心组织编写. 欧盟 REACH 法规解读-REACH 法规对中国石油化工行业的影响及应对. 北京:化学工业出版社,2008.

第二篇

毒作用机制

第十一章

机制毒理学概述

一、机制毒理学的基本概念

机制毒理学(mechanistic toxicology)研究外源化学物对生物系统产生损害作用的细胞、生化和分子机制,即外源化学物引起生物系统毒性效应的过程,包括毒物如何跨越生理屏障进入机体、如何与靶分子交互作用而产生损害以及机体如何应对这种损害等,探求决定毒物损害的生化、生理和结构基础。机制研究结果在应用毒理学的许多领域具有重要的实践和理论意义。这些信息为解释描述性毒性资料、评估某化学物引起有害效应的概率、确定预防和拮抗毒性效应的方法、设计危害程度较小的药物和工业化学物以及开发对靶生物具有良好选择毒性的杀虫剂等方面提供了合理基础。同时,现代毒理学已经从单纯研究外源化学物对机体的损害作用扩展为一门工具学科,对外源化学物毒作用机制的深入研究,有利于人们对机体基本生理和生化过程以及人类某些重要疾病病理过程的进一步认识。因此,机制毒理学已成为毒理学乃至生物医学最为活跃的领域之一。近年来,国际毒理学界对下述的毒理学研究热点问题展开激烈的争论,这些问题的解决与阐明,将大大加速毒理学理论体系的更新,促进毒理学和环境医学的发展。

二、毒物机体交互作用的基本模式

交互作用是现代机制毒理学的核心问题,存在着三个不同层次的交互作用:

1. 化学物之间的交互作用　即联合作用,这类相互作用是通过对应化学物之间的替代、竞争、拮抗和协同作用而影响其他化学物的毒代动力学和毒效动力学来实现的。其详细过程将在后文有关章节中专门讨论。

2. 化学物(毒物)与机体的交互作用　传统毒理学主要研究毒物的损伤效应,即毒物对机体的作用(毒理学是研究毒物对机体损伤作用及其机制的科学)。近年来,毒物与机体、环境与基因的交互作用成为毒理学研究的主流,一方面表现在各个不同水平的损伤效应,如分子水平的基因和蛋白质结构和功能的损伤、细胞结构的损伤和功能的紊乱、乃至器官功能的紊乱。而机体在对抗环境因素的作用方面表现为机体防御功能,如环境化学物的代谢解毒、DNA和细胞损伤的修复、细胞周期的核查以及机体免疫调节。

3. 化学物引发的各种分子事件间的交互作用　包括蛋白质-蛋白质、蛋白质-核酸、蛋白质-代谢物的交互作用和这些相互作用形成的分子机制、通路(pathway)和网络(network)。由于交互作用的通路和网络涉及细胞、组织和器官等不同层次,因此也包括细胞-细胞间、组织-组织间和器官-器官间的相互作用。由此形成了一种新的组学技术——交互作用组学

(Interactomics)。必须指出,机体暴露于化学物产生的反应是多种不同生物学通路的总和,这些效应可发生于转录组水平、蛋白组水平和代谢组水平。化学物所激活的生物学通路可以分为三类:带来一些期望效应的有益通路(如营养物和药物的功效);对机体既无正面效应又无负面效应的中性通路和引起一些不期望效应的有害通路。

为了将毒性机制研究与危险度评定有机地结合起来,许多研究机构采用系统方法和基于通路与作用模式的方法来描述相关毒物对人体产生损害作用的过程。2001 年,国际化学品安全方案(TOCS)用毒作用模式(mode of action,MOA)框架来确定动物数据与人类的相关性。MOA 是指以化学物与生物分子交互作用开始的、证据权重支持的、可能导致毒性有关终点的一组事件或过程。2007 年,美国国家研究委员会(NRC)在一份毒理学领域具有里程碑意义的“21 世纪毒性测试:愿景和战略”报告中,提出了毒性通路(toxicity pathway)的概念。毒性通路是指细胞对毒物的反应通路,当其紊乱到一定程度时会导致机体的损害作用,一般包括从细胞膜受体结合到基因表达的一系列分子事件,甚至包括细胞层面的反应,如细胞增殖或凋亡。2010 年,Ankley 提出“有害结局通路(adverse outcome pathway,AOP)”这样一个概念工作框架,用以描述已有的关于一个直接的分子起始事件(molecular initiating event,MIE)(如:外源化合物与特定生物大分子的相互作用)与在生物不同组织结构层次(如:细胞、器官、机体、群体)所出现的与危险度评定相关的“有害结局”之间的相互联系。毒性通路、MOA 和 AOP 有内在的一致性,都强调毒作用机制的研究,但在理念上又有所不同。如图 11-1 所示,AOP 在毒性通路和作用模式基础上进一步扩展,更突出了暴露至群体中发生有害效应的关键环节的分析,是在个体或群体的水平上,关于分子起始事件和有害结局之间联系的框架。因此,AOP 是跨越多个层次的生物组织,它可以描述一个以非特异性相互作用为起始的路径,也可描述特异性配体-受体相互作用导致的损害作用。AOP 为有机地整合已有知识提供了一个有用的框架,从而可以确定关键的不确定性以及要优先研究的内容,提高管理毒理学中的预测手段。为评定人群和生态危险,经济合作发展组织(OECD)于2013 年制定了 AOP 的指南。作为毒理学测试分析的新策略。AOP 的概念有别于“毒性通路”,毒性通路关注的是分子起始事件,是细胞水平可测量的关键机制终点,而不是效应本身。AOP 代表的是各种分子起始事件导致与危险度评定相关的“有害结局”的相互联系,它包含了毒性通路的内容,同时又延伸了毒性通路的范围。AOP 概念的形成也是由于“作用机制”和“作用模式”使用领域所出现的不确定性,作用机制常常描述的是由分子起始事件导致有害结局过程中生物学反应的某一个环节,而作用模式(mode of action)通常关注的是分

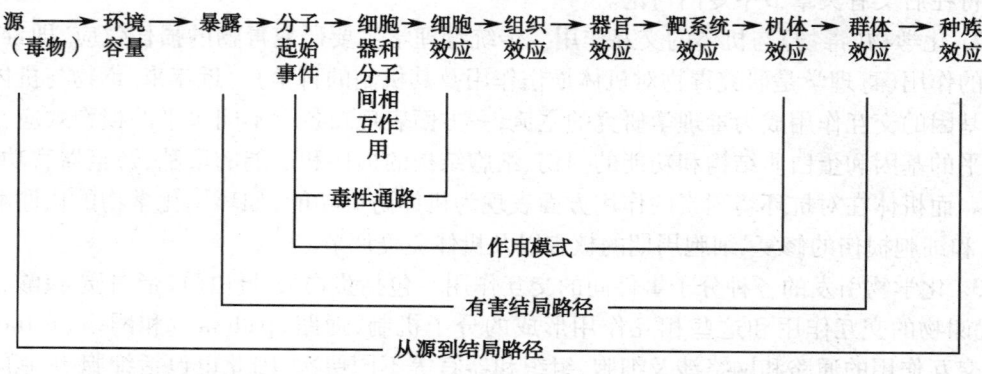

图 11-1 毒性通路、作用模式、有害结局路径、从源到结局路径概念的理论范围

子起始事件或有害结局,很少关注两者。AOP 关注的是由分子起始事件到与危险度评定相关的有害结局,它包含了作用机制与作用模式的功能。因此,要全面解读毒效应的启动和发展过程,除了研究这些通路各自自上而下的级联(cascades)过程、关键事件及限速步骤,还要研究它们之间是如何发生串扰(crosstalk)的,特别是这些过程与最终的有害结局的因果关系。AOP 是从 MIE 到产生有害结局的相关生物反应的一系列有序发展过程。

三、机制研究的一般思路和内容

(一) 毒作用机制研究的整体思路

现代机制毒理学研究摆脱了传统的描述毒理学研究的思路,强调逻辑性、推理性和创新性,避免低水平、重复性研究。在机制研究过程中,首先应提出假说,并对假说进行严格论证。对涉及的基因的功能进行逐一的正面分析和反面验证。这就要求科学家不仅要揭示某一生物过程所涉及基因的种类和数量,更要揭示基因间的因果(上、下游)关系,以及这些基因是何时、何处(如在细胞器和细胞外基质中的定位)及如何发生作用的(磷酸化、糖基化、分子间的结合及结合位点等)。现代机制研究强调多学科交叉。生命现象具有复杂性,同一基因在不同的细胞中可具有不同的功能,而同一生物现象又可涉及不同的、替代的通路,在细胞和整体水平进行探讨是机制研究的新动向。信号转导是机制研究活跃的领域,这是由于解读基因的功能,首先要破解基因是在哪些信号的"操纵"下,如何程序性地依次被启动,进行转录、翻译,并特异地与蛋白质、细胞结合,最终精确地完成预定的生物过程的正是信号转导在生物过程中的时序上游性,决定了信号转导研究在功能基因组学研究中占有特殊重要的位置。如上所述,AOP 的整体概念框架也适用于毒性机制研究,可作为借鉴。

1. 识别有害作用 因暴露持续时间、性别、物种的不同可产生不同层次的损害作用。最终的损害作用是个体或群体水平上 AOP 的一个特殊锚位,如细胞死亡、增殖、分化等,能很好地评估细胞或组织水平的损害作用。

2. 确定 MIE MIE 由外源化学物引起,是生物分子和生物系统最初始的反应,通过毒性通路引起某一结局,不同的 MIE 可以导致相同的 AOP。MIE 中化学物质对生物系统的作用一般发生在分子水平上,大多化学物可以与多种靶分子相互作用。MIE 是 AOP 的另一主要锚位,对识别导致最终损害作用的一系列反应至关重要。MIE 中化学物或其代谢产物与蛋白质和(或)DNA 发生共价结合,而与受体或酶的结合通常是基于非共价作用,更具有选择性。在理想情况下,识别 MIE 不仅有助于发现化学物质的潜在危害,而且可标记作用位点。例如,皮肤过敏和肝纤维化可能都发生亲电子物质的代谢转换,但是作用位点不同。

3. 识别导致损害作用的关键事件 关键事件(key events)是存在于 MIE 和最终损害作用之间的中间事件的集合。中间事件可能很多,但邻近事件之间的关系通常是可以被识别的。关键事件是 MOA 中不可或缺、可检测的前体步骤或者生物标志。AOP 的中间事件发生于体内事件,且这些体内事件会对生物体造成损害作用。体内、外信息及高通量筛选组学方法,甚至计算机方法,都可以为建立和评价 AOP 提供资料。当一个关键事件存在于多个 AOP 中时,AOP 之间可以共享信息。

4. AOP 的评定 AOP 评定过程中重要的是对其可靠性和稳健性进行评价,注重对 AOP 的定性认识和定量认识。无论是定性还是定量认识的评定,都需要明确描述评定的关键步骤和科学证据的可靠性。

AOP 评定的第一个阶段是通过数据总结对每一个关键的步骤进行科学的论证和评价。

最常见的 AOP 报告是通过一个流程图将不同的 AOP 信息模块有序地呈现出来。另一阶段是利用 Bradford Hill 标准(Bradford Hill Criteria)评定 AOP 因果关系的权重。在评估中要求明确以下准则:①剂量-反应关系的一致性;②关键事件和有害作用之间时序的一致性;③有害作用与起始事件关联性的作用强度、可重复性和特异性;④实验证据的生物学合理性、连贯性和一致性;⑤能逻辑性地呈现自身的其他机制以及与假设 AOP 偏离的程度机制,其他的作用机制需要有一个独立的 AOP 予以支持;⑥不确定性、不一致性和数据缺口。

(二) 机制毒理学主要研究内容

为了阐明毒作用的本质,多年来,国内外学者分别从器官、细胞及分子水平研究了中毒作用机制。多数毒物发挥其对机体的毒性作用至少经历 4 个过程:经吸收进入机体的毒物通过多种屏障转运至一个或多个靶部位;进入靶部位的毒物或其活性代谢物、自由基(终毒物)、与内源靶分子发生交互作用,引起机体分子、细胞和组织水平功能和结构的紊乱;机体启动不同水平的修复机制应对毒物对机体的作用,当机体修复功能低下或毒物引起的功能和结构紊乱超过机体的修复能力时,机体即出现组织坏死、癌症和纤维化等毒性损害。

1. **毒物与靶分子的交互作用** 毒性是由终毒物与靶分子反应所介导的一系列继发生化事件。实际上所有内源分子都是毒物的潜在靶分子,但毒理学较关注的靶分子为生物大分子(如核酸和蛋白质、生物膜)。

(1) 毒物与大分子共价结合:终毒物大多为亲电代谢物,易与亲核物(各种大分子如 DNA、RNA、蛋白质、多糖等)发生不可逆的共价结合,形成加合物,产生多种效应。共价结合引起的核酸分子损伤有碱基置换、丢失、链断裂、核酸交联。DNA 分子损伤可致细胞死亡、发生基因突变、癌变。蛋白质氨基酸残基的共价效应是多方面的,可能包括酶(例如,蛋白磷酸酶)、膜转运蛋白或结构蛋白(例如,神经丝)的失活,肽的半抗原化,或诱导参与应激反应基因调节的信号通路。产生毒效应,引起细胞损伤和死亡;在某些个体,与终毒物共价结合的蛋白质作为新抗原,激发免疫应答。

(2) 非共价结合:某些终毒物以非共价结合方式与膜受体、细胞内受体、离子通道和某些酶等靶分子结合。由于这些化学物原子的空间排列使其与内源性分子的互补部位结合,模拟或阻逆了内源性配体、离子或底物与相应的靶分子结合,因而表现出毒性效应。但由于非共价结合的键能相对较低,所以非共价结合通常是可逆性的。

(3) 自由基反应:自由基(free radicals)是独立游离存在的带有不成对电子的分子、原子或离子。自由基主要是由于化合物的共价键发生均裂而产生。其共同特点是:具有顺磁性、其化学性质十分活泼、反应性极高,因而半减期极短,自由基迅速引起内源化学物去氢,生成新的内源性自由基。如:自由基使巯基化合物(R—SH)去氢形成巯基自由基(R—S˙),这种自由基是次磺酸(R—SOH)和二硫化物(R—S—S—R)等其他巯基氧化产物的前身。自由基能使游离氨基酸或氨基酸残基的 CH_2 基团去氢,转变为羧基化合物,并进一步与胺类化合物反应,形成 DNA 或蛋白质交联。自由基脱氧核糖去氢并产生 C-4' 自由基是引起 DNA 链断裂的第一步,而脂肪酸去氢并产生脂质自由基最终启动生物膜脂质过氧化,使机体处于氧化应激(oxidative stress),进而造成机体的损害。

2. **毒物引起细胞功能障碍的机制** 毒物与靶分子反应进一步导致细胞功能损害,机体的每个细胞都执行着特定的程序,某些程序决定细胞增殖、分化或凋亡;而另一些程序则控制已分化细胞的活动,包括细胞分泌、收缩或舒张、转运和代谢。为调节这些细胞程序,细胞具有能被外部信号分子激活或失活的信号网络。为执行这些程序,细胞装备有合成、代谢、动力、转运和产生能量的体系以及结构元件,组装为大分子复合物、细胞膜和细胞器,以维持其自身的完整性和支持其他细胞的功能。毒物所引起的细胞功能障碍主要取决于受影响靶分子在细胞中的功能。如果受影响的靶分子参与细胞信号通路的调节过程,那么基因表达的调节障碍和(或)细胞活动调节障碍就会首先发生;如果受影响的靶分子主要参与维持细胞自身的功能,则可能威胁到细胞的存活;如果毒物与行使外部维持功能的靶分子反应,则可能影响其他细胞和整个器官系统的功能。

3. 决定靶器官毒性的机制　由于靶器官的结构与功能特点,可出现对毒物不同的毒性效应。近年来某些化学物器官选择毒性机制的研究取得重要进展。导致这种亲器官效应的生物学基础通常包括以毒物代谢动力学(toxicokinetics)和毒物效应动力学(toxicodynamics)机制。毒物代谢动力学描述机体内某种化合物的浓度随时间的改变。这种改变主要由该化合物吸收进入机体或某一特定组织、该化合物在机体内的分布、代谢转化为其代谢物等因素来决定的,这些因素又各有其各自的动力学行为;最后,化合物的排泄也影响该化合物在机体或组织中的浓度。例如:某特定化合物在特定组织和细胞类型的摄取和蓄积能导致毒性的出现,但这种毒性在大多数其他组织和细胞不发生;此外,一种潜在的毒性代谢物从细胞正常排出受到抑制时也可引起毒性。而毒物效应动力学描述化合物与生物靶点的动态交互作用及其所产生的下游生物学效应。例如:外源化学物与细胞大分子的共价交互作用或与细胞受体的交互作用和活化可能与毒性有关。这种交互作用通常十分复杂且相互之间存在着密切联系,形成毒物效应动力学级联或网络。

4. 分子流行病学在机制研究中的应用　分子流行病学所分析的基因与机制研究所分析的基因的有机的及双向的结合,是环境医学基础研究的新的生长点。环境基因组学的研究不是基于完整基因的世代结构图,而是基于基因组的单核苷酸多态性。也就是说,环境基因组的主要研究目标是促进环境反应基因多态性的研究并在疾病病因学中探索基因-环境的交互作用。分子生物学和基因组学研究相结合,为机制毒理学家科学探索同样暴露于有毒物质后人和实验动物的反应差异提供了新的工具,这些工具也被用于早期识别对环境因素易感的个体。例如,现在已认识到,少数人缺乏对用于治疗某些白血病的化疗药物6-羟基嘌呤的解毒能力,患有白血病的青少年常伴有这种遗传缺陷,他们对该药物治疗剂量可能会产生严重的中毒反应。现在可预先采用遗传毒理学试验来筛检易感个体,这种新的毒理基因组学研究为将来识别和保护易感个体免受有害环境暴露的影响,以及根据个体的遗传性状制订药物治疗方案(提高有效率并最大限度地降低毒性反应)等方面,提供了振奋人心的机会。

四、机制毒理学的应用

在危险度评价中,机制毒理学研究资料主要有以下4个方面用途:①证实与人类直接相关的实验动物中所观察到的损害作用。比如研究环境毒物的一般作用机制和在不同动物物种体内生物转化差异的了解,即可准确预测毒物对不同物种的相对毒性作用,这为毒作用的外推提供了科学依据。②验证可能与人类无关的发生于实验动物中的有害效应。比如在对糖精诱导大鼠膀胱癌实验中发现,只有在尿液中糖精达到很高浓度并形成结晶状沉淀的情况下才会诱导膀胱癌,而在人的体内,即使大量饮食后,人的膀胱中也不可能达到如此高的糖精浓度。③设计和生产较为安全的化学物以及临床治疗中合理运用化学物。比如目前研究发现,已经禁用的孕妇镇静剂沙利度胺(反应停)可以干扰某些血管生成基因的表达,可以用于治疗某些传染病(麻风、AIDS 等)、许多炎症性疾病以及某些癌症,但孕妇禁用。④进一步加深对基础生理学、药理学、细胞生物学和生物化学的了解。

(庄志雄　杨淋清　纪卫东)

参 考 文 献

1. Klaassen CD, eds. Casarett & Doull's Toxicology. The basic science of poisons. 8th ED. McGraw-Hill, 2013.

2. McQueen CA. Comprehensive Toxicology, New York:Elsevier Science & Technology, 2010.

3. Hayes AW. Hayes' Principles and Methods of Toxicology. 6th ED. Boca Raton, London, New York:CRC Press, 2014.

4. Boelsteri UA. Mechanistic Toxicology. 2nd ED. Boca Raton London New York:CRC Press, Taylor & Francis Group, 2007.

5. Barile FA. Principles of Toxicology Testing. 2nd ED. New York, London:CRC Press Taylor & Francis, 2013.

6. Delrue N, Sachana M, Sakuratani Y, et al. The adverse outcome pathway concept:A basis for developing regulatory decision-making tools. Altern Lab Anim, 2016, 44(5):417-429.

7. Organization for Economic Cooperation and Development (OECD), 2013. Guidance Document on Developing and Assessing Adverse Outcome Pathways. Series on Testing and Assessment No. 184.

8. Ankley GT, Bennett RS, Erickson RJ, et al. Adverse outcome pathways:a conceptual framework to support ecotoxicology research and risk assessment. Environ. Toxicol. Chem, 2010, 29(3):730-741.

9. Willett C. Adverse Outcome Pathways:Development and Use in Toxicology//Wexler P, ed. Encyclopedia of Toxicology, Amsterdam, Boston:Elsevier, 2013, 1:95-99.

10. 彭双清, Carmichael PL. 21 世纪毒性测试策略:理论与实践. 北京:军事医学出版社, 2016.

11. 王艳华, 段化伟. 有害结局路径策略在毒理学研究中的发展和应用. 中华预防医学杂志, 2015, 49(12):1115-1118.

12. 中国毒理学会. 2010～2011 年毒理学学科发展报告. 北京:中国科学技术出版社, 2011:3-35.

13. 周宗灿. 毒理学教程. 第 3 版. 北京:北京大学医学出版社, 2006.

14. 王心如. 毒理学基础. 第 6 版. 北京:人民卫生出版社, 2013.

15. 庄志雄. 我国毒理学的发展历程和展望. 中华预防医学杂志, 2008, 42(增刊):9-15.

16. 曹佳, 郑玉新, 周宗灿, 等. 毒理学研究进展及热点. 中国科学基金, 2011.

17. 付立杰. 现代毒理学及其应用. 上海:上海科技出版社, 2001.

第十二章

毒物与靶分子的相互作用

第一节　毒物及活性代谢物与细胞大分子的共价结合

共价结合(covalent binding)假说作为细胞损害机制的理论曾在生化毒理学占统治地位数十年,目前仍然是一个非常活跃且有争议的研究领域。这一学说的提出是源于早先对致癌化学物代谢的研究。自从 1915 年日本学者市川和山极成功地用煤焦油长期涂抹兔耳,诱发皮肤乳头状瘤和癌以来,一系列有机和无机致癌物呈指数增加。但是,多年来一直存在着一个自相矛盾的奇怪现象:许多已知的强致癌物其化学反应性是相对惰性的。这个谜直到20 世纪 60 年代初才解开,原来大多数化学致癌物在与细胞构成成分反应前必须经过代谢活化。今天,已被广泛接受的观点是,前致癌物(procarcinogens)通过生物转化转变为不可逆地结合于 DNA 的终致癌物(ultimate carcinogens)是化学致癌过程的关键性步骤,烷化或芳基化引起错误复制,这种错误复制如不修复,就会导致基因组的永久性的改变,如点突变、移码型突变和密码子的重排。

化学物共价结合的唯一最重要特征是这类化学物必须有足够的形成共价键的反应活性或能通过细胞代谢活化过程而转变为能介导共价结合的产物。外源化学物与生物大分子相互作用的方式是多种多样的,但归结起来,主要是两种方式,一种是可逆的,一种是不可逆的。前者如药物与受体的作用、底物与酶的作用,而共价结合形成的加合物(adducts)则属于后一种方式。从某种意义上讲,加合物的形成使外源化学物或其代谢物嵌入到生物大分子中,而成为其中的一个组成部分,不可为一般的甚至稍强的生物化学或化学处理的方法所解离。

一、外源化学物的代谢活化与亲电物的形成

一般认为,除少数直接烷化剂外,绝大多数代谢化学物须经混合功能氧化酶体系转化为亲电子的活性代谢物,然后共价结合于细胞内的亲核部位和基团,如蛋白质分子中的亲核基因,DNA、RNA 及某些小分子如谷胱甘肽等,从而产生细胞毒性或遗传效应。亲电物(electrophiles)是指含有一个缺电子原子的分子,带部分或全部正电荷,这使它能通过与亲核物中的富电子原子共享电子对而发生反应。亲电物的形成涉及许多化学物的增毒作用,这样的反应产物常常通过插入一个氧原子而产生,该氧原子从其附着的原子中抽取一个电子,使其具有亲电性。当醛、酮、环氧化物、芳烃氧化物、亚砜类、亚硝基化合物、磷酸盐和酰基卤类形成时,情况就是如此(表 12-1)。另一种情况是共轭双键形成,它通过氧的去电子作用而被极

化,使得双键碳之一发生电子缺失(即成为亲电子的),这种情况发生于 α、β-不饱和醛和酮以及醌和醌亚胺(quinoneimine)形成时,许多这些亲电代谢物的形成是由 P450 催化的。

表 12-1　亲电代谢物产生的毒性

亲电子代谢物	源毒物	催化增毒酶	毒性作用
1. 非离子亲电物			
(1) 醛,酮			
乙醛	乙醇	ADH	肝纤维化(?)
佐美酸葡萄糖醛酸苷	佐美酸	GT→异构化作用	免疫反应(?)
2,5-己二酮	正己烷	P450	轴索疾病
(2) α,β-不饱和醛,酮			
丙烯醛	丙烯醇	ADH	肝脏坏死
丙烯醛	丙烯胺	MAO	血管损伤
黏糠醛	苯	多种酶	骨髓损伤
4-羟基壬醛	脂肪酸	脂质过氧化作用	细胞损伤(?)
(3) 苯醌,苯醌亚胺			
DES-4,4′-苯醌	DES	过氧化物酶	致癌作用(?)
N-乙酰-p-苯醌亚胺	对乙酰氨基酚	P450,过氧化物酶	肝脏坏死
(4) 环氧化物,芳烃氧化物			
黄曲霉毒素 B_1-8,9-环氧化物	黄曲霉毒素 B_1	P450	致癌作用
2-氯环氧乙烷	氯化乙烯	P450	致癌作用
溴苯 3,4-环氧化物	溴苯	P450	肝脏坏死
BP-7,8-二醇-9,10-环氧化物	苯并[a]芘	P450	致癌作用
(5) 亚砜			
硫代乙酰胺-S-氧化物	硫代乙酰胺	FMO	肝脏坏死
(6) 亚硝基化合物			
亚硝基-磺胺甲基异噁唑	磺胺甲基异噁唑	P450	免疫反应
(7) 膦酸酯			
对氧磷	对硫磷	P450	ChE 抑制
(8) 酰卤化物			
光气	氯仿	P450	ChE 抑制
三氟乙酰基氯化物	氟烷	P450	免疫性肝炎
(9) 硫羰乙酰卤化物			
2,3,4,4-四氯硫丁基-3-烯醇酸氯化物	HCBD	GST→GGT→DP→CβCL	肾小管坏死
(10) 硫乙烯酮			
氯-1,2,2-三氯乙烯-硫乙烯酮	HCBD	GST→GGT→DP→CCβL	肾小管坏死
2. 阳离子亲电子物			
(1) 碳鎓离子			
苯甲基碳鎓阳离子	7,12-DMBA	P450→ST	致癌作用
碳鎓阳离子	DENA	P450→s. r.	致癌作用

亲电子代谢物	源毒物	催化增毒酶	毒性作用
（2）氮鎓离子			
芳基氮鎓离子	AAF,DMAB, HAPP	p450→ST	致癌作用
（3）锍离子			
表锍离子	1,2-二溴乙烷	GST	致癌作用
（4）金属离子			
二价汞离子	汞元素	过氧化物酶	脑损伤
二水合二氨基铂离子（Ⅱ）	顺铂	s. r.	肾小管坏死

注：AAF=2-乙酰氨基芴；ADH=醇脱氢酶；CCβL=半胱氨酸结合 β 裂解酶；ChE=乙酰胆碱酯酶；DENA=二乙基亚硝胺；DMAB=N,N-二甲基-4-氨基偶氮苯；7,12-DMBA=7,12-二甲基苯并蒽；DES=二乙基己烯雌酚；DP=二肽酶；FMO=黄素单加氧酶；GT=尿苷二磷酸葡萄糖醛酸转移酶；GGT=γ 谷氨酰基转移酶；GST=谷胱甘肽硫转移酶；HAPP=杂环芳香胺热裂解产物；HCBD=六氯丁二烯；P450=细胞色素 P450；ST=磺基转移酶；s. r.=自发重排

亲电代谢物与细胞内亲核基团的作用是十分复杂的,从化学的观点看,可将亲电物和亲核物(nucleophiles)分为软硬两大类(硬酸/碱及软酸/碱)。软亲核物(soft nucleophiles)的供体原子具有较高极性和较低电负性,易被氧化,并与低层轨道联系着;硬亲核物(hardnucleophiles)的供体原子具有低极性和高电负性,不易被氧化,与高能的空轨道联系着,因而不易接近;软亲电物的受体原子带低正电荷,体积较大,有多个易于激发的外层电子;硬亲电物(hard electrophiles)的受体原子带高正电荷,体积较小,不具备容易激发的外层电子。软亲电物(soft electrophiles)优先与软亲核物反应,而硬亲电物优先与硬亲核物反应。例如 α,β-不饱和羰基化合物(如二乙基马来酸或对苯醌)为软亲电物,它们易于与软亲核物如半胱氨酸以及谷胱甘肽的巯基反应;而硬亲电物如甲基碳锡离子(由致癌物二甲基亚硝胺代谢产生)则易于与硬亲核物如 DNA 分子中的鸟嘌呤 O^6 反应。亲电物的反应性决定了哪种内源性亲核物能与之反应并成为其靶分子(表 12-2)。

表 12-2　软、硬亲电物和亲核物实例

亲电物		亲核物
极化双键中的碳(如醌,α,β-不饱和酮)	软	巯基化合物中的硫(如蛋白质和谷胱甘肽中半胱氨酸残基)
环氧化物、应变环内酯、芳基卤化物		甲硫氨酸中的硫蛋白质的一级和二级氨基团中的氮
芳基碳鎓离子		
苄碳鎓离子,氮鎓离子		核酸中嘌呤碱氨基中的氮
		核酸中嘌呤和嘧啶中的氧
烷基碳鎓离子	硬	核酸中磷酸酯的氧

中性自由基如 $HO^·$、$^·NO_2$ 和 $Cl_3C^·$ 也能共价结合于生物分子。$Cl_3C^·$ 加入到脂质的双键碳或脂质自由基产生含有氯甲基脂肪酸的脂质。羟基自由基加入到 DNA 碱基导致许多产物的形成,包括 8-羟嘌呤、5-羟甲基嘧啶以及胸腺嘧啶和胞嘧啶的乙二醇。

原则上亲核毒物倾向于与亲电内源化合物反应,但这样的反应不常发生,因为在生物分子中亲电物十分罕见。其实例包括胺类和肼类与一种脱羧酶的共底物醛吡哆醛(pyridoxal)

的共价反应;一氧化碳、氰化物、硫化氢和叠氮化物与各种血红蛋白中的铁形成配位共价键,其他亲核物以电子转移反应的方式与血红蛋白反应。

二、外源化学物与蛋白质的共价结合

蛋白质分子中有许多功能基因可与外源化学物或其活性代谢物共价结合,除了各种氨基酸分子中共同存在的氨基和羟基外,还包括丝氨酸和苏氨酸所特有的羟基、半胱氨酸的巯基、赖氨酸的ε-氨基、精氨酸的胍基、组氨酸的咪唑基、酪氨酸的酚基和色氨酸的吲哚基,而以羟基、巯基、ε-氨基、胍基和咪唑基参加共价结合最为常见。这些活性基团往往是酶的催化部位或对维持蛋白质构型起重要作用,因而与这些功能基团共价结合最终会抑制这些蛋白质的功能。

(一) 组织细胞毒性与坏死

这是最常见的一类细胞对外源化学物的反应,也是蛋白质共价结合的最主要后果之一。外源化学物或其代谢物与胞质、核或膜结合的蛋白质均可发生共价结合而形成加合物,从而改变酶活性、膜通透性和离子转运,引起线粒体能量代谢障碍、细胞骨架损害,改变微粒体混合功能氧化酶活性,引起细胞内钙稳态失调以及影响细胞信号传递等一系列反应,最终导致细胞死亡。自20世纪50年代至今,已检测出几十种外源化学物的共价结合与毒性的关系,其中以溴苯和对乙酰氨基酚研究最为详尽,并被用作为研究共价结合的模型药物。

1. 溴苯溴苯(bromobenzene)　具有肝毒性和肾毒性,溴苯可引起肝小叶中心性肝坏死和肾近曲小管坏死。过去一般认为,溴苯经细胞色素P450的催化而形成溴苯-3,4-环氧化物,然后可经自发重排而形成4-溴酚,也可经环氧化物水化酶催化形成二氢二醇或与谷胱甘肽结合而解毒。由于环氧溴苯的主要解毒途径是与谷胱甘肽结合,故当大量溴苯进入机体后将会引起肝细胞内谷胱甘肽大量耗竭,进而增加环氧溴苯与细胞内大分子如蛋白质共价结合的机会,从而导致肝细胞死亡。但后来的研究发现,环氧溴苯对蛋白质的反应性并不很强,且易于扩散出肝细胞。虽然环氧溴苯能烷化蛋白质的半胱氨酸残基,但这种结合仅占总的共价结合的0.4%。溴苯除了能代谢为环氧化物外,还有其他的代谢途径包括代谢为氢醌类和邻苯二酚类。同时还发现,溴化的或脱溴的这些醌类代谢物能共价结合于蛋白质分子中半胱氨酸及蛋氨酸的含硫基团,有4种不同的加合物已被鉴定出来。因此,溴苯的肝毒性可能取决于两方面的因素:①谷胱甘肽耗竭,主要是由于溴苯-3,4-环氧化物与谷胱甘肽的结合以及各种不同代谢物包括醌类代谢物共价结合引起;②由醌类-半醌代谢物通过氧化还原循环而引起的氧化应激,产生自由基和脂质过氧化反应。溴苯的肾毒性机制可能与肝毒性机制有所不同,谷胱甘肽结合有增毒作用而不是解毒作用。溴苯母体及其几种代谢物产生近曲小管坏死强度的次序依次是:溴苯<2-溴酚<溴氢醌<溴氢醌单谷胱甘肽结合物<溴氢醌双谷胱甘肽结合物。溴苯的氢醌代谢物氧化为可结合蛋白质的苯醌代谢物似乎是产生毒性的关键。近曲小管是γ-谷胺酰转肽酶(γ-GT)含量最为丰富的部位,而溴氢醌的单或双谷胱甘肽结合物是由这种酶所代谢,故形成的加合物多在近曲小管蓄积而产生毒性作用。此外,苯醌半胱氨酸结合物可通过醌衍生物的分子内重排产生环化产物——苯并噻嗪,这是一种水溶性很低的化学物,可能与溴苯的肾毒性有一定联系。

2. 对乙酰氨基酚　对乙酰氨基酚(acetamidophenol)为一种解热镇痛药,经细胞色素P450直接代谢为活性代谢物N-乙酰-对-苯醌亚胺,在人类,催化这一反应的细胞色素P450种类是细胞色素P4502E1和P4501A2。活性代谢物是一种软亲电物,能与谷胱甘肽的巯基发生 Michael 型加成反应,形成 3-(谷胱甘肽基)对乙酰氨基酚。虽然这种非酶促反应非常迅速,但在整体动物,这种结合反应是受谷胱甘肽转移酶催化。用中毒剂量的对乙酰氨基酚处理小鼠,对其肝脏水解物进行质谱分析,发现主要的蛋白加合物是 3-(半胱氨—S—基)对乙酰氨基酚。这些加合物在肝细胞溶解后可释放到血清中,血清中这些加合物的存在与血清中肝脏特异的转氨酶水平的升高相关。在使用过量对乙酰氨基酚而发生肝毒性的病人血清中也可检测到 3-(半胱氨—S—基)对乙酰氨基酚蛋白质加合物。对乙酰氨基酚也是一种肾毒物,可引起近曲小管坏死。在 Fischer 大鼠,导致肾损害的机制可能是对乙酰氨基酚经脱乙酰反应而形成 4-氨基酚———一种很强的肾毒物。用放射性同位素标记对乙酰氨基酚以检查其结合能力,发现标记在环上的对乙酰氨基酚比标记在乙酰基上的对乙酰氨基酚结合得更多些,表明脱酰化反应是重要的毒性机制,然后 4-氨基酚再氧化为能与蛋白质结合的醌二胺代谢物。然而,小鼠的实验证据表明,对乙酰氨基酚的代谢活化是通过 N-乙酰基-对-苯醌的结合而无须经脱酰基反应。利用免疫印迹技术,在近曲小管中可检测到高水平的对乙酰氨基酚蛋白质加合物,因此,小鼠的肾毒性机制可能类似于肝毒性。在人体,虽然已发现约 10% 的严重中毒患者有肾毒性,但其机制仍不清楚,可能上述两种机制都参与。

3. 氟烷　氟烷(halothane)麻醉剂引起的肝炎可能是首先通过活性代谢物共价结合于蛋白质,然后形成蛋白质卤烷加合物的抗体,再次接触时引起一种超敏反应而表现为肝毒性。虽然卤烷可通过还原机制代谢,但在毒性机制中,氧化代谢更为严重。卤烷氧化为活性的三氟乙酰基代谢物,这种代谢物可酰化蛋白质上的氨基酸包括赖氨酰基而产生三氟乙酰基-赖氨酸-蛋白质加合物。有人利用对三氟乙酰化蛋白质特异的免疫学测定技术证实,大鼠用卤烷处理导致许多微粒体蛋白包括苯巴比妥诱导的细胞色素 P450 发生三氟乙酰化。已经确定卤烷肝炎患者血清具有识别三氟乙酰化肽的抗体。

必须指出,以蛋白质共价结合解释毒性损害(组织坏死及细胞死亡),多数是基于相关性研究,即在体外试验和整体实验条件下,蛋白质共价结合与某些终点如细胞死亡或 SGPT 升高之间的相关关系。但也有许多不能为共价结合所解释的事实。例如:溴苯及其同系的化合物中,皆能产生肝小叶中心性坏死,其坏死程度高低依次如下:O-溴腈苯、溴苯、O-溴甲苯与 O-三氟溴苯,但其毒性等级与共价结合能力不相符合;对乙酰氨基酚的 3,5-二甲基衍生物代谢所形成的醌二胺代谢物不能与蛋白质共价结合,因为该分子中的亲电子部位被甲基所掩盖,但是,3,5-二甲基对乙酰氨基酚却仍具有明显的肝毒性。同样的,细胞色素 P450 可催化乙氧基香豆素脱乙基,这种脱乙基作用不产生亲电子的中间产物,但却可见代谢依赖的肝细胞杀伤效应。以上情况说明,共价结合不是细胞损伤和死亡的唯一机制,活性代谢物与细胞大分子的共价结合可能只是细胞损伤过程中的一种简单的附带现象。

(二) 免疫反应

某些分子量较小的外源化学物或其代谢产物,可以作为半抗原与机体组织蛋白共价结合,改变蛋白质的结构,而使之成为一种免疫原,诱发各种特殊的免疫反应,如过敏型反应、细胞毒性反应、免疫复合物形成以及迟发型过敏反应。此外,化学物与蛋白质的加合物在某些自体免疫性疾病的发展过程中也起重要作用。已知能直接与蛋白质反应形成加合物而引起免疫反应的外源化学物有:卤代二硝基苯类、青霉素裂解产物、头孢霉素裂解产物、甲巯丙脯酸(captopril)、青霉胺和甲苯二异氰酸脂。用氟-2,4-二硝基苯染毒大鼠可形成一些通过谷胱甘肽解毒的代谢物以及一种长寿命的含有乙酰化赖氨酸的代谢物,以二硝基酚基团结合于赖氨酸的 ε-氨基。青霉素是研究最多的一种产生免疫后果的药物,现已明确,其主要抗

原决定簇是青霉素 β-内酰胺羟基与蛋白质中赖氨酸的 ε-氨基反应形成的,而小部分的抗原决定簇则是蛋白质与青霉素代谢物之间形成的二硫链。同样地,血管紧张素转化酶抑制剂甲巯丙脯酸和青霉胺也是通过二硫链的形成而共价结合于蛋白质。另外,一些外源化学物须经代谢活化后才形成蛋白质加合物,并作为免疫原,例如卤烷、漆酚以及芳香胺类等。普鲁卡因胺可能经过羟化并转变为亚硝基衍生物,然后结合于蛋白质。由药物天尼酸(tienilic acid)引起的肝毒性可能与免疫机制有关,由这种药物引起的肝炎患者产生抗细胞色素 P450 抗体,随后的研究发现这种药物在人微粒体代谢为能共价结合于蛋白质的代谢物。其他一些经代谢而产生免疫毒性的药物还有心得宁、苯妥英、乙炔基雌二醇、丙基硫代尿嘧啶和肼屈嗪等。

(三) 蛋白磷酸酶的共价修饰和失活

蛋白磷酸酶(protein phosphatase,PP)是具有催化已经磷酸化的蛋白质分子发生去磷酸化反应的一类酶分子,与蛋白激酶相对应存在,共同构成了磷酸化和去磷酸化这一重要的蛋白质活性的开关系统。这种蛋白质对于细胞存活非常重要,对其共价修饰将导致细胞死亡。这些酶是微囊藻毒素(microcystictoxins)的选择性靶分子。

藻类水华是一世界性问题。蓝绿藻能对牲畜和水鸟产生潜在的威胁,在动物中引起中毒已有报道。毒素并没有从蓝绿藻释放入水中而仍然存在于细胞中,因此,当整个细胞被摄取时,毒性化合物开始起作用。因此,藻类生长用硫酸铜化学处理并没有帮助,因为毒素随后被释放入水并对浮游生物有毒。除了产生微囊藻毒素,蓝绿藻也产生节球藻毒素(nodularins),它们是循环五肽,和变性毒素一样,它们也有肝脏毒性和神经毒性。在饮用水中,微囊藻毒素可能对人类健康造成很强的危害。人类饮用水的污染可产生在动物中可见的同样的肝毒性病理和症状。例如,1996 年首次报道巴西发生了饮用水受微囊藻毒素污染的相关病例,为微囊藻毒素抑制人肝脏中 PPs 提供证据。

微囊藻毒素是由蓝绿藻产生的一组相关的环形七肽,例如铜锈微囊藻。如果在湖或池塘中出现藻类水华,这些毒素的污染将成为环境问题并影响动物生存。已确定 20 种以上微囊藻毒素不同分子种类。这一分子拥有两个不同 L-氨基酸(亮氨酸,精氨酸),三个 D-氨基酸和两种非常见氨基酸(甲基脱氢丙苷酸和氨基-甲氧基-三甲基-苯基-癸二烯酸)。重要的是微囊藻毒素有一个亲电中心,它们不需要被生物激活成活性基团。微囊藻毒素表现有明显的嗜器官毒性。在数个物种中肝脏都受到影响。肝损伤进展很快(即数小时内),并以内皮损伤、凋亡、肝内出血及肝实质坏死为特征。

蛋白磷酸酶(PP)是参与细胞稳态的重要胞质蛋白,因为它们催化蛋白质的脱磷酸化。可逆蛋白磷酸化和脱磷酸化是一种重要的机制,通过这种机制可调控蛋白质的翻译后功能的调节。这些调控机制在细胞分化、增殖、细胞代谢和结构蛋白翻转中起着重要的作用。一方面,蛋白激酶把磷酸基团从 ATP 转移到丝氨酸、苏氨酸或者酪氨酸残基;另一方面,蛋白磷酸酶使磷酸键水解并使活化过程逆转。丝氨酸-苏氨酸磷酸酶可分为两类:PP-1 和 PP-2。它们拥有一催化位点,具有高度的同源性,并且两者都是微囊藻毒素的靶。

蛋白磷酸酶参与调节丝裂原激活蛋白(MAP)激酶通路,后者又参与死亡受体介导的凋亡。微囊藻毒素对 PP2A 的失活在伴随有微囊藻毒素肝脏毒性的凋亡诱导中起着多大程度作用仍待了解。蛋白磷酸酶的一个重要作用是调节细胞骨架成分的翻转。特别的是,蛋白激酶参与细胞骨架的去组装,而蛋白磷酸酶参与细胞骨架的重组。这可以解释为什么微囊藻毒素很快破坏中间纤维的完整性,后者是肝细胞骨架的重要成分。同样,细胞间连接完整性也高度依赖于 PP 功能并在暴露微囊藻毒素后很快消失。微囊藻毒素对这些蛋白靶的作用是高度选择性的，因此在很低浓度微囊藻毒素时就可以发生毒性效应可能是不足为奇的。实际上，抑制 PP-1 和 PP-2A 需要微囊藻毒素的 IC50 为 2×10^{-10} M。由于它们的毒性很强，微囊藻毒素可能会对环境也可对人类造成危害。

（四）神经丝的共价修饰

蛋白质选择性共价修饰导致毒性的另一典型案例是正己烷（n-hexane）及相关化合物引起的神经病变。正己烷是一种有机溶剂，广泛应用于食品工业（石油的提取）、聚合物的工业生产以及油工业中。正己烷也存在于胶水、油漆和其他的家用原料中。传统认为正己烷和其他烃类引起的急性毒性是很小的，但长期暴露（数月）可导致周围神经毒性（感觉或运动神经症）。20 世纪 60 年代，神经毒性首先在日本鞋厂长期暴露于相对高浓度的挥发性正己烷的工人中发现。后来，在重复或无意吸入相对高浓度的这种物质的儿童中也发现同样的毒性症状。开始时症状并不特异，包括体重减轻、疲倦，但是逐渐就转变成严重的四肢感觉功能障碍（麻木、末端瘫痪），也转变成舌、手指、臂和腿的肌无力，这些症状和正己烷暴露之间存在着明显的因果关系。

正己烷神经症的机制：正己烷神经毒性效应与生物转化为一种蛋白活性代谢物有关。正己烷在肝脏中被连续氧化代谢为 2,5-己二酮（2,5-hexanedione），在大鼠和人类引起明显的外周神经病变以及睾丸功能障碍。许多实验证据支持了 2,5-己二酮和其他 γ-二酮类与轴突细胞骨架蛋白的赖氨酰 γ-氨基形成吡咯样加合物的观点，吡咯环氧化导致神经微丝的交联反应。2,5-己二酮与睾丸细胞微管的类似反应引起睾丸的损害。

2,5-己二酮是引起神经病变的终毒性代谢物，而 2,6-己二酮和 2,4-己二酮没有毒，表明结构的立体异构性对分子的毒性有影响。实际上，有同样毒性的所有化合物都是在 γ 位点有两个酮基的二酮与靶蛋白相互作用，因此这种毒性也被称为"γ-二酮神经症"。γ-二酮和神经元靶蛋白相互作用并与其选择性结合形成加合物。2,5-己二酮的羧基碳为亲电位点，连续地受到赖氨酸残基的攻击，导致半胺的形成，接着形成吡咯烷，最后脱水导致二甲基化的吡咯形成。许多研究证实靶蛋白是存在于许多细胞的中间纤维的成分，但在神经丝中特别丰富。暴露于正己烷或 2,5-己二酮导致这些神经丝蛋白赖氨酸 ε-氨基的吡咯化，从而很大程度上影响它们与其他细胞骨架成分的相互作用。最终由于互聚物的间隔，神经丝-微小管网络遭到破坏。这些改变的神经丝可能在轴突收缩位点如郎飞结聚集。另外，吡咯环的再次自氧化能导致神经丝-神经丝交联。γ-二酮对这一分子靶的选择性也可在体外研究得到证明；2,5-己二酮选择性结合发生于分离的大鼠神经丝 M 和 H 蛋白。神经丝是神经元特异的中间纤维，并且是周围轴突的成分（中间纤维通常协同微管和微丝，形成动物细胞中的细胞骨架）。神经丝包含三种不同类型的纤维亚结构，并且它们以高度磷酸化为特征。在神经细胞中，包括神经丝的所有新合成蛋白质来自于神经元的胞体。神经丝接着沿着轴突以消耗 ATP 的机制和大约 $0.2\sim1.0$ mm/d 的低速传递。不是所有的神经丝都迁移，某些保持静止。蛋白水解和蛋白翻转发生在神经元的末端，靠近突触附近。

由于神经元的吡咯化，轴突逐渐变性。形态学特征主要是逐渐变稀的髓鞘、末端变性的轴突残骸以及变短的轴突近末端区域出现棒状肿胀（在横断面上，看上去像一个"大轴突"），这些轴突肿胀充满了神经丝。共价结合和吡咯化发生于体内许多其他蛋白，但是为什么 γ-二酮引发的毒性在轴突最严重？显然，一个重要的因素就是轴突蛋白的寿命（半衰期），神经丝非常稳定并有非常长的半衰期，从而促进持续的吡咯加合物形成和交联。实际上,最高加合物密度发现位于尾部,这里存在寿命最长的神经丝蛋白,而在轴突更近的区域,主要存在新合成的蛋白质,从而存在非常少的吡咯加合物。

(五) 胆管和小肠中蛋白质的共价修饰

药物和其他外来化合物的某些代谢物能与胆管和小肠中的蛋白质形成加合物。可以从毒物动力学找到这种组织选择性的原因。这些代谢物包括结合的中间产物从肝脏运输到胆汁,从而防止形成过大的浓度梯度。因此它们在胆管中储量丰富。典型的例子是酰基葡萄糖醛酸,它们是产生于含羧酸的化合物的蛋白活性代谢物。然而目前还不能清楚地确认由这些葡萄糖醛酸引起的酰基化和下游毒理效应之间的因果关系。也可能酰基葡萄糖醛酸蛋白质加合物仅仅是共价蛋白结合范围的分子标志物。

双氯芬酸(diclofenac)可以作为阐述蛋白活性酰基葡萄糖醛酸在胆管中的作用的例子。双氯芬酸是最广泛使用的用于治疗骨关节炎、风湿性关节炎、强直性脊椎炎和急性疼痛的非固醇类抗炎药物(nonsteroidal anti-inflammatory drugs,NSAIDs)之一。虽然通常是一种安全的药物,但是双氯芬酸在少数情况下会产生严重的肝损伤。另外一种副作用为胃肠道毒性。虽然这种毒性(胃刺激和出血)已明确与NSAIDs药理学作用(即抑制胃黏膜中细胞保护性前列腺素的产生)相关,然而小肠刺激、侵蚀及溃疡形成的致病仍不清楚。同样肝损伤的机制还不清楚。通过氧化代谢(CYP2C9和CYP3A4催化的环羟基化)和结合至葡萄糖醛酸(人类由UGT2B7催化,鼠同源物为UGT2B1),双氯芬酸在肝脏中被代谢。氧化代谢物主要通过肾脏排泄,而酰基葡萄糖醛酸通过另一种路径清除;大量的葡萄糖醛酸通过胆汁排泄(大鼠和狗,人类胆汁排泄量很小)。由于是个大的阴离子,通过胆小管阴离子转运载体Mrp2,双氯芬酸酰基葡萄糖醛酸跨过肝细胞膜被运输到胆小管。葡萄糖醛酸离开肝脏并到达小肠,在小肠一部分被细菌β-葡萄糖醛酸酶裂解,释放出非糖部分,然后被重吸收。因此,相当部分的双氯芬酸(和其他NSAIDs一样)要经过肝肠循环。同内源性化合物(例如,胆汁酸)相似,同样经过肝肠循环、再结合以及再排泄,双氯芬酸经过数次循环直到全部都通过肾或胆汁排泄出去。

肝胆蛋白的双氯芬酸酰基葡萄糖醛酸酰化机制:重复的肝肠循环可能会为双氯芬酸及相似药物的毒性提供线索。首先,胆管以及小肠暴露于双氯芬酸很长时间;其次,重要的是,胆管中的双氯芬酸代谢物达到高的局部浓度,由于酰基葡萄糖醛酸浓度被活化上调用于排泄。对其他酰基葡萄糖醛酸在胆汁中浓度上调范围进行了解显示小管内浓度比肝细胞内浓度高100倍以上,比周围血浓度高5000倍以上。这是位于肝细胞的小管膜强有力的葡萄糖醛酸运输泵所起的作用。

多药耐受相关蛋白-2(Mrp2),也称为结合运输泵,它是属于ABC(ATP-结合盒)家族中一个依赖ATP的跨膜载体家族小管异构形式。它有较广的底物特异性,并介导载体性肝胆转运,主要转运谷胱甘肽、谷胱甘肽结合物、白三烯素4以及包括双氯芬酸在内的许多外源性和内源性底物葡萄糖醛酸结合物。Mrp2的表达受到严密调节,不仅其量可以变化,如果某些生理条件需要,而且也可以转移到肝细胞膜(例如基底膜侧)的其他区域。例如,在胆汁阻塞时,当胆汁流动减少或停止时,转运体重新定位于基底膜,伴随其他基底膜结合泵的上调,从而保证亲胆化合物从肝细胞中排出,因此可以避免毒物达到过高浓度。

酰基葡萄糖醛酸是蛋白活性的,并且近来已经确定许多双氯芬酸的蛋白加合物。某些蛋白质存在于循环血浆蛋白,其他局限于特定的组织。在肝脏,大量的蛋白加合物存在于肝细胞的胆小管膜。已经确定的一个重要的靶分子是二肽酰肽酶Ⅳ(dipeptidylpeptidase Ⅳ,

DPPⅣ）。大鼠暴露于双氯芬酸后，不仅发现 DPPⅣ加合物，而且此酶的肽酶功能也降低。二肽酰肽酶Ⅳ是一种多功能跨膜糖蛋白和外肽酶，具有脯氨酸肽酶活性，在几乎所有哺乳动物细胞中都表达，并且与淋巴细胞上的腺苷酸脱氨酶结合蛋白同源。DPPⅣ也在肝细胞胆小管区表达。其在肝脏的准确作用及其生理底物的性质仍不清楚。DPPⅣ表达的典型特征是具有一较短的胞质面结构域，一个疏水跨膜结构域，而该酶的大部分位于胞外，包含三个结构域，中间部分拥有 10～12 个高度保守的半胱氨酸残基（参与 DPPⅣ结合胶原Ⅰ）。因此，这一区域有许多亲核位点能成为亲电物质的靶位点。

（六）在肿瘤形成过程中的作用

虽然目前化学致癌研究的主导方向是致癌物与核酸的相互作用，但有些致癌物在体外实验系统中并不引起突变。化学致癌的非突变机制（渐进机制）认为，核与胞质蛋白的作用并非单向的，胞质改变亦可影响核的活性，甚至使之处于不可逆状态，胞质蛋白或核蛋白与致癌物共价结合后会反映于核的遗传物质。某些蛋白质特别是核蛋白在控制细胞生长、增殖和分化等方面起重要作用。同时，化学致癌物与蛋白质的结合是其转运所必需的前提条件，使致癌物更易接近核遗传物质。因此，蛋白质与致癌物的共价结合在致癌过程中的作用不可忽视。例如，全氯乙烯与乙烯叉二氯在很多诱变测试系统均为阴性，但却能使小鼠致癌，前者诱发胃癌，后者诱发肾癌。在上述靶器官，可见蛋白质共价结合量与 DNA 合成量显著增加，并有坏死的病理改变。因此，这两种外源化学物可能是由于细胞毒性而导致 DNA 合成增加及合成中失误增加，从而诱发癌瘤。其他如 DDT、氯仿与四氯化碳也可能是通过渐进机制致癌。

致癌物与蛋白质分子的相互作用可以多种不同的方式进行，主要取决于致癌物的化学结构、理化特性、剂量及被结合的蛋白质的特性和数量、实验条件以及机体状态等多方面的因素。迄今为止，所观察到的所有活性致癌物与蛋白质之间形成共价键的反应都是亲核取代或加成反应。这些反应发生于致癌物亲电中心，攻击蛋白质分子中的杂原子（亲核基团）。根据致癌物分子量的大小、反应可分为两大类。当致癌物是分子量很低的化学物时，蛋白质分子中的氨基酸就如同溶液中分散的溶质而不是以聚合的单位与致癌物反应，这类致癌物包括：乙烯、丙烷和苯乙烯的氧化物、尿烷和氯乙烯的环氧化物、丙烯酰胺、烷化剂如溴甲烷和氯乙醛等。这类化合物形成的加合物似乎主要决定于与各种不同的氨基酸反应的相对速率，而这种速率严格地遵循 Swain-Scott 规则。当致癌物是高分子量的亲脂化合物时，则蛋白质的三级结构对结合起着非常重要或主要的作用。这类致癌物包括黄曲霉毒素 B_1、某些芳香胺及多环芳烃类，它们的活性代谢物与蛋白质的反应性较难预测，有时先形成一种不稳定的最初反应产物，然后经进一步转化而形成稳定的共价加合物。例如，黄曲霉毒素 B_1（AFB_1）加合物的形成最初表现为开环形式 AFB_1-8,9-二氢-8,9-二醇与蛋白质的赖氨酸残基缩合而成的 Schiff 碱，这种产物也可通过 8,9-环氧化物烷化赖氨酸而形成，Schiff 碱随后通过一系列质子转移重排而产生最终的加合物，在加合物中，香豆素环仍然保持着，故加合物的光谱特性十分类似 AFB_1。虽然致癌物-蛋白质加合物在致癌过程中的准确机制尚未完全了解，但蛋白质加合物与 DNA 加合物形成的速率常数基本一致，且两者之间存在着一定的相关。蛋白质在机体中的数量较丰富，易于采集，致癌物进入机体后，往往先与蛋白质反应，然后再与之结合。因此，蛋白质加合物可以作为 DNA 加合物的替代物，而用于环境中外源致癌物内暴露水平监测的剂量仪（dosemeter）。

（七）其他后果

在毒理学上具有十分重要意义的一种蛋白质共价结合反应是所谓血红蛋白的"自杀毁灭"（suicide destruction），这是由于活性代谢物共价结合于代谢其母体的血红蛋白上，从而抑制细胞色素 P450 的活性，与此同时，出现卟啉症（porphyria）和血红蛋白生物合成障碍。诸如链烯烃、炔类和某些杂环化合物这类物质均能代谢为共价结合于细胞色素 P450 的血红蛋白的衍生物。能够使细胞色素 P450 失活的链烯有卤乙烯、乙烯、丙烯、氟环氧乙烯、异丙基成酰胺和司可巴比妥等；炔类包括乙炔、丙炔、乙烯基雌二醇以及诺噻甾酮；杂环化合物如 1-氨基苯基三唑和苯肼也能结合血红蛋白。

另一类蛋白质的共价结合的重要后果是酶的抑制。酶为一类重要蛋白质，因而与蛋白质共价结合的各种原则，也适用于酶。外源化学物或其活性代谢物与酶共价结合，从而抑制酶的活性中心，最突出的例子是有机磷农药如马拉硫磷对乙酰胆碱酯酶活性的抑制。马拉硫磷在昆虫体内形成活性代谢物马拉氧磷，后者与乙酰胆碱酯酶的酯部位的丝氨酸羟基氧结合，而使该酶磷酰化。

三、外源化学物与核酸的共价结合

外源化学物母体直接与核酸进行共价结合反应较少见，属此类的有直接烷化剂与二亚硫酸钠等。绝大多数是由外源化学物的活性代谢产物与核酸碱基进行共价结合，形成 DNA 加合物（DNA adducts）。其中一类是亲电子活性代谢产物，这是最常见的打击核酸的物质，一般在其反应中心富有正电荷，因而主要打击核酸的富电子点；另一类为亲核活性代谢物，其反应中心富有电子，因而打击低电子点，与上类比较，较为少见；第三类以自由基形式打击核酸。

核酸的任何一个亚单元，碱基、核糖或脱氧核糖和磷酸酯皆可受上述三类活性代谢物的打击，但毒理学意义最大的是碱基受损。亲电子活性代谢物主要打击鸟嘌呤的 N^7、C^8、O^6（环外氧原子），腺嘌呤 N^1、N^2，胞嘧啶和鸟嘌呤的氨基。亲核性代谢物主要打击胞嘧啶的 C^6、尿嘧啶与胸腺嘧啶的 C^6。此外，胸腺嘧啶的 N^3、O^2、O^6 也是常见的受打击对象。一般认为，DNA 分子中的鸟嘌呤碱基是化学致癌物攻击的主要部位，而一种致癌物在鸟嘌呤的哪个位置上发生作用则又取决于这种致癌物本身的特性。例如：N^7 位置为烷化剂如甲基化和乙基化毒物攻击的主要目标，而芳香胺如 4-氨基联苯和多环芳烃如苯并[a]芘则分别易于打击 C^8 和 N^2 位置。

DNA 加合物的形成可引起几种不同的生物效应，包括细胞毒性、诱变作用、改变蛋白-DNA 相互作用和肿瘤的启动等。引起细胞毒性的 DNA 加合物有亚硝基脲及苯并[a]二醇环氧化物（BPDE）的 DNA 加合物，烷基化的 DNA 加合物如 O^6-甲基脱氧鸟苷（O^6-MedG）和 N^3-甲基脱氧腺苷（N^3-MedA）。有些 DNA 加合物可导致复制错误，引起致死的或非致死的突变。点突变可由复制过程的碱基错配或错误修复引起。在复制时，O^6-MedG 的存在使 DNA 聚合酶在 O^6-MedG 的对侧催化插入一个脱氧胸腺嘧啶而不是正常情况下脱氧鸟嘌呤的配对碱基——脱氧胞嘧啶。同样地，O^4-甲基脱氧胸腺嘧啶（O^4-MedT）可引起脱氧鸟嘌呤的错配。N-乙酰-N-2-乙酰氨基的 C^8-鸟嘌呤加合物可引起移码型突变，这种加合物使 DNA 螺旋不稳定，在一条 DNA 链上形成发夹结构，从而 DNA 合成时使 DNA 聚合酶无法发挥作用而丢失部分碱基。

加合物形成能改变 DNA 与特定蛋白质之间的相互作用，例如，黄曲霉毒素加合物能抑

制 *E. coli* RNA 聚合酶在体外的转录作用；O^6-MedG 在限制性酶切部位的存在可使酶失去识别和剪切该部位的能力；含和 O^4-乙基脱氧胸腺嘧啶（O^4-EtdT）加合物的 DNA 也有类似作用。

DNA 与外源化学物共价结合形成的加合物还可活化癌基因（oncogene），影响调节基因的肿瘤抑制基因的表达。芳香胺可引起碱基颠换型改变，活化 *ras* 癌基因；多环芳烃类如苯并[a]芘可在 *ras* 原癌基因第 12 位密码子上诱导 G→T 颠换，而 7,12-二甲基苯[a]蒽则在第 61 位密码子上引起 A→T 颠换，两者均可导致点突变，使该基因转变为活化的癌基因。业已证实，职业暴露于多环芳烃的工人、吸烟者以及肺癌患者血清中所含的 *fes* 和 *ras* 癌基因蛋白产物水平增高。许多作者研究了 DNA 加合物形成与致癌性的因果及数量关系发现：①多环芳烃类和烷化剂的加合物形成能力与整体致癌作用存在着相关；②加合物形成与体外细胞转化及肿瘤诱导呈正相关；③敏感动物种系与耐受动物种系相比，靶组织中加合物水平较高。一旦细胞内 DNA 加合物形成，致癌过程即已启动，随后进入促进和演进阶段。因此 DNA 加合物形成是化学致癌过程中一个早期可检测的关键步骤，可以作为致癌物暴露的内部剂量仪（dosimeter）。实验证据还表明，加合物可能在肿瘤形成过程的后阶段也起作用。例如，大鼠皮肤致癌及肝癌试验均证实，加合物形成可促进良性乳头瘤转变为恶性的鳞状细胞癌。

（庄志雄　洪文旭）

参 考 文 献

1. Enoch SJ, Ellison CM, Schultz TW, et al. A review of the electrophilic reaction chemistry involved in covalent protein binding relevant to toxicity. Crit Rev Toxicol, 2011, 41(9): 783-802.

2. Enoch SJ, Cronin MT. A review of the electrophilic reaction chemistry involved in covalent DNA binding. Crit Rev Toxicol, 2010, 40(8): 728-748.

3. Poirier MC. Chemical-induced DNA damage and human cancer risk. Discov Med, 2012, 14(77): 283-288.

4. LoPachin RM, Gavin T. Molecular mechanism of acrylamide neurotoxicity: lessons learned from organicchemistry. Environ Health Perspect, 2012, 120(12): 1650-1657.

5. Lopachin RM, Decaprio AP. Protein adduct formation as a molecular mechanism in neurotoxicity. Toxicol Sci, 2005, 86(2): 214-225.

6. Liebler DC. Protein damage by reactive electrophiles: targets and consequences. Chem Res Toxicol, 2008, 21(1): 117-128.

第二节　外源化学物与受体的相互作用

一、概述

早在一百多年前，就提出受体作为作用的选择性位点的概念。到目前为止，受体理论仍然是毒理学和许多其他生命科学分支的重要概念。在某种意义上，受体通常是指以高度的亲和力与通常称为配体（ligand）的小分子结合从而启动生物效应的大分子。在某些生物学领域，"受体"这一术语是有特定限定的。例如，在细胞生物学领域，该术语是专指识别内源性配体的细胞内或细胞表面大分子，这些配体可能是小分子（如神经递质、激素和内分泌素等），也可以是大分子（如参与蛋白质分选或细胞内折叠的蛋白质）。根据靶细胞上受体存在的部位,可将受体分为细胞内受体(intracellular receptor)和细胞表面受体(cell surface receptor)。细胞内受体介导亲脂性信号分子的信息传递,如胞内的甾体类激素受体。细胞表面受体介导亲水性信号分子的信息传递,可分为:①离子通道型受体;②G 蛋白耦联型受体;③酶耦联型受体。在毒理学和药理学领域,受体这一术语常常用于专指启动外源化学物引起的功能改变(如毒性)的高亲和力结合位点。外源化学物毒性常表现为靶组织特异性和化合物选择性的特征,对于许多外源化学物,细胞内高亲和力受体的组织特异性表达可以解释这一机制。这些受体可以通过许多信号途径或直接与 DNA 的特异反应元件相互作用介导毒性。它们具有下列特征:①效应具有组织特异性;②效应可预测;③能够证明特定基因激活增加;④快速发生转录反应;⑤化合物与细胞内大分子可逆结合;⑥效应具有立体定向性。这些受体常常是核受体,核受体是可溶性受体,与配体结合,转移至细胞核内与特定基因组反应元件相互作用。核受体不仅仅限制于核内,在失活状态下,常大量存在于胞质中。

二、细胞内受体的分类

在毒理学上广为关注的两个核信号分子超家族是类固醇激素受体(steroidhormone receptor)和 PAS 受体(Per Arnt Sim receptor,PAS receptor)。第一个家族包括过氧化物酶体增殖剂激活受体(peroxisome proliferator activated receptor,PPAR)、甲状腺激素受体(thyroid hormone receptor,TR)、雌激素受体(estrogen receptor,ER)和雄激素受体(androgen receptor,AR)等。第二个家族包括芳烃受体(aryl hydrocarbon receptor,AHR)。类固醇激素受体(也叫锌指受体)是一类大家族受体,它们总是形成二聚体(异源或同源),如它们形成异源二聚体,第二个结合物是视黄酸 X 受体(RXR,结合于 9-顺-视黄酸),这类超家族受体包含一个配体结合域、一个 DNA 结合域(锌指等,是一个常见的基序,通过半胱氨酸和组氨酸结合 Zn 并与 DNA 大沟相适应)。类固醇激素受体在胞质内通过与 90kDa 热休克蛋白二聚体结合保持失活状态。这种伴侣相互作用维持受体能与配体结合,而防止与 DNA 结合,一旦与配体结合,受体改变构型使 hsp90 解离并招募共激活子,然后受体转入核内,二聚体再结合位于特定基因启动子区的反应元件。PAS 结构域是一种蛋白结构域,包含在许多信号蛋白家族中,其作用是信号传导器。这些信号分子 PER、ARNT 和 SIM 存在相似的序列,因此以其第一个字母命名:Per——周期昼夜蛋白,Arnt——芳基烃受体核转运蛋白,Sim——专一蛋白。PAS 结构域在大量有机体中被发现,从细菌到人类。在 AH 受体中,PAS 域也是与激动剂如二噁英结合的区域,PAS 蛋白通常具有在许多转录因子中存在的碱性螺旋—环—螺旋结构域、DNA 结合及二聚化基序,这些蛋白与 DNA 结合成异二聚体,它们已知在胚胎发育与分化中起分化作用。在毒理学上最重要的 PAS 蛋白是 AH 受体和它的结合体芳烃受体核转运蛋白(aryl hydrocarbon receptor nuclear translocator,ARNT),尽管一些蛋白如低氧诱导因子(hypoxia-inducing factor)HIF1α 和 CLOCK 在环境适应中也发挥明显作用。

三、受体介导的毒性的机制

细胞内受体主要通过以下三个机制:①高效的受体配体干扰受体的正常生理功能,例如,外源雌激素和抗雄激素物质的暴露干扰正常的激素活性,在胚胎发育期间,特别是前 3 个月这些物质的暴露能导致生殖器异常如小阴茎畸形、睾丸发育不良。许多结构不同的环境化合物具有抗雄激素活性,包括双酚 A、氯化二苯(亚老哥尔)、1,1-二氯-2,2-双(对-氯苯基)乙烯(DDE)。在重要的雄激素靶组织睾酮依赖性雄激素受体活化的减少导致雄激素受体介导的基因表达的下降,最终导致胎儿发育的缺陷。②受体配体能诱导一系列基因表达事件,它们在正常生理活化过程中不会出现。通常在稳态时,这些受体的活性在特定的时间内短暂的上调,随后通过反馈机制导致该受体活性的显著的下调。例如,雌激素能通过活化雌激素受体而刺激其本身的代谢以及在配体存在时总的受体水平的下降。然而,当外源性的高亲和力的配体长期或高水平暴露时,可能导致不合适的长期活化。例如,当暴露于相对高水平的高亲和力度的非代谢的 AHR 配体,四氯二苯并-p-二噁英(TCDD)时,可见 AHR 标志基因 *CYP1A1* 表达的升高,其水平远高于正常生理条件下所能达到的水平,且可维持一段很长的时间。③外源化学物结合于相应的受体从而使代谢该配体的酶转录增高,从而活化其本身的代谢或改变共同摄入的化学物的毒性,增加疏水性外源化学物的极性以便于排泄。如果没有这样一个系统来提高外源化学物的代谢,这些化学物就会高水平蓄积导致各种有害效应。然而,随情况不同,增强代谢可以增加或降低某一化学毒性。核受体组成型雄烷受体(CAR)和孕烷-X-受体(PXR)在药物联合应用发挥重要的作用。例如用 PXR 配体苯妥英钠治疗癫痫发作会导致 *CYP2B6* 和 *CYP3A4* 表达水平升高。如果这种治疗后进行抗癌药物环磷酰胺治疗,就会增加有毒代谢产物。

(一) 芳烃受体(AHR)介导的毒性

芳烃受体(AHR,也称二噁英受体)发现存在于许多类型细胞中,特别在上皮细胞中表达很高,它们在肺、胸腺、胎盘大量表达,在肾脏、肝脏、心脏及脾脏中等量表达。正常情况下,受体位于胞质中,与至少两种其他蛋白形成复合物,包括 hsp90 和亲免素样(immunophilin-like)分子(ARA9/AIP1/XAP2),这些相关蛋白作为伴侣,防止 AHR 与 DNA 结合,传递胞质内定位信息,同时保持蛋白与配体结合的构型。一旦与配体结合,AHR 脱去它的伴侣并转入核内,这样它与另一种 PAS 家族蛋白 AHR 核转运蛋白(ARNT)形成异二聚体,这种异二聚体与外源化合物反应增强子,即 XRE(也称二噁英反应元件或 DREs)结合,而 XRE 位于由该信号途经所激活的特定基因的启动子附近。这些靶基因包括 *CYP1A1*、*CYP1A2* 和 *CYP1B1*,*GST*、*UGT* 和 *NQO* 等一系列特定的 Ⅰ 相和Ⅱ相外源化合物代谢酶的转录激活,可见 AHR 激活的反应是多效应的。

另一种 PAS 家族蛋白 AHR 抑制子(AHRR)可进一步调节 AHR 活性,AHR 抑制子与 AHR 竞争 ARNT,而且也结合于 DNA 上的 XRE,当与 XREs 结合,AHRR-ARNT 复合物也作为抑制子而发挥作用,这种抑制子可被 AHR 本身所诱导,从而形成 AHR 调节的负反馈调节环。

AHR 天然的配体仍然未知,但已发现该受体及 ARNT 与正常的发育过程有关,AHR 缺陷的小鼠表现为肝血管形成过程异常,而 ARNT 缺陷小鼠在出生前死亡。外源化合物配体包括多环芳烃(polycyclic aromatic hydrocarbons,PAHs)及许多多氯二苯并二噁英(polychlorinated dibenzodioxin,PCDDs)、多氯二苯并呋喃(polychlorinated dibenzofuran,PCDFs)和多氯联苯(polychlorinated biphenyls,PCBs),AHR 以不同的亲和力与这些多氯芳烃类化合物结合其中,研究最为充分的是四氯二苯-对-二噁英(2,3,7,8-tetrachlorodibenzo-p-dioxin,TCDD)。PCDDs 和 PCDFs 是化学过程中产生的副产物,而 PCBs 过去在工业上广泛应用,由于认识到其潜在毒性,现在已不再生产。这些化合物持久存在于环境中并且有长的生物半衰期。化合物氯化程度越高,它们代谢降解越难,例如,TCDD 在人体中生物半衰期为 7～11 年。由于不同的氯化程度可能产生许多同类物,例如,PCDDs 或 PCDFs 有 75 种可能形式,PCBs 有 209 种可能形式。它们毒性潜能变化很大,但从性质上看是相似的,因为环境中存在的是多种不同化合物的混合物,而不是单纯一种化合物,它们的组成也未知,因此引进一种相对的测量方法来评价这些化合物毒性。通常以最强毒性同类物 TCDD 相关的毒性当量(TEs)来评价,TCDD 的 TE 被设定为 1.0。

PCDDs、PCDFs 和 PCBs 有多种毒理学效应,一种触发机制可引起多种转录和表型效应,这些广泛的效应是通过一个受体即 AHR 介导的,这些化合物的相对潜在毒性与 AHR 的亲和力高度相关。如 TCDD,配体的两个环在同一平面上,最适合与 AHR 结合。因而其毒性最高并具有多种效应,不仅具有免疫毒性(胸腺细胞和 B 细胞毒性)、内分泌毒性、胚胎毒性和致畸性,而且 TCDD 是一种致癌剂(I 类人类致癌物)。TCDD 还具有非常强的急性毒性,在一次暴露后 2~4 周可达到最大效应,但其敏感性具有种属特异性,豚鼠最敏感(LD$_{50}$大约为 500ng/kg),地鼠敏感性最低(LD$_{50}$大约为 5mg),在这两种啮齿类动物中相差了 10 000 倍。TCDD 还可引起啮齿类动物"消耗综合征",动物体重快速减轻最后死亡。在人类最明显症状是"氯痤疮"的形成。

(二) 雌激素受体和雄激素受体介导的毒性

雌激素受体(estrogen receptor,ER)和雄激素受体(androgen receptor,AR)在毒理学上已变得日益重要,外源化合物,特别是内分泌干扰物具有模拟雌激素和抗雄激素作用,这是内分泌干扰物的重要毒性机制之一。

1. 外源雌激素(或环境雌激素)　是多种化学上不相关的一组外源化合物,它能够通过雌激素受体(ER)介导而诱导"激动"(增强)反应。尽管一些环境化合物对人类和动物的危险性仍有争议,但有些化合物已强烈怀疑其与癌症(如乳腺、睾丸、前列腺癌)的发病增高有关,并干扰了野生动物的正常繁殖。例如,包括环境污染物(如 DDT、羟基 PCBs)和用于洗涤及聚碳工业的产品(如烷基酚和双酚 A)。这些外源化合物介导的雌激素或抗雄激素效应的机制之一就是结合并激活雌激素受体。雌激素受体至少包括两种形式——ERα 和 ERβ,后者是最近发现的,其特定的功能还未明了。它们是不同的蛋白质,其转录活性存在一些差异。ERα 和 ERβ 在组织中表达也不同,例如,ERα 转录本在卵巢、子宫、睾丸、脑垂体、肝肾、心脏和骨骼肌中发现,而 ERβ 主要发现在卵巢、前列腺、肺和膀胱中。

ER 由 6 个功能域组成,包括 DNA 结合域、配体结合域及其他与基因表达相关的关键区域。当无配体时,受体存在细胞核内处于失活状态,同其他核受体相似,受体蛋白通过与热休克蛋白结合,防止与 DNA 结合并维持易于与配体结合的构型,一旦配体结合上,ER 发生构型改变并形成同源二聚体(但 ERα 倾向于与 ERβ 二聚化),然后配体受体复合物结合于 DNA 上特定的雌激素反应元件(ERE)。

ER 的一个特性是它的"混杂性",即该受体能结合多种化学上不相关的配体,对配体结构要求包括一个环状结构,并且常在大疏水结构的对位有酚基,这样一组外源化合物是烷基酚类。乙氧基烷基酚化物是广泛应用于工业和家用的洗涤剂及乳化剂,它们分布于环境中,被细菌降解为烷基酚类,亲脂性烷基酚相对稳定,形成沉淀物并蓄积于生物体内,因此它们能对水生生物体带来潜在的危害。烷基酚类的急性毒性极小,但烷基酚类有雌激素活性,特别是这类化合物含有一个大的疏水链时。1991 年,一次偶然实验发现雌激素依赖的乳腺癌细胞系在无雌激素条件下增殖,而这是由于存在于聚苯乙烯培养皿中的壬基酚的污染所致,后来发现壬基酚能诱导雄性鱼的卵黄素合成,而卵黄素在正常情况仅由雌性鱼产生。因此壬基酚至少在体外试验和一些鱼类及啮齿类试验中能模拟天然雌激素的作用,这一效应明显通过 ER 介导。

2. 雄激素受体(AR)　是一种配体激活的类固醇激素受体,在雄性性腺组织发育中起关键作用。它也在一些肿瘤(包括前列腺癌)发生发展过程中起作用。AR 存在于许多组织中,但在所有雄性生殖器中最高,在肝、肾、神经组织、肌肉和雌性生殖器官中表达量低。在非配体状态下,与 ER 相比,AR 位于胞质内,仅与配体结合以后才转入核内,当与配体结合后,AR 被磷酸化和二聚化,然后结合于 DNA 上的雄激素反应元件。类似于其他类固醇激素受体,AR 由一些功能域组成,包括一个转移激活结构域、一个 DNA 结合结构域、一个核定位结构域、一个二聚化结构域和一个配体结合的结构域。AR 可在转录和蛋白水平被调节,主要由雄激素调节,但其他一些激素和生长因子也能参与调节。AR 的生理性配体是睾酮和双氢睾酮,然后,许多外源化合物也能结合该受体,阻断雄激素反应,被占用的受体快速降解,并阻止与 DNA 上的 ARE 结合,导致内分泌干扰效应。这些化合物有长春新碱、二甲酰亚胺、杀真菌剂和农药 DDT 代谢物 DDE 等。雄性大鼠暴露于 DDE 干扰了性分化和成熟,并出现雌性化特征,另外,如在高浓度下,DDE 在野生动物中能产生内分泌干扰效应。

(三) 过氧化物酶体增殖剂激活受体(PPARs)介导的毒性

PPARs 是配体依赖的转录因子,属于核激素受体超家族,PPARs 结合脂肪酸和一些类二十烷酸(ecosanoid)代谢物,并被它们激活,到目前为止,有 3 种 PPAR 亚型:PPARα、PPARδ(也称 PPARβ)和 PPARγ,3 种类型有不同的分布和功能(表 12-3)。PPARα 配体已知在啮齿类动物中可引起过氧化物酶体增殖,然而,在人类,PPARs 不导致过氧化物体增殖,因此,该受体最好命名为脂肪酸激活受体。

表 12-3　PPAR 亚型的生物特性

	PPARα	PPARδ	PPARγ
组织分布	肝、肾、心脏、肌肉	广泛分布	脂肪组织、小肠免疫细胞
调节功能	参与脂肪酸 β 氧化的酶、脂蛋白代谢有关	不清(脂肪细胞分化)	其基因与脂肪细胞分化和脂、糖的代谢有关
主要作用	刺激脂肪酸 β 氧化		刺激脂肪储存
天然配体	花生四烯酸及其同类物,白三烯 B4	脂肪酸	多不饱和脂肪酸
配体(药物)	贝特类降脂药(苯氧芳酸类降脂药)		噻唑烷二酮、非甾体抗炎药(NSAIDs)

注:所有 PPARs 与视黄酸 X 受体形成异二聚体,并结合到靶基因启动区的特定 PPAR 反应元件上

过氧化物酶体是一种亚细胞器,是脂肪酰基-β 氧化、胆固醇代谢、甘油脂生物合成和脂代谢的其他途径的活动场所。与线粒体相比,过氧化物酶体能氧化长链脂肪酸,另外,过氧化物酶体介导的 β 氧化引起脂肪酰基碳链的不完全缩短。

1. PPARα 依赖的毒性　与外源化合物的毒性两个不同方面都与 PPARα 密切相关。其一是过氧化物酶体增殖剂在促进啮齿类动物肝肿瘤中的作用;其二是其可能作为细胞保护剂而抵抗许多肝毒性化合物,这两个机制的基础可能相似。过氧化物酶体增殖剂是一组多种类的化合物,包括贝特类降脂药(如祛脂乙酯、环丙贝特、二甲苯氧庚酸和降脂平),而且包

括其他一些结构上不相关的化合物,它们所共同的表现是能导致大鼠和小鼠肝肿瘤。因为所有这些化合物都能诱导过氧化物酶体增殖,推测这可能是其促进肿瘤发生的共同基础,它们所共有的特征是所有的过氧化物酶体增殖剂是 PPARα 的配体和激活剂,因为 PPARα 在肝脏中最广泛,肝脏也是其效应的主要靶器官,这些效应包括由于增生和肥大而致的肝大。它们也诱导与过氧化物酶体 β 氧化相关的大量基因的表达。有趣的是,这些化合物在豚鼠或非人类灵长目中不表现过氧化物酶体反应。现已清楚贝特类药物是非遗传致癌剂,它们作为肿瘤促进剂。PPARα 与所有这些化合物介导的肿瘤反应直接有关,现已证实,这些化合物无一在 PPARα 缺陷的小鼠体内产生肝肿瘤。因为过氧化物酶体增殖和过氧化物酶体 β 氧化增强是啮齿类动物特有效应,因此在人类,PPARα-配体介导的过氧化物酶体增殖和肝肿瘤的发生可能无关。

PPARα 的第二种在毒理学有趣的作用是其参与了抵抗多种肝毒物而对肝细胞的保护作用。研究最深的例子是祛脂乙酯和对乙酰氨基酚(APAP)诱导肝损害的保护作用。祛脂乙酯是广泛应用的降脂药物,在啮齿类动物是过氧化物酶体增殖剂。大量研究揭示用其慢性预处理小鼠或单剂量急性处理可保护由对乙酰氨基酚引起的肝损害。可能的机制是:PPARα 控制其他生长调节基因,包括 *c-myc*、*c-Ha-ras*、*fos*、*jun* 和 *egr-1*,而这些基因与细胞周期的进展和 G_0 至 S 期转换有关,祛脂乙酯作为 PPARα 的配体,能激活细胞周期进展。推测祛脂乙酯的肝脏保护作用可能也是基于其刺激促有丝分裂的反应,从而为损伤的实质组织修复提供便利,有利于细胞群快速修复。

2. PPARγ 介导的毒性 与 PPARα 相比,PPARγ 常被称为"反"受体,因为它的激活所介导的生物学功能不同于由 PPARα 所激活的功能。例如,PPARγ 在多种类型肿瘤中具有抗肿瘤效应,而不是肿瘤促进因素,同样 PPARγ 的激活不会引起脂肪酸氧化的发生,但导致脂质储存的增加,这是另一种减少脂肪酸在生物体内急性负荷的策略。

PPARγ 由单基因编码,在小鼠、大鼠和人类具有高度保守结构,3 种转录形式,PPARγ1、γ2 和 γ3 由于不同的启动子不同的剪接而形成,而在蛋白水平,已证实有 PPARγ1 和 PPARγ2 两种形式,PPARγ 在脂肪组织中水平是脂肪外组织的 10 ~ 100 倍,PPARγ 长期被认为是"脂肪选择性"核受体。但其他一些组织如肝脏、骨骼肌也表达 PPARγ,尽管量很低。值得注意的是,遗传外因素包括营养和肥胖能急剧改变 PPARγ 的表达水平,例如,在许多肥胖和 2 型糖尿病的鼠的模型中,PPARγ mRNA 和受体蛋白在肝内表达水平显著增高。PPARγ 作为一个抗糖尿病药物和抗肿瘤药物的靶标已受到极大关注。在毒理学方面,PPARγ 的配体和激活子所产生的两方面影响的问题。其一是在骨髓中受体介导的促进脂肪形成的效应;其二是肝脂肪变性的发生。外源化合物如抗糖尿病药物噻唑烷二酮类(TZDs)对 PPARγ 的激活能引起骨髓中脂肪细胞分化及在小鼠中随着 PPARγ 肝内表达上调,通过干扰脂肪酸代谢而导致严重肝脂肪变。这两个效应具有共同基础,由选择性配体对 PPARγ 的激活及由 PPARγ 基因表达的调节来调节这些效应。

（四）视黄酸对视黄酸受体的影响

维生素 A 在很多物种的实验动物如小鼠、大鼠、鸡和猴等被证明为致畸物,而且用于皮肤病治疗的维生素 A 衍生物 13-顺式-视黄酸已证明为人的致畸物。对一系列已知受体特异性视黄类物质的比较研究证明,视黄酸受体 RAR 的配体为强致畸物,而 RXR 配体无致畸活性,且 RAR 和 RXR 都可激活的配体的致畸活性居中,对两类受体都不能结合的配体则无致畸活性。这就证明视黄类的致畸作用是通过 RAR 介导的;而 RXR

配体无致畸活性则证明 RXR 同型二聚体不介导致畸作用,但 RXR 配体可加强 RAR 激动剂的某些致畸效应(如真性脊柱裂、小颌、锁肛、尾缺陷),而对另一些致畸效应(如露脑和腭裂)则无明显影响。视黄类配体对不同 RAR 亚型亲和性的比较发现,相对致畸活性依次为:α 配体>β 配体>γ 配体。

野生型小鼠于妊娠 8.5～9.0 天暴露视黄酸(RA),可诱发颅面畸形、中轴骨骼转化和后中轴骨骼截短等畸形。RARγ 纯合型缺如的突变体小鼠对 RA 引起的后部截短畸形具有完全抗性,但仍可发生颅面部缺陷,但 RARγ 杂合性缺如的胚胎却对 RA 诱发的后部截短只有部分抗性,从而提示必须有临界水平的 RARγ 才能完全诱发这些缺陷。在妊娠 8.5～9.0 天以前或以后给予 RA,RARγ 缺如突变体胚胎对胚胎致死、露脑和颅面畸形有部分抗性,而对肢体畸形无抗性,说明 RARγ 完全缺如的胚胎有正常的颅面结构和后部发育,很少有先天性畸形。也就是说,正常胚胎发育可在无 RARγ 情况下进行,而它却是介导 RA 诱发躯体后部区畸形的发生。RXRα 缺如的小鼠有正常的肢体发育,且对 RA 诱发的肢体畸形有抗性,而且 RXRα 杂合性缺如的胚胎对过量 RA 有中等抗性。

强致畸物 RA 和其他致畸物可通过两个机制影响胚胎发育分化,即它既可修饰体位定向的信号,又可直接对细胞分化、增殖和死亡发挥作用。RA 可抑制 *Otx2* 和 *Hox/HOM* 基因表达而影响前脑和中脑的形成,RA 通过对转录因子 KROX20 和 HOXB2、HOXB1 的修饰作用而改变脑节的分化命运。全反式 RA 可诱导骨形态发生蛋白基因 *Bmp2* 和 *Bmp6* 表达,但抑制 *Bmp4* 表达。

除了上述几类常见的受体外,孕烷 X 受体(PXR)、糖皮质激素受体(GR)和组成型雄甾烷受体(CAR)也分别介导某些外源化学物的毒性,这些受体的内源性配体、外源性配体和它们所介导的毒性效应归纳于表 12-4。

表 12-4　几种重要细胞内受体介导的毒性

受体	内源性配体	外源性配体	毒性效应
芳香烃受体(AHR)	未知	PCDDs,PCDFs,TCDD,PAHs,PCBs	胸腺萎缩,消耗性综合征,致畸作用(腭裂),大鼠肝脏致癌,酶诱导(如 ↑ CYP1A1)
雌激素受体(ER)	雌二醇	乙炔基雌二醇,二乙基己烯雌酚,DDT,玉米赤霉烯酮	乳房和肝脏的致癌作用
组成型雄甾烷受体(CAR)	3α,5α-雄烯醇,3α,5α-雄烷醇(抑制剂)	苯巴比妥,DDT,PCP,氯丙嗪	酶诱导(如 CYP2B,CYP3A)
过氧化物酶体增殖物激活的受体(PPAR)	脂肪酸	祛脂酸酯(如氯贝丁酯),邻苯二甲酸酯(如 DEHP)	大鼠肝脏致癌,过氧化物酶体增殖,酶诱导(如 ↑ CYP4A1,↑ 乙酰辅酶 A 氧化酶)
孕烷 X 受体(PXR)	孕烯醇酮	PCN,地塞米松,螺旋内酯固醇,环丙氯地孕酮,PCBs,氯丹	酶诱导(如 ↑ CYP3A)

续表

受体	内源性配体	外源性配体	毒性效应
糖皮质激素受体（GR）	皮质醇	地塞米松	淋巴细胞凋亡致畸作用（腭裂）
视黄酸受体（RAR，RXR）	全反式视黄酸	1,3-顺式视黄酸	致畸作用（颅面骨、心脏、胸腺的畸形）

（庄志雄　刘云岗）

参 考 文 献

1. Boelsterli UA. Chapter 15：Nuclear Receptor-Mediated Toxicity. in Boelsterli UA ed. Mechanistic Toxicology：The Molecular Basis of How Chemicals Disrupt Biological Targets. 2nd Ed. BocaRaton：CRC Press，2010：309-355.

2. Perdew GH，Murray IA，Peter JM. Xenobiotic Receptor-Mediated Toxicity//BondJ. Comprehensive Toxicology Vol 1：General Principles. 2nd Ed. Amsterdam：Elsevier，2010：361-388.

3. Gregus Z. Mechanisms of Toxicity//Klaassen CD，ed. Casarett and Doull's Toxicology：The Basic Science of Poisons. 8th Ed. New York：McGraw-Hill，2013：49-122.

4. Mailman RB. Toxicant-Receptor Interactions：Fundamental Principles//Smart RC，Hodgson E，eds. Molecular and Biochemical Toxicology. Hoboken，New Jersey：John Wiley & Sons Inc，2008：359-388.

5. LeblanGA. Endocrine Toxicology//Hodgson E，ed. A Textbook of Modern Toxicology. 4th Ed. Hoboken，New Jersey：John Wiley & Sons Inc，2010：345-362.

第三节　毒物与离子转运载体和离子通道的相互作用

一、概述

生物膜对离子的转运和通透性与多种生命活动过程密切相关。例如，感受器电位的发生，神经兴奋与传导和中枢神经系统的调控功能，心脏搏动，平滑肌蠕动，骨骼肌收缩，激素分泌，光合作用和氧化磷酸化过程中跨膜质子梯度的形成等。活体细胞不停地进行新陈代谢活动，就必须不断地与周围环境进行物质交换。细胞膜上存在两类主要的离子转运蛋白，即：载体蛋白（carrier protein）和通道蛋白（channel protein）就是这种物质交换的重要途径。生物膜对无机离子的跨膜运输有被动运输（顺离子浓度梯度）和主动运输（逆离子浓度梯度）两种方式（图 12-1）。被动运输的通路称离子通道，主动运输的离子载体称为离子泵。人们已经知道，大多数对生命具有重要意义的物质都是水溶性的，如各种离子、糖类等，它们需要进入细胞，而生命活动中产生的水溶性废物也要离开细胞，它们出入的通道就是细胞膜上的转运蛋白。科罗拉多州立大学编写的《生物科学超文本》（*Hypertexts for Biomedical Sciences*）中认为载体蛋白（carrier protein）和离子通道（ion channel，或所有通道蛋白）是易化扩散（协助运输）的两种主要承担者，载体蛋白也可称为转运蛋白（transporter），能与某些特异的溶质结合并发生一系列形变使得结合的溶质转移到膜的另一侧。

离子通道并不与其转运的溶剂结合，而是开放让通常为无机离子的溶剂穿过。《牛津生

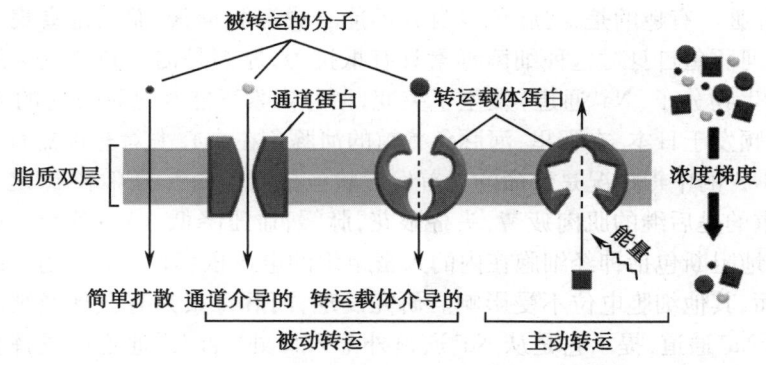

图 12-1　细胞膜上两类主要的离子转运蛋白

物化学词典》(*Oxford Dictionary of Biochemistry*)的解释是"可以控制离子跨膜运输的膜内在蛋白质";《麦克格劳-希尔科技词典》(*McGraw-Hill Science & Technology Dictionary*)的解释是"贯穿细胞膜磷脂双分子层的亲水蛋白质孔道,打开时允许某些特定溶质通过"。对于转运蛋白,维基百科中指出英文中较常用的"transporter"(转运体)是"transport protein"(转运蛋白)的简称,并明确说明转运蛋白既能介导主动运输,也能介导易化扩散。《神经科学》[*Neuroscience*(Purves D,Augustine GJ,Fitzpatrick D,et al.)]中对主动转运蛋白的解释是与离子通道不同,转运蛋白主要用于产生并维持由离子浓度差异造成的膜电位,最重要的例子是钠泵,该分子通过水解 ATP 来调节细胞内外钠离子与钾离子的浓度,这也从侧面印证了维基百科关于转运蛋白(亦即载体蛋白)可以参与主动运输(包括离子运输)的说法。

二、毒物与离子通道的相互作用

离子通道依据其活化的方式不同,可分两类:一类是电压活化的通道,即通道的开放受膜电位的控制,如 Na^+、Ca^+、Cl^- 和一些类型的 K^+ 通道;另一类是化学物活化的通道,即靠化学物与膜上受体相互作用而活化的通道,如 ACh 受体通道、氨基酸受体通道、Ca^+ 活化的 K^+ 通道等。

1. Na^+ 通道　为大分子单体蛋白质,形成一种电压门控式的离子通道。Na^+ 载体已经克隆出来,其三维空间结构也已阐明。通道是由 4 个重复子组成,以发夹结构形式部分横贯细胞膜中,在孔道内形成亲水性环境。一定程度上,通道的离子选择性来源于孔道内侧的残基序列。静息状态下的神经细胞,其轴突膜是高度极化的,胞膜外带正电,胞膜内带负电。这种膜内外负电位($-90 \sim -60mV$)的维持依赖 Na^+-K^+ 泵,它是一种 ATP 依赖型的离子载体,一次可将 3 个 Na^+ 从胞内泵出,将 1 个 K^+ 从胞外泵入。接受刺激后,Na^+ 通道迅速打开,膜快速去极化,Na^+ 的快速内流导致膜内正电位($+30mV$)形成,接着是较慢的 K^+ 外流,最后形成静息电位。这种所谓的动作电位是神经轴突信号转导的关键事件。根据一些药物和毒素对 Na^+ 通道功能的不同影响,可分为 4 种类型:①通道阻断剂,如河豚毒素(tetrodotoxin,TTX)、石房蛤毒素(saxitoxin,STX);②通道活化增强剂,如 β-蝎毒(scorpion venom)、箭毒蛙毒素(batrachotoxin,BTX)、藜芦碱毒素(veratrine,VER)等;③通道活化抑制剂,如一些局部麻醉剂及其衍生物;④通道失活抑制剂,如链霉蛋白酶、N-溴乙酰胺(NBA)等。

Na^+ 通道是兴奋性细胞执行功能所必需的。当某种毒物(比如河豚毒素)特异地阻断 Na^+ 通道时,就会产生严重的神经毒作用。河豚毒素是一种高效的神经毒素,存在于河豚鱼的卵巢、肠和肝脏。有趣的是,河豚鱼自身并不能合成河豚毒素,而只是富集水中细菌产生的河豚毒素。河豚鱼自身对这种细菌毒素具有抵抗力,原因是河豚鱼体内河豚毒素通常具高度亲和力的生物分子(Na^+通道)发生了突变,河豚毒素不能与这种突变的Na^+通道结合。河豚毒素中毒频发于日本,在那里,河豚鱼餐馆的河豚鱼在小心去除有毒器官后受到人们的青睐,大约有 1/3 的中毒情况是致命的。首发症状包括嘴唇和舌的麻木,继之为肢体末端感觉异常,更严重的是后继的肌肉疲劳,头昏眼花,脉缓,血压降低,最后呼吸衰竭,肌肉麻痹。河豚毒素选择地阻断包括神经细胞在内的兴奋组织的电压依赖性 Na^+ 通道。结果动作电位不能形成,然而,其他细胞电位不受影响。研究发现,河豚毒素只有在神经细胞膜外表面才能有效地阻断 Na^+ 通道,提示它是从 Na^+ 通道外部入口处"插入"通道而发挥作用的。事实上,分子结构学说和结构模型已经展示了河豚毒素是一种体积庞大的亲水性化合物(包括一阳离子基团和胍基),不管 Na^+ 通道处于开与关的何种状态,它一部分插入了 Na^+ 通道,而另一部分堵在 Na^+ 通道外部入口处。

蛤蚌毒素(瘫痪型贝类毒素)的毒作用的根本原因雷同于上述模型。蛤蚌毒素是由海水中的腰鞭毛虫产生,能被贝类生物富集。与河豚毒素相似,蛤蚌毒素对 Na^+ 通道具有高度的亲和力并能插入通道,因此,Na^+ 不能内流,动作电位不能形成。

其他外源化学物可通过不同的机制使 Na^+ 通道功能丧失。比如,拟除虫菊酯(一类杀虫剂)以及有机氯农药 DDT,是与开放的 Na^+ 通道结合,使其不能再关闭,由于 Na^+ 通道长久处于开放状态,神经细胞膜不能完全复极化,导致去极化时相延长和高度兴奋。

2. 钾通道 根据功能特性的不同,K^+通道可分为以下类型:①慢(延迟)K^+通道:也就是 H-H 模型中的 K^+通道。单通道电流记录显示,单个 K^+ 通道电导在 2～20pS,通道平均开放寿命为数十毫秒。该种通道可被四乙胺(TEA)等特异性阻断,通道对 K^+ 有高度选择性,这种通道在神经轴突和骨骼肌细胞膜中有较高密度。②快(早期)K^+通道:该种通道外向的 K^+ 流在膜去极化的早期就出现,表明通道的活化时间常数比慢 K^+ 通道小得多,但在-40mV 以上该通道即关闭。电压钳位实验表明,其宏观电流动力学与 Na^+ 电流相似。较低浓度的 4-氨基吡啶即能阻断该通道,它也可被四乙胺阻断。③Ca^{2+} 活化的 K^+ 通道:该种通道的开放,不但与膜电位有关,而且依赖于细胞内 Ca^{2+} 的浓度,每个通道需结合两个 Ca^{2+} 才能活化。单通道电导可高达300pS,并有较长的开放寿命,这种通道与 Ca^{2+} 通道协同作用,对调节细胞膜电兴奋性的节律有重要意义。它可被四乙胺、N'-四乙酸(EGTA)、奎尼丁和 Ba^{2+} 阻断。④内向整流的 K^+通道:其特征是在膜超极化时通道开放与膜电位和胞外 K^+ 浓度密切相关,通道开放时产生内向 K^+ 电流,单通道电导在 5～10pS 范围。

3. 钙通道 Ca^{2+}通道广泛存在于各种生物组织的细胞膜中。宏观的 Ca^{2+} 电流动力学特征与 Na^+ 电流相似,但峰值小且失活过程慢,可达数十到数百毫秒。Ca^{2+} 通道对 Ca^{2+}、Ba^{2+}、Sr^{2+} 都有高通透性,但 Ni^{2+}、Cd^{2+}、Co^{2+}、Mn^{2+} 等离子能有效地阻断 Ca^{2+} 通道。药物对 Ca^{2+} 通道的作用可分为:①通道阻断或抑制剂:可分为苯烷基胺类(如异搏定、甲基异搏定 D600)、苯硫氮类、双氢吡啶类等类型;②通道激活剂:一些双氢吡啶化合物如 BayK8644 等药物可活化 Ca^{2+}通道。近年,对小鸡背根神经节细胞的研究发现有 3 种类型的 Ca^{2+}通道:①L 型:该种通道在膜电位大于-20mV 时活化,电流失活缓慢。单通道电导约 25pS。②T 型:膜电位约-60mV时通道即活化,-10mV 以上通道电流幅值反而下降,单通道电导约 8pS。③N 型:该种通道在膜电位不小于-10mV 才能活化,但又必须超极化到-80mV 以下才能克服通道的失活。电流动力学比 L 型快但比 T 型慢,单通道电导约 13pS。以上 3 类 Ca^{2+} 通道在不同细胞膜上选择性分布及密度的差别,将影响各种细胞的生理功能。Ca^{2+}通道除了对细胞电兴奋性有贡献外,它通过调节细胞内 Ca^{2+} 浓度,可进一步调节许多细胞功能。

4. 氯离子通道　　氯离子转运通常被认为是阴离子转运的代表,其转运形式及转运通道蛋白的状态对细胞的活性而言显得尤为重要。细胞体积和内环境稳态的调节对氯离子转运起着决定性作用。包含了电生理调节、膜上离子及物质转运、胞内体积及酸碱性(pH 值)调节等诸多方式的调节。细胞膜上 Cl^- 通道主要功能特点:①维持正常细胞容积及酸碱性(pH值)及内环境稳定。②有较强的跨膜转运功能,Cl^- 通道是多数上皮细胞离子和水分跨膜转运所必需的,细胞膜上 Cl^- 通道表达的极性强弱和继发激活 Cl^- 重吸收机制共同决定转运的方向。③大多存在兴奋性调节机制。Cl^- 通道能够调节细胞膜兴奋性,尤其在骨骼肌细胞,对电压门控 Cl^- 通道调节兴奋性作用尤为突出。从功能上看,氯离子通道在很大程度上影响了细胞的功能,如细胞的免疫应答、细胞增殖与分化都有氯离子通道的参与,现阶段不少研究发现,细胞的凋亡(apoptosis)与氯离子通道存在很多相互依存关系。

5. N 型乙酰胆碱受体通道　　它是由神经递质 ACh 活化的正离子通道。当突触前膜一次量子化释放数千个 ACh 分子,它们作用于突触后膜上的 N 型受体时,受体通道开放,产生 Na^+ 和 K^+ 电流,引发突触后膜一个小终板电位(mEPP)。N-AchR 单通道电导在 $20 \sim 60 pS$ 范围,平均开放寿命数毫秒,通道电流反转电位约 $-10mV$,近年发现该种通道有多种电导态。通道的离子选择性较差,可允许数十种无机和有机正离子通过,许多毒素和有机物能阻断或抑制该种通道,α-银环蛇毒(α-BGTX)是 N 型 ACh 受体通道的特异性阻断剂。20 世纪 80 年代以来,已发现多种由神经递质和激素活化的受体通道,如谷氨酸受体通道、多巴胺受体通道、5-羟色胺受体通道、γ-氨基丁酸受体通道等。

三、外源化学物与离子载体相互作用

外源化学物可通过与离子载体结合位点的特异性相互作用而特异地干扰离子载体的功能。随着外源化学物浓度的改变,离子载体的所有功能可被削弱,继而导致毒作用的发生。离子载体对生物机体维持多种正常的生理功能起着关键性的作用,因此,离子载体的抑制可能会导致离子稳态失调和细胞功能丧失。离子载体为膜蛋白,要么通过与底物的结合(因此被称为载体)而发生构象的改变,进行离子选择性的底物转运。一般地,载体转运在很大程度上决定于底物的电化学梯度。

(一) 毒物与 Na^+-K^+ 泵的相互作用

一些外源化学物可通过选择性地干扰和阻断一种普遍存在的和至关重要的离子载体-Na^+-K^+ 泵而产生毒作用,该类化合物包括强心苷及其衍生物。强心苷是一类自然存在的洋地黄类化合物。这类化合物过去常用于治疗心力衰竭(但由于其治疗作用剂量范围狭窄且具有很高的潜在毒性,因此人们寻找了其替代品)。这类活性化合物是洋地黄毒苷和异羟洋地黄毒苷,它们都含有一个洋地黄毒苷配基,可通过通过糖苷键与脱氧糖基连接。毒作用表现包括心力衰竭和胃肠及神经毒性。在健康人,心脏毒作用症状为极度心搏徐缓(心跳频率减低)和房颤;而在心脏病人,其症状为心律不齐、期外收缩和室颤,可以致命。

(二) 洋地黄毒苷诱导的心脏毒作用机制

强心苷特异地阻断 Na^+-K^+ 泵。它们是与 Na^+-K^+ 泵蛋白质的特异的氨基酸残基结合,使载体的功能阈失活而阻断阳离子的转运。Na^+-K^+ 泵是一种 ATP 依赖的离子载体,一次能将3 个 Na^+ 泵出(2 个 K^+ 泵入)而形成膜内外的 Na^+ 梯度,对这一过程的阻断导致 Na^+ 梯度的崩溃。通常地,膜外的高 Na^+ 浓度是驱动 Na^+ 依赖的次级转运载体所心需的。在心肌细胞,这种载体之一就是 Na^+-Ca^{2+} 交换载体(即 Na^+ 提供 Ca^{2+} 向胞外流动所需的能量)。因此,强心苷可使胞内 Ca^{2+} 水平升高。然而,这种兴奋细胞的 Ca^{+2} 内流是肌浆球蛋白/肌动蛋白活化的信号。因此,Na^+,K^+-ATP 酶的阻断最终导致细胞的过度刺激,引起心律失常和室颤。Na^+,K^+-ATP 酶对 Na^+、K^+ 的跨膜转运依靠 ATP 供能,它是一种见于较高等的真核细胞的细胞膜整合蛋白,由 α 和 β 两个亚单位组成,以跨膜的螺旋形成发夹状结构,通过与 Na^+ 和 K^+ 的结合而发生构象的改变。强心苷对 Na^+,K^+-ATP 酶阻断机制的结构基础及其三维空间结构,长期以来未搞清楚,但最近,随机突变分析已经明确了多种氨基酸残基,它们处于 Na^+,K^+-ATP 酶对强心苷敏感的胞外和跨膜结构阈中。

(庄志雄 袁建辉)

参 考 文 献

1. Boelsteri UA. Mechanistic Toxicology. 2nd ED. BocaRaton London New York:CRC Press,Taylor & Francis Group,2007.
2. Dubyak GR. Ion homeostasis,channels,and transporters:an updateon cellular mechanisms. Adv Physiol Educ, 2004,28:143-154.
3. Di Resta C,Becchetti A. Introduction to ion channels. Adv Exp Med Biol,2010,674:9-21.
4. Restrepo-Angulo I,De Vizcaya-Ruiz A,Camacho J. Ion channels in toxicology. J Appl Toxicol,2010,30(6): 497-512.
5. Nehrke K. Membrane ion transport in non-excitable tissues. Worm Book,2014,23:1-22.
6. Lee A,Fakler B,Kaczmarek LK,et al. More than a pore:ion channel signaling complexes. J Neurosci,2014,34 (46):15159-15169.
7. Behrends JC. Evolution of the ion channel concept:the historical perspective. Chem Rev,2012,112(12): 6218-6226.
8. Zaydman MA,Silva JR,Cui J. Ion channel associated diseases:overview of molecular mechanisms. Chem Rev, 2012,112(12):6319-6333.

第四节 毒物对酶的抑制作用

机体内多种重要的生理功能就其本质来说是生物化学反应过程。而这些反应往往需要各种各样的酶参与催化,酶(enzyme)是活细胞内产生的具有高度专一性和催化效率的蛋白质,生物体的一切生命活动和新陈代谢,都是在酶的催化下进行的。细胞内合成的酶主要是在细胞内起催化作用,也有些酶合成后释入血液或消化道,并在那里发挥其催化作用。某些毒物进入机体后,与酶产生作用,或影响其生成,或改变它的活性,因而对这些酶所参与的生化反应产生种种影响,使之与有关的生理功能受到干扰,这是许多毒作用产生的原因。就目前所知,毒物对酶的作用形式大致有以下几类:

一、酶促反应的动力学

酶促反应动力学(kinetics of enzyme-catalyzed reactions)是研究酶促反应速度及其影响因素的科学。这些因素主要包括酶的浓度、底物的浓度、pH、温度、抑制剂和激活剂等。在研究某一因素对酶促反应速度的影响时,应该维持反应中其他因素不变,而只改变要研究的因素。但必须注意,酶促反应动力学中所指明的速度是反应的初速度,因为此时反应速度与酶的浓度成正比关系,这样避免了反应产物以及其他因素的影响。酶促反应动力学的研究有助于阐明酶的结构与功能的关系,也为毒物与酶相互作用机制的研究提供数据,因此对它的研究具有重要的理论意义和实践意义。

1. 酶浓度对反应速度的影响在一定的温度和 pH 条件下,当底物浓度大大超过酶的浓度时,酶的浓度与反应速度成正比关系(图 12-2)。

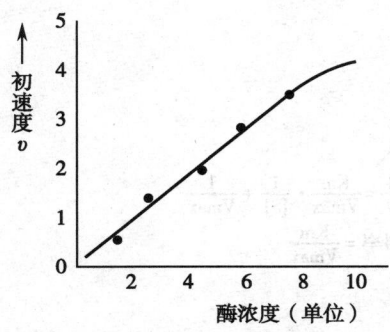

图 12-2　酶浓度对反应初速度的影响

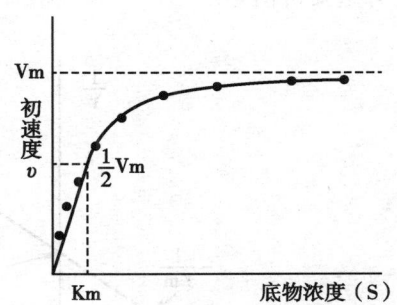

图 12-3　底物浓度对反应初速度的影响

2. 底物浓度对反应速度的影响在酶的浓度不变的情况下,底物浓度对反应速度影响的作用呈现矩形双曲线(rectangular hyperbola)(图 12-3)。

在底物浓度很低时,反应速度随底物浓度的增加而急骤加快,两者成正比关系,表现为一级反应。随着底物浓度的升高,反应速度不再成正比例加快,反应速度增加的幅度不断下降。如果继续加大底物浓度,反应速度不再增加,表现为 0 级反应。此时,无论底物浓度增加多大,反应速度也不再增加,说明酶已被底物所饱和。所有的酶都有饱和现象,只是达到饱和时所需底物浓度各不相同而已。

(1) 米曼方程式:解释酶促反应中底物浓度和反应速度关系的最合理学说是中间产物学说。酶首先与底物结合生成酶-底物中间复合物(ES),此复合物再分解为产物和游离的酶。

$$E + S \rightleftharpoons ES \rightleftharpoons E + P$$
酶　底物　　中间产物　　酶　产物

Michaelis 和 Menten 在前人工作的基础上,经过大量的实验,1913 年前后提出了反应速度和底物浓度关系的数学方程式,即著名的米曼方程式(Michaelis-Menten equation)。

$$V = \frac{V_{max}[S]}{K_m + [S]}$$

Vmax 指该酶促反应的最大速度,[S] 为底物浓度,Km 是米氏常数,V 是在某一底物浓度时相应的反应速度。当底物浓度很低时,$[S] \ll K_m$,则 $V \cong V_{max}[S]/K_m$,反应速度与底物浓度成正比。当底物浓度很高时,$[S] \gg K_m$,此时 $V \cong V_{max}$,反应速度达最大速度,底物浓度再增高也不影响反应速度。

(2) Km 和 Vmax 的求法:如图 12-3 所示,底物浓度曲线是矩形双曲线。从图中很难精确地测出 Km 和 Vmax。为此人们将米氏方程进行种种变换,将曲线作图转变成直线作图。

其中以林-贝(Lineweaver-Burk)的双倒数作图(double reciprocal plot)最为常用。将米氏方程两边取倒数,可转化为下列形式:

$$\frac{1}{V} = \frac{Km}{Vmax} \cdot \frac{1}{[S]} + \frac{1}{Vmax}$$

从图 12-4 可知,$1/V$ 对 $1/[S]$ 作图得一直线,其斜率是 Km/V,在纵轴上的截距为 $1/Vmax$,横轴上的截距为 $-1/Km$。此作图除用来求 Km 和 Vmax 值外,在研究酶的抑制作用方面还有重要价值。

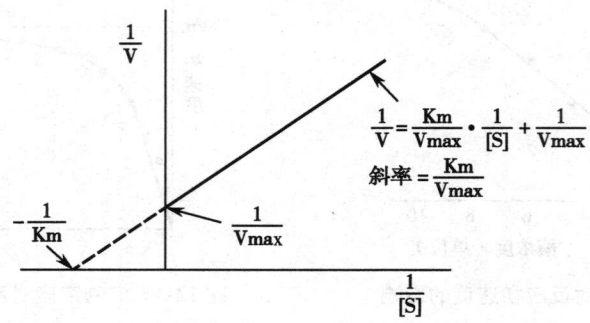

图 12-4　双倒数作图法

必须指出米氏方程只适用于较为简单的酶作用过程,对于比较复杂的酶促反应过程,如多酶体系、多底物、多产物、多中间物等,还不能全面地借此概括和说明,必须借助于复杂的计算过程。

二、毒物对酶的抑制作用机制

(一) 竞争性抑制

毒物结构与酶(E)的底物(S)相类似,毒物与底物竞相与酶结合后,即无法与正常底物起作用,不能产生正常的反应产物(P)。在这种情况下,毒物对于酶与正常底物的反应,起抑制作用,毒物被称为抑制物(inhibitor, I),抑制剂 I 和底物 S 对游离酶 E 的结合有竞争作用,互相排斥,已结合底物的 ES 复合体,不能再结合 I。同样已结合抑制剂的 EI 复合体,不能再结合 S。抑制剂 I 在化学结构上与底物 S 相似,能与底物 S 竞争酶 E 分子活性中心的结合基团,因此,抑制作用大小取决于抑制剂与底物的浓度比,加大底物浓度,可使抑制作用减弱。

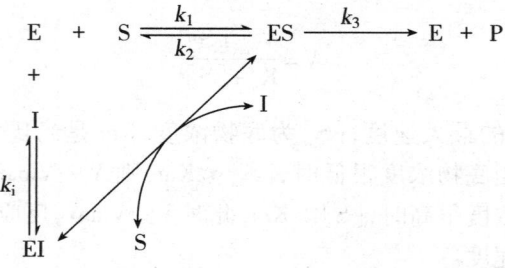

按米氏公式推导方法,也可演算出竞争性抑制时,抑制剂、底物和反应速度之间的动力学关系及其双倒数方程式为:

$$V = \frac{V_{max}[S]}{K_m\left(1+\dfrac{[I]}{k_i}\right)+[S]}$$

$$\frac{1}{V} = \frac{K_m}{V_{max}}\left(1+\frac{[I]}{k_i}\right)\frac{1}{[S]}+\frac{1}{V_{max}}$$

以 $1/V$ 对 $1/[S]$ 分别为纵坐标和横坐标作图,此方程式可绘成竞争性抑制作用的特性曲线(图 12-5)。

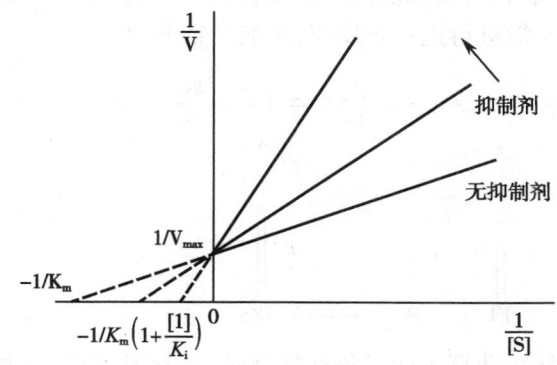

图 12-5 竞争性抑制作用的双倒数作图

有竞争性抑制剂存在的曲线与无抑制剂的曲线相交于纵坐标 $1/Vmax$ 处,但横坐标的截距,因竞争性抑制存在变小,说明该抑制作用,并不影响酶促反应的最大速度,而使 Km 值变大。

很多药物都是酶的竞争性抑制剂。例如磺胺药与对氨基苯甲酸具有类似的结构,而对氨基苯甲酸、二氢蝶呤及谷氨酸是某些细菌合成二氢叶酸的原料,后者能转变为四氢叶酸,它是细菌合成核酸不可缺少的辅酶。由于磺胺药是二氢叶酸合成酶的竞争性抑制剂,进而减少菌体内四氢叶酸的合成,使核酸合成障碍,导致细菌死亡。抗菌增效剂——甲氧苄氨嘧啶(TMP)能特异地抑制细菌的二氢叶酸还原为四氢叶酸,故能增强磺胺药的作用。

单氨氧化酶(MAO)是参与生物源胺代谢一个重要酶类,5-羟色胺在它的参与下脱氢氧化成 5-羟色醛,最后代谢成 5-羟吲哚乙酸排出体外,而胺类化合物(如伯、仲烷胺、单氨基酰胺)可与 5-羟色胺竞争与 MAO 作用,妨碍 5-羟色胺的正常代谢,在这过程中胺类化合物是 MAO 的抑制物。

胆碱酯酶(ACHE)参与胆碱能神经传导介质乙酰胆碱(ACH)的代谢,在完成神经末梢与效应器的兴奋传导以后,迅速将 ACh 分解为胆碱与乙酸,使兴奋得以消除,而氨基甲酸酯类或有机磷酸酯类农药,可与 ACh 竞争与 AChE 作用,使 AChE 氨基甲酰化或磷酰化,丧失了与正常底物 ACh 反应的能力,使 ACh 积蓄在胆碱能突触处,引起一系列胆碱能神经兴奋的症状,可见氨基甲酸酯与有机磷酸酯都是 AChE 的抑制物,前者是可逆的,后者是不可逆的。乌头酸酶参与三羧酸循环,催化枸橼酸成为异枸橼酸,使这一循环得以完成。氟乙酸在体内转化为氟乙酰辅酶 A(FACoA),后者与乙酰辅酶 A 结构极为相似,与草酰乙酸结合而形成氟枸橼酸,与枸橼酸竞先与乌头酸酶结合,抑制乌头酸酶,从而导致氟枸橼酸与枸橼酸大量蓄积,三羧酸循环中断,线粒体供能过程被损害,Peter 将这一过程称之为"致死性合成"。

其他含氟有机化合物，只要代谢后能转化为 FACoA，皆可产生类似毒性作用，如氟乙醇与含有奇数碳原子的氟脂肪酸皆可通过 β-氧化而形成 FACoA。含 SH 酶在某些代谢过程中起着重要的作用，而金属类毒物可与酶的 SH 基结合，使之失去与正常底物作用的能力。

（二）非竞争性抑制

毒物（抑制剂 I）和底物（S）分别与酶的非活性部位结合，I 和 S 在结构上一般无相似之处，I 常与酶分子上结合基团以外的化学基团结合，这种结合并不影响底物和酶的结合，增加底物浓度并不能减少 I 对酶的抑制程度。即抑制剂可以和游离的酶结合，也可以和酶与底物的复合物结合。同样，底物可以和游离的酶结合，也可以和酶及抑制剂复合物结合。最终形成的三元复合物 ESI 不能进行进一步反应，影响产物的形成。

$$
\begin{array}{ccccc}
\mathrm{E} & + & \mathrm{S} & \underset{k_2}{\overset{k_1}{\rightleftharpoons}} & \mathrm{ES} & \xrightarrow{k_3} & \mathrm{E} + \mathrm{P} \\
+ & & & & + \\
\mathrm{I} & & & & \mathrm{I} \\
k_i \updownarrow & & & & k_i' \updownarrow \\
\mathrm{EI} & + & \mathrm{S} & \rightleftharpoons & \mathrm{IES}
\end{array}
$$

按米氏公式推导方法可演算出非竞争性抑制时，抑制剂、底物浓度和反应速度之间动力学关系：

$$
V = \frac{V_{max}[S]}{(K_m + [S])\left(1 + \dfrac{[I]}{k_i}\right)}
$$

$$
\frac{1}{V} = \frac{K_m}{V_{max}}\left(1 + \frac{[I]}{k_i}\right)\frac{1}{[S]} + \frac{1}{V_{max}}\left(1 + \frac{[I]}{k_i}\right)
$$

以 1/V 对 1/[S] 分别为纵坐标和横坐标作图，此方程式可绘成非竞争性抑制作用的特性曲线（图 12-6）。

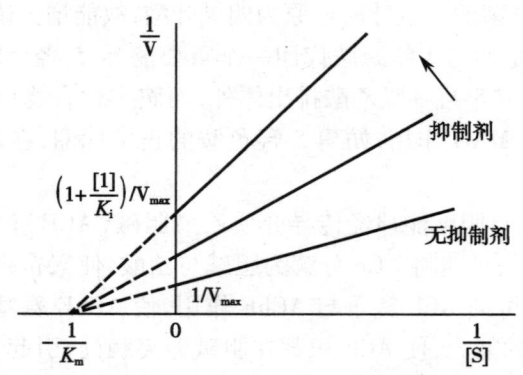

图 12-6　非竞争性抑制作用的双倒数作图

有非竞争性抑制剂存在的曲线与无抑制剂存在的曲线相交于横坐标−1/K_m 处，纵坐标截距，因非竞争性抑制剂的存在而变大，说明该抑制作用并不影响底物与酶的亲和力，而使酶促最大反应速度变小。

这类抑制物常与酶的 SH、COOH、OH、NH_2 或组氨酸的咪唑基结合而产生这类作用,如 DDT 对于碳酸酐酶的抑制即属此类。

(三)反竞争性抑制作用

与非竞争性抑制一样,这类毒物(反竞争性抑制剂)也与酶活性中心外的调节位点结合。不同的是,没有底物结合时,游离的酶并不能与抑制剂结合。当底物与酶结合后,酶才能与抑制剂结合。这是一种比较少见的抑制作用,有人认为这种抑制"只存在于理论之中"。但是实际上这种抑制是存在的,例如氰化物和肼对芳香硫酸酯酶的抑制作用属于此类。

$$E \;+\; [S] \; \underset{k_2}{\overset{k_1}{\rightleftharpoons}} \; ES \; \overset{k_3}{\longrightarrow} E \;+\; P$$

$$\begin{array}{c} + \\ I \\ k_i \updownarrow \\ IES \end{array}$$

反竞争性抑制剂存在时的米氏方程和倒数方程分别为:

$$V = \frac{V_{max}[S]}{K_m + \left(1 + \dfrac{[I]}{k_i}\right)[S]}$$

$$\frac{1}{V} = \frac{K_m}{V_{max}} \cdot \frac{1}{[S]} + \frac{1}{V_{max}}\left(1 + \frac{[I]}{k_i}\right)$$

同样,以 $1/V$ 对 $1/[S]$ 分别为纵坐标和横坐标作图,如图 12-7 所示。

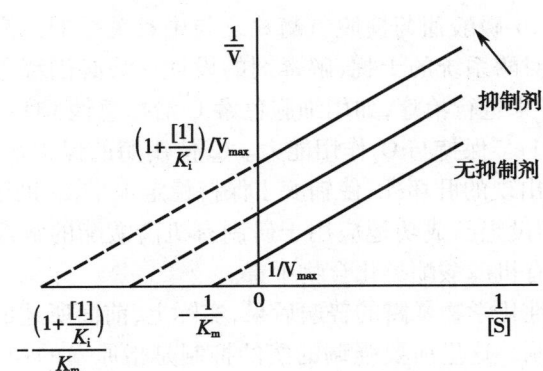

图 12-7　反竞争性抑制作用的双倒数作图

(四)作用于酶的辅助因子(辅酶或辅基)使酶灭活

酶蛋白与辅助因子一起成为全酶,毒物可作用于辅助因子,使某些酶因失去辅助因子而失去活性。例如氨基转移酶与氨基脱羧酶都需磷酸吡哆醛(pyridoxal phosphate)作辅基,而毒物中肼类或酰肼类可竞先与之作用,使上述两种酶失去辅助因子而无法催化氨基酸脱氨基,影响一些有重要生理功能的胺类的生成。又如烟酸是辅酶Ⅰ(NAD)与辅酶Ⅱ(NADP)的重要成分。而铅中毒时可使体内烟酸量下降,辅酶Ⅰ的合成受阻,可导致溶血的出现。砷类与有机锡化合物,可与硫辛酸结合,硫辛酸是丙酮酸脱氢酶系中一个重要辅酶。在丙酮酸代谢过程中,这一辅酶参与转移酰基,使丙酮酸形成乙酰辅酶 A,并进入三羧酸循环,进行一系列生成能量的代谢。当硫辛酸被作用后,这一代谢过程即可受到不同程度的阻断。

(五) 取代酶的活性中心

某些酶的活性中心是金属离子。例如细胞色素氧化酶,它含有铁原子;它与卟啉环和蛋白质形成 5 个配位键,并保留一个配位键,所以可能与 O_2 结合,以氧为直接电子受体。当机体受到一氧化碳、氰化物、硫化氢或叠氮化物作用时,其中铁原子受到作用。以氰化物为例,它与细胞色素氧化酶内的三价铁结合后,这种结合的亲和力很强,使 Fe^{3+} 不能还原为 Fe^{2+} 以致氧过程中的电子传递被阻断。细胞不能利用氧而产生内窒息。细胞色素酶的分子又含有铜,在电子传递过程中亦可能出现 $Cu^{2+} \rightarrow Cu^{3+}$ 的反应。上述毒物是否对 Cu 原子亦产生作用,尚需进一步研究。已知一些含硫的有机化合物,如二硫化碳、某些二硫化氨基甲酸酯化合物,都有一定络合能力,一些以铜为活化中心的酶,例如酪氨酸酶,其中铜原子可能被这些化合物所络合,而使有关的酶活性受到影响,有认为二硫化碳所引起一系列神经系统症状,是与酪氨酸酶所参与的儿茶酚胺代谢障碍有关。二乙基二硫代氨基甲酸是二硫化碳代谢产物,对于多巴胺 β-羟化酶中铜原子有络合作用,因而可干扰肾上腺素的合成。

(六) 作用于酶的激活剂

毒物对酶可产生间接抑制作用,例如氟进入体内与镁形成复合物,使一些需要 Mg^{2+} 激活的三磷酸腺苷酶和烯醇酶的作用受到抑制,其结果使高能磷酸键的供应发生障碍,以及丙酮酸代谢受阻。就目前所知,许多毒物是通过影响酶的活性而产生其损害作用。深入研究毒物与酶的关系,可阐明许多毒物的作用机制,并可用之作为早期发现、早期诊断作用的一种指标。这方面在动物实验研究以及职业中毒临床中已日渐获得广泛使用。研究酶遗传性缺陷与毒物作用敏感性的关系,有助于解释毒作用的种属、性别、年龄及个体差异,检查出特殊敏感者,对之提出特别的保护措施与职业选择。这样就有可能大大减少职业中毒的发生。对于 α-抗胰蛋白酶缺乏,6-磷酸葡萄糖脱氢酶缺乏与中毒关系的研究即属此例。某些毒物的毒作用若主要是由于对酶系统的干扰,解毒剂的设计亦势必围绕着保护或恢复酶的功能来考虑:①可以用酶本身来进行治疗,如用细胞色素 C 治疗急性 CO 中毒,利用其中的 Fe 与 CO 作用,使血红蛋白的 Fe^{2+} 保持与 O_2 作用能力。②使用酶的保护剂,如使用尼克酸或色氨酸,可保护 CCl_4 中毒时出现的肝坏死,使辅酶 I 保持稳定水平,有助于肝损坏的恢复。③使用酶的复能剂,这方面的设想已成功地应用于研制有机磷酸酯的解毒剂。例如使用肟类化合物可有效地治疗各种有机磷酸酯类化合物中毒。

虽然酶的抑制是毒性化学物暴露的普遍后果,实际上,前面所述的各种机制均有可能损害酶蛋白而导致酶的抑制。这里所要强调的酶的抑制是指原发的初级的酶蛋白功能降低。例如,氰化物对细胞色素均抑制通过阻断细胞呼吸而导致细胞死亡。

还有许多抑制蛋白质合成的化合物,有的是在特定的位点上抑制,如四环素族抗生素和链霉素可与核蛋白体的小亚基结合,而氯霉素则与大亚基结合。亚基被结合则使核蛋白体不能发挥正常功能,影响翻译过程,导致蛋白质合成障碍。另外一些毒物则是不加选择地对内质网产生损害,故也可影响蛋白合成,如 CCl_4 就是如此。

有的毒物可同时抑制多种酶,例如,肼可抑制磷酸烯醇丙酮酸羧激酶以及许多需要磷酸吡哆醛的酶如转氨酸,这将导致对中间代谢过程的不同程度的影响。另一个例子是溴苯,可抑制 Na^+-K^+-ATPase、GSSG 还原酶以及葡萄糖-6-磷酸脱氢酶(G-6-PD)。显然,这些酶的抑制会对细胞及机体造成不同的影响,Na^+-K^+-ATPase 的抑制将影响离子主动转运进出细胞,导致细胞内离子稳态的不平衡;GSSG 还原酶的抑制将加速 GSH 的耗竭;而 G-6-PD 的抑制将减少 NADPH 的产生,因而影响 GSSG 的还原以及由细胞色素 P450 催化的一些代谢过程。

　　综上所述,细胞损伤过程是一个非常复杂的多元过程,是多种损害因素及过程共同作用的结果。一种中毒机制可能在中毒过程的某个时间或空间起主要作用,而在另一个空间或时间则由另一个机制所代替,几种中毒机制可能互为因果、相互联系、相互制约。因此,用片面的孤立的一元的观点来理解中毒机制是错误的。

(张锦周　庄志雄)

参 考 文 献

1. Berg JM,Tymoczko JL,Stryer L. Chapter 8:Enzymes:Basic Concepts and Kinetics. Biochemistry(7th Ed). New York:W. H. Freeman and Company,2012:219-248.

2. 丹尼尔·L·普里策(Daniel L. Purich).酶动力学:催化作用和调控作用(导读版)(英文版),2012.

3. Antonio Baici. Kinetics of Enzyme-Modifier Interactions:Theory and Diagnosis of Inhibition and Activation Mechanisms,Springer,Springer Verlag GmbH.

4. Cornish-Bowden,Athel. Fundamentals of enzyme kinetics (3rd Ed). London:Portland Press,2004.

5. Mohutsky M,Hall SD. Irreversible enzyme inhibition kinetics and drug-drug interactions. Methods Mol Biol, 2014,1113:57-91.

6. Ring B,Wrighton SA,Mohutsky M. Reversible mechanisms of enzyme inhibition and resulting clinical significance. Methods Mol Biol,2014,1113:37-56.

7. CárdenasML. Michaelis and Menten and the long road to the discovery of cooperativity. FEBS Lett,2013,587 (17):2767-2771.

第十三章

毒物对细胞信号转导的影响

高等生物所处的环境无时无刻不在变化,机体功能上的协调统一要求有一个完善的细胞间相互识别、相互反应和相互作用的机制,这一机制可以称作细胞通讯。在这一系统中,细胞或者识别与之相接触的细胞,或者识别周围环境中存在的各种信号(来自于周围或远距离的细胞),并将其转变为细胞内各种分子功能上的变化,从而改变细胞内的某些代谢过程,影响细胞的生长速度,甚至诱导细胞死亡。这种针对外源性信号所发生的各种分子活性的变化,以及将这种变化依次传递至效应分子,从而改变细胞功能,其最终目的是使机体在整体上对外界环境的变化发生最为适宜的反应。

第一节 细胞信号转导概述

近年来,有关细胞信号转导通路的研究有长足发展,已知细胞信号转导紊乱和障碍是许多病理状态和疾病的重要发病机制。越来越多的研究结果证明,细胞信号转导也是许多毒物产生损害作用的切入部位。自毒物接触细胞开始,细胞信号转导通路即被卷入。虽然这些改变在毒物引起的损害中的具体过程尚不完全清楚,但其在毒物所致损害中具有重要作用。阐述毒物对细胞信号转导的影响对于阐明其毒作用机制乃至寻找其中毒的预防和控制具有重要的理论意义和科学价值。

一、细胞信号转导的概念

细胞通过膜或胞内受体感受信息分子的刺激,经细胞内信号转导系统转换,从而影响细胞生物学功能的过程称为细胞信号转导(cell signal transduction)。其是一个多酶级联反应过程,由受体、酶、通道和调节蛋白等构成。细胞通过信号转导系统可感受、放大和整合各种外界信号。各条信号通路之间通过细胞间信号蛋白的相互作用,在体内组成一高度有序的调控网络。哺乳动物维持正常的活动需要多种信号转导通路,以维持机体细胞对信号刺激反应的完整性和协调性。

人体细胞之间的信号转导可通过相邻细胞的直接接触来实现,但更重要的也是更为普遍的则是通过细胞分泌各种化学物质来调节自身和其他细胞的代谢和功能。因此,在人体中,信号转导通路通常是由分泌释放信号物质的特定细胞、信号物质(包含细胞间与细胞内的信号物质和运载体、运输路径等)以及靶细胞(包含特异受体等)等构成。细胞信号转导通常包括以下步骤:特定的细胞释放信号物质→信号物质经扩散或血液循环到达靶细胞→

与靶细胞的受体特异性结合→受体对信号进行转换并启动细胞内信使系统→靶细胞产生生物学效应。通过这一系列的过程，生物体对外界刺激作出反应。

二、细胞信号转导物质及主要通路

细胞信号转导信号物质可分为细胞间信号物质与细胞内信号分子。凡由细胞分泌的调节靶细胞生命活动的化学物质统称为细胞间信号物质，即第一信使，按照细胞分泌信号物质的方式，又可将细胞间信号物质分为 4 种，即神经递质、内分泌激素、局部化学介质和气体信号分子。在细胞内传递细胞调控信号的化学物质称为细胞内信号物质，其组成多样化。通常将 Ca^{2+}、cAMP、cGMP、二酰甘油（diacylglycerol，DAG）、三磷酸肌醇（inositol triphosphate，IP3）、铜蓝蛋白（ceruloplasmin，CER）、花生四烯酸（arachidonic acid）及其代谢物等这类在细胞内传递信号的小分子化合物称为第二信使。负责细胞核内外信号传递的物质称为第三信使，能与靶基因特异序列结合，发挥着转录因子或转录调节因子的作用。

（一）细胞信号转导受体

受体（receptor）位于细胞膜上或细胞内，能特异性识别生物活性分子并与之结合，进而引起生物学效应的特殊蛋白质，膜受体多为镶嵌糖蛋白；胞内受体全部为 DNA 结合蛋白。受体在细胞信号转导过程中发挥了极为重要的作用。

1. 细胞膜受体

（1）环状受体（离子通道型受体）：多为神经递质受体，受体分子构成离子通道。受体与信号分子结合后变构而导致通道开放或关闭，从而引起迅速短暂的效应。

（2）蛇型受体：有 7 个跨膜 α-螺旋的受体，已发现该类受体有 100 多种，都是单条多肽链糖蛋白，如 G 蛋白偶联型受体（G protein-coupled receptor）。

（3）单跨膜 α-螺旋受体：包括酪氨酸蛋白激酶（tyrosine protein kinase，TPK）型受体和非 TPK 型受体。①TPK 型受体：这类受体包括生长因子受体、胰岛素受体等。这类受体与相应配体结合后，受体二聚化或多聚化，表现酪氨酸蛋白激酶活性，从而催化受体自身和底物酪氨酸磷酸化，所以又称催化型受体。②非 TPK 型受体，如生长激素受体、干扰素受体等。当受体与配体结合后，可偶联并激活下游不同的非受体型 TPK，传递调节信号。

2. 细胞内受体　该类受体多位于细胞液或细胞核中，其结合信号分子后，受体表现为反式作用因子，可结合 DNA 顺式作用元件而活化基因转录及表达。包括类固醇激素受体、甲状腺激素受体等。细胞内受体都是单链蛋白，具有 4 个结构区，即高度可变区、DNA 结合区、激素结合区和铰链区。

（二）细胞信号转导的主要通路

1. G 蛋白介导的信号转导通路　G 蛋白即鸟苷酸结合蛋白（guanine nucleotide binding protein），是一类位于细胞膜胞质面、能与 GDP 或 GTP 结合的外周蛋白，其由 α、β 和 γ 三个亚基组成。以三聚体存在并与 GDP 结合呈非活化型。当 α 亚基与 GTP 结合并导致 β 与 γ 二聚体脱落时则变成活化型，从而作用于膜受体的不同激素，通过不同的 G 蛋白介导影响质膜上某些离子通道或酶的活性，继而影响细胞内第二信使浓度和后续的生物学效应。

G 蛋白可与鸟嘌呤核苷酸可逆性结合。由 α、β 和 γ 亚基组成的异三聚体在膜受体与效应器之间发挥中介作用。小 G 蛋白只具有 G 蛋白亚基的功能，参与细胞内信号转导。信号分子与受体结合后，主要有以下两种主要途径来激活不同 G 蛋白：①腺苷酸环化酶途径：通过激活 G 蛋白不同亚型，增加或抑制腺苷酸环化酶（AC）活性，调节细胞内 cAMP 浓度。

cAMP 可激活蛋白激酶 A(PKA)而引起多种靶蛋白磷酸化,从而调节细胞功能。②磷脂酶途径:激活细胞膜上磷脂酶 C(phospholipase C,PLC),催化质膜磷脂酰肌醇二磷酸(PIP2)水解,生成三磷酸肌醇(IP3)和甘油二酯(DG)。IP3 促进肌浆网或内质网储存的 Ca^{2+} 释放,Ca^{2+} 可作为第二信使而启动多种细胞反应。Ca^{2+} 与钙调蛋白结合,激活 Ca^{2+}/钙调蛋白依赖性蛋白激酶或磷酸酯酶,从而产生多种生物学效应。DG 与 Ca^{2+} 能协调活化蛋白激酶 C(protein kinase C,PKC)。

2. 受体酪氨酸蛋白激酶信号转导通路 受体酪氨酸蛋白激酶(receptor tyrosine protein kinase,RTPK)超家族的共同特征是受体本身具有酪氨酸蛋白激酶活性。配体与受体胞外区结合后,受体发生二聚化后而自身具备 TPK 活性,并催化胞内区酪氨酸残基自身磷酸化。RTPK 的下游信号转导通过多种丝氨酸/苏氨酸蛋白激酶的级联激活:如激活丝裂原激活蛋白激酶(mitogen-activation protein kinase,MAPK)、激活 PKC 和激活磷脂酰肌醇 3 激酶(phosphatidyl inositol-3 kinase,PI-3K),从而引发相应的生物学效应。

3. 非受体酪氨酸蛋白激酶通路 此通路的共同特征是受体本身不具有 TPK 活性,配体主要是激素和细胞因子,其调节机制差别很大,如配体与受体结合使受体二聚化后,可通过 G 蛋白介导激活 PLC-β 或与胞质内磷酸化的 TPK 结合而激活 PLC-γ,进而引发细胞信号转导级联反应。

4. 受体鸟苷酸环化酶信号转导通路 一氧化氮(NO)和一氧化碳(CO)可激活鸟苷酸环化酶(guanylate cyclase,GC)而增加 cGMP 生成,cGMP 可激活蛋白激酶 G(PKG)而磷酸化靶蛋白,从而发挥生物学作用。

5. 核受体信号转导通路 细胞内受体分布于细胞质或细胞核内,本质上都是配体调控的转录因子,均在核内启动信号转导并影响基因转录,又统称核受体,核受体按其结构和功能分为类固醇激素受体家族和甲状腺素受体家族。类固醇激素受体(雌激素受体除外)位于细胞质,其与热休克蛋白(HSP)结合存在时处于非活化状态。配体与受体的结合使 HSP 与受体解离,从而暴露 DNA 结合区,激活的受体二聚化并移入细胞核内,并与 DNA 上的激素反应元件(HRE)结合或与其他转录因子相互作用,从而增强或抑制基因转录。甲状腺素类受体位于细胞核内,其不与 HSP 结合,当配体与受体结合后,可激活受体并以 HRE 方式调节基因转录。细胞信号转导主要途径模式见图 13-1。

三、细胞信号转导的基本规律

(一)信号的传递和终止涉及许多双向反应

信号的传递和终止实际上就是信号转导分子的数量、分布、活性转换的双向反应。如 AC 催化生成 cAMP 而传递信号,而磷酸二酯酶则将 cAMP 迅速水解为 5'-AMP 而终止信号传递。以 Ca^{2+} 为细胞内信使时,Ca^{2+} 可以从其储存部分迅速释放,然后又通过细胞 Ca^{2+} 泵作用迅速恢复初始状态。PLC 催化 PIP_2 分解成 DAG 和 IP_3 而传递信号,而 DAG 激酶和磷酸酶分别催化 DAG 和 IP_3 转化而重新合成 PIP_2。对于蛋白质信号转导分子则是通过与上下游分子的迅速结合与解离而传递信号或终止信号传递,或者通过磷酸化作用和去磷酸化作用在活性状态和无活性状态之间转换而传递信号或终止信号传递。

(二)细胞信号在转导过程中被逐级放大

细胞在对外源信号进行转换和传递时,大都具有信号逐级放大的效应。G 蛋白偶联受体介导的信号转导过程和蛋白激酶偶联受体介导的 MAPK 通路都是典型的级联反应过程。

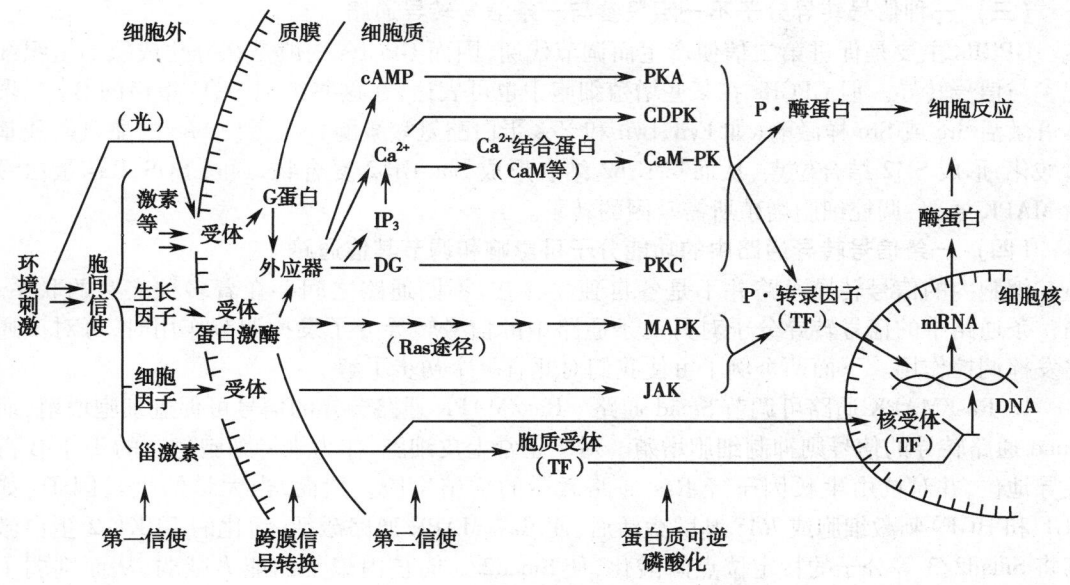

图 13-1　细胞信号转导主要途径模式图

（三）细胞信号转导通路既有通用性又有专一性

细胞内许多信号转导分子和信号转导通路常常被不同的受体公用,而不是每一个受体都有专用的分子和通路。换言之,细胞的信号转导系统对不同的受体具有通用性。信号转导通路的通用性使细胞内有限的信号转导分子可以满足多种受体信号转导的需求。另一方面,不同的细胞具有不同的受体,而同样的受体在不同的细胞又可利用不同的信号转导通路,同一信号转导通路在不同细胞中的最终效应蛋白又有所不同。因此,配体-受体-信号转导通路-效应蛋白可以有多种不同组合,而一种特定组合决定了一种细胞对特定的细胞外信号分子产生专一性应答。

四、细胞信号转导的多样性

配体-受体-信号转导通路-效应蛋白并不是以一成不变的固定组合构成信号转导通路,细胞信号转导是复杂的,且具有多样性。这种复杂性和多样性反映在以下几个方面:

（一）一种细胞外信号分子可通过不同信号转导通路影响不同的细胞

白介素 1β（IL-1β）是在局部和全身炎症反应中起核心作用的细胞因子。然而,由于其受体分布广泛,IL-1β 的作用并不仅限于炎症。IL-1β 可以通过 G 蛋白偶联受体和蛋白激酶偶联受体介导的 MAPK 通路传递信号。近年来又发现 IL-1β 可通过 IL-1 受体相关激酶通路、PI-3K、JAK-STAT 和离子等通路介导信号转导。

（二）受体与信号转导通路有多样性组合

一种受体并非只能激活一条信号转导通路。有些受体自身磷酸化后,产生多个与其他蛋白相互作用的位点而激活几条信号转导通路。如血小板衍生生长因子（PDGF）的受体激活后,可激活 Src 激酶活性,结合 Drb2 并激活 Ras、PI-3K 和 PLCγ,因此,同时激活多条信号转导通路而引起复杂的细胞应答反应。另一方面,一条信号转导通路也不是只能由一种受体激活,例如,有多种受体可以激活 PI-3K 通路。

（三）一种信号转导分子不一定只参与一条信号转导通路

GPCRs 主要是促进第二信使产生而调节代谢,因而 GPCRs 一般是在分化成熟的组织细胞参与信号转导。但 GPCRs 在某些增殖细胞中也可表达,在这些细胞中,G 蛋白的 βγ 二聚体可激活 Src 或 Src 样激酶（如 Fyn、Lyn 和 Yes 蛋白酪氨酸激酶）,后者使 Shc 的酪氨酸残基磷酸化,形成 SH2 结合位点,从而与 Grb2 结合形成 Shc-Grb2 复合物,通过 SOS、Ras 蛋白激活 MAPK 通路,调控细胞增殖所需基因的转录。

（四）一条信号转导通路中的功能分子可影响和调节其他通路

细胞内的信号转导通路并不是各自独立存在,不同通路之间存在着多种交互的联系。当一条通路中的信号转导分子对另一条通路中的信号转导分子发挥调节作用时,可对该通路发挥调控作用。下面两个例子可使我们对此有一个初步了解。

1. Ras/MAPK 通路可调节 Smad 通路 Ras/MAPK 通路转导的信号可促进细胞增殖,而 Smad 通路转导的信号则抑制细胞增殖。对于正常上皮细胞,作为维持细胞稳态的 TGF-β 占主导地位,并对抗由生长因子经 Ras 通路激活的增殖反应。然而,当大量的生长因子（如 EGF 和 HGF）刺激细胞或 *RAS* 基因激活后,使 Ras/MAPK 通路激活,活化的 ERK1/2 蛋白激酶将 Smad2/3 等分子的特定位点磷酸化,使 Smad2/3 向核内聚集的能力减弱,从而削弱了 Smad 传递信号的作用,使增殖成为细胞的主要反应。

2. 蛋白激酶 C 可调节蛋白酪氨酸激酶系统 PKC 是肌醇磷脂系统的重要酶,但它可对蛋白酪氨酸激酶系统产生调节作用。PKC 通过磷酸化修饰 EGF 受体、Ras 和 Raf-1 等而对 Ras/MAPK 通路产生调节作用。

（五）不同信号转导通路可参与调控相同的生物学效应

趋化因子是体内一类能够诱导特定细胞趋化运动的分子。趋化分子受体是一类表达于不同类型细胞上的 GPCRs。然而趋化因子可以通过不同的信号转导通路传递信号,如激活 PKA 通路、调节细胞内 Ca^{2+} 浓度、G 蛋白 βγ 亚单位和磷酸酪氨酰肽协同作用可激活 PI-3K 通路、MAPK 通路,还可以激活 JAK-STAT 通路。这些不同的信号通路都参与调控细胞趋化作用。

（六）细胞内的特殊事件也可以启动或调节信号转导

一些特殊的细胞内事件也可以在细胞内启动信号转导通路。如 DNA 损伤、活性氧（ROS）、低氧状态等,可通过激活特定的分子而启动信号转导。这些通路可以与细胞外信号分子共用部分转导通路、共用一些信号分子,也可以是一些特殊的通路（如凋亡信号转导通路）。

第二节 细胞信号转导异常与毒物所致损害

阐明细胞信号转导机制对于认识生命活动的本质具有重要的理论意义,同时也为阐明毒物所致损害及其防治带来了新的机遇和挑战。信号转导机制研究在毒物所致损害研究中的意义主要体现在两个方面:一是对损害机制的深入认识;二是为寻找新的诊断和治疗及预防技术提供靶位。目前,人们对信号转导机制及信号转导异常与毒物所致损害关系的认识还相对有限,该领域的不断深入将为毒物所致损害新的预防和治疗技术提供更多依据。

一、信号转导异常与毒物所致损害的多样性

细胞信号转导异常主要表现在两个方面:一是信号不能正常传递;二是信号转导异常地

处于持续激活或高度激活的状态,从而导致细胞功能异常。引起细胞信号转导异常的原因是多种多样的,如基因突变、细菌毒素、自身抗体和应激等均可导致细胞信号转导异常。细胞信号转导异常可以局限于单一通路,亦可同时或先后累及多条信号转导通路,造成信号转导网络失衡。

细胞信号转导异常在毒物所致损害中的作用亦表现为多样性,既可以作为毒物所致损害的直接原因,引起特定损伤;亦可参与毒物所致损害的某个环节,导致特异性症状或体征的产生。毒物所致损害时的细胞信号转导异常可涉及受体、胞内信号转导分子等多个环节。在某些毒物所致损害过程中,可因细胞信号转导系统的某个环节异常而产生损害;细胞信号转导系统的改变也可继发于毒物所致损害的病理过程,其功能紊乱又促进了损害的进一步发展。

二、毒物所致细胞信号转导异常的主要类型

毒物所致细胞信号转导异常的原因和机制虽然复杂,但主要包括两种主要类型,即毒物所致受体功能异常和毒物所致细胞内信号转导分子的功能异常。

(一) 毒物所致受体异常激活和失能

1. 受体异常激活　在正常情况下,受体只有在结合外源信号分子后才能激活,并向细胞内传递信号。但基因突变可导致异常受体的产生,不依赖外源信号的存在而激活细胞内的信号通路。如 EGF 受体只有在结合 EGF 后才能激活 MAPK 通路,但 *ERB-B* 癌基因表达的变异型 EGF 受体则不同,该受体缺乏与配体结合的胞外区,而其胞内区则处于活性状态,因而可持续激活 MAPK 通路。

在某些外源刺激的应激条件下,受体基因可因外源性因素如毒物的调控作用而过度表达,使细胞表面呈现远远多于正常细胞的受体数量。在这种情况下,外源信号所诱导的细胞内信号转导通路的激活水平会远高于正常细胞,使靶细胞对外源信号的刺激反应过度。

2. 受体异常失能　毒物使细胞的受体分子数量、结构或调节功能发生异常变化时,可导致受体异常失能,不能正常传递信号,从而产生细胞损害。如毒物所致基因突变可导致遗传性胰岛素受体异常,包括:①受体合成减少或结构异常的受体在细胞内分解加速导致受体数量减少;②受体与配体的亲和力降低,如甘氨酸 735 突变为丝氨酸可导致受体与胰岛素亲和力下降;③受体 PTK 活性降低,如甘氨酸 1008 突变为缬氨酸可致胞内区 PTK 结构域异常,从而使磷酸化络氨酸残基的能力减弱。

(二) 毒物所致信号转导分子的异常激活和失活

细胞内信号转导分子可因外源毒物作用而发生功能改变。如果其功能异常激活,可持续向下游传递信号,而不依赖外源信号及上游信号传导分子激活。如果信号转导分子失活,则导致信号传递中断,使细胞失去对外源信号的反应性。

1. 细胞内信号转导分子异常激活　毒物所致细胞内信号转导分子的结构发生改变,则可导致其激活并维持在活性状态。如三聚体 G 蛋白的 α 亚基可因毒物所致基因突变而发生功能改变。当 α 亚基的 201 位精氨酸被半胱氨酸或组氨酸取代或 227 位谷氨酰胺被精氨酸取代时,可使 α 亚基失去 GTP 酶活性,使 α 亚基处于持续激活状态,因而持续向下游传递信号。小分子 G 蛋白 Ras 也可因毒物所致基因突变而导致其异常激活。Ras 的 12 位或 13 位甘氨酸 61 位谷氨酰胺被其他氨基酸取代时,均可导致 Ras 的 GTP 酶活性降低,使其处于持续活化状态。

2. 细胞内信号转导分子异常失活　毒物所致细胞内信号转导分子表达降低或结构改变,则可导致其失活。外源化学物所致基因突变可导致 PI-3K 的 p85 亚基表达下调或结构改变,使 PI-3K 不能正常激活或不能达到正常激活水平,因而不能正常传递胰岛素信号。

三、毒物所致信号转导异常导致细胞功能异常

毒物所致细胞信号转导异常,则可使细胞获得异常功能或者失去正常功能,从而导致损害发生。

（一）毒物所致信号转导异常导致细胞获得异常功能或表型

1. 细胞获得异常的增殖能力　正常细胞的增殖在体内受到严格控制,机体通过生长因子调控细胞的增殖能力。当然,致癌物引起 *ERB-B* 癌基因异常表达时,细胞不依赖 EGF 的存在而持续产生活化信号,从而使细胞获得持续增殖能力。MAPK 通路是调控细胞增殖的重要信号转导通路,当致癌物引起 *RAS* 基因突变时,使 Ras 蛋白处于持续激活状态,因而使 MAPK 通路持续激活,导致细胞持续增殖,并发生恶性转化,其是环境致癌物致癌的重要机制之一。

2. 细胞的分泌功能异常　生长激素（GH）的功能是促进机体生长。GH 的分泌受下丘脑 GH 释放激素和生长抑素的调节,GH 释放激素通过激活 G 蛋白、促进 cAMP 水平升高而促进分泌 GH 的细胞增殖和分泌功能;生长抑素则通过降低 cAMP 水平抑制 GH 分泌。当毒物引起 α 亚基突变而失去 GTP 酶活性时,G 蛋白处于异常的激活状态,垂体细胞分泌功能活跃,GH 的过度分泌,可刺激骨骼过度生长,在成人引起肢端肥大症,在儿童引起巨人症。

3. 细胞膜通透性改变　细胞毒素霍乱毒素 A 亚基使 G 蛋白处于持续激活状态,持续激活 PKA。PKA 通过将小肠上皮细胞膜上的蛋白质磷酸化而改变细胞膜的通透性,Na^+ 通道和氯离子通道持续开放,造成水和电解质的大量丢失,引起腹泻和水电解质紊乱等症状。

（二）毒物所致信号转导异常导致细胞正常功能缺失

1. 失去正常的分泌功能　环境内分泌干扰物可抑制 TSH 对受体的激活,从而抑制甲状腺素的分泌,最终可导致甲状腺功能减退。

2. 失去正常的反应性　慢性长期儿茶酚胺刺激可以导致 β-肾上腺素能受体（β-AR）表达下降,并使心肌细胞失去对肾上腺素的反应性,细胞内 cAMP 水平降低,从而导致心肌收缩功能不足。

3. 失去正常的生理调节能力　毒物所致胰岛素受体异常是一个最典型的例子。由于毒物所致细胞受体功能异常而不能对胰岛素产生反应,不能正常摄入和贮存葡萄糖,从而导致血糖水平升高。又如毒物所致基因突变可导致抗利尿激素（ADH）受体合成减少或受体胞外环结构异常,不能传递 ADH 的刺激信号,集合管上皮细胞不能有效进行水的重吸收,导致肾性尿崩症的发生。

第三节　毒物对间隙连接细胞间信号转导的影响

间隙连接是间隙连接细胞间信号传递的结构基础,它分布于上皮、神经元突触、平滑肌、心肌等细胞间。连接处的邻接两细胞的并列质膜间有 2～3nm 间隙,其间有许多在质膜表面排列成片的跨膜蛋白颗粒横架,在每一颗粒周围有呈正六角形排列的另 6 个颗粒。跨膜蛋白颗粒是中央为直径约 2nm 的通道,它由邻近两个细胞各自的称为连接子的间隙连接亚单

位组成。连接子由 6 个穿膜的连接蛋白(CX)分子围成。由于细胞间通道跨越两个细胞膜,邻接的细胞可提供不同类型的连接子,因此可生成各种同型、异型或异源细胞间通道。再加上已知至少有 20 个 CX 编码基因,这样就可形成在结构上和生理功能上非常不同的细胞间通道。

一、毒物对细胞间隙连接的影响

间隙连接除在代谢协同作用、电兴奋传递中发挥重要作用外,在细胞发育和分化控制中的作用尤为令人注目,而且间隙连接与肿瘤形成也有关系。许多肿瘤和肿瘤细胞系的间隙连接减少或发生改变;一些致癌物和促癌物也可引起间隙连接细胞间通信减弱。也有人企图用上调细胞间通信来恢复细胞生长控制。维 A 酸(视黄酸)可增强间隙连接细胞间通信和减少细胞生长和转化。由毒物诱发恶性转化的小鼠成纤维细胞、大鼠胶质瘤细胞和人的横纹肌肉瘤与其未转化亲本细胞相比,存在 CX43 表达缺陷,在转染了 CX43 后生长延缓,成瘤率降低;由此可见间隙连接、连接蛋白及其编码基因是多种毒物作用的分子靶标。

二、α粒子辐射的"旁效应"

在培养细胞暴露于极低流量 α 粒子,被粒子穿过的细胞约为 1% ,但发生姐妹染色单体交换的细胞则达 30% ~50% ;这种发生在遭受直接辐射细胞周围的、没有直接受到辐射的细胞核中的遗传损害效应称为"旁效应"。α 粒子辐射的"旁效应"已被反复验证。应用微束 α 粒子辐照技术也证明在培养的人成纤维细胞中,发生微核形成和凋亡的细胞数大大超过 α 粒子穿透过的细胞;低流量胞质 α 粒子辐照所诱发的突变分数只比同样数目 α 粒子微束辐照细胞核的低 2 ~3 倍;甚至一个粒子的胞质辐照就可引起突变,但它很快就达到一个由 4 ~8 个粒子胞质辐照的最大平台水平。

α 粒子"旁效应"中从辐照细胞中的损伤传播给未经辐照的邻居,可能存在通过间隙连接传递和辐照细胞向培养基中分泌一些中介因子两种机制。因为间隙连接通信的抑制剂林丹可消除旁细胞的 P53 和 P21^{waf1} 反应,而且发生反应的细胞呈成簇分布,因此认为细胞接触对于损伤传播是必需的。但有人发现辐照细胞的条件培养基可引起未经辐照细胞的姐妹染色单体交换,而且在辐照后至少 24 小时内这种现象都可观察到,因此认为经过辐照的细胞可持续产生和分泌这种因子,直到细胞的 DNA 损伤反应恢复到基础水平。它可在靶细胞中引起包括超氧化物和过氧化氢等 ROS 水平升高。近年发现,受损细胞分泌在培养基中的有效作用因子包括多种成分,如炎症因子、癌蛋白、信息 RNA(mRNA)和微小 RNA(miRNA)等。"旁效应"作用与剂量并无直线相关关系,相反最大效应在很低剂量时出现,提示这是在多种非核细胞靶被损伤后,激活全面细胞反应的一种开关机制。α 粒子胞质定点辐照引起核内基因突变与 α 粒子"旁观者效应"有很多相似之处,如快速饱和的剂量-反应关系和存在 ROS 离子水平的升高,都提示它们可能有类似的发生机制。

三、胞外体是细胞间信号转导的重要载体

胞外体(exosome)是细胞分泌的膜小囊泡,其是由细胞内囊泡通过称作多囊泡胞内体的细胞区室通过向内出芽的方式形成。胞外体尺寸小(直径大约 150nm 或者更小)能被大多数类型细胞分泌出来。胞外体第一次发现是在将近 30 年前,当初人们仅仅认为它是"垃圾

桶",它的工作是丢弃不想要的细胞组分。因此,在第一次发现后接下来的 10 年,这些小囊泡一直很少有人研究。但近几年,越来越多的证据表明这些细胞中的"垃圾桶"也作为信使,竟然传递信息到相隔较远的细胞和组织中。胞外体含有细胞特异性的蛋白质、脂质和遗传物质,这些装载物运送到其他的细胞,从而改变受体细胞的生理功能。

近年研究表明,细胞分泌的胞外体能被其他细胞捕获,因而传递胞外体内部或表面包含的一些信息,如抗原呈递细胞通过胞外体分享捕获的和消化的病原物,增加针对侵入者免疫反应的范围和强度。其他胞外体结合的分子能够诱导它们遇到的靶细胞失活或者甚至死亡。又如,一些胞外体在它们的表面展示 Fas 配体,一旦该配体结合到 Fas 受体就启动细胞凋亡。2007 年有研究发现,胞外体内含有 mRNA 和 microRNA,而且这些 mRNA 能在靶细胞中翻译表达为蛋白质,从而第一次提供证据证明胞外体可以转移遗传物质。这一非凡的发现不仅指示一种新形式的细胞间通信,而且还表明就意义上而言,胞外体可能行为表现类似于病毒,因为它们携带遗传信息,而且这些遗传信息能在它们"感染"的细胞中翻译为蛋白。

相对于脂质、激素或细胞因子等单分子调节物而言,由于胞外体成分复杂,它们能够给它们"感染"的细胞带来更加强有力的影响,如胞外体在它们的表面携带特异性模式的配体和受体,从而可能允许它们瞄准携带合适的反配体的特异性类型细胞。而且,胞外体携带的大量蛋白质、脂质,甚至核酸组分,能够影响"感染"细胞内部的多种信号转导途径,而单个分子通过结合靶细胞表面上单个受体的方式仅仅启动单个途径。所以,有人认为胞外体是细胞间信号转导的重要载体,其在毒物所致细胞信号转导异常中的作用及其所致损害中的意义有待于进一步深入研究。

第四节　毒物对细胞表面受体介导的细胞信号转导的影响

基于细胞膜表面受体信号转换的机制和受体分子的结构特点,可以分为激动剂控制的离子通道偶联受体、G 蛋白偶联受体和具有酶活性的受体。

一、毒物对环鸟苷酸的影响

环鸟苷酸(cGMP)是一种重要的细胞信使,一氧化氮的多种生理功能是通过该信号转导通路实现的,如一氧化氮通过与可溶性鸟苷环化酶(sGC)血红蛋白辅基上的铁而形成亚硝酰复合物,激活该酶而使细胞内 cGMP 水平上升,从而激发一系列级联信号转导反应。多种毒物在体内代谢后产生多种 ROS,过氧化氢也可通过激活 sGC,但是其激活机制与一氧化氮不同,其是过氧化氢在过氧化氢酶作用下分解时,由过氧化氢和过氧化氢酶共同激活 sGC。超氧阴离子也可抑制 sGC。

二、毒物导致细胞内 Ca^{2+} 稳态失衡

Ca^{2+} 作为细胞内重要的第二信使,其不断变化的时空过程参与调节细胞生长、分化及死亡等一系列生理功能。正常机体代谢过程中,细胞内游离钙离子浓度和细胞外钙浓度之间具有较恒定的梯度差,细胞外和胞质 Ca^{2+} 浓度之间所存在 10 000 倍差异,细胞内游离 Ca^{2+} 浓度($[Ca^{2+}]i$)变化是 Ca^{2+} 跨细胞膜转运和细胞内 Ca^{2+} 摄取、Ca^{2+} 释放等过程动态平衡的结果,这种维持细胞正常生命活动的 Ca^{2+} 稳定性称为 Ca^{2+} 稳态,细胞通过 4 种转运机制消除细

质中的细胞 Ca^{2+}（图 13-2），Ca^{2+} 从胞质穿过质膜被主动泵出，并隔离在内质网和线粒体里，由于线粒体配备的转运蛋白为低亲和力的，故仅当胞质 Ca^{2+} 水平升高到微克分子浓度范围时，线粒体才在 Ca^{2+} 隔离中起有意义的作用。毒物通过促进 Ca^{2+} 向细胞质内流或抑制 Ca^{2+} 从细胞质外流而诱导胞质 Ca^{2+} 水平的升高称为 Ca^{2+} 超载（Ca^{2+} overloaded）。配体或电压门控的 Ca^{2+} 通道开放或质膜损伤引起细胞外液与细胞质间 Ca^{2+} 浓度梯度的下移。毒物也可诱导 Ca^{2+} 从线粒体或内质网漏出而增加胞质 Ca^{2+}，也可通过抑制 Ca^{2+} 转运蛋白或耗竭其驱动力而减少 Ca^{2+} 的外流。细胞内 Ca^{2+} 的持续升高是有害的，因为它能导致：①能量储备的耗竭；②微丝功能障碍；③水解酶的活化；④ROS 和 RNS 的生成；⑤内质网应激。

细胞内 Ca^{2+} 持续升高对细胞能量平衡产生不良的影响，其机制至少有三种：首先，胞质 Ca^{2+} 水平升高引起线粒体 Ca^{2+} 由 Ca^{2+} 单向转运体（uniporter）摄取增加。这种单向转运体同 ATP 合酶一样，利用线粒体内膜的负电位（$\triangle\psi m$）作为驱动力。因此线粒体 Ca^{2+} 摄取使 $\triangle\psi m$ 消失，并抑制 ATP 合成。此外，氧化线粒体 NADH 的

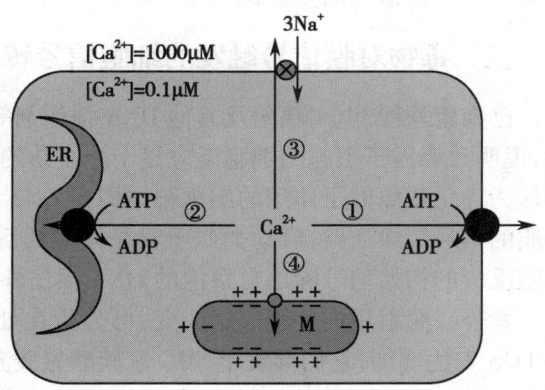

图 13-2　细胞内 Ca^{2+} 从细胞质中消除的 4 种机制
Ca^{2+}-ATP 酶介导的 Ca^{2+} 泵入：①细胞外空间；②内质网（ER）；③Ca^{2+}/Na^+ 交换泵出胞质；④通过 Ca^{2+} 单向转运体进入线粒体（M）

毒物可激活从线粒体基质间腔逐出 Ca^{2+} 的转运蛋白，紧接着发生的 Ca^{2+} 由线粒体继续摄取和外运（"Ca^{2+} 循环"），进一步危害氧化磷酸化过程。其次，Ca^{2+} 也可能通过对内膜造成氧化损伤而损害 ATP 合成。其三，胞质 Ca^{2+} 的持续升高不仅损害 ATP 合成，而且也由于 Ca^{2+}-ATPase 用于排除多余的 Ca^{2+} 而增加 ATP 的消耗。

胞质 Ca^{2+} 不可控制的升高引起细胞损害的第二个机制是微丝（filaments）解离。遍布细胞的肌动蛋白（actin）微丝网络借助于其纤丝附着于质膜的肌动蛋白结合蛋白来维持细胞的形态。胞质 Ca^{2+} 的增高引起肌动蛋白纤丝从 α-辅肌动蛋白（α-actinin）和胞影蛋白（fodrin）（促使微丝锚着于质膜的蛋白）解离，这代表着一种导致质膜大疱形成（一种使质膜易于破裂的变化）的机制。

高 Ca^{2+} 水平借以引起细胞损害的第三个事件是降解蛋白质、磷脂和核酸的水解酶的激活。许多整合性膜蛋白质是 Ca^{2+} 激活的中性蛋白酶或钙蛋白酶（calpains）的靶分子。钙蛋白酶介导的肌动蛋白结合蛋白的水解也可引起膜大疱形成；Ca^{2+} 对磷脂酶不加区别的活化直接或通过去污剂形成引起膜的破坏；Ca^{2+}-Mg^{2+} 依赖的核酸内切酶的激活引起染色质的断裂；Ca^{2+} 水平的升高以一种使 DNA 断裂而无法重新联结的方式封锁拓扑异构酶 Ⅱ。总之，细胞内钙升高激活几种干扰细胞维持其结构和功能完整性的过程，这些过程在整体内的相关重要性需进一步确定。

细胞内游离 Ca^{2+} 浓度的变化与细胞的多种生物学效应密切相关。已知 Ca^{2+} 参与细胞兴奋性的控制、细胞代谢和细胞形态的维持及细胞周期的调控等生理过程，但高浓度的细胞内 Ca^{2+} 可引发一系列的损伤过程，甚至导致细胞死亡。ROS 对上述调节因素都表现一定的调控作用，如脂质氢过氧化物诱发的过氧化反应可以引起内皮细胞质内 Ca^{2+} 浓度瞬时性升高；

过氧化氢、超氧阴离子在诱导人和大鼠内皮细胞凋亡的信号转导过程中,也有细胞质内 Ca^{2+} 浓度瞬时升高;过氧化氢还可影响肌质网 Ca^{2+} 通道;一氧化氮也可激活肌质网 Ca^{2+} 通道。

也有研究发现,汞可导致细胞内 Ca^{2+} 平衡失调,使细胞内 Ca^{2+} 浓度升高,从而引起细胞损害。利用 MDCK 细胞证明,汞可独立激活 Ca^{2+} 通道,增加细胞内 Ca^{2+} 浓度,通过使用 Fura-2 作为钙离子敏感染料,表明汞诱导细胞 Ca^{2+} 浓度升高的存在,从而认为细胞内 Ca^{2+} 平衡失调是汞所致肾损伤的重要机制之一。

三、毒物对膜信号触发的细胞信号转导的影响

已知紫外线、电离辐射及其他 DNA 损伤剂等环境致癌物可诱导多种基因快速或持续表达,说明致癌因子引起的细胞反应是十分复杂的,其是细胞遗传毒性应激反应的表现。一般都认为理化致癌因子作用的细胞靶结构为 DNA,但这些因子还激活通常起源于细胞膜或细胞质的信号转导通路,启动类似于膜受体激活后所引发的磷酸化级联反应。因此触发这些细胞反应的初始信号除出自核内的 DNA 损伤外,还应考虑由膜上发出信号转导。

紫外线照射后的基因表达改变,可分为在处理后 15 分钟内即出现的即刻反应,如 JUN 和 FOS 表达增加,它们继发于 SRC 家族酪氨酸激酶的活化、Ha-RAS 的激活和 RAF-1 的磷酸化;较迟发生的持久改变,如胶原酶、DNA 聚合酶 β、DNA 连接酶、金属硫蛋白和线粒体蛋白基因等的表达。前者似乎由膜信号触发,而后者却依赖于 DNA 损伤。在去核的细胞,生长因子和佛波醇酯类促癌物仍可诱发 MAP-2 激酶的激活,而 UVC 处理则无此反应,但可观察到 JNK 激活和转录因子 NF-κB 激活,从而说明 UV 辐射激活的转录因子 AP-1 和 NF-κB 是通过膜相关信号蛋白触发的信号转导所致。

四、毒物对 MAPK 信号转导的影响

丝裂原激活蛋白激酶(mitogen-activated protein kinase,MAPK)是将细胞外信号传递至细胞核,引起基因表达改变的重要信号通路,其对细胞增殖、分化、凋亡、坏死具有重要调控作用。哺乳动物细胞的 MAPK 信号通路主要包括三条即细胞外信号转导激酶(ERK)信号通路、c-Jun N-端激酶(JNK)信号通路和 p38 信号通路。按其功能主要分为两类:一类是 ERK 信号通路,主要功能是促进细胞增殖与分化(抑凋亡作用);另一类是 JNK/SAPK 信号通路和 p38 信号通路,主要功能是促进细胞凋亡与死亡,其中 JNK 信号通路是细胞应激反应调控的重要信号通路。目前普遍认为,生长因子激活的 ERK1/2 信号通路和应激激活的 JNK/SAPK 信号通路之间的平衡和精确调节是影响细胞增殖、分化、凋亡和死亡的重要调控机制。因此,MAPK 信号通路及其亚信号通路之间的平衡在多种肿瘤细胞及环境因素致癌机制中发挥重要作用。

砷可激活 c-Jun,上调 AP-1 表达水平,进而诱导细胞周期素 D1(cyclin D1)表达升高,刺激细胞增殖,从而导致细胞发生恶性转化。最近发现,砷可激活 JNK 信号通路中的 JNK1 亚信号通路,上调其下游 c-Jun 表达水平,诱导 cyclin D1、细胞周期蛋白依赖激酶 4(CDK4)表达和成视网膜细胞瘤蛋白(Rb)磷酸化水平升高,促进细胞从 G_1 期向 S 期跃迁,最终导致细胞增殖及恶性转化;砷还可激活 ERK 信号通路,上调癌基因 *survivin* 表达水平,刺激细胞增殖,诱导细胞发生恶性转化。

短波长紫外线辐射诱发的转录因子 AP-1 激活依赖于 RAS、RAF 和酪氨酸蛋白激酶 SRC 激活。但紫外线诱发 JNK 激活似乎并不需要 SRC 参与,而烷化剂甲磺酸甲酯(MMS)诱发的

相似反应却有 SRC 介入,并由 RAS 相关蛋白 RAC 所介导。因此,很可能理化性质不同的致癌因子通过激活位于 RAS 及 RAC 上游的不同分子靶而激活不同信号转导通路。细胞在暴露于紫外线或烷化剂后诱发细胞表皮生长因子受体、肿瘤坏死因子受体和白介素-1 受体的成簇和内吞。

五、毒物对 PI-3K/AKt 信号转导的影响

磷脂酰肌醇—3-激酶(phosphatidylinositol-3 kinase,PI-3K)是细胞内重要的信号转导分子,其可特异地使磷脂酰肌醇(PI)环上的 3'-羟基磷酸化。根据结构不同可将 PI-3K 分为 Ⅰ型、Ⅱ型和Ⅲ型 3 种类型。目前,研究最广泛的是能被细胞表面受体活化的 Ⅰ型 PI-3K,其可被受体酪氨酸激酶和非受体酪氨酸激酶活化,在质膜上产生第二信使 PIP_3,PIP_3 与细胞内含有 PH 结构域的信号蛋白 Akt 结合,导致 Akt 活化,进而调控下游靶蛋白 Bad、Caspase-9、NF-κB、GSK-3、FKHR、$p21^{Cip1}$ 和 $p27^{Kip1}$ 等,该信号通路在细胞增殖、分化、凋亡以及迁移等方面发挥重要作用,从而提示 PI-3K/AKt 信号通路也是毒物所致信号转导异常的常见通路之一。

有研究发现,砷可激活 PI-3K/AKt 信号通路,进而引起其下游 cyclin D1 高表达而导致细胞显著增殖,从而诱导细胞恶性转化,提示 PI-3K/AKt/cyclin D1 信号通路砷所致细胞增殖及恶性转化过程中发挥重要作用。

第五节　毒物诱发 DNA 损伤触发的信号转导

DNA 受离子辐射攻击而形成的链断裂或其他类型 DNA 损伤在修复过程中出现的 DNA 链断裂,甚至在 DNA 复制过程中形成的 DNA 短片段,均可作为初始信号而触发级联反应。DNA 损伤是如何被探测到的目前还没有充分认识。校正点蛋白参与 DNA 损伤的深测,他们可能直接识别 DNA 损伤,也可能它们与已在位的损伤特异性探测器蛋白相互作用。

一、毒物对 PIKK 激酶家族的影响

在校正点激活的最早期,DNA 损伤探测器将信号传递给磷脂酰肌醇激酶相关激酶(phosphatidylinositol kinase-related kinase,PIKK)家族成员。PIKK 家族根据结构和功能同源性分为 6 个亚家族(ATM、ATR、TOR、SMG-1、DNA-PK 和 TRRAP),哺乳动物中的 5 个亚家族成员都为丝氨酸苏氨酸蛋白激酶。在哺乳动物中两个 PIKK 家族成员,共济失调-毛细血管扩张突变基因(ataxia telangiectasia-mutated,ATM)和 Rad-3 相关蛋白(ATM and Rad-3 related,ATR)激酶在细胞周期校正点的早期信号的传递中发挥关键作用。除有丝分裂纺锤体校正点以外,ATM 和 ATR 在所有已知的细胞周期校正点都起到顶端蛋白激酶的作用。

在毒物应激下,DNA 损伤是如何触发 ATM/ATR 对其底物施加磷酸化作用的? 刺激又是如何传递给他们使他们从低活性转为高活性状态的? 已经证明在电离辐射或拟放射化学物质作用后 1 小时内 ATM 活性增了好几倍,但 ATR 活性在电离辐射或紫外线辐照后并无类似改变,却发生了核内定位从弥散性转为灶性分布,因此 ATM 和 ATR 对 DNA 损伤的反应可能是不同的,即 ATM 转变为活性形式;而 ATR 则通过重新分布而使之接近其底物。ATM 活性在 DNA 损伤后是如何被激活的,有两种意见:一种意见认为通过翻译后修饰(如磷酸化)而激活,已经找到在其氨基末端的候选磷酸化部位 Ser440,但还没有最后确认此种修饰在体内确实发生;另一种意见来自 DNA 依存性蛋白激酶(DNA-PK)的激活过程的启示,ATM

和 ATR 也同 DNA-PK 一样在与 DNA 相互作用后被激活。

已证明人类细胞受到毒物刺激后,可触发 ATM 和 ATR 快速地与 HRAD17 结合。除了作为 RAD1-RAD9-HUS1 复合体的钳负荷因子外,染色质结合的 Radl7 还可调节 ATM 和 ATR 与损伤 DNA 的结合或脱离。

二、毒物对 DNA-PK 的影响

DNA 依赖性蛋白激酶(DNA-dependent protein kinase,DNA-PK)为位于细胞核内的丝氨酸苏氨酸激酶,由一分子质量为 350kDa 的催化亚基 DNA-PKcs 和人自身免疫抗原 KU 组成,后者由分子质量分别为 70kDa 和 80kDa 两多肽紧密结合而成。虽 DNA-PK 可与双链或单链 DNA 末端结合,但只有 DNA 双链断裂才可激活之,它还可被具有切口的或有大单链缺口的 DNA 激活。游离 KU70 首先与 DNA 末端结合,随后与 KU80 形成二聚体,再与 DNA-PKes 组装,并激活后者的活性。

DNA-PK 本身的催化亚单位及其两个 KU 成分也可发生自身磷酸化,并抑制其酶促活性。DNA-PK 以谷氨酰胺(Q)为标志识别底物,将在它之前的丝(S)或苏(T)氨酸残基磷酸化。P53 蛋白转录活性区 15 个氨基酸组成的多肽(EPPLSQEAFADLWKK)在 DNA 断片存在下,为 DNK-PK 的高特异性底物。但若将 Q 以后的谷氨酸(E)换位至 S 及 Q 之间,磷酸化就不能发生。对 c-JUN,其磷酸化部位 S-249 的邻近氨基酸序列为 ESQE,若 Q-250 突变为丙氨酸(A),它也不再可被 DNA-PK 磷酸化。在体外证明 DNA-PK 可使多种转录因子如 JUN、FOS、P53、SP1 和 CTF-1 磷酸化并激活之,从而调节相关基因的表达。它还能使 RNA 聚合酶 Ⅱ 磷酸化并使其失活,从而不能形成有效的转录起始复合物。DNA-PK 可引起 P53 的磷酸化,它的催化亚单位 P350 的部分序列与 P1-3K 及 ATM 蛋白同源,因此它可能在细胞周期检查点中发挥重要作用。

三、毒物对 P53 蛋白的影响

环境致癌物致癌的重要机制之一是致癌因素作用于正常细胞后,引起癌基因表达过强或(和)抑癌基因表达过低、细胞信号转导异常、细胞周期紊乱、基因组不稳定,导致细胞恶性转化,最终产生癌症。其中,癌基因表达过强或(和)抑癌基因表达过低是癌症发生的基础。*P53* 基因是最重要的抑癌基因之一,它在 DNA 转录、细胞生长和增殖以及许多代谢过程中起着极其重要的作用,被称为"基因组卫士"。在肿瘤的发生发展过程中,P53 功能失活是最常见的分子事件之一,而且 P53 功能的失活也在环境毒物的致癌过程中起着关键性的作用。

1. 毒物对 MDM-2/P53 通路的影响　*MDM-2* 基因为一癌基因,它的表达也可被紫外线辐射诱导,已证明系通过其促进子的 P53 结合部位而被 P53 激活的。MDM2 可与 P53 组成自动调节反馈环,即一方面,MDM2 能与 P53 蛋白酸性活化域直接结合形成 P53-MDM2 复合物,抑制 P53 的磷酸化激活;另一方面,磷酸化 P53 能诱导 *MDM2* 表达,负反馈调控 P53 的活性(加速 P53 的核排斥,使其在胞质中被降解)。有发现在砷处理早期其可引起 P53 磷酸化水平升高,同时增加对 *P53* 基因具有负反馈调节作用的 MDM2 蛋白水平,随着处理时间的延长,P53 蛋白和磷酸化水平均下降,说明砷是通过干扰 P53-MDM2 的反馈调节环来抑制 P53 功能,使 P53 介导的细胞周期阻滞被终止。也有研究发现,砷通过激活 ERK 信号通路来调控 MDM2 高表达,进而加速 P53 的核排斥过程,阻止了 P53 介导的细胞凋亡。

2. 毒物对 Chk2/P53 通路的影响　哺乳细胞对 DNA 损伤将发生细胞周期停顿反应,严重的损伤还会引起细胞凋亡。已知 P53 蛋白在 G_1 校正点中具有关键作用,因为无功能性 P53 基因的细胞对 DNA 损伤的 G_1 校正点功能完全丧失,但仍有 $G_2 \rightarrow M$ 校正点功能。蛋白激酶 Chk1 和 Chk2(Cdsl)是 DNA 损伤的细胞周期停顿反应所必需的,它们的作用位于 Rad 蛋白下游,在 DNA 损伤后发生磷酸化。激活的 Chk1 和 Chk2 可使在有丝分裂中起重要调控作用的 Cdc25 蛋白磷酸化,从而导致细胞周期停顿于 G_2 期。已发现人 Chk2 在电离辐射、紫外线辐射和 MMS 诱发 DNA 损伤后被磷酸化而激活,从而直接使 P53 蛋白 Ser20 磷酸化。但在缺乏功能性 ATM 的细胞系中电离辐射的 Chk2 磷酸化反应消失,从而说明对于电离辐射诱发的反应为 ATM 依赖性的,而 UV 和 MMS 还可由其他蛋白 ATM-Rad3 相关蛋白(ATR)介导。

3. 毒物对 GADD/P53 通路的影响 GADD 基因包括 *GADIM5*、*GADD153*、*GADD33*、*GADD34* 及 *GADD7*。在烷化剂、紫外线、H_2O_2 处理后,该家族的基因 mRNA 及编码蛋白水平快速升高。

MMS 处理 2 小时后 GADD153、GADD45 及 GADD34 表达可提高 10 倍以上,而 GADD33 和 GADD7 表达升高则小于 5 倍,同时其 mRNA 稳定性也提高。GADD 基因的编码产物有抑制细胞生长的作用,当其过度表达时细胞利用碱基的速度减慢,细胞克隆形成率下降。GADD 45 的编码产物可抑制细胞进入 S 期,它可与 $P21^{waf-1}$ 竞争结合增殖细胞核抗原(PCNA),PCNA 为 DNA 聚合酶 δ、ε 的辅助因子。在 DNA 损伤后 PCNA 从 DNA 复制部位移至 DNA 损伤部位,GADD 45 蛋白与 PCNA 的结合提示它参与 DNA 的修复。已证明,除去 GADD 蛋白后 DNA 修复效率明显降低。用反义技术阻断 GADD45 的诱导及其基础表达,紫外线辐射后的细胞存活率显著下降。

DNA 损伤是诱导 GADD 基因表达的主要信号,电离辐射所致的链断裂诱发的 GADD45 基因表达是 P53 依存的,因在缺乏正常 P53 基因功能的毛细血管扩张性共济失调细胞中 X 射线的 GADD 诱导作用消失。因为在毛细血管扩张性共济失调细胞中烷化剂 MMS 可诱导 GADD45 表达,说明 MMS 诱导 GADD45 的机制中除了起主要作用的 P53 途径外,还存在一条非 P53 依存性途径。

第六节 毒物对蛋白激酶 C 和 NF-κB 的影响

一、毒物对蛋白激酶 C 的影响

在化学致癌的促癌期中起作用的促癌物同在启动期中负责的启动剂在作用机制上是不相同的,前者根据作用机制可区分为佛波酯型和非佛波酯型。佛波酯型促癌物以 12-O-十四酰佛波醇 13-乙酸酯(TPA)为代表,因此又称为 TPA 型促癌物,它包括所有具有佛波酯类化学结构的促癌物,也包括在结构上虽不同但作用机制相似的其他化学类别的促癌物如欧瑞香素、杀鱼菌素、污秽毒素等。在 TPA 处理细胞还有一系列基因表达改变:如胶原酶-1、溶基质素-3、鸟氨酸脱羧基酶、纤溶酶激活物抑制因子-2、白介素-1α 和 β 等。各种 TPA 型促癌物对佛波二丁酯的这种特异性结合皆有竞争性抑制作用,而且不同 TPA 型促癌物的这种竞争抑制能力的大小与它们的生物学活性的强弱相当。进一步研究证明细胞的佛波酯受体即为蛋白激酶 C(protein kinasec,PKC)。

PKC 激活后可导致核内转录因子如 MYC、FOS、JUN 磷酸化。已证明 AP-1 的反式激活作用对离体小鼠表皮细胞和小鼠与人的角质细胞的促癌物诱发的细胞转化和演进过程是必需的。在由人角蛋白-14 启动子所控制的 JUN 显性负性突变基因的转基因动物中,它只特异地在表皮、舌和宫颈中表达,它的表达只阻断由 TPA 诱导的报道基因,但并不阻断候选 AP-1 靶基因如胶原酶-1 或溶基质素-3 编码基因的表达,也不抑制 TPA 诱发的过度增生,但在转基因动物中乳头瘤的诱发却明显被抑制。由于 AP-1 由 JUN 和 FOS 的异源二聚体或 JUN-JUN 同源二聚体组成,因此由 TPA 诱发的各种细胞反应和基因表达改变分别通过不同的 AP-1 亚类完成,促癌作用依赖于 AP-1 的某一亚类。

佛波酯型促癌剂作用于细胞后,不仅使 PKC 激活,而且还使 PKC 活性从胞液向颗粒性组分转位,其可能是由于 PKC 与佛波酯亲和性很高,同时嵌在膜磷脂层中的佛波酯与主要存在于胞液中而移向它的 PKC 相互作用而形成复合体,从而促使 PKC 的转位。因此,由于佛波酯类促癌物引起的 PKC 异常激活及激活了的 PKC 的异常分布将导致细胞生长和分化的深刻变化。过氧化氢调节血管内皮通透性的信号转导与 PKC 密切相关;超氧阴离子激活小鼠细胞原癌基因 FOS 表达的信号通过激活 PKC 实现;一氧化氮激活肝细胞 PKC 诱导肝细胞顶侧细胞骨架松弛,从而说明 ROS 的某些信号转导过程通过激活 PKC 实现。

二、毒物对 NF-κB 的影响

NF-κB 是一种细胞核转录因子,其是一种多向性、多功能的核转录因子,可调控细胞凋亡、增殖的相关基因,在细胞癌变过程中发挥重要作用。NF-κB 主要是由 p50 和 p65(RelA)组成的异源二聚体,在细胞质中通过与抑制因子 IκB 结合而呈非激活状态。当细胞受到刺激作用后,结合在 NF-κB 上的抑制因子通过丝氨酸或酪氨酸磷酸化而解离,与抑制因子解离的 NF-κB 可转位到细胞核中而被激活。IκB 通常受其上游 IKK 家族激酶调节,而 IKK 家族又由数种蛋白激酶如 MEKK1、Akt、NIK、NAK 和 PKC 等激活。一些细胞因子、促细胞分裂剂、环境和职业性颗粒、有毒金属、细胞内应激和紫外线等刺激因子均可活化 NF-κB。

砷可通过上调 NF-κB/p105 和 NF-κB/p100 合成水平以及 NF-κB 的 DNA 结合能力,进而刺激细胞增殖。砷还可通过激活 NF-κB p65 而上调其下游环氧化酶-2(Cox-2)表达水平,增强 UVB 所致 DNA 损伤,而拮抗 UVB 所致细胞凋亡,从而说明 NF-κB/Cox-2 信号通路可能在砷化物促进 UVB 致癌过程中发挥重要作用。砷通过 IKKβ/IκBα 信号通路激活 NF-κB,转录上调寿命蛋白-2(mot-2)的表达水平,进一步研究发现 mot-2 能够通过与 P53 结合、阻止 P53 入核与辅助转录激活因子环腺嘌呤效应元件结合蛋白(CBP)结合,导致 P53 功能失活,最终诱导细胞发生恶性转化。有研究发现,过氧化氢、超氧阴离子可激活 NF-κB,但一氧化氮则通过稳定 NF-κB 抑制亚基而阻滞 NF-κB 激活。

已经证明 AHR 可与 NF-κB 物理性结合,并可竞争转录因子 P300-CBP 而相互影响。这种相互影响可解释某些芳烃类毒性表现的机制。例如 TCDD 的免疫抑制作用被认为是由于 AHR 对 NF-κB 活性抑制的结果。由于 NF-κB 可抑制细胞凋亡,它与配体-AHR 复合体相互作用而被抑制因而使淋巴细胞对凋亡刺激更为敏感,从而引起 TCDD 介导的免疫抑制。TCDD 的表皮增生作用也与 NF-κB 的抑制有关。

第七节 毒物对细胞信号转导影响研究的意义和展望

近年来,细胞生物学和分子生学研究的巨大成就之一就是证明了细胞中存在一个信号转导系统,并揭示了信号转导过程的一些主要环节和调节机制。细胞信号转导的研究将深刻地提示生命的本质,其不仅对医学、药学、农业、生物工程等实践产生重大的影响,而且也对毒物所致损害及其预防和治疗也将产生重大影响。

一、毒物对细胞信号转导影响研究的意义

随分子生物学技术的发展和分子毒理学研究的深入,对于毒物所致机体和细胞损害过程中的信号转导异常的不断认识,已经发现越来越多的毒物所致损害过程中存在着信号转导异常,认识其变化规律及其在所致损害发生发展中的病理意义,不但可以揭示毒物所致损害的分子机制,而且为毒物所致损害的防治提出了新的方向。

在研究各种毒物所致损害过程中发现的信号转导分子结构与功能的改变,为新的生物学标志和预防及治疗药物的筛选和开发提供了靶点。信号转导分子的激动剂和抑制剂是拮抗毒物所致损害的重要信号转导药物研究的出发点,蛋白激酶的抑制剂有望成为拮抗环境致癌损伤效应的抗肿瘤新药的研发。

一种信号转导干扰药物是否可以用于拮抗环境化学物所致机体损害的治疗药物,而且又具有较小的副作用,主要取决于两点:一是它干扰的信号转导通路在体内是否广泛存在,如果该通路广泛存在于各种细胞内,其副作用则很难控制;二是药物自身的选择性,对信号转到分子的选择性越高,副作用就越小。基于上述两点,人们一方面正在努力筛选和改造已有的化合物,以发现具有更高选择性的信号转导分子的激动剂和抑制剂,同时也在努力了解信号转导分子在不同细胞的分布情况。

总之,近20年来,随细胞生物学理论和技术的发展及分子毒理学研究的深入,毒物对细胞信号转导的影响已取得了较多的研究进展,这些进展不仅阐明了毒物对细胞生长、分化、凋亡以及功能和代谢影响的调控机制,揭示了信号转导异常与毒物所致损害的关联,还为寻找毒物所致损害的预防和治疗药物设计提供了新思路和作用的新靶点。

二、毒物对细胞信号转导影响研究存在的问题和展望

由于许多新方法和新技术已被用于研究毒物所致损害的分子机制,毒物对细胞信号转导的影响及其与损害作用关系的研究已取得较大进展,但其许多具体过程尚不清楚。为了进一步阐明毒物所致细胞转导异常的影响及其与损害的关系,建议应注意以下几方面问题:

1. 多层次系统性地深入研究毒物所致细胞信号转导的影响 目前毒物所致细胞信号转导异常的研究多数是在单一细胞水平,由于不同生物、不同细胞的信号转导存在一定差异,所以获得的许多研究结果,需要应用不同生物、不同细胞进行验证和重复,而且毒物所致损害是受机体整体的影响。所以应在分子、细胞、组织水平系和不同生物、不同细胞系统地探讨毒物所致细胞转导异常及其与损害的关系。

2. 毒物对信号转导网络的系统性影响 目前开展的毒物对细胞信号转导的影响研究,多是在细胞水平研究单一毒物对单一信号转导通路,甚至单一信号分子的影响,而细胞信号转导在细胞内是网络化的,毒物所致细胞信号转导异常可以局限于单一环节,亦可同时或先后累及多个环节甚至多条信号转导途径,造成调节信号转导的网络失衡,引起复杂多变的表现形式。所以应开展毒物对细胞信号通路网络的影响,特别要注意不同信号通路之间的串话(crolltalk)。

3. 多种混合毒物对细胞信号转导的影响 目前多数研究是单一毒物对具体的信号分

子或信号转导通路的影响,但在实质工作和生活环境中,人体多是接触多种混合毒物,不同毒物可能引起不同或相同的细胞信号转导异常,从而产生不同或相同的机体损害。所以,拟开展多种混合毒物的暴露对细胞信号转导的影响及其与所致损害的关系。

4. 毒物所致细胞信号转导异常与其所致损害的复杂性　毒物所致细胞信号转导异常可以是其所致损害的直接原因,从而引起特定损害的发生;也可以干扰机体的其他系统或损害的某个环节,导致损害的产生。

由于毒物所致细胞信号异常,因不同毒物对不同生物、组织和细胞的不同信号转导的影响不同,这一特性为探讨毒物所致信号转导异常与其所致损害之间的关系带来了较大困难。但随着分子毒理学技术、基因组学和蛋白组学的发展,必将进一步促进更全面和更深入地研究毒物所致细胞信号转导异常的分子机制,从而进一步明确毒物所致损害的信号通路网络、毒作用(包括致癌作用)的靶分子,以进一步提供有价值的生物标志和诊治方法,为毒物所致损害的防治提供有价值的预防策略。

(刘起展)

参 考 文 献

1. Kensler TW,Roebuck BD,Wogan GN,et al. Aflatoxin:a 50-year odyssey of mechanistic and translational toxicology. Toxicol Sci,2011,Suppl 1:S28-48.

2. Gregus Z. Mechanisms of Toxicity//Klaassen CD,ed. Casarett & Doulls Toxicology The Basic Science of Poisons. 8th Ed. New York:McGraw-Hill Education,2013:49-122.

3. Sitaramayya A. Signal Transduction:Pathways,Mechanisms and Diseases Heidelberg:Springer-Verlag Berlin,2010.

4. Lim W,Mayer B,Pawson B(eds). Cell Signaling:principles and mechanisms. New York:Taylor & Francis,2015.

5. Fowler BA. Biomarkers in Toxicology and Risk Assessment//Luch A.(ed) Molecular,Clinical and Environmental Toxicology. Volume3:Environmental Toxicology. Heidelberg:Springer,2012:459-470.

6. Druwe IL,Vaillancourt RR. Influence of arsenate and arsenite on signal transduction pathways:an update. Arch Toxicol,2010,84:585-596.

7. Ramos KS,Weber TJ. Introduction and Overview of Alterations in Cell Signaling//McQueen CA,ed. Comprehensive Toxicology. New York:Elsevier Science & Technology,2010,2(23):447-471.

8. 姜勇. 细胞信号转导的分子基础与功能调控. 北京:科学出版社出版社,2005.

9. 卢建,余应年,徐仁宝. 受体信号转导系统与疾病. 济南:山东科学技术出版社,2001.

10. 印木泉. 遗传毒理学. 北京:科学出版社,2002.

11. 王心如. 毒理学基础. 第6版. 北京:人民卫生出版社,2012.

12. 周宗灿. 毒理学教程. 第3版. 北京:北京大学医学出版社,2006.

第十四章

自由基、氧化应激与细胞损害

自由基（free radicals）是独立游离存在的带有不成对电子的分子、原子或离子。"基"（radical）一词来源于 radix（根），表明涉及自由基的一系列反应的基本生物学重要性，形容词 free 则强调其高度活泼的反应性。自由基主要是由于化合物的共价键发生均裂而产生。其共同特点是：具有顺磁性、其化学性质十分活泼、反应性极高，因而半减期极短，一般仅能以 μS 计，作用半径短。自由基的存在于 1900 年首先由 Gomberg 发现，他观察到六苯基乙烷降解形成两个三苯基甲基自由基。1930 年，Michaelis 开始研究生物领域中的自由基活性，并提出了当时未被接受的某些氧化反应中间产物为自由基的学说，这个学说现在看来颇具科学意义。对自由基反应的生物学重要性的进一步研究在 20 世纪 40 年代由于一种新的自由基检测工具——电子自旋共振（ESR）技术的应用而迅速发展。1962 年，脉冲放射标记方法的建立使得短寿命自由基动力学反应的评估成为可能。1968 年，Mclord 与 Fridovich 发现了清除超氧化物自由基（O_2^{-} 或 HO_2^{-}）的超氧化物歧化酶。生物体内自由基与酶的关系才逐步得到阐明。近 50 年来，自由基生物学和医学领域中的研究取得了一些重要的进展和突破，自由基在肿瘤、辐射损伤、老化和某些疾病（白内障、糖尿病、精神病、肺气肿、炎症、神经系统和心血管疾病）发生发展中的作用得到了进一步的证实。作为中毒机制研究中开展最早、持续时间最长和最广泛成熟的理论。这一理论目前仍保持良好的研究势头，并已从脂质过氧化向其他生物大分子（核酸和蛋白质）的氧化损害深入。自由基在体内虽然不断产生，但也不断为机体的防御体系（自由基清除体系）所清除。在生理条件下，处于平衡状态下的自由基浓度很低，不仅不会对机体造成损伤，而且还具有重要的生理功能。但是，当环境中的物理因素或外源化学物质直接或间接诱导产生的大量自由基超过了机体的清除能力，或内源性自由基产生和清除失去平衡，就会使机体处于氧化应激（oxidative stress），进而造成机体的损害。

第一节　自由基的类型

原子中电子占据的空间称之为轨道，每个轨道最多只能容纳两个电子。一个不成对电子是指单独在一个轨道里的电子，不成对电子可能由许多不同的原子产生。因此自由基种类繁多，在生物医学及相关领域，最常见且研究最深入的是氧自由基。与生物体有关的自由基有以下几类（表 14-1）。在表中所列各类自由基中，最主要的是氧中心自由基，这类自由基持续不断地在机体内产生。活性氧（reactive oxygen species，ROS）这个术语实际上是一个集合名词,不仅包括氧中心自由基如 $O_2 \cdot^-$ 和 $\cdot OH$,而且也包括某些氧的非自由基衍生物,如 H_2O_2、单线态氧 $\triangle g$ 和次氯酸(HOCl),甚至还包括过氧化物、氢过氧化物和内源性脂质及外源化学物的环氧代谢物,因为它们都含有化学性质活泼的含氧功能基团。

表 14-1　与生物体系有关的自由基类型

自由基类型	例子	效应
以氢为中心	H 原子(一个质子,一个电子)	从含碳化合物抽取 H 原子常启动自由基链式反应,例如 $\cdot OH$ 能通过从膜脂肪酸侧链抽出 H 而启动脂质过氧化:$LH + \cdot OH \rightarrow L \cdot + H_2O$
以碳为中心	三氯甲基自由基($\cdot CCl_3$)	通过 H 抽取反应形成的膜脂质中的碳中心自由基($L \cdot$),为 CCl_4 毒性的主要动因
以硫为中心	烷硫自由基 R-S$\cdot$	巯基化合物氧化时产生的活性自由基(由过渡金属促发)
以氮为中心	苯基二肼自由基 $C_6H_5N=N\cdot$ 一氧化氮自由基 $\cdot NO$ 过氧亚硝基 $ONOO^-$	参与苯肼的红细胞毒性一氧化氮($\cdot NO$)与 $O_2 \cdot^-$ 反应,形成过氧亚硝基($ONOO^-$),$ONOO^-$ 和二氧化碳(CO_2)自发反应生成亚硝基过氧碳酸盐($ONO-OCO_2^-$),这一物质可均裂成二氧化氮自由基($\cdot NO_2$)和碳酸阴离子自由基($CO_3 \cdot^-$),这些过程与许多类型的损伤有关
以氧为中心	无机:超氧阴离子($O_2 \cdot^-$)羟基自由基($\cdot OH$) 有机:烷氧自由($LO \cdot$) 烷过氧自由基($LO_2 \cdot$)	氧化应激的主要动因:$\cdot OH$ 十分活跃,$O_2 \cdot^-$ 较弱。由 $L \cdot$ 与 O_2 反应产生($LO_2 \cdot$),或由金属依赖的脂质过氧化产物破坏产生 $LO \cdot$ 和 $LO_2 \cdot$,任何碳中心自由基通常迅速与 O_2 反应产生过氧自由基,如:$\cdot CCl_3 + O_2 \rightarrow CCl_3O_2 \cdot$(三氯甲基过氧自由基)
过渡金属离子	Cu^+/Cu^{2+},Fe^{2+}/Fe^{3+},Ti^{3+}/Ti^{4+}	接受和供给电子的能力使它们成为自由基反应的重要催化剂

注:O_2 本身是自由基,双原子氧分子有 2 个不同配对电子,所以氧经单电子还原为 $O_2 \cdot^-$(一个不配对电子)和双电子还原为 H_2O_2(没有不配对电子),故 H_2O_2 不是合格的自由基,虽然它能形成 $\cdot OH$ 而成为重要的氧化剂

表 14-2　氧分子及其衍生物的电子分布图(箭头表示电子自旋方向)

	$^3\sum g^- O_2$	$^1\Delta g O_2$	$O_2 \cdot^-$	O_2^{2-}	$^1\sum g^+ O_2$
σ*2P	□	□	□	□	□
π*2P	↑ ↑	↑↓ □	↑↓ ↑	↑↓ ↑↓	↑ ↓
π2P	↑↓ ↑↓	↑↓ ↑↓	↑↓ ↑↓	↑↓ ↑↓	↑↓ ↑↓
σ2P	↑↓	↑↓	↑↓	↑↓	↑↓
σ*2S	↑↓	↑↓	↑↓	↑↓	↑↓
σ2S	↑↓	↑↓	↑↓	↑↓	↑↓
σ*1S	↑↓	↑↓	↑↓	↑↓	↑↓
σ1S	↑↓	↑↓	↑↓	↑↓	↑↓

　　分子氧是由两个氧原子以共价键结合而成,当两个原子结合时,1S原子轨道结合为1S分子轨道有两种可能的形式,一种是抗成键轨道,其能量比两个原子的1S能量高,符号为σ＊1S;另一种为成键分子轨道,其能量比两个1S原子轨道低,符号为σ1S。而两个原子的P轨道组成P分子轨道时,除有σ和σ＊外,还有π和π＊两种可能性,π表示成键轨道,π＊表示抗成键轨道。分子氧是一个双自由基分子,因为在它的两个π＊抗成键轨道中,每个轨道含有一个不配对电子。然而,由于这两个电子的自旋方向是平行的(表14-2),因此,分子氧的反应性很低。当分子氧氧化一个非自由基原子或分子时,它必须接受一对平行自旋的电子以顺应其自由电子轨道。但是,根据Pouli的不相容原理,在同一轨道中的两个电子必须具有相反的自旋,因此由氧产生的氧化反应受到限制,这些反应只有缓慢的发生,因为电子是一个一个地接受的。然而,氧的活性可以通过使其两个外层电子中的一个电子改变自旋方向或依次单价还原为自由基而增加(图14-1)。基态分子氧为一种自由基(双自由基),因为它包含两个未配对电子。由于两个未配对的电子相同的自旋方向造成的自旋限制,基态分子氧活性远低于活性氧(ROS)。基态分子氧(O_2)可以激发形成单线态氧($^1O_2$)。单线态氧有两种状态:Δ和Σ。Σ状态单线态氧是自由基,而Δ态是非自由基。基态分子氧的单电子还原产生超氧化物阴离子自由基($O_2^{\cdot-}$),然后经历了另一次单电子还原产生过氧化氢(H_2O_2)。过氧化氢单电子还原生成羟基自由基($\cdot OH$),然后通过单电子还原形成水。氢过氧自由基($HO_2^{\cdot}$)是超氧化物阴离子自由基的质子化形式。

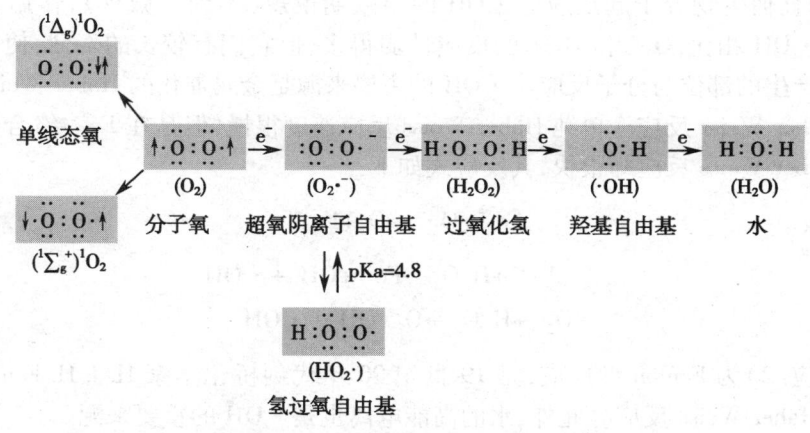

图14-1　分子氧的激发和单价还原在生物系统产生活性氧

下面分别介绍几种主要的活性氧。

　　1. 单线态氧(singlet oxygen)　正如上面所述,氧分子中有两个未配对电子,分占两个轨道成平行自旋,在磁场中呈现三个能阶,自旋多重性为三,称为三重态,以$^3\Sigma g^- O_2$表示,其能级呈基态。增加氧活性的一个途径是通过输入能量使两个平行自旋的电子转为反方向,借此可产生单线态氧。由于自旋限制被解除,故单线态氧具有较高的反应性。单线态氧分为两种,一种是Δ单线态氧($^1\Delta g O_2$),另一种是Σ单线态氧($^1\Sigma g^+ O_2$)。前者在生物学上更为重要,因为它的寿命很长,但它不属于自由基,因而不含不配对电子。而Σ单线态氧具有占据不同轨道的反方向平行自旋的电子,它具有很高的反应性,但其半减期很短,因为在其形成后立即就衰变为Δ单线态氧状态。

　　2. 超氧阴离子自由基(superoxide anion free radical)　当一个电子进入基态氧的一个π

*2P 轨道时,超氧阴离子自由基($O_2^{\cdot-}$)即告形成。$O_2^{\cdot-}$ 的化学特性主要取决于其所在的溶液环境,在水溶液中,$O_2^{\cdot-}$ 是一种弱氧化剂,能氧化某些分子如维生素 C 和巯基。然而,$O_2^{\cdot-}$ 在更多情况下是一种很强的还原剂,能还原几种含铁复合物如细胞色素 C 和 Fe^{2+}-EDTA。在水溶液中 $O_2^{\cdot-}$ 通过歧化反应能迅速消失,并产生 H_2O_2 和 O_2。

$$O_2^{\cdot-}+O_2^{\cdot-}+2H^+\rightarrow H_2O_2+O_2$$

铜-锌超氧化物歧化酶(SOD)可大大加速上述反应。$O_2^{\cdot-}$ 的质子化所形成的氢过氧自由基 $HO_2^{\cdot-}$ 与 $O_2^{\cdot-}$ 本身相比,是更强有力的氧化剂和还原剂,但在 pH 7.4 时,几乎没有 $HO_2^{\cdot-}$ 存在。由上述可见,不能单纯将活性氧看作氧化剂,实际上,$O_2^{\cdot-}$ 的还原性比氧化性更强些。

3. 过氧化氢(H_2O_2)　由于歧化反应的结果,任何产生 $O_2^{\cdot-}$ 的系统也将产生 H_2O_2。许多酶如尿酸氧化酶、葡萄糖氧化酶和 D-氨基酸氧化酶都能直接通过转移 2 个电子给氧而产生 H_2O_2。H_2O_2 是一种弱氧化剂和弱还原剂,在缺乏过渡金属离子时是相对稳定的。它能迅速与水混合,在机体迅速通过细胞膜扩散并被处理为水分子。H_2O_2 的氧化还原特性及其在过渡金属存在时形成高活性自由基的能力使机体在长期的进化过程中形成对抗它的防御体系,包括过氧化氢酶(catalase)、谷胱甘肽过氧化物酶(glutathione peroxidase)以及某些其他的过氧化物酶。

4. 羟基自由基($\cdot OH$)　$\cdot OH$ 是分子氧三电子还原的产物。这是一种化学活性极强的自由基,能与任何生物分子起反应。$\cdot OH$ 的半减期很短(不到 1 微秒),作用直径也很短(3nm)。与 $\cdot OH$ 相比,$O_2^{\cdot-}$ 和 H_2O_2 的反应性弱得多,但它们有较长的寿命,使得它们能在远离自由基产生的部位与分子反应。$\cdot OH$ 的主要来源是金属催化的 Haber-Weiss 反应或称 Fenton 型 Haber-Weiss 反应。单纯 Haber-Weiss 反应速度很慢,但是在 Fe^{3+}-络合物存在下的 Fenton 型 Haber-Weiss 反应却很快,其反应式如下:

$$Fe^{3+}+O_2^{\cdot-}\rightarrow O_2+Fe^{2+} \tag{1}$$

$$Fe^{2+}+H_2O_2\rightarrow Fe^{3+}+OH^-+\cdot OH \tag{2}$$

$$O_2^{\cdot-}+H_2O_2\rightarrow O_2+OH^-+\cdot OH \tag{3}$$

其中反应(2)为 Fenton 型反应,是 19 世纪 90 年代剑桥化学家 H. J. H. Fenton 发现的。反应(3)为 Haber-Weiss 反应。此外,水的高能电离也是 $\cdot OH$ 的重要来源。

5. 臭氧　臭氧(O_3)对防止地球的太阳辐射提供了一个重要的同温保护层(地球的"抗氧化剂")。然而,在地面,臭氧是一种有毒的氧化污染物。臭氧在污染的城市空气中出现,同时也由科学仪器和某些光复印机中使用的强光源产生。臭氧对肺的损害极大,能迅速氧化蛋白质、DNA 和脂质。

6. 氮的氧化物　一氧化氮(NO)和二氧化氮(NO_2)含奇数电子,因而也是自由基,而氧化亚氮则不是自由基。NO_2 是一种深棕色的毒性气体和强氧化剂,而 NO 是一种无色气体和弱还原剂。机体的血管内皮细胞和其他细胞从 L-精氨酸合成少量这种气体。目前,NO 难以与血管舒张内皮衍生的松弛因子相区别,这种松弛因子与另一种自由基 $O_2^{\cdot-}$ 反应产生活性中间产物过氧亚硝基($ONOO^-$),$ONOO^-$ 是一种强氧化剂,能损害许多生物分子,并能在酸性 pH 下降解,释放出少量羟基自由基,这种羟基自由基的产生是不需要金属催化的。

$$ONOO^-+H^+\rightarrow\cdot OH+NO_2$$

7. 次氯酸 次氯酸（HOCl）是一种强氧化剂，在体内由活化的中性粒细胞中形成。吞噬细胞胞质中的含血红蛋白的酶——髓过氧化物酶能催化 H_2O_2 和氯离子形成 HOCl。

$$H_2O_2 + Cl^- + H^+ \rightarrow HOCl + H_2O$$

最近有人提出，HOCl 可通过不依赖铁的反应和依赖铁的反应而形成羟基自由基。

$$HOCl + O_2^{\cdot -} \rightarrow \cdot OH + Cl \cdot + O_2$$
$$HOCl + Fe^{2+} \rightarrow \cdot OH + Cl \cdot + Fe^{3+}$$

第二节 自由基的来源与清除

一、生物系统产生的自由基

自由基的存在对细胞有有利的一面。事实上，自由基持续不断地在机体内产生，其中大多数是执行某些生物学功能所必需的。然而，当自由基过度产生或机体的抗氧化防御体系因某些原因而削弱时，则细胞损害就可能出现。由生物体系的细胞产生的自由基主要有以下几个途径：

1. 胞质中的小分子 细胞质中的可溶性小分子的自氧化过程可促使 O_2 的还原而产生氧自由基，例如儿茶酚胺类、黄素类、四氢蝶呤类、醌类和巯基类等。当这些氧化性的分子再被还原时，就形成了氧化还原循环（redox cycling）。

2. 胞质蛋白质 某些胞质酶如黄嘌呤氧化酶（xanthine oxidase）可通过酶促循环而直接还原分子氧自由基及 H_2O_2，可能还有羟基自由基。这一反应广泛用于体外产生自由基，但它在整体条件下的重要性仍有争议。无论如何，黄嘌呤氧化酶产生 ROS 的能力及其在许多组织的广泛存在使人们不能不考虑其介导自由基组织损害的可能性。其他的氧化酶如多巴胺-β-羟化酶（dopamine-β-hydroxylase）、D-氨基酸氧化酶（D-amino acid oxidase）、尿酸氧化酶（urate oxidase）和脂肪酰 CoA 氧化酶（fatty acyl CoA oxidase）也能生成 ROS。除多巴胺-β-羟化酶外，其他酶在自由基毒理学方面的意义还没有很深入的研究，因而也无法了解它们在组织损害中的作用。

3. 膜酶活性 在白三烯、凝血恶烷和前列腺素合成过程中，脂肪氧合酶（lipoxygenase）和环加氧酶（cyclooxygenase）催化的反应能产生氧自由基，这些自由基又能使环加氧酶失活，这可能是前列腺素合成的反馈调节机制。环加氧酶也能代谢某些外源化学物为毒性更高的代谢物，这些代谢物可与氧反应产生非常高活性的活性氧。

4. 吞噬细胞的吞噬过程及"呼吸爆发"（respiratory burst） 这一途径是生物体中 $O_2^{\cdot -}$ 的主要来源之一。当吞噬细胞被活化并准备吞噬时，就会出现氧耗的增高。1973 年，Babior 等首先证实了活化吞噬细胞的这种"呼吸爆发"的过程，使氧分子还原为超氧自由基。随后的研究工作证实了这一反应是受还原型烟酰胺-腺嘌呤二核苷酸磷酸（NADPH）氧化酶催化的，这种酶定位在质膜的内表面上。

5. 过氧化物酶体刺激 过氧化物酶体生物合成的化学物能诱导 H_2O_2 的过量生成。过氧化物酶体具有很大的形成 H_2O_2 的能力，因为它们含有高浓度的氧化酶。像乙醇酸氧化酶（glycollate oxidase）或 D-氨基酸氧化酶（D-amino acid oxidase），这样的酶能催化分子氧二价还原形成 H_2O_2 而不形成 $O_2^{\cdot -}$ 自由基。

6. 线粒体电子传递过程 线粒体电子传递过程能生成 ROS,有人利用分离的亚线粒体组分推算,用于产生 ROS 的氧耗达线粒体总氧耗的 2%,但这一推算是在体外环境中进行的,可能过高地估计这一值。实际上,在健康的组织中由完整的线粒体实际产生的自由基所占的氧耗可能远低于 2%。尽管如此,线粒体在整体或离体确实都产生 ROS,主要是 O_2^{-}。在离体实验中,ROS 产生的速率正比于线粒体的氧利用速率。线粒体产生 ROS 的过程可能涉及到 NADH-辅酶 Q(复合物 I)、琥珀酸-辅酶 Q(复合物 II)和辅酶 QH_2-细胞色素 C 还原酶(复合物 III),一种非血红蛋白铁-硫蛋白似乎也参与在各部位转移电子。复合物 I、II 和 III 分别含有 NADH-辅酶 Q 还原酶、琥珀酸脱氢酶与辅酶 Q-细胞色素 C 还原酶的催化功能。辅酶 Q(泛醌 UQH_2)可转变为泛半醌($UQH \cdot$),如氧化型细胞色素 C($CytC^{3+}$)可使 UQH_2 氧化为 $UQH \cdot$ 自由基,然后自氧化为 UQ,同时产生 O_2^{-}。

$$UQH_2 + Cyt\ C^{3+} \rightarrow UQH \cdot + Cyt\ C^{2+} + H^+$$

$$UQH \cdot + O_2 \rightarrow UQ + H^+ + O_2^{-}$$

一般认为,复合物 I 和 III 都含 UQ,是产生 O_2^{-} 的主要部位,而将电子传递至 UQ 的复合物 II 却是次要的。正常情况,由线粒体电子传递系统产生的少量 ROS 可迅速被抗氧化防御体系如 SOD 和谷胱甘肽过氧化物酶清除,因而不会积累到足以损伤机体的浓度。但是在线粒体结构和功能受到影响时,ROS 产生可能增多,如果其增多量超过生物体的内在防御能力,就会发生活性氧对机体的损伤。

7. 微粒体电子传递系统 内质网膜系统含有混合功能氧化酶家族,该酶的主要目标是氧化各种外源化学物。由这种加单氧酶对相对惰性的底物氧化需要由 NADPH 供给电子以产生部分还原的氧中间体。如同线粒体一样,在电子传递过程中可发生渗漏,导致周围组织结构的损害。虽然在正常的基础条件下,这并不是 ROS 的主要来源,但当正常过程受到损害或外源化学物的存在可大大提高这一来源的 ROS。细胞色素还原酶参与细胞色素 P450 和 b_5 的氧化还原反应,当它们催化某些外源化学物还原然后发生自氧化时,也能产生 O_2^{-} 和 H_2O。

二、外源化学物的氧化还原代谢

自由基是在其外层轨道中含有一个或更多不成对电子的分子或分子碎片,许多外源化学物可通过各种不同途径形成自由基,包括:①接受一个电子;②丢失一个电子;③共价键均裂等。

(一) 氧化还原循环

这类化学物通过加入一个单电子而还原为不稳定的自由基中间代谢物,随后这个电子转移给分子氧而形成超氧阴离子自由基(O_2^{-}),而中间代谢物则再生为容易获得新电子的原外源化学物(图 14-2)。单电子还原通常由黄素蛋白如 NADPH-细胞色素 P450 还原酶催化。其他一些还原酶也可能参与这一反应。通过这种"氧化还原循环(redox cycling)",一个电子受体的外源化学物分子能生成许多 O_2^{-} 分子。O_2^{-} 的重要性很大程度上是由于 O_2^{-} 是两种增毒途径的启动物质:一是导致过氧化氢的形成,然后形成羟基自由基($HO \cdot$);另一个则是产生过氧亚硝基($ONOO^-$),最终形成二氧化氮($\cdot NO_2$)和碳酸盐阴离子自由基(CO_3^{-})(图 14-3)。

1. 醌类 醌类是数量最多的一类可发生氧化还原循环的化学物。某些带有活性基团

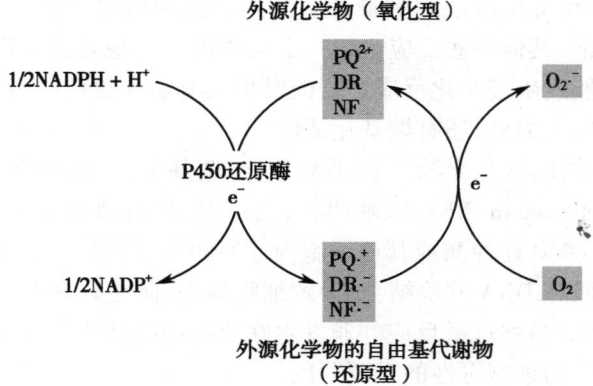

图 14-2　外源化学物的氧化还原循环诱发 $O_2^{.-}$ 形成

百草枯（PQ^{++}）、阿霉素（DR）和呋喃妥英（NF）产生的超氧
阴离子自由基（$O_2^{.-}$）

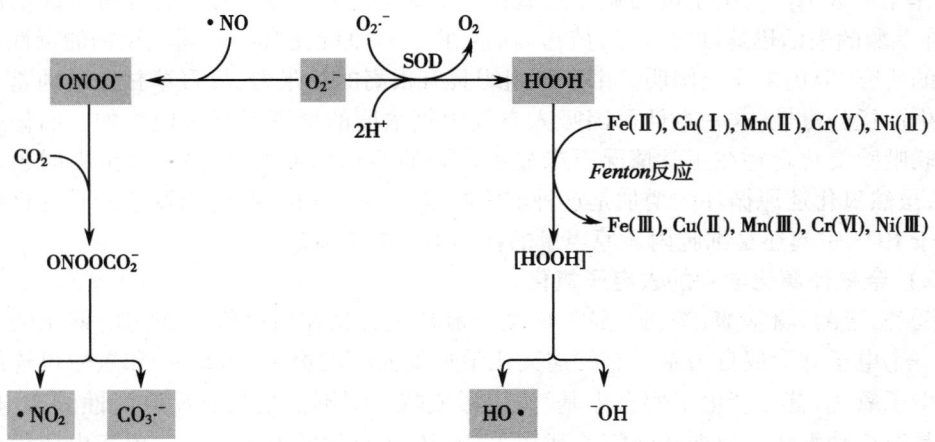

图 14-3　超氧阴离子自由基（$O_2^{.-}$）通过非自由基中间产物（$ONOO^-$ 和 HOOH）生成自由基产
物（·NO_2、$CO_3^{.-}$ 和 HO·）增毒的两种途径

或杂环的对-苯醌类、取代蒽醌类和其他复杂的醌类的毒性已在临床用作为抗癌药物。对这
类化学物的自由基生成机制和细胞损害机制已进行了广泛的研究，通常是利用单醌来进行，
以避免混杂反应的发生。单醌氧化还原循环时自由基形成的限速步骤是它们由黄素酶还
原，而不是转移电子给分子氧。有人观察到，某些醌类化合物如甲萘醌能经 NADPH-细胞色
素 P450 还原酶催化发生单电子还原并自发地氧化而形成 ROS，然后损害细胞，而在整体，甲
萘醌甚至在较高剂量时基本是无毒的。产生这种差异的原因是由于 NADPH 氧化还原酶
（DT 黄递酶）的活性所致，这种酶对甲萘醌进一步的双电子还原，因而避免了可发生自氧化
的半醌形式的出现。

　　尽管组织具有完全还原各种醌类的能力，但半醌的形成在许多化学物均有发现，可能在
许多用于人类癌症治疗药物的抗肿瘤活性中起重要作用，已经有 1500 种以上的醌类被用来
筛选抗肿瘤活性。目前，这类产生自由基的药物是临床上应用最广泛的药物之一，如阿霉素
（doxorubicin，DR）、丝裂霉素、链黑霉素、博莱霉素、道诺霉素和黑孢霉素等均能产生 ROS。
然而，它们的氧化还原电位、铁或其他过渡金属的结合能力以及在细胞内的定位的差异造成了这些药物的效力、作用部位以及细胞毒性的差异。这些药物的氧化还原能力可能不是损害程度的唯一决定因素,其他一些反应也起一定的作用。某些醌特别是醌亚胺、醌的甲基化物有很强的亲电性并能发生烷基化反应。醌硫醚也具有某些独特的生物学反应性。丝裂霉素除了氧化还原循环的能力外,还有烷基化活性。

2. 硝基化合物苯的硝基化合物 如硝基苯、二硝基苯、三硝基甲苯以及硝基杂环化合物包括呋喃妥英(nitrofurantoin,NF)、呋喃西林、氯霉素、米索硝唑和甲硝唑等均能被黄素蛋白、NADPH-细胞色素 P450 还原酶或其他细胞内还原酶还原活化。在无氧条件下,还原的阴离子自由基可与蛋白质和 DNA 共价结合,导致细胞损伤;而在有氧条件下,额外的电子可传递给分子氧,产生 ROS。虽然这些反应并非发生在所有的硝基化合物,但这种类型的氧化还原循环似乎是这类化学物细胞毒性的重要原因。

3. 双吡啶化合物和结构上相关的除草剂 如百草枯(paraquat,PQ),很容易为细胞还原酶所还原。在氧存在时,这些化合物迅速发生自发的再氧化,导致 ROS 形成。这类化合物的氧化还原循环显然是其动植物毒性的重要原因。在植物,这一循环生成大量 $O_2^{-\cdot}$,并通过 SOD 的作用形成 H_2O_2,由于植物缺乏过氧化氢酶,谷胱甘肽循环无法处置所生成的高水平 H_2O_2,许多酶的失活迅速随之发生,植物因而死亡。双吡啶化合物对哺乳动物的毒性机制已有广泛的研究,但仍未完全阐明。由于肺组织具有很高的氧张力,故百草枯主动地蓄积在肺里并产生广泛的毒性,这一毒性可因吸入空气中氧浓度的增高而显著地增加。而像杀草快这样的联吡啶类化合物在正常情况下未显示在肺的蓄积和毒性,但在高氧浓度时也能攻击肺组织,虽然氧化还原循环的增加是这种器官特异的损害的机制,但究竟这种致死性细胞损害是由于 ROS 引起还是细胞内还原当量的耗竭引起尚不清楚。

(二) 亲核外源化学物的去电子氧化

如酚类、氢醌、氨基酚、胺、肼、酚噻嗪类和巯基化合物在由过氧化物酶所催化的反应中易丢失一个电子并形成自由基。有的这类化学物如儿茶酚类(catechols)和氢醌可连续发生两次单电子氧化,首先产生半醌自由基,然后形成醌。醌不仅是具有反应活性的亲电物,而且也是具有启动氧化还原循环或使巯基和 NAD(P)H 氧化的电子受体。电离电压很低的多环芳烃如苯并[α]芘和7,12-二甲基苯并蒽可通过氧化物酶或细胞色素 P450 单电子氧化为自由基阳离子,它们可能是这些致癌物的终毒物。如同过氧化物酶一样,氧合血红蛋白(Hb-Fe Ⅱ-O₂)能催化氨基酚氧化为半醌自由基和醌亚胺,这是增毒作用的另一个实例,因为这些产物接着又使亚铁血红蛋白(Hb-Fe Ⅱ)氧化成不能携带氧的高铁血红蛋白(Hb-Fe Ⅲ)。

(三) 共价键均裂

自由基也可由电子向分子转移而引起键均裂(还原均裂)形成。通过电子从细胞色素 P450 或线粒体电子传递链转移的过程(还原脱卤),这种机制参与 CCl_4 转变为三氯甲基自由基($Cl_3C\cdot$)。CCl_4 是一种经典的肝毒物,可以引起实验动物肝脏脂肪变和肝细胞坏死,其作用机制已经明确,是由于 CCl_4 在细胞色素 P450 2E1 催化下发生还原脱卤而使 CCl_3-Cl 键的均裂产生 $\cdot CCl_3$ 自由基,从而启动脂质过氧化并产生其他代谢物。

$$CCl_4 \xrightarrow{\text{P-450 2E1}} \cdot CCl_3 + Cl$$

三氯甲基自由基在体内尚可以最快的速度与分子氧形成三氯甲基过氧自由基($CCl_3O_2\cdot$)。

$$\cdot CCl_3 + O_2 \rightarrow CCl_3O_2 \cdot$$

$CCl_3O_2\cdot$在体内能以比$\cdot CCl_3$更快的速度与膜脂质中的花生四烯酸、维生素C、巯基化合物以及蛋白质中的酪氨酸和色氨酸残基起作用,故$CCl_3O_2\cdot$也是一个重要的破坏因子。卤烷($CF_3CHClBr$)是一种吸入麻醉剂,在正常情况下使用没有显著的副作用,但在某些病人可发现肝损害。实验动物用自旋捕捉技术进行研究能发现形成的ESR信号。因而与CCl_4一样,肝损害是由于自由基的存在。经研究,卤烷在体内可进行下列反应:首先在P450作用了经历还原脱溴而形成碳中心自由基$CF_3CHCl\cdot$可引起脂质过氧化并共价结合于蛋白质和其他细胞大分子。此外,在O_2存在条件下,卤烷可发生氧化脱卤反应,氧插入到C-H键中形成不稳定卤代醇($CF_3COHClBr$),然后降解为活性酰基卤(CF_3COCl),结合于细胞蛋白质(特别是结合于胺基)或进一步降解为三氟乙酸(CF_3COOH)。作为一种新的抗原引起免疫反应,从而导致肝损害。

一种具有最重要的毒理学意义的自由基——羟基自由基($HO\cdot$)也由均裂生成。在电离辐射时这一过程从水中产生大量$HO\cdot$。过氧化氢(HOOH)还原均裂为$HO\cdot$和HO^-的过程称为Fenton反应(图14-4),这是由过渡金属催化的,典型的有Fe(Ⅱ)、Cu(Ⅰ)、Cr(Ⅴ)、Ni(Ⅱ)或Mn(Ⅱ),它是HOOH及其前体O_2^-的主要增毒机制,同时也是过渡金属的增毒机制。此外,能络合过渡金属的化学物如次氮基三乙酸(nitrilotriacetic acid)、博莱霉素(bleomycin)和奥莱毒素(orellanine)的毒性也是基于Fenton化学反应,因为络合增加了某些过渡金属离子的催化效率。吸入的矿物颗粒如石棉和硅的肺毒性至少部分是由颗粒表面上的Fe离子触发的HO形成所引起的。过氧化氢是几种酶促反应的直接或间接副产物,包括单胺氧化酶、黄嘌呤氧化酶和乙酰辅酶A氧化酶,它通过自发的或超氧化物歧化酶催化的O_2^-的歧化而大量产生。

均裂也被认为参与由$ONOO^-$形成的自由基(图14-4)。ONOO很容易与普遍存在的CO_2反应产生亚硝基过氧碳酸盐($ONOOCO^-$),它可自发地均裂为两种自由基:氧化剂与硝化剂二氧化氮($\cdot NO_2$)和氧化剂碳酸阴离子自由基(CO_3^-)。因此,$ONOO^-$及其以后的自由基形成代表着O_2^-与NO的增毒机制。由于NO是一氧化碳合酶(NOS)的产物,因此,这种机制在组成型表达NOS的细胞(如神经元与内皮细胞)里与细胞周围均有密切关联,同时,在对细胞因子应答时表达可诱导型NOS的细胞里或细胞周围也有密切关系。

(四) 其他方式

1. 乙醇 酒是许多民族饮用的一种饮料,其主要成分为乙醇,乙醇能通过细胞膜,并穿透血-脑屏障而影响中枢神经系统。小量乙醇可被肝中的醇脱氢酶代谢形成乙醛。

$$CH_3CH_2OH+NAD^+ \xrightarrow{醇脱氢酶} NADH+H^+ +CH_3CHO \longrightarrow$$

此外,小量乙醇也可被过氧化物酶体的过氧化作用所氧化,但过量的乙醇则严重损伤肝脏,因为乙醇本身比较容易变成自由基。当机体有内源性自由基$R\cdot$时,乙醇就会与之作用产生乙氧基自由基($C_2H_5O\cdot$),已知NADPH-细胞色素P450链中含有几种内源自由基,若其中之一与乙醇作用,就会导致乙醇分子的分解断裂,因而产生乙氧自由基。如这种反应发生在内质网,则会严重影响甘油三酯代谢,产生一系列有害反应,如抑制脂蛋白的转运或破坏脂肪酸的ω-氧化。可以肯定,长期摄入过量乙醇与脂肪肝硬化有密切关系。

2. 肼类衍生物 此类化合物除肼和苯肼外,有不少可作药用,如肼屈嗪(hydrolazine)为降压药,异烟肼(isoniazid)和异烟酰异丙肼(iproniazid)为抗结核药。肼及其衍生物在过渡金属离子存在时会氧化并生成O_2^-、H_2O_2和以氮为中心的自由基,这类活性氧和自由基是其毒作用的主要原因。以苯肼为例：

$$C_6H_5-NH-NH_2+M^{n+}\longrightarrow H^++C_6H_5-NH-NH\cdot+M^{(n-1)+}$$

$$C_6H_5-NH-NH\cdot+O_2\longrightarrow H^++O_2\cdot^-+C_6H_5-NH=NH$$

肼类化合物能穿透红细胞膜与血红蛋白的活性部位反应,高铁血红蛋白会像过氧化物酶一样,在 H_2O_2 存在时氧化苯肼。氧合血红蛋白也会氧化苯肼,但这一反应不需要 H_2O_2。血红蛋白的这些氧化酶和过氧化物酶反应可生成苯二嗪($C_6H_5-N=NH$),后者能与氧作用形成 $O_2\cdot^-$,也能导致形成苯自由基($C_6H_5\cdot$):

$$C_6H_5-NH-NH_2\xrightarrow{血红蛋白}C_6H_5-N=NH$$

$$C_6H_5-N=NH+O_2\longrightarrow O_2\cdot^-+C_6H_5-N=N\cdot+H^+$$

$$C_6H_5-N=N\cdot\longrightarrow C_6H_5\cdot+N_2$$

$$C_6H_5\cdot+H\cdot\longrightarrow C_6H_6$$

在上述方程式中,最有破坏作用的是苯二嗪自由基($C_6H_5-N=N\cdot$),此自由基能使血红蛋白变性,激发膜脂质过氧化,最后引起溶血。并发生血红蛋白基团环裂解并在其上加进一苯基。血红蛋白氧化变性形成的细胞内沉淀称霍因小体(Heinz bodies)。被破坏的血红蛋白可被红细胞中一特殊蛋白酶系统作用而分解。被 $OH\cdot$ 自由基破坏的蛋白质也能被这一系统降解。

三、细胞对氧自由基的防御体系

细胞通过许多酶促的防御系统和化学清扫剂来清除细胞中形成的氧自由基,这些防御体系又分为初级和次级的两大类。所谓初级或预防性防御(preventive defenses)是通过减少自由基浓度来减低自由基反应的启动速率;而次级防御又称破链防御(chain-breaking defenses),则通过捕捉扩散的自由基而在早期阶段中止它们的有害作用。

(一) 初级防御

1. 超氧化物歧化酶 由于 $O_2\cdot^-$ 可转变为反应活性更高的化合物(图 14-4),故其排除是一种重要的解毒机制。这一转变是通过超氧化物歧化酶(superoxide dismutase,SOD)——定位于胞质(Cu、Zn-SOD)和线粒体(Mn-SOD)的高效力酶来实施的。这是一类含有不同辅基的金属结合酶家族,这类酶在细胞内的定位变化很大,具有较大的组织异质性。在几乎所有的真核细胞中常见的同工酶形式是 CuZn-SOD,有人也发现了一种细胞外的高分子量 SOD。这些酶蛋白催化 $O_2\cdot^-$ 歧化为 H_2O_2 和 O_2,其速度比生理 pH 下自发歧化高 10^4 倍。

$$O_2\cdot^-+O_2\cdot^-+2H^+\xrightarrow{SOD}H_2O_2+O_2$$

2. 过氧化氢酶 过氧化氢酶(catalase,CAT)存在于过氧化物酶体中,是一种在高浓度 H_2O_2 存在时有效地从细胞清除 H_2O_2 的酶,与 SOD 一样,过氧化氢酶广泛分布于各种组织中。

$$2H_2O_2\xrightarrow{CAT}2H_2O+O_2$$

3. 谷胱甘肽过氧化物酶 谷胱甘肽过氧化物酶(glutathione peroxidase,GPx)是一种存在于胞质和线粒体中催化 H_2O_2 和有机氢过氧化物还原的酶,需要以 GSH 作为辅助基质。与

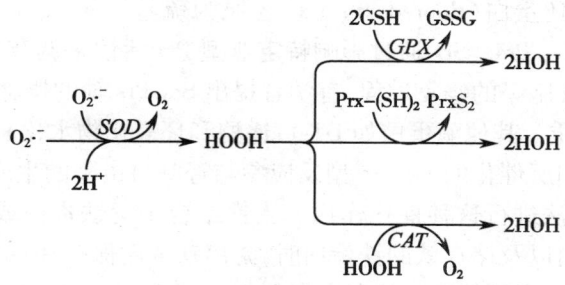

图 14-4 超氧化物歧化酶（SOD）、谷胱甘肽氧化酶（GPO）和过氧化氢酶（CAT）对超氧阴离子自由基（$O_2^{\cdot-}$）的解毒作用

过氧化氢酶不一样,它具有高度的基质亲和力。这种过氧化物酶含有 4 个具有催化活性的硒原子,主要定位于真核细胞胞质里,在线粒体里也发现这种酶,许多类型的组织均显示有谷胱甘肽过氧化物酶活性。

$$H_2O_2 + 2GSH \xrightarrow{GPx} GSSG + 2H_2O$$

$$ROOH + 2GSH \xrightarrow{GPx} GSSG + ROH + H_2O$$

4. 谷胱甘肽还原酶 过氧化物酶生成的自由基通过来自谷胱甘肽的电子转移来排除。这就导致谷胱甘肽的氧化,而谷胱甘肽的氧化可被 NADPH-依赖的谷胱甘肽还原酶（glutathione reductase,GR）所逆转（图 14-4）。因此,谷胱甘肽在亲电物和自由基的解毒中起重要作用。这是一种组织分布与谷胱甘肽过氧化物酶相同的胞质酶,该酶利用各种不同系统生成的 NADPH 还原氧化型谷胱甘肽。

$$GSSG + NADPH + H^+ \xrightarrow{GR} 2GSH + NADP^+$$

5. 过氧化物氧还蛋白家族 过氧化物氧还蛋白（peroxiredoxin,Prx）家族属于抗氧化酶系,广泛存在于各种生物体内。存在于胞质、线粒体和内质网中,在哺乳动物体内,包括 6 个亚型,即 I ~ VI型。根据所含的半胱氨酸残基（-Cys）的个数不同,分为 1-Cys Prx 及 2-Cys Prx 两个亚家族。

过氧化物氧还蛋白的主要功能是清除细胞内的 ROS,维持细胞内的氧化还原平衡,与 GSH、SOD 及 CAT 等相比,其清除 H_2O_2 的催化效能较低,但与 ROS 亲和力却很高,由此保证了 Prx 对 ROS 的有效清除。当细胞内 H_2O_2 聚积时,含有半胱氨酸残基的 Prx 清除 H_2O_2,使其自身的-Cys 上的巯基氧化生成亚磺酸基,此时 Prx 便失去活性。该过程清除了细胞内过剩的 H_2O_2,避免了 ROS 在细胞内堆积导致的细胞损伤。可能由于清除细胞内 H_2O_2 使 Prx 暂时性的失活,因此,H_2O_2 在细胞内又可积存达到适当的浓度,从而有利于其发挥信使作用。由此可见,Prx 可以通过调节 H_2O_2 浓度来间接调节细胞内信号转导。

6. 硫氧还蛋白 硫氧还蛋白（sulfiredoxin,Srx）是新发现的由氧化应激所诱导的抗氧化蛋白质,最早发现于酵母内,属于低分子量含硫蛋白质的 1 个家族。Srx 蛋白分子量约为 14 ~ 16kD,Srx 家族在低等和高等真核生物中均拥有保守的半胱氨酸残基,而其分子上保守的半胱氨酸残基决定了 Srx 发挥还原酶的功能。硫氧还蛋白是调节 PRX 活性的上游蛋白质,其需要消耗 ATP 来逆转 Prs 分子内因氧化应激生成的亚磺酸基,先将亚磺酸基还原为次磺酸基,而后再由硫氧还蛋白(thioredoxin,trx)还原为巯基。Srx 对 Prs 的作用具有选择性,仅针对特定亚型的 2-Cys Prs。Srx 通过影响特定亚型 Prs 活性来调节 H_2O_2 浓度。Srx-Prx 构成的复合体也参与了细胞膜的修复过程,有学者提出 Srx-Prs 轴的概念。

7. 其他酶和蛋白质 其他酶蛋白如 DT-黄递酶和环氧化物水化酶也参与初级抗氧化防御。过渡金属通过它们所催化的 Fenton 型反应参与羟基自由基的生成。当这些金属结合于蛋白质时,它们可能无法进行这种催化作用。当铁结合于运铁蛋白或乳铁蛋白——在血液循环中转运铁的糖蛋白以及储存铁的铁蛋白时,游离铁浓度保持在低水平,白蛋白和铜蓝蛋白在血浆中转运铜,但后者不能防止这种金属与 $O_2^{\cdot-}$ 或 H_2O_2 相互作用形成·OH。

8. 小分子物质 在生物体系中广泛分布着许多小分子,它们能通过非酶促反应而清除氧自由基,如还原型谷胱甘肽(GSH)、维生素 C、尿酸、牛磺酸和次牛磺酸。GSH 能通过谷胱甘肽过氧化物酶的作用而将过氧化物还原为 H_2O 和 GSSG,也能直接与氧自由基反应形成含硫自由基,然后变成 GSSG。像 GSH 一样,维生素 C 也能还原氧自由基,在这一反应中形成的脱氢维生素 C 可由 GSH 还原。尿酸是一种捕捉自由基很有效的抗氧化剂,这种化合物是血浆中一种重要的抗氧化保护剂。业已证实,牛磺酸和次牛磺酸也有防止自由基损害的保护功能,它们在许多体液中存在。

(二) 次级防御

1. 酶类 许多谷胱甘肽转移酶对脂质过氧化有保护作用,这些酶表现出依赖 GSH 的过氧化物酶活性,它们能代谢小分子量的氢过氧化物,但不能催化 H_2O_2。由于这些酶不含硒,所以有时也称为不含硒的谷胱甘肽过氧化物酶,这类酶发挥其功能需要有磷酸酶 A_2 的活性存在。磷酸酶 A_2 的同工酶在各种细胞类型中都存在,它们在代谢膜磷脂方面起重要作用。有人报告了一种具有过氧化物酶活性的酶——磷脂氢过氧化物谷胱甘肽过氧化物酶(phospholipid hydroperoxide glutathione peroxidase),这种酶能在没有磷脂酶 A_2 存在时还原脂质氢过氧化物。

当巯基或其他的蛋白质基团遭到氧化损害时,催化它们还原反应的不同氧化还原酶能对氧自由基起保护作用。蛋白质的氧化损害对细胞是有害的,因此,降解不可逆损害的蛋白质对细胞有保护作用。巨氧蛋白酶(macroxy proteinase)和其他的哺乳动物蛋白水解酶催化这些氧化的蛋白质降解。

参与 DNA 修复的核酶也可作为氧自由基对 DNA 氧化损害的防御体系。例如,当氧化损害导致 DNA 的脱嘌呤和脱嘧啶部位形成时,DNA 复制中止,DNA 多聚酶 I 和 DNA 联接酶活化以修复断裂。还有其他一些核酶如核酸内切酶和糖基化酶在保护细胞 DNA 和遗传信息方面起重要的作用。上述酶的活性已在人类及其他真核生物体内发现,然而,这些蛋白质在 DNA 修复中的特殊作用仍不很清楚。还有一种核酶(ADP-核糖基)聚合酶在 DNA 链断裂时被活化。这种酶能将 NAD^+ 的 ADP-核糖基转移给氨基酸或以前已与蛋白质联接的其他 ADP-核糖基链上,从而使细胞 NAD^+ 水平降低而发生细胞毒性,有利于清除 DNA 损害严重而未能修复的细胞。

2. 其他分子 维生素 E(α-生育酚)是细胞膜上存在的主要脂溶性抗氧化剂,能保护细胞膜防止脂质过氧化的发生。它能与氧自由基反应供给一个氢离子并转变为反应性较低的形式——生育酚自由基,这种自由基然后再由抗坏血酶——GSH 氧化还原偶联反应而还原。β-胡萝卜素是自然界中已知最有效的单线态氧清扫剂,与维生素 E 具有协同作用。不过,β-胡萝卜素在低氧压时起作用,而维生素 E 在高氧压时起作用。维生素 E 防止 β-胡萝卜素的共轭双键被氧化。此外,最近已证实,一种过去通常认为的废物——胆红素,能通过与氧自由基反应而破坏损害扩展的链式反应。

第三节 氧化应激与细胞毒性

毒理学意义上的自由基应是指以自由的非结合状态存在,并能与各种组织成分相互作用的自由基。在生物体系中也存在着一些笼蔽的自由基(caged radicals),如正常参与线粒体电子转运过程的自由基,这类自由基是以一种稳定的完全不会与其他分子作用并攻击这些分子的状态存在的。自由的自由基则具有很强的反应性,极易与组织细胞成分中的电子结合以达到更稳定的配对电子状态。前面曾经提到,当自由基与非自由基物质反应时,新的自由基又形成了,这样,形成一系列扩展链,引起远离最初自由基产生的部位的生物学效应。例如,脂质过氧化时,继发的自由基和降解产物可能在远离自由基最初产生的地方产生极大的损害作用。

有五种基本的自由基反应(表14-3),这些反应可以发生在所有的生物分子中包括DNA、蛋白质、脂质和糖类。

表 14-3 自由基反应类型

反应类型	反应方式
氢提取反应	$A \cdot + RH \rightarrow AH + R \cdot$
电子转移反应	$X \cdot + Y \rightarrow X + Y \cdot$
加成反应	$X + RCH = CHR \rightarrow X—CHR—\cdot CHR$
终止反应	$A \cdot + A \cdot \rightarrow A$
歧化反应	$CH_3 \cdot CH_2 \cdot + CH_3 \cdot CH_2 \cdot \rightarrow CH_3 CH_3 + CH_2 = CH_2$

由于人类生活在有氧环境中,所以在机体里这些反应是持续不断地发生的,然而,在生物进化过程中,机体的细胞逐渐获得了一整套保护和修复这些生物分子氧化损害的防御体系。如前所述,只有当自由基的产生超过机体防御体系的清除能力,或机体的防御体系受损而不能发挥正常功能时,自由基才会对细胞形成一种特定的应激。由氧自由基引起的细胞应激反应称为氧化应激(oxidative stress)。氧化应激这一术语最初由Sies 提出时是指"促氧化与抗氧化之间的平衡失调而倾向于前者"。这一定义的不足之处是未表达这种改变对某组织功能的不利影响,也未指出这种失调是由于 ROS 产生的增加,还是机体自稳能力下降的结果。后来,另外一些学者将氧化应激简单地定义为ROS 生成的增加,并指出这一定义蕴含有损害同义的意思。将氧化应激与损害联系起来完全是合情合理的,因为这是活性氧和其他自由基引起的细胞氧化还原状态破坏的必然后果。然而,适用于这一氧化应激定义的组织改变也可能是由于所应用的抗氧化防御和修复系统的指标的改变引起的,并不一定达到对组织和细胞损害的程度。因此,Sies 本人最近对氧化应激的定义进行了补正,其正确定义为:"促氧化与抗氧化之间的平衡失调而倾向于前者,导致可能的损害。"所有的细胞成分,包括脂质、蛋白质、核酸以及糖类均可受氧自由基反应的损害。

一、脂质过氧化损害

生物体系中脂质的氧化损害——脂质过氧化的研究已有很长历史,可以追溯到1820年。当时,de Saussure 和 Berzelius 观察到,胡桃油暴露于空气中后,其重量增加,并出现难闻的气味。他们认为,这种现象的出现,正如木头用亚麻油润滑时的自燃,可能是由于自氧化的结果。20世纪以后,开始进行了脂质过氧化的实验研究,使这一理论发生了飞速的发展。1959~1963年间,有关生物膜脂质过氧化的报道开始陆续出现,当时是利用羟高铁血红蛋白(hematin)、维生素 C 和巯基化合物作为非酶促启动剂,观察分离线粒体和微粒体等亚细胞膜制品的过氧化反应。目前,脂质过氧化仍然是毒理学观察细胞毒性反应的最常用指标之一。

(一)脂质过氧化的一般过程

以花生四烯酸为例(图14-5),膜多不饱和脂肪酸的过氧化过程的启动以氢提取反应开始,任何具有足够活性的自由基均可攻击多不饱和脂肪酸,并从其碳链的亚甲基键

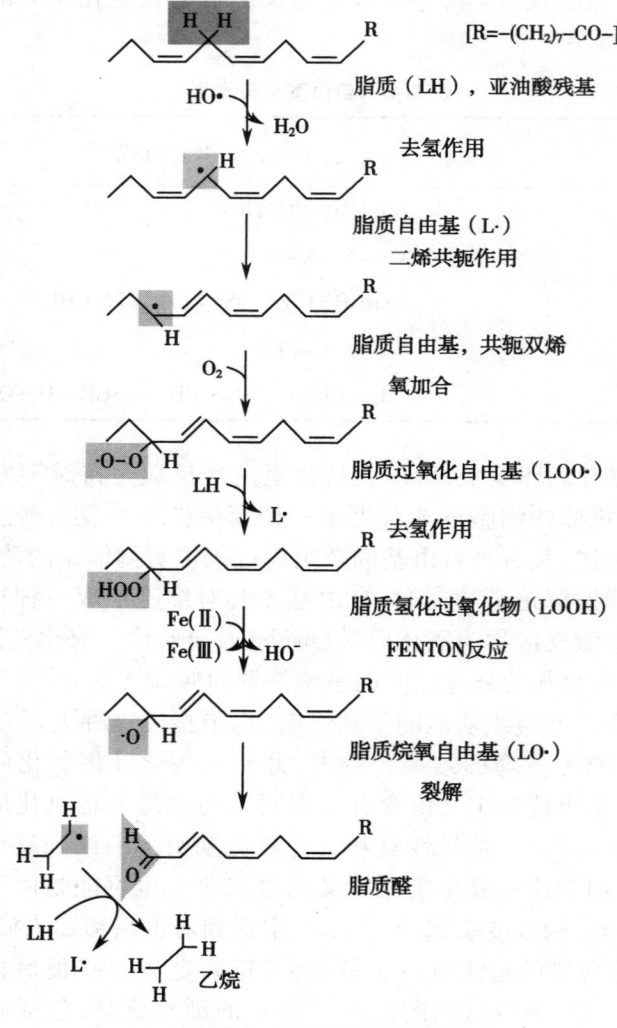

图14-5　脂质过氧化过程

（—CH_2—）中夺取一个氢原子,形成碳中心的脂质自由基,然后发生分子重排而形成共轭二烯(conjugated diene)。共轭二烯迅速与分子氧反应形成脂质过氧自由基($LO_2 \cdot$),这种自由基本身又能从邻近的另一个脂肪酸夺取氢原子,从而使脂质过氧化过程扩展下去;也可以从其他氢供体(如抗氧化剂)夺取氢,最后均导致脂质氢过氧化物(LOOH)的形成。LOOH 可再氧化为 $LO_2 \cdot$,也可还原为烷氧自由基($LO \cdot$),$LO_2 \cdot$ 又可从邻近的不饱和脂肪酸再夺取一个氢原子又再启动另一次脂质过氧化,这个过程有时称之为“分支”(branching)过程,可能导致醇(LOH)的形成,LOH 也可通过酶促还原直接形成。LOOH、$LO_2 \cdot$ 最终通过一系列断裂反应形成小分子的终产物如丙二醛(MDA)和其他醛、酮、醚、醇和烃类。脂质过氧化也可能通过两个脂质自由基相互作用形成像 LL、LOL 和 LOOL 这样的产物而终止反应。下面着重讨论上述反应的某些机制,特别是铁、铁络合剂和酶的作用。

（二）　过渡金属在脂质过氧化中的作用

在膜脂质过氧化过程中,铁(或其他过渡金属如铜)参与自由基反应的启动和再启动过程以及脂质过氧化产物的裂解过程。在启动相,过渡金属起着活化分子氧的作用。

$$Fe^{2+}+O_2 \rightarrow Fe^{2+}O_2^- \ Fe^{3+}O_2 \rightarrow Fe^{3+}+O_2 \cdot$$

式中 $Fe^{2+}O_2^-$ 和 $Fe^{3+}O_2$ 称为过铁离子(perferryl ion)。

此外,铁还作为 Fenton 反应的催化剂而促使高活性的 $\cdot OH$ 形成。

$$Fe^{2+}+H_2O_2 \rightarrow Fe^{3+}+OH^++ \cdot OH$$
$$Fe^{3+}+H_2O_2 \rightarrow Fe^{2+}+HO_2 \cdot +H^+$$

铁与铁的络合物在脂质过氧物降解中也起着十分重要的作用。脂质过氧化物在生理温度下是相当稳定的分子,但它们可受过渡金属复合物催化而降解。例如,所有在整体内参加 Fenton 反应的具有氧化还原活性的铁复合物也能促进脂质过氧化的降解;而有些含铁的蛋白质分子,如血红蛋白和细胞色素,虽然不直接催化 Fenton 反应,也能促进过氧化物的降解。有些血红蛋白能释放可络合的铁而参加 Fenton 式化学反应。铁蛋白和血铁黄蛋白(hemosiderin)在刺激脂质过氧化方面特别有效,而运铁蛋白或乳铁蛋白则没有明显的促进过氧化物降解的作用,因为在这些蛋白质分子中,铁是紧密地结合于两个高亲和力的铁结合部位。还原型的金属复合物[如 Fe(Ⅱ)或 Cu(Ⅰ)]与脂质过氧化物反应产生烷氧自由基。

$$LOOH+M^{n+} \rightarrow LO \cdot +M^{(n+1)}+OH^-$$

而氧化型的金属复合物[如 Fe(Ⅲ)或 Cu(Ⅱ)]与脂质过氧化物的反应较为缓慢,产生 $LO \cdot$ 与 $LO_2 \cdot^-$ 自由基,这两种自由基都能进一步夺取氢原子而再启动新的脂质过氧化反应。

$$2LOOH \xrightarrow{Fe(Ⅲ)复合物} LO \cdot +LO_2 \cdot^- +H_2O$$

研究表明,某些有固定氧化数的金属离子能影响过氧化速率,例如 Ca^{2+}、Al^{3+} 和 Pb^{2+} 离子在某些情况下能加速由铁盐刺激的过氧化。多年来,已经发现了一系列能够与 Fe^{3+} 形成络合物的分子,能在体外(如微粒体体系)启动脂质过氧化。有人对这些复合物启动 NADPH 依赖的脂质过氧化能力提出三条重要的标准,只有完全适合这 3 条标准,才具有启动脂质过氧化的能力:①NADPH 的可还原性;②还原型复合物与氧的反应性;③相对稳定的过铁自由基形成(即不容易分解为 Fe^{3+} 和 $O_2 \cdot^-$)。表 14-4 列出了这些络合剂的一些情况。

表 14-4　决定不同 Fe^{3+} 络合物启动 NADPH 依赖的脂质过氧化的条件

络合物	NADPH 还原	与 O_2 反应性	过铁自由基稳定性	脂质过氧化启动
Fe^{3+}-H_2O	—		+	—
Fe^{3+}-CN	+	—		—
Fe^{3+}-O-菲咯啉	+	—		—
Fe^{3+}-去铁敏	—			—
Fe^{3+}-EDTA	+	+		—
Fe^{3+}-PPi	+	—		—
Fe^{3+}-ADP	+	+	+	+
Fe^{3+}-ATP	+	+	+	+
Fe^{3+}-草酸	+	+	+	+
Fe^{3+}-丙二酸	+	+	+	+
Fe^{3+}-H_2O+Fe^{3+}-EDTA	+	+	+	+
Fe^{3+}-H_2O+Fe^{3+}-PPi	+	+	+	+

（三）膜脂质过氧化的后果

膜脂质过氧化的最普遍的后果是细胞器和细胞膜结构的改变和功能的障碍。首先,膜脂质过氧化后,其不饱和性改变,因而膜流动性随之改变,脆性增加。

脂质自由基可与其他脂质和大分子如蛋白质相互作用引起交联,又进一步改变膜结构与功能,增加质膜及细胞器膜性结构的通透性。例如,溶酶体膜不稳定导致水解酶的释放而损害细胞;而某些线粒体酶、内质网酶以及质膜的离子转运酶都是膜结合的酶,膜脂质过氧化导致这些酶蛋白的周围环境的改变以及自由基和脂质过氧化产物对酶蛋白巯基的氧化都可影响膜酶活性,导致离子转运、能量代谢、离子及代谢物梯度的维持以及受体介导的信号转导等多方面细胞稳态功能的变化。脂质过氧自由基和烷氧自由基可引起 DNA 碱基,特别是鸟嘌呤碱基的氧化。此外,某些破坏产物如丙二醛的共价结合导致 DNA 链断裂和变联。DNA 的变联也能损害蛋白质,导致脂褐质沉聚物的形成。线粒体中 DNA 的氧化损害特别广泛,这可能是某些退化性疾病和老化过程线粒体 DNA 耗竭的原因。越来越多的证据表明,在整体情况下,DNA 的氧化损害由脂质过氧化产物介导。脂质过氧化产物可与低密度脂蛋白(LDL)反应,使 LDL 发生氧化修饰,从而失去它对 LDL 受体的高度亲和力,延长 LDL 在循环中存在的时间,提高巨噬细胞对 LDL 的摄取,导致泡沫细胞形成,这可能是动脉粥样硬化的重要机制之一。

二、蛋白质的氧化损害

蛋白质是自由基攻击的重要靶分子,由于许多蛋白质是具有催化作用的酶蛋白,因此,这些蛋白质的改变可能具有放大作用。几种与蛋白质中功能有关的氨基酸成分对自由基的损害特别敏感,表 14-5 列出了几种常见的氨基酸残基氧化的结果。一般认为,活性氧能直接在蛋白质分子中几个这样的部位发生反应,但在某些情况下,当蛋白质自由基在特殊的氨基酸芳基部位形成时,它们能迅速转移到蛋白质基本结构内的其他部位。已获证实的这种转移途径如表 14-6 所示。

表 14-5　自由基攻击氨基酸后形成的产物

氨基酸	产物
精氨酸(arginine)	谷氨酸半醛+NO
赖氨酸(lysine)	2-氨基己二酰半醛
脯氨酸(proline)	谷氨酰半醛→焦谷氨酸→谷氨酸
组氨酸(histidine)	组氨酸内过氧化物 天冬氨酸,天冬酰胺
半胱氨酸(cysteine)	半胱氨酸二硫化物,混合二硫化物 次磺酸,亚磺酸,磺酸(通过烷化巯基自由基)
甲硫氨酸(methionine)	甲硫氨酸亚砜 甲硫氨酸砜
色氨酸(tryptophan)	5-羟色氨酸 犬尿氨酸 N-甲酰犬尿氨酸
酪氨酸(tyrosine)	双酪氨酸(在 O_2、$O_2^{\cdot-}$ 存在时不产生)
苯丙氨酸(phenylalanine)	酪氨酸(在 $\cdot OH$ 存在时)

表 14-6　相关自由基中心的蛋白质内的自由基转移

氨基酸	自由基中心
甲硫氨酸	$S\cdot,N\cdot$
↓	
色氨酸	$N\cdot$
↓	
酪氨酸	$O\cdot$
↓	
半胱氨酸	$S\cdot$
↓	
胱氨酸	$SS^{\cdot-}$

一旦自由基在蛋白质内产生,它们的迅速转移给这个蛋白质基本结构的其他部位

蛋白质对脂质过氧化的自由基中间产物也是特别敏感的,如烷氧自由基($LO\cdot$)和过氧自由基($LO_2^{\cdot-}$),它们可与过氧化脂质紧密相连着的蛋白质反应。某种特定的自由基可能对特定的氨基酸侧链有特殊的影响,例如:甲硫氨酸氧化为甲硫氨酸亚砜和半胱氨酸氧化为磺基丙氨酸是由 $O_2^{\cdot-}$ 介导的;色氨酸氧化为犬尿氨酸,N-甲酰犬尿氨酸和 5-羟色氨酸可能反映了羟基自由基或膜中邻近的脂质氢过氧化物的代谢物过氧自由基的直接攻击;赖氨酸可能

由稳定的脂质过氧化产物丙二醛和4-羟基壬二醛修饰。这样的损害的后果可能是凝集与交联或蛋白质的降解与断裂,取决于蛋白成分的特征及自由基的种类。业已证实,自由基介导的蛋白质破坏甚至比脂质过氧化发生得更早。Dean 的研究组提出这样的假设,并在以后的实验中得到了证实:在自由基攻击的蛋白质分子上,形成两种活性中间体,一种是氧化产物,称为蛋白氢过氧化物,另一种是还原产物,称为蛋白结合的还原基团,实际上是蛋白结合多巴。这两种产物,特别是后者可进一步发生氧化还原循环,产生新的自由基攻击邻近的蛋白质或核酸。

蛋白质氧化修饰的后果主要有:酶活性的改变,膜和细胞功能的改变。这些改变主要是由于蛋白质的降解和交联引起,特别是蛋白巯基的氧化所致,蛋白质的氧化使它们对酶促和非酶促的蛋白水解反应更为敏感。所以,假如活性自由基在体内明显产生,一个后果就是损害的蛋白质加速水解,这样,自由基在不合适的部位生成可能会导致蛋白质的破坏和病理性组织降解。

巯基对许多蛋白质功能是必不可少的,如受体、酶、细胞骨架蛋白和 TF3(转录因子)。蛋白巯基(Prot-SH)氧化为蛋白二硫化物和蛋白质次磺酸(Prot-SOH)均能被酶促还原所逆转。内源性的还原剂如硫氧化还原蛋白(thioredoxin)和谷氧化还原蛋白(glutaredoxin),这些普遍存在的小分子蛋白质在其活性中具有两个氧化还原活性的半胱氨酸。由于这些蛋白质中起催化作用的巯基被氧化,它们必须通过戊糖途径中的葡萄糖-6-磷酸脱氢酶和6-磷酸葡萄糖脱氢酶生成的 NADPH 还原而再循环。

蛋白质的巯基似乎是外源化学物或其活性代谢物攻击的最敏感的亲核靶基团,对酶功能起着决定性的作用,这些酶可能对维持细胞的稳态及正常生理功能如离子浓度的调节、主动转运或线粒体代谢是十分重要的。因此,蛋白巯基的改变可能也是细胞损害的一个至关重要的机制。醌型化合物特别是甲萘醌和阿霉素的毒性研究结果支持了这一假说。甲萘醌在黄素酶的作用下能发生单电子还原而生成相应的甲萘醌自由基,这种自由基迅速地将其不成对电子转移给分子氧而再生成原母体甲萘醌。分子氧则还原活化为超氧阴离子自由基(O_2^-),经 SOD 歧化后生成 H_2O_2,于是,甲萘醌的氧化还原循环导致氧化应激。由于甲萘醌本身又是一种抗氧化剂,因而这种化合物的毒性不是由于脂质过氧化,实验证据也支持了这一点。其真正原因,至少部分应归于蛋白巯基的耗竭。那么,引起蛋白巯基缺失的原因是什么? 如前所述,醌类的氧化还原循环产生 H_2O_2,当 H_2O_2 经谷胱甘肽过氧化物酶作用而还原为 H_2O 时,GSH 氧化为 GSSG 而耗竭。GSSG 能与蛋白质的游离巯基部分发生二硫化物交换,产生谷胱甘肽混合二硫化物。此外,蛋白巯基也可由于它们直接氧化为二硫化物而耗竭,推测可能是由于还原氧类如羟基自由基的攻击或由醌本身的芳基化作用而引起。蛋白巯基的丢失也是烷化剂与蛋白质共价结合的最终不良后果之一。

蛋白巯基的丢失可能是氧化性细胞损害的一个重要原因,蛋白巯基的丢失一般先于细胞存活率的丧失,实验研究表明加速蛋白巯基丢失可增强醌类的细胞毒性;巯基试剂可保护细胞,防止蛋白巯基的丢失并防止存活率的降低。巯基试剂能还原蛋白二硫化物,外源性的巯基试剂能作为亲电的醌类化学物的捕捉剂而防止它们与细胞巯基反应。巯基试剂的这种保护作用就如电镀过程中电镀板上的金属封闭剂一样。然而,外源巯基的保护作用是否与蛋白巯基耗竭的保护作用有特殊的关系仍然必须进一步确认。特别是当外源性巯基清除羟基或脂质自由基时,它们对氧化性细胞损害的保护能力可能并不与对蛋白巯基丢失的影响有关。同样地,对乙酰氨基酚通过培养的肝细胞代谢也耗竭蛋白巯基,这是由于谷胱甘肽混合二硫化物形成以及芳基化的结果。然而,在去铁胺(deferoxamine)————种铁铬合剂存在的情况下,对乙酰氨基酚处理达 8 小时,尽管总的蛋白巯基丧失 60%,但仅发现极少甚至没有细胞死亡。因此,这些证据提示,细胞暴露了氧化应激时蛋白巯基的丢失可能是致死性细胞损害的一个附带伴随现象。

三、DNA 的氧化损害及后果

自由基可使 DNA 的碱基和脱氧核糖发生化学变化,引起碱基改变、破坏或脱落,脱氧核糖分解,磷酸二酯键断裂以及 DNA 核苷酸链的单链和双链断裂,DNA 与附近蛋白质可能形成 DNA 蛋白质交联,甚至 DNA 同一条链内和相邻两条链间核苷酸可能发生链内交联与链间交联。

活性氧可对 DNA 产生许多不同类型的损害,归结起来,可分为链断裂与碱基修饰两大类。例如·OH 可迅速与核酸反应,形成许多不同类型的碱基修饰产物(图 14-6)。其中,以8-羟基鸟嘌呤(如与脱氧核糖连接构成 8-羟基脱氧尿嘌呤核苷,8-OHdG)最为常见(图 14-7),形成数量最多,故通常均以 8-OHdG 作为 DNA 氧化损害的重要指标。近年来,已有大量体内外实验证实,许多能诱导活性氧生成的外源化学物或物理因素均可导致 8-OHdG 生成的增加,表 14-7 列出了几个有关的例子。

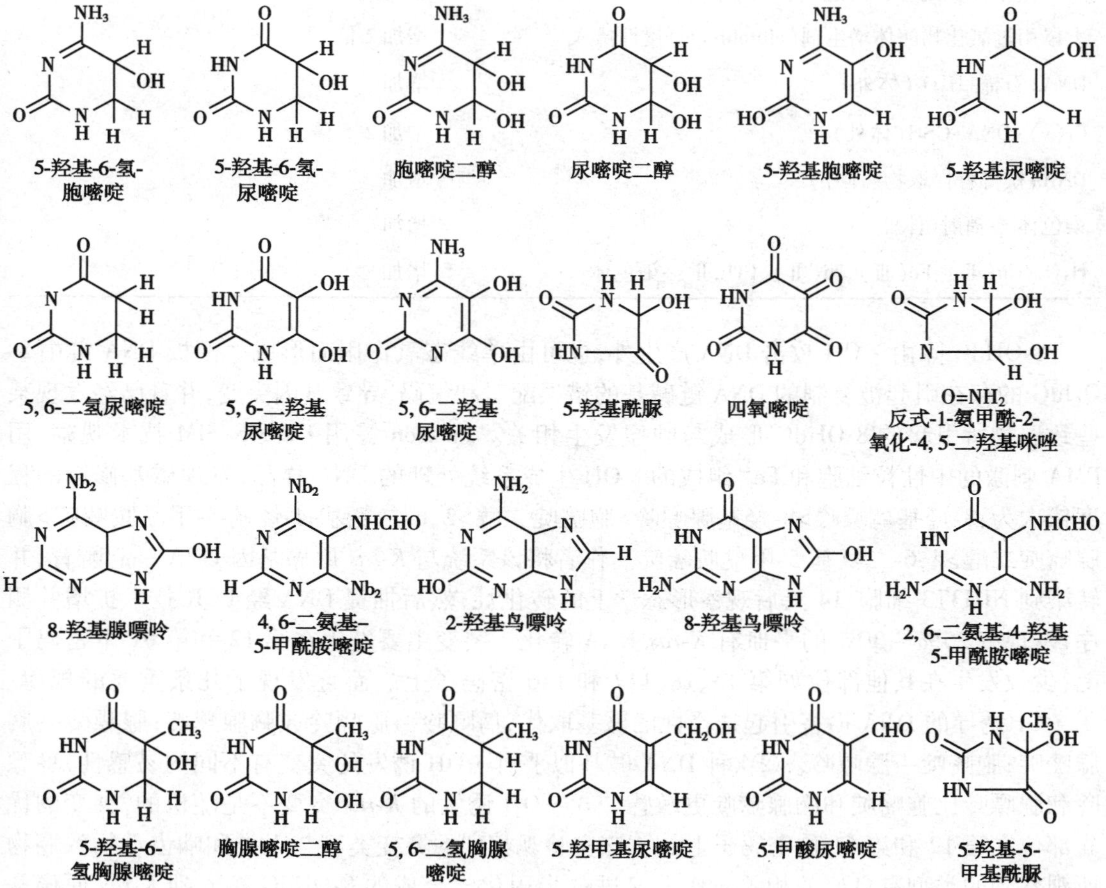

图 14-6　主要氧化性碱基损伤产物

539

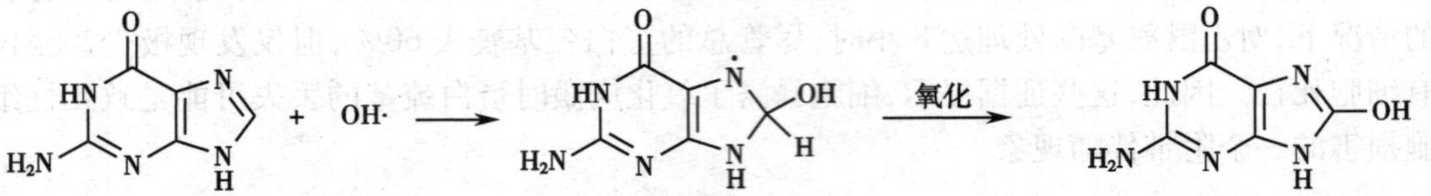

图 14-7 DNA 氧化修饰产物 8-OH-G 形成

表 14-7 诱发 8-OHdG 形成的因素

处理因素和方案	结果（8-OhdG 产量）
人类颗粒白细胞用肿瘤促长剂（PMA）处理	大大增加
4-硝基喹啉氧化物处理细胞	剂量依赖性增加
小鼠肝用 γ-辐射	随剂量而增加
大鼠用 KBrO$_4$ 处理	仅靶组织（肾）增加
大鼠用 2-硝基丙烷处理（致癌物）	DNA 和 RNA 中的 8-羟基鸟嘌呤增加
用 1-硝基丙烷处理（非致癌物）	不增加
大鼠用过氧化物酶体增生剂（ciprofibrate）慢性摄入	增加 2 倍
DNA+石棉+H$_2$O$_2$（体外）	增加
Cr(ⅴ)+DNA+GSH（体外）	增加 2.5 倍
DNA+槟榔籽提取物（体外）	增加
染色体 γ-辐射（体外）	增加
H$_2$O$_2$/Cu(Ⅱ)、Fe(Ⅲ)、Ni(Ⅱ)、CO(Ⅱ)+染色体	增加

  8-OHdG 除由·OH 攻击 DNA 产生外，也可由单线态氧作用而形成。模板 DNA 链中 8-OHdG 的存在引起被复制的 DNA 链碱基的错误配对和编码，导致基因突变，并且已经发现某些致癌物所引起的 8-OHdG 形成与肿瘤发生相关。Jackson 等用 GC-MS/SIM 技术观察，用 PMA 刺激的中性粒细胞和 Fe^{2+} 组成的·OH 生成系统处理的 DNA 样品，发现碱基修饰的程度依次为：8-羟基鸟嘌呤>8-羟基腺嘌呤>胞嘧啶二醇>2,6-二氨基-4-烃基-5-甲酰胺嘧啶>胸腺嘧啶二醇>4,6-二氨基-5-甲酰胺嘧啶。作者将该系统与 K-ras 原癌基因 DNA 一起孵育，并转染到 NIH3T3 细胞，14 天后观察形态学上的转化灶，然后抽提 DNA 经 PCR 技术扩增并测序，发现有 25%~30% 的平皿有 K-ras DNA 转化。突变主要发生在第 12 和第 61 个密码子上，少数发生在其他部位如第 13、18、117 和 146 密码子上。而且发现了几条重要的规律：①·OH 诱导的 DNA 损害引起选择性的碱基取代，鸟嘌呤→腺嘌呤或胸腺嘧啶；腺嘌呤→胸腺嘧啶；胞嘧啶→腺嘌呤。②4 种 DNA 碱基似乎对·OH 诱发的突变有不同的易感性，鸟嘌呤和腺嘌呤比胞嘧啶和胸腺嘧啶更敏感。③·OH 诱发的 K-ras 突变不是随机的，突变的优先部位在第 12 和第 61 位密码子上。④该实验观察到的突变类型与人类和啮齿动物致癌物所观察到的类型有良好的相关。作者又进一步用化学合成的 8-OHdG 渗入到 K-ras 原癌基因第 12 密码子的第 1 和第 2 位上，并转染给 NIH3T3 细胞，依上述同样方法分析突变，发现

这种处理引起第 12 位密码子 G→A 转换和 G→T 颠换,这与前面观察的突变类型完全一致。有的学者利用 *H-ras* 原癌基因也获得类似的结果。

DNA 链断裂也是 ROS 引起的最常见的一种 DNA 损害。业已证实,由黄嘌呤/黄嘌呤氧化酶系统产生的 O_2^{-} 可引起 DNA 链断裂。由各种途径产生的·OH 对 DNA 的攻击更为迅速和强烈,链断裂是·OH 攻击 DNA 分子中核糖部分的结果,可能在 DNA 分子中核糖的 3'和 4'碳位上,而自由基攻击胸腺嘧啶碱基所造成的损害经修复酶切除也产生类似的单键断裂。DNA 链断裂在基因突变的形成过程中有重要意义,因为细胞要正确地行使其功能,就必须及时修复链断裂,而由于修复 DNA 断裂的酶也因受自由基攻击而减少其保真度,因此,很可能造成被修复的 DNA 的碱基的错误掺入和错误编码,导致基因突变。另外,链断裂可能造成部分碱基的缺失,这也可能引起癌基因的活化。有人利用 C-Raf-1 原癌基因(一种已知可通过 N-末端缺失而活化为转化的癌基因的原癌基因)观察·OH 引起的癌基因活化。将正常的 C-Raf-1 原癌基因的 cDNA 暴露于·OH 生成系统中,然后将这种 cDNA 转染给 NIH3T3 细胞,抽提转化灶的 DNA,并进行 PCR 扩增,发现 20%~25%的平皿发生转化。Southern Blots 分析表明,C-Raf-1 癌基因活化是 N-末端缺失的结果,因此,·OH-诱导的 DNA 链断裂能引起缺失并导致癌基因活化。另外的实验观察也证实,·OH 可导致肿瘤抑制基因如 *P53* 的失活,从而导致肿瘤的发生。

氧化性 DNA 损害在氧自由基对细菌和哺乳动物细胞的杀伤作用也引起了关注。将哺乳动物细胞暴露于 H_2O_2 中,发现 DNA 单键断裂的频率与细胞杀伤程度之间呈剂量依赖关系。上皮细胞暴露于 B(a)P 引起 DNA 氧化,使胸腺嘧啶二醇含量增加,SOD 能抑制其增加,并提高细胞的存活率。目前一般认为,DNA 氧化损伤与细胞死亡的这种关系可用聚腺苷二磷酸核糖基聚合酶(RARP)活性的改变来解释。这是一种参与 DNA 修复过程的酶,当 DNA 受氧化攻击而断裂时,PARP 被活化,该酶利用大量的 NAD,对蛋白质进行翻译后修饰,使聚腺苷二磷酸核糖多聚体共价连接到受体蛋白上,如核组蛋白及 DNA 连接酶,从而参与 DNA 损伤的修复。因此,当严重的 DNA 断裂时,就会造成细胞内 NAD 的耗竭,损害细胞生成 ATP 的能力,影响细胞的能量供应及钙稳态,最后导致细胞死亡。

ROS 与 DNA 相互作用似乎也影响某些基因的调节,可能是通过改变调节基因表达的转录因子或酶而起作用,从而参与化学致癌过程。最近的研究还发现,DNA 损害后诱导一类蛋白激酶的活化,称 DNA 损害诱导的蛋白激酶或 DNA 依赖的蛋白激酶(DNA-PK),这类激酶在识别 DNA 损害,转导 DNA 损害信号以及通过改变细胞代谢来促进 DNA 修复方面都起着必不可少的作用。DNA-PK 磷酰化许多转录成分的能力在调节基因转录方面也起着十分重要的作用。

氧化应激能够破坏细胞内氧化还原平衡,从而激活或抑制许多信号通路和一些信号介导分子,如核因子 E2 相关因子 2-胞质伴侣蛋白(Nrf2/Keap1)信号通道、NF-κB 信号通道、MAPKs、激酶蛋白 mTOR(一个蛋白质合成的关键调控子)和蛋白激酶 C(PKC)等,最终调节相关基因的表达。其中 Nrf2/Keap1 是细胞内抵抗氧化应激和保持氧化还原平衡的重要信号通道之一,Nrf2 是一种氧化应激基本表达的关键转录因子,存在于全身多个器官,它的缺失或激活障碍直接引起细胞对应激源的敏感性变化。因此,本文主要综述了 ROS 对 Nrf2/Keap1 信号通路的影响。

Keap1 是 Nrf2 在细胞质中的富含半胱氨酸的结合蛋白,主要通过结合 Nrf2 使之无法进入细胞核,从而抑制 Nrf2 的活性,避免引起细胞对应激源的敏感性升高,例如敲除 Keap1 的基因导致 Nrf2 信号非常活跃。在无应激条件下,Nrf2 在细胞质中通过与 Keap1 结合而被抑制,而当在氧化应激或过量 ROS 刺激时,半胱氨酸在 Keap1 中的残留量会增加,随后 Keap1 作为 E3 连接酶的活性变弱,Nrf2 和 Keap1 之间的连接被打乱,导致 Nrf2 泛化和衰退减少,细胞质中自由的 Nrf2 增多,转移进细胞核的 Nrf2 增多,进入细胞核的 Nrf2 与小 Maf 蛋白形成异源二聚体,并且和抗氧化反应元件(ARE)连接在一起。随后,ARE 被激活并启动抗氧化基因的转录,从而使得抗氧化基因得以表达。但是 Li 等研究报道:细胞内存在 2 种 Nrf2 蛋白,一种是游离 Nrf2(fNrf2),另一种是与 Keap1 结合的 Nrf2(kNrf2),在无应激状态下细胞质内绝大多数 Nrf2 是处于与 Keap1 结合的状态,只有少量 fNrf2 进入细胞核以保持氧化还原平衡;在 ROS 过量时,由于 Keap1 的自我泛素化使得 Keap1 与 Nrf2 的结合量达到饱和或减少,从而 fNrf2 的量增多,进入细胞核强化抗氧化基因的表达。这两种 Nrf2/Keap1 信号通道机制的关键不同之处是:前一种认为氧化还原信号是从 Keap1 到 Nrf2 的,而后一种认为 Keap1 和 Nrf2 都对氧化还原信号有高度的敏感性。但是如前面叙述的细胞内在无应激状态下也时刻都产生 ROS,因而细胞要保持氧化还原状态,也必须时刻都有 fNrf2 进入细胞核促使抗氧化基因表达,所以认为 Li 等对 Nrf2/Keap1 信号通道机制的研究更为合理。

(庄志雄 杨细飞 张文娟)

参 考 文 献

1. Kaur R,Kaur J,Mahajan J,et al. Oxidative stress-implications,source and its prevention. Environ Sci Pollut Res Int,2014,21(3):1599-1613.

2. Buonocore G1,Perrone S,Tataranno ML. Oxygen toxicity:chemistry and biology of reactive oxygen species. Semin Fetal Neonatal Med,2010,15(4):186-190.

3. Gutowski M,Kowalczyk S. A study of free radical chemistry:their role and pathophysiological significance. Acta Biochim Pol,2013,60(1):1-16.

4. Dizdaroglu M,Jaruga P. Mechanisms of free radical-induced damage to DNA. Free Radic Res,2012,46(4):382-419.

5. Yin H,Xu L,Porter NA. Free radical lipid peroxidation:mechanisms and analysis. Chem Rev,2011,111(10):5944-5972.

6. Sesti F,Tsitsilonis OE,Kotsinas A,et al. Oxidative stress-mediated biomolecular damage and inflammation in tumorigenesis. In Vivo,2012,26(3):395-402.

7. Kryston TB,Georgiev AB,Pissis P,et al. Role of oxidative stress and DNA damage in human carcinogenesis. Mutat Res,2011,711(1-2):193-201.

8. Jones DP. Radical-free biology of oxidative stress. Am J Physiol Cell Physiol,2008,295(4):C849-868.

9. Salisbury D,Bronas U. Reactive oxygen and nitrogen species:impact on endothelial dysfunction. Nurs Res,2015,64(1):53-66.

10. Sedelnikova OA,Redon CE,Dickey JS. Role of oxidatively induced DNA lesions in human pathogenesis. Mutat Res,2010,704(1-3):152-159.

11. Fimognari C. Role of Oxidative RNA Damage in Chronic-Degenerative Diseases. Oxid Med Cell Longev,2015:358713.1-8.

12. Li Y. Antioxidants in Biology and Medicine:Essentials,Advances,and Clinical Applications. New York,NY:Nova Science Publisher,2011.

13. Li Y. Free radical Biomedicine:Principles,Clinical Correlations,and Methodologies. Bentham Science Publishers,UAE,2012.

第十五章

DNA 损伤与修复

机体细胞内的 DNA 无时无刻都经历着自发性突变（如内源性活性氧、复制错误）和外来环境因素（紫外线、电离辐射和化学污染物）的攻击。在哺乳动物体内，平均一个 DNA 分子每天可以受到 10^5 个左右的修饰和损害，包括 DNA 单链断裂（single strand break, SSB）、双链断裂（double strand break, DBS）、DNA 链间交联（DNA-DNA cross linking, DDC）、DNA-蛋白质交联（DNA-protein cross linking, DPC）、碱基修饰以及糖基氧化等。一般在一个原核细胞中只有一份 DNA，在真核二倍体细胞中相同的 DNA 也只有一对，与 RNA 及蛋白质可利用 DNA 中的遗传信息迅速再产生一套新的分子来替代、在细胞内大量表达合成不同，如果 DNA 的损伤或遗传信息的改变不能更正，将会对细胞产生严重的后果，对生殖细胞则可能影响到后代，例如发生遗传病和出生缺陷；对体细胞就可能影响其功能或生存，增加癌症危险性和加快老化的速度，甚至造成细胞的死亡。然而，在漫长的生物进化历程中，生物体逐渐获得了一种自我保护的功能，在细胞形成一套复杂的 DNA 修复系统，能对各种不同的损害进行修复，维持基因组和世代遗传信息的稳定性。"DNA 修复"（DNA repair）一般是指 DNA 受到损伤后一系列使原有 DNA 的化学组成和核苷酸序列及其所提供的遗传指令重新恢复的细胞反应。但在一些文献中，这一概念被扩大，用来泛指细胞对 DNA 损伤所作出的一切补救方式，除了使 DNA 复原外，也包括一些维持细胞存活的其他"补偿"反应，此时，存在于 DNA 的损伤或产生的异常碱基并未去除，但细胞通过各种"补偿"机制而对 DNA 损伤产生"耐受"。另一方面，在生物进化中突变又是与遗传相对立统一而普遍存在的现象，DNA 分子的变化并不是全部都能被修复成原样的，正因为如此生物才会有变异、有进化。

近 20 多年来，DNA 修复基因及其所编码的酶的研究成为生物科学研究的热点，截至今年 4 月份，全球内 Midline 的与 DNA 修复有关的文章已达 57 301 篇，并且逐年增加。1994 年 12 月，*Science* 杂志将 DNA 修复酶评选为该年的年度分。随着人类基因组计划（HGP）的顺利进展和序列框架图的完成，人们对 DNA 修复基因的结构和功能的认识逐步深入。1997 年 7 月，美国国家环境卫生科学研究所（NIEHS）发起了一个 6 千万美元的环境基因组计划（EGP）的动议，旨在阐明基因与环境因素之间纷繁复杂的相互作用，1998 年 2 月获批并命名为"环境应答基因对人类健康的影响"。该计划列举了 11 大类共 76 种再测序的环境应答基因，DNA 修复基因被列为第一类，其中 21 种 DNA 修复酶基因被列为重点研究对象，它们是：毛细血管扩张性运动失调（ATM）基因、DNA 活化的蛋白激酶催化亚单位（DNA-PKCs）基因、DNA 依赖性蛋白激酶（DNA-PK Ku70）基因、DNA 连接酶Ⅲ基因、DNA 聚合酶 β 基因、DNA 聚合酶 g 基因、DNA 聚合酶 e 基因、FEN1 核酸外切酶基因、人类 AP 核酸内切酶基因、人类核酸内切酶Ⅲ基因、人类甲基嘌呤 DNA 糖基化酶基因、人类 8-氧-鸟嘌呤 DNA 糖基化酶基因、错配修复基因 *MLH1*、*MSH2*、*MSH3*、*MSH6* 和 *PMS2*、PCNA-DNA 聚合酶增进因子基因、重组修复基因 *RAD51*、*RAD52* 以及着色干皮症 A（XPA）等 21 种基因。1999 年，Lindahl 与 Wood 又在 *Science* 上以显要的位置刊发了题为"Quality control by DNA repair"专论，详细阐述了几类重要的 DNA 修复途径是如何控制和保障基因组的完整性；2001 年，在人类基因组序列框架图公布后不久，*Science* 杂志发表了"Human DNA repair genes"的文章，列出了已确定的 125 种 DNA 修复基因，包括了那些功能上与损害的识别和修复有关，并与其他生物体修复基因有明显序列同源性的基因，如碱基剪切修复（BER）、核苷酸剪切修复（NER）和错配修复（MMR）的基因，参与 DNA 损害的直接回复、重组修复以及 DNA 链断裂重接合的基因。2005 年，又增至 150 种，随着人类基因组序列及模型生物基因序列数据库的扩展和完善，人类 DNA 修复基因的数目还将扩大。

第一节　DNA 损伤

　　DNA 分子存储着机体赖以生存和繁衍的遗传信息，因此维护 DNA 分子的完整性对细胞至关紧要。生物体的内源性因素和外界环境因素都经常会导致 DNA 分子的损伤或改变。细胞内正常的代谢活动引起的 DNA 损伤的发生速率约为每个细胞每天 50 000～500 000 处分子损害。但是许多别的因素能使之达到更高的速率。

一、自发性损伤

（一）DNA 复制中的错误

　　正常 DNA 代谢过程中发生的自发性改变和损伤，主要来源于 DNA 复制时的碱基错配（base mismatches），DNA 复制是一个严格而精确的分子事件，以 DNA 为模板按碱基配对的原则进行，但也不是完全不发生错误的。在没有其他因素干预的情况下，碱基配对的错误几率约为 10^{-2}～10^{-1}，在 DNA 复制酶的作用下，碱基错误配对频率降到约 10^{-6}～10^{-5}，复制过程中如有错误的核苷酸掺入，DNA 聚合酶还会暂停催化作用，以其 3′、5′ 外切核酸酶的活性切除错误接上的核苷酸，然后再继续正确的复制，这种校正作用广泛存在于原核和真核的 DNA 聚合酶中，可以说是对 DNA 复制错误的修复形式，从而保证了复制的准确性。但校正后的错配率仍约在 10^{-10} 左右，即每复制 10^{10} 个核苷酸大概会有一个碱基的错误。

（二）DNA 碱基化学特性的自发性变化

　　细胞内的 DNA 分子可以由于各种原因发生变化，至少有以下类型：

　　1. 碱基的互变异构　　DNA 分子中的 4 种碱基各自的异构体间都可以自发地相互变化，从而改变它的碱基配对特性，例如：鸟嘌呤或胸腺嘧啶的 C-6 原子上的氧可从通常的酮式（C═O）转变为较少见的烯醇式（C—OH），嘌呤和嘧啶环的 N 原子通常为氨基（NH_2）型，但有时可转变为亚氨基（NH）型，这种变化就会使碱基配对间的氢键改变，可使腺嘌呤能配上胞嘧啶、胸腺嘧啶能配上鸟嘌呤等，如果这些配对发生在 DNA 复制时，就会造成子代 DNA 序列与亲代 DNA 不同的错误性损伤。

　　2. 碱基的脱氨基作用　　DNA 分子中的 4 个碱基中有 3 个（腺嘌呤、鸟嘌呤和胞嘧啶）都含有环外氨基基团，这些环外氨基在特定的 pH 和温度下会自发脱落，从而胞嘧啶会变成尿嘧啶、腺嘌呤会变成次黄嘌呤（H）、鸟嘌呤会变成黄嘌呤（X）等，遇到复制时，U 与 A 配对、H

和 X 都与 C 配对就会导致子代 DNA 序列的错误变化。胞嘧啶自发脱氨基的频率约为每个细胞每天 190 个。

3. 脱嘌呤与脱嘧啶　自发的水解可使嘌呤和嘧啶从 DNA 链的核糖磷酸骨架上脱落下来。一个哺乳类细胞在 37℃ 条件下,20 小时内 DNA 链上自发脱落的嘌呤约 1000 个、嘧啶约 500 个;估计一个长寿命不复制繁殖的哺乳类细胞(如神经细胞)在整个生活期间自发脱嘌呤数约为 10^8,这占细胞 DNA 中总嘌呤数约 3%。

4. 碱基修饰与链断裂细胞呼吸的副产物 O_2^-、H_2O_2 等会造成 DNA 损伤,能产生胸腺嘧啶乙二醇、羟甲基尿嘧啶等碱基修饰物,还可能引起 DNA 单链断裂等损伤,每个哺乳类细胞每天 DNA 单链断裂发生的频率约为 5 万次。此外,体内还可以发生 DNA 的甲基化、结构的其他变化等,这些损伤的积累可能导致老化。

5. 内源性的脂质过氧化　在很多细胞中也有大量的内源性 DNA 加合物形成。脂质过氧化物反应能生成几种不同类型的 DNA 加合物。丙二醛是脂质过氧化反应产生的主要产物中的其中一个,它能够结合在脱氧鸟苷残基形成一种致癌加合物,嘧啶[1,2-α]-嘌呤-10(3H)-酮,简称 M_1G(pyrimido[1,2-α]purin-10(3H)-one)。丙烯醛基和 DNA 的反应也能生成 M_1G。另一种脂质过氧化反应副产物 4-羟基壬烯醛(4-hydroxynonenal),能被氧化成活性的 2,3-环氧-4-羟基壬烯醛(2,3-epoxy-4-hydroxynonenal),它能和 DNA 反应生成各种的加合物,包括 1,N^2-乙烯基脱氧鸟苷(1,N^2-ethenodeoxyguanosine)、N^2,3-乙烯基脱氧鸟苷(N^2,3-ethenodeoxyguanosine)、3,N^4-乙烯基脱氧胞苷(3,N^4-ethenodeoxycytosine)、1,N^6-乙烯基脱氧腺苷(1,N^6-ethenodeoxyadenosine)和 1″-[3-(2′-脱氧核糖)-3H-咪唑[2,1-i]嘌呤-7-]庚烷-2″-酮(1″-[3-(2′-deoxyribosyl)-3H-imidazole[2,1-i]purin-7-yl]heptane-2″-one)。由此可见,如果细胞不具备高效率的修复系统,生物的突变率将大大提高。

二、外源性 DNA 损伤

(一) 物理因素引起的 DNA 损伤

1. 紫外线引起的 DNA 损伤　DNA 分子损伤最早就是从研究紫外线的效应开始的。当 DNA 受到最易被其吸收波长(~260nm)的紫外线照射时,主要是使同一条 DNA 链上相邻的嘧啶以共价键连成二聚体,相邻的两个 T、两个 C 或 C 与 T 间都可以环丁基环(cyclobutanering)连成二聚体,其中最容易形成的是 TT 二聚体。人皮肤因受紫外线照射而形成二聚体的频率可达每小时 5×10^4/细胞,但只局限在皮肤中,因为紫外线不能穿透皮肤。但微生物受紫外线照射后,就会影响其生存。紫外线照射还能引起 DNA 链断裂等损伤。

2. 电离辐射引起的 DNA 损伤　电离辐射损伤 DNA 有直接和间接的效应,直接效应是 DNA 直接吸收射线能量而遭损伤,间接效应是指 DNA 周围其他分子(主要是水分子)吸收射线能量产生具有很高反应活性的自由基进而损伤 DNA。电离辐射可导致 DNA 分子的多种变化:①碱基变化:主要是由 OH^- 自由基引起,包括 DNA 链上的碱基氧化修饰、过氧化物的形成、碱基环的破坏和脱落等,一般嘧啶比嘌呤更敏感。②脱氧核糖变化:脱氧核糖上的每个碳原子和羟基上的氢都能与 OH^- 反应,导致脱氧核糖分解,最后会引起 DNA 链断裂。③DNA 链断裂:这是电离辐射引起的严重损伤事件,断链数随照射剂量而增加。射线的直接和间接作用都可能使脱氧核糖破坏或磷酸二酯键断开而致 DNA 链断裂。DNA 双链中一条链断裂称单链断裂,DNA 双链在同一处或相近处断裂称为双链断裂。虽然单断发生频率为双断的 10~20 倍,但还比较容易修复;对单倍体细胞(如细菌)一次双断就是致死事件。
④交联:包括 DNA 链交联和 DNA-蛋白质交联。同一条 DNA 链上或两条 DNA 链上的碱基间可以共价键结合,DNA 与蛋白质之间也会以共价键相连,组蛋白、染色质中的非组蛋白、调控蛋白、与复制和转录有关的酶都会与 DNA 共价键连接。这些交联是细胞受电离辐射后在显微镜下看到的染色体畸变的分子基础,会影响细胞的功能和 DNA 复制。

(二) 化学因素引起的 DNA 损伤

　　一般而言,许多化学致癌物是非极性和低水溶性的。为了增加这些化合物的水溶性使他们更容易排出体外,细胞通过各种酶去代谢这些化学物。常见的活化反应类型包括芳基双键的氧化,硝基还原成胺、胺的 N-羟基还原、酯化反应和结合反应。但是,许多情况下形成的代谢中间体是具有化学活性的亲电剂。这些亲电剂可以结合到 DNA 上形成共价 DNA 加合物。图 15-1 列举了一些不同类型的 DNA 改变。主要几类化学致癌物(图 15-2)代谢活化和 DNA 结合介绍如下:

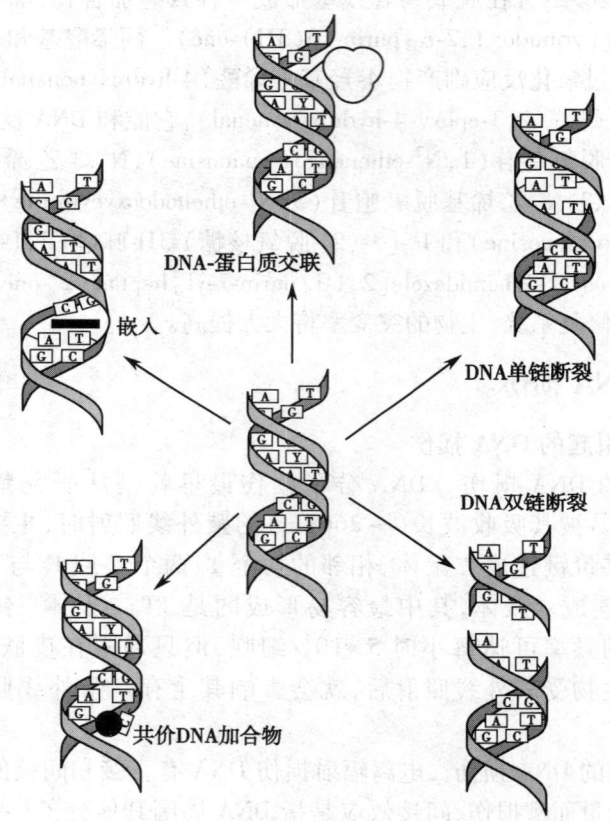

图 15-1　DNA 损伤的主要类型

　　1. 多环芳香碳氢化合物　多环芳香碳氢化合物或多环芳烃(polycyclic aromatic hydro-carbons,PAHs)是一大类化学物质,包含两个或更多融合的芳香环。多环芳香碳氢化合物是不完全燃烧的副产品,在环境中总是以复杂混合物的形式出现。许多多环芳香碳氢化合物是已知或疑似的人类致癌物质。在没有代谢活化的情况下,多环芳香碳氢化合物是不能与DNA 共价结合的。然而,许多多环芳香碳氢化合物可以作为细胞色素 P450 氧化的底物,生成了多环芳香的环氧化合物。这些环氧化合物形成共价 DNA 加合物,主要是与鸟嘌呤的 N^2,在某些情况下可与腺嘌呤的 N^3 反应。

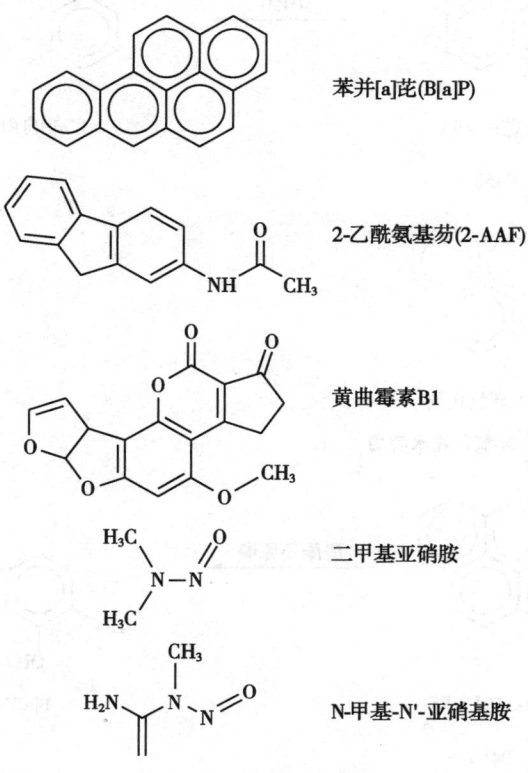

苯并[a]芘(B[a]P)

2-乙酰氨基芴(2-AAF)

黄曲霉素B1

二甲基亚硝胺

N-甲基-N'-亚硝基胺

图 15-2　主要外源性化学致癌物的结构

　　关于对 DNA 的加合作用,苯并[a]芘是一个多环芳香碳氢化合物的最典型的研究实例,其主要的反应中心在二醇环氧形成的湾区区域。图 15-3 描述了 B[a]P 的活化过程。B[a]P 首先在 7,8 双键中被环氧化,生成 B[a]P-7,8-环氧化物。在环氧化物水解酶催化下,水分子加成生成 B[a]P-7,8-二氢二醇。这个二氢二醇进一步在 9,10 位置环氧化产生高活性的苯并[a]芘-7,8-二氢二醇-9,10-环氧化物(B[a]P-7,8-dihydrodiol-9,10-epoxide,BPDE)。BPDE 存在 2 种非对应的异构体,分别是顺式(syn-)和反式(anti-)。其中,如果 7 位羟基和环氧键在同一侧面,成为顺式(syn-);而处在反面则称为反式(anti-)。每种非对映异构体可能存在两个对映异构体,且对映异构体具有不同的 DNA 反应活性。在大多数哺乳动物组织主要产生(+)7R,8S-二氢二醇-9S,10R 环氧-7,8,9,10-四氢苯并[a]芘。BDPE 的主要加合反应位点(~95%)是在脱氧鸟苷的 N^2 上,仅有少量的与脱氧腺苷结合。其他次要 DNA 加合物来自其他 B[a]P 环氧化的产物,在体内发现一个加合物是 9-羟基-4,5-环氧化 B[a]P 与脱氧鸟苷的加合物。

　　在体外,多环芳烃的二氢二醇氧化形成醌,理论上可以导致额外的 DNA-多环芳烃加合物形成。由醛酮还原酶(aldo-keto reductase)催化 B[a]P-7,8-二氢二醇产生 B[a]P-7,8-醌的反应,可通过醌与 DNA 在体外直接反应,导致加合物的形成。这些加合物是通过结合 DNA 上鸟嘌呤,腺嘌呤和胞嘧啶生成的。到目前为止,这类加合物在接受 B[a]P、B[a]P-7,8-二氢二醇或 B[a]P-7,8-醌暴露后的个体并没有相关报道。所以此途径与 B[a]P 癌变过程的

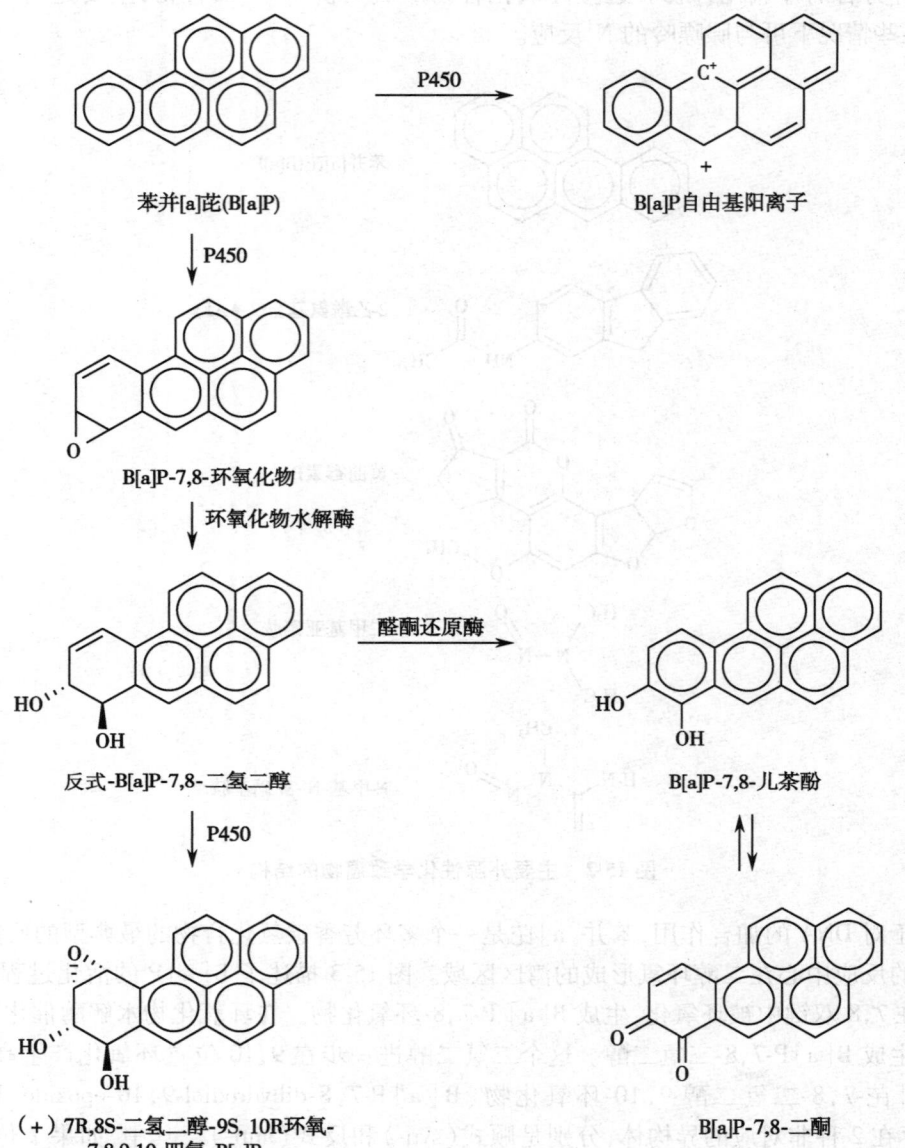

苯并[a]芘(B[a]P)

B[a]P自由基阳离子

B[a]P-7,8-环氧化物

反式-B[a]P-7,8-二氢二醇

B[a]P-7,8-儿茶酚

（+）7R,8S-二氢二醇-9S, 10R环氧-
7,8,9,10-四氢-B[a]P

B[a]P-7,8-二酮

图 15-3   苯并[a]芘的代谢活化

相关性仍不明朗。

B[a]P 通过另外代谢途径产生的 DNA 加合物也已确定。加合物的形成与单电子活化有关,也是由细胞色素 P450 催化,导致多环芳香碳氢化合物自由基阳离子的形成。这些自由基阳离子具有结合到 DNA 形成多个共价加合物的能力,主要反映在鸟嘌呤和腺嘌呤的 N7 以及在鸟嘌呤的 C8。许多的 DNA 加合物与不稳定的脱氧核苷形成糖苷键。这些加合物在化学上是不稳定的,自发脱嘌呤形成无碱基的位点(abasic sites)。关于脱嘌呤和稳定加合物在多环芳香碳氢化合物致癌过程中的作用,目前仍然是一个争论的话题。

除了二醇环氧化物代谢活化的途径外,一些多环芳香碳氢化合物特定的结构特征为代谢活化提供位点。通过环戊烯环的单分子氧化作用形成环戊烯氧化物的反应,是环戊烯融合多环芳香烃代谢活化的一个主要途径,如环戊烯并[cd]芘(cyclopenta[cd]pyrene,CPP)。芘本身是一个非致癌化合物,融合一个周边的乙烯基对生成 CPP,则是一个强侵蚀性致癌物质。环戊烯-多环芳碳氢化合物的氧化物主要加成位点是脱氧鸟苷的 N2 和脱氧腺苷 N6。

2. 芳香胺和硝基-芳基碳氢化合物　芳香胺是一种已经广泛研究的人类致癌物质。早在 19 世纪 90 年代,就发现膀胱癌的发生和从事纺织染料工业之间的关系。纺织染料的致癌组分被确定为芳香胺。在最早期的研究中,Millers 等阐明了芳香胺的作用模式,明确建立代谢活化与 DNA 加合物作为化合物致癌的关键事件。芳香胺代谢活化的关键第一步,涉及胺的羟基化反应和随后的酯化反应。由于高活性的氮正离子形成的 N-羟基酯可以与 DNA 上的脱氧鸟苷 C8 结合。许多关于芳香胺活化作用的理解都来源于关于 2-乙酰氨基芴(2-acetylaminofluorene,2-AAF)的研究。2-AAF 最初通过细胞色素 P450 催化氧化,代谢成 N-羟基-2-AAF。随后,磺基转移酶将 N-羟基-2-AAF 转换为一种硫酸酯。硫酸酯迅速分解产生的活性氮正离子,主要结合在 DNA 脱氧鸟苷的 C-8 位置。该氮正离子也可以重新排列,在芴基的 C3 位置形成活性炭正离子,它可以结合到环外脱氧鸟苷的 N2 位置。除了磺基转移酶介导激活硫酸酯,其他酶可催化形成其他的酯基化合物并进而转化成活性的氮正离子。

在环境中发现的一些多环芳香碳氢化合物中往往带有一个或多个硝基取代基,其中许多都是强烈的致癌化学物。在这些硝基多环芳烃的代谢活化中,通过硝基还原酶催化还原反应生成相应的芳胺是一个关键步骤。正如前面描述的,这些芳香胺通过相同的 N-羟基/酯化途径被活化。然而,一些硝基多环芳烃,如 5-硝基苯并[b]萘并[2,1-d]噻吩,也通过环氧化和硝基还原生成代谢活化物。

3. 黄曲霉毒素　黄曲霉毒素(aflatoxin)是一种双呋喃香豆素,首次在污染的动物饲料中被鉴定。粮食中黄曲霉毒素的污染暴露是人类患肝癌的主要原因之一,尤其是在利于真菌生长的粮食储存地。这些化合物有明显的肝毒性,能够诱导老鼠或其他物种的肝细胞癌(HCC)。在诱导人类肝细胞癌变中,黄曲霉毒素暴露与乙型肝炎病毒感染有协同作用。通过环氧化作用,黄曲霉毒素 B_1 被激活形成一种活性中间产物。有证据显示,黄曲霉素环氧化在 DNA 碱基共价加合物形成之前插于 DNA 碱基之间。黄曲霉素 B_1 的主要加合物是结合在脱氧鸟苷的 N7 位置。结合在脱氧鸟苷的 N7 位上使该原子带上过量的正电荷,使加合物相对不稳定。过量的电荷可以通过以下的途径减少——糖苷键的水解,这样就会形成一个无碱基的位点,或是咪唑环的水解形成开环的黄曲霉毒素 B_1 甲酰胺基嘧啶(formamidopyrimidine,FAPY)结构。这些加合物在大肠埃希菌体内的致突变性的研究表明,AFB1-N7-dG 和 FAPY 加合物是前致突变物。这些研究发现,黄曲霉毒素诱导的改种特异性突变与人类饮食暴露于黄曲霉毒素 B_1 而引起的肝细胞癌(HCC)出现的 *p53* 基因突变是同一类型。

4. 小分子烷化剂　DNA 烷基化损伤的主要来源是 S-腺苷蛋氨酸和细胞内其他的甲基供体。这些损伤主要是由鸟嘌呤的 O^6 位被甲基基团取代所致。其中另外一些修饰包括胸腺嘧啶的 O^4 位以及磷酸二酯骨架的烷基化所诱导生成的甲基化磷酸二酯。

许多小分子烷化剂,包括二甲基和二乙基亚硝胺、*N*-甲基-*N′*-亚硝基脲、*N*-乙基-*N′*=亚硝基脲、1,2-二甲基-水合肼,环境中以及烟草烟雾和食品当中的其他外源性诱变剂,不需要通过代谢活化激活其反应性,能直接使 DNA 烷基化,它们都是强致癌物。这些烷化剂都能够通过单分子亲核取代反应(unimolecular nucleophilic substitution,SN_1)或双分子(bimolecular nucleophilic substitution,SN_2)亲核取代反应直接烷化脱氧鸟苷的 N7 位点产生主要的加合物。暴露在二甲基硝胺中的肝脏中鉴定到了主要的加合物是 7-甲基鸟嘌呤,而二乙基亚硝胺的暴露则主要产生 7-乙基鸟嘌呤。这些烷化剂能够显著地结合在 DNA 磷酸骨架上,同时产生低水平的 1-、3-、7-烷基腺嘌呤,3-或 O^6-位上结合烷基鸟嘌呤、O^4-位上的烷基胸腺嘧啶和 3-或 O^2-位的烷基胞嘧啶。烷化剂在 DNA 特异位点的反应很大程度上依赖于反应物质在水相溶液中形成的性质和反应机制。通过双分子亲核反应的化学反应机制运行,例如,甲基磺酸甲酯(methylmethane sulfonate,MMS)和硫酸二甲酯倾向于形成 N^7-脱氧鸟苷加合物。另一方面,那些通过单分子亲核反应机制运行,例如 N-甲基-N′-硝基 N-亚硝基胍和 N-亚硝基-N′-甲基脲相对产生更多的 O^6-位的脱氧鸟苷。

5. 卤代烃类 职业性的氯乙烯暴露与肝血管肉瘤的发生有很大关系。CYP450 2E1 催化氯乙烯形成氯乙烯氧化物,这种物质能和 DNA 反应,绝大部分形成 7-(2-氧化乙基)脱氧鸟苷(~98%),少部分形成 N^6,3-乙烯基脱氧鸟苷、1,N^6-乙烯基脱氧腺苷和 3,N^4-乙烯基脱氧胞苷。7-(2-氧化乙基)脱氧鸟苷已证明不具有强的致突变潜力。为此,大家认为主要的导致氯乙烯诱变和癌变的化合物是少量的亚乙烯基碱基加合物。氯乙烯氧化物重排形成氯乙醛,氯乙醛能结合在 DNA 上形成亚乙烯基碱基加合物,但不会形成 7-(2-氧化乙基)脱氧鸟苷。

二溴乙烯通过谷胱甘肽 S-转移酶催化乙烯二溴乙烯与谷胱甘肽的结合反应形成 S-(2-溴乙基)谷胱甘肽这一代谢过程而被活化。然后,这一活性的结合物与脱氧鸟苷的 N7 位反应生成 S-[2(N^7-脱氧鸟苷基)乙基]谷胱甘肽。此外,二卤烷类(dihaloethanes),例如 1,2-二氯乙烷,在大鼠的肝和肾内通过谷胱甘肽结合途径诱导生成同样的 DNA 加合物。另外,少数结合在脱氧鸟苷上的加合物,也是通过同样的途径生成 S-[2-(N^1-腺苷)乙基]谷胱甘肽。

6. DNA-DNA 和 DNA-蛋白质交联剂(DNA-protein crosslinkers) DNA-DNA 和 DNA-蛋白质分子交联的形成对细胞复制或转录过程形成重大障碍。因此,能诱导细胞交联的化学物质都有很高的细胞毒性,同时也是它们作为癌症化疗物质应用的基础。DNA-DNA 交联可以在单链内部发生(一个 DNA 分子单链上两个碱基交联)和两条链间的交联(一个 DNA 分子两个不同链上碱基交联)或是分子间的交联(不同 DNA 分子的碱基交联)。许多可以引起 DNA-DNA 的交联化合物也可以引起 DNA-蛋白质的交联。例如交联剂氮芥、补骨脂素、某些金属(如铬离子)和顺铂。而 DNA-蛋白质交联剂中一类重要的化学物是醛类和金属,包括镍。很多醛类物质通过与 DNA 或蛋白质上的亚胺或氨基反应形成 Schiff 碱进一步与二级胺结合。DNA-蛋白质的交联不能被有效修复,因此会对 DNA 功能有潜在的长期的损伤。

7. DNA 链断裂剂 DNA 链断裂代表着一类重要的 DNA 损伤,这类损伤是由一些化学物质和电离辐射引起的。化疗剂博来霉素(bleomycin)是一种单链 DNA 断裂和双链 DNA 断裂的有效的诱导剂。博来霉素插入 DNA 螺旋中,取代了脱氧核糖 C4 位的氢原子,诱导自由基导致单链断裂或脱碱基位点。这些断裂的链不是由 DNA 连接酶直接修复,而必须首先除去几个 DNA 碱基,然后在链连接之前序列重新合成。能诱导活性氧物质的很多化学物质也能够诱导单链断裂。双链 DNA 断裂和单链 DNA 断裂的产生都能导致染色体改变。

8. DNA 嵌入剂 嵌入发生在 DNA 分子的相邻碱基对的平面叠加过程中,且这些 DNA 分子与化学物质没有发生共价结合。因此,DNA 嵌入剂(DNA intercalators)不是 DNA 加合物,然而嵌入具有致突变性。嵌入基团的存在导致该位点 DNA 螺旋结构变形,会干扰 DNA 和 RNA 多聚酶作为模板的作用。嵌入也会导致 DNA 超螺旋的解旋,也会阻碍 DNA 结合蛋白和转录因子识别 DNA。嵌入剂引起的螺旋变形趋向导致移码突变,这一现象是通过单链滑行机制实现。DNA 嵌入剂包括吖啶、溴化乙锭、B［a］P-四醇化合物和化疗剂,如肽咪胍啶酮、道诺霉素和阿霉素。以一些包含平面结构的芳香族化合物的共价 DNA 加合物为例,例如 2-AAF-C^8-脱氧腺苷加合物,该加合物在平面部分被叠加在相邻碱基之间,形成一种构象,导致了与嵌入相似的状态,产生螺旋扭曲与解旋。这种构象变化可能与这些加合物的致突变作用有关。

第二节　DNA 修复

前一节中介绍了多种类型活细胞 DNA 损伤。DNA 损伤可能是由于 DNA 本身所固有的化学不稳定性、细胞中的活性分子的存在、基因组复制过程中 DNA 聚合酶的高保真性缺失,特别是环境中所存在的化学和物理因素的暴露。DNA 损伤是对正常 DNA 结构的修饰或更改,可以发生在磷酸二酯骨架、脱氧核糖或碱基上,这些改变不仅影响正常结构,也可以进一步使 DNA 信息性能发生改变。DNA 损伤的持续存在对细胞或器官可造成极大伤害。从单个核苷酸碱基的改变到大范围的染色质重组,可以通过影响 RNA 聚合酶改变基因表达、干扰 DNA 聚合酶阻碍基因组复制。这些改变是 DNA 损伤引起细胞死亡、癌症发生、衰老以及多种人类疾病的原因。因此,细胞具有一套复杂的 DNA 修复系统来帮助维持 DNA 完整性。在过去的 30 年来,人类在基因和生化水平上发现了多种不同的 DNA 修复通路,以应对各种不同的 DNA 损伤。多数 DNA 修复通路在多种物种间(如细菌、真菌、人)是通用的,而与细菌相比,哺乳动物中参与到各种修复途径的蛋白数量会较大并且相对复杂。

直接回复(direct reversal)和切除修复(excision repair)通路一般均作用于碱基受损的 DNA。直接回复是最简单的 DNA 修复类型,它可以将受损碱基通过单个酶催化反应恢复其原始状态。切除修复(excision repair)通路相对较为复杂,其切除并移除游离碱基或核苷酸,而不是只将损伤回复。切除修复有 3 种不同类型:碱基切除修复(base excision repair,BER)、核苷酸切除修复(nucleotide excision repair, NER)和错配修复(mismatch repair,MMR)。一般来说,这 3 种切除修复的作用机制和生化机制各不相同。不同的损伤底物决定不同的修复方式。碱基切除修复一般移除受损或不正确的碱基,这种损伤通常不会显著干扰 DNA 双螺旋结构,而核苷酸切除修复则移除"较大块"的损伤,这类损伤通常会造成显著的 DNA 双螺旋结构扭曲。转录偶联核苷酸切除修复(transcription-coupled nucleotide excision repair)是一种特殊类型的核苷酸切除修复类型,它可以移除阻碍转录延伸过程中 RNA 聚合酶复合体的损伤。第三种类型切除修复——错配修复,通常用来移除 DNA 链中不适当或错误的碱基,而不是被修饰的碱基。错配通常发生在 DNA 复制过程中,当 DNA 聚合酶错误地将不正确配对的碱基加入到子链中。例如,DNA 聚合酶可以错误地以鸟嘌呤为模板合成胸腺嘧啶,而形成 GT 错配。如果这类错配未被及时修复,最终可以在该位点形成突变。重组修复(recombinational repair)和非同源末端连接(nonhomologous end joining,NHEJ)与直接回复、切除修复途径不同,它们并没有除去损伤并将之恢复到初始状态,而是一种耐受机制,此时损伤并未被及时移除,但细胞存活的能力得到了提高。此外,细胞形成了一套复杂的信号转导通路网络,以对 DNA 损伤作出反应并引起细胞周期的不同阶段的阻滞。这些细胞周期关卡可以使细胞有更多时间去修复 DNA 损伤,并减少在 DNA 复制或其他处理过程中发生的 DNA 损伤引起的各种有害效应。

一、直接修复

直接修复是一种多肽催化的单步骤反应,这种修复方式简单而少见,仅存在于少数几种DNA损伤过程中。它可以修复UV照射引起的细菌和真菌的DNA损伤,但可能在人或其他哺乳动物的UV损伤过程中并无相应的修复作用。直接回复也发生在因烷化剂引起的细菌、真菌或人特定类型的DNA损伤过程。该种修复方式具有这样的特征:即只需一个反应步骤,并且很可能是无误性的。相对于其他更为复杂的修复方式,这种简单修复为何在自然界中极为罕见,目前仍不完全清楚。

(一) 光修复

从生命起源开始,所有生物都要处理因紫外线(UV)照射引起的损伤效应。正如上节所述,UV照射可以与DNA中相邻嘧啶反应,产生两种DNA损伤,最常见的类型是环丁烷嘧啶二聚体(cyclobutane pyrimidine dimer,CPD),其次是嘧啶(6-4)嘧啶酮光产物(pyrimidine (6-4) pyrimidone photoproducts),通常两种损伤形成的比例是4:1。大肠埃希菌 E. coli 中的CPD可以在光裂合酶(photolyase)或嘧啶二聚体DNA光裂合酶(pyrimidine dimmer-DNA photolyase,PD-DNA光裂合酶)催化下,经一种光依赖的反应直接回复,该种过程称为光复活(photoreactivation)。实际上,光复活是在20世纪40年代发现的首个DNA修复通路。PD-DNA光裂合酶与受损DNA结合,吸收特定波长(300~500nm)的光经一定的光复活反应,打开相邻嘧啶的共价键,使其恢复单体状态(图15-4)。将细胞暴露于光复活反应波长的光线中可以显著提高其在UV照射条件下的存活率,Albert Kelner就是通过这个现象发现了该种修复方式的。

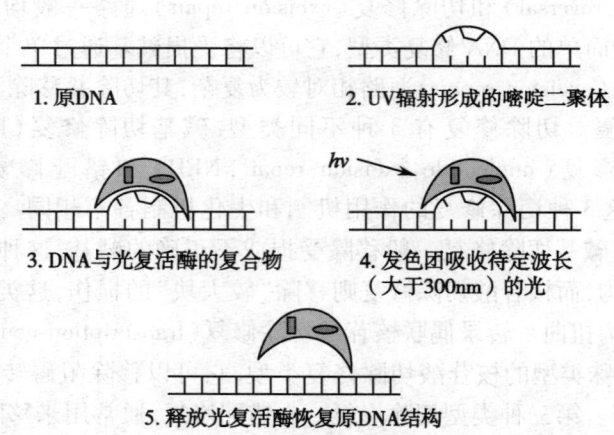

图15-4 DNA光裂合酶催化下嘧啶二聚体的直接回复的示意图
酶结合于存在DNA上的嘧啶二聚体上。方形和三角形代表存在所有光裂合酶中两个非共价结合的发色团。发光团利用了阳光的光复活蓝波长的能量,并将它们用于催化嘧啶二聚体的断裂,使之恢复到相邻的单体

光复活在自然界中普遍存在,在动物、植物、微生物三界中大多数物种包括细菌、真菌、绿色海藻、植物、果蝇、鱼等机体内均证实有该种修复通路。在有胎盘的哺乳动物体内未检测到PD-DNA光裂合酶活性,研究发现是在进化的后期才消失的。关于光复活修复的大多数信息都是从对 E. coli 的研究得到的。20世纪50年代后期,Stan Rupert 和 Sol Goodgal 首次

报道了在生物体内发现 PD-DNA 光裂合酶活性,直到 20 世纪 70、80 年代 DNA 重组技术出现才从 E. coli 和酵母中提纯到 PD-DNAL 裂合酶。在细胞中这种酶的含量极其微量,同时多种类似的 DNA 修复蛋白均微量存在于机体中,这就明显地阻碍了在生化水平对之进行纯化和描述。

纯化的 E. coli 光裂合酶蛋白分子量为 49kD,它有两个不同的非共价结合的可吸收光的发色团,因此不需依赖二价阳离子发挥活性。一个发色基团是黄素腺嘌呤二核苷酸（FADH⁻ 或 FADH2）,另一个是 5,10-亚甲基四氢叶酸（MTHF）。生色基团对光的吸收作用对酶催化嘧啶二聚体直接回复为嘧啶单体极为重要,而 PD-DNA 光裂合酶与嘧啶二聚体的结合并不依赖于对光的吸收。因此,修复酶识别并与 CPD 结合是不依赖光的,也称为"暗步骤",接下来生色基团吸收 300~500nm 波长光线,酶催化 CPD 解聚,称为"光步骤"。结合是非特异的,特异结合与非特异结合之间的结合率相差 10^5 倍,解聚过程也是特异的,PD-DNA 光裂合酶不能催化 UV 照射引起的其他类型的光化产物,如 6-4PP。MTHF 发色基团可以作为"光触角"（photoantenna）,吸收蓝光光子,这种能量被转移至 FADH⁻ 发色基团,后者提供一个电子供 CPD 转化为 CPD 阴离子,在该过程中,FAD 发色基团作为光催化剂。CPD 阴离子自发重组形成嘧啶单体,同时电子传递给 FADH⁻。PD-DNA 光裂合酶晶体研究表明 CPD 从 DNA 双螺旋结构中伸出,并插入酶的内腔,这种"碱基对的打开"（base-flipping）模式是非常重要的一种 DNA 修复机制。

目前研究认为,隐色素基因（cryptochromesgene,Cry）为哺乳动物昼夜节律振荡器机制的核心元件之一,人类基因组中有 2 种 CRY 基因（CRY1 和 CRY2）与光聚合酶序列具有类似性,但它们是编码蓝光光感受器,负责昼夜节律的设定,而与 DNA 损伤的光复活无关。最近的研究表明,胎生动物包括人类,不具有其他的 DNA 修复光聚合酶的同源体,因为在这些生物体内,还存在一种特异性的嘧啶二聚体的切除修复机制。

（二）DNA 烷基化的修复

这种类型的修复方式是通过对一种适应性反应（adaptive response）的观察而发现的。将 E. coli 暴露于高剂量的烷化剂 N-甲基-N′-硝基-N-亚硝基胍（MNNG）,可以造成大量的突变而引起多数细胞死亡,而如果先用极低剂量 MNNG 处理 E. coli,再将其暴露于高剂量的 MNNG,其造成的突变和引起死亡的细胞均显著下降。这个现象是 John Cairns 和他的学生 Leona Samson 在 20 世纪 70 年代中期发现的。

当细胞暴露于 MNNG 可以引起 DNA 多种碱基烷基化,其中一类产物是 O^6-甲基鸟嘌呤,直接修复可以移除这类碱基修饰。在 E. coli 中参与直接反转修复的蛋白是 O^6-烷基鸟嘌呤-DNA 烷基转移酶 I（O^6-AGT I）,它通过甲基转移酶活性将 O^6-甲基鸟嘌呤上 O^6 位的甲基基团转移至酶自身的半胱氨酸基团上,因此将碱基恢复成鸟嘌呤（图 15-5a）。此外,这种蛋白还可以移除 O^4-甲基胸腺嘧啶和甲基磷酸三酯上的甲基基团（图 15-5b、15-5c）,它还可以作用于体积大于甲基的其他烷基如乙基、丙基、丁基。每一个酶分子可以从受损 DNA 上转移两个烷基基团,但接收不同来源烷基（烷基化碱基或烷基化磷酸骨架）的半胱氨酸基团位于蛋白的不同位点。接收烷基化碱基上烷基基团的半胱氨酸定位于酶蛋白的 C 末端-Cys321,而接收烷基化磷酸骨架上烷基基团的半胱氨酸则定位于酶蛋白的 N 末端-Cys38。

O^6-AGT I 在适应性反应中发挥关键作用,因此在某些领域称其为 E. coli 的 ada 基因编码的 Ada 蛋白。当它将烷基化基团转移到自身半胱氨酸残基上后,该蛋白本身失活,因此也称为自杀性酶蛋白。O^6-AGT I 有两种功能,一种是作为修复蛋白,另一种则作为转录调节

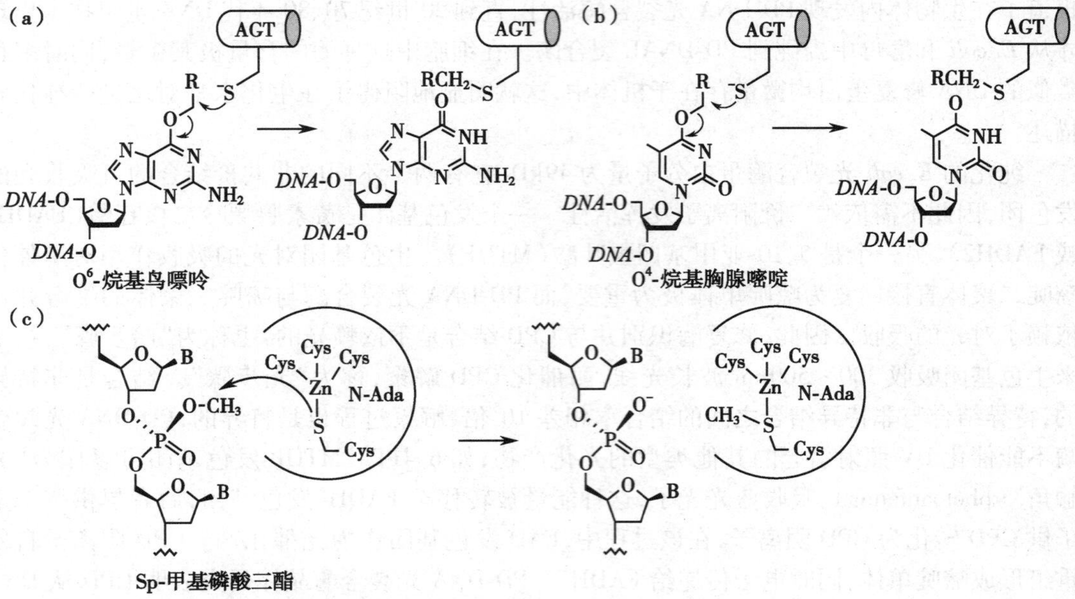

图 15-5　O⁶-鸟嘌呤烷基转移酶活性

（a）O⁶-AGT I 利用存在于蛋白 C 末端区的半胱氨酸残基以从鸟嘌呤的 O⁶ 位上除去烷基；（b）O⁶-AGT I 利用存在于蛋白 C 末端区的半胱氨酸残基以从胸腺嘧啶的 O⁴ 位上除去烷基；（c）存在于蛋白 N 末端区的锌结合光胱氨酸从甲基磷酸三酯转移掉一个甲基。O⁶-AGT I 也被称为 Ada，因为它参与了适应性反应。所有对半胱氨酸残基的转移都是不可逆转的

基因调节烷基化损伤引起的修复过程。当用烷化剂处理 *E. coli* 后，该酶蛋白表达水平可上调数百倍，这种改变是 O⁶-AGT I 作为转录调节因子而引起的。当其将烷基化磷酸三酯上的烷基基团转移到自身 Cys38 位点后，即与启动子区结合，发挥其转录激活活性，上调包括 *ada* 基因在内的多种烷基化修复基因的表达，这种作用模式的机制尚未阐明。

用低剂量烷化剂处理细胞以促进细胞存活率、减少突变可以获得适应性反应模型。这种现象是由烷化剂导致的磷酸三酯烷基化而引起的。当 O⁶-AGT I 将烷基化磷酸三酯上的烷基基团转移到自身 Cys38 位点，其转录活化活性被启动，上调数百个相关蛋白分子的合成。因此，当细胞暴露于高剂量烷化剂时，有数百倍蛋白分子来移除烷基化碱基，进而减少突变形成。

普遍认为因为细胞中相对于烷基化碱基，极低剂量烷化剂即可引起烷基化磷酸三酯形成，所以后者可以作为活化指标。细胞中持续的（非诱导）O⁶-AGT I 蛋白水平足以修复低剂量的烷基化损伤，但当损伤水平增高使产生足够数量的烷基化磷酸三酯时，蛋白水平不足以修复所有的损伤，需要诱导 *ada* 基因表达。至少有两种可能消除适应性反应，其一是在细胞分裂过程中烷基化 O⁶-AGT I 被稀释，另外一种可能是烷基化 O⁶-AGT I 被特异性地分解或降解。

适应性反应是一个相对较慢的过程，将 *E. coli* 暴露于低剂量烷化剂后，需要将近 1 小时 O⁶-AGT I 才能从数个分子富集至数千个分子。因大多数细胞可以在此时间段内完成 DNA 复制过程，可能因为修复蛋白仍然维持低水平而使未经修复的烷基化碱基作为复制模板，引起突变积聚。可能是为了避免这种情况发生，*E. coli*（和其他原核生物）体内存在另一种称为 O⁶-烷基鸟嘌呤-DNA 烷基转移酶Ⅱ（O⁶-AGT Ⅱ）的烷基转移酶，该酶为 *ogt* 基因编码。它与

O^6-AGT I 的不同之处在于:第一,该酶不能被低剂量烷化剂所诱导;第二,它不能移除烷基化磷酸三酯上的烷基基团。其功能是在适应性反应过程中当 *ada* 基因被诱导时或诱导前,移除 O^6-烷基鸟嘌呤和 O^4-烷基胸腺嘧啶上的烷基基团。虽然 O^6-AGT II 优先修复 O^4-烷基胸腺嘧啶,O^6-AGT I 优先修复 O^6-烷基鸟嘌呤,但是该两种酶蛋白均可修复上述两种烷基化碱基。

在酵母、哺乳动物以及多种古生菌中均可检测到 O^6-AGT 活性。在人体内仅发现了可特异性移除 O^6-甲基鸟嘌呤的酶,该酶不可以修复甲基化磷酸三酯,亦不能特异性修复 O^4-甲基胸腺嘧啶,因此该酶在人体内称为 O^6-甲基鸟嘌呤甲基转移酶(O^6-MGMT)。正如 *E. coli* 中的 O^6-AGT I 蛋白一样,当它将 O^6-甲基鸟嘌呤上的甲基基团转移到自身时,其活性就会丧失。用低剂量烷化剂处理人细胞可以使细胞耐受后续的高剂量烷化剂的作用。因此,在人类细胞中也存在烷基化修复的适应性反应。人类甲基鸟嘌呤甲基转移酶(MGMT)基因定位于第 10 号染色体 2bq 上,含有 5 个外显子、4 个内含子,外显子编码 950 个碱基的 mRNA、hMGMT 含 207 个氨基酸残基,分子量为 23kD,MGMT 在 DNA 的烷基化损伤中起重要作用,这种酶实际上是一种烷基结合蛋白,其分子中的半胱氨酸残基能与损伤处的烷基结合,除 O^6-甲基鸟嘌呤外,MGMT 还能修复较大的烷化损伤,包括 O^6-乙基鸟嘌呤、O^6-丁基鸟嘌呤和 O^6-甲基胸嘧啶,但其效率较低。最近还发现了一种可以与 mgmt 的增强子区域结合的蛋白质 MEBP,导致 mgmt 表达的上调。

有趣的是,在不同的人和啮齿类动物细胞中 O^6-MGMT 活性各不相同,依据转移酶活性可以将细胞分为 mer+ 和 mer- 两种表型,细胞如果有明显的转移酶活性则被认为是 mer+ 表型,而细胞如果没有转移酶活性则被认为是 mer-表型。有时在文献中也被称为 mex+ 或mex-表型。转移酶活性降低可能是由于编码该酶的 O^6-MGMT 基因启动子区高甲基化所导致,或是由于可以降低基因表达或改变调节该蛋白表达的调节蛋白的更为紧致结合于染色质结构所引起。该蛋白的表达关闭具有明显的临床意义,可以引起特定类型的癌症,也可影响特定类型肿瘤的治疗。已经证实,DNA 中的 O^6-甲基鸟嘌呤可以致突变并引发癌症,因此 O^6-MGMT 失活或表达降低均可以引起这种损伤类型的积累,从而在人体内引发特定类型的癌症。有研究发现在食管和肠道肿瘤中 O^6-MGMT 基因启动子区的高甲基化。从另一方面来看,因烷化剂可以杀死细胞也被用作特定类型肿瘤的治疗药物,其中一种方法就是,通过抑制或者灭活该种转移酶在肿瘤细胞内的活性而增加那些用于化疗的烷化剂的效力。

二、碱基切除修复

碱基切除修复(base excision repair,BER)主要是以较短小的碱基(1~13 碱基)加合物为靶点,如烷基化、氧化还原反应产生的碱基加合物或由电离辐射、氧化损伤的碱基片段,同时也参与 DNA 单链断裂的修复。这些类型的碱基改变中常常是作为细胞代谢过程的副产物而内源性的形成,但更多这些损伤是由抗癌药物及环境致突变物所产生。BER 可处理这些随时产生的 DNA 损伤,是最常用的 DNA 修复模型,受一类称作 DNA 糖基化酶(glycosylases)所启动。BER 由三个不同的功能性过程所构成:首先由各种糖基化酶识别不同的损害,并切断糖苷链,使 DNA 链上形成脱嘌呤/嘧啶碱基位点(AP 位点),通过短补丁或者长补丁 BER 而启动 BER,然后由 AP 核酸内切酶(APE)在碱基部位将 DNA 链的磷酸二酯链切开,由核酸外切酶(内切酶)除去残基,在该链上留下一缺损区,由 DNA 聚合酶修补,它们以 DNA 断端的游离羟基末端为引物,以 4 种脱氧核苷三磷酸为原料,利用对侧的互补链进行聚合反应,填补切除后的空隙,最后由 DNA 连接酶将相邻的两个核苷酸连接起来。这与下文所讨论的核苷酸切除修复(nucleotide excision repair,NER)相反,在 NER 中,损伤是以寡核苷酸的一部分而被清除掉。在人类,已知有 8 种不同的 DNA 糖基化酶(UNG、SMUG1、MBD4、TDG、OGG1、MYH、NTH1 和 MPG)、两种 AP 核酸内切酶(APE1、APE2)、DNA 聚合酶(POLB、POLG、POLD1、POLE1)、DNA 连接酶 I、II、III 以及 X 线修复交叉互补基因 1(*XRCC1*)编码的蛋白参与,最近的研究表明,聚腺苷二磷酸核糖聚合酶(ADPRT)类也参与启动 BER。

(一)糖基化酶

DNA 糖基化酶是 BER 中识别及清除步骤所必需的。每种糖基化酶往往只是代表性识别某种特定的碱基损伤,虽然某些糖基化酶能够识别多种损伤。糖基化酶的最重要功能就是清除掉不恰当的碱基。相对应地有大量不同的 DNA 糖基化酶可以专一地修复各种类型被改变的碱基或类似结构的底物。表 15-1 和表 15-2 列出了已经在 *E. coli* 和人体内鉴定出的糖基化酶。目前已知有两种类型糖基化酶,即单功能糖基化酶和双功能糖基化酶,前者仅能够移除碱基而形成 AP 位点,后者不仅可以移除碱基,还可以利用它们的裂解酶活性切开 3′端磷酸二酯骨架以形成 AP 位点。

表 15-1　*E. coli* 中的 DNA 糖基化酶

蛋白	名称	主要功能
Ung	尿嘧啶-DNA 糖基化酶	除掉尿嘧啶
Mug	Mug-DNA 糖基化酶	除掉尿嘧啶、胸腺嘧啶或鸟嘌呤对侧的乙烯基胞嘧啶
Fpg(MutM)[a]	甲酰氨基嘧啶-DNA 糖基化酶(FaPy-DNA 糖基化酶)	除掉被氧化的及开环的嘌呤,其中包括 8-氧鸟嘌呤和甲酰氨基嘧啶
MutY	MutY-DNA 糖基化	除掉 8-氧鸟嘌呤对侧的腺嘌呤
Nth(endo III)[a]	核酸内切酶 III	除掉片段化嘧啶的饱和环
TagA	3-甲基腺嘌呤-DNA 糖基化酶 I	除掉 3-甲基腺嘌呤和除掉 3-乙基腺嘌呤
AlkA	3-甲基腺嘌呤-DNA 糖基化酶 II	除掉 3-甲基嘌呤、7-甲基嘌呤、3-乙基嘌呤、7-乙基嘌呤、乙烯基腺嘌呤和 O^2-甲基嘧啶

a:带有相关裂解酶活性的糖基化酶

表 15-2　人类细胞中的 DNA 糖基化酶

蛋白	名称	主要功能
UNG	尿嘧啶-DNA 糖基化酶	除掉尿嘧啶
SMUG1	SMUG-DNA 糖基化酶	除掉尿嘧啶和 5-羟甲基尿嘧啶
TDG	胸腺嘧啶-DNA 糖基化酶	除掉尿嘧啶、胸腺嘧啶或鸟嘌呤对侧的乙烯基胞嘧啶
OGG1[a]	8-oxoG-DNA 糖基化酶	除掉被氧化的及开环的嘌呤,其中包括 8-氧鸟嘌呤和甲酰氨基嘧啶
MYH	MutY 同源物 DNA	除掉 8-oxoG 对侧的腺嘌呤和 G 对侧的 2-OH-A
NTH1[a]	内切核酸酶 III	除掉片段化嘧啶的饱和环
MPG	3-甲基腺嘌呤-DNA 糖基化酶 II	除掉 3-甲基嘌呤、次黄嘌呤和乙烯基腺嘌呤

许多(但不是全部)糖基化酶的活性位点侧翼均为高度保守的双链 DNA 结合结构域,称为螺旋-发夹-螺旋(HhH)结构域。这个结构域包括两个经发夹结构连接的 α-螺旋结构,它定位于包含酶活性位点的深沟结构附近。具有 HhH 结构域的糖基化酶被归类于 HhH 家族。这个家族的成员氨基酸序列差异很大,但具有很高的结构保守性。受损或错误碱基"弹"出 DNA 双螺旋,进入酶的活性位点,该家族中不同酶成员活性位点的氨基酸残基的差异很大,从而决定了不同糖基化酶可特异性地修复不同类型的受损碱基。

(二) 修复通路

1. **短补丁修复**　在高等真核细胞内,短补丁修复(short-patch repair)占主导地位。在该种通路中,只有一个核苷酸被取代。DNA 糖基化酶切割掉一个自发形成碱基(如次黄嘌呤)、氧化的碱基(如 8-羟基-7,8-二氢鸟嘌呤)、烷基化的碱基(如 3-甲基腺嘌呤)或者错配碱基(如 T:G),形成脱碱基位点(AP)。脱碱基位点(碱基缺失位点)随后被主要的 AP 核酸内切酶即脱嘌呤/脱嘧啶核酸内切酶 Ⅰ(apurinic/apyrimidinic endonuclease Ⅰ,APE Ⅰ)所识别,该酶能够立即从损伤的 5′端切割磷酸二酯骨架,从而留下一个带有一个正常 3′-羟基和一个异常的 5′-无碱基末端的链断裂。DNA 聚合酶 β 通过它的 5′-脱氧核糖-磷酸二酯活性而清除掉 5′-无碱基残基并填补上单核苷酸缺口。核苷酸插入缺失导致带切口的 DNA 通过 X 线交联互补蛋白(X-ray cross-complementing,XRCC)1 和 DNA 连接酶Ⅲ(DNA ligase Ⅲ,LigⅢ)而连接起来(图 15-5)。

2. **长补丁修复**　长补丁修复(long-patch repair)是以类似于短补丁修复的形成来启动的,但是该修复包括了两个或者更多个核苷酸的取代。复制因子 C(RFC)对增殖细胞核抗原(proliferating cell nuclear antigen,PCNA)装载于 DNA 上是必需的。PCNA 起到充当 pol β 和活瓣核酸内切酶 1(flap endonuclease-1,FEN-1)的作用。FEN-1 是一种结构特异性的核酸酶,它能够切割被取代的寡核苷酸。在 FEN-1 介导下,被取代链的切割受到聚腺苷二磷酸-核糖聚合酶(poly ADP-ribose polymerase-1,PARP-1)的刺激。接着由相同的 XRCC1-LigⅢ复合体以短补丁修复的形式或者通过 DNA 连接酶 1(Lig1)完成连接。Pol β 的作用是插入第一个核苷酸,而 Po δ 和 Pol ε 则负责延长步骤(图 15-6)。

3. **单链断裂修复**　DNA 单链断裂是由辐射、代谢性的副产物或者拓扑异构酶功能缺陷所引起的。单链断裂修复(single-strand break repair,SSBR)能够被分成 4 个不同的过程:先以断裂的检测开始,接着是 DNA 末端的处理、缺口填补,最后是连接。除了 APE1、pol β 和 LigⅢ以外,聚 ADP 核糖聚合酶(polyADP ribose polymerase,PARP)是该过程所必需的。单链断裂检测是最早被认识的一个 PARP 信号通路功能。该酶的活性受到 DNA 链断裂的快速活化。该酶将来源于 NAD⁺的 ADP 核糖酶的 200~300 单位长的聚合体连接到自身分子、染色质和某些复制因子上。这些聚合体参与了远离断裂位点的复制因子的静电排斥,从而允许接近损伤。此外,自核糖基化将 SSBR 所需的脚手架蛋白 XRCC1 吸引过来以使之继续进行下去。该蛋白具有多种功能,其中包括活化多核苷酸激酶的激活等。该酶具有 5′激酶和 3′磷酸酶活性,是处理 DNA 末端(恢复受损 5′或者 3′末端以允许 DNA 聚合酶 β 介导下的缺口填补和 DNA 连接的发生)所需要的。

三、核苷酸切除修复

核苷酸切除修复(nucleotide excision repair,NER)是一种常见的 DNA 损伤的修复途径,可清除各种较大的 DNA 损伤,如 UV 引起的嘧啶二聚体或由化学致癌物如多环芳烃、黄曲霉

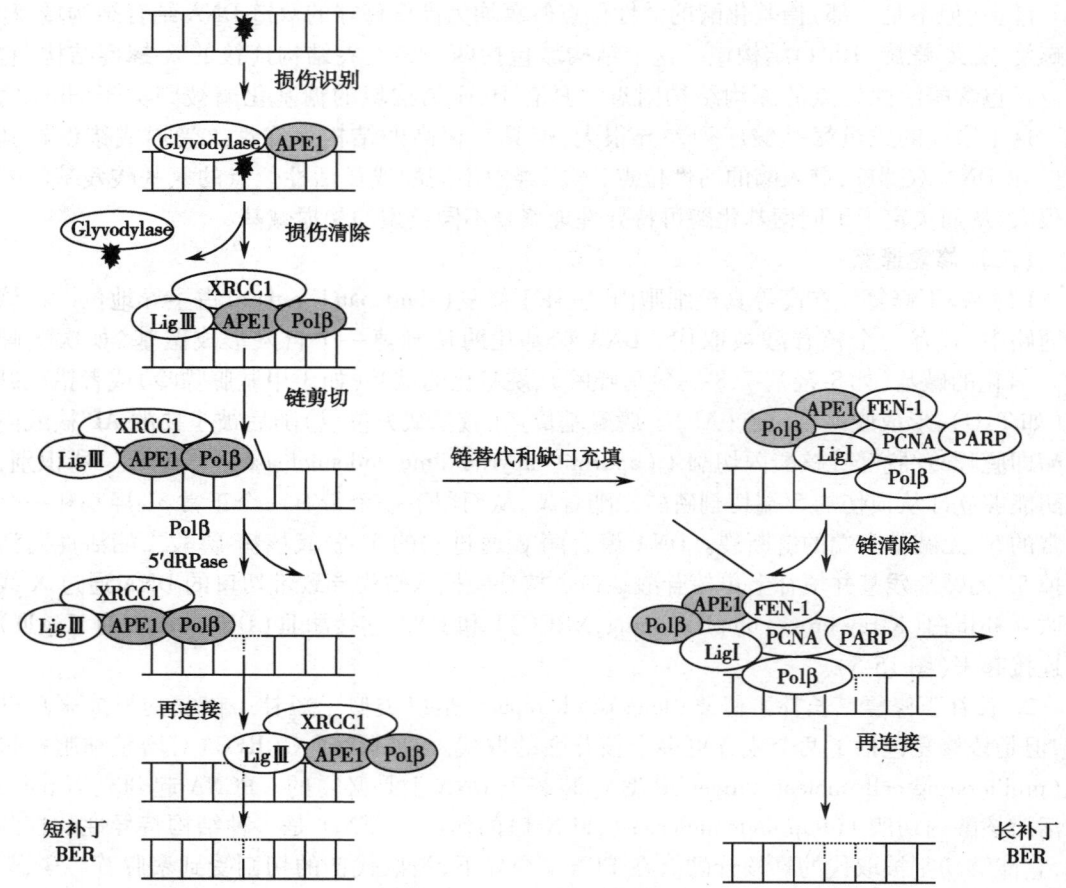

图 15-6　碱基切除修复通路

短补丁碱基切除修复(左侧)受糖基化酶活性的启动,紧跟着 APE1 链的切割。Pol β 裁制缺口并插入核
苷酸。XRCC1 和 LigⅢ连接缺口,从而完成该过程。长补丁碱基切除修复(右侧)的启动与短补丁的相
同,但是其核苷酸的插入可能包括 Pol β 或 Pol δ/ε。FEN-1 清除掉侧翼,并由 Lig Ⅰ 连接有缺口的 DNA

毒素、顺铂或补骨脂素等交联剂生成的 DNA 加合物。NER 是一个十分复杂的反应,在整个
物种进化过程中十分保守,在人类细胞需要大约 20 种蛋白质或复合物的协调作用。NER 大
体上可分为两大类:一类是针对定位于基因组 DNA 的非转录部分的损伤,称为全基因组修
复(global genomic repair,GGR);另一类是针对定位于活性基因的转录链上的损害,称为转录
偶联的修复转录偶联修复(transcription-coupled repair,TCR)。两者的区别主要表现在损伤
识别方面存在不同,但是却拥有相同的损伤清除及修复机制(图 15-7)。前者至少由 XPA、
XPC/HR23B 和 XPE 修复蛋白组成的复合体来识别因损害而形成的 DNA 扭曲,但无法识别
某特定的化学结构(这一点与 BER 不同)。后者可能是通过两种在 Cockayne 综合征中突变
的 CSA 和 CSB 蛋白来阻断 RNA 聚合酶Ⅱ,从而迅速启动 NER 的信号。这种类型的修复出
现较快,对于致癌物处理后细胞的生存比 GGR 更为重要。随后,存在于转录复合物 TFⅡH
中的两种解旋酶 XPB 和 XPD 打开损害周围的 DNA 双螺旋。5′ 和 3′-核酸内切酶(XPF/
ERCC1 复合物和 XGP)进行 5′和 3′双切割而清除含有损伤的 27 ~ 30 个核苷酸。一种具有
单链 DNA 结合活性的复制蛋白 A(replication protein A,RPA)似乎也参加识别 DNA 损害。
最后,在两种活化因子(复制因子 RFC 和增生细胞核抗原 PCNA)存在下,DNA 聚合酶 δ 或 ε

利用对侧链为模板进行修复合成。新合成的 DNA 利用 DNA 连接酶 I 联接到原 DNA 链中，封闭缺口，DNA 损伤被完全无错修复。

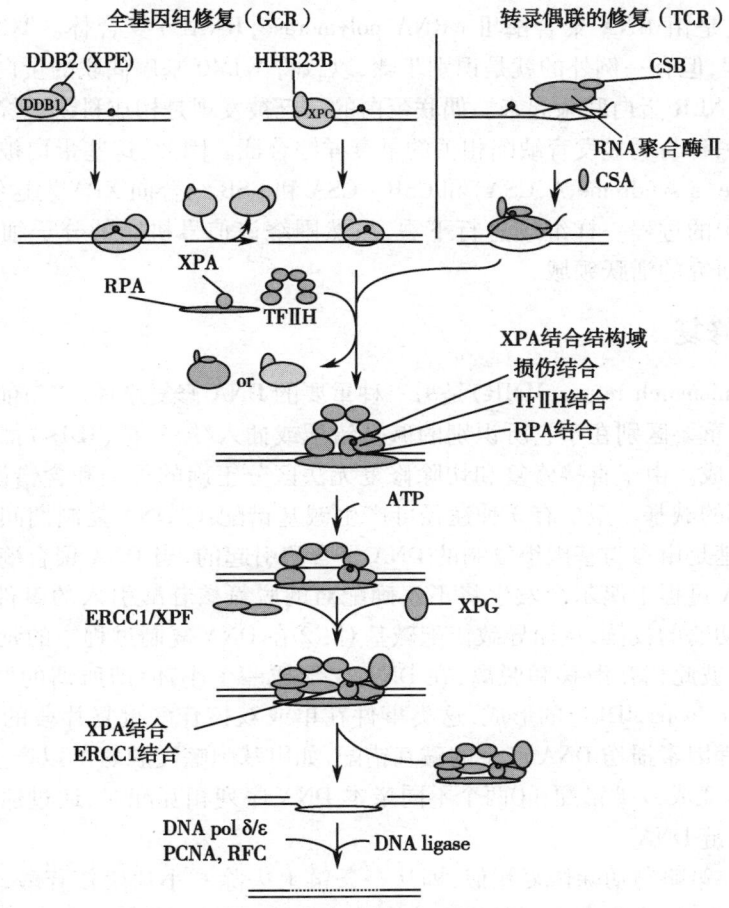

图 15-7　核苷酸切除修复通路两个分支

全基因组修复和转录偶联修复在 DNA 损伤的识别方面有所不同，但在清除和修复 DNA 损伤方面却拥有相同的蛋白

　　在高等真核细胞内（其中包括人类）有 7 个 XP 基因参与了该过程。这些基因的编码产物被称作 XP A-G。此外，构成转录因子 ⅡH（transcription factor ⅡH，TFⅡH）复合体、复制因子 A（RPA，真核性单链结合蛋白）、PCNA、RFC 和复制复合体的蛋白是成功完成 NER 所需要的成分。除了 XPC 和 XPE 以外，所有前面述及的蛋白均参与了 GGR 和 TCR。这后面几个蛋白参与异染色质上的损伤识别，以致 XPC 与酵母 Rad23B（hHR23B）的人类同源物结合，并且该复合体在损伤位上结合于 DNA，对 6-4 光产物（6-4 pyrimidine dimmer 或 6-4 photoproduct）有特别高的亲和力。目前认为全基因组内的环丁烷嘧啶二聚体（cyclobutane pyrimidine dimmers，CPD）的识别是由 XPE 来完成的，并且该复合体接着吸引 XPC-hHR23B 异源二聚体。在任何情况下，XPA 可能与 RPA 一起形成一个异源二聚体，然后结合于 XPC 复合体之上，并为剩余的 NER 蛋白起到充当一个脚手架蛋白的作用。当 XPB 和 XPD（TFⅡH 的一部分）充当解旋酶而损伤的两侧打开 DNA 螺旋时，RPA 覆盖随之产生的 ssDNA。这就

允许 XPF/ERCC1 和 XPG 在损伤的两边切割 DNA。接着,DNA 聚合酶 δ 填充所丢失的 25 ~ 30 个碱基对;然后由 DNA 连接酶封好 DNA 链。

活跃基因转录链上的损伤修复优先进行,这大概由于这些基因是细胞直接生存所必需的。这样的修复是由 RNA 聚合酶 Ⅱ(RNA polymerase, RNAP)复合体。TCR 基本上是和 GGR 一样的过程,但有一例外的就是识别步骤,以致将 WD40 基序偶联的蛋白联系与受阻的 RNAP 偶联中心 NER 蛋白联系起来。偶联蛋白的缺乏被发现是构成科凯恩综合征分子缺陷的基础,该病是一种与明显发育缺陷相关的早衰样综合征。因此,这些蛋白被称作科凯恩综合征 A(Cockayne's syndrome A,CSA)和 CSB。CSA 和 CSB 结合向 XPA 发送结合的信号,该过程像在 GGR 中的过程一样继续进行下去,虽然围绕该信号机制的分子细节目前仍不清楚,但它是目前研究的活跃领域。

四、错配修复

错配修复(mismatch repair, MMR)是另一种重要的 DNA 修复途径,它与前面所述的几种修复途径的一个重要区别在于它所识别的碱基错配或插入/缺失襻(IDLs)都是由正常的未被修饰的碱基组成。由于直接修复和切除修复无法区分正确的母链和含错误信息的链,因而无法去除错配的碱基。至少有 3 种途径可产生碱基错配:①DNA 复制期间碱基的错误掺入,多数错配碱基是由参与基因组复制的 DNA 聚合酶引起的,当 DNA 聚合酶在以母链为模板合成子链 DNA 过程中偶尔会发生将不正确配对的脱氧核苷酸引入的事件,并逃脱 DNA 聚合酶、核酸外切酶的校读,从而导致错配碱基对;②在 DNA 复制过程中的延误即可导致模板链和新合成链彼此相互滑移和脱离,在 DNA 上形成一个小环,即所谓的"插入/缺失襻"(insertion-deletion loops, IDLs)的形成,这类事件在单或双核苷酸重复片段的复制中发生得相对频繁;③物理因素损伤 DNA 产生的碱基错配,如甲基胞嘧啶脱氨可以产生胸腺嘧啶,使正常的 G-C 配对变成 G-T 错配;④两个不同亲本 DNA 序列相互配对,通过遗传重组产生错配碱基的异源双链 DNA。

MMR 的主要策略与切除修复相似,即从一条链上去除一小片段核苷酸,然后进行修复合成和连接。但 NER 途径主要可以移除被修饰的碱基,而错配修复途径则主要负责移除错配碱基。其主要任务是在 DNA 链上发现并确定错配碱基,即识别两个非正常配对但结构正常的碱基,并将其移除。因错配碱基发生在新合成链上,所以 MMR 需区分母链和子链,这种机制在 E. coli 已经十分清楚,但在哺乳动物细胞尚未完全明了。

(一)原核细胞中的 MMR

20 世纪 60 年代中期基于 Robin Holliday 的大肠埃希菌(Escherichia coli, E. Coli)重组研究与 Evelyn Witkin 的突变研究,首次提出 MMR 修复途径。Rober Wagner 和 Matthew Meselson 在 20 世纪 70 年代中期提出了 MMR 的 Wagner-Meselson 模型(图 15-8)。此后,来自不同研究小组的大量遗传学和生物化学研究从不同角度支持这种 E. coli 的 MMR 模型。大肠埃希菌基因组内散在分布着 GATC 回文序列,其中在双链 A 位点均在 DAM 甲基化酶催化下发生甲基化(图 15-8)。该甲基化位点是识别母链和子链的结构基础。在 GATC 序列被复制后,新合成链的 A 位点是未甲基化的。在 GATC 序列合成与 DAM 甲基化酶催化甲基化之间存在一定的时间段,对于母链和子链的区分就发生在该时间段内。有 3 个蛋白参与了不同阶段大肠埃希菌 MMR,分别是 MutH、MutS、MutL(图 15-9)。

GATC 序列重复多次并分散在 E. coli 基因组中。它们在腺嘌呤的 6 位上被甲基化。在

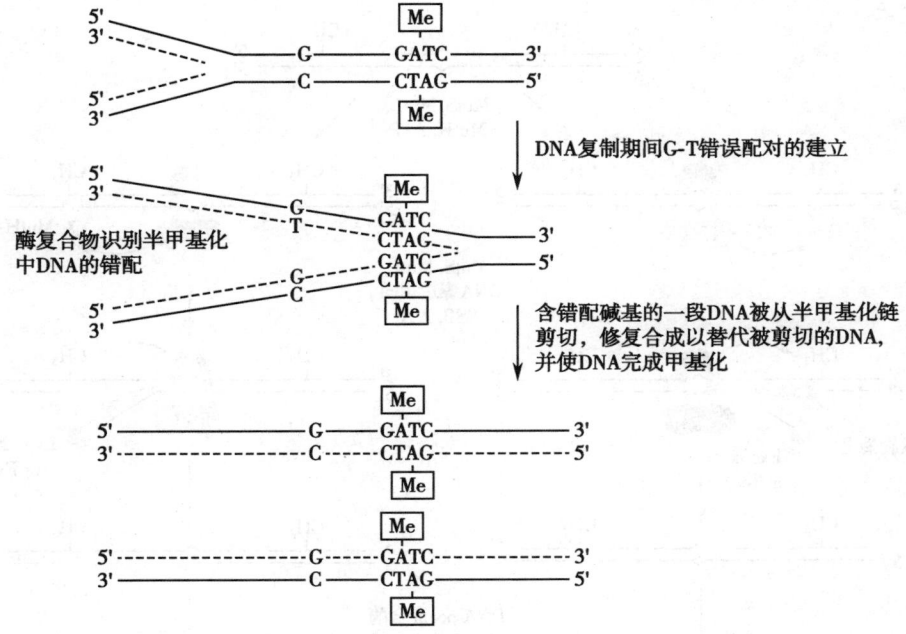

图 15-8　*E. coli* 甲基指导的错配修复的 Wagner-Meselson 模型

半保留复制期间,T 被错误地掺入于模板 G 对侧。新链比模板链更短。切割包含了 G 的链并最终将之除去是由 GATC 序列的甲基化状况所决定的。复制之后的一小段时间内,新合成链内的 GATC 序列仍保留未甲基化。一种参与错配修复的酶在未甲基化的 GATC 序列附近切割新合成的链,接着 DNA 上包含的不正确 T 被除去。修复合成取代被切除了的 DNA。连接酶封上最后的缺口,新合成的 GATC 序列的甲基化将 DNA 恢复到其最初的状态。

MutS 以二聚体或四聚体的形式识别并结合在单个碱基错配和小插入缺失错配位点上,并发挥对于 MMR 至关重要的弱 ATP 酶活性。MutS 与错配位点的结合启动错配修复机制,随后 MutL 以二聚体的形式结合于 MutS 与错配位点的复合体上,MutL 也具有弱的 ATP 酶活性。在 DNA 复制完成后,MutH 识别并与半甲基化的 GATC 序列结合,并在 MutS 和 MutL 的刺激下切割未甲基化链(新合成链、子链)GATC 序列的 5′端,被切割序列可能在错配位点的 5′或 3′端,因此 MMR 是双向修复的(图 15-9)。切割完成后,螺旋酶Ⅱ装配至切割位点,通过解螺旋作用将包括错配位点在内的 GATC 序列之间约 1000bp 的 DNA 序列取代。单链结合蛋白(single strand DNA-binding protein,SSB)结合于螺旋酶沿复制叉方向向前推进产生的单链区,防止新形成的单链 DNA 重新配对形成双链 DNA 或被核酸酶降解,随后,根据切割位点的不同,不同类型的核酸酶将这段松散的 DNA 序列降解,当切口在错配位点的 5′端时,5′~3′端核酸外切酶(ExoⅦ或 RecJ)发挥作用,而当切口在错配位点的 3′端时,则 3′~5′端核酸外切酶(ExoⅠ、ExoⅦ或 ExoⅩ)发挥作用。最后,DNA 聚合酶Ⅲ全酶合成新的 DNA 取代被剪切掉的包括错配位点在内的 DNA 序列,连接酶封闭切口。由 Dam 甲基化酶完成 CATC 位点的甲基化。

(二) 哺乳动物细胞中的 MMR

哺乳动物细胞中具有与上述相似但更为复杂的 MMR 体系(图 15-10)。但像其他非 *E. coli* 的真核细胞一样,哺乳动物细胞中不存在 dam 依赖的甲基化途径,需要另外一种机制

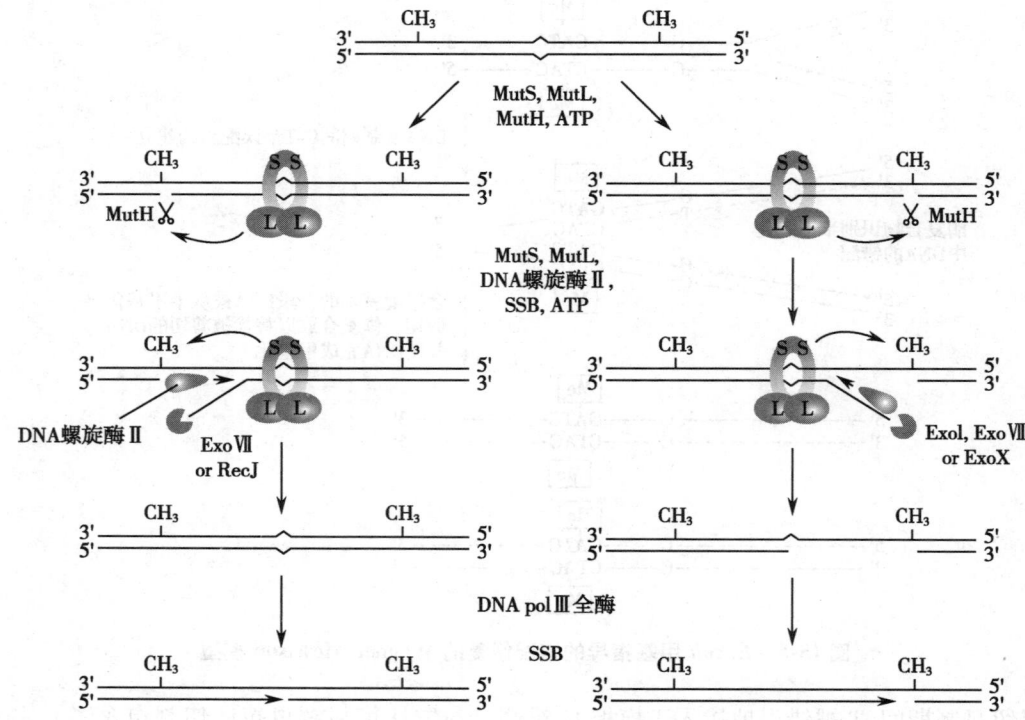

图 15-9 *E. coli* 的双向错配修复

MutS 结合于复制期间所形成的错配碱基上。MutL 结合到 MutS 结合的复合体上活性位点之间。DNA 解旋酶Ⅱ解开 DNA，外切核酸酶从切割点上切割 DNA 一直到包含了不正确的碱基为止。DNA 聚合酶 Ⅲ合成新的 DNA 以取代被切除掉的 DNA

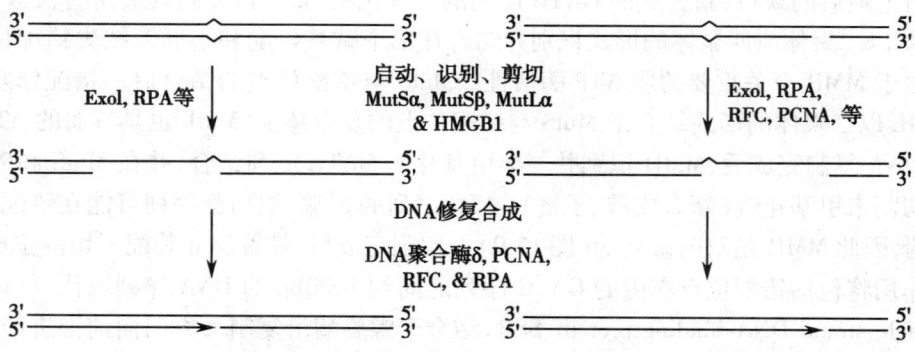

图 15-10 体外实验研究的哺乳细胞内的双向错配修复

进行链识别。哺乳动物细胞中存在有多种类似 MutS 和 MutL 蛋白的同源物，其中 3 种 MutS 同源物被命名为 MSH2、MSH3、MSH6，这些蛋白以异质二聚体的形式发挥作用，MSH2 可以与 MSH6 或 MSH3 结合分别形成 MSH2-MSH6 和 MSH2-MSH3 异质二聚体，也分别称为 MutSα 和 MutSβ。MutSα 可以与所有单碱基错配以及小环结合，而 MutSβ 则识别大环。

哺乳动物细胞内也有多种 MutL 同源物，其中 3 种主要蛋白分别称为 MLH1、PMS2、PMS1，MLH1 可以与 PMS2 或 PMS1 形成 MLH1-PMS2（MutLα）和 MLH1-PMS1（MutLβ）复合体。其中，MutLα 与 MutSα 形成复合体修复单碱基错配和小环，而与 MutSβ 形成复合体修复大环。哺乳动物细胞中的 MMR 也是双向的,在 MutS 和 MutL 同源蛋白结合后,螺旋酶取代被剪切链,核酸外切酶将之降解。Exo I 具有 5′~3′核酸外切酶的活性,也可以发挥 3′~5′核酸酶的作用,因此,可能是唯一一种发挥作用的核酸外切酶。

目前普遍认为,在哺乳动物和其他一些物种中 MMR 识别子链的信号由复制叉中新合成 DNA 链的 DNA 终点提供。该信号不仅是 DNA 聚合酶的作用终点,而且为螺旋酶和 Exo I 作用提供插入点。但错配位点与 DNA 聚合酶作用的终点之间相隔数千个碱基的距离,两者之间如何进行信息交换,从而协调整个修复途径机制尚不清楚。最近,研究者提出许多模型来尝试解释该机制,其一是 Rick Fishel 提出的分子开关模型(molecular switch model)。Paul Modrich 等人最近证实 MutLα 也具有核酸内切酶活性,这一发现可能重新定义了 MMR 途径移除 DNA 损伤的位点。这些模型仍需进一步研究来加以证实。

体外错配修复可被定位于 5′或 3′的链断裂指向的错配碱基。在体内实验中,链断裂很可能是由正在合成 DNA 链的末端所提供。MutSα、MutSβ 和 MutLβ 参与了错配碱基的识别和处理过程。外切核酸酶及其他活性参与了切除。修复合成是在 DNA 聚合酶δ或者ε的催化下进行。

(三) MMR 和癌症

20 世纪 90 年代有研究发现 MMR 基因突变与遗传性非息肉病结肠癌(hereditary nonpolyposis colon cancer,HNPCC)之间存在相关关系。HNPCC 是结肠癌的癌前病变,所有 HNPCC 患者最终均会发展为结肠癌,一些患者还可以发展为其他类型的癌症,如子宫内膜癌、卵巢癌、胃癌、胰腺癌等。诊断为 HNPCC 有非常严格的诊断标准,其中家族性 HNPCC 的诊断标准是在两代直系亲属中最少有 3 位结肠直肠癌患者,并且其中必须有一位在 50 岁之前确诊,因此 HNPCC 患者结肠癌的发病年龄要早于一般人群,并且有遗传导致的家族聚集性。

对于大肠埃希菌和酿酒酵母中特定形式的基因不稳定性研究提示 MMR 基因突变与 HNPCC 有相关性。这两个物种,包括哺乳动物细胞内含有单核苷酸、双核苷酸、三核苷酸等重复序列。20 世纪 80 年代后期发现在大肠埃希菌中 MMR 基因突变可以引起简单双核苷酸重复序列聚(GT)ₙ的不稳定性。之后在 20 世纪 90 年代早期就发现了在 HNPCC 患者来源细胞中也存在这种不稳定性。随即,在酵母中也证实 MMR 基因缺失可以导致相似的不稳定性。以上 3 个发现均表明 HNPCC 与 MMR 基因缺陷密切相关。很快,很多研究小组相继证实这一事实,并且进一步发现在所有的 MMR 基因中,MSH2 和 MLH1 基因在 HNPCC 中突变频率最高。

HNPCC 与其他因 DNA 修复基因缺失导致的疾病不同,患者体内仅有一个突变的 MMR 等位基因,另外一个等位基因则是野生型,因此人群发病率较高。很多研究显示,这种杂合子状态并不会显著降低细胞表达 MMR 的能力,因此,来源于 HNPCC 患者的大部分细胞的 MMR 基因看似表达正常。而在患者生命过程中,野生型等位基因发生突变即可引起发病,此时 MMR 基因表达缺失,引起基因组不稳定、自发性突变频发,最终导致肿瘤。

这种简单重复序列的不稳定也称为微卫星不稳定性(microsatellite instability,MSI),是诊断 HNPCC 的依据之一,是由于 DNA 合成过程中的滑移(slippage event)所引起的。因为是重复序列,所以更多的重复单位均发生错位,在 DNA 复制过程中移出双螺旋,在新链和模板链上均形成小"环"。如果这种滑移不能被 MMR 识别并修复,在下一次的复制中将会导致更多的重复单位发生插入或缺失。因此,在细胞复制和分裂过程中,重复单位的数量发生变化。

更为重要的是,在无遗传性癌症倾向的结肠肿瘤和其他类型肿瘤患者中也发现了 MMR 缺陷,这些患者称为散发病例。一般认为,这些患者在出生时 *MMR* 基因的两个等位基因均正常,但在其生命过程中,两个等位基因均发生了突变。普通 HNPCC 患者一般在 40～50 岁阶段进展为结肠癌,而这种散发病例则一般到 70 岁以上才发展至结肠癌阶段。

五、DNA 双链断裂的修复

DNA 双链断裂(DSB)可以在生理状态下产生,包括体细胞重组或转座过程中,也可直接由电离辐射和氧化损伤而产生。DSB 是 DNA 损伤中最具有破坏性的一种,可引起细胞死亡、诱变、染色体畸变甚至肿瘤形成。电离辐射(IR)可直接与 DNA 相互作用,通过高能电子的产生、辐射与细胞之间的相互作用而产生的高度活性羟基自由基,进而诱导 DSB。几乎所有断裂的 DNA 末端并不可直接连接。由于 DSB 对细胞生存构成了直接的威胁,因此再连接断裂染色体的能力是所有生物体的一个重要特征。在真核生物中,参与再连接断裂末端的生物化学机制是复杂的,主要由两个通路组成(图 15-11)。

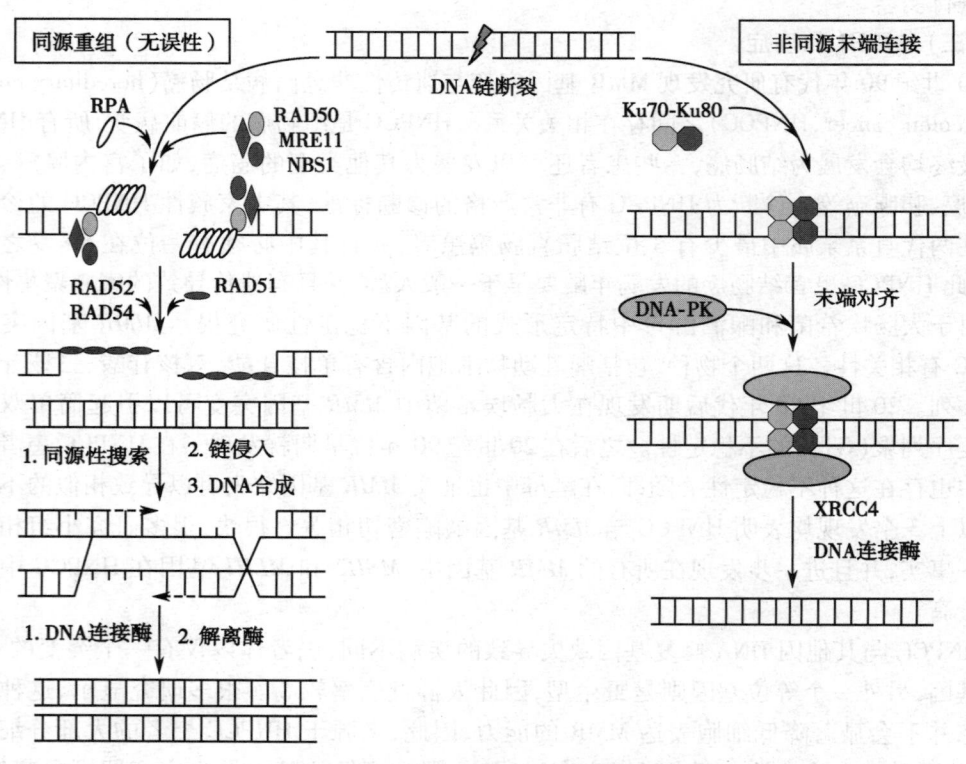

图 15-11　高等真核细胞内的双链断裂修复

(一) 同源重组

DSB 修复的首选办法是同源重组(homologous recombination,HR)。该种修复在本质上不是易误性的,使原始序列忠实地重建。该种机制依赖于修复受损 DNA 过程中同源序列的存在和利用。

真核生物中参与 HR 的复杂 DNA 修复过程在芽生酵母 *S. cerevisiae* 中得到最充分的体现(图 15-11),这些过程在真核生物中大部分是保守的。正如前面所述及有相同序列的姐妹染色单体靠近的促进。一般而言,该种机制参与了几个相关的步骤,其中许多步骤的分子机制目前仍不明确。其初始步骤就是处理毗邻 DSB 的 DNA 末端。紧跟着就是同源区的定位、带有 D—环形成的侵入和 Holliday 连结体(Holliday junction)的分解。

1. 末端处理产生 HR 底物的第一步就是每个 5′ 末端的外切核苷酸的酶促降解以产生 3′ 单链的突出部,一般其长度有几百个核苷酸。降解率约为 1 个碱基/s。这种活性在 *E. coli* 中是由 RecBC 复合体来承担,但是还不清楚该蛋白在真核生物中的同源物。目前普遍假设末端处理活性是由 Mre11、Rad50 和 NBS1 这 3 种蛋白构成的复合体来承担的。这种复合体称作 MRN,而 Mre11 组分是核酸酶。虽然这种复合体在体外明显具有 DNA 结合活性和单链核酸外切酶活性,但是它却具有相反的极性以满足处理 DSB 的 5′ 端的需要。然而,这种复合体在体内具有多方面的功能,并被普遍认为是启动 HR 所需要的。

2. 链交换　RAD51 是 HR 所不可缺少的一种蛋白。它具有 48kDa 大小,在进化上十分保守。在高等真核生物中,该蛋白仅限于在分裂细胞中表达,并在 G_1/S 交接处含量最高。这种基因受多种 DNA 损伤因子的诱导,而且在脊椎动物中其在淋巴及性腺细胞中表达最高,与其在淋巴及生殖细胞发育中重组过程的既定作用相符合。RAD51 具有单链依赖性的 ATP 酶活性,在存在 ATP 的情况下与单链 DNA(ssDNA)及双链 DNA(double-stranded DNA,dsDNA)形成螺旋状细丝。这种螺旋状细丝物诱发 B 型 DNA 的伸展和解开,这有助于同源链的配对。在启动阶段,RAD51 以 ATP 依赖性方式结合到 ssDNA 上。接下来,ssDNA 和 dsDNA 在 RAD51 介导下发生同时配对,该反应明显受到初始核酸外切步骤中形成的 5′ 端突出的 ssDNA 的促进。所引入的核丝与 dsDNA 进行了随机的联系,并且发生螺旋不稳。一个至少拥有 6 个核苷酸的区域必须得到识别,否则双螺旋就是松散开来,并有一个新的区域会被发现。同源区一旦被鉴定出来,异源双链体 DNA 的区域通过分支移动而得到延长。这个过程明显受到单链结合蛋白 RPA 的促动。

上述所列出的 HR 早期步骤大部分在酵母当中得到阐释,但是这情形在人类细胞内却可能相当类似。人类细胞内的 HR 分子机制分析在存在 5 个旁系同源物(XRCC2、XRCC3、RAD51B、RAD51C 和 RAD51D)的情况下就会显得颇为复杂。研究表明上述这些蛋白之间的联合作用能够形成一个大的重组子结构,但目前对于其机制仍没有得到阐明。

在酵母体内,RAD52 蛋白被假定是将 RAD51 装载于 DNA 之上的一种重要的辅因子,并且它的变种在 HR 方面具有非常严重的缺陷,从而对各种诱变剂具有敏感性。RAD52 的功能被假定是从 ssDNA 上以有序的方式清除掉 RPA,从而允许 RAD51 接近 ssDNA。相比之下,脊椎动物细胞内 RAD52 的删失则会导致一个相当温和的表型,该表型呈现中度减少的 HR 且对诱变剂的敏感性几乎没有增加。高等真核细胞内 RAD52 的功能目前已被假定为对于多功能蛋白 BRCA2 的功能而言是冗余的,但是目前人们对于这些反应的细节在很大程度上仍处于猜测的阶段。

最后,HR 的最后步骤是 Holliday 连结体的分解。原核生物与真核生物内 HR 过程的普遍相似性表明该种过程也可能是类似的。在 *E. coli* 体内 DNA 环分解是由 RuvABC 复合体来完成的,该复合体通过在相同极性链的对侧切割而承担着 ATP 驱动的分支迁移和外切核酸酶性分解。目前还没有在高等真核生物体内鉴定出解离酶复合体的组成成分,但实验证据表明 MUS81 和 RAD51 的横向同源物 RAD51C 可能是其组成成分。

（二）非同源末端连接

顾名思义,非同源末端连接(non-homologous end joining,NHEJ)的正式定义为游离的

DNA 末端的直接连接而不需要广泛的序列同源性或者遗传重组。该通路对脊椎动物细胞具有重要意义。这是由于在高等真核生物的带有许多重复区域特征的庞大基因组中,要识别正确搭配的同源序列极其困难。相比之下,酵母细胞则仅仅利用 NHEJ 作为一种次要通路,大概是因为在其基因组(明显缺乏内含子和高度重复序列)内更易于找到同源序列。正是因为这个理由,在 X 线敏感性酵母突变株中参与 NHEJ 的基因在初步筛选时被遗漏,而只是后来通过比较来自高等脊椎动物(主要是啮齿类动物)的序列时被发现。在收集 X 线敏感性的中国仓鼠卵巢细胞系(Chinese hamster ovary,CHO)过程中,通过克隆突变的基因而鉴定出该通路中的许多基因,随后被命名为 XRCC。

有许多障碍会阻止受损末端的直接连接。其中最主要的就是 ROS 或者 IR 对磷酸二酯酶骨架的攻击几乎都会留下一个难以连接的异常的末端区。除了通常涉及单链切割的过程以外,除掉环状和瓣状结构常常是必要的。许多末端处理功能被认为是由前面所述及的 MRN 复合体来承担。NHEJ 融合产物的分析表明这些过程受到 DNA 断裂位置两侧的微同源(microhomology)序列的影响,尤其是发现那些小至 1～4bp 大小的互补区。断裂的染色重新连接的另一个问题是必须保持附近的断端直到修复蛋白被招募于断裂处。候选者包括了受组蛋白维持的高级结构,并黏附于核基质当中。

NHEJ 的早期步骤之一是对 DNA 末端具有高度亲和力的蛋白的结合。这种结合活性是在野生型 CHO 细胞的提取物中发现,而在 X 线敏感的 CHO 突变株 xrs-5(其 XRCC5 基因带有一个突变)是缺乏的。这种活性具有结构特异性,但不具有序列特异性且能够识别 dsDNA 末端。其结合因子就是以往研究所分离出来的称为 Ku 的蛋白。Ku 最早是从自身免疫性疾病病人血中鉴定出来的,该因子是根据病人名字的前两个字母而命名的。Ku 被不同研究领域的研究者多次证实。它是由 ~70kDa 和 ~80kDa 两个亚单位组成,而 80kDa 亚单位(Ku80)是目前已知的 XRCC5 的人类同源物。研究数据清楚地表明 Ku 蛋白是原核细胞和真核细胞内最充足的 dsDNA 末端结合蛋白,并且是 IR 诱导的不依赖 HR 的 DSB 修复所需要的,在 DSB 修复中起极为重要的作用。

许多体外研究证实 Ku 异源二聚体牢牢地结合于 dsDNA 末端之上,形成 25bp 的足迹。差不多所有的 DNA 末端都是以高度亲和力结合在一起。该过程伴随着仅有几个氨基酸与磷酸二酯骨架之间的相互作用,并且与其碱基序列是不相关的。结构分析表明该异源二聚体包绕了 DNA 将近有两个螺旋,这与足迹结论有良好的相关性。这些环状结构的形成看起来并没有受到 DNA 结合的修饰。但 Ku 复合体在 DNA 被再连接时是如何被清除掉的?推测可能该过程需要蛋白降解,但目前仍缺乏相关的实验数据。该复合体能够以不依赖性能量的方式发生易位而远离断端,并且已有研究表明这样可能促进末端结构的进一步处理。Ku 的体内研究目前仍不清楚。该复合体的潜在作用包括保护断端防止受混杂的核酸外切酶活性的作用,从而促进 DNA 末端的对齐,并可为带有催化活性(NEHJ 活性所需要的)其他蛋白充当脚手架的作用。其中最重要的一种蛋白就是 DNA-蛋白激酶的催化亚单位(DNA-protein kinase catalytic subunit,DNA-PKcs)。

DNA-PKcs 是一种分子量为 469kDa 的蛋白,它与 Ku 异源二聚体相关。在缺乏 Ku 的情况下,DNA-PKcs 具有某些丝氨酸-苏氨酸激酶活性。然而,该种活性明显受游离 DNA 末端和 Ku 的刺激。正如前面所述及的,Ku 蛋白具有一个 ~25bp 的足迹,而 DNA-PKcs 则需要额外的 18bp。如果 DNA 太短(~26bp),则其与 Ku 之间的交互作用则会使该种激酶失活,这是由于其长度对于两种蛋白之间的结合是不够的。有一种抑制性的自磷酸化过程可以导致其从 Ku 蛋白分离开来。这可能具有生理意义,因为该步骤可能导致 DNA 修复的延续所需的游离端的暴露。哺乳细胞内磷酸化的靶蛋白的相关问题目前仍不清楚,虽然有学者进行了大量的研究。其中有一个靶可能是上文 HR 部分所论及的 MRN 复合体中的 Mre11 蛋白。可能受激活蛋白的作用是通过其 3'-5'核酸外切酶活性来露出微同源区,然而,这种功能在哺乳细胞内则值得怀疑。另一个公认的靶就是组蛋白 H2A 亚种 H2AX。这种磷酸化被称作 γH2AX,并在 DNA 损伤之后 1~3 分钟即可被发现。研究认为该种磷酸化形式受到除 DNA-PK 以外的激酶所介导,并能围绕 DSB 而继续行进百万个碱基。这种修饰可改变染色质的结构,从而允许 DNA 修复继续进行下去。DNA-PK 的另外一个作用就是促进断裂的 DNA 末端的联会。

在联会及末端修剪之后,NHEJ 的最后步骤就是连接。该步骤所需的连接酶是连接酶 Ⅳ。该酶与必需的搭档 XRCC4 一起发挥作用。这是一种小的(38kDa)核磷蛋白,能够对 X 线敏感性 CHO 细胞 XR-1 起到补充作用。该蛋白在体外实验中是 DNA-PK 介导的磷酸化的靶标,但是该种修饰的功能目前仍不清楚。XRCC4 通过与两个 BRCT 结构域相互作用而与连接酶Ⅳ紧密地联系在一起。最后,完成 NHEJ 需要填补单链缺口,高等真核细胞内的 X 族 DNA 聚合酶 λ 和 μ 参与了这一过程。

六、DNA 损伤耐受机制

即使当 DNA 修复和细胞周期检查点控制全功能的运转,某些 DNA 损伤也会常常持续存在于整个基因组的复制过程中。DNA 损伤持续存在的原因包括:①高水平的损伤;②难以修复的损伤;③没有得到有效修复的基因组区域;以及④细胞周期的 S 期内所发生的 DNA 损伤。但是,机体的细胞通过进化已发展出一套 DNA 损伤耐受系统以允许在 DNA 损伤存在的情况下进行完整的复制。该种耐受而不是清除 DNA 损伤的反应至少由两种机制组成:其一是模板转换;其二是损伤旁路。损伤旁路大大增加了突变的可能性。其实,易误性损伤旁路构成了细胞内 DNA 损伤诱导突变的主要机制。

为了防止未修复的损伤阻碍 DNA 复制而引起剧烈的细胞死亡,细胞内有种称为跨损伤合成(translesion synthesis,TLS)的机制可以耐受 DNA 损伤的存在;它允许 DNA 合成绕过损伤继续进行下去。TLS 是指当 DNA 受到损伤时,复制性聚合酶复合体就会在损伤处停顿,跨损伤合成聚合酶置换受阻的复制性聚合酶并以损伤核苷酸为模板,通过 TLS 聚合酶使碱基掺入到复制终止处而进行合成,从而通过损伤;在合成了一短补丁后 TLS 聚合酶自模板处分离,复制性聚合酶复合体又恢复其持续的 DNA 合成(图 15-12)。有关的遗传学证据显示,细胞内的 TLS 有两种亚通路:无误性(error-free)TLS 和易误性(error-prone)TLS。无误性 TLS 主要是在损伤对侧掺入正确的核苷酸,而易误性 TLS 则常在损伤对侧掺入不正确的核苷酸。因而,无误性 TLS 是一种避免突变的机制,而易误性 TLS 则是一种产生突变的机制。无论是无误性 TLS,还是易误性 TLS,它们均是机体细胞对 DNA 损伤的一种耐受方式。TLS 提高了细胞对 DNA 损伤剂杀细胞效应的抵抗性,使生物体在遗传毒性刺激条件下得以进化和适应,从而促进生物界的演变。

跨损伤合成利用一套专门的 DNA 聚合酶来复制而通过受损伤的 DNA。TLS 聚合酶的共同特征就是有更为开放的活性位点允许它们容纳不规则的模板结构,并且缺乏 3'→5'外切核酸酶的校读活性。这些特征使得 TLS 聚合酶能够复制包含损伤的 DNA,但是同时也使它们在本质上是易误性的。TLS 聚合酶通过在受损及未受损模板上掺入不正确的核苷酸而

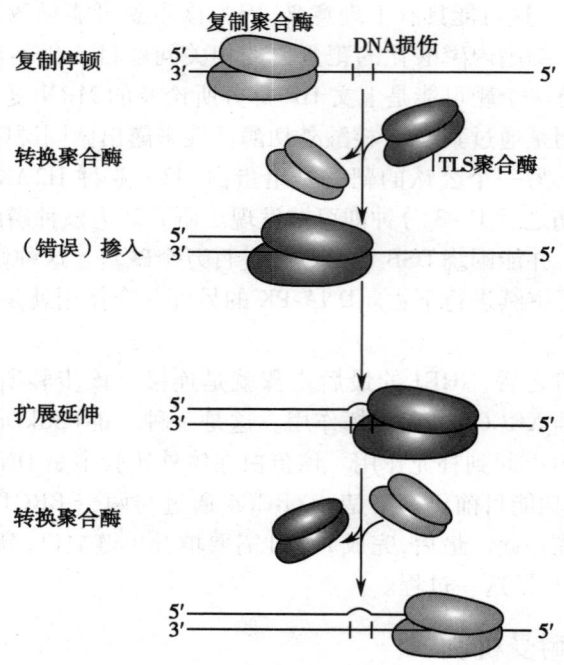

复制停顿 复制聚合酶 DNA损伤

转换聚合酶 TLS聚合酶

（错误）掺入

扩展延伸

转换聚合酶

图 15-12 跨损伤合成流程

经常引入突变,因此必须受到精确地控制。在酿酒酵母中,受损伤 DNA 受到 *RAD6* 上位基因群的调节。其中某些成员所编码的酶参与了泛素结合,泛素(ubiquitin)是一种存在于大多数真核细胞中的小蛋白。它的主要功能是标记需要分解掉的蛋白质,使其被水解,当附有泛素的蛋白质移动到蛋白酶的时候,蛋白酶就会将该蛋白质水解。Rad6 是一种 E2 泛素结合酶,它通常是与 Rad18(一种包含了环指结构域的 E3 泛素连接酶)一起发挥作用。另外一对 E2/E3 酶则由 Mms2/Ubc13(一种结合泛素的酶)和 Rad5(一种环指泛素连接酶)组成。该种复合体是独特的,因为在多聚泛素链中它的形式是通过泛素内的赖氨酸 K63 而不是更为常见的用作靶向蛋白酶体降解的蛋白中 K48。最近的研究表明,这些酶在损伤耐受通路中的主要作用靶点是复制持续性因子 PCNA。在对 DNA 损伤作出反应的过程中,Rad6 和 Rad18 催化单泛素基序结合于 PCNA 的保守的 K164 残基之上。多个泛素分子能够在随后被添加上,从而在 Rad5 和 Mms2/Ubc13 催化的反应中形成一个 K63 连接的多聚泛素链。令人感兴趣的是,该两种修饰存在两种不同的后果。多聚泛素化促进受阻复制叉无误性的重组介导的营救。这个过程及其在 PCNA 多聚泛素化介导之下的调节机制目前仍不清楚。相比之下,PCNA 单泛素化则催化 TLS 过程。TLS 聚合酶 Polη 和 Polι 借助两个进化的保守的泛素结合结构域优先与 PCNA 的单泛素化形式相互作用。这样的结构域存在于所有的 Y 族 TLS 聚合酶(REV1、Polη、Polι 和 Polκ)当中。

许多聚合酶除了它们在 TLS 当中的作用之外,还参与了 DNA 处理过程。这其中包括了体细胞超突变、同源重组、核苷酸切除修复和碱基切除修复等。这些领域是当前研究的热点。

（胡恭华　何云　庄志雄）

参 考 文 献

1. Giglia-Mari G,Zotter A,Vermeulen W. DNA damage response. Cold Spring Harb Perspect Biol,2011,3(1):
   a000745. 1-19.

2. Koshland Jr D E. Molecule of the year:the DNA repair enzyme. Science,1994,266(5193):1925-1926.

3. Yi C,He C. DNA repair by reversal of DNA damage. Cold Spring Harb Perspect Biol,2013,5(1):a012575. doi:
   10. 1101/cshperspect. a012575. Review. Erratum in:Cold Spring Harb Perspect Biol,2014,6(4):1-18.

4. Erie DA,Weninger KR. Single molecule studies of DNA mismatch repair. DNA Repair (Amst),2014,20:
   71-81.

5. Morita R,Nakane S,Shimada A,et al. Molecular mechanisms of the whole DNA repair system:a comparison of
   bacterial and eukaryotic systems. J Nucleic Acids. 2010:179594. doi:10. 4061/2010/179594.

6. Erie DA,Weninger KR. Single molecule Studies of DNA Mismatch Repair. DNA Repair (Amst),2014,20:
   71-81.

7. Wallace SS. Base excision repair:a critical player in many games. DNA Repair (Amst),2014,19:14-26.

8. Wallace SS,Murphy DL,Sweasy JB,et al. Base excision repair and cancer. Cancer Lett,2012,327(1-2):73-89.

9. Lieber MR. The mechanism of double-strand DNA break repair by the nonhomologous DNA end-joining
   pathway. Annu Rev Biochem,2010,79:181-211.

10. Heyer WD,Ehmsen KT,Liu J. Regulation of homologous recombination in eukaryotes. Annu Rev Genet,2010,
    44:113-139.

11. Kisker C,Kuper J,Houten BV. Prokaryotic Nucleotide Excision Repair. Cold Spring Harb Perspect Biol,2013,5
    (3):a012591. doi:10. 1101/cshperspect. a012591.

12. Wood RD1,Mitchell M,Sgouros J,et al. Human DNA repair genes. Science,2001,291(5507):1284-1289.

第十六章

毒物所致的表观遗传损伤与机制

随着组学分析技术和人类基因组计划的完成,有力地促进并丰富了基因及基因组学的概念和内涵,同时也大大地推动了功能基因组学的研究和发展。基于"组学"(-omics)的研究表明,基因组除了具有传统意义上的由 DNA 编码的遗传信息(genetic information)外,还存在着大量 DNA 序列之外的遗传信息,主要包括非编码 RNA(non-coding small RNA)、DNA 甲基化(DNA methylation)、组蛋白修饰(histone modification)、染色体重塑(chromatin remodeling)等,近年来众多的研究表明这些遗传信息最显著的特点是在 DNA 序列本身没有发生改变的前提下,可引起基因表达调控的改变,并最终导致了表型的变化,因此将他们统称为表观遗传学(epigenetics)信息。经典的遗传学中 DNA 编码遗传信息提供了生命必需的蛋白质模版,而表观遗传学信息提供了何时、何地、以何种方式去执行遗传信息,两者共同参与了基因的表达调控并实现表型的改变。现有的研究表明,表观遗传学信息广泛参与了基因的表达调控、胚胎发育、基因组印迹和 X 染色体灭活等生命活动,同时也与细胞分化和增生、衰老、肿瘤以及多种疾病发生有密切关系,表观遗传学已是生命科学领域的一个前沿和热点。环境化学物、物理因素、生物因素、社会行为心理因素等在毒性作用以及诱发的多种疾病中,遗传因素与表观遗传学共同发挥着重要的作用,因此,重视表观遗传学的研究,不仅可以更为深入了解毒性作用和疾病发生的机制,而且为有害因素的危险性评价和管理提供更为全面的资料,对于保护环境和人体健康具有重要的意义。本章主要讲述目前研究最为广泛和深入的 DNA 甲基化与非编码 RNA 在毒物损伤中的作用,同时简要介绍染色体重塑和组蛋白修饰对基因表达影响和在毒物毒性中的作用。

第一节 DNA 甲基化与毒物的毒性作用

一、DNA 甲基化与基因表达调控

DNA 甲基化(DNA methylation)作为表观遗传修饰的主要方式之一,广泛存在于细菌、植物和哺乳动物中,它是由 DNA 甲基化酶介导的一种化学修饰,通过 DNA 甲基转移酶(DNMT)将腺苷蛋氨酸中的甲基转移到 DNA 序列中的 CpG 二核苷酸中,使其中的胞嘧啶甲基化,从而影响局部和整个基因组 DNA 的转录过程(图 16-1)。在哺乳动物细胞中,胞嘧啶甲基化主要发生于 CpG 双核苷酸序列中,少数发生在 CpNpG 以及非对称性的 CpA、5CpT 序列中。

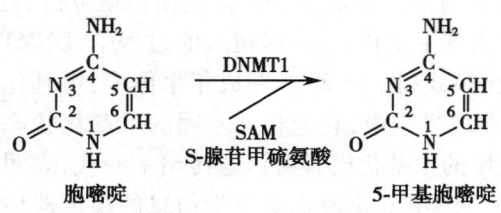

图 16-1　胞嘧啶甲基化反应
在甲基转移酶的作用下，将甲基供体 S-腺苷甲硫氨酸（SAM）的甲基转移到胞嘧啶的 5' 位，形成 5-甲基胞嘧啶（5-methylcytosine，5mC）

DNA 甲基化产生是由 DNA 维持型甲基化酶（maintenance methyltransferase）、DNA 从头甲基化酶（*de novo* methyltransferase）和脱甲基酶（demethylases）等共同决定的。在配子和胚胎发育的早期，初始的 DNA 甲基化需要从头进行，此时从头甲基化酶开始表达，并作用于非甲基化的 DNA 链，产生半甲基化的双链 DNA。在发育完全的个体组织中，从头甲基化酶的活性相对较低。维持型 DNA 甲基化酶主要催化半甲基化的双链 DNA 在对称部位产生甲基化，当 DNA 双链合成后，便在维持性甲基化酶催化下，从 S-腺苷酰-L-甲硫氨酸（SAM）转移一个甲基到胞嘧啶第 5 位碳原子形成 5-甲基胞嘧啶（5mC），使新合成的半甲基化双链 DNA 完全甲基化，从而保持 DNA 复制过程中分化细胞特有的甲基化模式，确保 CpG 甲基化模式在有丝分裂过程中遗传到子代细胞，因此，维持型甲基化酶的活性在增殖细胞中较高。去甲基化酶可以去除 5mC 残基，推测其可能参与了未分裂细胞中甲基化模式的修饰过程。

在哺乳动物细胞中，目前已经发现了 DNMT1、DNMT2、DNMT3A、DNMT3B 等甲基化酶，DNMT1 主要起维持型甲基化酶作用，其方式是在 DNA 复制过程中，DNMT1 可以识别 CpG 序列，如果亲代 DNA 链上 CpG 为甲基化，则子代相应的 dC 残基亦被甲基化；如果亲代 DNA 链上 CpG 未甲基化，DNMT1 则滑过该位点，从而使甲基化模式得以保留，并遗传给下一代。DNMT1 是 DNA 复制中保持甲基化模式所必需的，在维持 DNA 甲基化和保持基因组稳定性方面有着重要作用。DNMT3A 和 DNMT3B 在人类细胞中主要起从头甲基化作用，它们与 DNMT1 的结构域部分同源，与未甲基化的 DNA 链亲和性高，主要作用是建立新的甲基化模式，在体外具有将甲基加到未甲基化 DNA 上的功能。在发育过程中 DNMT3A 和 DNMT3B 一般为高表达，尤其是在从头甲基化发生的阶段，而在体细胞中，DNMT3A 和 DNMT3B 都表达下调。DNMT2 与 DNMT1 结构同源，与 DNMT1 功能相似（图 16-2）。

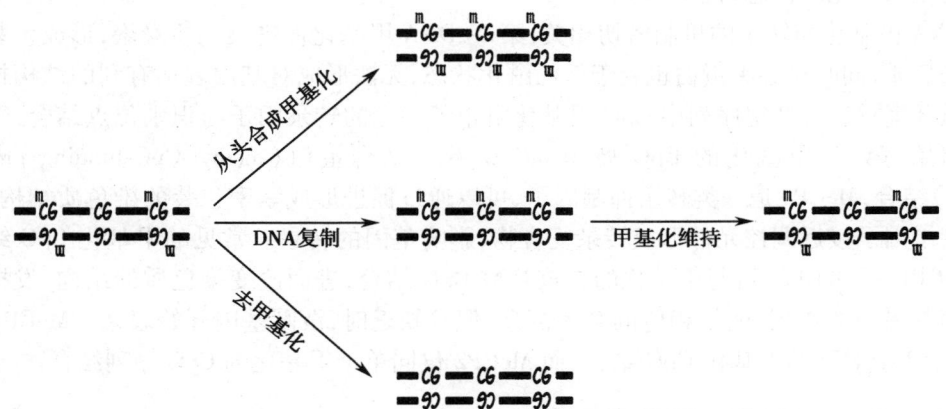

图 16-2　维持甲基化、从头合成甲基化和去甲基化
维持甲基化是指根据亲链上特异的甲基化位点，在 DNA 半保留复制出的新生链相应位置上进行甲基化修饰过程；从头甲基化是在原来没有甲基化的双链上进行甲基化的过程；DNA 去甲基化是指 5-甲基胞嘧啶被胞嘧啶取代的过程，一种是主动去甲基化，一种是 DNA 复制相关的去甲基化

DNA 甲基化酶介导的 DNA 甲基化模式是在发育过程中的某些特定的阶段确立的,在 8 个细胞的胚泡形成期,细胞内发生全基因组范围内低甲基化;在胚泡植入的过程中,DNMT3b 和 DNMT3a 通过从头甲基化作用建立新的甲基化模式(图 16-2)。在成年个体中,甲基化的程度和模式表现出明显的组织、细胞特异性;在衰老过程中,衰老相关基因的甲基化状态会逐步发生改变。另一方面,基因组内某些特定区域的甲基化模式可以遗传给下一代,表明甲基化模式在发育的各个阶段都得到了保持,即特定的甲基化模式对生物信息的稳定遗传有保护作用。

在原核生物中,DNA 甲基化可以阻止限制性核酸内切酶对宿主自身的切割作用,阻碍外来 DNA 的重组作用;同时,原核生物 DNA 甲基化还参与 DNA 复制、修复、重组、突变等过程。高等哺乳动物在进化过程中,基因组内的 CpG 序列逐渐减少,主要以两种形式存在:一种是 CpG 岛(CpG island),为 1kb 左右富含 CpG 的片段,分布在 1% ~2% 基因组 DNA 中,这部分 CpG 岛常位于管家基因和许多组织特异性表达基因的 5'端调控区内(包括基因的启动子),处于非甲基化状态。目前研究表明,仅有少数 CpG 岛的 CpG 序列处于甲基化状态,如印迹基因和女性体细胞中位于失活的 X 染色体上的基因。另一种是散在的 CpG,广泛散布在约 98% 的 DNA 中,约 50 ~100bp 出现一次,且为高甲基化状态。基因组 CpG 特殊甲基化的模式将基因组划分为转录活跃和不活跃的区域,通过调控基因表达从而广泛参与各类生物遗传信息的调节过程。

一般而言,表达活跃的基因总是处于低甲基化状态,而当甲基化水平升高后,则转录受到抑制,稀疏分布的 CpG 甲基化只能关闭弱启动子所控制的基因,而高密度 CpG 区域甲基化后,即使强启动子也无法活化基因表达。典型的例子是正常胚胎发育过程中位于失活的 X 染色体上的基因及遗传印迹基因,它们均通过 5'端 CpG 岛的甲基化而关闭。在胚胎发育过程中,管家基因由于转录因子的持续存在和 5'端转录启始复合物的形成阻碍了 DNA 甲基化酶的接近而处于非甲基化状态;组织特异性表达的基因则在特异性信号诱导下逐渐甲基化而表达失活,直到相应的特异性组织细胞开始分化时,在活化信号的诱导下,其 CpG 岛去甲基化,使这些关闭的组织特异性表达基因重新开放,这种基因启动子区域的去甲基化改变可作为基因活化的标志(图 16-3)。

DNA 甲基化与转录的机制密切相关:第一,DNA 甲基化促进染色质凝聚,形成包装紧密的异染色质,同时核心组蛋白也处于低乙酰化状态,无法形成对基因表达有利的结构松散的染色质环境;第二,特定序列中 CpG 甲基化阻止了特定的转录因子与识别位点结合,干扰转录的启始;第三,甲基化的 CpG 岛与 mCpG 专一结合蛋白(methyl-CpG-binding proteins, MeCPs)结合,MeCPs 是一类转录抑制因子,可以通过促进形成紧密包装的染色质结构,并且阻止转录因子接近调控元件形成转录复合物,影响基因的转录。常见的甲基化 CpG 结合蛋白(MeCP1 和 MeCP2)可与甲基化的二核苷酸 CpG 结合,进而改变染色质的结构,发挥类似转录抑制蛋白的作用,能使相应的基因沉默,但其缺乏时,沉默基因开始表达。MeCP1 可以与至少 12 个对称的甲基化 CpG 结合,而 MeCP2 仅同单个甲基化的 CpG 序列结合。

二、DNA 甲基化与遗传学改变

DNA 甲基化与内源性突变。外源性与内源性致突变因素诱发的遗传学改变都有可能涉及到 DNA 甲基化的异常改变。细胞本身就具有一些内源性诱变因素,如 DNA 脱嘌呤和脱嘧啶,氧自由基引起 DNA 损伤、DNA 复制、修复错误及 CpG 脱氨基。相对于低等脊椎动

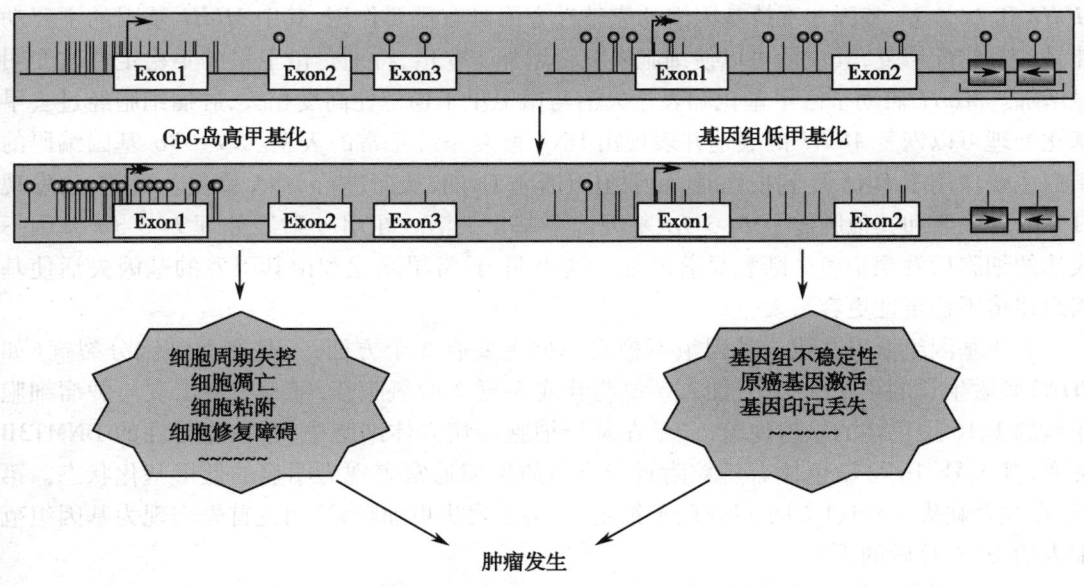

图 16-3　肿瘤发生过程中,DNA 甲基化与基因表达调控

在癌变过程中,基因组范围内散发的 CpG 二核苷酸序列普遍发生低甲基化,导致染色体的断裂、易位、丢失以及部分原癌基因的激活;抑癌基因的启动子区域 CpG 岛 DNA 发生高甲基化,造成相关基因的表达失活,这些基因涉及到细胞周期调控、细胞凋亡、DNA 修复、细胞黏附等多条信号通道。Nat Rev Genet, 2007,8:286-298

物而言,脊椎动物 DNA 甲基化程度增高,甲基化的胞嘧啶脱氨基突变为胸腺嘧啶(mC→T)的速度是同样条件下非甲基化胞嘧啶脱氨基突变为尿嘧啶(C→U)速度的 4.5 倍,并且相对于 C→U 突变,细胞识别并切割 mC→T 突变引起的 G:T 错配更加困难。这种内源性的突变过程造成的 G:T 错配不能被 100% 修复,就使得突变遗传给下一代。在脊椎动物基因组中,大约有 37% 的 CpG 二核苷酸位于基因编码区,而且许多研究证实细胞恶变过程中 DNA 甲基化酶表达明显增强,其过表达增加了胞嘧啶突变的可能性,可能会促进细胞转化。尽管 CpG 二核苷酸只占基因组很小比例,但有超过 30% 的已知疾病相关点突变均发生在 mCpG 序列上。甲基化的 CpG 诱导 C→T 突变,可能导致抑癌基因丧失功能,例如 p53 基因约有 40% 的点突变发生在 CpG 序列。肺癌中最常见的 p53 突变为 C:G→T:A,而且均位于 p53 进化保守的编码区,从而造成 p53 基因功能丧失。

基因组范围内的低甲基化可以引起整个基因组的不稳定性。大量的研究表明,在正常体细胞中,1 号、16 号染色体着丝粒附近的异染色质区域处于甲基化状态,但在乳腺癌、卵巢癌细胞中,该区域表现出异常的低甲基化同时伴随有一系列染色体异常,包括形成等臂染色体、不平衡易位、缺失、重组等。研究认为,甲基化可能通过某种机制标记染色体区域,并使该区域发生断裂/丢失。在一些肿瘤中,DNA 高甲基化可发生在染色体的断裂点丛集区(breakpoint cluster region),如在 CML 病人中,高甲基化发生在 22 号染色体的断裂点丛集区,而在正常脊髓细胞中无该现象。DNA 甲基化和染色体断裂可作用于同一等位基因的现象反映了不稳定的染色体本身容易发生甲基化或缺失。另外,基因组广泛的低甲基化使染色质处于松散结构,因此对核酸内切酶的酶切作用以及氧化剂的损伤更加敏感;相反 DNA 修复蛋白不易识别和接近 DNA,加重了染色体不稳定性。

CpG 岛的甲基化可能先于细胞内的遗传不稳定性发生,并加剧了基因组的不稳定性。

MLH1 和 *14-3-3σ* 基因在维持基因组的完整性方面具有重要作用,其中 *MLH1* 基因的主要功能是参与错配修复,其失活可以使细胞内突变增加 100 倍,特别是微卫星的不稳定性改变明显增加。*MLH1* 启动子区甲基化和表达失活与微卫星不稳定性高度相关,肿瘤细胞经过去甲基化处理可以恢复 *MLH1* 的表达并表现出 DNA 修复系统正常的表型。*14-3-3σ* 基因编码的蛋白主要作用于 DNA 受到损伤时,使细胞阻滞于 G_2 期,从而进行 DNA 修复。目前,已发现 91% 的乳腺癌和其他肿瘤中 *14-3-3σ* 基因因甲基化失活。在用 γ-射线处理 *14-3-3σ* 基因不表达的细胞后发现染色体断裂显著增加。这表明,异常甲基化和由其引发的基因失活使基因组遗传不稳定性更容易发生。

关于基因组低甲基化与基因组不稳定证据主要有 3 个方面:一是在促细胞分裂剂(如 PHA)刺激生长的正常细胞中,加入 5-氮胞苷或 5-氮-2-脱氧胞苷,细胞中会出现与肿瘤细胞相似的 1、16 染色体的重组现象;二是在肾母细胞瘤病人体细胞中,存在遗传性的 DNMT3B 突变,其 1 号、16 号染色体着丝粒附近异染色质区域通常表现为明显的低甲基化状态。第三,在纯合缺失 DNMT1 的小鼠胚胎干细胞中,突变发生更加频繁,而且首先表现为基因组范围内的 DNA 片段的丢失。

DNA 甲基化与突变共同调控基因表达。目前大量的研究表明,在多种疾病的发生过程中,均涉及到一系列遗传和表遗传学的异常改变,两者共同调控基因的表达。在传统的"二次突变"导致基因的失活机制中,基因的异常高甲基化可能在二次"打击"失活过程中发挥作用。在肿瘤发生过程中,早期的研究认为抑癌基因失活主要在于遗传学上的改变,包括突变与缺失。但近年来,大量的研究表明,抑癌基因的 5′端 CpG 岛区域在肿瘤细胞中是甲基化的热点。抑癌基因的失活可以是两个等位基因 CpG 岛甲基化或者甲基化合并突变、缺失的结果。从目前的研究看,突变、缺失、甲基化是抑癌基因失活的三大机制(图 16-4)。但

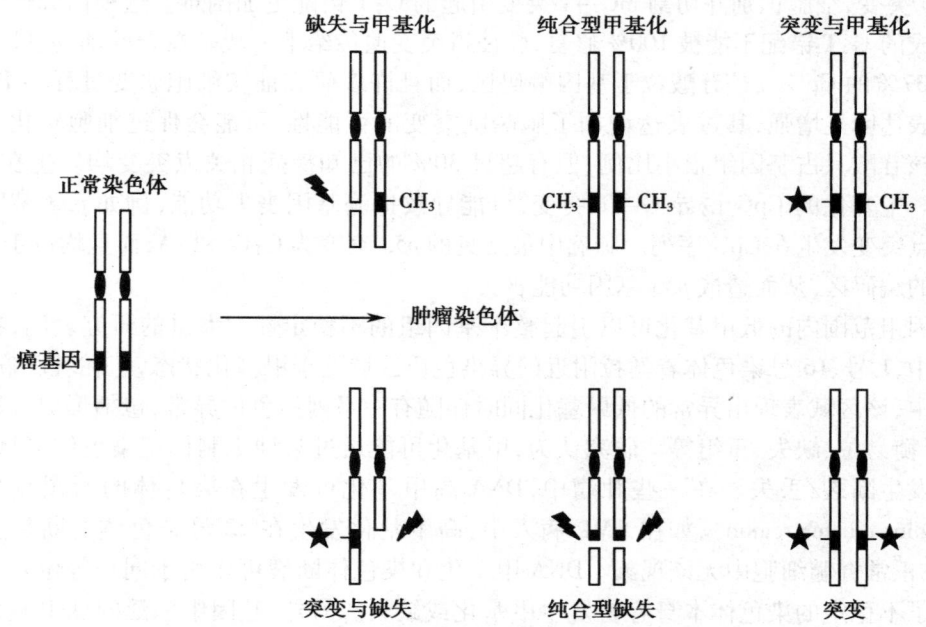

图 16-4 抑癌基因失活的遗传和表遗传学机制

DNA 甲基化、突变和缺失可以在两个等位基因单独或联合作用,最终导致基因的表达降低或失活。Costello JF. J Med Genet,2001,38:290

是,对于特定的基因来说,一般是某一种机制起主要作用,即特定基因的失活有一定倾向性。在大多数肿瘤中,*p53* 基因一般因缺失导致其中一个等位基因失活,而另一等位基因则一般由于点突变的机制失活。*p16* 基因的失活则涉及到 3 种机制,其中纯合缺失和甲基化占主导地位。

三、环境毒物所致与 DNA 甲基化改变

(一) 有机污染物导致的 DNA 甲基化改变

多环芳烃(polycyclic aromatic hydrocarbons, PAHs)和邻苯二甲酸酯(phthalate esters, PAEs)是污染最广且与人类日常生活联系最为紧密的两类物质。多环芳烃主要来源于石油、木材、烟草等有机物不完全燃烧而产生,迄今已发现有 200 多种 PAHs,最常见的有苯、苯并[α]芘、苯并[α]蒽、萘、苊烯、苊、芴、菲、蒽等,具有明显的遗传毒性和致癌性。近年来,新的研究表明,很多 PAHs 具有遗传毒性的同时,还能明显影响基因组甲基化改变,两者共同参与了基因的表达调控并导致肿瘤等疾病的发生。PAEs 是一类脂溶性人工合成有机化合物,主要有邻苯二甲酸二丁酯(DBP)、邻苯二甲酸二乙基己基酯(DEHP)和邻苯二甲酸丁基苄基酯(BBP)等。PAEs 是目前全世界普遍使用的增塑剂,广泛应用于塑料薄膜、塑料制品、化妆品、纸张等日常生活的各个领域。多数的 PAEs 属于环境雌激素,具有明显的生殖发育毒性。

Pavanello 等人通过人群流行病学研究发现,暴露与较高浓度的 PAHs 非吸烟的焦炉工人外周血全基因组 LINE-1 和 Alu 序列(Alu sequences)甲基化明显升高,并且与尿液中代谢产物正相关;p53、HIC1(hypermethylated in cancer)基因启动子发生明显的低甲基化,与 PAHs 相关的代谢产物负相关。Herbstman 等人也发现,暴露于 PAH 使孕妇脐带血白细胞基因组发生低甲基化,而且这种低甲基化与脐带血中 DNA 加合物的浓度明显相关。另外,一些动物实验也表明暴露于城市及工业污染源的小鼠,其精子细胞全基因组出现高甲基化的现象,可能与空气污染物的生殖毒性相关。苯作为最为常见的 PAHs,其主要靶器官是造血系统,传统研究具有明显的遗传毒性,可导致再生障碍性贫血和血液系统肿瘤。Bolla、我国胡俊杰等人对苯的流行病学和实验室分析中发现,苯暴露人群外周血淋巴细胞 DNA 全基因组甲基化明显降低,而一些关键的抑癌基因,如 *p53*、*p16*、*p15* 等基因发生高甲基化,动物实验和体外细胞学实验均表明苯暴露可以诱发抑癌基因低甲基化失活,进而导致血液系统肿瘤的发生。此外,还有很多研究证实吸烟和 DNA 甲基化有相关性。研究表明,一些特异基因的启动子甲基化常常出现在吸烟的肺癌患者中,而很少出现在非吸烟的肺癌患者中,例如 *p16*、O6-甲基鸟嘌呤-DNA 甲基转移酶(MGMT)在肺癌吸烟者中的甲基化率高于非吸烟者,且甲基化率随着吸烟数量的增加而升高。

PAEs 多数属于环境雌激素,PAEs 遗传毒性效应在动物试验、人群研究中获得的支持并不多,一般而言不会导致明显的遗传学改变,因此研究其表观遗传学机制,可能是找到其毒性作用机制的途径之一。双酚 A(BPA)是广泛使用的塑料制品添加剂,HO 等观测了大鼠前列腺中多种基因特异性 DNA 甲基化模式的改变,包括磷酸二酯酶 4 变体 4(PDE4D4)基因的低甲基化,而 PDE4D4 甲基化的降低与前列腺癌鼠暴露风险增加相关。BPA 处理组可明显影响 DNMT1、DNMT6 等基因的表达,从而对基因组甲基化进行调控,低剂量暴露 BPA(1.5mg/L)可显著导致成熟精子 DNA 甲基化水平与 H3K9me3 水平均明显升高。郑立娟等人在分析双酚 A(DES)毒性作用时发现,精母细胞(GC-2)DNA 总甲基化水平明显降低,DN-

MT1、DNMT3a 及 DNMT3b 表达发生显著性改变,同时一些基因如 *Rxra* 等则发生高甲基化,提示 DNA 甲基化异常改变在 DES 生殖毒性中起着重要作用。

刘文斌等人在研究 3-甲基胆蒽(3-methylcholanthrene,MCA)和二乙基亚硝胺(diethylnitrosamine,DEN)致肺癌的作用机制时,发现从正常支气管上皮、支气管黏膜上皮增生、鳞状化生、不典型增生、原位癌、浸润癌等癌变过程中,全基因组甲基化逐渐降低;同时,涉及多个信号通路的关键抑癌基因发生明显的甲基化异常改变,包括细胞周期调控相关基因 *p16*、*p27*、*p57*、*RASSF1A*,细胞黏附相关基因 *TSLC1*、*TIMP-3*、*N-cadherin*,凋亡相关基因 *DAPK1*、*FHIT* 以及 *SOCS-3* 基因高甲基化导致的基因沉默,这些关键基因的甲基化失活是 MCA 和 DEN 诱导的大鼠肺鳞癌癌变过程中的早期和频繁的事件。进一步分析发现,基因组以及单个基因的甲基化与两种化学物诱发的 DNMT1 和 DNMT3a 表达的增加密切相关,而且是癌变过程中一个具有特征的早期分子改变。相关的研究表明,环境污染物诱发 DNA 甲基化改变以及相关基因的表达变化,是其毒性作用过程中的常见分子事件和可能的机制。

(二)重金属、类金属与 DNA 甲基化

我国土壤、空气、水体中的重金属污染已经十分严重,其来源主要是工业"三废"、煤、石油等矿物燃料的燃烧、农药化肥的过量使用等,包括 Hg、Cd、Pb、Cr、Zn、Cu、Ni 及类金属 As 等。重金属污染与有机污染物不同,金属污染物不能被生物体降解并可蓄积达到对人体有害的水平,对机体产生细胞毒性和遗传毒性效应,甚至诱发肿瘤。一直以来,科学家认为金属致癌性与遗传机制密切相关,但近年的研究表明表观遗传改变也是其致病致癌的重要机制。

镍及其化合物是人类在职业和环境中广泛接触的一类金属化学物,是我国分布较广危害严重的金属污染物之一,具有多系统、多器官、多细胞毒性,被国际癌症研究中心列为第一类致癌物。Arita A 等在中国仓鼠 G12 细胞中采用转基因大肠埃希菌 gpt 活性基因做模型,发现在暴露于镍化合物后,DNA 甲基化改变可引起其表达失活,这表明镍与 DNA 甲基化有关。镍诱发 DNA 高度甲基化的机制还不确定,但一种可能的模式——镍取代镁,增加染色质浓缩,引发从头合成 DNA 甲基化。广州化学致癌研究所研究以及其他研究机构也发现 NiS 诱发细胞恶性转化的过程中,错配修复基因 *hMSH2*、*MGMT* 等基因启动子高甲基化失活。

砷是一种类金属元素。三氧化二砷、砷酸盐可作杀虫剂和木材防腐剂,高纯砷还用于半导体和激光技术中,因此砷大量存在于人类环境中,危害着人类健康,目前已经确认是致癌物。Stevens 的研究发现在燃煤污染型砷中毒患者中,病例组患者 *MGMT* 基因启动子甲基化率明显高于对照组,且随病情的加重而逐渐增高。暴露于高浓度砷人群外周血细胞中 *p53*、*p16* 基因启动子发生明显的高甲基化,甲基化检出率与饮用水中砷的含量呈剂量反应关系。另外一些研究表明,大鼠肝上皮细胞以慢性低剂量砷处理后,细胞的恶性转化与 SAM 水平、全 DNA 甲基化水平和 DNA 甲基转移酶活性降低有关。目前认为,人体无机砷的解毒可通过酶催化 DNA 甲基化进行,此过程以 s-腺苷蛋氨酸为甲基供体,因此认为 DNA 甲基化在砷致癌性和其他砷相关影响中有重要作用。上述的研究也提示了 DNA 甲基化改变是砷中毒发生、发展乃至诱导肿瘤发生的一个早期事件。另外,一些重金属,如镉、铅等,其致癌作用均与其诱导 DNA 甲基化水平改变有关,可以通过非竞争性方式抑制 DNMTs 活性,降低 DNA 甲基化水平激活原癌基因;通过抑癌基因启动子区高甲基化失活,促进细胞增殖、抵抗细胞凋亡。

（三）辐射与 DNA 甲基化

电离（磁）辐射是无处不在的，其危害性一直受到高度重视。高剂量电离（磁）辐射具有明显的生殖毒性、遗传毒性、神经毒性等等，但是我们日常暴露的低剂量电磁辐射是否具有明显的健康效应，尤其是致癌作用，争论还比较大。氡是最常见的放射性物质，职业性接触氡的工人吸入高浓度的 222Rn 会增加肺癌发生的危险度。国内外的一些研究表明，氡暴露肺腺癌患者的痰细胞中检测到 *p16* 和 *MGMT* 高度甲基化，我国某铀矿职业氡暴露人群的痰中检测发现，随着氡子体暴露剂量的增加，*p16* 和 *MGMT* 两个基因的甲基化率也呈逐渐上升的趋势，提示 DNA 甲基化参与了氡毒性作用。一些流行病学研究分析发现部分吸烟诱导的肺癌是由于患者所吸入香烟中放射性同位素的辐射作用所致，香烟中的放射性物质在一定程度可影响 *p16* 基因甲基化，增加了肺癌的危险性。Koturbash 等研究结果表明，小鼠被全身照射（2.5Gy）后，其子代胸腺组织中的胸腺嘧啶 DNA 甲基化明显少于亲代，同时 DNMT1、DNMT3a、DNMT3b 和 MeCP2 水平降低。Kovalchuk 等采用 X 射线全身照射 C57/B1 小鼠，剂量为 50cGy，或慢性照射 5cGy/d，连续照射 10 天，结果发现雄性小鼠肝组织中 *p16* 基因启动子甲基化水平比雌性高。第三军医大学刘永等人在研究普通人群经常暴露的工频（50Hz）电磁辐射生物效应时发现，辐射强度为 1.0mt 时全基因组甲基化水平明显降低，而辐射强度为 2.0mt 和 3.0mt 时全基因组甲基化水平则升高。进一步分析发现，DNMT 1、DNMT 3b 的 mRNA 水平在强度为 1.0mt 的电磁辐射下表达量减少，而在强度为 3.0mt 的电磁辐射表达量增加，DNMT 3a 的表达变化不明显。不同辐射强度表观遗传学效应不同。单个基因 DNA 甲基化分析发现 Nod1、Lrrc9、Tagln 等基因启动子区明显甲基化；表达谱分析证实 *OAS*、*Mx2*、*Ddx58*、*Ifi44* 等基因表达明显改变，这些基因与免疫应激、组蛋白修饰、氧化应激等有关的信号通路高度相关，提示低剂量电磁辐射虽然目前还未明确是否具有致突变和致癌效应，但是却可以通过表观遗传学途径影响免疫、应激等生理过程，从而影响人体健康，但是机制还需要进一步评价。

（四）其他因素与 DNA 甲基化

近年来一些研究还表明，神经心理行为、膳食营养等与表观遗传学的改变密切相关，营养缺乏可以影响 DNA 甲基化和组蛋白修饰。有研究表明，膳食中叶酸、微量元素硒、茶多酚和砷都能影响 DNA 的甲基化。叶酸是合成 s-腺苷蛋氨酸（SAM）的前体，而 SAM 是机体重要的甲基供体，当机体叶酸缺乏时，甲基化供体不足，可能引发 DNA 甲基化水平的变化。比如叶酸缺乏导致的胎儿神经管畸形就与 DNA 甲基化异常变化有关。KIM 等人的研究也表明，叶酸的水平与 DNA 的甲基化水平变化成正相关，利用叶酸含量丰富的饮食喂饲高同型半胱氨酸血症大鼠时，能够明显增加 DNA 甲基化水平，并且胎盘 DNA 甲基化和肝叶酸和 SAM 的水平一致。我国蒋智慧研究表明，低硒日粮组鸡多种组织中甲基转移酶 DNMT1、DNMT3A、DNMT3B 明显下调，全基因组 DNA 甲基化水平与对照组比较整体呈降低趋势。另外一些研究也表明，硒缺乏能够造成 *GSTP1*、*MBD2* 等基因低甲基化而重新表达。由于 DNA 甲基化调控是一个可逆过程，深入研究膳食营养因素与表观遗传学的相互作用，有望利用膳食营养干预疾病尤其是肿瘤的发生具有重要意义。

第二节　非编码 RNA 与毒物的毒性作用

随着基因组研究的深入，许多关于基因组的传统理论受到挑战。现在人们认识到基因组可以普遍转录为 RNA,如人类基因组 93% 的序列都能转录,产物主要是非编码 RNA。这些非编码 RNA 的共同特点是都能从基因组上转录而来,但是不翻译成蛋白,在 RNA 水平上就能行使各自的生物学功能。一般将非编码 RNA 分为看家非编码 RNA 和调节非编码 RNA 两类。看家非编码 RNA 包括了 tRNA、rRNA、snRNA 和 snoRNA 等,它们在细胞中广泛的表达,维持着细胞的基本功能。调节非编码 RNA 又可以分为短片段非编码 RNA(少于 200 个核苷酸,包括 siRNA 和 miRNA)和长片段非编码 RNA(多于或等于 200 个核苷酸)。它们在机体中的表达具有高度的时间和空间特异性。尽管近年来大量研究表明非编码 RNA 能在基因组水平和染色体水平对基因表达进行调控,在表观遗传学修饰中扮演着重要角色,但在毒理学领域中表观遗传学机制的研究相对滞后,本节将主要介绍这两种调节非编码 RNA 在毒物所致表观遗传学损伤中所起的作用及其机制。

一、短片段非编码 RNA

RNA 干扰(RNA interference,RNAi)是与靶基因同源的双链 RNA(dsRNA)诱导的特异转录后基因沉默现象。其作用机制是双链 RNA 被特异的核酸酶降解,产生一段由 20 个左右核苷酸组成的序列,其种子区域能与其靶基因 mRNA 编码区域或启动子区域特异性结合,阻止 mRNA 翻译或引导其降解,从而调节目的基因表达。能发挥这种效应的短片段非编码 RNA 主要有两种:microRNA(miRNA)和 short interfering RNA(siRNA)。它们不仅在调节 mRNA 转录方面发挥功能,而且还直接参与了其他生物进程,如染色质介导的基因沉默和 DNA 重排。

1. miRNA   miRNA 是目前被研究最多的一种调节非编码 RNA。miRNA 由基因组 DNA 编码,多数由 RNA 聚合酶 II 转录,从最初产生的较长的初级转录本(几百到几千个核苷酸,pri-miRNA)相继在细胞核和细胞质中经过加工处理,最终形成成熟的有生物学功能的 miRNA。首先在细胞核内核糖核酸酶 III Drosha 作用下初级转录本被剪切成约 70~75 个核苷酸长度的发卡结构 RNA(pre-miRNA),然后在 Exportin 5 作用下出细胞核进入胞质,再由另一个核糖核酸酶 III Dicer 将发卡结构 RNA 进一步剪切成约 22 个核苷酸的双链 RNA。双链解开后能参与形成 RNA 诱导的基因沉默。能形成 RNA-蛋白复合物(RISC)的单链最终成为成熟的 miRNA。在细胞质中 RISC 能通过完全或不完全配对结合到编码蛋白的信使 RNA(mRNA)的非编码区(3'UTR)引起翻译抑制、RNA 降解或这两种机制协同,最终抑制蛋白质生成。一般来说,通过完全配对结合到靶基因上的 miRNA 将通过 Argonaute 蛋白催化机制导致靶基因的降解;而通过不完全配对结合到靶基因上的 miRNA 将通过阻止翻译启动或者缩短 poly(A)尾的机制来阻断靶基因的翻译。除了负调控作用,研究显示 miRNA 还具有激活翻译的功能。而与 3'UTR 配对发挥作用的并不是 miRNA 的所有碱基,仅有 miRNA 5'端被称为"种子序列"的 6~8 个碱基起主要作用。

生物信息学预测人类 1/3 编码蛋白质的基因受 miRNA 调控。研究还显示某些 miRNA 有很多靶 mRNA,反过来也有很多 miRNA 都有共同的靶 mRNA。目前在 miRNA 数据库中,含有 14 197 条各物种的 miRNA,其中人类的有 940 条(miRBase,Release 15),与各种人类疾病相关的有 346 条。这表明,miRNA 是以复杂网络调控的方式参与生物体生理进程,如果 miRNA 生成或其功能通路发生障碍将会引起复杂的级联反应,导致由生理到病理的转变,甚至一些疾病病程的启动。尽管具体的作用机制需要进一步探究,但一些数据资料表明,miRNA 的异常表达或者 miRNA 基因及其靶基因的单核苷酸多态性多与一些环境暴露相关疾病有关。

香烟烟雾中含有超过 4000 种化学毒素,最常见的如香烟毒素尼古丁、一氧化碳、甲醛、氰化氢等。2009 年,Izzotti 等人首次研究了 miRNA 在香烟烟雾危害方面的作用,研究表明,长期暴露于香烟烟雾后,大鼠肺里的 428 个 miRNA 中有 126 个表达异常,多数 miRNA 表达下调,这与之前关于吸烟危害的研究结果一致——吸烟人群大部分基因的 mRNA 和蛋白表达上调。随后他们通过生物信息学软件 Targetscan 发现,下调的 miRNA 涉及调控应激反应、细胞凋亡(如 miR-34)、增殖(如 let-7 家族、miR-125b)、炎症(如 miR-30a、miR-146 和 miR-155)和血管生成(如 miR-123、miR-222)等生物学进程。以 let-7 家族为例,抑制 let-7 表达能促进细胞增殖,let-7 表达下调可能出现在吸烟导致肺癌发生的早期阶段,这在实体瘤中普遍存在,包括肺癌。因此,let-7 可能是肺癌和吸烟暴露的关键分子。吸烟引起的 miRNA 表达紊乱不仅表现在鼠肺组织中,也存在于肝脏中。另有研究通过比对吸烟人群和非吸烟人群的 miRNA 表达情况发现吸烟能使人类肺组织中 miRNA 表达异常,该研究发现 28 个异常表达的 miRNA 中多数是表达下调。给予吸烟处理的小鼠或大鼠的肺组织中表达下调的 miRNA 与部分吸烟者中表达下调的 miRNA 相同(如 miR-30、miR-99、miR-125、miR-146、miR-223 和 miR-218)。

多环芳烃(PAHs)主要来源于有机物的不完全燃烧,在人类的生产和生活过程中很容易产生。PAHs 进入人体后,大部分经混合功能氧化酶代谢生成各种中间产物和终产物。苯并[a]芘(B[a]P)是多环芳香烃成员之一,在 B[a]P 的主要代谢物 anti-BPDE 恶性转化的细胞系中有 45 个 miRNA 上调,9 个下调。在这些异常表达的 miRNA 中表达下调的 miR-10a 和表达上调的 miR-494、miR-22、miR-106 被证实与致癌有关。国内蒋义国课题组发现 miR-106a 在 anti-BPDE 诱导细胞恶性转化的过程当中起到重要作用,并通过 siRNA、Western blot 和荧光素酶报告实验证实 miR-106a 通过抑制肿瘤抑制基因 *RB1* 的表达从而起到类癌基因的作用。miR-494 和 miR-22 也能通过抑制抑癌基因 *PTEN* 的表达促进肿瘤的生成。另外,赵垚等人通过基因芯片技术在 anti-BPDE 诱导的人支气管上皮细胞(16HBE)恶性转化的细胞模型中发现 miR-506 表达下调,并通过一系列体内外实验证明上调 miR-506 可以通过负性调控 *N-Ras* 基因表达,引起细胞周期 G_0/G_1 期阻滞,使细胞增殖受到抑制。因此推测 miR-506 在 B[a]P 诱导的细胞恶性转化中可能起到了类抑癌基因的作用。

在农业生产中,为提高农药药效、减少农药用量,经常使用复配农药;与此同时,农药对环境中生物的潜在影响也不容忽视。在我国长江中下游和东南沿海地区广泛使用的三唑磷、氟虫腈,是比较有代表性的有机磷杀虫剂和苯基吡唑类杀虫剂。郭江峰等人以三唑磷、氟虫腈为供试药剂,通过 miRNA 芯片技术分别研究它们及其复合物对斑马鱼的 miRNA 表达的影响。三唑磷造成斑马鱼中 miR-30b、miR-135e、miR-365、miR-21、miR-31、miR-203b 和 miR-455 的表达发生改变;氟虫腈造成斑马鱼中 miR-199、miR-22b 和 miR-499 的表达发生改变;而氟虫腈和三唑磷混合物造成斑马鱼中 miR-203b * 、miR-735、miR-9 * 和 miR-128 的表达发生改变。上述 miRNAs 中的 let-7i、miR-21、miR-30b、miR-31、miR-128、miR-155 和 miR-181a 的功能机制已有报道,它们在肿瘤的形成和免疫系统中发挥作用。如 Zhiwei Zhong 等人报道,在人肺癌细胞系当中 miR-21 的表达与一种碱基错配修复基因 *hMSH2* 的表达呈负相关。进一步的研究表明 miR-21 可以直接与 hMSH2 结合从而抑制其表达,miR-21 的上调可以明显提高细胞的 S 期比例从而促进细胞的增殖;而下调 miR-21 的表达会导致细胞 G_2/M 期阻滞,从而抑制细胞的增殖。

　　另外,环境当中还含有相当量的砷及其化合物。砷和它的可溶性化合物都具有毒性。慢性砷暴露与皮肤癌密切相关,也可能和肺癌、肝癌、膀胱癌、肾脏癌、大肠癌有关。关于砷是如何引发癌症的具体机制还不是很明了。Meng 等人在用三价砷化合物处理 HepG-2 细胞后发现,677 个 miRNAs 当中分别有 5 个 miRNA 表达上调和 4 个 miRNA 表达下调。其中表达变化达 2 倍以上的有 4 个,分别是 miR-24、miR-29a、miR-30a 和 miR-210,它们都是表达上调的。他们进一步通过细胞增殖实验、蛋白免疫印迹实验和荧光素酶报告实验确定 miR-29a 通过与靶基因 *PPM1D* 结合,进而抑制肝癌细胞增殖并促进其凋亡。

　　电离辐射作为一种外界的损伤因素,能够直接穿透组织细胞,将能量沉积在细胞中,对细胞造成损伤,是诱发肿瘤的一个重要因素。而人类及动物骨髓造血系统对电离辐射非常敏感,是辐射致癌主要的靶器官。Linytsky 等人观察到,2.5Gy 的 X 射线全身照射 6 小时后,大鼠的脾脏及胸腺组织中 miRNA 的表达谱有明显的改变。其中 miR-34a 表达显著增加,同时它的靶基因 *Notch1*、*Myc* 和 *Cyclin D1* 表达减少。并且 miR-34a 增加的同时伴有 E2F3 的减少,而 E2F3 是诱导细胞周期循环必不可少的物质,因此,E2F3 的减少促进了细胞凋亡。此外,电离辐射照射后 miR-7 表达下降,miR-7 可影响淋巴细胞专用的解螺旋酶 LSH 的合成,而 LSH 在 DNA 甲基化和基因稳定性中起重要的调节作用。电离辐射后 miR-7 表达下降,LSH 合成增加,这种表达变化在一定程度上可能抵消了辐射诱导的甲基化作用下调。这些结果表明,miR-34a 和 miR-7 表达的改变对辐射引起的细胞毒性具有重要的保护作用。另外,成纤维细胞及其分泌的胶原蛋白是参与器官纤维化的主要成分。近几年来有部分低剂量射线照射引起的基因表达变化及诱导细胞凋亡的相关报道。其中,miRNA 在成纤维细胞中的表达变化与辐射剂量以及照射的时间有关。Maes 等人采用 0.1Gy 和 2.0Gy 两种剂量水平的 X 射线照射人包皮成纤维细胞,结果表明照射后的不同时间点(0.5、2、6 和 24 小时)检测到表达变化的 miRNA 数量及种类均有差别。两个剂量组的共同变化是受照后的 0.5、6 和 24 小时观察到 miRNA 均表达下调,但只有 2.0Gy 照射后 2 小时发现 5 个 miRNA(miR-662、miR-558、miR-582-5p、miR-548b-3p 及 miR-585)的表达上调。而且 2.0Gy 的照射组与对照组相比,共有 16 个 miRNA 表达下调,而 0.1Gy 照射后只检测到 7 个 miRNA 表达下调。随后对 2.0Gy X 射线照射后靶基因预测结果显示,在 0.5 小时表达下调的 miRNA 其靶基因表达及蛋白合成上调,激活细胞周期调控点作用并且参与 DNA 修复机制。2 小时之后表达上调的 miRNA 其靶基因及蛋白表达下调,控制细胞周期调控点作用,抑制细胞凋亡,其可能的靶基因包括单胺囊泡转运蛋白 1(VAT1)基因、蛋白酶体激活因子(PSME1)基因和长醇磷酸甘露糖转移酶肽 2(DPM2)基因等。以上结果提示,在人包皮成纤维细胞中的 miRNA 受到电离辐射后表达变化是多样化的,其调控功能随着时间的变化也发生了改变。

　　2. siRNA　siRNA 从前一直被认为是由外源双链 RNA 经剪切产生的。但是新近的一些研究提示在植物和裂殖酵母中有不少的内源性 siRNA,如一组名为 RDR2 依赖的 siRNAs 在转座子、反转录因子调节和 DNA 甲基化当中发挥重要作用。在植物中,siRNA 调控基因的表达发生在转录后水平(PTGS),即切割特异 mRNA 而沉默基因的表达。源于人工导入、RNA 病毒、转座子或重复序列等的 dsRNA 在胞质中被 DCL3(植物 Dicer 酶)加工成 21 ~ 26nt 长的 siRNAs,这些 siRNAs 与一些蛋白组分形成沉默效应复合体(RNA induced silence complex,RISC),降解与 siRNA 互补的 mRNA 序列从而沉默基因的表达。

　　然而,目前研究发现 siRNA 也在转录水平通过调节 DNA 甲基化及其相应组蛋白的甲基化而调控基因的表达。RNA 与 RNA 序列相互识别及碱基配对使 siRNAs 诱导的转录后基因沉默具有高度的序列特异性,可是,RNA 也能与 DNA 形成配对,正是基于此,使得 siRNA 可以在基因组 DNA 水平影响基因功能。RNA 介导的 DNA 甲基化(RNA directed DNA methylation,RdDM)最早发现于类病毒感染的烟草中。类病毒是一种二级结构高度保守的 RNA 病毒。Wassenegger 等构建整合了类病毒同源 DNA 序列的烟草,发现在类病毒复制活跃的植株中,整合类病毒同源 DNA 序列的胞嘧啶核苷被有效甲基化,而对照类病毒复制缺陷型植株中没有出现此现象。此后,其他研究也表明另外几种植物 RNA 病毒在其感染的过程中也能引起同源 DNA 序列的甲基化。由于类病毒和 RNA 病毒在复制时产生双链 RNA,这些实验揭示了 dsRNA 能引起与其匹配的 DNA 序列的甲基化。后期研究表明 RdRM 需要 siRNA 的参与,RdRM 与 RNAi 密切相关。当带有 *GFP* 基因的 RNA 病毒感染整合有 *GFP* 基因的烟草时,产生了 GFPsiRNA,GFP 转录本被 siRNA 所降解,*GFP* 基因序列也同时发生了甲基化。这表明 GFP siRNA 或它们的前体 dsRNA 同时引起 RNAi 和甲基化。另外,将高表达 GUS 反向重复序列的载体导入表达 GUS 的拟南芥(arabidopsis)中,GUS 转录本被来自重复序列的 siRNA 降解,同时 GUS 基因发生了甲基化。

siRNA 引发 DNA 甲基化所牵涉的机制较为复杂。siRNA 引发 DNA 甲基化在植物中的研究较早。在拟南芥(arabidopsis)中,DNA 甲基化是一个由 RNA 和位点特异性 DNA 甲基化转移酶起始的渐进过程。它分为 siRNA 信号的产生,从头合成 DNA(de novo DNA)的甲基化和甲基化的保持 3 个步骤,产生 siRNA 信号的途径很多,包括 RNA 病毒、转座子和重复序列来源以及人工导入的 siRNA。在胚乳蛋白 *FWA* 基因的串联重复子中,从头合成 DNA 甲基化需要典型的 siRNA 产生途径,包括核蛋白 Ago4、DCL3(dicer like3)、RDR2(RNA dependent RNA polymerase2)和 SDE4(silencing defective 4)等蛋白组分的参与。在由 RNA 病毒产生 siRNA 的途径中,RDR6(RNA dependent RNA polymerase 6)、SGS3/SDE2(suppressor of gene silencing 3/silencing defective 2)和 SDE3(silencing defective 3)基因的突变,抑制了 RNAi,同时也抑制了 DNA 的甲基化。DCL3 途径与由 24nt siRN A 指导的 DNA 甲基化密切相关,而 Ago1 则与 21nt siRNA 有关,它既能降解 mRNA,也能甲基化 DNA。

siRNA 在哺乳动物细胞中能否引起 DNA 甲基化尚存争议。哺乳动物细胞中存在已知的参与 RdDM 过程的一些功能蛋白组分,暗示 RdDM 可以发生在哺乳动物中,但是,对 RdDM 能否发生在哺乳动物中的研究得出了相互冲突的结论。2004 年,Svoboda 等研究表明,在小鼠卵母细胞中,通过 RNAi 引起靶基因表达沉默的长 dsRNA 不能引起相应 DNA 区域的从头合成 DNA 的甲基化。然而,Morris 等和 Kawasaki 等也于同年得出实验结论,针对内源基因启动子的 siRNA 能够引起其区域内 CpG 岛的甲基化,并能引起组蛋白 H3K9 的甲基化,从而在转录水平抑制基因的表达。

二、长片段非编码 RNA

长链非编码 RNA(long non-coding RNA,lncRNA)是一类转录本长度超过 200nt 的 RNA 分子,其序列在近源物种间高度保守。它们并不编码蛋白,而是以 RNA 的形式存在多种调控基因表达水平的层面上(表观遗传调控、转录调控以及转录后调控等)。

LncRNA 是 RNA 聚合酶 II 转录的产物,起初被认为是基因组转录的"噪音",不具有生物学功能。然而,近年来的研究表明,lncRNA 参与了 X 染色体沉默,基因组印记以及染色质修饰、转录激活、转录干扰、核内运输等多种重要的调控过程,lncRNA 的这些调控作用也开始引起人们广泛的关注。哺乳动物基因组序列中 4% ~9% 的序列产生的转录本是 lncRNA

（相应的蛋白编码 RNA 的比例是 1%）。

LncRNA 具有 mRNA 样结构,经过剪接,具有 polyA 尾巴与启动子结构,分化过程中有动态的表达与不同的剪接方式。许多 lncRNA 都具有保守的二级结构以及特定的剪切形式和亚细胞定位,这种保守性和特异性表明它们是具有功能的。但 lncRNA 的功能相对于 microRNA 和蛋白质的功能来说更加难以确定,因为目前并不能仅根据序列或者结构来推测它们的功能。根据它们在基因组上相对于蛋白编码基因的位置,可以将其分为:①sense;②antisense;③bidirectional;④intronic;⑤intergenic 这 5 种类型。这种位置关系对于推测 lncRNA 的功能有很大帮助。另外,lncRNAs 启动子同样可以结合转录因子,如 Oct3/4、Nanog、CREB、Sp1、c-myc、Sox2 与 p53,局部染色质组蛋白同样具有特征性的修饰方式与结构特征。大多数的 lncRNAs 在组织分化发育过程中,都具有明显的时空表达特异性,如有人针对小鼠的 1300 个 lncRNAs 进行研究,发现在脑组织中的不同部位,lncRNAs 具有不同的表达模式。

近年来通过对已发现的 lncRNA 的研究表明,lncRNA 能够在多种层面调控基因的表达水平,其调控机制开始为人们所揭示。根据近年来所发现的 lncRNA 的作用机制,lncRNA 可能主要具有以下几个方面的功能:①通过在蛋白编码基因上游启动子区发生转录,干扰下游基因的表达(如酵母中的 SER3 基因);②通过抑制 RNA 聚合酶Ⅱ或者介导染色质重组以及组蛋白修饰,影响下游基因表达(如小鼠中的 p15AS);③通过与蛋白编码基因的转录本形成互补双链,进而干扰 mRNA 的剪切,从而产生不同的剪切形式;④通过与蛋白编码基因的转录本形成互补双链,进一步在 Dicer 酶作用下产生内源性的 siRNA,调控基因的表达水平;⑤通过结合到特定蛋白质上,lncRNA 转录本能够调节相应蛋白的活性;⑥作为结构组分与蛋白质形成核酸蛋白质复合体;⑦通过结合到特定蛋白上,改变该蛋白的胞质定位;⑧作为小分子 RNA,如 miRNA、piRNA 的前体分子转录。

目前 lncRNA 的主要研究方向仍然是通过原位杂交技术、过表达技术、siRNA 介导的基因沉默等技术来发现更多新的功能性 lncRNA。随着更多高通量筛查等新技术的发展,结合生物信息学的预测工具,人们将能够更快更有效率地发现那些具有重要调控功能的 lncRNA。

近年发现长链非编码 RNA 与健康和疾病的发生(例如肿瘤)密切相关。目前研究较多的是在乳腺癌细胞中高表达的 lncRNA HOTAIR,它能够招募染色质重组复合体 PRC2 并将其定位到 HOXD 位点,进而诱导 HOXD 位点的表观遗传学沉默。已证明 BC1 在多种癌症组织中表达上调,肝癌细胞中 MALAT-1 表达上调。长链非编码 RNA 表达改变的毒理学意义也已有探索。

与香烟烟雾暴露相关的异常表达 miRNA 的研究一直比较广泛,相比之下,只有少数 lncRNA 与香烟烟雾暴露相关的研究报道。国外研究者利用全基因组平铺阵列,检测暴露于烟草致癌物尼古丁源性亚硝胺酮(NNK)的人支气管上皮细胞的 lncRNA 表达谱的改变,发现 12 个应激诱导的长链非编码转录物(LSINCTs)异常表达。后续分析表明,这些转录物在肺癌和乳腺癌细胞株当中同样也是持续高表达。也有一些其他调查研究报道,包括使用 RNA 测序技术探索吸烟如何影响肺癌细胞 lncRNA 表达以及吸烟者呼吸道上皮细胞 H19 基因的表达失调问题等。国内蒋义国课题组已围绕化学物致癌的 lncRNA 机制进行了许多探索,发现了化学物诱导的肺癌变过程中几个类癌基因样作用的 lncRNA 及类抗癌基因的 lncRNA。

相对于蛋白编码序列以及小分子 RNA,lncRNA 的研究还仅仅只是处于起步阶段,其功能与调控机制仍有待进一步阐明。毒理学中的 lncRNA 研究更是刚刚开始,亟待研究者们加强这方面的探索。

第三节　组蛋白修饰、染色体重塑与毒物毒性作用

一、组蛋白修饰与基因表达调控

组蛋白是真核生物染色体的基本结构蛋白,是一类小分子碱性蛋白质,分为 H1、H2A、H2B、H3 及 H4 五种类型,它们富含带正电荷的碱性氨基酸,能够同 DNA 中带负电荷的磷基酸基团相互作用。真核生物 DNA 一般以高度折叠的染色质为载体,而染色质以核小体为基本组成单位,每个核小体包括一个八聚体的组蛋白(两分子 H2A/H2B/H3/H4)以及缠绕其上 1.75 圈的长约 146bp 的 DNA 分子,核小体之间以 40~60bp 的 DNA 连接,并结合组蛋白 H1。组蛋白亚基的氨基端游离在八聚体外,称为氨基端尾巴(或组蛋白尾巴),它们可以被共价修饰,包括组蛋白乙酰化和去乙酰化、甲基化/去甲基化、磷酸化、泛素化/去泛素化、多聚(ADP)核糖化等(图 16-5)。已有的研究表明,组蛋白修饰是基因表达调控的基本方式之一,只有改变组蛋白的修饰状态,使 DNA 和组蛋白的结合变松,才能使相关基因表达,因此,组蛋白是重要的染色体结构维持单位和基因表达的调控因子。组蛋白修饰位点和方式多

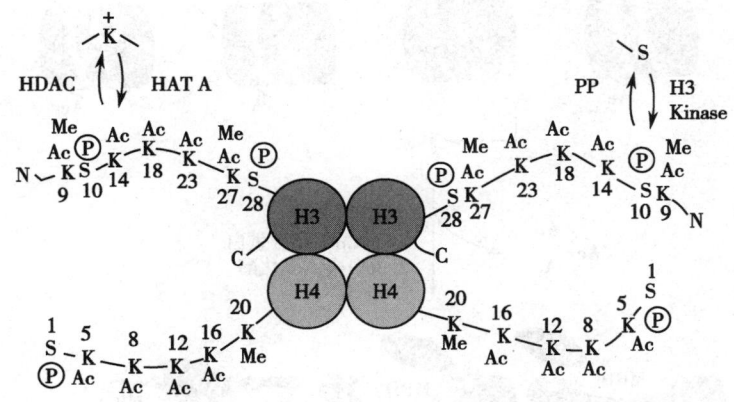

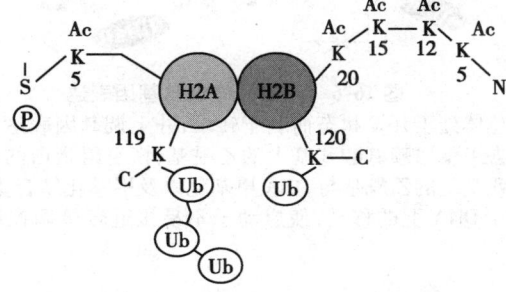

图 16-5　组蛋白常见的修饰位点

组蛋白尾部(histone tails)提供了多种修饰发生的平台,这些修饰类型包括甲基化(Me)、磷酸化(P)、泛素化/去泛素化(Ub)、乙酰化(Ac)等,Strahl BD,Allis CD. Nature,2000,403:41-45

样,从而形成大量的特殊信号,类似各种不同的密码,可供其他蛋白质识别,最终调控真核生物基因表达,这些特殊密码称之为"组蛋白密码"。

组蛋白乙酰化、去乙酰化与基因调控:组蛋白乙酰化由组蛋白去乙酰化酶(histone deacetylase,HDAC)调控,组蛋白去乙酰化由组蛋白乙酰化转移酶(histone acetyltransferase,HAT)调控。在真核细胞中,组蛋白作为染色质的主要成分,染色质的结构与基因活性密切相关,通过组蛋白的乙酰化和去乙酰化来修饰染色体的结构,完成对 DNA 复制、基因转录及细胞周期的控制等方面的生物学功能。组蛋白乙酰化修饰主要发生在组蛋白 H3 赖氨酸的9、14、18、23 和 H4 赖氨酸 5、8、12、16 等位点,Lys14 最容易发生乙酰化。由 HAT 将乙酰辅酶 A 的乙酰基转移到组蛋白氨基末端特定的赖氨酸残基上,乙酰化修饰可导致 DNA 与组蛋白八聚体的解离,核小体结构松弛,从而利于转录调控元件(转录因子和协同转录因子等)与 DNA 结合位点特异性结合,激活基因的转录。组蛋白去乙酰化酶则移去组蛋白赖氨酸残基上的乙酰基,恢复组蛋白的正电性,带正电荷的赖氨酸残基与带负电荷的 DNA 紧密结合,染色质致密卷曲,不利于转录调控元件(转录因子和协同转录因子等)与 DNA 结合位点特异性结合,从而抑制基因转录。细胞内组蛋白乙酰化和去乙酰化维持动态平衡关系,成为基因转录调控的关键机制之一(图 16-6)。

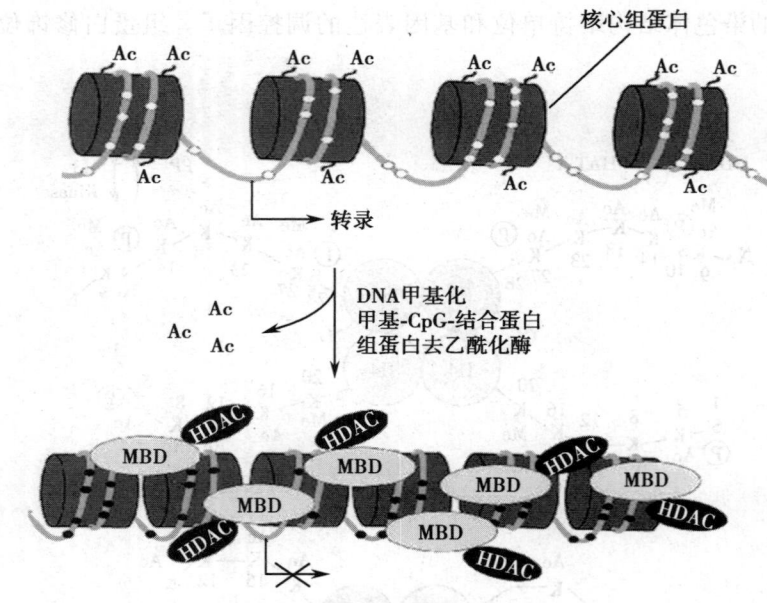

图 16-6 组蛋白修饰与基因表达
乙酰化后染色体处于开发状态而利于转录,并上调基因表达,组蛋白去乙酰化酶则可移去组蛋白赖氨酸残基上的乙酰基,恢复组蛋白的正电性,带正电荷的赖氨酸残基上的乙酰基与 DNA 甲基化以及甲基化结合蛋白相互作用可限制核小体在 DNA 上的移动,使启动子不易接近转录调控原件,因此抑制转录

组蛋白甲基化主要发生在 H3 和 H4 的赖氨酸和精氨酸残基上,由精氨酸介导的组蛋白甲基转移酶能选择性地甲基化精氨酸尾位点,由于甲基化修饰位点的不同,基因的转录调控也有差异,如 H3-K4 或 K27 的甲基化通常与基因的转录激活有关,而 H3-K9 的甲基化则表现出相反的效果。此外,精氨酸、丝氨酸、苏氨酸和谷氨酸残基也是常见甲基化位点。其他

的修饰方式,如组蛋白磷酸化、泛素化也是一种重要的调控方式,比如组蛋白 H2A 变异体 H2AX 在 DNA 致突变剂的作用下会迅速发生磷酸化,已经证明 H2AX 磷酸化是 DNA 损伤后的首发反应,可以用于评价 DNA 损伤的标志。

二、染色质重塑与基因表达

染色质重塑(chromatin remodeling)指染色质位置和结构的变化,实际上指基因表达调控过程中所出现的一系列染色质结构变化的总称。一般而言,染色质紧密的超螺旋结构限制了转录因子对 DNA 的接近与结合,从而抑制了真核细胞基因的转录过程。当基因需要活化和转录时,需染色质发生一系列重要的变化,包括染色质去凝集、核小体变成开放式疏松结构,使转录因子更易接近并与核小体 DNA 结合,从而对基因转录进行调控。因此,核小体和组蛋白以及对应的 DNA 分子会发生的一系列改变,与基因表达调节所伴随的这类染色质结构和位置的改变的现象称为染色质重塑。染色质重塑主要包括两种类型:一类是含有组蛋白乙酰转移酶和脱乙酰酶的共价性化学修饰,如发生在组蛋白尾部的乙酰化、磷酸化、甲基化和泛素化。另一类是依赖 ATP 的物理修饰,利用 ATP 水解释放的能量解开组蛋白和 DNA 的结合,组蛋白和 DNA 的构象发生了局部变化,使转录因子更易接近并结合核小体 DNA,从而调控基因的转录过程(图 16-7)。目前关于染色质重塑的机制还很不清楚,不同类型的重塑复合体作用的方式和机制均不一样,因此有待进一步探讨。此外,DNA 甲基化、长

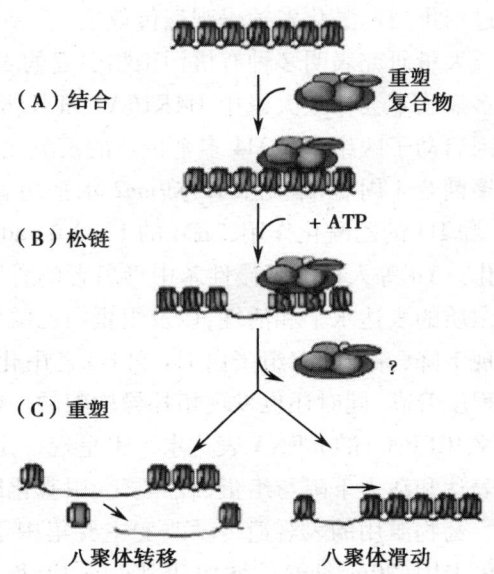

(A)结合

重塑复合物

(B)松链

+ ATP

(C)重塑

?

八聚体转移   八聚体滑动

图 16-7 ATP 依赖的染色体重塑机制
依赖 ATP 的物理修饰主要通过重塑复合物与染色质结合,并在 ATP 参与下,通过对组蛋白修饰等引发核小体构象的变化,利于转录因子结合和转录的发生。Marissa Vignali, et al. Mol Cell Biol,2000,20(6):1899-1910

非编码 RNA(long non coding RNAs,lncRNA)、多梳家族(polycomb group,PcG)蛋白以及先锋转录因子(pioneer factors)等也会影响染色质的结构和功能。比如,DNA 甲基化可以改变单个核小体的结构及其动力学特征,导致染色质形成更加致密的结构。染色体重塑实际是组蛋白翻译后修饰、核小体定位、染色质开放以及染色体领域等多个表观遗传学因素的综合作用结果。

三、外源化学物与组蛋白修饰

组蛋白后修饰作为表观遗传中重要的调控机制之一,在基因表达调控中起着重要作用。在体外,动物和人群的流行病学研究均表明,外源化学物可以影响组蛋白修饰,参与基因的表达调控。在对重金属镍的毒性机制研究中发现,镍除了可引起 DNA 甲基化改变外,镍可以导致包括组蛋白 H2A、H2B、H3 和 H4 去乙酰化作用和 H3K4、H3K9 发生甲基化作用等。人群流行病学也证实镍的职业暴露人群 PBMCs 细胞中 H3K4me3 显著增加,而 H3K9me2 的水平减少。铬能将组蛋白去乙酰基转移酶 1-DNA 转甲基酶 1 复合物与 *Cyp1a1* 启动子耦合

连接,这个耦合连接能引起包括 H3 Ser-10 的磷酸化、H3 Lys-4 的三甲基化及 H3 和 H4 的乙酰化在内的各种组蛋白修饰。镉和汞也是会引起组蛋白发生变化的重金属。Gadhia 等研究表明,将小鼠胚胎干细胞暴露于氯化镉和氯化汞 24 小时会导致 H3K27me1 表达量显著降低。亚砷酸盐可以改变人肺癌细胞 A549 的组蛋白甲基化水平,能显著增加 H3K9 me2 和 H3K4 me3,减少 H3K27me3。人群研究发现,砷职业暴露人群的 H3K9me2 显著增加,而 H3K9ac 水平减少。Hock 等人的研究发现无机砷能显著增加 HepG2 细胞组蛋白 H3 乙酰化,而对其甲基化没有作用,但砷可以导致 A549 细胞中组蛋白甲基化改变。这说明砷可以通过组蛋白乙酰化发挥表观遗传效应。

大量研究表明多种有机污染物引起的表观遗传学改变涉及组蛋白修饰。如大鼠早期暴露多氯联苯会导致大鼠中 H4K16Ac 和 H3K4me3 的显著降低。苯甲醇选择性增加脑内 *sol* 基因启动子区组蛋白 H4 多个位点的乙酰化水平。Xiong 等研究发现,给予雄性大鼠雷公藤多聚糖苷 4 周后,睾丸中 H3K9me2 水平显著降低。有研究者发现 5mM 丁酸能引起组蛋白 H3 和 H4 的乙酰化作用;3μM 的 12-O-tetradecanoylphorbol-13-acetate 能引起组蛋白 H1 的磷酸化。Yu 等人检测了慢性苯中毒患者的骨髓单核细胞拓扑异构酶Ⅱ(Topo Ⅱ)的 mRNA、蛋白质的表达水平和活性,以及组蛋白乙酰化和甲基化水平。发现 Topo Ⅱ 的表达和活力均出现下降,并伴随着组蛋白 H4 和 H3 乙酰化、组蛋白 H3K4 甲基化程度降低和 H3K9 的甲基化程度升高,同时还也发现拓扑异构酶的一些调控因子(如 SP1、ATF 2、SP3、P53、C-MYB、C-JUN、ICBP90)的 mRNA 表达水平也呈现一定程度的变化,因此慢性苯暴露患者拓扑异构酶的表达和活力下降与组蛋白乙酰化、甲基化以及一些调控因子的改变有关。

药物滥用的表观遗传学改变主要集中于可卡因及酒精。Kumar 等发现,一次性给予大鼠可卡因(20mg/kg)能增加基因 c-fos 启动子区域的组蛋白 H4 乙酰化水平和 H3 磷酸化水平,但对 H3 乙酰化水平没有影响;而急性可卡因给药对管蛋白、酪氨酸羟化酶基因启动子区 H3、H4 乙酰化都没有影响,表明可卡因对于组蛋白的修饰具有特异性。Kim 等研究发现,肝星状细胞暴露于乙醇后,表现出以时间和浓度依赖的关系引起组蛋白 H3 乙酰化作用的增强。体内实验也证明急性酒精暴露对大鼠多个脏器、组织中组蛋白 H3K9 乙酰化水平明显增加。

四、外源化学物与染色体重塑

染色体重塑参与了多种疾病的发生。Gui 等人的研究发现了膀胱移行细胞癌患者样本中,有 59% 患者的染色质重塑相关基因发生了体细胞突变,由此可以推测染色质重塑异常可能是导致膀胱移行细胞癌发生及发展的重要机制之一。Li 等人的研究发现 HCV 相关肝癌、HBV 相关肝癌、酒精性肝癌以及病因不明性肝癌这 4 种类型的肝癌样本中均存在染色质重塑相关基因 ARID2 的失活性突变。并证实来自美国和欧洲 HCV 相关肝癌患者中,有 18.2% 的肿瘤包含有 ARID2 基因关闭的突变。染色质重塑的变化有可能导致某些基因激活或关闭,因此在肝癌细胞中丧失 ARID2 大概导致了肝癌生长基因的不适当表达(或表达的丧失)。研究还发现染色质重塑异常与血液肿瘤的发生有重要关系,白血病患者许多染色体易位是直接影响参与染色质修饰的蛋白酶,这在白血病的发生中有重要意义。研究发现,AML1 的 C 端可与具 HAT(蛋白乙酰化酶)活性的 P300 辅助激活因子复合物相结合,使局部

组蛋白乙酰化而激活转录。AML1 属转录因子核心结合因子(core binding factor,CBF)家族a
亚单位,它与CBFB形成复合物激活转录。这个激活转录的方式与染色质重塑异常有着重
要的关系。Winnie Wan研究发现内分泌的裂解产物通过DNA去甲基化的过程可以改变表
观基因组,从而引起核染色质重塑,进一步导致肿瘤或哮喘、心血管疾病、糖尿病等疾病。但
是内分泌的裂解产物是通过何种机制来改变表观基因组的,目前尚不明确。

染色体重塑参与了多种环境污染物毒性效应。镍离子可以降低酵母和哺乳动物细胞组
蛋白H4乙酰化水平。将A549细胞暴露于Ni_3S_2后细胞内组蛋白乙酰化程度降低。镍在细
胞核内可以选择性地与异染色质结合。用$NiCl_2$处理CHO细胞,镍几乎全部集中结合于异
染色质部位。Mg^{2+}是维持异染色质凝聚状态的必需元素,镍可以替换Mg^{2+}从而影响异染色
质结构。目前认为镍的致癌机制主要依赖于表观遗传学的改变。环境雌激素在多个方面可
以干扰包括人类在内的哺乳动物的生长、发育,引起一系列有害的健康效应。热休克蛋白
(HSP90)是一个ATP依赖性的分子伴侣,参与调控和维持细胞内多种蛋白质的构象和功能。
HSP90可以修饰若干基因的染色质构象,如增加甲基转移酶SMYD3的活性,还可以通过改
变染色质构象来贮存和掩盖表观遗传学变异引起的形态改变。HSP90参与了雌激素靶基因
的染色质重塑和表达调控,对合成雌激素DES(二乙基己烯雌酚)的靶基因表达产生一定的
影响。当DES存在时,HSP90释放ER,ER-DES复合物进入细胞核并活化靶基因的转录。
Kim JS等人的研究指出乙醇可以引起剂量和时间依赖性增加的组蛋白H3-LYS9乙酰化,而
不是在Lys14或Lys18。与肝细胞相比,肝星状细胞H3-LYS9的乙酰化需要在更长时间和剂
量的乙醇的暴露。此外,研究发现乙醇可以增加肝星状细胞H3-LYS9的乙酰化水平,这种修
饰是一种核-染色质修饰的过程,为肝硬化的发生和发展提供了研究基础。总体来说,染色
质重塑与环境毒物的相互作用研究还比较少,其调控的机制和在疾病发生中的作用都还需
要更深入的研究。

（刘晋祎　蒋义国　庄志雄）

参 考 文 献

1. Sahu SC. Toxicology and epigenetics. Chichester,West Sussex,United Kingdom:John Wiley & Sons,Ltd. 2013.

2. Sahu SC. microRNAs in Toxicology and Medicine. Chichester, West Sussex, United Kingdom:John Wiley & Sons,Ltd. 2014.

3. Baccarelli A,Bollati V. Epigenetics and environmental chemicals. Curr Opin Pediatr,2009,21(2):243-251.

4. Watson RE. Epigenetics//Wexler P, ed. Encyclopedia of Toxicology, Amsterdam. Boston:Elsevier, 2014, 2: 438-443.

5. Fragou D,Fragou A,Kouidou S,et al. Epigenetic mechanisms in metal toxicity. Toxicol Mech Methods,2011,21 (4):343-352.

6. Stein RA. Epigenetics and environmental exposures. J Epidemiol Community Health,2012,66:8-13.

7. Tollefsbol T. Handbook of Epigenetics:The New Molecular and Medical Genetics. Amsterdam,Boston:Academic Press,2011.

8. Maccani MA,Knopik VS. Cigarette smoke exposure-associated alterations to non-coding RNA. Front Genet. 2012,3:53. doi:10.3389.

9. Yiguo Jiang, et al. miR-106a-mediated Malignant Transformation of Cells Induced by Anti-benzo[a]pyrene-trans-7,8-diol-9,10-epoxide. Toxicol Sci,2011,119(1):50-60.

10. Zhao Yao,et al. The role of miR-506 in transformed 16HBE cells induced by anti-benzo[a]pyrene-trans-7,8-dihydrodiol-9,10-epoxide. Toxicology Letters,2011,119(1):50-60.

11. 曾益新. 肿瘤学. 第 3 版. 北京:人民卫生出版社,2012.

12. 薛京伦. 表观遗传学-原理、技术与实践. 上海:上海科学技术出版社,2006.

13. 薛开先. 肿瘤表遗传学. 北京:科学出版社,2011.

14. 刘敏,陈春梅,谭聪,等. 环境表观遗传学研究进展. 环境卫生学杂志,2011,10(1):35-41.

第十七章

毒物致细胞死亡的机制

多细胞生物的发育及生存依赖于其细胞分裂增殖和死亡之间的平衡,细胞死亡如同细胞分裂增殖一样,在整个机体的生长发育(如胚胎发育)等过程中具有不可替代的作用,细胞死亡不仅发生在多细胞生物机体的生长发育及生存的整个生命过程中,而且多种疾病(如慢性炎症、神经退行性变、糖尿病和心血管疾病等)的发生及环境中各种有害因素(如辐射、化学物、细菌、病毒等)产生的毒性反应都与细胞死亡密切相关,近年来对细胞死亡的研究取得了很大进展,人们对细胞死亡的认识从组织学水平到细胞水平再到分子水平不断深入。

第一节 细胞死亡的方式

细胞死亡按形态学特征分类,可分为凋亡、坏死、自噬性死亡等;按酶学标准,根据所涉及的不同核酸酶或蛋白酶(胱天蛋白酶、钙蛋白酶、组织蛋白酶、转谷氨酰胺酶)分类,有依赖胱天蛋白酶(caspase)及不依赖 caspase 的细胞死亡等;按功能分类,有程序性死亡与意外死亡、生理性死亡与病理性死亡;按免疫学性质分类则可分为免疫原性(促炎性反应)与非免疫原性(不引起炎性反应)的细胞死亡。2009 年细胞死亡命名委员会(Nomenclature Committee on Cell Death,NCCD)主要根据细胞死亡形态学表现、酶学标准、功能方面及免疫学方面的特点,提出最新的细胞死亡分类,包括:①典型的细胞死亡方式如凋亡(apoptosis)、自噬性死亡(autophagic cell death)、坏死(necrosis)和角化(cornification);②非典型的细胞死亡方式包括有丝分裂灾变(mitotic catastrophe)、失巢凋亡(anoikis)、兴奋性中毒(excitotoxicity)、沃勒变性(Wallerian degeneration)、副凋亡(paraptosis)、焦凋亡(pyroptosis)、焦坏死(pyronecrosis)、侵入性死亡(entosis)。目前使用最多的仍是形态学分类,3 种主要细胞死亡方式的形态学特点及表现见表 17-1。

细胞死亡的形态学表现为:细胞膜丧失完整性,细胞破裂成凋亡小体,凋亡小体或细胞碎片被邻近细胞吞噬。细胞死亡的生化机制是细胞的分解代谢过程,分解代谢达到不可逆时即进入细胞死亡阶段,即濒死细胞。体外培养的细胞可以清楚地观察到细胞死亡过程;体内组织的细胞一旦出现死亡信号,很快就被邻近细胞吞噬,所以在组织切片上观察到的死亡细胞不多。死亡和濒死细胞的形态学特点见表 17-2,细胞死亡不可逆点的生化事件目前还没有明确的定义,NCCD 认为,当细胞满足下列标准之一即可认为是细胞死亡,表 17-2 中的生化"表现"往往有例外,如有不依赖胱天蛋白酶的细胞死亡;胱天蛋白酶还参与细胞分化、活化等非死亡过程。又如短暂的线粒体跨膜电位的耗竭并不导致细胞死亡;部分线粒体膜通透性增加并不引起细胞死亡;磷脂酰丝氨酸作为"吃掉我(eat me)"信号吸引邻近细胞吞

表 17-1　三种主要的细胞死亡方式的形态学特性及改变

细胞死亡方式	特　性	形态学改变
凋亡 apoptosis	细胞变圆,伪足收回,细胞皱缩,核碎裂,细胞质、细胞器改变较少,质膜起疱,在体内凋亡小体被邻近细胞吞噬,磷脂酰丝氨酸外翻;活化caspases,如 caspase 3,无炎症反应	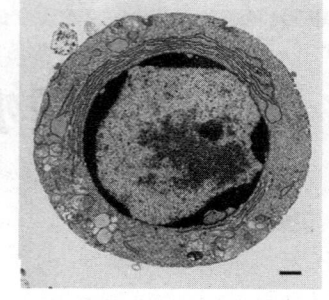
自噬性死亡 autophagic cell death	无染色质浓缩,DNA 片段化很晚或极少,胞质内形成双层膜结构的自噬空泡堆积,在体内很少或无周围细胞的吞噬,无 caspase 活化,参与的主要蛋白酶类是组织蛋白酶或泛素样蛋白酶,无炎症反应	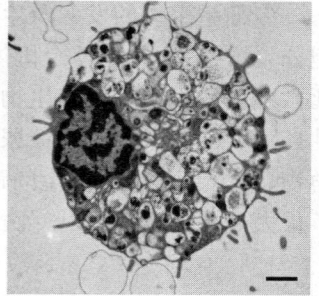
坏死/程序性坏死 necrosis/necroptosis	细胞膜和细胞器普遍渗透性肿胀,质膜破裂,染色质中度浓缩,有炎性反应	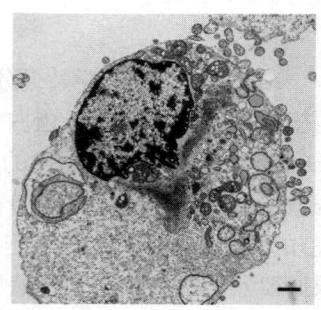

表 17-2　死亡细胞及濒死细胞的判断及检测方法

判断指标	生化/形态学表现	检测方法
死亡细胞的分子或形态学判断		
质膜丧失完整性	质膜破裂细胞成分丢失	免疫荧光显微镜/FACS 检测活细胞染料拒染
细胞破裂	细胞破碎为凋亡小体	免疫荧光显微镜/FACS 检测亚 G_1 期峰
细胞吞噬	细胞碎片被相邻细胞吞噬	免疫荧光显微镜/FACS 共定位研究
濒死亡细胞不可逆临界点的判定		
胱天蛋白酶大量活化	胱天蛋白酶执行死亡过程	免疫印迹,FACS 荧光底物或抗体定量分析

续表

判断指标	生化/形态学表现	检测方法
线粒体膜电位消失	持续的丧失往往早于 MMP 及细胞死亡	敏感探针 FACS 定量分析
线粒体膜通透性	完全的 MMP 开放导致释放或活化致死性代谢酶	免疫荧光共定位研究 亚细胞分离后免疫印迹
PS 暴露	PS 暴露于质膜外是凋亡的早期事件	Annexin V 结合 FACS 定量分析

噬,这个指标有时是可逆的,如激活的中性粒细胞。

本章将对几种主要的细胞死亡的方式、概念及其信号转导通路作一介绍。

第二节　细胞凋亡

1972 年,Kerr 首次用"凋亡(apoptosis)"一词描述细胞死亡的形态,细胞发生凋亡时会出现一定的形态学特征,如细胞固缩,染色质凝聚,胞膜有小泡生成,核破碎成凋亡小体,DNA 降解,胞膜最终形成许多凋亡小体,然后被邻近的巨噬细胞所吞噬。细胞凋亡是多细胞生物维持细胞稳态、清除受损细胞主动的程序性生化过程,值得说明的是程序性细胞死亡不能等同于凋亡,因为在发育期间发生细胞死亡时,还存在其他非凋亡性的程序细胞死亡过程(详见后文)。细胞凋亡是一个主动的、信号依赖的过程,可由许多因素诱导,如毒物、药物、放射线照射、缺血缺氧、病毒感染等。细胞凋亡的机制或相关信号转导途径已研究得较为清楚,目前普遍认为细胞凋亡主要包括 3 种途径:死亡受体途径、线粒体途径和内质网途径。其中死亡受体途径是比较成熟的信号转导途径。

一、死亡受体途径

死亡受体途径又称外源性凋亡途径(extrinsic pathway),细胞膜表面存在着可引起细胞凋亡的死亡受体(death receptor,DR),死亡受体是属于肿瘤坏死因子(tumor necrosis factor,TNF)家族的跨膜蛋白,目前已有 8 种死亡受体家族成员被发现,目前研究比较清楚的死亡受体是肿瘤坏死因子受体 1(TNFR1,又称 DR1、p55 或 p60)、CD95(又称 DR2、Fas 或 Apo-1)、DR3(又称 Apo-3、LARD、TRMP、WSL1)、TNF 相关凋亡诱导配体受体 1(TNF-related apoptosis-inducing ligand receptor 1,TRAILR1,又称 DR4 或 Apo-2)、TRAILR2(又称 DR5、KILLER 或 TRICK2)、DR6、外异蛋白 A 受体(ectodysplasin A receptor,EDAR)、神经生长因子受体(nerve growth factor receptorNGFR)等,这些分子的共同结构特点是其细胞端均包含约 80 个氨基酸组成的死亡结构域(death domain,DD)。许多凋亡信号针对质膜通过特定的受体。死亡配体[例如,Fas 的配体(FasL)]、肿瘤坏死因子(mTNFα)和肿瘤坏死因子相关细胞凋亡诱导配体(TRAIL)结合相应的受体如 Fas、肿瘤坏死因子受体 1(TNFR1)、死亡受体 4 和 5(DR4/5),以激活早期凋亡途径。各死亡受体诱导的凋亡途径不尽相同,现分述其下。

1. TNFR 途径　膜结合型的 TNF(mTNF)是由 233 个氨基酸组成的 26kDa 的 Ⅱ 型跨膜蛋白,其中前 76 个氨基酸作为信号肽直接引导蛋白向质膜区运动。mTNF 可被一种金属蛋白酶——肿瘤坏死因子 α 转换酶(tumor necrosis factor-α converting enzyme,TACE)作用,于 Ala-

66 和 Val-67 氨基酸上形成一个只有 17kDa 的可溶性 TNF(sTNF)。sTNF 和 mTNF 可以单体、二聚体或三聚体蛋白的形式共存。TNF 通过 TNFR1 和 TNFR2 两种受体介导其发挥生物学效应。TNFR1 是一个 55kDa 的蛋白,几乎在所有细胞类型中均有所表达,其胞内区含有 DD。TNFR2 是一个 75kDa 的蛋白,仅在寡树突胶质细胞(oligodendrocytes)、星型胶质细胞(astrocyte)、T 细胞、肌细胞、胸腺细胞、人骨髓间充质干细胞中表达,其胞质区不含 DD。相关研究表明生长因子颗粒蛋白前体 PGRN(progranulin)是 TNFR1 和 TNFR2 的新配体,作为 TNF 的拮抗剂与两者相互反应。事实上,PGRN 与 TNFR1 和 TNFR2 的亲和力大于 TNF。

(1) TNFR1 可被 sTNF 和 mTNF 激活。它一共包含 434 个氨基酸,其胞外、细胞膜、胞内区域的氨基酸含量分别为 190、23、221。胞外区含有 4 个半胱氨酸结构域(cystine-rich domain,CRD),均具有 TNFR 超家族特性。胞内区 C 末端含有 DD。N 端的半胱氨酸富集区即前配体装配结合区有利于受体预装配成三聚体。这个前配体装配结合区可阻止自发性受体的自身活化,是受体与配体结合的先决条件。TNF 和 TNFR1 结合可形成两种不同的 TNF 受体信号复合物即复合物 I 和复合物 II。复合物 I 控制着抑凋亡蛋白的表达,阻止细胞凋亡过程的发生,复合物 II 在受体活化后诱导细胞凋亡的发生。TNF 通过 DD 与 TNFR1 结合后,募集衔接蛋白 TRADD,TRADD 再募集一些其他衔接蛋白如 TRAF2、cIAP1、cIAP2、RIP1。这时复合物 I 结合到质膜上,激活细胞途径转录因子 NF-κB 和 AP-1。在 TNF 与 TNFR1 结合后,RIP1 等衔接蛋白快速被非降解性多聚泛素链修饰。RIP1 泛素化激活 IκB 激酶 IKK,IKK 促使 NF-κB 抑制蛋白 IκBα 磷酸化并通过泛素蛋白酶复合体降解使 NF-κB 易位到细胞核并开始转录。NF-κB 可诱导抗凋亡基因如 cIAP-1、cIAP-2、cFLIP、TRAF1、TRAF2 等的转录。在 TNFR1 活化的基础上,受体还可通过细胞内吞的方式改变其自身构象并修饰衔接蛋白以使其能与受体相互反应。在这些条件下,RIP1 可通过 CYLD 等去泛素化,募集 RIP3 激酶到另一个包含 TRADD、FADD、procaspase-8 的分子复合物上,即复合物 II(也称 DISC)。NF-κB 一旦激活,cFLIP 转位到复合物 II 阻止 caspase-8 的激活。若 NF-κB 的活性被阻断,cFLIP 缺少,则细胞凋亡。因此 RIP1 并不是复合物 II 诱导细胞凋亡所必需的,而 TRADD、FADD、caspase-8 是必需的。Procaspase-8 可由于蛋白水解过程使 RIP1、RIP3 失活,进而激发下游 caspase 活性诱导细胞凋亡的发生。抑制 cIAPs 可阻止 RIP1 泛素化,刺激 DISC 复合物的形成。

(2) TNFR2:是只能被 mTNF 激活的 TNF 的第二类受体。TNFR2 是由 439 个氨基酸组成的 II 型跨膜蛋白。其胞外、细胞膜、胞内区域的氨基酸含量分别为 235、30、174,胞外区也含有 4 个 CRD。mTNF 和 TNFR2 结合后三聚化,受体与 TRAF2 直接结合,TRAF2 再募集 TRAF3、cIAP1、cIAP2。TRAF2 与受体结合后可通过 NIK(NF-κB inducing kinase)的活化和 IκBα 的消耗激活 NF-κB。TRAF3、cIAP1、cIAP2 结合成受体信号复合物,通过解离 TRAF3,依靠 cIAP1、cIAP2 的 E3 活性转位到细胞质中,同时 MEKK1(MAP/Erk kinase kinase-1)通过自身磷酸化活化,导致一步磷酸化及 JNK 信号通路的激活。

2. TRAIL 途径 1995 年和 1996 年,Wiley 和 Pitti 等分别发现了有效诱导细胞凋亡的新蛋白,因为其与 TNF 家族成员 Fas/Apo1 配体同源性极高,被命名为 TRAIL 或 Apo2L。TRAIL 是 II 型跨膜蛋白,人的 TRAIL 由 281 个氨基酸组成,鼠科动物的 TRAIL 由 291 个氨基酸构成,两者同源性为 65%。TRAIL 由胞外区、跨膜区、胞内区三部分组成,在其胞内区有一个短的 N-端结构域,胞外有一个长的 C-末端受体结合区域。TRAIL 可在正常人的多种组织中表达,如心脏、胸腺、小肠、卵巢、胎盘、骨骼肌、外周淋巴细胞等,而在脑、肝及睾丸中不表达。TRAIL 在维持某些 T 细胞动态平衡以及在 NK 细胞、T-细胞介导的滤过性病毒和致瘤性转化细胞的清除中发挥重要作用。目前已知的 TRAIL 受体有 5 种：TRAIL-R1（DR4）、TRAIL-R2（DR5）、TRAIL-R3（LIT,DcR1）、TRAIL-R4（TRUNDD,DcR2）及可溶性的护骨素 OPG。其中 TRAIL-R1 与 TRAIL-R2 可参与诱导细胞凋亡，而由于 TRAIL-R3 细胞内不含 DD,TRAIL-R4 细胞膜内的 DD 不完整，两者均不能向下游传递 TRAIL 介导的死亡信号，因此又称为诱骗受体 1 和诱骗受体 2。OPG 是骨代谢重要的负性调控因子，其主要生物学作用是抑制破骨细胞形成、分化和存活，因此也不能诱导细胞凋亡。TRAIL 诱导细胞凋亡是通过与其同源的受体 TRAIL-R1 和 TRAIL-R2 结合，通过半胱氨酸螯合一个 Zn 原子使其正确折叠成活性三聚体。TRAIL 的结合是发生在受体三聚化后，三聚的死亡受体可进一步簇集成更大的聚合物，这些聚合物主要积聚在质膜的脂筏微区。TRAIL-R1、TRAIL-R2 三聚化后，可通过募集 Fas 相关的死亡结构域（Fas-associated death domain,FADD）诱导细胞凋亡，FADD 包含一个 C 末端的 DD 和一个 N 末端死亡效应结构域（death effector domain,DED），FADD 通过两个 DD 之间的相互作用来结合受体，通过 DED 之间的相互作用结合凋亡起始因子 procaspase-8，形成死亡诱导信号复合物（death-inducing signal complex,DISC）。在 DISC 内，procaspase-8 被激活成 caspase-8,caspse-8 通过非线粒体依赖途径和线粒体依赖途径启动细胞凋亡。非线粒体依赖途径即 caspase-8 自身裂解活化后，激活下游 caspase 级联反应，启动效应酶 caspase-3 进而促使细胞凋亡。线粒体依赖途径即活化的 caspase-8 切割 Bid（Bcl-2 inhibitory BH3-domain-containing protein）为 tBid（截断的 Bid）形式，tBid 转移至线粒体内，使线粒体外膜发生通透性改变，促使 Cyt C 等线粒体蛋白释放至胞质中，经过线粒体途径诱导细胞凋亡。TRAIL-R3 由胞外半胱氨酸富集区组成与促进凋亡的 TRAIL 受体类似，并通过 COOH-端糖基磷脂酰肌醇与质膜锚定。TRAIL-R4 与 TRAIL-R1、TRAIL-R2 极其相似，但其只含有一个截断的 DD。TRAIL-R3 和 TRAIL-R4 广泛表达于正常细胞，少表达或不表达于癌细胞系，而 TRAIL-R1 和 TRAIL-R2 高表达于癌细胞。因此，正常细胞由于诱骗受体的保护可免于 TRAIL 诱导的凋亡，而肿瘤细胞则易被 TRAIL 诱导发生凋亡。

3. Fas/Fas L 途径 Fas（又名 Apo1 或 CD95），是细胞表面分子量为 48kD 的 Ⅰ 型转膜蛋白，含有 319 个氨基酸残基。Fas 由胞质的 C 末端区、跨膜区、胞膜外的 N 末端区三部分组成。胞内区含有死亡结构域 DD,在传递凋亡信号中发挥关键性作用，但其 C 末端 15 个氨基酸若被除去，则细胞对凋亡的敏感性增强，因此也被认为是死亡抑制域；疏水性的跨膜区由 19 个氨基酸组成；胞外的 N 末端区含有 3 个 CRD、长度约 40 个氨基酸的结构域，是配体结合区域。Fas 在细胞程序性死亡过程中起重要的生理调节作用，并且与多种恶性肿瘤和免疫系统疾病的发病机制有关。大部分研究表明 Fas/FasL 体系主要功能是参与诱导细胞凋亡，其是否参与细胞增殖转化、活化还未被确定。Fas 可在许多组织细胞中表达，其中以免疫系统的表达最丰富，如活化的 T 和 B 淋巴细胞、NK 细胞等，在肝、肾、心、肺等组织中也有较高水平表达，特别是成纤维细胞、内皮细胞和上皮细胞。FasL 是 Fas 的配体，是由 281 个氨基酸组成的分子量为 40kD 的 Ⅱ 型转膜蛋白，也分为胞内区、跨膜区和胞外区三部分。FasL 的分布较为局限，主要分布在活化的 T 淋巴细胞表面。膜结合型的 FasL（mFasL）可被金属蛋白酶介导的蛋白水解作用产生可溶性的 FasL（sFasL），而三聚化的 sFasL 才具有功能。Fas/FasL 诱导细胞凋亡是 Fas 受体与 FasL 三聚体结合，通过胞质区的 DD 诱导凋亡的发生，DD 可以与信号适配体 FAF-1（Fas-associated factor-1）、FADD（Fas-associated-death domain）等相互反应。其中 FADD 携带一个死亡效应结构域（death effector domain,DED），通过同源相互反应可以募集到含无活性 procaspase-8 蛋白的 DED,形成的蛋白复合物也叫做 DISC。

Procaspase-8 被水解切割成有活性的 caspase-8，FADD 也可以激活 caspase-10。活化的 caspase-8 和 caspase-10 片段可以继续激活下游 caspase，如 caspase-3、6、7。

二、线粒体凋亡途径

又称内源性凋亡途径（intrinsicpathway），线粒体主要由基质、内膜、外膜和膜间隙组成的双层膜结构的细胞器，内膜含有 ATP 合酶、电子传递链、腺苷酸转位子（adenine nucleotide translocator，ANT），外膜含有电压依赖性阴离子通道（voltage-dependent anion channel，VDAC）等。线粒体是真核细胞内 ATP 产生中心，对维持细胞能量代谢和正常生理活动起着重要作用，近些年许多研究表明线粒体是调控细胞凋亡的中心，线粒体内、外膜间隙包含许多与细胞凋亡密切相关的分子，当细胞受到多种因素（铅、汞、射线、热环境、肿瘤坏死因子等）引起的损伤时均可作用于线粒体，使其微环境发生变化，造成线粒体的膜电位丢失，ATP 合成受阻，线粒体通透性转变（mitochondrial permeability transition，MPT），多种凋亡蛋白从线粒体释放到细胞质中，进而诱导细胞凋亡。由线粒体途径引起细胞凋亡过程中，线粒体膜间隙释放的几种主要促凋亡蛋白包括细胞色素 C（cytochrome C，Cyt C）、Smac/Diablo、Omi/HtrA2、凋亡诱导因子（apoptosis inducing factor，AIF）和核酸内切酶 G（endonuclease G，Endo G）等。

1. Cyt C 是相对分子质量为 1.45×10^4 的水溶性蛋白质，正常情况下定位于线粒体膜间隙，结合于线粒体内膜，不能通过外膜，细胞凋亡过程中 Cyt C 通过外膜释放到细胞质中，在 ATP/dATP 的参与下与 Apaf-1（apoptotic protease activating factors，Apaf-1）结合形成凋亡体（apoptosome）并使之活化，活化的 Apaf-1 通过其氨基端和 procaspase-9 的功能前区相互作用，共同激活 caspase-3，再进一步激活下游的 caspases，发生细胞凋亡的级联反应，Cyt C 释放是线粒体凋亡途径的标志事件。

2. 线粒体促凋亡蛋白（second mitochondria derived activator of caspase，Smac），也称为 DIABLO，相对分子质量为 2.5×10^4，是新近发现的一种由线粒体释放的促凋亡蛋白，当线粒体接受凋亡信号后，Smac 蛋白的线粒体定位信号肽被切除，形成有活性的 Smac/DIABLO 蛋白释放入细胞质中，成熟的 Smac/DIABLO 蛋白可以特异结合细胞凋亡蛋白抑制因子（inhibitor of apoptosis proteins，IAPs）如 XIAP，解除其对 caspase-3 和 caspase-9 等活性的抑制，从而增加细胞对于各种凋亡刺激的敏感性。但也有研究表明，Smac/DIABLO 蛋白的促凋亡作用可能存在除 IAPs 途径以外的机制。

3. Omi/HtrA2 是相对分子质量为 4.9×10^4 的丝氨酸蛋白酶，与细菌内蛋白酶 HtrA2（Hightemperature requirement）同源，细胞凋亡过程中，Omi/HtrA2 从线粒体膜间隙释放到胞质中，一方面，Omi/HtrA2 作为凋亡抑制蛋白 XIAP 的拮抗剂，通过促进 caspase 级联反应引起细胞凋亡；另一方面，Omi/HtrA2 通过其蛋白酶活性，裂解结合的 IAPs，使 IAPs 成为蛋白酶体途径进一步降解的靶点。

4. 凋亡诱导因子（apoptosis inducing factor，AIF）是相对分子质量为 5.7×10^4 的黄素蛋白，定位于线粒体膜间隙中，含有线粒体定位信号和核定位信号序列，具有很强的促凋亡活性，从线粒体中释放出来便定位于细胞核。在细胞核中，AIF 与核酸内切酶 G（endonuclease G）共同作用于核 DNA，引起 DNA 断裂。此外，在胞质中 AIF 可与 Cyt C 和 Caspase 家族共同作用，反馈放大线粒体通透性转变孔的渗透性，引起 AIF 与 Cyt C 的进一步释放，从而加快细胞死亡的进程。AIF 基因敲除实验表明，缺乏 AIF 基因使细胞对多种刺激引起的凋亡产生抗性，而缺乏 AIF 胚胎干细胞对维生素 K_3 和血清饥饿诱导凋亡产生抗性。

5. 核酸内切酶 G(endonuclease G,Endo G)是由细胞核基因编码,在细胞质中翻译,然后转运到线粒体膜间隙中,它可诱导 DNA 发生片段化。

综上所述,线粒体在细胞凋亡中扮演着重要角色,线粒体能够感受到细胞凋亡的信号,进而诱发线粒体释放多种促凋亡蛋白,许多表明线粒体促凋亡蛋白的释放由上游 Bcl-2 家族蛋白调控,根据其结构和功能的不同,Bcl-2 家族分为抗凋亡蛋白(如 Bcl-2、Bcl-XL)和促凋亡蛋白(如 Bax、Bad、Bid)两大类,通过这些成员之间的相互作用调节线粒体结构与功能的稳定性,在凋亡的线粒体途径中发挥了重要的调节作用。抗凋亡蛋白主要包括 Bcl-2、Bcl-xL、Bcl-w、Mcl-1 和 A1,它们含有 4 个 BH(Bcl-2 homology)结构域即 BH1 ~ BH4。促凋亡蛋白又分为多结构域促凋亡蛋白(包括 Bax、Bak 和 Bok)和唯 BH3 域蛋白(only BH3 domain protein)包括 Bim、Bad、Bid、Bik、Bmf、Puma、Noxa 和 HGTD-P 等,唯 BH3 域蛋白本身在无 Bax 或 Bak 的情况下不能引起细胞凋亡,他们是通过抑制 Bcl-2 抗凋亡蛋白或(和)激活 Bax/Bak 促凋亡蛋白而发挥作用。不同的唯 BH3 域蛋白被不同的凋亡刺激信号激活,因此,相当数量的这些拮抗性蛋白质作为细胞存活与死亡之间的调节开关而发挥其功能。

三、内质网应激介导细胞凋亡

内质网是细胞内蛋白质合成的主要场所,同时也是 Ca^{2+} 的主要储存库。多种物理、化学因素包括紫外线、营养物质缺乏(如氨基酸、葡萄糖或胆固醇缺乏)、氧化应激、高浓度同型半胱氨酸、毒性物质(如金属 Pb、Cd 等)、内质网 Ca^{2+} 强烈释放剂、内质网 Ca^{2+}-ATP 酶抑制剂、钙离子载体、蛋白质糖基化与折叠抑制剂等化学物质等都可以诱发内质网应激(endoplasmic reticulum stress,ERS)。ERS 是指由于内质网稳态受到破坏后的一系列分子、生化改变。ERS 的反应中,未折叠蛋白反应(unfolded protein response,UPR)最早发生,最为常见,常以此表明 ERS 的发生。UPR 经其膜上的 3 个跨膜蛋白 IRE-1(inositol-requiring kinase 1)、PERK(PKR-like ER kinase)、ATF-6(activating transcription factor 6)转导应激信号而发生反应。3 种信号转导蛋白的活化均依赖于与调控蛋白 Grp78/BiP(immunoglobulin binding protein)的解离。生理条件下,Grp78/BiP 与 PERK、IRE-1、ATF-6 结合停留在内质网腔内。当未折叠蛋白质积累时,它们与 Grp78/BiP 解离,互相间结合;Grp78/BiP 也可能优先与未折叠蛋白结合,这样未折叠蛋白的堆积促使结合型的 Grp78/BiP 与转导蛋白分离,转导蛋白活化的共同结果是相关基因表达上调。

PERK 的活化导致真核翻译起始因子 eIF-2(eukaryotic initiation factor 2)的 α 亚基磷酸化,从而阻断蛋白合成,降低进入 ER 的蛋白量,减轻 ER 进行蛋白加工的负担;IRE1 通过活化的 Irelp 的核酸内切酶切割 XBP-1(X-box binding protein1,XBP1) mRNA 前体,形成有活性的 XBP-1mRNA 调节蛋白转录,这一通路不仅编码 ER 蛋白,折叠和修饰相关的酶,促进磷脂的合成,还编码与膜泡运输有关的蛋白,从而有利于非折叠蛋白的正确折叠;ATF6 包被在膜泡中从 ER 转移到高尔基复合体中,并在高尔基复合体内先后被 S1P 和 S2P 蛋白酶水解,释放胞质脱氧核糖核酸结合区即 ATF6f,然后 ATF6f 转位入核,激活基因表达。ATF6 引起 ERS 元件基因启动子区域激活,蛋白转录包括伴侣蛋白 GRP78 和 GRP94、蛋白二硫异构酶(protein disulphide isomerase,PDI)、转录因子 CHOP 和 XBP-1 等,从而有利于内质网内非折叠蛋白恢复正确构象。UPR 通过上述一系列适应性反应提高内质网处理未折叠或错折叠蛋白的能力(图 17-1)。

近些年许多研究表明,当细胞的损伤超过修复能力时,内质网应激亦可引起细胞凋亡。

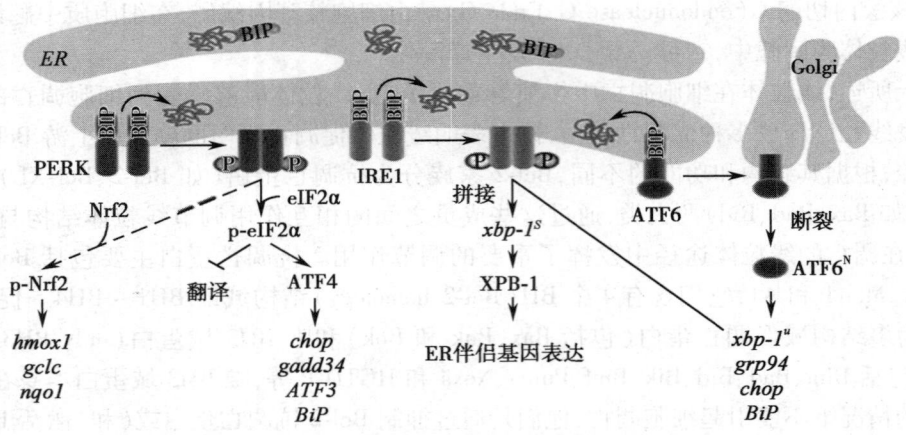

图 17-1　内质网膜 3 种信号转导蛋白介导的 UPR

内质网应激引发细胞凋亡可通过几种机制:①特异性地激活 caspase-12,这是内质网特异的凋亡机制,在鼠类的研究结果显示,与其他凋亡机制不同,内质网发出的凋亡信号在进入凋亡的共同通路激活 caspase-3 之前,可特异性地激活 caspase-12。caspase-12 位于内质网胞质面,以前体形式存在,仅特异性地被内质网信号通路水解活化,内质网的 Ca²⁺ 异常可直接激活 caspase-12。激活的 caspase-12 进一步激活 caspase-9,进而进入细胞凋亡的最终通路。②转录因子 GADD153/CHOP 的激活转录。随着 ERS 时间的延长,PERK 通过诱导 CHOP 的表达而促进细胞的凋亡。③活化的 IRE-1 可活化 JNK 和 caspase-12,JNK 能对底物 c-JUN 等转录因子氨基末端进行磷酸化修饰、激活这些转录因子以调节下游基因的表达。实验表明同型半胱氨酸(homocysteine,HCY)、毒胡萝卜类脂、重金属毒物剂量依赖性引起内皮细胞的

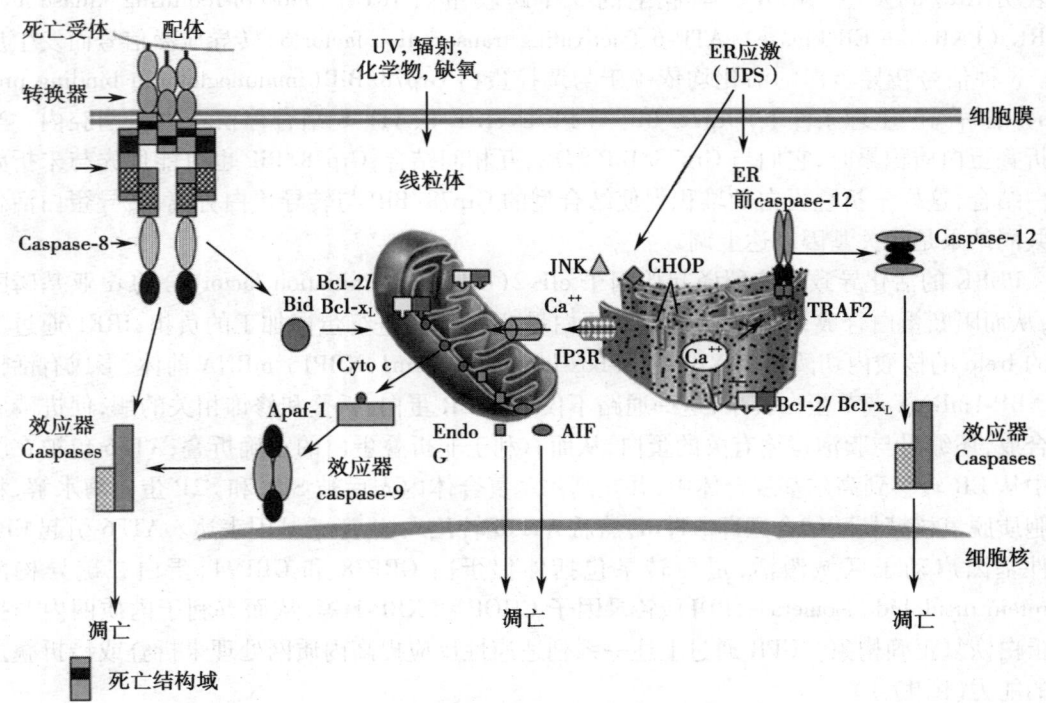

图 17-2　细胞凋亡的 3 种信号转导途径

ERS 与细胞凋亡,其中 IRE1-JNK-ATF3 途径参与了细胞凋亡的激活过程。

综上所述,细胞凋亡可经多个途径进行,是一个程序性的、复杂的细胞死亡调控过程,这些途径均涉及 caspase 活化。但值得提出的是,这三条途径并非毫无联系、孤立的,它们之间存在着密切联系和相互作用,如 TNFR1 或 Fas 的刺激能直接活化 caspases,但 Fas 的活化也能通过 caspase 介导的 Bid 活化而进入线粒体途径的凋亡程序。另外,通过 Ca²⁺ 信号,线粒体和内质网途径的细胞凋亡信号转导存在着交互作用(图 17-2)。

第三节　自噬性程序性死亡

1962 年由 Ashford 和 Porten 通过电子显微镜在人肝细胞中观察到自噬现象,但直到 1993 年 Tsukada 等在酵母菌中发现自噬相关基因(autophagy related gene,*atg*)对自噬的研究才有新的进展。近年来自噬研究领域迅速拓展,其相关的分子机制及生理、病理功能等方面获得许多重要发现。目前认为在高等生物中自噬在能量的维持、细胞的生长发育、细胞器及蛋白的质量控制及细胞死亡发挥着多种功能。

在真核细胞中,根据细胞内底物运送到溶酶体腔的方式不同,自噬可分为 3 种主要方式:大自噬(macroautophagy)、小自噬(microautophagy)和分子伴侣介导的自噬(chaperone-mediated autophagy,CMA)(图 17-3),大自噬是最主要的自噬形式,在大自噬中由自噬体膜包绕待降解物,形成自噬体后与溶酶体融合并降解其内容物;小自噬是溶酶体膜直接内陷包裹长寿命蛋白等,并在溶酶体内降解,没有形成自噬小体的过程;分子伴侣介导自噬则为胞质内蛋白结合到分子伴侣后转运到溶酶体腔中,被溶酶体酶消化。CMA 的底物是可溶蛋白分子,因此 CMA 降解途径在清除蛋白质时有选择性,而前两者无明显的选择性。这里重点介绍大自噬。

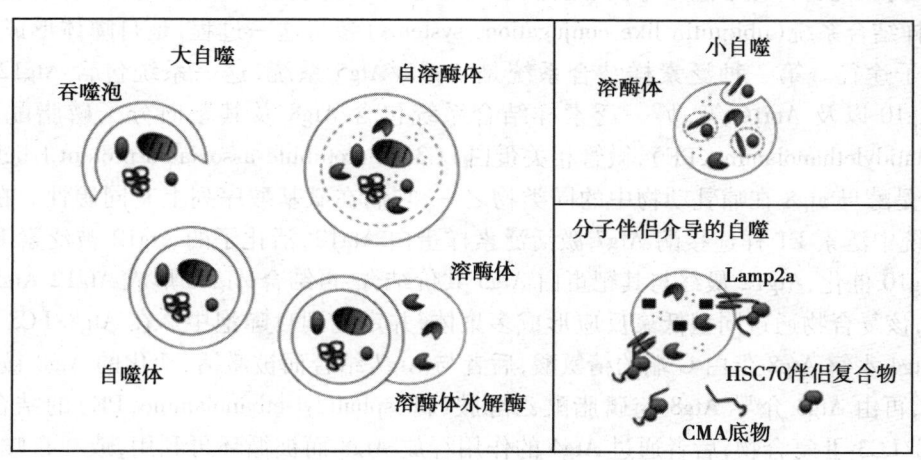

图 17-3　哺乳动物细胞内的 3 种自噬方式

一、自噬发生的基本过程

自噬的整个过程受自噬相关基因(autophagy related gene,*atg*)调控,*atg* 从酵母到人的进化过程中高度保守,其产物即"自噬相关蛋白(ATG)"。自噬发生的基本过程可以人为地分为 3 个阶段(图 17-4):①自噬前体的形成:自噬被诱导后,一些在自噬过程中起重要作用的

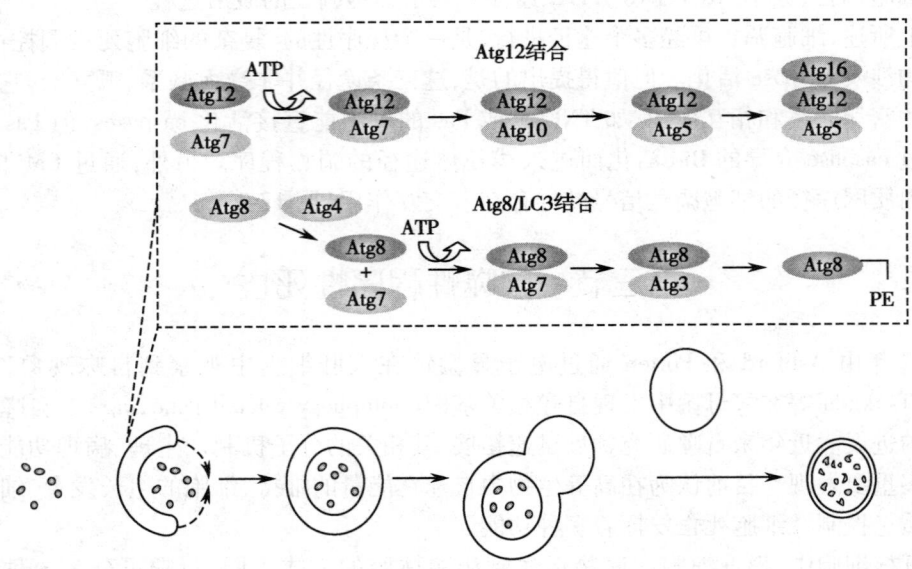

图 17-4　自噬的基本过程模式图

分子会共定位在一起形成点状的结构,称为吞噬泡组装位点(phagophore assemble site,PAS)或自噬前体,由此自噬体囊泡膜开始形成,参与其中的主要信号转导分子包括Ⅲ型 PI3 激酶(PI3K-Ⅲ)及其产物 3-磷酸磷脂酰肌醇(PI3P)、Beclin/Atg6,PI3P 在募集自噬相关蛋白中发挥重要作用,可募集 Atg16L 复合物等自噬相关蛋白到分离膜,参与自噬体的形成;Beclin 是酵母 Atg 6 在哺乳动物中的同系物,Beclin/Atg6 通过与 Vps34 结合参与调控自噬体膜的运输。②延长阶段:自噬小泡膜弯曲、延伸,形成吞噬体膜以包裹吞噬的成分。目前发现有两个泛素样结合系统(ubiquitin like conjugations systems)参与这一过程,是自噬体形成不可或缺的分子途径。第一种泛素样结合系统是 Atg12/Atg5 系统,这一系统包含 Atg12、Atg5、Atg7、Atg10 以及 Atg16 等,另一泛素样结合系统包含 Atg8 及其靶向分子磷脂酰乙醇胺(phosphatidylethanolamine,PE),微管相关蛋白 LC3(Microtubule-associated protein 1 light chain 3,LC3)是酵母 atg8 在哺乳动物中的同类物之一,它们在氨基酸序列上有同源性。在 Atg12 共轭系统中泛素 E1 样连接酶 Atg7 激活泛素样蛋白 Atg12,活化了的 Atg12 被泛素 E2 样连接酶 Atg10 催化,Atg12 最终与其靶蛋白 Atg5 共价结合,再结合 Atg16 形成 Atg12-Atg5-Atg16 复合物,该复合物通过同型低聚反应形成多聚体,并定位到自噬泡中。在 Atg8/LC3 共轭系统中,Atg4 水解 Atg8 蛋白 C 端的精氨酸,后者与 Atg7 结合而被激活,活化的 Atg8 被转移到 Atg3 上,再由 Atg3 介导 Atg8 与磷脂酰乙醇胺(phosphatidyl-ethanolamine,PE)的结合,形成 Atg8-PE/LC3-Ⅱ复合物,后者通过 Atg4 的作用释放 Atg8 而被循环再利用,或在自噬体与溶酶体的融合中被降解。在细胞自噬过程中,当自噬泡即将闭合时,只有膜结合形式的 LC3-Ⅱ定位于自噬泡膜上,其是目前发现的唯一定位于自噬泡内膜、参与多种信号转导调节的蛋白。因此,LC3-Ⅱ的含量与自噬泡数量成正比,这是研究自噬的较好标志物。Atg12-Atg5 复合体与 Atg8/LC3-Ⅱ-PE 复合体的形成对自噬过程至关重要。③自噬体与溶酶体的融合:涉及晚期内涵体与溶酶体的融合及自噬体的降解。自噬体形成后,仅是包裹有需要降解物质的双层膜状结构,并无酶活性,而是在形成后不久即靠近中心体的溶酶体运动,使两者融合,最终在溶酶体酶的作用下完成自噬体包裹物质的降解，可见自噬体的体积和数量都有所增加，其内常充满髓磷脂或液体，胞质中可见灰白层。

二、自噬的诱导及调节

（一）自噬诱导的信号转导通路

正常情况下，细胞自噬的基础水平保持在一个较低的状态，当细胞处于某些应激状况，如生长激素缺乏、饥饿、DNA 损伤剂（如喜树碱、依托泊甘、替莫唑胺、对硝基苯胺、阿霉素等）及 ERS 诱导物（如毒胡萝卜素、环孢素、Cd 及衣霉素等）攻击时，细胞自噬则上调，以合成新的大分子和 ATP，从而维持细胞的正常代谢和生存。

哺乳动物雷帕霉素靶蛋白（mammaliantarget of rapamycin，mTOR）是一种丝氨酸/苏氨酸激酶，自噬诱导的信号转导通路主要包括 mTOR 依赖和非依赖的信号转导通路。mTOR 形成两种功能上截然不同的蛋白质复合物，即 mTOR 复合物 1 和 mTOR 复合物 2（mTORC1 和 TORC2），其中 mTORC1（包含 mTOR、mLST8 和 raptor）是药物雷帕霉素唯一已知靶点，是自噬信号通路中重要的负调控分子，mTORC1 激活可抑制自噬体的形成，mTORC2（包含 mTOR、mLST8 和 rictor）对雷帕霉素不敏感（图 17-5）。

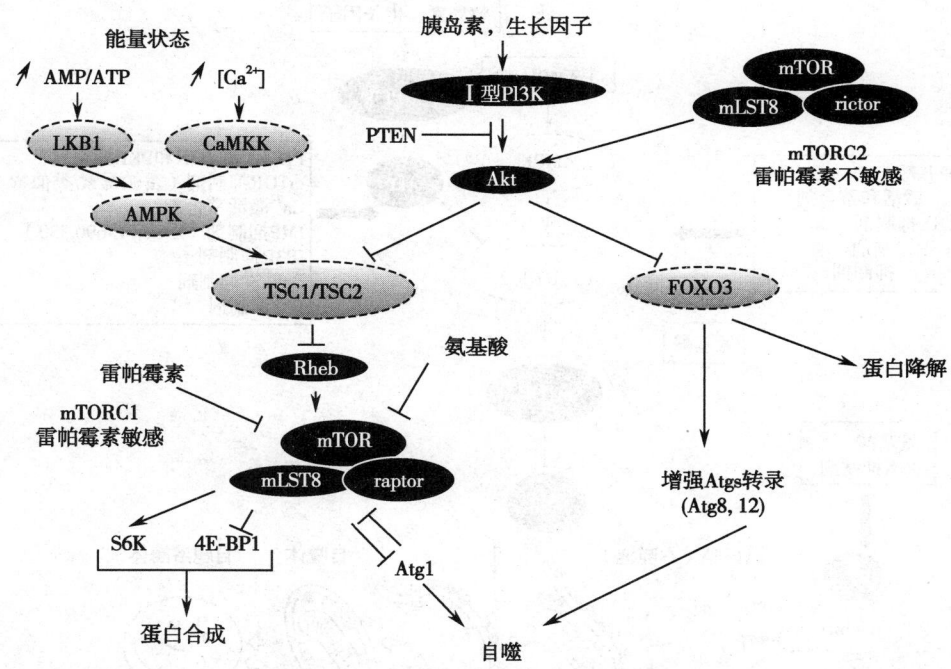

图 17-5　mTOR 依赖的自噬诱导信号转导通路

胰岛素与类胰岛素生长因子、细胞因子等刺激信号可激活 PI3K，使质膜磷酸肌醇磷酸化为磷脂酰肌醇三磷酸（PIP3），PIP3 作为第二信使激活下游的 Akt（也称为蛋白激酶 B，PKB），Akt 通过磷酸化抑制结节性硬化症复合物 1/2（tuberous sclerosis complex 1 and 2，TSC1/2），TSC1/TSC2 复合物水解 GTP 结合的 Rehb（Ras homolog enriched in Brain）的能力，Rehb 蛋白与 GTP 结合进而活化 mTOR，可抑制调控自噬，当激素缺乏时 mTOR 受抑制，从而使自噬活化。

目前,有关饥饿诱导自噬的研究也比较清楚,AMPK(AMP-activated protein kinase)在维持细胞能量平衡及自噬激活过程中起着重要的作用,在细胞饥饿时细胞内的 AMP、ATP 比例上升,LKB1 激酶/AKT(serinethreonine kinase liver kinase B1)被活化,从而导致 AMPK 的激活,AMPK 通过磷酸化直接抑制 mTORC1 的活性,或通过活化 TSC1/TSC2 抑制 mTORC1 的活性,诱导自噬。此外,胞质内游离 Ca²⁺浓度增加可依赖 CaMKK 而活化 AMPK,进而诱导自噬。

氨基酸是细胞自噬的终产物,因此能够抑制自噬,当细胞内氨基酸缺乏时则可能通过 mTORC1 而诱导自噬,但其机制仍不太清楚。

(二) 自噬的调节

自噬的调节可以分为 3 个水平(图 17-6),第一个水平是止于 Atg 体系的上游信号转导通路,mTOR 抑制剂、PI3K 抑制剂、Ca²⁺激活或螯合剂、生长因子、细胞因子等在此水平上调控自噬。mTORC1 可以感受细胞内氨基酸和 ATP 的状况,生长因子、胰岛素及缺氧、ROS 等情况,从而控制细胞的自噬活性,被称为自噬作用的门控分子,mTORC1 调节 Atg1-Atg7-Atg13 激酶复合物的,当细胞营养或能量缺乏时,mTORC1 活性受到抑制而诱导自噬发生,在营养丰富的条件下,其呈活化状态抑制自噬,在哺乳动物和酵母细胞中都观察到,雷帕霉素

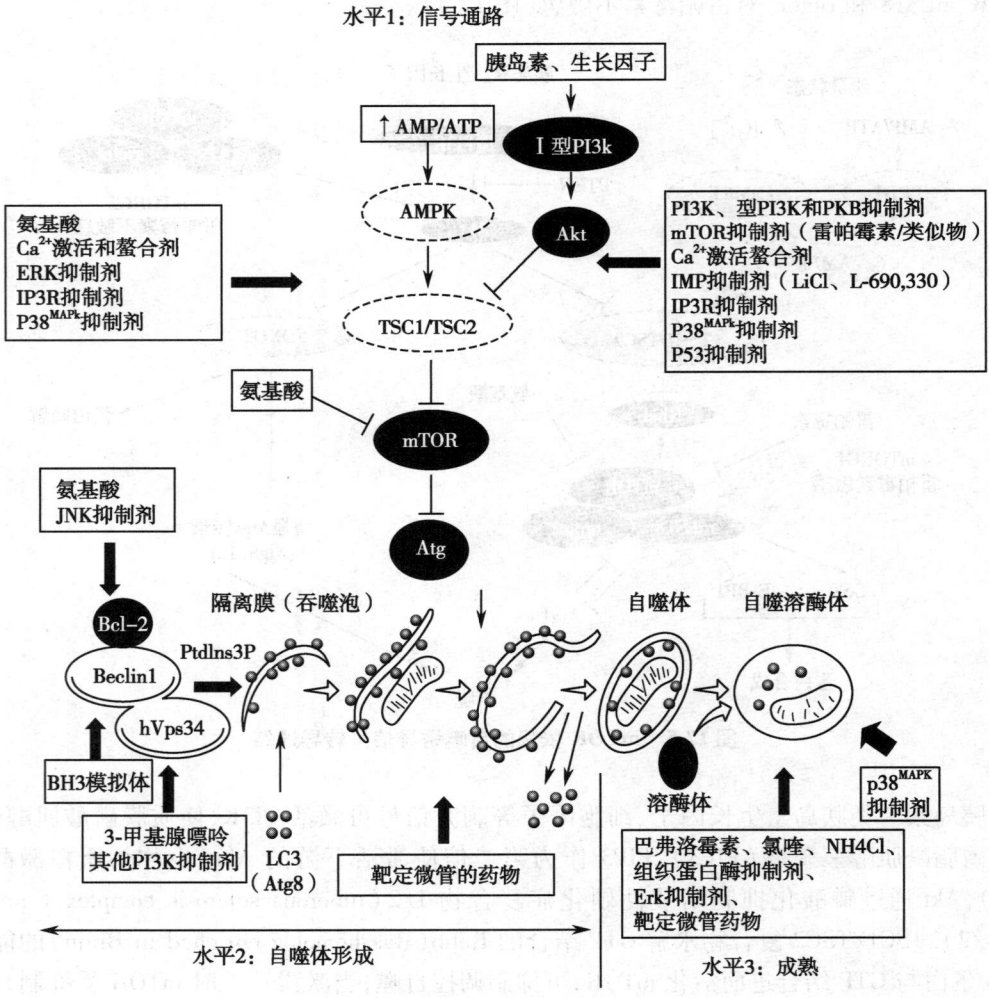

图 17-6　不同水平的自噬的调节

可以抑制激活 Tor/mTor 酶的活性,促进自噬作用,其中典型的例子是 mTOR 信号转导通路(前已述及)。第二个水平是调节参与自噬体形成的 Atg 体系。包括通过蛋白质与蛋白质之间的相互作用或通过信号转导分子调控 Atg 体系。3-甲基腺嘌呤(3-methyladenine,3-MA)是磷脂酰肌醇 3 激酶的抑制剂,3-MA 通过干扰 Beclin 1 复合物中 hVps4 的活性来抑制自噬体的形成。3-MA 也是 PI3K 抑制剂,因此,其通过对水平 2 的自噬调节发挥作用。另外,其他两种 PI3K 抑制剂渥曼霉素(Wortmannin)和 LY294002 也观察到对自噬的同样作用。Bcl-2 家族蛋白除了在凋亡调节中发挥关键作用外,研究显示,它们亦是自噬的负调节因子,Bcl-2 家族蛋白(Bcl-2、Bcl-xL、Bcl-w)与 Beclin 1 相互作用并干扰 Vps34 和 Beclin 1 形成复合物。然而 Beclin 1 不与 Bcl-2 家族的促凋亡蛋白如 Bax 相互作用。

第三个水平的调节是对应自噬晚期,自噬体溶酶体融合的阶段。到目前为止,在水平 3 的进行自噬调节的最特异的靶分子是 V-ATP 酶抑制剂巴弗洛霉素,用组织蛋白酶抑制剂或趋溶酶体药物(如氯喹)可抑制溶酶体活性可阻断晚期自噬,靶定微管的药物(如紫杉醇、长春新碱)可干扰自噬泡的形成及功能行使,研究认为自噬体形成后经将其包裹的待降解物运送至溶酶体降解,这一过程需通过细胞骨架微管网络的传送实现,微管解聚和抑制剂可阻止自噬泡与溶酶体的融合。

三、自噬性死亡

细胞内发生适当的自噬具有维持细胞自我稳态、促进细胞生存的作用,而过度的自噬会引起细胞死亡,称为自噬性死亡(autophagic cell death),也称为Ⅱ型程序化细胞死亡。从形态学上自噬性死亡被定义为:在细胞死亡过程中不发生染色质的凝聚,细胞内出现大量的自噬空泡(autophagic vacuolization,AV)。细胞内过度自噬直接促进细胞死亡的有力证据来自对模式生物的研究,果蝇唾液细胞在发育过程中会发生自噬,进而造成唾液腺的退化,而激活Ⅰ型 PI3K 信号通路抑制自噬后,可以阻断唾液腺的退化。在线虫体内,由于饥饿引起的适度自噬会对机体起到保护作用,但过度自噬造成对机体的损伤,可能促进细胞死亡。目前虽没有实验证据证明自噬在哺乳动物体内会促进细胞的死亡,但很多体外培养的细胞实验表明,自噬能促进细胞死亡,MCF-7 细胞在低浓度(10^{-6} mol/L)他莫昔芬(tamoxifen)处理 3 天后,细胞发生死亡,电子显微镜结果显示,他莫昔芬处理的 MCF-7 细胞中,形成了大量的自噬体,细胞质的结构被逐渐降解,通过 MDC 染色发现,自噬体在核崩解前产生,同时自噬发生的程度与细胞死亡相关。进一步的研究发现,3-甲基腺嘌呤(3-methyl adenine,3-MA)、渥曼霉素(wortmannin)和 LY294002 可抑制他莫昔芬引起的 MCF-7 非凋亡的程序性细胞死亡。Kanzawa 等发现 As_2O_3 处理可以引起神经胶质瘤细胞呈现自噬性细胞死亡特征,当用巴弗洛霉素抑制自噬时细胞发生凋亡。

另外,当哺乳动物细胞内凋亡通路被抑制时,也可发生自噬性细胞死亡。如凋亡诱导剂处理 $Bax^{-/-}/Bak^{-/-}$ 的细胞时,细胞仍会发生死亡,但死亡形式不同于凋亡,而抑制 Beclin 1 和 Atg 5 的表达,或用 3-MA 抑制自噬后,能抑制细胞死亡。

有研究发现,在 caspase3 失活的 MCF-7 在凋亡缺陷细胞中,一种人工合成的维生素 A 酸衍生物芬维 A 胺(fenretinide)能诱导细胞发生自噬性死亡;而在细胞内重新表达 caspase 3,芬维 A 胺则会诱导细胞发生凋亡。

综上所述,在很多条件下,细胞死亡伴随出现自噬的活化,然而,自噬作用是通过什么机制在"促进生存"和"诱导死亡"间切换的,目前尚不完全明了,且自噬是否是引起细胞死亡的直接原因仍存在争议。

第四节　坏死及程序性坏死

　　细胞遭受无法生存的能量耗竭或较严重的毒性损害时,会发生坏死(necrosis),其以细胞肿胀、质膜破裂及细胞内容物溢出、死亡细胞周围炎症为特征。过去认为坏死是被动的非程序性的死亡。1988 年,Laster 等发现 TNF 可以引起两种形式的细胞死亡即细胞凋亡及坏死,提示细胞坏死与细胞凋亡共用某些信号转导通路,随后的一些研究发现,除 TNF 以外的其他死亡配体(如 TRAIL、FasL)在 caspase 抑制剂 Z-VAD 抑制细胞凋亡时,同样可以诱导细胞坏死的发生,这些提示坏死可能是一种程序性细胞死亡方式(programmed necrosis)。2005 年,哈佛大学的 Junying Yuan 教授和她的研究小组研究发现,caspase 被抑制后,FasL 或 TNF-α 不能引起细胞凋亡,但细胞可通过另一种途径死亡,他们通过高通量的筛选方法,找出了一种可以抑制由 TNF 引起坏死的小分子化学物 necrostatin-1(nec-1),发现坏死也能由精确的细胞信号通路来引起,这种小分子能专一性地阻断细胞坏死,但对凋亡没有抑制作用,从而进一步表明细胞坏死也是死亡配体与受体结合后通过级联信号转导反应触发的一种程序性细胞死亡方式,他们首先称这种死亡方式为"necroptosis",译为"程序性坏死"。necroptosis是一种由死亡受体通路介导的细胞死亡途径,是主动的程序性细胞死亡过程,具有细胞坏死的形态学表现。近年来越来越多的证据说明坏死并非都是非程序性的,某些情况下坏死也是受基因调控的程序性事件,可能是细胞凋亡的备选死亡途径,并在胚胎发育和维持组织稳态方面具有重要的作用。可能是由于认识的局限性,很多和坏死形态相似的死亡被误认为是坏死,因此应该把传统意义的坏死分为两类,即坏死(necrosis)和程序性坏死(necroptosis)。

一、程序性坏死的信号转导通路

　　研究表明,与细胞凋亡相同,细胞程序性坏死也具有诱导因子、起始因子和执行因子三大部分,从而构成完整的信号转导通路。一些化学药物如 DNA 烷化剂 3-硝基荧蒽(3-nitrofluoranthene,3-NF)、细胞因子(尤其是死亡配体家族成员,如 TNF-α、FasL 及 TRAIL)、环孢素 A、十字孢菌素(staurosporine)均能诱导细胞发生 necroptosis。目前,死亡配体启动的 necroptosis 的信号转导通路研究得最多也相对较为清楚(图 17-7)。程序性坏死的起始因子包括多种死亡受体如 CD95、TNFR1、TNFR2、TRAILR1 及 TRAILR2 等,当死亡配体与细胞膜上的死亡受体结合后,死亡受体的胞内段构象发生改变,招募 RIP1、凋亡蛋白细胞抑制物(cellular inhibitor of apoptosis proteins,cIAPs)、TNFR 相关死亡结构域(TNF receptor associated death domain,TRADD)、TNFR 相关因子 2(TNF receptor-associated factor 2,TRAF2)、cIAP1/2 等蛋白结合形成蛋白复合体,称为复合体Ⅰ(complex Ⅰ)。其中 cIAP1/2 发挥 E3 泛素连接酶的功能,促进 RIP1 的泛素化修饰,进而招募转化生长因子 β 激活激酶 1(transforming growth factor-β activated kinase 1,TAK1)、TAK 结合蛋白 2(TAK1-binding protein 2,TAB2)和 TAB3,形成 TAK1-TAB2-TAB3 复合物,活化 NF-κB 信号通路。而 RIP1 在去泛素化酶 CYLD 的作用下能够去除泛素化修饰,FADD、TRADD 和 RIP3 等结合,形成新的复合体,称为复合体Ⅱ(complex Ⅱ),FADD 继而募集 caspase 8 并导致 caspase 8 自我活化,启动经典的外源性细胞凋亡途径。与此同时,caspase 8 裂解,使 RIP1 和 RIP3 失活,从而抑制 necroptosis 通路。

因此,在一般情况下,DD 的激活将诱导细胞凋亡,而非 necroptosis;但当用 Z-VAD 抑制 caspase 8 活性后,其对 RIP1 和 RIP3 的剪切被阻断,RIP1 与 RIP3 结合形成的"前坏死复合体(pronecrotic complex)",并通过直接或间接的方式发生相互磷酸化修饰,从而提高 RIP1 和 RIP3 的磷酸化水平。RIP1 的磷酸化能够稳定坏死复合体,而磷酸化的 RIP3 则活化糖酵解过程中的关键酶类,提高细胞内的 ROS 水平,诱导细胞程序性坏死。RIP1-RIP3 复合物的形成和磷酸化是 necroptosis 的关键性和特异性步骤,是 necroptosis 发生的标志及起始阶段的调控核心。此外,除了 TNF 介导的 necroptosis 信号通路外,还存在多种信号分子参与 necroptosis 的信号转导,其中包括病原体识别受体(pathogen recognition receptor,PRR)、N-甲基-D-天冬氨酸(N-methyl-D-aspartic acid,NMDA)受体、p38 丝裂原活化蛋白激酶(p38 mitogen-activated protein kinase,p38)、聚腺苷二磷酸核糖聚合酶 1(poly(ADP-ribose) polymerase-1,PARP-1)信号通路等。

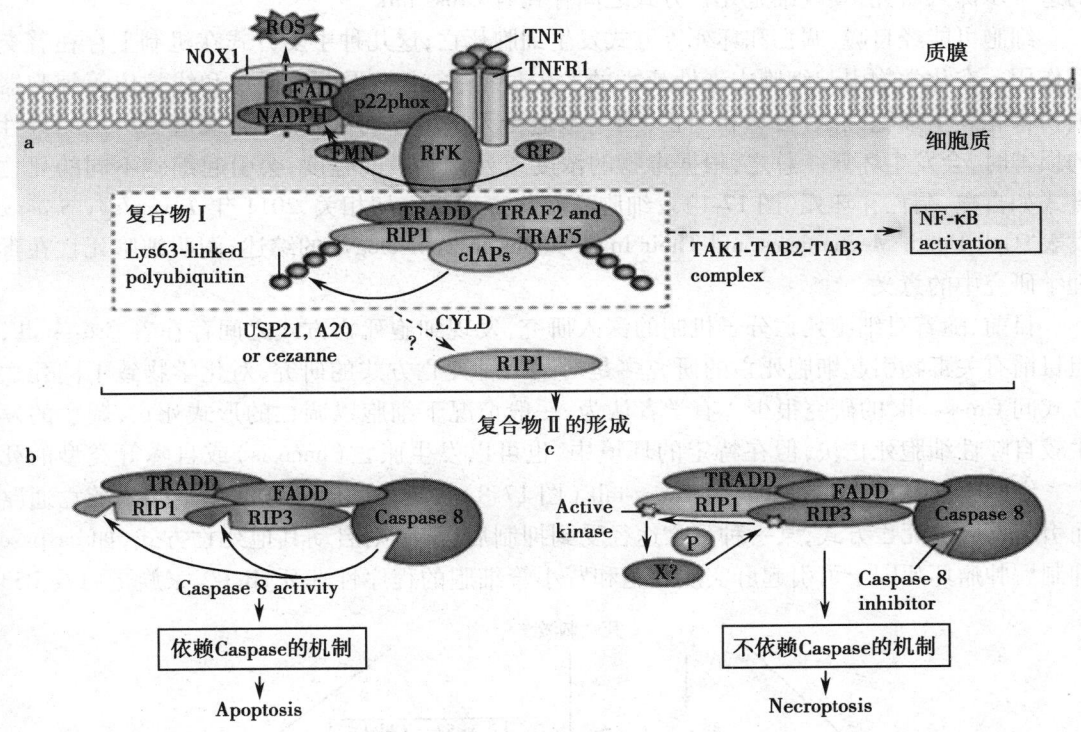

图 17-7　TNFR1 启动的 necroptosis 信号转导通路

自从 2005 年 Degterev 等研究发现小分子化合物 Nec-1 是 RIP1 的别构抑制剂,能够显著抑制 RIP1 的激酶活性后,Nec-1 和 RIP1-RIP3 分别作为 necroptosis 特异性阻断剂和特异性分子标志而成为研究 necroptosis 的重要手段。利用该方法进行的一些研究证明某种类型的细胞死亡,如果能被 Nec-1 或 RIP1-RIP3 基因敲除所抑制,那么这种细胞死亡就是 necroptosis,研究发现,Nec-1 能抑制 TNF-α 和 Z-VAD 联合诱导的 L929 细胞、U937 及 3T3 细胞的坏死;它还能抑制 FasL、放线菌酮与 Z-VAD 联合诱导的 Jurkat 细胞坏死以及 TNF-α、CHX 与 Z-VAD 联用诱导的小鼠胚胎成纤维细胞(mouse embryo embryo fibroblasts,MEF)坏死。另外,高浓度 NO 诱导的肺微血管内皮细胞坏死、镉诱导的小鼠卵巢 K1 细胞坏死、谷氨酸诱导的海马神经元坏死等亦都可以被 Nec-1 显著抑制,说明这些化学物均可引起细胞 necroptosis。

程序性坏死的具体执行机制及执行蛋白,目前仍不清楚,执行阶段涉及的因素相对较多,包括细胞内 ROS 水平的升高、Ca^{2+}浓度的升高、线粒体膜通透性改变、能量衰竭以及组织蛋白酶的激活等。它的启动和执行机制在不同的细胞中是不尽相同的。

二、细胞死亡方式间的 Cross-talk(串扰作用)

如前所述,细胞具有多种死亡方式,这是多细胞生物进化的必然,多细胞生物在生命过程中会有大量"多余的"或"受损的"细胞死亡,多种死亡方式的存在就像一个多重保险,即使某些死亡通路受阻,机体也会"千方百计"使应该死亡的细胞死亡。目前细胞凋亡、自噬性死亡和坏死的形态特征、靶分子及信号转导途径较为明确,而且,随着对细胞死亡分子机制的进一步深入研究,发现细胞死亡方式之间存在着 Cross-talk。

细胞可能经自噬、凋亡和坏死等方式发生细胞死亡,这几种主要方式在机制上存在着交互作用。在化学物引起细胞中毒性死亡的发生过程中,由于蛋白质损伤和线粒体等细胞器损伤首先发生细胞应激、自噬和凋亡,当细胞遭受无法生存的能量耗竭,或遭受严重的毒性的损害时,会发生坏死。总之,根据毒物的浓度或死亡刺激的程度,会引起细胞不同的死亡方式如自噬、凋亡和坏死(图 17-1)。细胞死亡与毒理学密切相关,2011 年 *Toxicology Science* 发表"Cell Death Mechanisms and Their Implications in Toxicology"的综述,阐明细胞死亡在毒理学研究中的意义。

目前,随着对细胞死亡分子机制的深入研究,发现细胞死亡方式之间存在着 Cross-talk,但目前有关毒物引起细胞死亡的研究多是对某一种死亡方式的研究,对化学物致不同死亡方式间 Cross-talk 的研究很少。有学者认为,一般情况下细胞以凋亡的形式死亡,凋亡的发生较自噬性细胞死亡快,但在特定的环境中,也可以发生胀亡(oncosis)或自噬等类型的死亡。细胞不同死亡方式间存在着 Cross-talk(图 17-8)。死亡刺激通过活化不同的死亡通路而引起不同的死亡方式,某一种死亡途径受到抑制后,细胞则启动其他死亡方式,如 caspase 抑制后肿瘤坏死因子可引起肝实质细胞和肾小管细胞的程序性坏死,Bcl-2 家族蛋白及 P53

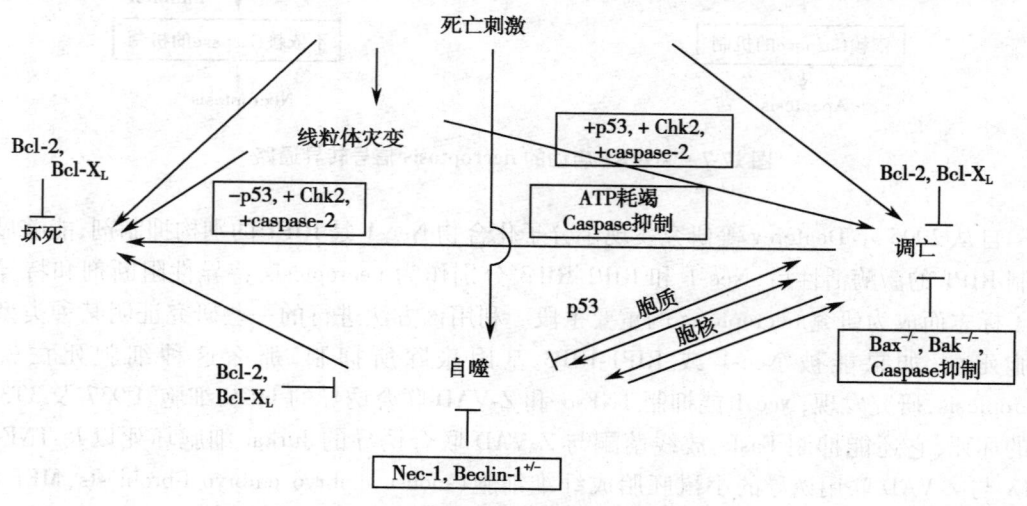

图 17-8 细胞不同死亡方式间的 Cross-talk

在不同死亡方式 Cross-talk 中起着重要的作用。细胞能量合成较低时,其死亡方式可以由凋亡转为坏死。但目前对化学物引起细胞不同死亡方式间的 Cross-talk 尚未阐明。

细胞经历来自细胞内、外的刺激后发生不同反应,原发(初级)反应(primary responses)是细胞结构和功能直接损伤引起的,细胞内不同的细胞器应激可启动细胞死亡,这些细胞器如线粒体、内质网与核三者之间的 Cross-talk 影响刺激信号的处理及细胞信号网络中一些分子"开关"。继而细胞内信号转导通路激活二级反应(secondary responses)如通过 Bcl-2 家族成员与其他相关分子的作用等,决定通过一种或多种不同的死亡途径,这些信号转导分子间的 Cross-talk 决定细胞最终的死亡机制。

通过了解毒物引起细胞应激和死亡的靶分子-途径-网络及其之间的 Cross-talk,并进一步研究细胞器毒理学,与剂量-时间-毒效应的研究结合,发展系统细胞毒理学,将有助于阐明毒作用机制/模式,确定细胞应激至死亡的信号转导途径亦是《21 世纪的毒性测试:展望和策略》第一关键步骤。

(姚碧云)

参 考 文 献

1. OrreniusS, Nicotera P, ZhivotovskyB. Cell Death Mechanisms and Their Implications in Toxicology. Toxicological Sciences,2011,119:3-19.
2. Hotchkiss RS, Strasser A, McDunn JE, et al. Cell death. N Engl J Med,2009,361(16):1570-1583.
3. Wu H. CellDeath:Mechanismand Disease. New York:Springer,2014.
4. Gregus Z. Mechanisms of Toxicity//Klaassen CD, ed. Casarett & Doulls Toxicology The BasicScience of Poisons,8th Ed. New York:McGraw-Hill Education,2013:49-122.
5. BrownDA, Yang N, RaySD. Apoptosis//Wexler P, ed. Encyclopedia of Toxicology. Amsterdam, Boston:Elsevier, 2013,1:14-44.
6. Ray SD, Corcoran GB. Chapter 11. Cell Death and Apoptosis//Ballantyne B, MarrsTC, Syversen T, Eds. General and Applied Toxicology. 3rd Ed. Wiley-Blackwell,2009.
7. Nikoletopoulou V, Markaki M, Palikaras K, et al. Crosstalk between apoptosis, necrosis and autophagy. Biochim Biophys Acta,2013,1833(12):3448-3459.
8. Chaabane W, User SD, El-Gazzah M, et al. Autophagy, apoptosis, mitoptosis and necrosis:interdependence between those pathways and effects on cancer. Arch Immunol Ther Exp (Warsz),2013,61(1):43-58.
9. Lemasters JJ. Cytolethality//McQueen CA, ed. Comprehensive Toxicology. New York:Elsevier Science & Technology,2010,1(12):245-268.
10. Malladi S, Challa-Malladi M, Bratton SB. Apoptosis//McQueen CA, ed. Comprehensive Toxicology. New York:Elsevier Science & Technology,2010,2(28):543-578.
11. Christofferson DE, Yuan J. Necroptosis as an alternative form of program-med cell death. Current Opinion in Cell Biology,2010,22:263-268.
12. Cuervo AM. Autophagy and aging:keeping that old broom working. Trends in Genetics,2008,24:604-612.
13. Danial NN, Korsmeyer SJ. Cell Death:Critical Control Points. Cell,2004,116:205-219.
14. Degterev A, Huang Z, Boyce M, et al. Chemical inhibitor of non-apoptotic cell death with therapeutic potential for ischemic brain injury. Nat Chem Biol,2005,1:112-119.
15. EdingerAL, Thompson CB. Death by design:apoptosis, necrosis and autophagy. Current Opinion in Cell Biology,2004,16:663-669.
16. Ferri KF, Kroemer GK. Organelle-specific initiation of cell death pathways. Nature Cell Biology,2001,3:

E255-E263.

17. Galluzzi L, Vitale I, Abrams JM, et al. Molecular definitions of cell death subroutines:recommendations of the Nomenclature Committee on Cell Death. Cell Death and Differentiation,2012,19:107-120.

18. Hengartner MO. The biochemistry of apoptosis. Nature,2000,12:770-776.

19. Hotchkiss R, Strasser A, McDunn JE, et al. Mechanisms of Disease Cell Death. N Engl J Med,2009,361:1570-1583.

20. KroemerG, et al. Classification of cell death:recommendations of the Nomenclature Committee on Cell Death. Cell Death Differ,2009,16:3-11.

21. Li LY, Luo X, Wang X. Endonuclease G is an apoptotic DNase when released from mitochondria. Nature,2001,412:95-99.

22. Levine B, Kroemer G. Autophagy in the Pathogenesis of Disease. Cell,2008,132:27-42.

23. LevineB. Autophagy and cancer. Nature,2007,446:745-747.

24. LevineB. TamotsuYoshimori. DereticV,编. 程轶喆,刘娟,译. 细胞自噬. 北京:化学工业出版社,2012.

25. MarzoI, Brenner C, Zamzami N, et al. Bax and adeninenucleotide translocator cooper ate in the mitochondrial-control of apoptosis. Science,1998,281:2027-2031.

26. Mac Law, Susan Elmore. Mechanisms of cell Death. Robert C Smart, Ernest Hodgson. Molecular, and Biochemical Toxicology (5th Edition), John wiley and Sons, Inc. , Hoboken, NJ,2007.

27. Mizushima N, LevineB, Cuervo AM, et al. Autophagy fights disease through cellular self-digestion, Nature,2008,451:1069-1074.

28. Nagley P, Higgins GC, Atkin JD, et al. Multifaceted deaths orchestrated by mitochondria in neurons. Biochimica et Biophysica Acta,2010,1802:167-185.

29. OderaMS, Kaufman RJ, et al. ER stress and the unfolded protein response. Mutation Research,2005,569:29-63.

30. Ron D, Hubbard SR. How IRE1 reacts to ER stress. Cell,2008,132:89-100.

31. Rutkowski T, Kaufman RJ. That which does not kill me makes me stronger:adapting to chronic ER stress, Trends in Biochemical Sciences,2007,32:469-476.

32. Scherz-ShouvalR, Elazar Z. ROS, mitochondria and the regulation of autophagy. Trends in Cell Biology,2007,17:422-427.

33. Schroder M. Endoplasmic reticulum stress responses. Cell Mol Life Sci,2008,65:862-894.

34. Zhao LH, Ackerman SL. Endoplasmic reticulum stress in health and disease. Current Opinion in Cell Biology,2006,18:444-452.

35. Zhivotovsky B, Orrenius S. Cell death mechanisms:Cross-talk and role in disease. Experimental Cell Research,2010,316:1374-1383.

36. 秦正红,乐卫东,主编. 自噬—生物学与疾病. 北京:科学出版社,2011.

37. 朱玉山,卢铁元,王蕊,等. Bcl-2 家族蛋白调控线粒体膜通透性和细胞色素 C 释放的新机制. 生命科学,2011,23:1076-1080.

第十八章

毒物对细胞周期和组织修复的影响

第一节　毒物对细胞周期的影响

细胞增殖(cell proliferation)是细胞生命活动的重要特征。细胞分裂(cell division)作为细胞增殖最直观的表现,定义为一个亲代细胞(mother cell)通过核分裂和胞质分裂产生两个子代细胞(daughter cells)的过程。细胞只有经过一定的物质准备,才能进行细胞分裂。物质准备和细胞分裂这一高度受控且相互连续的过程即为细胞增殖。新生的子代细胞再经过物质准备和细胞分裂会产生下一代子代细胞。在细胞生物学中,细胞增殖过程也称为细胞周期(cell cycle)或细胞分裂周期(cell division cycle)。

对于单细胞生物,细胞增殖可以直接引起生物个体数量的增加,该过程也是生物个体繁殖的过程;对于多细胞生物,其生命从一个单细胞——受精卵开始,从一个受精卵形成一个新的个体需要经历多次的细胞分裂。无论是单细胞生物或是多细胞生物,细胞增殖在个体的繁殖和生长发育以及物种的延续中都具有相当重要的作用。生物体发育成熟后仍然需要通过细胞增殖弥补代谢过程中的细胞损失,维持细胞数量的平衡和机体的正常功能。此外,机体创伤愈合、组织再生、病理组织修复等也依赖于细胞增殖。化学物毒性效应的出现多涉及细胞增殖过程的改变。毒物对细胞增殖过程的影响也是毒理学的研究热点之一。本章将重点介绍哺乳动物主要是人类细胞增殖过程包括细胞周期和细胞分裂及其在毒理学中的重要意义。

一、细胞周期

(一) 细胞周期概述

细胞经过物质准备和细胞分裂即完成一个细胞周期。通常,将从一次细胞分裂结束时开始,经过物质准备,直到下一次细胞分裂结束时为止的活动过程称为一个细胞周期。在细胞周期过程中至少涉及 3 个重要的生物学事件,包括基因组 DNA 精确而完整的复制、完整复制的基因组 DNA 准确分配到两个子代细胞中、物质准备与细胞分裂过程的精确调控。这 3 个生物学事件中任何环节出现错误都可能影响细胞的正常功能,导致细胞的恶性增殖和肿瘤的发生。

尽管细胞周期实际上是一个连续的过程,但是习惯上根据细胞的形态学和生化的变化,人为将细胞周期划分为细胞分裂间期(interphase)和细胞分裂期(mitosis,M 期)。细胞分裂间期又分为 DNA 合成前期(G_1 期)、DNA 合成期(S 期)和 DNA 合成后期(G_2 期)。由此可见,一个细胞周期可以人为划分为先后连续的 4 个时相,即 G_1 期、S 期、G_2 期和 M 期。在细胞周期各个时相组成中,S 期和 M 期是最基本的,G_1 期和 G_2 期在某些细胞中可能发生变动。早期胚胎阶段的细胞,如爪蟾、果蝇和人的受精卵细胞卵裂期无 G_1 期和 G_2 期,该阶段的细胞周期仅由 S 期和 M 期组成,通常将只由 S 期和 M 期组成的细胞周期称为基本细胞周期或简单细胞周期。绝大多数真核细胞的细胞周期都含有 G_1 期、S 期、G_2 期和 M 期,而将含有这 4 个时相的细胞周期称为标准细胞周期(standard cell cycle)(图 18-1)。同种细胞之间,细胞周期时间(cell cycle time,T_c)相近或相同;不同种类细胞之间,细胞周期时间差别较大。对于高等生物细胞而言,细胞周期时间的长短主要决定于 G_1 期,而 S 期、G_2 期和 M 期的总时间相对恒定,特别是 M 期持续的时间更为恒定,约 30 分钟左右。

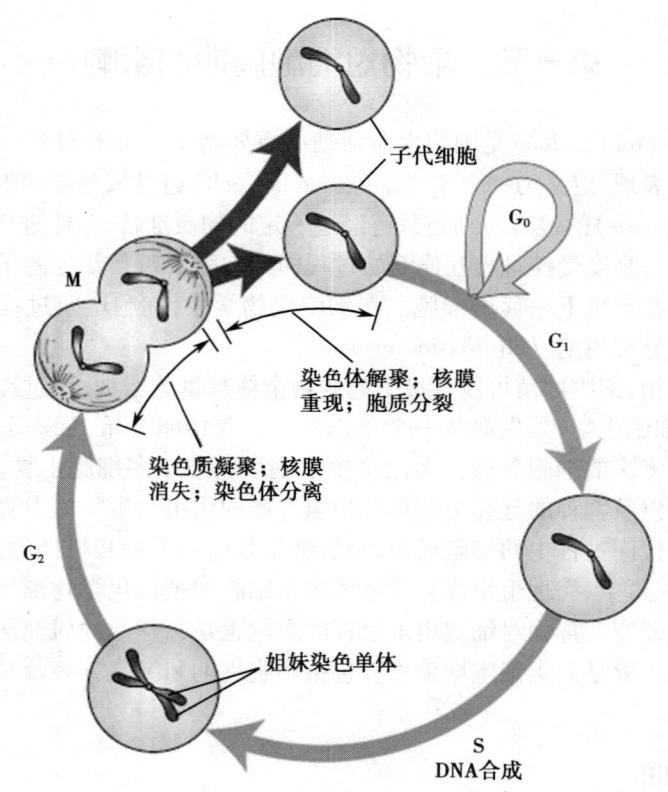

图 18-1 标准细胞周期
一个标准的细胞周期一般包括先后连续的 4 个时相,即 G_1 期(DNA 合成前期)、S 期(DNA 合成期)、G_2 期(DNA 合成后期)和 M 期(细胞分裂期)。其中 G_1、S 和 G_2 期合称细胞分裂间期

多细胞生物可看做是由一个受精卵经过多次细胞分裂和细胞分化形成的细胞群体。根据细胞能否进行分裂以及在细胞周期中所处的位置,可以将该细胞群体中的细胞分为周期中细胞(cycling cell)、静止期细胞(quiescent cell)和终末分化细胞(terminally differentiated cell)3 类:①周期中细胞可以持续分裂,即细胞周期持续运转。如上皮基底层细胞,其通过持续的分裂以弥补上皮组织表皮细胞死亡引起的细胞数量损失。②静止期细胞,即 G_0 期细胞。该类细胞暂时脱离细胞周期,停止分裂,但其代谢活动仍然活跃,并执行特

定的生物学功能。在特定条件如生长信号的刺激和组织修复中,G_0 期细胞可以迅速返回细胞周期,分裂增殖。如平时并不分裂的成纤维细胞,在组织损伤修复中,其会快速返回细胞周期,分裂产生大量的成纤维细胞促使伤口愈合。同样,在特定条件如营养物质缺乏时,周期中细胞亦可转化为 G_0 期细胞。迄今为止,对于 G_0 期是否存在以及 G_0 期与标准细胞周期的关系所持的观点并不一致。普遍的观点认为 G_0 期存在,有学者将 G_0 期置于 G_1 期中,不将其作为细胞周期的一个独立的时相,大多数学者坚持将其作为独立于细胞周期以外的一个时相。对 G_0 期细胞的产生及其返回细胞周期机制的研究对阐明细胞增殖和分化的调控过程、化学物致癌机制、肿瘤的治疗、药物设计和筛选等具有重要意义。③终末分化细胞分化程度高,在机体内执行特定功能,终生不再进行细胞分裂。横纹肌细胞、血液中多型核白细胞等属于此类。事实上,终末分化细胞和 G_0 期细胞的界限有时难以准确划分。

(二) 细胞周期中各时相的主要事件

细胞在不同的时相里进行着不同的生命活动,细胞内也发生着许多不同的生物学事件。目前人们已经对这些事件有了较为深入的认识。在此仅简要介绍其中的一些主要事件。

G_1 期:G_1 期是细胞周期的第一个阶段。形态学上,进入 G_1 期的细胞变为扁平,出现泡状结构和指状微绒毛,随着细胞的生长,细胞边缘变薄,外形呈皱褶状。该期细胞的主要生命活动是合成细胞生长所需的各种蛋白质、糖类和脂质等,并为 DNA 复制作准备。G_1 期初始阶段细胞积极合成各种 RNA,同时进行氨基酸转运和糖转运,继而合成蛋白质和糖类。cGMP 和 cAMP 也在 G_1 期初期开始形成。G_1 期中间阶段细胞合成多胺。G_1 期末细胞开始合成 DNA 复制所需的原料,如脱氧核糖核酸和胸苷激酶等。在 G_1 期末,中心体分离,为进行中心体复制作准备。在 G_1 期的晚期阶段有一个特定时期,在芽殖酵母中,这一特定时期被称为起始点(start);在其他真核细胞中,这一特定时期被称为限制点(restriction point,R点)或检验点(checkpoint)。R 点被认为是 G_1 期晚期阶段的一个基本事件。细胞只有完成这一事件,才能顺利通过 G_1 期,进入 S 期以合成 DNA。任何因素影响到这一基本事件的完成,都将影响细胞从 G_1 期向 S 期的转换。

S 期:S 期细胞在形态上变得更为扁平,外表光滑无泡,微绒毛少且不明显。这一期的细胞主要进行 DNA 复制。细胞进入 S 期后会立即启动合成 DNA。染色质不同部位 DNA 的复制先后有别,常染色质 DNA 复制先于异染色质,后者 DNA 的复制多在 S 期后期进行。真核细胞中新合成的 DNA 与组蛋白结合,组成核小体串珠结构。新的组蛋白亦在 S 期合成。S 期细胞内 RNA 聚合酶也很活跃。若 RNA 合成受阻会严重影响 DNA 复制。另外,DNA 复制与细胞核结构如核骨架、核纤层、核膜等也密切相关。由于细胞在 S 期内进行着准确的半保留复制,因而确保了遗传物质在子代细胞中的平均分配。DNA 复制一旦发生错误,将导致出现畸形细胞或异常细胞。

G_2 期:DNA 复制完成以后,细胞即进入 G_2 期。该期细胞表面再次出现微绒毛,但没有 G_1 期细胞的泡状结构。此时细胞核内 DNA 的含量已经增加一倍,由 G_1 期细胞染色体倍性 2n 变成 G_2 期染色体倍性 4n。G_2 期细胞 RNA 和蛋白质的合成活跃,所进行的生物合成是为 M 期细胞分裂作准备的。通过 G_2 期后细胞即进入 M 期。但细胞能否顺利进入 M 期,需要

受到 G_2 期检验点的控制。G_2 期检验点检查 DNA 是否完成复制,细胞是否已经生长到合适大小,环境因素是否有利于细胞分裂等。只有所有有利于细胞分裂的因素均具备,细胞才能完成由 G_2 期向 M 期的转换。

M 期:M 期即细胞分裂期。M 期是一个形态学上变化最丰富的时期,扫描电镜下可见该期细胞呈球形,不牢固地贴附于期生长介质上。依据光镜下细胞形态学的变化,可将 M 期按顺序分为 6 个时期,即前期(prophase)、前中期(prometaphase)、中期(metaphase)、后期(anaphase)、末期(telophase)和胞质分裂期(cytokinesis)。M 期分期及各期主要形态学变化见表 18-1。M 期的生化特点是 RNA 合成停止,蛋白质合成减少。

表 18-1　M 期的分期及各期光镜下主要形态学变化

M 期分期	主要形态学变化
前期	染色质凝聚形成染色体;复制后的中心体移动形成纺锤体的两极;核膜、核仁消失
前中期	微管蛋白组装成微管,继而形成纺锤体;染色体被"捕捉"到纺锤体上
中期	染色体排列在纺锤体的赤道面上
后期	姐妹染色单体分开,并向两极移动
末期	染色体解聚形成染色质,核膜、核仁重新出现
胞质分裂期	微管组成的收缩环发生缢缩形成分裂沟,继而母细胞一分为二产生子细胞

真核细胞的细胞分裂主要包括有丝分裂(mitosis)和减数分裂(meiosis)两种形式。体细胞一般进行有丝分裂。成熟过程中的生殖细胞进行减数分裂,也称为成熟分裂(maturation division)。

(三)　减数分裂——一种特殊的有丝分裂形式

作为一种特殊的有丝分裂形式,减数分裂仅发生于有性生殖细胞形成过程中的某个阶段。减数分裂由两次分裂组成,分别称为第一次减数分裂和第二次减数分裂,两次分裂之间一般有一个短暂的分裂间期,在此间期细胞不进行 DNA 复制。由于在分裂过程中细胞与核分裂两次,而 DNA 仅复制一次,所以经减数分裂后,子细胞各自的染色体数目减半。减数分裂既可以使得后代有效获得双亲的遗传物质,保持遗传稳定性,又可以增加遗传变异,确保生物的多样性,增强生物适应环境变化的能力。

1. 减数分裂前间期　减数分裂前间期也可以划分为 G_1 期、S 期和 G_2 期 3 个时相。该期最大的特点是 S 期持续的时间较长,并且仅复制 DNA 总量的 99.7%～99.9%。

2. 第一次减数分裂　第一次减数分裂过程可以人为划分为前期Ⅰ、前中期Ⅰ、中期Ⅰ、后期Ⅰ、末期Ⅰ和胞质分裂期Ⅰ 6 个阶段。虽然第一次减数分裂与体细胞有丝分裂有许多相似之处,但也有其鲜明的特点,主要表现为前期Ⅰ的同源染色体配对和基因重组以及其后的染色体分离方式等。

(1)前期Ⅰ:前期Ⅰ比较复杂,持续时间最长。在此期,细胞要进行同源染色体配对和基因重组,以及合成一定量的 RNA 和蛋白质。根据染色体形态的变化,又可以将前期Ⅰ划分为细线期、偶线期、粗线期、双线期和终变期 5 个阶段。

1)细线期(leptotene stage):染色质开始凝缩成细线染色体的阶段。染色体呈细长的线状结构，在这些细线状染色体的局部，可见大小不同的颗粒状结构，成为染色粒(chromomere)。细线期的另一显著特点是染色体端粒通过接触斑与核膜相连。由于很多细线状染色体的端粒与核膜结合，使染色体装配成花束状，所以细线期也称花束期。

2)偶线期(zygotene stage)：主要完成同源染色体配对，即来自父母双方的同源染色体逐渐靠近，沿其长轴互相紧密结合在一起。配对后所形成的结构称为二价体(bivalent)。同源染色体配对的过程称为联会(synapsis)，联会仅发生在同源染色体之间。在联会部位形成的一种特殊结构称为联会复合体(synaptonemal complex)。偶线期发生的另一重要事件是合成在 S 期未合成的约 0.3% 的 DNA。

3)粗线期(pachytene stage)：始于同源染色体配对完成之后。此过程中，染色体进一步凝缩，变粗变短，染色体上的着丝粒清晰可见，而且每一对互相配对的同源染色体即二价体所包含的 4 条姐妹染色单体亦可清晰分辨。因此，二价体在此时被称为四分体(tetrad)。在粗线期，紧密结合的同源染色体之间会发生等位基因部分 DNA 片段的交换和重组。另外，细胞在此期也合成一小部分尚未合成的 DNA，称为 P-DNA，以及合成减数分裂期专有的组蛋白，并将体细胞类型的组蛋白部分或全部置换下来。此种置换可能与基因重组有关。

4)双线期(diplotene stage)：联会复合体解体，同源染色体分离，仅少数部位互相联系。在分离过程中，由于一些区域在非姐妹染色单体之间发生了交换(crossover)，故在分离时同源染色体之间会出现交叉点(chiasma)。交叉的数量变化不定，但一般认为交叉是两条非姐妹染色单体之间发生了交换的形态学表现。

5)终变期(diakinesis stage)：染色体显著收缩变粗，形成短棒状结构。此期交叉向染色体臂的端部移行，这一过程称为端化(terminalization)。到终变期末，同源染色体之间仅在初期和着丝粒相互连接。

(2)前中期 I：着丝粒处微管蛋白聚合，形成微管，发育成纺锤体的牵引丝。每条染色体上的着丝点通过牵引丝微管仅与一极相连。

(3)中期 I：同源染色体排列于赤道面上，形成赤道板。

(4)后期 I：两条同源染色体分开，在牵引丝的作用下向两极移动。

(5)末期 I 和胞质分裂期 I：染色体到达细胞的两极并逐渐解聚，变成细丝状，核膜核仁重建，同时进行细胞质的分裂。

3. 减数分裂间期和第二次减数分裂　减数分裂间期(interkinesis)有别于有丝分裂间期，期间不进行 DNA 的复制，也没有 G_1 期、S 期和 G_2 期，并且持续时间一般较短。

经过短暂的减数分裂间期，细胞进入第二次减数分裂。第二次减速分裂过程与有丝分裂过程相似，姐妹染色单体分离并向两极移动，再经胞质分裂形成子细胞。结果第二次减数分裂共形成 4 个子细胞，每个子细胞染色体数目较母细胞减半，变为单倍体。

4. 减数分裂与有丝分裂的比较　作为一种特殊的有丝分裂形式，减数分裂中的许多事件与有丝分裂相似。例如，细胞核和细胞质的变化；分裂期中的前期、中期、后期和末期各个阶段；形成有丝分裂器，染色体的螺旋化和去螺旋化循环；着丝粒的结构与功能等。然而，两者也有着重要的区别。减数分裂与有丝分裂的主要不同见表 18-2。

表 18-2　减数分裂与有丝分裂的主要差异

减数分裂特征	有丝分裂特征
只发生在有性生殖的特定时空	发生在体细胞,时空上无严格限定
减数分裂前间期 DNA 复制 1 次,细胞连续分裂 2 次	有丝分裂间期 DNA 复制 1 次,细胞分裂 1 次
减数分裂前期Ⅰ发生同源染色体配对即联会,并伴有同源染色体非姐妹染色单体间的交换和重组	有丝分裂前期不发生同源染色体配对,也不发生交换和重组
减数分裂中-后期Ⅰ同源染色体分离,姐妹染色单体不分离;姐妹染色单体的分离发生在第二次减速分裂期	有丝分裂中-后期同源染色体的姐妹染色单体分离
子细胞染色体数目减半(2n-n)	子细胞染色体数目与母细胞相同(2n-2n)
产生 4 个子细胞,增加遗传变异	产生 2 个子细胞,保持遗传稳定

二、细胞周期调控系统

如上所述,在细胞周期中发生着许多重要的生物学事件。为确保这一系列重要事件发生的时间性、协调性和准确性,真核细胞拥有一整套复杂的蛋白调控网络,即细胞周期调控系统。细胞周期调控系统不仅匹配、协调细胞周期中的不同事件,而且连接细胞周期和调控细胞增殖的细胞外信号。下面将介绍细胞周期调控的两大生物学机制,即驱动机制和监控机制。前者推动细胞周期运行即驱动细胞有序通过 G_1、S、G_2 和 M 期;后者监控各重要事件特别是 DNA 复制的准确性,一旦发生 DNA 损伤其将阻滞细胞周期运行以修复损伤。

(一)细胞周期的驱动机制

细胞周期驱动机制主要由周期蛋白(cyclin)、周期蛋白依赖性蛋白激酶(cyclin-dependent kinase,Cdk)和 Cdk 抑制因子(Cdk inhibitor,CKI)3 类蛋白元件构成。

目前已经公认,Cdk 对细胞周期的运行起核心调控作用,是驱动细胞周期运行的引擎分子(engine molecule)。不同的 CDK 在细胞周期的特定时期表现出激酶活性,通过对其相应底物的磷酸化驱动细胞完成细胞周期。在人类中已发现并命名的 Cdk 包括 cdc2、Cdk2、Cdk3、Cdk4、Cdk5、Cdk6、Cdk7、Cdk8、Cdk9、Cdk10、Cdk11、Cdk12 等。由于 cdc2 是第一个被发现的,故将其命名为 Cdk1,也称 $p34^{cdc2}$。Cdk 激酶活性受细胞周期驱动机制中其他两类蛋白元件周期蛋白和 CKI 的调节。另外,Cdk 不同位点氨基酸的磷酸化和去磷酸化修饰也对 Cdk 活性起重要调节作用。

细胞周期蛋白与 Cdk 结合形成 Cdk 复合物是激活 Cdk 激酶活性的先决条件。自 1983 年首次发现周期蛋白至今,已在人类中发现了 25 种周期蛋白。这些周期蛋白在细胞内表达的时相有所不同,所执行的功能亦多种多样。其中,有些周期蛋白仅在 G_1 期表达并在 G_1/S 期转化中执行调节功能,所以常被称为 G_1 期周期蛋白,如 Cyclin C、Cyclin D、Cyclin E 等;有些周期蛋白虽在间期表达和积累,但仅到 M 期才表现出调节功能,所以常称其为 M 期周期蛋白,如 Cyclin A、Cyclin B 等。图 18-2 所示为几种周期蛋白在哺乳动物细胞中的表达和积累情况。在哺乳动物细胞中,Cyclin A 在 G_1 期早期开始表达并逐渐积累,到 G_1/S 交界时其含量达最高并一直维持到 G_2/M 期。Cyclin B 从 G_1 期晚期才开始表达和积累,到 G_2 期后期

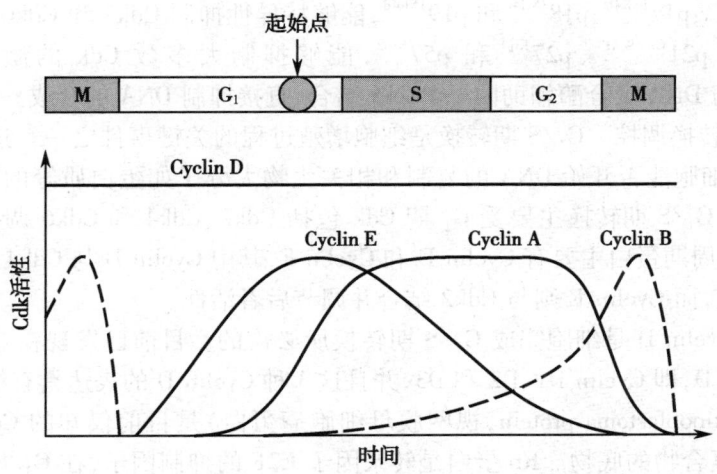

图 18-2 细胞周期蛋白在细胞周期中的积累及其与 Cdk 活性的关系

阶段其含量达到最高并一直持续到 M 期的中期阶段,随后迅速降解。G_1 期周期蛋白 Cyclin D 在细胞周期中持续表达,而 Cyclin E 在 M 期晚期和 G_1 期早期开始表达并逐渐积累,至 G_1 期晚期其含量达到最高,随后逐渐下降,到 G_2 期晚期其含量降至最低。呈现时相性表达的周期蛋白与不同的 Cdk 结合形成复合物,进而调节 Cdk 的活性。Cdk 与周期蛋白形成复合物的配对关系及执行功能的可能时期见表 18-3。

表 18-3 Cdk 与周期蛋白形成复合物的配对关系及执行功能的时期

Cdk	可能结合的周期蛋白	执行功能的可能时期
Cdk1($p34^{cdc2}$)	Cyclin A,Cyclin B1,Cyclin B2,Cyclin B3	G_2/M
Cdk2	Cyclin A,Cyclin D1,Cyclin D2,Cyclin D3,Cyclin E	$G_1/S,S$
Cdk3		G_1/S
Cdk4	Cyclin D1,Cyclin D2,Cyclin D3	G_1/S
Cdk5	Cyclin D1,Cyclin D3	
Cdk6	Cyclin D1,Cyclin D2,Cyclin D3	G_1/S
Cdk7	Cyclin H	
Cdk8	Cyclin C	
Cdk9	Cyclin T1,Cyclin T2a,Cyclin T2b,Cyclin K	
Cdk10		G_2/M
Cdk11		G_2/M
Cdk12	Cyclin L1,Cyclin L2	

　　仅周期蛋白与 Cdk 结合形成复合物,Cdk 激酶活性并不能被激活。Cdk 不同位点氨基酸的磷酸化和去磷酸化修饰亦是 Cdk 表现激酶活性所必需。

　　除上述周期蛋白和磷酸化状态参与调控 Cdk 活性以外,细胞内尚存在一些对 Cdk 活性起到负性调控作用的蛋白质,即 CKI。已发现的 CKI 分为 INK4 和 Cip/Kip 两大家族。INK4

家族包括 p16^{INK4a}、p17^{INK4b}、p18^{INK4c} 和 p19^{INK4d}，能够特异性抑制 Cdk4 和 Cdk6 活性。Cip/Kip 家族成员包括 p21$^{Cip/WAF1}$、p27^{Kip1} 和 p57^{Kip2}，能够抑制大多数 Cdk 的激酶活性。其中 p21$^{Cip/WAF1}$ 还能与 DNA 聚合酶辅助因子 PCNA 结合，直接抑制 DNA 的合成。

1. G_1/S 期转换调控　G_1/S 期转换是细胞增殖过程的关键事件之一。这一事件能否顺利完成，决定着细胞能否开始 DNA 的复制和相关生物大分子如蛋白质等的合成，进而完成细胞分离过程。G_1/S 期转换主要受 G_1 期 Cdk 包括 Cdk2、Cdk4 和 Cdk6 调控。参与 G_1 期 Cdk 活性调节的周期蛋白主要有 Cyclin D 和 Cyclin E，其中 Cyclin D 与 Cdk4 和 Cdk6 结合并调节后者的活性，而 Cyclin E 则与 Cdk2 结合并调节后者活性。

周期蛋白 Cyclin D 是细胞完成 G_1/S 期转换所必需的。目前已发现在哺乳动物细胞中表达 3 种 Cyclin D，即 Cyclin D1、D2 和 D3，并且这 3 种 Cyclin D 的表达具有细胞和组织特异性。Rb 蛋白(retinoblastoma protein，视网膜母细胞瘤蛋白)是目前仅知的 Cdk4-Cyclin D 和 Cdk6-Cyclin D 复合物的底物。Rb 蛋白是转录因子 E2F 的抑制因子，在 G_1/S 期转换过程中起到负性调控作用。在 G_1 期晚期阶段，Cdk4-Cyclin D 和 Cdk6-Cyclin D 复合物能够使 Rb 蛋白磷酸化而失活。

另一种 G_1 期周期蛋白 Cyclin E 在 G_1 期晚期开始合成，并持续到细胞进入 S 期，而当细胞进入 S 期后，其被迅速降解。Cdk2-Cyclin E 复合物活性是 S 期启动所必需的，其活性的峰值时间为 G_1 期晚期到 S 期的早期阶段。Cdk2-Cyclin E 复合物可以催化类 Rb 蛋白 p107 磷酸化，使其失去对 E2F 的抑制作用，从而促进细胞由 G_1 期向 S 期转换。

除上述 G_1 期 Cdk 和周期蛋白外，细胞内尚存在其他多种因素参与 DNA 复制起始的调控。例如，DNA 复制起始点的识别是 DNA 进行复制的前提。由 6 个亚基组成的复制起始点识别复合物(origin recognition complex，ORC)识别 DNA 复制起始点并与之结合是 DNA 复制起始所必需的。另外，Cdc6 和 Cdc45 亦是 DNA 复制所必需的调控因子，其分别在 G_1 期早期和晚期阶段与染色质结合。Cdk6 能促进 cdc45 与染色质结合，但具体机制尚不清楚。

2. S 期调控　S 期的运行主要由 Cdk2 驱动。周期蛋白 Cyclin A 可以与 Cdk2 结合形成 Cdk2-Cyclin A 复合物。Cyclin A 在 G_1/S 期转换阶段开始合成，并一直持续到 M 期，进入分裂中期后被迅速降解。在 S 期，Cdk2-Cyclin A 复合物位于 DNA 复制中心，其能够使 DNA 复制因子 RF-A 磷酸化从而使后者活性增强。有研究显示将抗 Cyclin A 的抗体注入细胞中能明显抑制细胞 DNA 的合成。另外，Cdk2-Cyclin A 复合物也可以使 p107 磷酸化而失活。

3. G_2/M 期调控　Cdk1 即 p34^{cdc2} 是 G_2/M 期的运行最主要的驱动蛋白。Cdk1 只有与 Cyclin B 结合才可能表现激酶活性，因而 Cdk1 活性首先依赖于 Cyclin B 在细胞内的表达和积累。在正常情况下，Cyclin B 在 G_1 期晚期阶段开始表达，到 G_2 期时其在细胞内的水平达到峰值。随着 Cyclin B 含量达到一定水平，Cdk1 的活性逐渐开始出现。到 G_2 期晚期阶段，Cdk1 的活性达最大并一直维持到 M 期的中期阶段。Cdk1 活性和 Cyclin B 细胞内水平的关系见图 18-3。

周期蛋白 Cyclin B 与 Cdk1 结合是后者表现活性的先决条件而非充分条件。只有在特定激酶和磷酸酶的作用下使得 Cdk1 特定位点的磷酸化状态发生改变，才能最终使 Cdk1 激活。首先由 wee1/mik1 激酶和 Cdk1 活化激酶(Cdk1-activiting kinase)使 Cdk1 第 14 位苏氨酸(Thr14)、第 15 位酪氨酸(Tyr15)和第 161 位苏氨酸(Thr161)磷酸化，然后 Cdc25C 使 Thr14 和 Tyr15 去磷酸化，经此 Thr14-Tyr15 磷酸化和去磷酸化过程，Cdk1-Cyclin B 复合物才最终表现出激酶活性。Cdk1 活性调控机制见图 18-4。

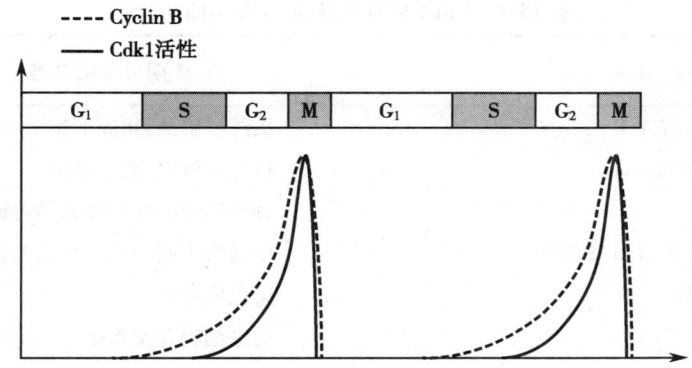

图 18-3　Cyclin B 在 Cdk1 活性调节中的作用
Cdk1 的活性依赖于 Cyclin B 含量的增加,当 Cyclin B 的含量累积到一定水平时与 Cdk1 结合。同时在其他因素调节下,Cdk1 激酶活性逐渐达到峰值

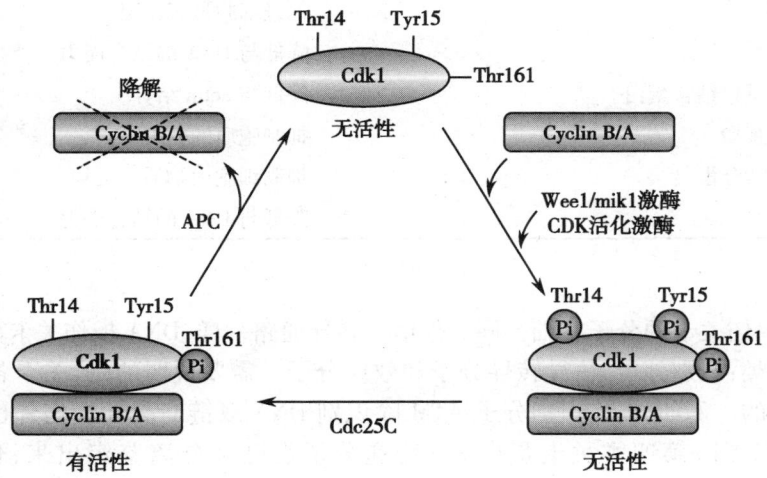

图 18-4　Cdk1 活性调控示意图

完全活化的 Cdk1 通过磷酸化其底物蛋白来实现其对 G_2/M 期的调控作用。目前已经鉴定的 Cdk1 的底物有组蛋白 H1、核仁蛋白(nucleolin)、核纤层蛋白等(表 18-4)。其中,组蛋白 H1 磷酸化能促进染色质的凝缩;核仁蛋白的磷酸化可促进核仁的解体;核纤层蛋白磷酸化能导致核纤层解聚等。当细胞周期运行到 M 期中期后,周期蛋白 Cyclin B 迅速被降解,Cdk1 失活,继而上述被磷酸化的底物去磷酸化,细胞将向 M 期后期运行。

(二) 细胞周期的监控机制

细胞周期的运行除依赖上述驱动机制外,尚需一套完备的监控系统对 DNA 复制的准确性进行监控,DNA 损伤关卡(DNA damage checkpoint)扮演着这样的角色。DNA 损伤关卡又称为细胞周期关卡(cell cycle checkpoint),是 DNA 损伤时延迟或阻滞细胞周期进程的网络系统,其对维持基因组的完整性起着至关重要的作用。当细胞受到内源性(如氧自由基等)或外源性(如紫外线、外源化学物等)DNA 损伤因子的攻击,或者当细胞遇到营养缺乏等不利环境因素时,DNA 损伤关卡被激活,其识别细胞周期进程中的错误和特定的生物学事件,使细胞周期进程暂时减慢或停止,以提供给细胞足够的时间用于修复受损的 DNA,或应对不

表 18-4　Cdk1 底物及其在 M 期中的功能

Cdk1 底物	在 M 期可能的功能
核纤层蛋白 A、B、C	核纤层解聚,核膜崩解
核纤层 L67(clam)	核纤层解聚,核膜崩解
波形蛋白	分裂期中间纤维体系的再调整
微管结合蛋白 MAP-220	使其失去刺激微管组装的作用
组蛋白 H1	染色质凝缩
p60^{c-Src}	促进细胞骨架重排
No38	核仁解体
核仁蛋白(nucleolin)	核仁解体
Cyclin B	调节 CDK1 活性
P53	改变其亚细胞定位
C-abl	促进细胞形态调整
C-myc	降低与 DNA 的结合能力
钙调蛋白结合蛋白	降低与 actin 结合
肌球蛋白	抑制胞质的分裂
CTP 结合蛋白	抑制细胞内物质的运输
HMG1	降低与 DNA 的结合能力

利的环境因素。

1. DNA 损伤关卡的分子基础　同其他信号转导通路一样,DNA 损伤关卡分子按照其功能可以分为 3 类:识别分子、信号转导分子和效应分子。需要说明的是,关卡各成分之间的划分并非绝对的。例如,损伤识别分子 ATM 除识别 DNA 双链断裂性损伤外也可以有信号转导的功能。另外,第四类关卡蛋白——传递分子也已被分离鉴定出来,包括 BRCA1、Claspin、53BP1 和 MDC1,它们位于识别分子和信号转导分子之间。与 ATM 既起到识别子的作用又发挥了转导子的功能一样,这些传递子蛋白也会参与到关卡反应的其他步骤当中去。

尽管 G_1/S 关卡、S 关卡和 G_2/M 关卡各自不同,但作为激活关卡反应的损伤识别分子却可以为 3 条通路所共用,或者这些损伤识别分子在一条通路中起到损伤识别的作用而同时在另一条通路中起着其他作用。同样,信号转导分子(一些蛋白激酶和磷酸酶)可同时被不同关卡以不同程度所共享。而关卡中的效应分子(一些抑制细胞时相转换的蛋白)在各关卡中有所不同,显示出关卡特性。

(1) DNA 损伤识别分子:DNA 损伤关卡需要识别 DNA 损伤来启动下游事件。目前已经鉴定的关卡特异性 DNA 损伤识别分子包括 PIKK 家族成员 ATM 和 ATR,以及 RFC/PCNA 相关的 Rad17-RFC/9-1-1 复合物。

人毛细血管扩张性共济失调症突变蛋白(ataxia telangiectasia mutated,ATM)是一个分子量为 350kD 的寡聚蛋白,含有大量 HEAT 结构域,并与磷酸肌醇-3-激酶有着重要的同源序列。ATM 在体内它可被能引起 DNA 双链断裂的作用物激活。如当细胞暴露于电离辐射,ATM 可使包括 Chk2、p53、NBS1、BRCA1 以及其自身在内的多种蛋白 SQ 或 TQ 结构中的丝氨酸和苏氨酸发生磷酸化。ATM 的自磷酸化使其由多聚体变为寡聚体,从而转化为该酶的活性形式。ATR 因与 ATM 和 SpRad3 有同源序列而得名。ATR 是分子量为 303kDa 的蛋白质,C 末端激酶结构域内的序列和 PIKK 家族有同源性。同 ATM 一样,ATR 对于 SQ/TQ 序列中的丝氨酸残基和苏氨酸残基有特异性,它基本上可以磷酸化 ATM 的所有底物蛋白质。与 ATM 不同的是,在体内 ATR 可被紫外线激活而非电离辐射,并且它是 PIKK 家族中启动紫外线诱导损伤后信号转导的主要成员。研究证实,ATR 可以与一个分子量为 86kDa 的蛋白 ATRIP(ATR 交互蛋白)相互作用。尽管 ATR 与裸露 DNA 或 RPA 包裹的单链 DNA 结合时并不一定需要 ATRIP 的参与,但 ATRIP 可能使 ATR-ATRIP 复合体与 RPA 包裹的 DNA 的结合比与裸露 DNA 的结合更具有特异性。目前认为,ATM 是双链断裂诱导的信号转导通路中的损伤识别子和信号转导子,而 ATR 在碱基损伤(至少是紫外辐射引起的损伤)诱导的信号转导中的作用与 ATM 相似。

Rad17-RFC 复合体是复制因子 RFC 关卡特异的同源结构。RFC 的复制形式是一个由 p140、p40、p38、p37 和 p36 组成的五聚体。在 Rad17-RFC 复合体中,p140 亚基被 75kDa 的 Rad17 所取代。9-1-1 复合体(Rad9-Rad1-Hus1)是关卡中 PCNA 的类似物。PCNA 是一种指环结构的三聚体。电子显微分析显示 Rad9、Rad1 和 Hus1 蛋白能够形成一个直径 5nm,并有一个 2nm 孔的异三聚体环,结构与 PCNA 非常相似。复制期间,RFC 与初始模板交汇点结合,代替 DNA 聚合酶 α,并募集 PCNA 使其通过 ATP 依赖性反应夹在 DNA 双螺旋周围。PCNA 募集 DNA 聚合酶 δ 代替复制复合体中的 RFC,然后 PCNA-DNA 聚合酶 δ 开始进行高速 DNA 合成。在关卡响应时,Rad17-RFC 和 9-1-1 复合体可能起着与 RFC 和 PCNA 类似的作用,但其详细的过程尚不清楚。

(2)传递分子:这些蛋白同时连接周期某一期的损伤识别子和信号转导子,因此有助于提供特异性的信号转导。在人类,有 3 种含有 BRCT 蛋白间相互作用模块的蛋白质符合传递子特征:P53 结合蛋白(53BP1)、拓扑异构酶结合蛋白(TopBP1)和 DNA 损伤关卡传递子 1(MDC1)。这些蛋白与损伤识别子如 ATM、修复蛋白如 BRCA1 和 M/R/N 复合体、信号转导子如 Chk2 甚至效应子如 p53 相互作用。细胞中这些蛋白表达水平降低或者缺失会取消 DNA 损伤关卡响应。除了这些真正的传递子以外,其他蛋白如 H2AX、BRCA1、M/R/N 复合体和 SMC1(染色体结构维持因子 1)在激活关卡激酶时也起到重要作用。由于这些蛋白还在 DNA 修复、姊妹染色体配对和分离中起直接作用,因此不能把它们简单地看做传递子。同样,人类 Claspin 与酵母 Mrc1 的序列有低同源性,最初被认为是一种传递子,但是对爪蟾卵提取物中 Claspin 的研究显示,它更像是识别子,这是因为 xClaspin 虽然需要 xATR 磷酸化 xChk1,但是它结合到阻滞的复制叉上是不需要 xATR 和 xRad17 的。

(3)信号转导分子:人类有两种激酶 Chk1 和 Chk2,在细胞周期调控和关卡响应中有确切的信号转导功能。Chk1 和 Chk2 都是有底物特异性丝氨酸/苏氨酸激酶。在哺乳动物细胞中,ATM 识别的 DNA 双链断裂信号由 Chk2 转导,而 ATR 识别的紫外线损伤信号由 Chk1 转导。研究表明,Chk1 基因敲除小鼠呈胚胎致死性,而 Chk2 基因敲除小鼠可以存活并有接近正常的关卡响应。另外,Chk2 基因突变可引起人类 Li-Fraumeni 样癌倾向综合征。

(4)效应分子:人类有 3 种磷酸酪氨酸磷酸酶,即 Cdc25A、Cdc25B 和 Cdc25C,使直接作用于细胞周期转换的细胞周期素依赖蛋白激酶 CDKs 去磷酸化。这些 Cdc25 蛋白被关卡激酶磷酸化,可以形成 14-3-3 衔接子蛋白结合位点。磷酸化的 Cdc25 蛋白通过排出核外,或者蛋白水解降解或同时发生两种作用进行磷酸化抑制。未磷酸化的 Cdc25 蛋白分别通过对 Cdk2 和 Cdc2 的磷酸化物的去磷酸化作用促进 G_1/S 期和 G_2/M 期过渡。

2. G₁/S 期关卡　存在 DNA 损伤时,G_1/S 期关卡(图 18-5)通过抑制复制起始进而阻止细胞进入 S 期。G_1/S 期关卡在哺乳动物细胞也称为限制点。在人细胞中限制点早于 DNA 合成 2 小时。如果发生 DNA 损伤,无论细胞是否通过限制点,均会被阻止进入 S 期。目前的研究证据表明,人类细胞中存在下列 G_1/S 期关卡的一系列事件:如果因电离辐射等因素引起 DNA 双链断裂,ATM 将被激活并磷酸化下游靶分子,特别是 p53 和 Chk2。这些磷酸化的分子会激活两条信号转导通路,启动并维持 G_1/S 期阻滞。启动 G_1/S 期阻滞的反应是 Chk2 磷酸化活化,活化的 Chk2 磷酸化 Cdc25A,使其失活并被泛素化蛋白酶体降解。Cdc25A 的失活导致磷酸化(无活性)形式的 Cdk2 蓄积,这种形式的 Cdk2 不能磷酸化 Cdc45,继而 DNA 复制被抑制,细胞被阻止进入 S 期。如果是紫外线等引起的 DNA 损伤,这种损伤将被 ATR、Rad17-RFC 和 9-1-1 复合物所识别,继而 ATR 磷酸化 Chk1 使之活化,活化的 Chk1 能够磷酸化 Cdc25A 引起 G_1/S 期阻滞。

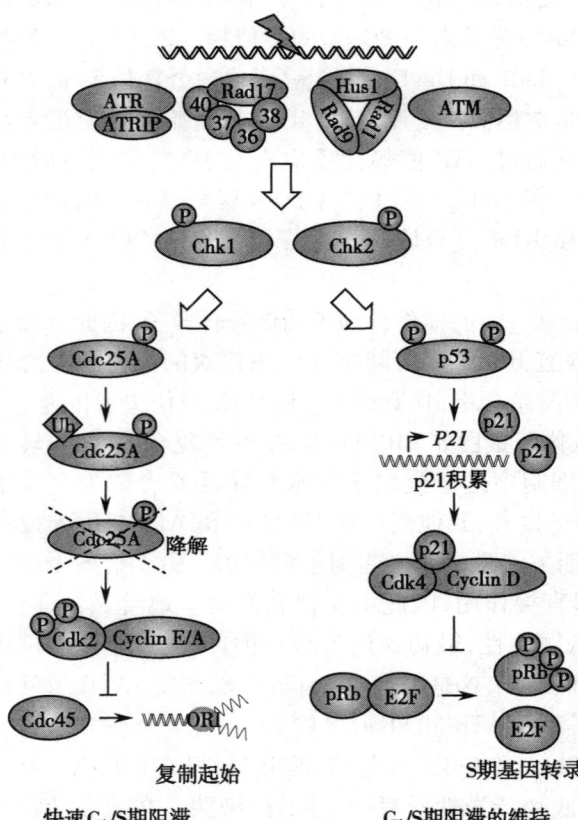

图 18-5　G₁/S 期关卡

ATM 识别 DNA 双链断裂,ATR、Rad17-RFC 和 9-1-1 复合物识别 UV 引起的 DNA 损伤。ATM/ATR 磷酸化 Rad17、Rad9、p53 和 Chk1/Chk2,继而 Chk1/Chk2 磷酸化 Cdc25A,使其通过从细胞核排除和(或)泛素化(图中 Ub)介导的降解失活。磷酸化失活的 Cdk2 蓄积且不能磷酸化 Cdc45 启动复制。p53 途径可维持 G_1/S 期阻滞,ATM/ATR 和 Chk1/Chk2 分别磷酸化 p53 第 15 位和第 20 位丝氨酸。磷酸化的 p53 诱导 P21 基因转录,p21 蛋白结合于 Cdk4-Cyclin D 复合物并抑制其磷酸化 Rb 蛋白。Rb 蛋白的磷酸化是转录因子 E2F 释放和 S 期基因转录所必需的。p21 也可结合 Cdk2-Cyclin E 复合物使之失活,进而巩固 G_1/S 期阻滞的维持

由 ATM-Chk2-Cdc25A 或 ATR-Chk1-Cdc25A 通路启动 G_1/S 期阻滞后,继而由 p53 介导 G_1/S 期阻滞的维持,这一反应需在检测到 DNA 损伤若干小时后才能完全运行。在维持阶段,通过活化 Chk2/Chk1,ATM/ATR 直接磷酸化 p53 的第 15 位和第 20 位丝氨酸,p53 的磷酸化能增加其稳定性并抑制其核输出和降解,从而引起 p53 水平增加。p53 活化其目标基因包括 p21$^{Cip/WAF1}$,后者可结合并抑制 Cdk2-Cyclin E 复合物活性,从而维持 G_1/S 期阻滞。另外,p21$^{Cip/WAF1}$ 也可结合 Cdk4-Cyclin D 复合物并阻止其磷酸化 Rb 蛋白。磷酸化的 Rb 蛋白可以激活转录因子 E2F,活化的 E2F 对于 S 期起始阶段 S 期基因的转录是必

需的。

3. S期关卡 S期内发生DNA损伤或逃离G_1/S关卡而未修复的损伤可激活S期关卡并引起DNA复制阻滞,即S期阻滞。S期关卡中的损伤识别分子包括一整套关卡和修复蛋白。当DNA发生双链断裂时,ATM、M/R/N复合物和BRCA1对于启动S期关卡是必需的,其中,ATM可以识别并结合到DNA的双链断裂部分,而M/R/N复合物和BRCA1可以与断裂部分的DNA分支结构结合。DNA双链断裂被上述损伤识别分子识别后,将通过两条途径启动S期关卡。第一条途径是ATM-Chk2-Cdc25A-CDK2这一严格的关卡反应;第二条途径是ATM依赖于BRCA1、FANCD2、NBS1的协助对SMC1的磷酸化,该条途径不仅在细胞周期阻滞中起着一定的作用,而且更重要的是参与损伤修复后复制叉的恢复过程。ATM介导的S期关卡见图18-6。

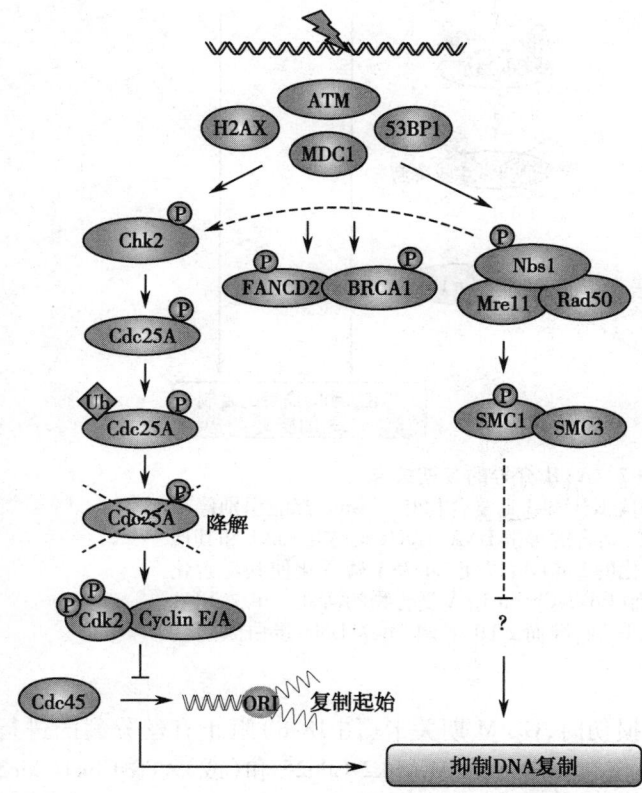

图18-6 ATM介导的S期关卡
ATM识别DNA双链断裂,继而激活两条平行的级联途径抑制DNA复制。ATM通过MDC1、H2AX和53BP1等中间产物磷酸化Chk2第68位苏氨酸。Chk2使Cdc25A磷酸化使其通过泛素化(图中Ub)介导的降解失活。Cdc25A磷酸酶的降解使促进S期的Cdk2-Cyclin E复合物处于非活化状态,进而阻止Cdc45启动复制起始点。ATM亦通过磷酸化M/R/N复合物中的NBS1以及SMC1、BRCA1、FANCD2启动第二条途径

不同于DNA双链断裂,当DNA损伤是紫外线或化学物引起的DNA损伤时,主要损伤识别分子是PIKK家族的ATR,准确地说是-ATRIP异二聚体。ATR介导的S期关卡如图18-7所示。ATR可直接结合于紫外线引起的DNA损伤部位或损伤修复过程中所产生PRA包被的单链DNA并被激活。活化的ATR磷酸化Chk1,后者进一步磷酸化和下调Cdc25A,从而抑制复制起始点。另外,在S期DNA单链损伤引起ATR依赖的关卡也可通过下调Cdc7-Dbf4蛋白激酶活性抑制复制起始,但这条途径需要Cdc45结合于染色质。与ATM启动的关卡相同,ATR启动的信号转导通路也可以引起BRCA1、NBS1等靶蛋白的磷酸化,从而促进停滞/倒退/崩解的复制叉的恢复,因此,随着同源重组和其他修复途径对损伤的修复进程来调整对复制起始的抑制。

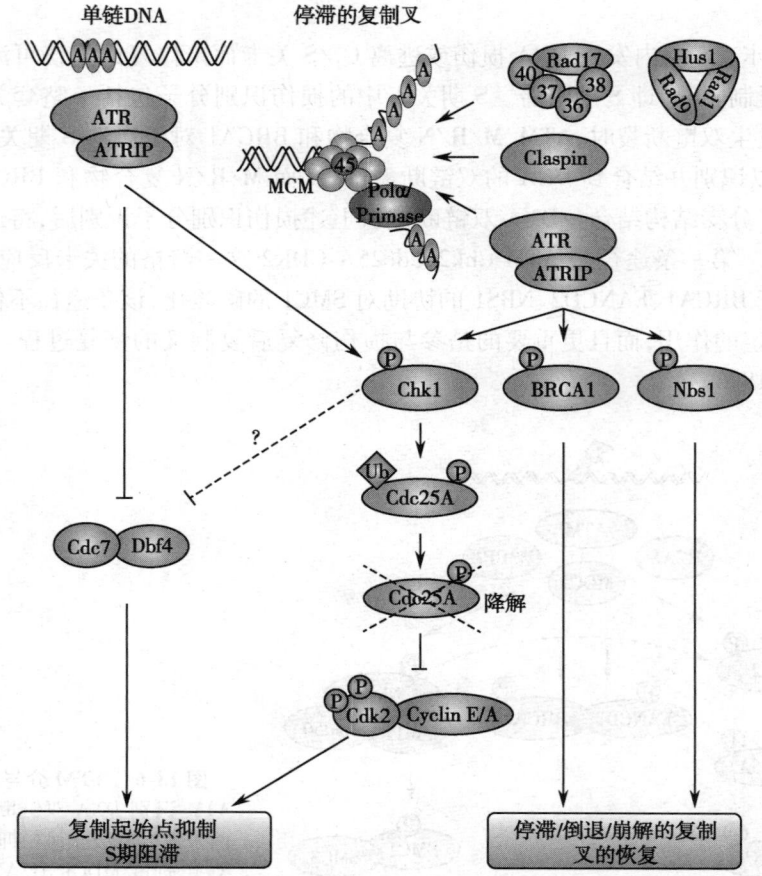

图 18-7　ATR 介导的 S 期关卡

ATR-ATRIP 复合物、Rad17-RFC/9-1-1 复合物和 Claspin 都能识别停滞
复制叉中被 RPA(图中 A)结合的单链 DNA。ATR 磷酸化 Chk1 和其他
底物如 BRCA1、Nbs1,活化的 Chk1 可以使 Cdc25A 磷酸化使其泛素化
(图中 Ub)降解,从而抑制 Cdk2-Cyclin E/A 复合物的活性。单链 DNA
裂隙也可以直接被 ATR 识别,继而 ATR 下调 Cdc7/Dbf4 蛋白激酶活
性抑制 DNA 复制

　　4. G₂/M 期关卡　在发生 DNA 损伤时,G₂/M 期关卡(图 18-8)阻止有丝分裂的进行。
G₂ 期发生 DNA 损伤后,根据 DNA 损伤类型激活 ATM-Chk2-Cdc25 和(或)ATR-Chk1-Cdc25
信号转导通路阻滞细胞周期运行。如紫外照射等引起的 DNA 损伤,经 ATR-Chk1 途径启动
周期阻滞,而经 ATM-Chk2 途径维持周期阻滞;如电离辐射引起的双链断裂,经 ATM-Chk2 途
径启动周期阻滞,而经 ATR-Chk1 途径维持周期的阻滞。无论上述哪种情况,关卡激酶均通
过下调 Cdc25 和上调 Wee1 阻滞细胞进入有丝分裂期。最初,Cdc25C 被认为是 G₂/M 期关
卡的主要效应分子。之后发现 *Cdc25C* 基因敲除小鼠存在正常的 G₂/M 期关卡功能,而干扰
Chk1-Cdc25A 通路后由电离辐射引起的 S 期及 G₂ 期关卡消失,提示 Cdc25A 是 G₂/M 期关
卡的主要效应分子。磷酸化的 Cdc25 与 14-3-3 蛋白结合后通过泛素蛋白酶体途径降解。
Cdc25 失活导致 Y15 磷酸化的 Cdc2 聚积,进而引起有丝分裂阻滞。

　　(三) 参与细胞周期调控的其他因素

　　除上述参与细胞周期调控的驱动和监控两大生物学机制外,其他因素如生长因子、癌基

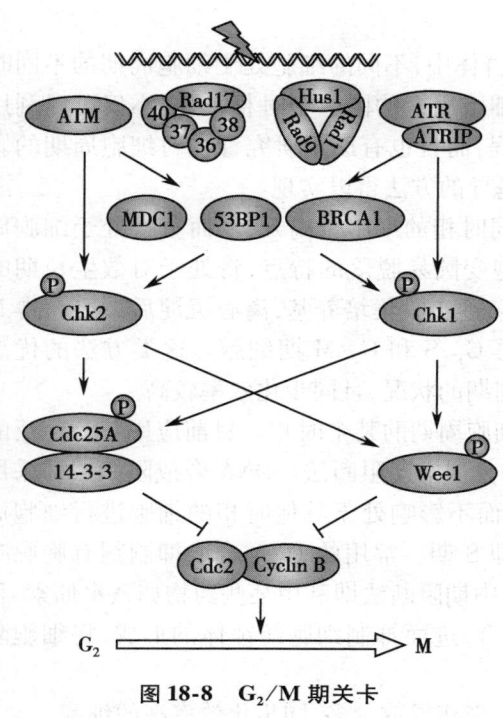

图 18-8　G_2/M 期关卡

因和抑癌基因等也参与细胞周期的调控。

生长因子是一类与细胞增殖密切相关的信号物质,现已经发现数十种。多数生长因子发挥促进细胞增殖的作用,如表皮生长因子 EGF、神经生长因子 NGF 等;少数生长因子发挥抑制细胞增殖的作用,如抑素、肿瘤坏死因子(TNF)等;另外有些生长因子对细胞增殖具有双重调节功能,即对某一类细胞具有促进细胞增殖的作用,而对另一类细胞具有抑制细胞增殖的作用,如转化生长因子 β(TGF-β)。多细胞生物体内,生长因子主要通过旁分泌的形式作用于邻近的细胞。目前发现的生长因子参与的信号途径主要包括 ras 途径、cAMP 途径和磷脂酰肌醇途径。例如,生长因子可以通过 ras 途径激活 MAPK,活化的 MAPK 进入细胞核后促进细胞周期相关基因的表达,继而驱动细胞周期的运行。需要说明的是,细胞在适当生长因子作用下通过限制点进入 S 期后,即使没有进一步的生长因子的作用,细胞仍将完成 S 期和 G_2/M 期进程。

癌基因和抑癌基因是细胞生命活动所必需的基因,其表达产物参与细胞增殖和分化的调节。癌基因的表达产物包括蛋白激酶、多肽类的生长因子、膜表面受体(如生长因子受体和激素受体)、信号转导分子、转录因子、核蛋白等。其在细胞周期调控中各自发挥不同的作用。抑癌基因的表达产物对细胞周期主要起到负性调控作用。研究较多的如 p53 和 Rb 蛋白。癌基因和抑癌基因的异常表达可能引起细胞转化、异常增殖,甚至癌变。

三、细胞周期分析中需要注意的问题

(一) 细胞周期与细胞周期分布

流式细胞术的发展对研究细胞周期起到了极大的推动作用,利用这一技术可以对细胞群体中不同细胞在细胞周期各时相的分布情况即细胞周期分布进行测定,进而根据细胞周期分布的变化反映细胞周期动力学特征。需要强调的是,细胞周期与细胞周期分布在概念上是完全不同的。细胞周期是细胞分裂增殖的动态变化过程,是对细胞个体而言;而细胞周期分布所反映的是处于细胞周期各个时相中细胞的多少,是对细胞群体而言。依靠现今的技术,尚无法实现对单个细胞的细胞周期动力学特征进行测定。因此仍需要通过对细胞周期分布的测定分析细胞周期动力学特征。虽然细胞周期进程的改变未必引起细胞周期分布的变化,但是细胞周期分布的改变却能够说明细胞周期进程受到了影响。尽管如此,对细胞周期分布单一时间点的测定并不能区分细胞周期进程是加速、减慢或是停滞。例如 S 期细胞比例的增加可能是由于毒物诱导了 S 期阻滞,也可能是毒物促进细胞从 G_1 期进入 S 期,或两者共同作用所致。结合细胞同步化技术和对细胞周期分布的时间队列观察可以反映细胞周期动力学特征。另外,经典方法如 H^3 胸腺嘧啶(H^3TdR)或溴脱氧尿嘧啶(BrdU)掺入法等通过测定 DNA 合成率反映 S 期的进程,可用于研究毒物对 S 期的影响。

（二）细胞周期同步化

在一般培养条件下,处于对数生长期的细胞群体中,不同的细胞处于细胞周期的不同时相。利用细胞同步化技术使整个细胞群体处于细胞周期的同一个时相,这样不仅可以利用细胞周期分布的变化来直观地反映细胞周期进程,而且也有助于研究毒物对细胞周期的影响。细胞周期同步化可以通过人工选择或人工诱导的方法得以实现。

人工选择同步化指人为将处于细胞周期不同时相的细胞分离开,从而获得处于细胞周期同一个时相的细胞群体。例如,利用 M 期细胞变圆易脱落的特点,将处于对数生长期的贴壁细胞按一定时间间隔振荡,使 M 期细胞脱落,逐步收集培养基,离心沉淀后即可获得 M 期细胞。又如,利用流式细胞分选技术分别获得 G_1、S 和 G_2/M 期细胞。这类方法的优点是,细胞未经任何药物处理,能够真实反映细胞周期的状况,且同步化效率较高。

人工诱导即通过药物诱导是细胞同步化于细胞周期的某个时相。目前应用较为广泛的人工诱导同步化方法有两种:DNA 合成阻断法和分裂中期阻断法。DNA 合成阻断法即采用低毒的 DNA 合成抑制剂特异性抑制 DNA 合成,而不影响处于其他时相的细胞进行细胞周期的运转,最终将细胞群体阻断在 DNA 合成期即 S 期。常用的 DNA 合成抑制剂有胸腺嘧啶核苷(TdR)和羟基脲(hydroxyurea,HU)。分裂中期阻断法即利用某些药物如秋水仙素、秋水酰胺或诺考达唑(nocodazole)等抑制微管的聚合,进而抑制细胞纺锤体的形成,将细胞阻断在细胞分裂中期。

在实际工作中,通常将多种同步化方法并用,来获得数量多、同步化效率高的细胞。

四、细胞周期改变的毒理学意义——细胞周期改变与癌症

如前所述,细胞周期是细胞增殖的基础。细胞增殖不仅在生物体的生长和发育中不可或缺,而且在维持机体细胞数量平衡和正常生理功能中发挥重要作用。此外,细胞增殖也是损伤后组织修复过程中的重要事件之一。毒物可以通过破坏细胞周期调控的任一环节干扰细胞周期进程,影响细胞增殖,继而产生毒性效应。

根据作用方式不同,可将毒物对细胞周期的影响分为阻滞细胞周期进程和加速细胞周期进程两类,前者抑制细胞增殖,而后者促进细胞增殖。鉴于细胞增殖的重要作用,毒物诱导细胞周期阻滞可能是多种毒性作用如亚慢性毒性、慢性毒性、靶器官毒性以及生殖和发育毒性的重要机制之一。更为重要的是,毒物诱导细胞周期调控机制紊乱可能与癌症的发生密切相关。

正常细胞增殖过程中,包括细胞周期驱动机制和监控机制在内的多种信号分子和途径参与细胞周期进程的调控。当基因突变或表观遗传学修饰干扰或破坏上述细胞周期调控机制的正常功能时,机体发生肿瘤的风险增加。几乎所有的人类肿瘤中,均发现有一种或多种细胞周期调控相关基因的突变,从而引起异常的细胞增殖。

肿瘤细胞常表现有 G_1/S 期转换调控的异常。Cyclin D1 是驱动 G_1 期进程和 G_1/S 期转换的重要分子之一。Cyclin D1 过表达使其与 Cdk4 和 Cdk6 形成的复合物活性增加,从而对细胞增殖负性调控信号如 pRb 介导的 G_1/S 期转换抑制不敏感。Cdk 活性异常或 Rb 功能的缺失对于癌症的发生有着重要意义。现已发现在大部分人类肿瘤中存在 Rb 功能的缺失和（或）Cdk4、Cdk6 高活性。肿瘤细胞中 Cdk4、Cdk6 高活性可能归因于 Cyclin D1 的高表达、Cdk 抑制因子 $p16^{INK4a}$ 的丢失或表观遗传学修饰沉默。因此,pRb 核心途径的组成元件包括 $p16^{INK4a}$、*Cyclin D1 ~ 3*、*CdK4*、*Cdk6* 和 *pRb* 可能是潜在的癌基因或抑癌基因。*CYCLIN D1* 基

因的扩增或重排以及其产物 Cyclin D1 蛋白的过表达已在多种人类肿瘤如头颈部鳞状细胞癌、宫颈癌、星形细胞瘤、非小细胞肺癌、软组织肉瘤等中检出。例如,在人乳腺癌中,15% ~ 20% 患者中表现有 *CYCLIN D1* 基因扩增,大于 50% 的患者中可检出 Cyclin D1 蛋白的过表达。Cyclin D1 蛋白的过表达通常出现在乳腺癌的早期阶段如原位导管癌,而非癌前病变如不典型导管增生。因此,Cyclin D1 蛋白的过表达可以作为乳腺上皮细胞恶性转化的生物学标志之一。*CYCLIN D2* 和 *CYCLIN D3* 基因的扩增以及其产物蛋白的过表达也在许多人类肿瘤中被检出。Cyclin D2 蛋白的过表达常普遍存在于 B 细胞淋巴细胞性白血病、淋巴浆细胞淋巴瘤、慢性淋巴细胞性白血病以及睾丸和卵巢生殖细胞瘤中。Cyclin D2 蛋白的过表达可见于胶质母细胞瘤、肾细胞癌、胰腺癌以及一些 B 细胞恶性肿瘤如多发性骨髓瘤中。另外,Cdk4 的过表达也发生在乳腺癌、神经胶质瘤、多形性胶质母细胞瘤、肉瘤和脑膜瘤中,通常是 *CDK4* 基因扩增的结果。而且,由于编码 CdK4 抑制因子 $p16^{INK4a}$ 的基因的丢失、突变或沉默,使得另一类肿瘤包括视网膜母细胞瘤、骨肉瘤、小细胞肺癌和胆囊癌中常伴有 Rb 蛋白的丢失。

肿瘤细胞中,细胞周期驱动机制更为常见和直接的破坏表现在 CKI、Rb 和 p53 等负性调控机制的失效。$p21^{Cip/WAF1}$ 是人们认识最早的 CKI,一方面其与 Cdk-Cyclin 复合物直接结合而抑制复合物活性,阻滞细胞进入下一个时相;另一方面,$p21^{Cip/WAF1}$ 通过抑制 PCNA 阻滞正在进行 DNA 复制的细胞进行进一步的 DNA 复制。p53 参与调控 *P21* 基因的转录。当 *P53* 基因突变时,其促进 P21 转录的功能丧失,含有受损 DNA 的细胞仍旧运行在细胞周期中并继续进行 DNA 的复制。因此,*P53* 和 *P21* 基因突变将严重影响其在细胞周期中的负性调控功能,一旦发生 DNA 损伤,细胞周期不能停滞,将可能导致突变基因的积累,使细胞进入失控性生长。

随着细胞周期调控异常在癌症发生中作用的进一步阐明,发展临床抗肿瘤新靶点和用于肿瘤早期诊断的生物学标志将成为可能。而且,需要说明的,许多周期调控相关基因参与介导程序性细胞死亡如凋亡,因此在不远的将来,有望发展新的抗肿瘤药物以阻滞细胞周期进程并诱导肿瘤细胞发生凋亡。

第二节　毒物对组织修复的影响

最复杂的毒性途径涉及多个阶段:①毒物转运至一个或多个靶器官;②在靶器官毒物与生物大分子交互作用;③细胞功能和结构的紊乱;④启动分子、细胞和组织水平的修复机制。当毒物引起的紊乱超过机体修复能力或修复功能低下时,毒性效应就会出现。组织坏死、癌症和纤维化是化学物经上述 4 个阶段诱导毒性效应的典型例证。在可繁殖细胞组成的组织中,可启动凋亡或坏死途径去除受损细胞,通过增生使组织再生从而使损伤得以逆转。

一、组织修复过程中的重要事件

(一) 凋亡——受损细胞的主动清除

由细胞损伤启动的凋亡过程被看做是组织修复,主要基于两个理由:①凋亡可以阻断导致坏死的过程;②凋亡可以通过清除具有潜在致突变作用的 DNA 损伤细胞而阻断肿瘤形成的过程。需要强调的是,受损细胞通过凋亡的主动清除作为一种修复过程仅对于由持续更新细胞(如骨髓、呼吸道黏膜上皮、胃肠道黏膜上皮和皮肤表皮)或条件分裂细胞(如肝和肾实质细胞)构成的组织具有重要意义。因为在这些组织中,凋亡细胞可以被迅速取代。凋亡作为组织修复策略的意义在含有非复制和非可取代细胞(如神经元、心肌细胞和雄性精细胞)的组织或器官中明显降低。因为如果这类细胞发生凋亡,即可引起器官功能的障碍。

(二) 增生——组织的再生

组织由多种细胞和细胞外基质组成。组织元件通过跨膜蛋白相互锚定。钙黏蛋白(cadherin)使相邻的细胞彼此黏附在一起,连接蛋白(connexin)通过使这些蛋白缔合成管状结构(gap junction,缝隙连接)在内部连接邻近的细胞。整合素(integrin)使细胞与细胞外基质彼此连接。因此,损伤组织的修复不仅涉及丢失的细胞和细胞外基质的再生,而且也涉及新生元件的重新整合连接。在实质性器官如肝脏、肾脏和肺,各种不同类型的细胞参与组织修复过程。存在于组织中的间充质来源的非实质细胞(如巨噬细胞和内皮细胞)以及迁移到损伤部位的细胞(如血液单核细胞)产生刺激实质细胞分裂的因子,同时刺激特定的细胞(如肝脏的星状细胞)合成细胞外基质分子。

1. 通过有丝分裂替代受损的细胞　损伤后不久,损伤区域邻近的细胞即进入细胞分裂周期。在实验研究中,DNA 合成的增高由标记指数(labeling index)的增加来确定。标记指数是指在细胞周期的 S 期摄入的 H^3TdR 或 BrdU 掺入到核 DNA 的细胞的比例。同时,有丝分裂的细胞可在显微镜下观察到。仅在低剂量四氯化碳染毒大鼠后 2~4 小时,肝脏有丝分裂指数就出现显著增加,表明处于 G_2 期的细胞迅速进入 M 期。肝细胞有丝分裂活性在36~48 小时,即通过整个细胞周期后达到峰值,表明处于 G_0 期细胞进入细胞周期并运行至 M 期。非实质细胞的有丝分裂高峰实质细胞活化和复制后出现。在某些组织如小肠黏膜和骨髓,干细胞首先分裂以提供自我更新,然后分化取代在损伤期间失去的更成熟的细胞。卵圆细胞(oval cell),一种来源于肝细胞的细胞,也存在于肝脏以及胆管组织中。在严重的中毒性肝损害中,当肝细胞复制受损时,卵圆细胞可以分化为肝细胞和胆管上皮细胞。由于卵圆细胞可以产生 α-甲胎蛋白(α-fetoprotein),因此血清中 α-甲胎蛋白水平与对乙酰氨基酚诱导肝损伤的良性转归相关。在臭氧暴露的肺中,无纤毛的 Clara 细胞和 Ⅱ 型肺泡细胞经有丝分裂和最终分化,分别取代受损的有纤毛的支气管上皮细胞和 Ⅰ 型肺泡细胞。

研究表明,再生过程是通过损伤细胞释放化学介质启动的。非实质性细胞如滞留的巨噬细胞和内皮细胞可感受这些化学信号并产生大量继发信号分子、细胞因子和生长因子,从而促进及进一步激发再生过程。细胞因子 TNF-α 和 IL-6 可促进静止期细胞重新进入细胞周期,而生长因子,特别是肝细胞生长因子(HGF)、转化生长因子-α(TGF-α)和肝素结合表皮生长因子样生长因子(HB-EGF)能够促进周期中细胞向有丝分裂期运行。实际上 HGF 的产生及发挥作用不仅限于肝脏,其可以由不同器官如肝脏、肺和肾脏中滞留的巨噬细胞和内皮细胞产生,并以旁分泌方式活化邻近实质细胞的受体。在四氯化碳中毒的大鼠中,HGF 在肝脏和肾脏非实质细胞的合成均显著增加,血液中 HGF 水平也迅速升高。在组织修复期间实质细胞与非实质细胞之间的通信是相互的。例如,TGF-α,一种由再生肝细胞产生的有丝分裂原,以自分泌和旁分泌的方式作用于肝细胞,同时也作用于邻近的非实质细胞。

除有丝分裂过程,细胞迁移对某些组织的重建亦发挥重要作用。胃、肠道黏膜是重要的屏障,因此,致死性损伤的上皮细胞替代是一种应急的需要。残留的上皮细胞迅速移向损伤部位并延伸变薄以重建黏膜表面的连续性。通过细胞迁移维持黏膜连续性可能在细胞复制之前即已进行。

2. 细胞外基质的替代　细胞外基质由蛋白质、糖胺聚糖以及糖蛋白与蛋白聚糖的糖聚合体组成。在肝脏,这些分子由定位于肝窦与肝细胞之间的星形细胞和贮脂细胞合成。星形细胞在肝脏再生期间被激活,进行有丝分裂并发生重要表型改变。这些表型改变不仅包括细胞外基质成分合成与分泌的增加,而且也包括 α 平滑肌动蛋白的表达以及脂肪、维生素 A 和 PPARγ 含量的丢失。因此,休眠的星形细胞被反向分化为肌成纤维细胞样(myofibro-blast-like)的收缩和分泌细胞。星形细胞的激活主要由两种生长因子——血小板衍生生长因子(PDGF)和转化生长因子-β(TGF-β)介导。这两种生长因子均可从血小板(在损伤部位蓄积并去颗粒)释放,后者也可由活化的星形细胞本身释放。然而,TGF-β 的主要来源是滞留于肝窦中邻近组织的巨噬细胞。在四氯化碳诱导肝坏死后,用原位杂交的方法可以观察到库普弗细胞(Kupffer cell)中 TGF-β mRNA 水平显著增加。星形细胞的增殖由强有丝分裂原 PDGF 所诱导,而 TGF-β 作用于星形细胞诱导其反向分化并刺激细胞外基质成分包括胶原、纤连蛋白(fibronectin)、生腱蛋白(tenascin)和蛋白聚糖的合成。TGF-β 主要通过其丝氨酸/苏氨酸激酶受体磷酸化转录因子 Smad2 和 Smad3 发挥作用。TGF-β 在其他组织的细胞外基质形成中也起核心作用。例如,在肾脏和肺,TGF-β 分别作用于肾小球系膜细胞和隔膜成纤维细胞。细胞外基质的重塑借助于水解特定间质成分的金属蛋白酶以及金属蛋白酶的组织抑制因子。金属蛋白酶来源于各种不同类型的非实质细胞,包括炎症细胞;而其组织抑制因子主要由星形细胞产生。

修复后组织再生终止的方式尚不清楚。TGF-β 作为强的抗有丝分裂原和致细胞凋亡因子对抗有丝分裂原可能是细胞增生终止的一个重要因素。细胞外基质的产生可以通过细胞内负反馈机制所终止。例如,通过诱导 Smad7(抑制性 Smad)抑制受体激活的 Smad2 和 Smad3 的磷酸化。另外,增生应答的细胞外产物如蛋白聚糖核心蛋白聚糖和正急性期蛋白 α2-巨球蛋白能结合 TGF-β 使之失活。

二、组织损伤的副作用

细胞损伤所活化的巨噬细胞和内皮细胞除了产生有助于替代已破坏细胞和细胞外基质的介质外,也产生某些可能诱导其他有利或有害于组织的副作用。这样的反应包括炎症、急性期蛋白产生的变化以及全身性反应如发热。

(一) 炎症

1. 炎症-白细胞侵入　微循环的改变和炎症细胞的积蓄是炎症的典型标志。这些过程主要通过组织损害应答时滞留的巨噬细胞所分泌细胞因子如 TNF-α 和白介素-1(IL-1)来启动。这些细胞因子继而刺激邻近的间质细胞如内皮细胞和成纤维细胞释放诱导局部微血管扩张和引起毛细血管通透性增加的介质。活化的内皮细胞也通过释放趋化因子和表达细胞黏附分子(细胞表面糖蛋白)促进循环中的白细胞进入损伤组织。一类定位于内皮细胞膜称为选择素(selectin)的细胞黏附分子能够与白细胞表面相应配体相互作用,减慢白细胞的流动并使它们在毛细血管表面滚动。随后,在内皮细胞膜上表达的细胞间黏附分子如 ICAM-1 和白细胞膜上表达的整合素的参与下,内皮细胞和白细胞间建立一种更强的相互作用(黏附)。这种相互作用对于白细胞穿内皮迁移也是必不可少的。诱导白细胞整合素表达的趋化因子梯度能够促进这一过程。趋化因子来源于各种间质细胞并包括趋化细胞因子(che-mokines),如单核细胞趋化蛋白-1(MCP-1)和 IL-8(其大鼠同源体为细胞因子诱导的中性粒细胞趋化因子或 CINC),以及脂质衍生化合物如血小板活化因子(PAF)和白三烯 B$_4$(LTB$_4$)。最终,损伤附近所有类型的细胞表达 ICAM,因而促进白细胞的侵入。侵入的白细胞也合成炎症介质,炎症反应扩散。大多数炎症介质的产生是通过 TNF-α 和 IL-1 所启动的信号来诱导的,TNF-α 和 IL-1 可以导致转录因子特别是 NF-κB 和 C/EBP 的活化。上述(如选择素、ICAM-1、MCP-1、IL-8)和下述(如可诱导的 NO 合酶、急性期蛋白)许多蛋白的编码基因以及 TNF-α 和 IL-1 本身的编码基因均含有转录因子 NF-κB 的结合位点。

2. 炎症-活性氧(ROS)和活性氮(RNS)的产生　集中在损伤部位的巨噬细胞和白细胞发生呼吸爆发(respiratory burst),释放自由基和酶。自由基在炎症组织中以 3 种方式产生,每种方式均涉及一种特定的酶:NADPH 氧化酶(Nox)、一氧化氮合酶或髓过氧化物酶。

在呼吸爆发期间,膜结合的 NADPH 氧化酶在巨噬细胞和粒细胞中激活并由分子氧产生超氧阴离子自由基。另一种细胞毒性自由基一氧化氮(·NO)是由巨噬细胞产生的,而不是由粒细胞产生。这种自由基在一氧化氮合酶催化下由精氨酸生成。该酶在巨噬细胞中可由细菌内毒素和细胞因子 IL-1 和 TNF 诱导。随后,超氧阴离子自由基与·NO(两者均为活化的巨噬细胞的产物)彼此反应,产生过氧亚硝基阴离子,在与二氧化碳反应时,衰变为两种自由基即二氧化氮和碳酸盐阴离子自由基。

所有这些活性化学物以及释放的溶酶体蛋白酶都是炎症细胞的破坏产物。虽然这些化学物在微生物侵入部位发挥抗微生物活性,但是在中毒性损伤部位,它们也能损害邻近健康的组织,因而引起组织损伤的扩散。而且,在某些化学物诱导的损伤中,炎症起着主要的作用。例如,一种胆汁淤积性化学物 α-萘-异硫氰酸酯(ANIT)引起中性粒细胞依赖性肝细胞损害。ANIT 可能作用于胆管上皮细胞,引起这些细胞释放中性粒细胞的趋化因子,而中性粒细胞侵入肝脏时,损害肝细胞。库普弗细胞的激活、TNF-α 的释放和随后发生的炎症在半乳糖氨引起的大鼠肝损害时也是明显的致病因素。

(二) 蛋白质合成的改变:急性期蛋白

巨噬细胞和受损组织内皮细胞释放的细胞因子可以改变蛋白质的合成,这种效应主要发生在肝脏。IL-6、IL-1 和 TNF 作用于细胞表面受体,通过转录因子 NF-KB、c/EBP 和 STAT,增加或减少正/负急性期蛋白编码基因的转录活性。许多肝急性期蛋白如 C-反应蛋白分泌进入血液循环,其在血清中水平的升高对组织损伤、炎症和肿瘤具有诊断价值。作为这些病变指标的血沉增加也是由于血浆中的急性期蛋白如血纤维蛋白原的富集。

正急性期蛋白除了具有诊断价值外,在减少组织损害和促进修复方面也起作用。例如,α₂-巨球蛋白和 α₁-抗蛋白酶能够抑制受损细胞和聚集的白细胞释放溶酶体蛋白酶,肝珠蛋白与血液中的血红蛋白结合,金属硫蛋白与细胞中的金属形成复合物,血红蛋白加氧酶将血红蛋白氧化为胆绿素,调理素促进吞噬过程。因此,这些正急性期蛋白可能参与清除组织损伤时释放的物质。

负急性期蛋白包括:①某些血浆蛋白如白蛋白、转甲状腺素、转铁蛋白;②肝酶如细胞色素 P450 和谷胱甘肽硫转移酶;③配体活化的转录因子如 PPARα 和胆汁酸受体 FXR;④转运体如胆汁酸转运体 Ntcp、Bsep 以及胆小管出口泵 Mrp2。由于后两种酶和转运体在内源和外源化学物的增毒与解毒过程中起重要作用,因此,在组织损害的急性期,胆汁酸和毒物的处置及毒性可发生显著改变。

虽然急性期应答在种系发生上是保守的,但某些急性期蛋白仍具有一些物种特异性。例如,在组织损伤的急性期或炎症期间,C-反应蛋白和血清淀粉状蛋白 A 水平在人类显著增加,在大鼠则不出现这种改变;而 α₁-酸性糖蛋白和 α₂-巨球蛋白浓度在大鼠显著增加,在人类则仅中度增加。

（三）全身性反应

活化的巨噬细胞和损伤部位的内皮细胞释放的细胞因子也可激发神经体液应答。因此，IL-1、TNF 和 IL-6 以这种方式改变下丘脑的温度设定点，引起发热。IL-1 可能也介导对组织损害的全身反应，如厌食、嗜睡和"病态行为"。此外，IL-1 和 IL-6 作用于垂体进而诱导 ACTH 的释放，ACTH 随后刺激肾上腺释放皮质激素。由于皮质类固醇抑制细胞因子基因的表达，这种反应代表一种负反馈环路。

三、组织修复失败

虽然修复机制发生在分子、细胞和组织水平，但由于种种原因，其在抗损伤中常常不能对机体提供保护作用。首先，修复机制的保真度并非绝对，某些损伤的修复可能被遗漏。最典型的修复失败表现在当损伤程度超越修复机制的能力时，以及蛋白巯基的氧化快于它们被还原时。另外，当必需的酶或辅因子被消耗时。例如，DNA 的烷基化可导致 O^6-甲基鸟嘌呤-DNA-甲基转移酶的消耗，脂质过氧化可耗竭 α-生育酚。有时毒物诱发的损害可对修复本身造成不良的影响。暴露于致坏死的化学物后，存活细胞的有丝分裂可能被阻断，组织的恢复重建便无法实现。最后，某些类型毒性损害不能被有效修复，如外源化学物共价结合于蛋白质。因此，当初始损伤的修复因修复机制被击溃、耗尽、削弱或完全无效时，毒性就会表现出来。

修复也可能引起毒性。这种情况主要以被动方式发生。例如，如果在修复断裂的 DNA 链时 NAD^+ 被 PARP 裂解，或因修复被氧化的蛋白和内源性还原剂 NADPH 被消耗，氧化磷酸化均可能被危及。氧化磷酸化过程也依赖于还原性辅因子的供给，由此导致或加剧 ATP 耗竭从而引发细胞损伤。DNA 剪切修复和脂质再酰化作用也因消耗大量的 ATP 而导致细胞供能障碍和损伤。修复在毒性作用中也可起主动作用。在慢性组织损伤后，当修复过程偏离正确轨道，导致不可控制的增生而不是组织的重建，这样的细胞增生可形成肿瘤，而细胞外基质的过度产生则导致纤维化。

四、修复紊乱引起的毒性

如同修复一样，修复紊乱也发生在分子、细胞与组织水平。有的毒性仅涉及到单一水平上的修复紊乱。例如，暴露于引起高铁血红蛋白的化学物后，如果产生的高铁血红蛋白的量超过高铁血红蛋白还原酶的催化能力时，低血氧症即会发生。由于这种修复酶在幼年时缺乏，所以新生儿对引起高铁血红蛋白血症的化学物敏感。某些毒性在其明显出现前都涉及到修复失败和（或）偏差，对于最严重的中毒性损伤如组织坏死、纤维化和化学致癌就是如此。

（一）组织坏死

如上所述，多种机制可导致细胞死亡。其中大多数或全部涉及可能通过修复机制来逆转的分子损伤。如果修复机制有效运作，则可阻止细胞损伤或者至少可延缓其进展。例如，当 α-生育酚在微粒体膜上耗竭时过氧化毒物才会引起微粒体膜脂质的破裂。当可修复含有过氧自由基的脂质的内源性抗氧化剂无法利用时，膜损伤随之发生。这表明，如果分子修复机制无效或分子损害不能被迅速逆转，细胞损伤就会向细胞坏死进展。

细胞损伤向组织坏死进展可被两种协同的修复机制所中止：凋亡与细胞增殖。损伤的细胞可启动细胞凋亡。凋亡可以阻止损伤细胞坏死和随后的炎症反应（可通过释放细胞毒性介质引起损伤),从而抑制中毒性损伤的发展。库普弗细胞是肝内炎症介质的重要来源,给予细菌脂多糖(内毒素)处理能活化库普弗细胞,因而大大加剧半乳糖胺的肝毒性。相反,当大鼠用氯化钆预处理以选择性清除库普弗细胞时,四氯化碳诱导的肝坏死效应可显著降低。用甘氨酸通过抑制性甘氨酸受体阻断库普弗细胞功能也可以保护肝脏对抗乙醇诱发的损伤。

另一个能终止毒性损伤扩散的重要修复过程是与损伤细胞相邻近细胞的增殖。这种反应在细胞损伤后立即启动。用低剂量四氯化碳(非致坏死剂量)染毒的大鼠,在数小时内即可检测到其肝脏有丝分裂明显增高。这种早期细胞分裂被认为有助于损伤组织的迅速和完全恢复并防止坏死的发生。十氯酮(chlordecone)可以抑制肝脏对四氯化碳应答反应早期的细胞增殖。在十氯酮预处理的大鼠中,非致坏死剂量的四氯化碳即可引起肝坏死,这一发现使得上述假设得以验证。组织对于损伤的敏感性和组织修复的能力似乎是两个独立的变量,它们均影响致损伤化学物效应的最终结局,即要么组织得以恢复,要么发生致命的组织坏死。例如,不同物种、品系动物间组织修复能力的差异可能是肝毒物致死性差异的重要原因。

修复效率可能是决定致组织坏死毒物的剂量-反应关系的一个重要因素。在化学物诱发肝、肾损伤后,随着化学物的剂量增加至某一阈剂量,组织修复的逐渐加强以遏制损伤,超过该阈剂量则修复被抑制,损伤将无遏制地发展。组织内高浓度毒物[如肝内对乙酰氨基酚或肾脏内 S-(1,2-二氯乙烯基)-L-半胱氨酸]及其活性代谢产物引起有丝分裂信号减弱可导致修复过程滞后。高剂量化学物暴露时,DNA 和蛋白质的合成、有丝分裂装置以及能量供给亦可能受损。组织坏死是由一定剂量的毒物引起的。不仅因为该剂量可以保证靶部位有足够的终毒物浓度,而且也因为毒物在该剂量下引起的损害程度足以对抗修复,使损伤进一步发展。利用肝毒物进行实验观察表明,凋亡和细胞增殖在低剂量(非致坏死)毒物引起的隐性组织损伤中可有效发挥作用,而在高剂量(致坏死剂量)引起的严重损伤时则被抑制。例如,1,1-二氯乙烷、四氯化碳和硫代乙酰胺在低剂量时均可诱发肝脏细胞凋亡,而在高剂量暴露后则引起肝坏死。类似的情况是,肝脏在低剂量四氯化碳暴露时出现早期有丝分裂应答反应,而在致坏死剂量暴露时则不出现有丝分裂应答反应。这一现象提示,组织坏死的发生源于损伤效应超过修复机制(包括:①损伤分子的修复;②通过凋亡对损伤细胞的清除;③丢失的细胞由细胞分裂来替代)的能力并使之失效。

(二) 纤维化

纤维化是一种以异常成分的细胞外基质过度沉积为特征的病理状态。肝纤维化或肝硬化可因于饮酒、摄入高剂量视黄醇(维生素 A)、服用甲氨蝶呤以及致肝坏死毒物(如四氯化碳和铁)中毒所致的慢性消耗。肺纤维化可由博莱霉素和胺碘酮等药物以及长期吸入氧或矿物颗粒所诱发。阿霉素可引起心肌纤维化。暴露于电离辐射可诱发多器官纤维化。这些毒物大多可生成自由基并引起慢性细胞损伤。

纤维化是慢性组织损伤修复紊乱的一种特殊表现。如上所述,细胞损伤启动细胞增殖和细胞外基质的生成,这种情况通常在损伤组织被重建后中止。如果细胞外基质产生的增加没有终止,就会发展成纤维化。

组织修复期间产生细胞外基质的细胞(如肝脏的星形细胞和肌纤维母细胞、肾脏的系膜细胞、肺和皮肤的成纤维细胞样细胞)在纤维化过程中则成为过度产生基质的细胞。这些细胞受非实质细胞及其本身分泌的细胞因子和生长因子的控制并发生表型改变。TGF-β 可能是纤维生成的主要介质。其他因子也参与纤维生成,包括生长因子如结缔组织生长因子(CTGF)和血小板衍生生长因子、血管活性肽如内皮素-1 和血管紧张素-Ⅱ、脂肪细胞衍生激素瘦素。研究证据表明,TGF-β 经其受体和受体激活的转录因子 Smad2 和 Smad3 发挥作用是纤维化高度相关的致病因素。例如,皮下注射 TGF-β 可诱发局部纤维化,转基因小鼠 TGF-β 过表达可诱发肝纤维化。Smad3 缺失小鼠对射线诱发的皮肤纤维化、博莱霉素诱发的肺纤维化以及四氯化碳诱发的肝纤维化均又有一定抗性。TGF-β 拮抗剂(如抗 TGF-β 免疫球蛋白、核心蛋白聚糖)和 Smad3 拮抗剂(如常山酮、过表达的 Smad7 蛋白)均可改善化学物诱导的纤维化。在几种类型的实验性纤维化和活动性肝硬化的病人中,受影响组织 TGF-β 的过度表达已被证实。

TGF-β 表达增加是急性损伤后介导细胞外基质再生的一种常见反应。通常,这一反应在修复完成时即终止。而在组织损伤导致纤维化过程中,TGF-β 表达增加不会终止。持续的损伤或 TGF-β 调控缺陷可能是导致 TGF-β 过度产生而无法终止的原因。四氯化碳诱导急性肝损伤后,肝脏星形细胞会表现出由 TGF-β 介导的 Smad7 的诱导表达,而在慢性肝损伤中,Smad7 的诱导表达并不发生。

TGF-β 的致纤维化作用归因于:①刺激特定靶细胞合成各自基质成分;②通过降低基质金属蛋白酶-1 的表达,增加基质分解酶抑制因子如金属蛋白酶-1 组织抑制因子(TIMP-1)和纤溶酶原激活物抑制因子-1(PAI-1)的表达,从而抑制基质的降解。有趣的是,TGF-β 在靶细胞可以诱导其自身编码基因的转录,提示由这些细胞产生的 TGF-β 能以自分泌的方式促进细胞外基质的生成。这种正反馈可促进纤维化的形成。

纤维化不仅涉及到细胞外基质的过度蓄积,而且也涉及其成分的改变。基底膜成分,如胶原Ⅳ和层粘连蛋白(laminin),以及赋予组织刚性的纤维状胶原(胶原Ⅰ和Ⅲ)在纤维化过程中不成比例的增加。

纤维化在许多方面有害:①瘢痕发生收缩,最终可能挤压实质细胞和血管;②毛细血管内皮细胞和实质细胞之间基底膜成分的沉积可形成一层扩散屏障,可导致组织细胞营养不良;③细胞外基质数量和刚性的增加对整个组织的弹性和柔韧性造成不良影响,损害器官如心、肺的机械功能;④此外,细胞外环境的变化可为整合素所感受。通过这些跨膜蛋白和偶联的细胞内信号转导网络,纤维化可影响多种细胞行为,包括极性、运动性和基因表达。

(三) 致癌作用

化学致癌过程涉及各种修复机制的功能不足,包括 DNA 修复失效、细胞凋亡失效和未能终止细胞增殖。其中,DNA 损伤修复与诱导细胞凋亡失效是癌症发生的重要机制,在其他章节有详细介绍。本文仅介绍终止增生过程失效在癌症发生中的作用。

有丝分裂活性增强(无论它是由细胞内癌基因所诱导,还是由外部因素如外源或内源性有丝分裂原引起)促进致癌发生基于以下原因:①有丝分裂活性增强可以增加突变的概率。这是由于细胞分裂周期的激活使 G_1 期时间缩短,因而在 DNA 复制之前没有足够的时间来修复损伤的 DNA,增加了损伤引起突变的机会。虽然修复在复制后仍可进行,但复制后修复是易误修复。此外,细胞分裂周期的激活增加了在任何特定时间复制其 DNA 的细胞的比例。在复制期间,DNA 数量加倍,这种 DNA 未经包装,从而增加了与 DNA 反应性的致突变物如 ROS 有效靶的大小。②有丝分裂活性增强能影响 DNA 甲基化。DNA 甲基化发生于复制后的早期阶段。DNA 甲基转移酶(DNMTs)能够将亲代细胞 DNA 链的甲基化模式复制到子代细胞中。G_2 期时间缩短或其他反作用因子的存在引起的 DNMTs 不足降低 DNA 甲基化水平,从而导致原癌基因过表达,启动恶性循环。③增殖促进致癌过程的另一个机制是引发细胞克隆扩增形成结节(集落)和肿瘤。④通过间隙衔接的细胞-细胞间通讯以及通过钙黏蛋白的细胞间黏附在增生期间暂时被破坏。这些细胞连接的缺失导致肿瘤细胞的侵袭性。几种肿瘤促长剂,如苯巴比妥、佛波酯和过氧化物酶体增殖物可以减少缝隙连接的细胞间通讯。这些改变可能导致恶性转化。连接蛋白敲除小鼠对自发和化学物诱发肝肿瘤易感性增加支持这一观点。

（赵鹏　姚碧云）

参 考 文 献

1. Stanley LA. Molecular and cellular toxicology: an introduction. Chichester, West Sussex: John Wiley & Sons Ltd, 2014.

2. Gregus Z. Mechanisms of Toxicity//Klaassen CD, ed. Casarett & Doulls Toxicology The Basic Science of Poisons. 8th Ed. New York: McGraw-Hill Education, 2013: 49-122.

3. Enders GH. Cell Cycle Deregulation in Cancer. New York: Springer, 2010.

4. Sancar A, Lindsey-Boltz LA, Unsal-Kaçmaz K, et al. Molecular mechanisms of mammalian DNA repair and the DNA damage checkpoints. Annu Rev Biochem, 2004, 73: 39-85.

5. Yang N, Sheridan AM. Cell Cycle//Wexler P, ed. Encyclopedia of Toxicology. Amsterdam, Boston: Elsevier, 2013, 1: 753-758.

6. Yang N, Ray SD, Krafts K. Cell Proliferation//Wexler P, ed. Encyclopedia of Toxicology. Amsterdam, Boston: Elsevier, 2013, 1: 761-766.

7. Lodish H, Berk A, Kaiser CA, et al. Molecular Cell Biology. 7th Edition. New York: W. H. Freeman and Company, 2013.

8. Goodman SR. Medical Cell Biology. 3rd Ed. Burlington: Academic Press, 2008.

9. 翟中和, 王喜忠, 丁明孝, 主编. 细胞生物学. 第4版. 北京: 高等教育出版社, 2011.

10. 李瑶, 主编. 细胞生物学. 北京: 化学工业出版社, 2011.

11. 印木泉, 主编. 遗传毒理学. 北京: 科学出版社, 2002.

12. 周宗灿, 主编. 毒理学教程. 第3版. 北京: 北京大学医学出版社, 2006.

第十九章

环境有害因素致癌作用

　　恶性肿瘤作为全球重大公共卫生问题之一,极大地危害人类的健康,已成为全球人类疾病致死的主要原因。世界卫生组织(WHO)癌症研究中心全球监测数据显示,2008年全球癌症新发病例1300万,死亡760万,每8个死亡病例中就有1例癌症患者。如不采取有效措施,到2030年全球将有2600万新增癌症病例,死亡例数将跃至1700万,而其中大多数将发生在中低收入的发展中国家。同时,恶性肿瘤已不再只是发达工业国家的严重疾病,发展中国家面临着更大的疾病负担。自20世纪70年代以来,我国的恶性肿瘤发病率及死亡率一直呈上升的趋势。我国作为一个发展中的大国,由于工业化、城镇化和人口老龄化进程的加快,不良的生活方式以及环境污染等问题的存在,恶性肿瘤面临的形势也愈发严峻。预计在未来20~30年中,我国恶性肿瘤的发病率、死亡率都将呈现持续上升的趋势。

　　肿瘤的病因十分复杂,确切的原因尚未十分明了。目前认为肿瘤的发生是一种宿主与环境之间复杂的、动态的相互作用过程。重要的宿主因素包括年龄、性别、遗传、免疫功能、激素水平、代谢和营养状况,环境因素是致癌的重要原因,主要的环境因素包括食物、环境污染物、职业和生活方式(吸烟、饮酒等)。一般估计,80%~90%的人类肿瘤是由于与外界环境因素接触引起的,主要包括环境污染物、烟草、食物、感染以及有关化合物和射线等。环境致癌物按其化学性质可分为化学性、物理性和生物性3大类,其中以化学性致癌物的种类最多,约占80%~85%,环境有害因素特别是化学致癌问题已成为当今社会备受关注的热点之一。

　　癌症,也叫恶性肿瘤,是以细胞生长失控为共同特征的一类疾病。通常从接触致癌因素到肿瘤发生直至出现临床症状前,有一个相当长的潜伏期,平均15~20年,故大多数的肿瘤发生在生命的晚期。在动物诱癌实验中,潜伏期可仅1~2周,也可以长达2~12个月以上。致癌的过程大致分为引发(initiation)、促长(promotion)、进展(progression)3个阶段;人体组织细胞的病理改变可以观察到从增生、异型变、良性肿瘤、原位癌发展到浸润癌和转移癌等改变;而在体外细胞,通常要经历永生化、分化逆转、转化等多个阶段。肿瘤源于机体内许多特定种类的细胞,大多数是上皮细胞。在肿瘤引发阶段,细胞在各种致癌因素作用下,发生基因突变或表观遗传变异,导致异常增生的单个克隆癌细胞的生成,从而引发致癌过程。然而,克隆性起源并不意味着产生的原始癌细胞从一开始就获得了恶性细胞的所有特征。在癌变过程中,常积累一系列的基因突变,可涉及不同染色体上多种基因的变化,包括癌基因、抑癌基因、细胞周期调节基因、细胞凋亡基因及维持细胞基因组稳定性的基因。

　　促长阶段是单克隆的癌细胞在一种或多种促癌物质的不断作用下,表型发生了改变,恶性肿瘤细胞的各种性状得以表达的过程。这个过程涉及选择性地促使启动细胞增殖的某些遗传或非遗传的改变。具有促癌作用的促癌剂是通过刺激细胞增生使启动的细胞发展进入促长阶段,促癌剂本身无或仅有极微弱的引发作用,但反复使用能刺激细胞分裂,形成肿瘤,它们的作用相对短暂,且是可逆的。

癌症的进展阶段是指由良性肿瘤转变为恶性肿瘤,并进一步演变成更具恶性表型或具有侵袭特征的肿瘤的过程,主要的表现是细胞自主性和异质性增加、生长加速、侵袭性加强、出现浸润和转移的恶性生物学特征。当细胞开始失去维持核型稳定的能力并出现染色体畸变时,它们即进入进展期。核型不稳定性进一步促进肿瘤细胞的生长和恶性表型的发展,同时引起细胞代谢调节功能的改变,并赋予肿瘤细胞逃避机体的免疫监视等功能。核型不稳定性的原因是多方面的:既有 DNA 的破坏和基因突变的修复机制缺陷;也有癌基因、抑癌基因或细胞周期调节基因表达水平的改变。在肿瘤细胞中发现的微卫星不稳定性(microsatellite instability,MSI)的现象可作为整个基因组中 DNA 复制错误增多的一种指标,是基因组不稳定性的一种生物标志。进展期是一个动态的过程,其与促长期的主要区别是出现核型不稳定性及由它演变而来的染色体异常。

总之,化学致癌通常是一个漫长的过程,肿瘤的发生是致癌因素的作用与个体的遗传易感性共同决定的。

第一节　环境化学因素与肿瘤

国际癌症研究中心(IARC,1987 年)指出,化学致癌物(chemical carcinogen)是指能引起恶性肿瘤发生增多的化学物,在某些情况下诱发良性肿瘤的化学物也可认为是化学致癌物。化学致癌物种类繁多,据美国《化学文摘》登记的化学品已达 50 多万种,进入人类环境的有 96 000 多种,每年新增加的化学物还有近千种,目前已证实可对动物致癌的有 100 多种,通过流行病学调查证实对人类有致癌作用的达 113 种。IARC 对已进行致癌研究的化学物分为 4 类:Ⅰ类,对人致癌性证据充分(113 种);Ⅱ类,A 组对人致癌性证据有限,但对动物致癌性证据充分(66 种),B 组人致癌性证据有限,对动物致癌性证据也不充分(285 种);Ⅲ类,现有证据未能对人类致癌性进行分级评价(505 种);Ⅳ类,对人可能是非致癌物(1 种)。本节将按化学结构对环境致癌物进行分类阐述。

一、多环芳烃类

多环芳烃(polycyclic aromatic hydrocarbons,PAHs)是指两个以上苯环以稠环形式相连的化合物,它是人类最早发现的致癌物质,也是迄今已知的致癌物中数量最多、分布最广、与人关系最密切、对人的健康威胁最大的一类化学致癌物,其总量约占所有致癌物质的 1/3 以上。多环芳烃类存在于矿物燃料中,是污染大气的主要成分之一,常与肺癌、皮肤癌发生有关。

(一) PAHs 的来源

PAHs 的来源可分为天然来源和人为来源两个方面。森林火灾、火山活动、植物和生物的内源性合成等自然过程构成了环境中 PAHs 的天然本底,是环境背景值中的主要组成部分。与天然 PAHs 相比,人为来源的 PAHs 数量要大得多,人类活动是造成 PAHs 环境污染的主要因素。PAHs 最早是在高沸点的煤焦油中发现的,后来证实煤、石油、木材、有机高分子化合物、烟草和许多碳氢化合物在不完全燃烧时都能生成多环芳烃。当温度在650～900℃、氧气不足而未能深度氧化时最易生成PAHs。PAHs多存在于焦化、煤气、煤油等工厂排出的废气、废水和汽车、飞机等交通运输工具以及采暖锅炉和家庭炉灶排气中。

（二）PAHs的环境暴露情况

PAHs中的许多化合物具有强致癌性和诱变性。目前已发现的致癌性PAHs及其衍生物已有400多种，按其化学结构特点可分为3类：即苯环类，如苯并[a]芘、芴、荧蒽及胆蒽类（如甲基胆蒽MAC）、杂环类（如二苯并吖啶），其中具有强烈致癌性的大多是四环～六环的稠环化合物。根据国际癌症研究机构（IARC）列出的可以诱发实验动物肿瘤的94种化合物中PAHs占了15种，包括：苯并[a]芘（B[a]P）、苯并[e]芘（B[e]P）、苯并[a]蒽（B[a]A）、苯并[K]荧蒽亚（B[K]F）、二苯并[a,h]蒽（a DB[a,h]A）、二苯并[a,c]芘（DB[a,c]P）、二苯并[a,h]芘（DB[a,h]P）、苯并[b]芴等。

B[a]P是致癌性最强的PAHs类化合物之一，见表19-1。B[a]P占环境中全部致癌多环芳烃的1%～20%，在大气中的浓度大致为$0.001～10\mu g/100m^3$。由于致癌性强、分布广、性质稳定，且与其他PAHs有一定的相关性，而被人们作为研究PAHs的代表，并将其作为环境受PAHs污染的重要指标。目前，随着化工工业的发展，常见的PAHs环境污染物数量和种类有不断增加的趋势。20世纪90年代，国内外评价PAHs人体暴露水平和食品污染程度主要以B[a]P作为客观指标。目前在各种环境介质中都发现了比B[a]P数量和毒性都大得多的DB[a,h]A等PAHs。因此，诸多学者认为不能再仅以B[a]P作为反映人体暴露水平和评价食品污染程度的唯一指标，而应强调对样品中PAHs进行全面分析和评价。

表19-1　常见PAHs类化合物致癌性比较

物质名称	致癌活性	物质名称	致癌活性
萘	－	苯并[a]芘	++++
苊	－	苯并[e]芘	－
芴	－	苯并[k]荧蒽	++
菲	－	芘	－
蒽	－	苯并[g,h,i]芘	++
芘	－	晕苯	－
荧蒽	+	茚并[1,2,3-c,d]芘	*
苯并(a)蒽	-/+	二苯并[a,h]蒽	++
屈	+	苯并(b)荧蒽	++

注："－":不致癌;"+":弱致癌;"++":致癌;"++++":很强致癌;"＊":已由动物试验验证致癌

PAHs在环境中分布极为广泛，目前在各种环境介质，如空气、土壤、水、植物以及食物中都发现了PAHs的存在。自然界的大部分物质中都含有微量的PAHs，且随着工业化的发展，全球环境中PAHs的含量有增加的趋势。进入环境中的PAHs大多吸附在大气和水中的微小颗粒物上，大气中的多环芳烃又可通过沉降和降水冲洗作用而污染地表水和土壤。PAHs还可存在于熏制的食物和香烟雾中。PAHs在环境虽是微量的，但分布很广，人们能够通过大气、水、食物、吸烟等各种途径摄取，是人类癌症的重要起因，因此PAHs也已被世界各国列为优先控制的环境污染物。

目前,国内外各种环境空气都普遍受到 PAHs 化合物污染。PAHs 在大气中的浓度随时空不同而变化很大。美国 131 个城市和农村大气的 B[a]P 含量调查表明,农村大气 B[a]P 含量为 0.01 ~ 1.9ng/m³,城区则在 0.1 ~ 61.0ng/m³ 之间。英国和法国大气 B[a]P 含量为 32ng/m³。北爱尔兰和苏格兰大气的 B[a]P 含量为 28ng/m³。哥本哈根市冬季空气中 B[a]P 为 (4.4±1.2)ng/m³,波兰高度工业化的西里西亚地区空气亦受到严重的 PAHs 污染,其污染源是煤燃烧产物。一般情况下,B[a]P 只占总 PAHs 的 3% ~ 7%。我国空气 PAHs 污染主要是燃煤型污染,其污染程度与城市功能区类型、季节、交通流量及燃料种类等诸因素有关,其中城市化工区和采暖季节空气中 PAHs 浓度和种类明显增高,主要交通路口处由于受到各种燃油车辆尾气污染,其空气中 PAHs 浓度和种类亦高于其他地区。人类活动(如汽车、烹调、采暖、抽烟等)排放的 PAHs 可直接进入大气,并吸附在颗粒物,特别是直径小于 5μm 的可吸入颗粒物上。空气中的 PAHs 可以与 O_3、NO_x、HNO_3 等反应,转化成致癌或诱变作用更强的化合物。

近年调查也表明,国内外各种水体都普遍受到 PAHs 污染,特别是某些工业废水排出大量 PAHs 污染水体,焦化厂和加压煤气化工废水中分别含有 B[a]P 等十余种 PAHs。国内外不同地区土壤中都可含有不同种类和数量 PAHs。水体沉积物中 PAHs 是水生生物,特别是海洋生物 PAHs 的重要污染源,江河湖海,特别是各国近海及海湾区域沉积物富集了大量 PAHs。另外,多种食品都已受到 PAHs 污染,其污染源主要是食品加工(熏烤、烹炸)、食品包装污染,其次为环境污染和植物、细菌、藻类等内源性合成。

我国一些地区仍有相当一部分家庭用煤、木材作燃料,不少居民有抽烟的习惯,此外我国特有的烹调方式均会造成室内空气中 PAHs 污染,北京居民室内空气中 B[a]P 的浓度比东京约高 15 倍,因此室内空气中 PAHs 的污染程度、来源及对人体健康的影响近几年也日益受到关注。城市居室环境燃煤等产生的污染较少,但由于较为密闭,烹调和吸烟造成的 PAHs 污染却不容忽视。烟草及香烟烟雾中含有较多的 PAHs,尤其是对人体健康危害较大的 B[a]P。国际癌症研究机构已确定烟草烟气中 B[a]P 含量为 0.01 ~ 0.05μg/m³。研究表明,吸烟严重的家庭室内空气中 B[a]P 浓度比不吸烟的家庭要高 10 倍以上,暴露于香烟烟雾的儿童致癌性复合物(PAHs-蛋白)含量及生物学效应明显增加。

环境中 PAHs 经过一系列化学反应还可产生 PAHs 衍生物,如 OH- 与 NO₃-反应可产生 NO_2-PAHs 及其他硝基 PAHs,后者多具有强致癌活性,系直接致突变物;氨基多环芳烃(NH_2-PAHs)可衍生乙酰氨基多环芳烃(NHAC-PAHs);煤的蒸馏物中即含有 NHAC-PAHs;氯与 PAHs 反应产生 PAHs 的氯化或氧化衍生物,氯化可使多种非致癌性和致癌性 PAHs 转变成具有直接致突变活性的 PAHs 氯化衍生物,这些 PAHs 衍生物对环境 PAHs 致癌物活性具有重要意义。目前各种环境介质中都存在 PAHs 衍生物。大气颗粒物中含有多种 NO_2-PAHs,北京地区空气中含有 β-硝基萘(β-NNa)、2-硝基芴(2-NF)、1-硝基芘(1-NP)等,其中 1-NP 含量为 30 ~ 300pg/m³。国内外各种水体和沉积物也普遍存在各种 NO_2-PAHs,在地表水中可检出 1-NNa 等 17 种 NO_2-PAHs。氯化消毒自来水中存在 9 种 Cl-PAHs,如氯化萘、氯化芴、氯化菲等,因此氯对自来水消毒作用及对人体健康影响的综合评价应深入研究。

(三) PAHs 的致癌性

PAHs 由 3 个以上的苯环以线性排列、弯接或簇聚的方式而构成,当它们发生反应时,趋向保留它们的共轭环状体系,一般通过亲电子取代反应生成衍生物。PAHs 的生物活性与其分子结构有关,包括分子的形状、大小、厚度、位阻等都对其生物活性有影响。PAHs 随分子量从二环到三环的增大而毒性增强,当分子量继续增大时,4~5 环 PAHs 除荧蒽仍具有较强毒性外,其他化合物毒性反而减弱,现有的 PAHs 的致癌性定量-结构活性相关研究(QSAR)表明,可以根据多环芳烃的定量化结构推测出它们的致癌性。PAHs 进入体内后,少部分以原形随粪便和尿液排出,大部分在肺内质网酶作用下进行代谢,生成各种代谢产物,其中有的代谢产物可与 DNA 等大分子共价结合,如果得不到修复即可导致 DNA 遗传信息改变,而构成癌变基础。

动物试验证明,PAHs 对局部或全身都有致癌作用,许多国家相继用 9 种动物进行实验,采用多种给药途径,均得到了诱发癌症的阳性报告。PAHs 的局部作用就是在直接接触局部表现出它们的致癌活性,如涂抹皮肤可以诱发皮肤肿瘤、皮下和肌内注射可以诱发肉瘤、气管内注射可以诱发肺肿瘤、胃内给予可以诱发贲门乳头瘤和癌。PAHs 也有全身作用,即引起远隔部位脏器的肿瘤,如胃内给予 7,12-二甲基苯并[a]芘,可引起乳腺肿瘤等。

流行病学研究表明,PAHs 通过皮肤、呼吸道、消化道等均可被人体吸收,长期呼吸含 PAHs 的空气,饮用或食用含有 PAHs 的水和食物,会造成慢性中毒,且有诱发皮肤癌、肺癌、直肠癌、胃癌、膀胱癌等作用。关于皮肤癌与 PAHs 关系的研究由来已久,可追溯到 18 世纪,早在 1775 年英国医师 Pott 报道清扫烟囱工人患阴囊癌,认为阴囊癌的发生与职业暴露煤烟有关,到 20 世纪 30 年代才最后确认煤烟中的致癌物质是 PAHs,特别是 B[a]P。目前已有大量的流行病学资料证明,接触富含 PAHs 的沥青、煤焦油的工人,易发生职业性皮肤癌。关于胃癌与 PAHs 的关系,动物实验的报道较多,但流行病学调查资料则较少。北欧冰岛人胃癌发病率高,可能与其长期食用 PAHs 含量很高的烟熏食品有关。当地烟熏食物 B[a]P 的含量高达数 $10\mu g/kg$,但目前尚不能充分肯定两者之间的因果关系,因为在烟熏食品中除了有大量的 B[a]P 等 PAHs 外,还有相当分量的亚硝胺致癌物。

近几十年来,肺癌死亡率不断上升,在许多国家中肺癌死亡率已占肿瘤死因的前几位,因此肺癌的病因研究已成为世界医学专家瞩目的问题。我国云南省宣威县由于室内燃煤,空气中 PAHs,特别是 B[a]P 污染严重,成为肺癌高发区,有些乡的肺癌死亡率高达 100/10 万以上,其肺癌发病率是其他地区的 5 倍,且该地区妇女肺癌发病率在中国是最高的。职业中毒调查表明,在 $3\mu g/m^3$、$2\mu g/m^3$ 浓度下工作 5 年和 20 年的工人,前者大部分诱发肺癌,后者患多种癌症。焦炉工人 PAHs 日暴露量是一般人群的十至数百倍,焦炉工的肺癌死亡率同接触 PAHs 的浓度密切相关,职业暴露于高浓度 PAHs 环境的焦炉工人肺癌死亡率高。

PAHs 的致癌靶器官多认为是肺,但动物实验提示肝脏也可能是 PAHs 致癌的靶器官。动物急性经口、腹膜内、皮下注射 PAHs 后可出现癌前肝脏毒性,包括肝实质细胞(如谷氨酰转肽酶族)的诱导、羧酸酯酶和醛脱氢酶活性的改变、肝重量增加和刺激肝再生。尽管上述肝毒性并非属于严重的不良效应,但其发生率和严重性与 PAHs 的致癌潜能有关。B[a]P 慢性呼吸道吸入染毒新生 *B6C3F1* 小鼠,可诱导肝脏肿瘤,并呈时间、剂量-反应关系,肝脏中 DNA 加合物水平明显上升。相对于动物实验资料,PAHs 致肝脏损伤的人群流行病学资料比较缺乏,国内外均有焦化厂作业工人肝癌死亡率增高的报道,国内标化死亡比 SMR = 3.91,国外标化死亡比 SMR = 3.07。另有临床研究提示,PAHs 可能具有肝脏毒性,研究发现肝血管肉瘤患者肿瘤组织中 PAHs-DNA 加合物的水平明显高于非肿瘤组织,调整年龄、性别和乙肝表面抗原等混杂因素后,肝内 PAHs-DNA 加合物水平高者患肝血管肉瘤的相对危险性明显高于 PAHs-DNA 加合物水平低者。

哥伦比亚大学的研究人员使用原位荧光杂交法(FISH)对 60 名由哥伦比亚儿童健康中

心在纽约市进行的一项前瞻性队列研究首次显示出生前暴露于 PAHs 可导致与肿瘤危险性增加有关的细胞遗传学损伤,如 DNA 损伤、染色体改变,而染色体改变与白血病及其他肿瘤有关,从而增加儿童期肿瘤的危险性。尽管还需要进一步的研究证实这些结果和评估暴露导致的肿瘤危险性的增加,不过这些结果再次证明了保护儿童免受有害暴露的重要性。

(四) PAHs 的致癌作用机制

多数 PAHs 为前致癌物,它们本身不具有生物学活性,必须在生物体内经过代谢酶的作用,被活化后再转化成有反应活性的亲电子终致癌物,并与细胞内的大分子(DNA、RNA、蛋白等)结合才能表现出致癌性。

PAHs 可以在体内各种组织中代谢,在 PAHs 代谢的过程中有许多酶参与,其中以微粒体混合功能氧化酶、环氧化物水解酶和谷胱甘肽—S-转移酶(glutathione S-transferase,GST)最为重要。混合功能氧化酶位于细胞内质网上,在 PAHs 代谢中起氧化作用。PAHs 进入人体后,主要经过混合功能氧化酶组分之一的细胞色素 P450 混合功能氧化酶系统(cytochrome P450 system,CYP450s)中的 CYP4501A1 代谢活化,生成具有强致癌活性的亲电子环氧化物,因此 CYP4501A1 同工酶的活性成为决定 PAHs 致癌性的关键。CYP4501A1 是 PAHs 体内代谢最重要的 I 相酶,具有芳烃羟化酶(aryl hydrocarbon hydroxylase,AHH)活性,能被 PAHs 诱导。有研究证明,CYP4501A1 的可诱导性存在遗传学差异,即与其基因多态性高度相关。CYP4501A1 基因型在人群中的分布存在很大种族差异。CYP4501A1 高诱导性基因型(C 型,*Val Val* 型)者体内 CYP4501A1 酶活性易被 PAHs 诱导,从而具有较高的活化 PAHs 的能力,可能易于发生癌变;而非高诱导性基因型(A 型,*Ile Ile* 型;或 B 型,*Ile Val* 型)者,活化 PAHs 的能力相对较低,故不易癌变。已有研究证明,CYP4501A1 高诱导性基因型者患肺癌和肠癌的危险性显著高于非高诱导性基因型者。

环氧化物水解酶(epoxide hydrolase,EH)存在于肝、肾、肺等组织中,它能使环氧化物转变成二氢二氧,其中有些二醇如 4,5-二醇-B(a)P 属已解毒产物,而有些二醇环氧化物如 7,8-二醇-B[a]P 具有很强的活性,它可以继续氧化生成 7,8-二醇-9,10-环氧化物,后者是很强的致突变致癌物,因此 EH 在 PAHs 的致癌作用中具有双重作用;GST 存在于睾丸、肝、肾、肠和肾上腺的胞液中,催化环氧化物与谷胱甘肽结合生成谷胱甘肽结合物,从而阻止 PAHs 代谢产物与 DNA 的结合,在 PAHs 代谢中起灭活解毒作用。

由于 PAHs 必须经过酶的代谢活化才能发挥致癌作用,故如能抑制活化酶的活性或促进解毒酶的活性,对降低 PAHs 的致癌活性有一定好处。芳香烃受体(aryl hydrocarbon receptor,AhR)是近年研究的热点之一,芳香烃受体是一种公认的配体激活的转录因子,在几种 I 相解毒的细胞色素 P450 基因的表达中有调控活性。AhR 剔除小鼠不易被 B[a]P 诱导形成肿瘤,也提示 PAHs 的致癌作用可能是通过 AhR 依赖的途径诱导 CYP1A1 和 CYP1B1 表达,这些诱导的 P450 参与 B[a]P 的激活,生成有关的致癌物,从而导致肿瘤的启动。PAHs 影响细胞周期调控的作用也是由 AhR 介导的。在细胞水平,PAHs 影响细胞周期调节机制和信号转导机制,其作用方式多种多样,甚至经常是相互矛盾的。例如,不同的细胞系暴露于这些化合物可能引起不同的结果,细胞增殖或终止分化、凋亡,这些作用是由 AhR 介导的。对 AhR 功能的分子机制研究揭示,AhR 在细胞周期中起新的作用,被激活的 AhR 可作为环境传感器和细胞周期的控制点,使暴露于负面环境刺激的细胞的 DNA 复制在启动前即停止。另值得一提的是,AhR 不仅起到 CYP450 酶系(CYP1A1、CYP1A2、CYP1B1)的代谢诱导作用,还可能通过其他途径产生生物学效应,如对许多基因的表达起调控作用或是作为促癌剂。而另有研究表明,多环芳烃的代谢激活在小鼠肝脏存在不依赖 AhR 和 CYP1A1 的机制,说明 PAHs 致癌存在不依赖 AhR 和 CYP1A1 的途径,这对 PAHs 致癌机制的研究有重要意义。

恶性表型由多基因改变引起,包括原癌基因的激活和抑癌基因的失活。绝大多数 PAHs 及其代谢产物具有致突变性,可与靶细胞 DNA 形成加合物,造成 DNA 损伤和染色体畸变。在 *ras* 基因编码序列的易感位点产生突变或诱导 *ras* 基因的过量表达,激活 *ras* 原癌基因,最终导致细胞癌变。反式-7,8-二羟-9,10-环氧苯并芘(反式-BPDE)有诱导气管上皮细胞 *H-ras* 癌基因 12 位点密码子点突变的作用,而且癌基因的点突变早于细胞形态学的改变。经 PAHs 处理的妊娠 *Balbc* 小鼠,其后代 *Ki-ras* 基因呈现高突变率。初步资料提示,早期暴露于甲基胆蒽诱导的 *Ki-ras* 基因突变的类型可能影响肺肿瘤的进展。*Ki-ras* 原癌基因的激活在人类和实验动物肺腺癌模型中可作为早期变化指标。*ras* 基因的激活常常发生在癌变的早期,其表达产物 *p21* 蛋白可以从细胞内分泌到胞外,血清 *p21* 蛋白阳性发生在患者出现临床症状之前,对癌症的发生有极高的预报价值。

p53 基因是迄今为止发现的与人类肿瘤相关性最高的基因。此外,DNA 受损可反馈性地激发 *p53* 基因的表达,引起细胞内野生型 *p53* 蛋白的表达增加。PAHs 作为遗传毒性物质在 DNA 损伤的早期可能通过以上机制引起细胞内突变型 *p53* 蛋白和野生型 *p53* 蛋白的表达。实验表明,许多肿瘤中常有 *p53* 突变,突变率约为 25% ~ 80%,多为点突变,集中在第 4 ~ 8 外显子。B[a]P 的终活性产物能在 *p53* 基因的易突变区域与 DNA 形成加合物,造成 *p53* 基因突变,其诱发的小鼠皮肤癌和肺癌中 *p53* 基因突变为 G→T 突变。*p53* 发生突变后,空间构象的改变影响到转录活化功能及 *p53* 蛋白的磷酸化过程,这不但使野生型 *p53* 失去抑制肿瘤增殖的作用,而且突变本身又使该基因具备癌基因功能。突变的 *p53* 蛋白与野生型 *p53* 蛋白相结合形成的寡聚蛋白不能与 DNA 结合,使得一些癌变基因转录失控导致肿瘤发生。

(五) PAHs 的预防控制措施

由于 PAHs 在环境中分布非常广泛,人们在日常生活工作中对其暴露是不可避免的,日积月累对健康可能产生潜在危害,综合评价人体对 PAHs 的暴露程度及风险水平成为人们日益关注的问题。目前关于暴露剂量风险评价的研究主要集中于两个方面:一是生物监测指标的研究,以全面评价个体在环境中暴露的状况;二是健康风险评价的研究,以制定合理的环境卫生标准和法规。芘的代谢物——1-羟基芘是人体接触 PAHs 的一个灵敏而实用的指标。在职业环境、燃煤的城市和室内小煤炉采暖的环境中,用人尿中 1-羟基芘作为人体接触环境中的多环芳烃的指标都获得了较好的结果。尿中 3-羟基芘、血浆中的 B[a]P、血液中 PAHs-DNA 加合物也可以作为生物监测指标。

PAHs 是最主要的全球性有机污染物之一,进行 PAHs 的污染防治应集中于以下几个方面:改变工业锅炉和生活炉灶的燃料结构,尽量使用天然气或以燃油代替燃煤;集中供热,消除小煤炉取暖,并逐步实现煤气化;减少有机污染,边生产、边治理;改进汽车燃料,使燃烧更为充分;改变烹饪方式,尽量少用熏、炸、炒等方式;提倡少吸烟,公共场所禁止吸烟;翻耕土地,为微生物降解土壤污染的活动提供更有利的条件。

二、二噁英

二噁英(dioxins,简称 DXN)是指含有 2 个或 1 个氧键连接 2 个苯环的含氯有机化合物,包括多氯二苯并二噁英（polychlorinated dibenzo-P-dioxin，PCDDs）和多氯二苯并呋喃（poly-chlorinated dibenzo-furan，PCDFs）两类化合物。这是两类非人为目的而产生的稳定却没有使用价值的有机物质，它的化学性质很稳定，在强酸强碱中仍稳定；有极性、难溶于水，常温下水中溶解度仅为 $7.2×10^{-6}$ mg/L；易溶于二氯苯，常温下在二氯苯中溶解度高达 1400mg/L，具有很强的亲脂性，会在体内积累，难以排除；自然环境中的微生物降解、水解及光分解作用对其分子结构的影响均很少，在 750℃ 以上的高温下才会分解，具有很长的物理、化学或生物降解期（需几十年甚至更长的时间）。人和其他动、植物都没有分解和氧化二噁英的功能和条件，因而其毒性很难在环境中消除。一旦产生和受污染，将随着食物链逐级传递和富集，给人类和各种动物带来灾难性影响。

（一）二噁英的来源

含氯芳香族化合物的工业品及农药杀虫剂、除草剂等生产过程中的副产品或杂质是环境中二噁英的一个重要来源。首当其冲者是化学农药，在 20 世纪 60 年代，用于农业杀虫、除草、灭鼠而合成的有机氯农药很多，估计有 100 种左右与二噁英有关，例如：六六六、DDT、氯丹、五氯酚钠等。另一与二噁英相关的大宗化学品是多氯联苯（polychlorinated biphenyls，PCBs）。据统计，世界各国总计生产 PCBs 120 万吨以上，主要用作一些电器设备的冷却剂、润滑剂和某些油漆、塑料、黏合剂、树脂、油墨的添加剂。此外，一些使用或涉及氯及含氯化学品的工艺过程，例如氯碱工业、纸浆和织物漂白、饮水氯化消毒等都会形成少量二噁英，随废水、废气、废渣、污泥而进入环境。

环境中二噁英类物质的另一重要来源是燃烧反应。含铅汽油由于添加了由四乙基铅及含氯有机物，如 1-氯萘、二氯乙烷等配成的铅水，燃烧时就容易产生少量二噁英。焚烧氯丁橡胶制品、聚氯乙烯制品（废弃轮胎、管线、一次性医疗用具、日用品等）、PCB_S 和 PHA_S 等化学品污染物、废弃物，甚至焚烧城市垃圾，其烟气、飞灰和残渣中都含有二噁英。许多焚烧过程都可以产生二噁英物质，包括以处理废物为目的的焚烧炉，以获取能源或材料为目的的工业燃烧、冶炼炉窑，甚至家庭中以煤、木材为燃料的民用生活炉，机动车辆燃料燃烧过程等。焚烧过程产生二噁英的机制尚未完全了解，目前比较一致的认识是与不完全燃烧造成的复杂热反应有关，还有当排气处理设备的温度达到 300℃ 时，烟尘表面的催化作用最可能形成二噁英。

此外，火山爆发、森林火灾、含氯有机物受自然光线的照射等均会产生少量的二噁英。

（二）二噁英的环境暴露情况

二噁英可存在于各种环境介质如大气、水体、土壤及废水处理产生的污泥中。大气中的二噁英毒物，可以从呼吸道直接侵入人体内。二噁英进入地表水环境，通过鱼类的食饵及水生食物进入鱼体内，或迁移到植物、农作物中，通过食物链、食物网等过程间接地侵害人体，而且毒性放大作用明显。无论存在于空气、水还是土壤中，它都能强烈地吸附于颗粒物上，借助于水生和陆地食物链不断富集而最终危害人类。

二噁英类化合物由于两个方面的原因造成对环境的特殊影响：高度稳定性使二噁英在环境中难降解而长时间累积；高度脂溶性则使其在生物特别是在动物体内通过食物链传递而高度富集。吸入空气中带有二噁英的微粒和摄入被二噁英污染的各种食物，是人类受到二噁英危害的主要途径。人体接触的二噁英 90% 来自膳食，1998 年世界卫生组织（WHO）将日允许摄入量（TDI）从原来的 10pg/kg 体重降低至 1～4pg/kg 体重，表 19-2 为部分国家规定的二噁英 TDI。几乎所有的人均由于食物而受到二噁英污染，二噁英主要污染鱼、肉、蛋及奶制品。此外，人体二噁英的另一个污染途径是通过母婴传递，胎儿通过胎盘从母体获得，而婴儿通过母乳受到影响，在美国一个婴儿每天的获得量是成人平均水平的 10~20 倍。

表 19-2　部分国家规定的二噁英日允许摄入量 [pg/(kg·d)]

国家	加拿大	荷兰	瑞典	丹麦	瑞士	德国	英国
日允许摄入量	10	1	5	5	10	10	10

（三）二噁英的致癌性

1988 年，美国发表了全球第一个二噁英危险评价报告，指出 10 000 个癌症病人中就有 1 个是因二噁英引起的，1995 年该报告的第 2 版已将这个数值修订为 1‰。二噁英是迄今所知的最具毒性的有机化合物之一，其致癌毒性比已知的致癌物质黄曲霉毒素高 10 倍，比苯并 [a] 芘、多氯联苯和亚硝胺还要高数倍。二噁英不仅具有致癌性，而且还具有生殖毒性、免疫毒性和内分泌毒性等，特别是具有环境雌激素效应，可能造成男性的雌性化。二噁英由于其来源广泛、毒性强，已被世界各国公认为对人类健康具有极大潜在危害的全球性散布的重要有机污染物。

二噁英的毒性与氯原子的取代位置紧密相关，其中 2-、3-、7-、8-，4 个共平面取代位置上均有氯原子的二噁英化合物是有毒的，即 2,3,7,8-四氯二苯并二噁英（简称 2,3,7,8-TCDD），在二噁英各同族体中毒性最强，致癌作用最大。TCDD 是目前世界上已知的一级致癌物中毒性最强的有毒化合物。当前 2,3,7,8-TCDD 最受人们关注，研究也最全面，国外文献常用 TCDD 作为二噁英的代名词。

二噁英类化合物与人类呼吸系统、造血系统、结缔组织和软组织、肝脏、胸腺等几乎所有的肿瘤均有关，IARC 将二噁英定为 2B 类，即对人类可能是致癌物。动物实验研究发现，TCDD 和其类似物具有很强的致癌性，致癌的主要靶器官有肝脏、甲状腺、肺、皮肤和软组织。大鼠在妊娠第 15 天给予 1μg/kg 体重 TCDD 后，能引起子代发生乳腺癌；较长时间（80~100 天）给予 TCDD 灌胃 0.5mg/(kg·d)，可导致大鼠肝细胞癌、硬腭及鼻甲和肺的扁平上皮癌的增加，引起小鼠肝细胞癌、甲状腺腺泡细胞瘤的增加。体外试验发现，TCDD 能影响细胞的增殖和分化，引起体外培养的人细胞株的恶性转化。职业流行病学研究表明，TCDD 与人类呼吸系统、肺、胸腺、结缔组织和软组织、造血系统、肝等多种肿瘤有关，其中以引发软组织肉瘤的危险性增加最为显著。目前美国每年可能有 3500 人死于暴露二噁英引起的癌症，而每年二噁英引起的新的癌症患者可能在 2.5 万~25 万人之间。

到目前为止，有关研究结果表明，TCDD 的致癌模型与已知的化学物质的致癌模型有不同之处：①对器官的特异性不清楚；②量效关系不明确；③在高暴露群体中相对危险度（RR）较低，该方面有待于进一步研究。

（四）二噁英的致癌作用机制

目前 TCDD 的毒性作用机制还不十分清楚，一般认为它主要在细胞水平通过体内一个特殊的受体即芳香烃受体介导而发挥作用。芳香烃受体是一种配体激活转录因子，该受体既可以与 AhR 核易位体蛋白（Ah receptor nuclear translocator, ARNT）在核内形成异二聚体，诱导许多外源性化学物代谢酶的表达，还参与许多毒性反应和其他一些重要的生物学过程，如信号转导、细胞分化和细胞凋亡等。AhR 和 ARNT 均属于 basic helix-loop-helix PAS (*bHLH-PAS*)超家族的转录因子。没有结合配体的 AhR 存在于细胞质中,它结合 2 个 *hsp90* 分子和 1 个 *p43* 分子,形成一个 9S 的复合体,*p43* 帮助维持该复合体的稳定性,*hsp90* 则使 AhR 保持能够和配体结合的构象。二噁英进入胞质后与 AhR 结合成复合物,进入细胞核,该化合物与 DNA 上特定的 dioxins 反应原件结合,使 DNA 构象发生变化,引起参与细胞增殖、凋亡、分化及生物转化的下游基因表达混乱,从而干扰正常的生物功能。受 AhR 调节发生代谢激酶表达活性改变的基因主要有:细胞色素 P450、二磷酸尿苷葡萄糖醛酸转移酶、谷胱甘肽 S 转移酶、乙醛脱氢酶等,这些基因被统称为 AhR 基因群,这类酶在正常情况下主要使外来毒物降解为低毒或无毒的物质而排出体外,当机体受二噁英等侵害时可发生异常激活或基因突变,丧失其解毒功能,导致一系列病变。

除了经典的基因组作用机制外,配体结合的 AhR 能够通过胞内蛋白激酶的激活影响细胞功能,其中包括酪氨酸蛋白激酶(c-Src)以及丝裂原激活的蛋白激酶家族[蛋氨酸/苏氨酸蛋白激酶(MAPKs)]。研究证明,c-Src 是胞内与 AhR 特异性连接的最主要的蛋白激酶,配体与 AhR 的结合激活 c-Src 的酪氨酸酶活性。c-Src 通过酪氨酸激酶活性可以转导生长因子信号,包括磷酸化生长因子受体,募集辅助蛋白,进行下一步的转导。毒性浓度的 TCDD 结合 AhR,配体激活的 AhR 复合物释放原来与之结合的 c-Src,导致该蛋白激酶的膜转位,同时激活其酪氨酸酶活性。被激活酶通过磷酸化相应的生长因子受体,如表皮生长因子受体(EGFR)、血小板来源的生长因子受体(PGFR)的酪氨酸残基,激活受体后的信号转导,引发生物效应。TCDD 可以激活胞外信号调节激酶(ERKs),在白血病 T 细胞可以激活 Jun-N-terminal 激酶(JNKs)。ERK、JNK 和 *p38* 一起是 MAPKs,共同组成丝裂原激活的蛋白激酶家族(MAPKs)。MAPKs 是重要的胞内信号调节子,通过磷酸化胞内的转录因子,调节相关基因的表达。血清因子和 TCDD 均能诱导 MAPKs 途径。血清因子激活 ERK,导致转录因子 ELK 的磷酸化,结果诱导 ELK 靶基因的表达,如原癌基因 *c-fos* 的活化表达。

另外,TCDD 能引起胞内钙内流增加,促进钙的转移,增加细胞内钙离子浓度,TCDD 这种作用不依赖于 AhR 的存在。胞内游离钙是重要的胞内第二信使,可以直接激活 MAPKs 途径,提示钙离子信号参与了 TCDD 对 MAPKs 的激活。

(五) 二噁英的预防控制措施

普遍存在的二噁英类化合物污染,可能已经对人类健康造成大范围的影响。由于二噁英的严重危害性,工业发达国家对环境中二噁英的迁移转化、人体暴露、健康影响、毒性、生态毒理及风险评价等方面已经做了很多系统的研究工作。现在世界上主要的工业化国家在以往调查研究的基础上都制定了防治二噁英污染的具体措施,基本包括以下几个方面:①源头治理,降低污染。针对二噁英的来源,控制产生渠道,是世界各国普遍采用的防治措施。全面禁止垃圾、农作物秸秆的无序焚烧,生活垃圾焚烧炉要严格控制温度不低于 850℃。对工业三废及纸浆漂白液进行净化处理;加强汽车尾气净化等。②加强二噁英的检测和食品安全管理。世界各国除了对环境中的二噁英进行控制外,对食品中的二噁英含量规定了很低的限量标准,超过了标准,就不能作食品用。但目前各国的最低标准还不统一,因此制定适宜的限量标准,加强二噁英的检测预报,是全球环保组织和机构的共同的责任。③提高人们的自我防范意识。二噁英具有高度的脂溶性,易积存在人体内脂肪多的部位。富含纤维素和叶绿素的食物如菠菜、萝卜叶等有助于消除体内富集的二噁英,建议人们多食用低脂肪食品,多吃蔬菜、水果、谷物,均衡饮食。只要采取适当措施,人类是可以控制和消除二噁英的。

我国对二噁英的研究仅仅处于起步阶段,与发达国家存在着一定差距。目前我国还没有建立统一的二噁英测量技术,也缺乏固体废物焚烧炉的二噁英排放数据,所以我国二噁英排放标准的制定只能参照国外同类标准和实测数据。目前我国二噁英的暴露水平不容乐观,因此我们需要加强对二噁英排放情况的监测,尽快制定并实施适合我国二噁英毒物的排放标准及其在环境中的限量。

三、重金属类

重金属主要是指汞(Hg)、镉(Cd)、铅(Pb)、铬(Cr),以及具有重金属特性的类金属砷(As)等元素,有时也泛指铜(Cu)、锌(Zn)、钴(Co)、镍(Ni)等一般重金属。随着工农业迅速发展,重金属在人类生产和生活中得到越来越广泛的应用,使得环境中存在着各种各样的重金属污染源。重金属既可以直接进入大气、水体和土壤,造成各类环境要素的直接污染,也可以在大气、水体和土壤中相互迁移,造成各类环境要素的间接污染。进入大气、水体和土壤等各种环境的重金属,可通过呼吸道、消化道和皮肤等各种途径被动物吸收。由于重金属不能被微生物降解,在环境中只能发生各种形态之间的相互转化,污染持续时间长,消除往往更为困难,对生物引起的影响和危害是人们关注的问题。

(一) 砷

砷(arsenic,As)是一种非金属元素,在自然界的分布极为广泛,是地壳的组成成分之一,存在于地壳、土壤、海水、河水、大气及食物中。砷是人体的一种正常成分,人体内含砷约 $14 \sim 21mg$,居人体中微量元素的第十二位。自然环境中的砷主要来源于地壳的风化和火山爆发,砷多以重金属的砷化合物和硫砷化物的形式混存于金属矿石中,砷的主要矿物有砷硫铁矿、雄黄、雌黄和砷石等,但多伴生于铜、铅、锌等硫化矿中。除发现少量的天然砷外,已知有 200 多种含砷的矿物,含砷化合物广泛应用于工农业生产中,如硫酸、磷肥、农药、玻璃、颜料的生产都离不开砷,在这些物质的生产和使用过程中,均可导致一定程度的砷污染。自然界中岩石的风化也是环境水体砷污染的来源之一,淡水中砷的本底值 $<0.01mg/L$,海水含砷 $0.006 \sim 0.03mg/L$,有些温泉水含砷可高达 $25mg/L$。

1. 环境暴露情况　环境中的砷多以化合物形式存在,可通过呼吸道、消化道和皮肤吸收进入人体,人类摄砷的主要途径是饮水和食物,人从食物中摄入砷约 $1mg/d$,从空气中仅吸入约 $14\mu g/d$,吸收量只占总量的百分之几。食物中含有机砷和无机砷,而饮水中则主要含有 As^{3-}、As^{1-}、As^0、As^{1+}、As^{3+} 和 As^{5+} 等多种形式的无机砷。各种砷化合物的毒性不同,其毒性变化取决于接触砷的种类、含砷物质的化学形式、接触途径、接触速度以及持续时间。一般来说,在各种砷化物中,无机砷比多数有机砷的急性毒性大,其中 As^{3+} 比 As^{5+} 的毒性大 $35 \sim 60$ 倍。砷是一种蓄积性元素,人体吸收后首先在血液中大量蓄积,80% ~ 95% 都局限在红细胞内,与血红蛋白的珠蛋白结合,随后随血流分布和贮存于脑、肝、心、脾、肾、胸腺、胰腺、前列腺、甲状腺、主动脉、卵巢、子宫、肠壁、肌肉等全身各种组织中,其中以毛发 $(0.46mg/kg)$、指甲 $(0.28mg/kg)$、皮肤 $(0.08mg/kg)$ 含量最高,从而引起慢性中毒。

世界上许多国家,孟加拉国、印度、日本、智利、美国、墨西哥及一些欧洲国家都报道有饮水型砷中毒病区。现在环境砷污染引发明显的全球健康问题,据估计印度和孟加拉国约 6000 万 ~ 1 亿人群目前处在饮水砷污染的风险中,中国某些地区和台湾省、越南、尼泊尔等也有砷中毒流行。我国自 20 世纪 80 年代初在新疆发现地方性砷中毒以来,又先后在内蒙古、山西、吉林等 12 个省(区)发现地方性砷中毒病区,其中不但有饮水型地方性砷中毒病区,还有世界上独有的燃煤型地方性砷中毒病区。目前我国饮水型地方性砷中毒病区主要分布在山西、内蒙古、新疆、宁夏、吉林、四川、安徽、青海、黑龙江、河南、山东等省(区),其中以山西、内蒙古病情为重,且流行范围广,主要分布在比较贫困的农村地区;燃煤污染型地方性砷中毒病区主要分布在贵州省的 3 个县,病情非常严重。不同地区的煤炭含砷量多少不等,如在无排烟、抽风装置的室内敞开式燃烧,可造成室内空气砷污染,并可使室内储存、烘干的粮、蔬菜等食物中砷含量增高。我国贵州省西南部农村,煤炭含砷量为 876.3 ~ 8300mg/kg,个别地区达 35 000mg/kg。煤砷含量与尿砷浓度、发砷浓度、砷中毒发病率之间有相关关系。

长期砷暴露导致部分人群出现慢性砷中毒。个体之间对砷中毒的易感性存在差异,砷代谢基因的遗传多态性的存在可能导致了人群对慢性砷中毒的易感性不同。近几年,在砷代谢转运关键酶及其基因多态性方面的研究取得了一定进展。砷代谢产物在慢性砷中毒中起重要作用,一般认为砷在体内的活性代谢产物是导致机体发生砷中毒的主要因素,砷在体内代谢转运的个体间的差异可能就是个体间砷中毒易感性及多样性不同的原因之一。慢性砷中毒的分子作用机制研究进展一直滞后,对砷代谢相关基因多态性的深入研究将有助于最终从基因水平阐明砷中毒的作用机制。

2. 砷的致癌作用　砷对健康的危害是多方面的,长期接触砷及其化合物可以导致肺损伤、外周神经损伤、皮肤病或心血管病。砷是一种细胞原浆毒,与组织中某些物质具较强的亲和力,且能从细胞水平、分子水平影响机体正常代谢,从而产生诸多不良生物学效应。

砷是 IARC 确认的人类致癌物之一,砷与皮肤癌、膀胱癌、肺癌、肝癌、胃癌、前列腺癌及直肠癌等多种癌症的发生有密切关系。但是砷代谢及毒性作用存在很大种属差异,动物实验研究结果和人类中毒不相符,砷作为确定的人类致癌物,是至今在动物身上未能获得致癌模型的极少数致癌物之一。

肺脏是砷致癌的靶器官之一,长期砷暴露可导致肺癌发病率升高,当然砷对呼吸系统的影响并非局限于致癌作用,砷中毒和砷暴露能导致呼吸系统的功能改变,如限制性通气功能的异常等。在智利有 2 项研究报道了砷暴露及致癌情况,一项为生态队列研究,发现当饮水砷含量在 50mg/L 时与皮肤癌和 4 种内脏器官肿瘤有关;另一项为病例-对照研究,发现膀胱癌与砷暴露有关联。由饮水摄入无机砷能引发人体多部位癌症,暴露于饮水砷水平 ≥ 0.05mg/L 的人群其癌症风险高达 1%。有报道在中国台湾省、阿根廷和智利暴露饮水砷的人群,通常每升几百微克水平或更高时,皮肤、膀胱和肺癌的风险增加。

暴露无机砷也可增加肝脏和肾脏癌症的风险。我国对贵州燃煤型砷中毒病区患者恶性肿瘤死亡情况调查发现,砷中毒患者癌症年病死率显著高于非砷中毒组,病死率与总砷摄入量呈明显的剂量反应关系,癌症构成中肝癌仅次于肺癌,居第 2 位。目前,砷对妇女和儿童的危害已引起极大关注,由于男女在砷的生物代谢(甲基化)方面存在差异,导致妇女更容易受到砷的危害,尤其是砷对母体及其胚胎产生双重毒害将影响子代的健康。动物实验研究证明,砷对大鼠和小鼠具有胚胎毒性和致畸作用,并影响子代发育和行为异常,这表明在胚胎时期大量摄入砷除对母体本身产生危害外,还可能同时对胎儿或新生儿有明显的特定危害。在智利饮水型砷中毒地区已观察到砷可能导致新生儿死亡率增加。在贵州省燃煤型砷中毒病区,调查近 30 年有生育史的妇女,观察先天畸形出生情况及与砷中毒的关系,结果显示砷中毒妇女出生缺陷或出生畸形率高于非砷中毒妇女,表明当地高畸形率与砷中毒密切相关。

3. 砷的致癌作用机制　砷致癌的作用机制是一个非常复杂的问题。砷与大多数致癌物不同,它不是诱变剂,不能诱发基因的点突变,而是染色体断裂剂,能使染色体断裂,诱发细胞染色体畸变;可损伤 DNA,形成基因重排,激活癌基因而致癌。近年来大量研究表明,砷能引起人和动物体内和体外诱导的染色体畸变,包括微核(MN)、姐妹染色单体交换(SCE)发生率升高。大量研究用一系列细胞遗传毒理学指标证实,砷损伤人二倍体细胞染色体、DNA,如 Backman 等报道,饮用含砷 $400\mu g/L$ 水的人群,外周血细胞染色体畸变率增加;Gonsebatt 等在 1997 年也报道,砷暴露人群口腔和膀胱脱落细胞的微核率增加。我国内蒙古自治区饮水型砷中毒病区的调查结果显示,砷中毒患者外周血淋巴细胞姐妹染色单体交换率和微核率均增高。饮水型砷中毒病区的患者染色体畸变的发生率与发生癌症的危险度之间有着显著的相关关系。

砷对 DNA 损伤修复过程抑制的分子机制,是研究砷致癌机制的重要途径。大量研究表明,砷对细菌和培养细胞的 DNA 修复有抑制作用。用低浓度砷处理哺乳类细胞,可明显降低其 DNA 修复能力。砷可通过抑制与 DNA 修复有关的 DNA 连接酶或与 DNA 修复酶的巯基结合,从而抑制细胞 DNA 损伤的修复;砷可影响信号传输通道,影响诸多基因的表达,砷也可通过基因转录水平或翻译修饰调节和影响 DNA 修复功能。

砷的致癌作用与活性氧族(reactive oxygen species,ROS)也有关。1990 年 Yamanak 首次提出砷通过引起氧化紧张而致癌的理论,并详细阐述了砷的代谢途径。二甲砷(三价砷)能与氧分子形成 $(CH_3)_2As$ 基团和过氧离子,$(CH_3)_2As$ 可加入另一分子或氧分子形成 $(CH_3)_2AsOO$ 基团,DNA 可因暴露于这些自由基而发生损害,如 DNA 单链的断裂。砷引起氧化紧张而致癌理论较好地解释了为什么砷暴露可引起肺、膀胱和皮肤癌高发。羟基被认为是最为关键的活性物质,可直接损伤 DNA。8-羟基脱氧鸟苷(8-O-HdG)是主要的由 ROS 引起 DNA 损伤的产物之一。Malsui 等调查了 28 例与砷有关的皮肤肿瘤和 11 例与砷无关的 Bowen 病,通过免疫化学研究,28 份与砷有关的皮肤样品中有 22 份(78%)8-O-HdG 阳性,而 11 例 Bowen 病例中只有 1 例(9%)8-O-HdG 阳性,提示砷暴露的氧化紧张可能与砷致癌相关。对人和动物组织样品进行中子活化分析和电离共振实验,直接证明砷急性暴露可引起体内某些自由基产生,导致 DNA 损伤。砷还可抑制 CAT 和谷胱甘肽过氧化物酶(GSH-Px)活性,使细胞 H_2O_2 蓄积,抑制超氧化物歧化酶(SOD),使 O_2^- 增加,砷亦可刺激 NADH 氧化酶,使 O_2^- 蓄积,而引起 DNA 氧化性损伤。有实验证明,自由基清除剂可以显著减轻砷引起的 DNA 氧化性损伤,使得氧化损伤学说得到更多的关注。

砷致 DNA 甲基化损伤学说也是目前对砷毒作用机制的研究热点之一。真核生物染色体 DNA 甲基化是基因表达调控的一种方式,DNA 异常甲基化可引起染色体结构、DNA 构型、DNA 稳定性及蛋白因子相互作用方式的改变,控制着基因的表达,影响着细胞的增殖和分化。研究发现砷可抑制甲基化碱基切割的 DNA 修复过程,导致 DNA 母链上的碱基活化位点增加和非甲基化的子链生成;无机砷在体内甲基化代谢过程与 DNA 甲基化修饰过程之间,存在着对甲基供体的竞争,而影响 DNA 甲基化-去甲基化修饰,从而导致 DNA 损伤。

另外,砷对 DNA 合成的刺激作用可能导致基因扩增,砷的致癌作用可能通过癌发生相关基因(癌基因、抑癌基因)扩增而实现。

4. 砷的抗肿瘤作用　砷作为一种具有多种毒作用的元素已成定论,但砷本身的药理作用及营养学作用也不可忽视。1971 年,哈尔滨医科大学率先应用 As_2O_3 治疗急性早幼粒性白血病(APL)获得显著疗效,砷剂治疗 APL 的成功为白血病和恶性肿瘤的治疗提供了一种新的途径,具有十分重大的理论和临床意义,从此砷对肿瘤细胞的拮抗作用得到了人们的广泛关注。体外研究显示,砷剂不仅对 APL,而且对淋巴瘤等其他淋巴、血液系统肿瘤以及肺癌、肝癌、口腔鳞癌、胃癌、食管癌、结肠癌、宫颈癌、卵巢癌、神经母细胞瘤等实体瘤均有较好的抗癌作用,砷剂已成为当今肿瘤治疗研究的热点之一,其抗癌作用广泛,对多种癌细胞都有增殖抑制作用。砷的抗癌作用机制目前普遍认为是与通过不同途径诱导肿瘤细胞凋亡有关,砷剂诱导肿瘤细胞凋亡的机制为:As 与含巯基(—SH)结构的蛋白有高度亲和力,与巯基酶结合后,抑制酶的活性产生氧化性损害,从而达到抑制肿瘤细胞增殖,并且具有选择性抑制癌细胞由 G 期进入 S 期,抑制核分裂,而对正常细胞无影响的特点,具有化学药品缺乏的选择性,从而达到治疗作用。此外,有报道 As_2O_3 可上调肝癌细胞凋亡促进基因 *bax* 和 *Fas* 表达,下调凋亡抑制基因 *bcl2* 表达,使 *bcl2/bax* 比例下降。体外细胞培养和体内动物实验观察到,As_2O_3 作用于细胞后,可上调肝癌细胞的抑癌基因 *p16* 和癌转移相关基因 *nm23* 表达,下调抑癌 *Rb* 基因的表达。已知 *p16*、*Rb* 基因参与细胞周期的调控,*nm23* 基因为肿瘤转移抑制基因。As_2O_3 可通过调控这些基因水平而影响细胞周期,使有的癌细胞阻滞于细胞周期 G_0/G_1 期,有的阻滞于 S 期,这些可能都是 As_2O_3 诱导肿瘤细胞凋亡的分子机制。

5. 砷的预防控制措施　我国已成为受地方性砷中毒危害最为严重的国家之一,为有效预防和控制地方性砷中毒的流行,维护病区群众身体健康,应大力加强地方性砷中毒病情和相关危险因素监测,全面掌握我国高砷区和地方性砷中毒病区的分布及病情现况,以便采取有效防治措施。通过改造病区群众的生产生活环境,认真落实以改水、改炉、改灶为主的综合防治措施,减少并努力消除各种致病因素。我国西南地区的煤烟型砷中毒病区,对于高砷煤矿采用封闭、禁采政策,从而减少了砷化合物向环境中的排放,降低了人群外暴露水平。在煤烟型砷中毒病区,应加强宣传教育,开展多种形式的健康教育活动,使病区群众普遍掌握地方性砷中毒防治知识,增强防病意识,提高自我防护能力,改变不利于健康的传统生产生活方式,自觉采取有效措施,如改变敞开式燃烧炉灶,修建烟囱加强室内通风换气,同时应把粮食、蔬菜等食物储藏室与厨房分开,以防止含砷煤烟污染食物,预防和减少地方性砷中毒的危害。

(二) 镍

镍(nickel,Ni)是人体必需微量元素之一,同时也是一种用途很广的金属材料,在我国职业性镍所涉及的作业和生产达 30 多种,其主要用途是制造不锈钢、镍钢、镍铬合金、催化剂等,是人类在职业和环境中广泛接触的一种金属。

1. 环境暴露情况　环境中镍的主要污染来源为:镍矿的开采和冶炼;合金钢的生产和加工过程;煤、石油燃烧时排放烟尘中;电镀、镀镍的生产过程。工业上常见的镍化合物有一氧化镍、三氧化二镍、氢氧化镍、硫酸镍、氯化镍和硝酸镍等。天然水中的镍常以卤化物、硝酸盐、硫酸盐以及某些无机和有机络合物的形式溶解于水。水中的可溶性离子能与水结合形成水合离子$[Ni(H_2O)_6]^{2+}$,与氨基酸、胱氨酸、富里酸等形成可溶性有机络离子,它们可以随水流迁移。镍在水中的迁移,主要是形成沉淀和共沉淀以及在晶形沉积物中向底质迁移,这种迁移的镍共占总迁移量的80%,溶解形态和固体吸附形态的迁移仅占5%。为此,水体中的镍大部分都富集在底质沉积物中,沉积物含镍量可达 18～47mg/L,为水中含镍量的38 000～92 000 倍。土壤中的镍主要来源于岩石风化、大气降尘、灌溉用水(包括含镍废水)、农田施肥、植物和动物遗体的腐烂等。

2. 镍的致癌性　微量镍对体内某些功能是有帮助的,例如有助于稳定 DNA 及 RNA;活化某些重要的酶,如胰蛋白酶、精氨酸酶;镍缺乏可影响铁、锌的正常代谢。镍缺乏可以引起生长抑制、肝功能异常等表现。但过量的镍对机体有害,镍化合物可经多种途径进入机体,通过机体的膜屏障与组织细胞内的生物分子相互作用,导致各种毒效应。业已证实,镍化合物是一类多器官毒物,可累及肝、肾、肺和心血管系统、血液等多种重要器官。金属镍几乎没有急性毒性,一般的镍盐毒性也较低,但羰基镍却能产生很强的毒性。羰基镍以蒸汽形式迅速由呼吸道吸收,也能由皮肤少量吸收,前者是作业环境中毒物侵入人体的主要途径。羰基镍在浓度为 $3.5\mu g/m^3$ 时就会使人感到有如灯烟的臭味,低浓度时人有不适感觉。吸收羰基镍后可引起急性中毒,10 分钟左右就会出现初期症状,如:头晕、头疼、步态不稳,有时恶心、呕吐、胸闷;后期症状是在接触 12～36 小时后再次出现恶心、呕吐、高热、呼吸困难、胸部疼痛等。接触高浓度时发生急性化学性肺炎,最终出现肺水肿和呼吸循环衰竭而致死亡,接触致死量时,事故发生后 4～11 天死亡。

镍也是一种比较明确的致突变剂和致癌剂,镍是人类呼吸道的重要致癌物,可诱发鼻咽癌和肺癌。王移兰等于 1994 年流行病学调查表明,镍是造成肺癌死亡危险度增高的基本因素,在所调查的镍冶炼厂肺癌的标化死亡比值(SMR)不论是以全国还是地方资料作参比标准,在统计学方面均有显著性。在硫化镍铜矿接触硫化镍的镍溶化工人,其肺癌居肿瘤死亡首位,肺癌死亡人员中从首次接触镍到肺癌死亡最短的工龄 13 年,最长 27.9 年,平均22.3 年。

3. 镍的致癌作用机制　过量接触镍可对机体产生不良影响,尤其是某些镍的化合物的致癌作用已被大量研究所证实。我国从 20 世纪 80 年代起开始研究镍的遗传毒性和致癌性,从分子水平探讨镍化合物毒性和致癌机制,是近年来镍毒理学研究进展最为迅速、成果最为丰富的领域,主要结论有以下几个方面:①镍化合物可引起的 DNA-蛋白质/氨基酸交联,庄志雄等应用自己建立的 ^{125}I-后标记方法,证实了 $NiCl_2$ 在体外细胞培养、整体动物实验条件下均可引起 DNA 蛋白质交联,且存在着剂量-效应关系。DNA-蛋白质交联是一种较难修复的损害,在细胞周期中持续时间较长,在 DNA 复制过程中,这段与蛋白质交联的 DNA往往不能被复制酶识别,从而造成某些重要基因如肿瘤抑制基因的丧失,乃至引起肿瘤。②镍化合物可引起氧化应激,对 DNA、蛋白质造成氧化损害。③应用单细胞凝胶电泳技术和 ^{3}H-NAD 掺入法分别观察了 $NiCl_2$ 和 Ni_3S_2 对 MRC5 细胞和人外周血淋巴细胞的 DNA 断裂和多聚腺苷二磷酸核糖基聚合酶(PARP)的变化,发现两者均可引起 DNA 单链断裂,并引起 PARP 活性的改变,在低剂量时即可引起 PARP 的激活作用,但当剂量超过一定限度,反而抑制 PARP 活性。④分别用 HLPC-EC 方法和穿梭质粒 pZ 189 突变检测系统观察二价镍($NiCl_2$)与 SHE 细胞核蛋白相互作用对质粒 DNA 氧化(8-O-HdG 形成)和突变频率的影响,结果表明 SHE 核蛋白的存在明显加剧由 $NiCl_2$ 和 H_2O_2 引起的 pZ 189 DNA 氧化。在未提供 H_2O_2 和其他氧化剂的条件下,仅氧化型的核蛋白(由 60Co 辐射产生)与 $NiCl_2$ 相互作用才具有激发 DNA 氧化和致突变作用。非氧化型的正常核蛋白与 $NiCl_2$ 作用未增加 DNA 氧化和自发突变频率,提示核蛋白与二价镍的相互作用及核蛋白氧化是引发 DNA 氧化损害和致突变的重要因素之一。⑤有研究利用随机引物 PCR(AP-PCR)技术,对黑色氧化镍(Ni_2O_3)染毒处理的人胚肺二倍体细胞株进行 mRNA 差异显示分析,甲基化水平分析表明,染毒后细胞基因组 *DNACpG* 岛甲基化水平明显升高,因此推测镍化合物可能通过使基因组起甲基化,造成 Cyclophilin 等与细胞分化、衰老、死亡等相关的活性基因表达抑制,最终导致肿瘤。

4. 镍的预防控制措施　镍是人类在职业和生活环境中广泛接触的一种金属,到目前为止,人对镍的平均标准需要量及其安全范围仍没有一个全球统一的标准值。镍及化合物对人体的严重危害已被大量的流行病学调查和实验研究所证实,因此必须采取有效的防治措施控制,消除生产和生活环境中的镍及其化合物。国家制定的一系列卫生标准,定期监测作业环境中镍及化合物的浓度,控制镍作业工人的环境在安全范围之内。镍生产作业过程应大力改革生产工艺,实现机械化、自动化,从而减少工人与有害因素接触的机会。制订和严格遵守安全操作规程,防止发生意外事故。镍作业工人应加强个人防护,养成良好的卫生习惯,防止有害物质进入体内。使用含镍的不锈钢饮具可增加不必要的镍摄入量,生活中应注意金属炊具的使用,尽量用玻璃炊具代替金属炊具;牙科手术和牙科使用的镍合金也可导致镍中毒,应询问牙科医师所用材料是否含镍。

(三) 铬

铬(chromium,Cr)是广泛存在于自然界的一种元素,在地壳中的储量排在第10位。土壤中铬分布极广,含量范围很宽,在水体和大气中铬含量较少,动、植物体内也含有微量铬。

1. 环境暴露情况 岩石中的铬,由于风化、火山爆发、风暴、生物转化等自然作用进入土壤、大气、水及生物体内。铬在自然界中以多种氧化态形式存在(从1价至+6价),三价铬(Cr^{3+})及六价铬(Cr^{6+})是自然界水中主要的存在形式,但由于它们的浓度很低,很难测定。不同价态铬的毒性是不同的,Cr^{2+}易被氧化,在生物体内不存在,Cr^{2+}和金属铬本身的毒性很小或无毒;Cr^{3+}对生物体具有有益的作用,它能够参与人体糖和脂肪代谢,对人体的健康有着重要的生理功能,是人体的必需微量元素。自然界中的Cr以三价最稳定,生物体内Cr^{3+}也是最为稳定的存在形式,这是因为Cr^{3+}很容易和配位体生成一种比较稳定的络合物。Cr^{6+}则是一种强氧化剂,对人体有毒,职业性铬中毒是由Cr^{6+}化合物所致。由于铬有很多重要的化学性质,它在工业上用途极广,据报道共有104种职业存在着潜在接触铬的机会。

水中的铬来源于矿物冶炼过程,泥土及沉淀的淤泥中的可溶性有机铬,自然沉降等;土壤中铬的含量与形成这些土壤的母石组成有关,一般说来土壤中铬的含量约0.005~15mg/kg;空气中的铬主要以Cr^{3+}形式存在,并且其浓度随着地域的不同而不同,主要来源于工业污染。铬主要用于制造工业,含铬的合金可以增加金属的机械性能,如增加抗拉及坚硬度等,还可以改善金属的化学特性如耐磨及耐腐蚀性等。六价铬常用于印染、木材防腐保存、有机合成及某些催化剂的制造,铬还用于皮革染色等。随着人们对铬元素的化学性质的认识,铬化学近来发展很快,许多从事冶炼、印染、制革等职业的工人,通过呼吸及皮肤直接接触铬的机会大大增加。

2. 铬的致癌作用 由于铬的毒性及营养价值的双重作用,它对人体的健康影响一直是学术界争论的焦点。三价铬化合物被认为是毒性最小的化合物,同时它对糖尿病起到一定的治疗作用,因此被用作营养补充剂。六价铬化合物在20世纪就被认为是一类致癌物。六价铬化合物具有免疫毒性、神经毒性、生殖毒性、肾脏毒性及致癌性等。长期接触铬化合物的临床症状包括皮肤溃疡、鼻黏膜穿孔、肝炎及喉炎、哮喘及呼吸道癌症(主要是鼻癌及肺癌)。

流行病学调查显示,职业铬暴露与呼吸系统癌症密切相关,因此由铬导致的癌症引起人们的极大关注。20世纪30年代德国首先报道铬化合物制造工人肺癌多发。1985年我国全国调查铬酸盐生产工人的肺癌发生率为52.63/10万,是一般人群的3.58倍;肺癌死亡率是43.85/10万,是一般人群的3.28倍,平均潜伏期是15.6年。日本报道,铬作业者肺癌发生率比一般人群高16.6倍,多在从事铬作业19.5年后发现肺癌,肺癌以鳞状细胞多见,多发肺癌的部位与铬沉着部位一致,常在支气管分支部位,此外还发现有肝癌、食管癌、胃癌、上颌窦癌、胆总管癌等。大量流行病调查及职业危害调查证实,暴露于六价铬化合物会明显增加肺癌的发病率。动物试验研究了一些六价铬化合物对大鼠的致癌活性,气管灌注实验结果表明,铬酸锶、铬酸锌及铬酸钙摄入组的癌症发病率高于对照组,说明部分溶解的六价铬化合物具有致癌性,而高溶解度或不溶解的六价铬化合物无致癌性。目前,国际癌症研究机构(IARC)及美国政府工业卫生学家协会(ACGIH)都已确认六价铬化合物具有致癌性。

3. 铬的致癌作用机制　目前普遍认为,Cr^{6+}化合物的毒性主要是由Cr^{6+}在细胞内还原为Cr^{3+}过程中的产物,如在还原过程中产生的化合价为五价的铬中间体及活性氧自由基(或羟基自由基)而引起。关于铬的中毒机制有几种假说:①Cr^{6+}诱发 DNA 单链断裂,DNA-蛋白质交联和 Cr-DNA 加合物形成,从而造成 DNA 的损伤;②Cr^{6+}是一种强氧化剂,在细胞内还原为Cr^{3+}过程中可产生活性氧,从而诱发脂质过氧化作用。此外,Cr^{6+}可与抗氧化防御酶谷胱甘肽过氧化酶(GSH-PX)的巯基(—SH)结合,而使其活力降低。与还原型谷胱甘肽(GSH)结合可使之氧化为氧化型谷胱甘肽(GSSG),消耗机体 GSH,致使机体过氧化氢(H_2O_2)不能被清除。H_2O_2 可抑制 SOD 活性,从而诱导活性氧产生增加,导致脂质过氧化。

4. 铬的预防控制措施　铬化合物是污染环境最常见的有害物质之一,对人的健康危害也是比较严重的。因此必须认真对待,采取综合防治措施。加强工艺改革,以无毒或低毒物质来代替,例如采用低铬纯化或用三价铬代替六价铬进行电镀,以减少六价铬的排放。对含铬"三废"要回收综合利用,可采用离子交换法、电解法、活性炭吸附法、药物还原法等综合利用含铬废渣,做到不污染环境或少污染环境。加强卫生安全措施,加强管理,对工作场所的浓度要定时进行定点采样和个体监测,对从事六价铬作业工人要加强个人防护和医学监护,加强卫生健康教育等。我国为防止铬危害,规定生活饮水六价铬的浓度应低于 0.05mg/L,农业灌溉用水和渔业用水中三价铬的最高允许浓度为 0.5mg/L,六价铬为 0.05mg/L;工业废水排放标准中将六价铬列为第一类污染物,最高允许排放浓度为 0.5mg/L。只要了解了铬的危害机制,采取必要的防治措施,铬对人体的危害就完全可以得到预防和控制。

四、石棉

石棉(asbestos)是天然的纤维状的硅酸盐类矿物质的总称,广泛分布于地球岩石层,也存在于许多土壤中。石棉由于具有良好的隔热性、耐磨性、耐腐蚀性、绝缘性、不易燃烧等特性而广泛地应用于建筑材料、电器制品、汽车、家庭用品等。据估计石棉有数千种商业和工业用途,但70%的石棉用于建筑行业,主要产品有石棉水泥制品、乙烯石棉地板材料、石棉纸和石棉毡、石棉摩擦材料以及石棉纤维等。

石棉的种类很多,最常见的 3 种是温石棉(白石棉)、铁石棉(褐石棉)及青石棉(蓝石棉),其中以温石棉含量最为丰富,用途最广,占全球石棉产量95%,其纤维柔软、卷曲、细长。铁石棉和青石棉来自闪石,刚性大、纤维短而坚韧、端部锐利,容易进入肺泡中,它进入人体内性质稳定,危害性大,在全世界已被全面禁止,如果不作特别说明,现在提到的石棉都是指温石棉。

(一) 环境暴露情况

石棉进入环境主要有两种途径:一是自然途径,主要通过风化、滑坡、火山爆发等自然过程进入大气。Bowes 等人在格陵兰岛冰帽中发现早至 1750 年空气中就存在温石棉,而当时还未曾大规模使用石棉。有科学家认为自然途径较人为途径进入环境中的石棉量更多,但目前尚无法估计因自然过程进入环境的石棉量。另一途径为人为途径,是由于人类生产和生活过程中使用石棉及其制品所致,其主要来源有:石棉采矿及选矿、石棉制品的生产使用和处理、建筑活动,尤其是清除和维护建筑物中安装的石棉材料等。环境中的石棉主要通过空气和水迁移,石棉纤维在空气中相当稳定并能通过空气从污染源迁移到很远的距离,直径小于 $0.3\mu m$ 的纤维在空气中的沉降速度非常小。石棉可以在水中部分或全部溶出某些成分(如温石棉中的镁、铁直石棉中的铁),留下不能溶解的硅骨架,石棉还可以在水中扩散到很远的距离。

石棉对人体健康存在很大的影响,这种影响不仅仅局限于劳动环境,还逐步向人们的日常生活渗透,在我们日常使用的 300 多种产品中都有应用,如我国有些地区的居民用含石棉的黏土、矿石制造石棉炉、刷墙、修房、铺路,由于石棉制品的废弃、表面暴露、磨损、自然风化脱落,造成了广泛的石棉污染。在建筑过程中,尤其是在拆毁房屋时,会引起一时性的石棉污染。石棉厂矿周围的环境、石棉作业人员的家庭均处在大气石棉粉尘的污染之中。同样,在交通繁忙的地区,汽车制动器的磨损使得大气环境中石棉的含量逐年增加。在环境中人群可以通过接触被污染的室外空气(如居住在石棉生产厂矿及工业中心附近)和室内空气(例如在石棉材料装修的建筑物中生活)吸入石棉纤维。石棉水泥管道可能污染饮水、饮料等,含滑石粉的各种日常生活用品、化妆品、药品及其他物品常含有石棉。石棉作业工人工作服上吸附的石棉纤维被带回家也会增加家人的接触机会。

(二) 石棉的致癌性

石棉对健康的危害早已众所周知,除引起石棉肺外,还可引起肺癌的发病率升高,并可引起间皮瘤,这些疾病统称为石棉有关疾病。石棉对人体的危害主要归因于它进入肺叶后,沉着并引起一系列的病理变化。不同品种的石棉,不同长度、不同直径的石棉对人类健康的危害是不同的,具有针状结构的石棉纤维(长度 $>5\mu m$,直径 $<0.25\mu m$)才具有较强的细胞毒性、遗传毒性和致癌性。

石棉是 IARC 和 WHO 早已确认的人类致癌物,主要导致人类的恶性间皮瘤和肺癌。肺癌病因可以由多种致癌因素所引起,而较少作为石棉致癌的特征性肿瘤来研究,恶性间皮瘤普通人群罕发,它与接触石棉存在明显的相关性(80% ~85%),所以常作为石棉致癌的特征性肿瘤而受到关注。调查表明,我国石棉污染区居民肺癌发病率为一般居民的 6.23 倍。从石棉纤维进入肺部到确诊肺癌,可能要经过 10 ~15 年,通常在 20 年以上,而吸烟者则能加快肺癌的发生。间皮瘤是一种罕见的胸膜和腹膜癌症,我国石棉区间皮瘤的发病率高达 $85/10^6$ 人,而一般人群仅为 $1/10^6$ 人。从石棉纤维进入人的肺部到确诊间皮瘤,可能要经过 20 ~25 年后才发病,而且这些疾病很难早期发现。间皮瘤唯一的病因是石棉,一经确诊,患者的生命一般不会超过两年。间皮瘤的患者多见于闪石类石棉作业者,温石棉作业者则少见。我国已将从事石棉生产所引起的石棉肺、肺癌和间皮瘤列为职业病,一旦石棉作业人员发病将受法律保护,享受职业病待遇。

除肺癌和间皮瘤以外,石棉还可引起其他一些肿瘤。国内外的一些石棉致癌研究发现石棉接触工人胃肠道癌死亡率增加。美国流行病学调查发现,接触石棉的工人中胃肠道癌死亡率是非石棉接触工人的 27 倍。Selikoff 等对 17 800 名石棉接触男工进行前瞻性研究,结果发现胃肠道癌显著增加。国内应用前瞻性队列调查方法,对青岛石棉厂接触石棉的工人的胃癌死亡情况进行了分析,结果显示青岛石棉厂接触石棉的工人胃癌死亡率为 440.96/10 万,与当地居民的 23.78/10 万相比,高出 17.54 倍(SMR =440.14,$P<0.01$)。石棉接触与

胃肠道肿瘤的关系目前正在观察中,尚无定论。

(三) 石棉的致癌作用机制

动物实验和人群流行病学资料都表明石棉是一种致癌物。有证据表明,石棉是一种确定人类致癌物,并能作为肿瘤启动因子和促长因子。石棉的致癌过程涉及广泛的染色体畸变,当胸膜间皮细胞接触具有一定长度和直径的石棉纤维时,细胞立即发生吞噬作用,吞噬了纤维的细胞进行有丝分裂时,细胞内这种外来固体纤维结构就对染色体的运动产生机械性干扰作用,这些纤维缠住染色体,迫使细胞骨架结构重排,导致染色体数目和结构发生畸变。体内染色体和体外石棉转化细胞核型研究均显示恶性间皮瘤普遍存在染色体畸变,包括:1、2、3、4、5、6、7、9、10、11、13、15、16、17、19、20、22 及 Y 染色体,几乎累及了所有的染色体,涉及染色体的缺失、重排、易位、倒位及倍性改变,如此广泛的染色体畸变累及位于其上的各种基因而发生失活、缺失、激活、重排等是势在必行。染色体畸变的后果可分为两类:一是累及多个抑癌基因所在染色体区域的等位基因的丢失和抑癌基因的突变、失活;二是多种原癌基因(或其他与细胞增殖有关的基因)以多种形式被活化,从而使细胞克隆获得生长优势发生恶性转化。这两类基因的变异和其他一些遗传改变的进行性积累对恶性间皮瘤的发生具有重要的意义。

石棉诱导细胞增殖的研究也是石棉致癌机制研究的重要方面。石棉诱导靶细胞增生对其致癌作用具有重要意义,无论是癌变,还是纤维化,其病理改变过程都与细胞增殖有关。在癌变组织中,癌细胞数量失去控制而过度增长。在纤维化组织中成纤维细胞及炎细胞大量增殖,导致胶原纤维异常沉积。石棉所诱导的细胞增殖不仅涉及间皮细胞、上皮细胞等与癌变有关的细胞,也涉及大量与癌变无直接关系的细胞,因此有学者认为由石棉刺激产生的细胞增殖是一种非特异的损伤反应。石棉诱导细胞增殖的主要机制是由于石棉纤维对靶细胞的直接促分裂作用、石棉对细胞直接损伤后的修复、石棉激活炎细胞及其他肺部细胞并促进释放细胞介质(因子),进而导致组织损伤和细胞增殖。在石棉纤维介导的促细胞分裂的过程中,胞内信号传递系统被活化,自分泌生长调节受到刺激,生长因子及生长因子受体的表达均增强。石棉刺激细胞增殖的机制是复杂的,不同的作用机制彼此互相关联、交错,并与石棉纤维的种类、长度、染尘时间及染尘方法以及受累组织的特征有关。

目前石棉致癌的研究逐渐深入至基因水平,对石棉相关肿瘤癌基因和抑癌基因的研究对于从基因水平揭示石棉的致癌机制具有极其重要的意义。石棉可诱导其他一些细胞原癌基因表达增强,如间皮瘤细胞株原癌基因以 *c-fos*、*c-jun*、*c-sis*、血小板源性生长因子呈一致性的表达增强。在石棉、肺癌、吸烟 3 者与 *ras* 基因的关系研究中发现,*K-ras* 基因突变与患者肺内石棉纤维数量有关,也与吸烟量有关,两者呈相互增效作用,为此认为石棉所致肺癌存在 *K-ras* 基因的突变。近年石棉相关肿瘤抑癌基因的研究也正逐渐展开,尤其对石棉染尘后抑癌基因 *p53* 与细胞周期的关系研究较活跃。在石棉相关肺癌组织中,*p53* 基因的突变率较高,表明在肺癌发生过程中突变的 *p53* 基因不具有抑制癌细胞大量增殖的作用。间皮瘤也是与石棉暴露密切相关的恶性肿瘤,然而在间皮瘤中却十分少见 *p53* 基因突变。Meacalf 等分析了 17 例间皮瘤患者的 20 个间皮细胞系,仅发现 3 例有 *p53* 基因突变。

此外,石棉可通过各种途径引发体内氧自由基反应增加、脂质过氧化反应增强而造成一系列病理生理改变(包括肺癌和间皮瘤)。石棉可诱导巨噬细胞产生活性氧类(包括 O^{-2}、OH^-、H_2O_2 等),这些活性氧类自由基具有介导染色体和 DNA 损伤的活性。石棉还能刺激巨噬细胞产生 NO 自由基。NO 的某些代谢产物如:NO_2、N_2O_3、N_2O_4 是公认的硝化剂,能产生有强烈致癌性的亚硝胺。NO还可与O_2生成$ONOO^-$，$ONOO^-$是一种强效氧化剂，它可以通过脂质过氧化过程和对含巯基组分蛋白的氧化作用启动细胞损伤。石棉还能通过纤维表面的铁催化产生活性氧类（O^{-2}、OH^-），这种催化性铁还与诱导脂质过氧化和DNA链断裂有关。

（四）石棉的预防控制措施

随着科学的不断发展，人们逐渐开始认识到石棉对健康的危害，控制石棉污染已经得到人们的重视。我国已在1987年将石棉所致肺癌、间皮瘤定为职业性肿瘤，有关部门还制定了若干防止石棉危害的法令和法规。预防石棉对人体健康的危害，首先要减少石棉的使用，寻找石棉替代材料，尽量以无毒或毒性小的材料代替石棉，控制人为途径的石棉污染。其次，在工作场所要严格遵守我国政府颁布的一系列政策和法令，在石棉开采及制品加工中要采取严格的防尘除尘措施，尽量采用湿法生产工艺，尽量降低工作环境的石棉粉尘浓度，使石棉粉尘浓度达到规定的卫生标准。接触石棉的工人应加强个人防护，正确使用和保管好个人防护用品，经常换衣，严禁将工作服携带回家，使用封闭式防护服，不让石棉粉尘污染内衣，进入工作场所要戴口罩，工作场所禁止吸烟、进食和饮水等。从事石棉生产者应定期体检，以利疾病的早期发现，早期治疗，对已脱离粉尘的工人应继续跟踪观察。为了控制从业人员的石棉接触年限，建议企业在改善车间生产环境的同时，对工人的雇用采取一定工龄期限的动态轮换方式。

第二节　环境物理因素致癌

环境中有很多物理因素与人类健康密切相关，常见的有日光辐射、高温、噪声、振动、电离辐射和非电离辐射等，其中具有致癌作用的物理因素主要有紫外线辐射、电离辐射及低频非电离辐射等。本节将主要阐述紫外线辐射和电离辐射的致癌作用。

一、紫外线辐射

（一）环境暴露情况

紫外线辐射（ultraviolet radiation，UVR）主要来源于日光辐射和人工紫外线辐射。地球生命主要依赖日光辐射获取能量，日光辐射中紫外线辐射大约占5%。紫外线辐射的波长范围在100～400nm之间，可细分为3段：UVC（100～280nm）、UVB（280～315nm）和UVA（315～400nm）。不同波长UVR的特征和生物学作用不同，日光中的UVA不被大气层吸收，可透过玻璃，现在认为长期UVA暴露对人体有害；UVB部分被臭氧层滤除且不能透过玻璃，可引起日晒斑、皮肤皱纹、皮肤老化及皮肤癌；UVC全部被臭氧层所滤除，可引起皮肤灼伤和皮肤癌。因此日光UVR到达地球表面包含大约95%的UVA，5%的UVB，UVC完全被大气层滤除，因此UVC辐射主要来源于人为紫外照射等。日光UVR到达地球表面的量取决于多种因素，如太阳顶角、同温层臭氧、大气污染、气候、地面反射以及海拔高度等。实验表明皮肤的表皮和角质层可减弱UVR，只有少部分UVA可通过真皮到达基底层，起到保护皮肤基底层细胞的作用。在很多工业过程可以接触到UVR，如电焊工人、医院接触光线治疗设备的人员、暴露于荧光灯或紫外线灯照射的个体等。UVR暴露方式一般有急性暴露和累积暴露两种方式。

（二）紫外线辐射致癌作用

几个描述性流行病学研究表明，日光 UVR 暴露增加了患非黑色素皮肤癌的危险性；一个对美国渔民的研究表明，累积暴露于 UVB 与鳞状细胞癌有肯定的关联，但与基底细胞癌的发生未见关联；大量的病例对照研究显示黑色素瘤与日光 UVR 暴露具有明显的关联。目前，还没有足够的证据表明人为 UVR 与非黑色素瘤皮肤癌有关。几个流行病学病例对照研究表明人为 UVR（如紫外线灯、荧光灯照射）与黑色素瘤有显著性联系。一系列的动物实验数据表明，除豚鼠外，UVR 可诱导小鼠、大鼠、Hamster 鼠、鱼等物种发生良性和恶性皮肤癌，还可诱导小鼠、大鼠、Hamster 鼠角膜和虹膜发生肿瘤。国际癌症研究中心（International Agency For Research On Cancer，IARC）综合评价认为日光 UVR 确定对人类有致癌性，而各种人为 UVR 对人类致癌性证据不足。单一 UVA、UVB 和 UVC 照射对实验动物具有充足的致癌性证据，很可能对人类致癌。

（三）紫外线辐射致癌作用机制

过度的紫外线照射（UVB 和 UVC）是导致皮肤肿瘤发生的高危因素，主要可引起非黑色素瘤皮肤癌（基底细胞癌和鳞状细胞癌）和恶性黑色素瘤，据联合国环境项目组估计全球每年将新增 200 万以上非黑色素瘤皮肤癌病例和 20 万以上恶性黑色素瘤病例。日光 UVR 诱导皮肤癌发生受个体遗传特性、居住地区纬度、文化和社会习性等因素的影响。皮肤干燥症患者患非黑色素瘤皮肤癌和恶性黑色素瘤的几率高于正常人；非黑色素皮肤癌患病率随居住地区纬度的增高有逐渐增加的趋势；移居澳大利亚的英格兰人非黑色素皮肤癌患病率和死亡率明显低于本土居民；户外工作的人非黑色素皮肤癌患病率明显高于从事室内工作的人，皮肤色素低的种族（如白种人）黑色素瘤患病率高于皮肤色素高的种族（如黑种人）。

目前，紫外线辐射能引起皮肤癌已成定论，但是其致癌机制还不是很清楚，其主要分子机制有：①UVR 诱导 DNA 损伤，日光 UVR 可诱导多种 DNA 光化产物，如环丁烷类嘧啶二聚体、嘧啶和嘌呤损伤、DNA 链断裂及 DNA 蛋白质交联等。相关研究表明，UVA 照射可诱导体外培养的人类细胞 DNA 损伤和突变；UVB 照射对体外培养的人类细胞具有致突变性并能诱导其 DNA 损伤和变化，UVB 照射哺乳动物皮肤可诱导皮肤细胞 DNA 损伤；UVC 照射对体外培养的哺乳动物和人类细胞均具有致突变性并能诱导其 DNA 损伤和变化，UVC 照射哺乳动物皮肤可诱导皮肤细胞 DNA 损伤。②UVR 诱导 DNA 损伤修复基因突变或表达改变，导致 DNA 损伤修复缺陷或发生错误修复。③UVR 辐射诱导 *P53*、*PTCH* 等抑癌基因突变，最终导致皮肤癌的发生。在暴露于日光辐射的人类皮肤鳞状细胞癌人群和暴露于紫外线辐射（特别是 UVB）的实验动物中均发现抑癌基因 *P53* 发生碱基置换。④UVR 诱导 microRNA 表达改变与黑色素瘤密切相关，Sand 等人检测了黑色素瘤细胞株的 microRNA 表达谱发现，皮肤特异性的 miR-203 在黑色素瘤细胞中表达明显下调，miR-203 可抑制促进皮肤细胞分化与增殖的 *P63* 基因的表达。表明 UVR 可能通过诱导相关 microRNA 表达改变从而促进皮肤黑色素瘤发生。

二、电离辐射

（一）环境暴露与个体易感性

电离辐射（ionizing radiation）是指能够对其穿过的物质产生电离的高能辐射。它包括 X 射线、γ 射线和亚原子粒子（如电子、质子、中子和 α 粒子等）。电离辐射普遍存在环境中，最大的电离辐射暴露来自于天然存在的放射源，其次来自于医疗诊断和治疗过程中运用的 X

射线、γ射线和放射性药物,中子的暴露人群主要为核作业工人和航天器上的乘客及职员。电离辐射对人类致癌性资料显示其最主要的暴露源于过去核武器的使用以及医疗过程中放射性物质的应用。而在环境中人群长期低剂量接触电离辐射对人类致癌性证据还不足。

电离辐射的致癌危险度受诸多因素的影响,除暴露的放射剂量外,还包括年龄、性别、遗传和暴露持续时间等。不同个体对电离辐射致癌敏感性存在较大差异,某些人类遗传性疾病如着色性干皮病(XP)、共济失调性毛细血管扩张症(AT)、遗传性视网膜母细胞瘤(RB)等,患这些疾病的个体在暴露于电离辐射或接受放射治疗时肿瘤易感性增高。电离辐射对不同组织的致癌敏感性相差也较大,容易诱导发生的肿瘤主要包括白血病、乳腺癌、甲状腺癌以及一些胃肠道肿瘤(胃癌和结肠癌),而在骨骼、软组织、子宫、皮肤和直肠等组织较少诱导肿瘤发生。

(二) 电离辐射的致癌作用

目前,关于电离辐射对人类致癌性的人群流行病学研究很多。其因果联系的证据主要来自对日本原子弹轰炸后幸存者以及接受放射性治疗的患者的流行病学研究。日本广岛和长崎原子弹爆炸的幸存者主要暴露于γ射线,在暴露45年后这些人群中发现很多白血病和其他癌症病例;同样地,在接受放射性治疗的良性或恶性疾病患者中也发现较多的白血病和其他肿瘤病例。另有报道,在童年时期接触放射性照射的儿童患甲状腺癌的危险度明显增高,如1986年前苏联切尔诺贝利核事故发生后,人们发现当地及附近地区儿童甲状腺癌发病率上升。绝经期前的妇女接触放射性照射后乳腺癌的发病危险度明显增加。中子的人群流行病学资料还不足以说明它对人类具有致癌性。

电离辐射致癌性动物实验数据表明,χ射线、γ射线照射可诱导成年小鼠、大鼠、兔、狗、恒河猴白血病、乳腺癌、甲状腺癌及肺癌发生,且呈剂量-反应关系。有相关报道显示小鼠在出生以前胎儿晚期暴露于X射线和^{60}Co γ射线可明显增加肺部和肝脏肿瘤的发病率;狗在胎儿晚期暴露于^{60}Co γ射线可显著增加恶性淋巴瘤、血管瘤及乳腺癌的发病率。而亲代在胚胎早期暴露于X射线、γ射线未见后代这些肿瘤的发病率增加。中子也可诱导成年实验动物白血病、卵巢癌、乳腺癌、肺癌和肝癌发生,呈剂量-反应关系。亲代小鼠的中子暴露能使后代肝癌发病率增加。

(三) 电离辐射致癌作用机制

电离辐射致癌的机制较为复杂,可归纳为以下几个方面:①引起DNA损伤,主要表现为DNA单链断裂、碱基结构改变和染色体畸变。②诱导癌基因或抑癌基因突变,如诱导抑癌基因 *P53* 突变。有文献报道,在氢子体射线诱发的铀矿工人肺癌中,3/7肿瘤有 *p53* 突变。由γ射线诱发的小鼠骨肉瘤中,18/31的肿瘤有 *p53* 突变。*ret* 基因重排,从切尔诺贝利事故污染地区儿童甲状腺癌的调查看,发病率与 *ret* 基因变异有一定关系,放射性尘埃污染地区甲状腺癌发生率呈增长趋势,其中60%以上的癌病例都发生 *ret* 基因重组。③DNA修复系统的缺陷可使辐射导致细胞基因突变不能得以正常修复,使正常细胞发生恶性转化,最终导致肿瘤形成。④信号转导途径,蛋白质磷酸化、蛋白质酪氨酸磷酸化是细胞信号转导过程中的重要事件,在细胞转化和肿瘤的发生发展过程中起重要调节作用。相关研究表明,电离辐射能诱导蛋白激酶C(PKC)、蛋白质酪氨酸激酶(PTK)活性表达,引起正常细胞增生,恶性转化,最终诱导肿瘤发生。

除紫外线辐射和电离辐射外,环境中的物理性致癌因素,还有低频非电离辐射等。

第三节　环境生物因素致癌

人类生存的自然环境中存在各种生物,某些生物因素可对人类致癌。常见的对人类具有致癌性的生物因素主要有病毒、细菌、寄生虫和某些植物等。

一、病毒因素致癌

IARC 致癌因素危险度评价专著中认为对人类确定致癌的病毒有:乙型肝炎病毒(hepatitis B virus,HBV)、丙型肝炎病毒(hepatitis C virus,HCV)、人乳头状瘤病毒(human papillomavirus,HPV)16 型和 18 型、人类免疫缺陷病毒 1 型(human immunodeficiency viruses,HIV-1)、人 T 淋巴细胞病毒 1 型(human T-cell lymphotropic viruses,HTLV-Ⅰ)、EB 病毒(Epstein-Barr virus,EBV)。对人类很可能有致癌性的病毒有:HPV31 型和 33 型、Kaposi 肉瘤疱疹病毒/人疱疹病毒 8 型(Kaposi's sarcoma herpesvirus/human herpesvirus 8,KSHV/HHV8)。可能对人类具有致癌性的病毒有:其他类型的 HPV、人类免疫缺陷病毒 2 型(HIV-2)。环境中对人致癌性尚不能确定的病毒有:人 T 淋巴细胞病毒 2 型(HTLV-Ⅱ)、丁型肝炎病毒(hepatitis D virus,HDV)。鉴于对人类具有致癌性的病毒因素较多,在此我们不去一一详述,仅介绍几种常见的病毒因素的致癌作用。

(一) 乙型肝炎病毒致癌

1. 环境暴露与个体易感性　乙型肝炎病毒(HBV)是一种小 DNA 病毒,为环状双链 DNA。大量流行病学和实验研究表明,慢性 HBV 感染与肝细胞癌的发病密切相关。慢性 HBV 感染率在全球范围内各不相同,高感染地区如中国、东南亚、亚马逊河流域等地感染率达 8% 以上,而西欧、北美、澳大利亚等地感染率低于 2%,为低感染地区,其他地区感染率介于 2% ~7% 之间。

HBV 在人群中传播主要通过母婴传播、性接触传播、静脉用药以及日常生活接触传播等方式。在高感染地区如亚洲,儿童之间传播和母婴传播扮演着重要的作用。HBV 感染后的结局不同个体各不相同,取决于个体的年龄、性别、免疫力。而病毒因素、围产期感染及儿童期早期感染很可能是导致 HBV 慢性感染的重要危险因素。

2. 乙型肝炎病毒的致癌作用　对 HBV 携带者开展的多个队列研究表明,血清乙肝表面抗原水平与肝细胞癌危险度增加有着密切联系,相对危险度(RR)在 5.3 ~148 之间。大量病例对照研究结果也表明,慢性 HBV 感染是肝细胞癌发生的一个强的危险因素,其相对危险度的估计值在 5 ~30 之间。从目前的研究现状看,队列研究未见报道慢性 HBV 感染可增加其他肿瘤(除肝细胞癌外)发病危险度,但也有个别病例对照研究结果显示慢性 HBV 感染可增加肝胆管癌的发病危险度。

动物实验研究表明,黑猩猩可感染 HBV 并成为病毒携带者,但未见黑猩猩引起肝细胞癌的报道;也有报道认为亚洲短尾猿对 HBV 感染敏感,并可导致进行性的肝损伤及肝细胞癌。目前还缺少对慢性 HBV 感染动物的长期致癌性研究。

3. 乙型肝炎病毒的致癌机制　目前,关于 HBV 感染诱导肝细胞癌的机制还不明确。在 HBV 携带者引起的肝细胞癌病例中,绝大多数均可发现 HBV DNA 整合到宿主 DNA 中,有报道认为整合的 HBV DNA 序列与染色体迁移有联系,也有报道认为 HBV DNA 整合到宿主 DNA 中可使突变发生的敏感性增高,但是目前在人肝细胞癌病例中还没有发现由于 HBV

DNA 引起的癌基因过度表达。虽然有报道认为在肝细胞癌中可发现诱导染色体数目的改变及抑癌基因 *P53* 突变,但是目前还没有证据表明这些改变对慢性 HBV 感染导致的肝细胞癌具有特异性。

(二) 人乳头状瘤病毒致癌

1. 环境暴露与个体易感性　人乳头状瘤病毒(HPV)属于乳多空病毒科,由 strauss 于 1949 年首先发现,目前已经发现和鉴定 70 多种类型的 HPV,它们具有高度的宿主特异性,不能在组织培养中繁殖。根据其致癌危险性可将 HPV 分为两大类,一是低危型(low risk) HPV,如 HPV-6、11、30、30、40、42、43、44、54;二是高危型(high risk)HPV,如 HPV-16、18、31、33、39、56、58 等,这类 HPV 和宫颈癌等肿瘤的发生密切相关。HPV 主要存在于人口腔、肛门和会阴等处,感染上皮细胞。HPV 主要通过性行为传播,全球妇女每年约有 10% ~ 15% 的新增感染病例,有性生活的人群 30% ~ 50% 可能会感染 HPV。HPV 感染的高峰年龄为 18 ~ 28 岁,大约 80% 的妇女会感染 HPV,绝大多数个体不会出现临床症状和体征。只有少部分感染个体呈持续感染状态,并会进一步发展为 HPV 相关肿瘤。

2. 人乳头状瘤病毒的致癌作用研究　流行病学研究表明,一些类型的 HPV 对人类具有致癌性。在所有浸润性子宫颈癌中超过 90% 的病例可检测到 HPV,Bosch 和 Manos 等人对来自 22 个国家的 1000 多份宫颈癌进行活体组织切片检查,发现 93% 的肿瘤组织中可检测到 HPV DNA。IARC 综合评价认为 HPV 16 和 18 型肯定对人类致癌,其他一些类型的 HPV 也可能对人类致癌。全世界病例中超过 50% 的宫颈癌和重度宫颈上皮内瘤样变(cervical intraepithelial neoplasia,CIN)患者中可检测到 HPV-16 DNA,近 100 个病例对照研究表明,HPV-16 与宫颈癌、重度 CIN 之间有密切的联系(OR 值大于 20)。另外一些流行病学病例对照研究结果显示 HPV-16 很可能与肛门癌、阴道鳞状细胞癌、阴道上皮内瘤样变以及阴茎癌的发生存在因果联系,HPV-16 与其他肿瘤的联系目前还缺乏足够的研究证据。除 HPV-16 外,流行病学资料表明 HPV-18 也是对人类肯定的致癌物,目前 HPV-18 和宫颈癌的联系证据还有限,但 HPV-18 与鳞状细胞癌和部分腺癌有关。迄今为止,除在两种少见的皮肤肿瘤病例中检测到 HPV-16 和 HPV-18 外,还未见皮肤癌患者中出现 HPV 感染流行态势。

目前还未建立任何 HPV 的实验动物模型,但动物实验研究表明几种动物的乳头状瘤病毒与恶性肿瘤的发生有着密切的联系。有报道将野兔乳头瘤病毒感染家兔进行实验可发现病毒感染和一些肿瘤的发生存在直接的因果联系;牛乳头瘤病毒 2 型和 4 型分别与牛的膀胱癌和食管癌存在较强的因果联系。

3. 人乳头状瘤病毒的致癌作用机制　目前对高危型 HPV 致癌的分子机制研究较多。细胞和分子生物学实验表明,在宫颈癌及其癌前病变组织切片检查通常会检测到特定类型 HPV DNA,而且能检测到特定的癌基因。高危 HPV 除了促进细胞生长外,还可诱导染色体不稳定并能独立地诱导肿瘤发生。通过对几种 HPV 阳性的人类来源的宫颈癌细胞株进行检测,结果表明肿瘤的恶性表型取决于病毒癌基因的活性。目前,高危 HPV 致癌的可能机制为:①首先,HPV 病毒 DNA 重组入宿主基因组中,DNA 重组也被认为是 HPV 病毒诱导癌症发生的一个重要的分子机制,一些流行病学研究也证实宫颈癌变与 HPV 病毒 DNA 整合到宿主染色体密切相关。②诱导癌基因及抑癌基因表达异常。病毒 DNA 整合到人染色体后,HPV DNA 中 E6 和 E7 蛋白可干扰抑癌基因 *P53* 和 *pRB* 的正常表达,高危型 HPV 的 E6 蛋白使 P53 失活,使其失去正常的抑制癌基因表达的功能,从而使某些癌基因如 *c-myc* 和 *H-ras* 表达增强;E7 蛋白可与 pRb 结合,从而促进细胞增殖,最终导致细胞恶性转化,引起肿瘤发生。体外细胞转化试验也表明,HPV DNA 中的 E6 和 E7 是导致细胞恶性转化和肿瘤形成的主要因素。③引起宿主细胞染色体改变。病毒 DNA 整合入宿主染色体,可引起宿主细胞染色体不稳定和染色体畸变等,杂合性丢失(loss of heterozygosity,LOH)是 HPV 病毒引起宿主细胞染色体畸变的常见事件,在 HPV-16 和 HPV-18 阳性的宫颈癌样本中染色体 3p 出现 LOH 更为多见。④近年的研究表明,HPV DNA 整合入人染色体还可激活端粒酶和上皮细胞生长因子,从而促进细胞的增殖和永生化,最终导致宫颈癌等肿瘤的形成。值得注意的是,高危型 HPV 致宫颈癌等肿瘤形成是一个多因素、多基因参与、多阶段的过程,其确切的致癌机制还有待我们进一步研究。

由于宫颈癌等肿瘤的发生和 HPV 感染密切相关,因此预防 HPV 感染诱导的宫颈癌,最根本的措施是避免感染 HPV,然而就前述已知 HPV 在人类环境中广泛存在,不可避免会接触 HPV,因此目前研究者们较为注重 HPV 疫苗的研究,某些 HPV 疫苗经过临床试验表明有可能降低宫颈癌的发病率,但如何研制出能较好预防 HPV 感染和宫颈癌发生的 HPV 疫苗,还有待广大科研工作者更深入的研究。

(三) EB 病毒

1. 环境暴露与个体易感性　EB(Epstein-Barr virus,EBV)病毒属疱疹病毒科,是双链 DNA 病毒。EBV 广泛存在于人类生活环境中,在世界范围人群中普遍易感,成年人中 90% 以上的人都感染了 EBV,主要在儿童早期阶段感染,并且无任何临床症状,一旦感染 EBV 将终身携带病毒。EBV 主要通过人类唾液传播,有嗜人 B 淋巴细胞特性,体外实验表明 EBV 能诱导人类和灵长类 B 淋巴细胞生长改变。首先感染人口咽部组织上皮细胞,随后播散到周围血 B 淋巴细胞呈潜伏感染状态,从最初的感染状态转变为潜伏感染的携带者需要在体内细胞和体液免疫系统的参与下完成,在携带 EBV 的 B 淋巴细胞株和肿瘤活检标本中可检测到三种类型的潜伏型 EBV(types Ⅰ~Ⅲ)。近年来,越来越多的证据表明 EBV 与多种肿瘤发生相关。

2. EB 病毒的致癌作用　由于 EBV 在人群中普遍易感及其嗜人 B 淋巴细胞特性,因此在肿瘤组织中和肿瘤淋巴细胞中检测到 EBV 并不能证明 EBV 与相关肿瘤的因果联系,为此,我们还应该考虑其他因素:①在某肿瘤患者中 EBV 阳性病例所占比例;②在任意病例中携带 EBV 的肿瘤细胞所占比例;③EBV 在肿瘤中无性繁殖情况;④EBV 蛋白的表达水平。只有结合以上因素进行综合评价,才能正确判断 EBV 与各种相关肿瘤的因果联系。

大量流行病学研究表明,EBV 和 Burkitt 淋巴瘤、非霍奇金淋巴瘤(Non-Hodgkin's lymphomas)、霍奇金病(Hodgkin's disease)、鼻咽癌(Nasopharyngeal carcinoma)以及一些其他肿瘤(如肺癌、胃癌、唾液腺癌等)有关。

一项病例对照研究表明,非洲 Burkitt 淋巴瘤患者 EBV 衣壳蛋白抗体滴度比正常人高得多;在乌干达进行的一项队列研究结果显示,Burkitt 淋巴瘤患者 EBV 衣壳蛋白抗体(antibodies to Epstein-Barr viral capsid antigens,VCA)滴度比对照组儿童显著增高。EBV 诱导 Burkitt 淋巴瘤发生随不同时间、不同地区、不同人群而变化。研究表明儿童时期感染 EBV 对 Burkitt 淋巴瘤的发生起着重要的作用。在 Burkitt 淋巴瘤流行区(赤道非洲和新几内亚),90% 以上病例可检测到 EBV DNA,患病人群主要为 6~10 岁的儿童;在非流行区散发 Burkitt 淋巴瘤病例中检测不到 EBV DNA,其发病人群多见于青年人。以上研究表明,EBV 感染并不是诱导 Burkitt 淋巴瘤发生的唯一因素,可能还有其他因素参与,如流行病学研究表明,非洲疟疾高发地区和 Burkitt 淋巴瘤高发区在地域上具有一致性,但两者之间的联系还有待进一步的研究证实。目前研究表明了 EBV 在 Burkitt 淋巴瘤的发生过程起着重要的作用。

鼻咽癌是一种高度恶性的肿瘤,在我国南方地区高发,鼻咽癌的发生受多种因素的影响,如 EBV 感染、遗传因素、饮食习惯(腌鱼等腌制食品)、吸烟等,大量流行病学、动物实验及分子生物学研究表明,EBV 感染与鼻咽癌关系密切。曾毅等人曾对我国鼻咽癌高发区广西苍梧县和梧州市进行血清学普查和前瞻性队列研究,发现鼻咽癌患者血清中 EBV 衣壳蛋白抗体(IgA-VCA)滴度明显高于正常人,在梧州市 40 岁以上 20 726 人群中查出 1136 人 EBV 衣壳蛋白抗体阳性,对阳性人群进行临床和病理学检查,发现鼻咽癌 18 例,对其他阳性者追踪观察 10 年,又发现 29 例鼻咽癌患者,结果表明,EBV 在鼻咽癌发生过程中起着重要作用。目前的研究结果表明,所有低分化鼻咽癌与 EBV 感染具有较强的因果联系,在低分化鼻咽癌病例中可检测到 EBV IgA-VCA 和早期抗原 IgA 抗体(antibodies to early antigens,IgA-EA)滴度明显增高;以往一般认为高分化鼻咽癌与 EBV 无关,但近年的研究表明,高分化鼻咽癌细胞中也可检测到 EBV DNA,说明高分化鼻咽癌也与 EBV 有关,其机制还有待进一步研究。

动物实验表明,一些自身未携带类 EB 病毒的灵长类和啮齿类动物感染 EBV 后,经转化后的 EBV 能诱导一些良性和恶性淋巴组织肿瘤的发生,而未转化的 EBV 则不能诱导肿瘤的发生。那些携带自身类 EB 病毒的灵长类感染 EBV 后,不会出现临床症状及肿瘤;给 scid 小鼠接种 EBV 阳性的 B 淋巴细胞后可诱导肿瘤的发生。

3. EB 病毒的致癌作用机制　　EBV 广泛存在于人类环境中,并且与鼻咽癌等肿瘤的发生密切相关。目前对于 EBV 诱导鼻咽癌发生的作用机制有以下几个方面:①EBV 诱导癌基因和抑癌基因表达异常,如在鼻咽癌高分化细胞株(CNE-1)和鼻咽癌低分化细胞株(CNE-2)中可发现几种癌基因的过度表达;陈卫平等人在研究中发现鼻咽癌活检组织中 *Rb* 基因可发生部分丢失;鼻咽癌组织中存在 P53 蛋白的过量表达。表明 EBV 相关肿瘤的发生与癌基因及抑癌基因的表达异常有关,但其确切机制还有待进一步研究。②EB 病毒基因中含致癌基因 *BARF1*。法国 Ooka 实验室曾用 *BARF1* 基因诱导小鼠 3T3 细胞和 EBV 阴性的 B 细胞系 Louckes 细胞恶性转化,将 BARF1 逆转录病毒感染猴肾上皮细胞可诱导其永生化,裸鼠成瘤实验为阴性,但将永生化细胞接种至免疫力缺陷的 scid 小鼠可诱导肿瘤的发生。③环境遗传因素的协同作用。移民流行病学研究表明,移居海外的广东居民鼻咽癌的发病率远比当地居民高,提示鼻咽癌的发生可能与遗传因素有关,但遗传因素和 EBV 之间的协同作用机制还不清楚,需要进一步研究;Ito 等人曾报道 TPA 和丁酸能激活 EBV,促进 EBV 对淋巴细胞的转化;腌鱼等腌制食品中的亚硝氨类物质、吸烟也可能是诱发鼻咽癌的危险因素;另外流行病学调查表明疟疾的流行也是 EBV 诱发 BurKitt 淋巴瘤的协同因素。

防制 EBV 相关肿瘤的发生,必须遵循疾病的三级预防原则。①一级预防措施:主要措施为尽量避免感染 EBV,鉴于 EBV 在环境、人群中普遍存在,目前预防的重点是对 EBV 疫苗的研制,已经有几种 EBV 疫苗成功地在动物实验中起到了预防 EBV 感染的作用,但还缺乏临床实验。其次是避免接触相关的促癌物及一些协同危险因素。②二级预防措施:主要原则为早期发现,早期诊断,早期治疗。通过在 EBV 相关肿瘤高发区进行普查,早期发现高危人群,提高对早期肿瘤诊断水平,并对其进行及时的治疗。③三级预防措施:主要是对 EBV 相关肿瘤患者进行针对性的临床治疗。

二、细菌因素致癌

对人类具有致癌性的细菌主要有幽门螺杆菌(*Helicobacter pylori*,*H. pylori*),IARC 于

1994 年综合评价 *H. pylori* 为人类肯定致癌因素。研究表明,*H. pylori* 与人类胃癌和胃部的淋巴瘤发生具有密切联系,另外还与肝脏和肠道的肿瘤有关。

（一）环境暴露与个体易感性

H. pylori 为螺旋状的革兰阴性杆菌,全球范围均有分布,通常在人类和某些其他灵长类的胃黏膜上繁殖生长,引起人类的急、慢性胃炎,特别慢性感染,很难自愈,可转化为胃癌。这种慢性感染在发展中国家流行,而且 20 岁前的人群感染率急剧上升,其中 80% ~ 90% 是在 16 ~ 20 岁之间感染。在大多数发达国家,*H. pylori* 慢性感染在所有年龄段多较低,特别在儿童期感染率有进行性下降,随着年龄增长感染率呈逐渐上升的趋势。另外,*H. pylori* 感染流行程度还与人群的社会经济地位和阶层有关,一般在社会经济地位较低的人群中感染率较高。*H. pylori* 可在人与人之间传播,主要通过口-口和粪-口方式传播。

（二）幽门螺杆菌的致癌作用

大量研究结果显示,*H. pylori* 感染的流行程度与胃癌的发病率和死亡率有关联。我国曾对 46 名农民,3 个流行病学队列研究曾对先期 *H. pylori* 阳性人群进行追踪观察,最后出现了 29 ~ 109 例胃癌,在所有这些队列研究中均可观察到先期 *H. pylori* 感染与随后发生的胃癌之间有显著性的联系,综合分析 3 次队列研究得其相对危险度为 3.8,且具有显著性意义。文献报道中有 9 项病例对照研究进行了 *H. pylori* 感染与胃癌发病率的关联程度的研究,其中的 6 项研究结果显示 *H. pylori* 阳性人群发生胃癌的相对危险度明显增高,相对危险度为 1.2 ~ 4.2,其中三项结果具有显著性意义。有报道认为 *H. pylori* 感染与胃癌的关联程度在年轻病例中更强。同样地,*H. pylori* 阳性与肠道肿瘤也具有较强的关联。一些研究还表明,*H. pylori* 感染与胃部淋巴瘤的发生也有关,对两组胃 B 细胞黏膜相关淋巴组织（gastric B-cell mucosa-associated lymphoid tissue,MALT）淋巴瘤病人进行检测发现 *H. pylori* 阳性者均达 90% 以上,分别选取两组 MALT 淋巴瘤病人（分别为 6 人和 12 人）进行根除 *H. pylori* 治疗,分别有 5 例和 12 例病人肿瘤出现衰退。美国和挪威对 *H. pylori* 感染者进行的队列研究追踪观察到 33 例胃非霍奇金淋巴瘤,其相对危险度约为 6.3 且具有显著性意义,表明 *H. pylori* 感染与胃部非霍奇金淋巴瘤也密切相关。目前 *H. pylori* 感染动物致癌性实验资料还很少见,值得进一步研究。

（三）幽门螺杆菌的致癌作用机制

H. pylori 诱导相关肿瘤的发生是在环境因素、多基因参与下经过多阶段演变形成的,根据目前的研究,其致癌作用机制有如下几个方面:

1. 环境因素协同作用　已有报道社会经济条件和 *H. pylori* 感染率直接相关,全球范围内社会经济条件差的国家和地区人群的 *H. pylori* 感染率较高。一些流行病学研究表明,萎缩性胃炎的发生除和 *H. pylori* 感染有关外,还与一些不良的饮食习惯有关,如摄盐过多、新鲜蔬菜水果摄入过少等。

2. 肿瘤相关基因作用　有报道认为,*H. pylori* 感染诱导的胃癌病例中可检测到相关癌基因的突变和异常表达,如 *H-ras* 基因突变以及 *c-myc*、*bcl-2* 等基因表达增强。另外还可诱导抑癌基因 *P53* 突变和 *P16* 部分缺失。Correa 等人在 *H. pylori* 阳性患者中发现一种细胞增生相关基因 *Pag*,可促进胃黏膜细胞增生。另有研究表明,*H. pylori* 感染可导致人端粒酶 RNA 表达增强,端粒酶活性增加可促进胃癌的发展和形成。Rieder 等人发现 *H. pylori* 感染引起的慢性炎症可诱导自由基的产生,氧化损伤能引起某些癌基因和抑癌基因发生点突变,在 *H. pylori* 感染诱导肿瘤发生过程中也发挥着一定的作用。近年的研究还表明,*H. pylori* 感染还可诱导胃黏膜环氧合酶（COX-2）表达增强从而促进肿瘤的发生，但其确切机制目前还不是很清楚，有待进一步研究。

三、寄生虫感染致癌

（一）血吸虫病（Schistosomiasis）与肿瘤

1. 环境暴露与个体易感性　血吸虫是一种寄生在人类和其他动物血流中的一种吸虫，感染人类的血吸虫主要有 3 种，分别是埃及血吸虫、曼氏血吸虫和日本血吸虫。其中间宿主为某些特殊类型的淡水螺（如钉螺），人类主要因接触含有感染性尾蚴而感染。血吸虫病至少波及世界上 74 个国家，约 6 亿人受到血吸虫病的威胁，其中超过 2 亿人已感染血吸虫病。血吸虫病的分布与中间宿主钉螺的分布具有一致性，因此血吸虫病具有较强的地区性。血吸虫感染还受年龄、性别、职业因素的影响，儿童、男性、农民感染较多见。人类感染血吸虫后并不意味着一定会发病，很多时候表现为无症状。感染血吸虫后的结局受多种因素的影响，如遗传因素、个体的免疫反应、是否伴随其他感染性疾病等。

2. 血吸虫病的致癌作用

（1）埃及血吸虫：埃及血吸虫（*Schistosoma haematobium*）与膀胱癌之间存在病因学联系，大量研究表明，埃及血吸虫感染高发区膀胱癌的发病率明显高于埃及血吸虫感染低发区，如埃及男性平民中膀胱癌占所有癌症的比例是阿尔及利亚男性平民的 10 倍。在埃及血吸虫流行区，大多数膀胱癌是分化程度较高的鳞状细胞癌，相关报道显示含有埃及血吸虫卵的膀胱癌标本所占比例与当地膀胱癌的发病率直接相关；几个病例对照研究表明，膀胱癌与埃及血吸虫感染之间具有显著性的联系，其相对危险度估计值为 2 ~ 14 之间。另外有报道表明，除膀胱癌外，埃及血吸虫感染还与其他肿瘤的发生有联系，其中特别应引起注意的是宫颈癌。

埃及血吸虫感染小鼠、大鼠、Hamster 鼠、袋鼠以及非人类灵长类等动物致癌性实验表明，在小鼠、Hamster 鼠和袋鼠可观察到膀胱的增生肥大，非人类灵长类动物也可观察到膀胱的增生肥大以及少量肿瘤样变损害。感染埃及血吸虫后的小鼠给予 2-氨基芴可增加膀胱肿瘤的发病率。

（2）曼氏血吸虫和日本血吸虫：有报道认为，曼氏血吸虫（*Schistosoma mansoni*）感染与肝癌、结肠癌、直肠癌、巨滤泡淋巴瘤以及其他肿瘤有关，中国的多项研究表明，曼氏血吸虫感染与结肠癌和直肠癌的病死率呈正相关关系。

来自日本的报道认为，日本血吸虫（*Schistosoma japonicum*）感染与肝癌的死亡率之间存在着肯定的联系，这一结论与中国的研究结果并不一致，中国在多个省、市、地区进行的多项研究表明，日本血吸虫感染与肝癌之间的相关性目前还没有足够的证据，但日本血吸虫感染与结肠癌、直肠癌的发病率之间有着较强的联系，而且具有显著性意义。也有研究认为日本血吸虫感染与直肠癌发生有关，但与结肠癌无关。综合分析日本和中国的几个病例对照研究结果表明，日本血吸虫感染与肝癌之间关联的相对危险度估计值在 2 ~ 10 之间。日本的一项病例对照研究还认为日本血吸虫感染与胃癌有联系，其相对危险度估计值为 1.8。目前可以确定日本血吸虫感染与直肠癌有关，但与结肠癌、肝癌和胃癌的关系还存在争论，有待进一步的研究论证。

有报道认为，曼氏血吸虫感染可致黑猩猩等动物肝脏肿瘤发生，但目前曼氏血吸虫感染小鼠的致癌性证据还不足，感染曼氏血吸虫的小鼠同时给予 2-氨基-5-偶氮甲苯或 2-氨基芴可增加肝脏肿瘤的发生。相关报道表明,小鼠感染日本血吸虫可诱导肝脏肿瘤发病率增加,同时给予2-氨基芴可增加肝脏肿瘤的发病率。

3. 血吸虫致癌作用机制　目前对埃及血吸虫致癌机制研究报道较多,归纳起来可能有以下几点:①埃及血吸虫感染后引起的下泌尿道慢性炎症可刺激上皮细胞鳞状化生,促进膀胱鳞状细胞癌的发生。②血吸虫感染后引起的反复细菌感染也与膀胱鳞状细胞癌的发生密切相关。③血吸虫感染可增加人体内源性诱变物和致癌物的产生,促进肿瘤的发生发展。④在一些膀胱鳞状细胞癌病例可发现抑癌基因 *P53* 的突变,研究表明也与埃及血吸虫感染有关。

相关报道认为,曼氏血吸虫和日本血吸虫致癌主要与其可诱导肝脏的纤维化和大肠的炎性损伤有关。有些报道还发现感染日本血吸虫可使肝脏对致癌物代谢转化能力发生改变,这些改变也可能与其致癌作用有关。

(二) 肝吸虫与肿瘤

肝吸虫(liver fluke)主要有麝猫后睾吸虫和华支睾吸虫等几种类型,其中麝猫后睾吸虫于 1994 年被 IARC 确定为对人类肯定的致癌因素,华支睾吸虫被确定为对人类很可能致癌因素。

1. 环境暴露与个体易感性　肝吸虫是一类通过食物传播生物学性状类似的吸虫,主要慢性感染人类和其他动物的胆管,也可感染胰管、胆囊,但较少见。主要由于生食或食未煮熟的含有肝吸虫后囊蚴的淡水鱼而感染。目前在泰国北部和老挝至少 1/3 的人口感染麝猫后睾吸虫,全球约有 900 万人感染麝猫后睾吸虫;华支睾吸虫主要分布在朝鲜、中国南部(包括香港和澳门地区)和越南等地,大约有 700 万人口受到感染。人类感染肝吸虫的分布受多种因素的影响,如年龄、饮食习惯、社会经济条件、社会卫生条件、环境、地理等,10 岁以下的儿童为易感人群,感染未见明显的性别差异,有吃生鱼习惯、社会经济条件较差的人群感染率较高。

2. 肝吸虫致癌作用研究　流行病学调查显示,在泰国东北麝猫后睾吸虫感染最高的地区胆管癌的发病率也是最高,两者之间具有一致性。对泰国 5 个地区进行一项流行病学调查表明,麝猫后睾吸虫抗体平均滴度和胆管癌的发病率之间具有较强的联系,其相对危险度估计为 5.0,具有显著性意义,而和肝细胞癌的发病率关联强度很弱,其相对危险度估计为 1.7,无显著性意义。在一项 Hamster 鼠感染麝猫后睾吸虫的动物实验中曾发现 2 例胆管癌,感染麝猫后睾吸虫的 Hamster 鼠给予 N-亚硝胺类致癌物可增加胆管癌的发生以及诱导肝细胞结节增多。

中国(含香港)、朝鲜、日本等地的研究报告表明,华支睾吸虫感染与肝癌之间具有相关性。朝鲜曾经进行 2 项病例对照研究结果显示,华支睾吸虫感染与胆管癌之间的关联的相对危险度分别为 6.0 和 6.5 并且具有显著性意义,而与肝细胞癌的关联无显著性意义。中国香港进行的一项病例对照研究,排除了性别和年龄因素的影响后,认为华支睾吸虫感染与胆管癌关联的相对危险度估计值为 3.1,而与肝细胞癌关联的相对危险度估计值为 0.7。动物感染华支睾吸虫致癌性实验资料较缺乏,仅在猫和狗发现 1~2 例胆管癌,华支睾吸虫感染也可增加 2-氨基芴和 N-亚硝基二甲胺等致癌物对 Hamster 地鼠的致胆管癌作用。

3. 肝吸虫致癌作用机制　各种肝吸虫感染在感染早期主要引起胆管水肿、急性炎性反应等,慢性感染可见胆管 G 细胞(goblet-cell)明显变形、腺瘤样增生、管壁增厚。这些改变可能在胆管癌的发生过程中起着重要的作用。在感染麝猫后睾吸虫的 Hamster 地鼠的动物实验中,发现 CYP2A 表达增加,提示可能麝猫后睾吸虫感染诱导内源性致癌物产生增多,而在感染麝猫后睾吸虫的人尿液中可检测到硝酸盐和亚硝胺含量增加;另外还可见 NO 合成酶活性增加,NO 合成增加,可能刺激机体内自由基产生增多,引起 DNA 氧化损伤。这些都可能在肝吸虫感染诱发胆管癌等肿瘤的发生过程中起着重要的作用。但目前对肝吸虫感染的致癌机制还不是很清楚,有必要进一步的研究。

(蒋义国 陈雯)

参 考 文 献

1. Botelho MC, Teixeira JP. Carcinogenesis//Wexler P, ed. Encyclopedia of Toxicology. Amsterdam, Boston:Elsevier,2013,1:719-729.

2. Tonissen K. Carcinogenesis. http://dx. doi. org/10. 5772/2982 Croatia:InTech,2013.

3. Klaunig JE. Chemical Carcinogenesis//Klaassen CD,ed. Casarett & Doulls Toxicology:The Basic Science of Poisons. 8th Ed. New York:McGraw-Hill Education,2013:393-442.

4. Chen SY,Wang LY,lunn RM,et al. Polycyclic aromatic hydrocarbon DNA adducts in liver tissues of hepatocellular carcinoma patients and control[J]. Int J Cancer,2002,99(1):14-21.

5. IARC(1986). Some Naturally Occurring and Synthetic Food Components,Furocoumarins and Ultraviolet Radiation. Lyon,France,IARC(Monograph 40).

6. IARC(1997). Solar and Ultraviolet Radiation. Lyon,France,IARC(Monograph 55).

7. IARC(2012). Radiation. Lyon,France,IARC(Monograph 100D).

8. IARC(2007). Human papillomaviruses. Lyon,France,IARC(Monograph 90).

9. IARC(2012). Biological Agents. Lyon,France,IARC(Monograph 100B).

10. Sand M,Gambichler T,Sand D,et al. MicroRNAs and the skin:tiny players in the body's largest organ. J Dermatol Sci,2009,53(3):169-175.

11. Teng ZP,Ooka T,Huang D,et al. Detection of Epstein-Barr DNA in well and poorly differential nasopharyngeal carcinoma cell lines. Virus Genes,1996,13:53-60.

12. 金泰廙. 职业卫生与职业医学. 第 5 版. 北京:人民卫生出版社,2003:78-79,166-180.

13. 杨克敌. 环境卫生学(第 5 版). 北京:人民卫生出版社,2003:83-84.

14. 刚葆琪,庄志雄. 我国镍毒理学研究进展. 卫生毒理学杂志,2000,14(3):129-138.

15. 王平,毕志刚. UVB 诱发皮肤癌的分子机制研究进展. 国外医学皮肤性病学分册,2005,31(1):44-46.

16. 曾毅,李昆,沈忠英. 病毒与肿瘤//张天泽,徐光炜,主编. 肿瘤学(上册,第 2 版). 天津科学技术出版社,辽宁科学技术出版社,2005:92-111.

17. 吴中亮. 环境致癌因素//陈学敏,主编. 环境卫生学. 北京:人民卫生出版社,2004:285-293.

18. 夏世钧,吴中亮,主编. 分子毒理学基础. 武汉:湖北科学技术出版社,2001.

19. 李玲. 幽门螺杆菌感染在恶性肿瘤发生中的作用. 国外医学肿瘤学分册,2005,32(7):496-499.

20. http://monographs. iarc. fr/ENG/Classification/index. php.

第二十章

毒物所致的神经内分泌毒性反应机制

神经内分泌系统(neuroendocrine)的主要功能是参与控制机体内稳定的过程,包括生殖、生长、代谢以及能量平衡、应激响应等。神经内分泌系统作为大脑和周围内分泌系统连接的桥梁,是机体保持正常生理功能不可或缺的,它的调节包括:一是神经对内分泌的控制;二是激素对脑的作用。其作用方式为,始于中枢神经系统的信号,特别是下丘脑,并先由神经传输,具有典型轴突和树突结构并能发生电兴奋的神经元在其胞体中含有激素分泌颗粒,受到刺激后,分泌颗粒中的神经激素释放入血液,经血液循环运送到远距离的靶器官。典型的神经内分泌通路是下丘脑的视上-垂体束和室旁-垂体束,其神经终末存在于神经垂体中,受刺激后可释放激素,作用于靶器官、靶组织和靶细胞。

机体内的各种系统中,神经内分泌系统是最为独特的。它参与了机体内环境的平衡,是通过调节各种组织细胞的代谢活动来影响机体的许多生理过程,如神经内分泌系统维持生殖系统、能量生成和代谢的平衡,其调节的生理过程包括胎儿发育、生长和成熟。中枢神经内分泌系统是负责控制身体自我平衡的过程,包括复制、生长、新陈代谢和能量平衡以及应激响应能力。中枢神经内分泌系统,作为大脑和外围的内分泌系统之间的联系,在正常情况下生物体对其环境作出反应的能力中发挥重要作用。这些过程由中枢神经系统,特别是下丘脑的信号启动,由神经转导,然后通过内分泌感受器完成。

一直以来,内分泌毒理学研究很关注与生理过程调节密切相关的神经内分泌活动。外源性物质引起的神经内分泌系统的功能失调会导致各种各样的严重后果。神经内分泌系统毒性常常引起发育、生长、成熟和生殖过程的改变(表 20-1)。但是,神经内分泌系统毒性也可能表现为胃肠道功能失调、神经系统以及其他疾病。当神经内分泌体内平衡被环境内分泌干扰物破坏,各种干扰就会随之而来,尤其是当内分泌干扰发生在胎儿发育的关键时期。毒物对神经内分泌的影响表现为作用于下丘脑-垂体-靶器官的多个水平上,例如,乙醇和1,4-DDT可影响垂体的分泌,二硫化碳损害甲状腺,以及 DDT、二硫化碳和镉影响性腺等神经内分泌效应器的功能。

第一节 概　述

一、神经内分泌系统

脊椎动物下丘脑,位于大脑的基底(base),是控制中枢神经内分泌功能的神经元的所在地。下丘脑是神经内分泌的高级整合中枢,对内环境恒定十分重要。神经内分泌的下丘脑作为中枢神经系统和身体的其余部分之间的一个主要接口(interface)。下丘脑通过其释放下丘脑释放/抑制激素至门户毛细管系统(脑垂体前叶)而传导信号至外周垂体激素的靶组织,达到调控生理过程的功能(图20-1)。6类下丘脑神经细胞调节脑垂体前叶,它们所产生的激素的名字命名见表20-1,即促肾上腺皮质激素释放激素(corticotropin-releasing hormone,CRH)、促性腺激素释放激素(gonadotropin-releasing hormone,GnRH)、生长激素释放激素(growth hormone releasing hormone,GHRH)、生长抑素、促甲状腺素释放激素(thyrotro-pin-re-leasing hormone,TRH)和多巴胺(催乳素抑制激素)。它们在下丘脑神经元合成,包装成分泌囊泡,并直接释放到前垂体血管化的门户毛细管系统。脑垂体释放其相应的激素(表20-1)。最后,外围的内分泌器官即垂体激素靶组织向血液释放激素,发挥至关重要的自我调节功能。靶激素也反馈信息至下丘脑神经内分泌细胞进行信息沟通,必要地保持体内平衡的激素是否或过多或过少。下丘脑在脑内的位置、它的结构及联系保证了它对全身内分泌器官的直接和间接控制。

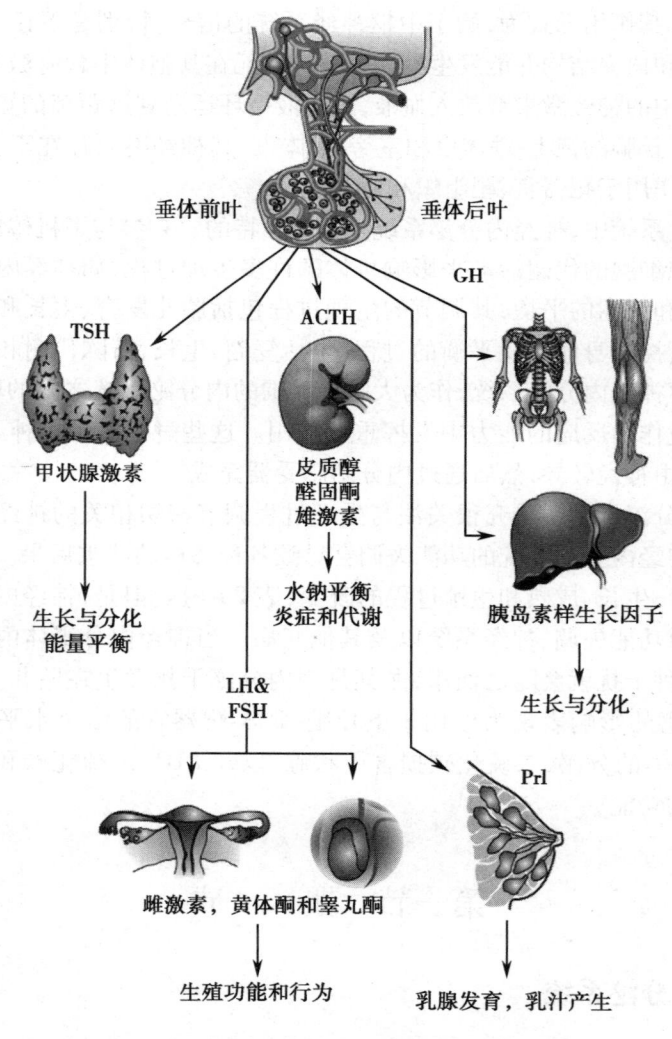

图20-1 垂体前叶释放激素对靶器官的作用

表 20-1　调节垂体的下丘脑神经内分泌系统及其靶器官或组织和激素

下丘脑释放激素	垂体释放激素	垂体激素靶组织	主要作用
促肾上腺皮质激素释放激素	促肾上腺皮质激素 ↑	肾上腺皮质	促进肾上腺皮质生成和分泌激素
促性腺激素释放激素	卵泡刺激素↑ 黄体生成素↑	睾丸(男)、卵巢(女)等生殖器官	分泌雌雄激素,促进精子生成和卵泡成熟,分泌孕激素,排卵
生长激素释放激素	生长激素↑	全部组织	刺激组织生长
生长激素释放抑制激素	生长激素↓	全部组织	组织生长减缓
促甲状腺素释放激素	促甲状腺素↑	甲状腺	促进甲状腺激素的生成和分泌
催乳素释放抑制激素	催乳素↓	乳腺	乳腺生长减缓,乳汁形成减少
黑色细胞刺激素释放抑制激素	黑色细胞刺激素↓	上皮色素细胞	黑色素合成与扩散减缓(皮肤不变黑)

　　有越来越多的证据表明,中枢神经内分泌系统是内分泌干扰物的靶系统(图 20-2)。下丘脑神经内分泌细胞被视为神经元,其轴突终止在门户毛细管脉管系统,引至脑垂体前叶,或直接到达神经垂体。垂体腺会释放额外的激素,作用于身体其他部位的靶细胞。在大脑中,下丘脑神经内分泌细胞受神经递质系统或通过直接和间接的激素作用的调控。环境内分泌干扰物可能模仿或阻止大脑中这些激素作用,从而扰乱神经内分泌过程。

　　对于哺乳动物,下丘脑常常通过分泌肽类激素激发内分泌信号通路。这些神经内分泌激素可以快速地合成、分泌和降解,以满足对刺激信号瞬时、短暂的反应。其特点是激素常常以脉冲或一定分泌节律的方式存在于体内以完成信号转导功能。例如,下丘脑激素-生长激素释放激素和生长激素抑制素相互以脉冲的方式分泌。两种激素的靶器官均为垂体,生长激素释放激素是促进生长激素的分泌,而生长激素抑制素则是抑制生长激素分泌。其动态平衡保证这一通路中的第二级激素——生长激素的分泌得到了及时有效的调控。在啮齿动物实验中发现,这一节律的破坏将导致肝脏酶的表达和其他生理过程的改变。与睡眠相关的生长激素分泌节律的破坏可妨碍儿童的正常生长。激素分泌节律还与很多生理过程相关,如睡眠、性行为和排卵等。

　　神经内分泌系统的命名是按中枢神

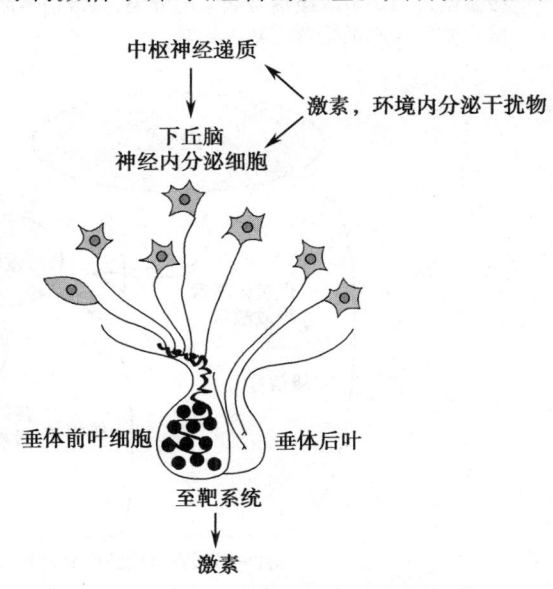

中枢神经递质

激素,环境内分泌干扰物

下丘脑
神经内分泌细胞

垂体前叶细胞　　垂体后叶

至靶系统

激素

图 20-2　神经内分泌系统可能成为环境内分泌干扰物的靶标

经系统到靶器官的内分泌信号通路(图 20-3)。例如,一条轴通常以参与级联反应的内分泌
腺体来定义(如下丘脑-垂体-性腺轴)。有时也加入终点靶器官(如下丘脑-垂体-性腺-肝脏
轴)。相对于单一激素信号转导,内分泌信号级联反应有很多优点:一是级联反应中有很多
信号调节位点以确保适当的内分泌信号得以维持(图 20-4)。例如,睾酮是睾丸分泌的激

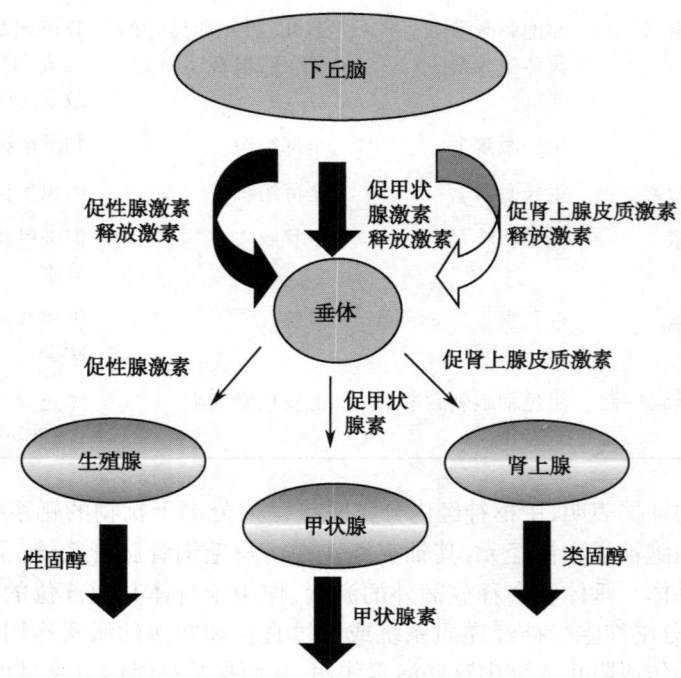

图 20-3　一些传导内分泌信号至靶器官的主要神经内分泌轴

神经内分泌信号由释放激素或抑制激素起始,它们调节垂体二级激素信号的分泌。垂体二
级激素进而调节三级信号激素的分泌,三级信号激素多为相应器官分泌的类固醇激素,三级
信号激素再刺激靶器官基因转录

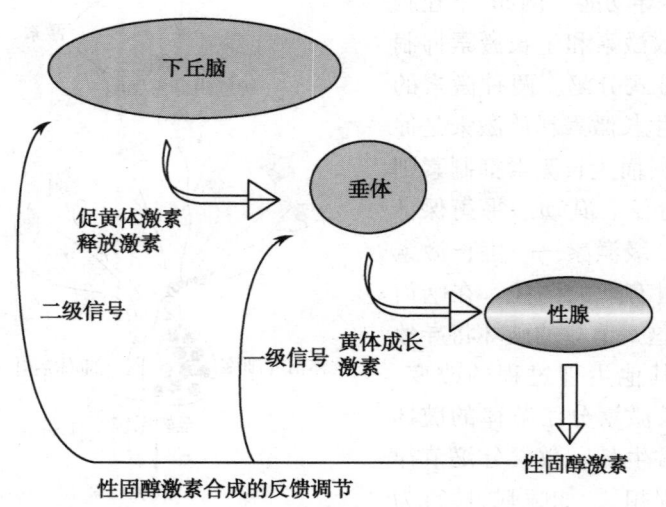

图 20-4　下丘脑-垂体-性腺轴

内分泌级联信号提供多个调节位点,确保最优信号调节

素,但其分泌由该轴上游的垂体和下丘脑调节。二是它还通过具有不同性质的激素的参与以实现其过程。肽类激素通常作为信号传递级联反应的中间信使,而最终的效应激素通常为非肽类(如类固醇激素)。肽类激素作为中间信使具有很多优点。它们可被很快地合成和降解(如"开""关")。肽类激素不需要进入细胞而只需结合细胞表面受体就能发挥作用。这使得细胞对激素作用能很快地做出生理反应。类固醇激素和其他非肽类激素的特点是存在稳定,它们在循环系统中以稳定、生理适宜的水平存在,同时它们还可以以前体分子或非极性缀合物的方式被储存。当该类激素被动员时,常以极性缀合的方式发挥作用。通常情况下,它们需要进入细胞并与相应的受体结合发挥作用。

二、垂体结构和功能

垂体由两部分构成:①腺垂体(前叶):包括远侧部、结节部和中间部;②神经垂体:包括神经部(后叶)、漏斗干(漏斗柄)和包含分泌性神经元的下丘脑核(视上核和室旁核)。

垂体位于蝶骨的蝶鞍窝,由颈内动脉分支来的垂体上、下动脉供血。动脉分支经垂体柄时形成毛细血管丛,这些血管汇入供给腺垂体血液的垂体门静脉。下丘脑垂体门脉系统的重要功能之一为转运下丘脑的释放激素(RH)和释放抑制激素(RIH)到腺垂,并在此影响生产垂体激素的细胞群。

在许多动物物种中,腺垂体完全包围神经垂体的神经部,而人类则不同,腺垂体占据垂体的前部。远侧部是最大的部分,由分泌垂体促激素的内分泌细胞组成,从下丘脑-垂体门脉系统来的毛细血管包围着这些分泌细胞。结节部由沿着漏斗干的支持细胞形成的背侧突起组成。其基本功能是为从正中隆起到远侧部的垂体门脉系统中的毛细血管网起一个支架作用。中间部是位于腺垂体和神经垂体之间的一个薄的区域,填补拉特克(Rathke)囊的残余。某些物种的中间部包含两群内分泌细胞。狗的 B 类细胞合成和分泌促肾上腺皮质激素(ACTH)。

腺垂体中的分泌细胞可依据分泌颗粒对组织化学染色的反应,将他们分为嗜酸性、嗜碱性和嫌色性细胞。根据特定的免疫组织化学步骤,嗜酸性细胞再可分为分泌生长激素的生长激素细胞和分泌催乳激素的催乳激素细胞,它们的分泌颗粒包含简单的蛋白质激素。嗜碱性细胞包括促性腺激素细胞和促甲状腺素细胞,前者分泌黄体生成激素(LH)和卵泡刺激素(FSH),后者分泌促甲状腺激素(TSH)。垂体嫌色性细胞在光镜下其胞质分泌颗粒不能着色,它们包括:某些物种中合成 ACTH 和黑色素细胞刺激素(MSH)的垂体细胞、无分泌小泡(星形的)细胞、分泌周期中处于活跃合成期的脱颗粒嗜染细胞(嗜酸性细胞和嗜碱性细胞)及腺垂体中未分化的干细胞。

腺垂体中的每一种内分泌细胞都受下丘脑分泌的特定释放激素控制。这些释放激素是下丘脑神经元合成和分泌的小肽,它们通过短轴突被转运到正中隆起,在那里释放入毛细血管并被运送到垂体门脉系统,最终到达腺垂体的激素分泌细胞。每种释放激素都刺激预先形成的分泌颗粒迅速释放与之对应的促激素,与 TSH、FSH 和 LH、ACTH 及 GH 相对应的释放激素已被确认。催乳素的分泌是被许多因子刺激的,其中最重要的可能是促甲状腺释放激素(TRH)。多巴胺是一种主要的催乳素抑制因子,抑制催乳素的分泌,同时也抑制催乳素细胞的 DNA 合成和细胞分化。在某些动物种类,多巴胺还抑制中间部的促皮质激素细胞产生促肾上腺皮质激素。另一种下丘脑释放抑制激素是生长激素释放抑制激素,它抑制生长激素和 TSH 的分泌。垂体促激素的调控还受其靶器官(甲状腺、肾上腺皮质、性腺)所分泌的激素浓度的影响,即负反馈调节。

第二节 内分泌干扰物的分子作用模式和机制

环境内分泌干扰物影响神经内分泌系统的研究越来越受到关注。神经内分泌系统中的很多器官可被毒物损害影响引起可逆或持久性的损伤。实验室研究和流行病学调查表明化学物质可干扰神经内分泌系统调节的很多过程,如发育、成熟、生长和生殖。大多数研究都聚焦在下丘脑-垂体-性腺(HPG)生殖轴。然而,神经内分泌的其他部位也逐渐重视。如下丘脑-垂体-甲状腺(HPT)轴介导的甲状腺系统,内分泌干扰物和应激之间的联系(下丘脑-垂体-肾上腺轴垂体,HPA)以及和生长或哺乳间的联系等。关于毒物对神经内分泌调节的更广泛的过程如骨维持、一般器官功能和代谢的潜在影响还知之甚少。应该认识到,化学物质具有干扰其他激素的级联反应的能力,包括矿物皮质醇、盐皮质激素、糖皮质激素、类维生素A以及一些肽类激素。

环境内分泌干扰物作用特点:一是作用复杂性,内分泌干扰物多样化的结构和性质,使得它们对靶细胞作用不同。一些内分泌干扰物是在神经内分泌细胞中所表达的激素受体的激动剂。例如,包括多氯联苯、植物雌激素、农药、塑料中的化合物双酚A和其他化学成分在内的内分泌干扰物可以结合雌激素受体。二噁英和一些多氯联苯是大脑中大量表达的芳香碳氢化合物受体(AhR)的强激动剂。其他内分泌干扰物可以作为激素受体拮抗剂或混合受体激动剂/拮抗剂。例如,多氯联苯导致甲状腺激素受体的激活或抑制的作用取决于特定的PCB混合物或剂量。邻苯二甲酸酯是雄激素受体拮抗剂,一种杀菌剂乙烯菌核利至少部分作为一种抗雄性作用。二是作用灵敏且损伤表现早,很小剂量的内分泌干扰物可通过作用于下丘脑-脑垂体-性腺轴的内分泌系统影响重要激素或者受体,并最终影响动物的繁殖;也可作用于下丘脑-脑垂体-甲状腺轴途径,影响甲状腺激素的合成、转运、结合等过程,破坏甲状腺激素内环境的稳定而对生长发育造成危害。环境污染物也可通过影响类固醇激素的合成途径,即通过非受体途径而发挥内分泌干扰物作用。表现是生长、繁殖等,其机制很复杂。三是作用的影响深远,可影响下一代。

一、内分泌干扰物的定义、分类和危害

内分泌干扰物(endocrine disruptors)是指环境中存在的能够干扰生物体内源激素的合成、释放、转运、结合、作用或清除,从而影响机体的内环境稳定、生殖、发育及行为的外源性物质。简单地说能够通过干扰激素功能,引起人群可逆性或不可逆性生物学效应的环境化合物,称为"环境内分泌干扰物"。环境中的许多化学物质具有内分泌干扰作用,常见的有:①洗涤剂:壬基酚、辛基酚等;②有机氯农药:DDT、甲氧DDT、六六六等;③有机磷农药:乐果、马拉硫磷、乙酰甲胺磷等;④拟除虫菊酯:氯氰菊酯、氰戊菊酯等;⑤除草剂:利谷隆、除草醚、莠去净等;⑥塑料增塑剂:邻苯二甲酸酯类等;⑦塑料制品焚烧产物:四氯联苯、二噁英等;⑧合成树脂原料:双酚A、双酚F等;⑨绝缘材料:阻燃剂、多氯联苯、多溴联苯等性质差异极大,既有难降解的持久性有机污染物(POPs)(如二噁英、多氯联苯、有机氯农药等),又有易分解的极性除草剂、杀虫剂、洗涤剂降解产物、动物及人类排泄的激素、天然植物激素、微生物毒素以及某些重金属等。难分解有机化合物性质稳定,脂溶性很强,被摄入动物体内后即蓄积在动物脂肪组织中,很难被分解排泄,在机体内的浓度会随着而逐步增大。这种生

物放大作用,使进入环境中的毒物即使极为微量,也会使生物尤其是处于高位营养级生物的内分泌功能受到损害,因而影响生物的生长发育和繁殖等。

内分泌干扰物不仅对人或人群产生损害作用,而且对野生动物产生影响。例如许多野生生物(如鱼类、鸟类、两栖类、海洋哺乳动物)出现生殖紊乱和性器官变形、性逆转、引起雌性化等。近年来,人类肠癌、宫颈癌、卵巢癌的发病率呈现明显增长趋势以及男性精子数量减少,这些可能与内分泌干扰物有很大关系。流行病学调查发现,内分泌干扰物对人类胚胎时期的影响,可能与成年的慢性疾病,如肥胖、心脏病、糖尿病、繁殖率下降、免疫功能下降、肿瘤及神经缺陷等有关。由此可见,内分泌干扰物也与人类健康密切相关,而受精卵、性未成熟的个体及幼体更易受影响,并对生殖、发育有不可逆转的效应。因此,环境内分泌干扰物对生物的影响受到科技界及全社会的普遍关注。

二、内分泌干扰物的分子作用模式

内分泌干扰物的分子作用模式主要有二:一是外源化学物质与生物体内源激素结构相似。这些物质通过结合细胞外受体,转运到细胞核内同启动子位置结合,从而启动目的基因的表达,因而可模拟、阻止或干扰雄激素、雌激素、甲状腺激素等内分泌的过程,称之为受体-介导途径。二是非受体介导途径,环境中的大量化学物质,其化学结构与生物体的内源激素结构并不相同,但是也可表现出内分泌干扰物作用。这可能是化学物直接影响了生物体内的与激素合成有关酶的活力,以及通过破坏内源激素及其受体的生成、代谢、转运、细胞信号转导等。称之为非受体介导途径。

长期以来,由于研究技术手段的限制,对于环境内分泌干扰物的研究,大多集中在对动物生殖器官的作用。然而,生物机体的生长发育、繁殖等受内分泌系统和体内复杂信号通路的调控,这种调控方式常以网络的形式存在,互相影响,也相互补偿,以应对环境因子的影响。在脊椎动物体内,下丘脑-垂体-性腺/甲状腺/肾上腺轴,在动物的繁殖、生长发育、免疫等发挥着重要的调控作用。大脑作为控制内分泌系统的核心综合部位,发育中的神经系统对于内分泌干扰物的作用非常敏感。因此,环境内分泌干扰物可能对动物完整内分泌系统产生作用,影响动物的生长发育及繁殖等。另外,神经内分泌系统是许多有机污染物作用的主要靶器官之一,这些物质可以引起大脑永久性的结构及功能的改变,直接影响了内分泌功能。由于内分泌干扰物常以低剂量方式存在于环境和动物组织中,其所带来的生物学效应也常以微弱或隐性的方式存在。另外,在机体内,内分泌控制过程存在复杂的交叉路径(cross-talk),这需要开发更加灵敏、准确而有效的手段来评价污染物的内分泌干扰效应,并可能用来揭示其作用的分子机制。

三、内分泌干扰物的作用机制

在细胞水平上,EEDs 对机体的影响是多方面的,其主要作用机制有以下 4 方面:

(一) 直接通过与受体的结合介导

一些环境内分泌干扰物及其代谢物的结构与内源性雌激素结构相似,可以模仿天然雌激素,与内源性雌激素竞争结合细胞中的雌激素受体,通过 cAMP 依赖的信息传导通路,受体的构型发生改变,并暴露核定位序列,从而使配体-受体复合物转移到细胞核内,与靶基因启动区的雌激素反应元件(ERE)结合,通过参与转录,调节靶基因表达,这样就可模拟性激素的作用,导致受体激活和引发相应的生物效应;或者阻断及减少体内性激素的受体结合力和生物活性。如植物雌激素、羟基化的多氯联苯、烷基酚、己烯雌酚（DES）等均可以与雌激素受体结合后发挥拟激素的作用,增大原有激素的生物学效应;而某些物质如滴滴涕（DDT）的代谢产物可竞争性结合雄激素受体,占据正常激素的结合位点,使之无法与受体结合而减低正常激素的效应。

在与受体结合时,EEDs 有以下特点:①亲和力低:尽管它们与受体的结合能力较内源性雌激素低百倍甚至万倍,但如果 EEDs 含量很高,则仍可以与雌激素受体发生竞争性结合;同时,有研究表明,虽然 EEDs 活性很低,但是在两种或两种以上的物质共同作用时其活性大大提高,产生协同激活作用。②有种属差异:其原因可能是与不同种属动物各自的激素受体的配体结合区氨基酸序列不同有关。③作用器官广泛:EEDs 可与下丘脑、垂体、子宫、前列腺等多种器官的雌激素受体结合,形成配体-受体复合物,影响机体 DNA 的转录过程。此外,EEDs 还可以与其他固醇类激素受体结合,比如 p,p'2 DDE 是杀虫剂滴滴涕（DDT）的代谢产物,可以与雄激素受体竞争性结合,从而抑制雄激素的活性;EEDs 还可作用于甲状腺受体,如 PCBs 可以与甲状腺受体结合,通过干扰神经内分泌系统而影响发育。靶器官将这些EEDs 误认为是内源性激素后,还可以通过反馈机制向下丘脑和垂体等中枢输送信号,或抑制激素的过度分泌,或促进激素的分泌,从而进一步影响到整个机体的内分泌系统。

（二）影响激素代谢及其自身代谢

流行病学研究显示,在 2,4,5-三氯酚生产中接触 TCDD 的男性工人血清睾酮水平减少,而血中促卵泡素和黄体激素增加。甾体激素是胆固醇经过脂解酶和细胞色素 P450 酶系合成的,而特异性的细胞色素 P450 酶系很容易受到环境化学品的影响。如 EEDs 中的 DDT、林丹、PCBs、二噁英（TCDD）等对肝脏的细胞色素 P450、P448 等酶的活性有诱导作用,TCDD在肝脏或生殖细胞核内与芳烃（Ah）受体结合后,作用于基因识别部位,启动 CYP1A1 mRNA的表达,使得内源性激素的代谢加速,间接干扰内分泌系统。三丁基锡（TBT）可通过抑制芳烃化酶而减少雌激素的合成。通过这种作用,环境内分泌干扰物减少血液结合蛋白对天然激素的吸附,增大天然激素对靶细胞的可得性,从而增强了天然激素对机体的效应作用。

（三）与激素以外的生物大分子结合而间接作用于机体

某些内分泌干扰物如二噁英（TCDD）、多氯联苯（PCBs）等进入细胞质内与结合有 2 个分子的热休克蛋白的受体（AhR）结合复合物,在芳香烃受体核转位蛋白的作用下,与热休克蛋白解离,并与芳香烃受体核转位蛋白结合成复合物,进入细胞核,该复合物与 DNA 上特定基因的 TCDD 反应元件结合,使 DNA 构象发生变化,引起下游基因表达紊乱,导致一系列损伤甚至癌变。多氯联苯、二噁英类物质还可结合于甲状腺结合蛋白,降低体内 T_4 的水平。

（四）影响中枢神经内分泌系统而发挥内分泌干扰作用

环境内分泌干扰物对神经系统的影响可通过以下途径来实现:一是先作用于神经内分泌系统,影响垂体中激素的合成、分泌、释放、运输及在靶器官的生理效应,而后通过反馈作用对神经系统产生毒性效应。二是直接作用于神经系统,引起行为、精神的改变;Bellingham等研究表明,发育中的胎羊对环境内分泌干扰物敏感,环境内分泌干扰物可通过调节其kisspeptin/GPR54 途径引起明显的神经内分泌的改变。三是通过神经系统、内分泌系统和免疫系统之间的网络联系间接引起神经内分泌功能改变。

近期的研究表明,胚胎期或者出生早期动物的中枢神经对外源激素类污染物的作用非常敏感,可直接影响下丘脑的形态、下丘脑神经通路和类固醇激素受体,而这种早期的作用可对成体动物的生殖行为产生长远影响。最近,化学污染物对神经内分泌中枢系统作用的研究取得了进展,如污染物通过改变下丘脑基因表达,特别是通过修饰 DNA,如甲基化以及组蛋白乙酰化来改变基因表达来影响神经内分泌的过程,并且这种改变可经由母代传递给子代。

低剂量多氯联苯(PCBs)通过影响甲状腺激素受体复合物干扰其介导的转录活动,进而影响甲状腺激素靶器官的生长和发育,尤其是在中枢神经系统中引起脑内多巴胺水平的变化和脑的异常发育。毒死蜱能影响下丘脑 GT127 细胞系中促性腺素释放素的基因表达和生物合成,还可引起神经突膨大,提示可能影响到神经元的活动。

神经系统、内分泌系统和免疫系统是人体内 3 个既相互独立又密切联系的信息调控体系,统称为信息传递系统。它们通过共用的激素、细胞因子、神经递质及其受体,构成复杂的网络联系。正常情况下,它们相互协调制约,任一系统出现功能紊乱都会影响其他系统功能的发挥。某些具有较强神经或免疫毒性的化学物质,可通过影响胚胎或生长发育期的神经或免疫系统而间接影响内分泌系统的发育。同样,内分泌功能的异常也必然会影响神经系统的发育及免疫系统的正常功能。这一系列连锁反应最终会诱发人体功能紊乱、行为异常,包括生殖功能、应变能力、认知行为等。

第三节　神经内分泌毒作用

一、发育期内分泌干扰物对大脑的影响

(一) 发育期暴露神经内分泌干扰物

内分泌干扰物暴露时机至关重要,决定着其最终的毒效应。例如,生命早期,特别是胎儿和婴儿期,暴露于内源性雄激素或雌激素,即导致男性和女性之间的形态和功能上的差异。与成年人相比,接触如内分泌干扰物的外源性物质,发育中的生命体很可能发生更深刻的不利后果。即称为“成人疾病胎儿/发育依据”。例如,对于 HPG 的生殖系统,生命早期暴露环境内分泌干扰物可以永久性改变性别发育,导致一些雄性特征或去雌性特征的雌性,和雌性化特征或去雄性特征的雄性。内分泌干扰物对大脑性别分化的这些效应将表现为生殖发育的变化,将损害生育和繁殖的正常功能。因此,胎儿/发育依据的成人病对神经内分泌干扰是一非常关键的概念。

(二) 内分泌干扰大脑性别分化

环境内分泌干扰物影响性别分化的例子有:水蚤在胚胎期暴露于阿特拉津将导致性别向雄性分化;钛酸四丁酯能引起多种海产腹足动物的“性畸变”(雌性动物体内附加了雄性动物的性器官),从而严重影响该动物的繁殖,甚至可导致物种的灭绝。日本沿海的荔枝螺的生殖系统出现异常,在它们体内发现了有机锡;TBT 可导致螺和鲍等性畸形和后代性别比例失调。双酚 A 和辛基酚可导致淡水螺出现超雌性化现象,雌性个体的雌性性器官增加,输卵管畸形,性腺增生,卵母细胞增多,这种现象同时也出现于海螺中。

众所周知,生命早期暴露在诸如雌二醇或睾酮的激素可以永久性改变大脑的形态及性别特有的生殖生理及行为的发育。不过,激素对大脑的这些效应的机制还知之甚少,而且很有争议,部分原因是系统的复杂性。在正常发育和内源性激素对这些过程的影响研究,明确说明大脑性别分化发生很大程度上归因于胎儿和母体激素对大脑中类固醇激素受体的作用。

669

性别分化也受大脑类固醇激素的新陈代谢调控,类固醇激素的新陈代谢由类固醇激素生成的调控酶,如 P450 芳香化酶调控,它将睾酮转变为雌二醇。而且,性别差异是由于循环α-胎儿蛋白,这是一种可保护胎儿大脑免于接触孕产妇循环中的雌激素的一种结合蛋白质。在啮齿动物和许多其他哺乳动物中,雄性胎儿性腺产生高水平的睾丸激素,这种激素通过其在雄性神经组织的芳构化,可以作为雌二醇的前体。相比之下,雌性胎儿性腺产生更低水平的激素,雌性胎儿大脑受 α-胎儿蛋白保护免于母体雌二醇作用。发育中下丘脑核的细胞凋亡(细胞程序性死亡)也扮演了性别分化中的围产期激素的重要角色,类固醇激素环境对这一过程产生深远的影响。环境化合物可扰乱任何和所有这些机制,尤其是在发育时期的接触发生,胚胎和出生后早期发育阶段这些过程是最活跃的。显然,大脑性别分化机制是复杂的。试图理解大脑性别分化的内分泌干扰是非常困难的,但是新兴的数据支持发育中内分泌干扰物的接触对大脑中性别同种二形回路有影响,且具有功能性的后果。

发育期暴露环境内分泌干扰物,可影响下丘脑形态,虽然效应往往是某些特定细胞的表型而不是作为一个整体的区域大小/体积。例如,大鼠幼仔出生后早期阶段(在前两天的生命)注射雌激素——内分泌干扰物双酚 A 或植物雌激素染料木素,并不影响下丘脑性别上同种二形核(SDN)总体积,但是增加了雄性大鼠该区域的这些钙结合蛋白免疫反应的细胞。SDN 是一个两形核,通常雄性大鼠的 SDN 比雌性大。因此,围产期内分泌干扰物接触影响雄性该区域超雄性化的钙结合蛋白细胞数目,而不影响整体区域体积。在同一研究中,在前腹侧室旁核(AVPV),主要调节雌性排卵的大脑神经内分泌的区域,很可能涉及到两种性别的促性腺激素释放激素的神经内分泌调控,高金雀花碱增加了雄性 AVPV 的体积。表明内分泌干扰物可改变新生儿该区域的大小。

神经内分泌系统也控制行为。研究显示雄性和雌性的动物模型中生殖行为受干扰。低剂量的多氯联苯或大豆植物雌激素给以发育中的大鼠可造成雌性繁殖行为可计量的、不良的改变。在妊娠 16 和 18 天给予孕大鼠低水平的 PCB 混合物、多氯联苯 1221,可见其成年雌性后代的交配行为的变化。这种胚胎暴露 F1 代导致交配行为下降的可能性,在节奏的交配试验中,雌性 F1 代交配时要花更多的时间才离开雄性大鼠。一种雌激素农药十氯酮(杀虫、杀真菌药)给予单胚胎年龄大鼠(妊娠第 16 天)可永久性改变成年时期的性行为,其成年雌性 F1 代大鼠脊柱前凸商数(一种受孕指数)增强,雄性大鼠脊柱前凸交配(前凸姿势的强度)也增强,这表明产前十氯酮处理可使它们雌性化。雄性和雌性都还显示越来越严重的行为增强,提示雄性超雄性化(hypermasculinization)和雌性雄性化。在出生后生命早期阶段给予香豆雌酚,这种植物雌激素引起雄性化表现和雌性性行为的减少。整个生命周期暴露于樟脑 4-MBC 造成受孕行为减少,并影响了雌性动物明显吸引正常(未经处理的)雄性动物,脊柱前凸商数和受孕减弱。

总之,上述研究表明,发育期暴露内分泌干扰物导致成年期出现异常生殖行为的结果。如果动物不是表现出一种刻板的方式,或如果行为被破坏,动物可能不太可能完成繁殖功能,但即使他/她有剩余能力去交配,这样的个体可能也不会被可以选择一个未受影响的窝友而不选择受影响的同种所选择。因此,内分泌干扰物影响生殖行为,将造成对生物进化以及生态环境影响的严重后果。

二、神经内分泌干扰物对下丘脑-脑垂体-性腺(HPG)生殖轴的影响

在脊椎动物中,生殖系统受下丘脑-脑垂体-性腺(hypothalamo pituitary gonadal axis,HPG)

轴的调控(图 20-1、20-3、20-4)。其调控机制如下：下丘脑分泌促性腺激素释放激素(gonado-tropin-releasing hormone，GnRH)，GnRH 促进脑垂体分泌促卵泡素(follicle stimulating hormone，FSH)和促黄体生成素(luteinizing hormone，LH)，FSH 和 LH 通过血液循环系统，经性腺的促卵泡素受体(FSHR)和促黄体生成素受体(LHR)进入性腺，促进精子和卵子的发育和成熟。其中 FSH 主要是通过激活胆固醇侧链裂解酶(CYP11A)和羟基类固醇脱氢酶(20β-2HSD)促进精子和卵子的发育，而 LH 主要是通过激活 20β 2HSD 和促进受体转运 $17\alpha,20\beta$-二羟黄体酮的过程而促进精子和卵子的成熟。同时，性腺还生成激活素(activin)和抑制素(inhibin)，它们通过其受体分别促进和抑制精子和卵子的成熟。此外，在性腺里还存在类固醇激素合成途径，包括类固醇激素合成酶，如羟甲基戊二酰辅酶 A 还原酶(HMGR)；急性调节蛋白(StAR)；β_2-羟基类固醇脱氢酶($3\beta_2$-HSD 和 $20\beta_2$-HSD)；胆固醇侧链裂解酶(CYP11A)；细胞色素 P450 羟化酶、裂解酶、芳香化酶(P450C17，P450C19，P450C21)和醛固酮合成酶(CYP11B)等，生成多种类固醇激素，其中以睾酮(T)、雌二醇(E_2)和 11-酮基睾酮(11-KT)为主要激素。在性腺里，T 和 E_2 的含量及其比率与精子和卵子的发育和成熟密切相关。另外，性腺中产生的 activin、inhibin、T、E_2 和 11-KT 会分泌到细胞外并进入到血液循环系统与下丘脑和脑垂体构成负反馈关系。

(一) 下丘脑-脑垂体-性腺(HPG)轴的直接作用

有体外和体内的证据表明 GnRH 神经元是内分泌干扰物直接作用的靶。常用的实验体系为 GnRH GT1-7 细胞系，它是一种体外永生化的下丘脑细胞系，其优点具有体内 GnRH 细胞的很多属性，已被应用于探索不同种类的内分泌干扰物可能直接作用于 GnRH 细胞的分子机制。

当用 PCB 混合物、多氯联苯 1221 或 1254 处理 GT1-7 细胞，低剂量时，细胞的 GnRH 基因表达上升，更高剂量则影响相对较小。在同一研究中，多氯联苯 1221 可刺激 CnRH 肽释放到介质中，但多氯联苯 1254 不具有此作用。利用核雌激素受体拮抗剂 ICI 182780，发现可阻断多氯联苯的一些作用，提示着一种机制，即部分通过该受体介导作用的。已知 GT1 细胞表达核雌激素受体有两种：ERα 和 ERβ，但哺乳动物大脑 GnRH 神经元只表达 ERβ。尤其是 GT1-7 细胞株的作用在外推到整体动物时应该慎重。例如，多氯联苯 1221 引起 GT1-7 细胞形态学改变，如神经突扩展和细胞融合增加，而多氯联苯 1254 造成一些轴突适度收缩的神经毒性。多氯联苯可以结合到神经递质受体，其中有一些是 GT1-7 细胞上表达的，这可能是多氯联苯激活 *GnRH* 基因表达和释放一种潜在的机制。

用雌激素、有机氯杀虫剂、甲氧滴滴涕(一种杀虫剂)或毒死蜱处理 GT1-7 细胞系，发现低剂量时明显增加 *GnRH* 基因的表达，而高剂量时则是抑制基因表达。这样的倒 U 形的剂量反应曲线有时会在内分泌干扰物观察到。虽然非线性剂量反应曲线有许多可能的解释，多重通路被内分泌干扰物诱导，每个都有不同的剂量反应曲线，当累积时导致非线性曲线。此外，甲氧滴滴涕并不影响 GT1-7 细胞形态，但毒死蜱以类似于雌二醇的方式刺激神经突生长和细胞融合。总之，这些结果表明了 GnRH 细胞株可对环境内分泌干扰物直接反应。

在神经内分泌毒性中，可以表现为增强或削弱内分泌干扰物神经内分泌激素的释放，这取决于具体的内分泌干扰物和处理的时机，但实际效应是失调系统的稳态干扰。例如，在雄性大鼠下丘脑移除实验中，孕鼠妊娠 15 天处理二噁英使仔宫内接触二噁英。产后第 35、60 或 90 天雄性大鼠下丘脑体外用氯化钾引起 GnRH 释放，证明氯化钾对 3 个年龄段雄性大鼠内分泌扰乱的衰减作用。同时,下丘脑 GnRH 肽含量增加,说明在二噁英模型中 GnRH 肽合成和释放的受损。这一发现 GnRH 释放减少与前面描述的研究显示其他内分泌干扰物模型 GnRH 释放增强有差别。

切除卵巢的成年大鼠实验表明,植物雌激素香豆雌酚抑制下丘脑电活动和血清 LH 水平,但高金雀花碱并未观察到此作用。下丘脑电活动测量被认为是代表 GnRH 神经元神经生理学的激活,反映"GnRH 脉冲发生器",负责大约 30 ~ 90 分钟的间隔 GnRH 脉动性释放。因此,GnRH 脉冲发生器抑制表明这些脉冲不会发生,可解释 LH 脉冲(受 GnRH 脉冲刺激)的减少。大西洋黄花鱼研究表明 PCB 处理可以显著削弱 HPG 和生殖功能。

(二) 对 HPG 轴的整体作用

最近,污染物对鱼类下丘脑-脑垂体-性腺轴(HPG)内分泌系统的干扰作用研究取得了进展。Villeneuve 等进行了 fadrozole 对鲦鱼(fathead minnow)的 HPG 轴以及肝脏中与繁殖相关的基因表达的研究,从系统生物学的角度,建立了污染物对 HPG 影响的评价体系,并且实现了基因表达与繁殖生物学实验终点之间的联系。其研究与从前的不同之处在于它是从完整内分泌系统的层面上,而不是只对某些重要器官的作用,如肝脏、性腺等。它克服了从前只对某个器官如生殖腺的作用,而是同时研究多个重要器官,可更加全面地了解污染物对鱼类完整内分泌系统的影响以及相互作用。不仅如此,这种研究方法可阐明分子作用模式并建立起分子生物学的改变对整个生物体繁殖的影响之间的关系。Zhang 等研究了 prochloraz 和 ketoconazole 对青鳉(medaka)HPG 轴和肝脏中与繁殖相关的基因表达的影响,而且发现肝脏中 6 种基因表达和产卵量之间具有线性相关关系,因此基因表达量可能用来推测鱼类具有生态学意义的生物学实验终点。另外,Zhang 等也进行了雌激素(17α-ethinylestradiol,EE2)、雄激素(17β-trenbolone,TRB)和 fadrozole 对青鳉 HPG 轴和肝脏中与繁殖相关的重要基因表达的影响。总之,使用基因芯片或者定量 PCR 方法,在 HPG 系统的层次上,不仅可系统评价污染物的内分泌干扰作用,揭示污染物作用的分子机制,而且可用来推测基因表达与具有生态学意义的繁殖生物学实验终点之间的联系。使用斑马鱼为模型,进行了全氟代有机化合物中的氟聚醇(6:2 FTOH)对 HPG 轴以及肝脏中重要基因表达的影响,结果显示,下丘脑-脑垂体-性腺轴和肝脏中与鱼类繁殖相关的重要基因受到显著影响。以斑马鱼的产卵量和精子量为实验终点,发现一些基因表达与这些具有生态毒理学效应的实验终点具有相关性。因此,从系统生物学的角度,同时对多个器官进行研究,不仅可评价污染物潜在内分泌干扰作用,而且能从分子水平上阐明污染物作用的分子机制。

(三) 对 HPG 轴的慢性毒性作用

许多化学物质在慢性作用下会扰乱大鼠的下丘脑-垂体-睾丸轴上的某个环节,影响负反馈调节而生成过多的黄体生成素,引起间质细胞的增生性变化(增生、腺瘤)(图 20-5)。例如长期受抗雄激素类药物影响(如与雄激素受体相结合的 procymidone),能增加黄体生成素的血液浓度,刺激间质细胞,从而导致细胞增生和腺瘤的发生。

三、神经内分泌干扰物对甲状腺系统、新陈代谢和能量平衡的影响

与 HPG 轴的控制动物的繁殖方式相似,动物的生长发育受下丘脑-垂体-甲状腺轴(HPT 轴)的调控(图 20-6)。HPT 轴包括甲状腺激素的合成、转运、结合、反馈等过程,通过甲状腺激素对动物的生长发育和代谢起重要作用。因此,任何能够干扰 HPT 轴中的某个或者多个

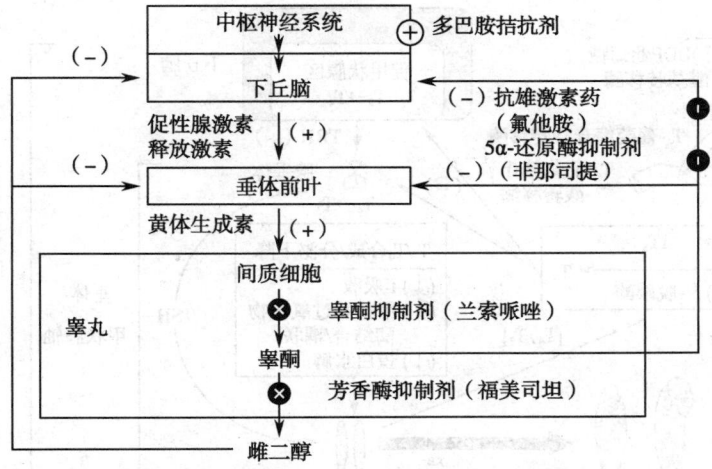

图 20-5　下丘脑-垂体-睾丸轴的调控和外源性化学物所致潜在扰乱的控制点
（+），反馈兴奋；（–），反馈抑制；⊕，受体兴奋；✖，酶或受体抑制

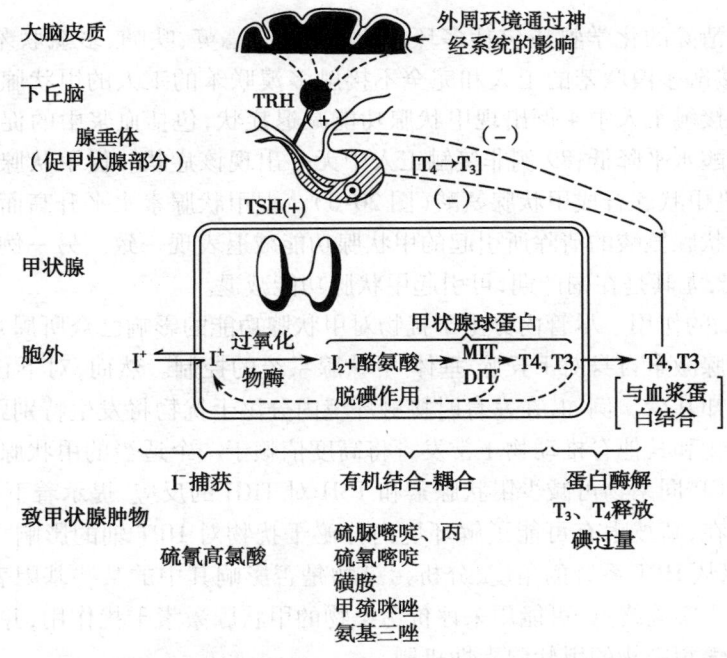

图 20-6　致甲状腺肿大的化学物影响甲状腺激素合成及分泌的作用机制

点的化学污染物可能会影响甲状腺激素的作用,最终影响动物的生长发育（图 20-7）。在哺乳动物中,HPT 轴的运行是下丘脑分泌促甲状腺激素释放激素（TRH）,刺激脑垂体分泌促甲状腺激素（TSH）,TSH 进入甲状腺细胞与 TSH 受体结合并作用于甲状腺促使其吸收碘,合成和释放甲状腺激素。

内分泌干扰物对下丘脑-垂体-甲状腺轴的影响包括：

1. 直接作用　许多污染物的结构本身与甲状腺激素的结构相似,如硫代氨基甲酸酯类、噻唑吡啶、多氯联苯（PCBs）、多溴联苯醚（PBDEs）的代谢产物、高氯酸等。

2. 间接作用　化学物质通过激素的代谢失活和消除,会影响甲状腺激素水平。能够增

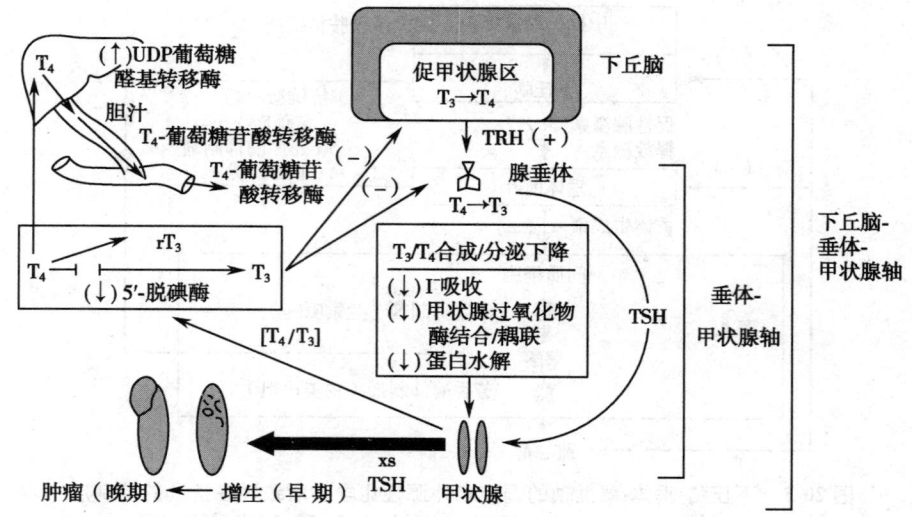

图 20-7　外来化学物可干扰下丘脑-垂体-甲状腺轴的多个位点

加甲状腺素代谢清除的化学物质包括多环卤代烃(如二噁英、呋喃、多氯联苯、多溴联苯)。有报道,在职业接触多溴联苯的工人和完全不接触多溴联苯的工人的甲状腺素水平进行比较时,发现 35 例接触工人中 4 例出现甲状腺功能减退症状,包括血浆中的促甲状腺素水平升高而甲状腺氨酸水平降低;89 例非接触工人中无一出现该症状。促甲状腺素是垂体分泌的,其功能是促进甲状腺合成甲状腺氨酸(图 20-6)。促甲状腺素水平升高而甲状腺氨酸水平降低与增加甲状腺氨酸的清除所引起的甲状腺功能减退表现一致。另一例子是接触密歇根污染 PBB 牛奶,尤其是在围产期,可引起甲状腺功能减退。

3. 对 HPT 轴的作用　尽管内分泌干扰物对甲状腺功能的影响已众所周知,但大部分研究都集中在甲状腺激素自身对下丘脑-垂体-甲状腺系统的控制。然而,对下丘脑-垂体-甲状腺系统的影响所知甚少。例如,在发育时接触环境内分泌干扰物将发生特别毁灭性的后果,其原因是哺乳动物和其他脊椎动物正常发育将高度依赖于一个适当的甲状腺功能正常的激素环境。例如,PCB 同系物可减少甲状腺素和 TSH 对 TRH 的反应,提示着下丘脑和(或)脑垂体的失调。现在,新技术有可能了解环境内分泌干扰物对 HPT 轴的影响。例如,使用定量 PCR 技术可以从 HPT 系统的角度,分析污染物是否影响其中的某些基因表达,同时以甲状腺激素的含量为实验终点,可能用来评价污染物的甲状腺激素干扰作用,并可能从分子作用模式上阐明化学污染物的甲状腺毒性机制。

大鼠、人类和其他物种的其他研究,提供甲状腺分泌失调有力支持,包括垂体 TSH 释放。暴露时机非常重要,一项对孕期中的仔于妊娠第六天暴露于低剂量的多溴二苯醚(PBDE),导致仔和发育后代的甲状腺素水平降低。重要的是,发育暴露于甲状腺干扰物可能对神经生物学功能产生长期后果,因为甲状腺激素对大脑正常发育至关重要。据报道,多氯联苯破坏神经发育,尤其是在控制运动学习的小脑。最近,双酚 A 被确认为一种甲状腺发育毒物,$1 \sim 50 \text{mg/kg}$ 剂量双酚 A 引起 T_4 短暂增加,特别是在产后 15 天。说明它的内分泌干扰作用更为广泛的本质,以前曾被认为是一种环境雌激素。

4. 更为广泛的机制　控制新陈代谢和能量平衡不仅包括适当的甲状腺正常功能,还涉及下丘脑回路控制饮食行为、脂肪细胞中的脂肪细胞因子(例如,瘦素),后者作用于下丘脑。发育中的大鼠暴露药物己烯雌酚(DES),引起成年期肥胖,这一作用亦表现在下一代。尽管其作用机制尚不可知,假定它可能涉及 DES 作用于对能量平衡具有重要性的发育中的下丘脑回路。

还有人建议,内分泌干扰物能充当为"肥胖基因",并计划有机体通过机制包括(但可能不限于)参与脂解作用的核激素受体过氧化物酶体增殖子活化受体(PPAR)在后期生活形成肥胖。内分泌干扰代谢系统的学科是一个新兴领域,它影响肥胖、糖尿病和心血管疾病等等,可能与儿童中这些现象的增加有关。

5. 对生态系统的作用　目前污染物对鱼类的甲状腺毒性研究主要是对甲状腺组织和甲状腺激素含量的影响。Brown 等研究了 PCB126 对鲑鱼的甲状腺毒性,进行了甲状腺组织病理、血清中的甲状腺激素含量,肝脏中甲状腺激素转化和代谢酶的活力测定等。实验结果表明,鲑鱼血清中的 T_4 和肝脏中的 T_4 葡萄糖苷化水平显著升高,导致甲状腺上皮细胞肿大,但是血清中的 T_3 和肝脏中的 T_3 葡萄糖苷化水平没有引起显著变化。LeRoy 等研究了 PCB 混合物(A1254)以及单体 PCB153、PCB47 和 PCB77 对细须石首鱼血清中的 T_3 或 T_4 含量的影响。结果表明,这些化合物都可显著改变 T_3 或 T_4 的水平,表现出甲状腺毒性。另外,最近的研究表明,一些新出现的环境污染物,如溴代阻燃剂、全氟代有机化合物也对水生生物具有甲状腺毒性。Kuiber 等研究了多溴联苯醚混合物(DE271)对比目鱼和斑马鱼的影响,斑马鱼血清中 T_3 和 T_4 的显著升高,而比目鱼血清中 T_3 和 T_4 的水平下降,因此 DE271 对鱼类的作用表现出种类上的差异。最近,Shi 等的研究表明,PFOS 对斑马鱼胚胎具有显著的发育毒性效应,早期甲状腺发育的标志性基因(*hhex* 和 *pax8*)的表达被显著上调,因此可能具有甲状腺发育毒性。最近,有研究 DE271 对斑马鱼 HPT 轴基因表达的影响,发现低剂量的 DE271 对 HPT 轴的影响主要是上调主要基因表达。这一研究有可能从 HPT 轴中与甲状腺激素合成、转运、作用和反馈等方面揭示 DE271 的甲状腺毒性机制。由于甲状腺激素在鱼类的生长发育、代谢等方面具有重要作用,因此干扰甲状腺激素的环境污染物是继雌激素效应后需要关注的问题。

许多化合物或药物干扰甲状腺素合成与分泌的一或多个环节,使 T_4 和 T_3 的水平低于正常,导致腺垂体代偿性增加分泌 TSH(图 20-6)。当用大鼠、小鼠等灵敏的种属检测时,早期可观察到滤泡细胞肥大/增生、甲状腺重量增加,长期实验时它们可通过与激素失调相关的后续(间接)机制使甲状腺肿瘤发生率升高。

化学物通过干扰甲状腺激素的合成与释放发挥直接作用以及通过抑制 5'-陀垫酶或诱导肝微粒体酶(如 T_4-UDP 葡萄糖醛酸基转移酶)间接影响甲状腺。这些机制均可引起甲状腺素[T_3 和(或)T_4]循环水平降低,导致负反馈抑制的消失及垂体促甲状腺激素(TSH)合成增加。TSH 的长期高水平释放使敏感的啮齿类动物甲状腺容易通过继发(非基因型)机制使局灶性增生和肿瘤损伤(腺瘤)的发病率增加。

四、神经内分泌干扰物对下丘脑-脑垂体-肾上腺轴(HPA)的影响

在脊椎动物中,下丘脑-脑垂体-肾上腺(HPA)轴主要调节生物体免疫功能,另外它还与生物体的生殖、生长和代谢有关。当生物机体产生应激作用时,将促使下丘脑分泌促肾上腺皮质激素释放激素(CRH),CRH 主要刺激脑垂体释放促肾上腺皮质激素(ACTH)进入到血液循环系统,其可刺激肾上腺分泌肾上腺皮质激素,产生相应的生理作用;肾上腺皮质激素的含量,反过来又可对下丘脑和脑垂体产生负反馈的作用。

(一) 内分泌干扰物干扰下丘脑-脑垂体-肾上腺轴

环境污染物有可能作用于 HPA 轴,从而影响到生物体的免疫功能,生殖、生长和代谢。肾上腺皮质激素的平衡对于个体的正常生理功能起了非常重要的作用。如果肾上腺的功能

受到影响,将威胁个体的存活。尽管 HPA 轴在维持生物体的正常功能中起了重要的作用,但是,有关污染物对 HPA 轴的作用方面的研究非常有限。

研究发现,肾上腺对于毒物的作用非常敏感,而且大多数内分泌损伤发生在肾上腺。其原因有二:一是肾上腺皮质具有特殊的机制来选择性地吸收脂蛋白,实际上肾上腺细胞能够吸收和积累许多脂溶性污染物,如 DDT、PCBs 的代谢产物。它们有可能直接破坏肾上腺的内分泌功能;二是对下丘脑-垂体-肾上腺轴(HPA 轴)的作用,打破肾上腺皮质激素的平衡,从而干扰其正常的生理功能的发挥。

人肾上腺皮质瘤细胞株(H295R)是研究下丘脑-垂体-肾上腺轴(HPA 轴)的模型。该细胞株保留了绝大多数与类固醇激素代谢有关的基因和酶,而且可在离体情况下被污染物诱导、表达,产生的激素主要是睾酮、雌二醇及皮质醇。因此,测定这些基因的表达和酶活力的变化,特别是激素含量的变化,是研究内分泌干扰物通过非受体途径而影响性激素含量的理想模型。通常可采用定量 PCR 方法,测定与类固醇激素合成途径中的重要基因表达的影响,酶的活力,特别是 Cyp19,也可测定重要的激素如睾酮和雌二醇的含量。目前已经用来评价了多种不同种类的污染物,如环境内分泌干扰物、杀真菌剂、溴代阻燃剂及其代谢产物、PCBs 及其代谢产物、水体中存在的药物和环境样品提取物等。肾上腺皮质癌细胞株(H295R)模型的不足有:基因表达量的变化与酶的活力不一定相关;基因表达、酶的活力改变与激素的含量(特别是雌二醇或者睾酮)也不一定相关。其原因是基因表达、酶活力的改变和激素含量的变化存在着时间或空间上的差异。如能够使用更长的暴露时间,就可能观察到基因的表达转化为酶活力的变化,进而导致激素水平的改变。如 Li 等将暴露时间延长到 10 天,研究了 PCB2126 对 H295R 细胞中一些基因表达和皮质醇、醛固酮含量的影响,得到了基因表达和激素含量间非常一致的关系。另外,Li 等利用活性炭过滤的成牛血清代替未过滤的成牛血清可增大激素测量的准确性。因为牛血清中含有激素,可能会影响测量的结果。需要指出的是,使用该细胞株时,应该考虑暴露剂量,即在环境剂量下更能够准确地反映污染物的内分泌干扰效应。

Liu 等人利用大鼠研究不同水平的母性行为对个体应激反应的影响,发现成年个体面对急性应激的 HPA 轴的应激反应性与其在出生早期获得的母性关爱成负相关($r = -0.6$)。即获得较少母性关爱的个体成年后面对急性应激时,HPA 轴应激反应性较高,下丘脑促肾上腺皮质激素释放激素(corticotropin-releasing hormone,CRH)、血浆促肾上腺皮质激素(ACTH)和皮质醇(CORT)增加。Bhatnagar 等人研究经历早期应激的大鼠在束缚应激实验中的表现,也证实经历早期应激的大鼠血浆促肾上腺皮质激素、皮质醇释放增加。Francis 等人的进一步研究发现在 HPA 轴中起负反馈调节作用的糖皮质激素(GR)也受到影响,早期应激导致海马中糖皮质激素受体表达下降,从而降低了糖皮质激素的负反馈调节作用,成年个体面对急性应激时,下丘脑促肾上腺皮质激素释放激素释放增加。此外,Francis 等人进一步研究发现个体的应激反应能在后代中稳定传递,即出生早期经历不良生活事件的个体,应激反应强烈,其后代也表现出相同强度的应激反应。

(二) 下丘脑-脑垂体-肾上腺轴干扰的表观遗传调控机制

表观遗传研究是近年来生命科学领域研究的新热点,不仅在基因表达、调控、遗传中有重要作用,而且在发育和疾病的发生、发展中也起了重要作用。表观遗传学的研究包括 DNA 甲基化、染色质重塑、X 染色体失活、非编码 RNA 调控 4 个方面。目前的心理应激方面的研究主要集中在 DNA 甲基化和染色质组蛋白修饰两方面。

早在 20 世纪 60 年代,从发育可塑性的角度认识到 HPA 轴及其相关的神经内分泌系统在个体应激反应中起重要作用。Weaver 等在研究早期环境对 HPA 轴的影响中，发现表观遗传学修饰参与调控 HPA 轴系统重要基因的表达。如：前面所述在出生早期获得较少母性关爱的大鼠，成年后海马中糖皮质激素受体 mRNA 和蛋白表达下降。进一步比较 GR 基因外显子 1 启动子区序列发现：相对于获得较多关爱的大鼠，获得较少关爱的个体 GR 基因外显子 1 启动子区序列 DNA 甲基化程度高；同时研究还发现与 GR 共有结合序列的神经生长因子可诱导因子 A（NGFI-A）启动子区 DNA 甲基化程度也高。GR 基因外显子 1 启动子区 DNA 高甲基化阻止了转录增强子 NGFI-A 与外显子结合，从而降低了 GR 基因的转录水平，GR 基因在海马中表达下降，负反馈下降，最终改变了 HPA 轴对应激的反应性。

研究者不仅发现表观遗传修饰参与早期经历对个体应激反应的作用，同时还发现表观遗传修饰是母性行为特征在后代中保持的重要机制。如 Frances 等人研究参与调控雌性个体母性行为的下丘脑内侧视前区（MPOA）中雌激素受体-α，发现出生早期获得较少母性关爱的个体，雌激素受体-α（ER-α）外显子 1b 内的调控元件 Stat5 甲基化程度高，这一构象变化造成转录因子 Stat5 与其结合位点的结合减少，ER-α 转录水平降低，基因表达下降；受雌激素受体调节的催产素的表达水平也随之降低，雌性个体表现为低母性行为特征。

组蛋白乙酰化参与调控 HPA 轴重要基因的表达，主要体现在高质量的生活环境、药物、食物等后期环境因素逆转早期经历对应激相关基因的长期作用上。Francis 等人的研究表明青春期丰富环境能够逆转早期不良经历对 HPA 轴反应性和应激反应的作用；交叉抚养也能改善个体面对应激时的行为反应和 HPA 轴的反应强度。Weaver 等人则通过给大鼠中枢内注射 HDAC 抑制剂曲古抑菌素 A（TSA），发现出生早期获得较少母性关爱的大鼠海马中 GR 基因高甲基化状态被逆转，而且 GR 转录水平上调，GR 基因在海马中的表达增加，HPA 轴应激反应性下降。其机制为 HDAC 抑制剂 TSA 通过增加启动子区组蛋白乙酰化，促进染色质的去凝缩作用，染色体结构松散，转录水平增加，GR 基因表达也增加。此外，染色质结构松散有利于 DNA 脱甲基酶接近 GR 基因启动子，发生去甲基化。总之，药物、环境等因素通过改变组蛋白的构象参与 DNA 甲基化修饰，从而调节基因表达，为相关行为纠正和疾病的治疗提供了新的前景。

表观遗传学作为生命科学研究的新热点，运用于研究环境因素对神经内分泌系统的干扰研究提供了新的解释，解决了传统遗传学研究所不能解释的问题。根据表观遗传学的观点，外在表型和疾病的发生是基因与环境交互作用的结果，这对研究内分泌干扰物和疾病的发病机制提供了一个新的视角。此外，根据表观遗传学可逆转这一特性，药物、环境等后期因素可以通过表观遗传机制改变相关基因的表达和行为表现，从而逆转内分泌干扰物对个体的持久影响，为我们后期纠正行为和疾病的治疗提供了潜在的治疗目标。然而有关内分泌干扰作用的表观遗传学研究尚处于起步的阶段，仍有很多的问题有待深入研究。

五、发育源性疾病与传代效应

（一）发育源性疾病

发育源性成人疾病，即发育过程中胚胎或胎儿受到外界环境因子或母体子宫环境影响，使发育程序发生轻微变化后导致成年后发生一些特殊疾病。目前较为公认的发生机制是由 Barker 提出的"发育可塑性"学说，它主要从宏观层面阐述了成人期代谢性疾病宫内源性的可能机制。通过动物实验获得了有关病理生理改变的相关证据。最近几十年大量的研究结果都支持 Barker 假说，通过实验证明器官和功能的分化可以由母本环境的破坏引起，结果导致成年后肥胖、糖尿病、心血管疾病、代谢综合征和行为或生殖力低下的异常状况发生。

除"发育可塑性"学说外，1992 年，Howard Bern 在其著作"The fragile Fetus"中提出了几

种胎儿和新生儿发育源性疾病的机制,主要包括未发育完全的 DNA 修复机制,以及生理层面上不成熟的免疫系统、肝脏代谢以及血-脑屏障不完善等。发育中的胚胎或胎儿在早期发育的关键时期,对内分泌破坏物最敏感。在这期间,胚胎或胎儿对外界不良环境的反映可能通过表观遗传机制的变化记录下来,这些改变可能是为了适应环境需要,而当后代脱离这种不良环境时,原来的适应性改变可能演变成为适应过度的状态,从而导致疾病发生。子宫内暴露环境内分泌干扰物可以导致基因同环境间的相互作用,引起暴露后个体或其后代对某些疾病的易感性问题。

近期研究发现表观遗传机制,如同样受环境影响的 DNA 甲基化状态和染色质修饰等因素一样对这些发育源性疾病的发生发展有重要的作用。在分子机制方面,基因的表观遗传修饰是近年的研究热点。包括环境内分泌干扰物在内的大量环境因子能够直接影响甲基化和染色质重塑因子来改变幼体的表观基因组并导致基因的时空表达模式发生变化,如果发生在可以进行有丝分裂的体细胞中,那么这种表观变化可以通过有丝分裂传到其子代细胞中,导致某些关键基因的沉默或过表达;而如果这种表观遗传突变发生在干细胞中,由此干细胞分化而成的细胞或组织即会继承到这种突变,进而促进癌症发生。常见的 4 种环境内分泌干扰物表观遗传效应及其跨代遗传效应归纳于表 20-2。

表 20-2 四种内分泌干扰化学物质对表观遗传和跨代效应概要

内分泌干扰化学物质	表观遗传效应	跨代效应
乙烯菌核利		
小鼠	雄性(精子)DNA 甲基化: ↓H19、Gtl2、Peg1、Snrpn 和 Peg3(F1) ↓母方和父方印记基因(F3) 雌性(各种组织)DNA 甲基化: ↑H19 尾部、Peg1、Snrpn 和 Peg3(F1~F3)	精子浓度: F1 对照 56%;F2 对照 90%;F3 对照 100%
大鼠	#精子(F0s)或睾丸(F1 和 F2)LPLase 基因 IDNA 甲基化 ↓睾丸(E 16)Dnmt3A(F1 和 F2)和 Dnmt1、Dnmt3L 和 Ehmt1(F1~F3)基因的表达 睾丸(PND 6)DNA 甲基化改变,F2 和 F3 雄性精子甲基化改变 F3 雄性(12 个月)和雌性(15 个月)海马和杏仁体转录组改变,和睾丸(E 16)转录组改变	#精子形成,生育率(F0~F2)或器官重量(F1 和 F2 第 13 周) #F1 或 F3 性发育或精子评估 ↓睾丸和附睾尾重量 #F2 精子的评估 ↓F1 和 F2(低剂量),F1 和 F3(高剂量)生殖细胞的凋亡 ↑所有对照组动物细胞凋亡(相对于乙烯菌核利) ↑精子发生细胞凋亡 ↓F1~F3(PND 60~150)精子能动性和精子浓度 ↑F1~F4 雄性动物疾病状态和 F1~F3 雌性动物 行为: ↓年轻雄性 F3 雌性和年轻与年老 F3 雌性动物类似焦虑的行为 F3 雌性(处理或未处理)偏爱未经处理的雄性超过处理雄性;雄性 F3 没有偏好雌性血统

内分泌干扰化学物质	表观遗传效应	跨代效应
乙烯雌酚（DES）		
小鼠	子宫： ↑同源物 10A 启动子甲基化和蛋白表达（PND 14） ↑cFOS mRNA 表达（PND5-60）和外显子 4 甲基化（PND5） ↓cFOS 外显子 4 甲基化（PND8-60） ↓lactotransferrin 基因甲基化（PND21 ~ 30 个） ↑Dnmt1 表达（PND14 和 30），Dmnt 3b（PND5 和 14），Dmnt3a（PND30） 附睾： ↑Dnmt 1、3a 和 3b 表达	↑睾丸肿瘤、增生性病变（F2 雄性） #生育不变（F2 雄性和雌性） ↓血清 E2（F2 雄性） ↑子宫腺癌（F2 雌性） ↑生殖系统肿瘤（F2 雌性）
大鼠	子宫： ↓K27 总组蛋白三-甲基化（PND12） ↑组蛋白甲基转移酶 EZH2 的磷酸化（PND12） ↑CaBP-9k 和 Dio2、Gdf10、Car8、Gria2 和 Mmp3 磷酸化（5 个月和 PND12）	
人	–	↑出生缺陷（外孙和女儿） ↑心脏病的风险（孙女） ↓活产数量和月经周期改变（女儿），卵巢小细胞癌（孙女） ↑尿道下裂（孙子）
双酚 A（BPA）	前脑（胚胎）CpG 甲基化改变，通过减少 DNA 甲基化转变 agouti 外部颜色 前列腺： ↑几个基因甲基化（PND 10 和 90） ↓PDE4D3 甲基化启动子区域 ↓PDE4D3mRNA 表达 睾丸蛋白质表达： ↓ F1-F3（成人）AR、ERβ、SRC 1 和 NCor ↑F1 ERα，F2p/CIP，F2 和 F3（成人）GRIP-1	F0 和 F1 母鼠处理，母方行为改变 ↑前列腺上皮内瘤和细胞增殖（PND200） ↓雄性 F1 ~ F3（PND75）生育 ↑F2 和 F3 雄性（PND125）体重
多氯联苯（PCB）	↓下丘脑和肝脏 Dnmt1 表达（PND21） ↓肝脏 Dnmt1、3a 和 3b 及 16 个基因甲基化（PND21）	性别比例倾斜雌性（F1 和 F2）（稍微） ↓发情前期 LH 和 P4 和子宫重量（F2 成年雌性）

注：↑=增加、↓=减少和#=没有变化或者没有作用。缩写：AR，雄激素受体；CaBP-9k，钙结合蛋白 D9k；Car8，碳酸酐酶相关蛋白 8；Dio2，diodinase 2 型；Dmnt，DNA 甲基转移酶；E，胚胎天数；E2，雌二醇；Ehmt1，组蛋白甲基转移酶，ER，雌激素受体；EZH2，zeste 同源物增强子 2；Gdf10，生长分化因子 10；Gria2，谷氨酸受体，离子移变的，AMPA 2；GRIP-1，谷氨酸受体相互作用的蛋白 1；K27，赖氨酸 27；LH，促黄体激素；LPLase，溶血磷脂酶；Mmp3，基质金属蛋白酶 3；NCo，r 核受体辅阻遏子；P4，孕酮；p/CIP，辅整合因子结合蛋白；PDE4D3，磷酸二酯酶 4D3；Peg，父性表达基因；PND，出生后；Snrpn，小核核糖核蛋白多肽 N；SRC 1，类固醇受体辅助活化因子 1

用双酚 A（BPA）处理孕 30 ~ 90 天的母羊会导致胎羊出生后促性腺激素分泌过多等现象，这些发现可证实成体生殖和代谢疾病的发育源性起源。在人类中的一项研究表明，PCBs 可以通过 P450 酶的作用增加胆固醇和三酰甘油的合成，而这两种物质是心血管疾病发生的主要促进因子。

暴露于 BPA 后，小鼠脑中一些功能相关的基因的甲基化状态与对照组相比发生变化，导致其 mRNA 的表达发生相应变化，这其中就包括多巴胺系统，该系统的缺陷会导致成年后发生多种疾病，在人类可引起精神分裂症等多种疾病。出生前或之后用植物环境内分泌干扰物异黄酮处理小鼠会发现其骨骼肌中 α-actin 基因的 DNA 甲基化状态发生变化，引起发育过程中与其相关的形态学特征的变化，或者性成熟受到影响。用雌二醇（E_2）处理三刺鱼发现，雄性三刺鱼性腺中基因组发生整体的高甲基化现象，而大量研究也已证明，基因组水平上甲基化状态的变化必然会引起成年后发育相关基因引起的疾病。

Bredfeldt 等的研究发现，外源雌激素如 DES 可激活雌激素受体信号途径，引起组蛋白 H3 赖氨酸 27 位三甲基化水平的降低，证明外源雌激素诱导的核激素受体信号途径与表观遗传的调控有关。因此，子宫营养和环境中的激素刺激引起的表观遗传改变可能在发育的可塑性和疾病的易感性上面起着重要的作用。

（二）传代效应

传代效应中表型的传递不是由 DNA 序列信息而是由表观基因组信息决定的，这种遗传信息的传递多数以一种非孟德尔遗传的方式传递。环境内分泌干扰物对生物机体的损害作用不只局限于某个个体短时期病变，而是一种长期作用，对其后代具有传代能力，这种在某生物个体的后代中发现与其祖辈相应的表型或疾病状态的现象就是传代效应，此效应既可在其随后一代中发现，也可在其后几代中发现。

20 世纪 40 年代开始临床上广泛使用一种雌激素药物 DES，随后发现在使用者中有生殖异常或一些不常见的癌症，如阴道细胞腺瘤等，又经过一段时间，发现在其子女中也出现相同的异常，由此可知 DES 对生物体的影响是长远的并可传递给其后代。另一个例子是长期处于含有杀虫剂物质环境中的妇女，其儿子患生殖发育问题的概率明显增大，如睾丸体积、血清中睾酮的含量和阴茎长度等都会降低。越来越多的证据证明，环境内分泌干扰物的毒效应会通过一定的机制传递到其后代中。

在性别决定关键时期对孕小鼠注射烯菌酮（vinclozolin）后发现，H19 和 Gtl2 基因的甲基化水平显著降低，导致生殖系统的病变，且这些都可遗传给其后代。多数环境内分泌干扰物及营养因子等可改变表观基因组和基因组水平上的表观遗传状态，如基因启动子上甲基化水平的改变和染色质重塑等在生长、发育的许多过程中都有极其重要的作用。这种表观遗传状态的变化通过生殖系细胞中的一系列事件从亲本传递到生殖细胞中，然后引起后代中表型或其他一些特征的改变。

环境内分泌干扰物对生物体的毒效应包括在生物个体及其随后的几个世代中出现相应的许多方面的损伤，表观遗传因素始终在其中起着主要作用。某个个体上的一些病症很可能是其前代受到某些环境因素的深刻影响，并在其后代中得到遗传，这表明人类与环境关系密切，也为生物进化提供了一定基础。

环境内分泌干扰物广泛应用于人类生活的各个方面，而其引起的毒害作用以及发育源性成人疾病也已引起人们的关注，正在探索环境内分泌干扰物引起各种异常病变的确切机制。但许多问题有待深入研究，如在生物发育的极早期，当雌激素受体还没有开始表达时，环境内分泌干扰物是否可发挥作用,其机制如何;近年来发育源性成人疾病越来越多,除遗传因子外,表观遗传机制的作用如何;环境内分泌干扰物是否会影响副突变现象,雌激素毒害效应在世代间传递过程中,副突变的作用如何;环境内分泌干扰物的上述效应是否可在若干代之后被逆转等。另一方面,环境内分泌干扰物不仅会对个体成年后或其后代产生一系列明显的器质性变化,即生理性病变和畸形等,还会造成心理或行为上的变化,这些变化及其潜在机制都需要进一步探讨。

尽管越来越明显,内分泌干扰特点可传递给子孙后代和那些表观遗传(非基因组)机制参与内分泌干扰物介导的影响,这个概念并没有被广泛应用于神经内分泌系统。然而,考虑到神经内分泌学专家最先注意到的早期生命的激素环境具有永久性影响生理、行为和发育,似乎直觉的是发育期内分泌干扰物暴露,即使在亚毒性水平,个体发育的关键性靶窗暴露将对个体有长期作用。表明干扰特征的跨代传递的问题,不断增长文献生命早期母体应激甚至母体行为的细微差别的 HPA 神经内分泌应激轴,已被证明对后代应激性反应能力有永久的作用,并传递给下一代。传递机制也很有趣,好比是非基因组(表型的传递被认为是跨养育以及生物后代)。参与调节 HPA 轴的大脑中表观遗传变化分子参与这一过程,特别是糖皮质激素基因启动子 DNA 甲基化,并且这一特性可以被补充一个甲基供体所逆转。

第四节　神经内分泌毒性反应机制

神经分泌的概念是神经元胞体中含有分泌颗粒或囊泡,并可将分泌颗粒或囊泡中的内含物释放入细胞间隙或经血液运输。从字义上分析,神经递质的合成、贮存及释放也应该是神经分泌现象。

一、环境内分泌干扰物对神经系统的影响

环境内分泌干扰物能影响神经细胞的活动及神经系统的传导能力,从而造成神经系统发育延迟、智力损伤及神经行为的变化。毒死蜱和 MXC 能影响下丘脑 GT127 细胞系中促性腺素释放素的基因表达和生物合成。毒死蜱还可引起神经突膨大,MXC 可引起神经突收缩,提示两者可能影响到神经元的活动。对分泌催乳素的垂体细胞系 GH3 研究表明,硫丹和氯丹能通过第二信使介导的细胞机制调节雌激素诱导的基因表达。三丁基锡(TBT)浓度高时能诱导 PC12 细胞凋亡,浓度低时能抑制无血清培养基或含羟多巴胺培养基中 PC12 神经细胞的 DNA 断裂,且能增强 PC12 神经细胞的活力。提示 TBT 具有诱导和抑制 PC12 神经细胞凋亡的双重效应,这种效应对细胞的分化影响很大。

将孕期小鼠和新生小鼠暴露在双酚 A(BPA)中,其子代与新生小鼠脑中多巴胺 D1 受体 mRNA 的水平明显升高,依赖多巴胺 D1 受体的奖赏效应增强,并使多巴胺 D1 受体对边缘前脑中的 G 蛋白产生正调节作用。提示 BPA 能增强中枢神经系统中依赖多巴胺 D1 受体的神经传导能力。

低剂量 PCBs 通过影响甲状腺激素受体复合物干扰其介导的转录活动,进而影响甲状腺激素靶器官的生长和发育,尤其是在中枢神经系统中引起脑内多巴胺水平的变化和脑的异常发育。

TCDD 等二噁英类环境内分泌干扰物能引起大鼠一系列病变,最明显的是食欲减退和体重下降,这可能与神经系统和内分泌器官有关。试验表明,脑垂体是 TCDD 的作用靶部位,

TCDD 与芳香烃受体结合可显著影响与生长、分化相关的基因的活动。用 TCDD 处理后的脑垂体细胞中 P4501A1（CYP1A1）mRNA 和蛋白质浓度急剧升高。值得注意的是,许多金属元素也具有神经毒性,如铝、汞、铅等。近年来研究发现,作为稀土微肥在我国广泛使用的稀土元素同样具有神经毒性,其神经毒性与 Al^{3+} 相似,有可能对哺乳动物大脑功能造成影响,影响儿童智商。

二、神经递质与神经毒性

神经递质及其受体大量研究结果都显示神经毒物可影响神经递质的合成、代谢以及与受体的结合等多个环节,干扰神经元之间的信息传递。研究结果表明毒物可影响单胺类、胆碱类、氨基酸类和多肽类递质的含量,也影响神经递质代谢转化率以及与受体的亲和力,例如铅、汞、锰、二硫化碳和丙烯酰胺都可以引起脑组织某些部位中的单胺类递质含量的改变,有机磷和拟除虫菊酯类农药则引起胆碱类递质的改变。

神经递质释放依赖于许多生物化学和电化学活动的协调作用,不仅与突触前神经元的动作电位有关,还包括钙动员和突触前神经末梢递质储存囊泡与质膜的融合、融合后囊泡中的神经递质被释放到突触间隙、与突触后膜上高度特异性受体结合将化学信息再转换成电信号或调控其他神经化学活动等一系列活动。

毒物可通过干扰递质合成酶活性或递质前体物质的利用影响神经递质合成;可通过影响囊泡中神经递质的储存或释放、影响神经递质灭活或清除(重摄取或递质分解酶)、干扰神经递质与受体作用或毒物本身直接与受体结合等作用影响神经系统正常功能。

例如:有机磷和氨基甲酸酯类杀虫剂——选择性抑制乙酰胆碱酯酶活性,从而抑制乙酰胆碱递质的灭活,造成突触间隙大量乙酰胆碱递质堆积,过度刺激突触后膜上的相应受体,使突触后神经元正常活动受到影响,产生一系列中毒症状。最强的脊椎动物神经递质释放激动剂之一的黑寡妇毒素（latrotoxin）——可引起囊泡内的神经递质暴发性非特异释放,随之破坏神经末梢。可卡因和它的同类物——通过抑制多巴胺和其他单胺的突触重吸收提高突触间隙多巴胺递质浓度。乙醇——影响儿茶酚胺类递质释放、吸收和代谢,并刺激 GABA 受体活性。肉碱毒素——阻断神经肌肉接头处的神经递质乙酰胆碱的释放,引起迟缓性瘫痪。破伤风毒素——阻断脊髓抑制性神经元产生的氨基酸类神经递质释放,导致肌肉强直,进一步发展为致死性僵硬和痉挛性抽搐。一些动物毒素如 β-金环蛇毒素——作用于突触前,通过特异地减少递质的释放以阻断神经肌肉传递从而致使运动终板对神经刺激不起反应。

毒物可能对受体产生变构效应。如有些毒物不是结合于内源性配基的同一位点,而是结合于生物大分子的相邻部位,这种作用可引起构象变化而影响受体与神经递质的结合。由谷氨酸传递的神经毒性被称为兴奋毒性（excitotoxicity）。

三、神经胶质细胞与神经毒性

中枢神经系统中的胶质细胞主要包括星形胶质细胞、小胶质细胞和少突胶质细胞。大量的研究已经证实它们不单纯的是一种支持营养成分,而在神经系统的高级活动中具有更加复杂的功能,对神经系统的发生、突触的形成以及学习与记忆都有着重要的意义。

神经胶质细胞也可产生多种神经激素或细胞因子,故也有将神经胶质的分泌现象视为神经内分泌过程。星形胶质细胞在许多神经毒性损伤中既有防御作用又有促进作用。如,在中枢神经系统谷氨酸稳态研究中,星形胶质细胞在兴奋性神经递质谷氨酸代谢中具有重要作用:星形胶质细胞具有高亲和性谷氨酸递质摄取系统,它们可通过谷氨酸重摄取或经谷氨酰胺合成酶催化作用将谷氨酸代谢为谷氨酰胺,调节控制细胞外谷氨酸水平。星形胶质细胞还可直接引起中枢神经系统损伤。星形胶质细胞中的谷氨酸-谷氨酰胺通路是脑组织中谷氨酸递质的微型储备库。星型胶质细胞肿胀会引起递质释放。

摄取、灭活和供给神经递质。在 CNS,AS 上拥有很多种神经活性氨基酸的高亲和载体,在突触间隙的谷氨酸和 GABA 被 AS 相应的高亲和载体转运至 AS 内,在 AS 内谷氨酰胺合成酶作用下,合成谷氨酰胺,再转运给神经元,作为制造谷氨酸和 GABA 的原料。灭活谷氨酸,限制了谷氨酸对神经元的兴奋毒性作用。还能摄取和灭活单胺类递质(如去甲肾上腺素、多巴胺和5-羟色胺)。

营养修复作用:能分泌大量可扩散的神经营养因子和非扩散的神经元支持物质,如促进轴突生长的糖蛋白、神经营养因子膜结合分子、细胞黏附分子层粘连蛋白,对神经元起一定的营养作用。释放的生长因子还可拮抗小胶质细胞对神经元的毒性,已发现小胶质细胞能分泌一种低分子量的对热和蛋白酶不敏感的神经毒素,此毒素的毒性作用也能被 NMDA 受体拮抗剂所阻止。发现毒物作用过的 AS,可能无神经营养作用,因用乙醇处理 AS 获得的条件培养液不但无促进 5-HT 能神经元发育,而且还降低了神经元的 DNA 含量、细胞存活和轴突生长。Dugan 发现,AS 增加了神经元对(RS)-氨基-3-羟-5-乙基-4-异噁唑戊酮酸神经毒的敏感性,可能是 AS 对神经元的保护作用具有一定的选择性。

总之,中枢神经内分泌系统控制下丘脑-垂体及其靶目标系统的调控过程。这些系统在机体应对其环境发挥了关键作用,因此,他们很容易受到环境污染物的破坏,如工业化学品、农药、塑料、增塑剂,甚至食品产品。迄今为止,大多数内分泌干扰研究都集中在靶系统,但令人信服的证据表明了下丘脑垂体水平是潜在的内分泌干扰作用的主要靶点。而且,神经内分泌系统并非孤立,他们之间相互交流,这种 cross-talk 交谈可能会加剧暴露对跨越多个稳态系统的影响。

(石年　李煌元)

参 考 文 献

1. Kapp Jr. RW,Thomas JA. Chapter 63,Toxicology of the Endocrine System//Ballantyne B,Marrs TC,Syversen T, Eds. General and Applied Toxicology. 3rd Ed. Wiley-Blackwell,2009:1525-1555.

2. Hoyer PB,Flaws JA. Toxic Responses of the Endocrine System//Klaassen CD,ed. Casarett & Doulls Toxicology The Basic Science of Poisons. 8th Ed. New York:McGraw-Hill Education,2013:907-930.

3. Brashers WL,Jones RE,Huether SE. Mechanisms of Hormonal Regulation//McCance KL,Huether HE. Pathophysiology:The Biologic Basis for Disease in Adults and Children. 7th ed. St. Louis,Missouri:Elsevier,2014: 689-711.

4. Brashers WL,Jones RE,Huether SE. Alterations of Hormonal Regulation//McCance KL,Huether HE. Pathophysiology:The Biologic Basis for Disease in Adults and Children. 7th ed. St. Louis,Missouri:Elsevier,2014: 717-766.

5. Sugerman RA. Structure and Function of the Neurologic System//McCance KL,Huether HE. Pathophysiology: The Biologic Basis for Disease in Adults and Children. 7th ed. St. Louis,Missouri:Elsevier,2014:447-574.

6. Andrea C. Gore. Neuroendocrine targets of endocrine disruptors. Hormones(Athens),2010,9(1):16-27.

7. Walker DM,Gore AC. Transgenerational neuroendocrine disruption of reproduction. Nature Reviews,2011,7:

197-207.

8. 王祥川,孙彬,陈桂来,等. 环境内分泌干扰物的毒害效应及其表观遗传机制. 国际生殖健康/计划生育杂志,2011,30(3):243-246.

9. 李婷,朱熊兆. 早期经历影响个体成年后行为的表观遗传学机制. 心理科学进展,2009,17(6):1274-1280.

10. 霍奇森,等编著. 现代毒理学. 第 3 版. 江桂斌,等译. 北京:科学出版社,2011:280-294.

11. 李继硕,主编. 神经科学基础. 北京:高等教育出版社,2002:321-332.

12. 庄志雄,主编. 靶器官毒理学. 北京:化学工业出版社,2006:220-241.

第二十一章

外源化学物的免疫毒性

免疫是机体"识别自我、排除异己"维持内环境稳定和生理平衡的重要机制。然而人类对免疫的认识最早是从抗微生物感染开始的。直到 20 世纪 60 年代，人们才从这种单一的观念中解脱出来，认识到环境中的许多物理化学因素也可与免疫系统的各组分相互作用而引发免疫系统乃至机体的其他系统发生结构与功能的改变，造成严重的后果，在某些情况下，当其他器官系统还未观察到毒性作用时，免疫系统已受到损害，例如：免疫功能的降低（抑制）可能导致反复的长时间或严重的感染以及癌症的发展；而免疫过度增强可导致超敏反应和自身免疫性疾病。因此，研究外源性理化因素诱导免疫调节改变及其细胞和分子机制，筛选敏感有效和重复性高的检测方法是毒理学工作者面临的重要任务。早在 20 世纪 60 年代，国外就有化学物质对免疫系统影响的报道。20 世纪 70 年代美国食品与药品管理局（FDA）提出应对一些药物的基本免疫功能进行检测，并由美国国家环境卫生安全研究所（NIEHS）提出"评定免疫功能改变的筛选方案"。20 世纪 80 年代美国国家毒理学规划处（NTP）推荐了小鼠免疫毒性检测方案，世界卫生组织（WHO）、美国疾病控制中心（CDC）和美国国家研究委员会（NRC）分别推荐了人群免疫毒性的检测方案，并开展了大量的研究工作。近 20 年来，随着生命科学和毒理学的飞速发展，有关免疫毒理学的专著、论文和国际会议日益增多，人类基因组计划完成及相关高端技术如各种"组学"技术和生物信息学的应用赋予《免疫毒理学》新的生命力，也为毒物的安全性评价和预防控制免疫相关疾病提供了新的依据和手段。

第一节　免疫应答的类型及生物学基础

免疫应答有两种形式，即自然免疫（natural immunity）或称先天性免疫（innate immunity）和获得性免疫（acquired immunity）也称作特异性免疫（specific immunity）。自然免疫是指机体与生俱来的，不针对特定抗原的免疫能力，非特异性地针对广泛的外源性物质，所以也叫非特异性免疫。在暴露于这些物质之前很少被增强，其免疫作用提高是通过包括补体、自然杀伤性（NK）细胞、黏膜屏障以及多核和单核吞噬性细胞的独特作用等在内的多种机制实现的。非特异性免疫系统的一部分与炎症反应中的吞噬作用有关，而且某些方面可能在自身免疫的病因学中具有重要意义。

相反地，获得性免疫是高度特异的并且随着外源性物质的不断暴露而增高，因而又称适应性免疫。引发这种特异性免疫反应的物质称为免疫原（immunogens），它们可以是外源性的或者是内源性的。在多数情况下,虽然各种各样的大分子,包括多糖、核酸、核糖核酸,在适当的环境中具有免疫原性,但免疫原通常是蛋白质类。获得性免疫反应有两种类型,即体液免疫和细胞(介导)免疫。体液免疫(humoral immunity)包括产生能与外源性物质结合的蛋白质的形成过程,这一特殊类型的蛋白质属于免疫球蛋白(immunoglobulins),蛋白质本身被称为抗体(antibody),而和抗体结合的物质称为抗原(antigen)。抗体结合可以中和毒素,引起细菌或者微生物的凝集,从而导致可溶性外源性蛋白的沉淀,因此两者在宿主防御反应中都十分重要。在细胞免疫(cell-mediated immunity)中,则是特定的细胞,而不是抗体,与靶细胞的分解破坏有关。

免疫系统的一个重要功能是有效地分辨属于或不属于机体的大分子,这种被认为是高度的利己的特异性免疫反应,是一种既识别"自己"又排斥"异己"的过程,这在对特定的环境毒物、过敏原或抗原的反应和同种异体移植物的特异性排斥反应中显而易见。已知自体的识别部分是由主要组织相容性复合物(major histocompatibility complex,MHC)Ⅰ类和Ⅱ类分子的蛋白质遗传变异决定的。免疫系统区分自体和异体的能力在开始是一个逐渐认识的过程;在成熟过程中,系统必然忽略自身分子的无限的变化而主要地准备与各种外源性抗原反应。因此,通过免疫调控机制引导对自体的免疫耐受和协调针对性免疫应答以及对外源性大分子和细胞的清除,这种调控机制来源于参与正确免疫功能的多种不同类型细胞间的相互作用。

一、淋巴细胞

淋巴细胞是参与人类特异性免疫应答的主要细胞。它们起源于多分化潜能干细胞,经过循序性分化和成熟过程,形成在宿主防御中起重要作用的 T 细胞和 B 细胞(图 21-1)。

(一) T 细胞

T 淋巴细胞(T lymphocyte)来源于骨髓多能造血干细胞(hematopoietic stem cell,HSC),在骨髓中分化成淋巴样祖细胞(lymphoidprogenitor cell)。HSC 和淋巴样祖细胞均可经血液循环进入胸腺,在胸腺中完成 T 细胞的发育,成为成熟 T 细胞,再随血液循环进入外周淋巴器官,主要定居于外周淋巴器官的胸腺依赖区,接受抗原刺激发生免疫应答。成熟 T 细胞定居于外周免疫器官的胸腺依赖区,T 细胞在适应性免疫中不但介导细胞免疫应答,在胸腺依赖性抗原诱导的体液免疫应答中亦发挥重要的辅助作用,T 细胞缺陷既影响机体细胞免疫应答,也影响体液免疫应答,可导致对多种病原微生物甚至条件致病微生物易感、抗肿瘤效应减弱等病理现象。

根据成熟 T 细胞所处的活化阶段和功能的不同,可分为初始 T 细胞(native T cells)、效应 T 细胞(effector T cell)和记忆 T 细胞(memory T cell,Tm)。从未接受过抗原刺激的成熟 T 细胞为初始 T 细胞,处于细胞周期的 G_0 期,存活期短,表达 CD45RA 和高水平的 L-选择素(CD62L),主要功能是识别抗原,在外周淋巴器官内接受 APC 呈递的 pMHC 刺激而活化,并最终分化为效应 T 细胞和记忆 T 细胞。效应 T 细胞存活期短,当与宿主细胞接触,激活靶细胞内的溶酶体酶,并最终导致宿主细胞裂解死亡。同时,效应 T 细胞还能释放出免疫活性物质细胞因子,如白细胞介素、干扰素等,是行使免疫效应的主要细胞。记忆 T 细胞(memory T cell,Tm)可能由效应 T 细胞分化而来,也可能由初始 T 细胞接受抗原刺激后直接分化而来,其存活期长,可达数年,接受相同抗原刺激后可迅速活化,并分化为效应 T 细胞,介导再次免疫应答。

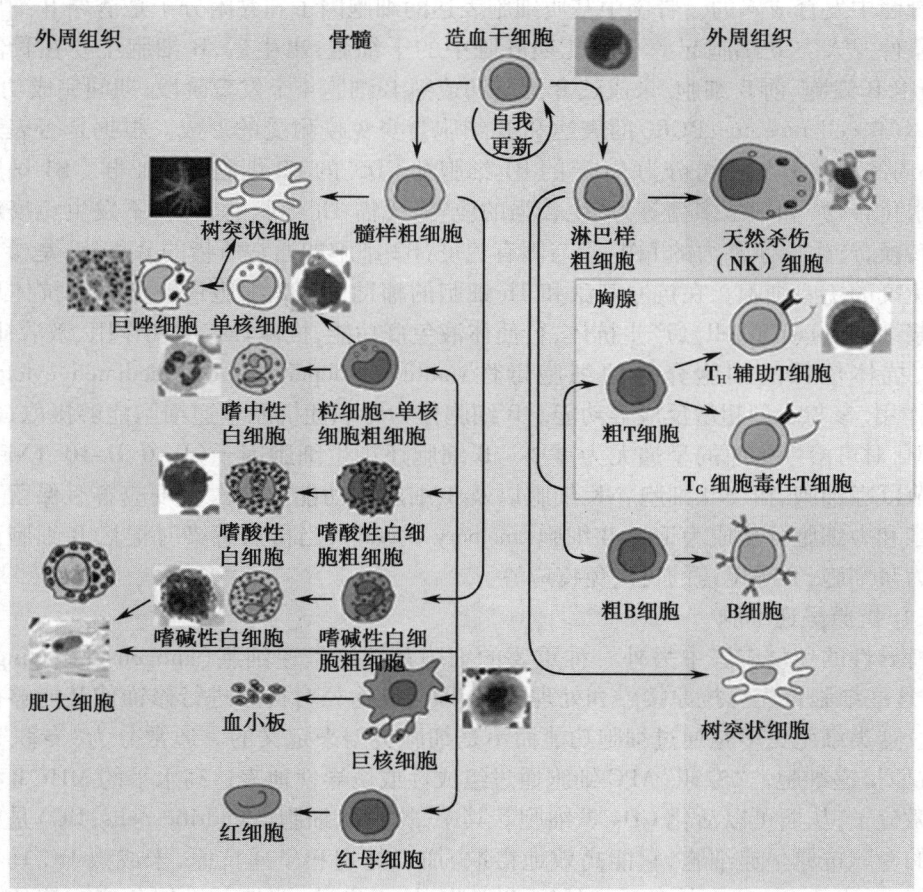

图 21-1　免疫系统的主要细胞及其来源

T 细胞在选择和分化过程中获得细胞表面蛋白标志物,其中 TCR-CD3 复合物为 T 细胞的特有标志。按 TCR 不同,T 细胞可分为 αβT 细胞和 γδT 细胞,αβT 细胞即通常所称的 T 细胞,占脾脏、淋巴结和循环 T 细胞的 95% 以上。根据细胞功能及表面分化抗原决定簇(cluster of differentiation)是否表达 CD4 或 CD8,αβT 细胞又分为 CD4$^+$辅助 T 细胞(helper T cell,Th)、CD8$^+$细胞毒性 T 细胞(cytotoxic T lymphocyte,CTL)以及调节性 T 细胞(regulatory T cell,Treg)。CD4$^+$T 细胞识别由 13 ~ 17 个氨基酸残基组成的抗原肽,受自身 MHC Ⅱ类分子的限制,活化后,分化为 Th 细胞,Th1 分泌 IL-2、IFN-7、LTα 等细胞因子,介导细胞免疫应答;Th2 分泌 IL-4、IL-5、IL-6、IL-10 及 IL-13 等细胞因子,辅助体液免疫应答;但也有少数 CD4$^+$效应 T 细胞具有细胞毒作用和免疫抑制作用;CD8$^+$T 细胞识别由 8 ~ 10 个氨基酸残基组成的抗原肽,受自身 MHC Ⅰ类分子的限制,活化后,分化为细胞毒性 T 细胞,CTL 通过分泌穿孔素、颗粒酶、淋巴毒素及表达 FasL 引起靶细胞的裂解和凋亡;Treg 通过抑制 CD4$^+$和 CD8$^+$T 细胞的活化与增殖,达到免疫的负调节作用。γδT 细胞主要分布于皮肤和黏膜组织,其抗原受体缺乏多样性,识别抗原无 MHC 限制性,主要识别多种病原体表达的共同抗原成分,包括糖脂、某些病毒的糖蛋白、分枝杆菌的磷酸糖和核苷酸衍生物、热休克蛋白(HSP)等。

（二）B 细胞

B 细胞在识别抗原和抗体的产生中起重要的作用。哺乳动物的 B 细胞是在中枢免疫器官——骨髓中发育成熟的。骨髓中基质细胞表达的细胞因子和黏附分子是诱导B细胞发育的必要条件。人类B细胞起源于胎儿期肝脏中的干细胞;出生后,B细胞主要在骨髓里发育,经历祖B细胞、前B细胞、未成熟B细胞和成熟B细胞4个发育阶段,期间完成功能性B细胞受体(B cell receptor,BCR)的表达和B细胞自身免疫耐受的形成。根据是否表达CD5分子,外周的成熟B细胞可分为CD5$^+$的B1细胞和CD5$^-$的B2细胞两个亚群。B1细胞主要针对碳水化合物(如细菌多糖等)产生较强的应答,无需Th细胞的辅助,不发生免疫球蛋白的同型转换,产生低亲和力的IgM,参与固有免疫;B2细胞即通常所指的B细胞,是参与适应性体液免疫的主要细胞。在抗原刺激和Th细胞的辅助下,B2细胞最终分化成抗体形成细胞——浆细胞(plasma cell),产生抗体,行使体液免疫功能,抗体具有中和作用、激活补体、调理作用、抗体依赖的细胞介导的细胞毒性(antibody-dependent cell-mediated cytotoxicity,ADCC)作用、参与Ⅰ型超敏反应等功能。B细胞作为专职性抗原呈递细胞能够摄取、加工并呈递抗原,对可溶性抗原的呈递尤为重要。B细胞还产生细胞因子(IL-6、IL-10、TNF-α等)参与调节巨噬细胞、树突状细胞、NK细胞以及T细胞的功能。初次免疫应答后保留下来的部分高亲和力细胞分化成为记忆B细胞(memory B cell),当再次感染时记忆B细胞可以快速分化为浆细胞,介导迅速的再次免疫应答。

(三) 抗原呈递细胞

在特异性的免疫应答中另外一种重要的细胞是抗原呈递细胞(antigen-presenting cells,APC)。这些细胞首先与抗原接触和处理抗原,即由此途径对抗原进行修饰使其能够被T细胞识别。这类细胞更多是通过细胞功能而不是细胞类型来定义的。通常分为"专职"和"非专职"抗原呈递细胞。"专职"APC细胞通过组成性或诱导性地表达高水平的MHCⅡ类分子和共刺激分子,从而可以活化CD4$^+$T细胞。其中,树突状细胞(dendritic cells,DC)是机体功能最强的专职抗原呈递细胞,它能高效地摄取、加工处理和呈递抗原,未成熟DC具有较强的迁移能力,成熟DC能有效激活初始型T细胞,处于启动、调控并维持免疫应答的中心环节。人体内大部分DC处于非成熟状态,表达低水平的共刺激因子和黏附因子,体外激发同种混合淋巴细胞增殖反应的能力较低,但未成熟DC具有极强的抗原吞噬能力,在摄取抗原(包括体外加工)或受到某些因素刺激时即分化为成熟DC,而成熟的DC表达高水平的共刺激因子和黏附因子。DC在成熟的过程中,由接触抗原的外周组织迁移进入次级淋巴器官,与T细胞接触并激发免疫应答。DC作为目前发现的功能最强的APC,能够诱导特异性的细胞毒性T淋巴细胞(cytotoxic T lymphocyte,CTL)生成,活化初始型T细胞和记忆性T细胞;此外,巨噬细胞和B细胞也具有重要的抗原呈递作用,但这两种细胞不能活化初始型T细胞。非专职性APC细胞是指炎症应答中在IFN-γ刺激下能瞬时低表达MHCⅡ类的细胞类型(如成纤维细胞和上皮细胞)。这些细胞在抗原处理和T细胞活化中发挥较小的作用。

在特异性免疫反应过程中,抗原被APC捕获并呈递给T细胞、B细胞。为了将抗原呈递给T细胞,抗原必须经过APC处理或部分消化后呈现在细胞表面与MHCⅡ类分子结合。抗原呈递给B细胞则不需要这个过程,因为B细胞能够自己识别抗原而不需要APC细胞。无论是由APC呈递的或是直接作用的抗原,都必须与B细胞克隆表面的免疫球蛋白相互作用。不同的B细胞克隆表面表达的免疫球蛋白不同,而且这些免疫球蛋白是十分特异性地针对与之反应的抗原。也就是说,一种特定的抗原只会与一种或几种B细胞克隆相互作用,这对产生特异性的免疫应答的关键。当抗原与B细胞上的Ig受体结合,抗原-受体复合物就会转移到细胞内,激活 B 细胞,抗原经处理后将其抗原性多肽呈现在细胞表面与 MHC Ⅱ 类分子结合。

T 细胞的激活需要至少两种信号。第一种是通过 Th 淋巴细胞上 CD4$^+$ T 细胞受体与被 APC 或 B 细胞呈递的抗原性多肽和 MHC Ⅱ 类分子之间的相互作用;第二种信号在 T 细胞上其他受体-配体对的影响下,通过 APCs 黏着分子、MHC 复合物、T 细胞亚群和附属细胞(如巨核细胞)产生的不同的细胞因子发生的同源性相互作用。激活的 Th 细胞则通过增殖,产生更多细胞与 APC 细胞和 B 细胞反应。

主要组织相容性复合物(major histocompatibility complex,MHC)编码蛋白最初于 20 世纪 30 年代在移植实验组织排斥研究中发现,这些蛋白质因与组织相容性(histocompatibility)相关而命名。1948 年,George snell 等在用经典遗传学方法分析肿瘤和其他组织移植引起的排斥现象时发现,机体识别某一移植物是自身的还是非自身的现象是有其遗传基础的。这些在组织移植中控制组织相容性的基因位于一个包含多个基因座的遗传区域,因此命名为复合物,而且这些基因编码的蛋白质在组织相容性中发挥着显著的作用,为了与那些在组织相容性中起较小作用的蛋白质(基因组其他基因编码)相区分,这些蛋白质被称为"主要"组织相容性分子,因此,编码这些蛋白质的基因称之为主要组织相容性复合物(MHC)基因。随后发现组织移植中由 MHC 控制的排斥反应是由于移植受体对供体细胞的免疫反应引起的,尽管这些发现暗示着 MHC 基因产物与免疫反应直接相关,但免疫学家用了几十年的时间才确定了 MHC 编码蛋白在抗原呈递中的生理作用。进一步研究表明,MHC 在抗原呈递和免疫应答调控方面具有极为重要的功能。由于群体中不同个体之间 MHC 存在高度多态性不同个体对抗原的免疫应答强度和能力也存在一定的差异,因而在对疾病的易感性(susceptibility)和抗性也有所不同。MHC 被认为是一组重要的免疫应答基因(immune response gene)。多数情况下,参与 T 细胞识别抗原过程 MHC 编码蛋白指的是 MHC Ⅰ 类和 MHC Ⅱ 类分子,CD8$^+$T 细胞的 TCR 识别与 MHC Ⅰ 类分子结合的多肽,而 CD4$^+$T 细胞的 TCR 识别与 MHC Ⅱ 类分子结合的多肽。MHC Ⅰ 类分子为异源二聚体,由一个大的跨膜 α 链和一个小的非跨膜链——β$_2$-微球蛋白(β$_2$m)通过非共价键连接而成,其中 α 链为 MHC 基因编码蛋白,β$_2$m 为非 MHC 基因编码。MHC Ⅱ 类分子由一个 α 链和稍小的 β 链组成,两条链均为 MHC 基因编码的跨膜蛋白。尽管两种分子的组成不同,除了肽结合槽外,它们的三级结构高度相似,几乎所有的有核细胞均表达 MHC Ⅰ 类分子,而只有少数具有 APC 功能的细胞(包括 DC、巨噬细胞、B 细胞)表达 MHC Ⅱ 类分子。因此,几乎所有的细胞都可以作为一个靶向细胞,将抗原呈递给 CD8$^+$T 细胞衍生的 CTL,而只有 APC 可以激活 CD4$^+$T 细胞。

(四) 自然杀伤细胞

自然杀伤细胞(natural killer cell,NK)是人体免疫系统的组成部分,不仅与抗肿瘤、抗感染和免疫调节有关,在某些情况下也参与超敏反应和自身免疫性疾病的发生。在骨髓中,NK 细胞受到 IL-2、IL-15 和骨髓间质细胞的影响而逐渐成熟。现已证实 NK 细胞是由造血干细胞(haematopoietic stem cells,HSC)发育分化而来的,其中 CD34^{dim}45RA$^+$ Integrin47^{hi}造血前体细胞能够发育分化为具有成熟功能的 CD56^{hi}NK 细胞。其发育成熟依赖于骨髓的微环境。NK 细胞仅占外周血淋巴总数的 10% ~ 15%,在肝脏、脾脏、骨髓、肺脏和其他一些次级淋巴组织中都含有较多的 NK 细胞。成熟的 NK 细胞胞质丰富,含有较大的嗜天青颗粒,颗粒的含量与 NK 细胞的杀伤活性呈正相关。NK 细胞作用于靶细胞后杀伤作用出现早,在体外 1 小时、体内 4 小时即可见到杀伤效应。NK 细胞的靶细胞主要有某些肿瘤细胞(包括部分细胞系)、病毒感染细胞、某些自身组织细胞(如血细胞)、寄生虫等,因此 NK 细胞是机体抗肿瘤、抗感染的重要免疫因素,也参与第Ⅱ型超敏反应和移植物抗宿主反应。

根据 NK 细胞在免疫应答过程中功能的不同可将 NK 细胞分为辅助性 NK 细胞(NK1 和 NK2)、调节性 NK 细胞、杀伤性 NK 细胞以及抗原呈递 NK 细胞等。根据细胞表面抗原 CD56 表达的密度,人类 NK 细胞通常被分为 $CD56^{bright}$ 和 $CD56^{dim}$ NK 细胞,$CD56^{bright}CD3^-$ NK 细胞占外周血 NK 细胞的 10% 左右,是过渡期的 NK 细胞亚群,来源于 $CD34^+$ 造血干细胞,聚集于次级淋巴组织和非淋巴组织,进而发育成 $CD56^{dim}$ NK 细胞。$CD56^{dim}$ NK 细胞占大约外周血 NK 细胞的 90%。以前通常认为 $CD56^{bright}$ NK 细胞的主要作用是分泌细胞因子,$CD56^{dim}$ NK 细胞则以杀伤功能为主,而最新的研究表明了不同的观点,$CD56^{dim}$ NK 细胞可以进一步的分化,包括缺失表达 NKG2A,进一步表达 KIRs 和 CD57。另外,CD57 也可能是 NK 细胞终末分化的标志,$CD57^+$ NK 细胞是重要的杀伤效应细胞,并且快速分泌细胞因子和趋化因子调节攻击变异细胞或病原体。CD11b 是一种黏附分子,根据小鼠 NK 细胞表达 CD11b 的高低将其分为两类,不成熟 NK 细胞表型大多数为 $CD11b^{low}$,成熟 NK 细胞表型大多数为 $CD11b^{hi}$。

NK 细胞的功能主要是通过细胞表面受体来实现的,已经发现的 NK 细胞受体有数十种,从功能上可分为两大类:能够激发 NK 细胞杀伤作用的活化型受体(killer cell activating receptor,KAR)和抑制其杀伤功能的抑制型受体(killer cell inhibitory receptor,KIR)。目前,NK 细胞的反应是如何控制的还不清楚,初步认为是由 NK 细胞表面表达的活化型和抑制型受体的数量和水平以及和相应的配体结合水平综合决定的。NK 细胞上存在的这些受体可以和 MHC I 类分子、MHC I 类样分子甚至非 MHC 分子相互作用,实际上 NK 细胞的识别是受到靶细胞表达的 MHC 限制的。通过表面的抑制性受体识别 HLA-1 类分子,抑制自身活化。NK 细胞杀伤那些 MHC I 类分子表达下调的自身细胞,这对于机体主动防御是非常重要的,一些病原体或变异细胞通过某些机制下调自身 I 类分子的表达,可以避免 $CD8^+$ T 细胞的杀伤。同时 NK 细胞也表达活化型的受体,具有显著的抗肿瘤活性和杀伤病毒感染细胞的潜能。机体也同时存在 MHC I 类分子非依赖性"丢失自我"识别,如小鼠 NKRP-1B-Clr-b、人类 NKRP-1A-LLT-1、大鼠 NKRP-1B-RCTL 等识别。此外,CD94/NKG2A 可识别非经典 MHC I 类分子(Qa-1,HLA-E),当自身反应性 $CD4^+$ T 细胞不表达 Qa-1 分子时,NK 细胞会进行杀伤。

1. NK 细胞的杀伤功能　NK 细胞识别和杀伤靶细胞主要取决于其表面受体的特性。NK 细胞识别靶细胞是以特异性受体和配体的结合为基础的,从而引发信号在转导通路向下游转导并在细胞内进行整合,最终决定 NK 细胞的活化程度。

NK 细胞杀伤靶细胞主要有以下途径:

(1) 穿孔素与粒酶系统介导的杀伤途径:$CD56^{dim}$ NK 细胞主要通过此方式杀伤靶细胞。NK 细胞的胞质内含有大量颗粒,这些颗粒中含有穿孔素与颗粒酶。当 NK 细胞靠近靶细胞时,即发生脱颗粒,在与靶细胞相接处释放出穿孔素与颗粒酶。穿孔素(perforin)又称孔形成蛋白(pore-forming protein,PFP),作用是在靶细胞膜上形成多聚穿孔素管状通道,导致靶细胞溶解破坏。颗粒酶属于丝氨酸蛋白酶(serine protease)家族成员,存在于活化的 CTL 和 NK 细胞胞质中,是 CTL 和 NK 细胞发挥细胞毒的主要效应分子。到目前为止,发现人的颗粒酶有 3 种,即颗粒酶 A(granzyme A,Gr A)、颗粒酶 B(granzyme B,Gr B)、颗粒酶 3 或 C(granzyme 3 or C,Gr 3 or Gr C)。颗粒酶进入胞质通过裂解甲硫氨酸、亮氨酸等,活化细胞凋亡(apoptosis)途径。

（2）TNF 家族分子介导的靶细胞凋亡：CD56^{bright}NK 细胞可借此方式杀伤靶细胞。活化的 NK 细胞可释放 TNF-α 和 TNF-β（淋巴毒素，LT），通过改变靶细胞溶酶体的稳定性，导致多种水解酶外漏；影响细胞膜磷脂代谢；改变靶细胞糖代谢使组织中 pH 降低；以及活化靶细胞核酸内切酶，降解基因组 DNA 从而引起程序性细胞死亡等机制杀伤靶细胞。TNF 引起细胞死亡过程要明显慢于穿孔素溶解细胞的作用过程。

（3）抗体依赖性细胞介导的细胞毒作用：NK 细胞表面具有 FcγR ⅢA，主要结合人 IgG1 和 IgG3 的 Fc 段（Cγ2、Cγ3 功能区），在针对靶细胞特异性 IgG 抗体的介导下可杀伤相应靶细胞。IL-2 和 IFN-γ 明显增强 NK 细胞介导的 ADCC 作用。以前认为在淋巴细胞中由 K 细胞介导 ADCC，但还未发现 K 细胞特异的表面标记，也不能证实 K 细胞是否属于一个独立的细胞群，很可能 NK 是介导 ADCC 的一个主要淋巴细胞群。具有 ADCC 功能的细胞群除 NK 外，还有单核细胞、巨噬细胞、嗜酸性粒细胞和中性粒细胞。

2. 分泌细胞因子和趋化因子　活化的 NK 细胞可合成和分泌多种细胞因子，特定环境下可以分泌 IFN-γ、TNF-α、GM-CSF、IL-10、IL-22 等，发挥调节免疫和造血作用以及直接杀伤靶细胞的作用，受到外源性细胞因子如 IL-12、IL-15、IL-18 刺激后，CD56^{bright} 和 CD56^{dim}NK 细胞都会产生细胞因子和趋化因子的分泌，其中最主要的细胞因子是 IFN-γ 和 TNF-α，趋化因子包括 MIP-1α、MIP-1β、RANTES、IL-8、MCP-1 和 IP-10 等。反应的级别取决于刺激的强弱以及每个 NK 细胞活化受体的数量。

3. 抗原呈递 NK 细胞　NK 细胞可以通过调节树突状细胞（dendritic cells，DC）来影响适应性免疫应答。2006 年在小鼠体内发现一种新的 DC 细胞系，兼有 DC 和 NK 细胞的特征，同时表达 NK 细胞的表面标志（NK1.1、DX5、CD122、NKG2D）和抗原呈递细胞标志（MHC Ⅱ、CD40 和 CD86 等），具有固有免疫效应功能和抗原呈递功能，称为可产生干扰素的杀伤性 DC（interferon-producing killer DC，IKDC），也有人称其为 NKDC。根据刺激抗原的不同，IKDC 分泌 IL-12 或 IFN-γ，直接杀灭 NK 细胞的靶细胞，是非特异性免疫和特异性免疫之间的重要关联。IKDC 表面 TLR-9 和配体结合激活后，可通过其表面的活化 NK 细胞受体杀伤经典 NK 的靶细胞，随后伴随着 NKG2D 受体的缺失，溶细胞能力也减弱，而抗原呈递功能开始出现，并伴随着 MHC Ⅱ类分子和共刺激分子的表达上调，区别于一般的 NK 细胞。普通小鼠体内 IKDC 广泛存在于血液、肝脏、小肠、肺脏和皮肤等全身各个淋巴器官。只有在骨髓中，IKDC 不表达 NKG2D。在其他所有组织器官中 IKDC 的表型都很相似。IKDC 可以产生干扰素，具有抗原呈递能力和很强的溶解细胞杀伤肿瘤的能力。实验数据显示 IKDC 依赖于 IL-15 的存在，而不依赖于 FLT3L，FLT3L 是浆细胞样树突状细胞（pDC）和传统树突状细胞（cDC）发育的必要成分，表明 IKDC 更倾向于 NK 细胞而不是 DC。虽然在 1991 年就有人类 NK 细胞具有抗原呈递功能的研究报道，人体内还没有发现 IKDC，这类具有抗原呈递功能的 NK 细胞在外周血、肝脾和淋巴结中都存在。

二、抗原和抗体

抗原（antigen）是指能够特异性结合于 T 细胞或 B 细胞表面 TCR 或 BCR 部位的物质。然而，并非所有结合于 TCR 或 BCR 的抗原都能诱导淋巴细胞活化。因此免疫学家提出免疫原（immunogen）的概念，即能够结合于 TCR 或 BCR 且能够激发适应性免疫应答的物质。需要指出的是，所有的免疫原都是抗原，但并非所有的抗原都是免疫原，免疫原定义更为精确，但免疫学界通常使用抗原一词来代替。抗原必须有适当的大小才能被免疫系统识别。自然界有机分子(包括蛋白质、碳水化合物、脂质和核苷酸)可以作为抗原,但大分子物质(通常为蛋白质和多糖)具备合适的大小及结构,因此更为有效地激发免疫应答。在自然感染情况下,外来入侵的细菌、病毒携带各种蛋白质、多糖和其他大分子物质,能够被机体识别为各种免疫原,因而能够激发特异的适应性免疫应答。但在特定情况下,通过大分子作为载体的参与,更小的分子也可引导一个免疫应答,比如某些太小以致不能被免疫系统识别的金属元素、药物、环境和职业性有机化学物,当与一个大分子(如蛋白质)结合时就具有了抗原性。一旦启动了免疫应答,即使没有与载体分子结合,抗体也会识别并与小分子结合。在这种情况下,这些小分子称为半抗原(hapten)。

B 细胞抗原分为 2 类:胸腺非依赖抗原(T-independent, Ti)及胸腺依赖抗原(T-dependent,Td)。Ti 抗原无需 T 细胞辅助即可以快速活化 B 细胞,产生抗体,构成了机体抵御外来入侵物的第一道防线。由于没有 Th 细胞辅助,B 细胞不经历类别转换和体细胞高频突变,仅产生单一的 IgM 抗体,且不产生记忆性 B 细胞,因而当再次感染时,不能够产生快速强烈的免疫应答。Td 抗原可以特异性结合于 BCR,但必须在 Th 细胞辅助下才能活化为浆细胞产生抗体,T 细胞表面 TCR 可以识别表位肽-MHCH 合物(pMHC)。针对 Td 抗原,首先是 Th 细胞识别肽-MHC Ⅱ 类分子复合物活化,且这一抗原是活化 B 细胞的同一抗原。因此 Td 抗原除了有 B 细胞表位外,还必须具有能被 T 细胞识别的蛋白质结构,即 T 细胞表位。Td 抗原的免疫原性强弱由其异物性、空间构象和结构复杂程度等方面决定。Th 细胞给 B 细胞提供辅助信号,包括释放细胞因子作用和与 B 细胞通过共刺激分子的直接接触作用。共刺激分子是表达在淋巴细胞表面且能够与其特异性配体结合并为淋巴细胞提供完全活化信号的类分子。在 T 细胞辅助下,活化 B 细胞方能进行体细胞高频突变、类别转换和产生记忆性 B 细胞,其结果是产生多样性的抗体,如 IgG、IgE 或 IgA,或者是当再次遇到相同抗原时,产生的记忆性 B 细胞引发更为快速、强烈的免疫应答。

由于 Ti 抗原数较少,天然抗原(如病原体蛋白质分子)通常拥有特异的氨基酸序列,但缺乏能使 BCR 交联的高密度重复性表位,因此机体大部分 B 细胞活化需要 T 细胞的辅助。尽管微生物表面一种蛋白质有成千上万的拷贝,但是位阻现象阻止了 BCR 的交联,使其不能被活化。一旦 Th 细胞提供辅助信号,B 细胞即在共刺激信号和细胞因子的作用下活化、增殖,产生抗体。如果没有 B-T 细胞间的合作,一些活化事件如蛋白激酶的活化以及胞内 Ca^{2+} 增加虽然能在 B 细胞内启动,但却无法进行细胞增殖或分泌抗体。静息 B 细胞针对 Td 抗原的活化包括 3 个刺激信号:BCR 识别抗原表位,B 细胞与 $CD4^{+}Th$ 细胞发生细胞间接触;Th 细胞分泌的细胞因子与 B 细胞表面细胞因子受体结合。每一过程均为 B 细胞提供不同的刺激信号,3 个过程在 B 细胞的活化中缺一不可。

抗体本身是糖蛋白,其基本单位由二硫键连接的两对多肽链组成,其中较长的多肽链称为重链(或 H 链)(heavy chain),较短的称为轻链(或 L 链)(light chain)。有 5 种主要的抗体或免疫球蛋白(Ig):IgG、IgM、IgA、IgE 和 IgD,它们在结构和功能上均不相同。IgG 在血清中浓度最高,分子量约 150kD(4 种亚型大小略有不同),是次级免疫应答中的重要部分。IgM 比其他 Ig 大,由另一多肽(J 链)将 5 套重/轻链对连接在一个位点组成,分子量约 950kD,IgM 是初级免疫应答的抗体,在免疫应答中很早期就升高。IgA 是以单体(两对 H 链和 L 链组成基本单位)或二聚体(两个基本单位通过 J 链结合在一起)的形式存在,其中血清中主要是单体,分子量约 160kD;分泌物(如眼泪、唾液)中主要是二聚体,分子量为 385kD。IgD 分子量约 184kD,血清中浓度很低,功能尚不清楚,但在 B 细胞分化中起一定作用。IgE

略大于 IgG,分子量为 188kD,正常时浓度很低,能自身黏附于白细胞和肥大细胞,是过敏反应中的主要抗体。几种人类免疫球蛋白的主要性质和生物学功能见表 21-1。

表 21-1 人类免疫球蛋白的主要性质和生物学功能

	IgG	IgM	IgA	IgD	IgE
分子形式	单体	五聚体	单体或二聚体	单体	单体
重链	γ	μ	α	δ	ε
亚型	IgG1,G2a,G2b,G3	无	IgA1,A2	无	无
分子量(kD)	150	950	160 385	184	188
占总血清 Ig 的比例	75%~85%	5%~10%	10%~15%	0.3%	0.02%
血清中含量(成人 mg/ml)	最高 9.5~12.5	0.7~1.7	1.5~2.6	低 0.03	很低 0.003
半寿期(天)	23	10	6	3	2.5
生物学功能	次级免疫应答,溶菌作用,穿过胎盘	初级免疫应答,溶菌作用,类风湿因子	外分泌液中抗体,黏膜免疫,溶菌作用	尚不清楚,可能与淋巴细胞表面受体,B 细胞标志有关	亲细胞抗体,参与 I 型超敏反应,抗寄生虫

细胞(介导)免疫中,表面携带抗原的细胞直接受到 Tc 和其他细胞(如 NK 细胞)的攻击。对于 Tc 细胞来说,识别要被破坏的细胞需通过靶细胞表面与 MHC Ⅰ类分子结合的被呈递抗原与 Tc 细胞上抗原受体之间的相互作用,Tc 细胞的活化同时还必须接受来自 CD4$^+$ 细胞的主要以 IL2 形式的刺激。NK 细胞对靶细胞的识别机制还不很清楚。

三、细胞因子

细胞因子(cytokines)是介导细胞群之间的相互联系的一组小分子肽或有着不同结构和功能的糖蛋白。不管是天然免疫还是获得性免疫,必须依赖免疫系统细胞的互相沟通。这种细胞间的交流通常是由细胞因子介导的。自从在 20 世纪 50 年代发现了第 1 个细胞因子,超过 100 个细胞因子已被确认。分子免疫学的研究进展揭示了重要的细胞因子在免疫系统的个体发育和功能的维持以及免疫细胞的活化和分化中起关键的作用,在自然免疫和特异性免疫的联系方面也是至关重要的。细胞因子诱导产生于天然免疫和免疫系统的组成获得性免疫反应中,产生的细胞因子会频繁刺激影响其他类型细胞因子的分泌。细胞因子通过对细胞分泌活动、细胞激活、增殖和分化的刺激或抑制来增强或抑制免疫反应。这种调节是在细胞因子结合细胞膜上的受体后,通过触发细胞内的信号来完成的。细胞因子还参与造血、炎症和伤口愈合等生理过程。

细胞因子可以分为几个结构家族,最重要的细胞因子有白细胞介素(IL-1、IL-2 等)、干扰素(IFN-α、IFN-β 和 INFγ)、肿瘤坏死因子(TNF)和转化生长因子 β(TGFβ)。表 21-2 简要描述了这些分子的功能及其受体、细胞来源及靶细胞。大多数细胞因子是由活化的

T 细胞在抗原应答过程中产生的,或活化的巨噬细胞在对微生物或病毒产物的反应过程中产生。其他白细胞和某些非白细胞类型也可产生少量细胞因子。调节细胞因子的产生和效应有多种方式。细胞因子及其 mRNA 的半衰期一般很短,这意味着当一个刺激诱导信号存在时,需要进行新的转录和翻译,其结果是细胞因子的产生时间很短,在缺乏新的刺激的情况下很快就恢复到静止状态。细胞因子的作用也受到其受体表达的控制。细胞即使位于很多细胞因子之间,如果缺乏适当的受体,也不会发生反应。最后,由于大多数细胞因子的功能只针对短距离内的细胞,只有当细胞位于合适的距离范围内时才会被影响。

表 21-2　主要人类细胞因子和细胞因子受体

缩写	细胞因子名称	细胞因子功能	细胞因子的产生细胞	细胞因子受体	表达细胞/组织
干扰素					
IFN-α	α-干扰素	诱导抗病毒状态,↓细胞增殖,↑NK 细胞核 CTL 的功能,影响同型转换	激活的巨噬细胞,单核细胞,一些激活的 T 细胞	INF-α/βR（Ⅰ型 INF 受体）	几乎所有细胞
IFN-β	β-干扰素	诱导抗病毒状态,↓细胞增殖,↑NK 细胞核 CTL 的功能,影响同型转换	成纤维细胞	INF-α/βR（Ⅰ型 INF 受体）	几乎所有细胞
IFN-γ	γ-干扰素	诱导抗病毒状态,↓细胞增殖,↑NK 细胞核 CTL 的功能,影响同型转换和凋亡,↑APC 产生 IL-12（促进 Th1 分化）,↓IL-4 产生和 Th2 分化	激活的 Th1 细胞,CTL,NK 细胞	INF-γR（Ⅱ型 INF 受体）	除红细胞外几乎所细胞
白细胞介素					
IL-1	白细胞介素-1	前炎症反应,↑急性期反应,诱导发热和能量消耗介导内毒素性休克	巨噬细胞,中性粒细胞,角化细胞,上皮细胞,内皮细胞	IL-1R	大多数细胞类型
IL-2	白细胞介素-2	Th1 细胞因子,↑T 细跑和 B 细胞激活、增殖、分化,↑NK 细胞增殖和产生 TNF、IFN-γ,对外周 T 细胞耐受和归巢很重要	激活的 T 细胞	IL-2R	激活的 T、B 和 NK 细胞
IL-3	白细胞介素-3	主要的肥大细胞和嗜碱性粒细胞生长因子,↑T 细胞产生 IL-10、L13,促进抗寄生虫反应	激活的 T 细胞和肥大细胞	IL-3R	早期造血细胞,大多数骨髓细胞系,一些 B 细胞

续表

缩写	细胞因子名称	细胞因子功能	细胞因子的产生细胞	细胞因子受体	表达细胞/组织
IL-4	白细胞介素-4	Th2 细胞因子,对 TH2 细胞分化很重要,↑巨噬细胞和 IFN-γ 的功能,↑B 细胞增殖、分化和同型转换,↑肥大细胞增殖	激活的 T 细胞,碱性粒细胞,肥大细胞和 NKT 细胞	IL-4R	造血细胞
IL-5	白细胞介素-5	Th2 细胞因子,↑嗜碱性粒细胞趋化和激活,↑肥大细胞释放组胺	激活的 Th2 细胞,肥大细胞,NK 细胞,B 细胞和嗜酸性粒细胞	IL-5R	嗜酸性粒细胞,肥大细胞,嗜碱性粒细胞
IL-6	白细胞介素-6	炎症前反应,↑急性期反应,↑诱导发热,中性粒细胞的微生物杀伤功能,↑B 细胞终末分化,↑Th17 细胞分化	激活的巨噬细胞	IL-6R	肝细胞,单核细胞,中性粒细胞,激活的 B 细胞,成熟 T 细胞
IL-7	白细胞介素-7	促进淋巴细胞生成,↑αβT 细胞、γδT 细胞和 B 细胞发育,↑记忆 T 细胞的发生和维持	主要的 BM 和胸腺 IL-7R 基质细胞	IL-7R	T、B、NK 和 NKT 前体细胞
IL-8	白细胞介素-8	CXC 趋化因子,↑中性粒细胞趋化,↑中性粒细胞脱颗粒和抗微生物功能	所有与 TNF、IL-1 或细菌内毒素接触的细胞类型	CXCR1 CXCR2	中性粒细胞,NK 细胞,T 细胞,嗜碱性粒细胞
IL-9	白细胞介素-9	促进红细胞样,髓样和神经元祖细胞分化,↑肥大细胞增殖和分化,↑抗蠕虫作用(协同 IL-4),黏液产生	激活的 Th2 细胞,记忆 CD4$^+$T 细胞↑	IL-9R	多数造血细胞类型
IL-10	白细胞介素-10	抗炎症,免疫抑制作用,↓巨噬细胞、中性粒细胞、肥大细胞、嗜酸性粒细胞激活,↓Th1 细胞因子产生,↓APC 功能	激活的巨噬细胞,单核细胞,Th2 细胞,B 细胞,嗜酸性粒细胞,肥大细胞	IL-10R	大多数造血细胞类型
IL-11	白细胞介素-11	促进红细胞样、髓样和巨核细胞祖细胞增殖,↑T 细胞、B 细胞和中性粒细胞增殖,↓巨噬细胞功能,↑成纤维细胞生长和胶原沉淀	BM 基质细胞,成骨细胞,脑、关节和睾丸中的细胞	IL-11R	多数造血细胞和非造血细胞类型

缩写	细胞因子名称	细胞因子功能	细胞因子的产生细胞	细胞因子受体	表达细胞/组织
IL-12	白细胞介素-12	对 Th1 分化很重要,↑巨噬细胞、激活的 Th1 细胞和 NK 细胞产生 IFN-γ,↑DC 和巨噬细胞因子分泌,↑CTL 和 NK 细胞毒性作用,↑记忆 T 细胞分化成 Th1 细胞,影响同型转换	激活的巨噬细胞,DC,中性粒细胞,单核细胞,B 细胞	IL-12R	激活的 T 细胞和 NK 细胞,B 细胞,DC
IL-13	白细胞介素-13	Th2 细胞因子,↑Th2 细胞产 IL4、IL-5 和 IL-10,不能诱导 Th2 细胞分化,↓巨噬细胞因子分泌,↑B 细胞增殖和转换成 IgE,↑抗线虫作用,↑黏液产生	激活的 T 细胞,肥大细胞,嗜碱性粒细胞	激活的 APCs	单核细胞,巨噬细胞,B 细胞,内皮细胞
IL-15	白细胞介素-15	对 NK 细胞发育、增殖和产生 TNF,IFN-γ 所必需,↑γδT 细胞发育,↑T 细胞激活、增殖、分化、归巢和黏附,↑记忆 CD8$^+$T 细胞存活,↑肥大细胞增殖	激活的 APCs	IL-15R(T、B 和 NK 细胞),IL-15RX（肥大细胞）	淋巴祖细胞,T、B、NK 和肥大细胞
IL-17	白细胞介素-17	6 个密切相关的细胞因子家族:IL-17A-F 结构独特的白细胞介素,可能诱导内皮细胞和单核细胞分泌炎症前细胞因子,可能在变态反应和自身免疫反应中使中性粒细胞迁移	Th17 细胞	IL-17R（与 IL-17RA 和 IL-17F 结合）IL-17RB（与 IL-17B 和 IL-17E 结合）	广泛表达,包括外周 T 细胞和 B 细胞,一些非造血组织
IL-18	白细胞介素-18	Th1 反应的后阶段增效 IL-12 的功能,Th1 细胞增殖,产生 IFN-γ 和 IL-2R,NK 细胞毒性作用和产生 IFN-γ、TNF	广泛表达	IL-18R	几乎所有细胞
IL-21	白细胞介素-21	属于 IL-2 家族,↑激活的 GC B 细胞扩展,↑同型转换,↑浆细胞生成,帮助 Th17 细胞分化,抑制 iTreg 细胞分化	激活的 T 细胞（特别是 fTh 细胞和 Th17 细胞）、NKT 细胞	IL-21R	广泛表达
IL-22	白细胞介素-22		激活的 Th17 细胞和 Th22 细胞	IL-22R	广泛表达

续表

缩写	细胞因子名称	细胞因子功能	细胞因子的产生细胞	细胞因子受体	表达细胞/组织
IL-23	白细胞介素-23	促进 Th17 细胞膨胀,促进记忆 CD4T 细胞反应,↑记忆 CD4T 细胞增殖和分化为 Th1 细胞,↑DC 和记忆 Th1 效应物产生 IFN-γ	激活的 APC	IL-23R	记忆 CD4$^+$T 细胞,Th17 细胞,DC,NK 细胞
IL-25	白细胞介素-25	也称为 IL-17E,↑IL-4、IL-5、IL-13 产生,↑记忆 Th2 反应,↑嗜酸性粒细胞扩展,参与肠道免疫与炎症,↓Th17 细胞分化	激活的 Th2 细胞和肥大细胞	IL-17RB	广泛表达
IL-27	白细胞介素-27	早期阶段的 Th1 应答所必需,激活的 APC ↑Th1 和 NK 细胞激活并产生 IFNγ,↑肥大细胞、单核细胞产生前炎症细胞因子,↑抗肿瘤 CTLs 和 NK 细胞的活性,↑TH17 细胞分化	激活的 APC	IL-27R	幼稚 CD4$^+$T 细胞,NK 细胞
IL-33	白细胞介素-33	属于 IL-1 家族,↑Th2 细胞因子产生,过量时,引起黏膜病理改变	HEVs,成纤维细胞,肥大细胞,多种非造血细胞	IL-1RL1	Th2 细胞,肥大细胞,嗜酸性粒细胞,嗜碱性粒细胞

TNF 相关细胞因子

缩写	细胞因子名称	细胞因子功能	细胞因子的产生细胞	细胞因子受体	表达细胞/组织
TNF	肿瘤坏死因子	高效的炎症效应,免疫调节效应,细胞毒性效应,抗病毒效应,前凝血效应的和生长刺激效应,↑造血细胞增殖、激活、黏附、溢出、细胞因子产生;↑急性期反应,↑巨噬细胞和中性粒细胞杀微生物功能,↑APC 功能,↑B 细胞增殖、Ab 产生、GC 形成,↑肿瘤细胞凋亡和出血性坏死,高浓度引起消耗性改变、内毒素休克、纤维化、骨骼破坏	多种类型激活的血细胞和非造血细胞	TNFR Ⅰ TNFR Ⅱ	广泛表达(除了静息 T 细胞和 B 细胞)

续表

缩写	细胞因子名称	细胞因子功能	细胞因子的产生细胞	细胞因子受体	表达细胞/组织
LT	淋巴毒素	分泌的具有 TNF 样活性的分子	激活的 Th1、B 和 NK 细胞	TNFR Ⅰ TNFR Ⅱ	广泛表达（除了静息 T 细胞和 B 细胞）
BAFF	B 细胞激活因子	在 B 细胞发育时分泌的对过渡 B 细胞存活必不可少的分子	骨髓细胞系	BAFF-R TACI BCMA	B 细胞系 B 细胞系，一些 T 细胞 B 细胞系，浆细胞
转化生长因子					
TGF-β	转化生长因子 β	抗炎症,免疫抑制作用,对 T 细胞、单核细胞、中性粒细胞具有趋化吸引作用,↓巨噬细胞、DC、T 细胞和 B 细胞、CTL、NK 细胞的激活、归巢和效应器功能,↑血管再生和胞外基质蛋白产生,↑Th17 细胞分化,↑Treg 细胞分化	大多数激活的造血细胞,一些非造血细胞	TGF-βR	广泛表达
造血生长因子					
SCF	干细胞因子	促进 HSC 存活,自我更新和分化成造血祖细胞,↑淋巴祖细胞和髓样祖细胞分化	胎儿肝、骨髓、胸腺中的基质细胞	c 元件	BM 中的 HSC、CNS 和肠中的细胞
GM-CSF	粒细胞-巨噬细胞集落刺激因子	促进单核细胞和粒细胞祖细胞的发生和分化	BM 基质细胞,激活的 T 细胞,内皮细胞,巨噬细胞	GM-CSFR	髓样祖细胞系
G-CSF	粒细胞集落刺激因子	作用于单核细胞/粒细胞祖细胞并产生粒细胞,中性粒细胞的稳定状态和应急产生↑	BM 基质细胞,激活的 T 细胞,内皮细胞,成纤维细胞,巨噬细胞	G-CSFR	单核细胞-粒细胞祖细胞
M-CSF	单核细胞集落刺激因子	作用于单核细胞/粒细胞祖细胞并产生中核	作用于单核细胞/粒细胞祖细胞并产生单核细胞和巨噬细胞,骨再吸收细胞的发生↑	M-CSFR	单核细胞-粒细胞祖细胞

续表

缩写	细胞因子名称	细胞因子功能	细胞因子的产生细胞	细胞因子受体	表达细胞/组织
PDGF	血小板源性生长因子	促进来源于间充质未分化的细胞,包括内皮细胞、胶质细胞和平滑肌细胞的分裂,↑胚胎形成、血管形成、间充质细胞迁移	激活的血小板,激活的平滑肌细胞和内皮细胞,激活的巨噬细胞	PDGFR	广泛表达
EPO	红细胞生成素	↑红细胞形成、创伤愈合、脑神经元损伤应答	肝肾,成纤维细胞,肝窦状隙细胞	EPOR	红细胞前体细胞(未成熟的红细胞),CNS和外周神经系统的细胞

结构类似的细胞因子可以有完全不同的功能,而功能相同的细胞因子也可以有不同的结构。同样,尽管在遗传上是无关联的,很多细胞因子似乎是功能重叠的,也就是说,同一种生物学功能可能源于一种或多种细胞因子,这种现象确保了即使某个细胞因子缺失或缺陷时,重要功能也不被丢失。同一种细胞因子可由多种类型细胞分泌,也可以对多种类型细胞发挥作用(多效性),或者对同一细胞类型有不同的影响。细胞因子也会影响其他细胞因子的作用,并可能表现出协同性(两种细胞因子的共同作用的结果比两者之和更大)或拮抗性(一种细胞因子抑制另一种细胞因子的效应)。

四、补体系统

补体是一组存在于人和动物体液中及细胞表面,经激活后具有生物活性,可介导免疫和炎症反应的糖蛋白,补体分子是分别由肝细胞、巨噬细胞以及肠黏膜上皮细胞等多种细胞产生的。尽管其理化性质及其在血清中的含量差异甚大、各补体成分的分子量变动范围很大,但实际上是一组功能相关的蛋白,包括蛋白酶,依次相继彼此结合和裂解,补体蛋白以有序的级联相互作用,即所谓"补体级联(complement cascade)",多种微生物成分、抗原-抗体复合物以及其他外源性或内源性物质可循3条既独立又交叉的途径,通过启动一系列丝氨酸蛋白酶的级联酶解反应而激活补体,所形成的活化产物具有调理吞噬、溶解细胞、介导炎症、调节免疫应答和清除免疫复合物的作用。补体不仅是机体固有免疫防御体系的重要组分,也是抗体发挥免疫效应的重要机制之一,并在不同环节参与适应性免疫应答及其调节。补体缺陷、功能障碍或过度活化与多种疾病的发生和发展过程密切相关。

(一) 补体系统的组成

构成补体系统的30余种组分按其生物学功能可以分为3类。

1. 补体固有成分　指存在于血浆及体液中、参与补体激活的蛋白质,包括:①经典途径的C1q、C1r、C1s、C2、C4;②旁路途径的B因子、D因子和备解素(properdin,P因子);③凝集素途径(MBL途径)的MBL、MBL相关丝氨酸蛋白酶(MASP);④补体活化的共同组分C3、

C5、C6、C7、C8、C9。

2. 补体调节蛋白(complement regulatory protein) 指存在于血浆中和细胞膜表面、通过调节补体激活途径中关键酶而控制补体活化强度和范围的蛋白分子。

3. 补体受体(complement receptor,CR) 指存在于不同细胞膜表面、能与补体激活后所形成的活性片段相结合、介导多种生物效应的受体分子。

补体系统的命名原则为:参与补体激活经典途径的固有成分按其被发现的先后分别命名为 C1(q、r、s)、C2、……C9;补体系统的其他成分以英文大写字母表示,如 B 因子、D 因子、P 因子、H 因子;补体调节蛋白多以其功能命名,如 C1 抑制物、C4 结合蛋白、衰变加速因子等;补体活化后的裂解片段以该成分的符号后面附加小写英文字母表示,如 C3a、C3b 等;灭活的补体片段在其符号前加英文字母 i 表示,如 iC3b。

(二) 补体激活途径

补体固有成分以非活化形式存在于体液中,通过级联酶促反应被激活,产生具有生物学活性的产物。已发现 3 条补体激活途径,它们有共同的终末反应过程。前端反应指活化反应开始至生成 C5 转化酶的过程,3 条激活途径各异;末端通路指 C5 激活至攻膜复合物(MAC)形成的过程,为 3 条途径所共有。

1. 经典途径 经典途径(classical pathway)指激活物与 C1q 结合,顺序活化 C1r、C1s、C4、C2、C3,形成 C3 转化酶(C4b2a)与 C5 转化酶(C4b2a3b)的级联酶促反应过程(图 21-2)。经典途径的激活物主要是与抗原结合的 IgG、IgM 分子。另外,C 反应蛋白、细菌脂多糖(LPS)、髓鞘脂和某些病毒蛋白等也可作为激活物。C1 通常以 $C1q(C1r)_2(C1s)_2$ 复合大分子形式存在于血浆中。C2 血浆浓度很低,是补体活化级联酶促反应的限速成分。C3 是血浆中浓度最高的补体成分,是 3 条补体激活途径的共同组分。

2. 旁路途径 旁路途径(alternative pathway)又称替代激活途径,其不依赖于抗体,而由微生物(细菌、内毒素、酵母多糖、葡聚糖)或外源异物直接激活 C3,在 B 因子、D 因子和备解素参与下,形成 C3 转化酶和 C5 转化酶,启动级联酶促反应的非特异性防线。活化过程从 C3 开始。生理条件下,血清 C3 受蛋白酶等作用可发生缓慢而持久的水解,产生低水平 C3b。自发产生的 C3b 绝大多数在液相中快速失活,少数可与附近的膜表面结构共价结合,膜表面结构不同,产生不同的结果:①结合于自身组织细胞表面的 C3b,可被多种调节蛋白降解、灭活;②结合于"激活物"表面的 C3b,可与 B 因子结合,在 Mg^{2+} 存在下,结合的 B 因子被 D 因子裂解为 Ba 和 Bb,Bb 仍与 C3b 结合,形成 C3bBb,即旁路途径 C3 转化酶。

3. 凝集素途径 凝集素途径(lectin pathway)又称 MBL 途径(MBL pathway),指血浆中甘露糖结合凝集素(mannose-binding lectin,MBL)或纤维胶原素(ficolin,FCN)等直接识别病原体表面糖结构,依次活化 MBL 相关丝氨酸蛋白酶(MBL-associated serine protease,MASP)、C4、C2、C3,形成与经典途径中相同的 C3 转化酶与 C5 转化酶的级联酶促反应过程。

最后,补体级联终末产物的或终末补体复合物 C5b-9 可以形成一个裂解单元,可以攻击细胞膜和在细胞膜上打孔直接杀死微生物。大多数宿主细胞装备有使补体失活的表面蛋白酶,保护这些细胞免于发生细胞溶解。

(三) 补体的生物功能

补体活化的共同终末效应是在细胞膜上组装 MAC,介导细胞溶解效应。同时,补体活化过程中生成多种裂解片段,通过与细胞膜相应受体,如:Ⅰ型补体受体(CR1、C3b/C4b 受

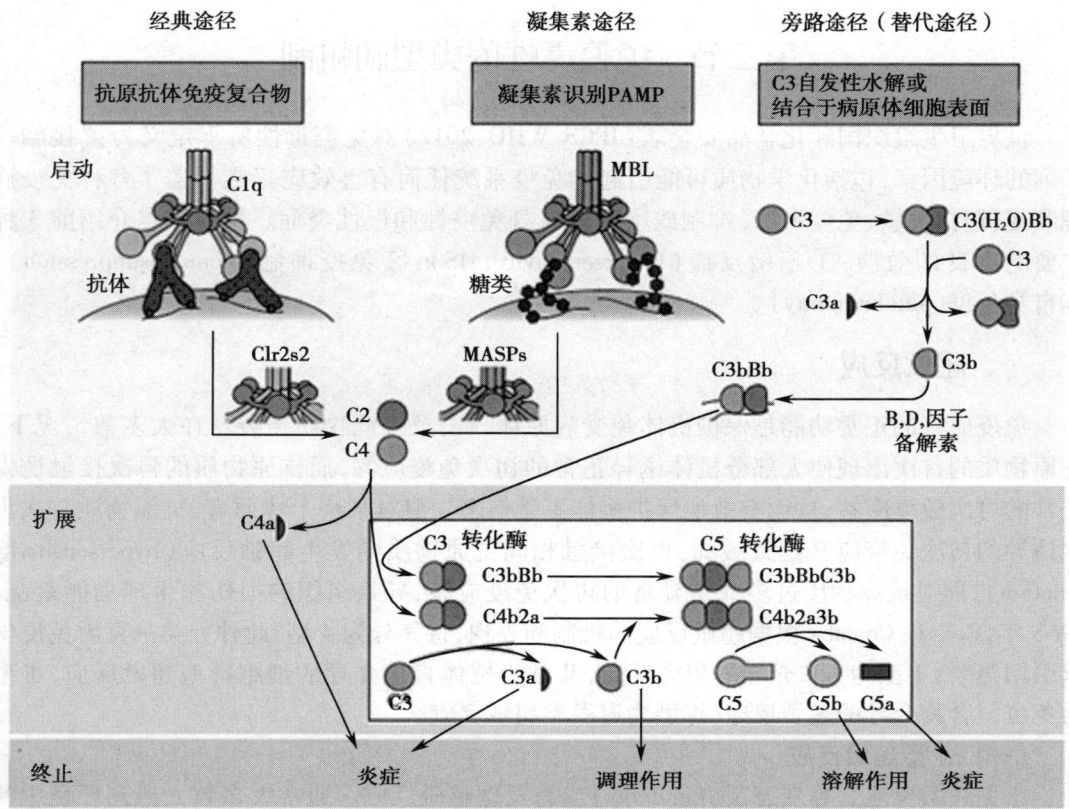

经典途径　　　　　　　凝集素途径　　　　　旁路途径（替代途径）

抗原抗体免疫复合物　　凝集素识别PAMP　　C3自发性水解或
　　　　　　　　　　　　　　　　　　　　　结合于病原体细胞表面

PAMP：病原体相关分子模式；MBL：甘露糖结合的凝集素；MASP：MBL相关的丝氨酸蛋白酶

图 21-2　补体激活途径

体）、Ⅱ型补体受体（CR2、C3b 受体，CD21）、Ⅲ型补体受体（CR3）、Ⅳ型补体受体（CR4）、C5aR、C3aR、C1qR 等结合而介导多种生物功能。

1. 细胞毒作用　补体系统激活后，最终在靶细胞表面形成 MAC，从而使细胞内外渗透压失衡，导致细胞溶破。该效应的意义为：参与宿主抗细菌（主要是 T 细菌）、抗病毒及抗寄生虫等防御机制；参与机体抗肿瘤免疫效应机制；某些病理情况下引起机体自身细胞破坏，导致组织损伤与疾病（如血型不符输血后的溶血反应以及自身免疫病）。

2. 调理作用（opsonization）　补体激活产生的 C3b、C4b、iC3b 等片段直接结合于细菌或其他颗粒物质表面，通过与吞噬细胞表面相应补体受体结合而促进吞噬细胞对其吞噬。这种调理吞噬的作用可能是机体抵御全身性细菌感染和真菌感染的重要机制之一。

3. 炎症介质作用　补体活化过程中产生多种具有炎症介质作用的片段，如 C5a、C3a 和 C4a 等。三者均可与肥大细胞或嗜碱性粒细胞表面相应受体结合，触发靶细胞脱颗粒，释放组胺和其他生物活性物质，引起血管扩张、毛细血管通透性增高、平滑肌收缩等，从而介导局部炎症反应。C5a 对中性粒细胞有很强的趋化活性，并可刺激中性粒细胞产生氧自由基、前列腺素和花生四烯酸等。

4. 清除免疫复合物　补体成分可参与清除循环 1C，其机制为：C3h 与免疫复合物（1C）结合，同时黏附于 CR1⁺红细胞、血小板，从而将 1C 运送至肝脏和脾脏被巨噬细胞吞噬、清除，此作用被称为免疫黏附（immune adherence）。

第二节　免疫毒性的类型和机制

世界卫生组织国际化学品安全署（IPCS/WHO,2012）对免疫毒性所下定义为："接触一系列的环境因素,包括化学物质可能引起的免疫系统任何有害效应。"它涵盖了各种免疫病理改变,包括过敏、免疫失调（抑制或增强）、自身免疫性和慢性炎症。本节重点介绍前3种主要的不良的效应:①超敏反应（hypersensitivity, HS）；②免疫抑制（immunosuppression）；③自身免疫（autoimmunity）。

一、超敏反应

免疫应答的正常功能是保护机体免受病原体攻击及外源物质侵袭。在大多数情况下,抗原物质的首次出现使大部分机体诱导正常的初次免疫应答,而抗原物质的再次接触诱发正常的再次免疫应答,从而有效地保护机体不受伤害。但对某些个体而言,抗原物质首次出现诱导的初次免疫应答是致敏的,再次接触相同抗原物质则发生超敏反应（hypersensitivity reaction）,即对抗原物质过多或是异常的再次免疫应答,导致组织的损伤和生理功能紊乱。1963年,Gell和Coombs根据超敏反应的机制和表现,将其分为4型,此种分类一直为免疫学家引用至今:Ⅰ型为IgE介导的超敏反应,Ⅱ型为抗体直接介导的细胞毒型超敏反应,Ⅲ型为免疫复合物介导的超敏反应,Ⅳ型为迟发型超敏反应。

（一）Ⅰ型超敏反应

Ⅰ型超敏反应又称变态反应（allergy）或速发型超敏反应。通常大多数人遇到环境中特定的无害抗原时产生IgM、IgG或IgA类抗体将其清除,并且不产生任何损害。但是,那些遇到此类抗原产生IgE抗体的"特应性个体"（atopic patients）,他们的反应往往会导致诸多的副作用,发生"特应性反应（atopy）",这类抗原又称变应原（allergen）,临床常见的变应原见表21-3。这种针对变应原的反应一般非常迅速,通常在30分钟内发生,所以Ⅰ型超敏反应也被称为"速发型"超敏反应。特应性反应有局部性和全身性两种类型。全身性的特应性反应通常被称为全身过敏症（anaphylaxis）,会影响到整个身体。而局部的特应性反应时,变态反应症状取决于受累组织的解剖学位置,而且通常也局限于这个组织。例如,在鼻部针对变应原的局部IgE介导的反应常表现为特应性鼻炎（如花粉热）,而在呼吸道和肺脏内的局部应答通常会引起相应组织的炎症反应,通常称为特应性哮喘。皮肤局部的特应性反应以特应性皮炎（湿疹）或者特应性荨麻疹的形式出现。

表 21-3　引起Ⅰ型超敏反应的变应原

变应原类别	变应原名称
药物或化学物	磺胺、青霉素、头孢菌素、链霉素、普鲁卡因、有机碘化合物
生物原性物质	花粉颗粒、尘螨排泄物、真菌菌丝及孢子、昆虫毒液、动物皮毛、动物免疫血清如破伤风抗毒素、白喉抗毒素等
食物变应原	奶、蛋、鱼虾、蟹、贝等食物蛋白或肽类物质
酶类物质	尘螨中的半胱氨酸蛋白、细菌酶类物质（如枯草菌溶素）

1. Ⅰ型过敏反应的临床特征

（1）全身性过敏反应：全身过敏反应表现为严重的休克，又称为"过敏性休克"。"特应性"个体暴露于诱发过敏的变应原下很短的时间内，即可能发生过敏性休克。药物过敏性休克以青霉素过敏最为常见，头孢菌素、链霉素、普鲁卡因等也可引起。应用动物免疫血清如破伤风抗毒素、白喉抗毒素进行治疗或应急预防时，有些患者可因曾经注射过相同的血清制剂已被致敏，可发生血清过敏性休克，重者可在短时间内死亡。

过敏性反应发生时，被激活的肥大细胞和嗜碱性粒细胞释放大量的炎症因子及血管扩张剂进入血液，造成全身的血管迅速扩张。患者会立即出现呼吸困难，并伴有血压的急剧下降和广泛的组织水肿。患者此时会有"濒死感觉"，出现心律不齐、肺水肿、大小便失禁等症状。如不立即应用肾上腺素治疗，细支气管的收缩会导致患者窒息而死亡。有时候，临床过程会是双相的，刚开始时出现严重的症状，1~3小时后会缓解，随后，症状会猛烈复发，此时如果没有立即进行治疗，也会导致死亡。

（2）局部过敏反应：大多数人都经历变应原侵袭的局部组织的Ⅰ型超敏反应，如皮肤、呼吸道和消化道。这些快速激活的致敏肥大细胞常常潜伏在靶组织的表皮细胞内层之间。

1）过敏性鼻炎：是Ⅰ型超敏反应典型的表现，由空气传播的变应原（花粉、尘螨、真菌孢子和毛屑等变应原或呼吸道病原微生物感染）吸入而引起。致敏肥大细胞常位于上呼吸道、眼结膜和鼻黏膜部位，在这些部位激活脱颗粒并释放亲炎症介质。这些介质诱导的典型症状为：打喷嚏、流鼻涕、鼻腔堵塞、咳嗽、流泪及鼻黏膜和眼睛瘙痒感。在发达国家约20%的人群患过敏性鼻炎。

2）过敏性哮喘：是发生在下呼吸道的Ⅰ型超敏反应，在发达国家10%~20%的小孩和成年人患遗传性哮喘。吸入变应原后引发鼻黏膜、支气管黏膜的致敏肥大细胞脱颗粒，导致释放亲炎症介质，促使产生大量的黏液，使支气管收缩和堵塞。患者很快就会感觉胸闷、呼吸困难或气喘。哮喘急性发作，完全阻塞呼吸道可能致命。从组织学的角度讲，哮喘患者的呼吸道表现为慢性炎症，肥大细胞、嗜酸性粒细胞、淋巴细胞和中性粒细胞浸润。此外，呼吸道基底膜厚度增加，支气管平滑肌层扩张并分泌黏液。有数十种不同的炎症介质与哮喘症状有关，在哮喘患者的肺分泌物中有高水平的亲炎细胞因子存在。

3）食物过敏：食物过敏是IgE介导的食物变应原的反应。尽管任意食物都能导致过敏反应，但是90%过敏食物都与花生、大豆、牛奶、鸡蛋、小麦或是鱼类有关。少数人进食鱼、虾、蟹、蛋、奶等食物后可发生过敏性胃肠炎，出现恶心、呕吐、腹痛和腹泻等症状，严重者也可发生过敏性休克。患者胃肠道黏膜表面分泌型IgA含量明显减少以及蛋白水解酶缺乏可能与消化道过敏反应发生有关。

4）皮肤过敏反应：主要包括荨麻疹、特应性皮炎（湿疹）和血管神经性水肿，可由药物、食物、肠道寄生虫或冷热刺激等引起。口服青霉素对已被青霉素致敏的患者也可引发湿疹。临床可见一种慢性荨麻疹，是由体内产生的抗$Fc\varepsilon R I\alpha$链的IgG类抗体引起，为Ⅱ型超敏反应。

2. Ⅰ型过敏反应的发病机制

（1）致敏阶段：当变应原穿透皮肤或黏膜屏障时，致敏阶段便启动了，变应原被不成熟树突状细胞（DC）摄取，并被输送到局部淋巴结，在淋巴结内发育为成熟DC（MDC），并将变应原呈递给初始Th细胞。在细胞因子如IL-4存在时，通过对含变应原肽的主要组织相容性复合物（pMHC）的应答，激活Th细胞使之分化成Th2效应细胞，辅助淋巴结内的初始B

淋巴细胞(其 BCR 上结合有变应原或其裂解产物)激活,激活的 B 细胞和 Th2 效应细胞由输出淋巴管离开淋巴结,开始表达特异性归巢受体,指引它们通过胸导管和血液回到变应原首次进入机体的部位(靶组织)。此处 Th2 细胞可产生丰富的 IL-4、IL-5 和 1L-13,使活化的 B 细胞发生 IgE(而不是 IgG 或 IgA)的同型转换(isotype switching)。因此,在过敏个体变应原穿透部位可以找到产生 IgE 的浆细胞。在这些抗体中,一部分能够与变应原结合,一部分能与最接近此区域内肥大细胞表面所表达的高亲和力的 FcεRⅠ受体结合。其余 IgE 抗体则从组织滤出,最终通过淋巴系统进入体循环。最终与血液和组织中的嗜碱性粒细胞和其他肥大细胞表面的 FcεRⅠ分子结合。这些肥大细胞和嗜碱性粒细胞迅速被变应原特异性的 IgE 包裹,而且成为了遇到变应原后可引爆的"炸弹"。这些致敏的肥大细胞和嗜碱性粒细胞在很长一段时间内仍然保持"戒备"状态。

(2)效应阶段:如果特应性个体的肥大细胞和嗜碱性粒细胞处于"戒备"状态时,当同一变应原再次进入机体,则效应阶段启动。效应阶段的发生分为两个时相:早期相反应和晚期相反应。由于致敏的肥大细胞已存在于靶组织中,它们针对变应原的反应而释放的可溶性介质驱动早期反应的发生。在变应原激活的肥大细胞释放趋化因子的作用下,从血液中募集的致敏嗜碱性粒细胞参与晚期相的反应。其他白细胞被吸引到变应原积聚的地方,尤其是嗜酸性粒细胞在晚期相反应中也发挥重要作用(图 21-3)。

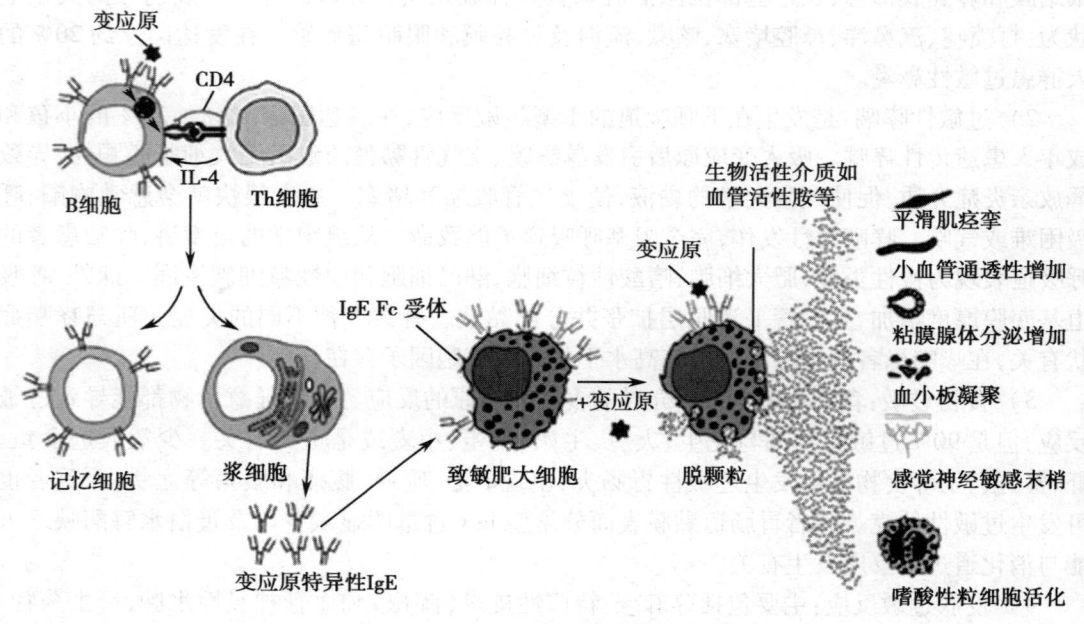

图 21-3　Ⅰ型过敏反应的发病机制

1)早期相反应:致敏肥大细胞的脱颗粒是Ⅰ型超敏反应早期相反应的关键环节,当同一变应原再次进入机体与致敏的肥大细胞相遇时,被结合于肥大细胞表面 FcεRⅠ上的 IgE 分子捕获。诱导 FcεRⅠ发生有效的交联,胞内信号转导被触发,肥大细胞立即脱颗粒,预先合成并储存于胞内的颗粒中的介质如组胺、5-羟色胺、趋化因子和蛋白酶等迅速释放,并使初期症状快速出现。而后新合成的介质包括细胞因子(特别是 TNF、IL-1 和 IL-6)和趋化因子使得症状持续数小时。此外,脱颗粒后,肥大细胞开始崩解,胞膜上的多种酶被激活,产生血小板活化因子(PAF)、白三烯及前列腺素。总之,这些介质引起变态反应组织特异性症状。组胺和 PAF 与支持血管的平滑肌细胞的特异受体结合,诱导其舒张,使得血管腔内径增大(扩血管效应),局部区域的血流增多。同时,组胺和白三烯使血管内排列的内皮细胞收缩,增加血管通透性,导致细胞和血清蛋白(如补体组分)有机会从循环系统中渗出,进入组织。组胺作用于感觉神经末梢,导致湿疹部位瘙痒和花粉热打喷嚏等症状。组胺同样诱导分泌更多细支气管黏液,此乃哮喘的一个特征。PAF 与内皮细胞结合并导致平滑肌舒张,同时 PAF 激活血小板释放更多炎症介质。

2)晚期相反应:在Ⅰ型超敏反应起始后 4~6 小时,出现晚期相反应,在早期相反应释放的趋化因子诱导局部血管内皮产生新的黏附分子,启动了晚期相反应。血液循环中的白细胞包括嗜酸性粒细胞、致敏嗜碱性粒细胞、单核细胞和中性粒细胞迁移到变应原侵袭的组织。Th2 效应细胞集聚到变应原入侵部位,同时该部位肥大细胞也被激活,释放细胞因子,刺激嗜酸性粒细胞趋化并准备细胞的活化。嗜酸性粒细胞对于Ⅰ型超敏反应晚期相反应非常重要,嗜酸性粒细胞表达 $Fc\varepsilon R$、$Fc\alpha R$ 和 $Fc\gamma R$ 受体,能对应与 IgE、IgA 和 IgG 抗体结合的变应原交联。任何 FcR 受体与 IgE 变应原复合物结合后,嗜酸性粒细胞脱颗粒,分泌白三烯、血小板活化因子(PAF)、细胞因子和嗜酸性粒细胞特异介质到周围组织。这些分子具有潜在的抗寄生虫和病毒的活性,但对组织细胞有毒作用并会引发重大损伤。呼吸道上皮细胞对这些分子的攻击尤为敏感,因此哮喘的临床症状表现主要取决于Ⅰ型超敏反应诱导的嗜酸性粒细胞活化。

(二) Ⅱ型超敏反应

Ⅱ型超敏反应也称溶细胞型或细胞毒性超敏反应,指当抗体与细胞或组织表面的特异性抗原结合,通过活化补体系统,在吞噬细胞和 NK 细胞参与下,引起的以细胞溶解或组织损伤为主的病理性免疫反应,发作较快。Ⅱ型反应通常是由于产生了针对自身成分的自身抗体或涉及与自身抗原有交叉反应的微生物抗原,由血液循环中游离抗体与细胞表面抗原的结合。但在某些情况下,药物或化学物也可结合于细胞表面,随之直接在作用物(药物或化学物)或被改变的细胞膜上发生特异性抗体介导的细胞毒作用。免疫复合物可被吸附在细胞(如红细胞、血小板或粒细胞)的表面,导致补体介导的细胞毒性反应,从而诱导免疫溶血性贫血、血小板减少症和粒细胞减少症及其他组织损害。

1. Ⅱ型超敏反应的临床特征

(1) 溶血性贫血:为自身抗体或同种异型抗体所引起的红细胞溶解破坏,可以发生在血管、脾脏、肝脏内。

1) ABO 溶血病:好发于 O 型母亲所生的 A 型婴儿,B 型婴儿次之。这是因为 O 型母亲具有抗 A-IgG 或抗 B-IgG 的人数比 A 型及 B 型母亲明显为高,平均效价也较高,且 A 抗原比 B 抗原的抗原性强所致。此外,母亲为 A 型,新生儿为 B 型或 AB 型,母亲为 B 型,新生儿为 A 型或 AB 型者,亦可发病,其发病率较低。ABO 溶血病亦发生于 ABO 血型不符的输血,供血者红细胞表面的血型抗原与受者血清中的天然抗体(IgM)结合后激活补体使红细胞溶解引起溶血反应。反复输血可诱导机体产生抗血小板或抗白细胞抗体,引起非溶血性输血反应。

2) 新生儿 Rh 溶血病:人群中大多数人都是 Rh^+ 血型,具有 Rh 抗原,是红细胞表面的一种遗传性蛋白质。Rh^- 血型的人本身不会有任何健康问题,但是如果一个 Rh^- 血型的母亲和 Rh^+ 血型的父亲的后代,就有可能遗传父亲的 Rh 阳性血型,并在出生时发生危险,特别是在分娩过程中,胎儿的一些 Rh 阳性的红细胞可能进入母亲血液里,而这些具有 Rh 抗原的胎儿红细胞对母亲机体来说,是外来物,母亲身体试图通过产生抗 Rh 的抗体来排斥这些外来物,这种启动的母亲免疫反应称为致敏。血型为 Rh⁻ 的母亲由于输血流产或分娩等原因接受 Rh⁺ 红细胞刺激后,可产生抗 Rh 的 IgG 类抗体。再次妊娠且胎儿血型为 Rh⁺ 时,Rh 抗体通过胎盘进入胎儿体内,溶解红细胞,引起流产、死胎或新生儿溶血症。母子间 ABO 血型不符引起的新生儿溶血症也不少见,但症状较轻。全身换血可治疗新生儿溶血症。

3)自身免疫性溶血性贫血:服用甲基多巴类药物,或某些病毒如流感病毒、EB 病毒感染机体后,可使红细胞膜表面成分发生改变,从而刺激机体产生相应抗体。这种抗体与改变的红细胞表面成分特异性结合,激活补体,溶解红细胞,引起自身免疫性溶血性贫血。

4)药物过敏性血细胞减少症:青霉素、磺胺、安替比林、奎尼丁和非那西汀等药物能与血细胞膜蛋白或血浆蛋白结合获得免疫原性,刺激机体产生针对药物的特异性抗体。抗体与结合药物的红细胞、粒细胞或血小板作用,或与药物结合形成抗原-抗体复合物后,再与具有的血细胞结合,引起药物性溶血性贫血、粒细胞减少症或血小板减少性紫癜。

(2)肺出血-肾炎综合征(Goodpasture syndrome):可能是病毒、药物、有机溶剂等损伤肺泡基底膜,诱导产生针对基底膜的 IgG 类抗体自身抗体。该自身抗体与肺泡基底膜和肾小球基底膜结合,激活补体或通过调理吞噬作用,损伤靶组织的表皮和内皮层细胞,导致肺出血及肾小球炎症。患者出现瞬间肾功能不全,肺出血、血尿和血痰。虽然永久性肺损伤很少出现,但是肾损伤可能会很严重,持续时间长,假如不治疗的话可能导致肾衰竭。肺出血肾炎综合征最严重的病例会由于肺出血和呼吸衰竭导致死亡。

(3)其他:某些抗细胞表面受体的自身抗体与受体结合后并不引起细胞溶解,而是导致受体相关的细胞功能紊乱。例如,抗甲状腺刺激素(TSH)受体的 IgG 类自身抗体能高亲和力结合 TSH 受体,刺激甲状腺细胞持续分泌大量甲状腺素,引起甲状腺功能亢进症(Graves 病)。抗乙酰胆碱受体的自身抗体与该受体结合,干扰乙酰胆碱的作用,减少受体的数量从而导致重症肌无力。

2. 发病机制　II 型超敏反应所涉及的细胞溶解和组织损伤机制与 IgG 或 IgM 结合病原体时激发的机制相同,针对流动和固定细胞的 II 型超敏反应有所区别。对流动细胞而言,机体产生了针对自身蛋白的 IgG 和 IgM 类自身抗体。自身抗体与细胞表面抗原结合后活化了补体系统,最后形成攻膜复合物(membrane attack complex,MAC),导致膜破裂和靶细胞破坏。另外,借助 Fc 受体和补体受体,通过补体片段 C3b 调理吞噬作用,也可吞噬和破坏靶细胞。这是自身免疫性溶血性贫血、自身免疫血小板减少性紫癜和输血反应所致的溶血的主要发病机制。对固定组织细胞而言,抗体和补体可能吸引中性白细胞,在血管壁正常表达的抗原或在循环血液中可溶性抗原(例如从机体的细胞或从感染源释放或通过药物及外来化学物)沉积在内皮细胞上,可与抗体结合,抗体启动"补体级联",导致 C3a 和 C5a 的释放,它们导致中性白细胞的趋化和补体成分 C3b,中性白细胞通过抗体的 Fc 部分的受体(Fc 受体)或 C3b 受体,力图吞噬组织,但由于组织太大并且固定,吞噬难以实现,但可募集活化中性粒细胞至局部,释放颗粒生物活性物质和活性氧引起组织损伤,抗体介导的肾小球肾炎等疾病的发生就是这样的机制。还有一些自身免疫性疾病包括肺肾综合征(Goodpasture syndrome)中也有这样的病理改变。另外,针对正常细胞表面受体或其他成分的抗体,一旦与之结合,就会影响这些受体和成分发挥正常生理功能,引起的疾病不一定造成组织损伤。代表性的疾病包括突眼性甲状腺肿(Graves 病)和重症肌无力。

（三）Ⅲ型超敏反应

Ⅲ型超敏反应或免疫复合物型超敏反应,是抗原抗体复合物沉积于组织内,通过激活补体而引起的细胞和组织损伤。Ⅱ型和Ⅲ型超敏反应中均有免疫球蛋白 IgG 和 IgM 的参与,但是它们所结合的抗原定位不同,前者限于特定的细胞或组织,而后者结合的是血清中可溶性抗原成分。免疫复合物的局部沉积,一方面取决于抗原在组织中的分布,同时也与循环免疫复合物在某些部位容易滞留有关。大的复合物可被肝、脾和骨髓中巨噬细胞(Mφ)捕获并清除,小的复合物存在于血液循环中,但不会沉积,只有大小合适的复合物才能在局部滞留并活化补体系统,主要好发生在血管、肾脏、肺部、皮肤和关节等处。

1. 主要临床特征　免疫复合物的沉积可以发生在局部,也可以在全身,局部Ⅲ型超敏反应通常发生于抗原进入机体的位置,如昆虫叮咬处和注射部位,免疫复合物常在此聚集,4～8 小时内发生超敏反应,导致局部组织发生炎症、损伤甚至坏死。而全身性Ⅲ型超敏反以则是复合物存在于血液循环中,在适当的部位沉积后引起炎性损伤。如在肾脏可引起肾小球肾炎,关节中引起关节炎,血管中引起血管炎。

（1）全身性免疫复合物病:

1）血清病(serum sickness):是最早被认识到的Ⅲ型超敏反应性疾病,在化学治疗剂和抗生素问世以前,血清制剂的应用十分普遍。患者于接受抗血清注射后 1～2 周发生,抗血清中的异性蛋白抗原使人体致敏,产生相应的抗体,并与抗原形成相应的免疫复合物,后者沉淀于血管壁,并激活补体。被激活的补体一方面释放介质导致血管扩张、液体渗出及血管内凝血等病变,另一方面吸引中性粒细胞到复合物沉积的部位,并吞噬免疫复合物,释放出溶酶,导致组织损伤。临床表现主要为注射部位发红、发痒。其他症状包括:寒战、发热、关节炎,有时还会发生肾小球肾炎。皮疹以风疹为主,提示肥大细胞脱颗粒释放的组胺在其中发挥着作用。除血清制品外,后来发现非血清类物质引起的类似情况,这类物质包括细菌、病毒、昆虫毒、药物半抗原等。药物半抗原中最常引起此类反应的是青霉素、链霉素和磺胺类药物。有人将这类不是由血清引起的类似血清病的反应称为血清病样反应。其他能引起血清病的药物还有:治疗抑郁症的氟西汀(fluoxetine)、巴比妥(barbiturates)、某些利尿剂、治疗甲亢的丙基硫尿嘧啶(propylthiouracil),治疗癫痫的乙内酰脲(hydantoins)。

2）链球菌感染后肾小球肾炎:一般发生于 A 族溶血性链球菌感染后 2～3 周。此时体内产生抗链球菌抗体,与链球菌可溶性抗原结合形成循环免疫复合物,沉积在肾小球基底膜上,引起免疫复合物型肾炎。免疫复合物型肾小球肾炎也可在其他病原微生物如葡萄球菌、肺炎双球菌、乙型肝炎病毒或疟原虫感染后发生。

（2）局部免疫复合物病:在此类超敏反应中,免疫复合物仅仅是在效应阶段抗原和抗体最先接触的位置沉积,免疫复合物不会进入全身循环系统。由于免疫复合物在真皮血管的沉积,形成典型的局部血管炎。患者出现局部Ⅲ型超敏反应发病相对比较少,研究者通常在动物中诱导阿瑟斯反应来研究Ⅲ型超敏反应发生的机制,即所谓"阿瑟斯反应"(Arthus reaction),一种典型的实验性免疫复合物介导的血管炎,用马血清经皮下反复免疫家兔数周后,注射局部出现水肿、出血和坏死等剧烈炎症反应,此现象由 Arthus 于 1903 年发现,称为阿瑟斯反应。其发生机制是:前几次注射的异种血清刺激机体产生大量抗体,致敏个体体内存在 IgG 类抗体,可随血液循环分布于全身。当再次注射相同抗原时,由于抗原不断由皮下向血管内渗透,血流中相应的抗体由血管壁向外弥散,两者相遇于血管壁,形成沉淀性的免疫复合物,沉积于小静脉血管壁基底膜上,导致坏死性血管炎甚至溃疡。当局部出现 Arthus 现象时,若静脉内注射同种抗原,则可引起过敏性休克。有人认为,吸入霉菌、细菌孢子、干的排泄物蛋白引起的肺内阿瑟斯反应可导致肺炎和肺泡炎亦属Ⅲ型超敏反应,这些反应因抗原的不同来源而冠以不同的名称,例如:抗原来源于含有嗜热放线菌孢子的霉烂的干草粉尘的农民肺(farmer's lung disease),抗原存在于鸽子的干粪便中的鸽子爱好者病(pigeon fancier's disease),抗原为奶酪青霉孢子的奶酪清洗工病(cheese-washer's disease)以及抗原为毛皮蛋白的毛皮工肺病(furrier's lung disease)。

2. 发病机制　Ⅲ型超敏反应的主要特点是形成了大量游离于全身的抗原-抗体复合物,不能被肝和脾脏及时清除,从而在局部沉积。免疫复合物的形成原因分为4类:轻度的持续感染,被动或长期免疫,自身免疫性疾病,吸入或摄入某些抗原物质。

小分子质量的免疫复合物可以透过血管内皮细胞间隙,达到毛细血管末梢,主要是皮肤、关节和肾脏局部,并结合到基底膜细胞上。免疫复合物能够活化补体经典途径,该过程中释放的补体成分 C3a、C5a 可刺激肥大细胞和嗜碱性粒细胞释放血管活性胺,如组胺、5-羟色胺以及趋化因子等,引起局部炎症反应。此外,C5a 还可募集中性粒细胞至局部,释放溶酶体,引起组织损伤和进一步的炎症反应。免疫复合物还可借助 Fc 受体直接作用于嗜碱性粒细胞和血小板,促进两者释放血管活性胺,导致血管通透性增高,加重复合物在血管壁上的沉积。

(四) Ⅳ型超敏反应:迟发型或细胞介导的超敏反应

引起Ⅳ型超敏反应的抗原主要有胞内细菌、病毒、寄生虫和化学物质。这些抗原物质经 APC 摄取、加工成抗原肽-MHC Ⅰ/Ⅱ类分子复合物,表达于 APC 表面,呈递给 T 细胞识别,并使之活化和分化成为效应 T 细胞,或称致敏 T 细胞。效应 T 细胞主要为 CD4$^+$Th1 细胞和 CD8$^+$CTL,CD4$^+$Th2 和 Th17 细胞也可参与。巨噬细胞除作为 APC 起作用外,在Ⅳ型超敏反应发生中也是重要效应细胞。Ⅳ型超敏反应是在易感个体接触抗原 24~72 小时后发生,因此,又称为"迟发型"超敏反应("delayed-type" hypersensitivity,DTH)。Ⅳ型超敏反应时间较长,主要是由于接触抗原位点 T 细胞激活、分化、细胞因子和趋化因子分泌、巨噬细胞和其他淋巴细胞聚集需要一定的时间。

常见的病例包括接触性超敏反应、慢性迟发型超敏反应及过敏性肺炎。另外一类Ⅳ型超敏反应与自身免疫性疾病有关,患者对自身抗原发生细胞介导反应。此外,有些临床医师认为慢性移植排斥也是Ⅳ型超敏反应,因为介导的细胞免疫导致移植受体的免疫病理损伤。

(1) 接触性超敏反应:接触性超敏反应(contact hypersensitivity,CHS),有时也称为接触性皮炎(contact dermatitis),是化学活性小分子共价结合到皮肤最上层自身蛋白的继发免疫反应。例如接触毒漆酚(来源于毒橡树或毒葛)引起的片状皮疹和剧烈瘙痒,以及敏感个体接触药物、金属、化妆品或工业、天然化学物质引起局部皮肤反应。存在于这些物质中的"接触性超敏反应"抗原(半抗原)与自身蛋白结合改变其结构,产生"非己"物质,即形成新抗原。一些接触性超敏反应新抗原可由化学活性分子氧化自身蛋白而产生。此外,一些金属会形成稳定的金属蛋白复合物,特别容易刺激巨噬细胞。有时,化学物质需在肝脏代谢活化为活性成分后,才能形成新抗原,肝代谢需要的酶的遗传多态性与个体的接触性超敏反应易感性有关。本文以易感个体意外接触到接触毒漆酚(来源于毒橡树或毒葛)发生接触性超敏反应的过程为例。漆酚(urushiol)是一种油状有机液体,原在植物漆树中发现,用于生产传统的漆器。它导致皮肤接触性过敏皮疹,称为漆酚致接触性皮炎。

漆酚是几个密切相关的有机化合物儿茶酚的混合物,包含替换了 15 或 17 个碳原子烷基链,烷基链可能饱和或者不饱和。一般认为漆酚的致敏反应与其分子饱和度有关。长侧链往往会生成更强的敏化剂。人皮肤接触后,漆酚分子穿透保护的角化细胞层,以共价键结合在该部位自身蛋白的反应基团上,形成新抗原。新抗原诱导皮肤细胞释放大量细胞因子和趋化因子,募集循环系统中淋巴细胞到被污染的皮肤并激活该部位巨噬细胞分泌 IFN-γ。皮肤细胞分散新抗原,并被朗格汉斯细胞摄取,加工处理后的多肽被交叉呈递至致敏阶段产生的记忆 Tc 细胞上(在Ⅳ型超敏反应中,Th 细胞在致敏阶段发挥作用,但在效应阶段并没有发挥重要作用)。CTL 效应细胞产生,损伤表达新抗原组成肽 MHC 复合物(pMHC)的皮肤细胞。细胞因子介导上调角化细胞表面黏附因子,使 CTL 攻击变得更容易。激活 CTL 效应细胞同样促进该部位组织表达高水平 IFN-γ。IFN-γ 上调角质细胞表达 Fas,结合于 CTL 效应细胞 Fas 配体,使角化细胞更容易受到 CTL 凋亡损伤作用。IFN-γ 同样刺激肥大细胞和嗜碱性粒细胞脱颗粒,释放血管扩张剂、趋化因子和溶解酶介质(如 TNF 和蛋白酶)。这些分子全部都损伤皮肤,增加淋巴细胞进入的通道,利于 T 细胞攻击。由于缺失肥大细胞的天然突变小鼠表现无迟发型超敏反应,所以在迟发型超敏反应中肥大细胞发挥着重要作用。接触后一般数小时至 1 天,长者可达 2 周,呈急性发病。发病部位多在露出部位,局部表现可分为皮炎型和荨麻疹型。皮炎型一般局部先有灼痒,随搔抓出现多数密集针头至粟粒大小红色丘疹,伴不同程度红肿,然后丘疹可迅速变为小疱或大疱,疱壁紧张,疱液澄清,倾向融合,水疱破后呈鲜红色糜烂面,有大量浆液性渗出,干燥后结为黄色浆痂。重者患部红肿明显,可伴有头痛、发热、食欲缺乏、便秘、心悸等全身症状。荨麻疹型:一般局部无急性炎症表现,仅感瘙痒,由于搔抓出现大小不等的风团,消退稍迟缓,有明显的皮肤划痕症。

(2) 慢性迟发型超敏反应:是由对免疫系统清除有异常抵抗力的抗原所引发。这些抗原的来源物质包括细胞内持续存在的病原菌(如导致肺结核、麻风病、利什曼病的病原菌),一些外源性物质(如硅肺、铍中毒)及一些未知物质(如在克罗恩病、结节病中出现的物质)。它们穿透敏感个体的皮肤感染宿主细胞。感染细胞释放的抗原被 APC 摄取、加工,并呈递到记忆 Th 细胞,此时,病原菌激活巨噬细胞产生 IL-12、IL-18,促进效应 Th1 细胞分化。激活巨噬细胞分泌的细胞因子同样刺激 NK 细胞分泌大量 IFN-γ,IFN-γ 作用于巨噬细胞,进一步上调其产生 IL-12。抗原持续存在,细胞产生 IFN-γ 及其他细胞因子、趋化因子,招募并激活这个部位其他白细胞。当激活的巨噬细胞(或 NK 细胞)分泌促炎因子损伤宿主角化细胞时,就引起超敏反应,覆盖抗原接触位点上的皮肤将变红并发炎。当超敏反应持续进行,巨噬细胞过度活化,引起肉芽肿的形成,如形成部位在肝、肺等器官,将导致器官损伤并影响器官的功能,导致严重肝疾病或是呼吸困难。

(3) 过敏性肺炎:过敏性肺炎(HP)是肺部持续接触吸入抗原发生的Ⅳ型超敏反应。导致过敏性肺炎的抗原都是来源于微生物、真菌、植物或是动物的蛋白质。不同抗原在肺部造成的反应通常表现为相同形式,临床过程分为 3 期:急性期、亚急性期和慢性期。当易感个体吸入病态抗原,肺部巨噬细胞被激活,有可能是由于这些细胞直接摄入抗原颗粒或通过在部位补体途径的激活所致。在 48 小时内,巨噬细胞分泌趋化因子促进中性粒细胞及 T 细胞趋化。记忆性 Th 细胞开始分化为 Th1 效应细胞,分泌大量细胞因子。在这个时期,感染个体可能经历流感一样的症状,假如停止接触抗原,症状将迅速消失。如果诊断为过敏性肺炎,皮质类固醇就可以用于消除炎症。然而,如果过敏性肺炎急性期未被察觉,并持续接触抗原,进入亚急性期,在肺部巨噬细胞超活化及病态抗原周围形成肉芽瘤,典型症状很少持续数天或数周,但是疲劳和咳嗽将反复出现并逐渐加重。如果不采取治疗或是持续接触抗原,过敏性肺炎进入慢性期,肺组织受损,机制与迟发型超敏反应相同。肺部激活巨噬细胞同样也分泌大量 TGF-β,使肺纤维化。

综上所述,各型超敏反应具有各自不同的生物学特征和表现,总结见表 21-4。

表 21-4　各型超敏反应的生物学特点

类型	作用类别	反应性 T 细胞	相关 Ig	常见实例	作用部位和表现
I 型	速发型	Th2	IgE	使用多种不同的药物和诊断试剂、激素及各种亚硫酸盐化试剂引起过敏反应症状和过敏症	胃肠变态反应;荨麻疹;特应性皮炎;哮喘;过敏性休克
II 型	细胞毒型	Th2	IgM、IgG	药物或化学物诱导贫血、血小板减少症和粒细胞减少症	溶血性贫血;输血反应;血小板减少症和粒细胞减少症
III 型	免疫复合物型	Th2	IgM、IgG	血清疾病综合征	红斑狼疮;肾小球肾炎;类风湿性关节炎
IV 型	迟发型	Th1、TD		使用某些药物或暴露于化学物后出现的接触性皮炎	接触性皮炎;移植排斥

（五）超敏反应与遗传因素的关系

在 19 世纪中叶,过敏反应的家族性特征第一次被发现。在双亲都有过敏症状的家庭里,孩子有过敏反应的几率远高于双亲都无过敏症状的家庭,表现为家族遗传倾向。随后的研究表明,I 型超敏反应性疾病是多基因参与的复杂疾病。目前知道的主要候选基因有:①位于染色体 3q27 的 *Bcl-6* 基因调节 Th2 应答。②位于 5q31-33 的紧密连锁的编码多种细胞因子(IL-3,IL-4,IL-5,IL-9,IL-13,TGF-β)基因促进 IgE 同型转换、嗜酸性粒细胞存活和肥大细胞增殖。其中 IL-4 基因启动子区的变异,使 IL-4 产生水平升高,导致 IgE 抗体大量产生。③位于 6p21-22 的 HLA-DR2、HLA-DR4、HLA-DR7、TAP 基因介导抗原处理和呈递。④位于 11q12-13 的编码高亲和性 FcεR I 亚单位的基因与肥大细胞脱颗粒有关。⑤位于 12q14-24 的 IFN-γ、iNOS、SCF 和肥大细胞生长因子的基因调节 IL-4 的转录因而影响 IgE 的同型转换、炎症反应和肥大细胞刺激。凡是参与降低 Th1 应答和增强 Th2 应答的基因均可影响 I 型超敏反应性疾病的发生。

（六）超敏反应与表观遗传因素的关系

过敏性疾病作为多基因病,受到基因、环境及免疫等多方面的影响,免疫调控的紊乱是其主要发病机制。由于遗传背景不可能在短短数十年内发生显著变化,所以环境因素可能是该病的决定因素。表观遗传学(epigenetics)研究转录前基因在染色质水平的结构修饰对基因功能的影响,这种修饰可通过细胞分裂和增殖周期进行传递。其机制涉及 DNA 甲基化、组蛋白修饰及非编码 RNA 等。表观遗传学可以较好解释遗传与环境的相互作用,免疫细胞的分化及功能表达和表观遗传学的联系甚密,免疫系统被认为是一个解析表观遗传学调控机制的良好模型,已成为生命科学中普遍关注的前沿。

目前的研究结果显示,哮喘发病危险因素中最重要的是遗传和环境因素,DNA 甲基化在哮喘的发生中扮演重要角色。有人分析了 92 例儿童唾液样本发现,有哮喘高危因素和(或)早期发生短暂喘息的患儿 FOXP3 基因甲基化水平明显增高;对哮喘双胞胎的研究发现,其体内 FOXP3 及 IFN-γ 基因甲基化水平明显上调。以上研究提示,FOXP3 基因甲基化改变可能是发生哮喘的潜在机制。此外,两个出生队列资料显示,花生四烯酸 12-脂肪氧化酶 ALOX12 基因甲基化水平的下调与持续喘息有显著相关性,提示 ALOX12 DNA 甲基化可做预测哮喘危险性的表观遗传学生物标志。采用微阵列方式对支气管黏膜组织进行全基因组甲基化水平检测发现,与非变应性哮喘患者及正常对照组相比,变应性哮喘患者支气管黏膜中有 52 种基因发生特征性甲基化改变。哮喘的免疫学发病机制与辅助 T 细胞(Th1/Th2)功能失衡密切相关。Th2 功能亢进是形成过敏体质的基础,在哮喘个体中存在明显的 Th2 功能亢进。T 细胞分化是免疫学研究的重点,对应 IFN-γ 基因位置的组蛋白 3 第 9 位赖氨酸(H3K9)和组蛋白 3 第 27 位赖氨酸(H3K27)甲基化的模式决定了 T 细胞向 Th1 分化还是向 Th2 分化。在 Th1 和 Th2 分化的过程中,对应 IFN-γ 基因位置迅速诱导 H3K9 甲基化,最终 Th1 细胞持续性地维持着 H3K9 甲基化的状态,而 Th2 细胞 H3K9 去甲基化,但维持 H3K27 的甲基化状态。因此,IFN-γ 基因位置对应的组蛋白甲基化状态是动态的,保证了分化高度有序的调节。Th1 和 Th2 分化受遗传和环境因素的影响,包括抗原呈递细胞特征、抗原的结构和剂量、共刺激分子、主要组织相容性复合物、细胞因子等。细胞因子基因表达及其表观遗传学调控起到主要作用。抗原通过 T 细胞受体(TCR)和细胞因子受体活化转录因子,转录因子与细胞因子基因调节区顺式作用元件相结合,影响该基因区域染色质重建,从而增加或减少转录因子与细胞因子基因调节位点结合,导致细胞因子表达或沉默。抗原通过 TCR 刺激初始 T 细胞,导致胞内储存钙释放、活化钙依赖性神经钙磷酸酶,导致核因子活化 T 细胞(NF-AT)去磷酸化及 IFN-γ 和细胞白介素 IL-4 基因位点组蛋白非选择性低水平乙酰化,使染色质重建,便于与转录因子结合。维持 TCR 信号所致的 IFN-γ 和细胞白介素 IL-4 的表观遗传修饰依赖于细胞因子刺激、信号转导和转录激活因子(STAT)刺激。IFN-γ 和细胞白介素 IL-4 与相应的受体转录激活因子(STAT)刺激。IL-2 和 IL-4 与相应的受体结合,分别激活受体相关的转录因子 STAT4 和 STAT6,并分别激活 T-bet 和 GATA-3,促进 Th1 和 Th2 分化。有人认为农村儿童变应性哮喘发病率低和脂多糖刺激有关。实验发现,脂多糖可促使组蛋白 H3 和 H4 乙酰化和磷酸化,调节基因的沉默或活化。流行病学调查发现,吸烟和哮喘关系密切,吸烟可导致巨噬细胞上的 HDAC 活性降低。动物实验发现,被动吸烟可导致大鼠肺部组蛋白 H3 磷酸乙酰化和 H4 乙酰化而使染色质重塑。

miRNAs 作为调控基因表达的重要因子,在过敏性哮喘的研究中也逐渐受到重视。对 miRNAs 在哮喘患者免疫系统细胞以及小鼠被诱导的过敏性哮喘炎症模型中的表达进行分析,发现 miRNAs 可能在哮喘的病理机制和过敏性炎症的发展中发挥重要作用。例如,在卵清蛋白(OVA)诱导的小鼠哮喘模型中,miR-181a、miR-155、miR-150、miR-146a 和 miR-146b 在脾脏 CD4+T 淋巴细胞中表达升高;在脂多糖(LPS)诱导的炎症模型中,104 个 miRNAs 在鼠肺部的表达水平发生变化,其中 miR-21、miR-25、miR-27b、miR-100、miR-140、miR-142-3p、miR-181c、miR-187、miR-194、miR-214、miR-223 和 miR-224 表达升高,并呈刺激时间依赖性。另有研究显示,屋尘螨(HDM)作用的小鼠气道中 miR-126 通过 TLR4/MyD88 依赖性通路表达升高。沉默 miR-126 的功能,HDM 诱导的气道高反应性消失,小鼠模型中 Th2 型反应减弱,过敏性炎症减轻。在 OVA 诱导的小鼠哮喘模型中,肺部活组织检查发现 miR-221 表达上调,抑制了 miR-221 可减轻气道炎症。同样在 HDM 诱导的过敏性气道疾病中,抑制 miR-

45 可产生抗炎作用,这与给予糖皮质激素治疗的小鼠作用相似。最近的研究发现抑制 miR-106a 可减轻气道高反应性和炎症,miR-106a 抑制细胞因子 IL-10 的产生,IL-10 已经被反复证明在过敏原特异性的免疫疗法和正常免疫反应获得的免疫耐受中起重要作用。Let-7 是首个被发现的人类 miRNA 家族成员,在过敏性哮喘小鼠模型中,使用 Let-7 的拮抗剂后,支气管肺泡灌洗液中炎症细胞浸润明显减少,Th2 型细胞因子 IL-、IL-5 及 IL-13 的水平明显下调,从而使过敏性哮喘症状得以缓解。另外,miR-155 可调控调节性 T(regulatory T,Treg)细胞和 Th17 细胞分化,抑制 Th1 型反应。目前 miNAs 在过敏性哮喘中的研究多集中在动物模型上,在哮喘患者中的研究较少,Li 等研究发现 mi-221 和 miR-85-3p 在儿童哮喘外周血中表达明显上调。有研究显示,在需长期服用糖皮质激素的严重哮喘病人的 CD8$^+$ 和 CD4$^+$T 细胞中,miR-146a 的表达水平降低。在轻度哮喘病人的外周血单核细胞中 mi-192 表达下调,还有研究发现 miR-21 在哮喘病人气道上皮中表达上调。这些研究表明 miRNAs 可以增强或减弱过敏性哮喘炎症反应过程,不同的 miRNAs 在调节炎症反应的过程中有巨大和复杂的网络作用。

特应性皮炎(atopic dermatitis,AD)是由遗传因素与环境因素之间的相互作用导致的一种炎症性过敏性疾病,其表皮增生紊乱伴随皮肤屏障发生破坏与单核细胞和树突状细胞中 IgE 高亲和力受体过度表达、中间丝相关蛋白(FLG)基因缺陷有关。对比 AD 患儿及健康儿童单核细胞发现,患儿体内 *FCER1G* 基因甲基化水平降低,导致 FcεR I 的过度表达;另有研究发现,*FLG* 基因 CpG 位点 cg07548383 的甲基化可能导致 FLG 功能缺失,增加湿疹风险。此外,一项对多个组织/细胞的全基因组 DNA 甲基化研究显示,AD 患儿表皮许多 CpG 岛的甲基化水平与对照组差异有统计学意义,推测表皮 CpG 岛甲基化改变可能导致 AD 发生。研究发现,孕期烟雾暴露可以引起脐血胸腺基质淋巴细胞生成素(TSLP)5'-CpG 岛 DNA 甲基化水平明显降低,TSLP 蛋白表达水平上升,与后代发生 AD 有关。Th1/Th2 的失衡,产生以 Th2 型为主的特异性免疫反应,导致皮肤易感性增加,表现为皮肤感染并有明显瘙痒的特征。miRNAs 在特应性皮炎和其他皮肤炎症疾病中的功能研究报道较少。Sonkoly 等发现特应性皮炎与其他过敏性疾病一样,出现 miR-21、miR-146 和 miR-223 表达上调;特应性皮炎患者非损坏皮肤组织局部接触过敏原可诱导产生 miR-155。miR-155 在皮肤的 T 细胞、树突状细胞和肥大细胞中均有表达,又有研究证实 miR-455 在特应性皮炎皮损中主要在树突状细胞和 CD4$^+$CD3$^+$T 细胞中表达。在特应性皮炎中抗原诱导的 miR-155 与其靶位细胞毒性 T 细胞相关抗原 4(CTLA-4)基因 3'UTR 结合,导致 CTLA-4 表达降低,TCR-CD28 的信号级联反应以及抑制信号转导的作用明显减弱,增加特应性皮炎的炎症反应。还有研究显示 miR-155 在巨噬细胞中作用于其靶基因 *IL-13Ra1*,在固有免疫和适应性免疫的调节中起关键作用,且在免疫耐受中起重要作用。研究表明,在银屑病患者皮肤中 miR-146a 和 miR-203 表达水平升高,miR-21 的表达水平明显下调,在角质形成细胞和成纤维细胞等结构细胞的表达比在免疫细胞中的表达明显增多,miR-USb 表达水平降低,miR-125b 通过直接作用于成纤维细胞生长因子受体 2 起抑制角质形成细胞分化的作用。与银屑病相似,Th1 型炎症反应在特应性皮炎患者皮肤炎症的慢性阶段起主导作用。又有研究报道,miR-125b 在嗜酸性慢性鼻炎鼻息肉中表达上调,miR-125b 主要表达在鼻窦和支气管上皮细胞,并且在气道上皮细胞中,调整其表达可影响 IFN-α/β 的产生,这很可能是由于抑制了真核转录起始因子 4E-结合蛋白(4E-BP1)。这些初始研究表明 miNAs 在上皮细胞的炎症相关过程中多个方面起调控作用。在过敏性皮肤炎症疾病中进一步深入研究过敏相关的 miRNAs 功能具有重要意义。

过敏性鼻炎是指特应性个体接触变应原后,主要由 IgE 介导的介质(主要是组胺)释放,并有多种免疫活性细胞和细胞因子等参与的鼻黏膜非感染性炎性疾病,表现为喷嚏、鼻塞、鼻痒等症状对部分季节过敏性鼻炎患儿的全基因组 DNA 甲基化水平量化研究发现,病例组与对照组 DNA 甲基化水平存在显著差异;体外试验显示,患儿纯化外周血单核细胞(PBMC)受过敏原刺激时也会出现类似结果。一项研究对比了采用舌下免疫疗法和安慰剂治疗的过敏性鼻炎患者 FOXP3 基因甲基化水平,结果显示,舌下免疫疗法诱导长期耐受可能与降低 FOXP3 基因甲基化水平有关。

microRNAs 在过敏性鼻炎中的功能和表达研究相对较少。有研究发现,在过敏性鼻炎患者鼻黏膜中有 9 个 miRNAs 发生 2 倍以上的变化,经验证发现 miR-143、miR-187 和 miR-24 表达水平降低;另外的研究发现,miR-125b 在慢性嗜酸性鼻窦炎患者的鼻黏膜上皮细胞中表达升高,且通过作用于 eIF-E 结合蛋白 1,增加 IFN-γ 的表达。对过敏性鼻炎儿童患者的外周血单核细胞进行检测,发现 miR-21 及 miR-126 的表达同样明显下调,外周血中 miR-21 的低表达可能是从新生儿阶段一直持续到儿童阶段,并可成为早期预测过敏性鼻炎的潜在指标。

食物过敏,在一项出生队列研究中,对 1 岁时确诊为食物过敏的 12 例患儿 $CD4^+T$ 细胞中 DNA 甲基化谱(包含约 45 000 个 CpG 岛)进行回顾性分析发现,与无过敏性疾病对照组相比,两组儿童在出生时和 1 岁时 $CD4^+T$ 细胞 DNA 甲基化差异有统计学意义,差异甲基化位点分别为 136 个和 179 个;约有 30% 的差异 DNA 甲基化位点与已发现的单核苷酸多态性一致,96 个与过敏相关的非多态性位点在出生时即存在甲基化,提示这些位点可能与食物过敏发生有关;此外,研究还表明,在 $CD4^+T$ 细胞早期发育过程中与 MAPK 信号相关基因的 DNA 甲基化异常可导致 T 细胞功能异常,这也可能与儿童早期发生食物过敏有关。对 23 例采用口服免疫疗法和 20 例常规回避饮食治疗的花生过敏患者随访发现,采用口服免疫疗法组 24 个月后,患儿 FOXP3 CpG 甲基化水平明显降低;治疗结束 3 个月后,对花生耐受者比对花生再致敏者体内的 FOXP3 CpG 甲基化水平更低,提示花生致敏可能与体内 FOXP3 基因的 DNA 甲基化水平升高有关。

二、免疫抑制

由于药物和化学物暴露而引起免疫系统成分之一或更多部分的损伤,会导致免疫功能的缺失,称为免疫抑制(immunosuppression)。

20 世纪 70 年代以来,越来越多的研究证实某些物质可产生免疫抑制。最初,大多数的这些研究集中在少量的化学物,如重金属、卤代芳香族碳氢化合物,药物滥用(烟草和酒精)和空气污染物,重点是肺,而非全身性免疫。这些研究最初仅限于实验动物模型,随后很快就有流行病学研究支持,但这些研究多属横断面性质,证据不够充分。观察到的最常见的健康后果是某些癌症如非霍奇金淋巴瘤或呼吸道感染的发病率增加等。由于流行病学研究在得出因果结论的固有局限性,确定免疫毒性暴露和人类临床疾病之间直接联系仍然一直备受争议,特别是对常见疾病如呼吸道感染。在早期,免疫毒理学家采用的评估动物免疫功能实验方法是那些大多数免疫学实验室常用的方法。此外,通常在这些实验室执行的测试和进行的实验设计实质上是临时性的。最早的研究中,选择的实验物种是变化的,一般使用兔和豚鼠。当小鼠最初成为选择的测试物种时,就使用小鼠还是大鼠合适曾出现过争论,最初接受毒理学训练的研究人员喜欢使用大鼠以便与其他毒理学研究相比较,和那些受免疫学训练的研究人员喜欢用小鼠,因为小鼠的免疫系统已有充分的研究。目前,从管理角度看,这种区别通常并不重要,因为随后在小鼠和大鼠进行了验证研究的大部分结果是相近的。

为了解决测试的标准化问题,提出了"分级"的方法,每个后续级别提供更进一步确定免疫系统中特定的靶标的机会。随后,美国国家毒理学规划(NTP)举办一系列由毒理学、基础免疫学、毒理学风险评估、流行病学、临床医学专家组成的研讨会以帮助确定最合适的毒理学测试。为了建立评估人类免疫系统的免疫毒性的测试组合。美国国家科学院(NAS)和世界卫生组织国际化学品安全规划署(IPCS/WHO)提出了一个三级测试方案用于已知或疑似免疫毒性物质的流行病学研究。

1. 引起免疫抑制作用的代表性化学和物理因素 有充分的证据表明,许多化学物质、某些微生物产物(例如,霉菌毒素)、电离和紫外线辐射(紫外线辐射)可以抑制各种免疫系统的组分,提高感染易感性在实验室动物和肿瘤疾病(表21-5),此外,一些临床和流行病学研究报告称,这些机制似乎同样可作用于人。而在临床上,则通过有目的给予免疫抑制药物治疗以诱导免疫抑制,从而预防移植排斥反应;用于此目的的作用物各不相同且潜在的作用机制各异,包括抑制细胞因子的产生(如皮质甾体类、环孢素)和淋巴细胞的增殖(如偶氮硫霉素 azothioprine)。

表 21-5 引起免疫抑制作用的代表性化学和物理因素

化学物种类	代表性化学物
多卤代芳烃	四氯二苯并二噁英(TCDD),多氯联苯(PCB),多溴联苯(PBB),六氯苯(HCB)
芳香烃	有机溶剂(苯、甲苯、四氯化碳、二氯乙烷、乙醇、甲氧乙醇等)
多环芳烃	苯并[a]芘(B[a]P)、7,12-二甲基苯并蒽(DMBA)
芳香胺	联苯胺
重金属	铅、镉、甲基汞
全氟化合物	全氟辛酸(PFOA)、全氟辛烷磺酸(PFOS)
氧化性气体	NO_2,O_3,SO_2,光气
有机锡	二正辛基二氯化锡(DBTC)、二正丁基二氯化锡(DOTC)
辐射	电离辐射、紫外线
霉菌毒素	黄曲霉毒素、赭曲霉毒素 A、单端孢霉烯 T-2 毒素
药物	环孢素 A、糖皮质激素、环磷酰胺等
其他	石棉、己烯雌酚(DES)、二甲基亚硝胺、烟草及环境烟雾

2. 免疫抑制的机制 免疫抑制涉及到多种不同的机制,在分子水平,免疫细胞的 DNA 损害对克隆扩增所需的细胞增生有明显的影响,非免疫细胞的 DNA 损害也可通过抑制 Th1 应答和激活免疫耐受相关的 T 调节细胞的方式来改变细胞因子应答。此外,有毒化学物可与细胞内受体相互作用,进而影响细胞内信号转导通路,有时诱导细胞转录因子的产生,而在另外一些情况下,激活转录因子的信号被阻断,导致细胞因子、细胞受体和细胞表面分子的表达的改变,干扰免疫应答的过程。细胞内钙储存的耗竭也可干扰淋巴细胞激活所必需的信号转导。细胞中有很多靶点,T 细胞应答的改变、细胞因子应答的转变、抗原呈递细胞

功能的改变、骨髓干细胞的毒性以及非免疫细胞介质的改变,均可导致免疫抑制。在淋巴细胞发育水平上,骨髓干细胞的耗竭或者胸腺中细胞的成熟和选择被干扰可能导致永久性的免疫抑制,免疫应答的调节,可能导致免疫系统的某些成分的抑制而不影响其他成分,甚至提高其他免疫应答,可能与免疫刺激和超敏反应有关。内分泌干扰物可以干扰细胞因子、免疫球蛋白以及其他炎症调节因子的合成,它们还可以影响免疫细胞的活化和存活,并导致免疫抑制。

外源化学物引起机体免疫抑制作用及其机制十分复杂。一种化学物可能通过多种不同机制导致免疫抑制,而几种外源化学物也可能通过共同的机制引起免疫抑制(表 21-6)。下面简要介绍几种代表性的免疫抑制药物和化学物的相关机制:

表 21-6　免疫抑制有关的某些机制

机　制	化学物
胸腺 T-细胞成熟障碍	子宫内或围产期 TCDD 暴露
通过抑制钙调磷酸酶的活性而抑制 IL-2 的表达,发挥免疫抑制作用。拮抗其他转录因子与 IL-2 启动子区域增强子元件的结合,导致 IL-2 的合成减少	环孢素 A
DNA 共价结合干扰复制、细胞增生和功能,导致细胞毒性	环磷酰胺、多环芳烃、有机溶剂
机制同上,靶向骨髓祖细胞	苯
细胞内受体(作为配体活化的转录因子)相互作用,其产物通过未知的机制影响免疫应答	TCDD、HAHs
阻断膜脂肪酸代谢,因此损害二酰基甘油功能,刺激蛋白激酶 C 活性	环孢素 A
细胞因子介导抗原呈递作用改变,导致 Th1 活化的抑制和向 Th2 应答偏移	紫外辐射
细胞内钙储存耗竭,不成熟的信号导致耐受	多环芳烃
激活过氧化物酶体增殖物激活受体(PPARs),干扰免疫系统	全氟类化合物(PFCs)

(1)环孢素:环孢素 A(cyclosporin A,CsA)是一种免疫抑制药物,主要用于抑制器官移植排斥反应及治疗自身免疫病。CsA 通过扩散进入细胞,与相应受体即环孢素 A 结合蛋白(又称亲环素,cyclophilin)结合后,抑制 T 细胞的信号转导途径,通过抑制钙调磷酸酶的活性而抑制 IL-2 的表达,发挥免疫抑制作用。拮抗其他转录因子(包括 Oct/OPA 和 NF κB)与 IL-2 启动子区域增强子元件的结合,导致 IL-2 的合成减少。

(2)环磷酰胺:CTX 是一种烷化剂,1958 年首次人工合成,主要用于肿瘤治疗,对多种肿瘤有明显的抑制作用,近年来因证实它有免疫抑制作用而用于多种自身免疫性疾病的治疗,已取得明显疗效。但 CTX 同时也是一种致癌物,CTX 在啮齿类动物可造成严重的免疫抑制和毒性。CTX 本身没有烷基或细胞毒性,必须通过细胞色素 P450(特别是 CYP2B 异构体)的氧化才能产生活性代谢物。有关环磷酰胺的作用机制,目前已经知道是通过它的代谢产物与 DNA 鸟嘌呤的第 7 位氮共价结合,产生 DNA 的双链内的交叉联结或 DNA 的同链内不同碱基的交叉联结,使细胞由 G 期进入 S 期延迟,大剂量时对各周期的细胞和非增殖细胞均有杀伤作用。此外,它还可诱导细胞凋亡。这些细胞毒性的最终结果是引起细胞增殖受阻,免疫应答抑制。

（3）苯：许多外源性化合物可抑制免疫细胞的成熟和形成,从而导致免疫抑制。苯的代谢物如对苯二酚、儿茶酚和苯酚具有明显的血液毒性。苯首先被 CYP2E1 代谢成苯酚,然后转化成对苯二酚或儿茶酚。这些酚代谢物在骨髓和淋巴组织中累积。骨髓中的苯酚和对苯二酚进一步转化为活性更强的物质如半醌自由基,这一转化可能是 P450 依赖并涉及髓过氧化物酶和前列腺素合成酶。半醌自由基和胞内蛋白共价结合,形成 DNA 加合物,破坏细胞分裂、RNA 合成等功能。这些活性代谢物可严重损害骨髓干细胞。因为骨髓中许多细胞的损害都是非特异性的,因此损害的结果是全血细胞减少,也包括淋巴细胞前体细胞（T 和 B 细胞）,所以可能大多数的特异性免疫系统会遭受破坏。

（4）全氟类化合物：全氟类化合物（perfluorinated compound,PFCs）为持久性有机污染物。动物试验发现,全氟辛酸（perfluorooctanoic acid,PFOA）和全氟辛烷磺酸（perfluorooctane sulfonates,PFOS）可导致小鼠免疫器官萎缩,胸腺 T 细胞亚群数量显著减少抑制其体内抗体的产生,降低小鼠血清中免疫球蛋白 IgG 和 IgM 水平,降低 T 细胞和 B 细胞免疫功能,诱导免疫抑制目前认为 PFOA 对啮齿动物的免疫毒性与过氧化物酶体的增殖有关,PPARs 是调节脂质代谢相关基因,同时也与炎症及免疫调控作用密切相关。PPARs 能够与维甲类 X 受体（retinoid X receptor,RXRα）结合,形成的 PPARγ/RXR 异二聚体与靶基因启动子上游的 PPAR 反应元件（PPRE）结合,从而调节靶基因的转录,同时也可通过与特定的 DNA 序列结合干扰转录因子如 NF-κB 和 AP-1 的信号转导通路。

（5）卤代芳烃：卤代芳烃（halogenated aromatic hydrocarbons,HAHs）包括多氯二苯并二噁英（polychlorinated dibenzo-p-dioxin,PCDD）、多氯二苯并呋喃（polychlorinated dibenzofurans,PCDF）和多氯化联苯（polychlorinated biphenyls,PCB）等。2,3,7,8-四氯-p-二苯二噁英（TCDD）是卤代芳烃中毒性最强的一种。动物实验结果发现,胸腺和淋巴组织是 TCDD 最敏感的靶器官。可引起剧烈的免疫抑制效应。在非常低的剂量下（在 ng/kg 体重范围内）即可引起造血的和成熟的免疫系统产生明显的改变。动物实验用 TCDD 处理后引起胸腺萎缩,外周淋巴细胞的数量减少。在人体内,类似的机制可能也在起作用,证据显示暴露于重油中的多氯联苯后,中国台湾省和日本的暴露人群 T 细胞的模式均出现显著的改变,并对健康产生明显的影响,这些人因免疫系统抑制而对呼吸道感染的敏感性增高。

有关 TCDD、HAH 的毒性效应及机制研究主要集中在芳香烃受体（aryl hydrocarbon receptor,AhR）上。TCDD 等外源性配体与 AhR 在细胞质中结合形成复合体,随后这一复合体与胞质内的 AhR 核转运蛋白（ARNT）结合,转移入核,在核中与 TCDD 应答基因上游的、高亲和性特异 DNA 增强子序列二噁英应答元件（dioxin response element,DRE）结合,启动结构基因如 CYP1A1 的转录,从而调节细胞色素酶 P450 等下游基因的表达,影响细胞的增殖分化。AhR 参与 TCDD 引起的免疫抑制机制在进一步的实验中亦得到证实。AHR 在胸腺中高度表达,AHR 缺失的小鼠比野生型小鼠对 TCDD 造成的胸腺毒性的抵抗力要强得多。事实上,高剂量 TCDD（2000μg/kg 体重）不会降低 AHR-/-小鼠胸腺的重量和胸腺皮质的细胞结构,而给予杂合子或 AHR+/+小鼠低 10 倍剂量还是发现了严重的免疫毒性。目前认为 TCDD 不仅损害胸腺皮质上皮细胞,还激活 Ca^{2+} 依赖性核酸内切酶的活性,后者引起皮质胸腺细胞的凋亡。$CD4^+/CD8^+$ 双阳性细胞不受 TCDD 的影响,而胸腺和外周的 $CD4^+/CD8^-$ 和 $CD4^-/CD8^+$ 单阳性细胞的数量显著减少,这就说明,TCDD 可能影响 T 细胞在胸腺中成熟和分化过程中的关键步骤。

在实验条件下,多种天然的和合成的作用物表现为可以增强免疫反应性,这些例子包括卡介苗(bacillus Calmette-Guerin,BCG)、铝化合物(alum,如硫酸铝钾或氢氧化铝)、细菌脂多糖和黏肽(peptidoglycans,肽聚糖)等一系列聚合物,以及抗寄生虫药物左旋咪唑(levamisole)。但由于难以产生对免疫系统的可控制性刺激和大量潜在不可预知的副作用,限制了这些作用物在治疗学上的运用。除了上文过敏反应中提到的之外,至今还尚未有环境和职业性化学物表现为对人类产生免疫刺激的例子。

3. 免疫抑制的后果 虽然免疫功能的降低会因免疫监视功能和恶性细胞清除能力受损而增加肿瘤的易损性,但在临床上主要表现为对感染性疾病的敏感性增加。

(1) 感染性并发症:对微生物病原体抵抗力的损害是免疫抑制的主要特征,感染性并发症患者多见于原发性和获得性免疫缺陷患者以及大量免疫抑制药物和糖皮质激素治疗的病人。此外,大量在日本和中国台湾省通过水稻污染暴露于多氯联苯的人群,在密歇根州通过牲畜暴露于多溴联苯的人群,或住在加拿大北部的因纽特人暴露于杀虫剂和有机氯衍生物的混合物的人群出现显著更频繁的感染。在免疫功能不全的患者,不管何种原因,感染总是更频繁、更严重、更具复发性。不能确定某种病原体具体参与免疫抑制有关的感染并发症。细菌、病毒、真菌和寄生虫感染均已观察到。在免疫功能低下的患者,呼吸道感染是最常见的感染,紧随其后消化道感染,经常表现为慢性腹泻。然而,身体的其他部位也可以受影响。此外,非典型或"机会性"感染可能发生在免疫功能不全的人。这些感染的特征表现为:一些侵袭力较低、致病力较弱的病原体,在人体免疫功能正常时不能致病,但当人体免疫功能降低时,则为这类病原体造成了感染的机会,它们乘虚而入,侵入病人体内,导致各种传染病。或者通过不寻常的部位感染。例如单核细胞增多性李斯特菌和耶氏肺孢子菌引起的感染,或脑弓形虫脓肿和系统性念珠菌病。重要的是,当免疫抑制之外的原因可以排除时,对一个个体机会性感染的诊断可以被看做是一个免疫毒性警告,尤其是在参加临床试验的患者或在早期上市后药物监测。最后,与免疫抑制药物和其他外来化学物有关的感染可能是不明显的,没有临床、生物学或微生物特征可以提示任何药物治疗或化学接触参与。如果没有专门的流行病学或药物流行病学进行研究,不起眼的感染的增加可能会有遗漏。

(2) 肿瘤形成:大量的证据表明,免疫功能不全的病人在罹患肿瘤的风险更大。皮肤癌包括鳞状细胞癌和卡波西肉瘤是免疫功能不全人群最常见的病毒相关肿瘤,尤其是应用长期免疫抑制治疗方案的器官移植患者。长期随访研究发现,高达30%的器官移植患者可能产生皮肤癌。许多回顾性和前瞻性研究表明,器官移植的病人淋巴增殖性疾病的风险远大于一般人群(相对风险增加30~50倍)。非霍奇金B淋巴瘤比T淋巴瘤更常见。尚无确凿的证据证实,在农村人群中农药暴露导致的免疫抑制与淋巴瘤之间的可疑联系。但在当前临床使用的各种有效的免疫抑制药物治疗的患者中观察到感染性并发症和病毒诱导肿瘤的出现,其发病率和严重程度取决于免疫抑制的程度。

三、自身免疫

正常机体的免疫系统具有识别"自我"和"非我"的能力,对非已抗原能够发生免疫应答,而对自身抗原则处于无应答或微弱应答状态,称为免疫耐受(immunological tolerance)。自身免疫(autoimmunity)是机体对自身组织成分或细胞抗原性失去免疫耐受性,产生针对宿主自身抗原的自身抗体和致敏淋巴细胞的现象。一般情况下,自身免疫应答是自限性的,属生理性自身免疫。其主要功能是维持机体生理自稳,清除体内衰老、凋亡或畸变的自身细胞成分,并调节免疫应答的平衡,在维护机体生理状态、防御感染和监视肿瘤等方面有重要意义。但是,在一定条件下免疫系统会对自身抗原产生病理性免疫应答,造成自身组织或者器官的炎症性损伤并影响其生理功能,导致自身免疫病(autoimmune diseases)。已经发现的人类自身免疫病有近百种,几乎涉及人体所有的组织和器官。

(一) 外源性物质诱发的自身免疫性疾病

由于自身免疫性疾病有许多不同的类型,表现为不同器官靶标和病理改变,而且内在因素(如特定的基因多态性、与性有关的激素、年龄等)和外在因素(如生活方式、传染性病原体)在疾病的因果关系中扮演不同的角色。迄今为止,确定自身免疫性疾病和化学毒物之间的关联备受争议。外源性物质是直接引起疾病,还是通过免疫调节或其他机制加剧先前存在的疾病,问题十分复杂,不易确定。例如,链脲佐菌素(strepzotocin)和灭鼠剂灭鼠优(pyrinuron,1979 年美国市场已停用)这类物质导致 1 型糖尿病,可能与免疫系统无关,而是破坏胰腺 β 细胞的结果。引起自身免疫的化学物最多见的是药物。虽然自身免疫疾病有许多类型,但最常见的由药物引起的类似于系统性红斑狼疮(systemic lupus erythematosus,SLE)的自身免疫综合征。霍夫曼(Hoffman)1945 年第一次观察到使用磺胺嘧啶往往伴随着系统性红斑狼疮的发展,此后,发现 35 种以上药物涉及自身免疫性反应和自身免疫样疾病的发生。然而,药物引起的自身免疫性疾病不同于经典的自发性自身免疫性疾病,他们通常是较缓和的,涉及的器官较少,循环中很少观察到天然 DNA 自身抗体,药物治疗停止后疾病有所缓解。例如,所谓的药物狼疮(drug pulus)的临床症状和体征并不同于原发性 SLE,它们都以关节疼痛和血中出现抗核抗体为特征,但抗核抗体的模式略有不同;原发性 SLE 以肾脏和中枢神经系统并发症为主,而在药物狼疮却明显没有这些表现;而且药物狼疮的症状通常在停药后自动消失。与这些药物不同,某些环境化学物质可能诱发或加剧先前存在的自身免疫性疾病。自从 Pernis 等人在 20 世纪 60 年代观察到石棉暴露工人类风湿因子的患病率增加,已经有越来越多的流行病学和实验证据表明暴露于致纤维化的纤维包括晶体二氧化硅、石棉以及一些重金属和溶剂与系统性自身免疫性疾病相关联。二氧化硅暴露工人对系统性自身免疫性疾病,包括类风湿关节炎(又名 Caplan 综合征)、系统性硬化症、系统性红斑狼疮、抗中性粒细胞胞质抗体(ANCA)相关的血管炎/肾炎的风险增高。流行病学研究也表明石棉暴露人群系统性自身免疫性疾病的风险高于预期。虽然一些人认为这只是辅助效应,但有越来越多的证据表明,这些疾病在 T 细胞的调节下,特别是调节 T 细胞的监管下。

工人的溶剂接触也发现与自身免疫性疾病相关。最近有一个基于 103 篇文献(包括 33 篇 Meta 分析)的有关"接触有机溶剂作为自身免疫性疾病一个危险因素"的总结报告,涉及到四氯乙烯、三氯乙烯、三氯乙烷、全氯乙烯、甲苯、氯乙烯、丙酮、二乙胺苯丙酮、乙酸乙酯、松节油、苯、5-羟色胺、芬氟拉明、染发剂、正己烷等溶剂,该报告得出如下结论:①接触有机溶剂与系统性硬化病、原发性系统性血管炎(primary systemic vasculitis)及多发性硬化症(multiple sclerosis,MS)有关联;②具有自身免疫遗传因子的个体应避免任何有机溶剂接触,以避免增加自身免疫病的风险。流行病学研究、病例报告和动物研究也表明暴露于汞导致人类的特应性自身免疫性疾病。虽然在大多数情况下,这些流行病学研究证据尚不充分,但利用基因改造的自身免疫易感的啮齿动物实验研究支持这些发现。

其他一些与自身免疫性疾病有关的化学物和药物见表 21-7。

表 21-7　与自身免疫性疾病有关的化学物和药物

自身免疫综合征	化　合　物
系统性红斑狼疮（systemic lupus erythematosus,SLE）	三氯乙烯（trichloroethylene）、硅酮（silicone）、芳香胺（aromatic amines）、甲醛（formaldehyde）、肼屈嗪（hydralazine）、普鲁卡因胺（procainamide）、氯丙嗪（chlorpromazine）、二氧化硅（silica）、异烟肼（isoniazid）、青霉胺（penicillamine）
溶血性贫血（hemolytic anemia）	甲基多巴（methyldopa）、青霉素（penicillin）、磺胺类药物（sulfa drugs）
甲状腺炎（thyroiditis）	碘（iodine）、锂（lithium）、PCBs、PBBs、青霉胺（penicillamine）
血小板减少症（thrombocytopenia）	干扰素-α（interferon-α）、金盐（gold salts）、利福平（rifampin）、乙酰唑胺（acetazoldomide）、奎宁（quinine）
系统性硬化症（systemic sclerosis）	氯乙烯（vinyl chloride）、三氯乙烯（trichloroethylene）、西班牙毒油（spanish toxic oil）、色氨酸（tryptophan）、硅酮（silicone）、白介素-2（interleukin-2）、苯妥英（diphenylhydantoin）
自身免疫性肝炎（hepatitis）	氟烷（halothane）、干扰素-α（interferon-α）、乙醇（ethanol）、苯巴比妥（phenobarbital）

（二）　自身免疫的机制

自身免疫的机制类似于Ⅱ型、Ⅲ型和Ⅳ型超敏反应。所以引起的病理改变也可能相似，但自身免疫病的真正机制与超敏反应是有区别的，对自身免疫病而言，自身抗原是靶。化学物质诱发的自身免疫是由于宿主组织细胞被化学物质修饰引起的疾病状态，而不是化学物质本身起抗原或半抗原的作用。一般认为，自身免疫病的发生与下列因素有关：

1. 免疫耐受的丢失　如前文所述，对特异性抗原不产生免疫应答的状态称免疫耐受。通常机体对自身抗原是耐受的，下列情况可导致失耐受：

（1）抗原变异：机体对于原本耐受的自身抗原，在受到物理因素（如冷、热、电离辐射）、化学因素（如外源化学物、药物）或生物因素（如细菌、病毒等）作用后，均可发生变性、降解，暴露了新的抗原决定簇，改变了的自身成分可刺激免疫系统引起自身免疫应答，导致自身免疫性疾病。或通过修饰原本耐受抗原的载体部分，从而回避了 Th 细胞的耐受，导致免疫应答。这是由于大部分的自身抗原属于一种半抗原和载体的复合体，其中 B 细胞识别的是半抗原的决定簇，T 细胞识别的是载体的决定簇，引起免疫应答时两种信号缺一不可，而一般机体对自身抗原的耐受性往往只是限于 T 细胞，如载体的抗原决定簇经过修饰，即可为 T 细胞识别，而具有对该抗原发生反应潜能的 B 细胞一旦获得 Th 的信号，就会分化、增殖，产生大量自身抗体。

（2）隔离抗原（sequestered antigen）的释放：在免疫系统发育过程中，身体的某些特殊部位如脑、睾丸、眼球、心肌和子宫等，由于其中的某些自身抗原成分（如神经髓鞘磷脂碱性蛋白、精子、眼晶状体等）和免疫系统相对隔离，称为隔离抗原（sequestered antigen）。针对这些隔离自身抗原的淋巴细胞未被诱导免疫耐受，而存在于外周免疫器官中。一旦因外伤、感染、手术或外源环境因素等原因破坏隔离屏障，隔离抗原释放入血流或淋巴液，便与免疫系统接触。免疫系统将其误认为是"异物"，使自身反应性淋巴细胞活化，引发对自身抗原的免疫应答，导致自身免疫病的发生。例如，由于眼的外伤，使眼晶状体蛋白进入血液和淋巴液，刺激免疫系统产生特异性 CTL,此 CTL 可对健侧眼组织发动攻击,引发自身免疫性交感性眼炎。研究发现吸烟增加了肺毛细血管通透性,引起肺部炎症,损伤肺泡毛细血管内皮细胞,使位于毛细血管内皮细胞和肺泡上皮细胞之间的肺基底膜暴露,血液中抗基底膜Ⅳ型胶原抗体结合于基底膜,产生免疫损伤性炎症,引起肺出血。临床上肺出血肾炎综合征患者几乎都是吸烟者。

2. 分子模拟(molecular mimicry)与交叉免疫反应　分子模拟原指用电脑软件以原子水平的分子模型来模拟分子的结构与行为,从自身免疫角度,分子模拟是研究外源肽和自身肽之间序列相似性的理论上的可能性,这种可能性是指由病原衍生肽引起的以 T 或 B 淋巴胞交叉免疫活性所致的自身免疫反应,是各种感染原或其他外源性物质可能触发对自身抗原产生免疫应答的一种机制。有些微生物与人体细胞或细胞外成分有共同或类似的抗原表位,在感染人体后除了激发针对微生物抗原的免疫应答,也能攻击含有相同或类似表位的宿主细胞或细胞外成分,当易感者感染这种在免疫学上与宿主抗原相似的共同抗原,并被递呈给 T 细胞时,引起与宿主结构发生交叉反应的免疫应答,造成组织损伤并引发多种自身免疫病。如 EB 病毒等编码的蛋白与髓磷脂碱性蛋白(MBP)有较高的同源性,病毒感染可引发多发性硬化症;A 组 B 型溶血性链球菌细胞壁的 M 蛋白与人体肾小球基底膜和心肌纤维的肌膜有共同抗原表位,链球菌感染后,抗链球菌抗体可与肾脏和心脏部位的相似表位发生交叉反应,引发急性肾小球肾炎和风湿性心脏病;柯萨奇病毒感染激发的免疫应答可攻击胰岛的 β 细胞,引发糖尿病;肺炎衣原体感染引发冠状血管疾病等。分子模拟不仅发生于微生物病原,也可能在外源化学物特别是治疗药物时出现,如肼屈嗪、头孢菌素、乙内酰脲、三甲双酮、普鲁卡因胺、氯丙嗪等,这些药物可以作为半抗原与自身细胞成分如蛋白质、核酸结合形成自身抗原,通过分子拟态与自身抗体产生有害的免疫病理反应,引起自身免疫性疾病。

3. 免疫反应调节异常　Th 细胞和 T 抑制细胞(Ts)对自身反应性 B 细胞的调控作用十分重要,当 Ts 细胞功能过低或 Th 细胞功能过度时,则可有多量自身抗体形成。已知 NZB/WF1 小鼠中随着鼠龄的增长 Ts 细胞明显减少,由于 Ts 细胞功能的过早降低,出现过量自身抗体,诱发与人类系统性红斑狼疮(SLE)类似的自身免疫性疾病。接触毒物导致异常的细胞死亡,其产物激活可能导致激活的模式识别受体如 nod 样受体(NLR)和 toll 样受体(TLR)。NLR 激活将导致 NLRP3-炎症小体(inflammasome)激活和促炎事件包括促炎细胞因子如和 RNA/蛋白复合物的反应是必不可少的。而 TLR-介导的反应,由细胞核成分激活的 TLR 对核抗原如染色质和 RNA/蛋白复合物的自身抗体反应是至关重要的。T 细胞激活是通过自身耐受性的丢失来达到,受多种机制介导。T 细胞的激活调节因子如 Daf1 表达的减少提高了 T 细胞的应答反应,促进产生抗体的 B 细胞的活化。自身抗体与自身抗原的结合导致免疫复合物的形成和组织损伤,进而可以释放细胞成分,进一步使反应放大。含有免疫复合物自体抗原也可以由 B 细胞和其他抗原呈递细胞(如树突状细胞)摄取,放大自身反应 T 细胞的活化。

4. 遗传和表观遗传因素

(1) 遗传因素:自身免疫性疾病的发生有家族聚集倾向即遗传易感性,自身免疫病患者的直系亲属患同一种疾病的概率在 5% ~10% 左右,同卵双生双胞胎的同病率更高,达 15% ~50%。如 1 型糖尿病、类风湿性关节炎(rheumatoid arthritis,RA)、MS 和 SLE 患者的纯合子双胞胎中,15% ~30% 的人也发病,而杂合子双胞胎的发病率小于 5%。携带某些易感基因的家族成员可发生多种不同的自身免疫疾病。人类自身免疫病易感基因分布于第 3、

7、11、12、16、19 号等不同染色体上,至少包括 18 个基因群。但其最终形成是宿主疾病易感基因(susceptibility gene)与环境因素相互作用的结果,携带一个或数个易感基因的个体未必一定会发病,因为自身免疫病的诱发还包括环境因素,如外源化学物的暴露、药物、饮食习惯、紫外线照射、微生物感染等,因而发病有一定的偶然性。

在人类,HLA 基因是决定自身免疫病易感性的主要基因,多数自身免疫病与一种或数种 HLA 等位基因相关。如 RA、药物性狼疮、天疱疮、IgA 肾病及青年型糖尿病多与 HLA-DR1/DR4 有关,而强直性脊柱炎(ankylosing, AS)、赖特综合征(Reiter's syndrome, RS)、银屑病(psoriasis)、关节炎及肠病性关节炎则与 HLA-B27 有关等。其机制仍不完全清楚,推测有些 HLA 分子通过对胸腺细胞的阳性选择(或者不够严格的阴性选择)使最终形成的外周 T 细胞群对自身 MHC-抗原肽反应性偏高。另外,HLA 和微生物抗原肽之间还可通过分子模拟的方式产生交叉反应,作为自身抗原促发自身免疫。除 HLA 基因之外,尚有多个自身免疫病易感基因。如补体(CUC4 或 C4)的遗传性纯合子缺陷与发展为 SLE 相关。调节细胞凋亡的基因编码蛋白的异常,包括 Fas(CD95)和 Fas 配体(CD95 配体)也与自身免疫病相关。与 TNF-α 或 IL-10 等细胞因子表达水平相关的基因,可影响自身免疫病的易感性。此外,不同种族也可能具有不同的自身免疫病的易感基因亚型。

(2)表观遗传机制:表观遗传机制对免疫系统的正常发育和功能有重要的作用,包括淋巴细胞的发育和分化、抗原受体基因的表达、NK 细胞受体表达的多样性、T 细胞激活都在不同程度上受表观遗传机制调控。如果外界因素影响使表观遗传在免疫反应中出现不平衡会导致基因表达异常,使免疫系统紊乱,甚至可以导致自身免疫疾病。

1)DNA 甲基化与自身免疫性疾病的关系:免疫缺陷、着丝粒的不稳定和面部异常(ICF)综合征是一种罕见的常染色体隐性遗传性自身免疫性疾病,原因是 DNMT3B 基因的一个点突变。另外,一些自身免疫性疾病,如系统性红斑狼疮和类风湿性关节炎等的发生虽然与 DNA 甲基化修饰的突变无关,但是基因组呈现出整体去甲基化的现象。在系统性红斑狼疮患者体内,PRF1、CD70、CD154、IFGNR2、MMP14、LCN2、CSF3R 和 AIM2 基因以及 18S、28S 核糖体 RNA 基因启动子等区域会出现 DNA 去甲基化修饰的现象。有人对系统性红斑狼疮进行研究发现,miR-21 基因和 miR-148a 基因能够直接和间接地作用于 DNMT1 基因,这可能对基因组去甲基化起到了一定的作用。在类风湿性关节炎患者体内,不仅能够见到去甲基化修饰的位点,还能发现超甲基化修饰的位点。

2)组蛋白修饰与自身免疫性疾病之间的关系:有关组蛋白修饰与自身免疫性疾病之间关系的研究还不太多。在系统性红斑狼疮患者的 T 细胞里,HDAC 抑制因子曲古抑菌素 A(trichostatin A)可以恢复 CD154 基因、IL-10 基因以及 IFN-γ 的异常表达。在类风湿性关节炎患者体内也发现了组蛋白修饰机制的作用。因为转录因子 NF-κB(它同时也是非常重要的免疫调控因子)能够与核小体 DNA 发生非常松散的结合,同时组蛋白修饰机制又能够促使 NF-κB 与其靶因子组蛋白 H3K9 和 S10(又名 PSMD6)磷酸乙酰化修饰(phosphoacetylation)位点有效结合,所以能够降低 H3K9 的甲基化修饰水平,增加 H3、H4 蛋白的乙酰化修饰水平。因此,在类风湿性关节炎患者体内,HDAC 酶活性降低这一现象就对 NF-κB 介导的基因表达机制起到了非常关键的调控作用。1 型糖尿病患者也表现出了特征性的组蛋白修饰异常现象,在这类患者中淋巴细胞(不是单核细胞)内部分与自身免疫及炎症信号通路相关基因,比如 CLTA4 基因和 IL-6 基因的 H3K9me2 修饰水平会上升。不过,组蛋白修饰机制也不光是在基因转录调控过程中发挥作用。对于系统性红斑狼疮患者来说,核小体就是一种非常重要的自身循环抗原,这是因为细胞凋亡增加以及清除不够导致的。在凋亡过程中组蛋白会发生各种修饰,比如 H2BS14 位点磷酸化修饰、H3T45 磷酸化修饰、H3K4 位点三甲基化修饰,H4K8、K12、K16 位点三乙酰化修饰以及 H2BK12 位点乙酰化修饰等等。有观点认为,在细胞凋亡阶段发生的组蛋白修饰会使释放出的凋亡核小体更具有免疫原性,激活抗原呈递细胞,导致自身抗体生成。

　　3) miRNA 与自身免疫性疾病之间的关系:大多数 SLE 相关基因至少具有一个 miRNA 靶点,而一个 miRNA 靶点可受 100 个以上 miRNA 的调节。miRNA 在 SLE 发病中起关键作用,例如 miR-146a 对 Toll 样受体(TLR)信号通路起负性调节作用,它在 SLE 患者中表达下降。另外,它通过靶作用于干扰素调节因子 5(IRF-5)及信号转导和转录激活蛋白 1(STAT-1),实现 I 型干扰素通路的负性调节。故外周血单个核细胞中 miR-146a 表达的减少会增加 I 型干扰素通路的产物。miR-125a 表达下降使得 SLE T 细胞中的炎性趋化因子上调增多。另外,有研究显示,miR-21 和 miR-148a 在 $CD4^+$ T 细胞中被上调,这些 miRNA 通过抑制 DNMT 使一些启动子低甲基化,这使得自身免疫相关的甲基化敏感基因(如 *CD70*)和淋巴细胞功能相关抗原的表达增加。另一些 miRNA(如 miR-155)调节 B 和 T 细胞的免疫功能。在 SLE 患者中,上调的 miR-155 诱导 B 细胞异常活化和致炎 T 细胞增殖及细胞因子产生。

　　有人认为 miRNA 有特定的表达方式和功能,尤其是 miR-155 和 miR-146,与 RA 的发病机制有关。它们在 RA 的 RASF 中高度表达,但在骨关节炎的 RASF 中呈低表达。RA 滑膜组织的促炎反应分子使 miR-146 表达上调,miR-146 表达的上调对 RA 患者单核细胞中 NF-κB 途径有负调节功能。miR-203 也与 RA 有关,它可抑制几种金属蛋白酶表达并抑制 IL-6 产生。miR-124 的靶标是细胞周期蛋白依赖性激酶 2,后者可抑制细胞增殖从而使细胞停留在 G_1 期,但在病理条件下(如 RA),其水平会下降。miR-124 也作用于单核细胞趋化蛋白 1,促使单核吞噬细胞聚集于病变关节中。故在 RA 中,miR-124 促进细胞增殖和单核细胞趋化蛋白 1 产生。

　　特定的 miRNA 可以改变调节性 T 细胞(Treg)的功能。在糖尿病患者的调节性 T 细胞中,miRNA-510 表达增多,miRNA-342 和 miRNA-191 表达下降。另有研究显示,miRNA 可能是介导细胞因子针对 P 细胞的细胞毒性的原因。IL-1B 和肿瘤坏死因子 α 诱导 miR-21、miR-34a 和 miR-146a 在胰岛中的表达,通过增加炎性细胞因子导致 P 细胞衰竭。

　　功能完好的免疫系统在抵御病原微生物和预防肿瘤细胞的出现方面十分重要,它是一个复杂的系统,需要许多类型细胞的合作,能够对各种损害产生特异性和非特异性的反应。其中,特异性反应由机体被机体识别为外来物,即抗原的大分子引发,由存在的抗原激发体液免疫反应(即产生与相应分子相当特异性结合的抗体),或诱导细胞免疫反应,由相应的免疫细胞(如自然杀伤细胞或细胞毒性淋巴细胞)攻击表面携带抗原的细胞,产生不良的健康效应。

　　化学物引起的潜在免疫毒性能够通过一系列的体内和体外试验进行评价,它们大多数主要集中在对免疫系统产生的特异性效应方面。而且,由于免疫系统具有相当大的功能性变化空间,因此其中一个或几个参数的改变(或"异常")并不意味着必然导致免疫系统整体功能的降低,因此,这就必须对试验结果进行合理的解释。

(庄志雄　杨学琴　刘汝青)

参 考 文 献

1. Mak TW, Saunders ME, Jett BD. Primer to The Immune Response. 2nd ed. Burlington MA, USA: Acad

Press,2014.

2. Abbas AK,Lichtman AH,Pillai S. Cellular and Molecular Immunology. 8th ed. Philadelphia,PA,USA:Elsevier Saunders,2015.

3. Corsini E,Loveren HV. Molecular Immunotoxicology. Weinheim,Germany:Wiley-VCH,2014.

4. Hans-Werner V. Encyclopedia of Immunotoxicology. 2nd ed. Heidelberg,Germany:Springer,2016.

5. Adkinson NF Jr. ,Bochner BS,Burks AW,et al. Middleton's Allergy-Principles and Practice. 2-Volume Set. 8th ed. Philadelphia,PA,USA:Elsevier Saunders,2014.

6. Abbas AK,Lichtman AH,Pillai S. Basic Immunology Functions and Disorders of the Immune System. 5th ed. St. Louis,Missouri:Elsevier,2016.

7. Rote NS,McCance KL. Alterations in Immunity and Inflammation∥McCance KL,Huether HE. Pathophysiology:The Biologic Basis for Disease in Adults and Children. 7th ed. St. Louis,Missouri:Elsevier,2014:262-301.

8. Hartung T,Corsini E. Immunotoxicology:challenges in the 21st century and in vitro opportunities. ALTEX,2013,30(4):411-426.

9. Pollard KM,Hultman P,Kono DH. Toxicology of Autoimmune Diseases. Chem Res Toxicol,2010,23(3):455-466.

10. Sahu SC. Toxicology and Epigenetics. Chichester,West Sussex,UK:John Wiley & Sons Ltd,2012.

11. Gracias DT,Katsikis PD. MicroRNAs as regulators of immunity∥Lawrie CH,Ed. MicroRNAs in medicine. Hoboken,New Jersey:John Wiley & Sons Inc,2016:41-58.

12. Huang Y,Ghadiali SN,Nana-Sinkam PS. microRNAs and Inflammation∥Sahu SC,Ed. microRNAs in Toxicology and Medicine. Chichester,West Sussex,UK:John Wiley & Sons Ltd,2014:79-94.

13. Luster MI. A historical perspective of immunotoxicology. J Immunotoxicol,2014,11(3):197-202.

14. 周光炎. 免疫学原理. 第3版. 北京:科学出版社,2013.

15. 曹雪涛. 医学免疫学. 第6版. 北京:人民卫生出版社,2013.

16. 塔克·马可,玛丽·桑德斯. 免疫应答导论. 吴玉章,等译. 北京:科学出版社,2012.

17. 邢梦娟. 表观遗传学在过敏性疾病发生中作用的研究进展. 中国实用儿科杂志,2015,30(12):944-947.

18. 王晓钰,于曦,王燕,等. microRNAs:过敏性疾病的潜在新靶点. 中国药理学通报,2016,32(5):616-619.

第二十二章

外源性化学物诱导的炎症反应

炎症(inflammation)是一个非常复杂而精细的适应过程。在各种有害因素的刺激下,液体、电解质、血浆蛋白和白细胞在血管外间隙渗出聚集。常见的致炎因子包括创伤、感染因子、肿瘤细胞和外源性化学物,它们通过复杂的细胞内信号通路和细胞间的炎症介质共同引起炎症反应。2000年前Celcus首先描述了炎症最主要的临床表现为红、肿、热、痛;19世纪时Virchow又在临床表现中增加了功能障碍。

根据不同的形态学和生物化学特点,炎症可以分为急性炎症和慢性炎症。炎症初期主要是血管的改变,血管腔扩张,炎症局部血流量增加,白细胞和血浆蛋白被运输到损伤/侵袭部位。这些炎症因子随后开始发挥杀灭微生物、清除降解物、稀释毒素、杀灭感染/损伤细胞或肿瘤细胞的作用,并清除炎症部位的细胞碎片,为细胞修复与再生作准备。

由于炎性渗出液的渗漏以及不同的炎症介质和效应细胞的作用,适度的炎症反应有利于上述生理功能的完成。过度的炎症反应和迁延的炎症反应会导致组织持续性损伤和损伤的不完全修复。根据受累器官不同,会引起局部或全身的功能障碍。

在分子水平上理解炎症,促进了许多对抗和减轻炎症反应的分子药物的开发。值得注意的是,外源化学物同样能够导致炎症反应的发生。一方面可能是由于外源化学物特殊的理化特性,如pH值或给药部位化学物浓度过高;另一方面,可能是由于给药部位或周围局部的细胞反应所致。因此外源化学物的暴露部位会发生局部炎症,常见的部位有:消化道(如口服)、鼻腔/呼吸道(鼻内/吸入)、脉管系统(静脉注射/输注)、皮肤/皮下组织(皮下注射)、骨骼肌(肌内注射)或体腔(腹膜内注射或由于给药意外导致的胸腔内注射)。不同的实验暴露方式也能诱发或增强炎症反应,某些暴露方式本身就存在引发炎症的风险。例如与静脉注射相比,选用特殊赋形剂注射(如油性持久型注射)会增加外源化学物的直接效应。

外源化学物可以通过产生毒性代谢产物直接作用于细胞或组织(如通过氧化损害),导致细胞的损伤或死亡,也可通过过度的药理作用间接地导致损伤。外源化学物诱导发生炎症的部位取决于药效/毒效动力学,特定的外源化学物或其代谢产物的代谢和蓄积,以及细胞对这些物质的适应能力。另一方面,外源化学物与固有免疫和(或)适应性免疫系统的细胞相互作用,释放促炎细胞因子(proinflammatory cytokines)或引起超敏反应(hypersensitivity reactions),导致炎症发生。外源化学物甚至可以增加消化道和呼吸道的固有菌群或病原菌感染的易感性,从而引起炎症。结合细胞生物学、药效学和毒代动力学的知识来解释炎症中复杂的分子机制,有助于了解外源化学物在诱导炎症反应发生时可能的(或预期可能的)特殊通路。

第一节　炎症反应中主要的过程和炎症介质的种类

一、炎症反应中主要的过程

一系列外源性或内源性刺激,包括外源化学物的效应,可以直接或间接地诱发炎症反应。这些致炎因子被机体识别或感受,接着通过一系列复杂而相互关联的炎症介质引起组织或细胞的改变而发挥作用,引起炎症。这些炎症介质是炎症过程中的效应器。不同类型的致炎因子、炎症介质和效应分子会影响到炎症反应的类型和形态学表现。图 22-1 总结了炎症的主要过程。

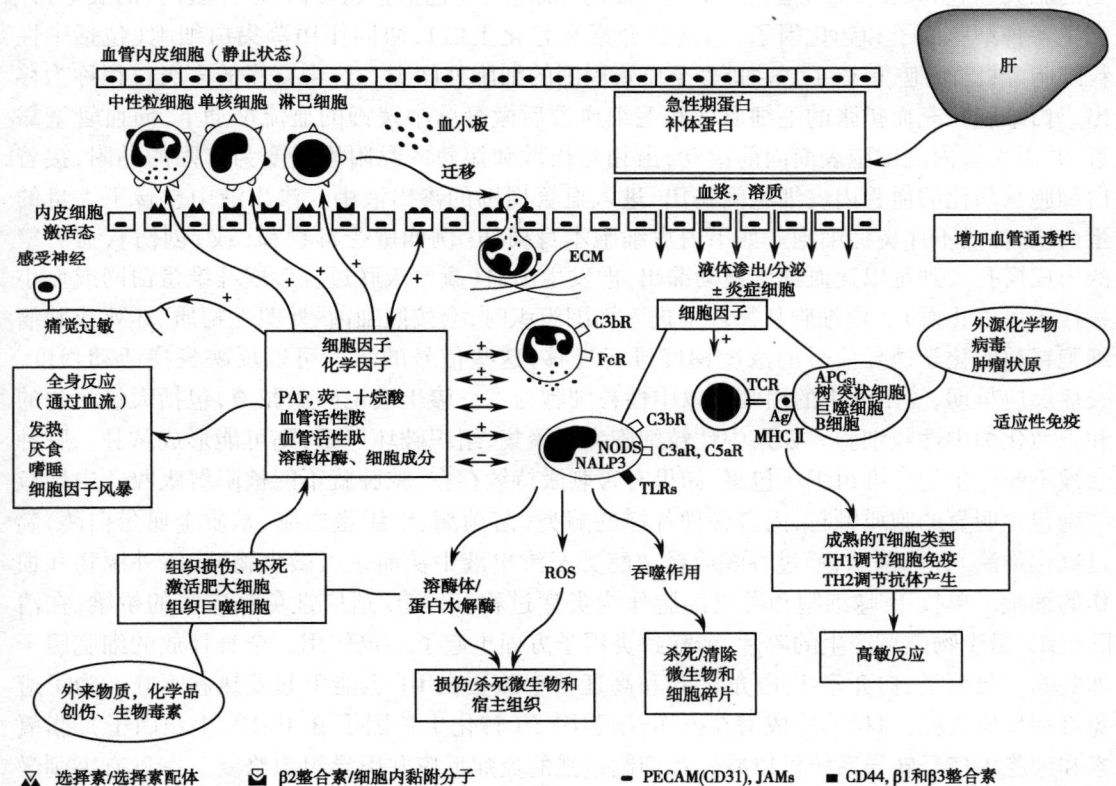

图 22-1　炎症反应中主要的过程和炎症介质的种类

图中列举的细胞表面/细胞质的蛋白质表达,实际上参与细胞种类并不限于图中所示,例如生长因子/血管生成因子分别刺激成纤维细胞增殖分化和新生血管的产生,在组织修复和慢性炎症中均起重要作用,这一部分在图中没有显示。Ag-抗原;APCs-抗原呈递细胞;C3aR、C3bR、C5aR-不同补体成分的受体;ECM-细胞外基质成分;FcR-免疫球蛋白的 Fc 段受体(例如 IgG);JAMs-连接黏附分子;MHC Ⅱ-主要组织相容性复合体Ⅱ;NALP3-炎症小体的一种;NOD-核苷酸结合寡聚化结构域类蛋白(细胞质模式识别受体);PAF-血小板活化因子;PECAM-血小板内皮细胞黏附分子;ROS-活性氧自由基;TCR-T 细胞受体;TLRs-Toll 样受体

组织炎症反应主要是脉管系统将体循环中液体、可溶性炎症介质和效应细胞输送到局部炎症部位。炎症介质和炎症细胞也通过淋巴管输送到炎症部位的引流淋巴结处。早期,

损伤部位的小动脉和毛细血管在扩血管/血管调节物质作用下,血流量增加,这些化学物质包括血管活性胺(vasoactive amines)、前列腺素(prostaglandin,PG)D2、白三烯(leukotriene)B4和一氧化氮。该过程被称为炎性充血期。

局部血流量增加使毛细血管静水压增高、血流缓慢甚至停滞。接着活化的内皮细胞间连接的改变使毛细血管和毛细血管后微静脉通透性增加。导致浆液和蛋白质(例如白蛋白和纤维蛋白原)选择性漏出至细胞外间隙。该过程被称为炎性渗出期。除了上述炎症介质外,该时期也受缓激肽、其他种类的白三烯、血小板活化因子、P物质和补体级联过程的成分(C3a,C5a)的影响。纤维蛋白原是凝血级联放大过程的重要成分,纤维蛋白原在血管周围细胞外间隙中交联形成纤维蛋白网。纤维蛋白网促进了炎症细胞的趋化和迁移,限制了有害刺激以及炎症反应,并成为接下来修复过程的支架。一旦被激活,活化的内皮细胞连同周围的肥大细胞和成纤维细胞就改变其表面的黏附分子(包括整联蛋白、选择蛋白)的表达,并产生各种细胞因子和趋化因子(包括白介素和趋化蛋白),协同作用募集白细胞(包括中性粒细胞、淋巴细胞、单核-巨噬细胞)至血管周围的细胞外间隙。这个有序的多级过程称为移出。白细胞在充血扩张的毛细血管和毛细血管后微静脉中缓慢的血流推动下,向血管壁靠近,并沿血管内皮细胞表面向前滚动,由相对松散和短暂的黏附慢慢变为牢固的黏附,接着白细胞从活化的血管内皮细胞间挤出,进入血管周围的渗出液中。渗出液中包含了大量的蛋白质,伴或不伴炎症细胞。如果内皮细胞本身损伤[例如遭受毒物和(或)创伤],血管壁的内皮窗孔大到足以让血细胞被动漏出,即发生出血(凝血级联过程形成纤维蛋白网或血小板栓子可以止血)。白细胞从循环中进入周围组织时,会按照细菌、外源性物质、坏死或肿瘤细胞释放的化学诱导信号的浓度梯度进行迁移,这些信号的浓度可以反映炎症活动程度。炎症反应早期,渗出液中的白细胞以中性粒细胞为主。渗出液也叫做脓液,包括大量活化的和未活化的中性粒细胞。如果中性粒细胞大量聚集、组织破坏严重,则可能形成脓肿。脓肿会被不断产生的纤维组织所包裹,如果有害刺激持续存在,脓肿就不能被降解吸收。中性粒细胞包含明显的胞质颗粒,内含各种各样的酶类(溶菌酶、组织蛋白酶、基质金属蛋白酶、髓过氧化物酶)和抗菌肽,通过吞噬或释放酶类至渗出液中从而杀灭微生物、降解外源物和损伤的细胞。单核-巨噬细胞和淋巴细胞作为炎症过程和固有/适应性免疫应答的桥梁,在清除组织/微生物破坏产生的碎片,清除致炎因子方面也起了一定作用。全身释放的细胞因子如肿瘤坏死因子、白介素-1、白介素-6和高迁移率族蛋白B1也能引起发热和呕吐。为了避免炎症反应失控,对机体造成潜在损伤,细胞因子(转化生长因子β、IL-10、生长因子)、脂氧素和细胞内信号转导系统可以减轻和抑制过强的炎症反应并引导组织修复。一旦有害刺激移除,组织开始进行修复,成纤维细胞增殖(纤维增生、纤维化),血管(再生)和内皮组织增生。

可能会有一些较小的组织损害,不出现永久的形态学或功能上的改变。如果有明显的组织损伤发生,那么机体会通过吞噬作用、纤维化、肉芽组织形成来愈合损伤。这一进程会导致纤维瘢痕的形成。但是,如果刺激物或诱导物未能成功地被移除,例如,微生物或外来物(如分枝杆菌、真菌、寄生虫、石棉纤维和油质物等)逃避杀灭存留下来,或是有害异物长期反复的暴露,或是机体产生自身免疫反应,这些情况会导致炎症反应转为慢性。正因为急性炎症反应、组织破坏和组织修复同时发生,导致慢性炎症表现出独特的形态学特征和炎症因子/趋化因子表达谱。获得性免疫反应也会参与进来。慢性炎症有较多的淋巴细胞、浆细胞和巨噬细胞。肉芽组织炎症里有许多巨噬细胞和多核巨细胞。伴随着成纤维细胞的激活,间充质细胞和上皮细胞也参与到修复过程中,但这种修复是不完全的。效应细胞对组织的持续性损伤,以及由于功能下降和纤维化(例如,心肌纤维化和肝纤维化)引起的功能性代偿的间接效应可能加重组织损伤和功能障碍。

(一) 液体渗出期

正常的体液循环是一个动态的过程,血管(和淋巴管)中液体量和小分子的平衡受以下因素影响:

1. 血管中的静水压　静水压是循环中的液体压力,可能受液体容量影响,主要受到钠离子和血管张力的驱动。

2. 被毛细血管壁阻挡在血管中的血浆蛋白产生胶体渗透压　它可能受到毛细血管壁通透性影响,通透性通常限制蛋白质的运出,也受到循环中血浆蛋白浓度的影响,肝脏是其合成的主要来源。

3. 任何影响血流前进的阻抗或障碍都将倾向于增加上游血管的压力。

通常,毛细血管床的动脉末端净流出的液体(水、电解质和低分子量血浆蛋白)与毛细血管后微静脉和淋巴管通过细胞间隙穿过毛细血管床净流入的液体保持平衡。在炎症的渗出期,净流出液体从各级发炎,充血的血管床渗出进入血管周围间质。这种液体使得受影响部位发热、发红和肿胀,其目的是稀释刺激物,释放适当的血浆蛋白和细胞进入此处来中和刺激物。这是通过舒张小动脉和毛细血管增加进入炎症部位的血流来实现的。激活的内皮细胞增加了毛细血管和毛细血管后微静脉的通透性。液体、电解质、血浆蛋白(如白蛋白、血浆纤维蛋白原)和可溶性炎症介质透过血管壁,同时出现渗出物,血流变慢。然后白细胞移入充满渗出液的细胞间质来吞噬刺激物。化学介质、减慢的血流和异常表达的细胞黏附分子会促进吞噬作用。由于液体或血浆蛋白渗出到细胞外引起的肿胀,加上疼痛化学介质(缓激肽、前列腺素 E2)的影响都刺激或敏化感觉神经受体引起疼痛。

血管内皮细胞(endothelial cells,ECs)在调节水、电解质和细胞穿过血管壁的通道中很重要,并根据血管床的位置不同而改变。并且通过跨细胞的通路(利用囊泡、细胞膜小窝或者经过细胞连接处的旁路途径)调节跨膜转运。内皮细胞能通过以下几个方式使血管通透性快速增加:

1. 通过相邻内皮细胞间的连接复合物打开内皮间的缝隙　可以依靠内皮细胞肌动蛋白和肌球蛋白的肌丝收缩的方式来调节。主要在毛细血管后微静脉的细胞质,胞质里有高密度的血管活性介质受体如组胺、5-羟色胺、血管紧张素 II 和白三烯等。这是增加血管通透性最普遍的机制。除此以外,后微静脉和毛细血管内皮细胞骨架中微管或微丝的重组也能打开细胞连接复合物,它是由细胞因子如 IL-1、TNF 或缺氧所诱导。这些效果是动态的,单次刺激后持续 15~30 分钟。

2. 内皮细胞的损伤造成变性、坏死和脱落　这可以由化学物质、烧伤、化疗或微生物细胞毒素在血管床任何级别(即小动脉、毛细血管或微静脉)的损害直接导致。内皮细胞也可能被活化的白细胞杀死,这大多发生在微静脉或肺毛细血管。当黏附并激活的白细胞,尤其是中性粒细胞作为炎症过程的一部分转移出微静脉时,会释放出溶酶体蛋白酶和活性氧来调节一个随后发生的反应。内皮细胞的死亡,炎症介质的存在,组织因子的释放以及基底膜胶原的暴露,将激活血小板,发生凝血和补体级联的瀑布反应。

3. 增加内皮细胞胞吞作用　这与血管内皮生长因子(vascular endothelial growth factor,VEGF)有关,也可能和组胺或其他化学介质相关。

4. 新血管的渗漏 包括（VEGF）在内的血管生成因子的刺激造成新生血管的形成，这是正常组织生长、愈合和肿瘤生长中重要的过程。未成熟的内皮细胞或血管相对于成熟的有着更高的通透性，这可能是血管周围水肿的先兆。

（二）细胞渗出期

在急性炎症阶段，中性粒细胞、单核细胞和淋巴细胞从循环输送至富含蛋白质的渗出液部位累积，以利于消除诱导产生的刺激，也就是杀灭清除细菌、肿瘤细胞、受损细胞和（或）坏死细胞。这是通过以下几方面实现的：①释放胞质颗粒或溶酶体中蛋白水解酶（包括基质金属蛋白酶、弹性蛋白酶和组织蛋白酶）；②释放化学介质；③生成和释放活性氧；④吞噬作用。

白细胞迁移（Leukocyte migration）或外渗（extravasation）主要通过毛细血管和毛细血管后微静脉顺趋化梯度发生。它包括一系列有序阶段，现已称之为白细胞黏附级联（leukocyte adhesion cascade），包括：捕获、滚动、趋化因子活化、稳固黏附以及经内皮迁移。当白细胞从血管迁移时，这一过程的所有阶段都可以观察到，从边缘细胞开始在内皮细胞表面"铺壁"（彼此毗邻排队），到细胞穿过血管壁，到进入外周血管细胞外基质。这些步骤中任何一步受到抑制都会使迁移到外周血管细胞外基质中的白细胞数目减少。

血管扩张和血管通透性增加导致局部血流减慢甚至淤滞，使白细胞边缘化，即迁移到血管腔的周围，并进入到与血管内皮细胞非常靠近的位置，有利于捕获及后续白细胞沿内皮细胞腔表面滚动步骤。白细胞和内皮细胞管腔表面上的细胞间黏附分子（intercellular adhesion molecules，ICAMs）在迁移过程中发挥了关键作用，他们的表达及其亲和力受趋化因子和细胞因子影响。黏附分子与其各自受体的结合不仅介导白细胞迁出血管，而且介导白细胞进入和停留在细胞外基质（extracellular matrix，ECM）内。

细胞黏附分子可分为不同的家族：整合素（integrins）家族、免疫球蛋白超家族（包括选择素和 ICAMs）及其他家族成员，如透明质酸受体 CD44。细胞黏附分子有各种受体特异性位点，这也往往交叉重叠，它们之间协同作用来实现初始暂时的、越来越稳定的关系，最先将白细胞锚定到内皮，然后到 ECM 的支架。

选择素（selectins）是细胞表面分子免疫球蛋白超家族的成员，在白细胞迁移的初始阶段发挥重要作用。它们在白细胞（表达 L-选择素）和内皮细胞或血小板（表达 E-选择素或 P-选择素）均有表达。免疫球蛋白超家族的其他成员包括细胞黏附分子与整合素家族成员一起，在后续稳固黏附和通过内皮细胞移位起重要的作用。白细胞的捕获是通过与共价结合于白细胞膜表面糖蛋白的复合糖部分（如唾液酸化的路易斯寡糖 X、E-选择素配体、P-选择素糖蛋白配体）以及内皮细胞上它们的同源受体（P-选择素和 E-选择蛋白）之间相互作用介导的。不同的选择素（L-选择素）在白细胞也有表达，与内皮细胞上的受体如糖蛋白细胞黏附分子-1（GlyCAM-1）及其他分子结合。在白细胞捕获早期阶段，这些相互作用是暂时的，有助于白细胞和内皮细胞的密切接触。由于这些相互作用变得越来越大，以致两种细胞持续地接触。然后，白细胞借助血流压力的推动沿内皮细胞表面滚动。炎性介质在促进白细胞迁移过程中也发挥了重要作用。炎症诱导物作用部位组织中的巨噬细胞、肥大细胞和内皮细胞自身分泌促炎性细胞因子（包括 TNF、IL-1 和 IL-6 以及磷脂源性 PAF）。这些炎性介质，连同其他因子如趋化因子（集中在 EC 表面和 ECM，与蛋白聚糖结合）、补体蛋白 C3a 和 C5a 和血小板源性生长因子（PDGF）增强白细胞（如中性粒细胞）的能力，以便结合到内皮细胞，有以下两种方式：

1. 通过促进 L-选择素和 β_2-整合素的蛋白水解切割激活白细胞 这清除了 L-选择素，

允许 β_2-整合素[巨噬细胞抗原-1（MAC-1）]和其他结合的异源二聚体（CD11a、b、c 与 CD18 结合）在细胞表面以低亲和力状态快速表达。蛋白水解切割这些整合素引起构象改变,造成高亲和力结合状态。

2. 通过上调活化的内皮细胞管腔面 β_2-整合素、ICAM-1 和其他的 ICAM 分子受体的表达激活内皮　内皮细胞也会受到其他炎症介质的刺激,这些介质包括组胺、凝血酶和 PAF,以便使 P-选择素从细胞质颗粒（维贝尔-Palade 小体）管腔细胞表面重分配。这些增强的相互作用以及存在于 EC 表面的趋化因子减慢了中性粒细胞的滚动,促进白细胞的稳固黏附,为最终实现迁移作准备。

在炎性渗出时,趋化因子梯度的存在是白细胞迁移的一个重要因素。中性粒细胞和其他白细胞通过内皮细胞间连接的细胞空隙离开毛细血管后微静脉。血小板内皮细胞黏附分子-1（PECAM-1,CD31）存在于 EC 和白细胞表面,是许多 ICAMs 其中之一,它参与了上述过程。PECAM-1 分子通过亲同种抗原方式发生相互作用,也就是说,它们与相邻细胞表达的其他 PECAM-1 分子结合。连接黏附分子（JAMs）也参与这一过程,就像 β_2-整合素/ICAM-1 和 E-选择素/白细胞表达的配体之间的相互作用。白细胞伪足延伸至内皮细胞之间并与下层基底膜相接触。内皮基底膜通透性可能通过白细胞胶原酶分泌以及随后暴露于 ECM 蛋白质（纤维蛋白、纤连蛋白、玻连蛋白、蛋白多糖与胶原蛋白）实现的。与这些细胞外基质蛋白结合部分是通过淋巴细胞表达的透明质酸受体（CD44）,部分通过单核细胞/巨噬细胞所表达 β_3-整合素,也通过 β_1-整合素。就这样,白细胞（中性粒细胞、淋巴细胞、嗜酸性粒细胞、单核细胞和巨噬细胞）从脉管系统被输送到炎症部位。它们现在能顺趋化因子梯度迁移,并尝试中和或清除炎性诱导物的源头。

二、急性炎症诱导物

外源性和内源性两种因素都能刺激急性炎症发生。不同的诱导物会刺激相似的功能通路,有的诱导物还与中介物质作用类似。

（一）外源性诱导物

这类诱导物可以分为微生物和非微生物两组。微生物组包括病毒、细菌、原生动物,它们通过一般的病原-相关分子模式（pathogen-associated molecular patterns,PAMP）和产生特异性毒力因子（virulence factors）刺激炎症发生。PAMPs 包括脂蛋白、肽聚糖和来自革兰阳性菌的脂磷壁酸;来自革兰阴性菌和螺旋体（如钩端螺旋体）脂多糖（LPS）;单链和双链 RNA,非甲基化 CpG（多鸟嘌呤胞嘧啶）DNA（来自细菌 DNA）和来自尿道致病菌的鞭毛素。因此,不同类别微生物携带的 PAMPs 组成一套有限的、明确保守分子模式,因为其同源受体——模式识别受体（pattern recognition receptors,PRRs）如 Toll 样受体（TLRs）、C 型凝集素受体和细胞内众多 Nod 样受体（NLRs）都已在各自的宿主体内形成。PRRs 作用是探测微生物或其他内源性配体的存在（见后文）,并且当 PRRs 被激活时,导致炎症细胞因子（TNF 与 IL-1）和干扰素（IFN）释放。这一释放的发生通过细胞内通路调控,由各种不同的激酶,包括 p38、促丝裂原活化蛋白（MAP）激酶通路和转录因子（包括核因子 NF-κB）介导。某些 NLRs 采用一种信号转导替代方法,即寡聚体化,形成炎性复合物,由它激活半胱天冬酶-1,导致炎性细胞因子的释放。基底膜破坏使上皮细胞从间充质细胞分离,给病原菌甚或共生菌接近组织巨噬细胞提供便利,在此它们可被 TLRs 识别,导致炎性介质释放。

与 PAMPs 相比,毒力因子是病原体特异的,通过对宿主细胞或组织的有害效应引发炎症的。例如,革兰阳性菌外毒素,它使细胞膜形成小孔,通过导致细胞内 K^+ 外流刺激炎症发生。

非微生物类外源性诱导物包括:①过敏原、机体组分、外来生物体的异物(如毛发、植物体)、缝合材料、移植物;②机械刺激,包括创伤、热损伤或冻伤和各种波长的电磁辐射;③化学试剂,包括酸、碱和毒素或毒物;④营养因素,如缺血或维生素缺乏。这两类微生物和非微生物诱导物会损伤上皮(例如,通过刺激性)。原本病原体或刺激物的驱除和清除是通过上皮屏障,诸如经由呼吸道上皮黏膜纤毛活动,或胃黏膜屏障等重要的保护性方法。屏障破坏后常常诱发炎症,因为机体感应到诱导物存在于不适当组织区域。异物(例如二氧化硅或石棉)的存在,可以刺激巨噬细胞累积,试图将其消化。当不能成功消化异物时,这些细胞可在肉芽肿内融合形成多核巨细胞。顽固的微生物如分枝杆菌或真菌也引起类似的巨噬细胞反应。其他颗粒物包括柴油机废气和炭黑被巨噬细胞吞噬,巨噬细胞变大积聚在肺部,与慢性炎性反应有关。外源性物质的活性代谢产物可以是特定的靶细胞群(如肝细胞)新生成的。外源物质通过 I 相代谢酶作用被活化,可导致诸如氧化性细胞损伤结果。与微生物毒素(毒力因子)的效应类似,可能导致细胞损伤和死亡产物的释放。此外,一种外源性物质(或其代谢产物)本身可能是免疫原性的,或作为半抗原来刺激免疫反应,这是由细胞表面包含或表达外源性物质的细胞指导的。有证据表明,某些类型的皮疹可能由这种方式引起(如青霉素、拉莫三嗪、卡马西平)。

(二) 内源性诱导物

这类诱导物是内部来源的,并且包括受损或坏死细胞释放的因子。与外源性因素相比,它们的定义不是很明确,它们诱导炎症的方式似乎与细胞破坏和其组分/酶/信号分子改变有关。组织细胞隔离环境的正常维持是通过各种不同的天然屏障作用实现的,例如上皮细胞、细胞膜、基膜和血管内皮。细胞成分有三磷酸腺苷(ATP)、钾离子、尿酸、高迁移率族蛋白 B1(high mobility group box,HMGB1)和 S100 钙离子结合蛋白(A8、A9 和 A12)、热休克蛋白质(HSP60 和 HSP70)和内质网蛋白,在坏死细胞死亡时通过膜破坏释放。ATP 激活伤害感受器,发送感觉神经信号,而且它也结合巨噬细胞表面的嘌呤受体(如 P2X7),导致 K^+ 外流。尿酸(尿酸盐)结晶激活 NALP3 炎症小体,导致促炎性细胞因子的释放。HMGB1 结合于糖基化终产物受体(receptor for advanced glycosylation end products,RAGE),它在血管内皮和其他地方都有表达。RAGE 结合多种 TLRs 诱导炎症,S100 蛋白也通过这一信号机制,它是经由 TLR4 操控。巨噬细胞被细菌内毒素刺激,通过 TLR4 作用,释放 HMGB1,在炎症诱导物之间发挥多样性或协同作用。也有证据表明,除了坏死细胞被动释放外,未损伤的应激状态细胞可分泌细胞内蛋白质(通过一种不依赖于内质网-高尔基复合体途径的机制)。这种机制似乎由炎性复合物调控并被活化的半胱天冬酶-1(caspase-1)介导。血管内皮损伤可以显著影响流出或渗出的程度和细胞的炎症阶段。有一种炎症诱导物是 BM 胶原和细胞外基质成分的暴露,可激活 Hageman 因子(因子Ⅻ),这是一个血管损伤传感器,在激肽释放酶-激肽、凝血、纤维蛋白溶解和补体系统的蛋白水解级联中起重要作用,可产生多种炎症介质。与胶原接触也激活血小板,它产生各种各样的炎性介质,包括花生酸类物质,如血栓素和血清素。

内源性诱导物在慢性炎症中有重要作用,这些内源性诱导物包括尿酸单钠和二水焦磷酸钙的晶体(导致人类痛风和假性痛风)、氧化的脂蛋白(高密度和低密度)和糖基化终产物(AGEs),它们可因年龄的增长以及高血糖和促氧化状态而累积。巨噬细胞检测和吞噬超过一定大小的晶体，这将触发 NALP3 炎性复合物活化和 IL-1 分泌。

细胞外基质的降解产物也能刺激炎症。透明质酸是一种黏多糖，通常以高分子量聚合物形式存在于细胞外基质，不具生物活性。当组织损伤，透明质酸被分解成低分子量片段，它通过一条通路激活 TLR4，这一通路也涉及 ROS。其他 ECM 来源的诱导物包括硫酸乙酰肝素、纤连蛋白和纤维蛋白原。内源性诱导物也可以被分泌，如存在于肺部的表面活性剂蛋白 A，它通过与表面活性蛋白受体 210 结合刺激炎症。

其他内源性诱导物作用导致自身炎症反应，也就是说，那些针对或人体自身的"自我"抗原或其中与其有交叉反应，这类反应通常被自身免疫系统抑制。这些抗原可能来自退化的细胞、发育不良的细胞或肿瘤细胞，或来自外源性化学物，以诱导超敏反应。

三、炎症感受器与炎性介质

炎症感受器是能识别存在的诱导物，通过细胞内信号转导通路起作用，刺激某些炎性介质产生的一类分子。

（一）外源性和内源性诱导物的感受器

模式识别受体（pattern recognition receptors，PRRs）可以是分泌在细胞表面或细胞内的蛋白质，可以识别一系列保守的微生物相关炎症诱导物，称为常见病原体相关分子模式（common pathogen-associated molecular patterns，PAMPs）。PRRs 也为特异毒力因子所吸引，如革兰阳性细菌外毒素和如硅石和石棉之类的颗粒物。内源性诱导物如硫酸肝素、尿酸盐结晶、S100 蛋白和细胞内 K^+ 的外流也有同源 PRRs。

PRRs 由各种传感分子组成。分泌型 PRRs 包括急性期蛋白如 C-反应蛋白（CRP）和血清淀粉样蛋白（SAP），由肝脏合成，在血浆中出现。它们结合到微生物膜，并随甘露聚糖结合凝集素（与微生物甘露糖结合）通过替代途径或凝集素途径一起激活补体。它们也可以标记微生物膜，用于免疫细胞识别/杀灭微生物，这个过程被称为调理作用。PRRs 也在细胞膜表达，以检测细胞外诱导物。TLRs 是一大类跨膜蛋白家族，与各种各样外源性和内源性配体结合。巨噬细胞甘露糖受体结合甘露糖残基刺激吞噬作用，而 CD14 作为 TLR 的辅助因子来检测 LPS 和肽聚糖。PAMPs 如脂蛋白，肽聚糖和脂磷壁酸（来自革兰阳性菌），LPS（来自革兰阴性菌、钩端螺旋体），单链 RNA（ssRNA）和双链 RNA（dsRNA），未甲基化的 CpG DNA，以及尿道致病细菌鞭毛素，结合到胞质膜中 TLR 的胞外结构域。

其他的 PRRs 见于细胞质中，而不是细胞表面。这些包括 C 型凝集素受体、核苷酸结合寡聚化结构域样受体（nucleotide-binding oligomerization domain-like receptors，NLRs）和双链 RNA 活化蛋白激酶。它们结合无数胞内配体，包括肽聚糖和双链 RNA（某些病毒特性）。

当被配体结合激活，PRRs 导致白细胞激活，通过多种细胞内信号通路作用释放炎性细胞因子（TNF，IL-1，IL-18，IL-33）和干扰素。例如，TLR4 的活化可以通过以下方式实现：①与外源性细菌诱导物结合，比如脂多糖［带蛋白辅因子 CD14 和 MD2（淋巴细胞抗原 96）］；②与内源性诱导物结合，如透明质酸分解的片段，是组织损伤信号。配体结合通过 TLR 的胞质结构域刺激细胞内信号转导，经由各种不同的衔接蛋白，包括 MyD88（髓样分化初级应答基因 88），Toll/IL-1R 衔接蛋白（Toll/IL-1R adapter protein，TIRAP）和 TNF 受体相关因子 6（TRAF-6）。这些接头蛋白链接到不同激酶通路，包括丝裂原活化蛋白激酶（mitogen-activated protein kinase，MAPK）通路和肿瘤坏死因子受体相关激酶（TNF-receptor associated kinase，TAK）通路，以便激活细胞核中转录因子 p38、c-Jun/AP-1 和 NFκB。这些转录因子介导多种细胞效应,包括:上调炎性细胞因子基因(TNF,IL-1,IL-6)的表达,防御素和抗微生物肽的释放,刺激白细胞吞噬和树突细胞活化(增强抗原呈递及与适应性免疫系统的交联)。IFN-β 表达上调机制不依赖 MyD88 接头分子,是经由不同的激酶通路和干扰素调节因子-3,尽管这些不同的通路之间有交互串扰。

某些 PRRs 对细胞内诱导物应答采用一种信号转导替代方法,NLRs 经常参与识别胞质的 PAMPs。一旦与配体结合,NLRs 寡聚体化,形成多亚基炎性复合物,它激活半胱天冬酶-1(caspase-1)[此多亚基单位和半胱天冬酶活化信号蛋白的形成与低聚蛋白质 APAF-1(凋亡肽活化的因子-1)形成凋亡小体类似,通过不同的半胱天冬酶(caspase-9)介导凋亡过程,由线粒体细胞色素 C 缺失所刺激]。半胱天冬酶-1 的激活认为是细胞因子 IL-1β、IL-18 和 IL-33 加工、成熟和释放所必需的。也有证据表明,除了由坏死细胞被动释放外,炎症复合物激活的 caspase-1,可以通过一种不依赖于内质网-高尔基复合体途径的机制,介导完整细胞分泌细胞内蛋白。这可能是受损细胞启动炎症的一个重要机制。

一种特定类型的 NLR-炎性复合物对细胞成分如细胞内 K^+ 和尿酸钠及无水焦磷酸钙结晶敏感。这些诱导物的存在,是被 NALP3 炎性复合物感知,NALP3 是 NLRs 其中之一,是蛋白质 NALP3 的低聚形成。呈递到巨噬细胞,这类炎性复合物的激活 caspase-1 活化和促炎性细胞因子释放(例如,IL-1)。对结晶的应答,这本质上是一种异物反应,也是由巨噬细胞暴露于外源物微粒(如石棉和硅石)引起,NALP3 炎性复合物被激活,刺激细胞因子释放。

氧化的脂蛋白(高密度脂蛋白和低密度脂蛋白)和糖基化终产物(AGEs)可因年龄的增长以及高血糖和促氧化状态而累积。像 HMGB1 一样,AGEs 与 RAGE 结合,可以直接通过 RAGE 本身胞质结构域的细胞内信号转导,或通过激活上文提到的 TLR 和激酶途径来诱导炎症。

细胞外基质的降解产物还可以通过 PRRs 刺激炎症。透明质酸是一种黏多糖,通常以高分子量聚合物形式存在于细胞外基质,不具生物活性。当组织损伤,透明质酸被分解成低分子量片段,它通过一条通路激活 TLR4,这一通路也涉及 ROS。

Hageman 因子和血小板是重要的炎症感受器。血管损伤使 BM 胶原(和其他细胞外基质片段)暴露。这将激活 Hageman 因子(Ⅻ因子),是激肽释放酶-激肽、凝血、纤维蛋白溶解和补体系统蛋白水解级联中的一个关键角色,产生了多种炎症介质。与胶原接触也可以激活血小板,并产生各种各样的炎性介质,包括花生酸类物质,如血栓素和血清素等。

防止对致病作用产生失调的、放大的应答反应对于炎症控制是很重要的,并且要在 PRRs(如 Toll 样受体)作用的感应水平进行。硫酸乙酰肝素蛋白聚糖在细胞表面和在 ECM 广泛表达。它们结合并调控各种炎性介质(TNF,IL-2,IL-6,趋化因子),但它们也可以结合诱导剂诸如 LPS 缓解炎症。它们被细胞表面与炎症有关的基质金属蛋白酶切割,与 LPS 和介质结合,进而调节炎性过程。

(二)炎症的化学性介质

当机体感应到炎性诱导物时,即开始产生化学介质。这些介质主要承担着细胞内或细胞间的信号转导分子功能。它们通过对不同的效应细胞或组织中自身水平和功能的影响,以一种复杂的和协调一致的方式进行交互作用,以便应对炎性反应。许多介质在脉管系统和白细胞募集方面具有重叠效应,作用显著的介质总结于表 22-1。它们来源于:①胞质,在此它们通常以非活性前体存在,由肝脏合成并分泌,需要激活才能发挥生物学效应(例如凝血、激肽、补体蛋白);②炎症部位的细胞,特别是肥大细胞、嗜碱性粒细胞、血小板、中性粒细胞和巨噬细胞。它们可以在细胞活化后重新合成(如前列腺素、细胞因子),或从血浆颗粒或空泡预先形成和释放(如组胺、血清素、溶酶体酶)。

这些介质在靶效应细胞与受体结合。对这些活化的靶细胞的作用是不断刺激来促进炎性介质的释放,从而形成潜在的级联效应。

表 22-1　炎症调节因子及其主要作用表

调节因子	调节血管功能(扩张或收缩)	增加血管通透性	白细胞募集/激活/趋化	其他
血浆蛋白级联				
激肽	√	√	—	刺激疼痛,合成类二十烷酸
激肽释放酶	—	—	√	第十二因子感受暴露的胶原蛋白/细胞外基质蛋白
凝血/纤维蛋白	—	(√)	(√)	
补体				
C3a,C5a	—	√	√	可以诱导肥大细胞脱颗粒
C3b	—	—	—	调理素
急性期蛋白	—	—	—	杀菌素,调理素,抑制蛋白酶
血管活性胺	√	√√	(√)	
神经传递介质	√	√√		
细胞因子				
IL-1	√	√	√	发热
TNF(α)	√	√	√	急性期蛋白合成
IFN(γ)	—	—	—	巨噬细胞活化,Th1应答
趋化因子	—	—	√	
类二十烷酸				
前列腺素	√	√	—	疼痛,减少炎症反应(PGE$_2$)
血栓素	√	—	—	血栓形成
白三烯				
LTB4	√	(√)	√√	
LTC4,D4,E4	√	√√	√	刺激 T 淋巴细胞
脂氧素	—	—		降低白三烯的合成
消散素	—	—		拮抗白三烯受体

续表

调节因子	调节血管功能 （扩张或收缩）	增加血管 通透性	白细胞募集/ 激活/趋化	其他
血小板激活因子	√	√	√√	
HMGB1	—	—	—	巨噬细胞活化,食欲缺乏,心神不安
防御素/凝集素	—	—	—	杀菌素,刺激肥大细胞脱颗粒
活性氧反应中间产物/ 一氧化氮	√	√	—	抑制肥大细胞诱导的炎症反应,调节趋化反应

　　已经在血液循环中的介质通常成为蛋白水解级联的组成部分,并需要切割来激活。因此,一旦发生凝血,激肽和补体途径就会触发,它们进展非常快,在几秒钟到几分钟不等。预先形成的介质的释放也有助于在极短时间内进行急性炎性反应,它们可以在诱导刺激发生数秒内具有活性。

　　细胞活化后释放的从头合成介质需要一段较长的时间(数小时),因为它们的出现是基因转录和蛋白表达(例如血管内皮细胞因子的合成,ICAM-1 上调)改变或细胞酶途径激活(脂类介质如前列腺素、白三烯、PAF)的结果。

　　急性炎性反应发生迅速。由于相应介质的半衰期短,在促炎性分子和抑制分子之间存在着平衡,此反应也被迅速调节。通过内源性的迅速衰减,激酶或蛋白酶导致的酶失活,抗氧化剂清除系统的作用以及内源性抑制剂(如补体抑制剂)的竞争作用,都导致炎性介质半衰期的缩短。这一点是很重要的,因为急性炎症可能是破坏性过程,如果不加以控制进展下去,可以导致显著的组织损伤。

　　虽然炎性介质表现出显著的功能重叠,但是可以根据它们不同的生物学特性可以分成不同的组。

　　1. 血管活性胺(vasoactive amines)　　组胺和血管收缩素(5-羟色胺)是十分重要的,它们通常在受到刺激后从肥大细胞和血小板上脱颗粒,这是一个全或无的反应。它们对脉管系统的影响比较复杂,根据血管床的位置不同,可以不同程度地导致血管渗透率、血管扩张或血管收缩的增加。诱导血管效应往往会持续几分钟至几小时。组胺效应是通过 7 次跨膜(7-TM)域组胺受体介导,作用于白细胞、ECs 以及平滑肌上的。组胺有多种亚型(包括 H1、H2、H3)。血管舒张(充血活跃)是通过 H1 和 H2 受体与 ECs 结合,使得 EC 收缩(细胞骨架重组)和间隙连接形成,从而增加血管通透性,这主要是 H1 受体介导的效应。白细胞活化也由 H1 和 H2 受体介导。组胺还介导神经和迷走神经的反射、支气管收缩、前列腺素 F2 腺的释放、疼痛和瘙痒、心跳过速以及嗜酸性粒细胞趋化性。5-羟色胺和组胺有着相似的效果,也是一种神经递质。肥大细胞和血小板脱颗粒(并且释放有血管活性的胺)的刺激剂包括:与 BM 胶原的接触;凝血酶(凝血连锁反应的产物,与蛋白酶活化受体结合);二磷酸腺苷(ADP)(由损伤的血管 ECs 释放);补体碎片 C3a、C4a、C5a;神经传递介质和 IgE。如果释放的组胺作为抗原与敏化的肥大细胞表面 IgE 抗体结合(如 I 型过敏反应),组胺则会引起血管通透性增加导致过敏性休克和循环衰竭。

2. 血管活性肽(vasoactive peptides) 这类介质有的储存并释放于分泌小泡,比如速激肽 P 物质(SP)、神经肽 A、神经肽 B;或者由不活跃的血浆/细胞外流动的前体细胞分泌,比如缓激肽和血纤维蛋白肽 A 和 B,纤维蛋白降解产物。速激肽由感觉(传入)神经元合成,与支气管哮喘和过敏反应有关。辣椒素受体刺激可引起神经元释放 P 物质,直接诱发炎症和疼痛。速激肽引起类似的效果,包括血管收缩、血管舒张、毛细血管通透性升高、白细胞活化和趋化作用。P 物质也直接作用在肥大细胞、嗜碱性粒细胞和嗜酸性粒细胞,致使其脱颗粒和释放血管活性胺类(组胺,5-羟色胺)。

其他的血管活性的多肽,尤其是作为激肽级联反应的主要功能产物的缓激肽,是由酶蛋白水解作用生成的。蛋白水解作用由活化的 Hageman 因子、激肽释放酶、凝血酶或者血纤维蛋白溶酶激活。而纤溶酶将凝血、纤溶和补体级联反应与激肽通路联系在一起。血管活性多肽直接引起血管舒张和血管通透性升高,或者刺激肥大细胞脱粒和释放血管活性胺(组胺,5-羟色胺)。它们也会导致痛觉异常(刺激性疼痛,炎症的基本临床指标)引起平滑肌收缩/支气管狭窄和花生四烯酸代谢增加(生成各种脂质介质产物)。Hageman 因子(也就是凝血瀑布反应中的Ⅻ因子)是一个关键的炎性介质,它可以通过血浆介质系统包括激肽、凝血、纤溶和补体级联来协调血管活性肽和补体反应。正如前面提到的,Hageman 因子也是一个血管损害传感器(由 BM 胶原蛋白酶和细胞外基质成分激活),并且能通过刺激凝血和激肽级联反应诱导炎症。血管活性肽的调节通过激肽酶作用下的缓激肽的进一步蛋白水解作用实现。在这一途径的上游,血浆中激肽释放酶由另一种蛋白酶 α_2-巨球蛋白灭活,这种酶是丝氨酸蛋白酶抑制蛋白家族的一员。丝氨酸蛋白酶抑制蛋白包括 α_1-抗胰蛋白酶、α_1-抗胰凝乳蛋白酶、抗凝血酶Ⅲ,可以调节凝血和补体系统。速激肽产生的反馈抑制通过组胺结合(抑制)H3 受体后神经纤维合成 P 物质来实现的。此外,P 物质与其受体(神经激肽 1 受体)结合导致它的表达在靶细胞(肥大细胞、ECs、上皮细胞、巨噬细胞)上相应减少,从而使其敏感性降低。

3. 补体(complements) 补体级联反应是通过几个途径激活的促炎复合物蛋白水解通路。它可以生成多种中间物和产物来达到调解或影响炎症的重要目的,例如杀菌作用、趋药性和调理素作用(先天和获得性免疫系统用于识别/吞噬的细胞标签)。补体级联反应可以通过:①抗原抗体复合物(经典途径,可见于急性炎症的先天和适应性免疫反应);②凝集素和甘露糖结合在微生物表面(凝集素途径);③微生物表面或者产物例如脂多糖(旁路途径)的存在来实现。它生成所谓的膜攻击复合体(C5-9,炎症反应的一种多亚基效应物),镶嵌于质膜中(例如,细菌和宿主细胞)以形成孔隙并造成失控的水、电解质和小分子的内流,导致细胞溶解。几种激活通路可以生成 C3a、C4a 和 C5a 补体成分(过敏毒素)。通过血管活性胺/P 物质的释放,这些补体可以促进粒细胞(中性粒细胞,嗜酸性粒细胞,嗜碱性粒细胞)、单核细胞的招募和诱导肥大细胞脱颗粒。补体成分 C3b 可以沉积于可激活补体的微生物/细胞表面来标记这些细胞,以便在表面表达 C3b 受体的吞噬细胞(如巨噬细胞)对其进行识别和吞噬。主要的血浆蛋白级联反应(凝血、激肽、补体、纤维蛋白溶解)间的相互对话能通过在白细胞上表达 PARs,引起细胞活化,进一步识别凝血酶,刺激炎症发生。

4. 脂质介质(lipid mediators) 总的说来,脂质介质包括类花生酸和血小板活化因子(platelet-activating factor, PAF),它们来源于质膜内层的磷脂。其他炎症介质引起细胞损伤或激活后,胞质中的磷脂酶 A2 被钙离子激活同时生成花生四烯酸(二十碳四烯酸)和溶血磷脂酸,它们是类花生酸和脂类 PAF 的前体。它们在内皮细胞、白细胞和血小板中合成,应答物理刺激和化学介质,包括补体成分 C5a。花生四烯酸也可以通过可溶性磷脂酶 A2(受糖皮质激素抑制,是有抗炎作用的治疗化合物的主要组成部分)的作用在细胞外释放。脂质介质具有自分泌物即局部激素的功能,可以充当细胞间和细胞内信使介导几乎所有的炎症反应(如平滑肌细胞、ECs、血小板、肥大细胞、上皮细胞、中性粒细胞、嗜酸性粒细胞和巨噬细胞等)。

花生四烯酸是一种二十碳必需脂肪酸。可以在环加氧酶(COX1 和 COX2)作用下生成类花生酸,形成前列腺素、凝血恶烷,或者通过脂肪氧合酶,形成白细胞三烯和脂氧素类。

环加氧酶同工酶中,COX1 几乎表达于所有组织中,COX2 可能会诱导局部炎症,例如在白细胞和 ECs 中。这些酶是一些消炎药的主要治疗目标,例如阿司匹林、布洛芬、塞来考昔,它们选择性识别 COX2。COX 酶产生前列腺素 H_2(PGH_2),通过不同的酶来生成不同的介质,完成进一步的代谢。前列腺素 E_2(PGE_2)引起血管舒张,还可以和 PGD_2(激活肥大细胞的主要物质)一起,影响血管通透性。PGE_2 可以与细胞因子一起引起强烈的痛觉过敏和发热。血小板是具有促血栓形成能力的凝血恶烷 A2(TXA2)的主要生产者,而且可以拮抗 PGI_2 的抗凝血属性。前列腺素受体在各种各样的效应细胞中均有表达,包括嗜酸性粒细胞、嗜碱性粒细胞、单核细胞、树突状细胞和 T 淋巴细胞(连接炎症和先天性免疫)。不同的类花生酸有不同的受体,以协调表型改变,如白细胞游走,脱粒和释放介质。它们也以减少炎症反应为目标。例如,PGD_2 受体可分为两种类型:DP1 和 DP2(也被称为 CRTH2)。它们是 G 蛋白偶联受体,通过第二信使环磷酸腺苷(cAMP)和细胞内钙离子浓度传递信号。相比于 DP1(与趋化因子受体类似),DP2 信号也可通过三磷酸肌醇(IP3)传递。

白细胞三烯是 5-脂氧合酶(5-LOX)通路的产物,它需要一个激活辅因子[5-脂氧合酶激活蛋白(FLAP)],与它的底物花生四烯酸共区域化,生成 5-羟基过氧化二十碳四烯酸(5-HPETE)。同时生成副产物羟基二十碳四烯酸(HETE)和一个中间产物白三烯 A4(LTA4),它本身就是白三烯 A4 水解酶和白三烯 C4 合成酶的底物,可生成 LTB4(主要是在中性粒细胞和巨噬细胞中)或 LTC4(主要是嗜酸性粒细胞和肥大细胞和巨噬细胞中)。LTC4 的分泌可使 LTD4 和 LTE4 的形成减慢。白细胞三烯的促炎作用可表现在以下几个方面:它与 5-LOX 副产物 5-HETE 一起,对白细胞有趋化作用;LTB4 对炎症反应起积极作用,促进白细胞趋向破坏组织,刺激白细胞表达 ICAM,产生趋化因子和中性粒细胞脱颗粒,有助于这些类型的细胞在炎症部位集中,在这儿它们将释放具有破坏性的酶和溶酶体内容物。白细胞三烯可增加血管通透性,特别是通过 LTC4、LTD4、LTE4。这些白细胞三烯还可引起血管收缩,支气管痉挛和刺激 T 淋巴细胞增殖。这些受体也在其他多种类型细胞上表达,包括白细胞(淋巴细胞和树突细胞,与先天免疫再次连接)、ECs 和血管平滑肌细胞。白三烯受体,如 LTB4 的受体(称为 BLT1)是 7-TM 域,G 蛋白偶联受体,类似于趋化因子受体。

PAF 是通过溶血磷脂酸的乙酰化作用和包括 ECs、血小板、白细胞和肥大细胞等多种细胞胆碱磷酸转移作用生成的。它有强大的生物活性且介导血管扩张、血管收缩、血管通透性增加、血小板激活/聚合和白细胞招募/黏附/趋化性。PAF 作用可以通过结合 ECs、白细胞和平滑肌细胞等靶细胞中 G 蛋白偶联受体来实现。PAF 刺激血管活性胺从血小板颗粒释放和肥大细胞脱颗粒。此外,PAF 可以增加类二十烷酸合成和吞噬作用后中性粒细胞的氧爆作用。

脂氧素类是血小板中 12-LOX 活性通路的产物,其底物 LTA4 通过与白细胞,尤其是中性粒细胞直接接触后转运。这一过程生成脂氧素 A4 和 B4(LXA4、LXB4)。脂氧素可抗炎,抑制中性粒细胞黏附、趋化性以及在多种细胞中减少促炎细胞因子的产生。也可以从内部调节促炎白细胞三烯，白细胞三烯与脂氧素水平成反比。有研究显示，前列腺素 PGE$_2$ 和 PGI$_2$ 具有这种调节活性，可刺激脂类介质由 LTB4 向 LXA4 转换。来源于 ω-脂肪酸如二十碳五烯酸（EPA）和二十二碳六烯酸（DHA）的代谢过程可生成额外的脂质称为消散素和保护素。通过趋化因子样受体和抗白三烯受体来衰减信号（如通过 NFκB）并减少 TNF 生成和抑制其他的促炎信号。在脂氧素作用下，消散因子和保护因子可以刺激血浆源性的非炎性巨噬细胞的招募（尚无促炎症因子的加工）和微生物/凋亡细胞的吞噬作用，同时增加了吞噬细胞经淋巴管的排出。微生物/受损组织的清理在机体炎症消退和愈合的准备工作中有重要作用。它们同时也抑制中性粒细胞和嗜酸性粒细胞的浸润/趋化作用，显示出抗炎作用外的双相调节作用。

可以通过这些具有较短半期期的脂质代谢产物来调节炎症介质（通过衰变或酶破坏）。也可能存在 PAF 的自动调节功能。PAF 的靶细胞不仅合成 PAF，也可通过 PAF 乙酰基水解酶作用降解它，从而限制其促炎作用。

5. 细胞因子（cytokines）　细胞因子包括一大群可溶、短效的蛋白质介质，它们调控着靶细胞（炎症的效应器）的功能表型。这些蛋白质主要由活化的淋巴细胞和巨噬细胞产生，也可以由多种类型的细胞生成，包括其他白细胞、ECs、上皮细胞和成纤维细胞。其中，大多数成员属于白介素类的分子并对不同的细胞有广泛的影响，也就是说，它们是多效性的。例如，IL-12 不仅介导 T 淋巴细胞的生长和分化，而且也作用于 B 淋巴细胞和自然杀伤细胞（NK）。除了扮演炎症介质外，细胞因子在获得性免疫中还有其他重要功能。同样，细胞因子在先天免疫中也扮演了关键角色。这是另一个在生化水平上炎症反应和免疫系统之间功能相互作用的例子。

根据它们的同源受体的分布，细胞因子可以通过一种或所有的 3 种方式作用。首先自分泌的方式，与分泌细胞因子的细胞表面受体结合，如激活的 T 细胞，可以加快自我增殖。其次，以旁分泌的方式，也就是与附近细胞上表达受体结合。第三，内分泌的方式，作用于远处靶。例如，发热、食欲下降（厌食症）、嗜睡和由 IL-1、IL-6 和 TNF 引起的急性期蛋白质生成增多等即体现了炎症反应中内分泌的重要作用。

细胞因子对介导急性和慢性炎症反应十分重要。TNF、IL-1 和 IL-6 是重要的功能性细胞因子，可促进白细胞募集和炎症反应。其他细胞因子则对细胞内病原体引发的先天和适应性免疫有重要的作用（IL-12，IFN-12）。它们能激活巨噬细胞（IPN-γ）、嗜酸性粒细胞（IL-5）、中性粒细胞和 ECs（TNF）。INF-γ 的生成主要通过激活 T 淋巴细胞和 NK 细胞，同时是参与巨噬细胞活化重要的细胞因子。TNF 和 IL-1 通过激活的巨噬细胞生成，这阐明了这类细胞在介导急性炎症反应中的重要性。巨噬细胞不是这些细胞因子的唯一来源：例如，IL-1 是由激活淋巴细胞和其他细胞类型分泌的。如前所述，各种各样的诱导物可刺激生成作用（包括通过刺激 TLRs 和随后激活 MAP 激酶，或通过炎症复合物通路）。TNF 和 IL-1 的主要功能性影响作用于 ECs、白细胞、成纤维细胞和诱导全身急性期反应。在 ECs 中，TNF 和 IL-1 诱导细胞激活，而活化的细胞参与了基因转录和表达的增加。这些基因编码细胞黏附分子、细胞因子、趋化因子、生长因子、细胞骨架的重塑和合成脂性介质（类花生酸）与一氧化氮的相关酶类。这增加了"黏性"和 ECs 的促凝性并增加血管通透性，促进白细胞黏附和移行。TNF 也增加中性粒细胞对其他炎症介质的应答能力；同时也使得白细胞分泌更多 IL-1 和 IL-6（分泌/旁分泌作用），并刺激成纤维细胞增殖和胶原蛋白重塑（促进胶原降解和合成）。

细胞因子也是适应性免疫反应的重要介质。不同功能表型的淋巴细胞活化、增殖和成熟主要是白细胞介素介导（IL-2、4、5、7、9、10、12）增殖和成熟的。IL-2 是一个关键的 T 细胞生长因子。T 细胞分化至 Th1（T helper 1）或 Th2 表型分别由 IL-12 和 IL-4 介导。IL-15 刺激 NK 细胞生长和活动。白细胞介素（IL-4、IL-10）在调节 T 细胞与树突状细胞（抗原呈递细胞）相互作用中很重要，这一过程对于在上皮细胞表面识别抗原非常关键。其他细胞因子（促红细胞生成素、各种集落刺激因子、IL-3）则可以刺激造血作用。

NK 细胞的活化是由细胞因子介导的，它是重要的效应淋巴细胞，参与抗体依赖杀伤靶细胞作用。NK 细胞可以由造血细胞因子 Flt3（fms 样酪氨酸激酶-3）以及 IL-4、IL-12、IL-15 和 IL-21 激活，并诱导细胞分化和表达 IgG 受体。而 IgG 受体是靶位识别（CD16 和 IFN-位识别激活巨噬细胞）的释放所需要的。在激活 NK 细胞中，IL-21 还可以通过延迟细胞程序性死亡控制上述活动的程度。

细胞因子分为两类主要的生化结构形式（Ⅰ和Ⅱ）且与它们的同源受体结合，同源受体也分为两类，表达于相应的靶细胞上。Ⅰ类的大部分细胞因子（包括 IL-2~7、IFN 和红细胞生成素）与它同源受体结合且信号通过酪氨酸蛋白激酶（JAKs）和信号分子（STAT，信号传感器和转录激活剂）参与的通路传导。被激活的 STATs 二聚物转移到核，并刺激促炎基因转录，调节细胞激活、增殖和细胞因子的生成。IL-2 刺激可导致靶细胞 T 淋巴细胞的增殖和分化，这是启动获得性免疫反应的一个关键事件，且当 IL-2 受体被抑制时，反应将受阻（如通过单克隆抗体）。不同的亚型的 JAKs 和 STATs 巧妙地传达不同的信号并导致不同的表型。例如，JAK1 在淋巴细胞发育中非常重要，STAT6 可以调节 Th2 反应。通过 JAK/STAT 通路的信号还可以通过各种机制在胞内被抑制：在细胞因子受体的水平上受细胞因子信号抑制蛋白（SOCS）抑制；在激酶介导 STAT 活性水平上受裂解活性磷酸基团的磷酸酯酶的抑制；在基因转录水平上受抑制蛋白 PIAS（激活 STAT 的蛋白质抑制剂）的抑制，后者可与核内激活的 STATs 结合。

相比之下，TNF 受体是经由不同的通路发挥作用的同源三聚体。类似于 TLRs，TNF 受体结合增加细胞核中的转录因子 NFκB 水平，但它通过不同的途径，即通过抑制蛋白 κB（IκB）磷酸化发挥作用。IκB 通常通过在细胞质中结合和捕获 NFκB 从而抑制 NFκB 活性。IκB 磷酸化后会解除结合，释放 NFκB，使其向核内转位，从而行使转录因子的功能。在激活细胞中，各种炎症基因转录增加，包括促炎性细胞因子（如 IL-1）以及介导细胞黏附、增殖和凋亡的基因。

HMGB1 的功能类似于细胞因子。这种核蛋白是从坏死细胞中释放的许多因子中的一种。它与 RAGE 结合，而 RAGE 可在血管内皮和巨噬细胞中表达。RAGE-HMGB-1 共轭体与多聚 TLRs 共同作用可刺激其他细胞因子的生成。HMBG1 也可由激活的巨噬细胞分泌，而且也是急性期反应中，发热、厌食和不适等过程中的一种重要的介质。

6. 趋化因子（chemokines）　趋化因子通常被视为一个细胞因子亚群，而细胞因子的功能主要是化学趋向，即促进淋巴细胞、中性粒细胞和巨噬细胞迁移。趋化因子基本可以由所有细胞类型产生，根据半胱氨酸残基的位置分为不同的亚家族，其中以 CC 和 CXC 家族为代表。活化的巨噬细胞和组织细胞是产生 CXC 趋化因子的主要来源，然而 CC 趋化因子大部分由 T 淋巴细胞产生。其他一些重要的趋化因子还包括淋巴毒素、CX3C 趋化因子和分型趋化因子。在炎症中起化学趋化作用的细胞因子常被称为"趋化蛋白"或"炎性蛋白"，其名称与细胞的靶目标或来源有关(例如,粒细胞趋化蛋白-2,巨噬细胞炎性蛋白-1)。另一个趋化因子 CXCL12 与招募巨噬细胞到缺氧组织有关。其他"归巢"趋化因子也负责调节淋巴细胞分散到特定的淋巴组织区域,使得淋巴结或者脾白髓具有特征性的解剖结构。这些趋化因子通常在淋巴组织中有序地表达,其间主要的功能区别是吸附于它们的细胞群的不同,这在很大程度上取决于受体分布。受体分布本身就是细胞类型的一种功能和分化状态,这和不同的淋巴细胞类型和淋巴组织中成熟与不成熟细胞的分区相关。靶细胞的活化状态(例如,在炎症中)也会影响受体表达的水平和决定细胞对趋化信号的敏感程度。趋化因子受体是7-TM 结构域蛋白质(与血管活性胺组胺、多巴胺和 5-羟色胺受体是同类的),它们特定于不同的趋化因子家族,但通常与每个家族中几个不同的趋化因子结合。例如,CCR1 受体结合 CCL 趋化因子 3、7、9、15、16 和 23。这类受体的混杂性是炎性介质功能重叠的另一个例子。受体-配体结合的信号通过一个受体偶联 G 蛋白依次激活磷酸二酯酶,生成第二信使如 cAMP 和 IP3。这些第二信使通过蛋白磷酸化调节细胞内钙水平,还可以激活转录因子调节基因表达。可通过内化和降解受体-配体复合物来调控信号通路。

7. 急性期蛋白 这些血浆蛋白大部分是由肝脏合成的。炎症反应时,这些蛋白的浓度会大幅度升高,并在先天免疫系统中发挥作用。一些急性期蛋白(acute-phase proteins)具有杀菌和调理的特性,这种特性在去除微生物和细胞碎片等炎症诱导剂中起作用。这些急性期蛋白也起到炎症调节作用,它们中的一些可以在循环血液和炎症的临床病理指标中检测到。急性期蛋白包括 C 反应蛋白(C-reactive protein,CRP)、纤维蛋白原、结合珠蛋白、α_1-结合酸性糖蛋白、α_1-抗胰蛋白酶、补体蛋白(C3 和 C4)和血清淀粉样蛋白(SAA)。它们由促炎细胞因子刺激产生:IL-6 增加了 C 反应蛋白和纤维蛋白原的水平,然而 IL-1 和 TNF 增加了血清淀粉样蛋白(SAA)的水平。由于这些蛋白主要来源于肝脏,所以急性期蛋白的增加是由系统循环中足够高水平的细胞因子引起,而不是局部效应。补体蛋白通过生成 C3a 和 C4a 因子参与炎症反应,它们可以调节粒细胞(中性粒细胞,嗜酸性粒细胞,嗜碱性粒细胞)和单核细胞以及诱导肥大细胞脱颗粒。相反,蛋白酶抑制剂如 α_1-抗胰蛋白酶通过抑制主要由中性粒细胞释放的蛋白水解酶的活性限制炎症,从而降低由这些酶造成组织损伤的程度。

(1) 防御素和胶原凝集素:防御素(defensins)是具有抗菌功能的一类阳离子蛋白,它们也可以作为炎症介质。α 和 β 防御素以及阴离子肽(包括富组蛋白和人汗腺抗菌肽),都是由上皮细胞和中性粒细胞产生的。它们能有效对抗如细菌、真菌和一些包膜病毒等微生物。这种作用可能是通过在膜上打孔而实现的。防御素也可以刺激肥大细胞脱颗粒。这些化学趋化素可以活化细胞(包括 T 淋巴细胞、巨噬细胞和树突细胞),促进细胞增殖,调节细胞因子的合成或释放(例如 IL-8)和损伤修复。胶原凝集素(collectins)是一类有一个凝集素结合域的纤维蛋白,它们可以连接和聚集细菌/病毒,也可以调节炎症反应。像表面活性蛋白 A 和 D 一样,胶原凝集素存在于肺表面活性物质中,能够刺激巨噬细胞和限制 TNF 和 ROS 的产生。

(2) 活性氧中间体和 NO:各种自由基的产生能有效活化炎症反应中中性粒细胞和巨噬细胞。这个过程涉及到微生物或被感染细胞/癌细胞的杀灭。活性氧中间体也能够通过外源性化学物的新陈代谢而产生。这些高活性的分子,包括超氧阴离子,羟基自由基和活性 NO 中间体,尤其是过氧亚硝酸盐,能通过与各种细胞分子(蛋白质、脂质、核苷酸)作用产生生化反应,产生各种本身高度活化的细胞分子中间体,引起更广泛的损伤反应。细胞膜的磷脂分子被攻击,产生过氧化脂质;DNA 加合物形成和 DNA 链断裂;可能还会出现蛋白交联和信号分子的氧化。这些改变累及胞膜和核苷酸完整性、基因调节/细胞周期、蛋白结构/功能和胞内信号,很可能导致炎症因子过多地释放或者细胞坏死。如果被感染细胞是内皮细胞,那么血管通透性会增加。胞内抗氧化系统的存在可以抵抗生成的活性氧。这一过程包括了过氧化氢酶、超氧化物歧化酶、谷胱甘肽过氧化物酶、一些蛋白质比如转铁蛋白、褪黑激素以及维生素 A、C、E、番茄红素和黄酮类化合物等必要的食物因子的参与。这些对抗 ROS 的防御分子通过降低自由基的量而起作用,但它们也会因为 ROS 的过多产生或者持续时间延长而被耗尽,这种情况的发生通常伴随着某种外源性化学物进入胞内以及随后发生的显著的细胞损伤。这些超氧化物中间体的存在可以通过测定降低的谷胱甘肽水平,或者通过免疫组化去检测 iNOS、谷胱甘肽转移酶或 8-OHdG 的存在而显示出来。

尽管 NO 的寿命短,它本身就是一个强力炎症指标。它是由一氧化氮合酶产生的。NOS 有各种存在形式:神经系统的、可诱导的和内皮的。内皮的 NOS 产生的 NO 衍生物使得血管平滑肌松弛。NO 也通过阻止肥大细胞诱导的炎症反应、血小板聚集/黏附以及氧化脂质、阻遏白细胞趋化性来抑制抗炎活性。

(3) 急性期反应和细胞因子释放综合征:急性期反应是一个机体不适时的系统表现,它与炎症相关。是由 IL-1、TNF 和 IL-6 的内分泌活动所引起的。这些细胞因子主要作用于感觉神经纤维、内皮细胞(尤其是脑内)、巨噬细胞/小胶质细胞(影响前列腺素水平,尤其是 PGE_2)。急性期反应影响下丘脑和各种各样的脑干核团,会导致发热、胃口变差和嗜睡/意识不清等症状。中性粒细胞的增多(释放中性粒细胞进入循环系统)和皮质类固醇内分泌轴的激活也是急性期反应的一部分。出血性休克主要由 TNF 相关联的效应引起。出血性休克是由于全身血管阻力增加(也增加了血管通透性)而造成整个循环低血压,并引起心率加快和酸中毒(血液 pH 值降低)。TNF 也可以增加脂质和蛋白质的动员(分解代谢),抑制食欲,从而引起体重持续的下降和厌食(恶病质)。其他调节物质,如 HMGB1 蛋白在急性期反应中也起重要作用。

这些主要通过细胞因子而起作用的急性期反应的典型症状也被称作"细胞因子风暴(cytokine storm)"。在分子水平上,其显著特征就是促炎症因子的过度释放。在历史上,它曾在移植物抗宿主病中被描述过,并作为人类胰腺炎的发病机制之一,伴有严重的组织外伤或某种病毒病原体感染,尤其是败血症。根据不同的诱导因素和细胞因子表达模式,临床表现可以各有不同。但是普遍的发病机制之一就是大量的细胞因子释放导致广泛的炎症反应,如血管通透性增加和低血容量性休克。某些革兰阳性细菌释放的高生物学效应的毒素被称作超抗原。这些超抗原通过连接细胞表面的 MHC-II 分子/TCR 来激活 T 淋巴细胞,但是它没有抗原特异性。因此,许多免疫细胞能够通过一个抗原非依赖性的方式被活化,导致促炎症细胞因子如 IL-1、TNF 和 IFN 的系统性的释放。败血症和内毒素性休克的病理机制是不一样的。某些独特的细菌毒素引起的细胞因子效应和(或)独特的 LPS 诱导的 TLRs 的活化在具体的发病机制上不同,但是最终的结果都是全身性的炎症反应,涉及有大量的细胞因子的释放以及其他炎症反应调节物质如类花生酸类物质、PAF 和激肽。这些调节物质引起的各种效应,正如前面叙述的,可以导致血管舒张/收缩,血浆蛋白渗漏到细胞外间隙中,补体活化,激肽和凝血级联以及活化的粒细胞和血小板的隔离。血浆蛋白的级联活化会导致 DIC 和机体因子的耗竭,进而引发出血倾向。缺血会导致局部组织缺氧,促进炎症反应,从而导致细胞因子 CXCL12(或者基质衍生因子-1)的生成,它能募集巨噬细胞到受伤组织处。如果受伤严重或者损伤扩散,这些变化也许会导致循环休克和多器官衰竭,即使患者进行了积极治疗这也可能是致死性的。这些超抗原的作用机制也与外源性化学物诱导的炎症反应有关，一些蛋白疗法(尤其是抗 CD-28 单克隆抗体 TGN1412)就能导致这种现象，并在临床试验背景中导致高的死亡率。

四、炎症反应的效应器

炎症反应的诱导剂和调节物质将改变效应细胞的表型。这些细胞的改变，包括某些分子或者调节物质的合成或表达、细胞形状改变、迁移、吞噬作用或细胞质颗粒物的改变，能导致细胞在炎症反应中特征性的功能改变。

(一) 内皮细胞

血管内皮细胞(endothelial cells, ECs)的重要性在于它能够调节血管通透性和白细胞游走。它们通过细胞形态、细胞黏附分子的表达(包括选择素、ICAM-1、PECAM-1 和 JAMs)以及细胞因子合成等方面的改变发挥了重要的效应器功能。一方面，本身对诱导因素和调节物质进行应答以控制局部血流，确保炎症反应部位细胞丰富的漏出液的积累，作为修复过程中的一部分在必要的时候生成新的血管。这些都需要各种各样的生长因子的调节，如VEGF。

(二) 肥大细胞

肥大细胞(mast cells)一般定位毗邻小血管或者淋巴血管，尤其是靠近上皮表面，它在炎症反应应答的启动阶段和早期很重要。它们表达细胞表面受体，通过其胞外的抗原特异区与 IgE 的 Fc 段结合。IgE 锚定于肥大细胞上，过敏原或者寄生虫通过与 IgE 分子的交联(如Ⅰ型超敏反应)沉积肥大细胞脱颗粒，这包括在胞内的有效的调节物质释放。肥大细胞脱颗粒也能被从感觉神经末梢和自巨噬细胞释放的 P 物质、防御素和补体因子 C3a、C4a、C5a 诱导。颗粒物质包括预先合成的物质如 TNF，血管活性胺(组胺、5-羟色胺)，蛋白聚糖(如乙酰肝素)，中性蛋白，类胰蛋白酶，糜蛋白酶和干细胞因子。蛋白水解酶能减少蛋白质毒素/调节物质和细胞外基质，这有利于重建但也能引起损伤，尤其在脱颗粒过度时。类胰蛋白酶也能够促进有丝分裂，从而加速愈合。肥大细胞还能合成各种炎症反应调节物质例如白三烯C4、PAF、前列腺素 D_2、细胞因子和趋化因子(如嗜酸性粒细胞趋化因子，它可以招募与肥大细胞活化相关的嗜酸性粒细胞)。

(三) 中性粒细胞(neutrophils)

这些细胞来源于骨髓并在血液中循环。在急性炎症中，它是关键的效应细胞，其功能主要是杀伤/吞噬细菌或异物(被膜表达的 C3b 或 Fc 受体识别)，并从胞质颗粒中释放事先合成的溶酶体酶(蛋白酶、磷酸酶、磷脂酶 A2、髓过氧化物酶)、抗菌分子(溶菌酶、乳铁蛋白，防御素)和炎症介质(白细胞黏附分子、防御素、纤维蛋白溶酶原活化剂)来降解蛋白质/细胞外基质以及增强的炎症反应。胞质颗粒可根据它们的表面和内容的轻微不同被分为"胞特异性颗粒"和"嗜天青颗粒"。这两种类型的颗粒都被排入吞噬体中降解微生物/异物，或者被释放到周围的细胞外基质。酶通过降解细胞成分或产生超氧爆发(如髓过氧化物酶)来杀死被吞噬的细菌。然而，当这些酶释放到细胞外基质也将导致局部组织/细胞损伤或液化，会激发自身的炎症反应，并可能导致脓液/脓肿形成。

细胞因子[IL-1，TNF，IL-3 和粒细胞/巨噬细胞集落刺激因子(GM-CSF)]的刺激可增加其产生和从骨髓(在大鼠，主要是脾)的释放。循环中中性粒细胞水平的上升(包括增加的急性期蛋白如纤维蛋白原和 C-反应蛋白)可作为正在进行中的炎症反应的临床病理指标。

中性粒细胞是短寿的,一旦它们离开系统循环,只能存活几天。它们表达受体对应许多不同种类的炎症介质。除了 C3b 和 Fc 受体,它们也表达细胞因子、P 物质、血小板活化因子和趋化因子的受体。配体与这些受体和细胞表面黏附分子[例如选择素和 β-整合素如 Mac-1(CD11b/CD18 异二聚体)]的结合可以激活中性粒细胞(其机制前面已讨论过),导致细胞表面分子的上调,促进这些细胞在血液中的迁移,激活类花生酸信号通路,改变细胞骨架以利于伪足形成,促进细胞运动(趋化)、吞噬和脱颗粒。

(四) 嗜酸性粒细胞

嗜酸性粒细胞(eosinophils)与中性粒细胞统称为粒细胞。它们从循环中被招募到炎症部位,对过敏原或寄生虫诱发的炎症反应以及消化道部位的炎症反应尤为重要。嗜酸性粒细胞趋化因子(来自肥大细胞)、组胺、C5a、细胞因子(IL-4,IL-5,IL-13)和其他趋化因子(CCL5、CCL11 或嗜酸细胞活化趋化因子)都参与了嗜酸性粒细胞的招募和激活。它们异质性的胞质颗粒是明显嗜酸的(与大多数物种中的中性粒细胞相反);原始颗粒含主要碱性蛋白(MBP),它对宿主细胞/寄生虫有毒性并能刺激血管活性胺释放(如组胺)。次级颗粒(特定颗粒)含有与 MBP 有相似性质的阳离子蛋白,也有杀菌的过氧化物酶、毒素及各种降解细胞外基质的蛋白酶(如胶原酶,金属蛋白酶)。嗜酸性粒细胞的过度激活与重要的细胞/结缔组织损伤有关。各种细胞因子也由被激活的嗜酸性粒细胞产生,包括 ILs 1～6、8、10、12、16、TGF、GM-CSF、趋化因子和类花生酸,特别是 LTC4。过氧化氢酶/磷酸酶也由嗜酸颗粒释放,它能通过抑制白三烯影响炎症反应。

(五) 单核/巨噬细胞

单核细胞来源于骨髓并在血液中循环。这些细胞可以不依赖于炎症而迁移到组织,在那里它们分化成为巨噬细胞或组织细胞。这些细胞具有监视功能,如果被局部损伤激活,在炎症反应早期可以成为介质的重要来源。树突状细胞是单核细胞/巨噬细胞(monocytes/macrophages)家族的一部分,并被优先招募到淋巴组织和与外界交接处,如皮肤、肠道黏膜和呼吸道。单核细胞也可以作为炎症反应的一部分被激活,并从循环中招募并分化为巨噬细胞,迁移到组织。激活巨噬细胞的信号包括那些通过 Toll 样受体介导的信号(结合微生物诱导剂,或可能通过 RAGE 络合来自损伤/坏死细胞的内容物);通过细胞因子传递的信号(特别是来自激活的 T 淋巴细胞的 INF-γ,与细胞免疫/Th1 反应相关的 IL-12 和与 Th2 反应相关 IL-4 和 IL-13)。这些巨噬细胞是重要的炎症介质如细胞因子(TNF,IL-1)的来源,在吞噬微生物和异物作用中发挥重要作用。它通过巨噬细胞表面的 C3b 受体和 Fc 受体的识别激活巨噬细胞,在先天免疫反应中很重要。例如,肺中的巨噬细胞吞噬越过呼吸道上皮纤毛黏膜梯的颗粒(例如环境中有害粉尘或用于吸入性研究的乳糖)。

不同形式的激活导致不同的表型变化,包括吞噬、呼吸爆发和释放 ROS/NO 以杀伤细胞/微生物,上调 MHC 的表达以呈递抗原,也包括释放 IL-1 和 TNF。惰性颗粒、异物或耐药性微生物(如真菌菌丝、分枝杆菌)可以通过细胞因子、微生物蛋白、整合素和其他细胞表面受体介导的细胞融合,持续刺激巨噬细胞反应。细胞可能部分通过 Nalp3 炎症小体觉察这些信号,形成一个富含巨噬细胞的肉芽肿性炎性浸润或肉芽肿,其中可能含有试图清除刺激物的由巨噬细胞融合而成的多核巨细胞。

巨噬细胞在引起组织损伤和刺激纤维化中也发挥重要作用。来自激活的巨噬细胞的活性氧、一氧化氮酶、趋化因子等,会直接损伤组织,或吸引中性粒细胞。这在清除微生物和损伤或坏死组织,使损伤部位愈合中发挥重要作用。激活的巨噬细胞也释放生长因子,包括

PDGF、成纤维细胞生长因子（FGF）和 TGF 维，它们刺激成纤维细胞产生胶原蛋白，同时促进血管生成，这两者都是愈合过程/生成肉芽组织所需要的。

　　除了在先天免疫中起作用，巨噬细胞也是适应性免疫系统的关键效应细胞，通过抗原呈递（树突状细胞和活化的巨噬细胞都具有的功能）影响慢性炎症。T 淋巴细胞帮助产生增殖反应性 T 细胞，这可能会刺激细胞介导免疫（Th1 细胞表型）或 B 淋巴细胞的分化、增殖和抗体生产（Th2 表型）。

（六）　淋巴细胞（lymphocytes）和浆细胞（plasma cell）

　　这些细胞在适应性免疫中很重要，是慢性炎症的一个特征，一般在 24～48 小时后被招募到组织，比中性粒细胞晚。幼稚淋巴细胞通过高内皮小静脉退出循环，从循环中定居到淋巴组织特定位置。这个过程由趋化因子（CCL19、21，CXCL12、13）介导，通过淋巴细胞表达的同源受体 ICAMs 而发挥作用。黏膜淋巴组织通过一个特定的黏附分子［黏膜寻址素细胞黏附分子（MadCAM）］作用于靶细胞。被激活的成熟的淋巴细胞通过和其他白细胞类似的方式被招募到炎症部位。

　　一旦定居到炎症部位，在细胞表面表达经典 α/βTCRs 和 CD4（辅助 T 淋巴细胞）的 T 淋巴细胞，根据不同的表型 Th1、Th2 或 Th0，协调慢性炎症。一组包括树突状细胞分泌的 IL-12 在内的细胞因子有助于 Th1 型免疫反应（细胞介导的反应），通过活化的 T 细胞释放的 INF-γ 和 TGF-β 来招募巨噬细胞。Th2 型反应（体液免疫）以 Th2 型 CD4$^+$淋巴细胞来源的 IL-4、IL-5 和 IL-10 为特征，刺激 B 淋巴细胞产生抗体，同时也会激活嗜酸性粒细胞和肥大细胞。在引发过敏的刺激处会看到这些反应。虽然 Th1 和 Th2 表型倾向于相互抑制，但并不相互排斥。这种表型排他性的缺乏部分是由于 Th0 淋巴细胞的存在，它能分泌与这两种淋巴细胞相同模式的细胞因子。T 淋巴细胞反应的主要形式也可以受树突状细胞（APC）和另一类淋巴细胞的影响，调节性 T 淋巴细胞对树突状细胞有抑制作用。细胞表面分子表达 CD8 淋巴细胞（经典 TCR 异二聚体）又叫抑制/细胞毒 T 细胞。这些细胞能通过抗原的特异性识别与 MHC I 结合，杀死表达外源抗原（如病毒或外源性来源）的靶细胞。

　　B 淋巴细胞负责抗体的产生（分化成一个成熟的浆细胞抗体分泌型），这些细胞也可以通过呈递抗原刺激其他淋巴细胞。

　　NK 细胞是淋巴细胞的一个子集，不表达 TCR 或表面免疫球蛋白，但确实表达 Fc 受体（CD16 分子）和各种其他共刺激和抑制分子。这些细胞包含胞质颗粒，在识别和清除包被 IgG 的细胞/微生物和表达诱导应激或病毒蛋白的细胞方面具有重要意义。它们被各种各样的细胞因子调节，同时自身也分泌细胞因子，包括肿瘤坏死因子和干扰素 γ。

　　适应性免疫影响诱导所致的慢性炎症反应的性质，并在某些外源化合物诱导的炎症中发挥重要作用。外源化合物可以诱导特异性免疫应答，与内源性抗原（分子拟态）发生交叉反应，或者靶向表面表达（复杂）外源化合物的细胞。

（七）　成纤维细胞（fibroblasts）

　　这些细胞分泌胶原蛋白、其他 ECM 成分、细胞因子、趋化因子和蛋白酶（金属蛋白酶类）。它们对于在生理上向正常组织提供基质支持/框架/分区是很重要的。在炎症中，成纤维细胞在调控、生产、形成血管和细胞间基质的重构中扮演了重要的角色。这对于包含慢性炎症的反应（如脓肿形成）和桥接维管肉芽组织是很重要的，其中桥接维管肉芽组织可能作为愈合的手段，填补由损伤/炎症引起的组织缺损。由炎症中巨噬细胞和其他细胞类型产生的生长因子，如 PDGF、FGF、TGFF 和 VEGF，可活化成纤维细胞。

第二节　外源性化学物诱导的炎症

外源性化学物可通过各种机制,经不同的致病和形态学方式的变化,引发炎症。在很多情况下,外源性化学物会引起靶细胞的细胞毒性和坏死,导致细胞内容物释放到异常的组织间。这些细胞内容物作为炎症诱导物,能导致炎性介质的释放。细胞损伤可能是外源性化学物的物理化学性质造成的,而物理化学性质则受到给药部位或实验过程的影响。细胞损伤也可能是细胞毒性直接作用的结果,可通过不同的机制表现出来,形成促炎症介质如一氧化氮衍生物或 ROS 而加重炎症,最终都达到细胞变性和(或)坏死的相似终点。此外,细胞也可能以间接的方式受损,这可能是一种过度药理作用的结果。外源性化学物可通过对细胞/信号通路作用而引起炎症(本身也涉及炎症和免疫过程)。可通过过度刺激促炎症通路,引发细胞激活或释放炎症介质,或是通过相应的免疫反应引起慢性炎症。

一、暴露部位局部的炎症

外源性化学物暴露方式是引发炎症的一个重要的因素。有些给药途径可加剧外源性化学物的炎症反应。如静脉注射外源性化学物可能受到操作者手法、技术设备或是给予持续时间的影响。静脉注射给药会引起一定程度的血管(以及皮下组织/皮肤)创伤,可伴有血管周围出血、纤维化和炎症细胞浸润,可能是激活促炎症反应过程并释放介质的原因。停留在静脉中的时间也是影响因素之一,静脉插管可延长刺激并激活凝血级联反应,引起炎症和血栓形成。此外,除了接受外源性化学物处理的动物,对照组动物上也可能出现慢性血栓纤维增生/纤维化和矿化。因而综合分析各种炎症/出血的不同背景,从而揭示炎症反应的原因是非常重要的。这些炎症反应也可能是由刺激性外源化合物引起的。刺激作用包括血管壁和外周组织的坏死、水肿的加重、炎症细胞渗透和血栓形成。巴比妥钠麻醉剂就是刺激性药物的实例。它可引起明显的血管和血管外损伤,甚至由于制剂的高 pH(碱性)引发坏死组织脱落。在大鼠和犬中,腹腔内注射液可因化学刺激引起腹腔和腹部脏器浆膜表面炎症。因为给药意外和食管穿孔等原因,口服制剂偶尔进入到胸膜腔会引起明显的、通常是致命的胸腔内炎症,进入胸膜内的液体可能会妨碍肺通气和功能障碍。

如果是经鼻饲管直接口服给药可以引起外源性化学物在胃部的沉积。如果这种沉积损害了胃黏膜屏障的正常保护(由表面黏液层和胃上皮细胞组成)或啮齿类前胃相对较硬的鳞状上皮细胞,就会使上皮下组织暴露于炎症的诱导物,包括胃内容物的正常酸性环境,造成进一步的损伤,加剧炎症。这可能是直接给药的局部刺激性作用。物理化学因素,比如所给制剂的 pH 值和缓冲能力,是需要着重考虑的因素。但是,据报道,给予酒精、高渗葡萄糖、盐溶液,还有压力、蛋白质限制或饥饿也会导致大鼠前胃和腺胃的炎症/溃疡。炎症和炎症细胞因子,特别是白介素-1(interleukin-1, IL-1)、白介素-2(interleukin-2, IL-2)和肿瘤坏死因子(tumor necrosis factor, TNF),可增强经树突细胞/巨噬细胞的抗原呈递作用,并诱导细胞的获得性免疫应答。实验证实,通过苯磺酸(氨苯磺酸)诱导消化道过敏,再给予乙醇可以使黏膜屏障破坏可引发炎症。过敏反应在结肠黏膜层引起肉芽肿。

通过吸入途径给药也引起与局部刺激相关的毒性。由于解剖学原因,鼻呼吸道和咽喉是最常见的受刺激部位。很多吸入型外源性化学物可引起鼻腔和呼吸道的变性/坏死和炎症,如甲醛、吸烟、氨、臭氧、氯气。包括炎症在内的病变区域分布,反映了外源性化学物的局部剂量、水溶性、上皮敏感性和局部代谢情况。鳞状上皮细胞抵抗力比呼吸道或嗅觉上皮更强。鳞状上皮屏障受损，使炎症诱导因子暴露于其他角蛋白细胞或下层组织，导致糜烂或溃疡会引起炎症。氯和臭氧等氧化剂刺激可引起抵抗力较弱的移行上皮的炎症，中性白细胞渗入上皮细胞和呼吸道是其特征之一，并且可能与黏液的快速分泌有关。持续暴露于臭氧可形成慢性炎症反应。甲醛影响呼吸道上皮，产生连续性的炎症循环和修复，伴随着上皮细胞复制(可能是生长因子引起的炎症/修复过程的一部分)，具有一定的诱发鼻肿瘤作用。在喉部，吸入性刺激也引起呼吸道上皮损害，比如纤毛丢失和与炎症相关的变性。敏感部位通常从鳞状上皮变为其他更为敏感的上皮类型，如会厌的呼吸上皮的保护性的增生和化生反应。

给药途径也影响外源性化学物在局部组织的浓度以及靶组织的毒性。此类作用的一个实例是口服后抗炎药物的"局部"作用，这可能引起胃糜烂/溃疡和炎症。口服抗炎药物(包括乙醇、阿司匹林、皮质类甾醇类)、组胺 H2 受体拮抗剂和质子泵抑制剂会改变正常胃黏膜层的组成，降低保护性硫黏蛋白和前列腺素 PGE_2 的含量，影响了胃黏膜层的正常保护作用，可能造成黏膜损伤。非甾体抗炎药物(nonsteroidal anti-inflammatory drugs, NSAIDs)吲哚美辛(吲哚乙酸类)和布洛芬产生与炎症有关的胃黏膜糜烂和溃疡。最初阶段不依赖于中性粒细胞，随后出现中性粒细胞浸润，加剧组织损伤。在早期阶段，NSAIDs 被迅速吸收，进入黏膜，该过程取决于 NSAIDs 的物理化学特性(与其抗前列腺素作用相对应)。黏膜损伤的发病机制中的重要因素包括脂溶性和酸性(可调节其与细胞膜磷脂的相互作用)，还有一旦在细胞内"截留"，可以解偶联线粒体氧化磷酸化的能力。此外，环氧化酶(cyclooxygenase, COX)抑制剂的药理活性可以阻断保护性前列腺素(如 PGE_2)的合成。COX 酶的抑制也与 5-LOX 通路活性增加、生成促炎白三烯类(如 LTB4)有关。细胞成分、LTB4、胃酸和细菌进一步吸引中性白细胞(经 TLRs/PRRs)，其自身就可通过释放溶酶体酶如过氧化物酶，生成超氧化物自由基、花生四烯酸(如 LTB4)、前列腺素和其他炎症介质，引起组织损伤并加剧炎症反应。由于腹膜腔内出现效力强大的炎症诱导物(刺激物、炎症细胞、细菌)和调节因子，该反应可加剧形成穿透性溃疡和腹膜炎。

某些吸入性的外源性化学物在鼻腔的局部浓度较高，并经代谢生成对上皮有毒性的代谢物时，会引起嗅上皮变性/炎症损伤。当吸入 3-甲基呋喃等外源性化学物或全身性接触对乙酰氨基酚时，都可引起嗅觉上皮坏死。这是上皮细胞内表达的细胞色素 P450 酶代谢的结果。

腺病毒载体引起的炎症也因给药途径不同而不同。腺病毒经吸入后引起肺炎，静脉注射后引起肝炎，肌内注射后引起肌炎。病毒衣壳通过促进促炎细胞因子在激活最初的炎症反应时的释放发挥重要作用。

二、全身毒性反应引起的炎症

外源性化学物可经各种不同的作用机制对靶细胞直接发生毒性作用，引起细胞功能障碍和死亡，促使炎症诱导因子的释放，引发炎症。炎症发生的位置和严重程度都取决于靶细胞群，而靶细胞群的确定又与外源性化学物的吸收、作用的靶分子表达水平、代谢和细胞适应性机制密切相关。炎症可仅限于单一组织或脏器，但是如果血管系统受到影响，炎症可发生在多个不同的部位。

（一）脏器和组织特异性炎症

百草枯通过氧化还原循环、尼克酰胺腺嘌呤二核苷酸磷酸（NADPH）耗竭、ROS 生成，特别是羟基自由基引起Ⅰ和Ⅱ型肺泡上皮细胞的急性损伤。在全身暴露后，百草枯经受体介导的摄取机制在肺部富集，此处高水平氧的存在造成严重肺组织损伤。虽然损伤并没有直接影响肺毛细血管，但还是与肺泡上皮细胞密切相关，而肺泡上皮细胞是血-气屏障的重要组成部分。肺泡上皮坏死引起肺泡水肿、出血和大量肺泡、间质和血管周围炎症细胞浸润，这可能是致命的。存活的动物出现伴有广泛纤维组织增生和有肺泡上皮再生征象的慢性炎症。肺间质炎症可以是臭氧引发损伤的结果，在使用化学药物博来霉素和白消安治疗过程中，可出现过敏反应，伴有慢性损伤纤维增生。博来霉素可引发肺间质肺炎和纤维化，末期这些纤维化的发病机制还涉及 TNF。

外源性化学物的靶向性分布可影响所引发炎症的分布。与一种非甾体抗炎药——吲哚美辛（indomethacin）抑制有关的大鼠盲肠炎症提示，正常的环氧化酶-2（COX2）表达具有保护性作用。在回盲连接处，COX2 在巨噬细胞和其他间质细胞中水平很高。外源性化学物抑制 COX2 或 COX2 基因敲除的转基因小鼠都可能出现明显的细胞毒性作用，导致相应的溃疡/炎症损伤。淋巴组织坏死也可能是外源性化学物暴露的直接作用，引发炎症和出血。丝裂原激活蛋白激酶（mitogen-activation protein kinase，MAPK）信号通路中涉及的 P38 激酶抑制可引起犬急性肠毒性，尸检时肉眼可见的黏膜充血主要是由淋巴坏死和炎症引起的。受影响的动物出现中性粒细胞增多和发热的体征，这与不同炎症介质的全身作用有关。已经证明，在犬 B 淋巴细胞中 P38 激酶高表达（啮齿类未见），P38 激酶表达的抑制可引起犬 B 淋巴细胞种属特异性坏死和炎症。

组织靶向性也可影响炎症反应的发病机制。胰腺外分泌部的腺泡细胞含有酶原，通常在到达胃肠道腔后被激活。各种外源性化学物诱发的炎症可由药物包括糖皮质激素类、抗生素、抗炎药和抗艾滋药物引起，虽然机制还不明确，但当这些细胞受到外源性化学物作用而损伤时，就会出现细胞内蛋白酶/脂肪酶的激活和释放。这些酶会加重组织损伤从而增加炎症诱导因子的生成。

可产生活性代谢物的外源性化学物也可引起细胞损伤/坏死并随后产生炎症。炎症的部位取决于活化所需的代谢酶，另外内源性保护机制也或多或少有作用。四氯化碳主要由中央小叶肝细胞先代谢，产生三氯甲基自由基，然后与脂质和蛋白共价结合，引起氧化应激、脂质过氧化、膜结构的损伤和酶的抑制，尤其是微粒体酶的抑制。细胞会发生气球样变性、坏死，释放细胞内酶（比如在血样中测定丙氨酸氨基转氨酶）以及很多其他包括 ATP、K^+ 离子等的细胞组成，诱导炎症发生。

库普弗细胞（肝脏特有的巨噬细胞）对发现这些诱导因子和介导中性白细胞流入都非常重要。此外，四氯化碳引起的氧化应激可以增加细胞核内的 NF-κB 水平，这也进一步提高促炎症细胞因子的表达。细胞因子，包括 TNF-α、IL-1β、IL-6 和 iNOS，以及生长因子如血小板源性生长因子（platelet derived growth factor，PDGF），都出现上调并且在四氯化碳引起的急性和慢性炎症中发挥重要作用。Apelin 是一种蛋白，在四氯化碳引起的炎症和纤维化的作用机制中很重要。它能通过胞外受体激酶（ERK）通路进行内皮一氧化氮合成，增加血管扩张，并且也可能引发血管新生。大鼠的 apelin 表达受 TNF 调节，并且在炎症/纤维化肝脏的肝星形细胞中表达增加。

化合物的全身吸收和体内分布可以引发生物活化相关的皮肤炎症。外源性化学物（8-

甲氧沙林、磺胺类、氟喹诺酮类）或肝毒性引发的内源性卟啉蓄积可以吸收可见光,引发光毒性。光吸收会启动复杂的反应,引起自由基形成,使真皮表皮出现红斑、水肿和坏死。发生炎症后,如果产生表皮溃疡,炎症就会恶化,因为溃疡会导致上皮下细胞暴露于伤口、环境刺激、微生物和细胞残屑,并且受浸润的中性白细胞的水解酶的水解作用。

外源性化学物介导的排出机制抑制也可引起细胞毒性和炎症。扰乱正常胆盐转运和分泌机制可引起肝脏细胞损伤、坏死及炎症。包括利福平、环孢素（环保菌素）和曲格列酮在内的外源性化学物,通过竞争性与胆盐转运蛋白（bile salt export protein, BSEP）结合直接抑制ATP-依赖性牛磺胆酸盐转运,这是主要的肝细胞胆汁盐外流系统。小鼠石胆酸也引起胆汁淤积、肝细胞坏死和炎症。肝细胞坏死释放的细胞成分可发挥炎症介质的作用。受损/应激细胞可通过非高尔基复合体介导通路分泌细胞蛋白,但尚不确定这是否是胆汁淤积的发病机制之一。胆盐自身具有刺激性。如果胆盐蓄积,从其正常组织腔内逸散,可引起炎症。

排泄的途径也影响靶组织的炎症发病机制。环磷酰胺是一种烷化剂,可引起膀胱出血性炎症。环磷酰胺在肝脏代谢生成丙烯醛,可经尿液排泄并进入尿路上皮细胞。丙烯醛随后激活细胞内 ROS、一氧化氮生成和细胞因子（TNF、IL-1）表达（直接或通过 NF-κB 和 c-Jun/AP-1）,降低细胞的抗氧化防御机制,比如谷胱甘肽,并促进过氧亚硝基阴离子生成。最后,过氧亚硝基阴离子浓度增加会损伤脂质（脂质过氧化作用）、蛋白（蛋白氧化）以及引起DNA 链断裂,导致（二磷酸腺苷核糖）聚合酶（PARP）激活,这是一种 DNA 修复酶。PARP 过度激活导致磷酸烟酰胺腺嘌呤二核苷酸（NADP）和 ATP 的耗竭,并最终引起坏死细胞死亡。如果 ECs 受到影响,这种细胞损伤/死亡将会引起出血;或使细胞内容物释放进入黏液和尿液。这些促炎胞质成分和细胞蛋白酶随后引发进一步的组织损伤,并加重炎症反应。外源性化学物的肾小管排泄和肾小管中结晶的形成是其细胞外蓄积的实例,随后进行讨论。

（二）多个部位的血管损伤

药物引发的血管损伤有不同的发生机制,是很复杂的,但是也直接影响血管并可引起血管周炎症。多种外源性化学物可引发坏死性血管炎（如苯丙醇胺、甲基苯丙胺）,通常是在小至中型直径的小动脉中发生。虽然作用机制还不明确,但一般认为细胞坏死可马上增加血管通透性并释放炎症细胞诱导因子,并与初期中性粒细胞富集浸润和血栓形成有关。磷酸二酯酶Ⅳ（PDE Ⅳ）抑制剂已经作为抗炎/平喘药物进行研发,但在临床前研究中可引起血管损伤和炎症。可能的机制包括细胞内 cAMP 和硝酸盐应激的增加,局部血管舒张所致的生理应激以及促炎通路的激活。大鼠肠系膜血管出现淤血（在血管壁）和渗出、动脉出血和纤维蛋白样坏死,管壁炎症细胞浸润和肠系膜水肿。也观察到形态学证据,包括肥大细胞激活、去颗粒和 EC 激活。相似的形态学变化也可在猴身上观察到。PDE Ⅳ 抑制剂（SCH 351591 和 SCH 534385）染毒大鼠可激活肥大细胞、ECs、巨噬细胞,在 ECs 和巨噬细胞中形成强氧化过氧亚硝基阴离子（是一种一氧化氮和过氧化物阴离子的反应物）。过氧亚硝基阴离子的形成可能是药物引发的血管损伤的共同通路,并且导致了大分子的氧化损伤（比如DNA）,ECs 和血管平滑肌细胞的凋亡。过氧亚硝基阴离子在炎症中也很重要,可以介导 L-选择蛋白脱落,上调中性粒细胞中的 Mac-1（CD11b/CD18）,增加内皮细胞 E-选择素、P-选择素、ICAM-1 和 VCAM-1（血管细胞黏附分子）的表达,因而增强了内皮细胞（endothelial cells, ECs）和中性粒细胞的联系。因而 ECs 内过氧亚硝基阴离子的诱导可能是 PDE Ⅳ 抑制剂诱导血管损伤中一个炎症早期诱导因素。肥大细胞激活/脱颗粒也经各种促炎介质的释放促使炎症发生,包括血管活性胺、蛋白酶、VEGF（增加血管通透性）和 bFGF（碱性成纤维细胞生长因子,在纤维增生中很重要)。所有这些都可以增加血管通透性、渗出、白细胞的募集,并增加炎症中成纤维细胞的激活。大鼠血管变化可以用指示炎症的循环生物标志物的变化来反映出来,包括 CRP、结合蛋白、血栓调节蛋白、α_1-酸性糖蛋白、IL-6 和 VEGF。

据报道,在 PDE Ⅲ 抑制剂犬实验中也有相似的形态学变化。这些血管活性化合物可以促进肥大细胞和 ECs 局部生成 iNOS、硝基络氨酸和过氧亚硝基阴离子。这些分子或细胞事件也可以在有血管坏死和凋亡现象的大鼠肠系膜血管中观察到。

三、药物过量间接引起炎症

大量药物包括离子载体、棉酚、丙烯胺和真菌毒素均可直接引起毒性损伤,导致心肌坏死,这些都可以产生炎症。β 肾上腺素刺激引起的心肌损伤是细胞变性/坏死和发炎的主要实例,是药物过量的主要结果。一般认为,药物介导的心动过速引起氧需求量增加。这在大鼠心肌梗死损伤模型中得到很好的验证。心肌坏死主要发生在左心室,并且同时伴有循环系统中的心肌蛋白如心脏肌钙蛋白升高。它是一种以水肿与中性粒细胞浸润为初始特征的炎症反应,随后出现的单核细胞/巨噬细胞可去除心肌细胞残片,并通过邻近间质的成纤维细胞/肌束膜细胞形成纤维组织而使坏死愈合。从变性/坏死细胞释放的细胞成分可能产生炎症反应。心肌基因表达分析表明,IL-6 在该过程早期出现上调,并且伴随 MAPK 和 NF-κB 信号转导,提示涉及炎症信号通路、坏死和凋亡。iNOS 升高也与损伤的严重程度有关。这些数据都说明促炎过程在该心肌细胞损伤模型机制中的重要性。血管舒张抗高血压药物,如米诺地尔和肼屈嗪,引起心肌坏死并伴有血压下降。低血压、灌注不足和心动过速会引起心肌坏死及随后的炎症。

非甾体抗炎药物(NSAID)能引起大鼠和犬发生间质性肾炎和肾乳突坏死。这些化合物是抗炎药物,通过作用于环加氧酶(cyclo-oxygenase)活性而抑制前列腺素合成的机制,引起各种变化。间质性肾炎是慢性变化的结果,其机制并不明确,可能是由于其他非经 COX 通路产生的类花生烯酸(即白三烯类、脂氧素类)引发的炎症反应;也可发生细胞介导的特异性免疫反应,因为浸润的主要淋巴细胞是 CD8$^+$T 细胞和少量 B 细胞。在肾髓质中,因为正常前列腺素合成的改变而导致的血流变化是肾乳头坏死的可能机制。间质细胞是最早受到影响的细胞,从充血、局部组织灌注不足、缺氧,发展到内皮变性和坏死。这些损伤常具有如下特征:在缺氧/缺血组织和具有血液供应的邻近组织之间的边界上出现一圈浸润炎症细胞,或在变性/坏死之后恢复血供的时候出现炎症细胞浸润。这表明为了运送血浆/炎症细胞到发炎部位,需要完整的血管供应,并受很多因素的混合刺激,包括 EC 的损伤,坏死细胞的细胞质成分流出,与组织缺氧相关的介质的释放,比如缺氧诱导因子的释放。

四、细胞内或细胞外蓄积引起的炎症

外源性化学物在细胞内的蓄积可能引起细胞毒性,但也可能在不引起细胞死亡的情况下刺激炎症的发生。

(一) 颗粒蓄积

吸入惰性外源性化学物,比如二氧化硅、石棉、黑炭和对位芳纶纤维(para-aramid fibrils)后可引起肺部慢性和(或)肉芽肿炎症。大鼠巨噬细胞对吸入颗粒的慢性炎症反应特别明显。这些物质会发生蓄积并与肺巨噬细胞的数量增加有关。缺少"自身受体"(如 MHC 分子、CD47)会抑制吞噬作用。外源性化学物颗粒如石棉和二氧化硅可激活巨噬细胞中

NALP3 炎症复合体,这与肉芽肿炎症/肉芽肿形成有关。此外,大鼠肺吸入的柴油机尾气颗粒物和黑炭会在巨噬细胞蓄积,这种蓄积似乎抑制巨噬细胞的清除力和运动能力。由于它们在大鼠吸入后都可以引起相似的肺巨噬细胞蓄积和慢性炎症,所以可能与二氧化硅的致病机制相似。巨噬细胞中颗粒蓄积也与炎症过程中其他的分子证据有关。研究证实,大鼠在暴露于铟磷化物粉末后,肺泡肉芽肿炎症和蛋白沉积物上出现氧化应激、巨噬细胞的 iNOS、COX2 表达水平和氧化 DNA 损伤(8-OhdG 形成)的升高。持续暴露于吸入性颗粒物,伴随着巨噬细胞蓄积和慢性肉芽肿形成,引起肺鳞状纤维化、非典型增生和瘤状物生成。

(二) 磷脂蓄积

细胞内蓄积的另外一种形式是磷脂蓄积或磷脂质病(phospholipidosis,PLD),常与多种药理学靶点的阳离子两性化合物相关。PLD 通常是靶细胞的正常溶酶体功能被抑制后外源性化学物在溶酶体蓄积的一种适应性反应。PLD 也偶尔引发细胞毒性并伴有炎症。胺碘酮和氯喹都是此类实例。尽管在临床前研究的动物种属中没有出现肺部炎症,但在临床中,胺碘酮可引起肺泡巨噬细胞、ECs 和其他细胞类型中的 PLD,这与引起气道闭塞的慢性炎症/纤维化有关。已经提出了许多机制假说,从细胞毒性、过敏,到自由基的生成和炎症反应的参与,所涉及到的主要代谢产物为去乙基胺碘酮。

多杀霉素(spinosyn A 和 spinosyn D)是一种杀虫剂。长期给药能在多种细胞类型引起细胞变性/炎症有关的 PLD,可在对 PLD 最敏感的两种组织——肺部和甲状腺中发现这些炎症变化。在肺部,肺泡组织细胞增多症(巨噬细胞形成空泡)与慢性炎症有关。在甲状腺,慢性炎症与空泡化上皮细胞、坏死细胞碎片和生成纤维组织有关。这些炎症与组织坏死相关,在一个肺部炎症与 PLD 关联的大鼠长期研究中,可观察到泡沫状肺泡巨噬细胞坏死、核固缩和胆固醇结晶,提示炎症和细胞毒性的关联。相似地,戊聚硫钠(elmiron)是一种合成的黏多糖,也可引起与空泡化的巨噬细胞和胆固醇结晶有关的多病灶肺泡慢性炎症。

给予抗风湿药物的大鼠的胆管上皮细胞出现了磷脂蓄积,在低剂量时引起空泡化,严重时导致胆道上皮细胞的坏死。上皮细胞死亡将会引起细胞内成分释放,而它可以成为炎症的诱导物。此外,这些成分会损伤敏感的胆管基底膜(basement membrane,BM),使坏死的细胞碎片以及少量胆汁排入细胞外基质(extracellular matrix,ECM)。胆汁本身是一个刺激物,如果没有隔离,也将作为炎症的诱导物。尽管确切的机制还不清楚,但胆管上皮坏死与炎症细胞浸润密切相关。氨基糖苷类抗生素引起急性肾毒性是由于肾小管坏死。线粒体酶抑制和磷脂过氧化反应参与这种效应。如果肾小管基底膜管仍然保持完整,则几乎观察不到炎症反应,然而在最严重的肾小管坏死时,可导致炎症细胞浸润。

(三) 晶体形成

细胞外尿酸的积累也引发炎症。细胞毒性药物、利尿剂、水杨酸盐、乙胺丁醇和烟酸与关节炎的发病相关联。这些外源性化学物引起高尿酸血症和尿酸结晶沉积在关节。尿酸/尿酸盐诱发炎症。诱导炎症的机制似乎类似于环境外源性化学物颗粒引发的机制。巨噬细胞检测和吞噬超过一定大小的晶粒会触发 NALP3 炎症小体的激活和 IL-1 的分泌。草酸和磺胺类药摄入引起肾小管晶体形成、小管扩张、肾间质和肾盂的炎症。虽然机制尚不清楚,肾小管扩张可能危及正常的 BM 完整性。炎性反应可以表现为炎症细胞,特别是中性粒细胞引起的组织损伤和介质释放。

五、适应性免疫反应引起的炎症

自身免疫性疾病和过敏的形态学特征属于炎症。然而,没有特定的形态学特征来区分特定抗原介导的反应的慢性炎症和其他类型的慢性炎症反应。血管炎或真皮表皮炎症可能暗示的过敏性反应,免疫组织化学在确定淋巴细胞亚型是非常重要的。有关外源性化学物引起免疫反应和细胞因子释放引起的全身炎症详见第二十一章。

（庄志雄　何云　黄海燕）

参 考 文 献

1. Rote NS,McCance KL. Alterations in Immunity and Inflammation//McCance KL,Huether HE. Pathophysiology：The Biologic Basis for Disease in Adults and Children. 7th ed. St. Louis,Missouri：Elsevier,2014：262-301.

2. McAdam AJ,Milner DA. Sharpe AH. CHAPTER 3 Inflammation and Repair//Kumar V,Abbas AK,Fausto N,et al. Robbins and Cotran Pathologic Basis of Disease. 9th Professional Ed. 2015：69-112.

3. Clements PJM. Chapter 19. Xenobiotic-Induced Inflammation：Pathogenesis and Mediators//Ballantyne B,Marrs TC,Syversen T,Eds. General and Applied Toxicology. 3rd Ed. Wiley-Blackwell,2009.

4. Gregus Z. Mechanisms of Toxicity//Klaassen CD,ed. Casarett & Doulls Toxicology The Basic Science of Poisons. 8th Ed. New York：McGraw-Hill Education,2013：49-122.

5. Thompson PA,Khatami M,Baglole CJ. Environmental immune disruptors,inflammation and cancer risk. Carcinogenesis,2015,36(Sup1)：S232-S253.

第二十三章

生殖与发育毒性机制

第一节　毒物在生殖系统中的生物转化与作用靶点

一、毒物在生殖系统中的生物转化

虽然外源化学物的代谢转化主要在肝脏,但也有可能发生在性腺组织。与肝脏类似,哺乳动物的睾丸也具有多种代谢酶类,如睾丸间质细胞(Leydig 细胞)所含的酶系包括细胞色素 P450(CYP450)、环氧化物水解酶(EH)、NADPH-细胞色素 c 还原酶、乙醇脱氢酶(ALDH)和谷胱甘肽硫转移酶(GST)等,睾丸支持细胞(Sertoli 细胞)含有 GST,附睾含有 GST、CYP2E1 和 ALDH。这些酶类可对通过血-睾丸屏障的外源化学物进行生物转化。Forkert 等对三氯乙烯(TCE)的睾丸和附睾毒性影响的研究显示,TCE 在附睾引起的细胞损伤较在睾丸中要严重,其原因可能与 CYP2E1 在附睾的相对高表达有关,同时他们也发现 TCE 的代谢物三氯乙醛(chloral)在附睾中的含量更高,在使用 CYP2E1 抑制剂后,三氯乙醛的含量显著降低,提示三氯乙醛除了在肝脏代谢以外,还可在附睾中经 CYP2E1 得到活化。TCDD 可显著促进 B[a]P 在睾丸的代谢。经睾丸动脉离体灌注 C^{14} 标记的苯并[a]芘(B[a]P)60 分钟后,睾丸组织中的 B[a]P 代谢物含量明显增加,包括 9,10-二羟基-9,10-二氢苯并[a]芘(52.1%)、7,8-二羟基-7,8-二氢苯并[a]芘(16.3%)和少量的 3-二氢苯并[a]芘(9.2%)、醌类(8.6%)及 4,5-二羟基-4,5-二氢苯并[a]芘(4.4%)。代谢物组成与肝脏代谢(以酚类和醌类为主)明显不同。TCDD 共处理后睾丸 B[a]P 的多种代谢物含量进一步上升(1.5 ~ 2.8 倍),变化趋势与芳基烃羟化酶(AHH)活性的改变一致。值得注意的是,TCDD 并没有使 4,5-二羟基-4,5-二氢苯并[a]芘的含量发生明显改变,推测睾丸 AHH 可能环氧化 B[a]P 的 9,10 和 7,8 位点。

卵巢组织也存在一些代谢酶类,比较典型的如卵泡中存在的 CYP450 酶系、GST 和 EH。TCE 及其代谢物同样具有卵巢毒性,如显著降低卵母细胞与精子细胞膜蛋白的结合,并可跨越血-胎盘屏障。研究证实 TCE 的卵巢毒性与存在于卵巢组织的 CYP450 酶(如 CYP2E1)的代谢活化和 GST 的催化效应(GST 催化 TCE 与谷胱甘肽的结合)有关,前者主要形成的终产物主要为水合氯醛,后者可进一步被氧化成三氯乙酸(TCA),后者形成 S-(1,2-二氯乙烯)谷胱甘肽(DCVG),后者被进一步代谢成 S-(1,2-二氯乙烯)-L-半胱氨酸(DCVC)等产物。可用于阻燃剂、杀虫剂和增塑剂的工业化学物 4-乙烯环己烯(VCH)具有明显的卵巢毒性作用,但 VCH 卵巢毒性的发挥需经 CYP450 酶系(CYP2A、CYP2B 和 CYP2E1 等)的代谢,形成活化产物,如 VCH 的双环氧代谢产物二氧化乙烯环己烯(VCD)。小鼠卵巢对 VCD 比大鼠更加敏感,其原因与小鼠卵巢组织中含有更多 CYP450 酶有关。微粒体 EH(mEH)可在卵巢组织中广泛分布,如卵母细胞、颗粒细胞、卵泡膜细胞以及间质细胞,研究显示 mEH 在 VCD 的解毒中具有重要作用,形成无毒的二醇类(如乙烯环己烯 1,2-二醇或乙烯环己烯 7,8-二醇)和呋喃类产物 [4-(1,2-二羟基)乙基-1,2-二羟基环己胺]。与对 VCD 的作用相反,mEH 可代谢活化另一种卵巢毒物 7,12-二甲基苯并蒽(DMBA),形成毒性更强的、具有致癌性的 DMBA-3,4-二醇-1,2-环氧化物。CYP1A1 和 CYP1B1 也参与 DMBA 的活化,首先 CYP1A1 和 mEH 氧化 DMBA 形成 DMBA-3,4-二醇,然后经 CYP1A1 和 CYP1B1 作用产生环氧化终产物。

二、毒物在生殖系统中的作用靶点

毒物对雄性生殖系统的器官或细胞作用靶点主要包括下丘脑-垂体-睾丸轴(hypothalamus-pituitary-testicular axis,HPT 或 HPTA)、Sertoli 细胞、Leydig 细胞和精子发生。毒物对雌性生殖系统的器官或细胞作用靶点主要包括下丘脑-垂体-卵巢轴(hypothalamus-pituitary-ovary axis,HPO 或 HPOA)、卵泡发育过程和卵母细胞。无论雄性或雌性动物,分子靶点包括 DNA、RNA、蛋白质等生物大分子,主要涉及到这些分子本身直接或间接调控的改变。

1. 下丘脑-垂体-性腺轴　下丘脑-垂体-睾丸轴与下丘脑-垂体-卵巢轴均属于下丘脑-垂体-性腺轴。睾丸的主要功能是产生精子与合成睾酮(T),这两个功能受到中枢神经系统、下丘脑、垂体和睾丸形成的闭合性反馈系统的调节,即下丘脑-垂体-睾丸轴。下丘脑分泌的促性腺激素释放激素(GnRH)经垂体门脉系统到达腺垂体,与 GnRH 受体结合,促进腺垂体促性腺激素细胞合成和分泌卵泡细胞刺激素(FSH)和黄体生成素(LH,又称间质细胞雌激素,即 ICSH),FSH 主要作用于生精细胞与 Sertoli 细胞,LH 主要作用于 Leydig 细胞。下丘脑-垂体-卵巢轴同样是一个完整的闭合性反馈调节系统,下丘脑通过分泌 GnRH 调节垂体 LH 和 FSH 的释放,从而控制雌性激素如雌二醇和孕酮的分泌,FSH 在雌性生殖系统主要作用于卵巢颗粒细胞(granulosa cell),LH 主要作用于卵泡膜细胞(theca cell)、基质细胞、颗粒细胞和卵母细胞等。

2. Sertoli 细胞和 Leydig 细胞　Sertoli 细胞的功能是多方面的,核心的功能是作为支架对生精细胞起支持作用,因此 Sertoli 细胞的功能、形态和位置的改变会影响到精子发生。多种外源性化学物如烯菌酮(vinclozolin)、二氧化乙烯环己烯(VCD)、邻苯二甲酸二(2-乙基己基)酯(DEHP)及柴油机排出物等对 Sertoli 细胞有明显的毒性作用,导致短期或终生的生育力下降。相邻的 Sertoli 细胞基部侧突相接,两侧细胞膜形成紧密连接,是构成血-睾屏障的基础。某些外源化学物如细胞松弛素 D(cytochalasin D)和卡铂(carboplatin)可破坏 Sertoli 细胞间的紧密连接而产生后继毒性效应。Leydig 细胞的主要功能是分泌睾酮(T),受垂体来源的 LH 的调控。TCDD、镉(cadmium,Cd)、铅(lead,Pb)、汞(mercury,Hg)和甲氧滴滴涕(methoxychlor,又称甲氧氯)等外源化学物可通过干扰 GnRH 或 LH 的产生而损伤 Leydig 细胞的正常功能。

3. 精子发生　精子发生(spermatogenesis)过程是指在性成熟的雄性个体中,在生精上皮细胞发生,从精原干细胞开始,经增殖、分化和发育等一系列变化,发育成为成熟精子的过程。曲精小管横截面和基于 Sertoli 细胞的精子发生过程示意图请参见图 23-1。此过程依赖激素的调节,垂体分泌的 FSH、LH 和睾丸 Leydig 细胞分泌的雄激素是精子发生的调节激素,通过 Sertoli 细胞和生精细胞之间的相互作用来介导。外源性的拟/抗雄激素、拟/抗雌激素和 GnRH 激动剂/拮抗剂均能抑制雄性的精子发生。抗肿瘤药物［如环磷酰胺（cyclophos-phamide）、苯丁酸氮芥、长春新碱］、氨基苷类药、磺胺类药、重金属（如镉、铬和铅）等也可影响精子发生。其他化学物如棉酚（gossypol）可使睾丸精母细胞、精细胞和精子受损；二硫化碳（CS_2）可造成精子生成障碍，并可导致初级精母细胞常染色体畸变和性染色体异常；纳米材料也可对精子发生有明显影响，如纳米二氧化钛（TiO_2）和纳米炭黑（CB），两者还可影响体外培养 Leydig 细胞的活力，纳米银、纳米铝和纳米三氧化钼（MoO_3）可损伤精原干细胞。

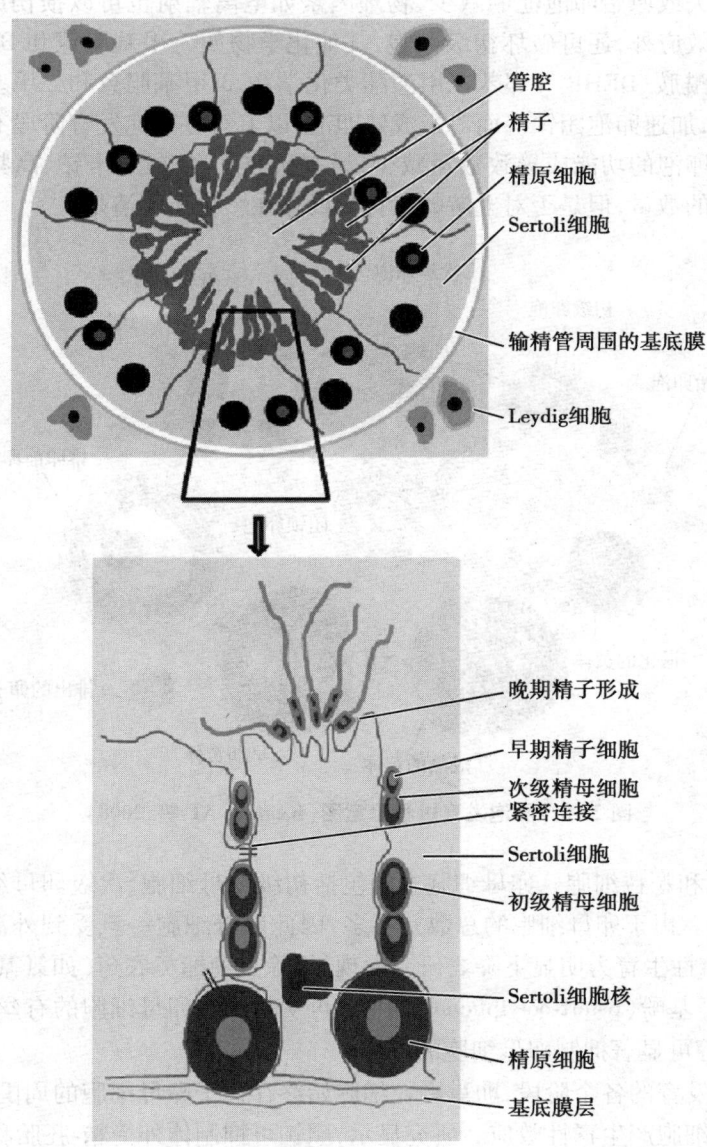

图 23-1 曲精小管横截面和基于 Sertoli 细胞的精子发生过程示意图（Keating AF 等，2008）

4. 卵泡发育 卵巢含有两种内分泌腺体，即卵泡（ovarian follicles）和黄体（corpus luteum）。卵泡主要负责卵子发生（oogenesis）及合成类固醇（如 17β-雌二醇），由卵母细胞（oocyte）、颗粒细胞（granular cell）和膜细胞（theca cell）组成，其发育经历原始卵泡（primordial

follicle)、初级卵泡(primary follicle)、次级卵泡(secondary follicle)和成熟卵泡(mature follicle)4个阶段,具体过程可参见图23-2。暴露于卵巢毒物可以直接导致卵母细胞损伤和卵巢功能早期衰退,并可能促进卵巢肿瘤生长。外源化学物对卵泡损伤的后果可以是可逆的(原始卵泡池补充),但是如果损伤的是原始卵泡或初级卵泡的卵母细胞,则往往是不可逆的,造成终生损害。环磷酰胺及类似物、B[a]P等多环芳烃类化合物、TCDD、DMBA、VCD、双酚A(BPA)及多种具有内分泌干扰作用的农药等外源化学物对原始卵泡有显著毒性效应,发生原始卵泡丢失或原始卵泡池的减少,物理因素如电离辐射也可以损伤原始卵泡。VCD除对原始卵泡的效应外,还可破坏初级卵泡,其他化学物如3-甲基胆蒽和B(a)P等也具有同样作用。环磷酰胺、DEHP等邻苯二甲酸酯类化学物、3-甲基胆蒽和二甲基苯并蒽可损耗次级卵泡的数量,加速卵泡闭锁。而对于成熟卵泡,以上对各卵泡发育阶段有毒性效应的物质均可影响成熟卵泡的功能或导致数量减少,另有研究发现顺铂、卡铂、高频电磁场等可明显减少成熟卵泡的数量,但是否对上游的发育阶段存在影响还不清楚。

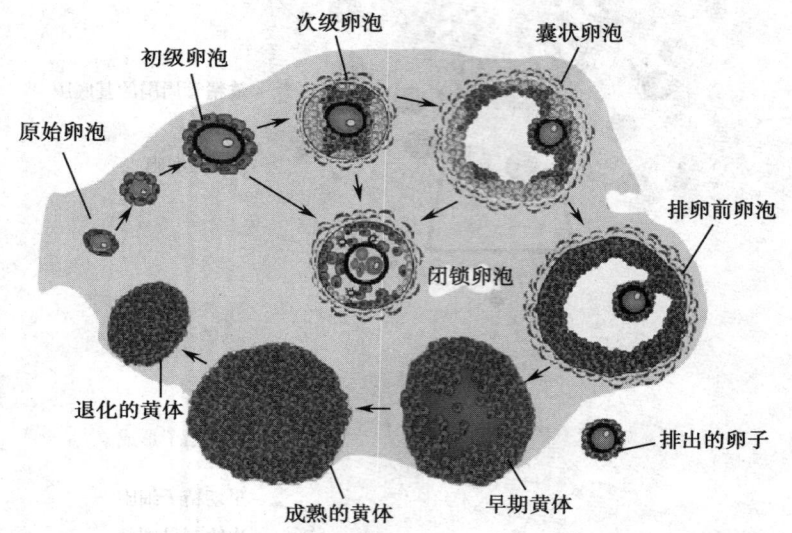

图23-2 卵泡发育过程示意图(Keating AF等,2008)

5. 卵母细胞和颗粒细胞 卵母细胞主要包括初级卵母细胞、次级卵母细胞和成熟的卵母细胞(即卵子)。由于卵母细胞的总数并不多,因此卵母细胞一旦受到外源化学物的毒性作用,可能会使雌性生育力明显下降。研究发现,拟除虫菊酯类农药(如氯氰菊酯、溴氰菊酯和氰戊菊酯)和辛基酚(p-tert-octylphenol,OP)等可明显影响卵母细胞的有丝分裂过程,香烟烟雾、纳米TiO_2等可显著抑制卵母细胞的成熟。

由于在卵泡发育的各个阶段,卵巢颗粒细胞始终存在于卵母细胞的周围,外源化学物也可能对卵巢颗粒细胞产生毒性效应。研究显示,顺铂可抑制体外受精-胚胎移植(IVF-ET)来源的人黄素化颗粒细胞及大鼠卵巢颗粒细胞的生长,镉和甲氧滴滴涕可诱导雌性小鼠卵巢颗粒细胞的凋亡,乌头碱可抑制雌性大鼠卵巢颗粒细胞的增殖并有氧化损伤作用,另外具有抑制生长或促进凋亡的化学物还有氯丙嗪、TCDD、亚硝酸钠、F-2毒素、纳米TiO_2等。

6. 分子靶点 一般意义上的分子靶点指DNA、RNA和蛋白质等生物大分子,随着基因组学和蛋白质组学的研究进展,一些较新的分子靶点不断涌现,如性激素及其受体、生长因子及其受体、膜表面分子、癌基因、抑癌基因、细胞增殖相关分子、细胞凋亡通路、信号转导通路、表观遗传修饰酶类等。

另外,睾丸内含有一些特征性酶类(或标志酶),这些酶在外源性化学物(如重金属镉、汞等)的作用下可能先于形态而发生活性的改变,如在精母细胞、精细胞和精子中出现的乳酸脱氢酶(LDHx)、山梨醇脱氢酶(SDH)、透明质酸酶(HAase)和 5-核苷酸酶等,Leydig 细胞中存在的葡萄糖-6-磷酸脱氢酶(G-6-PD),精子和 Sertoli 细胞中含有的酸性磷酸酶(ACP)以及在睾丸足细胞或精原细胞内含量较高的 γ-谷氨酰转肽酶(γ-GT)、尿苷二磷酸酶和鸟氨酸脱羧酶。

第二节 生殖毒性机制

外源化学物对生殖系统的毒性机制涵盖多个方面,其中主要的机制包括激素-受体结合相关机制、生殖细胞稳态失调机制和生殖细胞凋亡和(或)自噬机制,除此之外,本节对血-睾屏障破坏和表观遗传修饰改变在生殖毒性中的作用也作了一定程度的探讨。

一、激素-受体结合相关机制

经典的生殖毒性受体机制包括两个方面,一是模拟细胞内受体和内源性激素间的相互作用(如受体激动剂);二是阻断或抑制受体-激素复合物的形成(如受体拮抗剂)。其损害影响除了一些生理效应外,还可涉及基因水平的改变。生殖毒性所涉及的配体及相应的受体种类主要包括雄激素(androgen)及其受体(AR)、雌激素(estrogen)及其受体(ER)、孕激素(progesterone)及其受体(PR),目前以雄激素和雄激素相关研究为多。从广义的生殖内分泌角度来说,还包括芳香受体(AhR)、甲状腺素(thyroid hormone)及其受体(TR)等。激素与受体结合后形成激素受体复合物进入细胞核内,最终激活靶基因的转录,因此一定水平的激素与受体的结合是生殖系统功能维持的必要条件,但事实上多种外源性化学物可通过模拟内源性配体的作用或干扰配体-受体的结合而产生生殖毒性。基于激活或抑制受体靶基因转录的能力,配体主要分为激动剂(agonist)和拮抗剂(antagonist)两种。从结构上来说,配体可分为甾体配体和非甾体配体,如内源性雄激素睾酮(testosterone,T)和双氢睾酮(dihydrotestosterone,DHT)均为甾体 AR 激动剂。而非甾体配体多是外源性的化学物,如具有模拟内源性雌激素的外源化学物一般被称为外源性雌激素或环境雌激素;相应的阻断或抑制内源性雌激素和 ER 作用的化学物被称为(环境)抗雌激素,两者均属于环境内分泌干扰物(endocrine disrupting chemicals,EDCs 或 environmental endocrine disruptors,EEDs),类似的命名还有环境雄激素/抗雄激素。

(一)受体的激动或拮抗

1. ER 的激动或拮抗　ER 主要包括 ERα 和 ERβ 两种亚型。很多农业和工业化学物以及用于生育控制的药物不是 ER 激动剂就是拮抗剂,还有一些是部分激动剂(具有激动剂和拮抗剂的两重性,当有拮抗剂存在时,加入部分激动剂能使原有的生理效应增强;当有激动剂存在时,加入部分激动剂则使原有的生理效应减弱)。激动或拮抗的效果依赖于生殖内分泌环境、内源性和外源性雌激素的存在、物种、发育阶段、组织器官、观察的生理效应、外源化学物的分布以及与 ERα 或 ERβ 的结合力。与 ER 有较强作用的外源雌激素主要包括 DES、炔雌醇、DDT 及其代谢物 DDE、其他有机氯农药、BPA、环氧树脂、壬基酚(NP)、植物雌激素以及某些表面活性剂等。

2. 选择性调控 ER 生殖内分泌环境和组织器官对外源化学物的受体激动或拮抗效应可能有明显影响。选择性雌激素受体调控剂(selective estrogen receptor modulators,SERMs)曾指外源化学物的一个类别,即抗雌激素(antiestrogen),但实际上这些化学物既可以是激动剂,也可以是拮抗剂,主要取决于雌激素依赖效应发生的组织器官。不同的 SERMs 与 ERα 或 ERβ 的结合力可能不同,如他莫西芬(tamoxifen)和雷洛昔芬(raloxifen,或称拉乐西芬)已经被用于雌激素依赖性乳腺癌和骨质丢失的治疗,其价值主要体现在仅激活有利的雌激素受体的介导作用(如可防止骨质丢失),而不会激活有害的雌激素受体的介导作用(可增加心血管危险,并且可促进乳腺癌或子宫内膜癌发展)。值得注意的是,已经有部分证据表明一些外源雌激素如 o,p'-DDT、o,p'-DDE、BPA、壬基酚和植物雌激素也属于 SERMs。

3. AR 的激动或拮抗 男性胎儿性别的正常分化,以及精子至雌性生殖道的转移等多个相关过程或事件依赖于雄激素的调节。天然的 AR 激动剂为 T 和 DHT。近年来,干扰雄激素与其受体相互作用的外源性化学物逐渐受到关注,部分化学物还可以通过干扰雄激素依赖的信号通路来起作用。目前外源性的 AR 激动剂主要是睾酮的衍生物,包括甲睾酮、丙酸睾酮、达那唑、苯丙酸诺龙、癸酸诺龙、康复龙、康力龙、去氢甲睾酮等。而二羧酰亚胺类杀菌剂、烯菌酮、腐霉利(procymidone)及它们的代谢物可抑制雄激素与核内 AR 的结合,从而导致雄性后代出现雌性化特征。某些 EDCs,包括除草剂利谷隆(linuron)、p,p'-DDE 和杀菌剂扑霉灵(prochloraz)也是 AR 拮抗剂。持久性有机污染物多溴联苯醚(PBDEs)能够竞争性抑制 AR 的作用,并可下调雄激素诱导的基因表达。

4. 选择性调控 AR 与 SERMs 类似,某些化学物属于选择性雄激素受体调控剂(selective androgen receptor modulators,SARMs),主要指用于临床治疗的一类新型的雄激素受体配体,但大部分仍在开发之中,如喹啉酮类似物 LGD2226、芳基丙酰胺类似物(S1、S4 和 C6)、乙内酰脲类似物 BMS564929 和四氢喹啉类似物 S40503 等。开发 SARMs 的主要目的是使配体在产生一些治疗作用的同时避免某些作用(如性腺功能减退)的发生,可应用于激素替代治疗、骨质疏松症、肌肉萎缩、良性前列腺增生和前列腺癌的治疗及男性避孕用途。理想的 SARMs 具有与 AR 结合的高特异性、良好的口服生物利用度以及组织选择性。配体在生物体内的组织选择性是 SARMs 最主要的判断原则,因此 AR 激动剂和拮抗剂、类固醇和非类固醇配体均可能被纳入 SARMs 的范畴。目前 SARMs 研究的主要热点集中在非类固醇 AR 激动剂,同时 AR 拮抗剂和类固醇 SARMs 也受到关注。

(二) 干扰下丘脑-垂体-性腺轴的神经内分泌调控

性激素作用于中枢神经系统使下丘脑 GnRH 和垂体促性腺激素合成或分泌增加时,称正反馈,反之使下丘脑 GnRH 和垂体促性腺激素合成或分泌减少者,称负反馈。作用于下丘脑-垂体-性腺轴的外源性化学物主要包括 GnRH 激动剂/拮抗剂和环境内分泌干扰物。GnRH 激动剂/拮抗剂主要用于生育相关治疗,即体外受精-胚胎移植技术(IVF-ET),目前在临床上使用的 GnRH 激动剂包括醋酸曲普瑞林(triptorelin acetate)和阿拉瑞林(alarelin),GnRH 拮抗剂包括醋酸西曲瑞克。环境内分泌干扰物对下丘脑-垂体-性腺轴的影响主要是通过受体介导和非受体介导两种途径,如环境拟/抗雌激素和环境拟/抗雄激素。

(三) 破坏配体(激素)的合成、代谢和转运

某些外源化学物可通过破坏内源性激素的合成、代谢和转运,间接影响激素与受体的结合,导致促性腺激素分泌、生殖周期以及副性腺器官和第二性征的发育。研究表明,DBP 和

DEHP(邻苯二甲酸酯类)可抑制睾酮合成过程中某些关键酶的表达,如清道夫受体 B1(SR-B1)、类固醇激素合成急性调控蛋白(StAR)、细胞色素 P450 胆固醇侧链裂解酶(P450scc)、3β-羟甾醇脱氢酶(3β-HSD)和细胞色素 P450c17 羟化酶(P450c17),从而使胎儿体内睾酮水平下降 60% ~ 85%。拟除虫菊酯类农药氯氰菊酯(cypermethrin)也可通过下调 StAR 的表达而干扰睾酮的合成。TCDD 的毒性效应主要是通过 AhR 介导的,但它在某些情况下也可具有抗雄激素效应,其机制主要是因为 TCDD 可改变 LH 的合成和释放,通过下丘脑-垂体-睾丸轴的神经内分泌调控机制干扰内源性雄激素的合成。咪唑类杀菌剂如哑菌灵(fenarimol)和扑霉灵可通过抑制 CYP19 芳香化酶的活性而阻止雄激素转换为雌激素。另外还有多种金属和类金属(砷、镉和铅等)对激素的合成器官或组织具有明显毒性,减少激素合成。

磺基转移酶(SULTs)对于雌激素的代谢(主要是清除)非常重要,某些外源化学物可显著影响该酶的活性,从而延长雌二醇(E_2)在生物体内的半衰期,或可导致乳腺癌的发生。具体如长链(C>8)的烷基酚能抑制磺基转移酶的活性,多卤芳香化合物(PHAHs)的生物代谢产物 PHAH-OH 也能抑制磺基转移酶的活性。多氯联苯(PCBs)可通过多种机制干扰甲状腺激素的功能,其中就包括促进 T_4 的代谢及干扰 T_4 至 T_3 的转换,甲状腺激素水平的改变可导致神经行为、生育力、怀孕结局和出生后发育。

某些化学物还可对内源性激素的转运产生影响,即干扰激素与血浆蛋白的结合,如 PCBs 与甲状腺结合球蛋白(transthyretin 或 thyroid-binding globulin)结合,影响甲状腺激素的运输。

(四) 直接或间接作用于受体信号转导通路

调控 ER 信号转导途径的方式有配体依赖型和配体非依赖型。相对来说,配体非依赖的信号转导途径较复杂,涉及多种信号通路的激活(如受体与生长因子、共调解因子等通路),而对配体依赖型的受体信号转导途径的研究则比较清楚。调控配体靶基因表达的途径主要包括基因组途径和非基因组途径。基因组途径包括受体与 DNA 的直接作用(结合到 AREs 或 EREs 上)以及通过转录因子(如 Sp-1、AP-1)与 DNA 连接的间接作用,某些外源性化学物可通过与激素受体如 ER 的配体结合域(LBDs)结合直接作用于 ER 信号通路,包括一些临床药物、工业用双酚类化学物、有机氯杀虫剂和植物雌激素等。这些外源化学物作为 ER 的配体,可以与雌二醇竞争配体结合位点,从而使原来结合在 ER 上的伴侣蛋白从 ER 上解离,ER 的构象发生改变(即形成二聚体),此时 ER 仍然可以与 ERE 结合,介导基因的转录。研究表明,辛基酚(OP)可直接与 ER 结合,激活卵黄蛋白原 mRNA 的表达,血浆卵黄蛋白原浓度显著升高。外源化学物还可直接影响 AR 或 ER 的表达,如壬基酚(NP)可激活 ER 基因转录,使 ER 表达增加。

与基因组途径涉及到的受体转运进入细胞核内不同,非基因组途径主要是通过细胞膜上的受体起作用,如配体所导致的细胞膜激酶信号通路(如 MAPK 或 PI3 激酶)的快速激活/失活。研究显示,DES 处理 MCF7 乳腺癌细胞后可出现 PI3 激酶的快速激活和 AKT 的磷酸化,并导致一种组氨酸甲基转移酶 EZH2 的磷酸化,从而影响到染色体的结构修饰。

除了对受体的直接作用以外,部分外源化学物还可通过间接调控受体(如 ER)而发挥作用,如多环芳烃类、多氯联苯类、二苯呋喃和联苯等,这些化学物可作为 AhR 的配体激活 AhR,从而间接影响 ER 的促转录活性。其机制主要包括:①与 AhR 结合可促进泛素连接酶 E3 复合物(如 CUL4BAhR)的形成,导致 ER 的泛素化修饰和降解;②通过活化 AhR,使其与 ER 竞争结合辅助激活因子(如 ARNT),间接影响 ER 的促转录活性,干扰类固醇激素信号;

③活化 AhR 后与 ER 靶基因上的抑制性外源性反应元件(inhibitory XREs,iXREs)结合,干扰ER 介导的转录。

二、生殖细胞稳态失调机制

细胞稳态(celluar homeostasis)是指在神经、内分泌和免疫系统共同调节下,细胞内各种成分和生理功能保持相对稳定的状态。某些外源性化学物可通过干扰细胞稳态调节系统而损害生物膜结构完整性或破坏线粒体功能,从而导致细胞稳态失调,以致细胞出现形态和功能的异常,甚至发生凋亡或其他形式的细胞死亡。一般认为外源性化学物主要通过 3 种机制引发细胞稳态失调,包括能量代谢障碍、细胞内 Ca^{2+} 升高和自由基的过量产生。

外源化学物可能引发生殖细胞的能量代谢障碍,从而导致生殖细胞损伤和生殖力的下降。研究表明,硫丹(endosulfan)可显著减少睾丸组织中 ATP 的水平,同时睾丸组织中线粒体的结构受到破坏,造成能量代谢受到明显影响。生殖器官组织中具有多种与能量代谢有关的酶类,包括乳酸脱氢酶(LDH)、琥珀酸脱氢酶(SDH)和三磷酸腺苷酶(ATPase)等,这些酶在生殖细胞的能量代谢中起到非常重要的作用,如 LDH 是生精细胞糖酵解(无氧代谢)的主要酶,SDH 是生精细胞有氧呼吸的关键酶,ATPase 是精子利用能量的关键酶。邻苯二甲酸丁基苄酯(BBP)具有类雌激素效应,较高剂量 BBP(500 或 1000mg/kg)连续灌胃染毒 30天后可引起小鼠睾丸组织匀浆中 LDH、SDH 或 Ca^{2+}-Mg^{2+}-ATPase 酶活性的明显下降,提示对睾丸细胞的供能和能量代谢的影响可能是 BBP 生殖毒性的机制之一。邻苯二甲酸二(2-乙基己基)酯(DEHP)、二苯基甲烷二异氰酸酯(MDI)、甲苯二异氰酸酯(TDI)也具有类似作用机制。

细胞 Ca^{2+} 内流的增加也与能量代谢密切相关。有研究发现 0.025-0.200 Gy X 线低剂量电离辐射后 12 小时,小鼠生精细胞的线粒体结构发生明显改变,如出现肿胀、空泡化和嵴断裂,睾丸组织内 ATPase(Na^+-K^+-ATPase 和 Ca^{2+}-ATPase)活性均显著降低,生精细胞 Ca^{2+} 浓度的变化趋势与 ATPase 活性的改变一致,均呈现出浓度和时间依赖的效应关系。

氧化损伤是多种外源化学物毒性作用的作用机制之一,其中最主要的损伤来源就是活性氧自由基(ROS)的过量产生所导致的氧化应激。精液中 ROS 可能来源于粒细胞或精子中的 NAPDH 氧化酶的作用而释放出的超氧自由基,正常情况下生理水平的 ROS 是维持生殖功能所必需的,如信号转导、紧密连接调控、激素合成、精子获能、顶体反应、精子活力和透明带结合等。精子对于过量的 ROS 比较敏感。人群研究发现,男性不育者较生育力正常的男性精子中的邻苯二甲酸酯类化合物(DEP、DEHP、DBP、DMP 和 DOP)浓度明显要高,且与精液中 ROS 的含量呈正相关。DES 可导致睾丸萎缩、重量下降、曲细精管中生精细胞排列紊乱及精子数量显著减少,同时睾丸组织中 SOD、GSH-Px 和 T-AOC 含量显著下降,MDA 显著上升,提示 DES 的生殖毒性也与 ROS 密切相关。流行病学研究和动物实验均发现较低浓度和高浓度的铅可导致多个组织器官的氧化应激,其中包括睾丸和精子,铅暴露能够引起生殖系统 ROS 的大量产生以及抗氧化能力的显著降低。对于雌性动物,邻苯二甲酸单乙基己基酯(MEHP)可通过促进 ROS 的产生、抑制抗氧化酶活性而影响小鼠卵巢卵泡的正常生长。除氧自由基以外,过量的活性氮自由基(RNS)也可造成睾丸功能的异常改变,如过量的 NO(超过 1μmol/L)能够通过作用于 CYP450 酶类而抑制 Leydig 细胞性激素的合成。另外 RNS过量还可导致促性腺激素分泌的异常以及精子脂质过氧化。

NO 和 Ca^{2+} 均是非常重要的第二信使,外源化学物诱导产生过量 NO 或 Ca^{2+} 内流的显著增加后可激活相关细胞信号转导通路,活化蛋白激酶,诱导一系列蛋白质磷酸化,最后引起细胞损伤效应。

三、细胞凋亡和(或)自噬机制

多种生殖细胞如睾丸支持细胞(Sertoli 细胞)、精子和卵巢颗粒细胞等较容易受外源化学物的影响而发生凋亡现象,诱发方式可能主要是两种:①作用于下丘脑-垂体-性腺轴,使体内 LH、FSH 和睾酮、雌二醇等性激素水平明显下降,从而引发生殖细胞的凋亡;②直接对生殖细胞产生作用,启动凋亡相关信号转导通路而导致生殖细胞凋亡。能够引发生殖细胞凋亡的外源化学物种类较多,最主要的是 p,p'-DDE、BPA、拟除虫菊酯类、邻苯二甲酸酯类等环境内分泌干扰物,其他还有重金属(其中铅和镉也已明确具有内分泌干扰效应)、生物毒素、丙烯酰胺、甲基汞、甲醛、乙醇、某些临床药物等等。p,p'-DDE 可引发大鼠睾丸细胞(如 Sertoli 细胞)的凋亡率明显增加。BPA 也能够引起 Sertoli 细胞和精子细胞凋亡,并有显著的剂量-浓度效应。健康成年青蛙暴露于 2.5mg/L、5mg/L、7.5mg/L 或 10mg/L 的镉溶液 14 天后,睾丸细胞出现明显的凋亡形态学改变。T-2 毒素可诱发卵巢颗粒细胞的显著凋亡。对外源化学物引起的生殖细胞凋亡有关的信号转导通路而言,死亡受体途径(Fas/FasL 通路)、线粒体途径(Bax/Bcl-2)或内质网途径(Ca^{2+}、caspase-12)均有涉及,相对目前研究较多的是死亡受体途径。如 p,p'-DDE 可通过死亡受体 Fas/FasL、线粒体或内质网 3 种途径起作用;BPA 能够引起支持细胞和精子细胞中 Fas/FasL、Bax 表达上调和 Bcl-2 表达下调;镉可导致 Bax 和 caspase-3 的表达明显升高;而 T-2 毒素主要通过 ROS 介导的线粒体途径诱发卵巢颗粒细胞的显著凋亡,上调 p53、Bax、Bcl-2 和 Bax/Bcl-2,并激活 caspase 通路。

自噬机制也有可能在外源化学物的生殖毒性中起到重要作用。香烟烟雾(cigarette smoke,CS)与生育力低下和卵巢功能早期衰退密切相关,连续给予小鼠 8 周的 CS 后发现小鼠出现明显的卵巢卵泡丢失(ovarian follicle loss)和卵巢重量减轻,同时凋亡相关蛋白 Bcl-2 表达显著下调,但并未发现细胞产生凋亡。值得注意的是,电镜观察表明 CS 引发了卵巢颗粒细胞自噬体数量的显著增加,同时还发现自噬相关蛋白 Beclin-1 和 L3 表达的明显上调,提示 CS 可能主要通过自噬而非凋亡机制作用于卵巢细胞,最终导致卵泡丢失。

四、血-睾屏障破坏与雄性生殖毒性

血-睾屏障(blood-testis barrier,BTB)是由睾丸 Sertoli 细胞基底部、血管内皮基膜、结缔组织和曲精细管基膜牢固紧密连接组成的屏障结构,其在雄性生殖系统中具有非常重要的作用,包括形成免疫屏障避免机体对精子产生抗体(antisperm antibody,AsAb)及防止外源化学物干扰精子发生和损害成熟精子。很多的环境因素能够使 BTB 的通透性增加,从而导致抗精子抗体的产生和精子损伤。如 DBP 代谢物邻苯二甲酸丁酯(MBP)和 MEHP 处理体外 BTB 模型 Sertoli 细胞 24 小时后,屏障模型的跨上皮细胞电阻(TEER)测定值明显下降,紧密连接相关蛋白 ZO-1、F-actin 和 Occludin 的表达均显著下调。再如镉可使 SD 大鼠 Sertoli 细胞超微结构和紧密连接明显破坏,损伤程度与镉处理时间长短、剂量呈正相关。物理因素如电磁辐射也可明显下调 ZO-1 的表达,显著增加血清 AsAb 的水平。年龄因素也与 BTB 密切相关,研究表明 BPA 在一次给予或 24 小时内多次给予成年大鼠时不能够破坏 BTB,而 20 天未成年大鼠对于 BPA 则较成年大鼠敏感,BTB 可受到 BPA 的显著损害,并可能与 ERK 激活及紧密连接、缝隙连接相关蛋白的显著下调有关。

759

五、表观遗传与生殖毒性

近年来,生殖毒性的表观遗传机制受到众多研究者关注,目前研究较多的表观遗传修饰方式为 DNA 甲基化和组蛋白的共价修饰。

对于雄性生殖系统,表观遗传修饰在减数分裂重组、联会复合物的形成、姊妹染色体的结合、减数分裂后精子的变态、基因表达阻遏和异染色质形成过程中发挥着重要作用。表观遗传改变可在正常发育过程中存在,具有严格的时空表达特征,并可能是可遗传性环境适应的一种手段,正常的表观遗传修饰可精确调节减数分裂特异性基因的适时表达,而精子发生过程中组蛋白甲基化和(或)乙酰化位点或水平的显著改变会直接影响表观遗传修饰的建立和维持,导致生精细胞异常甚至引发不育。基因启动子区域 CpG 岛的 DNA 异常甲基化也可导致某些生育调控基因的沉默或表达,造成生育力下降。溴丙烷(bromopropane,BP)的同分异构体 2-BP 可显著减少大鼠的精子数量,同时睾丸组织 DNA 甲基转移酶 DNMT1、DNMT3a 和 DNMT3b mRNA 的水平明显下调,组蛋白乙酰化转移酶(HAT)的活性显著升高,说明异常的 DNA 甲基化和组蛋白乙酰化可能在 2-BP 的生殖毒性中扮演重要角色。再如睾丸癌的化疗主要使用的 BEP 方案,即博来霉素(bleomycin)、依托泊苷(etoposide)和顺铂(cisplatinum) 3 种药物联合用药,虽然 BEP 方案可显著提高肿瘤生存率,但研究也发现低于人常用剂量的 BEP(30% 和 60%)即可导致剂量依赖的圆形精子细胞和成熟精子中基因组多位点的 DNA 甲基化增强,超甲基化和低甲基化均有发现,提示 BEP 可能干扰精子发生过程中正常的甲基化方式或导致损伤修复的异常。

对于雌性生殖系统,正常的表观遗传修饰对于卵子的发育同样十分重要。卵子发育过程中经历了组蛋白氨基末端共价修饰(如乙酰化、甲基化和磷酸化)的动态变化及不同的组蛋白的替换,从而能在受精后与精子融合并形成全能的合子。一般来说,在随着机体逐渐老化的过程中,雌性生殖力会发生减退。研究表明,此时 M II 期卵母细胞的 DNA 甲基化水平也显著降低,Dmnt 酶类(Dmnt1、Dnmt3a、Dnmt3b 和 Dnmt3L)的表达水平明显减弱。

第三节　发育毒性机制

发育毒性与致畸的机制较复杂。1977 年,Wilson 曾提出畸形发生的 9 种机制,包括突变、染色体断裂、有丝分裂改变、改变核酸完整性或功能、减少前体或底物的补给、减少能量支持、改变膜特性、渗透压不平衡和酶抑制作用,这些机制基本属于亚细胞或分子水平。除此之外,近些年来陆续有多种可能的机制被提出,如氧化应激和细胞凋亡等。但是,由于机制的多面性,仍有一些化学物发育毒性的机制并不清楚,典型的例子如反应停(thalidomide,即沙利度胺,一些西欧国家从 1959 年至 1961 年使用,主要用于防治妊娠呕吐)致畸(特别是短肢畸形)的机制仍然处于研究之中。本节重点探讨可能与外源化学物发育毒性有关的基因突变和染色体损伤、氧化应激、细胞信号转导、细胞死亡和表观遗传修饰异常的机制。

一、突变机制

外源化学物对核苷酸序列的作用可能导致突变的发生,突变可能是可遗传的,如生殖细胞突变;也有可能是不可遗传的,如体细胞突变。胚胎发育过程受众多基因的调控,这些基因在时间和空间上高度有序地表达,控制着胚胎细胞的增殖和死亡、细胞形态变化和运动、细胞识别和黏着、组织分化和相互影响,直到器官形成和胚胎的生长成熟。各种发育相关基因都可能成为某些发育毒物的靶。已知的环境诱变剂往往有潜在致畸性,如电离辐射、烷化剂、亚硝酸盐、多数致癌物可以引起基因突变和染色体畸变,也有致畸作用。目前的研究结果涉及到的具体机制包括某些发育相关重要基因表达的改变或发生突变、DNA 链单链或双链断裂、DNA-DNA 交联、DNA-蛋白质交联、DNA 修复过程改变、染色体结构异常和非整倍体形成等。

发育相关基因的表达受到干扰可以影响基因的功能,引起包括畸形在内的各种发育异常。如在培养的小鼠胚胎中观察到反义寡核苷酸探针抑制原癌基因 *Wnt-1* 或 *Wnt-3a* 的表达后可产生中脑、后脑和脊髓的畸形,与 *Wnt-1* 基因敲除小鼠产生的中脑和后脑畸形相似;向小鼠胚胎中加入鸡的 β-肌动蛋白启动子时,Homeobox(Hox)基因家族中的 *Hox-1.1* 基因表达显著增加,并产生多种颅脸部和颈椎的畸形。某些发育毒物或致畸物可显著影响某些发育重要基因,导致基因表达的改变,如 hedgehog(Hh)家族是调控骨骼发育的重要信号分子,B(a)P 可通过下调 Hh 家族的 *shh* 基因,并干扰 shh 信号通路中的 Ptch1、Gli2 和 BMP4 的表达,使软骨细胞增殖受到显著影响,从而导致颅面骨骼发育异常。

基因表达异常的原因可能是转录因子的调控异常,也可能是发育重要基因产生突变,从而使基因产物发生明显改变。如胚胎及幼年期蝾螈(salamander)砷(As)暴露可以引起成年后的明显畸形,如前后腿变短和背侧弯曲,进一步研究发现 *p53* 基因 cDNA 序列中多个密码子区域出现了单个碱基损伤,导致碱基置换,具体位置包括密码子 346(AAG:Lys → ATG:Met)、密码子 224(TTT:Phe → TTA:Leu)、密码子 211(ATG:Met → AAG:Lys)、密码子 245(Glu GAG → Gln CAG)和密码子 249(TGT Cys → TGA,终止),这些密码子的改变使一种氨基酸变成了另一种氨基酸或无功能的肽链片段。另外在密码子 244 处发现碱基插入,即从TTT:Phe 转变成了 TTTG,使插入点之后的基因产物发生明显改变。宫内感染、妊娠早期出血、母体有糖尿病、严重酒精中毒和可卡因中毒均可能导致胎儿出现前脑无裂畸形(holoprosencephaly,HPE),临床表现为面部畸形、发育迟缓及癫痫发作。流行病学研究发现,HPE相关基因 *SHH*、*ZIC2* 和 *SIX3* 均出现了 3 个以上突变,突变位点总数达到 21 个,突变类型包括碱基置换、缺失、插入和移码突变。

DNA 链单链或双链断裂、DNA-DNA 交联和 DNA-蛋白质交联均属于 DNA 链的受损。环磷酰胺(cyclophosphamide,CP)是一种烷化剂,也是典型的发育毒物,常作为动物致畸试验的阳性对照,其致畸作用机制研究得比较充分。妊娠第 13 天的大鼠胚胎羊膜内注入 CP 及其两个具有致畸活性的代谢产物丙烯醛(acrolein,AC)或磷酰胺氮芥(phosphoamide,PM)后,CP 和 AC 引起脑积水、露眼、腭裂、小颌畸形、脐疝、尾部和肢体缺陷;而 PM 仅仅引起脑积水、尾部和肢体缺陷。³H 标记 CP 的实验显示大约 87% 的放射性与蛋白质结合,5% 与 DNA结合,8% 与 RNA 结合。使用碱洗脱,证实 CP 和 PM 引起单链 DNA 断裂以及 DNA-DNA 和DNA-蛋白质交联。进一步的实验证实:PM 的一个单功能烷化衍生物,能产生单链断裂但无DNA 交联作用,其效应谱和 PM 一样;而 PM 的一个非烷化衍生物(CP 类似物)和 AC 则不引起 DNA 损伤。AC 易与蛋白质结合,而 PM 易与 DNA 结合。PM 和 AC 对培养中的肢芽有明显的不同效应。这些结果提示 PM 和 AC 在胚胎中有不同的靶,PM 主要诱导 DNA 损伤,而AC 可能通过与蛋白质结合而致畸。

DNA 修复过程也可能受到外源化学物的影响而产生发育毒性效应。甲基汞是一种潜在的神经毒素和可能的致癌物,并且还是一种致畸物。研究表明 DNA 损伤修复能力的降低,如碱基切除修复(BER)主要基因 *Ogg1* 敲除后,机体细胞对甲基汞毒性的敏感性显著增加,甲氨蝶呤(methotrexate)也可显著降低 BER 修复能力而增加神经管畸形的发生率。化学致癌剂 N-甲基-N′-硝基-亚硝基胍(N-methyl-N′-nitro-N-nitrosoguanidine,MNNG)可干扰 DNA 损伤错配修复(MMR)过程,即诱导高磷酸化 Rb 蛋白(ppRb)和转录因子 E2F1 的高表达,从而导致错配修复蛋白 MSH2 和 MSH6 表达的显著升高,而使胚胎干细胞(ES)形成 DNA 加合物,最终导致胚胎死亡或畸形。可溶性六价铬(Cr^{6+})已被公认为对人和动物具有显著的致癌、致突变和致畸性。对职业人群的调查显示,六价铬暴露较多的焊接工人微核率、彗星试验彗尾长度均显著超过正常对照组,并且限制性片段长度多态性(PCR-RFLP)分析发现核苷酸切除修复(NER)主要基因 XPD 在 227bp、146bp 和 63bp 条带处出现丢失情况,间接提示 NER 在六价铬的致畸作用中可能起重要作用。

除了以上碱基损伤、DNA 链受损和 DNA 修复能力改变以外,外源化学物还可诱导染色体结构或数目的异常。苯妥英(phenyton,PHT)的宫内或出生后暴露均是腭裂的危险因素之一,腭裂相关基因 *Satb2* 的显著下调或缺失可使后代表现出明显的腭裂现象,研究显示 *Satb2* 基因下调的同时,染色体 2q32-q33 位置会出现片段的缺失和易位,并且多个颅面发育相关基因 *Pax9*、*Alx4* 和 *Msx1* 的表达受到连锁影响。一些化学物还通过引起非整倍体而产生发育毒性,如:乙醇和其主要代谢物乙醛均具有致畸性,孕期酗酒可使后代出现胎儿酒精综合征(fetal alcohol syndrome,FAS),具有 FAS 的婴儿一般会出现精神迟滞症状、生长迟缓、颅面畸形和神经损伤。有研究显示,孕前经期饮酒会导致卵母细胞的染色体分离错误,其结果很可能是产生非整倍体胚胎,引发早期妊娠期间的自然流产。而少数未发生流产而顺利出生的婴儿一般会出现典型的 FAS 症状。

二、氧化应激机制

由于大部分抗氧化酶在器官形成期的表达量很少,因此相对较胚胎发育后期,早期胚胎对于氧化还原状态失调的敏感性更高。已有较多证据表明 ROS 产生和氧化应激是外源化学物发育毒性或致畸的重要机制。例如,5-溴脱氧尿嘧啶核苷(BrdU)是一种致畸物,可导致后代骨骼的畸形。由于 BrdU 是一种胸腺嘧啶类似物,因此能够在细胞周期的 DNA 合成期(S 期)取代正常的胸腺嘧啶(T)而渗入到正在复制的 DNA 链中。有研究显示,BrdU 致畸的机制主要并不是通过取代胸腺嘧啶,而是通过 ROS 的过量产生引起氧化还原平衡的破坏,其主要证据是在给予实验动物 ROS 清除剂 NAC 后 ROS 水平和致畸表现均明显降低或减轻的情况下,BrdU 渗入 DNA 链的量并没有显著改变。

妊娠期暴露可卡因(cocaine)能导致一系列的发育缺陷,如心血管系统、尿道、头面部、四肢和神经行为异常。可卡因具有引起血管收缩的特性,伴随该过程可能产生过量的 ROS,从而导致低氧诱导的氧化应激。可卡因能够使子代大鼠大脑内的 GSH 和维生素 E 氧化,分别产生 GSSG 和 α-生育醌。给予抗氧化剂或自由基清除剂可防止可卡因所致畸形的出现。羟基脲(hydroxyurea)也是一种致畸物,可引起大脑、颌面或四肢的缺陷,给予自由基清除剂 D-甘露醇后可以显著抑制羟基脲的致畸性,并且体外试验也发现添加 SOD 对羟基脲的致畸作用有保护效果,说明 ROS 的过量产生是羟基脲致畸主要机制之一。

一般来说,机体的氧化还原调控参与多种生物学过程,包括细胞增殖、分化和凋亡等的信号转导和基因表达调控。毒理学对于氧化应激的关注主要集中在 ROS 产生和抗氧化能力之间的平衡。在发育毒性和致畸性研究中,ROS 过量产生的结果更偏向于细胞死亡之外的关键细胞信号的调控异常,即在化学物通过氧化应激而产生致畸效应时,细胞死亡可能并没有发生。

氧化应激发生时,氧化还原电子对可通过对氧化还原敏感蛋白(redox-sensitive protein)的调控来干扰氧化还原状态和相关信号转导,其中的氧化还原敏感蛋白即ROS的靶蛋白,一般ROS通过两种形式对靶蛋白进行硫醇修饰,包括Ⅰ型(S-亚硝基转换型)和Ⅱ型(二巯基/二硫键转换型)。两种类型中还原状态主要由低硫氧还蛋白-1(thioredoxin-1,Trx1)或GSH调控,而氧化主要受到ROS或半胱氨酸(cystine)控制。反应停的致畸作用也与ROS的产生有关,胚胎组织中间接反映ROS作用的指标包括低GSH浓度、低Trx1活性和低半胱氨酸水平。反应停诱导产生的过量ROS能够通过强氧化或化学修饰方式干扰NF-κB的正常信号途径,正常情况下,NF-κB的激活可以通过多种不同的途径,包括氧化相关途径及非氧化途径,此过程对于四肢的正常发育非常重要。反应停可导致NF-κB信号通路发生异常,继而使肢体发育相关多种基因的表达异常,包括FGF-8、FGF-10、FGF-4、Twist、Msx1等。另外,顶尖外层嵴(apical ectodermal ridge,AER)和间充质渐进区(mesenchymal progress zone,MPZ)之间的信号依赖消失,肢体发育受到抑制(图23-3)。

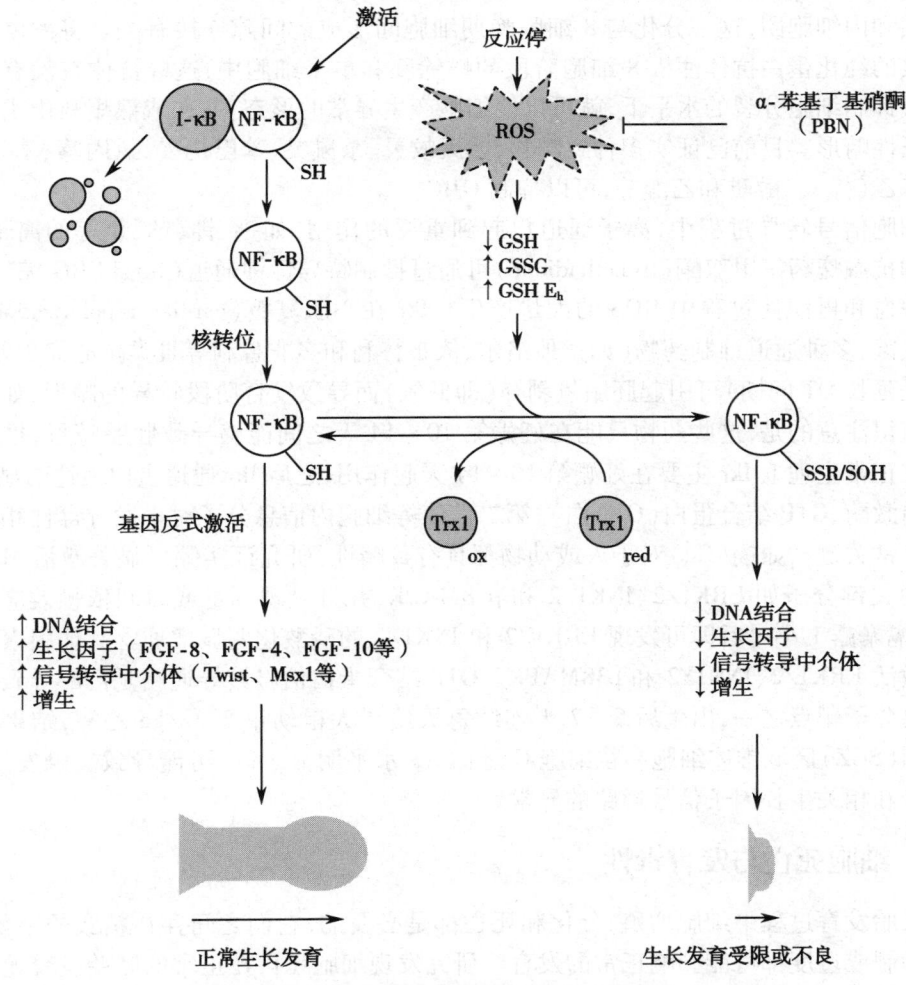

图23-3　反应停致短肢畸形的氧化应激机制

三、细胞信号转导改变机制

细胞信号转导过程(即细胞-细胞间的相互作用)包括细胞直接联系的细胞通信以及细胞间接联系的细胞通信,前者包括细胞间隙介导的、细胞表面分子介导的以及突触连接介导的细胞通信,如缝隙连接通信(gap junction intercellular communication,GJIC)和膜表面分子接触通信;后者主要指化学通信,包括内分泌信号、旁分泌信号和自分泌信号等细胞外分子的转导,如激素、细胞因子和神经递质,一般需通过受体转导起作用。当一个细胞发出信号后可以通过缝隙连接直接到达相邻细胞,也可以与相邻细胞的膜表面蛋白、糖蛋白、糖脂等表面分子特异性相互识别、作用,还可以与另一细胞的跨膜受体蛋白结合,使后者的状态发生改变,并从其细胞内转录一个信号,启动信号通路。信号通路是细胞内的一些中间体,当第一个中间体被信号激活后,即可转而激活下一个中间体,而其自身恢复到非激活状态,在通路的末端,所传递的信号使靶蛋白激活或抑制,从而调控基因转录表达、细胞增殖、分化、迁移、存活等。因此,细胞通信在胚胎发育尤其是组织器官发生过程中有十分重要的作用。

研究发现胚胎发育的各个阶段都有不同的细胞通信方式存在,细胞通信受到破坏就可以影响正常的细胞生物学过程,引起畸形或其他发育毒性。小鼠早期胚胎在囊胚早期分化出滋养层和内细胞团,这一分化与8细胞晚期细胞间形成的间隙连接有关。将大鼠肝细胞缝隙连接的纯化蛋白抗体注入8细胞阶段的蟾蜍胚和单个细胞中,这些抗体在没有出现细胞毒性或抑制细胞分裂的水平下,就可以使细胞产生异常的形态,并在成熟蝌蚪中出现可重复的特征性畸形。目前已证实多种致畸物,如灭蚊灵、杀鼠灵、苯巴比妥、氯丙嗪、苯妥英钠、多种烷基乙(撑)二醇醚和乙醇等,可以抑制GJIC。

在细胞信号转导过程中,离子通道也起到重要的作用,如钙、钾、钠、氯等的离子通道。苯妥英和抗癫痫药三甲双酮(trimethadione)可通过抑制特异性钾通道(Ikr,hERG编码)而导致胚胎缺血和再灌注过程中ROS的大量产生。Ikr在心肌复极(cardiac repolarization)过程中非常关键,多种通道抑制药物(如索他洛尔、依布替利和多非替利等Ⅲ类抗心律失常药,主要作用是延长QT间期)可引起胚胎氧剥夺(即低氧)而导致发育阶段特异的畸形,如口面部畸形。值得注意的是,这些药物只能在妊娠第10~14天之间能够导致胚胎畸形,推测可能是因为在正常生理上Ikr主要在妊娠第10~14天起作用,之后Ikr通道蛋白表达明显减少。

蛋白激酶、GTP结合蛋白(G蛋白)、第二信使等细胞内信息分子对于发育毒性相关信号的转导非常关键。如镉(Cd)对于人或动物都具有致畸性,研究证实镉可显著激活MAPK信号通路的关键分子如ERK1/2、JNK1/2和p38MAPK,并且呈现剂量或时间依赖效应。体外试验中,镉暴露1小时后即可发现ERK1/2和JNK1/2的磷酸化明显增加。其他因素如热应激也可激活ERK1/2、JNK1/2和p38MAPK。GTP结合蛋白信号转导通路是乙醇导致出生缺陷的重要分子靶点之一,出生后5~7天连续每天给予大鼠幼鼠3.3g/kg乙醇,结果发现海马齿状回(SGZ)区域锥体细胞和粒细胞G蛋白αS水平明显下降,可能导致突触发生、神经递质信号和相关生长因子信号通路的异常。

四、细胞死亡与发育毒性

在胚胎发育过程中细胞增殖、分化和死亡都是必要的,它们之间存在精致的平衡,每种过程的抑制或过度都可能影响正常的发育。研究发现细胞死亡在正常的胚胎发育尤其在形态发生中扮演重要的角色,包括系统匹配(system matching)、躯体塑造(body sculpting)、残留结构去除（outlived structure removing）等。不同动物的不同组织在发育过程中都存在细胞死亡，具体形式包括凋亡（apoptosis），还有自噬（autophagy）、副凋亡（paraptosis）、胀亡（oncosis）、裂亡（mitotic cell death）或有丝分裂灾变（mitotic catastrophe）等，其中研究最多的是细胞凋亡。

高温、电离辐射、化学致畸物、病毒感染等可以通过不同机制影响细胞凋亡，干扰正常发育，引起胚胎畸形。典型的致畸物反应停就是一种强烈的致凋亡原，可以诱导胚胎细胞凋亡，并能通过抑制胰岛素样生长因子1（IGF-1）及纤维母细胞生长因子（FGF）的基因复制而阻止其表达，从而抑制血管生成，导致胎儿畸形。全反式视黄酸（RA）的致畸作用也与凋亡有关，RA可以通过box等Ⅰ类凋亡基因编码的信号通路诱导胚胎细胞凋亡。小鼠胚胎暴露于致畸剂量的RA，发现在出现畸形部位的细胞凋亡增加，RA受体β_2（RAR-β_2）转录上调。妊娠第12天的小鼠胚胎体外接触环磷酰胺，能增加肢顶尖外层嵴区域的细胞凋亡，可能与其诱导的短趾、少趾、无趾有关。体外培养的大鼠胚胎接触N-乙酸基-2-乙酰氨基芴（N-Ac-AAF），引起剂量依赖的胚胎细胞凋亡，提示N-Ac-AAF可以通过提高胚胎发育过程中细胞凋亡的正常水平而引起畸形。甲基汞可以通过细胞凋亡引起胚胎脑部畸形，乙醇、生长激素等也可以通过促进细胞凋亡引起畸形。MNNG可通过诱导形成O^6烷基鸟嘌呤DNA加合物、抑制O^6甲基鸟嘌呤DNA甲基转移酶（MGMT）活性而使胚胎干细胞（ES）发生凋亡。

胚胎发育过程中往往出现胚胎细胞的快速增殖，如在原肠胚形成期，胚胎原条里的细胞周期时间是哺乳动物细胞中最短的。一些致畸物可以通过氧化损伤和DNA断裂，引起细胞周期阻断。如CP诱导DNA损伤可导致细胞周期混乱和特定细胞群体中的细胞死亡。用CP处理妊娠第10天的大鼠，引起胚胎的S期阻断，在细胞迅速增殖的区域观察到细胞死亡。细胞周期的长短可以影响对CP的敏感性。如妊娠第10天胚胎的神经上皮细胞的细胞周期大约为9.5小时，对CP诱导的细胞死亡相当敏感，而心脏中细胞的G_0/G_1期时间较长，细胞周期大约是13.4小时，对CP相对不敏感。DNA的损伤可在G_1-S转换时、S期和G_2-M转换时抑制细胞周期的进展。如果DNA损伤被修复，细胞周期能恢复正常，如果损伤太广泛，或细胞周期抑制太久，可能引发凋亡。在DNA损伤修复过程中，可以诱导p53等蛋白的合成，p53蛋白又能促进细胞凋亡和细胞周期阻滞。

五、表观遗传修饰异常机制

表观遗传学（epigenetic）改变属于非基因序列改变所致基因表达水平和基因功能的改变。某些基因表观遗传修饰的改变与发育正常与否密切相关。如先天性心脏缺损（congenital heart defects，CHDs）可能源于多种母体因素，如叶酸摄入。人群病例对照研究发现，患病组反转录转座子LINE-1的DNA甲基化显著低于正常对照组，处于最低十分位数DNA甲基化水平的母亲其后代患CHD的风险约是其他分组的2倍（$OR=1.91$，95% CI为$1.03 \sim 3.58$），显示母体LINE-1 DNA的低甲基化与后代CHDs患病风险密切相关，其原因可能是由于母体DNA甲基化水平依赖于叶酸代谢。

实验研究也发现外源化学物可以通过改变表观遗传修饰（如DNA甲基化、组蛋白修饰等）影响胚胎的发育。孕鼠饲料中添加染料木黄酮等诱发DNA甲基化的化合物，可以改变子代的毛色。人工合成的非甾体激素DES是典型的内分泌干扰物，可以引起人和啮齿动物生殖道发育异常和子代肿瘤易感性增加，其作用机制之一就是DNA甲基化。C57BL/6小鼠出生第$1 \sim 5$天接触低剂量（$3\mu g/kg$）DES，$15 \sim 30$天后发现其附睾中DNA甲基转移酶基因表达增加和甲基化水平改变。环磷酰胺(CP)的发育毒性也涉及表观遗传学修饰。雄性小鼠交配前接触 CP,可以影响着床前胚胎的 DNA 甲基化和组蛋白乙酰化,这些改变可能与胚胎丢失、畸形及行为缺陷有关。宫内暴露抗惊厥药丙戊酸(valproic acid,VPA)与神经管缺陷(NTDs)增加有关,研究表明 CD-1 孕鼠于妊娠第 9 天尾静脉给予致畸剂量的丙戊酸,3 小时后胚胎组蛋白乙酰化水平达到高峰,并且伴随组蛋白 H3K4 甲基化的增加和 H3K9 甲基化的降低。免疫组化染色发现组蛋白乙酰化主要出现在神经上皮、心脏和体节,H3K4 甲基化出现在神经上皮,H3K9 甲基化降低出现在神经上皮和体节。这一研究说明,早期暴露引起的表观遗传修饰改变可能是丙戊酸致先天畸形的机制之一。

表观遗传学改变可以在后代中持续存在,如怀孕大鼠短期接触高水平的杀虫剂甲氧滴滴涕和杀菌剂烯菌酮,结果除了发现在雄性子鼠精子生成减少的同时 DNA 甲基化水平显著增加外,还观察到在 F1~F4 代所有检查的后代中,有 90% 同样存在 DNA 甲基化水平显著增加。

激素受体的表观遗传改变也与畸形有关。如尿道下裂(hypospadias)是一种雄性尿道发育不完全而导致的阴茎畸形,一项临床研究表明患尿道下裂儿童的阴茎包皮 *AR* 基因的甲基化水平和 DNMT3A 蛋白水平均显著高于正常儿童,而同时患病组 *AR* 的表达却明显低于正常组。之后的体外研究从相反的角度验证了这些发现,双氢睾酮和睾酮处理的皮肤层纤维细胞 *AR* 基因甲基化和 DNMT3A 出现明显下调,AR 表达显著增加。

六、其他可能机制

(一) 干扰母体稳态

某些外源化学物只有在出现母体毒性时才引起发育毒性,或在出现母体毒性时,发育毒性明显增加,说明它们的发育毒性及致畸作用是通过干扰母体稳态而实现的,如引起胚胎缺氧、减少胚胎对营养物质的吸收及干扰生殖内分泌等。苯妥英在实验动物中能影响母体的叶酸代谢而致畸,实验证实给氧可减少苯妥英对小鼠的致畸性;二氟苯水杨酸可引起母体贫血而造成家兔胚胎缺氧,从而导致致畸的发生;羟基脲可通过显著提高收缩压,并改变心率、减少心输出,严重减少子宫的血流而引起致畸;丙戊酸、6-巯基嘌呤、乌拉坦、乙醇和常春藤皂苷等化学物可诱导金属硫蛋白(MT)合成,从而导致孕母肝 MT 浓度大大高于正常,降低血浆 Zn 浓度,进而使孕体可利用的 Zn 减少、锌缺乏而导致发育毒性;孕妇膳食中某些营养素缺乏,特别是维生素和无机盐类缺乏易导致生长迟缓、畸形或胚胎死亡,典型例子如在推广食用加碘盐之前,我国因孕期母体缺碘或新生儿期缺碘导致的智力低下儿童近 1000 万;环境内分泌干扰物可以影响内源性激素水平,改变母体内环境的稳态,引起发育毒性,如干扰妊娠、引起流产等,有的还可引起畸形。

(二) 胎盘屏障破坏与发育毒性

胎盘屏障(placental barrier)是由母体和胎儿的组织共同构成的,由绒毛膜、绒毛间隙和基蜕膜构成,是胎盘绒毛组织与子宫血窦间的屏障。但也有很多人并不认同胎盘屏障的存在,认为胎盘只是介于母体和胎儿之间的、允许物质双向转运的脂质膜。胎盘具有消化道、肺、肾、肝和内分泌腺等脏器的多种功能,它含有代谢酶类、受体、递质、转运体、激素、生长因子等许多胚胎正常发育所需要的分子。与其他组织不同,外源化学物对胎盘的毒性相对较复杂:①包含 3 个对象,即母体、胎盘和胎儿;②不同种属的胎盘结构和功能差异可能很大;③妊娠期间,胎盘的结构和功能持续变化。胎盘毒性受到母体、胎盘转运和胎盘-胎儿代谢的影响较大。

已知对胎盘有毒性的毒物至少有 46 种,包括镉(Cd)、砷、汞、香烟烟雾、乙醇、可卡因、内毒素和水杨酸钠等。如 Cd 在妊娠中晚期通过胎盘毒性(引起坏死和血流减少)和抑制对营养物质的传送导致发育毒性。实验发现,在妊娠晚期大鼠体内注入 Cd 造成胎儿死亡,但几乎没有 Cd 进入胎儿体内,而是在 10 小时内伴随子宫胎盘血流减少发生胎儿死亡。如胎儿直接注射 Cd,尽管胎儿的 Cd 负荷比母体给药后高几乎 10 倍,胎儿死亡仅有轻微增加。此外,Cd 可在胎盘诱导金属硫蛋白,金属硫蛋白对 Zn 有高亲和力,可在胎盘中结合 Zn 而干扰 Zn 转移通过胎盘。Cd 的理化性质与必需元素 Zn 相似,可竞争性抑制人类通过胎盘微泡吸收 Zn 跨膜转运,以及竞争性地在胎盘中抑制其他 Zn 依赖的过程。联合给予 Zn 可以改善 Cd 的发育毒性。

第四节 部分生殖或发育毒物的毒性机制

一、环境内分泌干扰物(EDCs)

目前比较公认的定义是由世界卫生组织国际化学品安全规划署(WHO/IPCS)于 2002 年所提出,即 EDCs 是指能改变机体内分泌功能并对机体后代或亚群引起有害效应的一种外源性物质或混合物。截至目前,约有 70 种化学物被证实具有内分泌干扰作用,按它们的一般用途可分为 8 类:除草剂、杀虫剂、杀菌剂、防腐剂、增塑剂、洗涤剂、副产物和其他化合物,具体可参见表 23-1。

表 23-1 已检出的环境内分泌干扰物

类型	化学物
除草剂	2,4,5,-三氯联苯氧基乙酸、2,4-二氯联苯氧基乙酸、杀草强、莠去津、甲草胺、草不绿、除草醚、草克净
杀虫剂	六六六、对硫磷、西维因、DDD、DDT、DDE、氯丹、羟基氯丹、超九氯、三氯杀螨剂、狄氏剂、硫丹、七氯、环氧七氯、马拉硫磷、甲氧滴滴涕、毒杀芬、灭多威
杀菌剂	代森锰锌、代森锰、代森联、代森锌、六氯苯、福美锌、苯菌灵
防腐剂	五氯酚、三丁基锡、三苯基锡
增塑剂	邻苯二甲酸双(2-乙基)己酯(DEHP)、邻苯二甲酸苄酯(BBP)、邻苯二甲酸二正丁酯(DBP)、邻苯二甲酸双环己酯(DCHP)、邻苯二甲酸双二己酯(DEP)、己二酸二乙基己酯、邻苯二甲酸二丙酯
洗涤剂	C5-C9 烷基苯酚、壬基苯酚、4-辛基苯酚
副产物	二噁英类、呋喃类、苯并[a]芘、八氯苯乙烯、对硝基甲苯、苯乙烯二(或三)聚体
其他化合物	双酚 A、多氯联苯类(PCBs)、多溴联苯类(PBBs)、甲基汞、镉及其络合物、铅及其络合物

EDCs 的作用机制包括直接与受体结合、与天然激素竞争激素结合蛋白、调节细胞信号途径及抑制微管聚合。

（1）直接与受体结合：这是 EDCs 的最主要作用机制。研究表明 EDCs 的作用与激素受体中的核受体家族（nuclear receptor family，NRs）密切相关。在哺乳动物中，已有 48 个核受体被证实涉及很多重要的生理功能如胎儿的发育、稳态平衡、生殖、代谢及对外源性物质的反应。具体的受体种类包括 ER、AR、PR 和 TRs。环境中很多 EDCs 可以直接结合到这些受体上，影响甚至阻断激素的生物作用，或模拟激素的作用而影响机体正常的生理功能，从而达到增强或抑制激素的作用（激动剂或拮抗剂）。如甲氧滴滴涕、开蓬（kepone，又称十氯酮）、某些聚氯双酚类化合物、烷基酚（alkylphenol）可以干扰雌激素受体的功能。二羧酰胺（dicarboximide）类防霉剂（如文可唑啉及其降解产物）、DDT 代谢产物 p,p'-DDT 可与 AR 结合拮抗雄激素的作用。实际上，很多化学物可能同时作用于多种受体，如 o,p'-DDT 和开蓬能同时结合 AR 和 PR，壬基酚和甲氧滴滴涕能与 ER、AR 和 GR 三种受体同时结合。

EDCs 也可与 AhR 发生作用。AhR 是配体激活的转录因子和细胞对外源性因素反应的一个关键调节因子。它属于 bHLH-PAS 蛋白家族，广泛表达和进化保守。多种有机化合物可强烈激活 AhR，如氯代二苯并二噁英（通常简称为二噁英）、二苯并呋喃（PCDF）、PCBs 以及多环芳香族碳氢化合物（PAHs），如 3-甲基胆蒽（3-MC）、B[a]P 和苯黄酮。此外，一些天然和内源性化合物已被确定为 AhR 激活剂。

（2）调节细胞信号途径：多种外源化合物可以干扰激素作用的第二信使，如丙酮酸激酶 C 和钙离子。六六六、他莫西芬（tamoxifen）可减少磷酸肌醇的合成，从而抑制丙酮酸激酶 C 的活性；佛波酯（phorbol ester）具有乙酰甘油的作用，可激活丙酮酸激酶 C。高浓度的 p,p'-DDD 可增加小鼠子宫平滑肌细胞中钙离子浓度，杀虫剂硫丹可阻断 γ-氨基丁酸（GABA）的氯离子调控通道，PCBs 可影响蛋白激酶 C 的活性，氯代杀虫剂可促进 MAPK 活性。

（3）抑制微管聚合：BPA 可以明显抑制微管的聚合，诱导微核和非整倍体，这可能是 EDCs 诱变作用的机制之一。

（4）与天然激素竞争激素结合蛋白：EDCs 对血清白蛋白和性激素结合蛋白具有一定的亲和力。如有机氯能与血清甲状腺素载体结合，减少血液激素结合蛋白对天然激素的吸附，从而增强天然激素的作用。

二、吸烟和饮酒

（一）吸烟

母亲吸烟与胎儿生长发育迟缓明显相关。吸烟引起的胚胎毒性表现有流产、死胎、低出生体重、疾病易感性增加等。实验和临床研究证明孕期吸烟（主动或被动）可以导致胎儿低出生体重，大约 21% ~33% 的低出生体重胎儿是由于孕期吸烟所致。吸烟孕妇出生的异常胎儿称为胎儿烟草综合征（fetal tobacco syndrome，FTS）。父亲吸烟也能影响精子发生，并具有发育毒性。研究发现父亲吸烟与尿道下裂发生率呈明显正相关（OR 3.8，95% CI 1.8 ~ 8.2）。另外，有报道显示父亲严重吸烟的婴幼儿生存能力下降，儿童肿瘤发病率增加 35%。

目前，在香烟烟雾中，比较明确的有毒化学物约有 60 种。其中机制研究较透彻的化学物主要包括尼古丁（nicotine）、一氧化碳和 PAHs。已证实尼古丁是一种神经致畸原，可导致认知、情感和行为改变。研究表明尼古丁可在多个发育中的器官组织中（包括大脑、肺等）结合烟碱胆碱能受体，激活重要的信号转导通路。香烟烟雾中的一氧化碳可被迅速吸收，并与血红蛋白结合，在母体和胎儿血液中形成碳氧血红蛋白（carboxyhemoglobin）。碳氧血红蛋白的形成将导致胎儿宫内缺氧，并可致畸。PAHs 是一类化合物，其中 B[a]P 具有很强的诱变性。B[a]P在体内可经细胞色素P450酶(主要是CYP1A1和CYP1B1)代谢活化,进而促进DNA加合物的形成。已发现这一过程与AhR有关,B[a]P可与AhR结合形成复合物并转移至细胞核,复合物在核内与AhR转录子结合,激活启动子区域含有外源性应答元件的多个基因。研究发现暴露于香烟烟雾的妇女,其卵巢卵泡液中的B[a]P水平较高,由于卵泡可表达AhR,故卵泡易受B[a]P暴露的影响。

母体代谢酶的基因多态性可影响母体吸烟对胎儿的影响。CYP1A1 Msp1基因型变异和(或)谷胱甘肽S-转移酶T1(GSTT1)基因型缺失的孕妇特别容易受怀孕期间吸烟的不良影响。出生体重和围产期身高降低明显的婴儿,往往其母亲有吸烟史并有上述基因型的改变。

(二) 饮酒

已有大量证据证实乙醇在大脑发育过程中的显著毒性,母体在怀孕期间饮酒是认知功能受损和智力低下的主要原因之一。宫内接触乙醇可引起胎儿的神经毒性综合征,一般称为胎儿酒精综合征(fetal alcohol syndrome,FAS),又称胎儿酒精效应(fetal alcohol effects,FAE),典型的表现为面部畸形、宫内和产后生长迟缓、精神运动和智力发育障碍等,生长迟缓是母亲孕期饮酒最敏感和最常见的表现。一些研究表明,大脑中的某些区域,如皮层、海马和小脑易受乙醇暴露的影响。乙醇的代谢物乙醛即使在非常低的浓度下也具有致突变和致畸作用。研究发现,乙醛醛基具有与蛋白质的氨基和巯基的高反应性,从而影响蛋白质的合成和功能,如微管蛋白;乙醛可改变线粒体的结构和功能,减缓氧化代谢;乙醛可能会凝结形成四氢异喹啉的生物胺6,7-二羟基-1-甲基-1,2,3,4-四氢异喹啉(salsolinol)和β-咔啉生物碱类(β-carbolines),而这些物质是强神经毒性化合物。

微粒体酶氧化系统(MEOS)在参与乙醇代谢的过程中可能活化潜在的致癌物质底物,如二甲基亚硝胺(dimethylnitrosamine)或四氯化碳。同时MEOS作用过程可使自由基大量增加。急性大量饮酒条件下,乙醇能选择性地、有效地抑制N-甲基-D-天冬氨酸(NMDA)受体的功能,慢性少量饮酒可引起NMDA受体代偿性上调,继而导致钙离子内流增加,同时也增强了谷氨酸能活性,导致线粒体氧化代谢和神经元兴奋性的改变。

研究发现,乙醇可以选择性地使前额皮质和海马区域神经元DNA损伤并降低DNA损伤修复能力。另外,乙醇还可促进炎性细胞因子(IL-1β或TNF-α)的释放,活化环氧合酶-2(COX-2),并增加诱导型一氧化氮合酶(iNOS)和神经细胞凋亡。

三、药物滥用和成瘾

怀孕期间滥用药物或吸食毒品对胎儿有非常严重的影响,其原因在于发育中的胚胎对各种药物的敏感性比成人高得多,非常低剂量的某些药物就可以导致胎儿畸形或功能障碍。可卡因(cocaine)是最常见的成瘾药物之一。有明确的证据表明,胎儿-胎盘单位(feto-placental unit)对可卡因非常敏感,胎儿的神经发育可受到可卡因的干扰,导致以后行为能力的缺陷。作用机制主要包括:①可卡因所抑制的单胺类转运体(主要是多巴胺、5-羟色胺和去甲肾上腺素能转运体)在胎儿的大脑中表达,因此可卡因的宫内暴露(特别是在敏感期)可通过改变神经递质的释放而产生持久的神经发育或行为功能的异常;②可卡因是一种拟交感神经化合物,本身具有血管收缩剂的作用,母体服用可卡因可能导致子宫胎盘血管收缩而发生胎儿缺氧;③可卡因的产前暴露对胎儿神经行为发育可能会有长期影响,其机制与应激反应某些关键基因的表观遗传修饰改变有关;④有证据表明可卡因可通过其氧化代谢过程及之后的内质网应激过程而引起胎儿脑细胞增殖的显著延缓。

除可卡因外,甲基安非他命(methamphetamine)、亚甲二氧甲基苯丙胺(俗称摇头丸、迷魂药,简称 MDMA)、鸦片剂、大麻类、安定类和巴比妥酸盐、氯胺酮和苯环己哌啶也可对胎儿脑部、认知和行为能力造成严重的伤害,相关机制参见表 23-2。

表 23-2　常见滥用药物的吸食途径和主要作用机制

药物	吸食途径	主要作用机制
可卡因	静脉注射、吸烟、烫吸	DA、NE 和 5-HT 重吸收阻滞剂
甲基安非他命	吸烟、烫吸、口服	DA、NE 和 5-HT 释放剂
MDMA	口服	5-HT、DA 和 NE 释放剂
鸦片剂	静脉注射、吸烟	鸦片受体激动剂
大麻类	吸烟	大麻素受体激动剂
安定类和巴比妥酸盐	口服	$GABA_A$ 受体异构调节
氯胺酮和苯环己哌啶	口服、吸烟、烫吸	NMDA 受体拮抗剂

四、金属与类金属

已有大量研究表明,多种金属(特别是重金属)可能会导致生殖和发育损害效应,如生育力下降、流产、胎儿生长受限、骨骼畸形和神经系统的发育迟缓。接触金属可能的毒性症状主要取决于暴露阶段、持续时间和毒代动力学情况。目前已经在临床前研究中发现具有致畸作用的金属主要包括铝、砷、镉、钴、铬、铜、镓、汞、锂、锰、铅和锌等。常见毒性表现主要是胎儿死亡和畸形(如眼缺陷、腭裂、无脑畸形和骨骼畸形)。

砷(arsenic,As):砷及其有机代谢物可通过胎盘屏障,其机制尚未十分明确,可能与水甘油通道蛋白 7 和 9(AQP7 和 AQP9)、葡萄糖转运蛋白 1 和 4(GLUT-1 和 GLUT-4)有关。砷的生殖和发育毒性机制主要有两个方面,一是氧化应激机制,主要可能是由于过量的自由基形成、抑制抗氧化酶、δ-氨基乙酰丙酸的自动氧化和炎症反应的增强,造成脂质、蛋白和 DNA 的氧化,从而影响生殖与发育。多种自由基在砷毒性作用机制中扮演重要角色,包括 As^{3+} 氧化反应生成 As^{5+} 会导致形成过氧化氢(H_2O_2),砷氧化磷酸化障碍可导致超氧阴离子($O_2 \cdot {}^-$)自由基的形成,另外还有单线态氧(${}^1O_2$)等自由基,过氧自由基(ROO·),一氧化氮(NO·),二甲基次过氧砷自由基[$(CH_3)_2AsOO \cdot$]和二甲基砷自由基[$(CH_3)_2As \cdot$]。同时砷可降低抗氧化酶系统(SOD/CAT/GPx/GR/GST/TRx)的作用。与正常体细胞不同,精子细胞有丰富的磷脂、不饱和脂肪酸和甾醇,因此很容易受到氧化应激的影响而造成损伤。而对女性/雌性生殖系统,砷可影响雌激素的合成,干扰受精卵着床,导致生育力降低。二是与蛋白质巯基(—SH)结合。富含—SH 的酶类(如 SOD)易受砷的抑制,故引起代谢功能异常。同样,富含-SH 的精子鞭毛和染色质的结构蛋白对砷也高度敏感。另外,砷还可通过抑制其他多种酶(如硫氧还蛋白还原酶、甲基转移酶和 DNA 修复酶类)、扰乱神经递质的体内平衡和激素的分泌(影响精子发生和卵子发生相关激素的正常分泌)来影响胎儿发育。

镉(cadmium,Cd):镉是一种环境内分泌干扰物。研究表明,镉可显著降低雌激素受体水平,并增加孕酮受体水平。孕酮和雌二醇的合成亦可受镉的干扰,影响排卵和受孕,另外镉还可通过抑制 5-HT 刺激 GSH 的分泌,抑制 5-HT 诱导的卵巢成熟,此过程也可能与垂体

LH 的减少有关。

镉可以与蛋白质的-SH 基团共价结合,耗尽细胞的巯基储备。除了-SH 基团,镉还与蛋白质、嘌呤、蝶啶和卟啉的磷酸盐、半胱氨酸和组氨酸侧链具有高亲和力,从而非特异性地结合到大量的生物分子上,影响它们的功能。镉对其他金属离子的干扰也是镉的主要机制之一,如镉与 Zn 等金属离子在金属酶二价阳离子位点上的竞争结合,并可干扰 Ca、Cu、Zn 的转运通道。研究表明镉的毒性效应与 Zn 和 Cu 的代谢改变有关。妊娠期饮水暴露镉(>50ppm)可导致胎儿肝、脑、肾、小肠等器官组织中 Zn 和 Cu 含量的显著下降。母体镉暴露后大部分镉可被阻留于胎盘中,从而降低胎盘的金属硫蛋白(MT)含量,影响胎盘 Zn 的转运,影响胎儿体重。蓄积在胎盘的镉还可损害血管,使小血管容积减小,对胚胎发育产生毒性影响。除此之外,镉还可活化巨噬细胞,导致 NO、肿瘤坏死因子 α(TNF-α)、白细胞介素 1(IL-1)、白细胞介素 6(IL-6)等细胞因子的分泌;引起溶酶体、DNA 和其他细胞损伤,导致细胞死亡,其中镉诱导的 DNA 损伤可能与 ROS 产生增加有关;干扰信号转导,如蛋白激酶 C、丝裂原活化蛋白激酶及环磷酸腺苷途径。

铅(lead,Pb):与镉类似,铅也是一种环境内分泌干扰物。研究发现铅可以作用于下丘脑-垂体-睾丸轴(HPT)的多个位点上,抑制 HPT 的正常反馈机制,降低内分泌激素(E_2/T、FSH 和 LH 等)水平,影响激素对精子/卵子生发过程的正常调节,进一步抑制精原/卵母细胞的生成和发育。对于雄性生殖系统,铅可以破坏幼年动物的血-睾屏障,损伤睾丸的各级生精细胞、支持细胞和间质细胞。铅对精子发育和成熟有干扰作用,且对精子有直接毒性。研究表明,铅可导致精子减少、活力降低和畸形,畸形主要在头部,以无定形和香蕉形精子为主,推测铅可能与精子 DNA 作用,干扰有关基因表达,进而影响精子的生成、发育和成熟过程。对于雌性生殖系统,铅可改变子宫雌激素受体的数量和受体亲和力,改变子宫对雌激素的反应性,从而干扰受精卵的着床。铅对发育中的胚胎、胎儿或儿童具有明显的神经毒性,其机制可包括:①直接损害和破坏神经元的发育、分化;②抑制受体、突触的形成和神经纤维的生长;③破坏神经网络的形成与构建。另外,铅的生殖毒性机制还包括:①干扰体内某些生物大分子,如显著降低大鼠下丘脑、睾丸和精子中 CaM 含量,同时也抑制了 CaM 活性所依赖的 Ca^{2+}-ATP 酶的活性;②可导致染色体断裂、姐妹染色单体交换(SCE)、DNA 单链或(和)双链断裂、DNA 片段缺失及诱发生殖细胞染色体的畸变;③降低睾丸标志酶类(如 G-6-PD、β-G、LDH 和 LDHx)的活性;④使睾丸的脂质过氧化物(LPO)明显升高,抗氧化酶 SOD 和 GSH-Px 活力下降。

锰(manganese,Mn):锰是人体代谢所必需的一种微量元素,缺乏或过量均可导致健康损害,如神经、生殖系统的损伤。锰可通过胎盘蓄积于子代体内,对子代的生长发育造成影响。一般来说,锰在体内的作用机制主要是影响转运系统、酶活性及受体功能。锰在细胞的分布主要位于线粒体,可与线粒体内膜或基质蛋白结合,抑制氧化磷酸化相关蛋白的作用,从而抑制 ATP 的合成,产生细胞能量代谢障碍,导致神经细胞病变。锰可直接降低脑神经元线粒体呼吸链复合物Ⅰ~Ⅳ的活性,抑制神经元细胞 ATP 依赖的钙离子转运,使细胞内钙离子浓度增加,激活钙依赖蛋白酶、核酸酶和磷酸酶,导致细胞坏死;基质钙离子的增加可激活细胞色素氧化酶 P450 的活性,通过电子转移链导致 O_2^-、H_2O_2 和 $ONOO^-$ 的过量形成,造成氧化损伤,导致磷脂双分子层膜的结构和功能紊乱,破坏能量代谢、代谢产物的生物合成、钙和铁代谢,启动细胞凋亡。锰暴露还可降低多巴胺 D2 样受体及 GABA 水平,导致 DA 能和 GABA 能神经元的功能异常。

汞(mercury,Hg):1953 年日本水俣病事件引起了人们对甲基汞中毒的重视。甲基汞可通过胎盘屏障,在子代体内蓄积。不引起母体任何症状剂量的甲基汞可导致子代长期而智力低下、行为障碍和神经发育迟缓。甲基汞的生殖和发育毒性机制主要包括:①抑制生物大分子(DNA、RNA 和蛋白质)的合成,干扰胚胎细胞的增殖;②损伤轴突微管;③钙离子细胞内流增加;④氧化应激。

五、杀虫剂

有机磷类(organophosphates,OPs)和氨基甲酸酯类(carbamates,CMs)杀虫剂可抑制乙酰胆碱酯酶(AChE),终止大脑中神经突触和神经肌肉接头(NMJ)的神经递质乙酰胆碱(ACh)的作用。抑制乙酰胆碱酯酶的结果可导致 ACh 的堆积,从而过度刺激毒蕈碱和烟碱乙酰胆碱受体。已有很多研究证明有机磷类和氨基甲酸酯类杀虫剂可诱发生殖毒性和发育毒性。有机磷类、氨基甲酸酯类及它们的代谢物很容易穿过胎盘,通过抑制 AChE 对神经发育和其他多个重要组织器官产生影响。产前暴露于有机磷类农药(百治磷、毒死蜱、马拉硫磷、甲基对硫磷和喹硫磷等),在母体动物(大鼠和小鼠)和胎鼠多个组织中发现乙酰胆碱酯酶被显著抑制。氨基甲酸酯类农药,包括涕灭威、西维因、克百威和抗蚜威也有类似作用。多种有机磷类和氨基甲酸酯类杀虫剂具有环境内分泌干扰作用,另外有机磷类或氨基甲酸酯类杀虫剂的发育毒性作用机制还包括:①烟酰胺腺嘌呤二核苷酸(NAD$^+$)的烷基化可能是有机磷类致畸的主要机制。②骨骼中 RNA、糖原、硫酸黏多糖和钙的改变也可能相关。③抑制蛋白合成。如甲基对硫磷可抑制孕鼠大脑、胎盘和胎鼠组织蛋白质合成过程中缬氨酸的加入。④干扰突触形成和神经细胞增殖、分化。如毒死蜱可抑制大脑胶质细胞的生长,并可抑制 DNA 的合成与干扰腺苷酸环化酶信号,阻碍细胞分化过程中 DNA 和转录因子的结合。⑤有机磷类和氨基甲酸酯类杀虫剂可通过多种机制损害学习和记忆,包括影响胆碱能系统、抑制学习和记忆相关蛋白质的合成、影响神经干细胞移行和氧化应激等。

DDT 和(或)其代谢产物可通过两种机制损伤发育中的神经系统,即可直接作用于神经元(运动神经元纤维和大脑皮层的运动神经元区域),显著降低毒蕈碱受体(muscarinic receptor)的表达,以及作为 EDCs 干扰下丘脑-垂体-甲状腺轴,明显影响甲状腺素的分泌。

发育期暴露于狄氏剂(dieldrin)可影响多巴胺系统,加重帕金森症(Parkinson's disease)的症状。妊娠期小鼠暴露于低剂量(0.3、1 和 3mg/kg,隔 2 天给一次药)狄氏剂,12 周后发现其子代多巴胺转运蛋白(DAT)和单胺转运体(VMAT2)的蛋白和 mRNA 水平呈剂量依赖增加,从而影响到多巴胺系统的稳定。

出生前或出生后早期接触拟除虫菊酯,包括氯氰菊酯(cypermethrin)、氰戊菊酯(fenvalerate)等可导致显著的新生鼠的神经生化改变。神经传递过程关键酶如单胺氧化酶(monoamine oxidase)、乙酰胆碱酯酶和 Na$^+$/K$^+$-ATPase 的改变可导致大脑皮质的成熟延迟,研究发现出生前暴露于拟除虫菊酯类化合物可显著延迟脑区域多胺、个体感受器和运动反射的差异反应。拟除虫菊酯引起的其他神经生化改变还包括神经递质受体(多巴胺、胆碱能及儿茶酚胺)的损伤。

艾氏剂(Aldrin)、氯丹(chlordane)、DDT 及其代谢物、狄氏剂、硫丹、异狄氏剂(endrin)和甲氧滴滴涕可竞争性结合 AR 而拮抗雄激素的正常作用。DDT 及其代谢物还可以模拟雌激素的作用。狄氏剂和硫丹通过促进 ER 的产生而发挥拟雌激素作用。硫丹同时也是一种弱芳香受体抑制剂。杀螨剂三氯杀螨醇(dicofol)可抑制雄激素合成,同时促进雌激素合成及与 ER 结合。林丹(lindane)可缩短发情周期,降低黄体酮水平,提升血清胰岛素和雌二醇并降低甲状腺素浓度。甲氧滴滴涕是一种强拟雌激素化学物,可以与孕烷 X 受体作用,干扰类固醇激素相关代谢酶的合成。毒杀芬(toxaphene,又称八氯莰烯)能够促进雌激素敏感细胞的增殖并抑制肾上腺皮质酮(corticosterone)的合成。在拟除虫菊酯类杀虫剂中,氯氰菊酯及其代谢物均具有拟雌激素活性。格林奈(cyhalothrin)主要抑制甲状腺激素的合成,溴氰菊酯(deltamethrin)具有较弱的拟雌激素活性。氰戊菊酯可抑制雌激素敏感细胞的增殖并拮抗黄体酮的作用。苄氯菊酯(permethrin)可抑制雌激素敏感细胞的增殖,并且其代谢物也具有拟雌激素活性。苄呋菊酯(resmethrin)可与性激素结合球蛋白(sex hormone-binding globulin,SHBG,一种激素载体蛋白)结合。苯醚菊酯(sumithrin)可促进雌激素敏感细胞的增殖并拮抗黄体酮的作用。胺菊酯(tetramethrin)只在雌性动物表现出雌激素拮抗作用。

六、部分临床用药

己烯雌酚(diethylstilbestrol,DES)是一种内分泌干扰物,它既是致畸物又是致癌物。它是一类人工合成非甾体雌激素,1948～1977 年间作为预防流产的处方药物而得到广泛使用,据估计大约有 200 万～800 万孕妇使用了 DES。DES 可以跨越母亲胎盘进入胎儿体内,导致己烯雌酚综合征(DES syndrome),即后代的生殖器官畸形和癌症,如男性后代可发生尿道下裂、附睾和睾丸异常、精子畸形和精液异常以及前列腺癌和睾丸癌患病风险的增加,女性后代可发生输卵管畸形、子宫纤维以及阴道癌。调查发现母亲妊娠期间服用 DES 保胎与女性后代阴道癌之间存在因果关系,服药妇女所生的女儿患阴道癌的危险度比不服药高出 132 倍。实验研究表明,DES 可导致实验动物出现 DES 暴露人群类似的症状和改变。DES 致畸和致癌的可能机制主要包括:结合雌激素受体(ERs),模拟雌二醇(E_2)在靶器官的作用;改变生殖道分化基因 Hox 和 Wnt 的表达;降低抗氧化酶活性、诱导 DES-DNA 加合物形成及影响 DNA 甲基化等。

反应停(thalidomide,沙利度胺)1957 年首先在西德上市,20 世纪 50 年代后期以其镇静、催眠及镇吐作用被用于改善睡眠和妊娠早期的恶心、呕吐反应。据不完全统计,1960～1962 年间,有 20 多个国家的孕妇服用反应停,全世界大约有 12 000 名胎儿出现短肢畸形,即海豹肢畸形。仅在西德就出现 6000～8000 例海豹畸形儿,表现为四肢短小、无眼、腭裂、骨骼发育不全、十二指肠和肛门闭锁等。目前认为反应停的毒性可能来源于其代谢产物 4-羟化反应停与 5-羟化反应停,可能的致畸机制主要包括:影响 DNA 复制和转录;影响生长因子合成与表达;抑制血管生成;影响软骨生成;诱导 ROS 过量产生;引起胚胎细胞上黏附因子如整合素的下调,阻碍发育过程中细胞与细胞、细胞与基质间的相互作用;与靶蛋白 CRBN 结合,抑制 E_3 泛素连接酶复合体的活性,从而影响四肢发育相关基因 shh 和 fgf8 的表达等。近年来,反应停在肿瘤(如多发性骨髓瘤)、强直性脊柱炎、白塞症和麻风结节性红斑等疾病的临床应用领域取得较大进展,已有多个国家批准将反应停作为治疗以上疾病的临床治疗。

视黄酸(retinoic acid,RA,又称维 A 酸)是具有维生素 A 结构或与其功能相似的自然或人工合成的化合物,可用于皮肤病(如痤疮、鱼鳞癣、毛发红糠疹、寻常性疣等)、肿瘤(如乳腺癌)的临床治疗。研究证明维生素 A 可以引起多种动物胚胎畸形,维生素 A 衍生物、13-反式-视黄酸和视黄酸均可引起人类胚胎畸形,主要包括中枢神经系统、面部(如腭裂)和泌尿生殖系统畸形等。视黄酸的生物活性由多种受体及其配体介导。涉及的受体主要包括视黄酸受体(RAR)、视黄酸 X 受体(RXR)、甲状腺素受体(TR)、维生素 D 受体(VDR)和过氧化物酶体增殖物激活受体(PPAR)等。视黄酸介导的信号传递在不同组织器官的形成过程中起重要作用。视黄酸受体(RAR)的配体为强致畸物,视黄酸 X 受体(RXR)的配体则无致畸作用,对 RAR 和 RXR 均可激活的配体呈现中度致畸性。RA 致畸的机制主要包括:①通过 box 等Ⅰ类凋亡基因编码的信号通路诱导胚胎细胞凋亡;②改变 RAR 构象,诱导或抑制 *Hox* 等基因的转录;③影响成骨细胞周期调控;④降低某些胚胎发育重要基因如叉头框 C2(fork-head box C2,Foxc2)的表达。

(朱心强 章军)

参 考 文 献

1. Hood RD. Developmental and Reproductive Toxicology:A Practical Approach. 3rd Ed. Boca Roton:Boc Informa Healthcare,2012.

2. Foster P,Gray Jr LE. Toxic Responses of the Reproductive System//Klaassen CD,ed. Casarett & Doulls Toxicology The Basic Science of Poisons. 8th Ed. New York:McGraw-Hill Education,2013:861-905.

3. Lasley W. Reproductive System, Female//Wexler P, ed. Encyclopedia of Toxicology. Amsterdam, Boston:Elsevier,2013,4:70-81.

4. Chapin RE. Reproductive System,Male//Wexler P,ed. Encyclopedia of Toxicology. Amsterdam,Boston:Elsevier,2013,4:82-90.

5. Willhite CC,Mirkes PE. Developmental Toxicology//Wexler P,ed. Encyclopedia of Toxicology. Amsterdam,Boston:Elsevier,2013,2:14-44.

6. Gupta RC. Reproductive and Developmental Toxicology. San Diego:Academic Press,2011.

7. Mattison DR. Computational Methods for Reproductive and Developmental Toxicology. Boca Raton:CRC Press,2012.

8. McQueen CA. Comprehensive Toxicology. Volume 11:Reproductive and Endocrine Toxicology;Volume 12:Developmental Toxicology. New York:Elsevier Science & Technology,2010.

第二十四章

外源化学物对线粒体功能和能量产生的影响

1857 年,瑞士解剖学家 Rudolf Albert von Kölliker 在肌肉细胞中发现了颗粒状结构;1898年,德国科学家 Karl Benda 将这些颗粒命名为线粒体(mitochondrion)。1961 年,英国学者Peter Mitchell 提出化学渗透假说,阐述了电子传递释放的能量形成跨线粒体内膜的质子梯度(H⁺梯度),这种梯度驱动三磷酸腺苷(adenosine triphosphate,ATP)的合成,解释了氧化与磷酸化的关联,因此获 1978 年诺贝尔化学奖。线粒体(mitochondrion)是一种普遍存在于大多数真核生物(包括植物、动物、真菌等)细胞中的细胞器,其长度 1.5 ~ 3.0μm,直径在0.5~1.0μm 不等。细胞内线粒体数目视细胞种类而异,一般少则十几个,多则上千个,代谢越活跃的细胞含线粒体越多,如肝脏细胞、心脏细胞、大脑细胞含线粒体数目多,而皮肤细胞含线粒体少。线粒体拥有自身的遗传系统和蛋白质翻译系统,但因其基因组大小有限,所以线粒体是一种半自主细胞器。线粒体基质内含有三羧酸循环所需的全部酶类,内膜上具有呼吸链酶系及 ATP 酶复合体。线粒体是细胞内氧化磷酸化和形成 ATP 的主要场所,为细胞的生命活动提供能量,有细胞"动力工厂"之称。除此之外,线粒体还参与细胞增殖分化、细胞信息传递和细胞凋亡等过程,并拥有调控细胞生长和细胞周期的能力。由于线粒体是细胞生命活动中最重要的细胞器,外源化学物进入机体后,线粒体常常成为最敏感的毒作用部位。因此,了解线粒体的生物学特征对于研究化学物对线粒体的毒作用具有重要意义。

第一节 线粒体的结构与功能

一、线粒体的化学组成

线粒体的化学组分主要包括蛋白质、脂质、DNA、水,此外还含有少量的辅酶(如 CoQ、FMN、FAD 等)、维生素与无机离子等,其中线粒体蛋白质占线粒体总干重的 65% ~ 70%,线粒体中的蛋白质分可溶性和不溶性两种,可溶性蛋白质主要是线粒体基质中的酶和膜外周蛋白,非可溶性蛋白质主要为线粒体膜镶嵌蛋白(即结构蛋白),还有一些是酶蛋白。线粒体脂类物质主要构成内膜和外膜,占线粒体干重的 20% ~ 30%,其中磷脂占总脂质的 3/4 以上,同种生物不同组织细胞中线粒体膜中磷脂的量相对稳定。线粒体膜上心磷脂较多和胆固醇较少,使之在化学组成上与细胞其他膜性结构存在差别。线粒体含有许多酶系,分别位于线粒体的不同部位,有些酶可作为线粒体不同部位的标志酶,如内、外膜的标志酶分别是细胞色素氧化酶和单胺氧化酶,基质和膜间隙的标志酶分别是苹果酸脱氢酶和腺苷酸激酶。

二、线粒体的结构

线粒体是由双层单位膜套叠而成的封闭式膜囊结构,由外至内为线粒体外膜(outer membrane,OM)、膜间隙(intermembrane space,IMS)、内膜(inner membrane,IM)和基质(matrix)4 个功能区组成(图 24-1)。线粒体外膜(OM)是位于线粒体最外围的一层单位膜,厚度约为 5~7nm,光滑平整,外膜中磷脂与蛋白质的质量比约为 1:1,类似于真核细胞的质膜。线粒体外膜中除含有作为标志酶的单胺氧化酶外,还含有大量的整合蛋白亦称为“孔蛋白(porins)”,作为分子孔道允许小于 5000Da 的分子从一侧向另一侧扩散。分子量大于上述限制的蛋白质则需在 N-末端拥有一段信号序列以捆绑一个含有较大多个亚单位的蛋白即称为外膜转运酶(translocase of the outer membrane,TOM)进行主动转运,使之进出线粒体,外膜结构的破坏,可使膜间隙中蛋白质泄漏到细胞质,导致细胞死亡。线粒体外膜与内质网(endoplasmic reticulum,ER)膜之间约有 20% 的膜是紧密接触的,这部分膜被称为“线粒体结合内质网膜(mitochondria-associated ER-membrane,MAM)”,该结构在脂质的相互交换和线粒体与内质网间的钙离子信号转导等过程中具有十分重要的作用。

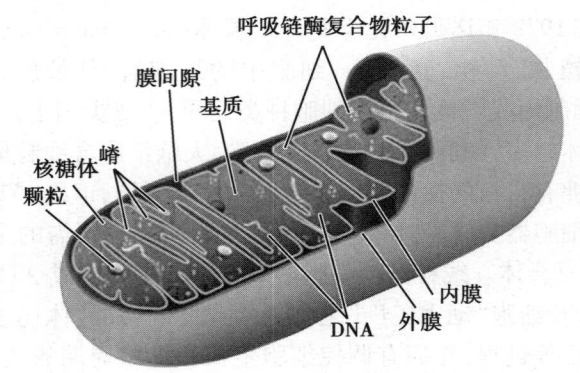

图 24-1　线粒体的结构和主要功能区

线粒体膜间隙(IMS)是线粒体外膜与内膜之间的空隙,宽约 6~8nm,其中充满一定液体。由于线粒体外膜含有孔蛋白,有较高通透性,而线粒体内膜通透性较低,使之线粒体膜间隙内容物的组成与细胞质基质十分接近,如糖、无机离子、参加生化反应的底物、可溶性酶和辅助因子等。由于较大分子量蛋白质依赖于主动转运,线粒体膜间隙中的腺苷酸激酶、单磷酸激酶和二磷酸激酶等激酶比细胞质基质中浓度高,其中腺苷酸激酶是线粒体膜间隙的标志酶。线粒体膜间隙中存在的蛋白质统称为“线粒体膜间隙蛋白质”,这些蛋白质全部在细胞质基质中合成。线粒体内、外膜上存在着一些内膜与外膜相互接触的部位,其膜间隙变狭窄,称为转位接触点(translocation contact site),内部含有使物质进出线粒体的通道蛋白和特异性受体,分别称为内膜转位子(translocon of the inner membrane,TIM)和外膜转位子(translocon of the outer membrane,TOM)。

线粒体内膜(IM)是位于线粒体外膜内侧,并包裹着线粒体基质的单位膜。线粒体内膜中蛋白质占 80%,磷脂 20%,蛋白质含量明显高于其他膜成分。内膜将线粒体的内部空间分为两个部分,即内膜和外膜之间的空间(称外腔或膜间腔)与内膜直接包围的空间(称内腔或基质腔)。线粒体内膜上有大量向内腔折叠形成的嵴(cristae),嵴与嵴之间的内腔部分称嵴间腔(intercristae space)。线粒体内膜通透性相对较小,分子量大于150的物质便不能通过,但内膜具有高度的选择性,内膜上的转运蛋白控制膜间腔和基质腔中物质的交换。线粒体内膜含有比外膜更多的蛋白质,约占线粒体所含所有蛋白质的20%,承担许多物质的生化反应,其线粒体内膜的标志酶是细胞色素氧化酶。存在于线粒体内膜中的蛋白质主要参与以下几种功能:即氧化磷酸化中的氧化还原反应;参与基质中ATP的合成;通过内膜特殊转运系统进行物质交换(如磷酸、谷氨酸、鸟氨酸及核苷酸等代谢产物和中间产物);线粒体呼吸链的电子传递以及线粒体的分裂与融合等。线粒体及其嵴的内表面上有许多突出于内腔的颗粒,每个线粒体大约$10^4 \sim 10^5$个,被称为基粒(elementary particle),其化学本质是ATP合酶复合体,能催化ADP磷酸化生成ATP,因此,基粒又称为ATP合酶复合体(ATP synthase complex)。

线粒体基质(matrix)是由线粒体内膜包裹的蛋白质、脂肪、DNA等物质组成,其中含有参与三羧酸循环、脂肪酸氧化、氨基酸降解、蛋白质合成等生化反应所需的酶蛋白质,使之较细胞质基质黏稠,其中苹果酸脱氢酶是线粒体基质的标志酶。另外,线粒体基质中还含有自身独特的双链环状DNA、RNA、核糖体。线粒体是人类细胞除细胞核以外唯一含有DNA的细胞器,线粒体DNA是线粒体中的遗传物质,形成线粒体自身的基因组及其遗传系统。一个线粒体中可有一个或数个线粒体DNA分子,线粒体RNA是线粒体DNA的表达产物,是线粒体产生功能蛋白必不可少的遗传物质。线粒体核糖体存在于线粒体基质内,参与线粒体内蛋白质翻译过程。

三、线粒体生物学功能

(一) 物质代谢与能量转换功能

线粒体是真核生物细胞进行氧化代谢的载体,为糖类、脂肪和氨基酸最终氧化释放能量提供了重要场所。在线粒体基质中,乙酰辅酶A与草酸乙酸结合成枸橼酸,后者经过一系列酶促作用进行氧化脱氢与脱酸反应,最后又可形成草酸乙酸,而草酸乙酸又可和1个分子的乙酸辅酶A结合,生产枸橼酸,如此周而复始,即为枸橼酸循环(常称为三羧酸循环)。ATP作为生物合成的化学物质和能量的主要来源在细胞形态与功能维持中起核心作用。它用于许多生物合成反应、通过磷酸化和腺苷化作用活化内源化合物,掺入到辅因子及核酸中去。它对肌肉收缩和细胞骨架的聚合作用,为细胞运动、细胞分裂、囊泡转运提供能量和维持细胞形态都是必不可少的。ATP驱动离子转运蛋白,如:质膜的Na^+-K^+-ATPase、质膜和内质网膜的Ca^{2+}-ATPase、溶酶体膜以及含神经递质的囊泡的H^+-ATPase。这些泵维持了各种细胞功能所必需的条件,例如:由Na^+-K^+泵形成的穿质膜Na^+浓度梯度驱动Na^+-葡萄糖和Na^+-氨基酸协同转运蛋白以及Na^+/Ca^{2+}反向转运蛋白,促使这些营养素的进入和Ca^{2+}的移动。

化学能通过ATP水解为ADP或AMP的形式来释放。ADP在线粒体中由ATP合酶重新磷酸化(图24-2)。与氢氧化为水相偶联,这一过程称为氧化磷酸化。除了ATP合酶,氧化磷酸化还需:①氢以NADH的形式传递给初始电子转运复合物;②氧传递给终末电子转运复合物;③ADP和无机磷转运给ATP合酶;④电子沿电子传递链流向O_2,伴有质子从基质腔穿内膜逐出;⑤质子沿电化学递度下穿越内膜返回到基质腔从而驱动ATP合酶。

保证正常的线粒体功能运作涉及一系列相关机制(图24-1)。

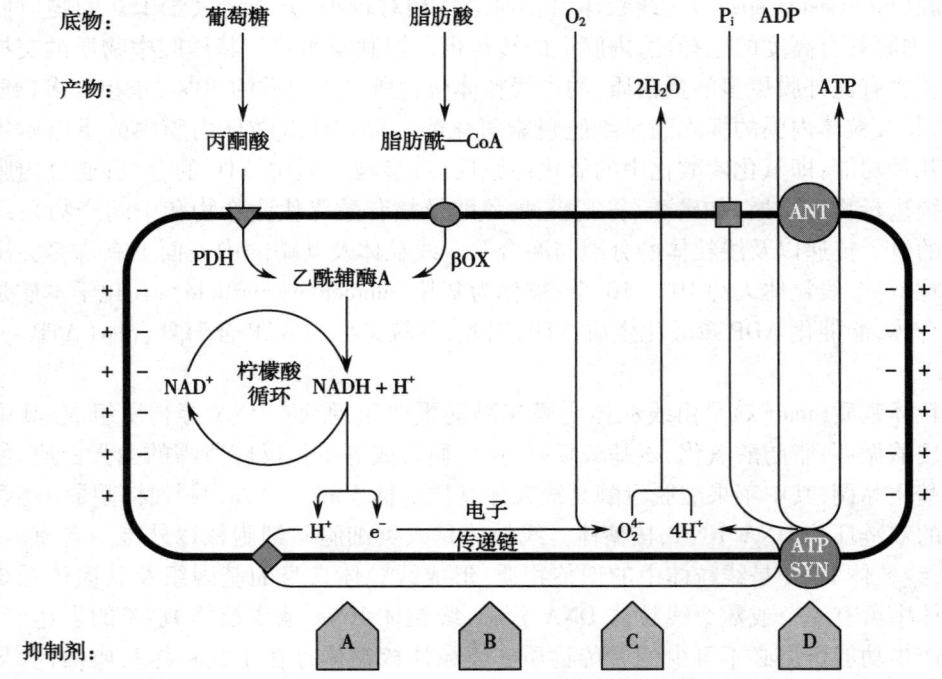

图 24-2　线粒体内的 ATP 合成（氧化磷酸化作用）

带有英文字母（A、B、C、D）的箭头指向四类干扰氧化磷酸化作用的物质最终作用的位点（表24-1）。为了简化起见，此图未标明线粒体外膜以及质子沿着电子传递链的三个位点逐出基质的过程。βOX＝脂肪酸的 β 氧化作用；e^-＝电子；Pi＝无机磷；ANT＝腺嘌呤核苷转位蛋白；ATP SYN＝ATP 合酶（F_0F_1ATP 酶）

1. 底物丙酮酸（来自葡萄糖降解）和脂肪酸（最终被氧化）的摄取　这些底物不能简单地扩散到它们被氧化的地方——线粒体基质，而是通过线粒体膜转运。线粒体外膜对于大约小于 5kD 的不带电荷的化合物具有良好的通透性，对于大部分外来化学物质没有屏障作用。相反，线粒体内膜则不能自由地通过离子和代谢物。底物进入到线粒体基质中需要有特殊的蛋白转运。例如，长链脂肪酸通过结合到辅酶 A 而先被活化，这些活化的脂肪酸结合到穿梭复合物——卡泥汀，结合形成的酯酰卡泥汀被转运通过内膜，接着脂肪酸部分被释放到线粒体基质中。

2. 在基质中，丙酮酸和脂肪酸都将转变或降解成乙酰辅酶 A。乙酰辅酶 A 是启动枸橼酸循环的主要底物。脂肪酸通过 β 氧化过程被裂解成 C2 片段。枸橼酸循环的主要功能是产生还原当量（reducing equivalent）——还原型烟酰胺腺嘌呤二核苷酸（reduced form of nico-tinamide-adenine dinucleotide，NADH）。

3. NADH 氧化产生的电子通过多步反应（电子传递链）逐级向下传递，最终将分子氧还原成水。当然，分子氧是电子传递链的另一个动力，并且必须有它的存在。电子传递链是由 4 种蛋白复合物组成，这些蛋白复合物由许多亚单位肽组装成（但是只有其中的三个肽链跨越了整个内膜）。例如，第一种复合物（复合物 Ⅰ）氧化 NADH，然后还原移动的电子载体——泛醌，后者在脂质膜中组装。

4. NADH 氧化（以及其他中介物氧化的进一步下传）所释放的能量被用于泵出质子，跨过线粒体内膜，进入膜间位置。质子泵活性在电子传递链中存在于三个不同的位点。这个过程产生了内外两侧的负膜电压($\triangle\psi$),使得膜间位置变成酸性环境。

5. 这个质子梯度的能量被用于启动 ATP 合成酶。在质子从膜间位置流入基质的过程中,一部分 ATP 合成酶复合物发生旋转,并且 ADP 和 Pi 组装成 ATP。

（二）钙离子储存功能

线粒体是钙离子的储存库,它可以和内质网、细胞外基质等结构协同作用,从而调控细胞内钙离子浓度的动态平衡。线粒体迅速摄取钙离子的能力使其成为细胞中钙离子的缓冲区。在线粒体内膜膜电位的驱动下,钙离子可由存在于线粒体内膜中的单向转运体输送进入线粒体基质,当钙离子排出线粒体基质时则需要钠-钙交换蛋白的辅助或通过钙诱导钙释放(calcium-induced calcium-release,CICR)机制。在钙离子释放时会引起伴随着较大膜电位变化,被称为"钙波"(calcium wave),能激活某些第二信使系统蛋白,协调诸如突触中神经递质的释放及内分泌细胞中激素的分泌。线粒体还可参与细胞凋亡时的钙离子信号转导。

（三）细胞凋亡与衰老调控功能

线粒体除了合成 ATP 为细胞生命活动提供能量外,线粒体还具有调控细胞程序性死亡的主要作用。线粒体通透性转换孔(mitochondrial permeability transition pore,MPTP)与细胞凋亡密切相关。MPTP 是位于线粒体内膜上由多种蛋白共同组成的具有非特异性的电压依赖性复合体孔道,其组成包括位于基质的环孢素 A 结合蛋白 D(cyclophilin D,CypD)、内膜的腺嘌呤核苷酸转位酶(adenine nucleotide translocase,ANT)及外膜的电压依赖性阴离子通道(voltage dependent anion channel,VDAC)等共同组成。现已研究证实,线粒体内包含一些诱导细胞凋亡的物质,如凋亡诱导因子(apoptosis inducing factor,AIF)、细胞色素 C(Cyt C)、Ca^{2+} 以及活性氧(reactive oxygen species,ROS)等。在凋亡信号的刺激下,线粒体 MPTP 开放、Cyt C 与 AIF 释放、线粒体跨膜电位($\triangle\psi m$)下降等,通过一系列联级反应,诱导细胞凋亡。目前认为,衰老发展过程与线粒体(mitochondrion,MT)功能异常密切相关,其中线粒体自由基的产生是衰老的一个重要因素。线粒体既是细胞呼吸和氧化磷酸化的场所,又是产生 ROS 的主要来源。正常机体内 ROS 的产生与消除处于动态平衡,但随着年龄的增加,这种平衡被打破,机体抗氧化能降低,含氧自由基逐渐蓄积。过多的 ROS 对 mtDNA 产生氧化伤害导致 mtDNA 突变,ATP 生成减少,后者引发机体多种生理功能的降低,加速衰老进程。另外,线粒体还与细胞增殖分化以及癌症发生、发展有关。

第二节　外源化学物质对线粒体功能的干扰

由于能量的产生(即 ATP 合酶介导的 ADP 和无机磷合成 ATP)是一个复杂的反应网络,因此扰乱或阻断这个反应网络的任何过程,最终必将导致 ATP 合成的抑制。化学物质能干扰参与能量生成的任何部位和过程。但是,最重要的靶位之一是线粒体的内膜。从毒理学角度看,线粒体内膜三种重要特征是值得关注的。第一是它的脂质组成。线粒体内膜是一种特殊的膜,它不含胆固醇,而富含心磷脂(cardiolipin)。许多外源化学物对心磷脂具有高亲和性,因此会在线粒体内膜聚集。第二是线粒体内膜的内侧具有较高的跨膜负电位。因为这个电化学梯度,许多带正电的外源化学物质可能聚集,并且在线粒体膜内达到高浓度。最后是线粒体膜通透性转换孔(mitochondrial permeability transition pore,MPTP)的存在。这种巨型通道跨越了内外膜,由许多蛋白复合物组成,在一般情况下是关闭的,因此使得膜对于大的复合物不具有通透性,并使质子梯度得以维持。然而,外源化学物能够引起 MPTP 的开放,导致 $\triangle\psi m$ 的消失,并且信号分子(如细胞色素 C)从线粒体释放进入胞质,参与诱发凋亡。

几类化学物阻碍这些过程,干扰线粒体 ATP 合成。这些化学物分为 5 组:A 类物质干扰氢向电子传递链传递,例如,氟乙酸抑制枸橼酸循环和还原性辅因子的产生;B 类化学物如鱼藤酮和氰化物抑制电子沿电子传递链转移到分子氧;C 类毒物干扰氧传递到终末电子转运蛋白——细胞色素氧化酶;D 类化学物抑制 ATP 合酶(氧化磷酸化的关键酶)的活性。在这一位点上,可能以 4 种方式中的一种抑制 ATP 合成:①直接抑制 ATP 合酶;②干扰 ADP 的传递;③干扰无机磷的传递;④剥夺 ATP 合酶的驱动力——受控的质子向基质间腔内流的力量。疏质子化学物(解偶联剂)如 2,-4-二硝基酚和五氯酚将质子输入到线粒体基质,使驱动质子受控流入基质(随后驱动 ATP 合酶)的质子梯度消散;最后,引起线粒体 DNA 损害,因而损害由线粒体基因组编码的特定蛋白质(如复合物 I 亚单位和 ATP 合酶)合成的化学物列入 E 组,它们包括用于抗 AIDS 的双脱氧核苷类药物如齐多夫定。表 24-1 列出损害 ATP 合成的各类化学物。

表 24-1　损害线粒体 ATP 合成的化学物

A. 抑制氢向电子传递链传递的物质(作用于下述过程或下述因素)
1. 糖酵解(在神经元中起重要作用)　低血糖症;碘乙酸盐和 NO^+ 作用于 GAPDH
2. 糖原异生(在肾小管中起重要作用)　辅酶 A 耗竭剂(见下面)
3. 脂肪酸氧化作用(在心肌中起重要作用)　降糖氨酸,4-戊烯酸
4. 丙酮酸脱氢酶　亚砷酸盐,DCVC,p-苯醌
5. 枸橼酸循环
   (1) 乌头酸酶:氟乙酸盐,$ONOO^-$
   (2) 异枸橼酸脱氢酶:DCVC
   (3) 琥珀酸脱氢酶:丙二酸盐,DCVC,PCBD-cys,2-溴氢醌,3-硝基苯丙酸,顺-巴豆酰胺杀菌剂
6. TPP 耗竭剂(抑制 TPP 依赖的 PDH 和 α-KGDH)　乙醇
7. 辅酶 A 耗竭剂　4-(二甲氨基)苯酚,p-苯醌
8. NADH 耗竭剂
   (1) 线粒体内 NADH 的氧化剂:四氧嘧啶,t-BHP,NAPBQI,豌豆嘧啶,脂肪酸氢化氧化物,维生素 K_3,MPP^+
   (2) 聚(ADP-核糖)聚合酶的激活剂:引起 DNA 损伤的化学物(如 MNNG、过氧化氢、$ONOO^-$)
B. 电子传递的抑制物(作用于下述过程或下述因素)
1. 电子传递复合物的抑制物
   (1) NADH-辅酶 Q 还原酶(复合物 I):鱼藤酮,异戊巴比妥,MPP^+,百草枯
   (2) 细胞色素 Q-细胞色素 C 还原酶(复合物Ⅲ):抗霉素-A,黏噻唑
   (3) 细胞色素氧化酶(复合物Ⅳ):氰化物,硫化氢,叠氮化物,甲酸盐,NO,磷化氢(PH_3)
   (4) 多作用点抑制物:二硝基苯胺和二苯基乙醚除草剂,$ONOO^-$
2. 电子受体　CCl_4,阿霉素,维生素 K_3,MPP^+
C. 抑制氧向电子传递链传递的物质
1. 引起呼吸麻痹的化学物　CNS 抑制剂,惊厥剂
2. 引起缺血的化学物　麦角类生物碱,可卡因
3. 抑制血红蛋白氧合作用的化学物　一氧化碳,形成高铁血红蛋白的化学物
4. 损害肺气体交换的化学物　CO_2,深度肺刺激物(如 NO、光气、过氟异丁烯)

续表

D. 抑制 ADP 磷酸化作用的物质（作用于下述过程或作为下述因子）

1. ATP 合酶　寡霉素，环己锡，DDT，十氯酮

2. 腺苷酸转位蛋白　苍术苷，DDT，游离脂肪酸，溶血磷脂

3. 磷酸转运蛋白　N-乙基顺丁烯二酰亚胺，汞撒利，p-苯醌

4. 降低线粒体膜电位的化学物（氧化磷酸化反应解偶联剂）

（1）阳离子载体：五氯苯酚，二硝基酚除草剂，苯甲氰除草剂，噻重氮除草剂，水杨酸盐，阳离子的两亲药物（胺碘酮，呱克昔林），缬氨霉素，短杆菌肽，钙霉素（A23187）

（2）能透过线粒体内膜的化学物：PCBD-cys，十氯酮

5. 多位点抑制剂药物　苯乙双胍（降糖灵），异丙酚，水杨酸（过量时）

E. 引起线粒体 DNA 损伤和损害关键线粒体蛋白转录的化学物

1. 抗病毒药　齐多夫定，2'，3'-双脱氧胞苷，2'，3'-双脱氧肌苷，脱氧氟代呋喃阿糖碘代尿嘧啶

2. 抗生素　氯霉素（过量时），利奈唑胺

3. 乙醇（长期饮用）

注：DCVC=二氯乙烯基-半胱氨酸；GAPDH=3-磷酸甘油醛脱氢酶；α-KGDH=α-酮戊二酸脱氢酶；MNNG=N-甲基-N′-硝基-N-亚硝基胍；MPP$^+$=1-甲基-4-苯基吡啶鎓；PCBD-cys=五氯丁二烯基-半胱氨酸；PDH=丙酮酸脱氢酶；TPP=焦磷酸硫胺素。

某些组织对于外源化学物质导致的能量匮乏非常敏感，例如，氧高依赖性组织如心肌、骨骼肌、平滑肌、中枢和外周神经系统。这些组织在外来生物活性物质导致大量的能量匮乏时首先受影响。其他对线粒体损伤高度敏感的组织有肾脏和胰腺的 β 细胞。另外，毒物的动力学和毒物动态学因素决定更加局限化的组织或器官选择性的线粒体损伤。许多细胞能通过补偿性刺激线粒体从头合成来对抗持续的线粒体功能损伤，但是这种效果是有限的。

一、外源化学物质的解偶联作用

线粒体膜电位能够最直接地衡量线粒体的能量状态及其功能，与线粒体内钙离子摄取、ATP 生成、代谢物及蛋白质转运和线粒体内活性氧生成相关。解偶联剂（uncoupling agent）正是针对线粒体膜电位的一种氧化磷酸化抑制剂，它以质子化的形式将膜间隙中的 H^+ 带回线粒体并释放到基质中，从而消除了线粒体内膜两侧的 H^+ 浓度梯度，使 ATP 合成酶丧失质子驱动力，氧化可以发生，而磷酸化不能进行，因而无 ATP 生成。解偶联剂并不抑制呼吸链的电子传递，甚至还加速电子传递，促进糖、脂肪和蛋白质的消耗，并刺激线粒体耗氧，但不形成 ATP。解偶联的后果是电子传递过程中释放的自由能以热量的形式散失。换句话说，在这些情况下，线粒体从细胞能量工厂变成一个产热的细胞器。

根据外源化学物的结构特点，可分为弱酸质子型解偶联剂和离子载体型解偶联剂。

1. 弱酸质子型化学解偶联剂　弱酸质子型解偶联剂包括酚、苯并咪唑、N-苯基邻氨基苯甲酸、N-水杨酰苯胺、苯腙、水杨酸、氧杂茚和芳香胺等，它们可以在不同的 pH 环境中解离或者结合质子。尽管芳香胺类化合物如局部麻醉剂丁哌卡因、辛可卡因的解偶联机制还有争议，但它们的解偶联作用被认为源于其质子行为。代表性的弱酸质子型解偶联剂有 2,4-二硝基苯酚（2,4-dinitrophenol，DNP）和五氯苯酚（pentachlorophenol，PCP）。五氯苯酚广泛应用作杀真菌剂和木材浸渍剂。作业场所的健康危害已被认识很长时间了。暴露于高浓度的五氯苯酚会出现体温上升，排汗增加，口渴，有些特别的会出现肌肉疲劳、呼吸困难以及头昏眼花。这些症状都是因为能量供给缺乏产生的。PCP 是一种弱酸（pKa-5），因此在生理 pH 条件下会降解。因为它的高质子密度，PCP 很容易通过线粒体的渗透性外膜到达膜间位置，

并在膜间位置发生质子化。不带电的亲脂分子在线粒体内膜容易降解,然而因为内部的负电压以及内外两侧近0.6pH单位的pH值差异的存在,使得不带电的亲脂分子能穿过线粒体内膜。于是带负电的PCP阴离子被逐回膜间位置,并且这个循环不断重复。重要的是,这个机制使得质子回到基质,形成无效循环,从而阻止质子在膜间位置聚集,也阻止ATP合酶的启动。因此,PCP是一种质子传递体,结果导致氧化磷酸化的解偶联。

20世纪30年代,DNP曾被广泛用作减肥药,研究发现2,4-二硝基苯酚(DNP)能够极大程度地增加代谢速率,仅美国使用人数已达到10万。此外,DNP可对神经损伤起到保护作用,因为它可以降低活性氧(reactive oxygen species,ROS)的生成,从而保护缺血再灌注状态下的心脏和大脑。DNP同样可以改善N-甲基-D-天冬氨酸(N-methyl-D-aspartate,NMDA)受体激活造成的脑损伤,并且可以缓解由蛋白凝聚累积引起的神经退行性疾病情况下的损伤。然而,由于解偶联过程中产生热量会使体温大幅度升高并引起致命的中暑,DNP的使用受限制,由于DNP的有效剂量与有毒剂量很接近,使其很容易服用过量而引起副作用。服用高剂量的DNP可导致不可控的高热,由此引起的体温过高会使细胞中的酶变性失活,使ATP过度消耗,从而不能满足正常生命活动的需求,进而导致细胞和器官死亡。大规模细胞死亡可诱导高钾血症、肾损伤以及系统性炎症反应综合征(systemic inflammatory response syndrome,SIRS),最终导致多器官功能障碍综合征(multiple organ dysfunction syndrome,MODS)。DNP的副作用还包括迅速发展的白内障等。基于其诸多副作用,DNP被迫禁止用于人类肥胖症的治疗。

质子型解偶联剂的作用机制:在pH 7.0的环境中,质子型解偶联剂以解离形式存在——U^-和H^+,H^+不能透过线粒体内膜;在线粒体膜间隙的酸性环境中U^-质子化,变为脂溶性的非解离形式UH,能透过线粒体内膜的磷脂双分子层,同时在线粒体基质中的碱性条件下解离释放H^+,从而把一个质子从膜外侧带入到膜内侧,降低电子传递形成的跨膜质子电化学梯度,部分消除质子浓度梯度,将能量以热能的形式释放,抑制ATP的形成。

此外,近期有许多新的弱酸类质子型解偶联剂被发现,如酚类氟姜黄色素衍生物可以降低线粒体膜电位,促进线粒体呼吸,减少活性氧的生成以及促进Ca^{2+}释放等。以上过程可被6-酮康唑逆转,而环孢素A对此不起作用,说明氟姜黄色素衍生物具有解偶联作用。

2. 离子载体型化学解偶联剂　离子载体是一些能够极大地提高膜对某些离子通透性的载体分子,主要为除氢离子以外的一价阳离子。大多数离子载体是细菌产生的抗生素,它们能够杀死某些微生物,其作用机制是提高了靶细胞膜的通透性,使得靶细胞无法维持细胞内离子的正常浓度梯度而死亡。缬氨霉素(valinomycin)是由链霉菌(Streptomyces)产生的一种抗生素,属于典型的K^+载体,是由12个氨基酸残基组成的环形小肽,其化学结构含有重复三次的D-缬氨酸、L-乳酸、L-缬氨酸和D-羟基异戊酸盐序列,是一种脂溶性的抗生素。缬氨霉素插入脂质体后,通过环的疏水面与磷脂双分子层相连,极性的内部精确地固定K^+,并与K^+配位结合形成脂溶性复合物,然后向内侧移动,通过线粒体内膜磷脂双分子层,将K^+释放到线粒体内膜基质中。缬氨霉素可使K^+的扩散速率提高105倍。缬氨霉素是呼吸链离子载体抑制剂,通过增加线粒体内膜对K^+的通透性,消除跨膜的电位梯度,消耗电子传递过程中产生的自由能,抑制氧化磷酸化作用,从而引起线粒体内膜通透性的改变和细胞色素C的释放并进一步导致细胞的死亡。基于该机制,早期的研究认为缬氨霉素启动了细胞的程序性凋亡,并测试了缬氨霉素对乳腺癌细胞的抑制活性;也有研究认为缬氨霉素对细胞膜通透性的改变与细胞色素C的释放无相关性,也就是与细胞自我凋亡模式不相关,而最新研究认为缬氨霉素促进细胞自噬,而非细胞程序性凋亡模式。此外,其他阳离子,如 Ca^{2+}、$Cu(OP)_2$、tris-S-$C_4(5)$ 可以作用于线粒体内膜,改变内膜对离子的通透性,从而进行解偶联作用。根据改变离子通透性的机制不同,离子载体又分为两种类型:通道形成离子载体(channel-forming ionophore)和离子运载离子载体(ion-carrying ionophore)。一般亲脂性阳离子载体在线粒体中发挥解偶联作用,但并不能在亚线粒体及叶绿体中起作用,这是因为亚线粒体及叶绿体的膜蛋白靶向和膜电位信号与线粒体相反(线粒体内为负电荷,叶绿体内为正电荷)。另一方面,一些具有解偶联作用的亲脂性阴离子载体,如苦味酸、四苯乙烯只存在于亚线粒体及叶绿体中,其解偶联的作用原理是由于电子被亲脂性的阴离子替代转移到膜内部空间而导致膜电位的下降。

二、NADH 生成的抑制

NADH 是线粒体内主要的还原当量(reducing equivalent)的来源,能提供电子以维持质子泵,将氧还原成水,并最终使得 ADP 和 Pi 合成 ATP。因此,外源化学物对 NADH 生成的抑制不可避免地致使能量生成损害并导致毒性。这种破坏作用在许多不同的位点都会发生,包括主要能量(NADH)生成过程——β 氧化通路和枸橼酸循环。

1. 线粒体脂肪酰 β 氧化的抑制　脂肪酸经过 β 氧化过程不断缩短成为脂酰辅酶 A 产物。这些脂酰辅酶 A 要么被浓缩成酮体并排出,要么进入枸橼酸循环进一步氧化,并参与 NADH 生成。因为参与 β 氧化过程的酶存在于线粒体基质中,脂肪酸必须首先通过线粒体非渗透性内膜。尽管短链和中链的脂肪酸容易通过内膜,长链的脂肪酸(也就是 $C_{14} \sim C_{18}$)需要一个特殊的转运系统。首先,他们被辅酶 A 活化成辅酶 A 硫酯。辅酶 A 硫酯接着能偶联到肉碱,后者是转运长链脂肪酸通过内膜的一种穿梭分子,能够使长链脂肪酸结合于辅酶 A 从而再次活化。在基质中,脂酰辅酶 A 通过一个多步骤的过程被酶缩短,通过这种方式生成了枸橼酸循环的底物——乙酰辅酶 A。在该氧化过程中,产生了 NADH。

外源化学物能干扰 β 氧化过程中的任何步骤。例如,如果外源化学物干扰辅助因子辅酶 A 的获得,那么脂酰活化和跨膜转运将受到严重破坏。如果含羧基的外源化学物被偶联到辅酶 A,形成酰基衍生物,可获得的辅因子被扣留,这种情况就会发生。丙戊酸便是一个例子。

丙戊酸(valproic acid,VPA)是一种广泛应用的抗癫痫药。它是一种相对安全的药物,它可引起的副作用包括肝毒性。VPA 导致的肝损害有两种临床表现,较轻微的是暂时性的血清转氨酶活性增加,严重时出现黄疸和坏死,虽然很少发生(在儿童中的发生率接近 1/5000,成人 1/40 000 ~ 1/20 000)VPA 诱导的肝损害同时也有小泡型脂肪变性(microvesicular steatosis)。超微结构分析显示肿胀的线粒体具有退化的结构。

丙戊酸毒性机制:VPA 是一种支链脂肪酸。像天然的脂肪酸一样,VPA 形成丙戊酸-辅酶 A-硫脂、肉碱脂,接着经历线粒体 β 氧化。除了线粒体代谢,VPA 也被细胞色素 P450 代谢成△4-VPA。这种氧化性的代谢产物能参与线粒体的 β 氧化,并且进一步脱氢导致了△2,4-VPA 形成。至少两个机制与 VPA 线粒体毒性有关。首先,VPA 和 VPA 代谢产物减少了细胞的辅酶 A(以及肉碱)水平,一般认为,这是导致线粒体 β 氧化及其结果受抑制的主要原因。因为中链酰基辅酶 A 合成酶(存在于线粒体基质)更可能偶联 VPA 到辅酶 A,线粒体内的辅酶 A 池将被耗空,导致短、中和长链脂肪酸 β 氧化受到抑制。另外一种可能的损伤机制是直接抑制参与 β 氧化过程的酶。VPA 的代谢产物△4-VPA 具有这种作用。△4-VPA 被线粒体内部的辅酶 A 活化,并且它经历了 β 氧化的第一步(脱氢),变成△2,4-VPA。这也可能解释了为什么细胞色素 P450 诱导物会加强 VPA 的肝毒性。

在禁食情况下,线粒体的脂肪酸 β 氧化是某些组织(肝脏、心脏)的主要能量来源,所以持续的 β 氧化的抑制会导致严重的能量危机。有线粒体疾病的病人(例如复合物 Ⅰ 和 Ⅲ 活性降低)发生 VPA 诱导的暴发性肝衰竭的危险的可能性会增加。

β 氧化抑制的另一个副作用是脂肪酸的堆积。脂肪酸堆积到了极限将导致小泡型脂肪变性。小泡型脂肪变性是许多小～中等大小的脂肪滴在肝细胞中聚集,并使细胞肿胀。这种脂肪变性不同于大泡型脂肪变性(大的脂肪滴,经常和极低密度脂蛋白分泌紊乱相联系)。小泡型脂肪变性是丙戊酸等抑制 β 氧化的药物的典型表现,其后果也是严重的,这种状况常常导致暴发性肝衰竭。这些脂肪的聚集也经常导致脂质过氧化和氧化应激的增加。

2. 外源化学物作为枸橼酸循环的假底物　干扰枸橼酸循环的外源化学物阻断了 NADH 的产生。NADH 是主要的还原当量(reducing equivalent)的来源,能提供启动电子传递链的电子并最终将分子氧还原成水。外来生物活性物质通过模拟枸橼酸循环的天然底物来干扰枸橼酸循环。氟乙酸(fluoroacetate)就是其中一个例子,它能够模拟乙酸,但是不能像乙酸一样被完全代谢。

氟乙酸是一种存在于南非、南美和澳洲某些植物中的天然物质,这种物质对食用这些植物的动物具有毒性。因为其急性毒性作用,氟乙酸被用来做灭鼠剂。氟乙酸对人的毒性也曾发生过,其中毒的临床表现是惊厥(反映中枢神经系统毒性)、心律失常以及纤维化。这些症状都是因为缺乏 ATP 的供应,特别是脑和心脏是能量耗竭时首先受损的器官。氟乙酸暴露组织会发生枸橼酸的堆积。因为枸橼酸是枸橼酸循环的中介物,后来证实该循环的后继反应(如枸橼酸异构化变成异枸橼酸)都被氟乙酸抑制。

氟乙酸毒性机制:氟乙酸是醋酸的类似物。一般的,醋酸和辅酶 A 偶联(并因此活化),接着与草酰乙酸(C4 体)结合形成枸橼酸(C6)。再下一步,枸橼酸异构化形成异枸橼酸,后者进一步被氧化成 α-酮戊二酸,因此将 NAD$^+$ 还原生成 NADH 和 H$^+$。

枸橼酸异构化形成异枸橼酸过程中的关键步骤是由顺乌头酸酶催化的。顺乌头酸是一种含[4Fe-4S]簇的酶。在起始阶段,枸橼酸中带负电的氧原子结合于该簇中的特异性 Fe 原子。

氟乙酸模拟醋酸代谢的起始几个步骤,例如它偶联与辅酶 A 形成氟乙酰-辅酶 A。与草酰乙酸浓缩生成氟枸橼酸。然而,由于氟枸橼酸对顺乌头酸酶的抑制作用,接下来的异构化将不能进行。带负电的氟离子与顺乌头酸酶中心铁原子相互作用,使得异构化变得不可能。于是整个枸橼酸循环停止下来,NADH 生成受到抑制。因为组织合成了底物类似物,阻断了代谢,导致组织不可逆损害,所以这个过程叫做"致死性合成"。

三、电子传递链的抑制以及 ROS 生成的增加

外源化学物能在电子传递链中的多个位置抑制电子流。无论在哪个位点发生,结果都将是质子泵功能的降低,并最终抑制 ATP 合酶。有两种类型的电子传递链抑制物。第一种类型的化合物阻断通过结合于电子传递链中的组成成分阻断电子传递,如鱼藤酮和氰化物。第二种类型的化合物能刺激电子流通过电子传递链的起始部分,然而它们本身通过接受电子而使得电子流在某个位点会偏离正常的通路,氧化还原剂如阿霉素便属于这一类。

阿霉素(adriamycin)属于蒽环霉素类抗肿瘤药物,用于治疗不同的实体瘤和淋巴瘤。然

而,由于它的蓄积危险以及会产生剂量相关的不可逆转的心肌病,导致充血性心衰,使得它的用途具有局限性。在它投向市场的头几年,在较大数量的病人中它的组织特异性毒性明显,特别是在儿童,心律失常的发生率相对较高,并且经常可以看到心肌组织的退化现象。尽管有这些副作用,由于阿霉素抗肿瘤的高效性,使得它仍然被应用。然而,新的蒽环霉素类衍生物同时也被开发出来,并且可能实质性减少其心脏毒性。

阿霉素对线粒体内膜的心磷脂具有高亲和性,易于在该部位聚集。阿霉素的化学结构(具有一个四环糖苷配基,氨基糖通过一个糖苷键结合于该配基)显示它具有醌形结构,是很好的电子接受体,能专一地使电子偏离呼吸链的复合物 Ⅰ,因此将醌还原成半苯醌自由基。后者不稳定,很快又发生自身氧化为母体醌。由于它的高氧化还原电位(近 320mV),它能将分子氧还原为超氧阴离子自由基($O_2^{\cdot -}$),形成氧化还原循环。这种氧化还原循环活性及其氧化应激产物导致线粒体谷胱甘肽的氧化、线粒体膜通透性转换的发生以及心脏选择性的线粒体 DNA 氧化。

阿霉素的毒性是基于 ROS 的产生以及 ATP 生成的抑制,但是为什么阿霉素选择性损伤心肌出现心脏特异性毒性。目前有许多假设解释这种组织选择性毒性。首先,心脏需要持续大量的 ATP 供应来维持其连续的功能,因此非常容易受到损伤;第二,心脏谷胱甘肽过氧化物酶和过氧化氢酶在心肌中的活性很低,抗氧化能力弱,对氧化应激的后果缺乏抵抗能力;第三,阿霉素能转变心脏特异性的转录。氧化应激改变了作为第二信使的脂质成分的结构和功能。阿霉素能间接改变蛋白激酶 C 介导的细胞内 Ca^{2+} 的调节,并下调许多编码在能量生成中起重要作用酶的基因表达,包括心脏和肌肉特异性的腺嘌呤核苷酸转运体(ANT),以及电子传递链的组成成分。ANT 能将新合成的 ATP 从线粒体内转运到细胞质中,并将ADP 从细胞质转到线粒体内。这种蛋白在线粒体内膜含量丰富,并且也是 MPTP 的组成成分。

线粒体 DNA 对于 ROS 的氧化作用高度敏感,其原因是多方面的:①即使是在无外源化学物的状况下,线粒体 DNA 仍处于能持续产生相对大量 ROS 环境中;②不像核 DNA 一样,线粒体 DNA 的无义序列不能编码 RNA 和蛋白质,因此,任何线粒体 DNA 的氧化都可能产生生物学上的重要效应;③线粒体 DNA 没有任何保护性的组蛋白,并且线粒体 DNA 的修复机制相比核 DNA 效率也低很多。因此,线粒体的氧化损伤导致了氧化性的碱基损伤的聚集。事实上,线粒体 DNA 出现被氧化的脱氧鸟苷比核 DNA 高 10 倍。

外来源化学物也能结合于电子传递链的其他位置阻断电子流。例如,氰化物(cyanide)和叠氮化物是众所周知的能结合于终末蛋白复合物即细胞色素氧化酶 C(复合物Ⅳ)的化学物。氰化物是众所周知的剧毒物质,氰化钾和氰化钠用于金属工业。氰化物在自然界苦杏仁中以配糖(苦杏苷)的形式存在,其含量有 0.1%。在胃肠道,肠内菌群能够酶解配糖并释放葡萄糖、苯甲醛和氰化物。氰化氢具有挥发性,在家具生产时用到的聚亚安酯聚合物燃烧时也会产生氰化氢。家居和航空燃料燃烧能迅速产生大量的氰化物,因此氰化物的毒性成为一个严重的问题。

在生理 pH 条件下,氰化氢不能降解,并能很快扩散通过细胞膜。氰化物很容易结合于Fe^{3+}(不是 Fe^{2+}),后者在参与氧化还原循环的含亚铁血红蛋白中含量丰富。因为电子传递链的终末蛋白复合物Ⅳ的细胞色素 a_3 是具有氧化还原活性的亚铁血红蛋白,氰化物正是结合这个部位。然而,该结合并非特异性或选择性的,氰化物也结合于其他含亚铁血红蛋白的酶类(CYPs、过氧化物酶、细胞色素 C、被氧化的血红蛋白和肌红蛋白)。但从线粒体的迅速毒性效应来看,对于其他酶的抑制似乎关系不大。氰化物对复合物Ⅳ的阻断导致了急性的严重细胞 ATP 含量的缺乏,使得细胞因能量耗竭而死亡。吸入高浓度氰化氢气体或吞服致死剂量的氰化钠(钾)后可引起猝死。非猝死性患者呼出气和经口中毒患者呕吐物中有苦杏仁气味。根据中毒的轻重程度可分别表现为眼和上呼吸道刺激症状,进而出现呼吸困难,并有胸闷、头痛、心悸、心率增快、皮肤黏膜呈樱桃红色,经口中毒还可有恶心、呕吐、腹泻等消化道症状,随即出现强直性和阵发性痉挛,甚至角弓反张。如不及时抢救,患者昏迷加重、血压骤降、呼吸浅而不规则,出现发绀、反射消失,很快出现呼吸停止、心跳停止而死亡。

四、线粒体膜通透性转换孔(MPTP)的开放

最近,膜通透性转换现象作为细胞死亡的一种机制已经逐渐被认识,许多外源化学物质能导致线粒体膜上的生理孔道的开放,并迅速增加溶质的通透性,而在一般情况下线粒体内膜对其是不通透的。于是产生了严重后果。

线粒体膜通透性转运孔(MPTP)是线粒体膜结合蛋白复合物。它由包括外膜的电压依赖性阴离子通道(voltage-dependent anion channel,VDAC)、腺苷酸转位子(adenine nucleotide translocator,ANT)、基质中以及线粒体内外膜连接部位的亲环蛋白 D 等的许多种蛋白组成。该复合物也和许多其他蛋白相联系,包括 Bax 和 Bcl-2。后者在凋亡中发挥了重要作用。这种复合物形成一个在正常情况下处于关闭状态的孔道。

该孔道的生理功能是通过周期性和瞬间性清除线粒体过量的代谢物以及包括 Ca^{2+} 在内的离子,从而调节线粒体的 Ca^{2+}。因此,给培养细胞增加离子载体(迅速增加线粒体 Ca^{2+},并导致 Ca^{2+} 超载)会使得 MPTP 立即开放。

一旦该孔道开放,便产生一个近 2.0～2.6nm 的通道,使得分子量小于 1500D 的分子能够通过该通道。这种作用可能是由参与该过程的数对蛋白的辅助作用产生的。辅助蛋白 Bax 结合于孔道蛋白,并进一步增加通透性。环孢素 A(结合于亲环蛋白)能非常有效地阻断这个孔道。该孔道迅速开放的后果是明显而严重的。因为质子迅速流回基质,内膜发生去极化,并且线粒体膜电位(质子梯度)消失,氧化磷酸化被解偶联,线粒体溶质被释放。最终,因为基质的渗透压高于细胞质,水的迅速内流使得线粒体发生肿胀(根据这种现象,即是通透性突然增加引起线粒体肿胀,引出了"通透性转换"这个术语)。看来,大多数化学物诱发的细胞死亡涉及到线粒体,导致的线粒体功能失调(如 Ca^{2+} 的蓄积、$\triangle\psi$ 的消散、ROS/RNS 的过量产生),最终触发坏死或凋亡。同时,MPTP 是这两个过程的关键事件。另一个相关事件是细胞色素 C(Cyt C)(一种线粒体内膜表面的小的血红蛋白)进入胞质。Cyt C 释放的意义有两方面:①由于 Cyt C 处于线粒体电子传递链上倒数第二个环节,它的丢失将阻断 ATP 合成。增加的 O_2^{-} 形成,迫使细胞走向死亡。②同时,当释放的 Cyt C 与 ATP 一起结合于一种连接物蛋白(Apaf-1)时,Cyt C 能诱发 Apaf-1 结合的休眠状态天冬氨酸特异性半胱氨酸蛋白酶原-9(procaspase-9)发生蛋白水解断裂而成为活性的天冬氨酸特异性半胱氨酸蛋白酶-9,又称胱天蛋白酶-9(caspase-9)。这是指引细胞向死亡途径发展链条中的一种信号或启动环节。

五、ATP 的利用度决定细胞死亡的形式

凋亡与坏死存在着几种共同的特征。首先,许多外源化学物——如肝毒物乙酰氨基酚、1,1-二氯乙烯、硫代乙酰胺和镉以及肾毒物赭曲霉毒素既引起凋亡,也引起坏死。毒物在低

暴露水平或高水平暴露后的早期阶段倾向于诱发凋亡,而在高暴露水平后则引起坏死。此外,由细胞毒物引起的两种形式的细胞死亡就可能涉及到类似的代谢紊乱,其中最重要的是MPT。而 MPT 的阻断剂(如环孢素 A、Bcl-2 过度表达)既阻止凋亡,也阻止坏死的发生。那么,决定受损伤的细胞是发生凋亡还是坏死的因素是什么呢?

最近的发现提示,ATP 的利用度是决定细胞死亡形式的关键。在诸如 Ca^{2+} 暴露的肝细胞。Fas 刺激的 T 淋巴细胞和 H_2O_2 暴露的内皮细胞这样不同的实验模型中,当细胞耗竭ATP 时出现坏死而不是凋亡,但当提供 ATP 生成的基质而使 ATP 耗竭得以缓解时,则发生凋亡。Lemasters 等利用共聚焦显微镜观察暴露于凋亡刺激物的细胞中的线粒体,发现 MPT在所有线粒体中并不是均匀一致地发生。他们提出一种模型——经受 MPT 的线粒体的数量(这也是取决于化学物暴露的程度)决定了细胞 ATP 耗竭的严重性以及随后的细胞结局。按照这种模型,当仅有极少数线粒体发生 MPT 时,这些线粒体以及伴随它们的促凋亡信号(如外在化的 Cyt C)通过溶酶体自吞噬而清除。当 MPT 涉及到更多线粒体时,自吞噬机制被压制,释放的 Cyt C 启动 caspase 活化与凋亡。当 MPT 涉及到所有线粒体时,ATP 因上述原因而被严重耗竭。ATP 的缺失阻止了需 ATP 步骤参与的凋亡程序的执行,如 Apaf-1、Cyt C 和procaspase-9 之间复合物的形成,然后在 caspase 生效之前发生细胞溶解。

(钟才高 夏菠 庄志雄)

参 考 文 献

1. Will Y, Dykens JA. Chapter 12: Introduction to Mitochondrial Toxicity//Ballantyne B, Marrs TC, Syversen T, Eds. General and Applied Toxicology. 3rd Ed. Wiley-Blackwell, 2009.

2. Gregus Z. Mechanisms of Toxicity//Klaassen CD, ed. Casarett & Doulls Toxicology The Basic Science of Poisons. 8th Ed. New York: McGraw-Hill Education, 2013: 49-122.

3. Boelsteri UA. Mechanistic Toxicology. 2nd Ed. Boca Raton London New York: CRC Press, Taylor & Francis Group, 2007: 357-383.

4. Meyer JN, Leung MC, Rooney JP, et al. Mitochondria as a target of environmental toxicants. Toxicol Sci, 2013, 134(1): 1-17.

5. Shaughnessy DT, McAllister K, Worth L, et al. Mitochondria, energetics, epigenetics, and cellular responses to stress. Environ Health Perspect, 2014, 122(12): 1271-1278.

6. Ninomiya-Tsuji J. Mitochondrial dysfunction//Molecular and Biochemical Toxicology. 4th ed. Smart RC, Hodgson R, Eds. Hoboken, NJ: John Wiley & Sons, 2008: 319-332.

7. Nunnari J, Suomalainen A. Mitochondria: In sickness and in health. Cell, 2012, 148: 1145-1159.

8. Shaughnessy DT, Worth L, Lawler CP, et al. Meeting report: Identification of biomarkers for early detection of mitochondrial dysfunction. Mitochondrion, 2012, 10: 579-581.

9. Youle RJ, Bliek AM. Mitochondrial fission, fusion, and stress. Science, 2012, 337: 1062-1065.

10. Wallace DC, Fan W. Energetics, epigenetics, mitochondrial genetics. Mitochondrion, 2010, 10: 12-31.

第三篇

毒性的测试方法及其评价

第二十五章

毒性测试概述

第一节 毒性测试的概念、原则和要求

一、毒性测试的概念

毒理学作为一门古老的学科,虽然有文字记载的时间可能是 16 世纪中期,但毒理学最早的起源应该与人类的历史一样悠久。源于人类与恶劣自然环境斗争中迫于生存的压力,在寻找食物、尝试药物、避免中毒的不断尝试中,对许多物质"毒性"产生的直观和经验的认识。我国古代即有"神农尝百草"的传说,说的就是各种中草药的药性和毒性都是通过民间郎中以身试药,在不断的实践中摸索和判断出各种天然中草药是否有毒以及毒性的大小,从而给病人找出用药的安全剂量范围。这应该就是现代毒理学中的毒性测试和安全性评价概念的雏形。

人类社会的发展与进步,除了人类不断认识和适应自然界,同时还会利用自己掌握的科学知识和技术不断改造和创造世界,而且这个趋势随着科学技术的发展在不断加速和加大。近几百年来,人类不仅逐步认识清楚了组成我们物质世界的各种天然化学物、混合物的成分,而且还创造和合成了数以千万计的新的化学物。据不完全统计,目前全世界已注册的化学物超过 3000 万种,每年进入市场的新化学物超过 7000 种,这其中有许多化学(合)物都已经用于改善我们人类生活质量的工农业生产和日常生活中,从而与人类产生密切接触,或者通过"三废"的形式排放入我们的环境,污染我们的食物、空气和水,直接或间接地进入人体。因此,这些天然的、人工合成的各类化学物,到底对人体(或者动植物)有没有毒?毒性有多大(安全剂量多大)?主要损伤哪些部位(靶器官)?是什么性质的毒性(毒效应)?是人们必然提出的问题,也自然成为毒理学工作者们首先要回答的问题。

因此,从毒理学发展之初直到今天的现代毒理学,毒理学工作者们的一项主要任务(也是最重要的任务),就是不断建立和发展不同的动物、植物、微生物(细菌、病毒)以及细胞和细胞器系统,建立不同的毒性测试方法,用于评价化学物的毒性大小、毒效应性质、毒作用的靶器官等。由于主要是描述毒物产生的毒性效应、机体损伤作用,因此一直以来,毒理学家们也把这一部分内容称之为"描述毒理学"(descriptive toxicology)。而其主要手段和实验方法则称为毒性测试方法(toxicity testing)。

二、毒性测试的一般原则和准则

关注对人的毒性作用是毒理学研究的最终目标。但有关外来化合物对人体的毒性

作用,因为预先判断许多化合物对人体可能是有毒有害的,因此严格禁止人体观察实验。因此,除来源于环境、职业暴露的人群流行病学资料的归纳和总结,其他途径的人体毒性资料是很难得到的。这样就不可能有人体实验资料。因此,为了确定外来化合物对机体是否有损害作用,就必须进行各项毒性测试,而各项毒性测试又须按一定顺序先后进行,以期以最经济的方法,取得最可靠的结果。现在,世界各国和国际组织对外来化合物的毒性测试都有一套从自己需要出发制定的一定的程序的规定,它详细和明确规定了必须进行何种毒性测试和按何种顺序进行测试。试验准则(或规范)会对各项毒性测试提出最基本的技术要求。它详细地统一了各测试方法在本实验室的操作方法。其目的既是为了准确地进行毒理学评价,又是为了消除实验室间与实验室内的差异。一个良好的实验室(good laboratory practices,GLP),必须遵循相关程序与准则。必须注意的是,所有的标准和规范都不是一成不变的,而是随着毒理学和相关学科科学与技术的发展而不断调整的,会不断去除陈旧的技术和方法,而随时加入新发展和建立起来的更加科学和先进的测试方法。

(一) 评价程序

1. 总体程序　其原则是将一般毒性与特殊毒性进行分阶段组合(图 25-1),由短期到中期、长期。从试验方法来看,往往是由简单至复杂,体内和体外实验相结合,耗资也是从少到多。在各个国家或组织制订的"程序"中,都体现了这些原则,如经济合作与发展组织(Organization for Economic Co-operation and Development,OECD)将毒性试验分为上市前与上市后,因此,早在 20 世纪末就提出了上市前必须提供的最低资料(MPD),见表 25-1。

2. 分阶段实验　在特殊毒性试验中,由于受各种试验方法的敏感性、准确性和特异性的限制,因此,没有一个测试方法能覆盖所有测试终点,或满足所有的测试要求。各试验的价值不同,故评价致突变性,多要求分阶段进行组合实验。如我国对新药特殊毒性的评价,按三个阶段进行组合。

附图:

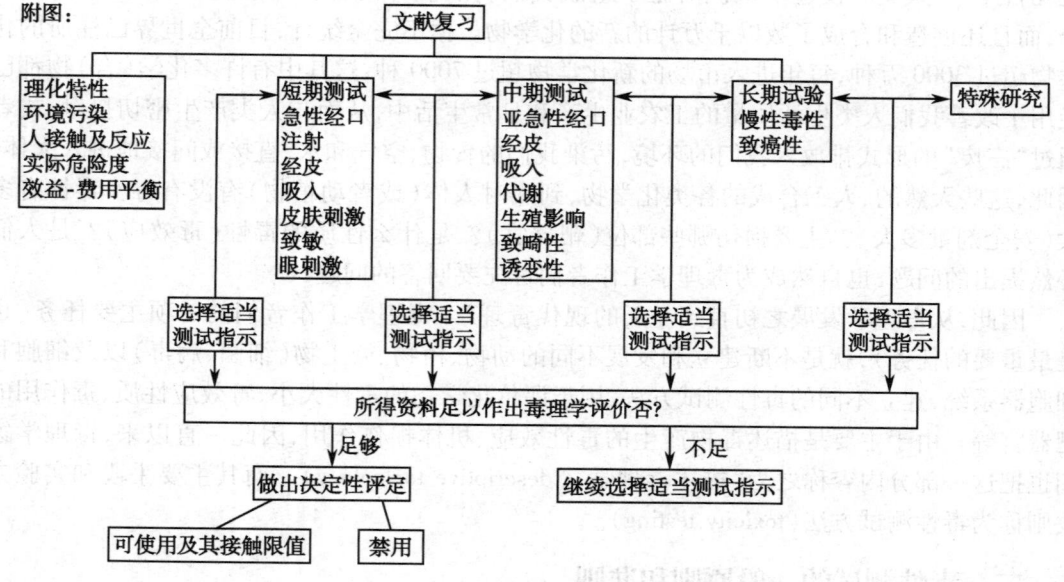

图 25-1　卫生毒理学研究及决策性评定程序

表 25-1　OECD 毒性试验最低资料

市场销售前	市场销售后
1. 急性口服毒性	1. 90 天重复给药试验
2. 急性皮肤毒性	2. 生殖试验
3. 急性吸入毒性	3. 畸胎学试验
4. 急性眼刺激	4. 毒物代谢动力学试验
5. 急性皮肤刺激	5. 慢性试验
6. 皮肤过敏	6. 致癌试验
7. 14～28 天重复给药	7. 神经毒性试验
8. 致突变/致癌预试验	8. 哺乳动物的体内遗传毒性
（1）原核细胞基因突变试验	
（2）真核细胞染色体畸变试验	

（二）毒性测试准则

OECD 提出：准则是为每种毒性测试提出一种格式的基本要求，它既提出了试验方法的要点，包含了基本的实验要素，又不是标准操作方法那么详细，但能在不同国家不同实验室以类似方式进行试验，并得出各个制订规定的机构充分接受的结果。现以急性口服毒性试验为例，急性经口毒性试验是毒理学安全性评价最基础的试验，主要研究 24 小时内单次或多次经口染毒后动物所产生的毒性反应和死亡情况。其主要目的是求出受试物对试验动物的半数致死剂量（LD_{50}）；初步估测毒作用的靶器官和可能的毒作用机制，为亚慢性、慢性和其他毒性试验的剂量水平设计提供参考和依据，为急性毒性分级、物质分类和制定安全防护措施提供依据。该试验准则的条目有：

1. 序言

（1）先决条件：

1）固体或液体受试物。

2）受试物的化学鉴别。

3）受试物的纯度（杂质）。

4）溶解特性。

5）溶性/沸点。

6）pH（必要时）。

（2）标准文件：有无有关国际标准。

2. 方法

（1）试验的引言、目的、范围、相关性、应用和限度：

1）定义。

2）试验方法的原则。

（2）试验步骤说明：

1）准备：试验动物。

2）实验条件。

3）临床检查。

4）病理学。

3. 资料和报告

（1）结果处理。

（2）结果评价。

（3）试验报告。

（4）结果解释。

LD_{50}是急性毒性实验最重要的检测指标,研究人员、统计人员从不同角度设计出多种LD_{50}测定方法,如相继出现的回归直线法（Berkson,1944）、序贯法（Dixen Mood,1948）、图解法（Horn,1953）、Karber 速算法（1974）等几十种计算方法。传统的LD_{50}测定方法在物质毒性分级和毒理学研究中发挥了重要的基础性作用,但动物消耗量大,利用动物数据评价人体毒性存在不确定性。同时,许多毒理学家认为LD_{50}值虽然是急性毒性试验评价的重要内容,但不必要求其结果十分精确。近年来"3Rs"（减少、替代和优化实验动物）原则的实施使整体动物试验面临严重挑战。因此,毒理学家们相继提出了多种传统LD_{50}测定的替代评价方法,并陆续被采纳和使用。OECD 于 2001 年修订发布了固定剂量法（fixed dose procedure）、急性毒性分级法（acute toxic class method）、上-下法（up and down procedure）等 3 种替代方法,并于 2002 年 12 月删除了经典的测定LD_{50}的方法（1981 年 OECD TG401,Draize 法）。同时,体外细胞培养替代方法、定量构效关系（QSAR）模型预测体内急性毒性等亦在发展中。2008 年正式成立的欧洲化学品管理局,要求化学物质在欧盟内生产和销售必须在规定的注册期限之前进行注册,新化学物质必须在投放市场前进行登记。而采用的毒性测试方法必须符合 OECD 的准则,这对我国相关化学品毒性测试国家标准的对接提出了新的挑战。

（三）各类化学物质的毒性测试程序

由于各类化学物质进入人体的途径不同、剂量大小各异,因此,还应考虑不同类别化合物有其不同的测试程序。例如,药物由于摄入的是纯化学品,不能在治病的同时再产生致"病"和致毒,因此必须实行最严格的毒性评价策略;食品由于人经常摄入,又是直接进入消化道吸收,因此食品中的化学物质须考虑人长期接触的因素,并且实行严格的剂量限制;化妆品中的化学物质以皮肤接触为主;工业化学物质以呼吸和皮肤接触较多。因此,食品的毒理学评价第二阶段就要求进行蓄积毒性试验,化妆品的毒性以皮肤毒理学项目居多,并有第五阶段人体激发斑的试验和试用试验。近年来,我国制订的各类物质的安全性毒理学评价程序中也充分体现了分类测试和评价的原则。现比较几类物质的毒性评价程序,见表25-2。

表25-2　不同种类化学物质毒理学评价程序

测试物	第一阶段	第二阶段
食品	急性经口毒性 （LD_{50}）试验,7 天毒性试验	蓄积毒性试验 三项致突变试验
化妆品	急性皮肤毒性试验 动物皮肤、黏膜试验	亚慢性皮肤毒性试验、 致畸试验
农药	急性毒性试验 经口、经皮 皮肤与眼黏膜试验	蓄积毒性试验 三项致突变试验

三、毒理学测试的主要方法手段

毒理学实验可采用整体动物、游离的动物脏器、组织、细胞进行。根据所采用的方法不同,可分为体内试验(in vivo test)和体外试验(in vitro test)。毒理学还利用人群流行病学调查直接研究外源化学物暴露对人体和人群健康的影响。各种毒理学研究方法的优缺点见表25-3。

表 25-3 毒理学研究方法的优缺点

研究方法	流行病学研究	受控的临床研究	毒理学体内试验	毒理学体外试验
优点	• 真实的暴露条件 • 在各化学物之间发生相互作用 • 测定在人群的作用 • 表示全部的人敏感性	• 规定的受控的暴露条件 • 在人群中测定反应 • 对某组人群(如哮喘)的研究是有力的证据 • 能测定效应的强度	• 易于控制暴露条件 • 能测定多种效应 • 能评价宿主特征的作用(如:性别、年龄、遗传特征等)和其他调控因素(饮食等) • 可能评价机制	• 影响因素少,易于控制 • 可进行某些深入的研究(如:机制,代谢) • 人力、物力花费较少
缺点	• 耗资、耗时多 • Post factor(事后性)无健康保护 • 难以确定暴露,有混杂暴露问题 • 可检测的危险性增加应达到2倍以上 • 测定指标较粗(发病率,死亡率)	• 耗资多 • 较低浓度和较短时间的暴露 • 限于较少量的人群(一般<50) • 限于暂时、微小、可逆的效应 • 最敏感的人群一般不适于研究	• 动物暴露与人暴露相关的不确定性 • 受控的饲养条件与人的实际情况不一致 • 暴露的浓度和时间的模式显著的不同于人群的暴露	• 不能全面反映毒作用,不能作为毒性评价和危险性评定的最后依据 • 难以观察慢性毒作用

1. **体内试验** 也称为整体动物试验。可严格控制实验条件,测定多种类型的毒作用。实验多采用哺乳动物,例如大鼠、小鼠、豚鼠、家兔、仓鼠等(过去还经常使用狗和猴等大型动物,现由于动物保护已较少使用)。在特殊需要情况下,也采用鱼类、鸟类、昆虫等。检测外源化学物的一般毒性,多在整体动物进行,例如急性毒性试验、亚急性毒性试验、亚慢性毒性试验和慢性毒性试验等。哺乳动物体内试验是毒理学标准的基本研究方法,其结果原则上可外推到人;但体内试验影响因素较多,难以进行代谢和机制研究。近年来,"3Rs"(减少、替代和优化实验动物)原则的实施使整体动物实验面临严重挑战,因此整体动物实验呈现逐步减少的趋势。

2. **体外试验** 指利用游离器官、培养的细胞或细胞器、生物模拟系统进行毒理学研究的实验,多用于外源化学物对机体急性毒作用的初步筛检、作用机制和代谢转化过程的深入观察研究。体外试验系统缺乏整体毒物动力学过程,并且难以研究外源化学物的慢性毒作用。

(1)游离器官:利用器官灌流技术将特定的液体通过血管流经某一离体的脏器(肝、肾、肺、脑等),借此可使离体脏器在一定时间内保持生活状态,与受试化学物接触,观察在该脏器出现有害作用以及受试化学物在该脏器中的代谢情况。

（2）细胞：利用从动物或人的脏器新分离的细胞（原代细胞，primary cell）或经传代培养的细胞如细胞株（cell strain）及细胞系（cell line）。

（3）细胞器（organelle）：将细胞制作匀浆，进一步离心分离成为不同的细胞器或组分，例如，线粒体、微粒体、细胞核等用于实验。

体内试验和体外试验各有其优点和局限性，应主要根据实验研究的目的和要求，采用最适当的方法，相互组合，互相验证。

3. 人体观察　通过中毒事故的处理或治疗，可以直接获得关于人体的毒理学资料，这是临床毒理学的主要研究内容。

4. 流行病学研究　对于在环境中已存在的外源化学物，可以用流行病学方法，将动物实验的结果进一步在人群调查中验证，可从对人群的直接观察中，取得动物实验所不能获得的资料，优点是接触条件真实，观察对象包括全部个体，可获得制订和修订卫生标准的资料以及制定预防措施的依据。利用流行病学方法不仅可以研究已知环境因素（外源化学物）对人群健康的影响（从因到果），而且还可对已知疾病的环境进行病因探索（从果到因）。但人群流行病学研究干扰因素多，测定的毒效应还不够深入，有关的生物学标志物还有待于发展。最后，我们还必须将体内和体外实验的结果外推到人，并与人体观察和流行病学研究的结果综合起来，以对所研究的外源化学物进行危险性评定。

外源化学物毒性测试和安全性评定是一个相当复杂的过程。需要大量的多种方法的毒理学研究和机制研究，而且研究矛盾的结果和不确定性增加了评价的复杂性，因此是一个还在不断探索和发展的领域。

（曹佳　周宗灿　印木泉）

第二节　毒性测试的进展及发展趋势

毒理学作为一门成熟的学科，在过去几十年建立起了以整体动物为核心、部分体外细胞实验为辅助的毒性测试体系，为大量化学物毒理安全性评价作出了很大的贡献。但进入21世纪以来，面对急剧增加的新老化学物，几乎四五十年未变的毒理学的核心测试方法受到极大的挑战。如何对迅速增长的化学物等有害因素进行快速、准确的毒性测试，已经成为21世纪毒理学发展所面临的任务。

首先，新老化学物暴露急剧增加，毒性测试任务十分艰巨。以欧盟为例，年产量为1~100吨的化学物就超过30 000种，而人们仅对其中少数化学品进行了毒性测试并获知其毒理学特征。据估计，超过86%的化合物缺乏系统的毒理学数据。随着组合化学等技术的发展与应用，每天还有大量的新化学物形成，有待进行毒性测试和暴露风险评估。而高昂的动物实验费用、冗长的实验周期严重制约毒性测试的快速发展。据统计，全世界平均每年动物实验花费近140亿美元，其中近30亿用于毒理学试验。平均一个化合物的毒性测试周期为3.5年；另外，由于动物种属和个体差异，动物实验模型难以反映真实的人体反应。尽管人们熟知动物实验的局限性，但对于动物模型的准确性却鲜有报道。有研究表明，在能引起兔子发生皮肤刺激反应的化合物中仅有40%可在人体中引发类似反应。类似的一项国际验证试验表明，化合物在大鼠中的半数致死剂量（LD_{50}）值与人体血液中的致死剂量相关性并不好（相关系数仅为0.56）。值得注意的是，动物实验中所采用的动物多为遗传背景相同、均一性的动物或特定的动物模型,而实际接触化合物的人群则有可能千差万别。还有,在传统的毒性测试中,为了更好地暴露化合物的潜在毒性,所采用的剂量常常远高于人体中的实际暴露剂量,而且试验所检测的毒理学终点与评价指标可能也与临床人体试验存在较大差异。因此,这些毒性测试试验结果在预测人体毒性时很容易出现假阳性和假阴性错误。

其次,通过多年的研究与积累,欧、美、日等发达国家对各领域典型的化学物,包括农药、有机溶剂和重金属的研究已日趋系统和成熟,近年来已将重点转入对环境中持久性有机污染物、环境内分泌干扰物、纳米等新型材料的毒性研究。我国是发展中国家,有着特殊的国情,除了农药、工业"三废"等传统的毒理学问题仍然存在外,随着我国经济和社会的快速发展,新型污染物、新型原材料、食品添加剂等因素对机体的有害效应变得十分突出,成为影响我国经济和社会发展的重大问题。因此,目前乃至今后一段时间内,我国除将继续关注农药和工业毒物外,还将逐步过渡和转移到分布广、危害性高或毒性不明并且与社会经济发展和大众健康密切相关的优先化合物中来,包括重金属、纳米及其他新材料、持久性有机污染物、环境内分泌干扰物、营养素及营养补充剂等等,并对这些优先化合物对机体、环境和生态所造成的有害影响进行毒性测试。

有关毒性测试近年来最大的变化,就是2007年美国国家研究委员会(NRC)应美国环境保护署(EPA)和国家毒理学计划(NTP)的要求,就毒性测试发展长期展望和关于实现展望的策略计划发表了一份题为《21世纪的毒性测试:展望和策略》的研究报告。该报告一经提出就在毒理学界引起了强烈反响。报告重点提出了毒性测试和危险性分析的总体框架(图25-2),包括化学表征、毒性测试(毒性途径和靶向测试)、剂量-反应和外推建模、人群和暴露资料、危险分析等等。Collins FS(NIH/NHGRI主任)等提出,毒性评定应从动物体内研究转移到体外试验、低等生物体内试验和计算机建模,美国NTP、美国EPA和NIH/NCGC对此开展了协作研究TOX21。仅2009年 *Toxicological Science* 杂志就连续发表了9篇评论。NRC方案是试验策略的转变,而不是试验方法的替代。此策略可减少试验的经费和时间,与现代机制毒理学和系统毒理学的进展相结合。需要指出的是,该报告对于如何实施毒性测试的转变并未提出具体和可行的指南,因此具有很大的发展空间。在肯定此毒性测试新策略的同时,也提出了一些有待深入解决的问题,如不同靶器官细胞的毒性途径的特异性,有害效应

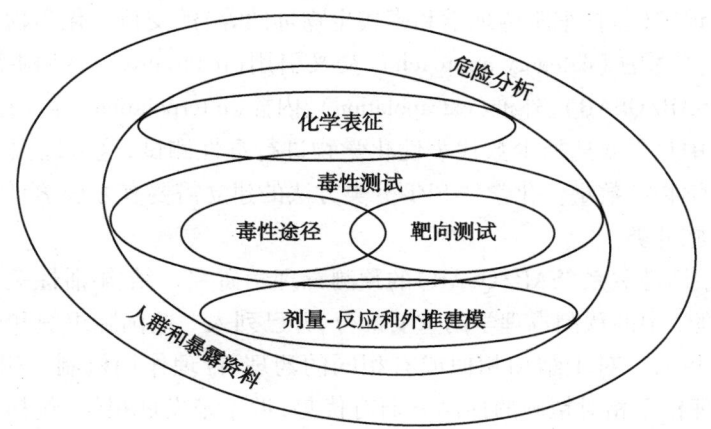

图25-2　NRC(2007)提出的毒性测试和危险性分析总体框架
包括:①化学表征;②毒性测试:毒性途径和靶向测试;③剂量-反应和
外推建模;④人群和暴露资料;⑤危险分析

和适应的分界点,毒性途径网络中各毒性途径对毒性结局的相对贡献,靶器官细胞间的交互作用,如何预测整体动物试验长期染毒的 LOAEL 和 NOAEL 等。这些问题均有待于进一步研究和解决。

因此,进入新世纪以来,毒性测试呈现出以下发展趋势:

1. 基于毒性通路为主的毒理学危险度评价方法　《21 世纪的毒性测试:展望和策略》最核心的内容是人源性细胞的毒性-途径体外测试(toxicity-pathway testing)和整体动物染毒的靶向测试(targeted testing)。最重要的是提出了以基于毒性通路为主的毒理学危险度评价方法。毒性通路是指细胞的反应通路,当其紊乱到一定程度时会导致机体的损害效应。一般包括从细胞膜受体结合到基因表达的一系列分子事件,甚至包括细胞层面的反应如细胞增殖或凋亡。无论单细胞生物还是复杂的植物和动物,都进化出了应对环境应激的机制。首先是确定经化学毒物处理的人源性细胞应激至死亡的各种信号转导途径。NRC 报告中提出了一些毒性途径例子,如 Nrf2 抗氧化反应途径、热休克反应途径、PXR、CAR、PPAR 和 AhR 反应途径、低渗透压反应途径、DNA 损伤反应途径、内源性激素反应途径等。此外,也有提出内质网应激途径、炎症反应途径、缺氧途径、金属应激途径等。在确定了毒作用途径后,应进行 14 天重复染毒体内毒性试验,确定毒作用的靶器官,必要时在转录组学水平研究受影响的细胞过程。因此,毒性通路强调的是在细胞水平从化学品暴露到基因表达改变的一系列精确的分子事件。以毒性通路为基础的危险度评价主要依赖体外细胞试验,最终是要完全放弃动物试验。毒性通路的建立,在理论上至少有三大挑战:①如何在分子水平区分适应性反应(adaptive response)和毒性效应(adverse/toxic response)? ②毒性通路的数目:是有限还是无限? ③化学物在体内的代谢过程体外无法模拟。

2. 预测化学物毒性的 SPT 分类方法　经测试的化学物数量有限的重要原因,在于资源和动物福利的要求,因此可以把相关的化学物进行分组或分类(grouping of chemical),然后根据化学结构、理化性质和毒性(structure-property-toxicity)进行分类,该方法称化学物 SPT 分类方法。OECD(2007)已提出了相近的指南。在分类方式中,并不需要对每一化学物的每一个终点进行测试,可从已测试化学物和终点的数据进行预测。此种预测的合理性需要得到筛选水平危害评定(包括细胞毒理学和模式生物毒性等)的支持。化学物分类填补缺失数据的方法,包括类似物法(category approach)、交叉引用(read-across),结构-活性关系和定量结构-活性关系(SAR/QSAR)、外推(extrapolation)、内插(interpolation)等。经过化学物分类,现有化学物各类中只需要选择少数代表性化学物进行毒性测试,这可以大大降低必须进行毒理学试验的化学物的数量。化学物 SPT 分类方法的建立需要有方法学研究和对各类化学物进行评价并实施分类。

3. 用于结构-活性关系(SAR/QSAR)的预测毒理学研究　结构-活性关系(SAR/QSAR)研究,已成为毒理学中的预测毒理学的重要部分,并已列入一些国际组织和政府机构的化学物健康危险评价指南。对于结构相似或有相同的药理/毒理作用机制一组同源的化学物,QSAR 在提供药理作用相对精确的预测方面有优势,近年来发展很快,包括 3D-QSAR 等,也发展了多种计算机软件。首先能预测多个毒效应终点以对化学物的毒作用进行分类,是否是致癌物、致突变物、致畸物、靶器官毒物;然后能对所预测的终点进行毒作用强度分级,即使是半定量的强度分级也对进一步的实验研究有指导意义。毒理学关注阈值(thresholds of

toxicological concern,TTC)是较符合上述要求的方法,此法对致癌物和非致癌物有较好的区分度,但对于靶器官毒物的毒性区分度尚不理想,并且也未能预测靶器官毒性,有待于进一步改进,并结合其他的方法发展与毒理学相关的 QSAR 软件。

4. 发展健康危险评定的 CSAF 法改进 健康危险评定方法学上已有相当大的发展,已发展了许多新的方法来改进危险度评定领域中的剂量-反应关系的评定,如基线剂量(BMD)法、概率危险评定、分类回归法、化学物特异性调整因子(CSAFs)法、PBTK 法等。这些新的方法学主要侧重于如何较好地确定危险度评定起始点值,考虑易感亚人群,降低危险度评定的不确定性等。特别是优化外推起始点(如基准剂量,BMD)和发展化学特异性调节因子(chemical-specific adjustment factors,CSAF)。CSAF 法的优点是概念明确,以化学物特异性的毒动学和毒效学资料作为依据,来弥补由于物种间差异和个体差异而造成的剂量-反应分析中默认值。常规 100 倍不确定因素包括 10 倍物种间差异和 10 倍个体差异,可进一步细分为 AKUF(由动物到人毒动力学的不确定因素 2.5 倍)、ADUK(由动物到人毒效学的不确定因素 4.0 倍)、HKUF(个体间的毒动学的不确定因素 3.2 倍)、HDUF(个体间的毒效学的不确定因素 3.2 倍)。CSAFs 是利用化学物特异性数据来部分取代默认值便于为评价者和决策者接受和交流,并且此方法建立了良好的方法学平台,在此基础上可以包含和发展上述各项研究需要和更深层次的改进。上述化学物分类法和靶器官毒作用模式研究,可能发展为化学物类别 CSAF 法和靶器官 CSAF 法,从而降低毒动学和毒效学的不确定因素,实现外推评定危险度。

5. 用于毒作用模式分析的毒性数据库 上述各项研究包括结构-活性关系(SAR)研究、化学物分类、毒动学/代谢、毒作用信号途径、毒作用模式、靶器官结局、毒理学关注度、生物学标志物、改进 CSAF 等,这将得到大量的数据。因此,有必要结合文献资料,深度挖掘数据,支持靶器官毒性的危险度评定,为以毒作用模式/靶器官毒理学生物学标志物为主线的毒性测试提供支持。我国尤其缺乏有自主知识产权,并包括我国毒理学研究资料的数据库,这应是今后主要的发展方向。

（曹佳　周宗灿）

参 考 文 献

1. 彭双清,Paul Carmichael. 21 世纪毒性测试策略-理论与实践. 北京:军事医学出版社,2016.

2. 屈卫东,郑玉新,陈雯,主译.21 世纪毒性测试:愿景与策略. 上海:复旦大学出版社,2014.

3. 印木泉. 卫生毒理学及其发展. 第二届中国毒理学大会论文集,1996:P3-10.

4. 张天亮. 急性经口毒性试验替代测试方法进展. 预防医学论坛,2008,14(12):1225-1226.

5. 周宗灿. 毒理学教程. 第 3 版. 北京:北京大学医学出版社,2006:PP13-15.

6. 周宗灿. 发展毒性测试新策略和基于毒作用模式的健康危险评定. 中国药理学与毒理学杂志,2010,24(6):536-538.

7. 彭双清. 动物实验替代方法与 21 世纪毒性测试发展策略. 中国比较医学杂志,2011,21(10):157-161.

8. 张波,杨萍,陈雯. 基于毒性通路的毒理学危险度评价方法. 中华预防医学杂志,2006,44(7):587-590.

9. National Research Council. Toxicity testing for assessment of environmental agents:interim-report. Washington DC:National Academy Press,2006.

10. National Research Council. Toxicity testing in the 21st century:a vision and a strategy. Washington DC:

National Academy Press, 2007.

11. Krewski D, Acosta D, Andersen M, et al. Toxicity testing in the 21st century: a vision and strategy. J Toxicol Environ Health B, 2010, 13: 51-138.

12. Vliet E. Current standing and future prospects for the technologies proposed to transform toxicity testing in the 21st century. ALTEX, 2011, 28: 17-44.

13. Jaworska J, Hoffmann S. Integrated Testing Strategy (ITS)-Opportunities to better use existing data and guide future testing in toxicology. ALTEX, 2010, 27: 231-242.

第二十六章

一般毒性的测试及评价

　　一般毒性作用是指外源性化合物在一定剂量、一定接触时间和接触方式下对试验动物或细胞产生的综合毒性效应,是毒理学的基础内容,是研究其他毒性效应和机制的前提条件,之所以称之为一般毒性,是指其与特殊毒性(致癌、致畸、致突变、生殖发育毒性等)相对应的概念。一般毒性作用根据接触受试物的时间长短又可分为急性毒性作用、亚急性毒性、亚慢性毒性作用和慢性毒性作用。外源性化合物一般毒性测试及评价框架如图 26-1 所示。传统的一般毒性评价以哺乳类动物为主,也有以鱼类、蛙类、猴类等动物模型开展研究的。近年来,随着动物福利保护运动的兴起,动物替代试验获得了很大的发展,包括体外培养细胞,尤其是人源性细胞也得到了进一步的推广和应用,成为一个重要的发展趋势。

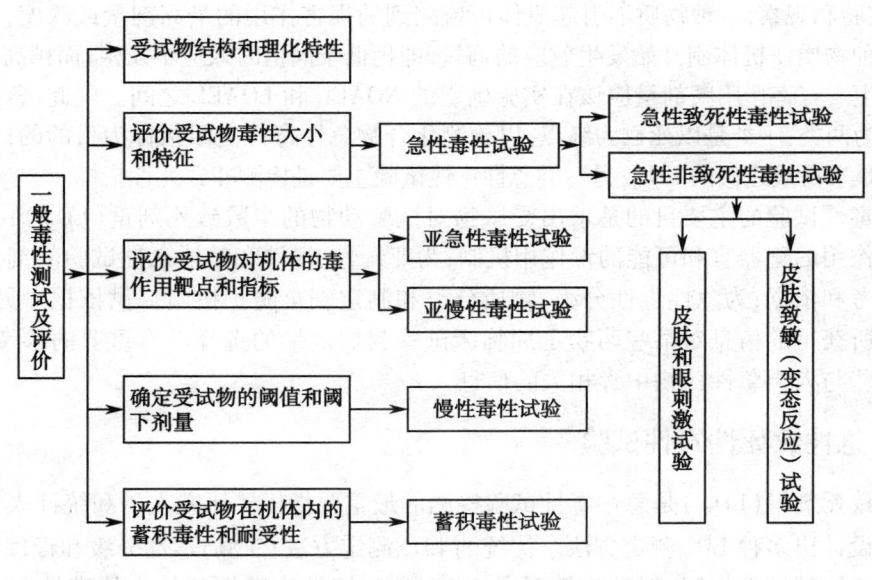

图 26-1　一般毒性测试及评价框架结构图

第一节　急性毒性试验

　　急性毒性试验(acute toxicity),又称单次给药毒性试验,是指机体(实验动物或人)一次或 24 小时内多次给予外源化学物后在短期内所产生的致死效应和机体损害作用,包括死亡效应、一般行为和外观改变、大体形态变化等。急性毒性试验是毒理学安全性评价最基础的试验,处在毒理学研究的早期阶段,是判定化合物毒性大小的重要指标。一般来说,一个新化学物在研制初期就要进行急性毒性试验。通过外源性化合物的急性毒性试验,可以得到一系列的毒性参数:①半数致死剂量(median lethal dose,LD_{50})是指引起一组受试实验动物半数死亡的剂量或浓度;②绝对致死量(LD_{100})是指引起一组受试实验动物全部死亡的最低剂量或浓度;③最小致死剂量(minimum lethal dose,MLD 或 LD_{01})指一组受试实验动物中,仅引起个别动物死亡的最小剂量或浓度;④最大无致死剂量(maximum none-lethal dose,MNLD 或 LD_0)指一组受试实验动物中,未引起动物死亡的最大剂量;⑤最大耐受剂量或浓度(maximum tolerated dose/concentration,MTD/MTC)指一组受试实验动物中,不引起动物死亡的最大剂量或浓度。以上参数是外源化学物急性毒性上限参数,即指引起实验动物急性中毒死亡的剂量(或浓度),是评价外源性化合物毒性和危险性的一类重要参数,而且这些参数都是以死亡为终点的参数。一般来说,LD_{50}受实验动物个体差异影响相对较小,剂量反应关系较敏锐,重现性较好,而且 LD_{50}是一个中间值,与 LD_{01} 和 LD_{100} 等指标相比更具有代表性,因此,一般均以 LD_{50} 表示毒性上限。另外,还可以得到急性毒性下限参数即阈剂量或阈浓度,指受试物在动物实验总体的一组试验动物中,只有少数个别动物在某项生理、生化或其他观察指标出现最轻微效应的剂量或浓度,又称最小有作用剂量。急性毒性下限参数是以非致死性急性毒作用(毒效应)为终点的参数。常用的有以下几种:①急性毒性观察到有害作用的最小剂量(LOAEL),即是在规定的暴露条件下,通过实验和观察一种化合物引起机体(人或实验动物)某种损害作用的最低剂量。②急性毒性未观察到有害作用剂量(NOAEL),即在规定的暴露条件下,通过实验和观察,一种物质不引起机体可检测到的损害作用的最高剂量或浓度;有害作用阈值为一种物质使机体刚开始发生效应的剂量,即稍低于阈值时效应不发生,而稍高于阈值时效应将发生。有害作用阈剂量应该在实验确定的 NOAEL 和 LOAEL 之间。因此,急性毒性试验可以分为两类:一类是以死亡为终点,以检测化合物急性毒性上限指标为目的的试验,这类试验主要是求得或近似的 LD_{50};另一类急性毒性试验主要是检测非致死性指标。

急性毒性试验的主要目的是求出受试物对试验动物的半数致死剂量(LD_{50});初步估计和判断毒作用的靶器官和可能的毒作用机制;为亚慢性、慢性和其他毒性试验的剂量水平设计提供参考和依据;为急性毒性分级、物质分类和制定安全防护措施提供依据。另外,急性毒性试验所获得的信息对某些药物 I 期临床试验起始剂量的选择具有重要的参考价值,并能提供一些与人类急性药物中毒相关的信息。

一、急性致死性毒性试验

半数致死剂量(LD_{50})是急性毒性试验检测的最重要指标。研究人员和统计人员分别从不同角度设计出多种 LD_{50} 测定方法。传统的 LD_{50} 测定方法在物质毒性分级和毒理学研究中发挥了重要的基础性作用,但动物消耗量大,而且利用动物数据评价人体毒性存在不确定性。同时,许多毒理学家认为,LD_{50} 值虽然是急性毒性试验评价的重要内容,但不必要求其结果十分精确。近年来,3Rs(减少、替代和优化实验动物)原则的实施使整体动物试验面临严重挑战。因此,毒理学家们相继提出了多种传统 LD_{50} 测定的替代评价方法,并陆续被采纳和使用,并于 2002 年 12 月删除了经典的测定 LD_{50} 的方法(1981 年 OECDTG401,Draize 法)。同时,急性毒性测试体外细胞培养替代方法、离体器官或组织块培养替代方法、定量构效关系(QSAR)模型也逐渐被研发。这些新方法正在逐步发展与完善中,有望逐步替代传统 LD_{50}

的测试方法。

（一）经典急性致死性毒性试验

1. **半数致死量 LD_{50} 及类似生物效应指标的概念**　在早期的药学、毒理学领域研究中，往往需要一个量化指标直观地表述某种化合物的毒性。1927 年，英国生物学家 Trevn 首次在皇家学会杂志提出用导致一半动物死亡的剂量来表示药物的毒性大小，由此确立了半数致死量的基本概念。现在，半数致死量通常是指在动物急性毒性试验中，使受试动物半数死亡所需化学物的剂量，简称 LD_{50}。医学主题词表则将 LD_{50} 定义为能杀死一半试验总体之有害物质、有毒物质或游离辐射的剂量。LD_{50} 通常以有毒物质质量与实验生物体质量之比来表示，如 mg/kg 体质量。因此，LD_{50} 是一个经过统计学处理计算得到的数值。

与半数致死量概念类似的是半数致死浓度，即：使受试动物半数死亡的毒物浓度，简称 LC_{50}，半数抑制浓度（IC_{50}）和半数效应浓度（EC_{50}）等。EC_{50} 是指造成半数实验个体产生期望效应时所需化合物的浓度。很多试验是不以死亡作为试验生物对化学品的反应指标，而是观察测定化学品对生物的某种效应，如特定酶活性变化及真菌菌丝生长畸形等。在生态毒理学研究中，EC_{50} 是评价化学品生物效应的重要指标。

半数致死量及类似概念现今已经广泛应用于医学、药学、动物医学（兽医学）、植物医学（植物保护学）、微生物学、生态学、毒理学等生命科学研究领域，成为衡量各类化学品和其他因素（如辐射、病原菌等）对生物、动植物和人类影响的广泛应用的重要指标。

2. **LD_{50} 的计算方法**　作为反映化学品特别是药物毒性的定量指标，目前计算 LD_{50} 的方法很多，有的计算简便，但结果粗略；有的结果较准确，但计算复杂。国外多采用 LITCHFIELD 和 WIL-COXON 的坐标纸图解法。而我国目前普遍采用的方法可以归纳为两类：一是死亡率-剂量反应相关要求为正态分布的，其中概率单位图解法和寇氏法（Karber）较为常用；另一类是不要求为正态分布的（非正态分布），查对有关表格即可得到 LD_{50} 值，如霍恩氏法（Horn 法）等。其中以 Bliss 创建、后为 Fisher 和 Finney 所发展的加权概率单位法（又称 Bliss 法）在数理上最为严谨精密，成为标准的 LD_{50} 计算方法。随着计算机与统计软件的普及，用计算机程序计算 LD_{50} 成为最准确、最有效的方法，各种大型统计软件如 SAS、SPSS、DPS、R 等均可应用于 LD_{50} 的测算。许多研究者也研发了在 EXCEL 上实现对 LD_{50} 测算的不同方法。不同的软件及方法在应用上均有自身的优势及限制，因此，不同的研究者在 LD_{50} 的估算中应该选择针对自身适用性较好的程序和方法。

半数致死量和类似生物效应指标测算方法的原理及计算方法基本一致，以上介绍的各种方法同样也适用于与 LD_{50} 相似的毒性参数的计算，如半数致死浓度（LC_{50}）、半数抑制浓度（IC_{50}）、半数效应浓度（EC_{50}）、半数感染量（ID_{50}）、半数耐受限量（MTL）等。

3. **急性致死性毒性试验的设计**

（1）急性致死性毒性试验动物的选择：不同种属的动物各有其特点，对同一受试物的反应会有所不同。虽然，对于多数化合物，在大鼠和小鼠中观察到的毒性反应基本相似，但在犬与啮齿类动物间却差别很大，而且有些反应是啮齿类动物特有的，如眼球突出和竖毛等反应。另外，在大鼠和小鼠中观察不到呕吐，而流涎症状又仅出现在犬中。可见啮齿类动物和非啮齿类动物急性毒性试验所得的结果，无论是质还是量上均会差别很大。因此，从充分暴露药物毒性的角度考虑，在首次人用之前，急性毒性试验一般首先选择哺乳动物，而且应选择两种或两种以上的动物，包括啮齿类和非啮齿类。啮齿类以大鼠、小鼠为最常用。非啮齿类以犬或猴最常用。急性毒性试验所用大鼠的品系以 Sprague-Dawley（SD）、Wistar 为主，小鼠则以昆明种、NIH、ICR 为多。

常规急性致死性毒性试验一般要求健康成年实验动物,试验前应先进行动物的给药前检疫观察。大鼠、小鼠、豚鼠、兔的检疫期为 1 周,犬、猴等适当地延长至 2~3 周。设定检疫期有两个主要目的:一是让外购来的实验动物要适应一段时间,减少环境和生理条件变化对试验结果的影响;二是筛检健康状况等不符合试验要求的动物。实验动物应当是雌雄各半,雌性实验动物要求是未经交配和受孕的,通常大鼠 180~240g、小鼠 18~25g、家兔 2~2.5kg、豚鼠 200~250g、Beagle 犬 4~6kg、杂种犬 8~15kg。但如有资料或预试验发现受试物对雌、雄动物毒性效应有明显的性别差异,则应单独分别试验并求出雌性和雄性动物各自的 LD_{50} 值。如果实验是为致畸试验作剂量准备,可单独检测雌性动物的 LD_{50}。

试验所用的动物数,应根据动物的种属和试验目的来确定。不同的 LD_{50} 计算方法对动物组数的要求有所不同,一般为 5~7 组。每组的动物数,一般小动物数目相对多于大动物,如大、小鼠等小动物每组数量通常为不少于 10 只,家兔每组不少于 8 只,犬等大动物每组不少于 6 只。实验应严格按照随机分组进行,各国指导原则的基本要求是在获得尽量多信息的前提下,使用尽量少的动物数,也包含了动物保护和节省资源的考虑。

(2) 急性致死性毒性试验染毒途径及毒物剂量:急性毒性试验的染毒途径不同,化合物的吸收率、吸收速度和血液循环中的化合物量会有所不同。因此,急性毒性试验染毒途径的选择需考虑以下几点:一是尽可能地模拟人在生活和生产环境中实际接触受试物的途径和方式;二是有利于不同化学物之间急性毒性大小的比较;三是受试物的性质和用途;四是各种受试物毒性评价程序的要求等。

在评定化学物的毒性级别时,主要关注化合物的染毒剂量和不同剂量下出现的毒性指征间的剂量-效应关系,在啮齿类动物中不再需要给以致死水平的剂量,也不需要精确的数值,按级别界定值只需粗略的 LD_{50}。因此,急性毒性试验应以近似致死剂量下观察量效关系为主,非啮齿类动物给予出现明显毒性的剂量即可,而不必达到致死剂量。一般认为口服 5g/kg 或静脉注射 2g/kg 时未见急性毒性或死亡,可不必再提高剂量进行试验。

(3) 急性致死性毒性试验的观察周期及指标:急性毒性试验除获得 LD_{50} 外,更重要的是要全面观察急性毒性试验中动物的各种反应和变化,这对于了解新化学物的急性毒性作用特征非常重要,并可补充 LD_{50}(LC_{50})的不足。染毒后一般要求观察 14 天,给药当天应多次观察,以后可根据情况,临床观察每天至少一次,观察直到试验周期结束。急性毒性试验的观察和记录内容主要包括中毒体征及发生过程、体重和病理形态学变化、死亡情况和时间分布等。另外,还应注意观察实验动物的毒性表现出的规律以及观察非致死性效应的可逆性,从而全面了解化学物的急性毒性,外推至人时,可逆性毒作用显得更为重要。

4. 经典急性致死性毒性试验的综合评价　经济合作与发展组织(OECD)于 1987 年提出的经典急性毒性试验,通过计算获得 LD_{50} 值,在外源性化合物的急性毒性评价中具有重要的意义:①LD_{50} 标准化药物毒作用强度,评价药物对机体毒性的大小,比较不同药物毒性的大小;②计算药物的治疗指数,药效剂量和毒性剂量的距离;③为后续的重复给药毒理学试验剂量的选择提供参考;④通过比较不同途径的 LD_{50} 值,获得生物利用度的信息;⑤试验结果可用来推测人类的致死剂量以及中毒后的体征,为 I 期临床毒副反应提供监测参考。

经典的急性毒性试验及其 LD_{50} 值的精确计算曾经是各国药品注册法规的重要组成成分,在新药的开发注册中发挥了重要作用。但是近年来越来越多证据显示,LD_{50} 存在着局限性,主要表现在以下几方面:①统计数据表明了 LD_{50} 值的生物学不确定性:不同的试验条件、试验机构、研究中心对于同一药物所得出的结果差别较大。1977 年欧洲共同体组织了 13 个国家的 100 个实验室,在统一主要的实验条件下,进行化学物 LD_{50} 的测定。根据收集到的 80 个实验室的结果分析,差别可达 2.44 ~ 8.38 倍。②评价新药或化学物时,LD_{50} 值给予有效的信息较少,实用性有限。而且化学物单次大剂量急性中毒,动物多死于中枢神经系统及心血管功能障碍,并不能很好地显示出各自的毒作用特征。③物种差异对 LD_{50} 影响大。④在安全性评价中仅评价动物死亡和简单的症状观察是不够的,更需要的是生理学、血液学及其他化验检查所提供的深入细致的毒性信息。⑤经典急性毒性试验消耗的动物量大,一次实验至少需要 30 ~ 50 只动物。与替代试验比较,消耗的动物大约多 1/3。很多情况只需要粗略估计急性毒性,使用替代方法可以减少不必要的动物和资源的浪费。继 1959 年动物学家 Russell 和微生物学家 Burch 对动物实验提出代替(Replacement)、改进(Refinement)、减少(Reduction)3Rs 概念后,国外一些毒理学家相继提出了代替 LD_{50} 新的急性毒性评价方法,并得到官方支持和采纳。我国充分参考了国外相关研究成果,结合我国新药研发的实际情况,考虑了科学性、可行性和前瞻性,在试验终点指标上淡化了 LD_{50} 的测定(但认为对于 LD_{50},该试验尚有参考价值),而以动物在死亡前出现的毒性观察为重点,为用药过量时可能出现的人体毒性反应提供参考。

5. 急性毒性分级和评价　LD_{50} 标志着一个化合物毒性的大小,因此急性毒性试验主要目的之一就是对化学物的急性毒性进行分级,对外来化合物的急性毒性进行评价。毒性大小与 LD_{50} 值成反比,LD_{50} 越小,毒性越大;反之,毒性越小。急性毒性分级是指利用急性毒性指标,对外来化学物的毒性分为不同等级,以粗略地表示外来化合物急性毒性强弱,但各种分级标准还没有完全统一。急性毒性的分级和评价中除了 LD_{50} 以外,还应当报告 LD_{50} 95%可信限范围、急性毒作用带等指标,并尽可能详尽描述中毒特征、症状表现、出现时间、死亡前兆,毒性作用的发生、发展、恢复经过,以及体重、剖检和病理学变化等,从而全面地对急性毒性作出评价。WHO 于 2003 年公布《全球化学品统一分类和标签制度》(GHS),GHS 第 3 部分健康危害,对于急性毒性分组是以 LD_{50}/LC_{50} 值(近似)为依据划分的。GHS 中关于急性毒性危险类别和标签要素详细注解可参考 GHS。美国环境保护局规定将外来化合物分为剧毒、高毒、中等毒、低毒四级。我国目前除参考使用国际上几种分级标准外,我国对农药、工业毒物及食品毒性又提出了相应的暂行标准。目前我国或国际上的急性毒性分级标准均还存在不少缺点,因为它们主要是根据经验确定,客观性还不足。

联合国世界卫生组织推荐了一个五级标准(表 26-1)。总之,从表 26-1 到表 26-2 可见各种分级标准有相同之处,也有相异之处,但都有不完善的地方。

表 26-1　外源性化合物急性毒性分级(WHO,2003)

毒性分级	大鼠经口 LD_{50} (mg/kg)	6 只大鼠吸入 4 小时,死亡 2 ~ 4 只的浓度(ppm)	兔经皮 LD_{50} (mg/kg)	对人可能的致死剂量	
				g/kg	g/60kg
剧毒	<1	<10	<5	<0.05	0.1
高毒	1 ~	10 ~	5 ~	0.05 ~	3
中等毒	50 ~	100 ~	44 ~	0.5 ~	30
低毒	500 ~	1000 ~	350 ~	5 ~	25
无毒	5000 ~	10 000 ~	2180 ~	15 ~	>1000

表 26-2　工业毒物急性毒性分级

毒性分级	小鼠一次经口 LD_{50}（mg/kg）	小鼠吸入 2 小时 LC_{50}（ppm）
剧毒	<10	<50
高毒	11～100	51～500
中等毒	101～1000	501～5000
低毒	1001～10 000	5001～50 000
微毒	>10 000	>50 000

（二）　急性毒性测试体内替代方法

虽然以死亡为终点的 LD_{50} 一直以来都是经典的急性毒性试验的检测评价指标,但是由于试验所需动物数量大、动物遭受严重痛苦以及可提供的毒性作用信息有限等不足一直受到各国的质疑。随着 3R 原则的运用和科学技术的发展,经典的 LD_{50} 方法已于 2002 年被 OECD 废止,取而代之的是急性毒性测试的体内替代方法。与传统急性毒性试验获取精确半数动物死亡的 LD_{50} 值不同的是,急性毒性测试体内替代方法采用整体动物,但不以动物死亡为终点,以"表现严重中毒,如再升高剂量则将会死亡"的效应作为评价依据进行体内试验评价急性毒性。该方法主要体现 3R 中的"减少"原则。20 世纪 80 年代一些国家相继成立替代法组织并举行了国际会议,在会议上提出替代传统 LD_{50} 测试法的急性毒性体内替代方法,并陆续被官方所采纳和支持。目前 OECD 推荐的急性毒性测试的体内替代方法主要有固定剂量法、急性毒性分级法和上-下移动法。这些体内替代方法辅助化合物的理化特性分析、定量结构活性关系分析和人类细胞急性毒性预测法,不仅可大幅度地减少传统急性毒性试验所需的动物数量,而且还可以提供化合物毒性作用机制相关的信息。目前在欧美等国家以死亡为终点的试验已被所有法规废除,替代方法已成为强制性的方法。3 项替代方法各有其特点及适用范围,化合物毒性评价工作中可根据实际情况选择相应的实验方法。

1. 固定剂量法　由英国毒理学会于 1984 年正式提出。固定剂量法（fixed dose procedure,FDP）设固定剂量以观察动物的试验反应,不以死亡为依据,而是按毒性症状来判断受试物质的毒性,故结果不是具体的 LD_{50} 值。结果判定分为高毒、有毒、有害和毒性未分类等。1992 年 7 月,OECD 将固定剂量法作为传统急性毒性试验的第一种替代方法引入化合物的试验指南 TG420 中。2008 年,我国采用该方法并列为国家标准。通常采用经典 LD_{50} 试验平均每个化合物需用大鼠 24.2 只,固定剂量法平均用大鼠 14.8 只,明显比前者少。一个实验只需 10～20 只动物,首先采用 1 只动物（多为雌性）顺次间隔一定时间进行 5mg/kg、50mg/kg、500mg/kg、2000mg/kg 固定剂量的毒性测试,采用流程图和结果判别表格,操作过程大大简化。应用本法分级结果与我国毒性分级基本相似。OECD 提出,如果 500mg/kg 处理时,无毒性反应时则做 1 次 2000mg/kg 的限度试验,仍无毒性反应且动物全部存活时即可终止实验。

布鲁塞尔协议后,由欧洲委员会出资在世界 33 个实验室,对 20 个化合物急性毒性实验的新旧方法进行对比研究。固定剂量法与传统急性毒性试验方法相比较在评价毒性及毒性分级方面无明显差异,可用其代替传统的急性毒性试验方法用于评价急性毒性,并且可为危险度评价提供足够的急性毒性试验资料,包括中毒作用性质、中毒发生时间、持续时间和实验结果等。1990 年,OECD 组织了 11 个不同国家的 31 个实验室采用 20 种相关化合物对该方法进行国际性验证,结果实验室之间有较好的一致性,得到的数据可以用于危险度评价及化合物的分级。固定剂量法的数学模型已经证明该方法可以重复,且与传统方法相比减轻了动物的痛苦和使用更少的动物量,但 FDP 不能精确估计 LD_{50} 的值和 LD_{50} 的置信限,只能粗略地估计 LD_{50} 的范围。同样,对于死亡剂量-反应曲线的斜率及其置信限也无法估计。因为 FDP 是根据毒性反应的症状观察进行分类,故无法绘制 LD_{50} 的剂量-反应曲线。

2. **急性毒性分级法** Sumiey 于 1990 年提出,是一种评估化合物急性毒性的简单方法。毒性等级法(acute toxic class procedure,ATC)以死亡作为毒性终点,根据在某一染毒剂量下死亡的数量来判定大致的 LD_{50} 值范围,进行危害评估和毒性分级。1996 年 3 月作为传统急性毒性试验的第二种替代方法被引入 OECD 化合物试验指南 TG423 中。与经典急性毒性试验法相比,采用 ATC 法仅需 2~4 步即可判定急性毒性分类,所用大鼠不超过 12 只,有效地减少了动物的使用量。急性毒性分级法是一种分阶段试验法,每一步需要单性别的动物(一般为雌性)3 只,最多使用 6 只动物。根据动物的死亡率和垂死状态,一般需要 2~4 个步骤来判断试验化合物的急性毒性。已设计有 4 个固定的剂量(5mg/kg、50mg/kg、300mg/kg、2000mg/kg),选定一个初始剂量进行实验,根据实验结果(死亡的或濒死的动物数量)来决定是否进行下一步实验或者终止试验。有 3 种可能的结局:①无须进一步试验即可分级;②同一剂量水平再做 3 只动物;③在高一级或低一级剂量水平另做 3 只动物。如果可利用的信息表明在最高的始剂量水平不引起动物死亡,则进行限度试验。如果没有受试化合物的信息,出于动物福利的原因,推荐使用 300mg/kg 作为始剂量。

传统急性经口毒性试验需用 40 只动物,而急性毒性分级法所用大鼠一般为 7 只,因而有效地减少了实验动物的使用量。该法仍以死亡作为试验的观察终点,根据在某一染毒剂量上死亡的数量来判定大致的 LD_{50} 值范围。因此,ATC 不能用以精确估计 LD_{50} 的值。LD_{50} 的值可以根据提供的数据使用最大相似法进行计算。该方法同样也适用于对 LD_{50} 的置信限、死亡剂量-反应曲线的估计。分类法能够发展并成为监管机构认可的方法,一方面是因为它有较高的正确率,另一方面则是它的操作在实际应用中足够简便。总体来看,该方法可重复性较好,使用动物较少,并经过了 OECD 组织的国际性验证研究,是可用于急性毒性评价及毒性分级的一种方法。

3. **上下法** 上下法(up and down procedure,UDP)也称之为序贯法或阶梯法,UDP 最早由 Dixon 和 Mood 于 1948 年提出,在第二次世界大战中作为一种有效的试验方法,用于测试对爆炸物的敏感性。1985 年,Bruce 对上下法进行了改进,利用优选法提出的 LD_{50} 推测法,即用少数动物来推测大概半数致死剂量,而不要求得到精确致死剂量。1987 年,该方法被美国测试与材料协会(American Society for Testing and Materials,ASTM)采用。OECD 也将上下法作为传统急性毒性试验方法的替代方法采用,并于 1999 年进行修订,几经更新并于 2006 年 OECD 将上-下移动法作为传统急性毒性试验的替代方法引入化合物试验指南 TG425 中。此外,上下法还被 FDA 和 PA(United States Environmental Protection Agency)接受作为标准试验方法。2008 年,我国国家食品药品监督管理局颁布的化学药物急性毒性试验技术指导原则也推荐使用该方法(GB/T 21826—2008)。其主要的计算原理是通过阴性、阳性反应的数目来估计 LD_{50}。UDP 由限度试验和主试验组成,要求先把剂量集中使用在 50% 反应率的上下,这样可以节约实验动物。

上-下移动法仍以死亡为观察终点,根据结果上下增减剂量,采用最大似然数法计算

LD_{50}值,适合于能引起动物快速死亡的受试物,不适用于迟发性死亡(48 小时 ~ 14 天)。另外,实验的剂量要求成等比级数排列,而且不能求得误差,无法对两种不同处理所求得的结果进行显著性检验。但是,该方法受试化合物需求量少,在药物研发早期筛选化合物时作用明显。美国 EPA 开发了上下增减剂量法的统计学软件(AOT425StatPgm),只需将每次的染毒剂量及动物情况输入程序,程序会自动给出试验的终点剂量,并计算 LD_{50} 及 95% 可信限。

4. 急性毒性试验体内替代方法比较　见表 26-3。

表 26-3　急性毒性试验体内替代方法比较

	固定计量法 FDP	急性毒性分类法 ATC	上下增减计量法 UDP
实验方法的发展和应用	1984 年英国毒理协会提出,OECD 2001 年作为指南 TG420,2008 年我国采用此方法为国家标准	1990 年 Sumiey 提出,OECD 于 1996 年采用,于 2001 年更新列为指南 TG423。目前欧洲使用此方法比较普遍	1948 年 Dixon 和 Mood 首次提出,OECD 于 1998 年采用,2006 年更新列为指南 TG425
观察的指标	不以动物死亡作为研究的终点,而是以毒性发展的临床体征的观察作为终点,对化学品急性毒性进行分类	以动物死亡作为试验终点的分阶段试验法,用于危害评估危害分类以及危害度评价	以动物的死亡作为研究的重点,同时进行毒性表现的观察
剂量水平(mg/kg)	5,50,300,2000(5000)	5,50,300,2000(5000)	2000 ~ 5000
每剂量水平使用小鼠数	5 只	3 只	1 只
每次试验动物死亡数量	1 只	2 ~ 3 只	2 ~ 3 只
全部试验所需动物数	14.8	12	6 ~ 10
是否为观察研究	是	否	否
是否以动物死亡为终点	否	是	是
目标	确认导致明确毒性的最低剂量水平	确认导致死亡的最低剂量	估计 LD_{50} 的值
是否可以得到精确 LD_{50}	否	否	是
LD_{50} 的值和置信度	不能精确估计 LD_{50} 的值和 LD_{50} 的置信限,但是可以粗略地估计 LD_{50} 的范围。同样对于死亡剂量-反应曲线的斜率和置信限也无法估计	不能精确估计 LD_{50} 的值和 LD_{50} 的置信限,但是可以根据提供的数据使用最大相似法进行计算。该方法也适用于死亡剂量反应曲线的斜率和置信限的估计	不但可以进行毒性表现的观察,还可以估算 LD_{50} 及其可信度,适用于能引起动物快速死亡的受试物。不适用于有迟发型毒性反应特点的物质

	固定计量法 FDP	急性毒性分类法 ATC	上下增减计量法 UDP
备注说明	动物死亡数量最少。以毒性发展的临床体征观察作为终结点,需要详细的体征标准来判断是否进入下一步试验	两种方法剂量水平较为固定,而 UDP 的剂量水平是由前一剂量水平动物的反应和剂量级数因子对下一剂量水平进行估计	

通过比较分析,可以发现以上 3 种替代方法的特点在于不必以死亡作为毒性观察评价的终点,不以获得准确的 LD_{50} 数值为核心。3 种替代方法更多地关注从人性化角度出发减少试验消耗,简化试验操作过程,保护动物权益以节省人力和物力资源。但是 3 种替代方法试验结果在不同程度上受到受试物起始剂量的影响,实验从最合适的剂量开始有利于取得最好的结果。因此,在实验设计阶段要求尽可能获取受试化学物的相关资料,如毒性-结构关系的分析等。

从表 26-3 中可看出,3 种方法都能有效地减少实验动物的使用和实验动物的死亡数量,但每种方法之间有一定的差别。以上方法虽然有效地减少了实验动物的使用数量,但是终究还是需要付出动物生命的代价。而且,和传统方法相比,替代方法分阶段进行,耗时长是它们共同的缺点。因此,毒理学家现在正致力于开发完全不使用动物的替代方法。目前已有多项体外细胞试验的组合可用于急性毒性的预测,有的方法已经过严格的验证。充分运用这些细胞检测方法,结合上述标准化的优化方法,可进一步减少动物的使用。

(三) 急性毒性测试体外替代方法

需要进行安全性评价和筛选的化学物数量呈指数级增长,传统的急性毒性试验方法已不能适应当前的形势需求。根本解决使用实验动物难题的办法即是体外替代实验方法。OCED 远期目标是以体外实验方法取代动物试验。1983 年,Ekwall 提出了基础细胞毒性的概念,即多数化学物质毒性作用是对细胞功能的非特异性损伤,但可引起器官功能的特异性改变甚至机体死亡。化学物质产生的损伤和死亡,最终可表现为细胞水平上的改变,由此推测体外细胞毒性可以预测体内急性毒性。因此,可以利用离体的动物和人的细胞、组织培养等技术作为研究手段,发展和选择体外方法替代急性致死性动物实验。目前细胞毒性试验已经成为急性毒性测试体外替代的主要方法。细胞毒性试验方法目前已经超过 1000 多种。根据检测终点的不同,主要可分为反映细胞增殖速度、细胞存活率、细胞代谢活性 3 个方面。其中反映细胞增殖速度的测定方法包括脱氧胸苷嘧啶(3H-TdR)掺入法(如 BALB/C 成纤维细胞 3T3 中性红摄入法和人正常角质细胞中性红摄取实验)、集落形成试验等;反映细胞存活率的测定方法包括中性红摄取试验、台盼蓝拒染试验、乳酸脱氢酶释放试验等;反映细胞代谢活性的测定方法包括噻唑蓝(MTT)试验、alamar blue 还原试验等。

基础细胞毒性的验证研究表明,BALB/C 3T3(鼠成纤维细胞)中性红摄取(NRU)试验和 NHK(人正常角质细胞)中性红摄取试验在急性毒性验证实验中具有良好的稳定性及预测能力。因此,在标准验证程序中 BALB/C 3T3 NRU 试验是使用最多的细胞毒性试验,可以对化学物质的急性毒性分类进行预测,并对其准确性进行评估,有很好的重复性,结果较好。NHK NRU 试验虽然应用上少于 BALB/C 3T3 NRU 试验,但因有较好的灵敏度和特异度而用作化合物急性毒性的筛查工具,并成为成套体外试验的一部分,但是该方法不适用于无溶酶体的细胞。另外,微孔板体外细胞培养技术可作为建立高通量的急性毒性筛选方法的依据。

体外细胞毒性和急性毒性之间的定量研究主要是通过对美国国立职业安全与卫生研究所化学物质毒性作用数据库(registry of cytotoxicity,RC)中的多种化学物质的体外细胞毒性半数抑制浓度(IC_{50})和体内急性毒性 LD_{50} 值进行相关性分析比较,进而获得 RC 预测模型。通过 RC 预测模型有助于预测物质急性暴露引发的全身和局部的毒性作用,并进一步评估化合物的体内毒性浓度,最终获得预测化学物急性毒性 LD_{50} 值。但是,由于 RC 预测模型以大、小鼠 IC_{50} 值及物质克分子量为基础,因此 RC 预测模型不能用于混合物和未知物质的预测。

(四) 利用定量结构活性关系模型预测体内急性毒性

定量结构-活性关系(quantitative structure-activity relationship,QSAR)是根据化学物质的理化性质或化学结构对其生物学活性进行定量分析评价预测化合物急性毒性的方法。QSAR 法进行分析时多以化学物的脂水分配系数、生成热、分子大小和亲电性等理化性质及化学结构相关的毒性作用机制为研究始点,具有多样性和复杂性,通常用来评估具有相似结构和作用机制的系列化合物。近年来,随着专家系统和神经网络结构的快速发展,QSAR 方法已经成功地对急性毒性半数致死剂量(LD_{50})和最大耐受剂量(MTDs)进行了预测,并已有商业化产品。DEREK 和 MCASE 专家系统分别由 LHASA Ltd、Health Designs,Inc. 和 Multi-case,Inc. 三家公司研发,可以对化学物质的急、慢性毒性进行有效预测。由于生物学资料有限、对复杂毒理学终点的简单模拟、应用范围较小等因素使 QSAR 模型发展受限。但是,从高通量筛选和微点阵技术获取的大量信息将用于发展 QSAR 模型。另外,QSAR 方法自动化程度高,能快速地对物质进行分类标记、毒性分级以及危险性评估,可有效减少实验动物的使用,具有广阔的发展前景。

近年来,因动物福利和 3R 原则的提出,急性毒性测试的体内和体外替代方法成为当前研究的热点。中国各类化学物质的急性毒性评价试验正在逐步与 OECD 现行的试验规范对接,已开始采用固定剂量法、急性毒性分级法或上-下移动法研究各类化学物质的急性毒性。急性毒性的体内替代方法可以大大减少活体动物的用量和饲养所需的人力物力,减轻活体动物的痛苦,缩短试验周期,降低试验成本,提高检测效率。但因体内替代方法只能减少动物的使用量,并非完全禁用动物,许多科学家致力于研究急性毒性测试的体外替代方法。该方法在药物的研发中使用离体细胞或培养组织,在投药的准确性和结果定量上均显示出其优越性,具有较大经济和社会效益,且完全不使用活体动物,更充分体现了动物福利和 3R 原则,达到真正的替代。按照 CVAM 提出的急性毒性评价的试验策略,受试物应按以下 5 步法顺序进行评价:首先(Q)SAR 和体外检测[(Q)SAR→细胞毒性试验→代谢的计算机模型→生物转化检测→细胞特异性毒性试验],如果每一步测试则该物质都分类为"高毒",则该物质的分类就此确定,试验即可中止。如果所有的前面所述实验的评价结果都表明该物质"不是非常毒",才需要进行有限的体内实验。中国对急性毒性测试的体内和体外替代方法的研究尚处于起步阶段,为适应国际发展趋势及动物福利和 3R 原则的要求,建立适用于中国的急性毒性体内和体外替代方法十分必要和迫切。

二、皮肤和眼刺激试验

(一) 皮肤刺激试验

外源性化学物接触皮肤可引起的不良反应主要包括皮肤刺激性和皮肤腐蚀性。皮肤刺激性是指皮肤接触化学物超过 4 小时所产生的局部可逆性炎性损害,皮肤刺激反应一般无免疫系统的参与,其典型表现是红斑或水肿。而皮肤腐蚀性是指皮肤接触化学物超过 4 小时所产生的从表皮层到真皮层肉眼可见的局部不可逆性坏死,典型表现是溃疡、出血和血痂,以及由于皮肤漂白出现的脱色、脱发和瘢痕。为了保障人们的健康,世界各国的相关法律法规都要求所有化学品上市前必须进行毒理学安全性评价。DRAIZE 等建立的皮肤刺激性和腐蚀性试验(Draize 试验),自 20 世纪 40 年代开始,一直以来都作为皮肤刺激性与腐蚀性评价的标准试验方法。但是近年来,欧洲替代方法验证中心逐步开展了皮肤刺激试验体外细胞培养替代方法(如体外细胞培养模型、离体皮肤组织培养),重组人皮肤替代物替代模型和 QSAR 模型等的验证和评估工作。

1. 皮肤刺激试验体内动物试验(Draize 试验)　传统的皮肤刺激和腐蚀试验(Draize 试验)多利用动物进行,分为单次体内皮肤刺激实验和多次体内皮肤刺激试验。通常利用对皮肤相对敏感的家兔或豚鼠进行。单次体内皮肤刺激试验,每次试验至少选择 4 只成年、健康、皮肤完好的动物。多次体内皮肤刺激试验是指在 7～14 天内对实验动物进行重复皮肤染毒,对检测受试物刺激性的效果比单次染毒效果好。每次试验选择 3 组以上的动物,每组动物雌雄各 5～10 只,各组分别接受不同剂量的受试物进行测试。

Draize 试验皮肤刺激反应的评价终点指标包括红斑、焦痂或水肿等,表现从无红斑形成到有紫红色斑并有结痂形成,从无水肿到水肿隆起超过 1mm,按其严重程度评分,其评分标准类似于眼刺激试验的 Draize 评分标准(OECD TG 404,2002)(表 26-4)。

表 26-4　皮肤刺激反应评分

皮肤反应		评分
红斑和结痂形成	无红斑	0
	轻微红斑(勉强可见)	1
	明显红斑	2
	中度～重度红斑	3
	严重红斑(紫红色)至轻微焦痂形成	4
水肿形成	无水肿	0
	轻微水肿(勉强可见)	1
	轻度水肿(皮肤隆起轮廓清楚)	2
	中度水肿(皮肤隆起约 1mm)	3
	重度水肿(皮肤隆起超过 1mm,范围扩大)最高积分	4
最高积分		8

体内皮肤腐蚀试验与刺激试验采用同一试验程序,不同之处在于动物反应程度的差异。

2. 皮肤刺激试验体外替代方法　Draize 试验由于主要通过观察受试物作用于皮肤后红斑与水肿进行评分,主观性较强,重复性较差。而且动物皮肤刺激性实验周期长,成本高。随着国际上对"3R"原则的日趋重视、动物保护和动物福利运动的兴起,建立体外检测化学物皮肤刺激性的试验方法是动物替代试验的主要趋势。皮肤结构复杂,由多层细胞组成,表皮中含有角质形成细胞、黑色素细胞、朗格汉斯细胞及少量的表皮干细胞;真皮中含有成纤维细胞和网状细胞等,此外还有皮肤附属结构。根据皮肤结构和皮肤刺激的机制,国际上一些实验室逐步研究建立多种皮肤刺激性与腐蚀性体外替代方法,主要包括体外细胞培养模型、离体皮肤模型以及人重组皮肤模型和 QSAR 模型。欧洲替代方法验证中心(European Centre for the Validation of Alternative Methods,ECVAM)等验证机构也陆续对这些方法进行验证和评估。我国目前也开展了一些相关工作。

(1) 体外细胞培养模型:该模型是体外分离皮肤的细胞组织进行单层培养而形成的细胞模型,研究较多的皮肤细胞是角质形成细胞与成纤维细胞。角质层是表皮的最外层,是机体能有效抵御外源性化学物的保护屏障。角质层在接受刺激后生成大量的促炎症因子。因为角质形成细胞所处的解剖位置以及它们执行着皮肤主要的功能,所以角质形成细胞成为科学家研究动物实验替代方法首选体外评价皮肤刺激的细胞模型。现在用于研究的原代角质形成细胞主要从包皮环切手术切下的组织中分离出来的人角朊细胞,以避免不同种属之间结果外推的不确定性。但由于来源有限,且原代培养的角质形成细胞敏感性随传代代数增加而改变,不利于研究与大规模应用。NCTC 2544 为现在最常用的角质形成细胞系,主要通过评价分泌形成的炎症介质 IL-1α 的水平和检测细胞活性 MTT(噻唑蓝)试验,判断受试物是否具有刺激性。另外,HaCaT 细胞作为一种非致癌性的、自发性永生化的人角朊细胞系,也是体外评价化合物皮肤刺激性的常用细胞模型。HaCaT 细胞系是可自发永生化的人类角质形成细胞,在浸没培养时即具有同正常人角质形成细胞相似的分化特性,而且培养、传代十分方便。从而解决皮肤细胞的来源问题,同时也可提高模型的重现性,因而备受科学家的关注。

成纤维细胞是皮肤中另一种重要的细胞,主要存在于真皮组织中,在皮肤刺激反应中,成纤维细胞也能分泌炎症介质,影响炎症反应。研究证明人成纤维细胞培养可用于预测人类皮肤刺激物,而且具有相当高的敏感性。VARANI 等曾用人皮肤角质形成细胞与成纤维细胞的单层培养结合离体人皮肤培养评价化学物的皮肤刺激性,表明皮肤单层细胞培养与皮肤器官培养结合可用于筛选皮肤刺激物。上述两种最主要的两种体外细胞培养模型中,角朊细胞系要比成纤维细胞系更适用于构建体外替代模型。除此之外,也有研究报道采用人黑色素细胞作为皮肤刺激试验体外细胞培养模型。

皮肤刺激试验体外细胞培养具有模型制作以及实验操作相对简单、方法重现性好、冷冻保存相对容易的优点。但是,作为体外细胞培养模型,对受试物的理化性质有一定的要求,即化学物必须溶于细胞培养液,且与培养液之间不发生化学反应,不影响后续指标的测量。这就在一定程度上限制了该模型广泛应用于各种不同的化学物进行皮肤刺激性的评价。另外,体外细胞培养本质上是一种单层细胞培养模式,这种单层细胞培养模型不能完全模拟正常人的皮肤,缺少完整皮肤的一些重要的结构和特征,如这种单层细胞培养缺乏完整皮肤角质层的屏障作用,受试物可以对细胞产生直接的毒性作用,导致体外细胞培养模型对化学物的敏感性增加。因此,体外细胞培养模型所获得的结果一般不能直接用来解释化学物对体内皮肤的刺激或腐蚀作用。虽然体外模型存在着一定的局限性,鉴于现有的许多其他替代模型比细胞培养系统费用昂贵,多数学者认为体外单层细胞培养模型仍然是一种有用的皮肤刺激物的筛选工具。

(2) 离体皮肤组织培养(未认可的体外皮肤刺激/腐蚀试验方法):离体皮肤组织培养模型是通过分离培养离体皮肤组织检测评价化学物皮肤刺激性的一类替代方法,离体皮肤组织培养能很好地模拟人体实际接触外源性化学物的情况,是一种很有使用价值的动物实验的替代方法。这类方法材料易得,操作简单,成本低廉,具有很好的应用前景。目前,国外不同的机构建立了多种离体皮肤培养模型。但是,由于离体皮肤的主要来源是实验动物,可能存在动物个体差异或不同实验者操作习惯与方式的差异,离体皮肤培养模型的实验室间重复性并不理想。另外,研究发现离体皮肤组织体外存活的时间很短,离体皮肤组织培养仅适用于短期染毒。欧洲替代方法验证中心(ECVAM)为了促进皮肤刺激动物实验替代方法的发展和规范化,从 20 世纪 90 年代末开始资助皮肤刺激动物实验替代方法验证研究并对一些有推广应用价值的替代方法进行评价。现被该机构所采纳并进行验证前研究的离体皮肤组织培养模型包括:人皮肤组织块体外培养模型(PrediskinTM 模型)、非灌注猪耳朵实验和体外小鼠皮肤完整功能实验(SIFT)。然而验证前研究显示 3 种方法均存在一定的缺陷,按 ECVAM 管理层制定的标准,上述 3 个试验都未能进入正式的验证研究。为了进一步提高方法的重现性与有效性,科学家对 3 种方法进行改良优化。经改良后的 PrediskinTM 模型和非灌注猪耳朵实验的皮肤刺激性的预测能力有所提高;而 SIFT 经改良其评价方法,其预测能力也得到了进一步的改善,符合 ECVAM 既定的标准,使 SIFT 进入正式的验证过程。

1) 体外小鼠皮肤功能完整性实验(mouse skin integrity function test,SIFT):有研究证明,小鼠皮肤是体外评价化学物刺激性的最理想的组织模型。将小鼠皮肤暴露于受试物一段时间后,利用跨表皮水分丢失(TEWL)和经皮电阻(ER)两个检测终点的方法,评估角质层的完整性。SIFT 实验可作为评价工业化学物特别是表面活性剂的预筛选方法。当接触化学物前后 TEWL 或 ER 的比值以大于或小于 5 倍说明测试物有或无刺激性。但由于 SIFT 模型的敏感性和实验室间重复性不高,尚未通过 ECVAM 第 3 阶段的验证。后来通过对其判断标准进行改良后,设定 TEWL 阈值为 10,ER 阈值为 4,重复性得到了提高,但预测的准确性仅为45%。为达到 ECVAM 标准,仍然需要研究改良,提高其准确性和重复性。

2) 非灌注猪耳朵实验:该实验是荷兰的 TNO-PML 实验室建立的。将猪耳暴露于受试物,4 小时后观察 TEWL 变化用于区分受试物的刺激性和非刺激性。研究发现该方法存在两个主要问题:一是验证第 1 阶段该方法在进行 I 期和 II 期验证的时候效果并不是特别得好;二是 TEWL 结果实验室内与实验室间变异较大。然而从 ECVAM 第 1 阶段验证结果来看,目前该试验方案有望通过改进提高其预测能力,作为某些化学物的皮肤刺激性初筛试验。

3) 人皮肤组织块体外培养模型(PrediskinTM 模型):该模型利用离体兔、人类或猪皮皮肤进行化学物质的局部皮肤毒性试验,试验采用嵌入式培养模型。该试验的检测原理是培养模型暴露于化学物后通过 MTT 试验评价细胞的活性改变和组织学观察,以判断化学物是否具有皮肤刺激性。但 ECVAM 验证结果表明,该试验方法过于灵敏,不能正确区分刺激物与非刺激物。后来该方法经过改良后,预测能力有所提高。此外,根据实验目的,PrediskinTM 模型除了检测 MTT 之外,还可检测表皮细胞的增殖、中性红摄取和羟基脂肪酸释放。

(3) 重组人皮肤替代物:经过近 20 年的皮肤刺激试验体外替代方法的研究,目前,经过验证和认可的体外方法主要是人工皮肤模型法。该方法于 2010 年经 OECD 认可为指南439。人重组皮肤模型是体外构建的类似人皮肤系统的皮肤刺激性检测模型。重组人皮肤替代物是将表皮细胞移植于胶原凝胶、纤维素海绵等支架上的三维培养,含有基底层、棘层、颗粒层和角质层。由于其结构与正常人皮肤很相似,因此适合用作体外皮肤刺激性替代方法的研究。目前应用最多的人重组皮肤模型是 EpiSkin、EpiDerm 和 SkinEthic,且均已商品化。因其呈现良好的重现性和预测能力而被 ECVAM 所采纳,现已进入正式验证研究。

1）EpiSkinTM 模型是一种三维人体皮肤模型,由法国里昂的 EPISKIN-SNC 公司开发,于 1997 年 4 月被欧莱雅公司收购并商品化。该模型是由 I 型小牛胶原基质代替真皮,上面覆盖 IV 型人类胶原薄层,再于其表面接种经过 13 天的培养由二代人角质形成细胞分化形成的复层表皮构成。EpiSkinTM 模型用于替代皮肤刺激试验时,直接将测试物质局部应用于皮肤表面,然后以 MTT 为反应终点,用于区分皮肤刺激物和非刺激物。该试验方法敏感度75%,特异度81%,必要时辅以 IL-1α 测定,敏感度可增加到91%,特异度为79%。2007 年 4月,该模型通过了 ECVAM 的验证,可用作皮肤刺激性替代试验。

2）EpiDerm 重建皮肤模型由位于美国马里兰州阿什兰德的 MatTek 公司研发并生产,于 1993 年商品化后引入市场。EpiDerm 皮肤模型由来源于人皮肤的角质细胞生长于特殊制备的 Millicell 细胞嵌入培养板中,为多层的高分化的正常人表皮角质形成细胞,与体内皮肤结构类似。EpiDerm 皮肤模型以 MTT 为反应终点,敏感度是57%,特异度是85%,因此,此方法可作为皮肤刺激性逐步检测策略的方法之一。该模型同样于 2007 年 4 月通过了ECVAM 的验证,可用作皮肤刺激性替代试验。

3）SkinEthicTM 模型是由位于法国尼斯的 SkinEthic 公司开发的人工皮肤模型。当重组人皮肤 EpiSkinTM 模型和 EpiDermTM 模型先后通过 ECVAM 验证后,人们开始思索和研究 SkinEthicTM 模型是否同样适用于体外皮肤刺激性替代试验。SkinEthicTM 模型是正常人角质形成细胞在聚碳酸酯过滤器上经过 17 天全分化形成表皮结构,结构与人类表皮最为相似。唯一的不同之处在于本模型中角质形成细胞是在聚碳酸酯过滤器上发育而成,因此没有体内组织维系表皮与真皮的表皮突。科学家们将改良的 EpiSkinTM 方案应用到 SkinEthicTM 模型上,研究结果显示 SkinEthicTM 模型试验总体正确率达 80% 以上,具有很好的重现性和预测性。因此,SkinEthicTM 皮肤刺激试验总体测试结果与 EpiSkinTM 和 EpiDermTM 模型的早期研究结果十分相似,SkinEthicTM 模型方法被评价为正式"赶超(catch-up)"验证研究。

4）人重组皮肤模型(Leiden reconstructed human epidermal model,LHE)由荷兰莱顿(Leiden)大学医学中心构建。模型将角质形成细胞分别在不同的过滤器膜上培养,以评价这些过滤器表面是否影响表皮的形态发生。评价方法采用 ECVAM 已确认的 EpiDermTM 和EpiSkinTM 皮肤刺激性试验方案。由于 LHE 模型比其他体外替代模型增加了一层固有的皮肤屏障,从而阻碍了受试物过快的渗透作用。实验测试结果显示 LHE 模型与早期的EpiSkinTM 和 EpiDermTM 模型研究结果非常相近,具有较好的一致性。除此以外,一些新构建的皮肤模型,如 Skin2、Testskin、Inspectskin II、ApligrafTM 等,也可用共同的试验方案和预测模型作为动物试验替代方法评价化学物的皮肤刺激性,研究结果显示与人体试验结果呈现良好的相关性。

然而,皮肤替代物与正常人皮肤仍存在着相当大的差异。与正常人皮肤比较,人重组皮肤模型缺少真皮层,表皮屏障功能有所缺陷,化学物透过体外模型的量会比体内实际透过的量要高。另外,在正常皮肤中,尚存在着炎症细胞、血管内皮细胞以及神经组织,而这些成分又恰恰是皮肤炎症反应所必需的。因此,真正客观地评价受试物皮肤刺激性可能需要更加复杂的参数并且多种指标相结合的方式进行。

(4) 定量结构活性关系模型:定量的结构活性关系模型是体外用计算机分析化合

物结构与活性关系评价化学物是否具有潜在刺激性的方法,可作为化学物刺激性的初筛方法之一。其原理是基于化合物的皮肤刺激性的发生与其特定的化学功能基团或其分子结构密切相关。首先建立已知的皮肤刺激性/腐蚀性物质与其分子结构的可测量的参数之间的相互联系的模型,然后将未知毒性反应终点的化学物的分子结构与之进行比较分析来预测未知化学物的反应终点,以评价未知化合物是否具有刺激性。一般认为若化学物符合特定物理化学特性或含有某种结构则可认为能产生皮肤损害作用。例如:受试物能与皮肤蛋白质反应,或能使皮肤脂肪溶解,或干扰角质层的脂质的表面活性剂,或能使皮肤崩解的低分子有机化合物,一般认为具有皮肤刺激性。但目前为止,关于皮肤刺激的 QSAR 模型的研究还比较少,要完善此方法还应先扩展相关化学物数据库,并提高数据库结果的可靠性。

(二) 眼刺激试验

眼刺激试验包括了化学物所致的眼刺激性和眼腐蚀性。眼刺激性是指眼睛前表面直接接触受试物后引起的眼及其周围黏膜可逆性炎性变化。眼腐蚀性是指眼睛前表面直接接触受试物后引起的眼及其周围黏膜不可逆性组织损伤。检测化学物的刺激性和腐蚀性的传统实验是由 Draize 等提出的兔眼实验,目前该方法仍是测定化合物急性眼毒性的国际标准。Draize test 是由 Draize 在 1944 年首次提出,其后有 Grif-fith 试验方案、美国联邦政府法令(1983)、经济合作与发展组织(OECD,1981)等多种改进方案。

我国目前实行的 Draize test 实验方案为:受试化合物作用于健康家兔一侧眼结膜囊内,对侧作为实验的空白对照。分别观察角膜、虹膜和结膜的反应并评分,根据评分判定受试物的眼刺激性。但有大量研究发现 Draize test 结果不稳定,尤其是对于有色物质和刺激性较小的物质检测结果差异较大。Draize test 结果的重复性和一致性较差的问题可能与其化学物处理方式、作用时间、评分标准不一以及观察者评分的主观性等因素有关。而且,本实验中观察时荧光素钠及裂隙灯的使用可能也进一步增加了该方法的复杂性和变异性。近年来,在动物"3R"运动的压力下,一些优化或替代的试验方法被先后提出,并陆续被验证和认可。目前开发的替代兔眼实验刺激试验的体外方法有很多,根据实验体系的不同,这些替代方法可分为离体器官替代模型、基于鸡胚绒毛膜尿囊膜的试验、基于细胞功能或细胞毒性的试验、重组人角膜组织模型等 4 类;另外,根据预测能力的不同,可分为鉴别化合物有无刺激性的方法和区分化合物刺激程度的方法。

1. 离体器官替代模型试验　本实验是用宰杀动物(兔、牛、猪、鸡)的眼球或角膜等作为眼刺激试验材料,通过检测角膜水肿、混浊及荧光素滞留,并进行组织学观察评估受试物的眼刺激性(表 26-5)。目前主要包括牛角膜混浊和渗透性实验(BCOP)、离体鸡眼实验(ICE)和离体兔眼实验(RE)。其中 BCOP 试验已被欧盟 ECVAM 和美国 ICCVAM 于 2007 年通过验证,2009 年被 OECD 指南 437 认可的一种离体器官方法;ICE 试验则由欧盟 ECVAM 和美国 ICCVAM 于 2007 年通过对该方法的验证和认可;2008 年列为 OECD 新的试验指南草案;2009 年被 OECD 指南 438 认可的一种替代方法。RE 试验目前主要用于预测角膜损伤,不能用于评估受试物对结膜的作用或角膜损伤后的恢复作用。

2. 基于鸡胚绒毛膜尿囊膜的试验(chorioallantoic membrane based assays)　该实验是利用鸡胚绒毛膜尿囊膜血管与眼黏膜组织结构类似的特点,以 CAM 为替代材料研究评价化学品的眼刺激性(表 26-6)。目前主要有鸡胚绒毛膜尿囊膜实验(HET-CAM)、绒毛膜尿囊膜血管试验(CAMVA)、蛞蝓黏膜刺激实验(SMI)。其中 HET-CAM 实验的结果观察易受操作者主观因素影响,难以量化的缺点,改进后的绒毛膜尿囊膜苔盼蓝染色试验,提高了实验的重复性;绒毛膜尿囊膜血管试验可正确区分刺激物和非刺激物,但不能用于严重刺激性物质的分类。

表 26-5　离体器官体外替代试验

实验模型	模拟部位	评价终点	检测刺激物范围	优点	缺点
BCOP	角膜	角膜混浊、肿胀和渗透性,组织学检查	中度~严重刺激性	不同物理性状和溶解性差异较大的液体和固体受试物	低估了受试物对虹膜和结膜的刺激作用,对于轻度及以下刺激物区分不够敏感
ICE	角膜	角膜混浊、肿胀及荧光素滞留、肉眼和组织学检	腐蚀性和严重刺激性	检测的化学物多为可溶性液体,如表面活性剂和凝胶	对固体物质的测试效果不理想
RE	角膜	角膜混浊、肿胀和屏障功能受损,组织学检查	中度~严重刺激性	对碱性物质、阴离子和阳离子表面活性剂、化妆品成分和化学物质较敏感	对固体物质不敏感

表 26-6　常用的基于鸡胚绒毛膜尿囊膜的试验

实验模型	模拟部位	检测终点	检测刺激物范围	适用的检测物质类型
HET-CAM	结膜	血管变化(出血、凝血和溶解)	无刺激性~中度刺激性	包括多种类型液体原料和产品,特别适用于表面活性剂和表面活性剂配方。对固体、不溶性或黏稠物质的测试重复性较差,色素和染料测试应慎重
CAMVA	结膜	血管变化(出血、凝血和溶解)	轻度~中度刺激性	
SMI	结膜和角膜	黏液分泌量、乳酸脱氢酶、蛋白质和碱性磷酸盐	无刺激性和刺激性物质	适用于检测表面活性剂、酯、醇、酮及混合物,以及黏性粉状配方的安全评价

3. 基于细胞功能或细胞毒性的试验(cell function/toxicity based assays)　该实验通过检测化学品对成纤维细胞、角化上皮细胞或角膜上皮细胞等对染料或代谢底物的摄取、释放、排斥以及蛋白质合成、变性和释放的影响,以反映受试物对细胞膜性结构、细胞器功能、物质和能量代谢以及由此导致的细胞增殖和存活力的影响(表 26-7)。主要包括中性红摄取试验(NRR)、中性红释放试验(NRU)、红细胞溶血实验(RBC)、荧光素漏出实验(FL)、细胞传感器实验(CS)等。中性红摄取和释放试验终点均容易测量,操作简单、快速、重复性好,可以定量评估化合物潜在的角膜损伤能力,适用于温和眼刺激性物质的筛查;红细胞溶血实验成本低廉且快速,与 HET-CAM 实验相关性良好;细胞传感器试验已通过 ECVAM 的三期验证,常用于自上而下的眼刺激组合策略的一部分。

表 26-7　常用的基于细胞功能或细胞毒性的试验

实验模型	模拟损伤部位	检测终点	检测刺激物范围	适用的检测物质类型
NRR	角膜	使细胞摄取中性红抑制 50% 的被测物浓度 NR_{50}	轻度眼刺激性物质	适用于大多数液体溶解性物质,特别是表面活性剂。但不合适微溶、高挥发性、有色物质或固体物质的测试
NRU	角膜	渗透膜损伤、溶酶体释放、细胞活性	轻度~中度刺激性	
RBC	角膜	红细胞溶血、血红蛋白变性	轻度~中度刺激性,特别是潜在急性眼刺激性物质的快速筛查	检测物质类型包括表面活性剂及相关产品
FL	角膜	被测物浓度引起 20% 的荧光素漏出 FL20	轻度~中度刺激性	适合于表面活性剂及相关物质、醇的检测
CS	眼球	代谢率减少 50% 的剂量(MRD_{50})	腐蚀性和严重刺激性物质	适用于水溶性化合物的测试

4. 重组人角膜组织模型试验　该实验主要包括 SkinEthicTM HCE 模型和 EpiOcular 模型。SkinEthicTM HCE 模型由法国 SkinEthic 实验室开发,已商品化供应,最具前景的体外替代方法。其主要原理是将永生化人类角膜上皮细胞(HCT 细胞系)接种于聚碳酸酯人造膜上,用已知化学成分的培养基,采用气-液界面培养,形成由多层上皮细胞组成的与人眼角膜黏膜类似的重建组织。实验室数据获得 Colipa 眼刺激性项目组和 ECVAM 专家组的认可,并且正在进行审核以进入 ECVAM 的验证过程。EpiOcular 模型由美国 MatTek 公司生产,已商品化供应,也是一种最具前景的体外替代方法。EpiOcular 模型由来源于正常人的表皮角质细胞生长于特殊制备的嵌入式细胞培养板中以无血清培养基制备而成,细胞分化形成的多层结构与角膜上皮相似。这两种模型模拟的损伤部位主要是角膜,其评价终点主要是组织活性(%)或 ET50 的检测。主要适用于各类物理性质的化合物测试,在化妆品工业中,用于确定受试物的毒性限量,或用于产品配方阶段的临床前安全性试验,以及用于配方比较和优化等。

目前已经开发的眼刺激试验体外替代方法,其测试范围包括了无刺激性、弱刺激性、轻度刺激性、中度刺激性及严重刺激性/腐蚀性。但是,目前认为没有任何一项单独体外替代试验可以覆盖 Draize 兔眼试验的损伤和炎症的标准范围,而且每项替代方法都有其自身的局限性。体外替代试验除了法规认可的 4 项标准化替代方法外,多数方法仍处于前验证研究阶段。另外现有体外替代方法不能有效地预测化合物对组织修复能力的损伤,也无法检测组织损伤后的修复能力。因此,在化合物眼刺激试验中,设计科学合理的整合策略,随之也成为替代眼刺激动物实验的发展方向。在受试物眼刺激评价中运用决策树的方法,通过最大化利用现有类似结构化合物的信息预测其他化学物的可能效应。当现有化学物信息不能满足受试物危害评估要求时,则进行必要的体外试验或组合体外试验。通常可采用自上而下的方法,或自下而上的组合策略方法,通过一系列替代方法的组合,实现完全覆盖 Draize 兔试验所显示的刺激性范围。基于目前国内实验室眼刺激试验替代方法的使用情况,对于大多数化合物安全性评价,建议采用基于细胞的方法(如红细胞溶血试验、中性红释放试验、荧光素漏出试验)、鸡胚法(如鸡胚绒毛膜尿囊膜试验)和离体器官(如牛角膜混浊和渗透性试验、离体鸡眼试验)的组合可基本满足眼刺激检测和安全评估的需要。

三、皮肤致敏试验

化学物的结构和性质决定了此化学物是否具有致敏性,利用皮肤变态反应试验预测化学物潜在致敏性,是化学物安全性评价或危害鉴定的重要部分。最初主要通过动物实验预测评价化学物潜在致敏性,传统的皮肤变态反应试验方法为豚鼠试验,常用的有局部封闭涂皮法和豚鼠最大值法。目前,局部淋巴结试验作为一种优化的动物实验方法得到广泛推行,此方法已经经过了长期的科学验证,证实同豚鼠最大值法有良好的一致性,已于 2002 年写入欧盟化学物检测指南。近几年,随着人类对化学物致敏机制的深入研究,出现了一些体外评价受试物致敏性的方法,包括单一细胞系的培养和体外皮肤重构模型。

(一)常规皮肤致敏评价方法

动物实验法是检验受试物是否具有皮肤变态反应的优选方法,目前最常用的检测方法是 Magnusson Kligman 豚鼠最大剂量法和 Buehler 封闭斑贴试验法。这两种试验均是根据用受试物致敏过的动物再次接触同种受试物表现出的皮肤反应来判定受试物是否具有致敏性。这两项试验是安全性评价中使用率很高的方法,是当前的 OECD(TG 406)、EU 试验指南 67/548/EEC 附录 V(TG B.42)以及我国 2008 年发布的 GB/T 21608—2008《化学品皮肤致敏试验方法》公布使用的方法。

1. 豚鼠最大值试验(guinea pig maximization test,GPMT)　该实验是 Magnusson 和 Kligman 在 1969 年提出的一种使用佐剂的方法。1992 年被列入 OECD 试验指南 406。GPMT 是一项高度敏感的方法,试验包括皮内注射、局部接触诱导和激发封闭斑贴 3 个过程。GPMT 使用弗氏完全佐剂作为免疫增强剂,弗氏完全佐剂的应用使该试验方法具有较高的灵敏度,提高了筛选弱致敏原的能力。但有研究认为,在某些情况下,佐剂的使用可能导致过高估计受试物的致敏潜力。近年有不少关于 GPMT 法改进的报道,如 Kashima 等尝试通过改变不同的试验步骤以缩短致敏试验时间。

2. Buehler 豚鼠封闭斑贴试验(Buehler test,BT)　本实验是 Buehler 在 1965 年提出的重复斑贴试验方法,OECD 试验指南列为 406。这种方法不使用佐剂,只在诱导期和激发期局部皮肤上涂抹受试物。试验选用至少 20 只动物,诱导受试物浓度为能引起皮肤轻度刺激反应的最高浓度,激发接触受试物浓度为不能引起皮肤刺激反应的最高浓度。这种方法具有敏感性,能够准确预测出中度~重度致敏物。但是,由于没有使用 FCA 免疫增强剂来刺激免疫系统,BT 的灵敏度比 GPMT 低。

豚鼠致敏试验最大的优点是对致敏物的敏感性强,能较准确地预测出受试物的潜在致敏能力。然而,豚鼠致敏试验也存在一定的缺陷:如豚鼠致敏试验需要动物数量较多和实验周期长;豚鼠致敏试验基本属于定性试验;试验者的主观判断对结果影响较大;一些能使动物皮肤染色的受试物(如染料、色素)可能会引起皮肤变态反应无法鉴定。另外,试验结果很大程度上取决于许多与动物相关的因素和实验室间试验结果差异性解释的技术因素,如受试物剂量、去毛方式、敷贴片设计型式、封闭程度、封闭时间、皮肤反应的评分等。

(二)优化的皮肤致敏动物试验

近来在动物福利 3R 原则的推行下,用小鼠代替豚鼠进行皮肤变态反应试验,减少了动物使用数量,改进了结果测量方法,使结果更为客观,实现了优化和减少的原则。作为替代的小鼠实验方法有:鼠耳廓肿胀试验法、非侵入性鼠耳廓肿胀分析法和小鼠局部淋巴结分析法。其中,MEST 和 LLNA 均已通过实验室间的验证,被推荐为可靠的检测中等~高度致敏物质的方法。1992 年经济合作与发展组织(OECD)指出 MEST 和 LINA 作为第一阶段皮肤致敏的检测手段,一旦两种中的任何一个出现阳性结果,该受试物即可被认为是潜在的致敏物质,而无须进行豚鼠实验;如果出现阴性检测结果,则需要进一步进行豚鼠实验以进一步验证受试物是否具有皮肤致敏性。

1. 小鼠局部淋巴结试验(murine local lymph node assay,LLNA)　小鼠局部淋巴结试验作为一种替代传统豚鼠最大值试验的方法已标准化,并通过国际多个实验室进行了试验评价,显示方法是稳定的而且具有特异性。目前,LLNA 成为鉴定皮肤致敏性化学物的可靠方法之一。2002 年,OECD 正式将 LLNA 试验列入评估化学品对皮肤致敏作用的第二个实验指南(OECD TG 429),同时也列入欧盟 67/548/EEC 附录 VB42。LLNA 方法也是美国 EPA 和 FDA、ISO(ISO 10993—10:2002)认可的皮肤致敏实验的检测方法。2008 年,我国也将 LLNA 实验纳入国标方法:GB/T 21827—2008《化学品　皮肤变态反应试验　局部淋巴结方法》。

LLNA 的原理是皮肤变态反应在诱导阶段即可引起局部引流的淋巴结 T 细胞的活化和增殖。增殖反应与化学物的剂量(即致敏原的致敏力)成比例,因此可以通过比较受试物与溶剂对照引起淋巴细胞增殖的剂量-反应关系(即刺激指数,SI)来评估增殖状况。LLNA 试验不包括激发阶段,关注的终点是刺激指数(SI)。若 SI ≥ 3,同时有剂量-反应关系者为阳性。另外,试验期间,应仔细观察动物的临床体征、局部刺激反应或系统毒性。

虽然 LLNA 有很多优点,但是研究发现在某些金属物质的试验中出现假阴性的结果,在某些皮肤刺激物试验中出现假阳性结果。另外,淋巴细胞增殖的测定是通过淋巴结内掺入增生的细胞 DNA 内的 ^{3}H 甲基胸腺嘧啶核苷来定量的。因此,LLNA 试验需用放射性同位素,易造成环境污染。虽然目前法规认可的 LLNA 法(OECD TG429)是通过同位素标记检测细胞增殖,研究发现在实验过程中还可采用胸腺嘧啶脱氧核苷的类似物溴脱氧核苷尿嘧啶进行标记,或通过流式细胞仪检测掺入淋巴结 DNA 的 BrdU 的含量,检测淋巴细胞的增生,后者也称之为流式-小鼠局部淋巴结试验。甚至也有研究者尝试用 MTT 法判断淋巴细胞增殖程度。

2. 小鼠耳廓肿胀试验(mouse ear swelling test,MEST)　小鼠耳廓肿胀试验出现于 20 世纪 80 年代。其实验原理与豚鼠试验相同,包括了诱导和激发两阶段,通过比较免疫反应的诱导期和发作期检测小鼠耳廓肿胀程度来定量评价。MEST 试验是一种耗资低、试验周期短、评分客观的替代方法。比起豚鼠试验,MEST 可定量测量,尤其适用于检测化学物质引起的迟发性接触超敏反应,判断指标不易被受试物颜色干扰的优点。通过大量化合物的测试,同时与豚鼠和人类的研究进行了对比。研究认为 MEST 的灵敏度不如 LLNA,MEST 一般只适合作为化合物的筛选,阴性结果的化学物仍需其他实验方法加以确认。

3. 非侵入性鼠耳廓肿胀分析法(noninvasive mouse ear swelling assay,MESA)　非侵入性鼠耳廓肿胀分析法作为皮肤变态反应的检测手段,是迟发型超敏反应的模型。基本方法为在小鼠腹部局部涂抹受试物使之发生致敏反应,5 天后在耳部皮肤外用同一受试物,分别于 24 小时、48 小时、72 小时后测量耳部的肿胀程度,评估受试物致敏的可能性。与 MEST 法比较,MESA 在试验过程中不需向小鼠腹部皮下注射福氏完全佐剂、不需要破坏小鼠腹部皮肤的角质层屏障、无须麻醉小鼠等,减少了很多侵入性的操作。另外,MESA 法灵敏度高于人体试验,与豚鼠实验相当。它可以检测极低浓度的已知致敏物导致接触性致敏性皮炎的优点,甚至可用于弱效致敏物的检测。

(三) 皮肤致敏体外替代方法

皮肤变态反应是一个复杂的生物学过程,一种化学物能否引起接触性过敏性皮炎与其化学结构密切相关,由化学物的多种性质决定,如化学物能否穿过角质层到达真皮层,在真皮层能否与蛋白质或肽键结合形成活化形式,活化形式能否引起特异的免疫反应等。目前皮肤致敏体外培养细胞的替代方法仍在探索中,研究的策略主要是采用与接触性变态反应机制密切相关的细胞培养系统:如朗格汉斯(LC)、树突状细胞(DC)、混合细胞等。检测终点主要通过细胞表面标志物、LC 迁移、T 细胞增殖等方面的变化进行探索。

1. 单细胞系培养　朗格汉斯细胞是存在于上皮中免疫反应的关键细胞,呈递从外界接受的抗原给特定的效应 T 细胞,此间朗格汉斯细胞逐渐分化为成熟的树突细胞。1992 年,Enk 等研究发现,用致敏物及刺激物对小鼠涂皮染毒,在致敏阶段提取其上皮细胞,分析细胞因子表达的变化,结果显示一些特殊的细胞因子如 CD80、CD86 和 CD40,细胞内黏附分子CD54 和白介素IL1-β只有在过敏原染毒组才发生改变,其中比较敏感的指标是白介素IL-1β。IL-1β 只有朗格汉斯细胞产生,涂抹致敏物后 IL-1βmRNA 急速上升暗示皮肤致敏可能直接作用于朗格汉斯细胞。早期的这些研究为深入阐明皮肤变态反应发生机制提供了科学依据,同时也是以 LC 细胞为中心的替代方法的开发提供了合理的机制依据。1995 年欧洲替代试验方法验证中心提出,体外培养树突细胞检测 IL-1β 量的变化是可信赖的皮肤致敏替代方法。但由于 LC 只占上皮细胞的 1% ~3%,分离和纯化技术也很难达到要求、分离出来的朗格汉斯细胞难以产生特异反应以及缺乏完善的体外培养体系等原因导致目前尚无纯化的朗格汉斯细胞系存在。该方法的成功有赖于获取 LC 的技术进展,因此培养 LC 鉴定化学物致敏性的体外方法受到了一定的限制。正因如此,许多研究者开始转向了以树突状细胞为主的体外替代方法的研究。

树突状细胞(DC)与 LC 具有相似性质,能通过处理和呈递抗原发动免疫反应,树突细胞已用于体外培养检测化学物的致敏性。由于从外周血培养能获得充足数量的 DC,为研究接触致敏反应机制及开发体外替代方法提供了条件。很多研究者认为,以 DC 为基础的方法可能是进一步探索预测化学物潜在皮肤致敏性的体外方法最具潜力的方法之一。但用供血者外周血制备的 DC 可能存在着个体差异,因此以 DC 为中心,体外替代方法的开发还有待进一步的研究。

鉴于人外周血来源树突样细胞的复杂性、昂贵的培养准备材料和捐赠者的个体差异,导致此方法的广泛应用也受到一定的限制。近年来有研究关注于寻找适合的能替代 DC 细胞的细胞系,研究表明一些人髓样白血病细胞系如 MUTZ-3、U937、THP-1 等表现出与 DC 相似的性质,并在细胞因子的作用下分化为树突样细胞。目前骨髓 U937 细胞皮肤致敏测试(MUSST)于 2010 年进入 ECVAM 正式三期验证研究,结果显示该法预测皮肤致敏性的结果与临床数据的一致性达到 85%。

基于皮肤或骨髓细胞建立的体外替代试验方法是研究的重要方向之一,具有很好的开发前景。但是这些分析方法大多只限于水溶性化学物致敏性的评价检测,而目前发现的大多数致敏物多为脂溶性的有机物质且其长时间在培养液中稳定性也有待论证。另外,从目前的研究来看,大多基于细胞的体外分析方法检测的主要是强或中等致敏性化学物,对一些潜在弱致敏性化学物的筛选有一定的困难,因此,如何提高替代方法的灵敏度是未来体外替代方法面临的重要挑战。为了解决单种细胞培养模型中的检测指标特异性不够强、敏感性不够高等问题,参照变态反应发生的不同环节,建立多种细胞共培养和三维培养是动物替代试验发展的新趋势。如角质形成细胞与 LC 前体细胞的共培养和 LC 前体细胞与 T 细胞的共培养。

2. 皮肤器官培养　重建表皮培养是一种三维表皮体外培养系统。有些表皮等同物的培养是商业上可用的,如 EpiDermTM 和 EpiskinTM。三维模型与单层培养相比有几个优势,如有一个分化的角质层和一个气/液界面(这样允许非水溶性相容的测试材料的使用)。目前一些人工表皮/皮肤模型已被应用于皮肤刺激性或光毒性替代实验,但该模型仍缺乏致敏反应的免疫细胞的存在,然而这是活体诱导和激发接触性致敏的关键,使得这个体系并不能完全反映受试物皮肤的致敏过程,故仍需要完善。

人类皮肤外植块培养是从胸或腹腔手术中获取的完整厚度的人类皮肤样本进行体外培养,人类皮肤外植块的培养更能代表活体皮肤的特性,维持了皮肤自身的结构和细胞群。外植块除含有角蛋白细胞、成纤维细胞和免疫系统的细胞外,还包括 LC 以及其他驻留于皮肤的细胞如黑色素细胞和内皮细胞。研究者将一组致敏性已在临床和动物实验中确认的甲基丙烯酸盐类物质作用于外植块,诱导其中的 LC 从表皮迁移至基底膜和真皮,监测到 CD1 的 LC 迁移范围与测试的该组化合物的致敏能力密切相关。人类皮肤外植块可能在皮肤致敏反应体外替代方法中具有一定的应用意义。但是也有其自身的局限性,当培养细胞迁移出皮肤(如 LC)或离开皮肤生长,皮肤器官培养仅能在体外维持很短的时间。新鲜组织的可用性是有限的,而且外植块之间、个体之间的差异也需要考虑。

(四) 蛋白(多肽)反应或代谢活化分析方法

是通过检测化学物与蛋白质或肽的反应活性来判断其致敏性的一种体外替代分析方法。2004 年,Gerberick 研发了直接肽反应试验(the direct peptide re-activity assay,DPRA),将致敏物和非致敏物与谷胱甘肽(GHS)和包含半胱氨酸、赖氨酸或组氨酸的肽模板反应结合,用高效液相色谱法及紫外分光法检测 GSH 或肽的含量,通过测量肽的消耗量来评价化学物的致敏性。目前利用化学物与 GSH 或包含半胱氨酸/赖氨酸的肽反应的方法已检测了 82 种化学物(包括 52 种致敏物和 30 种非致敏物),其准确度、灵敏度和特异度分别为 87.5%、90.4% 和 83.8%。另外,有些致敏物必须经过代谢活化后才能与蛋白(肽)发生反应形成抗原,因此,在蛋白(肽)反应基础上,加入某些代谢体系如过氧化物酶等改良方法正在进一步的研究中。

(五) 定量结构-活性关系(quantitative structure-activity relationship,QSAR)

化学物的生物学特性与其固有的化学结构和化学性质密切相关。可利用化学物结构资料和大量现有的毒性资料对化学物进行预测。QSAR 技术是通过建立化学物分子结构参数与生物活性的关系模型,达到预测化学物活性的目的,该技术广泛应用于毒性评价、药物设计等领域。在预测化合物致敏性方面,早期的一些研究中基于实验数据建立化学物结构与致敏活性的关系。QSAR 技术主要应用于探索致敏化学物的结构特征。由于不同种类化学物致敏的分子机制可能不同,这种模型的外推受到限制。近年来,随着计算机技术的进步,如计算机专家系统 DEREK(从现有的认识进行危害演绎评估),促使 QSAR 技术的研究得到迅速发展。研究者将统计学方法应用于 QSAR 技术中,建立包含各种化学物的大型数据库,并应用统计学方法计算相关参数,建立模型用于致敏物的筛选、归趋模拟、风险评价等。在化学物致敏性预测中,QSAR 可作为预测化学物致敏性的起始工具,为研究提供有用的初始信息。因此,QSAR 作为一种快速、简便的筛检工具,具有良好的应用前景,但是该方法依赖于一个完整的、透明的有关化学物致敏性的数据库系统的建立。

(六) KeratinoSens™实验

化学物质能够导致皮肤组织的免疫源性的致敏反应。该反应的作用机制复杂,以往化合物皮肤变态反应一般是通过动物实验进行评估的。随着对致敏反应机制研究的深入,皮肤致敏替代模型正逐步转向基于作用机制的体外实验的研究发展。KeratinoSens™实验正是基于调节皮肤细胞(角质细胞)对化学物质(致敏物质)作用反应的关键的 Keap1-Nrf2-抗氧化剂/亲电效应原件(ARE)通路的基础上发展形成。KeratinoSens™实验使用该通路的活化作为化学物质皮肤致敏潜在性的评估工具。2014 年 2 月欧洲替代方法验证中心将 KeratinoSens™实验列入皮肤致敏的推荐性实验。

体外替代方法的开发取决于对机制的研究,化学物能否引起变应性接触性皮炎与其化学结构有关,发生机制包含了皮肤渗透吸收、抗原处理、蛋白质结合、T 细胞增殖等一系列过程,缺少其中任何一步,都不能引起接触性过敏性皮炎。细胞体外替代试验,由于细胞体外生存环境的变化以及其生理、生化和代谢的改变对实验结果具有一定的影响;皮肤模型由于其与人类皮肤结构存在着一定的差异,导致其体外实验不能真正有效地模拟活体内化合物吸收、代谢等复杂的体内过程,影响受试物致敏性的评估;但是体外替代试验和小鼠活体实验比较减少了动物的使用,缩短了实验周期;QSAR 方法虽然快速简便,但其只是从化学结构与活性的关系来预测致敏性,缺少生物学机制的基础。因此,目前 ECVAM 认可的符合 3R 原则的皮肤致敏试验仍仅限于局部淋巴结试验。加拿大动物联盟(Animal Alliance of Canada)提出皮肤变态反应等级试验策略:①收集现有的资料,若已有资料显示某化学物有致敏性,可导致皮肤发生变态反应,应给予化合物进行分级和标识,无须作进一步的皮肤致敏性测试;②评估化学物与蛋白质的结合能力,使用计算机 QSAR 模型(如 DEREK),以鉴别检测物质是否具有与已知致敏物相似的分子结构;③根据 OECD428 指南进行皮肤吸收试验,评估化合物的皮肤渗透性;④如果受试物具有皮肤渗透性和具有与已知致敏物相似的分子结构,可判定该化合物极有可能为致敏物;⑤进一步利用体外蛋白质结合试验来测定受试物是否能与人类血清蛋白发生作用;⑥招募志愿者,进行人类志愿者斑贴试验;⑦利用其他非动物实验进行评估、分级和标识。通过多项技术和方法组合,互相补充以使检测结果更可靠、真实。

(赛　燕)

第二节　重复染毒毒性试验

急性毒性试验主要是研究外源性化学物对机体(包括人类和动物)毒作用的特征和上限参数(如 LD_{50}),并据此进行急性毒性分级和评价,通常是毒理学研究的最初步的毒理学资料。然而,在实际生活中,人类接触外源性化合物往往是较低剂量、长期反复接触,属于一种慢性长期接触。而且,外源性化合物慢性中毒与急性中毒的中毒机制和毒理学作用可能完全不同或存在一定的差异。这种情况下利用前述的急性毒性试验往往无法做出正确的评价和预测其慢性毒性作用的靶器官和可逆性。因此,有必要进一步研究和评价外源性化合物的慢性毒性作用。根据对外源化学物重复接触时间的长短,主要分为亚慢性毒性作用和慢性毒性作用。其相应的评价试验分别为亚慢性毒性试验和慢性毒性试验。需要注意的是:

在药物的临床前毒性研究中,长期毒性试验与亚慢性和慢性毒性试验的概念不同。但其属于重复染毒毒性试验,药物临床前长期毒性试验的期限主要取决于药物在临床中拟用的期限,一般为临床拟用期限的 2~3 倍,还应有适当的恢复期。

亚慢性和慢性毒性试验,根据 OECD 试验指南均为体内方法,其中亚慢性毒性研究有 4 项:具体包括啮齿类动物 90 天经口重复染毒毒性研究(OECD TG408),非啮齿类动物 90 天经口重复染毒毒性研究(OECD TG409),90 天经皮肤亚慢性毒性(OECD TG411),90 天亚慢性吸入毒性(OECD TG413);慢性毒性研究 1 项,即长期毒性试验(OECD TG452)。我国目前执行的各类外源性化合物毒理学实验标准方法均参考了 OECD 的方法。为体现近年 3R 的成果,2009 年 OECD 对亚慢性毒性试验进行了修订。

一、亚慢性毒性试验

(一) 概念和试验目的

亚慢性毒性(subchronic toxicity)指机体在较长时间内、连续或反复多次接触较大剂量的外源化学物而产生的中毒效应。所谓较大剂量,是指小于急性 LD_{50} 的剂量。所谓"较长时间"相当于生命周期的 1/10(对于啮齿类动物为 1~6 个月)。试验染毒期限应为 3~6 个月,或一般为实验动物生命期的 1/30~1/10。如用小鼠,试验期通常为 3 个月,大鼠 3~6 个月,狗 4~12 个月。

在估计和评价外源性化合物的毒性时,亚慢性毒性试验具有预备和筛选的作用。通过该试验可进一步获得在一定时期内反复接触受试物后可能引起的健康损害资料,为评价受试物作用靶器官和慢性毒性试验剂量选择提供依据。现在亚慢性毒性试验已经成为比较常用的长期重复染毒毒性试验,在一定的情况下基本可以替代慢性试验,由该试验可确定外源化学物的未观察到有害效应剂量(NOAEL)和(或)观察到的有害效应的剂量(LOAEL)。另外,通过亚慢性试验可以:①进一步观察外源性化合物的毒作用特点和靶器官;②了解外源性化合物有无蓄积作用,是否可对机体产生耐受性;③分析受试物的亚慢性毒性的剂量-效应关系;④为后期的慢性毒性试验的剂量设计和观察指标提供依据;⑤为受试物的毒理机制提供基础资料;⑥观察长期接触受试物毒性作用的可逆性;⑦确定不同动物对受试物的毒效应的差异,为将研究结果外推到人提供依据。

(二) 亚慢性毒性试验设计

1. 亚慢性毒性试验期限 亚慢性毒性试验的期限"多日"的确切天数,至今尚无完全统一的认识。一般认为在环境毒理学与食品毒理学中所要求的连续接触为 3~6 个月,而在工业毒理学中认为 1~3 个月即可。这是考虑到人类接触大气、水和食品污染物的持续时间一般较久,而在工业生产过程中接触化合物仅限于人一生中的工作年龄阶段,且每天工作不超过 8 小时之故。现有学者主张进行实验动物 90 天喂饲试验为亚慢性毒性试验,即将受试物混合于饲料或饮水中,动物自然摄取连续 90 天。这是由于有研究报道认为动物连续接触外来化合物 3 个月,其毒性效应往往与再延长接触时间所表现的毒性效应基本相同,故不必再延长接触期限。相应地主张呼吸道接触可进行 30 天或 90 天试验,每天 6 小时,每周 5 天。经皮肤试验进行 30 天。

2. 实验动物

(1) 物种和品系:亚慢性毒性试验一般要求选择两种实验动物,一种是啮齿类(如小鼠、大鼠),另一种是非啮齿类(如狗、猴),以便全面地了解受试物的毒性。理论上,亚慢性毒性试验选择的动物应是对受试物的生物转化、毒性反应等与人类相当或相似的物种,但是在实际工作中由于各种原因往往不易满足。目前常选用大鼠和犬,有条件时可用猴,这取决于受试物的重要性和试验条件。大鼠常用 Wistar 和 Sprague-Dawley 品系。犬的亚慢性毒性试验品系多为 Beagle 犬。亚慢性经皮毒性试验,可用兔或豚鼠。

(2)性别、年龄和动物数:一般要求选用两种性别,雌雄各半。特殊情况下如研究某种受试物的性腺毒性或生殖毒性,可选用单性别动物。由于亚慢性毒性试验期较长,所以选择的动物的体重(年龄)应较小,如小鼠应为 15g 左右,大鼠 100g 左右。每组小动物数不少于20 只,大动物不少于 6~8 只。若试验要求在试验中期处死部分动物作中期检测,则每组动物数量要相应增加。

(3)微生物学、寄生虫学等级和饲养环境:亚慢性毒性试验周期较长,观察指标较多,实验动物的质量、喂饲条件和试验环境明显影响受试物的毒性反应。实验动物及实验动物房应符合国家相应规定,人工控制昼夜交替。亚慢性毒性试验应使用清洁级及以上等级动物,饲养在屏障环境内进行试验。动物应选用常规饲料、洁净的饮水、清洁无污染的垫料和笼具。不同项目的试验应分室进行。

3. 染毒方式 为了维持实验动物体液中有一个准确的血药浓度水平,保持受试物生物学效应每天相似性,亚慢性毒性试验每天染毒的时间应保持一致。一般在每天上午进行,给药后喂食。另外,人类在环境中接触该受试物的途径或方式,并与预期进行慢性毒性试验的接触途径应相一致。主要有经消化道、经呼吸道、经皮肤和注射途径 4 种。①经消化道:大鼠和小鼠建议用灌胃法,犬采用胶囊法或灌胃法。食品毒性的评价可首选将受试物混入饲料,让动物自行食入,喂饲法应保证受试物在饲料中混合均匀,并且受试物稳定,受试物掺入饲料的最大量有严格的规定,亚慢性 90 天试验,受试物的掺入量不得超过 8g/100g 饲料,否则会影响动物的营养状况,从而影响生长发育。②经呼吸道:染毒受试物浓度稳定后,吸入时间 2~6h/d;根据设计需要可缩短或延长。③经皮肤:每天染毒时间一致,宜上午,先给药后进食。每天染毒 4~6 小时,防舔食。染毒频率为每天一次,连续给予,如试验期为 3 个月或超过 3 个月时,也可每周 6 次。④静脉注射途径在长期试验实施很困难,必要时,可用腹腔注射做替代方法,长期反复腹腔注射应注意无菌操作。

4. 染毒剂量与分组 在亚慢性毒性试验的设计中,染毒剂量的选择是最重要和最困难的问题之一,关系到试验的成败。亚慢性毒性试验的上限剂量,应控制在实验动物接触受试化合物的整个过程中,不发生死亡或仅有个别动物死亡,但有明显的中毒效应,或靶器官出现典型的损伤。此剂量的确定可参考两个数值,一是以急性毒性的阈剂量为亚慢性试验的最高剂量;二是以此化合物 LD_{50} 的 1/20~1/5 为最高剂量。一般在 LD_{50} 的 1/50~1/20 之间按等比级数设计其他各组。对于人群主动摄入的食品和药品,可采用人体可能拟用的最高剂量为剂量设计依据。大鼠可用人临床拟用剂量的 10、30 和 100 倍,非啮齿类可用 5、15、50倍。当预期受试物没有明显毒性时,亚慢性试验设计至少等于人拟用剂量的最大倍数,保健食品为 100 倍,化学药品为 30 倍,中药为 50 倍。由于各类化学品的特殊性以及管理政策的不同,其法规程序对剂量设计的要求有些差异。

化合物亚慢性毒性试验应求出其剂量-反应关系,确定未观察到有害作用的剂量,只有求出剂量-反应关系才能阐明受试化合物的亚慢性毒作用特征,并为慢性毒性试验打下基础。为此,亚慢性试验至少应设计 3 个染毒剂量组及 1 个正常动物对照组,必要时再加一个受试化合物的溶剂对照组。除不接触受试物外,对照组的其他条件均与试验组相同。最低剂量组应无中毒反应,相当于未观察到有害作用剂量(NOAEL),比较理想的中剂量组约相当于观察到有害作用的最低剂量(LOAEL)。高剂量组应能引起较为明显的毒效应,但无动物死亡或仅有个别动物死亡(<10%),否则将会影响结果的评价。具体剂量可以 $1/20 \sim 1/5LD_{50}$ 为高剂量组剂量,高、中、低各剂量组间距在 $3 \sim 10$ 倍之间,最低不小于 2 倍。若掌握人群接触水平,则最低染毒剂量应高于人群的实际接触水平。中间剂量组应引起较轻的可观察到的毒性作用。若设多个中间剂量组,则各组的染毒剂量应引起不同程度毒性作用。在中、低剂量组和对照组中,动物死亡率应很低,以保证得到有意义的评价结论。

(三) 观察指标

1. 一般性指标 这类指标是非特异性观察指标,能综合反映外源化学物对于机体的毒性作用,且往往比较敏感。一般性指标包括每天采食量、体重变化(定期称量)、外观特征(被毛光泽、精神状态、呼吸动作、分泌物、排泄物、饮食)和行为活动、粪便性状、异常表现和中毒症状等。有中毒反应的动物应取出单笼饲养,重点观察。发现死亡或濒死动物应及时尸检。

(1) 动物体重:综合反映动物健康状况最基本的灵敏指标之一,反映了受试物对实验动物的生长发育及一般状态的影响。实验动物在亚慢性方式接触外来化合物过程中,有多种因素均可影响动物体重的增长,包括食欲变化、消化功能变化、代谢和能量消耗变化等。体重变化的表示方式,可将染毒组与对照组同期体重绝对增长的重量加以比较和统计学处理。也可将染毒组与对照组同期体重百分增长率(以接触化合物开始时动物体重为100%)进行统计和比较。

(2) 食物利用率:亚慢性毒性试验期间必须注意观察并记录动物的饲料消耗量,在此基础上计算食物利用率,即动物每食入 100g 饲料所增长的体重克数,表示方法为体重(g)/饲料(100g)。食物利用率可以鉴别动物体重降低是由于进食减少,还是受试物毒作用。分析比较受试物接触组与对照组食物利用率,有助于分析受试化合物对实验动物的生物学效应。

2. 实验室检查 在亚慢性毒性试验中为发现受试物所致的各器官系统的紊乱,有必要进行血尿等体液的实验室检查。一般化验指标主要指血象和肝、肾功能的检测。存活动物采血量不影响实验动物生理功能,最大取血量<10% 总血量,如大鼠 1.5ml(总血量 15ml)。在亚慢性毒性试验中研究外来化合物对实验动物的毒性作用,使用这类指标,一般为筛检性和探讨性。

(1) 血液学指标:亚慢性毒性试验在染毒前、染毒中期、染毒结束及追踪观察结束时应进行推荐的血液学检测核心指标包括血细胞容积、血红蛋白浓度、红细胞计数、白细胞计数和分类的测定;必要时测定凝血功能,如凝血时间、凝血酶原时间、凝血激酶时间或血小板数等指标。如果已经明确受试物对血液系统有影响,还可根据需要进行骨髓象的检测。

(2) 血生化学指标:一般包括电解质平衡、碳水化合物代谢、肝(细胞,胆管)功能、肾功能等,可在染毒前、染毒中期、染毒结束及追踪观察结束时进行。必要时可根据受试物作用形式选择其他特殊检查或根据外源性化合物的毒作用特点或构效关系增加相关的检测指标。推荐的指标包括:钙、磷、氯、钠、钾、禁食血糖(不同动物品系采用不同的禁食期)、血清谷丙转氨酶、血清谷草转氨酶、鸟氨酸脱羧酶、γ-谷氨酰转肽酶、尿素氮、白蛋白、血液肌酐、总胆红素及总血清蛋白。必要时可进行脂肪、激素、酸碱平衡、正铁血红蛋白、胆碱酯酶活性的分析测定。此外,还可根据所观察到的毒性作用进行其他更大范围的临床生化检查,以便进行全面的毒性评价。

（3）尿液检查：一般不需要进行，只有当怀疑存在或观察到相关毒性作用时方需进行尿液检查。对常规的尿液检查包括外观（颜色或浊度）、pH 值、比重或渗透压、总蛋白质和葡萄糖的定量或半定量、潜血等，尿液检查可提供与毒物有关的靶器官毒性和中间代谢产物的信息。若预期有毒性反应还需要进一步检测尿沉渣镜检和细胞分析等项目。

3. 病理学检查　应重视病理学检查。病理学检查是亚慢性毒性试验的基础。通过病理学检查可获得受试物的毒性效应的形态学依据，以适当评价其毒理学意义，确定受试物的毒性。凡是在染毒过程中死亡的动物均应及时解剖，肉眼检查后再进行病理组织学检查。必要时作组织化学或电镜镜检。目的是确定化学毒物对机体毒作用的靶部位、损害的性质和程度。病理学检查包括：大体检查、常规组织病理学检查、酶组织化学检查、免疫组织化学检查、细胞超微结构检查等。

（1）大体尸检：实验结束，活杀动物，所有动物均应进行全面的大体尸检，包括机体的外观、所有孔道，胸腔、腹腔及其内容物。肝、肾、肾上腺和睾丸应在分离后尽快称重以防水分丢失，并计算相对重量（脏/体比值）。

（2）脏器重量和脏器系数：是指某个脏器的湿重与单位体重的比值，通常以 100g 体重计，表示为脏器质量（g）/体重（100g）。该指标比较适用于实质性脏器，若某脏器的脏器系数增大，反映该脏器的肿大，病变可能为增生、充血、水肿等；脏器系数减小，可能反映脏器发育不良或萎缩等变化。一般称取心、肝、脾、肺、肾、肾上腺、卵巢或睾丸、脑等脏器湿重，并计算其脏器系数。此指标的意义是实验动物在不同年龄期，其各脏器与体重之间重量比值有一定规律；若受试化合物使某个脏器受到损害，则此比值就会发生改变，可以增大或缩小，因此，脏/体比值是一个灵敏、有效和经济的指标。

（3）病理组织学检查：应全面细致，发现异常器官应重点进行病理组织学检查。高剂量组和对照组动物及尸检发现异常器官检查要详细。其他剂量组可取材保存。在高剂量组发现有异常病变时才进行检查。应将下列组织和器官保存在固定液中，以便日后进行病理组织学检查：心脏、肝、肾、肺/气管、脾、肾上腺、甲状腺/甲状旁腺、垂体、胸腺、前列腺、睾丸（连附睾）、卵巢、子宫、胃、十二指肠、回肠、结肠、胰腺、膀胱、主动脉、淋巴结、食管、脑、脊髓、胸骨、视神经等。另外以下器官只有当毒性作用提示或作为被研究的靶器官时才需要检查：唾液腺、生殖附属器官、皮肤、雌性乳腺、大腿肌肉、眼、股骨（包括关节面）、脊髓（包括颈部、胸部、腰部）和泪腺等。另外需要重点进行病理组织学检查的如：所有最高剂量组和对照组动物的重要的和可能受到损伤的器官或组织，如各剂量组肉眼或尸体解剖可见的病变或可疑病变组织器官；若高剂量组动物的器官或组织有病理组织学病变，组织的病理学检测应扩充至其他剂量组；除了高剂量组和对照组，其他剂量组受试动物的靶器官或组织；对于受试物的追踪观察组，应对那些在染毒组呈现毒性作用的组织和器官进行检查。

4. 临床症状　实验动物在接触外来化合物的整个实验过程中所出现的中毒症状及出现各症状的先后次序、时间均应记录和分析。试验中每天至少应进行一次仔细的临床检查。观察期间对动物的任何毒性表现均应记录，记录内容包括发生时间、程度和持续时间。笼边观察应至少包括如下内容：皮肤和被毛的改变、眼和黏膜变化、呼吸、循环、自主神经和中枢神经系统、肢体运动和行为活动等改变。另外一些特异性指标是指能反映毒物对机体毒作用本质的特征性指标，常与其毒作用机制有关，有时可作为效应生物学标志。在亚慢性毒性试验中，可以根据受试物毒性资料、试验中的观察等线索增加一些检查项目。

（1）眼科学检查：在动物染毒前和染毒后，最好对所有实验动物，至少应对最高剂量组和对照组动物,使用眼科镜或其他有关设备进行眼科检查,眼科检查应包括眼睛的所有结构:角膜、结膜、巩膜、虹膜、晶状体、视网膜和眼底的检测。进行眼科检查如果需要受试物对观察眼睛的深部结构变化的影响,必要时可以使用散瞳剂。若发现眼科变化则应对所有动物进行检查。

（2）心脏血管的检查:血压和心电图的检测一般仅限于非啮齿类动物,如犬等。必要时,也可以在啮齿类动物中研究测定。此项检查一般是在试验前,试验结束和恢复期结束时进行,必要时也可以进行研究中期的测量。

（3）神经系统的检查:如怀疑一些受试物对神经系统有影响,可进行神经行为、神经反射等检查。

5. 分子生物学和免疫学指标的检测　　随着现代生物技术的发展,分子生物学和分子免疫学手段可应用作为测定外源性化合物毒性作用评价的指标。如活性氧增加、细胞凋亡、细胞自噬、免疫功能异常都可以用于受试物毒性的评价。因此,在亚慢性毒性试验中选择相关的分子生物学和免疫学指标进行测定,有利于评价受试物的毒性作用机制和其安全性评价。

亚慢性毒性试验能够提供受试物反复接触时的毒性作用资料。其试验结果可在很有限的程度上外推到人,因此,可为确定人群暴露的无有害作用水平和允许暴露水平提供有用的信息。如某物质的亚慢性毒性无作用剂量小于或等于人的可能摄入量的 100 倍,则表示毒性很强,应放弃该化学物的使用;在 100～300 倍之间者,可进行慢性毒性试验;若大于或等于 300 倍者则不必进行慢性试验,可直接进行毒性评价。

二、慢性毒性试验

（一）概念和试验目的

慢性毒性(chronic toxicity)作用是指实验动物或人长期(甚至终生)反复接触外源化学物所产生的毒性效应。所谓"长期",严格定义一般是指 2 年。对大鼠相当于终生染毒,对兔相当于生命期的 36%,对犬为 20%,对猴为 13%。对于有些远期毒性评价,试验期要求达到 7～10 年,甚至在有些动物上要包括若干代试验。但是,由于慢性毒性试验耗费大量实验动物和人力、物力,一般在必要时才进行。另基于"3R"原则,并为节约人力和物力等,大鼠慢性毒性试验常与致癌试验合并进行。

慢性毒性试验主要目的:一是确定外来化合物的毒性下限,研究受试物慢性毒性剂量-反应(效应)关系,确定长期接触受试物造成有害作用的最低剂量(LOAEL)或阈剂量和未造成有害作用的剂量(NOAEL);二是为进行该化合物的危险性评价与制定人接触该化合物的安全限量标准提供毒理学依据,如最高容许浓度和每日容许摄入量等;三是为制定外来化学物质在食品中的安全限量,如人体 ADI 值、最高残留限量 MRL 值,以及为危险度评价与管理提供毒理学依据;四是观察慢性毒性效应谱、毒作用特点和毒作用靶器官,为毒性机制研究和将毒性结果外推到人提供依据;五是如果试验期限不是终生染毒,则还应观察受试物毒性损害的可逆性;六是为毒性机制研究和将毒性结果外推到人提供依据。

（二）慢性毒性试验的试验设计

1. 慢性毒性试验期限　　慢性毒性试验的试验期限,应依受试物的具体要求和实验动物的物种而定,如用大鼠试验期限可为 1 年,用狗则试验期限可 1～2 年。环境毒理学与食品毒理学一般要求实验动物染毒 6 个月～1 年以上或 2 年;而工业毒理学慢性试验动物染毒则 3～6 个月或更长时间。有人认为如果想全面反映外来化合物的慢性毒性效应,以及严格求出受试物阈剂量或无作用剂量,动物应终生接触外来化合物。如果慢性实验与致癌试验结合进行,则实验动物染毒时间一般要求接近或等于动物的预期寿命。

另外,需要注意的是慢性毒性试验在用非啮齿类动物时,染毒期限常不能持续整个生命周期。因此,在整个试验过程中应仔细观察受试物的毒代动力学和代谢学,以弥补试验过程中受试物染毒期限的不足。如果在稳态动力学建立之后持续较长一段时间的染毒,在临床上或由间断处死,未发现受试物毒性作用的增强,这种情况下可部分代替全生命周期慢性毒性试验,实验结果的可靠性也增加。

2. 实验动物　慢性毒性试验选择实验动物的条件与亚慢性毒性试验相同,一般选择两种动物,一种是啮齿类,另一种是非啮齿类,常用大鼠和犬。但实验动物最好为纯系甚至同窝动物均匀分布于各剂量组。慢性毒性的实验动物应在生命的早期开始染毒,美国 FDA 要求啮齿类动物在研究的起始时应小于 6 周龄。大鼠和小鼠应为初断奶者,即小鼠出生后 3 周,体重 10 ~ 12g;大鼠出生后 3 ~ 4 周,体重 50 ~ 70g,犬 4 ~ 6 周龄。动物数量要明显多于亚慢性试验,每组大鼠 40 ~ 60 只,犬 8 ~ 12 只,性别要雌雄各半。试验结束时,每一性别啮齿类动物数不少于 10 只,非啮齿类不少于 4 只。如果某种药物临床上只用于一种性别,可选用单一性别的动物。

在毒理学领域应用时间较长,较为成熟慢性毒性试验的模型是 SD 大鼠,具有易繁殖、发育快的特点。但是近几年来随着慢性毒性试验模型研究的深入,出现了一些新的试验动物,如鲤科小鱼、猴等(表 26-8)。目前随着基因工程生物制品慢性毒性评价的增多也有用猴的趋势。另外还可以用猫和小型猪等,后者更宜用于皮肤科用药的慢性毒性试验。

表 26-8　常用的慢性毒性试验模型动物

动物模型	应用	优点	缺点
鲤科小鱼	环境毒物的评价,可根据实验要求选用胚胎或成熟的鱼	样本数量多,实验重复性好,成熟鱼可用于慢性毒性试验	种间差别大,不能代表自然种群的遗传性
狨猴	适合用于检测筛选可诱导基因突变的化合物。欧洲许多国家,狨猴已经被用作药物毒性与安全性评价的非啮齿类动物模型的第二类物种选择	与人类的亲缘性比 SD 大鼠和犬类更接近,抗原决定簇和受体与人更为接近。个体小,性成熟早,关养繁殖率高,不同个人的胎盘形成相似。另外目前已经有人或狨猴的抗体和狨猴来源的基因芯片,便于研究	取血量少,不适合于做人的生殖毒性评价

随着欧盟"3R"的提出,并为节约人力和物力,在慢性动物试验中应尽可能地减少实验动物的数量。虽然现在提倡体外替代试验,但是目前来看用体外试验取代动物的长期慢性毒性试验还不成熟。当前,对于慢性毒性试验是在许可的情况下可以借鉴急性毒性试验的方法,先用一个剂量受试物去试验,然后再根据这个剂量的结果增加或减少受试物剂量做其他剂量组,以尽可能地减少慢性毒性试验动物使用的数量。

3. 染毒途径　染毒途径尽量选择和人类接触途径相似的方式。常用的染毒途径有经胃肠道、经呼吸道和经皮肤染毒。一般采用经口染毒,多采用饲喂法。经呼吸道接触,每天接触时间,依试验要求而定:工业毒物的试验通常每天吸入 4 ~ 6 小时,环境污染物一般要求每天吸入 8 小时或更长。

4. 剂量的选择与分组　为制定外来化合物卫生标准而进行慢性毒性试验时,一般设 3 个染毒剂量组和 1 个对照组,必要时另设一个溶剂对照组,即无作用剂量组、阈剂量组、发生比较轻微毒性效应的剂量组(此为最高剂量组)。以通过慢性毒性试验求出受试物明确的剂量-反应关系。

染毒组剂量的选择一般认为可以亚慢性阈剂量为参考值进行确定,即以亚慢性阈剂量或其 1/5~1/2 剂量为慢性毒性试验的最高剂量(高剂量组)。高剂量组一般不能出现明显中毒症状,但需要有轻微的毒性反应;以亚慢性阈剂量的 1/50~1/10 为慢性毒性试验的预计阈剂量组(中剂量组),以亚慢性阈剂量的 1/100 为预计的慢性无作用剂量组(低剂量组)。如某种受试物无亚慢性试验资料可以提供参考时,可以参照急性毒性的 LD_{50} 值设计剂量,即以 LD_{50} 的 1/10 剂量为慢性试验的最高剂量(高剂量组),以 LD_{50} 的 1/100 为预计慢性阈剂量组(中剂量组),以 LD_{50} 的 1/1000 为预计的无作用剂量组(低剂量组)。在慢性毒性试验中为求出剂量-反应关系,同时尽可能地排除实验动物的个体敏感性差异,各染毒剂量组之间的剂量间距应当大些。组间剂量差一般以 5~10 倍为宜,最低不小于 2 倍。

由于常规慢性毒性试验的试验期限一般至少为 12 个月。因此,试验过程中可根据需要必要时设置卫星组,以监测由受试物所致毒性反应和改变的可逆性、持续性或延迟效应。卫星组一般应在停止给予受试物后至少观察 28 天,但应控制不超过主体试验期限的 1/3。慢性毒性试验期间,如果最低剂量组或对照组存活的动物数仅为开始时的 25% 时(雌雄性动物分别计算),应及时终止试验。但是,如果因明显的受试物毒性作用导致高剂量组动物出现较多的死亡,则不应终止试验,而是应继续试验。

(三) 慢性毒性试验的观察指标

观察指标的选择,应以亚慢性毒性试验的观察指标为基础。其中包括一般性指标、实验室检查、病理学检查及其他特异性指标的检查 4 方面。以亚慢性毒性试验所提供的毒效应和靶器官为基础,重点观察在亚慢性毒性试验中已经显现的阳性指标。优先采用亚慢性毒性试验筛选出来的敏感指标或特异性指标。应重视病理组织学的检查。凡试验期间死亡的动物,都应做病理组织学检查。

近年来,慢性毒性试验,除了传统的观察指标和检测方法外,也发展了一些新的检测技术,用于受试物毒性的评价,主要表现为以下几点:

受体结合模型法:通过受体结合模型可以对外源性化合物进行风险评估,通过受体结合模型法能反映低剂量受试物的毒性反应。这种方法具有一定的敏感性和特异性。

应用化学混合物法:在慢性毒性试验中,很多情况下需要对混合化合物的毒性和安全性进行评价。用化学混合物作毒理学研究时,需要检查多个靶器官的反应情况,明确各种成分的作用机制和作用靶点,区分各种成分的毒性作用。因此,应用化学混合物法进行慢性毒性试验,近年来也显现出一定的需求和应用前景。

利用基因表达数据进行毒理学评价:近年来,毒物基因组学是随着人类基因组技术的迅速发展新兴起来的一个学科。毒物基因组学的出现促进了毒理学研究向微观领域的发展。将受试物毒性反应的组织学以及细胞学改变与基因表达改变相关联,通过基因表达的上调和下调预测受试物毒性反应的类型和严重性。使用基因表达的方法进行毒理学评价,必将促使毒理学研究的机制更为特异和具体,具有很好的发展前景。但是目前还有很多问题需要解决才能使其完善并应用于实践。

（四） 慢性毒性试验的注意事项

1. 动物质量和饲养环境　在慢性毒性试验中应注意选择合适类型和数量的动物,而且应选用符合慢性毒性试验要求,经严格考查,进行必要的相关检疫后的健康动物。试验动物的饲养和试验环境规范化十分重要。实验动物的饲养环境应达到标准化要求。长期毒性试验动物应饲养于国家试验动物标准的屏障环境。

2. 试验操作和检测条件的控制　慢性毒性试验的各方面操作应特别注意准确和规范,选择合适的检测方法及技巧,各化验测定方法应精确、可靠且进行质量控制。避免人为因素和误差对实验产生的各种影响。重视试验前和对照组的检测,试验前应对一些预计观察指标,尤其是血、尿常规及重点测定的生化指标进行正常值测定,废弃个体差异过大的动物。在接触外源性化合物期间应进行动态地、密切地观察检测试验全过程各项指标的变化。

3. 合理的剂量设计和分组　剂量设计和分组直接影响着慢性毒性试验的成败。应严格按照要求进行设计和分组。

4. 慢性毒性试验　虽然已经被广泛应用于新药开发领域,但还存在很多问题影响了动物毒性试验的准确率与效率。因此,在慢性毒性试验中对毒理学动物实验结果应进行合理而科学的综合性安全评价,提高慢性毒性试验的可靠性与效率。

5. 慢性毒性试验　所得的最大无作用剂量(以 mg/kg 体重计)≤人群的可能摄入量的50 倍者,表示毒性较强,应予以放弃;在 50～100 倍之间者,需相关专家共同评议;大于或等于 100 倍者,则可考虑允许使用于食品,并制定卫生标准。慢性阈剂量和最大无作用剂量越小,卫生标准要求越严格。

（五） 重复染毒毒性体外替代试验评价系统

1. 靶器官重复染毒毒性的评价　利用建立的靶器官毒性测试的体外模型,在评估化合物毒性的种属差异、特殊化合物的毒性分类等方面起到了积极作用。体外模型可采用无细胞系统(如 QSAR)、细胞系统、组织和器官系统等,这些器官可用于靶器官毒理学研究中。目前靶器官重复染毒毒性评价体外替代模型主要集中于肝脏、肾脏、神经系统和血液系统等。

肝脏毒性的体外替代方法:肝脏作为化学毒物生物转化的主要器官极易受到损害。评价化学毒物引起肝损害的体外替代试验是指采用各种实验技术从动物机体分离出肝、肝细胞或肝细胞的亚细胞结构,让其在体外与肝毒物接触一定的时间,然后进行各种指标的检测,评价肝毒性。其中最常用的是肝细胞试验,可以在没有肝外因素的影响下评价化学物的肝损伤作用、肝毒性的发生机制和关键因素。

肾脏毒性的体外替代方法:外源性化合物可以损害肾脏的部分甚至是全部功能。近年来,肾细胞培养、切片培养、组织培养和离体灌注等各种体外试验系统逐渐被应用于化合物肾脏毒性的评价、优化筛选和毒性机制的研究中。这些体外替代方法可控性较好,试验周期短,灵敏度高,特异性强,可用于化合物高通量体外肾脏毒性的筛选研究。

神经系统毒性体外替代方法:由于神经系统的复杂性以及人与动物神经结构的差异,尤其在高级神经结构和行为的不同,即使是法规认可的体内动物测试(如 OECD TG429)也无法真实客观地评价受试物的神经毒性。因此,人们将目光转移向神经系统毒性测试体外替代方法研究工作。体外试验是化合物神经毒性现在和未来的研究热点。这些体外评价模型主要包括:组织器官培养(脑切片、脑组织块、外植块和全胚胎培养);转化细胞培养(肿瘤细胞);原代细胞培养;无细胞系统(脑组织匀浆,特殊细胞器和模型)。利用体外替代方法可预测外源性化合物对神经系统的毒性。当然,神经系统体外替代方法有其局限性,在实际应用中应进行选择和组合,将不同试验系统毒性评价终点组合起来进行分层次试验。

血液系统毒性体外替代方法:骨髓是造血器官,体外造血模型被越来越多地应用于血液毒理学和安全性评价中。血液系统毒性体外替代方法主要有骨髓细胞长期培养、始祖细胞长期培养、髓淋巴起始细胞试验和原始集落形成细胞试验。

2. 体外替代重复染毒毒性试验评价的策略　重复染毒毒性试验体外替代模型的目的是构建一个尽可能模拟体内反应的体外系统。体外模型的开发主要是将那些最易受到化合物毒性影响的组织列为研究重点,如肝、肾、肺、血液、皮肤、生殖系统、内分泌系统、免疫系统、中枢神经系统和骨髓。将这些靶器官系统包含在组合试验中,组合试验中应包括人类器官的培养(如灌注培养、切片培养),特征明确的人和动物细胞系培养,以及生物反应器培养。基于体外组合试验,同时结合化合物的理化特性、动力学和代谢特点,对化合物的亚慢性或慢性毒性进行预测和评价。目前来看,体外替代方法也有其局限性,如局部和全身的免疫介导的反应难以模拟,另外还有些动物自身特异性的效应,如食物消耗、体重变化、脏器系数和临床症状是难以在体外进行的。因此,将诸多体外和体内试验系统合理选择和科学组合,以较小的代价获得较多的实验数据,预测评价化合物体内的亚慢性和慢性毒性效应,将具有重要研发价值。

虽然,目前亚慢性和慢性毒性试验的动物替代方法尚无法规认可,也未能进行国际标准化。但是,这些体外替代方法具有快速、简便、易于标准化和可控性强的特点,同时免去了动物饲养的麻烦。因此,离体灌注、原代细胞培养、亚细胞器分离以及工程细胞等体外替代技术已经被国内外检测机构和实验室普遍应用于外源性化合物亚慢性和慢性毒性试验的评价和预测。重复染毒毒性试验体外替代方法作为一种筛选工具,在有毒化学物质安全性评价和风险评估以及化学品的研发过程中都具有重要的意义。

(六) 重复染毒毒性试验结果评价

重复染毒毒性试验(亚慢性毒性试验和慢性毒性试验)的主要目的都是为了明确受试化学物的毒效应表现和作用的靶器官,观察剂量-效应关系(NOAEL 和 LOAEL)和损伤的可逆性。因此,对其结果的评价,需要全面分析和研究实验所得的数据资料,借助统计学方法,并结合毒理学和相关学科的理论知识,对各参数应分别进行统计学意义-生物学意义-毒理学意义的阶梯式评价,进而得出可靠和科学的结论。

1. 首先要明确在观察指标有统计学差异的基础上有无生物学意义　受试物处理组与同时设立的正常(阴性)对照组进行比较,是判断受试物对观察指标有无效应的基础方法。当剂量组与对照组比较有显著性差别时,首先应确定这种差别是否源于受试物,或者仅是一个偶然性。因此,测量的精确度、检测指标的参考范围等,都是必须考虑的。明确这种差异是否具有生物学意义和毒理学意义。实际工作中常可能遇到某指标在统计学上有显著性差异,而没有生物学意义和毒理学意义的情况。当下列情况基本可以排除生物学意义:①无明显的剂量-反应关系:剂量-反应关系是反映所观察到的效应与处理因素相关的最重要的指标之一,即效应大小随剂量水平的增加而发生改变。②一个或多个动物的结果被认为是离群值或评价终点的测量方法有固有的不精确性。③在正常的生物学变异范围内,如在历史性对照值或者其他参考值的范围内。历史对照(正常值)参考范围可作为评价受试物处理组与对照组的差异是否有生物学意义的工具。历史对照资料可反映正常的生物学变异。④缺乏生物学合理性。这种差异与已知的或受试物的经典效应和作用模式相矛盾。

2. 差异是否代表有害效应即是否具有毒理学意义 评价为有差异的效应,要进一步鉴别该效应属于无害效应还是有害效应。受试物不引起足以影响动物的一般生长、健康、发育和寿命改变的形态、生化上或生理学上变化的效应我们称之为无害效应。剂量组与对照组之间差异的大小是核心问题,差别越大,造成差异的受试物越有可能是有害作用,越可能具有毒理学意义。以下情况基本可以确定受试物的无害效应:对受试的机体或者受影响的器官/组织的一般功能无明显的改变;受试物所造成的效应严重性有限,低于所关心的阈值或者是短暂的适应性改变;受试物所造成的相关效应是分离和独立的,没有观察到所关心的此效应的其他相应参数的变化;受试物所造成的效应不是该受试物已知某种有害效应的前期表现;此效应继发于其他有害效应或仅仅是实验模型的结果。但是当受试物可引起如血液不调、肝毒性、肾毒性或肿瘤等,则可确定该受试物可引起机体的不良效应或有害效应,具有毒理学意义。

这两种情况在统计学上均与正常对照有显著性差异,但只有后者是有毒理学价值并被毒理学专家所关注。通过这些鉴别,可以降低外源性化合物风险评估研究的误差,保证受试物评价的准确性。

3. 重复染毒毒性试验必要时应结合人的流行病学调查数据进行综合评价 对一部分外源性化合物,重复染毒毒性试验和流行病学调查在受试物的致癌性的毒理学研究中,缺一不可。由于在一些特殊情况下,重复染毒毒性试验与人的流行病学统计不一致。所以在这种情况下,目前仍然支持要进行受试物的人体接触研究,以确定受试物对人体是否真的致癌。所以,综合来看,重复染毒动物毒性实验暂时还不能完全取代人体实验,必要时应结合人的流行病学调查综合评估。随着毒理基因组学的发展,将会不断提高重复染毒动物毒性试验的结果与临床试验的符合率。

(赛 燕)

第三节 蓄积毒性试验

一、基本概念及其意义

外源性化合物进入机体后,机体具有对化合物进行代谢、转化及排泄的功能,最终将其排出体外。当外源性化合物反复多次进入机体,而且吸收速度超过代谢转化与排泄的速度时,外源性化合物就有可能在机体内逐渐增加并贮留,这种现象称为化合物的蓄积作用(accumulation)。大多数外源性化合物尤其是化学毒物的蓄积作用会产生蓄积毒性(accumulation toxicity)。外源性化合物具有蓄积作用是其发生慢性毒性作用的前提。蓄积于体内的化学物质可以原形或代谢转化产物的形式,或与机体中某些物质结合的形式存在。因此,蓄积作用实际上有两个含义:物质蓄积(material accumulation)和功能蓄积(functional accumulation)。当机体少量反复多次接触毒物后,该毒物在机体内逐渐积累。可以用一定的分析方法检测出机体内该物质或其代谢产物在体内的增加过程,这种累积随着时间延长而含量增加,当达到中毒阈值时而产生毒性作用,称为物质蓄积。当机体少量反复多次接触化学毒物或其他形式的危害物,每次引起的轻微功能损害逐渐积累,当积累到一定程度时出现慢性毒性效应,而这时用检测手段在机体内不能测出其原形或代谢产物,称之为功能蓄积或损伤蓄积。功能蓄积是损害效应累计的结果。也可能是由于存留的化学毒物或代谢物数量极微,目前技术方法尚不能检出的一种物质蓄积,或者物质蓄积与功能蓄积兼而有之。物质蓄积和功能蓄积是两个相对的概念,同时存在,互为基础,因为物质蓄积的情况下,肯定存在机体一定结构和功能的改变,而功能改变的积累也必须以物质积累为基础。随着现代分析技术灵敏度的不断提高,不少原认为是功能蓄积的化学物已证实也是物质蓄积。

化学毒物容易蓄积的组织和器官称为储存库(depot)。机体常见的储存库有血浆蛋白、脂肪组织、肝脏、肾脏和骨骼等,如骨骼为铅的储存库。某些外源性化合物可对储存库或蓄积器官造成一定的损害,如四氯化碳的肝损害作用;而有些化学物对其储存库或蓄积器官并无明显的毒性作用(如铅、汞等金属对骨骼)。蓄积形式包括化合物原形、代谢产物或与机体某些物质结合的形式。外源性化合物进入机体产生蓄积毒性的大小主要与化合物接触剂量的大小以及进入机体时间的间隔长短有关,化合物剂量大、间隔短,容易产生蓄积毒性;另外与机体接触的受试物本身性质以及动物种属代谢特点也有一定的关系。

蓄积作用是发生慢性中毒的物质基础;一种外源性化学物有无蓄积作用是评定该化合物是否可能引起潜在慢性中毒的论据之一,同时也是制定卫生限量标准时安全系数的一种依据。通过蓄积毒性试验可以求出外源性化学物的蓄积系数,了解受试物是否具有蓄积作用和蓄积毒性大小,评定该化合物是否可引起潜在的慢性毒性危害;为慢性毒性试验及其他有关毒性试验的剂量选择提供参考。

二、蓄积毒性试验

蓄积作用的检测主要可分为两类方法,即理化的方法和生物学的方法。理化方法主要是应用化学分析或放射性核素分析测定化学物进入机体后在体内含量变化的动态过程,从而判断其在机体内的蓄积情况、储存库及半衰期等。生物半衰期长的化学物,其蓄积毒性较大。生物学方法则是将重复染毒与单次染毒所产生的生物学效应进行比较分析,判断其是否有蓄积作用。但所测出的蓄积性不能区分功能蓄积和物质蓄积。

蓄积性毒性试验是在较短时期内多次重复染毒,观察化学物在机体内的蓄积性或使动物产生耐受性的特征。蓄积毒性实验的研究方法有多种,常用方法有蓄积系数法和生物半减期法。

1. 蓄积系数法 蓄积系数(cumulative coe-fficient,Kcum)又称为蓄积因子或积累系数,蓄积系数法是以生物效应为指标,用经验系数(K)评价蓄积作用的方法。蓄积系数是指动物在多次染毒后,半数动物出现毒性效应的总有效剂量[$ED_{50}(n)$]与一次染毒的半数有效量[$ED_{50}(1)$]之比值。半数有效量(media effective dose,ED_{50})指某一物质使50%的试验动物产生效应的剂量。

$$K = \frac{ED_{50}(n)}{ED_{50}(1)}$$

蓄积系数法的原理是在一定期限之内以低于致死剂量(小于LD_{50}的剂量),每天给予实验动物,直至出现预计的毒性效应(或死亡)为止,计算达到预计效应的总累积剂量,求出此累积剂量与一次接触该化合物产生相同效应的剂量的比值,此比值即为蓄积系数。在卫生毒理学实际工作中,蓄积毒性试验多用小鼠或大鼠为实验动物,以动物死亡一半为效应指标,那么上式可改写为:,其K值计算公式如下:

$$K = \frac{LD_{50}(n)}{LD_{50}(1)}$$

由此可见,Kcum 越小,表示受试物的蓄积毒性越大。随着化学毒物蓄积作用的减弱,K 值增加,通常认为 K≫5,其蓄积作用极弱。如果受试化学物在实验动物体内全部蓄积或每次染毒后毒性效应是叠加的,则 $LD_{50}(n)$ 应相等于 ED_{50} 时,即 K=1。实验动物对化学毒物发生过敏现象,则可能 K<1。

Medved 于 1965 年提出的按 Kcum 大小将蓄积毒性分为 4 级。当蓄积系数(K)<1,表示受试物高度蓄积;当 1=K<3,表示受试物明显蓄积;当 3=K<5,表示受试物中等蓄积;当 K=5,表示受试物在体内轻度蓄积。

虽然蓄积系数法评价化学物的蓄积作用有一定的使用价值,但是某些外来化合物的慢性中毒效应,则无法用 K 值表示。因为有些外源化学物的慢性毒性效应与系数 K 值是不一致的。例如有的化学物反复接触后可引起机体免疫毒性,但其 K 值不一定很小。而有些化合物 K 值很大,如有机磷化合物,但是它的中枢神经系统的慢性危害和症状与非胆碱能的毒性却仍表现出慢性毒性效应。再如丙烯腈的蓄积系数在小鼠 K>12.8,但依然存在慢性危害。

蓄积系数法由于分次染毒的设计不同,分为固定计量法和递增剂量法,另外还有剂量固定的 20 天蓄积法。

(1) 固定剂量法:常选用大、小鼠等小型实验动物,染毒途径多用经口灌胃或腹腔注射,试验期一般为 25 ~ 100 天。先求出某毒物的 LD_{50},再以相同条件将 40 只(或更多)实验动物,雌雄各半,随机分为两组,一为染毒组,另一为对照组。每组至少 20 只,对受试动物在 $1/20 \sim 1/5\ LD_{50}$ 的范围内选定一个剂量,每天以固定剂量、定时和相同途径对试验组进行染毒,观察记录受试动物出现的某种毒性效应或反应情况,当试验组累积发生一半动物死亡即可终止试验。此时,计算累积总接触剂量,根据公式计算 K 值,然后进行评价。当受试物染毒剂量累计达到相当 5 倍 $ED_{50}(1)$ 或 $LD_{50}(1)$ 以上时,如果受试动物中出现某种毒性效应或死亡动物数未超过半数,此时的蓄积系数已大于 5,表明该受试物的蓄积毒性作用不明显。如果染毒过程中受试动物中相继出现某种毒性效应或死亡的动物数累计达到 50%,此时计算出受试物累计的染毒总剂量,按上述公式即可计算出受试物的蓄积毒性系数,进而根据蓄积系数判断受试物的蓄积效应。

(2) 递增剂量法:试验方案同上。实验开始时按 0.1 的 LD_{50} 剂量给予试验组染毒,以 4 天为一期,每期增加 1.5 倍。第一个四天按 $0.1\ LD_{50} \times 4$ 天,第二个四天按 $0.15 LD_{50} \times 4$ 天,第三个四天按 $0.22 LD_{50} \times 4$ 天,依此类推,这一方案试验期最长 28 天。一般来说,在试验第 21 天也可结束试验,因为这之前如果动物没有死亡或死亡数不足一半,说明其累积量已达 $5.26 LD_{50}$,即 K>5。如果受试物连续动物染毒已达 20 天,此时染毒的总剂量已累计达到 5.30 倍的 ED_{50} 或 LD_{50},受试动物中出现某种毒性效应或死亡的动物数未达到 50%,则表示该受试物的蓄积毒性不明显,试验可以终止。如受试物在试验过程中,相继出现的某种毒性效应或死亡的动物数累积达到 50%,即可终止试验,计算出蓄积系数并可对蓄积毒性强度作出评估。

(3) 剂量固定的 20 天蓄积法:该法是基于蓄积系数的原理而设计的。它通常采用经口灌胃染毒方式,将动物随机分为 5 个组,包括阴性对照组和 $1/20 LD_{50}$、$1/10 LD_{50}$、$1/5 LD_{50}$ 和 $1/2 LD_{50}$ 4 个剂量组,每组动物数 10 只,雌雄各半。每天染毒一次,连续染毒 20 天。观察每组雌雄合计的死亡动物数量。试验结束时根据下列标准进行评定：①$1/20LD_{50}$组有死亡，且各组呈剂量-反应关系，则为强蓄积性；②$1/20LD_{50}$组无死亡，且各组呈剂量-反应关系，则为中等蓄积性；③$1/20LD_{50}$组无死亡，各组也不呈剂量-反应关系，则为无明显蓄积性；④如仅$1/2LD_{50}$组有死亡，其他组均无死亡，则为弱蓄积性。

2. 生物半减期（biological half-life，BL，$T_{1/2}$）　该方法基于毒物动力学原理，阐明外源性化学物在机体内的蓄积作用特征。由于生物的代谢作用，环境污染物在机体或器官内的量减少到原有量的一半所需要的时间，又称代谢半减期或生物半衰期（$T_{1/2}$）。对同一化合物在同一种动物体内是一恒值。同一环境污染物在不同组织器官内的消除情况存在差异，因此，又可分为全身生物半减期和某一器官生物半减期。

化学毒物在体内蓄积的速度和量与机体在单位时间内吸收该物质的速度以及清除速度有关。任何化合物如果以相等的时间间距恒速地吸收入血液，则化合物一定剂量范围内在机体中的蓄积量不是直线的无限增加，而是有一定的极限。这是因为受试化合物在吸收进入机体的同时存在着该化合物在体内代谢转化与清除的过程。当受试化合物的吸收过程与代谢转化，清除过程达到动态平衡时，化合物的蓄积量就基本上不再增加。一般来说，$T_{1/2}$较短的化学毒物达到蓄积极限所需的时间也短，但是一旦机体停止接触该化合物，也易于很快从机体内清除完毕，$T_{1/2}$长者达到蓄积极限的时间也长。一种化学毒物若以$T_{1/2}$相等的时间间距染毒，其在体内经过6个$T_{1/2}$的接触期就可以基本上达到蓄积的极限，此时理论蓄积量达到极限的98.4%。此后即使继续接触该物质，机体内的蓄积量基本上也不会增加。一般在等间距、等剂量染毒的条件下，化学物在体内经5~6个$T_{1/2}$即可达到蓄积极限，此时理论蓄积量为极限值的96.9%~98.4%。此后继续染毒蓄积量也基本上不再增加。可根据一个化合物的$T_{1/2}$值，计算出它在人体内达到的$A\infty$值，并可计算出达到L值所需的时间。

根据$T_{1/2}=0.693Ke$，通过动物血浆中化学毒物浓度求得$T_{1/2}$。蓄积极限值（$A\infty$）＝每日吸收量×$T_{1/2}$×1.44［$A\infty$——蓄积极限值（mg）；a——单位时间内毒物的吸收量（mg/d）；$T_{1/2}$——生物半减期（d）］。

生物半减期是评定环境污染物毒性蓄积的重要指标。然而，只有环境污染物的消除量接近简单一级指数函数时，它才具有这种意义。而且，环境污染物的生物半减期的影响因素较多。因此，环境污染物的生物半减期并不是一个简单的常数。另外用生物半减期评定环境污染物引起的人体健康损害效应和制订人体摄入量限度时，应该考虑生物半减期的个体差异。

3. 蓄积率测定法　蓄积性试验组动物每次以一定剂量（低于最小致死量）按同一染毒途径预先给受试物，常用的动物为小鼠或大鼠，首先将受试动物分成蓄积试验组和对照组两大组，每组动物数60~70只。经过一定时间之后，按常规方法测定蓄积性试验组和对照组的LD_{50}，并按下列公式计算蓄积率。

$$蓄积率=\frac{对照组\ LD_{50}-蓄积组\ LD_{50}}{蓄积组给予受试物的总剂量}\times100\%$$

蓄积率应标明预先给予受试物的时间及剂量。在相同时间及剂量条件下，蓄积率越大表示该物质在体内的蓄积作用越强；反之，蓄积性则越弱。

三、蓄积性与耐受性的关系

某些物质经多次重复染毒可使机体产生耐受性。当外源性化合物与机体多次相互作用后,机体对于原本可引起一定毒效应的剂量,可能不再引起机体反应,如果想达到产生原有的效应,必须加大化合物剂量,这种现象即机体对化学毒物产生了耐受性。机体耐受性的产生取决于接触化学毒物的种类、动物种属及接触剂量等因素。一般低于某一剂量时,机体不会产生耐受性,故使用定期递增染毒剂量染毒法可以在一定程度增强机体的耐受性。因此,蓄积作用和耐受性是反映化学毒物与机体相互作用的两个方面。耐受性是适应反应的一种表现形式,但并不意味着机体没有异常改变,它可能是中毒过程的一个阶段,如果继续染毒,耐受性常为代偿-适应反应的失调所代替,而出现明显中毒现象。研究表明,机体在化学毒物长期作用下,虽能耐受较高的冲击剂量,但病理学研究可发现肝脏等实质器官已经发生了明显的病变。故一般认为机体出现耐受性,表明已经受到毒物的作用并有明显反应,所以从某种程度上来说耐受性也应视为蓄积毒性作用的表现之一。因此,在评价耐受性时,必须注意有害的一面。毒物蓄积作用或耐受性的形成,与染毒剂量、间隔时间、毒物的毒性及其代谢特点、机体的反应性等有密切关系。而且蓄积性和耐受性两者也不是绝对排斥的,产生蓄积作用的某些物质,在一定条件下也可能表现耐受性。因此,在使用蓄积系数法,当总剂量超过 5 个 LD_{50} 时,死亡仍不足半数,这种情况除了说明受试物蓄积性极低外,同时也提示机体耐受性可能已经产生。因此,要检测是否出现耐受性的时候,可以在蓄积性试验结束后(如无明显蓄积作用),对存活动物给予打击剂量的受试物,一般为 $LD_{50}(LC_{50})$ 的剂量,如实验组死亡率明显低于 50%,表示动物已对受试物产生了耐受性。如果受试物打击剂量高于 3 个 LD_{50},染毒动物死亡数仍少于半数,则认为化合物的耐受性较高。

(赛　燕)

第四节　联合毒性试验

　　环境污染物种类繁多,而且环境中有害效应的发生并不是单一化学物的作用结果。不同的污染物彼此相互作用,在某种条件下可以产生化学物在单独存在时不能产生的效应,所以针对单个化学物进行危险度分析可能低估了环境污染物所带来的危害。研究联合毒性作用的一个难点在于,实验设计中需要有大量的试验分组,不仅花费巨大,且在伦理和实际操作上均不可行(特别对于活体动物试验)。联合作用的大小和趋向会随混合物各组分剂量的大小、比例、暴露的时间、途径、次序及受试生物的不同而改变,同时化学物引起的往往不仅仅是一种毒性效应。因此,评价其联合作用的性质将随毒理学终点的不同而改变。在活体动物试验中,化学物在生物体内的代谢转化会使研究更加复杂化。比如,当母体化学物及其代谢物均有毒性,但作用于不同的靶器官或毒作用终点,会使得联合毒性很难确定。影响联合毒作用的因素很多,例如动物种属、毒物剂量、毒物配比、摄入次序、摄入方式、间隔时间、观察指标,以至混合物的 pH 值等均可影响其生物学效应,因此实验结果不可轻易外延。对于环境管理者而言,如果想对环境中混合物进行正确的风险评价,其前提是取得大量可靠的试验数据。然而,这方面的工作目前还很有限;同时,还存在如何解决从实验室对动物的高剂量外推到现实中人所接受的低剂量这个关键性的问题。因此,环境化学物的联合作用还有很多有待突破的研究领域,需要多学科领域科学家的共同合作来完成。

　　目前,有关化学物联合毒作用和健康风险评价,重要的研究方向是:

　　1. 对联合毒性评价方法学和统计学研究。在目前已有的全析因设计及新发展的设计方法基础上,发展适合多水平、多终点的统计学方法。

2. 加强对联合毒性作用的剂量-反应和剂量-效应关系研究。特别注意各组分毒作用阈剂量、阈下剂量和阈上剂量的联合毒作用。应检测多个靶器官和多个终点。

3. 研究利用人群流行病学资料和其他资料(如药物相互作用资料)的方法。

4. 发展定量和体外毒理学研究,以预测化学物的联合毒性作用。

5. 加强生物学标志在联合毒性作用中的相关和外推研究。

6. 利用高通量"组学"技术,研究低剂量暴露水平的联合毒作用及其可能机制。

一、联合作用的定性评价

对化学物联合作用的定性评价常用急性毒性实验,也可以用多次染毒非致死性毒效应指标,测量 ED_{50} 或阈剂量进行评价,但联合作用的方式常可随观察指标不同而有差别。因此,实验结果不宜任意外延,评价时要慎重。确定联合作用的类型尚无标准方法,目前常用的方法有以下几种:

(一) 观察法

如实验结果非常明显,可直接描述,综合分析,作出判断。

(二) 过筛试验法

将联合作用物按相加作用预测的半数致死量 LD_{50},给予实验动物,其死亡率≥80% 为协同作用;≤30% 为拮抗作用;在两者之间为相加作用。

(三) 统计学分析法

即将单项毒物进行毒性试验的结果与联合毒性试验的结果进行统计学的显著性检验,根据其差别有无显著性来确定联合作用的类型。

(四) 等效应图法

用作图的方法来评定甲、乙两种毒物的联合作用。其步骤是:先在坐标纸上画出坐标,在纵横轴上分别标出甲、乙毒物的 LD_{50} 及其95% 可信限的剂量,然后将这两种毒物的相应参数点用线连接起来,中间实线为两毒物的 LD_{50} 剂量的连线,上下两条虚线为95% 可信限剂量的连线。全图划分为三个等效应区,虚线间的范围为相加等效应区;下侧虚线为弦的直角三角形内为协同等效应区;在上侧直角三角形以外为拮抗等效应区。当需要确定甲、乙两种毒物的联合作用的类型时,可将实验获得的两种毒物的联合 LD_{50} 中的各自含量分别标在

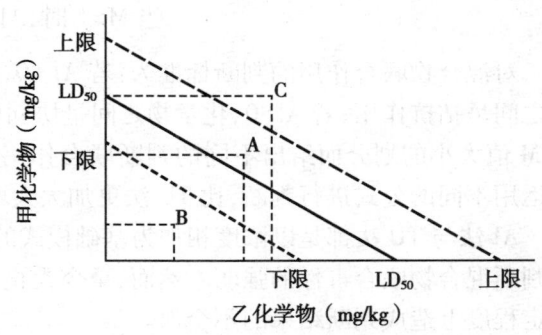

图 26-2 联合作用的等效应曲线图

纵、横坐标轴上,并垂直于轴延伸相交于一点,视其交点位置进行联合作用的评价(图 26-2)。如交点正好落在两个化学物95% 可信限的上下两条连线之间(如图中 A 点),表示为相加作用;如交点(如图中 B 点)落到95% 可信限下限连线之下,则为协同作用;如交点落到95% 可信限上限连线之外(如图中 C 点),则为拮抗作用。

(五) 毒性单位法

以毒性单位(toxic unit,TU)为参数的混合化学物定量研究由 Nirmalakhanda 于1994 年率先根据毒性单位的概念提出。1975 年,Marking 和 Dawson 将这一概念推广到混合物的相

加作用。规定:

$$M = \sum_{i=1}^{n} TU_i = \frac{C_1}{IC_{501}} + \frac{C_2}{IC_{502}} + \cdots + \frac{C_n}{IC_{50n}}$$

其中:C_i是混合物中 i 组分的浓度,IC_{50i}是该组分的 IC_{50} 值。对于一个 n 组分的混合物来说:

$$TU = \frac{C_i}{IC_{50i}}$$

$$M_0 = M \div (TU_i)_{max}$$

根据 M 值来评价混合物的作用类型,判断标准为:若 M = 1,那么化学物之间呈相加作用;若 M>M_0,化学物之间呈拮抗作用;若 M<1,化学物之间呈协同作用;若 M = M_0 化学物之间为独立作用;若 M_0>M>1,化学物之间呈部分加合作用。毒性单位法是以浓度相加为基础模式,判别方法简单,在判别相加作用时具有较好的可靠性,曾得到较为广泛的应用。

TU 法还可以判断混合物联合毒性的强弱。根据联合毒性作用时混合化学物的 TU 值大小,可以直接比较混合物联合毒性作用的强弱。

(六) 相加指数法

相加指数(additional index,AI)是在毒性单位概念基础上发展起来的。其基本原理是,化学物对生物的作用性质或方式相似,因而一种毒物产生的毒性可被一定量的另一种毒物所代替,当毒物的有效浓度以相同的单位表示时,混合物的有效浓度为各毒物有效浓度之和。定义如下:

当 M = 1 时,AI = M−1。

当 M<1 时,AI = 1/M−1。

当 M>1 时,AI = −M−1。

对混合物联合作用的判断标准为:若 AI = 0,那么化学物之间呈相加作用;若 AI<0,化学物之间呈拮抗作用;若 AI>0,化学物之间呈协同作用。AI 法以 TU 的简单相加为标准,通过对 M 值大小的划分而给出不同的判断联合作用的公式。这种在联合毒性大小不同的情况下运用不同的公式进行判断,比 TU 法更加大大增加了判断过程的可信性。

AI 法与 TU 法都是以浓度相加为基础模式的,所以得出的结果基本一致。同样,AI 法也可判断混合物联合毒性的强弱。然而,至今为止,AI 法仍缺少判断独立作用的标准,从而在一定程度上造成判断结果的不全面。

(七) Bliss 法

Bliss 提出根据剂量对数与死亡概率直线回归方程以及化学物之间联合作用模式,确定基本模型表达式:

$Y_m = a + b\text{Log}(Q_1 + kQ_2 + KkQ_1Q_2)X_m$

Y_m:混合物的死亡概率。

k:两种化学物的毒性比值。

Q_1,Q_2:两种化学物的百分比。

X_m:混合物的剂量。

K:共毒系数。

a,b:方程的截距和斜率。

结果以相加联合作用时的死亡概率为标准(理论值)与实测值比较计算共毒系数 K,K>0表示协同作用;K<0 表示拮抗作用;K=0 表示相加作用。该法考虑了混合物毒作用机制的差别,能较好地对外来化合物的联合作用进行定量评价,然而计算太复杂,不便推广。

(八) 混合毒性指数法

多元混合物又称多组分混合物,是由多于 2 种(3 种或 3 种以上)不同的组分组成的混合物。1981 年,Könemann 首次使用混合毒性指数(mixture toxic index,MTI)来评价多元混合物对鱼的联合毒性作用。MTI 定义为:

$$MTI = 1 - \frac{logM}{logM_0}$$

式中 $M_0 = \frac{M}{max(TU_i)}$,$M = \sum TU_i$。

对混合物联合作用的判断标准为:若 MTI<0,化学物之间呈拮抗作用;若 MTI=0,化学物之间呈独立作用;若 0<MTI<1,化学物之间呈部分相加作用;若 MTI=1,化学物之间发生浓度相加作用;若 MTI>1,化学物之间发生超加合作用或协同作用,即混合体系中一个或若干个组分的毒性有加强的作用。

如果混合物为等毒性,这种方法可以调整为:

$$MTI = 1 - \frac{logM}{logn}$$

其中,n 为混合物中所含组分的数目。

与 AI 法一致,MTI 法也能判断混合物联合作用方式的强弱,但两者的结果却不尽相同。

(九) 相似性参数法

相似性参数(similarity parameter,λ)用于表征混合体系中各单一化学物毒性贡献值的相似程度,可以描述两组分或多组分化学物的联合作用,其公式如下:

$$\sum_{i=1}^{m} (TU_i)(1/\lambda)$$

对混合物联合作用的判断标准为:若 $\lambda=1$,表明化学物之间呈相加作用;若 $\lambda>1$,表明化学物之间呈协同作用;若 $1>\lambda>0$,表明化学物之间呈拮抗作用。λ 法与 AI 法在判断联合毒性作用方式及其强弱时的结果比较一致,但是由于采用的尝试法求 λ 值较繁琐,因此目前尚未得以广泛应用。

(十) 联合作用系数法

运用 D. J. 芬尼(1952)提供的相加作用的数学模式,计算出混合毒物的 LD_{50} 的预期值 P,并求出它与 LD_{50} 的实测值 O 的比值,此比值(P/O)即为联合作用系数(K)。根据联合作用系数的大小,便可确定联合作用的类型。计算预期值 P 的公式如下:

$$\frac{1}{混合物预期 LD_{50}} = \frac{a}{A 的 LD_{50}} + \frac{b}{B 的 LD_{50}} + \cdots\cdots + \frac{n}{N 的 LD_{50}}$$

式中 A、B、C……N 为各成分单独的 LD_{50}。α、b、c……n 为各成分在混合毒物中占的相对含量($\alpha+b+c\cdots\cdots+n=1$)。

当联合作用系数 K 在 1 左右的一定范围内为相加作用;小于此范围为拮抗作用;大于此范围为增强作用。此范围的宽窄,可根据受试物的理化性状和毒作用特性,并结合实验指标的灵敏、准确程度确定。M. L. 凯普林格等(1967)用 15 种有机农药配对进行联合毒性试验,认为 K 值在 0.57~1.75 之间为相加作用;小于 0.57 为拮抗作用;大于 1.75 为协同作用。H. F. 史密斯等(1969)用 27 种工业有机毒物配对进行联合毒性试验,认为 K 值在 0.4~2.7 之间为相加作用;小于 0.4 为拮抗作用;大于 2.7 为协同作用。

(十一) 交互作用危害指数法

交互作用危害指数(interaction-based hazard index, HI_I)不但可以估算混合物中化学物毒性的加合作用,也可以考虑多种毒物间不确定的交互作用的大小,HI_I 可以通过下式来计算:

$$HI_I = HI \cdot UF_I{}^{WOE_N}$$

式中,UF_I 指交互作用的不确定因素;WOE_N 是指多个权重的得分,反映交互作用的强度和各组分暴露的相对重要程度。如果是双向的交互作用,还可以用 HI_{INT} 来校正 HI,这种方法是用权重法校正每一个化学物的危害系数(hazard quotients, HQ_i)值,而不是校正总的 HQ 值,计算公式如下:

$$HI_{INT} = \sum_{i=1}^{n} \left(HQ_i \cdot \sum_{j \neq 1}^{n} f_{ij} M_{ij}{}^{B_{ij}\theta_{ij}} \right)$$

式中,HI_{INT} 是 HI 的双向交互作用的校正值;HQ_i 是化学物 i 的危害系数;f_{ij} 是第 j 个化学物相对于总混合物中化学物 i 的潜在交互作用的大小;M_{ij} 是化学物 j 对化学物 i 的交互作用量值;B_{ij} 是化学物 j 影响化学物 i 的毒性作用得分;θ_{ij} 是化学物 j 和化学物 i 具有同样毒性作用的程度。

二、联合作用的定量研究

混合污染物联合毒性研究始于 20 世纪 30 年代,经过近 70 年的发展,已经能根据实验和相应公式的计算结果简单判别混合物的联合作用方式为拮抗、独立、相加及协同。然而,随着新化学品的不断问世及联合毒性的复杂性和多变性,越来越多科学研究者发现这些方法只能定性判断污染物的联合作用方式,并不能判断其作用的程度,因此,联合毒性的研究必须进入到定量研究阶段。从 20 世纪 90 年代始,混合污染物联合毒性定量研究有了一定的进展,但如何建立一套能有效定量预测混合物的毒性目前还一直是国内外研究的热点。

(一) 等概率和曲线法

有时,合并用药可利用独立事件相加概率公式,可以采用效应相加的等概率和曲线法。根据混合物中各化学物的剂量-死亡概率回归曲线求出预期死亡概率,再对概率求和推算死亡率。Q=实际合并效果/理论单纯相加预期效果。在实验室中多采用 LD_{50} 或 ED_{50} 作为指标,统计量 Q_{50} 计算:$Q_{50} = 0.5 / (PA+PB-PA \cdot PB)$。两个以上药物可先从两个主药着手,然后将合并效果作为单一效果,再与其他药物合并估算。既适合基础理论研究,又适合联合用药临床疗效和副作用的估计。等概率和曲线法能给出合并用药的全貌,省却运算时间,有一定理论基础。以等概率和曲线法求得的 LD_{50} 值一般比等效线图法求得的值要大,所判断的联合毒性普遍要大于后者。

(二) 方差分析法

化学物联合毒作用研究包括几种参数,如化学物种类、剂量水平、暴露期限、暴露时间顺序等,毒作用研究中关键是在各种组合中发现是否存在交互作用,因此,所采用的统计学设计方案必须对交互作用项作出评价。近年来,许多毒理学科研人员在研究中采用析因设计的方差分析来判断外来化学物联合作用特征。即将单因素的剂量-效应曲线和联合作用的剂量-效应曲线进行重复设计的方差分析,以确定各因素之间有无交互作用。析因设计可以对每个因素各水平间进行比较,而且还可以进行各因素间交互分析。它是一种高效率的试验方法,对各种组合的交互作用具有独特的分析功能,同时又具有直观表达分析结果的优点。如2×2析因试验是用于两个因素(两个药物或两种处理方法),每个因素有两个水平(用与不用或剂量的不同)的情况。如交互作用不显著,两条量效曲线互相平行,则说明两因素之间具有相加作用。如交互作用显著,两曲线随剂量增大而远离,两因素之间具有协同作用。反之,如两曲线随剂量增大而靠近或交叉,两因素之间具有拮抗作用。该方法是一种比较经典的统计方法,它可以直接利用连续的测定结果进行计算,从而充分利用了实验数据中所含的信息。

超过三因子的析因试验通常应用分式析因设计和正交设计。分式析因设计(fractional factorial design)假设高级交互效应不存在,在试验中实施部分处理,以牺牲高级交互换取对因子的主效应和一级交互效应的精确估计,它结合了因子设计和混杂设计的特点但又同时减少了试验的处理组数。进一步可利用有交互作用的正交设计(orthogonal design)。例如,4个因子3个水平的析因设计为81种组合,1/3的分式析因设计为27种组合,而正交设计为9种组合。

从这一试验设计的特点及实施来看,它可以解决以往经典的环境污染物联合毒性评价方法依赖 LD_{50}、EC_{50} 或化学物在同一水平的其他指标的局限,尤其适用于2种化学物联合毒性的评价。所以,对于一些试验方法复杂,对外界环境要求严格,试验材料本身脆弱,不适宜传统方法评价的试验可以尝试采用析因试验设计。由于析因试验设计大大降低了试验工作量、试验成本,可以提高对联合毒性评价的速度,同时使生物试验所需的试验动物数减少,这将使试验研究更加符合人道主义的出发点。所以,从理论上讲,这种试验设计应用于环境领域化学物联合毒性研究应该是有前景的,是值得进一步研究和尝试的。

(三)Logistic 模型评价法

Logistic 模型可以用来评价和确定毒物联合作用的剂量-反应关系、ED_{50} 集合及其置信区域等,具有客观和适用范围广的特点,为深入研究毒物联合作用提供了一种新的方法。其描述毒物联合作用的 Logistic 模型的基本形式为:

$$Ln[P/(1-P)] = \beta_0 + \beta_1 x_1 + \beta_2 x_2 + \beta_3 x_1 x_2$$

式中 P 为反应概率。x_i 为各毒物的剂量,β_i 为模型参数,β_3 是交互作用参数。$\beta_3 > 0$ 表示协同作用,$\beta_3 < 0$ 表示拮抗作用,$\beta_3 = 0$(即 β_3 无显著性)表示相加作用。选用概率效应指标对联合作用评价在实际应用中有一定局限性,如对外来化学物长期低剂量暴露,或是在细胞、亚细胞水平观察的联合作用进行评价时,就不宜使用 LD_{50} 或 ED_{50} 指标。改用非概率指标以后,化学物单独作用的剂量-效应关系有可能需用非单调型曲线描述,同时效应指标观察值也无 ≤ 1 的限制。

对联合作用剂量-反应关系可以采用广义三阶多项式回归模型评价方法:$R(x,y) = R_0 + \alpha_1 x + \alpha_2 x_2 + \alpha_3 x_3 + \beta_1 y + \beta_2 y_2 + \beta_3 y_3 + \gamma_1 xy + \gamma_2 x_2 y + \gamma_3 xy_2$ 交互项之和 $\gamma_1 xy + \gamma_2 x_2 y + \gamma_3 xy_2$ 记为 $I(x,y)$。x、y 表示两种受试物各自的剂量,$R(x,y)$ 表示效应指标的观察值 $R(x,y)$ 的模拟预

测值，R_0、α_i、β_i、γ_i（i=1,2,3）是回归方程的参数。交互项之和及其置信区间估计为：$R(x,y)-R_0-[(R(x,0)-R_0)+[R(x,y)-R_0)]=I(x,y)$。

从理论上讲，$I(x,y)=0$ 即两种化学物的联合作用是简单相加。$I(x,y)>0$ 或 <0 分别表示协同或拮抗。$I(x,y)$ 的符号是否具有统计学意义可由 $I(x,y)$ 的 $1-\alpha$ 置信区间加以判定。研究固定剂量或固定比例设计下的联合作用资料时，其单独或联合的量-效曲线散点图是三次抛物线型，其资料符合三阶多项式模型的重要特征。已有文献报道不同效应水平（如 ED_{50}、ED_{60} 等）所对应的联合作用特征可能有不一致，而该模型却能成功地解决这一问题。这是三阶以下模型所不具备的。使用本法简单有效，客观而适用范围宽。

（四）广义三阶多项式回归模型评价法

评价联合作用常用的等效应线图法、联合作用系数法等，都是根据化学物各自与混合物的 LD_{50} 或 ED_{50} 来进行判断的。选用概率效应指标对联合作用效果观察在实际应用中具有一定局限性。如对化学物慢性作用或细胞、亚细胞水平观察的联合作用进行评价，就不宜使用 LD_{50} 或 ED_{50}。改用非概率效应指标观察，化学物单独作用剂量-效应关系有可能需用非单调型曲线描述，同时效应指标观察值也无≤1 的限制，此时仍套用以单调增加量-效曲线为潜在前提的等效应线图法或 Logistic 模型评价法则宛如削足适履。

为此，有学者提出对联合作用剂量-反应关系采用广义三阶多项式回归模型评价。其模型如下：

$$\hat{R}(x,y)=R_0+\alpha_1 x+\alpha_2 x^2+\alpha_3 x^3+\beta_1 y+\beta_2 y^2+\beta_3 y^3+\gamma_1 xy+\gamma_2 x^2 y+\gamma_3 xy^2$$

$$=R_0+\sum_{i=1}^{3}(\alpha_i x_i+\beta_i y_i)+I(x,y) \qquad 交互项之和 \gamma_1 xy+\gamma_2 x^2 y+\gamma_3 xy^2 记为 I(x,y)。$$

式中，x、y 分别表示两种受试物各自剂量，$\hat{R}(x,y)$ 表示效应指标观察值 $R(x,y)$ 的模型预测值。R_0，α_i，β_i，γ_i，（i=1,2,3）是回归方程参数，它们的最小二阶乘估计（L.S.E）可采用 SAS 或 SPSS 等统计软件包处理获得。R_0 是模型

$$\hat{R}(x,y)=R_0+\alpha_1 x+\alpha_2 x^2+\alpha_3 x^3+\beta_1 y+\beta_2 y^2+\beta_3 y^3+\gamma_1 xy+\gamma_2 x^2 y+\gamma_3 xy^2$$

$$=R_0+\sum_{i=1}^{3}(\alpha i x^i+\beta i y^i)+I(x,y) 的截距，且有 \hat{R}(0,0)=R_0。模型$$

$$\hat{R}(x,y)=R_0+\alpha_1 x+\alpha_2 x^2+\alpha_3 x^3+\beta_1 y+\beta_2 y^2+\beta_3 y^3+\gamma_1 xy+\gamma_2 x^2 y+\gamma_3 xy^2$$

$$=R_0+\sum_{i=1}^{3}(\alpha i x^i+\beta i y^i)+I(x,y) 形式简洁，交互项及受试物单独使用时量-效曲线方程可$$

由实验数据 $\{x_1,y_1,R(x_1,y_1)\}$ 建立的模型

$$\hat{R}(x,y)=R_0+\alpha_1 x+\alpha_2 x^2+\alpha_3 x^3+\beta_1 y+\beta_2 y^2+\beta_3 y^3+\gamma_1 xy+\gamma_2 x^2 y+\gamma_3 xy^2$$

$$=R_0+\sum_{i=1}^{3}(\alpha i x^i+\beta i y^i)+I(x,y) 直接获得且有显性表示如式子$$

$I(x,y)=\gamma_1 xy+\gamma_2 x^2 y+\gamma_3 xy^2$，$\hat{R}(x,0)=R_0+\alpha_1 x+\alpha_2 x^2+\alpha_3 x^3$，$\hat{R}(0,y)=R_0+\beta_1 y+\beta_2 y^2+\beta_3 y^3$。

$\hat{R}(x,0)=R_0+\alpha_1 x+\alpha_2 x^2+\alpha_3 x^3$，$\hat{R}(0,y)=R_0+\beta_1 y+\beta_2 y^2+\beta_3 y^3$ 的几何曲线称为三次抛物线。从理论上讲，

$$\hat{R}(x,y)=R_0+\alpha_1 x+\alpha_2 x^2+\alpha_3 x^3+\beta_1 y+\beta_2 y^2+\beta_3 y^3+\gamma_1 xy+\gamma_2 x^2 y+\gamma_3 xy^2$$

$$=R_0+\sum_{i=1}^{3}(\alpha i x^i+\beta i y^i)+I(x,y) 的这种"三合一"结构说明：如果采用$$

$$\hat{R}(x,y) = R_0 + \alpha_1 x + \alpha_2 x^2 + \alpha_3 x^3 + \beta_1 y + \beta_2 y^2 + \beta_3 y^3 + \gamma_1 xy + \gamma_2 x^2 y + \gamma_3 xy^2$$

$$= R_0 + \sum_{i=1}^{3}(\alpha_i x^i + \beta_i y^i) + I(x,y)$$处理联合作用量-效资料能获得满意的拟合效果,那么三次抛物线应当与受试物单独作用量-效曲线十分接近,即三次抛物线模型应适用于常见的量-效曲线类型的拟合。

交互项之和及其置信区间估计可由

$$\hat{R}(x,y) = R_0 + \alpha_1 x + \alpha_2 x^2 + \alpha_3 x^3 + \beta_1 y + \beta_2 y^2 + \beta_3 y^3 + \gamma_1 xy + \gamma_2 x^2 y + \gamma_3 xy^2$$

$$= R_0 + \sum_{i=1}^{3}(\alpha_i x^i + \beta_i y^i) + I(x,y)$$得到

$\hat{R}(x,y) - R_0 - [\hat{R}(x,0) - R_0] - [\hat{R}(0,y) - R_0] = I(x,y)$,其中 $R(x,y) - R_0$ 为联合效应增量, $R(x,0) - R_0$、$R(0,y) - R_0$ 为单独效应增量。

$$\hat{R}(x,y) - R_0 - [\hat{R}(x,0) - R_0] - [\hat{R}(0,y) - R_0] = I(x,y)$$

表明 $I(x,y)$ 为联合效应增量扣除单独效应增量之和后剩余量的估计值。理论上讲, $I(x,y) = 0$,即有 $\hat{R}(x,y) - R_0 = [\hat{R}(x,0) - R_0] + [\hat{R}(0,y) - R_0]$,表示两种物质的联合作用呈简单相加。而 $I(x,y) > 0$ 或 $I(x,y) < 0$ 分别表示协同或拮抗。$I(x,y)$ 的符号是否具有统计学意义可由 $I(x,y)$ 的 $1-\alpha$ 置信区间加以判定。

本模型可显示出客观上不同剂量组合的联合作用特征是否一致。这一特征是三阶以下模型所不具有的。研究固定剂量或者固定比例设计下的联合作用资料时,其单独或者联合组的量-效曲线散点图呈三次抛物线型是资料复合三阶多项式模型的重要特征。由三阶抛物线的几何特点知,常见的量-效关系符合三阶多项式模型。因此,使用本模型评价法除具有简便、有效、客观特点外,使用范围宽也是它的另一突出特点。对于更为复杂的量-效曲面方程 $R(x,y) - R_0 = f(x) + g(y) + I(x,y)$ 可根据具体的量-效曲线方程而定,以 $I(x,y)$ 的 $1-\alpha$ 置信区间的评价方法也仍然实用。

(五) 多药物联合作用计算机分析法

电子计算机的发展使得对多药物联合作用分析数值的方法有了迅速发展,多药物合并指标 $Q(x)$ 及95%可信限是计算机分析方法中的一种。在计算机上可以对所有反应水平(1% ~99%)进行评价,多药物的联合作用可以合并,其公式为:

$$(p_1/D_{1x} + p_2/D_{2x} + p_n/D_{nx})D_{cx} = Q(x)$$

$$d_1/D_{1x} + d_2/D_{2x} + \cdots + d_n/D_{nx} = 1$$

d_1、d_2、$\cdots d_n$ 为药物的实际剂量,应用 Bliss 法可求出几个药物在合并前后的任何反应水平 x% 的等效剂量 D_{1x}、D_{2x}、$\cdots D_{nx}$ 及 D_{cx},利用计算机可绘出 $Q(x)$ 曲线,$Q(x)$ 的标准误公式可用函数方差原理导出。利用 $Q(x)$ 的95%可信限公式:$Q(x) \pm 1.96SE[Q(x)]$,绘出以 $Q(x)$ 曲线为中心的两条95%可信限曲线,在上、下限曲线范围内包含水平线 $Q(x) = 1$ 为相加作用。

改进的多药物联用的计算机分析模型可以区分相加作用中的协同还是拮抗,适用于质反应或量反应(经概率单位或对数转换)资料,不须预先掌握精确的等效剂量信息。对数剂量-反应曲线不再拘泥于平行关系,对单药或具有相同效应的多药合用同样适用。具体表达式为:$Y = \beta_0 + \beta_1 \lg[A + P \times B + \beta_4(A \times P \times B)1/2]$。Y 是反应,$A$、$B$ 为两药的剂量,P 为相对效率,可由 $\lg(P) = \beta_2 + \beta_3 \lg(B')$ 求得,$B' - B - A/P = 0$。如两药曲线平行,$\beta_3 = 0$,P 为常数。$\beta_4 > 0$ 判

为协同,$\beta_4<0$ 判为拮抗。对 β_4 应作是否等于 0 的显著性检验。

（六）参数法分析多药物联合作用

为了能取得较好的治疗效果,多药联用或序贯用药是现代临床医学的主导趋势。多种外来化学物共存,势必对接触的生物体产生联合作用。有时,合并用药可利用独立事件相加概率公式,根据靶体动力学原理,引入药物等效性检验法,建立新的数学模型 $Q=(E_0-E_e)/|E_e\times W-sx\times T|$ 分析多药物联用效果。其中 E_0 为药物联用实测效应拟合值,E_e 为联用药效期望值,W 为专业等效标准,一般在临床试验和整体实验中为 0.1,体内实验为 0.05,生物利用度实验为 0.2。sx 为 E_0 和 E_e 共同标准误,T 是单侧 $t_{0.05}$ 值,分析用的一组 Q 值来自于各种水平的剂量-效应关系。本法适用于能用 Hill 方程进行拟合,且质反应 E_{max} 固定为 1（100%）的数据。所得结论综合了专业标准和实验室误差的因素,有效地分析多种类型联用数据,不受联用药物数目和是否作用于受体的限制。

（七）合并用药的定量分析法

在临床上,将两种或两种以上药物联合使用,称为合并用药。其目的不外乎增强疗效或对抗不良反应。一般来说,合并用药的结果,药理作用或毒性相加,或大于相加,统称协同作用,前者称为相加作用,后者称为增强作用。反之,作用或毒性减弱,称为拮抗作用。两种或两种以上药物配伍在一起,引起药理上或物理化学上的变化,影响治疗效果甚至影响病人用药安全,这种情况称为配伍禁忌。无论药物相互作用或配伍禁忌,都会影响药物的疗效及其安全性,必须注意分析,加以妥善处理。

如对 A 药的效应（Q_A）分析,可以采用直接对 A 药的效应分析（Q_A）,也可以采用 A、B 两药联合作用的效果（E_{A+B}）与 A 药的单独作用效果（E_A）进行统计学显著性检验;对 A、B 两药联合作用的效应（Q_C）分析可以采用 A、B 两药共同作用的效果（E_{A+B}）与 A 药、B 药的单独作用效果之和（E_A+E_B）进行统计学显著性检验得到。若 E_{A+B} 大于（小于）E_A,且 Q_A 的 P 值>0.05,定义为 B 药对 A 药无关;$P<0.05$ 认为 B 药对 A 药协同（拮抗）。同理,若 E_{A+B} 大于（小于）E_B,且 Q_B 的 P 值>0.05,定义为 A 药对 B 药无关;$P<0.05$ 认为 A 药对 B 药协同（拮抗）。若 E_{A+B} 大于（小于）E_A+E_B,且 Q_c 的 P 值>0.05,定义为 A 药和 B 药具有独立作用;$P<0.05$ 认为 A 药和 B 药有协同（拮抗）作用。

（八）毒理基因组学法

人类接触的环境化学物绝大多数是以混合物的形式存在,并在机体内呈现复杂的交互作用,通过影响彼此的生物转运和生物转化,或竞争同一受体,或直接发生反应而影响各自的毒性或联合毒性。因此,用化学物单独实验的结果外推混合物的毒作用显然是不科学的。另一方面,由于需要消耗大量的动物和资金以及工作量的限制,传统的整体动物实验难以对混合物进行"拆分"后的研究,而基因组学可以方便地进行交叉设计、均匀设计等各类"拆分"性研究,探讨各组分间的交互作用。在这些方面,高通量的组学技术可检测基因表达、蛋白质的变化,为研究混合物暴露后评价化合物之间的协同作用或拮抗作用提供了一种全新的方法,这在混合物的毒性和作用机制探究中具有重要意义。

微阵列技术在混合物联合毒作用研究上有特殊的价值。对多个已知毒作用的化学物,通过比较单个和多个基因的表达改变,阐明相同或不同毒作用化学物的联合基因毒性。对未知毒物的混合化学物,通过测定基因表达图谱和数据库检索,可预测混合化学物的毒作用方式及有害健康效应。在已经明确毒效应的动物模型上,将混合物染毒后的基因表达谱与每一单个化学物染毒后的基因表达谱进行比较,分析不同化学物间可能的相互作用。在已知单一化学物毒性的前提下,通过单一化学物和混合物的表达图谱比对,可判断化学物间是否存在相加、协同或拮抗等效应。对含有各种未知化学物或未知毒作用特性的混合物,可根据实验动物或细胞中的基因表达谱的改变进行联合作用评价。将由混合物产生的指纹 DNA 在数据库中进行搜索,可了解混合物的毒作用类型,并确定其对人体的潜在有害效应。将混合物的表达谱与参考化学物的表达谱进行对比,还有助于分析混合物中的成分,识别混合物中的微量污染物,因而有望取代目前极为繁琐的多污染物分析方法。

毒理基因组学的研究还涉及危险度评定的各个阶段。首先是对环境危害因素的识别。利用基因芯片技术,可对生物样品中成千上万的基因对外源性有害因素的反应活性进行定量测定,阐明在不同接触时间和接触剂量下出现的基因毒作用。基因表达谱可以看做是分子事件在一定时空上的瞬时反应。分析基因表达随不同时间的动态变化,将有助于认识毒作用的时间-效应关系。在早期,基因的瞬时表达可能与机体的应激反应有关,而长期作用下基因表达谱的改变可能由慢性毒作用所致,或反映了机体的适应性反应。时间-效应关系的分析有助于从分子水平上阐明慢性毒性、致癌性或继发毒性效应。应用聚类分析,在多个时间点上以同样模式变化的基因,有可能作为反映上述毒效应的分子生物标志。

(九) 生理药代动力学模型

生理药代/药效动力学(physiologically based pharmacokinetic/pharmacodynamic, PBPK/PD)模型,是在现有的人类或其他动物的解剖和生理知识以及其生物化学数据的基础上建立起来的。其模型由一系列代表器官或组织的房室组成,且假定器官或组织内药物浓度均匀分布,并将房室按一定的顺序排列构成一种流程。房室的选择要根据药效动力学、药代动力学和药物的生物化学特性以及机体解剖和生理学而定。每个室代表一个组织器官,如同真实人体一样,因此这样的模型结构便于理解。每个房室内药物的流入、流出、积累和消除均可加以描述,并可写出质量平衡微分方程,再利用计算机计算。

生理药代动力学模型是根据机体的解剖结构而定。理论上,该模型由于具有生理学基础,所以具有很多的优点。它能真实反映出任一组织器官内药物浓度的时间过程,因而能够更好地反映出药毒物在体内的分布情况。加上这些参数与真实的生理或解剖上的物理量具有对应的关系,若体内生理或病理学上功能有变化,通过一些参数值的异常就可以预测药毒物的代谢动力学。最后,这种模型可作为各个种属之间药毒物资料相关性的理论依据而进行类推。所以,生理药代动力学模型适合应用于药毒物危险性评估和药物开发等领域。

当然,生理药代动力学模型也有不足之处。由于建立模型需要较多的模型参数值,而这些模型参数值的获得需要大量的实验测量,其成本较大,且有些物种的参数较难或者不能获得,这些限制了生理药代模型的实际应用。

(十) 含混合物理化参数的 M-QSAR 模型

随着混合污染物联合毒性研究的不断深入,污染物联合毒性已经由最初的定性研究阶段向定量研究阶段过渡,特别是已经成功借鉴单一化学物定量结构-活性相关(quantitative structure-activity relationship, QSAR)的研究方法,提出了混合物的理化参数和量子化学参数,初步建立了混合物定量结构-活性相关(M-QSAR)的理论框架。对于不同组成、不同比例、不同联合作用方式,预测结果都较为满意。

然而,由于混合物参数本身的一些局限性,目前 M-QSAR 模型仅能预测一些相同类别组成的混合污染物。因此,需要加强对混合物联合作用本质的认识,并可能借助量子生物学和拓扑学原理,修正目前已有的混合物参数,提出一系列 M-QSAR 的其他混合物理化参数和指标体系,期望对混合化学物的性质及其所包含的各单一化学物性质的描述更加全面、细致,物理意义更为明确,从而使 M-QSAR 模型对真实污染环境更具有使用性。

混合污染物的联合毒性,特别是混合物联合毒性的定量研究阶段,现在还仅限于有限的几个比例下的相同组成混合物的研究。因此,开展比例系列更为全面的混合物联合毒性研究,揭示混合物组成比例与混合物联合毒性的相关规律,对混合物联合毒性定量研究也具有相当重要的研究意义。目前混合物联合毒性的 M-QSAR 研究,主要还仅集中于发光菌、藻类等几种较为简单的受试生物。这些已成功建立的 M-QSAR 理论模型能否应用于青蛙、泥鳅等较为高等的动物,外推至人类时应如何修正,以及如何选择更为代表性的受试生物都值得进一步深入研究。在不断研究更加完善的混合物参数,开展更为全面的系列比例的混合物联合毒性研究的基础上,应选择更为代表性的受试生物,使 M-QSAR 模型在适用于实际环境中的污染物联合毒性的预测的同时,致力于加强 M-QSAR 的计算化进程,使混合污染物联合毒性的定量化研究更为便捷。

三、低剂量暴露的联合毒作用

关于环境毒物的毒性研究,目前多集中在单一化学物的较高剂量对机体的影响,但环境中的化学物往往难以达到这个剂量;且绝大多数环境化学物,如环境雌激素样物质的雌激素活性十分微弱。单独研究某一种环境含量较小的化学物(特别是不具蓄积作用的环境化学物)的毒性作用,往往会发现它们对生物体几乎不产生任何损害作用。然而,环境化学物常以混合形式存在于环境中,它们往往是以低剂量混合进入机体,从而对机体产生联合作用。因而其危害往往被过低地估计。

经典毒理学理论认为,有毒化学物浓度低于其未观察到有害作用剂量或由线性推导得出的安全浓度以下时不会对机体健康构成风险。然而,最新研究发现,环境内分泌干扰物(endocrine disrupting chemicals,EDCs)在低于其 NOAEL 或对应的安全剂量时仍会诱发生物学效应,且呈现非单调剂量-效应关系。有研究报道在高剂量和低剂量上对机体的作用机制是不同的,传统毒理学基于高剂量研究所获数据并不能为准确推测 EDCs 的低剂量效应提供依据。在水毒理学中,多种物质混合物的实验通常可见到相加或部分相加作用,而其中低浓度(指$<0.02 LD_{50}$,此常低于未观察的作用剂量)也仍对混合物总毒性有贡献。

在人体实际的低暴露水平,反应相加和计量相加的概念有很大差别。对于反应相加,当各化学物剂量低于无作用水平,即各化学物的反应为零时,总联合作用为零。而对于剂量相加模型,各化学物低于无作用水平也可以发生联合毒作用。对于有线性剂量-反应关系的遗传毒性致癌物(假定不存在无作用水平,作用机制认为是"相似的"),反应相加和剂量相加可得到相同的毒作用。从理论上说,暴露于各化学物均为无毒性水平的混合物一般是不会引起健康损害的,但也可能由于相加或协同的相互作用引起健康损害。化学物有相似的作用方式或毒性有相互增强作用,有可能使没有或有较小毒性化学物的混合物表现出相对明显的毒性作用。但是在高剂量暴露发生的多种联合毒作用,在低剂量(有阈值化学物的"安全"水平,致癌物或遗传毒物的"实际安全"水平)暴露时是否发生,尚需进一步研究。在低剂量相互作用(协同、拮抗)可以预期是罕见的,在各组分低于引起毒作用的剂量水平,反应相加也不会发生。对作用机制不同的化学物,完全的剂量相加将是最不利的假设,但水毒理学混合物研究表明,常见的是部分剂量相加。当各组分的浓度等于或低于各自的无作用水平时,混合物可引起毒性。特别是暴露于多种化学物时,剂量相加或部分剂量相似不能排除。因此,在同时暴露于多种化学物时,除对个别化学物制定的标准如 MAC 和无毒性作用剂量(no toxic effect level,NTEL)外,总和标准可以用于保护人类及环境,其计算公式如下:

$$\sum \frac{C_i}{MAC_i} < 1$$

$$或 \sum \frac{C_i}{NTEL_i} < 1$$

　　研究结果提示,假定混合物的各组分剂量低于各自的阈值时,应该没有健康危害;当混合物的各组分剂量略低于各自的阈值时,可能观察到混合物的毒作用;而当混合物的各组分剂量等于或高于各自的阈值时,对于不同的毒作用终点可能同时观察到相加作用、协同作用和拮抗作用。

(张勤丽)

参 考 文 献

1. Wang J, et al. Safety assessment of vitacoxib:Acute and 90-day sub-chronic oral toxicity studies. Regul Toxicol Pharmacol,2017,86:49-58.

2. Eapen AK,et al. Acute and sub-chronic oral toxicity studies of erythritol in Beagle dogs. Food Chem Toxicol,2017,105:448-455.

3. de Avila RI,et al. Toxicity evaluation of the photoprotective compound LQFM048:Eye irritation,skin toxicity and genotoxic endpoints. Toxicology,2017,376:83-93.

4. Hao Wu,Wenlong Xiao,Keyu Zhang,et al. Acute and subchronic toxicity of arprinocid in Sprague-Dawley rats. Regulatory Toxicology and Pharmacology,In Press,2014(17) Available online.

5. A Emami,M Rajabi,B Meek. Cumulative (Combined Exposures) Risk Assessment. Encyclopedia of Toxicology (3rd Edition),2014:1086-1087.

6. Katleen De Brouwere,Christa Cornelis,Athanasios Arvanitis,et al. Application of the maximum cumulative ratio (MCR) as a screening tool for the evaluation of mixtures in residential indoor air. Science of the Total Environment,2014,479:267-276.

7. 王心如,主编. 毒理学基础. 北京:人民卫生出版社,2012:130-139.

8. 曾丽海,杨杏芬,赵敏. 急性毒性体内及体外替代方法研究进展. 中国公共卫生,2011,27(10):1131-1133.

9. 林卫华,吴志刚. 化学品皮肤毒性替代法研究进展. 中国热带医学,2013,13(9):1163-1166.

10. 杨海智,马海霞,杨信东. 国内关于半数致死量及类似生物效应指标测算方法研究进展. 国外医药抗生素分册,2012,33(2):62-66.

11. 梁志明,杨杏芬. 皮肤刺激性与腐蚀性体外替代模型研究进展. 华南预防医学,2010,36(4):29-34.

12. 谭小华,杨杏芬. 皮肤刺激动物实验替代物研究的现状与发展. 毒理学杂志,2008,22(1):56-60.

13. 张天亮. 急性经口毒性试验替代测试方法进展. 预防医学论坛,2008,14(12):1225-1226.

14. 程树军,潘芳. 体外皮肤刺激模型的生物标志物研究进展. 中国比较医学杂志,2010,20(3):64-68.

15. 敖华英,程树军,潘芳,等. 化妆品眼刺激试验替代方法标准化与展望. 中国比较医学杂志,2012,22(1):74-78.

16. 王辉,魏雪涛. 皮肤致敏体外替代方法研究进展. 外国医学卫生学分册,2008,35(4):249-254.

17. 杜顺品,房军,金银龙. 皮肤变态反应体外替代方法研究进展. 环境与健康杂志,2009,26(5):462-463.

18. 黎运西,金小宝,曾爱华,等. 慢性毒性试验最新研究进展. 黑龙江医学,2012,33(8):583-586.

19. 步犁,程树军,谈伟军. 揭秘化妆品安全性技术评价:慢性毒性试验及其替代方法. 研究与应用,2013:58-64.

20. Pilar Prieto, Thomas Cole, Rodger Curren, et al. Assessment of the predictive capacity of the 3T3 Neutral Red Uptake cytotoxicity test method to identify substances not classified for acute oral toxicity (LD50>2000mg/kg): Results of an ECVAM validation study. Regulatory Toxicology and Pharmacology, 2013, 65(3): 344-365.

21. Sally Robinson, Jean-Luc Delongeas, Elizabeth Donald, et al. A European pharmaceutical company initiative challenging the regulatory requirement for acute toxicity studies in pharmaceutical drug development. Regulatory Toxicology and Pharmacology, 2008, 50(3): 345-352.

22. Mounir Bouhifd, Gilles Bories, Juan Casado, et al. Automation of an in vitro cytotoxicity assay used to estimate starting doses in acute oral systemic toxicity tests. Food and Chemical Toxicology, 2012, 50(6): 2084-2096.

23. Creton S, Dewhurst IC, Earl LK, et al. Acute toxicity testing of chemicals-opportunities to avoid redundant testing and use alternative approaches. Critical Reviews in Toxicology, 2010, 40(1): 50-83.

24. Kim H, Yoon SC, Lee TY, et al. Discriminative cytotoxicity assessment based on various cellular damages. Toxicology Letters, 2009, 184: 13-17.

25. Kinsner-Ovaskainen A, Bulgheroni A, Hartung T, et al. ECVAM's ongoing activities in the area of acute oral toxicity. Toxicology in Vitro, 2009, 23: 1535-1540.

26. JE Hulla, L Navarro, CL Kruger, et al. Toxicity, Subchronic and Chronic. Encyclopedia of Toxicology (3rd Edition), 2014: 626-633.

27. Chandra P, et al. Acute, sub-chronic oral toxicity studies and evaluation of antiulcer activity of Sooktyn in experimental animals. J Adv Pharm Technol Res, 2012, 3(2): 117-123.

28. Fukuda I, et al. Oral toxicological studies of black soybean (Glycine max) hull extract: acute studies in rats and mice, and chronic studies in mice. Food Chem Toxicol, 2011, 49(12): 3272-3278.

29. Kim H, et al. Discriminative cytotoxicity assessment based on various cellular damages. Toxicol Lett, 2009, 184(1): 13-17.

30. 顾兵, 王心如. 联合作用特征的评价. 中国工业医学杂志, 2000, 13(1): 55-58.

31. 孟庆俊, 肖昕. 不同方法对联合毒性作用的评价. 污染防治技术, 2004, 17(1): 33-35.

32. 曾鸣, 林志芬, 尹大强, 等. 混合污染物联合毒性研究进展. 环境科学与技术, 2009, 32(2): 80-86.

33. EFSA: Cumulative Risk Assessment of Pesticides to human health: The way forward. Parma European Food Safety Authority; 2006, [http://www.efsa.europa.eu/en/supporting/pub/117e.htm].

34. Altenburger R, Scholz S, Schmitt-Jansen M, et al. Mixture toxicity revisited from a toxicogenomic perspective. Environ Sci Technol, 2012, 46(5): 2508-2522.

35. Sarigiannis DA, Hansen U. Considering the cumulative risk of mixtures of chemicals-a challenge for policy makers. Environ Health, 2012, 11(Suppl 1): S18.

36. Waters M, Boorman G, Bushel P, et al. Toxicogenomics and systems toxicology: aims and prospects. Nature Review Genetics, 2004, 5: 936-948.

37. Heijne WH, Kienhuis AS, van Ommen B, et al. Systems toxicology: applications of toxicogenomics, transcriptomics, proteomics and metabolomics in toxicology. Expert Review of Proteomics, 2005, 2: 767-780.

38. 王选. 生理药代药效动力学模型及其应用的研究. 浙江大学, 2006.

39. Mumtaz MM, Ruiz P, De-Rosa CT. Toxicity assessment of unintentional exposure to multiple chemicals. Toxicology and Applied Pharmacology, 2007, 223(2): 104-113.

40. Knaak JB, Dary CC, Zhang X, et al. Parameters for pyrethroid insecticide QSAR and PBPK/PD models for human risk assessment. Reviews of environmental contamination and toxicology, 2012, 219: 1-114.

第二十七章

主要靶器官毒性测试及评价

第一节　肝脏毒性实验

　　肝脏是体内主要的代谢器官,在体内主要具有各种外源性物质的代谢和转化、体内内源性物质的代谢和转化,同时具有分泌胆汁的功能,协助一些化学物排出体外。由于肝脏是经过消化道吸收的化学物进入人体后的第一个重要器官,而且肝脏血流丰富,使得肝脏实质细胞和间质细胞很容易暴露于各种不同化学物的环境中,肝细胞代谢也比较旺盛,因此很容易成为化学物作用的靶点,引起细胞和脏器的损伤。

　　化学物或者药物暴露于人体后,可能引起肝脏的损伤,表现出肝脏功能的下降。许多临床用药也是由于肝脏副作用最后撤出市场。因此在早期研究和发现肝脏损伤对于药物开发有很重要的作用。同样,很多环境和职业暴露的化学物也会引起肝脏的损伤,如何去观察和发现这些肝脏损伤相关的信息成为肝脏毒理学研究中的重要的环节。

　　肝脏损伤是一种包括很多体征和病理改变的,由于各种不同的损伤机制可以将整个损伤的范围从肝脏酶的升高延续到严重的功能障碍。肝脏损伤的机制可能包括:细胞内钙稳态紊乱(包括细胞膜)、破坏肌动蛋白微丝(微管)、与细胞蛋白共价结合引起免疫损伤、抑制细胞代谢通路、阻断细胞运输的离子泵、诱导细胞凋亡和干扰线粒体功能。主要损伤可分为五类:肝细胞型、胆汁淤积型、混合型、免疫源型和线粒体型。

　　动物毒性试验研究能够对于那些存在剂量-反应关系的肝脏毒性有较好的预测,但是对于异质性(特应性)肝脏损伤则价值有限。

　　临床前研究的目的应该包括:确定在标准毒理学研究中指示肝脏损伤的指标,指标的变化情况,初步的组织病理学评估和其他的体内观察现象;通过确定肝脏毒性的 NOAEL 来制定人群暴露的安全限值;损伤的可复性研究;确定损伤的机制/发病过程来改善对临床的可能安全性的预测。

　　对于实验动物的研究结果外推到人的时候需要考虑化学物的代谢、靶标以及病理生物学的相关信息,一般的基本假设是动物的等级越高(与人类越为接近),在这些动物观察到的肝脏毒性的指征或者组织病理学副作用,与澄清肝脏毒性的机制关联度越好。一项相关的研究表明,人类和动物肝脏毒性的一致性大约在 40% ~60%,但是如果研究结果仅仅是啮齿类动物的话,一致性更差。但是,如果在不同属动物都观察到损伤效应后,与人类肝脏毒性的一致性最高。

　　下面将对肝脏损伤评价的方法进行简单介绍:

一、肝细胞损伤的血清酶学检测

（一）丙氨酸氨基转移酶（ALT）测定——比色法

丙氨酸转氨酶（ALT），也称之为血清丙氨酸氨基转移酶（ALAT）或者丙酮酸转氨酶（SG-PT）主要是将丙氨酸和 α-酮戊二酸转变成丙酮酸和谷氨酸，ALT 在葡萄糖异生和氨基酸代谢中发挥重要的作用。ALT 主要存在于肝细胞中，但是在其他一些脏器的细胞，如肾脏、心脏、肌肉和胰腺组织中也会出现。正常状况下，血清中的 ALT 水平很低，如果血清中出现ALT 水平升高，往往提示有肝细胞的损伤出现。

1. 本方法检测的肝脏损伤属于肝细胞损伤型。

2. 临床上经常将该酶的检测称之为肝功能检测，实质上该酶的检测结果并不能代表和说明肝功能的状况。

3. 导致肝脏坏死的因素首先引起的改变是 ALT 的升高和 AST 的升高。ALT 的升高较AST 更为明显。对肝脏损伤来说，ALT 的特异度明显高于 AST，一般认为 ALT 升高超过正常水平的 2~4 倍以上时，认为是出现肝脏损伤的标志。

（二）鸟氨酸氨基甲酰转移酶（OCT）测定——比色法

鸟氨酸氨甲酰转移酶（OCT）是一种催化氨甲酰磷酸（CP）和鸟氨酸（Orn）形成氨甲酰鸟氨酸和磷酸的酶。在植物和微生物，OCT 参与精氨酸生物合成，在哺乳动物体内，该酶主要位于线粒体，并且参与尿素循环。

1. 该酶的检测，一方面可以反映肝细胞的损伤；另一方面，它也是线粒体损伤的标志，可以反映线粒体的情况。

2. OCT（鸟氨酸氨甲酰基转移酶）主要存在于肝细胞和胆囊上皮细胞的线粒体以及肾细胞、脑细胞的核膜。

3. 该酶在肾脏疾病的诊断中也具有一定的意义。

肝脏临床化学检查包括：肝细胞毒性，ALT、AST、SDH、GLDH 和 TBA（总胆酸），可能的辅助指标有 LDH（乳酸脱氢酶）、OCT（鸟氨酸氨甲酰转移酶）和 UBILI（间接胆红素）。肝胆管损伤，TBA、ALP、GGT、5-NT 和 TBILI（总胆红素）。线粒体损伤，GLDH、lactate（乳酸）和OCT。另外，总蛋白、甘油三酯、胆固醇、葡萄糖和血尿素氮、活化部分凝血活酶时间（APTT）和凝血酶原时间（PT）可用于作为肝脏合成功能评价的补充指标。

目前，基本上所提及的临床化学相关指标都可以采用全自动生化分析仪去检测，县级、尤其是市级以上的医院均已实现了全自动生化分析检测。在此就不再赘述。

肝细胞损伤型：主要表现为 ALT 和 AST 的升高。

胆汁淤积型：损伤主要表现是抑制胆汁流动，这可能是由于胆管阻滞或者其他原因所致。胆汁淤积型的损伤往往可以观察到 ALP 和 GGT 的活性升高，包括胆红素水平升高。GGT 对于胆汁淤积型损伤来说是最常用的在非啮齿类动物进行观察的指标，对于该种类型的损伤 GGT 更为特异。总胆红素水平和总胆酸水平有助于确定该型损伤。

（三）肝功血清酶学检测评价

ALT、AST、ALP 和 GGT 都不是肝细胞或者胆管上皮的绝对特异性酶，因此在出现结果异常的时候，需要细心分析。例如血浆/血清中的 ALP 和 GGT 升高可能与细胞损伤没有关联，而是由于酶诱导所致。如果仅仅出现胆红素升高，而没有其他的相关指标异常，或者有线索表明溶血存在，那么这可能并不反映肝脏的副作用损伤。

血清 ALT 升高很敏感,但是并不是肝脏损伤的特异性改变,总胆红素是非常特异性的,但是敏感性不高。ALT 升高程度与肝脏损伤程度的关联还没有明确的定论。

肝脏转氨酶 ALT 和 AST 在血清中升高,再合并胆红素水平升高,实际上是目前认为与肝脏毒性相关最密切的指标组合。大体观察和组织病理学的检查能够确证肝脏毒性的出现并且能进一步为肝脏损伤类型提供证据。但是,如果没有组织病理学异常的发现,并不能排除肝脏毒性。

二、肝功能检测

肝脏功能是体内大多数稳态过程维持的重要环节,对于肝功能的状态可以通过测定总胆红素(TB)、结合型胆红素(CB)、血清白蛋白和血液凝血酶原时间延长。尽管这些生化指标可能是肝脏疾病的早期表现,但是这些指标正常或者轻度异常并不能排除明显的损伤或者肝硬化。除了上述的生化指标外,还有其他的方法进行肝功能的检测。

(一) 肝脏排泄功能测定——靛青绿排泄试验

靛青绿(ICG)是一种在临床上可用于诊断的花青染料,它可用于确定心输出量、肝脏功能、肝脏血流和眼部血管造影等等。它在体内从血液循环中排出完全是通过肝脏,经胆汁排出。靛青绿本身是一种荧光染料,因此可以作为一种标记物质(如肝功能检测和血管造影等)在多器官的检查中发挥作用。该物质经过静脉注射方式,进入体内,在肝功能正常的情况下,体内的半衰期大概 3~4 分钟。无菌冷冻干燥的靛青绿溶液在欧洲和美国作为静脉用诊断试剂。

靛青绿(ICG),也叫吲哚氰绿,为无毒染料。ICG 从静脉注入机体后在血液中与血浆蛋白结合而迅速转运到肝细胞,被肝细胞摄取排泄。在肝脏中 ICG 不和谷胱甘肽结合,无肠肝循环,也不从肾脏排泄而直接由胆道排至肠道,所以它是一种仅从胆道排泄的诊断性色素。当肝脏受到损害时,肝脏排泄 ICG 的功能降低,从而影响血液中 ICG 的清除,致使血液中的 ICG 滞留率增加,通过测定血中 ICG 的浓度可求出滞留率。在实验性肝脏损害的功能检查方面,目前是最有价值、最实用的方法。

(二) 肝分泌功能测定

胆汁酸是胆汁中的主要成分,是胆固醇经肝组织代谢的最终产物。肝细胞分泌两种初级胆汁酸:一种是 $3\alpha,7\alpha,12\alpha$-三羟胆酸(CA)和 $3\alpha,7\alpha$-二羟胆酸(CDCA),这两种胆汁酸分别与甘氨酸、牛磺酸结合形成初级结合胆汁酸、甘氨酸脱氧胆酸。这些初级胆酸随胆汁排至肠道,参与脂肪转化,促进脂肪和胆固醇的消化和吸收。化学性肝损害时胆汁分泌发生障碍,血液中胆汁酸含量增加。血清甘-胆酸绝大部分和蛋白质相结合而存在,向实验反应液中加一定量的 δ-苯胺-1-萘磺酸(ANS),使结合的甘-胆酸解离成游离状态,然后与标记物^{125}I-组胺-甘-胆酸竞争性与抗体结合。通过测定抗原抗体沉淀物的放射性强度,从标准曲线直接查得血清中甘-胆酸含量。

(三) 肝分泌功能测定评价

1. 空腹血清甘-胆酸　大量的结果表明,测定血清甘-胆酸是检测急性化学性肝损害的一项灵敏指标,与 ALT 升高相平行。在治疗过程中,ALT 降至正常,而血清甘-胆酸仍在高水平,故该指标评价急性肝炎恢复情况较常规肝功能化验优越,在慢性肝损害恢复期,血清甘-胆酸降至正常较常规肝功能化验要晚。有人做组织学检查,发现甘-胆酸的升高与否和组织学检查一致。肝硬化时血清甘-胆酸高于正常,故本法诊断肝硬化有较高的诊断价值。

2. 餐后 2 小时血清甘-胆酸　餐后胆囊收缩,大量胆汁在回肠末端被吸收进入肝循环,当肝细胞受损时此项功能降低,从而进入血液的量增加,测定餐后血清甘-胆酸较测空腹血清值更能反映肝细胞的轻微损伤。

三、肝纤维化测定

肝脏遭到各种致病因素侵袭后,引起肝脏损害与炎症反应,肝组织免疫系统同时被激活,进行组织修复。肝纤维化是指这种组织修复过程、过度及失控时,肝组织内细胞外基质过度增生与异常沉积所致肝脏结构和肝功能异常改变的一种病理过程。轻者称为肝纤维化,重者使肝小叶结构改建,假小叶及结节,成为肝硬化。

肝胶原纤维是肝纤维化的基础。在胶原纤维中,羟脯氨酸约占 12.5%。通过测定肝脏羟脯氨酸的含量可评价肝脏纤维化的程度。肝胶原纤维酸性水解释放羟脯氨酸,羟脯氨酸可被氯胺-T 氧化成吡咯,后者与对二甲基氨基苯甲醛溶液形成一种红色物质,再用分光光度计比色定量。按羟脯氨酸含量占胶原含量的 12.5% 来计算肝脏胶原纤维含量。肝脏中胶原含量越高,肝脏纤维化程度就越大。

四、组织病理学检查

组织病理学检查对于判断肝脏损伤非常重要,无论是否同时出现临床化学相关指标的改变。非特异性的组织学损伤一般包括:肝炎、肝细胞坏死、肉芽肿、炎症细胞浸润、损伤的灶状分布、肝细胞退行性变、细胞凋亡、胆汁淤积、脂肪变性、血管损伤和瘤新生。这些损伤之间不会互相排斥,而且常常会见到几种病变同时出现。另外,同一种化学物在不同动物可能引起的损伤类型不同。肝脏体积或者外观颜色、质地或者解剖学改变可能是肝损伤的标志,但是,显微镜检查需要评估结构的改变,必要时可能要进行免疫组织化学检查和特殊染色。

超微病理学检查可以提供光镜检查无法观察的一些变化,例如:酶诱导、线粒体的变化、药物蓄积以及胆汁淤积、坏死和脂肪变性的早期改变征兆。

五、生物蓄积,对代谢酶的影响和活化代谢产物的生成

如果没有肝脏毒性的任何指征,仅仅发现药物在肝脏蓄积可以不用关注。探索化学物在体内的代谢途径可以提供代谢产物(可能是活性产物)生成的一些线索。在治疗剂量水平,药物可能影响外源化学物代谢酶的表达(诱导或者抑制),并且可能增加代谢物的浓度。如果这时有可能出现肝脏毒性信号时,需要对代谢产物进一步关注。

六、免疫相关型肝损伤

通过组织病理学检查(如:肝实质中嗜酸性粒细胞增加、轻度肝脏炎症或者肉芽肿)可能提供该类型肝脏损伤的线索。另外,血液学检查和免疫器官的组织病理学检查(脾脏、胸腺和淋巴结)也需要与肝脏组织病理学结果同时综合考虑。如果发现肝脏毒性和炎症反应,那么很可能就是这种损伤类型。当然还可以通过进一步的研究来确证。

七、体外肝脏模型研究

如果母体化学物或者代谢产物在体内的肝脏毒性研究阶段发现毒性线索,或者文献提

示可能有肝脏毒性,则可以进行本类研究。

传统的细胞毒性试验依靠检测一种或者多种细胞毒性指标,包括膜完整性或者细胞溶解(如:LDH 释放、非膜渗透性 DNA 染色)、细胞凋亡(如 caspase-1 或者 caspase-3 活性增强)、关键大分子或者小分子清道夫的缺失(如 ATP 或者 GSH)、活性氧生成增加、线粒体效应(如噻唑蓝盐试验、Alamar blue 试验)、抗增殖效应(如 DNA 或者蛋白质合成抑制)、前炎症因子的生成(如:IL-1 或者 TNF-α、IL-6 等)。另外,适应性的细胞反应,如细胞分裂改变、解毒相关酶的表达上调以及生存因子的表达增强也可以进行观测。为了进行这些相关的研究,可以利用的人或者动物体外肝模型包括从短期到长期的各种细胞或组织培养系统。一般推荐使用具有代谢活化系统(即能够表达相关的一相和二相生物转化酶)的体外肝模型。

(一) 肝细胞原代培养

肝细胞尚没有传代的细胞株系,多用原代培养。原代培养维持生存期 1~2 周,期间细胞不分裂、不增殖,但基因转录是存在的(培养初期 24 小时在 1% 或以上)。一般多采用大鼠肝细胞,小鼠、兔和狗亦可。肝细胞原代培养技术包括两个主要部分,即大鼠肝细胞的分离和原代细胞的培养。分离大鼠肝细胞方法主要是采用 Seglen 两步灌流法(胶原酶灌流法),在肝离体灌流技术中引进胶原酶,借胶原酶消化肝细胞间组织而达到分散肝细胞的目的,再经分离纯化步骤得到所需的肝细胞,进行原代培养以观察化合物的作用。利用该技术可以进行多种毒理学研究,如研究化合物的肝脏毒性,用原代肝细胞培养筛检与鉴定化合物是否具有肝毒性较为可靠,与体内实验相符。

1. 优点 用于肝毒性观察的最常用的体外模型,能够产生与体内一样的化学物的代谢产物。

2. 缺点 存活期短(24 小时),丢失了一些肝脏特异性的功能,能够得到的人的肝细胞很少,非人源性的模型不能很好地预测人体内的情况。

(二) 离体肝脏灌流术

离体肝脏灌流术主要在大鼠进行,是在麻醉状态下用外科手术使肝脏形成体外循环,由蠕动泵将含有低分子质量葡萄糖,并用 O_2 与 CO_2(95:5)气体饱和的 Krebs-Henseleit 或 Krebs-Ringer 溶液恒速压入循环管道,流经过滤装置、加温装置、门静脉套管、肝,最后从上腔静脉或下腔静脉流出,流出液可取样进行分析或再流回储液池进行再循环,使肝脏能在一段时间内维持其正常的生理和生化功能。离体肝脏灌流在一定程度上可保留肝细胞结构和功能上的完整性,保留着细胞膜的屏障与正常体液的供给,这样可能在人工控制剂量和排除整体影响的条件下,动态地研究化学物在肝脏中的代谢变化及对肝脏功能的影响。

1. 优点 最接近体内状况的体外模型。

2. 缺点 生存期短(2~3 小时),操作复杂,需要设备。

(三) 其他一些体外试验的优缺点

1. 肝脏切片

(1) 优点:保留了体内组织的结构。

(2) 缺点:生存期短(7 天)。

2. 胶原夹层培养

(1) 优点:能够保留结构和功能完整性 15 天,保持了正常的细胞形态,可以研究 ALAT 和 ASAT 酶释放,成功地用于模拟体内的慢性暴露过程。

(2) 缺点:随着时间延长,会丧失一些分化的功能。

3. 储脂细胞和储脂细胞/肝细胞共培养

(1) 优点:用于研究肝纤维化的良好模型,存活 96 小时。

(2) 缺点:没有很好建立的模型。

4. 人肝脏肿瘤来源的细胞株

(1) 优点:表达 CYP1A1。

(2) 缺点:其他类型的 CYP 表达降低。

5. HepG2 细胞

(1) 优点:永生化的细胞,特征研究比较好。

(2) 缺点:日常使用需要每天繁重的工作,仅仅用于一些筛查实验。

八、肝脏毒性实验总体评价和目前的一些看法

在 ICH M3(R2) 2009 中规定的标准组织病理学规范是最可靠的评估肝脏毒性的方法。临床化学指标组合应该包括 ALT 和 AST,在某些物种还应该包括醇脱氢酶(ADH)、谷氨酸脱氢酶(GLDH)或者山梨醇脱氢酶(SDH)。对于肝脏胆管损伤则应该至少测定下述指标中的两个:ALP、GGT、5′-核苷酸酶(5NT)和总胆红素。

体外研究应该包括分析相关的药物动力学和药效学、遗传多态性、Ⅰ相和Ⅱ相代谢和转运途径及核调节因子、蛋白质组学研究和代谢组学研究。

在肝脏毒性效应评价的基础之上,通过综合判断,确证化学物会产生肝脏毒性之后,可以进行下一步的机制研究,进一步的机制研究应该包括:

1. 利用体外模型进行研究(前述)。

2. 进一步探讨可能引起的胆汁淤积损伤　有关胆汁淤积型损伤的相关指标:

如果在前期的临床化学研究中发现有相关损伤的线索,就需要考虑化学物可能与转运分子(如:P-糖蛋白、胆盐输出泵和 MRP)的相互作用。如果抑制胆汁流动(增加结合型胆红素或者胆酸)并且增加血清 ALP,如果能够观察到 5-NT 水平升高则有助于判别是不是引起胆汁淤积型损伤。

由于胆汁淤积型损伤更常见于老年人,因此应该在实验时考虑使用老年动物或者胆汁淤积模型动物。

3. 线粒体的功能学和形态学检测　有关线粒体毒性的指标(体内/体外试验):

(1) 血液中乳酸盐水平升高。

(2) OCT(鸟氨酸氨甲酰基转移酶)水平升高,这个酶是线粒体中参与尿素循环的酶,是肝脏特异性的酶。

(3) GLDH(谷氨酸脱氢酶)水平升高,该酶正常情况下存在于肝细胞线粒体中,但是当肝脏功能异常时可以释放到血浆中。

(4) 在体内,微囊泡脂肪变性可以在化学物引起线粒体脂肪酸 β 氧化降低、线粒体功能异常和(或)氧化应激时出现。因此,对于在病理学中观察到相关线索的化学物,在体外应该进行相关的实验。

(5) 免疫组织化学和组织化学检测可以为线粒体功能异常提供准确的指标,而且可以在缺乏病理组织学改变之前就能敏感地检测到线粒体功能异常。对于线粒体形态学的改变,可以利用电镜进行观察。

(6) 线粒体的功能检测应该包括利用分离的线粒体观察呼吸过程、膜电位、ROS 的生

成以及线粒体复合物(呼吸链上的各种酶的活性)。如果发现有异常时,则可以进行进一步的研究(如:培养细胞的线粒体酶活性测定或者线粒体氧消耗测定)。

(7) 有些化学物可能通过减少线粒体 DNA 的量来发挥毒性作用,因此,在线粒体毒性研究中,线粒体 DNA 定量测定也是一个可以使用的标志物。但是,是否需要进行检测还需要个案分析。

(8) 有时候线粒体的损伤可能是由其他损伤机制导致的,例如可以导致肝细胞坏死或凋亡的活性代谢产物形成,这就需要通过观察 DNA 损伤和细胞内 p53 的聚集、非直接影响线粒体功能的 p53 靶点分子的表达等。

4. 进一步的组织病理学研究　超微结构观察。

在普通光镜检查中发现异常的情况下,可以在进一步研究中,采用电子显微镜进行观察,同时也可以采用一些特殊技术,如免疫组织化学在普通显微镜检测中来寻找损伤的机制。

5. 免疫相关的研究　需要检测细胞因子的水平,利用药物作用下的体外或半体外模型进行观察研究。但是,由于物种的差异,有些指标变异非常大,如 Kupffer 细胞的吞噬能力。目前对于免疫介导的肝脏损伤没有有效的模型进行研究,因此在本领域还需要进行更多的努力来寻找有效的方法。

九、有关肝毒性研究未来的探索方向

1. 探索有关新的可能作为检测生物标志物的研究,如 α-GST、骨桥蛋白、二乙基对硝基苯磷酸酯酶-1 和苹果酸脱氢酶等。

2. 用于评价免疫源性肝毒性的特殊动物模型　首先需要探索免疫相关的肝脏损伤生物标志物。目前有一些动物模型已经在探索中,但是分子机制和预测能力还不确定。LPS诱导的损伤模型是目前在用的一个,但是其有效性还未得到公认。在肝脏损伤中,炎症因子的水平是可以监测的。损伤相关的炎症因子包括:IFN-γ、TNF;还有一些保护性因子:IL-10、巨噬细胞炎症蛋白和 IP-10 等。可以利用某种细胞因子敲除的动物来观察这些细胞因子在药物引起的肝脏损伤中的作用,例如:IL-4 和 IL-10 敲除的动物以及缺乏 iNOS 的动物对于对乙酰氨基酚诱导的肝脏毒性更为敏感,不过,如果利用特殊动物模型进行毒性研究或者进行毒性判定的话,有关方法的有效性问题还需要得到验证和认可。

3. 线粒体损伤导致细胞凋亡　干扰线粒体能量产生、解偶联效能和线粒体通透性的改变,会导致线粒体膜通道孔(MPTP)的暂时开放,这都是线粒体损伤的标志,其后线粒体肿胀、外膜破裂导致细胞色素 C 释放,进入胞质的细胞色素 C 活化 caspase 链启动细胞凋亡。因此细胞色素 C 释放到胞质或者 caspase 裂解产物细胞角蛋白18(CK18)可能作为潜在的线粒体受扰的生物标志物。

4. 新技术　对于化学物引起的肝脏毒性的检测方法改善以及新的生物标志物的使用会大大提高结果的可靠性和实验的效率。组学技术可能用于研究机制和物种差异方面的问题以及开发新的生物标志物。基因芯片技术可以用于了解药物所致相关毒性引起的基因表达谱的改变,这种技术不需要预先对化学物的可能肝脏损伤类型进行了解。同样蛋白质组学和转录组组学的应用可能为新的生物标志物的筛选提供便捷之路。

参 考 文 献

1. Release of Guidance Document: Pre-market Evaluation of Hepatotoxicity in Health Products. Health Canada

Guidance Document. File number 12-104742-88. April 18,2012.

2. Non-Clinical Guideline on Drug-Induced Hepatotoxicity. European Medicines Agency,2008.

3. Guidance for Industry Drug-Induced Liver Injury:Premarketing Clinical Evaluation. Food and Drug Administration,2009.

4. Target Organ and Target System Toxicity. Chapter 8. Target organ and target system toxicity. ATLA,2002,30(Supplement 1):71-82.

5. 王心如. 毒理学实验方法与技术. 北京:人民卫生出版社,2003.

6. 袁伯俊,廖明阳,李波. 药物毒理学实验方法与技术. 北京:北京化学工业出版社,2007.

第二节 肾脏毒性实验

肾脏是人体内最重要的排泄器官,除了具有排泄功能之外,肾脏在维持体内酸碱平衡和体液平衡方面也发挥着重大的作用。另外,肾脏的内分泌功能也是维持机体稳态不可缺少的重要环节之一。肾脏损伤会直接危及到生命,因此,各种外源化学物,尤其是药物对肾脏的损伤是人们非常关注的问题之一。下面就肾脏功能和肾脏损伤的检测方法做一简单介绍。

一、常规临床化学检查

(一) 血清尿素氮检测

血清尿素氮(BUN)是在肝脏中蛋白质消化以后的废弃物产物,血浆 BUN 的水平大约是 2.5~6.5mmol/L,当肾脏滤过出现问题时,血浆 BUN 会升高。因此,通过测定血浆 BUN 的水平,可以间接反映肾脏的健康状态。

(二) 血清肌酐检测

血清肌酐(Cr)准确名称是血肌酐,血肌酐一般认为是内生血肌酐,内生肌酐是人体肌肉代谢的产物。在肌肉中,肌酸主要通过不可逆的非酶脱水反应缓缓地形成肌酐,再释放到血液中,随尿排泄。因此,血肌酐与体内肌肉总量关系密切,不易受饮食影响。肌酐是小分子物质,可通过肾小球滤过,在肾小管内很少吸收,每天体内产生的肌酐,几乎全部随尿排出,一般不受尿量影响。临床上检测血肌酐是常用的了解肾功能的主要方法之一,是肾脏功能的重要指标,血清肌酐升高意味着肾功能的损害。

1. 血清肌酐水平的影响因素较多,因此并不一定全面反映肾脏的损伤水平。

2. 对于急性肾损伤来说,该指标反应较慢,不甚理想。

二、肾小球滤过率实验法

肾小球滤过率(glomerular filtration rate,GFR)是指单位时间内两肾生成滤液的量,正常成人为125ml/min 左右。肾小球滤过率与肾血浆流量的比值称为滤过分数。每分钟肾血浆流量约660ml,故滤过分数为125/660×100%≈19%。这一结果表明,流经肾的血浆约有1/5由肾小球滤入囊腔生成原尿。肾小球滤过率和滤过分数是衡量肾功能的指标。肾小球滤过率可以通过直接测定菊粉或内生肌酐清除率来反应。

(一) 菊粉清除实验

菊粉是一种无毒的植物多糖,分子质量为5200Da,动物体内无此物质。菊粉能够完全由肾小球滤过,但不被肾小管重吸收或分泌,在动物体内既不与血浆蛋白结合,也不被机体代谢,是理想的测定 GFR 的物质,也是公认的测定 GFR 的金指标。

（二）内生肌酐清除实验

血清肌酐(Cr)准确名称是血肌酐,血肌酐一般认为是内生血肌酐,内生肌酐是人体肌肉代谢的产物。在肌肉中,肌酸主要通过不可逆的非酶脱水反应缓缓地形成肌酐,再释放到血液中,随尿排泄。因此血肌酐与体内肌肉总量关系密切,不易受饮食影响。肌酐是小分子物质,可通过肾小球滤过,在肾小管内很少吸收,每天体内产生的肌酐,几乎全部随尿排出,一般不受尿量影响。临床上检测血肌酐是常用的了解肾功能的主要方法之一。是肾脏功能的重要指标,血清肌酐升高意味着肾功能的损害。肌酐是动物体内肌酸的代谢产物,从肾小球滤过后,不被肾小管重吸收和分泌,只要同时测定血和尿中肌酐浓度,并记录每分钟尿量便可计算出内生肌酐清除率。

1. 测定内生肌酐清除率来估计肾小球滤过率,是使用较多的方法,但从理论上讲不如菊粉,因为当血中肌酐明显增高时,可有小部分肌酐由肾小管分泌到尿中。此时测出的肌酐清除率高于实际的肾小球滤过率。又由于血浆中肌酐浓度较低,常用的碱性苦味酸试剂显色法有其他干扰因素存在,常使血浆测定值偏高,而使清除值低于菊粉清除值。

2. 肾小球病变时,一部分肾小球破坏,滤过面积减少,肾小球滤过率可明显下降,但由于肾脏有强大的贮备能力,余下的肾单位仍能排出日常机体所产生的尿素和肌酐等代谢产物,血浆中的这些物质浓度变化不大。只有当肾小球滤过率下降到正常的 50% 以下时,血浆中尿素及肌酐浓度才出现增高。说明测定肾小球滤过率比测定血浆尿素和肌酐含量更为灵敏可靠。

3. 当肾衰竭时,由于肾小管分泌肌酐量增加,会造成内生肌酐清除率升高。

目前急性肾脏损伤主要是依靠血清肌酐(SCr)的水平来确认的,血清肌酐主要是反应肾小球滤过率的变化。但是有些情况下血清肌酐不能很精确地确认急性肾脏损伤。往往会出现血清肌酐的变化滞后于急性肾脏损伤的发生。例如在动物脓毒血症模型中确认的,血清肌酐的水平在这种损伤状态下是降低的。我们自己的相关研究也发现,在汞盐暴露后的大鼠,其血清肌酐水平变化并不明显,但是肾损伤因子-1(KIM-1)水平已经发生明显改变。因此仅仅依靠血清肌酐来评价肾脏损伤可能会低估早期肾损伤的出现。

目前血清肌酐(SCr)和血尿素氮(BUN)是最常用的观察肾毒性或者肾损伤的指标,而且往往在进行其他指标评价时也是采用这两个指标作为金标准来进行衡量的,但是,实际上这两个指标在特异性和敏感性方面存在一些问题。在一些临床前的研究中发现 SCr 用于监测组织学的损伤并不敏感,血清肌酐主要是反映肾小球滤过率的变化,但是只有当相当程度的损伤出现之后,才能够检测到肾小球滤过率(GFR)或者肾功能的改变。例如,在一项两性霉素 B 引起的肾脏毒性研究中,如果以 SCr 升高 2 倍作为判断标准,肾毒性的发生率大概在53%,但是实际上这时候 GFR 的降低已经达到 50% 或者以上。另外,肌酐水平不仅仅受到 GFR 的影响,机体的肌酐生成、肾小管的肌酐分泌都会影响到血清肌酐水平。另外肌酐浓度的变化并不能反映肾小管的损伤。因此血清肌酐浓度的变化可能是一个比较明显的肾脏损伤出现后的迟发性的信号,在急性肾脏损伤出现后的 24～48 小时,很大程度的 GFR 变化仅仅与很小的 SCr 变化相关联,因此导致不仅会耽搁诊断,而且会低估损伤的程度。

BUN 是另一个广泛使用的评价肾脏功能的指标,同样在进行肾脏损伤评价中也不可靠,因为很多因素会影响它的浓度。在肾小球,BUN 可以无阻挡的滤过,但是在肾单位的其他部位,尿素会被不同程度的重吸收,因此 BUN 的增加可见于没有任何肾小管损伤时的体液过量的消耗。进一步而言,如果尿素生成增加的话,也可以观察到 BUN 升高,比如外源性(蛋白质补充)或者内源性(分解状态或消化道的血液)蛋白负荷增加。

SCr 和 BUN 自身的缺陷不仅影响了临床前药物开发阶段对肾脏毒性的识别,也限制了在人体进行药物毒性的监测的能力,另外对于急性肾损伤的诊断延迟会耽误及时提出病人的治疗管理措施,比如停止用药或者降低用量来减轻对肾脏的毒性。

三、肾小管功能测定法

肾小管(renal tubule)是与肾小囊壁层相连的一条细长上皮性小管,具有重吸收(reabsorption)和排泌作用(secretion)。肾小管按不同的形态结构、分布位置和功能分成 3 部分:近端小管、细段和远端小管。肾小管在肾髓质中。

近端小管可分为直部和曲部。其曲部又称近曲小管,位于皮质迷路内,于肾小体附近高度盘曲。电镜下,其腔面有大量密集规则排列的微绒毛,即光镜下的刷状缘,细胞侧面除有连接复合体外,还有许多侧突,相邻细胞从侧突相互交错,故使细胞界限不清。细胞基底部有发达的质膜内褶,内褶之间的胞质内有大量纵行排列的基底纵纹,近曲小管的微绒毛。侧突和质膜内褶等结构与其功能密切相关。近端小管的功能主要是重吸收。远端小管曲部也称远曲小管,位于皮质迷路内,远曲小管的长度比近曲小管短,因此在皮质迷路内的断面比近曲小管少,远曲小管在结构上基本与直部相似,但上皮细胞略大于直部,基底纵纹和质膜内褶不如直部发达,质膜内褶内的线粒体数量较少。远曲小管的功能是继续吸收水和钠离子。并向管腔内分泌钠离子、氢离子和氨,这对维持血液的酸碱平衡有重要作用。肾上腺分泌的醛固酮和神经垂体的抗利尿激素对此段有调节作用。

(一)葡萄糖重吸收试验

正常情况下,血中的葡萄糖从肾小球滤过后,会在近曲小管全部重吸收。但由于细胞膜上的载体蛋白对葡萄糖的主动转运有一定的限度,所以随着血中葡萄糖浓度的增加,原尿中的浓度超过肾小管对葡萄糖的最大吸收极限时,尿中将有葡萄糖排出。

(二)酚红排泄实验

酚红又称酚磺酞(phenol sulfonaphthalene,PSP),注射此染料于动物体内后,90% 经由肾小管分泌。在肾小管功能正常的情况下,2 小时内可排除 70% 以上,如肾小管功能受损,则酚红的排泄减慢。因受肾血流量的影响较大,敏感性也较差。因其简便易行,故应用仍很广泛。可设计对照组,以便参照对比分析实验结果。

四、肾脏血流动力学和血流量测定

肾脏是维持体内环境相对稳定的最重要的器官之一。通过尿的生成和排出,排泄废物,调节细胞外液容量和渗透压,保持体液内重要电解质,排出氢离子,维持酸碱平衡。同时由于肾脏血液供应十分丰富,而肾小球毛细血管内血压直接影响肾小球的滤过作用,同时肾小管周围的毛细血管网的压力也影响着肾小管的重吸收。因此,对于肾脏血流动力学及血流量的分析有助于我们了解正常肾脏的功能以及肾脏的病理变化。

超生多普勒肾血流测定,可见到肾内血管,准确测量肾血流速度,推测肾内血管床阻力,在临床上有广泛应用。超生多普勒肾血流测定的参数较多,其中以收缩期峰速度(V_s)、舒张期速度(V_d)、平均速度(V_m)、S/D、脉动指数(PI)、阻力指数(RI)6 项参数诊断意义较大且可重复性好。

①V_s：主要反映肾血流充盈度和血流的供应强度；②V_d：主要反映血管的顺应性和血管床的阻力；③S/D：主要反映血管的阻力；④PI、RI：主要都用于反映血管床的阻力状态。

五、体外评价实验

体外评价是用于进行机制研究的较常用的手段之一，特点是实验可控性较好，可以去除多种因素的影响，从而减小实验出现的误差。但是也存在一定的局限性。基于动物实验3R的原则，尽可能采用体外试验，减少动物使用量，这也是化学品安全性评价和毒性研究的发展趋势。

（一）肾脏灌流技术

应用离体肾灌流技术进行肾脏毒理学研究的最大优点，在于既保留了肾脏结构和功能上的完整性，又排除了其他脏器和系统的干扰，精确地控制受试化学物的浓度，测量受试物在肾脏中的运转、分布、转化和蓄积，定量地观察各项肾功能的变化。因此，它特别适合于研究化学物的代谢动力学状况和毒作用机制。但由于需要特殊的灌流设备，操作技术有一定的难度，使它的应用受到一定程度的限制。

1. 优点　保留了完整的血管和肾脏各种管道系统。

2. 缺点　对于日常研究并不适用，而且肾脏功能只能维持很短的时间。

（二）肾切片技术

肾切片技术排除了其他脏器的干扰，去除了血流动力学的影响，使试验条件都成为可控制的。同时又保留了肾实质中的多种细胞，使得细胞之间保持一定联系，为探讨毒物对细胞和细胞之间的相互作用提供基础。与肾灌流技术相比，它能够研究毒物对靶细胞的直接作用，能较长时间地保持代谢，而且用一只动物就能获得大量的试验数据，排除动物的个体差异，增加数据的可比性。

1. 优点　可以进行转运和毒性评价，研究肾脏毒性的良好模型，可进行机制研究。

2. 缺点　含有不同类型的细胞群，切片制作时细胞核暴露面受损，生存期短。

（三）肾小管上皮细胞

肾小管上皮细胞体外培养技术，是肾脏毒理学研究的一种常用方法。其主要优点是：可在严格控制的实验条件下观察同一种类型的大量细胞的毒作用，克服了整体肾脏细胞类型多样性的影响，特别适合研究毒作用及毒物在特定细胞内的代谢和生物转化。方法快捷、灵敏。

（四）原代肾近曲小管细胞

肾近曲小管上皮细胞拥有丰富的代谢转化和生物转化功能，保持体内前体细胞分化状态，对外源性毒物的损害特别敏感，是肾毒性损伤最常见的部位，可以根据肾小管上皮细胞表面抗原的不同特异性、无血清特异培养基等方法分离不同细胞。

1. 应用　主要应用于外来化合物毒性评价与研究，但操作复杂，而且受肾脏供体的年龄、性别、品系等的影响，使得原代培养的细胞株差异很大。因此目前应用有限，已经逐渐被永生化肾小管细胞系所代替。

2. 优点　与体内的情况比较接近，利用微孔支持系统辅助细胞生长改善了长期培养诱导的分化状态。

3. 缺点　分离方法困难，大鼠近曲小管很难生长。

4. 原代培养比较困难,在肾脏中存在各种不同类型的细胞,如果没有合适的特定培养基,这些细胞在几个小时内会去分化,而且,对于细胞在原位的分化的维持无法进行监测。

5. 肾脏上皮细胞系对于体外的肾脏毒性研究非常重要,它们保留了许多体内来源细胞的特征,细胞永生化,不需要繁琐的操作程序来进行分离。很多不同的观察终点用于评价化学物潜在的肾脏毒性,也有一些新的观察终点,例如测定屏障功能,利用单层细胞分隔不同的液体相,观察菊粉透过实验来确定完整的细胞屏障系统是不是受到影响。

（五）永生化肾细胞

肾近端小管是肾毒性损伤最常见的部位,建立肾近端小管上皮细胞系以便在药物开发早期优化筛选先导化合物,并比较结构相似化合物的相对肾毒性,是近年来发现毒理学研究的重点和热点。常用的永生化肾细胞系有:犬肾集合管上皮细胞 MDCK、美洲负鼠肾近曲小管上皮 OK、猪肾近曲小管上皮 LLC-PK1、人肾近曲小管上皮 HK-2 和 HKC、JTC-12（近曲小管）、A6（远曲小管/集合管）等。

这些细胞系的共同特征是具有肾上皮细胞特有的结构和功能,能部分表达肾小管特异性标志酶,且存活时间长,易于传代培养。

1. **优点**　无限繁殖,可以较长期有控制的暴露、快速分离,有较好的培养环境和条件,可以利用各种新技术诱导过表达或者去除某些功能。

2. **缺点**　培养中会出现去分化现象,会出现转分化现象。

（六）肾毒性评价体外替代法常用检测终点

1. **细胞形态学**　在光镜或电镜下观察细胞形态及超微结构的变化,如染色质的浓缩、微绒毛的减少、内质网和线粒体等结构的变化。不仅操作简单,而且直观可靠,是研究化合物细胞毒性不可缺少的指标。目前常用的方法有 HE 染色法、免疫荧光染色法、电镜检测等。检测外源化学物对肾细胞形态的影响,方法较多。

2. **细胞生长和增殖活性**　利用细胞损伤或死亡时,某些染料可以穿透变性的细胞膜,与解体的 DNA 结合,使其着色,借此鉴别死细胞与活细胞,它是体外确定化合物基本细胞毒性的常见方法。常用的染料有台盼蓝、伊红 Y 和苯胺黑。目前,检测细胞增殖活性最常用的方法是噻唑蓝（MTT）法,此方法不仅灵敏,而且可以通过曲线拟合计算毒物的半数抑制浓度。DNA、RNA 和蛋白质等大分子物质合成情况可以用放射性标记前体掺入法检测。

（1）MTT 检测法:活细胞线粒体中的琥珀酸脱氢酶能够使外源性的 MTT 还原成难溶的蓝紫色结晶甲䐶,而死细胞则无此作用,所以颜色的深浅反映了细胞的多寡,利用这一原理,通过测定颜色的变化情况来了解细胞的存活情况,从而间接反映活细胞数量。

（2）[^{3}H]脱氧胸苷摄入法:[^{3}H]标记的脱氧胸苷（TdR）可以作为 DNA 合成的前体掺入 DNA 合成代谢过程,通过测定细胞的放射性强度,反映 DNA 的代谢以及细胞增殖的情况。

1）本方法的灵敏度和特异度均较好。

2）操作需要特殊的条件,需要在具有同位素防护的实验室进行。

3）注意实验废弃物的处理。

3. **细胞结构损伤**　检测细胞培养液上清液中不同酶的水平可以代表药物对肾小管上皮细胞不同结构的损伤,例如 LDH 释放水平可以反映不同药物的非特异性细胞损伤,ALP 和 γ-GT 主要存在于肾小管上皮细胞的刷状缘,两者在上清液中活性的升高则反映了刷状缘的受损情况。可以作为肾损伤的早期诊断指标。同样的,Na^{+}/K^{+}-ATP 酶可以反映基底膜的损伤。另外还可检测琥珀酸脱氢酶(SDH)活性来反映线粒体损伤,N-乙酰-β-D-氨基葡萄糖苷酶(NAG)活性反映溶酶体的损伤。这些酶活力的检测经常作为肾毒性细胞损伤的指标,但实际工作中需注意毒物本身是否抑制某些酶的活力。另外,细胞内 Ca^{2+} 水平、Ca 泵功能的改变,已及膜流动性、跨膜电阻的变化等也可作为细胞膜损伤的灵敏指标。由于培养上清液的量比较少,推荐酶活性测定利用自动生化分析仪。

4. 细胞周期的改变　碘化丙啶(PI)可以特异性地与细胞 DNA 结合,且 PI 与 DNA 结合的比例是 1:1,因此荧光强度与 PI 的结合量呈良好的线性关系,通过流式细胞仪检测分析,可以对细胞 DNA 进行定量。

5. 细胞代谢功能　肾小管上皮细胞利用 ATP 作为跨膜运输主要能量来源,ATP 水平是反映肾小管细胞能量代谢的敏感指标。酶活性以每毫克蛋白质每小时释放无机磷微克分子数表示,Na^+-K^+-ATP 酶活性为总酶活性减去 Mg^{2+}-ATP 酶活性。

六、目前的问题和新的方向

目前的检测还是采用血清肌酐和 BUN 作为金标准来使用的,但是这两个指标的特异性和敏感性实际上都不是很好,因此需要在众多的候选生物标志物当中筛选更为敏感、更为特异性的用于确证肾脏损伤的生物学标志物。

众多的研究发现,血清半胱氨酸蛋白酶抑制剂 C(cystatin C)、尿中 IL-18 和尿液中的肾损伤因子-1(KIM-1)对于急性肾脏损伤的诊断效果最好。血清半胱氨酸蛋白酶抑制剂 C 和尿液中中性粒细胞明胶酶相关的脂质运载蛋白(NGAL)、IL-18、谷胱甘肽-硫-转移酶-p 以及 c-谷胱甘肽-S-转移酶对于急性肾脏损伤的早期诊断最为有效。尿液 N-乙酰基-b-D-氨基葡萄糖苷酶、KIM-1 和 IL-18 对于急性肾脏损伤后死亡风险的预测作用更好。

不同的生物标志物所反映的损伤不同,血浆半胱氨酸酶抑制剂 C 是测量的肾脏功能状态,而尿液中 NGAL 和 IL-18 是出现急性肾脏损伤后的病理性紊乱的产物(类似于心肌损伤的肌钙蛋白),还有其他的指标如血浆中的 NGAL 或者 IL-6 可能仅仅表示与急性肾损伤发展相关联的病理生理状态。

目前已经提出了许多相关的生物学标志物用于急性肾脏损伤的确认,但是不同的标志物可能不能反映肾脏损伤的全部信息,因此应该选择成组的生物标志物来进行观察。

(一) 尿液生化检测

尿液生化分析是评估肾脏功能损伤的重要手段,其中尿蛋白和尿酶活性的改变已经成为研究肾脏毒性损伤的重要指标。其中,尿酶是肾损伤早期和敏感的指标之一,不同酶来自肾的不同部位,可以作为药物肾损伤的标记酶。碱性磷酸酶(alkaline phosphatase,ALP)和 γ-谷氨酰转肽酶(γ-glutamyl transpeptidase)活性增高,是刷状缘损害的标记酶。而其他的一些酶,如乳酸脱氢酶(lactate dehydrogenase,LDH)和谷氨酸脱氢酶(glutumate dehydrogenase,GDH)分别存在于细胞质和线粒体,如果它们的活性增高则提示可能有广泛的细胞损伤。尿 N-乙酰-β-D-氨基葡萄糖苷酶(N-acetyl-β-D-glucosaminidase,NAG)在肾细胞的溶酶体中含量很高。NAG 及同工酶可作为近曲小管溶酶体损伤的标记酶。

1. N-乙酰-β-D-氨基葡萄糖苷酶　N-乙酰-β-D-氨基葡萄糖苷酶(NAG)是存在于肾曲小管细胞溶酶体的一种酶,它的作用是将 N-乙酰-葡萄糖胺的前体裂解形成该物质。分子量大约是 200kD,由四个 50kD 的亚单位构成。由于分子量较大,因此该酶不会经肾小球滤过,在循环中的酶经肝脏清除。这样,尿液中的酶则只能来源于近曲小管,如果尿液中的酶分泌增加,是肾小管细胞破裂的表征。尿液 NAG 的浓度是肾小管功能的敏感指标,如果由于各种疾病病程(肾小球蛋白尿、肾脏结石、高血糖、间质性肾炎、移植排斥)或者肾脏毒性物质(例如抗生素、抗癫痫药物或者同位素造影剂)造成肾脏近曲小管损伤,尿液中的该酶水平就会升高。因此该酶也成为标志肾小管细胞坏死的标志。

2. 乳酸脱氢酶　乳酸脱氢酶是一种糖酵解酶,存在于机体所有组织细胞的胞质内,其中以肾脏含量较高。乳酸脱氢酶能催化乳酸脱氢生成丙酮酸。乳酸脱氢酶具有一系列同工酶,同工酶有五种形式,即 LDH-1(H4)、LDH-2(H3M)、LDH-3(H2M2)、LDH-4(HM3)及LDH-5(M4),可用电泳方法将其分离。LDH 同工酶的分布有明显的组织特异性,所以可以根据其组织特异性来协助诊断疾病。

(1) 该方法为非特异性观察肾脏损伤的指标,但是如果尿液中该酶水平增高,提示可能会有肾脏损伤的存在。

(2) 方法比较经典,操作简便易行。

(3) 碱性磷酸酶　碱性磷酸酶是一组主要存在于肝脏、骨骼等大多数机体组织中的酶。在肾脏,该酶主要存在于近曲小管细胞。该酶在碱性环境下活性最强,因此在血液中的酶是没有活性的。这种酶能催化核酸分子脱掉 5'磷酸基团,从而使 DNA 或 RNA 片段的 5'-P 末端转换成 5'-OH 末端。但它不是单一的酶,而是一组同工酶。目前已发现有 AKP1、AKP2、AKP3、AKP4、AKP5 与 AKP6 六种同工酶。

(1) 经典的方法,操作简便易行。

(2) 特异性不高,随着新的生物标志物的发现和使用,逐渐被取代。

(3) 条件不理想的单位,依然可以采用此类标志物进行初步探索。

(二) 血浆和(或)尿液半胱氨酸酶抑制剂 C

所有的有核细胞都会以相对稳定的速率合成和释放半胱氨酸酶抑制剂 C 到血浆中,由于它体积小,在生理状态的 pH 值下呈正电使得能够非常容易在肾小球滤过。血浆半胱氨酸酶抑制剂 C 用于评估肾小球滤过率,而功能正常的肾小管上皮细胞回吸收半胱氨酸酶抑制剂 C,因此正常状态下,基本上在尿液中检测不到该物质。因此尿液半胱氨酸酶抑制剂 C 则是肾小管细胞完整性的生物标志物。尽管普遍认为半胱氨酸酶抑制剂 C 较少受到那些会影响肌酐的非肾脏因子的影响,也有研究发现其实半胱氨酸酶抑制剂 C 的水平也会受到不同的人体测量学指标、炎症过程、类固醇的使用以及甲状腺功能改变的影响。这种情况下可能会干扰对结果的正确解释。

(三) 血浆和(或)尿液中性粒细胞明胶酶相关的脂质运载蛋白(NGAL)

NGAL 是一种普遍存在的 25kDa 蛋白,与人中性粒细胞的明胶酶共价结合,在人体的各种不同组织中(肾脏、气管、肺、胃和结肠)表达的水平很低。在存在炎症和受损的上皮时NGAL 的表达会明显升高,包括缺血再灌注引起的肾脏损伤和化学物引起的肾脏毒性时。系统综述和 Meta 分析表明,无论是血浆 NGAL,还是尿液 NGAL 在诊断和预后判断中的应用价值是一样的。年龄是影响 NGAL 水平的一个因素。

通过在临床上对不同尿液指标进行急性肾脏损伤诊断的敏感度和特异度进行分析,结果表明 NGAL 对于检测急性肾脏损伤的敏感度和特异度分别是 0.90(95% CI 0.73 ~ 0.98)和 0.995(95% CI 0.990 ~ 1.00),阳性似然比和阴性似然比是 181.5(95% CI 58.33 ~ 564.71)和 0.10(95% CI 0.03 ~ 0.29),这些数据优于 N-乙酰氨基葡萄糖苷酶(NAG)、α_1-微球蛋白、α_1-酸性糖蛋白、钠分次排泄率 FE_{Na} 和血清肌酐。

（四）白细胞介素

IL-18 是一种前炎症因子,在导致近曲小管上皮出现急性肾脏损伤后,可以在尿液中检测到。尿液中 IL-18 升高对于缺血性急性肾损伤非常特异,但是对于慢性肾损伤,肾脏毒性急性肾损伤和泌尿道感染,其水平变化并不明显。另外在儿童还发现 IL-6 和 IL-8 可用于某些急性肾脏损伤的早期发现,在成年人有研究发现 IL-6 可用于预测急性肾脏损伤的进展。

（五）尿液 L-型脂肪酸结合蛋白(L-FABP)

在缺氧引起的组织损伤中,L-型脂肪酸结合蛋白(L-FABP)与细胞内的游离不饱和脂肪酸和脂质过氧化产物选择性的结合。目前的研究发现尿液 L-FABP 可能是一个用于检测和评估急性肾脏损伤的潜在生物学标志物。在一些临床有关急性肾小管坏死、脓毒血症、心脏手术和肾脏毒素的相关研究中,都报道了该分子可以作为急性肾损伤的生物标志物。这些研究中都发现尿液中 L-FABP 在 SCr 升高前就已经达到很高的水平。目前日本卫生、劳动和福利部也批准尿液 L-FABP 作为肾小管损伤的生物标志物。

（六）KIM-1(kidney injury molecular-1,kim-1)分子测定

近来研究发现的一种新的跨膜蛋白——肾损伤分子-1(kidney injury molecular-1,KIM-1)表达于受损的近曲小管上皮细胞,在肾缺血 10 分钟时表达明显上调,与肾小管损伤程度密切相关,且在肾损伤及恢复过程中持续增高。尿中也能在早期先于其他指标被检测到。用酶联免疫吸附法可定量,且不受尿液理化性质的干扰,表明尿 KIM-1 可作为一种无创、迅速、灵敏、特异和准确的检测早期肾损伤的指标。

KIM-1 的表达具有极高的组织特异性。RNA 印迹杂交分析表明,KIM-1 在胎肝、胎肾中不表达,在正常成人肝、肾、脾有微弱表达。而在缺血损伤后的肾组织中表达显著增强。免疫组织化学染色及 RNA 原位杂交显示 KIM-1 表达于外髓部外层及皮质髓射线的近曲小管 S3 区再生上皮细胞中,亚细胞定位大多在基底膜细胞顶部。

尿液中可溶性 KIM-1 测定,KIM-1 是一种近曲小管上皮细胞在损伤和修复过程中产生的膜表面分子,可以脱落到体液中,由于其具有免疫原性的特征,因此可以采用酶联免疫吸附的方式进行检测。

（七）未来发展的趋势

1. 有关生物标志物的联合使用 目前已经提出了许多相关的生物学标志物用于急性肾脏损伤的确认,但是不同的标志物可能不能反映肾脏损伤的全部信息,因此应该选择成组的生物标志物来进行观察。

有研究表明,对心脏手术后即刻和 3 小时不同的生物学标志物进行观察,来预测急性肾损伤的 AUC 分别为:KIM-1(0.68,0.65)、NAG(0.61,0.63)、NGAL(0.59,0.65)。当联合采用 3 个标志物同时进行预测时,AUC 变为 0.75 和 0.78,明显增加了预测的敏感性。另外一项采用 9 种不同的生物学标志物[KIM-1、NGAL、IL-18、肝细胞生长因子(HGF)、cystatin C、NAG、VEGF、趋化因子干扰素-诱导蛋白 10 和总蛋白]进行的研究中,采用 Logistic 回归模型发现 4 种标志物的组合能够得到最大的 AUC(0.94)。

新技术的应用对于新的生物学标志物发现和损伤预测及机制研究会提供更多的线索。一项利用蛋白质组学技术进行尿液生物标志物与手术后急性肾脏损伤发生与否的研究中发现,铁调素-25 在手术后 1 天尿液中升高的手术病人,都没有出现急性肾脏损伤,由于铁调素调节铁离子的稳态,因此又提示出在缺血和毒性导致的急性肾脏损伤的发病机制中游离铁的重要性。

2. 未来方向　未来应该更好地进行相关方法的完善和利用,比如利用肾脏切片模型,进行机制和毒性研究;完全保留体内来源细胞的生物学特征的细胞系建立;细胞共培养系统,利用现代物理学和材料学技术,模拟不同细胞在体内的空间关系,建立能够具有不同细胞类型协同合作的培养体系。

（魏雪涛）

参 考 文 献

1. Final Conclusions on The Pilot Joint EMEA/FDA VXDS Experience on Qualification of Nephrotoxicity Biomarkers. European Medicines Agency,2009.
2. KDIGO Clinical Practice Guideline for Acute Kidney Injury. KDIGO® AKI Guideline Online Appendices A-F. March 2012.
3. Target Organ and Target System Toxicity. Chapter 8. Target organ and target system toxicity. ATLA,2002,30 (Supplement 1):71-82.
4. Bonventre JV,Vaidya VS,Schmouder R,et al. Next-generation biomarkers for detecting kidney toxicity. Nature Biotechnology,2010,28(5):436-440.
5. Hoffmann D,Adler M,Vaidya VS,et al. Performance of Novel Kidney Biomarkers in Preclinical Toxicity Studies. Toxicological Science,2010,116(1):8-22.
6. Dieterle F,Sistare F,Goodsaid F,et al. Renal biomarker qualification submission:a dialog between the FDA-EMEA and Predictive Safety Testing Consortium. Nature Biotechnology,2010,28(5):455-462.
7. Vaidya VS,Ramirez V,Ichimura T,et al. Urinary kidney injury molecule-1:a sensitive quantitative biomarker for early detection of kidney tubular injury. American Journal of Physiology-Renal Physiology, 2006, 290: F517-F529.
8. Tarloff JB,Lash LH. Toxicology of the kidney. Vol 3. Florida:CRC Press,2005:149-205.
9. 王海燕. 肾脏病学. 第 2 版. 北京:人民卫生出版社,1997:305.
10. 袁伯俊. 药物毒理学实验方法与技术. 北京:化学工业出版社:2007.
11. 徐淑云. 药理实验方法学. 第 3 版. 北京:人民卫生出版社,2002:1213.
12. 王心如. 毒理学基础. 第 4 版. 北京:人民卫生出版社,2003:1212.
13. 丛玉隆. 当代尿液分析技术与临床. 北京:中国科学技术出版社,1998:155.

第三节　免疫毒性实验

免疫系统是机体维持自身稳态和保证机体健康的重要系统,其组成部分遍布于全身各处,尤其是在机体与外界直接接触的部位更为广泛。免疫系统的主要功能是免疫防御,抵抗外源性生物因素的入侵;免疫监视,清除和消灭体内出现的异常细胞和坏死细胞;免疫耐受,对自身抗原和特定阶段出现的新抗原予以耐受,防止出现不应有的应答;免疫调节,与神经系统及内分泌系统一起共同构成神经-内分泌-免疫网络调节系统,参与机体整体功能的调节。由于免疫系统功能复杂,构成细胞类型众多,导致免疫系统的损伤表现出多种不同形式的体征和改变,因此对于免疫功能的评价方法也种类繁多,本节主要介绍目前使用比较多的免疫毒性评价方法,并未涵盖所有的方法。

一、免疫毒性评价的概括

化学物对免疫系统的损伤包括很多种不同的效应,包括免疫抑制或者免疫应答的亢进。

免疫抑制可能导致宿主对感染性因素和肿瘤细胞的抵抗力下降;亢进则会导致恶化自身免疫性疾病和过敏。药物或者药物与蛋白质的结合物也可能被识别为异物,产生免疫应答,而出现抗药反应,在后续的暴露中会引起过敏。目前对于人类用药检测其呼吸道过敏、全身性过敏和诱导自身免疫反应还没有标准的方法。

（一）有关免疫毒性评价的方法指导原则

所有新的用于人类疾病治疗的药物,都应该观察引起免疫毒性的可能性。

所采用的方法包括标准毒性研究（STS）和附加的恰当的免疫毒性研究,那么这些附加的研究是否恰当需要根据权重分析来进行判别。

（二）评价潜在免疫毒性需要考虑的因素

1. 标准毒性试验中发现的线索

（1）血液学改变,如白细胞减少/白细胞增多、粒细胞减少/粒细胞增多和淋巴细胞减少/淋巴细胞增多。

（2）免疫器官重量和(或)组织学的改变[胸腺、脾脏、淋巴结和(或)骨髓]。

（3）血清球蛋白发生的无法合理解释的改变,比如肝脏或者肾脏出现异常可能引起的改变无法解释球蛋白的变化,这时就提示免疫球蛋白可能出现异常。

（4）感染发生率增加。

（5）肿瘤的发生率增加,但是没有其他的原因来解释,如遗传毒性、激素作用或者肝酶诱导。

2. 药理学特性　如果受试化学物的药理学特性提示它可能会影响免疫功能（如:抗炎药物）,就要考虑附加的免疫毒性实验,通过对各方面信息的统合分析来确定是否要进行附加的免疫毒性试验。

3. 预期的病人群体　如果病人群体主要是需要药物的免疫抑制作用的话,那么附加的免疫实验可以不需要进行。

4. 与已知的免疫调节剂具有类似的结构。

5. 药物的转归　如果化学物和(或)代谢物在免疫系统的细胞内存留量很高,那就需要考虑进行附加的实验。

6. 临床信息。

7. 临床发现提示病人用药后出现免疫毒性,就需要进行相关的实验。

（三）权重的分析

对于所有上述的各个方面得到的信息进行系统分析以确定是否存在需要特别关注的环节。如果在某个方面有充足的证据则需要进行附加的免疫毒性实验。如果在两个以上的方面出现影响,尽管每个方面都不足以证明会产生毒性,但是依然需要进行附加的免疫毒性试验。

（四）附加免疫毒性试验的选择和设计

如果发现某些问题值得关注,那就需要进行附加的免疫毒性试验来确定化学物是否具有免疫毒性,而且这些研究有助于确证受影响的化合物以及作用的机制。这方面的信息还可以为临床观察时进行生物标志物的选择和可能的风险提供更多信息。

免疫毒理学实验是一组实验,有很多方法可以选择,因此在前期观察到线索,需要进一步进行补充的免疫毒理学实验时,需要考虑所观察到的指标的特征,可能涉及到免疫系统的哪一部分。一般首先要进行免疫功能的观察,例如 T 细胞依赖的抗体应答（TDAR）。如果不知道在标准毒性试验中发现的受损伤细胞是否参与 TDAR,那么可以选择专门检测受损伤细胞类型的方法和相应功能学检查。如果特定的靶点不能确定,那么就进行免疫功能实验,如 TDAR 实验。另外,白细胞的免疫表型测定是一种非功能性的实验,可以用于观察特定细胞群的损伤情况,并且可能为临床生物标志物选择提供线索。

为了检测药物引起的免疫毒性,常规的试验设计是 28 天连续给药的啮齿类动物研究,动物物种、品系的选择应该与发现线索的实验保持一致。一般进行研究时,两种性别的动物都要采用。除非特殊说明为什么选择单一性别的动物。实验的最高剂量需要高于 NOAEL 但是低于引起再次应激的剂量。为了便于观察剂量效应关系以及为观察到免疫毒性的剂量,建议使用多个剂量组进行研究。

对于附加的免疫毒性研究的结果,应该评价其是否提供足够的数据来合理地确定免疫毒性的风险。

1. 附加的免疫毒性试验可能表明不再需要进一步的实验并且表明没有免疫毒性的风险。

2. 附加的免疫毒性试验可能证明免疫毒性的风险,但是未能提供充分的数据来作出合理的风险-收益决定。这种情况下,进一步的实验可能有助于提供充足的信息来作出免疫毒性的风险-收益评估。

如果所有的风险收益分析都提示免疫毒性的风险是可接受的,或者可以在风险管理计划中进行合理处置,那就不需要进一步的实验。

二、标准毒性试验中的免疫毒性评价的方法

在标准毒性试验中可以用于评价免疫毒性的指标有血液学检查(白细胞总数或者分类计数)、临床化学检查(球蛋白水平,A/G 比值)、大体病理学观察(免疫器官/组织)、器官重量(胸腺、脾脏和淋巴结)、组织学检查(胸腺、脾脏、回流淋巴结及至少一个附加的淋巴结、骨髓、派尔斑、支气管相关淋巴组织和鼻相关淋巴组织)。

(一) 血液学和临床化学检查

总的白细胞计数和各种分类的绝对数推荐用于免疫毒性评价,当球蛋白水平发生变化,需要考虑其他毒性(如肝脏毒性或者肾脏毒性)。血清的球蛋白水平可以作为一个免疫球蛋白变化的标志。尽管血清免疫球蛋白是免疫抑制的一个不敏感指标,在某些情况下,免疫球蛋白水平的变化可能有助于更好地了解损伤的靶细胞或者作用机制。

(二) 大体病理学和器官重量

所有的淋巴组织都应该在尸检中进行评价,但是对于啮齿类动物的派尔斑来说,由于过小而在该阶段难于观察。需要记录脾脏和胸腺的重量,为了减少狗和猴的脾脏重量变异,在尸检前需要彻底放血。胸腺随着年龄的增加会发生萎缩,因此需要来考虑该因素。

(三) 组织病理学检查

脾脏和胸腺的组织病理学改变需要作为一个系统免疫毒性的指标进行评价。回流淋巴组织或者化学物的接触部位需要进行检查,这些部位包括经口途径的派尔斑和肠系膜淋巴结、吸入给药的支气管相关淋巴组织、经鼻给药的鼻相关淋巴组织以及通过皮肤、肌内注射、皮内注射或皮下注射的途径给药的回流淋巴组织。对于静脉使用的药物,脾脏考虑作为回流淋巴组织。推荐使用半定量的方法描述淋巴组织的变化。

三、附加的免疫毒性试验方法

一般来说,免疫毒性试验的确定应该选择那些广泛使用,证明对于免疫抑制物质有足够的敏感性和特异性的方法。但是,在某些情况下,进一步的验证可能使用的方法并不是广泛使用的。在这种情况下,就需要基于科学/机制的基础,如果可能的话,选择阳性物作为对照。对不同实验室所采用的每一类免疫毒性试验可能具有不同的反应性。在大多数情况下,这些变化并不会影响方法用于评价免疫毒性的可行性。但是,为了保证良好的实验可信性和实验室的熟练程度,对一些标准技术指标需要进行观察。这些指标可能包括确定批内和批间实验的精确性、技术人员之间的精确性、检测限、定量分析的线性范围以及样品的稳定性。另外,方法对已知免疫抑制物的灵敏度也应该进行观察。对于每一个实验室,应该在实验时同时采用阳性物对照,或者自身实验室定期观察阳性物的反应性,这样可以证明实验室的熟练性和工作能力。对于非人类的灵长类动物,可以不要使用阳性对照。对于免疫表型的观察,如果通过适当的技术性验证,不必要每次试验都增加阳性对照。免疫毒性试验最好能够按照 GLP 的标准进行,但是一些特殊的实验,可能无法完全遵循 GLP。

(一) T 细胞依赖的抗体应答(TDAR)

1. 空斑形成细胞试验 B 淋巴细胞简称 B 细胞,是免疫系统中的抗体产生细胞。它主要存在于血液、淋巴结、脾脏、扁桃体及其他黏膜组织,在人血液中有 25% 的淋巴细胞为 B 淋巴细胞,骨髓中主要为 B 淋巴细胞,脾脏中约占 50%。B 淋巴细胞在抗原的刺激下被活化、增殖,产生抗体,这就是特异性免疫应答。

有许多方法可用来检测体液免疫功能,包括抗体滴度(免疫扩散法、血凝法、酶联免疫吸附分析法、放射免疫分析法等)、空斑形成细胞(plaque forming cell,PFC)及 B 淋巴细胞受体实验等。下面仅就最常用的方法做一个介绍。

空斑形成细胞试验(plaque forming cell assay)是在体外测定形成抗体的 B 细胞数和功能的一种方法。由于该法具有特异性高、筛检力强、不需要特殊仪器等优点,故是在检测机体体液免疫功能上常用的一个方法,常见的有 Jerne 改良玻片法、Cuningham 小室法。

该方法是免疫毒理学常用的检测机体体液免疫功能的方法,具有较高的预测价值。实验动物经外源化学物处理,通常 14 天。在染毒后 10 天,给动物注射抗原进行免疫,继续染毒 4 天。如果观察人体液免疫功能变化,可用体外 PFC 检测。

2. 溶血值(HC50)的测定 用绵羊红细胞免疫动物,其淋巴细胞产生抗 SRBC 抗体-溶血素,释放到外周血,将免疫动物血清在体外与 SRBC 一起温育,在补体参与下,可发生溶血反应释放血红蛋白,通过测定血红蛋白量反映动物血清中溶血素的含量。血红蛋白与都氏剂反应生成红色氰化血红蛋白后比色测定。

该方法简便,但不够灵敏,只能检测出严重的免疫抑制或免疫增强。

3. 溶血素滴度的测定(血凝法) 用 SRBC 免疫动物的血清中含有抗 SRBC 抗体,利用其凝集红细胞的程度来检测溶血素的水平。

该方法简便,但灵敏度差,只能检测出严重的免疫抑制或免疫增强。

4. T 细胞依赖的抗体应答(TDAR)的总体评述

(1) 对于成年个体免疫毒性的考虑:TDAR 实验可以采用公认的抗原(如绵羊红细胞(SRBC)或者钥孔戚血蓝素(KLH)),这些抗原可以引起强烈的抗体应答。选择观察终点需要根据实验的物种以及试验方法来确定。免疫的抗原最好不要加佐剂使用,只有在非人类的灵长类动物研究时,可以考虑使用明矾。相对的 TDAR 应答可能是品系依赖性的,尤其是在小鼠。在远交系的大鼠,变异度可能较同一种群的要大。使用近交系大鼠需要准备充足的暴露资料来与标准毒性实验的品系进行比较。

抗体检测可以采用 ELISA 或者其他免疫学实验方法。这些方法较抗体形成细胞应答优越的方面是样品可以在实验过程的不同阶段进行收集,有一个系列的观察。在猴的试验中,系列性的血液收集非常重要,可以观察不同物种间在应答的动力学方面的变异性。这些研究中,资料可以通过不同批次的样品的抗体应答汇总来进行表述(如曲线下的面积)。如果采用 SRBC 作为抗原进行 ELISA 检测,在准备包被板子的捕获抗原的制备要非常严格,完全固定的红细胞或者膜制剂可以用做 SRBC 的捕获抗原,对于 ELISA 结果既可以表述为浓度,也可以表述为滴度,但是不推荐表述为光密度。

(2) 对于发育免疫毒性的考虑:美国 NTP 数据库的资料显示,TDAR 在检测成年动物的免疫毒性时敏感性比较高。TDAR 由于涉及免疫反应的几个重要的复合物,所以它能够反映整个机体的免疫变化情况。TDAR 主要依赖于以下几个分子复合物:①巨噬细胞、树突状细胞等抗原呈递细胞;②辅助性 T 细胞;③最终产生抗体的效应细胞 B 细胞。外源化学物作用于以上任何分子产生影响时,都会使 TDAR 发生明显的改变。通常检测 TDAR 的方法有 ELISA 法检测可溶性的抗体和溶血空斑实验检测浆细胞分泌的抗原特异性的抗体。可用于本实验的抗原有完全抗原如绵羊红细胞以及可溶性的蛋白抗原如 KLH 等。

需要注意的是,TDAR 并不是出生以后就已经成熟的,因此检测的时间点选择非常重要。Ladics 等人比较出生后第 10 天与出生后第 21 天针对绵羊红细胞的 TDAR 反应,他们发现幼年期的小鼠没有出现抗原抗体反应,同时他们通过对历史数据的分析发现,出生后 12 天以前都不能够出现抗原抗体反应。与成年期相比,断乳时的反应能够检出但是检出限很低。当然,在评价发育免疫毒性时,该项指标的检测时间应该根据实验目的等实际情况进行合理的选择。

(二) 细胞介导的免疫应答

1. 迟发型超敏反应试验　当致敏 T 细胞再次接触相同抗原后,可引起局部的致敏淋巴细胞释放多种淋巴因子,导致发生以单核细胞浸润为主的炎症,表现为皮肤红肿、硬结,这种反应一般在抗原激发后 18 小时出现,24 ~ 48 小时达高峰,称迟发型变态反应(delayed type hypersensitivity,DTH)。

以迟发型超敏反应来检测机体细胞免疫功能,是一种常用的、简便的方法,但方法的灵敏度差。也有人用放射性测定法,以提高灵敏度。

2. 对细胞介导免疫应答的评价

(1) 成年动物:测量细胞介导免疫的方法,不像用于抗体应答的检测方法那么完善,这些体内方法采用抗原致敏,观察终点是药物对于抗原攻击后动物应答的影响。用蛋白免疫和攻击来观察的迟发型变态反应(DTH)在大鼠和小鼠均可进行。在小鼠使用接触性致敏物的模型用于研究,但是没有经过很好的验证或者广泛的使用。细胞毒 T 细胞应答可以在小鼠,采用病毒、肿瘤细胞或移植物作为抗原刺激来进行观察。也有报道利用猴进行迟发型变态反应研究的,但是,在猴试验中,这些反应很难进行重复。另外,还需要注意的是 DTH 应答不要与抗体和补体介导的 Arthus 反应混淆了,后者是一种Ⅲ型变态反应。

(2) 发育免疫毒性观察:与 TDAR 相似,DTH 反应需要至少两种特殊的功能性复合物:①Th1 细胞诱导产生的抗原特异性 T 细胞;②组织巨噬细胞/树突状细胞依赖的初始 T 细胞向外周部位募集。任何影响上述两种过程的化学物都能够导致 DTH 反应的减弱或消失。因此该项检测指标能够很好地反映出包括局部黏附细胞功能及依赖于 Th1 细胞的细胞信号转导相关的功能性指标。与 TDAR 相似，DTH 可以由完全细胞如绵羊红细胞作为抗原或者以蛋白作为抗原如 KLH、牛血清白蛋白等。相对于成年动物的免疫毒性来说，迟发型变态反应检测的意义更大，因为暴露于外源化学物引起的最大问题就是 Th1 细胞的功能改变。从某种意义上来说，DTH 作为细胞介导的免疫反应是与 TDAR 互为补充的功能性指标。值得一提的是，DTH 不仅能够评价成年动物的免疫功能，还能够评价幼年动物的免疫功能。

（三）免疫表型

免疫表型是利用抗体确定和（或）计数白细胞亚型。免疫表型一般是通过流式细胞仪或者免疫组化的方法来进行。流式细胞计数本身不是功能学检查，但是可以利用流式细胞仪测量淋巴细胞的特异性抗原。外周血获得的资料可用于作为动物实验和临床观察之间的桥梁，进行比对。一般推荐对于淋巴细胞亚型的绝对数以及各亚型的比例都进行检测来评价处理相关的变化。免疫组织化学较流式细胞仪优越的地方在于来自标准毒理学试验的组织可用来进行分析。另外，该方法可以对在特定区域淋巴组织的细胞类型的变化进行观察。对于有些淋巴细胞的标志不适合用甲醛固定的，需要用特定的固定液或者直接采用冰冻组织。对于免疫组化方法来说，白细胞定量和染色的强度的定量比较困难。

1. 荧光激活细胞分类仪（FACS）检测 T 细胞亚群　T 淋巴细胞（T lymphocyte）简称 T 细胞，来源于骨髓的淋巴样干细胞，在胸腺内发育成熟为 T 细胞，随后定居在外周淋巴组织如脾脏、淋巴结。T 细胞执行特异性细胞免疫应答，它在抗感染特别是对细胞内的细菌、病毒、寄生虫的感染上，抗肿瘤免疫、迟发型超敏反应、移植排斥、某些自身免疫反应等均起重要作用。有许多方法可用来检测 T 淋巴细胞功能，包括 T 淋巴细胞表面标记、细胞毒性 T 细胞的杀伤功能、T 淋巴细胞的增殖功能、迟发型超敏反应、皮肤移植排斥等。

T 淋巴细胞在机体免疫系统中是十分重要的细胞，按其表面标志及功能不同，可分为若干亚群，其中辅助性 T 细胞（Th）与抑制 T 细胞（Ts）在免疫调节中起十分重要的作用。许多外源化学物如接触苯女工、急性有机磷农药中毒患者、接触 TCDD（tetrachlorodibenzodioxin）的动物等，临床上有些疾病如肿瘤、白血病、自身免疫性疾病、变态反应疾病等患者外周血淋巴细胞亚群百分率及 Th/Ts 比值均有一定变化，因此有必要对 T 细胞亚群进行检测。通常 T 细胞表面有 CD3 抗原，它代表总 T 细胞，辅助/诱导 T 细胞表面有 CD4 抗原，抑制/细胞毒性 T 细胞表达 CD8 抗原，通过检测 T 细胞表面抗原来了解 T 细胞亚群数的变化。检测方法主要有 3 种：S-P 免疫酶标法、免疫荧光法、荧光激活细胞分类仪（fluorescence activated cell sorter，FACS）检测法。

流式细胞术（flow cytometry，FCM）是一种在液相系统中，对单个细胞表面分子、胞内信号传递、胞质、核内物质以及细胞周期等进行快速、准确鉴定的技术。FACS 是用于流式细胞术的一种先进的自动分析仪器，具有对细胞分析和分选的功能。由于单克隆技术的迅速发展，尤其是人类白细胞抗原分化群（cluster of differentiation，CD）系列单克隆抗体大量出现，新的荧光染料的产生，大大促进 FCM 在免疫学上的应用。对 T 细胞亚群的测定就是流式细胞术与传统免疫学方法相结合。

细胞表面抗原可特异地与相应的单克隆抗体结合，将针对细胞表面抗原单克隆抗体，用单一的荧光素标记（如 CD4 单抗-FITC）或两种标记抗体（如 CD4 单抗-FITC 及 CD8 单抗-PE），根据不同荧光物质的最大激发和发射波长不同，可定量每种荧光物质强度，从而推出相应细胞表面抗原的表达量。

该方法是一种简便、灵敏、特异、快速检测 T 细胞亚群的方法，但需要有 FACS 仪。

2. 在发育免疫毒性的应用　此外，利用流式细胞术检测淋巴细胞的分型，在评价外源化学物能否影响发育免疫毒性中起到很重要的作用。通过检测淋巴细胞的分型，可以分析免疫系统功能的变化是否是由淋巴细胞数目、组成、亚型等改变引起的。与组织病理学检测相似，流式细胞术的结果不能单独作为免疫功能评价的指标，只能为其他功能学指标的改变提供证据。

（四）巨噬细胞/中性粒细胞功能

体外的巨噬细胞/中性粒细胞功能试验（吞噬、呼吸爆发、化学趋化和细胞溶解活性）有很多种，这些方法评价直接在体外暴露于受试物的巨噬细胞/中性粒细胞或者来源于受试化学物处理动物的细胞（半体外）的功能。另外，可以采用体内试验观察网状内皮细胞吞噬同位素或者荧光标记的靶细胞的效应。

1. 巨噬细胞吞噬鸡红细胞实验（体外法）　巨噬细胞具有非特异性的吞噬异物以及机体自身损伤的细胞的功能，当巨噬细胞与鸡红细胞共存于同一环境中，巨噬细胞能够将鸡红细胞吞噬，通过染色，在油镜下观察巨噬细胞的吞噬情况，以了解巨噬细胞的吞噬功能。

（1）实验操作简单易行，一般的实验条件均可进行。

（2）由于人为计数，难免出现偏倚，需要质量控制。

2. 巨噬细胞吞噬鸡红细胞实验（半体内法）　巨噬细胞具有非特异性的吞噬异物以及机体自身损伤的细胞的功能，在体内腹腔中存在一定数量的巨噬细胞，当鸡红细胞进入腹腔后，巨噬细胞可以识别，并将鸡红细胞吞噬。将吞噬了鸡红细胞的巨噬细胞取出，通过染色，在油镜下观察巨噬细胞的吞噬情况，以了解巨噬细胞的吞噬功能。

3. 碳粒廓清试验　巨噬细胞具有非特异性的吞噬功能，当血液循环中存在有一定大小的颗粒物质（印度墨汁），肝脏、脾脏及体内单核-巨噬细胞系统的巨噬细胞能够将其吞噬，通过血液中异物颗粒浓度的降低，可以了解单核-巨噬细胞系统的非特异性吞噬功能。

4. 中性粒细胞吞噬功能的测定　在正常人体的外周血中，中性粒细胞占有核细胞总数的 60% ~ 70%，其主要功能是摄取和消化异物、分泌一些细胞因子。在机体抗感染过程中，中性粒细胞发挥着重要的作用。检测中性粒细胞的吞噬功能，有助于判断机体的非特异性免疫的能力。

将中性粒细胞与细菌悬液在一定的温度下共同作用一段时间，中性粒细胞会通过非特异性的吞噬作用将细菌吞噬到细胞内，通过染色，在显微镜下可见到细胞及吞噬到内部的细菌，通过计数吞噬了细菌的细胞以及吞噬的细菌数目，以评价中性粒细胞的吞噬功能。

（1）方法操作简单，一般实验室条件下均可进行。

（2）注意盲法阅片减少人为导致的误差。

（五）NK 细胞活性试验

如果免疫表型研究证明 NK 细胞数量发生变化，或者标准毒性试验证明病毒感染率增加或对其他因素的反应性增强，则可以进行 NK 细胞活性实验。一般来说，所有的 NK 细胞实验都是半体外的方法，组织（如脾脏）或者血样来源于待检化学物处理的动物，细胞样本与标记 ^{51}Cr 的靶细胞共同孵育。如果得到充分的证实的话，也可以使用非同位素标记的新方法。在每个实验中应该观察不同效靶比例的情况，这样可以得到充分的细胞毒性水平，从而利用变化曲线来表述结果。

1. 乳酸脱氢酶(LDH)释放法测定 NK 细胞活性　　NK 细胞存在于机体的外周血、脾脏、淋巴结和骨髓细胞中,它是一种具有自然杀伤能力的淋巴样细胞,其杀伤过程不需要补体或者抗体的参与,因此被称做自然(天然)杀伤细胞,其在机体的抗感染、抗肿瘤、免疫调节和免疫监视中起着重要的作用。

活细胞的胞质中含有乳酸脱氢酶(LDH),正常情况下乳酸脱氢酶不能透过细胞膜。当细胞(靶细胞)受到 NK 细胞的杀伤后,细胞膜的通透性发生改变,LDH 释放到细胞外(培养液中),这时,将含有 LDH 的培养液与基质液混合,LDH 可以使基质中的乳酸锂脱氢,从而使氧化型辅酶 I(NAD)变成还原型辅酶 I(NADH),后者再通过递氢体-吩嗪二甲酯硫酸盐(PMS)还原碘硝基氯化四氮唑(INT),INT 接受氢离子被还原成紫红色甲臜类化合物。在酶标仪上用 490nm 比色测定。通过测定培养液中释放的 LDH 量的多少,了解 NK 细胞对靶细胞的破坏能力。

本法无须昂贵的仪器和特殊试剂,一般的实验室都可以进行。

2. 同位素^{51}Cr 法测定 NK 细胞活性　　将用同位素^{51}Cr 标记的靶细胞(K562 或 YAC-1 细胞)与 NK 细胞共同培养一段时间,当靶细胞被 NK 细胞杀伤后,同位素便从被破坏的靶细胞中释放出来,其^{51}Cr 释放的量与 NK 细胞的活性成正比,检测培养液上清中的放射性强度即可反映 NK 细胞的活性。

(1) 该方法的灵敏度较高。

(2) 本法要求实验室有同位素操作的条件,一般的实验室不能进行。

(3) 要注意实验废弃液体的处理。

（六）　细胞因子的测定

现在低水平的细胞因子测定已经不再是个难题,体内细胞因子含量的检测将会成为评价发育免疫毒性的重要指标之一,综合评估不同组织器官来源的细胞因子的分泌水平能够反映机体的免疫功能的状态。最重要的是,细胞因子含量比其他指标更能够反映出免疫功能的变化。但是,目前发育免疫毒性相关的研究并没有使用一个统一的细胞因子相关的评价标准,使不同实验室之间的信息交流变得很不方便。再者,由于围产期较敏感的细胞因子在血清中并不稳定,造成细胞因子基线水平不够稳定;再者,虽然能够有效地测出经刺激活化的脾细胞细胞因子的分泌情况,但是整个检测过程比较复杂。由于无法建立一个稳定的标准检测方法,目前细胞因子的检测对于我们来说仍然是个难题,但是我们相信,以后肯定会出现经济高效的细胞因子检测技术。

细胞因子是免疫系统不同种类细胞之间互相协调、互相控制的关键手段,因此每种细胞都会分泌一些不同种类的细胞因子,包括白细胞介素、趋化因子、肿瘤坏死因子、干扰素等等。因此,对于免疫细胞来说,细胞因子分泌的能力能够判断其自身的变化,从而推断其对整个免疫系统可能带来的影响。免疫应答的活化依赖于产生和释放细胞因子,因此,细胞因子水平的改变能够用于测定免疫调节作用的情况。由于细胞因子具有高度多能性和众多的特性,一个生物学事件可能引起多种细胞因子的复杂的相互作用,因此对于细胞因子的检测,可能采用成组的细胞因子同时检测更有说服力。有很多的试验方法可以检测细胞因子及其受体,例如 ELISA 和流式细胞技术、PCR 等。细胞因子的测定比较简单易行,还可以替代很多繁冗的试验方法。

欧洲的一些实验室采用了一系列不同终点的实验方法观察了很多化学物的免疫毒性,包括:基本的细胞毒性、髓样毒性、细胞因子释放和有丝分裂素反应、啮齿类和人的细胞体外暴露等。具体的试验方法有 CFU-GM、细胞因子（IFN-γ、IL-2、TNF-α）、抗-CD3 和 Con A 刺激的 T 淋巴细胞增殖、LPS 和抗-IgM 及 IL-4 刺激的 B 淋巴细胞增殖等。结果发现免疫系统受损的机制由于细胞类型不同，涉及的范围很大。所有的研究方法都证实，三丁基氯化锡（TBTC）具有很强的免疫毒性，同样对于阴性对照也能得到合理的结果。对于钙内流抑制剂维拉帕米，不同的实验得到的 IC50 值相似。但是对于其他一些化学物 IC50 的值就根据不同终点而有区别，同时不同物种的细胞也表现出差异性。集落形成实验（CFU-GM）和丝裂原反应性实验在人和啮齿类细胞观察中得到的 IC50 基本相似，除了对环孢素 A 和 TBTC 的结果。有关这些方法的灵敏性和特异性的问题，目前还在研究中，依然在开展一些大规模的化学物测定观察。

细胞因子检测分为两种类型，一种是检测细胞分泌后释放到培养介质中的细胞因子的量，另外一种方法是将细胞的高尔基复合体蛋白质转运阻断，使细胞内合成的细胞因子不会释放到细胞外，而是潴留在细胞内，通过细胞内染色的方法，检测具有该细胞因子的细胞。本实验介绍的是定量测定释放到细胞外的细胞因子量的方法。由于细胞因子本身是蛋白质，因此具有免疫原性，可以产生相应的抗体，当与抗原特异性的抗体接触后，发生抗原抗体结合反应，通过对特异性抗体的抗体进行标记，进而通过酶促反应或者化学发光及荧光的检测技术来进行定量。

本方法即可检测体外培养上清中的细胞因子，也可以检测体内各种体液中的细胞因子水平。

四、免疫毒性研究的体外评价方法

免疫系统的各组分之间在体内是互相促进、互相制约的完整体系，但是有些情况下，部分组分的变化，不易在体内直接观察到，因此通过将特定组分细胞分离到体外后，与不同的化学物进行接触暴露，然后观察这些化学物产生的效应也成为一种进行机制学研究的手段之一。将各种不同的细胞暴露于各种环境因素之后，常见的观察指标有：细胞增殖和凋亡的改变、细胞分泌的细胞因子水平的变化，包括直接分泌的蛋白和 mRNA 水平的变化；细胞表面分子的变化；各种分化细胞百分比的变化以及细胞内信号分子水平及磷酸化水平的改变。

（一）T 淋巴细胞增殖实验

体外测定有丝分裂素刺激的增殖反应在免疫毒理和临床免疫学上应用很广，该方法简便易行。可以直接用外周血进行观察，体外抗原特异性或者有丝分裂素非特异性的活化会导致钙内流、蛋白激酶 C 活化以及磷脂合成，最终导致 DNA 合成和细胞分裂。因此，如果外源化学物干扰这些过程，那就会影响淋巴细胞的增殖，因此该方法比较适用于进行体外筛选免疫抑制物。

1. Con A 刺激淋转试验　颜色反应法（MTT,法）。

T 淋巴细胞在体外经抗原或有丝分裂原刺激后，发生由小淋巴细胞转变成体积较大、代谢旺盛，并能进行分裂的淋巴母细胞，对淋巴母细胞可通过形态学方法、同位素掺入法及颜色反应法进行检测。许多外源化学物都会由于影响细胞增殖反应而影响免疫功能，因此在免疫毒理学的研究上，检测淋巴细胞的增殖功能是一种常用的方法。

在免疫毒理学研究中，颜色反应法是一种较好的检测淋巴细胞增殖功能的方法，它在与其他方法如 PFC、细胞表面标记一起能提高其预测价值。它较形态学方法客观、灵敏并避免同位素污染。

2. Con A 刺激淋转试验　同位素掺入法。

T 淋巴细胞在 Con A 刺激下发生增殖,同时发生代谢活化,DNA 和 RNA 合成明显增加,如在培养液中加入 ^{3}H-胸腺嘧啶核苷(^{3}H-TdR),通过其掺入到淋巴细胞 DNA 合成的量来判断淋巴细胞增殖的程度。

该方法是一种检测淋巴细胞增殖客观、灵敏的方法,但需有较昂贵的液体闪烁仪,并有同位素污染的问题,在应用上有一定困难。在整个实验中应避免同位素污染,对污染器皿要严格按同位素的办法处理。

(二) Naïve CD4$^+$T 细胞诱导分化实验

CD4$^+$T 细胞是 T 细胞中的一个大的类别,主要发挥调节作用,在一般状况下,CD4$^+$T 细胞处于静止状态,即 Naïve CD4$^+$T 细胞。当免疫系统受到各种不同刺激后,Naïve CD4$^+$T 细胞受到不同细胞因子的刺激,开始进行相应的分化,从而诱导体内发生不同类型的免疫应答,均衡的分化诱导可以保证机体抵抗外源性生物因子侵害,同时维持机体稳态,但是如果出现诱导分化失衡,则可能引起体内多种与免疫系统相关疾病的发生。Naïve CD4$^+$T 细胞可以在不同细胞因子刺激下分化形成 T_h1、T_h2、T_h17 和 Treg 细胞。

(三) 体外 T 细胞依赖的抗体应答实验

目前的多数观点认为,外源化学物如果能够损伤或者破坏骨髓,那么就会有明显的免疫毒性效应,因为免疫系统的效应细胞不能得到及时的补充。已经建立的骨髓培养系统可以用于评价化学物的髓样毒性。体外克隆形成实验用于观察多能造血干细胞及不同系细胞的始祖细胞[巨核细胞系(集落形成单位[CFU]-Mk)、粒细胞-巨噬细胞系(CFU-GM)和红细胞系(爆发形成单位([BFU]-E/CFU-E)]的增殖和分化。这些研究方法对于临床前安全性研究筛选化学物非常有用。由于造血作用的完整性对于适当的免疫功能是必需的,将这些集落形成实验的方法用于毒理学研究为预测药物可能在体内引起血液毒性效应提供很有利的帮助。有些化学物不具有髓样毒性,而是选择性损伤或者破坏(如:坏死或者凋亡)淋巴细胞,影响到免疫应答需要的效应细胞或者调节细胞。同样会有不同的方法来评价对这些细胞的毒性效应,颜色反应法和流式细胞检测是最为常用的方法。如果细胞的存活率在 80% 以上,就可以通过特异性功能试验(对丝裂原刺激的增殖效应或者细胞因子产生)来观察损伤效应。在整体动物,T 细胞依赖的抗体应答是观察免疫毒性的"金标准",但是对于体外抗体产生来说,MD 方法还不是非常理想,因为这个方法会得到一些变异非常大的结果。

体外抗体应答,也称作 Mishell-Dutton(MD)培养,是一种基于抗原呈递细胞、T 细胞和 B 细胞的交互作用的一种抗原特异性抗体应答。Koeper 等人已经证明用小鼠脾细胞进行 MD 培养是一种可靠的鉴别免疫抑制化学物的方法,体外小鼠脾细胞的抗体应答表现出较高的灵敏度和特异度。但是,如果能转变成采用人的外周血淋巴细胞进行类似的实验,那么就可以减少物种差异的问题。即便是在啮齿类动物,TDAR 在大鼠要比小鼠敏感,因此,对于体外的抗体应答,是不是大鼠也会比小鼠敏感度更高呢? Fischer 等采用了大鼠的外周血淋巴细胞进行 MD 培养,结果发现采用大鼠的外周血淋巴细胞同样可以检测化学物所诱导的免疫抑制,但是其敏感性较脾细胞为差。体外试验的缺点是对于需要代谢活化的化学物来说,很难进行有效的转化,不过,科学家们也在尝试利用添加 S9 的方法,来弥补这个缺陷。

(四) 全血实验

人全血细胞培养可以用于化学物致敏或者免疫抑制特性的研究。本方法可以比较方便地获取健康成年人的外周血(当然,如果评价药效的话,病人的外周血更有价值),样品处理步骤简便。由于这个方法是模拟了自然的环境,因此全血细胞培养是用于研究细胞活化和细胞因子产生的最好体外模型之一。植物凝集素(PHA、Con A、PWM)、LPS、结核菌素纯蛋白衍生物(PPD)、抗 CD3/CD28 抗体都可以用于刺激全血的 T 淋巴细胞和 B 淋巴细胞增殖,用 LPS 刺激 24 小时引起 IL-1β、IL-6、IL-8 和 TNF-α 的释放。如果孵育的时间延长至 72 小时,则可以测定的细胞因子更多,如 IL-2、IL-4、IL-13 和 IFN-γ。如果对外周血的淋巴细胞再进行分离,单纯选择出 CD4 阳性的 T 细胞,这群细胞主要在免疫应答中作为调节细胞,初元 $CD4^+T$ 细胞可以在不同环境下诱导分化形成 T_h1、T_h2、Treg 和 T_h17 细胞等,不同细胞有各自的特征细胞因子和转录因子,因此通过测定化学物对这些细胞分化的影响来推测其可能在体内的生物学效应。有关对 31 个已知对免疫系统作用的药用化学物进行的观察发现,这种体外细胞研究的结果与体内的资料相关性很好。而且结果是可以重复的。目前这些方法正在进行实验室间的认证和比对,有望成为有效的体外替代方法。

(五) 体外方法的缺陷

体外的研究细胞直接暴露于免疫毒性物质,因此对于神经内分泌介导的免疫抑制效应则无法进行观察。同时,需要体内进行生物转化的物质则需要加入体外代谢活化系统。体外方法的另一限制是由于血清蛋白可能会与化学物进行结合,化学物的物理化学特征可能会影响到实验的结果,因此也有建议在培养系统中添加人的血清。另外,受试物使用的特殊的溶剂(如 DMSO)也会影响细胞的生物学功能的完整性。另外,如果化学物本身可以与细胞表面结合,可能会影响到对细胞活性和细胞表面分子的测定。体外研究所采用的细胞希望细胞的周期状态、表型和功能越简单越好,影响因素会减少,但是这与体内的状况则大相径庭。另外,体外的方法很少考虑细胞和细胞之间的交互作用(当然现在使用 MD 培养则能够较好地考虑细胞之间的相互刺激)。

(魏雪涛)

参 考 文 献

1. Immunotoxicity Studies for Human Pharmaceuticals S8. ICH Harmonised Tripartite Guideline. 2005.

2. Carfi M,Gennari A,Malerba I,et al. In vitro tests to evaluate immunotoxicity:A preliminary study. Toxicology,2007,229(1-2):11-22.

3. Corsini E,Roggen EL. Immunotoxicology:Opportunities for Non-animal Test Development. ATLA,2009,37:387-397.

4. Fischer A,Koeper LM,Vohr HW. Specific antibody responses of primary cells from different cell sources are able to predict immunotoxicity in vitro. Toxicology in Vitro,2011,25:1966-1973.

5. Dietert RR. Developmental immunotoxicology (DIT):windows of vulnerability,immune dysfunction and safety assessment. Journal Immunotoxicol,2008,5(4):401-412.

6. DeWitt JC,Peden-Adams MM,Keil DE,et al. Current status of developmental immunotoxicity:early-life patterns and testing. Toxicology Pathology,2012,40(2):230-236.

7. Burleson GR,Dean JH,Munson AE. Methods in Immunotoxicology. Vol 1 & 2. New York:Wiley-Liss Inc,1995.

8. House RV. Immunotoxicology Methods//Massaro EJ,ed. Handbook of Human Toxicology. New York:CRC press,1997.

9. 李天星. 现代临床免疫学检验. 北京:军事医学科学出版社,2001.

10. 薛彬. 免疫毒理学实验方法. 北京:北京医科大学中国协和医科大学联合出版社,1995.

第四节　心脏毒性实验

由于存在药物潜在的引起心血管副作用的问题,心脏安全评估成为当代药物研发最重要的一个环节。在美国,心脏安全性为药物在任意研发阶段(包括药物发现、临床前评估、临床评估和市场监测)终止的首要原因。不管是心脏医药品还是非心脏药品,心脏安全关系到一系列药物与组织的相互作用,包括:直接心肌细胞毒性,QT 型和非 QT 型心律失常改变,其他血管张力影响和损伤。在新的分子实体发展和研究中,高效率的灵敏的心脏安全性评价开始于临床前体内体外建模,贯穿于人体测试和市场应用的整个过程。

美国食品与药物管理局(FDA)关键路径计划起因于对以下两点的普遍认识:①药物研发成本的提高;②在美国危害公众健康是导致新药推出数量下降的主要问题。特异性脱靶药物作用的心脏安全性评估通常价格昂贵、耗时,为许多新分子实体终止的原因。因此心脏安全性评价组成了 FDA 关键路径的重要任务的一部分。为了帮助解决关键路径突出的需求,进行了大量工作去建立一个透明的公有和私人间合作关系的心脏安全评估的机构,称为心脏安全性研究联合会(SCRC)。(http://www.cardiac.safety.org)

目前的有关化学物和药物心脏毒性评价的指导原则:

在欧盟的 REACH 法规中并没有要求进行特定的心脏毒性评价,但是在重复剂量毒性的研究中(EC,2006)要求按照 OECD 的准则进行相关的指标确证。在 OECD 的多项重复暴露毒性研究(OECD 407-413)都要求进行心脏的组织病理学检查,这仅仅是众多毒性观察终点中唯一与心脏毒性相关的指标。与管理化学品的 REACH 法规不同,对于药物立法框架来说,心脏毒性是关键环节,药物的心脏毒性在临床前的慢性毒性研究中有专门的部分(ICH S4)。除此之外,有关人类用药的安全药理学研究(包括体内和体外研究,ICH S7A)和有关人类用药可能延缓心室复极化(QT 间期延长)的非临床评价(包括体内和体外研究,ICH S7B)也包含在内。ICH S4 的指导原则和 EMEA 的“重复剂量毒性指导原则的注解”中建议实验在两个哺乳动物种系进行观察,啮齿类(6 个月暴露)和非啮齿类(9 个月暴露)(EMEA,1999;EMEA,2000b)。ICH S4 中除了对心脏进行组织病理学检查外,还要进行心电图的观察(非啮齿类)。除此之外,ICH S7A 关注于揭示器官功能的损伤,这在 ICH S4 的研究中是无法观察到的。需要观察的功能学终点包括血压、心率、心电图以及复极化和传导障碍、心输出量、心室收缩力和血管阻力等。而且,由于可能导致室性心动过速引起死亡,有关药物可能导致的心室复极化延迟的评价在 ICH S7B 中还专门进行关注(EMEA,2005)。该试验主要是基于体外和体内的心肌电生理研究,人心肌细胞 hERG 离子通道是主要控制快速延迟整合钾离子流(IKr)的,普遍认为 IKr 受到抑制在引起心室复极化延迟中发挥主要作用(EMEA,2005)。因此用体外试验观察药物对异源性表达通道(主要是 hERG)系统和原代心肌细胞的 IKr 的影响,在组织水平(如乳头肌或者 Purkinje 纤维)的复极化实验以及在器官水平的观察(“Langendorff”离体心脏灌流)。在正常动物模型进行的电生理研究提供心电图、血压、心率、PR 间期和 QRS 持续时间等信息。一般采用的组织和细胞来源于家兔、雪貂、豚鼠、狗、猪和人,而对于整体动物体内研究,一般采用狗、猴、猪、家兔、雪貂和豚鼠(EMEA,2005)。由于大鼠和小鼠的复极化离子机制与人的机制不同,因此大小鼠的组织一般不适合于使用。当然,需要提及的是其他的动物在药理性调节引起的心肌电生理反应方面可能与人类也会不同。

一、整体动物评价指标

（一）活体动物评价指标

1. 生存率　观察给药后动物的生存情况,记录死亡动物的编号、动物死亡的时间及可能原因。

2. 体重监测　称量各个组动物的体重,观察药物对整体动物体重的影响。

3. 基础状态监测　包括水肿、恶病质、脱毛等方面。分级(0～3+:0,没有;1+,轻度;2+,中度;3+,重度)。

4. 体温监测(core body temperature,Tco)　比较各组之间体温变化情况,可反映药物对动物体征的影响。

5. 心率、血压监测　目前有多种智能无创心率、血压计用于监测动物心率、血压。以北京软隆生物技术有限公司生产的 BP-98A 血压计为例。血压和心跳的测量与环境因素有关,尽可能在同等客观条件下对老鼠进行测量,以减小测量误差,保证结果的稳定。测量时,无人、安静、温暖的环境较为适宜。

6. 左心室功能监测　采用观察六轴系统最大 QRS 电压法。

监测指标包括:

(1) 短轴缩短(左心腔收缩末期及舒张末期尺寸)。

(2) 射血分数。

(3) Sα-T 间期。

(4) Qt 间期。

(5) PR 间期和 QRS。

(6) 心律失常及心律失常分数。

（二）动物处死并分析各项指标

1. 血液学指标

(1) 红细胞。

(2) 白细胞。

(3) 血红蛋白。

(4) 血细胞比容。

2. 心肌酶　包括 CK(肌酸激酶)、α-HBDH(α-羟丁酸脱氢酶)、天门冬氨酸氨基转移酶(AST)、乳酸脱氢酶(LDH)及同工酶、谷胱甘肽过氧化物酶(GPX)等。

3. 心肌肌钙蛋白　包括肌钙蛋白 I 和肌钙蛋白 T。目前测定相关心肌酶及心脏损伤标志物均有成熟的准确度较高的试剂盒,操作简单便捷,数据分析便利。以肌钙蛋白 T 检测为例,采用 ELISA 试剂盒分析大鼠血清中肌钙蛋白 T 的浓度。一般采用的是双抗体夹心酶联免疫吸附法(ELISA)测定样品中大鼠钙蛋白 T(TnT)的水平。

向预先包被了大鼠钙蛋白 T(TnT)单克隆抗体的酶标孔中加入钙蛋白 T(TnT),温育;洗涤后,加入 HRP 标记过的钙蛋白 T(TnT)抗体。再经过温育和洗涤,去除未结合的酶,然后加入底物 A、B,产生蓝色,并在酸的作用下转化成最终的黄色。颜色的深浅与样品中大鼠钙蛋白 T(TnT)的浓度呈正相关。

4. 心脏脏器系数　心脏取出后,用滤纸吸干残存的血液,称取心脏重量,计算脏器系数。脏器系数＝心脏重量/体重×100%。

5. 心脏组织匀浆检测 可用的技术有基因分析（基因芯片技术）、qRT-PCR 实验（检测基因表达）、Western blotting（测蛋白含量）、线粒体分离（检测线粒体 ATP 生成量、线粒体膜电位、线粒体呼吸）等。

6. 单个细胞悬液（见体外细胞实验）

（1）细胞活性检测。

（2）细胞凋亡检测。

7. 心脏组织切片病理观察

（1）光镜普通石蜡切片。

（2）用于进行免疫组化和免疫荧光检测的石蜡切片和冷冻切片。

（3）用于电镜检查的树脂切片。

8. 有关心脏损伤标志物的认识

（1）概述：药物诱导的心脏损伤可以用很多方法来评价，包括体外病理学检测、体内心电图描记、血浆标志物评价。通过临床前和临床心脏安全测定，高特异性血浆标志物因为其提供敏感的心肌细胞损伤和死亡的"早期警告"的潜力引起了关注和兴趣。在不同的发育阶段，心脏毒性有很多标志物，包括尿钠肽（含 B 型尿钠肽）和炎性标志物（比如白介素-6、髓过氧化物酶、可溶性 CD40 配体）。特别是心脏肌钙蛋白，因为其高敏感性和与急性心肌损伤的特异的关联性，被认为是该领域的一个主要的进展，为临床前和临床检测提供了宝贵的信息。

（2）肌钙蛋白用于临床前安全性评价：肌钙蛋白的发现与使用，与心肌损伤的形态学证据一起提示了临床有意义的风险。尽管如此，暂时的血浆肌钙蛋白增加，不伴有形态学检测，对病人真正短期和长期的风险的确定仍是个难答的问题。传统的临床前动物模型的血浆蛋白测定仍然是争论的议题，直到我们从该标志物的获得经验允许我们更加可信地去解释这些数据。目前还需要进一步地去进行努力，使用常规临床前肌钙蛋白数据库去弄清该标志物的诊断价值并推广其使用。

因为心脏肌钙蛋白试验分析法的可变性、不同种族肌钙蛋白基线水平的可变性、不同动物模型肌钙蛋白反应的异质性，在临床前药物研发过程中，对增多的肌钙蛋白定义一个普遍适用的阈值是困难的。这种情况下在肌钙蛋白增加而无形态学检测，或这种品系出现改变，而在其他品系没有改变时更加难以判断。目前，在有心脏毒性证据或其他的存在怀疑的证据时，肌钙蛋白实验常用于第二层检测。FDA 还没有指导方针来解释临床前评估中的肌钙蛋白数据。

目前认为临床前肌钙蛋白评估中的关键缺陷是：

1）临床前心脏毒性在众多动物模型中缺乏统一的连续的肌钙蛋白动力学说明。

2）在临床前动物模型缺乏对人和临床试验相关的解释和结论。

3）缺乏确切的/二级的策略。人体肌钙蛋白测量只有在动物模型证明存在心肌细胞毒性后才使用。

（3）肌钙蛋白的临床安全评估：在心脏病学临床实践中，肌钙蛋白的检测被当做心肌坏死的金标准。然而，这个临床医疗领域行之有效的指标，不能直接转化到临床新型药物的临床开发过程中。例如，相对于肌钙蛋白升高在急性冠脉综合征（ACS）有良好的预后意义特性，血清肌钙蛋白在正常或非缺血性心脏疾病的反应基本上不为人所知。随着肌钙蛋白检测变得更加敏感，来源于正常人群的参考数据缺失，使生物标志物的特异性、药物诱导心脏毒性的生物标志物的阈值水平的确定成为了问题。同临床前测定类似,因为不同性能特点的肌钙蛋白检测技术的可变性,肌钙蛋白在临床试验的解释更加复杂。临床前和临床心肌肌钙蛋白数据库的发展和连续性分析能帮助表征血浆肌钙蛋白值的生理变异,特别在肌钙蛋白检测变得越来越敏感时。对于药物研发来说,一个理想的状态是中心参考实验室使用标准检测方法进行观察。

除了参考水平的问题,除 ACS 外在人体肌钙蛋白升高的时间进程知之甚少。随着检测变得更加敏感,曲线下总面积的阈值可能被证明比单一时间点的数值更有预测性。为了判断肌钙蛋白在常规心脏安全评估中的作用,在肌钙蛋白曲线下面积作为可解释的心脏安全标志物之前,应该做到对健康机体和特定疾病状态下肌钙蛋白动力学的更好的理解。

二、心脏毒性评价的体外模型

(一) 心肌细胞体外培养模型

1. 心肌细胞原代分离　以大鼠心肌细胞原代培养为例。通常采用出生 1~3 天的子鼠进行实验。

2. 培养的心肌细胞单细胞悬液制备。

(二) 细胞增殖率检测(MTT 实验法)

通常采用 MTT 法进行检测。MTT 法是用颜色反应的方法来测定活细胞和细胞增殖的方法。MTT 化合物只能被活细胞及活化细胞还原成紫色结晶,这种紫色结晶被称作甲臜(formazan)。甲臜产生的量与细胞数成正比,活化细胞要比静止细胞产生更多的甲臜,可以根据颜色的深浅来判断细胞增殖的程度。

(三) 细胞凋亡检测

细胞凋亡的方法有很多种,且都有成熟的试剂盒。如以下几种:①DNA 片段的检测:TUNEL 方法、DNA Ladder 提取方法和检测核小体;②caspase 的检测:十几种 caspase 的检测试剂盒、数十种 caspase 的底物;③PS(phosphatidylserine)的检测:Biotin、FITC 标记的 Annexin V 流式方法检测;④Cytochrome C 和 Mitochondria 相关的检测;⑤细胞凋亡相关因子的检测:WAF1、p53、Bcl-2、Fas/APO-1、Fas Ligand 等因子的 ELISA 试剂盒;⑥Nuclear Matrix Proteins 的检测:Cell Death Detection(NMP)ELISA 试剂盒。

(四) 细胞功能检测(搏动观察)

心肌细胞的搏动检测,目前仍主要依赖于对细胞形态的显微镜观察和由此延伸的视频记录分析。每个观察组选取 3 个视野,每个视野观测 3 个细胞。每个细胞计数其搏动情况 3 次,每次 30 秒。搏动频率取平均值。

在细胞电位检测细胞传感器研究的基础上,设计了基于细胞搏动检测的新型细胞传感器,即通过光寻址电位传感器(light addressable potentiometric sensor, LAPS)的心肌细胞搏动检测技术,研究了培养心肌细胞在搏动过程中对 LAPS 光生电流的影响。

(五) 细胞上清心肌酶及心肌损伤标志物检测

参照体内试验血浆中心肌酶及心肌损伤标志物的检测方法。

(六) 心肌细胞体外电生理监测

体外实验研究心肌细胞电生理通常用膜片钳技术。膜片钳技术被称为研究离子通道的"金标准",是研究离子通道的最重要的技术。目前膜片钳技术已从常规膜片钳技术(conventional patch clamp technique)发展到全自动膜片钳技术(automated patch clamp technique)。

膜片钳主要有 4 种记录方式:细胞贴附式、膜内面向外模式、膜外面向内模式、全细胞模式。对细胞损伤小,基本上保持了细胞的生理状态,因而药物对某类通道的作用可以直接通过细胞的功能表现出来。

目前,对于重复剂量暴露的体内研究还没有相对应的替代实验,体外试验的模型目前无法用于体内毒性相关的重复暴露剂量研究。体外的安全药理学研究主要是确定药物的心脏功能毒性,也就是主要观察它们是否会引起室上性心动过速。QT 延长、动作电位持续时间和 hERG 通道阻滞是室上性心动过速的指征,不过并不是所有的影响到这三个环节的药物都会引起室上性心动过速。因此需要对多种不同的体内和体外试验的结果进行整合评估,来预测药物引起室上性心动过速的风险。这些相关的研究中,只有异源性表达的离子通道(hERG)实验采用的是细胞株,其他实验基本上采用的都是动物的细胞、组织和器官。由于这些实验可以在一个动物进行多种药物或者多个药物浓度的筛选,尽可能地减少动物使用量,因此也是符合 3R 原则的。

由于安全药理学的研究着眼于减少药物进行一期、二期临床试验的时候对健康个体和病人带来的心脏损伤风险,而不是减少动物实验,因此对于心脏安全评估实验来说,由于没有有效的替代实验进行评估,整体动物的实验依然占据主流地位。不过可以在药物的前期开发阶段通过高通量安全性试验、预测毒理学、信息毒理学等新的技术手段,尽可能筛选不会具有潜在相关毒性的化合物,这样也会减少动物实验的使用情况。目前整合大量的医药公司研究的结果发现,在药物发现阶段 hERG 实验的使用频率大概是 86% ,而在开发阶段则明显降低,使用率为 48% ;相反,在发现阶段,体内试验的使用率为 31% ,而开发阶段则为 86% 。因此利用高通量的体外心脏安全性试验可能会促进这些方法在药物早期发现阶段的应用,同样就减少了在药物开发阶段所需要进行的体内实验(潜在的具有风险的药物可能在发现阶段就已经被剔除),减少实验动物的使用量。

三、目前存在的问题和未来的发展方向

作为心肌电生理的检测,主要是观察心肌细胞复极化的问题,也就是临床上常说的 QT 间期的问题。那么目前对 QT 间期和心律失常的评价如何呢?

(一) QT 和致心律失常的临床前和临床检测

长时 QT 介导的多形性室性心动过速或室上性心动过速(TdP),是一种突然的潜在的致命性心律失常。因为这个原因提前终止药物研发和批准后撤销药品引起了关注。西沙必利和特非那定是两个著名的药物例子,它们在批准并广泛临床应用后被发现能导致 TdP。不幸的是,动作电位时程的替代测量和 QT 间期延长、TdP 的临床危害的关系复杂且充满挑战。一般来说,影响因素通过多种多样的心肌层复极化式 QT 间期延长,导致 TdP。各种心肌层的复极化使动态的折返性心律失常更为容易。然而,有很多影响动作电位时程、延长 QT 间期的复合物引起 TdP 的危险性非常小。许多这些药物为常规临床用药,包括胺碘酮、琥他平和苯巴比妥。最近一种已知有 QT 间期延长效应的药物雷诺嗪,尽管显著延长动作电位时程,但与 ACS 后心室心律失常降低有关。目前,FDA 要求同时对大部分新分子化合物的复极化改变做临床前和临床评估。

(二) 临床前期研究 QT 致心律失常的检测

国际协调会议(ICH)的 S7B 号准则第 21 条要求评估 QT 间期延长的风险做临床前研究。QT 间期延长的风险评估往往通过体外人体离子通道相关基因产物(hERG)检测。

hERG 通道负责延迟整流钾离子流(IKr)的快速变化部分,几乎导致了所有药物相关长 QT 综合征。不幸的是,IKr 阻碍试验并不充分。另外,体外 hERG 介导的动作电位时程可能与 QT 延长、特别是 TdP 的临床危害性并不相关。年龄和性别在致心律失常作用中起着很重要的作用。另外一方面,很多专家都看好临床前 hERG 检测。在这种情况下,临床前 hERG 实验可以帮助淘汰显著引起动作电位延长的化合物。为了证明 QT 研究的效率和价值,有必要更好地理解临床前实验和临床效应之间的关系。如此以来,如果有更多特异的、有预测性的临床前实验将更有说服力,因而可能避免使用特殊方案中的临床检测。未来的工作可以将重点放在以下几点:

1. 评估药物的非 hERG 介导的致心律失常可能性实验的发展、确认。

2. 辨别、确认 QT 介导心律失常的新的替代标志物。

(三) 完全的 Qt/QT 间期的研究方法

ICH 的 E14 指引编纂和确立了完全的 Qt/QT 间期的研究(TQT)方法。E14 建议所有的药物应用 TQT 进行评估。该 TQT 目的是检测在有效的药物或它的代谢物达到血药浓度的峰值时 Qt 延长的程度。为此,给予健康的志愿者们相当剂量的研究药物,使用高保真数字心电图(心电图)测量 QT 间期。TQT 被普遍设计为能记录 QT 间期的 5 毫秒的变化,以确保"方法敏感性"。为了验证在如此低的水平使用该法的灵敏度,阳性对照(通常莫西沙星)是必须使用的。虽然有一套行之有效的监管标准,TQT 的使用仍有几个明显的限制点,包括不同的 QT 间期的测量技术。因此,TQT 结果的差异技术上取决于方法和使用的分析软件。此外,虽然 TQT 允许一些心脏复极的量化,简单的 QTc 不能具体评价 T 波形态或空间分散,而这些与 TdP 的发生严重相关。因此 TQT 的主要缺点包括方法学的变化、有限的特异性、成本高。

目前,TQT 作为一种致心律失常安全性标志物,是评估 QT 间期延长的基石。美国食品和药物管理局喜欢用阳性对照和阴性对照的交叉设计。TQT 对达到最大耐受剂量的药品和给予健康志愿者毒性过大的药物(如大多数抗癌药物)并不好用。通过提高心率和自主效应设定,达到 QT 校正最优化方法的共识,能改善 TQT。此外,需要验证不同药物种类的阳性对照(例如,抗精神病药),而不是仅仅依赖莫西沙星。

TQT 研究需要批评强调的是,尽管 TQT 具有很好的敏感性,其缺乏特异性的风险评估仍然是新药开发的主要挑战。维拉帕米、胺碘酮和雷诺嗪都是能延长 QT 但几乎没有实际临床心律失常的风险的化合物的例子。一些专家认为,虽然 TQT 是一个有用的预测工具,一个药物的致心律失常风险的真正考验是广泛的,需要上市后小心监测。"阴性"TQT 不保证用药安全。同样,一个"阳性的"TQT 并不意味着一种药物临床上会引起致心律失常作用。虽然 TQT 仍应是药物安全性评价的一部分,有几个领域需要进一步研究和弄清。致心律失常作用的风险评估的改善短期目标包括:

1. 使用包括心电图阳性对照和评估替代的生物标志物检测的性能特点的心电图数据仓库或其他公共领域的大型数据库,这些替代生物标志物包括 T 波交替、T 波的容量分析和 T 波向量心点图。

2. 发展在 T 波结束测量一致的定义。直到有一个一致的定义前非均质性将继续存在于 QT 间期的量化中。

(四) 非 QT 型致心律失常作用的临床前和临床评估

QT 间期延长不是药物引起致心律失常作用的唯一的机制。非 QT 间期延长介导的致心律失常作用有几个著名的例子,包括沃恩-威廉姆斯 Ic 类药物(如氟卡尼毒性)导致的心室心动过速,甲基黄嘌呤诱导的心房纤维颤动,β-阻断剂治疗导致的窦房结功能障碍,在洋地黄中毒的研究中引发多种触发性心律失常。非 QT 型致心律失常作用的机制是多样和复杂的。彻底调查和评估非 QT 型致心律失常除了全面的临床研究,还需要体外和体内实验模型。然而,非 QT 致心律失常作用检测并未充分开发或被大多数临床研发和管理决定确认。例如,没有明确定义说明:何种程度的 QRS 延长与心室致心律失常作用特异风险有关,或者多大程度的 PR 延长将导致房室传导阻滞。为了临床前评价更高效,数据需要用明确可解释的结果来充实。这是一个持续的挑战,因为非 QT 药效学和风险阈值的关系定义不清。一些专家主张的"深入发展心电图学",旨在捕获心电图参数的小程度的变化,包括 PR 间期、QRS 时限和小波形态。但是,这种"彻底的心电图"研究的广泛使用被普遍认为为时过早,因在临床结果与心电图结果之间可以建立确切的关系前,其结果难以解释。

增加对房颤易感性准确的指标也引起了强烈的兴趣。鉴于不断增加的房颤的患病率,可靠的心房颤动致心律失常作用的标志物被认为是未来的药物开发的关键所在。

总之,尽管临床前模型能用于描述某一特定药物的更广范围的电生理特性,要将这些特性外推到人类致心律失常风险仍然不确切。从临床前的致心律失常外推到临床评价是复杂的,其中一个考虑就是研究药物与基质的相互作用,例如,有关病人的多样性、复杂性。现在大家明白了致心律失常作用很多情况下是由于沉默基因突变,减少了复极的储备。在自主神经或其他"脑-心脏"连接的变异可能不能很好地复制出动物模型。

药物开发和药品安全的一个重要环节就是确定在复合物中哪个个体可能更容易引起心律失常效应。打个比方说,它就像是还存在患者亚群可以安全服用西沙必利而没有尖端扭转型室速的危险。有部分患者可以安全地服用氟卡尼或其他有导致心脏疾病的结构存在的抗心律失常药物,而其他人这样的药物治疗可能有生命危险的后果。

1. 未来合作的方向应确定致心律失常作用的药理基因组学的危险因素,为对个别患者定制心脏安全。

2. 对增加房颤的风险的药物迫切需要药理动态指标。

3. 房颤作为临床试验和上市后监测的一个副作用,应该发展确定房颤统一的监测方法。

(五)　对于生物制剂和大分子如何评价致心律失常作用和心肌毒性

由于大部分生物尺寸,如抗体,或其他大型分子疗法(通常是 N140 000D),直接对HERG 通道的封锁造成心脏毒性的,一般不是一个问题。因此,它们对造成脱靶电生理作用有限,对导致 QT 间期介导的心律失常作用风险低。已知的例外包括蝎毒素,它可以结合HERG 钾通道的外孔腔;催产素,能引起 QT 间期延长。虽然进入到细胞内孔不适合大型分子,通过干扰基因表达或蛋白质插入膜离子通道影响到细胞膜钾离子通道。总体而言,QT间期延长的风险非常低,在发展和评价单克隆抗体时不需要做标准的 ICH E14 型 TQT 研究,其他大分子也是类似的理由。在 ICH E14 规定中生物制剂没有被特别提及或明确排除。一些权威人士呼吁开发更好的高阴性预测值的临床前实验。在临床前模型的情况下表现出动作电位延长,正式的临床测试 TQT 试验可能还是不可缺少的。然而,在大分子,高峰血药浓度与非立体 QT 作用之间的关系并不简单。例如,暴露于重组肿瘤坏死因子-α 24~48 小时后才能检测到 Ito 表达下降。美国一项 N170 号蛋白质疗法的审查强调,无任何生物制剂因为致心律失常作用退出市场。生物制剂在药理作用方面具有特异性。两者合计,现有证据表明,QT 介导的致心律失常风险低,大分子或生物的心脏安全性评价应着眼于潜在的毒性或对心肌收缩力的损伤。在晚期乳腺癌的辅助治疗中使用的一种重组抗体 rastuzumab,说明了这一点。曲妥珠单抗介导的 ErbB2 表达障碍能导致心肌细胞毒性,可能导致潜在的可逆的左室功能不全。在某些情况下,可能需要更广泛的生物大分子的评价。这些情况包括可能影响心肌的初始效应、次级效应的鉴定,和由于潜在疾病状态(例如,结节病)的诱导毒性。

大分子和生物制剂的监测心脏毒性的临床试验还没有规定条例;但展望未来,有很多方面需要达成共识,特别是以下方面:

1. 对心肌毒性和收缩受损的适当的监督。

2. 评价生物大分子和生物制剂的替代 QT 间期检测的实验的研发。

(六) 利用胚胎干细胞观察心脏毒性

由于心血管毒性和心脏分子及生理机制在不同物种之间的差异,就需要将相关的研究建立在人源性细胞基础之上,这样有利于预测可能对人带来的风险。在目前的安全药理学评估中,异源性表达人离子通道的细胞株用于观察化学物可能具有的潜在毒性,但是基本上其他的细胞、组织和器官实验都是采用动物源性的组织或者器官。ESCs(胚胎干细胞)可以分化为具有节奏性搏动、心肌细胞结构和功能的细胞,这就为基于人心肌细胞的毒性研究方法的建立提供了可能性。不过,目前这方面的研究还仅仅是在进行中,所获得数据很少。对于由人胚胎干细胞诱导分化的心肌细胞样细胞,异丙肾上腺素和苯肾上腺素刺激诱导正性频率作用,氯化铵甲酰胆碱则诱导负性频率作用。这表明这些细胞具有 α 和 β-肾上腺素能受体及 M 样胆碱能受体的活性,而且这些作用可以被选择性的拮抗剂抵消。而且在这种类型的细胞也观察到地尔硫草(Ca^{2+}-通道阻滞剂)可以降低细胞的收缩率;E-4031(hERG 阻滞剂)引起动作电位延长。目前该方法的研究主要着眼于标准化的问题,然后组合细胞毒性试验和多电极阵列记录电生理场的变化,用于检测该系统对外延性刺激的整体反应性。而且,随着仪器设备的发展,膜片钳技术的进步,该方法的应用前景会越来越好。

(七) 结语

对药物导致的心脏毒性的发病机制的认识仍然有限。特别是基于临床前动物模型对人体的心脏毒性的准确预测难以确定。对心脏毒性的结构形式尤其是这样。有必要改进对预测临床试验中药物相关心脏损伤的临床前模型的辨别、校准和验证。对已存在的策略的改进、新的标志物信号的研发应该是药物研发过程首要应该考虑的事。目前认为下列几点为研究的重点:

1. 识别、开发和验证特定的能预示早期药物引起的心肌毒性临床生物标志物。

2. 建立在心肌毒性的临床前评价的肌钙蛋白检测的使用和解释的共识。

3. 鼓励和促进临床前数据的信息库,使数据共享和促进心脏安全性评价相关的解释和终点的合作。

4. 确定更好的致心律失常的定性和定量的生物标志物。

5. 简化彻底 QT 的研究和开发出统一的 T 波结束的定义。

6. 使用心电图库或其他类似的公共领域的数据库,以开发更多的敏感性和特异性诊断替代彻底 QT 和心电图有关的安全评估。

(魏雪涛)

参 考 文 献

1. Piccini JP,Whellan DJ,Berridge BR,et al. Current challenges in the evaluation of cardiac safety during drug de-

velopment：Translational medicine meets the Critical Path Initiative. Am Heart J,2009,158:317-326.

2. In vitro Assessment of Developmental Toxicity and Cardiac Pharmacology using Embryonic Stem Cells. Konstanzer Online-Publikations-System（KOPS）. *URN*：*http*：*//nbn-resolving. de/urn*：*nbn*：*de*：*bsz*：352-*opus-*78336 *URL*：*http*：*//kops. ub. uni-konstanz. de/volltexte/*2009/7833/.

3. Schimmel K,Richel D,BrinK RVD,et al. Cardiotoxicity of Cytotoxic Drugs. Cancer Treatment Reviews,2004,30（2）:181-191.

4. Horie T,Ono K,Nishi H,et al. Acute doxorubicin cardiotoxicity is associated with miR-146a-induced inhibition of the neuregulin-ErbB pathway. Cardiovasc Res,2010,87（4）:656-664.

5. Olukman M,Can C,Erol A,et al. Reversal of doxorubicin-induced vascular dysfunction by resveratrol in rat thoracic aorta：Is there a possible role of nitric oxide synthase inhibition. Anadolu Kardiyol Derg,2009,9（4）:260-266.

6. Bugger H,Guzman C,Zechner C,et al. Uncoupling protein downregulation in doxorubicin-induced heart failure improves mitochondrial coupling but increases reactive oxygen species generation. Cancer Chemother Pharmacol,2011,67（6）:1381-1388.

7. Yalcin E,Oruc E,Cavusoglu K,et al. Protective role of grape seed extract against doxorubicin-induced cardiotoxicity and genotoxicity in albino mice. J Med Food,2010,13（4）:917-925.

8. Rahimi BM,Momeny M,Babaeikelishomi R,et al. The modulatory effect of lithium on doxorubicin-induced cardiotoxicity in rat. Eur J Pharmacol,2010,641(2-3):193-198.

9. Thompson KL,Rosenzweig BA,Zhang J,et al. Early alterations in heart gene expression profiles associated with doxorubicin cardiotoxicity in rats. Cancer Chemother Pharmacol,2010,66（2）:303-314.

10. Ikeda Y,Aihara K,Akaike M,et al. Androgen receptor counteracts Doxorubicin-induced cardiotoxicity in male mice. Mol Endocrinol,2010,24(7):1338-1348.

11. Zhu J,Zhang J,Xiang D,et al. Recombinant human interleukin-1 receptor antagonist protects mice against acute doxorubicin-induced cardiotoxicity. Eur J Pharmacol,2010,643(2-3):247-253.

12. Hazari MS,Haykal-Coates N,Winsett DW,et al. Continuous electrocardiogram reveals differences in the short-term cardiotoxic response of Wistar-Kyoto and spontaneously hypertensive rats to doxorubicin. Toxicol Sci,2009,110（1）:224-234.

13. 刘福英,陈贵良,刘军,等. MIJ 和 HFJ 近交系大鼠心电图表现. 中国实验动物学报,2012,20(1):55-59.

14. 刘清君,蔡华,徐莹. 心肌搏动细胞传感器及其在药物分析中的应用. 浙江大学学报(工学版),2007,41（5）:742-745.

15. Xu G,Ye X,Qin L,et al. Cell-based biosensors based on light-addressable potentiometric sensors for single cell monitoring. Biosens Bioelectron,2005,20（9）:1757-1763.

第五节 神经行为毒性实验

神经系统是很多毒物的靶器官,研究外源性化学物的神经毒性效应及作用机制,探索评价其神经毒性的方法,对于制定神经毒物的卫生标准、探讨神经毒性效应的防治和危害控制的措施有重要意义。

神经毒性效应是指有害因素包括生物的、物理的和化学的因素所致的中枢神经系统和周围神经系统的结构或功能损害。可表现为神经化学、神经生理学、神经行为学和形态学等多方面改变。

一、神经毒性的评价指标

神经毒性的评价和作用机制的研究都是通过对各类生物指标的观测和流行病学现场研

究来完成的。一般将其分为 3 类：

1. 接触指标 是指组织中外源性化合物本身及其代谢产物或它们与靶细胞和靶分子作用产物的含量。

2. 效应指标 指反映毒物所致疾病和潜在危害的生理生化指标或神经系统状态的定量化测定指标。

3. 易感性指标 指反映生物体对毒物特殊易感的指标。

神经递质可用于研究神经毒物的作用机制和毒性评价。通常测定神经组织中递质或其代谢产物的含量，也有测定神经递质代谢的关键酶的活力和神经递质转化代谢率。神经递质指标适用于探讨毒物的作用机制，在检测和评价神经毒性中也显示出它的敏感性，但特异性较差。因为毒物一般干扰多种递质代谢的多个环节，难以确切判断神经递质的改变与靶器官效应之间的关系。此外，由于神经递质在被释放入突触间隙后很短的时间内就被再摄取或者灭活，又由于血-脑屏障的作用，仅有极少量递质进入血液。此外，还存在周围和中枢神经同名递质的问题，所以测定血或尿中神经递质及其代谢产物的意义有待进一步探讨。神经毒物对靶细胞的损害可产生其特定生化成分的改变。神经系统特异性蛋白质仅存在于特定的神经细胞中，因此可用于评价毒物的神经毒物。其优点在于它能够将毒性评价和探究靶细胞联系起来。研究表明 GFAP 作为评价神经毒性的生物指标具有较高的灵敏度和特异度。随着单克隆技术的应用，已可灵敏地检测出血清或脑脊液中神经特异性蛋白的改变，为研究和评价毒物的神经毒性提供了有力的工具。

近年来，计算机在处理脑电图信息中的应用，发展了功率频谱分析，提高了灵敏度和特异度，增强了实用性。大脑诱发电位(EP)主要用以检查感觉神经通路功能的完整性。其中 EP 的长潜伏期电位，是大脑内在的功能活动引起的电位变化，与认知活动、记忆和思维等心理过程有关，如 P300、CNV400 等。EP 用于神经毒理学评价有以下特点：①可检测神经感觉通路的结构与功能的完整性，并确定功能改变的程度和范围；②干扰因素少、无创伤、易接受；③P300 和 CNV400 可能成为沟通电生理学和行为学指标的桥梁。

二、整体动物的神经毒性评价方法

神经行为毒理学是目前神经毒理学领域进展较大的学科之一，行为的检测主要评价外界因素的潜在效应，也可以用于神经毒物的初步筛选，确定阈剂量。行为是机体神经系统功能的最终输出结果，是神经系统的综合表现，因此神经行为学方法是较为理想的评价各种神经毒物毒效应的评价指标。1989 年美国 EPA 颁布神经毒性测试规范(guidelines for neurotoxicitytesting)，提出增加动物神经行为功能测试，作为神经毒性危险度评估的必测项目。随后经合组织(Organization of Economic Cooperation and Development，OECD)以此规范为基础，经过两轮讨论，于 1995 年 3 月在渥太华召开的特别会议上提出了最终版神经毒性测试规范(OECD424)。在规范中推荐使用一组行为测试试验组合，将感觉、运动、认知等指标综合起来评价被测化学物质的神经行为毒性。动物神经行为测试还没有一套标准模式的神经行为功能测试组合，只是 OECD 在感觉、运动、认知等方面推荐了一些测试方法，研究者根据需要选择不同的测试方法。目前，动物神经行为毒性试验数据采集多借助摄像机和红外感应器对动物的行为进行实时记录并运用专业软件对动物活动轨迹进行分析，以避免人工观察记录所带来的误差。

对实验动物的化学物质投予方式，一般为静脉、皮下、腹腔内、经口等方式，方法通常与药理学、毒理学实验相同。可以一次,也可以连续多次,投予的时间及其时间的长短,取决于实验的目的。动物年龄的选择,针对不同的化学物质来选择。有的神经毒性物质如铅对幼小动物毒性大、敏感,而有的有机溶剂对老龄的动物产生毒性反应更敏感,尤其是在行为致畸实验中,化学物质对神经系统发育的各个阶段产生影响,如妊娠期尤其器官形成期和哺乳期等。此外,化学物质投予的剂量与实验动物后代行为异常有着一定的关系。

(一) 感觉功能的研究内容和方法

感觉系统包括视觉、听觉、味觉、嗅觉、体温调节、自体感觉(压力轻触四肢位置)和伤害性知觉(痛觉刺激),针对不同的感觉指标设计专门的仪器设备及不同的测试方法。

1. 伤害性知觉测试　用于研究毒物对中枢神经系统的兴奋和抑制或麻醉作用的程度,也可用于揭示某些毒性物质引起周围神经损害而使某些区域的皮肤痛觉过敏减退或消失的程度。比较常用的方法见下,根据刺激强度、反应时间、反应强度3个指标来分析痛觉程度。

热刺激法,用一定强度的温度来刺激动物躯体的某一体部位,使其产生疼痛反应。常用方法有辐射热测痛法(大白鼠或小白鼠辐射热致痛引起甩尾反应)、小白鼠热板法等。

(1) 辐射热刺激法(又称光热法):用小型聚光灯产生一定强度的光束,通过透镜聚焦照射大白鼠(或小白鼠)的尾巴或家兔鼻部来致痛。大白鼠以甩尾时间为痛反应指标,家兔则以甩头为痛反应指标。此法仪器装置简单,反应灵敏。实验前需测定小鼠痛阈值,超出6秒的小鼠应弃除。

(2) 小鼠热板法:使用冷热板测痛仪,小鼠的足底无毛,皮肤裸露,在温度为(55 ± 0.5)℃的金属板上产生疼痛反应,表现为舔后足、踢后腿等现象,当小鼠的周围神经系统受损时,可导致热感觉传导减慢或热感觉过敏。通过测定比较正常对照组和染毒组小鼠的舔爪时间,用以反映神经毒物对周围神经的损伤情况。

此法仪器装置简单,指标明确;痛反应潜伏期长,便于观察及测出药物之间的较小差异,是目前常用的方法之一。

(3) 化学刺激法:许多化学物质如强酸、强碱、钾离子、缓激肽等,接触到完整的皮肤和黏膜时,即引起疼痛反应。因此,将某些化学物质涂布于开口的皮泡基部暴露的神经末梢上或注入动脉、静脉或腹腔内,均可造成疼痛模型,作为研究疼痛生理及筛选镇痛药物的方法。

(4) 小鼠扭体法:应用有些化学刺激物注入小鼠腹腔内,引起深部的、大面积而较持久的疼痛刺激,致使小鼠产生反应(腹部内凹、躯干与后腿伸张、臀部高起)。

(5) 缓激肽动脉注射法:动脉内逆行注入缓激肽,使动物产生一些症状,称为假情感反应,表现有嘶叫、肢体屈曲、呼吸加深、血压升高、角膜反射与膝反射阳性等,此法可以用作鉴别外周作用的实验方法。

(6) 机械刺激法:对大鼠或小鼠尾根或尾尖施加一定的压力,可产生嘶叫,以此作为痛反应的指标。此法指标明确,使用简便,本法主要有大鼠尾尖压痛法和小鼠尾根压痛法。

(7) 电刺激法:系采用电刺激器进行刺激,引起疼痛反应。本法的优点是灵敏,缺点是机体组织的阻抗易变而不易控制,而且电刺激法敏感性不很高,其反应的变化与多种因素有关,如年龄、性别、种族及阈值等。与机械刺激法比较,对电刺激法的评价是严谨不足。

(8) 齿髓刺激法:目前公认牙髓神经是对痛颇敏感的刺激部位,其痛反应近似临床病理性疼痛。动物在麻醉下用电钻在牙齿上钻孔后,将电极插入齿髓作慢性埋藏电极。电刺激时,动物因疼痛会引起咀嚼运动与摆头等反应,这些反应可作为痛阈的指标。

(9) 小鼠尾刺激法:使用鼠尾光照测痛仪,电刺激小鼠尾部时,会引起小鼠嘶叫反应,以此作为痛反应指标。此法反应较为灵敏。

2. 感觉刺激测定　将轻微性刺激剂涂于老鼠眼部,记录其擦拭的次数和擦拭持续时间。这项试验不需要对动物进行训练,也不需要特殊的试验装置。

3. 操作性自体感觉辨别试验　该试验研究动物对一种固定刺激(如光、噪声、气味)的反应,通过改变刺激方式,测量动物的辨别能力。在重复剂量试验中同一个动物可以被重复测试。

4. 听觉惊吓反射和惊吓反射弱刺激抑制　听觉惊吓反射是一种常用的惊吓反射行为模式,它以强烈的听觉刺激为诱发刺激,在强声音刺激之前如果先呈现一个弱的声音刺激,则这种听觉惊吓反射将会受到抑制,即惊吓反射弱刺激抑制。这种抑制功能在一定程度上反映了大脑的感觉运动门控功能,是检测啮齿类动物兴奋性和感觉运动过程中神经化学物质水平的敏感性指标。

5. 听觉辨别试验　该试验内容为通过对动物进行强化的听觉训练,使其对一种听觉信号产生反应,改变该信号,测试其反应的准确度。该试验要求对动物进行大量的训练,以便学会辨别,而且经常要求限食限水以便提高反应性。在重复剂量试验中同一动物可以被重复测量。

6. 嗅觉定向试验　嗅觉定向试验用于研究幼鼠的寻窝能力和嗅觉发育状况。测试时将幼鼠放在一个长方形的装置中间,在装置的两端分别放上原窝料和新窝料,记录幼鼠在试验期间移动的方向和移动的距离。因该试验以嗅觉为线索,在测试时要控制好测试室的气味,同时也应排除同窝小鼠叫声的干扰。

在测试感觉功能时要注意动物对感觉刺激所做出的反应,多数感觉行为测试终点是由运动行为来体现的,化学物质对运动功能的影响,可以造成对感觉功能测试的干扰,因此在测试时要注意结合运动功能,测试鉴别真正的损伤对象。

(二) 运动功能的研究内容和方法

动物运动功能的研究包括测试动物的体格发育、动物的反射及感觉功能、神经运动协调能力、躯体感觉运动耐力测试、神经肌肉成熟、活动度测试等。

1. 活动度测定　动物的自主活动情况反映中枢神经系统的功能状态,自主活动度的测定是评价啮齿类动物中枢神经系统兴奋状态的一项重要指标。测试大鼠、小鼠活动量的方法很多,主要有:①短时间活动量(几分钟),包括旷场试验、有孔板试验、运动解析装置;②长时间活动量(几小时);③昼夜自主活动量;④转轮活动笼等。

运动协调功能测试:包括转棒试验游泳能力试验、后肢撑力试验、空中翻正试验等。

(1) 转棒试验:该试验主要用于测试动物的协调运动能力。

(2) 游泳能力测试:游泳时间的长短可以反映动物运动耐力的程度。

(3) 后肢撑力测试:使断乳大鼠从30cm高处落下,下方铺有白纸,大鼠后肢涂有染料,大鼠落下后,测量两后肢之间的距离,如果距离增加可能是由于外周神经病变引起后肢运动神经损伤,导致后肢瘫痪,从高空落下后肢不能支撑。

(4) 空中翻正试验:空中翻正反射包括转头、前肢旋转等一系列顺序运动;平面翻正反射(surface righting)试验:以生后3天的幼鼠为对象,测试时,将幼鼠仰放于试验台的一个平面上,观察其身体至四肢复位接触台面所需的时间。所有试验的幼鼠均在2秒内翻正所需天数。

(5) 负趋地性试验:该试验用于评价动物的躯体感觉运动能力。

2. 认知功能的研究内容和方法　认知功能的研究内容包括学习和记忆两个方面。目前啮齿类动物学习能力测试的方法种类很多,根据试验原理,大致可以分为如下 3 类:①适应性测试试验;②经典条件反射性试验;③操作性条件反射试验。

(1) 适应性测试试验:适应是指非感觉性适应或非肌肉疲劳所引起的机体对连续外界刺激产生的反应。它是一种原始的学习过程。在这一过程中,动物学会对一些重复的、无任何意义的外界刺激不做出反应。

动物适应性测试是精神药理学研究中的一种传统方法,但对行为毒理学来讲却是一个新的领域。

1) 听觉惊吓适应试验:是一种简单的学习过程。其影响因素有:①测试箱内的背景;②外环境的背景噪声;③声音刺激的强度;④刺激的时间间隔等。

2) 探孔适应试验:通常用于评价动物的探索及学习行为。

(2) 经典条件反射试验:

1) 经典条件反射:巴甫洛夫在描述经典条件反射时,引用了下列几个概念:①非条件刺激(UCS 或 US):指不需任何条件即可引出一些特殊反应的刺激(如食物、电击等);②条件刺激(CS):指有条件反射伴随出现的中性刺激(如声、光等);③非条件反应(反射)(UCR):指非条件刺激引起的"自动反应"(如分泌唾液或防御反应);④条件反射(CR):由非条件刺激伴随一段时间后,单独条件刺激引出的"自动"反应。

条件反射形成取决于下列因素:①非条件刺激伴随条件刺激的次数;②非条件刺激种类;③条件刺激和非条件刺激的时间间隔;④条件刺激的强度和持续时间;⑤条件刺激的可辨程度。

2) 经典条件反射性试验:经典条件学习的评价指标是非条件刺激取消后,条件反射持续的时间。在行为毒理学研究中,经典条件反射的试验有消极(被动)——回避学习、味觉厌恶学习和嗅觉厌恶学习 3 种试验。现简单介绍一下消极-回避学习实验。

消极-回避学习实验:大鼠或小鼠喜欢黑暗和趋向于由高处向低处跳的习性。

该实验可用于评价化学物是否导致记忆的减退或丧失,同时目前也用于抗健忘作用如抗痴呆药药效评价的第一阶段即临床前试验阶段和评价保健食品功能是否具有改善记忆作用的一种测试方法。

(3) 操作性条件反射试验:是指动物在特定的环境下引起的能动行为。也就是说,动物为了自己生存,积极地去适应环境条件,或者避开不利的环境所形成的学习行为。这种行为反复多次,动物在同一环境条件下,随时保持着再现这种学习行为。目前常用的操作性条件反射试验尽管其装置不同,但原理是相同的。基本的操作性条件反射试验有以下几类:

Ⅰ. 主动(积极)回避学习

单向回避。

双向回避。

Simden 型。

Ⅱ. 迷宫学习

简单迷宫:a. Y 型迷宫。

　　　　　b. T 型迷宫。

水迷宫:a. E 型或 M 型水迷宫。

    b. Biel 水迷宫。

食物强化的迷宫试验：

a. Olton 空间迷宫。

b. Hebb-Williams 迷宫。

c. 多重迷宫。

Ⅲ. 操作性条件反射

主动(积极)操作性条件反射 例:Skinner 箱

被动(消极)操作性条件反射

下面以主动操作性条件反射 Skinner 箱为例,简单予以说明。

  传统的操作性条件反射的实验装置是 Skinner BF 为测定动物学习能力而设计的一种特殊的装置 Skinner 箱。在这种装置中,动物的操作性反应是压杆,得到的强化是一粒食饵或一滴水。实验前控制动物的饮食或者饮水,使其具有饥饿感或口渴感,易于训练。试验时,通过不同的强化程序来控制动物的操作反应率。如通过改变强化的类型、强度和时间,来观察动物为了获得报酬(食饵、水等)而进行的积极学习行为,以反应率和强化率来衡量。

  在操作性条件反射性实验中,常用的强化程序有:

Ⅰ 主动(积极)强化程序

ⅰ 连续强化(CRF)

ⅱ 间歇性强化

a 时间间隔 定时间隔(F1)

      变时间隔(VI)

b 比率 定率(FR)

    变率(VR)

c 低频率差别强化

d 条件抑制

Ⅱ 被动(消极)强化程序

ⅰ 连续回避(Sidman 型)

ⅱ 非连续回避(辨别型)

  其操作性反射的习得率受反应和强化之间的时间间隔,强化物的性质,如大小、浓度、易消化程度等因素的影响。

  下面就迷宫学习中的 Morris 水迷宫实验进行简单介绍:

  Morris 水迷宫是由 Morris 在 1984 年发明的。迷宫发明当初用来研究实验室大鼠空间或位置学习记忆。近 30 年来,在行为神经科学研究中,它成为最常用的实验室研究工具之一。水迷宫实验常用于啮齿类动物神经认知疾病模型的验证和神经认知治疗可行性的评估。同时也利用该实验评价水迷宫成绩、神经递质系统、药物作用之间的关系。随着应用的逐渐广泛,水迷宫实验在当代神经科学研究中占据了十分重要的位置。

  在水迷宫实验中,让动物利用远侧暗示从起始位置游到水下隐匿平台,用重复训练来评估空间学习,当水下平台被撤出时,用平台象限偏爱来确定动物参考记忆。Morris 水迷宫定位航行实验是将大鼠放入水中,利用啮齿类动物天性会水但又怕水的特性作为驱动力,迫使动物找到逃逸平台避水上岸,并通过训练,学会利用环境标志物与隐匿平台关系来判断水中平台位置,形成稳定的空间认知,动物必须通过游泳和寻找水下平台才能强化这一认知,这种空间学习记忆属于联合型学习中的操作式条件反射,平台的位置与大鼠自身所处的位置无关,是一种以异我为参考点的参考认知,所形成的记忆是空间参考记忆。这种空间参考记忆进入意识系统,其储存与提取涉及边缘系统(海马)、纹状体、基底前脑、小脑和其他的神经区域,其记忆过程属于陈述性记忆。空间航行训练是一种联合型学习,所形成的记忆是空间参考记忆。啮齿类动物在完成空间学习和记忆任务时,涉及了大量脑区和神经传导路径,至少有海马、纹状体、基底前脑、小脑的参与,这些脑区的损伤都会表现出水迷宫学习成绩的缺陷,空间学习与水迷宫成绩都依赖于不同脑区间的相互作用,这些脑区组成了一个功能完整的神经网络。

三、迟发型神经毒性

(一) 急性暴露

某些有机磷引起的迟发性神经毒性(organophosphorus induced delayed neurotoxicity, OPIDN)是一种神经综合征,主要的临床症状为四肢无力、上位运动神经元损伤性痉挛。其相关的病理学症状是周围神经和脊髓远端轴突病。其有关的生化作用是神经组织中的神经病靶酯酶(neuropathy target esterase, NTE)抑制和老化。暴露引起的 NTE 抑制和随后的老化,其临床体征和病理改变首先见于第 1~2 周间。神经病靶酯酶(neuropathy target esterase, NTE)又称神经毒性酯酶(neurotoxic esterase),是膜结合蛋白,催化戊酸苯酯水解。该酶与有机磷共价结合发生磷酰化后,即被抑制或老化,与 OPIDN 之间有着密切关系。并不是所有抑制 NTE 的有机磷都能引起 OPIDN,但是所有引起 OPIDN 的有机磷都能抑制 NTE。

OECD 新的指导大纲对原有试验方法进行了改进,要求对实验动物进行 NTE 的测定。在急性迟发性神经毒性试验中,高剂量即采用最大耐受剂量,一次给药后观察 21 天。在亚急性神经毒性试验中,连续给药 28 天后,继续观察 14 天。试验期间需对动物全面观察,内容包括:行为异常、运动失调、瘫痪等,试验中定期进行生化检验,特别是 NTE 测定,并于试验结束时进行神经组织的病理学检查等。

将受试物经口给予事先经阻断急性胆碱能效应保护后的家鸡一次后,对实验动物观察 21 天,观察包括行为异常、运动失调和瘫痪。对于每组的母鸡,随机选择进行生化测定,尤其是神经靶酯酶(NTE)(一般在给药后的 24~48 小时)。暴露 21 天后,将所有残存的母鸡都处死,对所选择的神经组织进行组织病理学检查。

1. 实验中需要注意的环节

(1) 对照:需要选择阴性对照和阳性对照,常用的阳性物质可以选用 TOCP。

(2) 动物数量:需要预先考虑动物的数量,考虑实验过程中可能损耗的数量,要求最终在实验结束时需要每个组有 6 只动物进行组织病理学观察,在试验中进行生化检测需要牺牲 6 只动物(每个时间点 3 只)。

(3) 剂量:如果最高观察到 2g/kg,依然没有出现迟发型神经毒性,则没有必要再增加剂量进行观察。

(4) 生化检查:一般在给药后的几天内进行相应的生化检查,目前常用给予化学物后 24 小时、48 小时分两次进行检查,每次牺牲 3 只动物/组,阳性组仅在 24 小时牺牲 3 只即可。必要时可以延长第二次取材的时间。检测脑和腰脊髓组织的神经靶酯酶活性,也可以检测坐骨神经的神经靶酯酶活性。

（5）病理学检查：

1）大体剖检：需要注意动物的脑和脊髓的一般状况。

2）组织切片：固定采取灌流固定的方法，切片需要包括小脑、延髓、脊髓和外周神经。脊髓需要从上颈部节段、胸中节段和腰骶节段。坐骨神经的胫神经远区和伸向腓肠肌的分支需要取材。染色需要髓鞘和轴突的特异染色方法。

2. 结果的评价

（1）研究中得到的所有结果需要根据发生率、严重性和行为、生化及组织病理学的相关性来确定处理组和对照组的差异。

（2）有关数值的分析，需要根据试验设计来选择适当的统计学方法。

（3）在评估和评价化学物的毒性时，需要考虑化学物所属的类别，可能导致的在其他毒性研究中可以检测的特殊类型的神经毒性。明确有机磷类物质能够导致迟发型神经毒性，因此需要根据本原则进行相关的研究。另外，可以使用体外筛查实验来确定化学物可能导致的迟发型的多神经病变，不过，体外试验的阴性结果不能作为判断该化学物为非神经毒性物质的证据。

（4）在本指导原则选择观察终点（生化、组织病理学和行为观察）得到阴性结果，则不需要再进一步实验观察迟发型神经毒性，如果出现模棱两可或者无法得到结论时，需要进一步进行评价。

（二）28 天重复暴露毒性研究

1. 原理　将受试物每天经口给予，连续给予 28 天，动物需要每天进行观察行为异常、共济失调和瘫痪，直到给药停止后的 14 天。神经靶酯酶的检测在最后一次给予后的 24 小时和 48 小时进行。最后一次给予受试物的 2 周后，牺牲所有存活的母鸡，对选择的神经组织进行组织病理学检查。

2. 意义

（1）重复暴露的毒性检测所采用的研究剂量要低于急性毒性的研究。

（2）重复暴露研究有助于观察具有蓄积效应的化学物的累加作用。

（3）重复暴露的毒性研究可以提供 NOAEL 的水平，以用于建立安全暴露的标准。

3. 结果统计与评价

（1）评价内容包括临床神经毒性症状、生化检验和病理检查结果及可观察到的其他毒性效应。对发生率、严重程度及相关性作出评价。

（2）将受试样品组与阳性对照组、赋形剂对照组做比较，进行统计分析，以确认是否有迟发性神经毒作用。

（3）阳性对照组应出现共济失调障碍，病理组织学证实有脱髓鞘改变。赋形剂对照组无上述改变。

（4）出现阳性时，需求得无作用剂量，进一步评价受试样品与神经毒性的反应关系、发生率和严重程度。

4. 注意事项　最高限量不同于急性毒性暴露，重复暴露的毒性研究，最高限量做到 1g/kg，如果未观察到引起迟发型神经毒，则不需要再提高剂量进一步观察。

四、神经毒理学体外实验替代模型

毒理学研究的传统方法是进行动物模型的体内试验，成本高、实验周期长，且较难从体液中分离出足量、高纯度的代谢产物进行生物化学和物理化学的研究。而随着新技术的发展,毒理学研究正逐步由体内动物研究向体外试验转变,替代动物实验的体外模型研究成为毒理学发展的重要方向之一。体外毒理学试验是指利用游离器官、培养的细胞或细胞器、生物模拟系统以优化、减少或代替传统的动物实验,进行卫生毒理学评价、环境安全性评价和其他相关科学研究。目前一些替代方法已通过有关机构的验证并被欧盟、美国等推广应用。它们都有着良好的发展前景及应用价值。

（一）组织培养

1. 胚胎脑组织块培养　胚胎脑组织块培养(fetal brain tissue culture)是神经生物学中用于研究神经细胞发育的形态和生化特性的重要手段之一。Steinsvag和Laerum于1985年建立了用半固体琼脂包被多孔培养板进行大鼠胚胎脑组织器官培养的方法,成功地在体外模拟了体内脑发育过程,可用于评价外源性化学物质脑发育毒性的研究。

目前,虽然细胞培养和动物模型的制作已经发展得非常成熟,可用于进行体内生理和病理研究,但它们各自都不可避免地存在着一定缺陷。如细胞培养虽具备实验条件易于控制、易于进行操作、样品的特征明确及性状相似、经济高效等优点,但是由于脱离了体内的环境,使其丧失了组织结构和细胞之间的联系以及一部分与之相关的生化特性;动物模型虽能够得到整体病生理反应,但对于实验条件的操控非常受限且由于受到体内多种因素的影响很难对单一因素进行分析。而脑片培养正是在细胞培养与动物模型之间建立的实验平台,它既满足体外培养实验条件易于控制、实验过程易于观察的要求,又具备了与体内组织结构和环境更贴近的优势,因此自脑片培养问世以来,这项技术被越来越广泛应用于神经系统的研究中,特别是神经发育、电生理特性、病理细胞改变,以及制作疾病模型、观察药物疗效、进行干细胞研究等方面。

2. 全脑再聚集培养　全脑再聚集培养(whole brain reaggregation culture)方法最初由Moscona于1961年建立,后来经改良应用于神经毒性的评价。通过细胞重新聚集培养,重聚合的脑细胞培养重新生产出像体内实验中那样更多的复杂性(包括突触和髓鞘)。这个系统包括完整的神经元和胶质细胞群,排列形成三维结构,组织具备典型的细胞-细胞之间相互作用与体内很相似。通常选择大、小鼠用于取材,胚胎期大鼠脑组织为首选。起始培养的脑组织很大程度上影响细胞成分以及培养物的发育潜能。由于突变小鼠和转基因小鼠的日益增多,选择小鼠也逐渐显出优势。胚胎神经组织的发育时间是其能否在体外正常生长发育衍化的重要因素,因此针对培养目的和培养取材部位的不同,所选择动物的最佳胎龄也不尽相同,如使用大鼠组织作为对象,脊索不晚于孕14天,全脑不晚于孕15天,端脑不晚于孕16天。

（二）细胞培养

1. 原代细胞培养　原代神经细胞培养是外源物质神经毒性效应的良好体外模型。包括神经细胞、神经胶质细胞、少突胶质细胞以及神经干细胞培养。

神经组织主要由神经元和神经胶质细胞组成。神经细胞分散培养是将神经组织从动物或人体内取出后,用机械方法或酶消化法将其分离成单个细胞,模拟体内的生理条件进行培养,使之在体外存活、生长和繁殖。这类培养的优点是细胞以单层生长,可以获得充分的营养,细胞及其突起的形态结构在光镜下清晰可见,因此,细胞分散培养技术目前已得到广泛的应用。根据培养的细胞是否能传代,神经细胞分散培养又可分为原代细胞培养和传代细胞培养。神经细胞一般不再分裂,不再传代,称为原代细胞培养;在目前的培养条件下,它可以存活几周甚至更长,神经胶质细胞或胶质瘤细胞在合适条件下可以繁殖传代,称为传代培养。

（1）大脑皮质神经元原代培养,通常取 17 ~ 18 日龄的大鼠胚胎或 18 日龄的小鼠胚胎为宜。17 ~ 18 日龄的胚胎取材容易,且存活率高。较大龄胚胎和新生鼠神经元分离难度相对较大,而且已经有细胞轴突和树突相互接触,分离过程中容易造成细胞连接受损且容易混杂有较多的胶质细胞。

（2）神经干细胞是一种能发育成神经组织的、未分化的、具有自我更新能力和多向分化性的细胞。自我更新是指能自我复制,产生许多细胞分支,形成子细胞。这种子细胞仍然具有自我更新能力和多向分化,最终能分化出神经组织中的各种类型的细胞。

神经干细胞具以下特点:①具有增殖能力;②在整个生命过程中能自我维持或自我更新;③能通过扩增祖细胞而产生大量的子代细胞;④具有向多细胞系分化的能力;⑤损伤或疾病能刺激干细胞的分化。神经干细胞在体外合适的培养基(神经细胞基础培养基)中,可以长期存活、增殖,但不能永久增殖,其持续增殖依赖于有丝分裂原信号的存在,如EGF、成纤维细胞生长因子-2(fibroblast growth factor-2, FGF-2)、脑源性神经营养因子(brain derived neurotrophic factor, BDNF)等。细胞的生长离不开细胞间的联系,如能使细胞间保留原有的联系,就可以使细胞保持增殖状态,在短期内获得更多的干细胞用于研究。

（3）人神经细胞培养:对神经母细胞瘤等人类细胞的应用可作为神经毒性实验的一种替代物。这些肿瘤细胞在基因上的可控制程度还未被定义,功能性活动无法与正常的人脑细胞进行比较。来自人类神经组织的原始细胞因此是最佳选择,但由于伦理上及法律上的原因,人类组织的来源等因素要受到限制。

（4）联合培养:来自不同器官的联合培养,比如在培养鸡脑细胞或神经细胞中加入肝细胞,提供了一个可以与肝脏相比的代谢激活系统。来自用母体复合物处理的肝细胞上清液的细胞毒性的系列实验是一种在研究中测量代谢产物作用的稳定性和半衰期的方法。

一种化学品可通过在肝脏中的新陈代谢作用,直接或间接地表现出它的毒性。稳定的代谢产物可经肝细胞释放进入血流并在通过血-脑屏障后被运输到大脑。因此,基于单个器官的细胞培养系统就无法鉴别"间接活性"的神经毒性复合物(即需要生物激活的复合物)。化学物质的代谢激活或去毒能在各种不同物种中已确立的细胞培养系统中被清楚地测量。因此,器官之间可能的交互作用就需要来自与器官相关的典型类型细胞的联合。对来自肝脏的不同类型细胞的肝细胞的培养或联合培养适合检测肝特殊毒性,同时,为了检测神经毒性,肝细胞培养必须与脑细胞培养联合,并且必须考虑血-肝-脑通路。

2. 传代细胞培养

（1）成神经瘤细胞系:成神经细胞瘤是一种由成神经细胞组成的恶性肿瘤,原发于自主神经系统或肾上腺髓质中。从成神经瘤克隆出的成神经瘤细胞系主要有以下 2 类:①人成神经瘤细胞系 SK-N-SH 和 SH-SY5Y;②小鼠来源成神经瘤细胞(Neuro-2a, N2a)。

（2）胶质瘤细胞:神经胶质细胞广泛分布于大脑和脊髓,是组成 CNS 的主要细胞,占中枢神经细胞总数的 70% 以上。神经胶质细胞是一种用于神经毒性评估的良好体外模型。①人脑神经胶质瘤细胞(H4):H4 是从一名 37 岁男性白人的神经胶质瘤中分离所得。神经毒性主要作用机制为氧化损伤,通过检测化学物质对 H4 细胞内 ROS 的生成、脂质过氧化水平及对抗氧化系统的影响,能综合评价化学物质的氧化应激状态,探讨化学物的神经毒性作用机制。②大鼠神经胶质瘤(C6):C6 是一种高度恶性的胶质瘤细胞,是由 Benda 等经过一系列的动物实验和传代在 N-亚硝基甲脲诱发的神经胶质瘤中克隆分离获得。C6 常用于研究化学物对神经细胞的氧化损伤和凋亡机制。

（3）嗜铬细胞瘤细胞:嗜铬细胞瘤是来源于肾上腺髓质和肾上腺外嗜铬组织分泌儿茶酚胺的肿瘤。嗜铬细胞瘤细胞主要有大鼠肾上腺嗜铬细胞 PC12 细胞系。PC12 细胞系来源于一种可移植的 X 射线诱发的褐家鼠(Rattus norvegicus)肾上腺嗜铬细胞瘤(一种交感神经系统的肿瘤)。PC12 细胞能表达神经元特征,是一个常用的神经细胞株,并且是国际上基本公认的在体外进行神经化学与神经生物化学及神经系统疾病研究的理想模型。PC12 主要用于研究毒性物质引起的神经分化的作用机制和对神经生长因子相关基因的影响,常用于神经毒性物质的检测。

3. 中脑细胞微团培养　胚胎中脑细胞培养(midbrain micromass culture)可作为筛选发育神经毒性化学物的一种体外短期试验,由 Flint、Renault 和 Wise 等建立并加以完善,材料多取自啮齿类动物和大鼠。该法利用处于发育期阶段神经细胞分化前期的胚胎中脑细胞经体外高密度培养后形成由神经元和胶质细胞组成的细胞集落和神经细胞典型的神经突起,来观察细胞生长发育。由于细胞在此期间对化学毒物的作用非常敏感,毒物可抑制神经细胞的分化和增殖,因此,该法广泛用作初筛具有发育神经毒性的外源化学物质,并可应用于研究化学物质的毒性机制。

微团培养是欧洲替代方法验证中心(ECVAM)推荐的 3 种发育毒性评价的体外替代方法之一。其采用高密度的胚胎原代细胞共培养的方法,能够较好地模拟体内发育过程。

孕 13 天大鼠的胚胎中脑细胞正处于神经细胞分化前期,此期内神经细胞在体内外具有相似的形态和细胞分化特性,培养过程中可随神经细胞增殖分化而形成细胞集落和神经细胞典型特征的神经突起。在此期间,细胞对化学毒物的作用非常敏感,毒物可以抑制细胞的增殖和分化,从而使细胞集落和细胞数目减少。胚胎中脑微团培养实验可以用来观察细胞的生长发育,探索外源化学物的致畸作用,研究化学物质的致畸机制。

（魏雪涛　蒋建军）

参 考 文 献

1. Delayed Neurotoxicity of Organophosphorus Substances Following Acute Exposure. OECD 418.

2. Delayed Neurotoxicity of Organophosphorus Substances:28-day Repeated Dose Study. OECD 419.

3. Neurotoxicity Study in Rodents. OECD 424.

4. Developmental Neurotoxicity Study. OECD 426.

5. 郑玉新,梁友信. 化学毒物的神经毒性效应及其毒理学评价. 卫生毒理学杂志,1995,9(3):189-192.

6. 曹佩. 神经行为毒理学的研究内容和实验组合. 毒理学杂志,2011,25(4):304-306.

7. 迟发性神经毒性试验. 化学品毒性鉴定技术规范. 卫监督发(2005)272 号:147-152.

8. 任雁,董田甜,邹莉波,等. 神经发育毒性体内及体外评价方法. 毒理学杂志,2011,25(1):61-63.

9. 彭双清,郝卫东,伍一军. 毒理学替代法. 北京:军事医学科学出版社,2009.

10. 王勇,朱小南,陈汝筑,等. 新生大鼠海马脑片培养方法. 中国药理学与毒理学杂志,2005,19(1):70-74.

11. 林清,王玮. 大鼠大脑皮质神经元的原代培养. 福建医科大学学报,2008,42(2):152-155.

12. 徐国政,刁波,张宜,等. 成体神经干细胞培养方法的建立. 中华实验外科杂志,2010,27(9):1294-1295.

第六节　内分泌毒性评价试验

随着大量的外源化学物进入环境,越来越多的证据表明,一些外源性化学物可以干扰人类及野生动物种群的内分泌系统的功能。现在世界很多国家越来越重视环境内分泌干扰物引起的毒性效应。

许多的研究小组对于环境内分泌干扰现象进行了描述,但是关于内分泌干扰物的定义,至今仍然存在争议,下面给出已有的定义:

(1) 激素在机体内维持其稳态、生殖、发育以及行为,干扰激素合成、分泌、转运、结合、作用效果或者清除的外源性化学物即为内分泌干扰物(EPA,1996)。

(2) 内分泌干扰物指通过引起机体内分泌功能的改变,在完整的机体内或者在其后代导致不良健康效应的外源性化学物,潜在的内分泌干扰物能引起机体内分泌功能失调(欧盟工作组,1997)。

(3) 能够引起内分泌功能改变并在机体、子代和(或)生物(亚)种群引起不良效应的外源化学物(EDSTAC 和 WHO)。

世界各国对内分泌干扰物的有害作用越来越关注,很多国家建立了专门的机构和制定相关的法律筛查、检测和控制环境内分泌物的有害效应。美国在 1996 年制定的食品安全法、饮水安全修订法以及欧盟和日本都制定了相关的法案,在进行化学物安全性评价时必须检测外源化学物的内分泌干扰作用。近些年来,经济合作与发展组织(OECD)和美国的环境保护总署(EPA)都在建立和完善内分泌干扰物筛查程序(endocrine disruptor screening program,EDSP),并对这些程序中的筛查方法进行标准化,包括方法的建立、预验证和验证。

美国在 1996 年就开始启动内分泌干扰物筛查计划,以筛查农药、化学物和环境中的污染物对雌激素、雄激素或者甲状腺激素系统的影响。当前内分泌干扰物筛查计划主要有三个方面的内容:①对第一阶段筛查和第二阶段检测方法的发展和验证;②制定化学物优先检测的标准;③制定检测策略和检测程序。

目前,内分泌干扰物筛查计划主要目标是建立和验证体外和体内的方法,确定化学物对人及动物的内分泌干扰的潜在危害。EPA 采用两阶段的方法。第一阶段采用组合筛查,确定化学物对雌激素、雄激素或者甲状腺激素系统的影响作用;第二阶段确认、量化化学物对内分泌系统的影响,并了解其作用的特征。

第一阶段的筛查包括:

两栖类的变态试验[amphibian(frog)metamorphosis]

体外的受体结合试验(receptor binding *in vitro* assays)

芳香化酶活性试验(aromatase)

鱼的筛查试验(fish screen)

Hershberger 试验

雌性(雄性)青春期试验(pubertal female、pubertal male)

性激素合成试验(steroidogenesis)

子宫增重试验(uterotrophic)

15 天完整的雄性大鼠试验(15-day adult intact male)

第二阶段的试验包括:

两栖类的发育生殖试验(amphibian development,reproduction)

鸟类的两代试验(avian 2-generation)

鱼的生命周期试验(fish lifecycle)

无脊椎动物的生命周期试验(invertebrate lifecycle)

哺乳动物的两代试验(mammalian 2-generation)

此外还包括宫内发育和哺乳期试验(未归于哪个阶段)。

对于上述的方法,有些已经经过验证,而有些正在验证,有些正在建立方法。通过方法的验证明确方法的检测目的;数据解释的全面性和一致性;生物学和毒理学的相关性;方法学的简便性;方法的优缺点;受试物的分析方法以及统计学方法的选择对检测效能的影响;就生物学和化学检测方法的变异来说,检测结果的重复性和重现性。通过对方法的验证,确定选用何种检测方法,并最终确定第一、二阶段的检测方法组合。

由于内分泌干扰物对内分泌系统作用的多靶向性,因此内分泌干扰物筛查计划在第一阶段采用试验组合的检测策略,利用试验组合来确定化学物对雌激素、雄激素和甲状腺激素系统的可能作用。

一、哺乳动物体内评价方法

在 OECD 和 EPA 的内分泌干扰物第一阶段筛查试验中,哺乳动物体内试验包括子宫增重试验、Hershberger 试验和雌性青春期大鼠试验。内分泌干扰物筛查顾问委员会(Endocrine Disruptors Screening and Testing Advisory Committee,EDSTAC)推荐可选择雄性和雌性青春期大鼠试验、15 天雄性完整大鼠试验以及宫内发育-哺乳试验作为第一阶段子宫增重试验、Hershberger 试验以及体外激素合成等筛查试验的替代试验。但是,EDSTAC 和机构间替代方法评价协调委员会(Interagency Coordinating Committee on the Validation of Alternative Methods,ICCVAM)又将子宫增重试验、Hershberger 试验作为内分泌干扰物第一阶段筛查试验组合。因而在此将这几个试验一并介绍。

(一) 3 天子宫增重试验

子宫增重试验是检测雌激素样作用的体内试验。雌激素控制动情周期中子宫的生长周期。2 天就可检测到动情周期中子宫生长的变化。当缺乏内源性的雌激素分泌时(动物未性成熟或者动物卵巢切除),子宫生长对外源性的雌激素样物质非常敏感。当未达到性成熟或者卵巢切除动物暴露于具有雌激素样作用的物质时,使得子宫内膜细胞液体增加或者细胞增殖,子宫重量增加。子宫重量是本试验的主要的检测终点,检测的指标是子宫湿重和子宫干重。当染毒具有雌激素样作用的化学物可能引起子宫重量增加。而具有雌激素拮抗作用的化学物联合给予雌激素时,可能引起子宫重量下降。

(二) 5 天和 7 天 Hershberger 试验

去势的雄性大鼠(手术去除产生内源性雄性激素的睾丸)副性腺和组织的生长发育或维持其大小需要外源性的雄激素。因此,给予去势雄性大鼠受试物,检测副性腺和组织的生长发育情况,若增加,则受试物具雄激素样作用;给予去势雄性大鼠雄激素的同时,再给予受试物,检测其副性腺和组织的重量,可用于评价受试物的雄激素拮抗作用。

(三) 雌性大鼠青春期试验

雌性大鼠青春期试验是用完整的青春期在体内检测化学物对大鼠青春期发育以及甲状腺功能影响的体内试验。本试验检测具有干扰甲状腺激素、雌激素、黄体激素、卵泡刺激素、泌乳素、下丘脑功能以及生长激素功能的外源化学物。

（四） 雄性大鼠青春期试验

雄性大鼠青春期试验是用完整的青春期在体内检测化学物对大鼠青春期发育以及甲状腺功能影响的体内试验。本试验检测具有干扰甲状腺激素、雌激素、雄激素、泌乳素、下丘脑功能以及生长激素功能的外源化学物。

（五） 15 天完整雄性大鼠试验

15 天完整雄性大鼠试验是以作用模式为基础的内分泌干扰物筛选试验，用于鉴定外源化学物内分泌干扰作用可能的潜在作用模式，可以在未观察到有害作用的剂量下筛查出具有内分泌活性的化学物。通过体内染毒，检测血清中激素水平的改变，与相应的器官重量和组织学检测结果结合，确认外源化学物是否具有内分泌干扰物活性。

二、体外试验评价方法

（一） 器官培养

化学物通过抑制类固醇激素生物合成通路中的代谢酶而抑制激素的合成。而且也可以干扰黄体酮（LH）与膜受体的结合，胆固醇的合成和细胞间的转运来干扰激素的合成。通过器官培养可在体外探讨干扰物对类固醇激素生成的干扰作用。

体外器官培养，有 3 种方法：简单培养、表面灌流和灌流法。这 3 种方法的不同之处在器官和培养液是如何接触：简单培养中器官一直处于培养基中；表面灌流法，培养液在器官表面流过器官；灌流法，培养液流经器官的脉管系统。

体外系统又分为：封闭、半开放和开放系统。在封闭系统中并不更换培养液，只能收集 1 次样品；在半开放系统中，培养液于固定的时间更换，在更换培养液的同时可以收集样品；在开放系统中，培养液在不停地更换，而样品也可以在任何时间收集。系统的选择主要根据在不增加外部干扰的情况下的技术简单化以及不同时间点获得样品的需求。

1. 整体器官简单培养　简单培养包括睾丸或卵巢的摘取以及培养。

对于整体睾丸来说，麻醉动物后摘取睾丸。睾丸在 37℃ 、95% O_2 、5% CO_2 条件下培养在 Kreb-Ringer 营养液。培养体系中含有或不含有受试物和刺激物如 LH。

对于整体卵巢来说，体系中也是含有或不含有刺激物。卵巢培养也包括从麻醉动物体内摘取卵巢，然后在 34℃ 、5% CO_2 的条件下，旋转培养（时间从 1～24 小时不等）。最后倒出上清液，冷冻储存。

2. 表面灌流　表面灌流系统是 3 种培养方法中最麻烦的一个，不过可以连续几天模仿体内条件，发挥卵巢的功能，可以使卵巢长时间存活，以描述更加复杂的发育过程，如黄体的形成。卵巢的表面灌流过程需要提前的设置检查。实验前系统必须消毒，设定最佳操作，如所有房室内灌流液的流速必须一样。操作过程也是很繁琐的，包括：高压灭菌，准确的灌流设定，培养液准备，装配过程中要保持无菌。

3. 灌流法　灌流法主要包括将导管插入离体器官的大动脉和大静脉中。灌流系统连接在脉管上，培养液流经放在培养瓶中的器官。培养液要充氧、调 pH，维持温度，灌流压力也要进行控制，同时要保证流速。

装置消毒后组装。而且里面不能混有空气，以防阻塞水流。卵巢灌流装置同睾丸灌流装置。

麻醉大鼠后，取出含有完整动、静脉的卵巢。在 37℃ 生理盐水里将卵巢插管。以注射器人工灌流卵巢,以去除血液,同时检查是否有渗漏以及灌流液是否从静脉流出。连接卵巢和灌流装置。灌注大约可进行 20 小时。

（二）睾丸切片培养和卵巢切碎培养

1. 睾丸切片培养。

2. 卵巢切碎培养。

（三）原代细胞培养

1. 睾丸间质细胞（Leydig）培养 睾丸间质细胞的主要功能是在黄体生成素或在人体绒毛膜促性腺激素调节下分泌睾酮,促进精子发生、维持第二性征与性功能的作用。通过对 Leydig 细胞的培养,可以研究受试物是否干扰睾酮生成以及影响睾酮合成通路中的代谢酶和信号通路。

2. 卵巢颗粒层（granulosa）细胞培养 通过对未成熟大鼠 granulosa 细胞（排除下丘脑和垂体激素的影响）的培养,研究受试物对孕酮生成以及孕酮合成通路中的代谢酶和信号通路的影响。

（四）传代细胞培养

1. MCF-7 细胞增殖实验 MCF-7 细胞是雌激素依赖细胞,凡是具有雌激素样活性的化学物均可促进其增殖,反之则抑制其增殖,所以通过该细胞的增殖来反映受试物是否具有雌激素/抗雌激素样作用。

2. JEG-3 细胞系的芳香酶实验 芳香酶可以代谢雄烯二酮,通过测量芳香酶对标记雄烯二酮的代谢能力,判断受试物是否干扰芳香酶的活性,即通过闪烁计数仪定量芳香酶代谢 $[1\beta\text{-}^3H]$-雄烯二酮所产生的 ^3H_2O 的量,来反映芳香酶活性的变化。目前常用的方法有 JEG-3 细胞系的芳香酶实验、H295R 细胞系的芳香酶实验和 KGN 细胞系的芳香酶实验等。

该方法不能解释机制。芳香酶活性随着 JEG-3 细胞的生长时期而变化;受试物可引起细胞毒性;受试物的溶解性会限制受试浓度范围;受试物在细胞中会被代谢。

三、体外的快速筛查

（一）高通量（HTPS）预筛查

高通量筛选技术在制药和农用化学品工业中得到广泛的应用,用于确定化学物的商业潜质或者确定可能出现的应有的或者不应有的生物学效应。HTPS 是基于细胞的自动检测系统,能够检测雌激素和雄激素受体与成千上万的化学物相互作用。这些自动的检测过程涉及到一系列的准备工作,其中一些也涉及到传统的筛查方法,像样品的制备（称重以及溶解于适当的溶解介质）、筛查以及对结果的解释。而在 HTPS 的条件下,样品池上样、检测过程和结果的读取都是全自动完成,利用这项技术可以在相对短的时间内检测大量的样品。

EPA 采用高通量（HTPS）预筛查以及定量构效关系模型来获得激素或者生物学活性数据。这些技术使得 EPA 能够在体外以较低的花费快速筛查成千上万的化学物。内分泌干扰物筛查检测顾问委员会（EDSTAC）意识到,除了食品和农药在法规上需要出生前发育和两代生殖毒性检测外,对于大多数的化学物来说,缺乏充分的内分泌干扰效应的数据。这在优先权的设定过程将出现问题,在缺乏生物学效应方面的数据时,EPA 仅能根据暴露资料来确定化学物筛查和检测的优先权。对于绝大多数的化学物来说,内分泌干扰效应的资料很少或者根本没有。EDSTAC 建议 EPA 采用 HTPS 的方法来辅助确定化学物筛查的优先次序。

EPA 认为,如果证实在内分泌干扰物筛查和检测过程中,高通量筛查技术是切实可行的方法,这项技术可以作为优先采用的工具。此过程即为"预筛查"。尽管 HTPS 得到的数据范围有限,但是其结果可以用于确定化学物对雌激素、雄激素或者甲状腺素受体的亲和力。这些数据可以结合其他的暴露和效应资料来确定何种化学物应该优先筛查以及其所需哪些阶段的筛查和检测。然而,HTPS 的结果不能充分地判断化学物是否具有内分泌干扰作用时,可以采用动物体内和体外试验来进行判断。

EPA 在 2000 年完成了 HTPS 的可行性研究。结果表明,HTPS 技术及其检测系统还不能充分满足法规检测的目的,EPA 认为 HTPS 技术只能做特定的用途,还是应该发展 QSAR 技术作为筛查分析行之有效的替代方法。

(二) 体外定量构效关系模型(QSAR)

体外定量构效关系模型分析(QSAR)基于化学物的结构,利用计算机模拟来评价化学物的生物学作用。有人研究了类固醇分子与核激素受体结合所必需的结构特征,例如雌激素受体。许多雌激素含有一个或者多个苯酚基,多为分子量为 $200\sim300D$ 的脂溶性小分子化合物。去除这些基团成分,通常情况下会显著降低其与受体的结合能力。很多合成的具有雌激素样作用的化合物通常情况下都有苯酚基。事实上,在体内内源性和外源性化学物经过混合功能氧化酶的作用,可以发现很多这样的功能基团。EPA 用 QSAR 模型来预测化学物和雌激素或雄激素受体的化学结合的可能性。这种预测以一系列的要素为基础,其中最重要的是特定化学物的分子结构符合雌激素和雄激素受体的分子结构。分子结构吻合,通常表明化学物的结合能力与天然激素的结合能力相当。例如,若化学物正方形的结构与受体的圆形结构相匹配,其亲和力可能很低。

为了研究雌激素受体和激素的结合机制和预测配体和受体的结合,有研究人员利用计算机模型研究配体-雌激素受体的相互作用。研究人员已经构建了几个结构集团和 QSAR 模型用于预测化学物与雌激素受体的亲和力。通过采用理化资料以及由已知的一系列化学物与大鼠雌激素受体的亲和力以及其构效关系,Hong 等(2002)研发了树型模型,评价了 58 000 种化学物与雌激素受体结合的能力。模型采用拒绝(排除)筛选,首先排除分子量范围<94或者>1000 的化合物,第二步筛选(接受)需要环结构以及 3 个标示:①甾环;②苯环;③己烯雌酚骨架的双环结构。筛选还要考虑脂水分配系数、表面区域的正电荷(结合分子结构和电子分布)以及分子尺寸。计算机模拟筛查方法的结果阴性率较低,预测显示 58 000 种化学物有80%(46 000 种化合物)对雌激素受体有非常低的结合作用。血清激素受体的多样性和晶体结构变异性使得这些研究受到限制。然而,商业化的专业系统模型缺乏检测内分泌干扰物的大容量的标准数据库。MULTICASE 系统(一个 QSAR 模型)认为空间结构单位直径为 6Å 的生物载体与内分泌干扰物活性有关。

化学物不仅通过受体结合,还可以通过其他的许多方式影响内分泌系统。因此,对于化学物影响内分泌系统的作用,QSAR 分析只能提供有限的资料。目前 QSAR 分析的方法还不能满足法规检测的目的,可以考虑采用这一技术进行内分泌干扰物的筛查。体外定量构效关系模型的方法虽然可以在较短时间内对大量受试物进行预筛查分析,但是这个方法还不能满足内分泌干扰物筛查的需要,因此体外定量构效关系模型的方法还需要不断地发展和完善。

四、内分泌干扰物筛查研究的展望

内分泌干扰物的作用复杂多变,这使得建立相应的可靠的动物和体外检测的方法较为困难。检测内分泌干扰物的动物试验方法较少,动物试验方法的相关性和可靠性还不十分满意。目前的检测方法仅是改进现有的动物试验,以满足检测的需要。而动物试验存在动物福利的问题,以及可能存在低剂量兴奋效应,如何确定试验方法的组合,以最简单的、最少的试验方法组合,以及确定优先验证体外试验方法是今后的研究重点。此外,研究内分泌干扰物可能作用模式的体外模型是评估所必需的,应该投入更多的研究,并需要得到外源化学物是否与人和动物的内分泌系统存在相互作用的确切证据。

（魏雪涛　蒋建军）

参 考 文 献

1. Andrew Worth, Michael Balls. Alternative (Non-animal) methods for chemical test: current status and future prospects. Italy, May, 15, 2002.

2. Fail PA, Sloan CS, Johnson JD, et al. Steroidogenesis screening assays and endocrine disruptors. EPA contract NO. 68-W-01-023.

3. Gary R Klinefelter, John W Laskey, Naomi L Roberts. In vitro/in vivo effects of ethane dimethanesulfonate on Leydig cells of adult rats. Toxicology and Applied Pharmacology, 1991, 3:460-471.

4. Klinefelter GR, Kelce WR, Hardy MP. Isolation and culture of Leydig cells from adult rats (Chapter 10, Chapin RE, Heindel JJ, Ed.)//Methods in Toxicology, (Tyson CA, Witschi H, Ed.). California: Academic Press Inc, 1993:166-181.

5. Thoreux-Manlay A, Goascogne CL, Segretain D, et al. Lead affects steroidogenesis in rat Leydig cells in vivo and in vitro. Toxicology, 1995, 1:53-62.

6. Chen J, Chen H, Liu R, et al. Effects of fenvalerate on progesterone production in cultured rat granulosa cells. Reproductive Toxicology, 2005, 20:195-202.

7. Rasmussen TH, Nielsen JB. Critical parameters in the MCF-7 cell proliferation bioassay (E-Screen). Biomarkers, 2002, 7:322-336.

8. Nielsen JB, Rasmussen TH. Antiproliferative effect of butyltin in MCF-7 cells. Environmental Research, 2004, 96:305-310.

9. Brun PH, Cordier A. Leydig cell cultures in the prediction of testicular toxicity. In vitro methods in toxicology, 1992.

10. Final detailed review on aromatase. EPA Contract Number 68-W-01-023, 2005:28-44.

11. Ryan KJ. Biological aromatization of steroids. J Biol Chem, 1959, 234:268-272.

12. Nishi Y, Yanase T, Mu Y, et al. Establishment and characterization of a steroidogenic human granulosa-like tumor cell line, KGN, that expresses functional follicle-stimulating hormone receptor. Endocrinology, 2001, 142:437-445.

13. Kennel PF, Catherine T, et al. Evaluation of the rodent Hershberger assay using three reference endocrine disrupters (androgen and antiandrogens). Reproductive Toxicology, 2004, 18:63-73.

14. Freyberger A, Ellinger-Ziegelbauer H, Kr¨otlinger F. Evaluation of the rodent Hershberger bioassay: Testing of coded chemicals and supplementary molecular-biological and biochemical investigations. Toxicology, 2007, 239:77-88.

15. John Doull, Joseph F Borzelleca, et al. Framework for use of toxicity screening tools in context-based decision-making. Food and Chemical Toxicology, 2007, 545:759-796.

16. Koda T, Imai H, Morita M. Antiestrogenic activity of vitamin A in in vivo uterotrophic assay. Life Sciences, 2007, 80 (10):945-949.

17. Gary Timm. Story of the uterotrophic assay in EPA's endocrine disruptor screening program. April, 1, 2005.

18. John O'Connor. Story of the 15-Day intact adult male rat assay in EPA's Endocrine Disruptor Screening Program. July, 21, 2005.

19. OECD series on testing and assessment number 38. Detailed background review of the uterotrophic bioassay. Paris, March 2003.

20. OECD Series on testing and assessment No. 21. Detailed review paper appraisal of test methods for sex hormone disrupting chemicals. Paris, May 2001.

21. OECD Environmental Health and Safety Publication Series on Testing and Assessment No. 38. Detailed Background Review of the Uterotrophic Bioassay. Paris, March 2003.

第二十八章

遗传毒性的测试及评价

第一节　细菌突变试验

一、概述

细菌突变试验,或称细菌回复突变试验(bacterial reverse mutation test),是广泛应用于检测外源化学物致突变性的试验。其利用了携带某些遗传突变的细菌菌株必须发生回复突变(可由受试的外源化学物促发),才能在特定培养环境下存活的特性,可用于检测碱基置换、插入或缺失突变等突变类型。

1951 年,Demerec 首次报道了利用大肠埃希菌的突变株检测化学物致突变性的尝试。1966 年,Whifield 转而开始采用鼠伤寒沙门菌进行此类试验,可检测多种突变类型。随后出现了许多利用其他菌株开展的试验。然而此时的细菌突变试验尚不能有效地发现那些具有致突变性的外源化学物,因为许多外源化学物属于间接致突变物,致突变作用是这些化学物在生物体内经过代谢活化后形成的代谢产物导致的。因此直到 Malling 意识到代谢活化作用的重要性,在试验中添加了小鼠肝脏匀浆离心后的上清物(含代谢活化所需的各种酶类),才大大提高了致突变物的检出率。1973 年,Ames 等人将试验中的代谢活化系统改进为大鼠肝脏匀浆 9000×g 离心后上清(S9)和辅助因子,并改用掺入平板法,形成了至今使用最为广泛的沙门菌哺乳动物微粒体致突变性试验(*Salmonella* mammalian microsome mutagenicity assay,简称 Ames 试验)。之后许多科学家又开发出一系列的特定突变试验菌株,并对试验设计做了若干改进,包括抑制核酸剪切修复、增加细胞壁通透性、强化易错修复等,使得试验的敏感性进一步提高。而且不同版本的改良试验使得该方法几乎可以完成对任何形态受试样本的检测。

现在,细菌突变试验已经成为被各个国际组织和各国政府机构广泛应用的致突变性检测试验。据统计,在已经发表的科学文献中,使用了沙门菌突变试验的文献就超过了 10 000 篇,而且年发表数量长期保持在较高的水平。这还不包括工业组织、商业组织和政府部门进行过而未公开报道的大量试验。国际上较为权威的遗传毒理学试验指南,包括人用药品注册技术要求国际协调会(International conference on harmonization of technical requirements for registration of pharmaceuticals for human use, ICH)发布的标准试验组合(Genotoxicity testing and data interpretation for pharmaceuticals intended for human use)、经济合作与发展组织(Organization for economic co-operation and development, OECD)发布的检测指南(TG471:Bacterial reverse mutation test)、国际化学品安全规划署(International programme on chemical safety,

IPCS)致突变试验协调方案(International Programme on chemical safety harmonized scheme for mutagenicity testing),都将细菌回复突变试验纳入其中。

二、基本原理

细菌突变试验的基本原理是构建带有特定遗传突变的细菌菌株(目前最常用的是鼠伤寒沙门菌和大肠埃希菌),这些菌株的生物学特性受突变影响而无法在特定的培养环境下生长。而在具有致突变性的外源化学物或其他因素(如辐射)作用下,上述菌株的基因可能发生回复突变,使其生物学性状恢复为野生表型,从而能够正常生长。由此推论,若该菌株经某因素处理后在特定培养基中的生长情况得到改善,则提示该处理因素具有致突变作用。这就是细菌突变试验的基本原理。以鼠伤寒沙门菌的组氨酸营养缺陷型突变菌株为例。该菌株在缺乏组氨酸的培养基上不能生长,只有发生自发回变的少数菌落才能生长。而经致突变剂处理后,回复突变增多,在缺乏组氨酸的培养基上生长的菌落数大大增加。故可根据在无组氨酸的培养基上菌落生成数量,检查受试物是否为致突变物。

(一) 回复突变

在构建突变菌株时,野生型菌株发生基因突变而引起表型变化,这一突变过程称为正向突变(forward mutation)。若发生了正向突变的菌株再次发生基因突变而使其表型恢复为野生型,则第二次突变过程称为回复突变(reverse mutation)。需注意的是,回复突变既可能发生在原位点,使基因恢复到野生型,也可能是发生在原突变位点之外的其他位点(表型恢复而基因型未恢复),后者称为第二位点突变(second-site mutation)或抑制突变(suppressor mutation)。因为细菌突变试验观察的结果是表型变化,因此能够使表型恢复的各种突变均在检测范围之内。以常用的试验菌株大肠埃希菌 WP2uvrA 为例:该菌株的邻氨基苯甲酸合成酶基因上携带有 trpE65 突变,此正向突变将一个编码氨基酸的密码子 CAA 替换为终止密码子 TAA,使肽链合成提前终止,无法合成完整的、有功能的邻氨基苯甲酸合成酶(该酶参与色氨酸代谢),导致菌株的色氨酸代谢障碍,不能在无色氨酸的培养基上生长。该菌株目前已证实的回复突变包括:①使该位点基因型回复到野生型的突变;②将终止密码子 TAA 置换为其他编码氨基酸的密码子,从而避免肽链合成提取终止的突变(包括 AAA、GAA、TTA、TCA、TAC、TAT 等;该位置的氨基酸本身对酶的结构和功能无重要影响,可被谷氨酸以外的其他某些氨基酸替代);③还有一类突变不是发生在邻氨基苯甲酸合成酶基因,而是发生在某些 tRNA 基因的反密码子位点,使得该 tRNA 能够识别 TAA 密码子并为肽链继续编码氨基酸,目前已鉴定出至少 5 种此类突变。上述任一回复突变均可使大肠埃希菌 WP2uvrA 的色氨酸代谢恢复,从而使菌株在无色氨酸环境下正常生长。

虽然绝大多数细菌突变试验都是利用了回复突变的原理,但是也有少数试验属于正向突变试验。例如 William Thilly 等人的一种试验设计,利用的是鼠伤寒沙门菌正向突变后可对 8-氮鸟嘌呤毒性产生抗性。设计者认为由于整个基因的任何部分发生的突变都可能被检测出来,因此该试验对于致突变物可能更加敏感,相比较而言,常用的 Ames 试验中可被检测的突变只限于组氨酸合成基因的一小段区域。不过目前其实际应用尚不如 Ames 试验普遍,其检测结果有待进一步验证。

(二) 菌株的基因缺陷及其应用

不同的试验菌株携带的基因突变有所不同,例如有的菌株是移码突变菌株,有的则是发生了碱基置换突变,这决定了各菌株对于不同类型的致突变化学物的敏感性是有差异的。常用的试验菌株及其可检测的主要突变类型见表28-1。可见单独使用任一菌株都不能较全面地涵盖各种突变类型。因此,为提高细菌突变试验总体的敏感性,常使用一组而非单个菌株对外源化学物进行检测。

表 28-1　细菌突变试验常用菌株

菌株	可检测的主要突变类型	备注
TA1535	碱基置换突变	可能不适于检测某些氧化性致突变物和交联剂
TA1537,TA97,TA97a,TA98	移码突变	可能不适于检测某些氧化性致突变物和交联剂
TA100	碱基置换突变和移码突变	可能不适于检测某些氧化性致突变物和交联剂
TA102	碱基置换突变和小的缺失突变	突变位点携带 AT 碱基对,可检测其他菌株(携带 GC 碱基对)不能检测的一些突变,可检测氧化性致突变物和交联剂
WP2,WP2uvrA	碱基置换突变和小的缺失突变	突变位点携带 AT 碱基对,有时可作为 TA102 的替代菌株,可检测氧化性致突变物和交联剂,WP2uvrA 对丙烯酸酯类衍生物和氯乙酸酯类衍生物有特异性

不同的试验指南规定的测试菌株组合也并不完全相同。我国的国家标准(GB15193.4—2003)采用鼠伤寒沙门菌突变型菌株 TA97、TA98、TA100 和 TA102 作为标准试验菌株(必要时可增加 TA1535、TA1537 或 TA104 任一菌株)。而 OECD 建议在应用细菌回复突变试验进行检测时,应至少使用以下 5 种菌株:①TA1535;②TA1537 或 TA97 或 TA97a;③ TA98;④TA100;⑤TA102 或大肠埃希菌 WP2uvrA 或大肠埃希菌 WP2uvrA(pKM101)。我国的国家标准最初于 1994 年颁布(2003 年进行了更新,但规定的菌株未做变动),早于 OECD 的试验指南。可以看出两者的菌株组合比较相似,其纳入的菌株的可靠性已经过大量试验证实,且在实验室间具有较高的一致性。TA1537、TA97 和 TA98 可检测移码突变;TA1535 和 TA100 可检测碱基置换;而 TA102 则可检测出其他测试菌株不能检出或极少检出的某些致突变剂,如甲醛、各种过氧化氢化合物和丝裂霉素 C 等交联剂。

除了携带直接用于检测回复突变的基因突变外,试验菌株一般还进行了其他改造使其更利于致突变性的鉴定。这些改造主要包括:增加细胞壁通透性使大分子受试物更容易进入测试菌株内部;抑制核酸剪切修复;引入质粒 pKM101,其携带的 *mucA* 和 *mucB* 基因能够编码蛋白质 UmuC 和 UmuD,介导跨损伤修复,使得发生严重遗传突变的菌株在无法修复突变的情况下继续存活,有助于将基因突变保存下来。这些改进措施都使得细菌突变试验对外源化学物的致突变性更加敏感。

(三) 代谢活化系统(S9 及辅助因子)

目前已知的许多外源化学物都是经过生物体的代谢活化(metabolic activation)后产生致突变性的,因此要利用体外试验检测它们的遗传毒性时,有必要在试验中引入代谢活化系统。如前所述,这也正是 Ames 等人推动的细菌突变试验发展历史上的一次重要进步。目前以细菌突变试验检测外源化学物的致突变性时,一般都需要分别在有和无代谢活化的情况下分别进行。最为常用的代谢活化系统是 S-9。S-9 是大鼠肝脏匀浆经 9000×g 离心后的上清,其中含有细胞色素 P450 和其他外源性化学物代谢酶。之前一般采用多氯联苯制剂(如 Aroclor1254)诱导大鼠肝微粒体酶产生。S-9 常被配制为 S-9 混合液使用,后者是将 S-9 与辅助因子按一定比例混合后制成的,其中含有辅酶-Ⅱ、葡萄糖-6-磷酸钠盐、氯化钾、氯化镁等成分。

(四) 对照的设立

由于测试菌株本身存在自发回变的可能性,因此在试验中有必要设置阴性对照组(溶剂对照组和未处理对照组),将试验组的结果与之比较。此外还需根据不同菌株设置阳性对照,用以证明试验本身的检测能力。试验结果的判读正是基于受试组与各对照组结果,以及对照组结果与规定正常范围的相互比较,在排除系统误差之后而得出的。

(五) 持续的菌株改造工作

除了上述的常用菌株外,针对不同的检测目的,陆续有新的改造菌株被开发出来以适应某些特定化学物的检测需求。例如 NM5004 菌株是在 TA1535 的基础上构建的,其携带了含谷胱甘肽转移酶 cDNA 的质粒,适用于需经谷胱甘肽转移酶活化或解毒的外源化学物的检测;NM2009 菌株则高表达 O-乙酰转移酶,结合代谢活化系统后其对致癌芳香胺的敏感性显著提高。这些菌株是常规菌株试验的有益补充,在实际工作中,应根据待测化学物的理化特性和可能的代谢途径等决定是否需要增加及增加哪些菌株。

三、试验的基本步骤

不同试验指南规定的试验步骤不尽相同,用于不同形态标本的试验也存在一定差别,但基本流程大体相似。现以较常用的平板掺入法举例做简要说明。具体方法步骤可参照相应的试验指南或操作手册。

(一) 试验前准备

1. 配置或购买试验所需试剂　需要准备的材料包括培养基和 S-9 混合液等,同时需准备相应的实验器材。

2. 完成受试物剂量设计和溶剂的选择　所有受试物都应当在有生物活化和无生物活化的情况下分别检测其致突变性,即分别设置有 S-9 混合液和无 S-9 混合液的受试组。相应地,对照组也是如此。进行试验前,一些特殊受试物可能还需要进行其他的预处理使其符合试验前提条件。

3. 根据试验指南和实际需要选定测试菌株　一般需要以多个常用菌株形成组合,必要情况下还应选用某些特殊菌株。

4. 在试验前需对所用菌株进行鉴定　这一步骤是为了确保菌株携带的突变特性没有丢失。以 OECD 推荐菌株为例,需鉴定氨基酸缺陷型(即试验用菌株因基因缺陷而不能在无某种氨基酸的培养基上生长,在有此种氨基酸的培养基上可正常生长;鼠伤寒沙门菌为组氨酸缺陷型,大肠埃希菌为色氨酸缺陷型)并对自发回变率进行评估。针对有关菌株还需鉴定相应的改造特征如 R 因子质粒的有无(对氨苄西林和四环素的抗性)和敏感性特征(增强对紫外线等因素的敏感性)等。

（二）开始试验

平板掺入法受试组的大体步骤是,在肉汤培养基上进行增菌,之后将其与受试物(需活化时另加入 S-9 混合液)以及顶层培养基混匀,倒入底层培养基,培养一定时间并观察结果。另做阳性对照、溶剂对照和未处理对照,基本操作与上文类似,但阳性对照不加受试物,只加标准诱变剂;溶剂对照加除受试物和标准诱变剂以外的所有试剂;未处理对照只在培养基上加菌液。

（三）结果的判读

有数种合理方法可作为阳性结果的判定标准,比如:在一个或多个剂量的试验组出现可重复的菌落数增加现象;或者在各剂量组间观察到剂量-反应关系。我国国家标准对掺入法的规定是,试验组回变菌落数大于或等于未处理对照组菌落数的 2 倍,并有剂量-反应关系或至少某一测试点有可重复的并有统计学意义的阳性反应,可认为该受试物致突变试验阳性。

四、试验的优点和局限性

（一）试验的优点

细菌突变试验作为一种常用的遗传毒性检测方法,主要具有以下优点:

1. 结果一致性好 细菌突变试验被广泛应用于遗传毒性,特别是点突变的测试。试验数据显示,那些在细菌突变试验中显示阳性结果的受试物,在其他致突变性检测试验中常也显示相同的结果。

2. 应用途径广 细菌突变试验的一系列改良版本使得其几乎可以应用于任何形态样本的检测,其中包括挥发物和气体;体液,包括尿液、粪便、乳汁、乳头吸取液和子宫颈黏液;各种混合物,包括空气、土壤、水、灰尘和燃烧排放物以及烤肉;还可用于国际空间站环境致突变性的检测。此外,细菌突变试验已经可以实现少量样本的半高通量检测,或者进行基因组学分析。这些改进使得细菌突变试验能够被应用于各种环境流行病学和分子流行病学研究。

3. 试验周期短 试验的主体是细菌试验,一般可在 2~3 天内方便快捷地完成。

4. 费用较低廉 基本是一个细菌学试验,条件要求不高,菌种也可免费获取,因此整体来说费用较低廉。

（二）试验的局限性

首先,该试验所利用的细菌是原核细胞,其所含遗传信息仅相当于哺乳动物的 1/6,在摄取、新陈代谢、染色体结构和 DNA 修复过程等很多方面不同于哺乳动物细胞。细菌突变试验常常需要引入外源性的代谢活化系统,这不能够完全地模拟哺乳动物体内情况。因此该试验测定不能提供受试物致哺乳动物突变和潜在致癌的直接信息。有一些具有致突变性的化学物质在本试验中呈阴性结果,这可能是由于试验的检测终点过于特异,或者体内的代谢激活和生物利用率不同于体外试验,而且那些为提高试验敏感性而设计的改进措施也可能导致对致突变性的高估而出现假阳性。另一方面,虽然在此试验中呈阳性的许多化合物是哺乳动物的致癌物,但其对应关系不是绝对的,这与外源化学物的类型有关,另一些不依赖遗传机制的致癌物在本试验中也可能呈阴性结果。有鉴于此,细菌突变试验一般作为外源化学物遗传毒性的初筛阶段实验,其试验结果需要其他试验尤其是体内试验的进一步验证。

其次,细菌突变试验本质上作为一类微生物试验,对于一些特定类型的化学物并不适用,如强效的杀菌物质(如某些抗生素)以及确定或怀疑影响哺乳动物细胞复制系统的物质(例如某些拓扑异构酶抑制剂或核苷类似物)。对于这些物质,采用哺乳动物细胞突变试验可能更加合理。

五、现状和展望

作为一种理论成熟、操作简便、敏感性高、检测范围广的体外试验,细菌突变试验已经被几乎所有权威的遗传毒理学试验指南纳入试验组合,作为外源化学物致突变性的筛查试验之一。2007 年欧盟"化学品注册、评估、许可和限制"(Registration,evaluation,authorization and restriction of chemicals,REACH)法规出台后,计划对约 30 000 种年产量超过 1 吨的化学物进行细菌突变试验检测。可预见的未来,细菌突变试验仍将广泛应用于遗传毒理学评价。

面对海量的待测化学物,为了高效地完成评估工作,细菌突变试验操作和管理的自动化正在逐步实现。随着计算机技术的发展和普及,目前国内外已经开发出许多自动化菌落分析装置和试验研究管理系统,为大规模的检测工作提供了技术保障。

由于该试验已经获得了大量的研究数据,在此基础上与受试物的化学结构结合分析,有利于结构-效应分析(structure-activity analysis,SAR)技术的开发。例如 Hansen 等人综合 6500 种化学物的沙门菌试验结果与结构信息,开发了 3 种不同的预测模型,具有较为满意的灵敏度和特异度。此类工作仍在不断开展。

在新的遗传毒理学试验技术开发过程中,细菌突变试验也将作为重要的参照模板提供支持作用。

（陈卿　曹佳）

参 考 文 献

1. Sugiyama K,Yamada M,Awogi T. The strains recommended for use in the bacterial reverse mutation test (OECD guideline 471) can be certified as non-genetically modified organisms. Genes Environ,2016,38:2.

2. Kanode R,Chandra S,Sharma S,et al. Application of bacterial reverse mutation assay for detection of non-genotoxic carcinogens. Toxicol Mech Methods,2017,27(5):376-381.

3. Eastmond DA,Hartwig A,Anderson D,et al. Mutagenicity testing for chemical risk assessment:update of the WHO/IPCS Harmonized Scheme. Mutagenesis,2009,24(4):341-349.

4. OECD. Test No. 471:Bacterial reverse mutation test//OECD guidelines for the testing of chemicals,section 4. Paris:OECD, 1997 [2012-09-26]. http://www. oecd-ilibrary. org/environment/test-no-471-bacterial-reverse-mutation-test_9789264071247-en.

5. 中华人民共和国卫生部. GB 15193.4-2003 鼠伤寒沙门氏菌/哺乳动物微粒体酶试验. 北京:中国标准出版社,2003.

6. Claxton LD,Umbuzeiro Gde A,DeMarini DM. The Salmonella mutagenicity assay:the stethoscope of genetic toxicology for the 21st century. Environ Health Perspect,2010,118(11):1515-1522.

7. CHMP. ICH guideline S2 (R1):Genotoxicity testing and data interpretation for pharmaceuticals intended for human use. London:European medicines agency,2011[2012-09-26]. http://www. ema. europa. eu/docs/en_GB/document_library/Scientific_guideline/2011/12/WC500119604. pdf.

8. Gatehouse D. Bacterial mutagenicity assays:test methods. Methods Mol Biol,2012,817:21-34.

9. Mellado-García P,Maisanaba S,Puerto M,et al. In vitro toxicological assessment of an organosulfur compound from Allium extract:Cytotoxicity,mutagenicity and genotoxicity studies. Food Chem Toxicol,2017,99:231-240.

10. Li C,Gao Y,Wang Y,et al. Genotoxicity testing of sodium formononetin-3'-sulphonate (Sul-F) by assessing

bacterial reverse mutation, chromosomal aberrations and micronucleus tests. Regul Toxicol Pharmacol, 2017, 86:374-378.

第二节　哺乳动物细胞基因突变试验

一、概述

哺乳动物细胞基因突变试验(mammalian cell gene mutation test)是遗传毒理学研究中的一个重要试验方法。该试验观察培养的哺乳动物细胞特定基因座(Locus)上是否产生突变,通过细胞抗性的产生来判断和筛选突变体。所观察的遗传学终点为基因的正向突变,即野生型基因失活的突变。目前常用的基因座主要包括编码以下酶蛋白的基因:次黄嘌呤鸟嘌呤磷酸核糖基转移酶(hypoxanthine-guanine phosphoribosyltransferase, Hprt)、胸苷激酶(thymidine kinase, Tk)、黄嘌呤鸟嘌呤磷酸核糖基转移酶(xanthine-guanine phosphoribosyltransferase, Xprt)以及Na, K-ATP酶(Na, K-ATPase)等,其中常用的是 Hprt 和 Tk 基因突变试验。目前已经建立和发展了多种哺乳动物细胞基因突变试验体系,涉及各种体内和体外试验方法,所检测的遗传损伤终点和范围也不尽相同。相比于其他遗传毒性检测方法,该试验由于周期短、灵敏度高、方法相对简单,已经广泛用于各种环境有害因素遗传损伤效应的评价,部分试验还可以通过分子生物学方法对突变体进行分子突变谱的检测,以进一步分析诱变物诱发遗传损伤的类型和特点。目前,国际上许多组织机构在环境化学品、食品、药品和化妆品等的遗传毒理学评价规则中,均要求开展哺乳动物细胞基因突变实验,例如 OECD 试验指南的第 476 项对该技术方法进行了规范。

二、基本原理

通过对哺乳动物细胞体外培养实验的研究,已发现有十几个基因座可以出现各种突变类型的突变体(mutant)。下面分别介绍目前常用的 Hprt 和 Tk 基因突变试验的原理。

(一) Hprt 基因突变试验原理

Hprt 基因编码的是嘌呤代谢补救途径的关键酶,催化次黄嘌呤和鸟嘌呤与磷酸核糖焦磷酸反应,生成相应的核苷-5-单磷酸。它的缺乏或活性降低会引起核酸代谢异常,在人类导致出现遗传性疾病(痛风、自毁容貌综合征等)。由于此酶的特异性不强,可把嘌呤类似物(如6-硫代鸟嘌呤、8-氮鸟嘌呤等)掺入核酸内,导致细胞死亡。如果受试物使 Hprt 基因突变失活,细胞中的 HPRT 酶活性将大为下降,于是突变细胞($Hprt^-$)能在足以导致正常细胞死亡的嘌呤类似物浓度的培养基中生长,而正常细胞($Hprt^+$)将死亡,这种突变细胞又称为嘌呤类似物抗性细胞(如6-硫代鸟嘌呤抗性细胞,TG^r)。通过计数生长的细胞克隆即可计算突变频率,反映受试物的致突变性。根据这一检测原理建立了 Hprt 基因正向突变试验。

有 3 个主要因素决定了 Hprt 试验的广泛应用:①突变报告基因 Hprt 为 X 染色体连锁单拷贝基因,对于雄性细胞,这个基因在结构上是半合子;在雌性细胞,由于发育早期 X 的灭能作用,处于功能上的半合子状态,发生突变即可表现出 HPRT 酶失活的相应特征,因此该位点特别适于基因突变的检测。②可以采用添加嘌呤类似物的方法识别和筛选突变细胞,这一生化筛选系统已被证实简单且高效。且 HPRT 酶为非必需酶,所发生的突变本身不影响细胞的存活。③Hprt 基因的突变结果可以在不同的细胞株、实验动物和人群研究中进行比较。

Hprt 基因定位于 X 性染色体。人类 *Hprt* 基因位于长臂远端的 q26-27 区域,其 DNA 全序列目前已基本清楚,基因全长为 44kb(小鼠为 34kb),包括 9 个外显子和 8 个内含子,基因 cDNA 约为 654bp。对筛选出的突变细胞进行克隆扩增后,可以进一步从分子水平进行 *Hprt* 基因突变的分析。通过对各种诱变物在体内和体外的致突变检测,目前国际上已积累了大量的有关 *Hprt* 基因位点突变的资料,这些分子突变谱数据汇集成数据库,为进一步研究突变机制、突变热点以及体内外突变图谱的比较打下基础。此外,由于致突变物通常在一定的基因中诱导特定的遗传损伤,因此 *Hprt* 基因分子突变谱也是监测和识别特定的致突变物暴露的重要生物标志物。

Hprt 基因突变试验所检测的遗传学终点为基因内的改变,如碱基置换、移码突变以及基因内的缺失,其中以下几类可以归为缺失突变:①一个或一个以上外显子的缺失;②缺失发生于外显子内部;③缺失的碱基位于外显子的 5' 或 3' 末端。对人群监测、动物体内试验以及人体细胞体外试验中 *Hprt* 突变克隆的分子突变谱进行的统计表明,*Hprt* 基因自发突变的情况在成熟个体和新生个体或幼体之间有很大区别。在成体,不足 15% 的 *Hprt* 突变为 DNA 结构的改变,包括较大范围的 DNA 片段的缺失或插入,而大于 85% 的突变为"点突变",包括碱基置换、移码以及小的缺失和插入,只能通过测序发现。而在未成熟的个体中,情况正好相反,75% ~ 85% 的突变为 DNA 结构大的改变,且以 *Hprt* 基因外显子 2、3 的缺失为主,其余为点突变。此外,研究发现 *Hprt* 基因中的突变并非随机发生的,而是存在一定的突变"热点(Hotpoint)"。例如,序列较短的外显子 3 和 8 比预测的更易发生突变;外显子 3 中碱基对 207 ~ 212 之间的 GGGGG 单一碱基重复序列是许多诱变剂诱导碱基置换的好发位置,是 MNNG、BPDE 和顺铂等诱导突变的热点;外显子 3 的另一个突变热点为第 197 位碱基,且以自发突变为主。

(二) *Tk* 基因突变试验原理

Tk 基因编码的 TK 酶是嘧啶代谢补救途径的关键酶,催化胸苷或其类似物(如 5-溴尿嘧啶脱氧核苷、三氟胸苷等)转变为核苷酸,但嘧啶类似物产生的核苷酸对细胞有害。在细胞培养基中加入这种毒性的嘧啶类似物时,正常细胞在 TK 酶的催化下将其掺入 DNA,导致细胞死亡。而当 *Tk* 基因发生突变,造成 TK 酶缺陷或活性下降时,突变细胞就能在含有嘧啶类似物的培养基中生长,即表现出对嘧啶类似物的抗性(如三氟胸苷抗性细胞,TFT^r)。根据这一检测原理建立了 *Tk* 基因正向突变试验。用于此基因突变分析的靶细胞,如小鼠淋巴瘤 L5178Y 细胞和人的类淋巴母细胞 TK6,均为 *Tk*$^{+/-}$ 杂合型细胞,即含有一个有功能的等位基因和一个无功能的等位基因。此基因位点发生的突变将使杂合状态的等位基因转变为 *Tk*$^{-/-}$ 或 *Tk*$^{0/-}$。

Tk 基因在小鼠定位于 11 号染色体长臂末端,在人定位于 17 号染色体长臂末端。小鼠的 *Tk* 基因大约 11kb,包含 7 个外显子,其等位基因在外显子 6 处有一个碱基的置换,在内含子 6 中有一个短串联重复序列(STR)位点(图 28-1)。人的 *Tk* 基因全长 12.9kb,也包含 7 个外显子,其等位基因在外显子 4 和 7 中各有一个移码突变。这些单个碱基的差异就导致了功能性和非功能性 *Tk* 等位基因。

与其他遗传毒性试验相比,*Tk* 基因突变试验有更为广泛的检测谱。不仅能检出点突变等小的突变,还能检出染色体畸变、重组甚至非整倍体等较大范围的遗传学改变。相比而言,Ames 试验只能检出点突变;*Hprt* 基因突变试验只能检出点突变和小缺失,对于重组、染

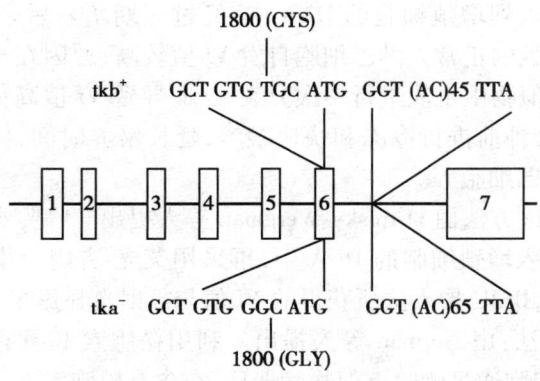

图 28-1　小鼠 L5178Y 细胞的 $Tk^{+/-}$ 基因结构示意图

Tk 等位基因在外显子 6 的第 1800 位点包含了一个点突变，使半胱氨酸（CYS）改变为甘氨酸（GLY），从而形成 Tk^+ 功能性和 Tk^- 非功能性的等位基因。并且在内含子 6 上存在 AC 重复的微卫星区域，其重复的次数分别为 45 次和 65 次（引自：袁健等. 毒理学杂志，2005；19（4）：328-330）

色体不分离以及大于 3Mb 的缺失等突变则无法检出；染色体畸变试验只能检测断裂剂和有丝分裂毒剂。因此目前认为 Tk 基因突变试验是灵敏度较高、检测谱较广的一种哺乳动物细胞突变试验。此外，由于试验所用细胞在 Tk 位点均为杂合性，还能检测等位基因的杂合性丢失（loss of heterozygosity，LOH），由于抑癌基因位点常观察到 LOH，与肿瘤的发生密切相关，因而该遗传毒性试验对于受试物致癌性的预测也具有一定意义。

同样，Tk 基因突变试验中所筛选的突变克隆也可用于下一步的分子突变谱分析。根据遗传损伤的范围，可以将 Tk 位点突变分为 3 类：①Tk 位点单个碱基的改变、小的缺失和插入等，发生改变的基因在 200bp 内；②Tk 位点发生部分缺失、插入以及重排等，范围在 200bp 以上；③第三类突变为 LOH，涉及 Tk 位点的 LOH 和所在染色体上微卫星位点的 LOH。造成 LOH 的机制主要包括：单个等位基因缺失，同源等位基因间重组，染色体丢失以及同源染色体复制等。其中，对突变体的 Tk 基因 LOH 分析可以发现 3 种情况：无 LOH（non-LOH）；纯合性 LOH（homozygous LOH，homo-LOH）；半合性 LOH（hemizygous LOH，hemi-LOH）。纯合性 LOH 带有两个非功能的 Tk 等位基因，可能是同源重组修复的结果。而半合性 LOH 带有一个非功能的 Tk 等位基因，可能来自于缺失或非同源末端连接。

三、技术方法

（一）$Hprt$ 基因突变分析方法

根据检测技术的差异，在 $Hprt$ 基因座进行的突变频率检测可以分为两大类：非克隆方法和克隆法，下面分别介绍这两类技术。

1. 非克隆法　这类技术方法最主要的特点是突变细胞不需要增殖形成肉眼可见的细胞克隆。非克隆法简单、快速，有的方法具有自动化计数的潜力。但主要的缺陷是不能进一步确定突变细胞的来源（基因突变的定位与定性），不能将突变细胞的表型与基因型联系起来，因而这种方法中的突变细胞又称为变异体，突变频率称为变异频率（variant frequency，Vf）。目前常用的非克隆法有放射自显影术、BrdU 掺入法和多核细胞检测法等。

（1）放射自显影术：该方法由 Albertini 首次提出。嘌呤类似物抗性细胞能够把 ^{3}H 标记的脱氧胸腺嘧啶核苷掺入到增殖细胞的 DNA 中，经过短期培养后采用放射自显影计数 ³H 标记的胞核。该方法计数的正常人淋巴细胞自发 Vf 值较高，原因在于少部分处于分裂相的循环淋巴细胞在嘌呤类似物中也能进行一次分裂，从而导致 Vf 值高估。已有一些措施可以修正这种影响，如细胞接种前进行冷冻和快速融解，延长培养时间，使用抗 Tac 抗体从单个核细胞中消除循环 T 淋巴细胞等。

（2）BrdU 掺入法：该方法由 Ostrosky-Wergman 等人提出。嘌呤类似物抗性细胞能够将 5-溴脱氧尿苷（BrdU）掺入增殖细胞的 DNA 中，再采用荧光-吉姆萨染色法进行分化染色检测突变细胞。研究显示，BrdU 掺入法所获得的 Vf 值与放射自显影术基本一致。

（3）多核细胞检测法：由 Norman 等人提出。利用松胞素 B 具有阻滞细胞分裂但不影响胞核分裂的作用，将细胞通过嘌呤类似物筛选后，在含有松胞素 B 的培养基中进行短期培养，存活的嘌呤类似物抗性细胞由于能继续增殖，就形成了双核或多核细胞形态。计数这些双核和多核细胞即为突变细胞，每 1000 个含有与不含嘌呤类似物培养基中的多核细胞比值即为 Vf。

（4）此外，有研究者提出短期培养结合 S 期流式细胞仪分析检测突变细胞的 Vf 值。将此方法与克隆法对比研究后发现，该方法可能成为克隆法的替代方法。

2. 克隆法　该方法是 Albertini 等人提出的第二种 *Hprt* 基因突变分析方法，通过使用细胞生长因子与嘌呤类似物对细胞进行体外培养和阳性克隆筛选。突变细胞在含有嘌呤类似物的培养基中经过较长时间（一般为 14 天）的培养后，可以生长成为肉眼可见的细胞克隆。由泊松分布计算克隆效率（cloning efficiency，CE），进而计算细胞突变频率（mutant frequency，Mf）。已经有多个研究阐述了在不同细胞株中采用克隆法进行 *Hprt* 突变分析的详细程序，同时在以实验动物脾淋巴细胞、外周血淋巴细胞以及人外周血淋巴细胞为靶细胞进行的试验中，对滋养细胞和淋巴细胞刺激液的制备也进行了改进。

采用克隆法进行 *Hprt* 基因突变分析还可以进一步对筛选出的突变细胞进行克隆扩增，获得突变细胞的基因组 DNA 和 RNA，为分析 *Hprt* 基因分子突变谱提供了可能，从而使 *Hprt* 基因突变深入到分子水平。由于此法克服了非克隆法的主要缺陷而得到日益广泛的应用，已成为 *Hprt* 位点突变研究的最有价值的方法。但是此法也存在培养时间较长、操作条件和技术要求高等不足，因此研究改进方法及其在职业病防治与环境保护上的应用，将是 *Hprt* 基因突变试验发展的方向之一。

此外，*Hprt* 基因突变分析中还需要关注以下问题：

（1）测试生物系统：*Hprt* 基因突变试验可以进行体内和体外试验，还能通过对外周血淋巴细胞的检测进行人群遗传损伤的生物监测。其中体外试验中常用的细胞株主要包括：各种来源于中国仓鼠的细胞株，如 CHO、V79 和 AS52；来源于人淋巴瘤的细胞株，如 AHH-1、MCL-5 和 TK6；小鼠淋巴瘤细胞 L5178Y 等。其中含有 *Tk*⁺ᐟ⁻ 杂合基因型的 L5178Y、AHH-1 等细胞系可以同时对 *Hprt* 基因和 *Tk* 基因进行突变检测。悬浮细胞和贴壁细胞均可进行 *Hprt* 基因突变试验，最初 Furth 等在悬浮的人类淋巴母细胞株进行该试验。此后贴壁细胞，如 CHO 和 V79 细胞逐渐成为最常使用的细胞株，也是目前许多管理机构要求使用的靶细胞。一般而言，用于体外致突变研究的细胞株应具有较高的增殖能力、稳定的自发突变率和对诱变物明确的敏感性。

（2）代谢活化系统：一般体外细胞模型的代谢水平缺乏或不足，因此在检测前致突变物时，需要加入外源性活化系统，如大鼠肝 S9，与待测物一起处理 3～6 小时。此外，还可以对细胞株进行遗传修饰,使其具有一定程度的代谢活化能力。例如,人淋巴瘤细胞 MCL-5 细胞来源于 AHH-1 细胞的亚群 L3,代谢能力低。当同时转染两个质粒载体后(一个载体携带 *CYP3A4* 和 *CYP2E1* 拷贝,另一载体携带 *CYP1A2*、*CYP2A6* 和环氧化物酶 cDNA),稳定表达这 5 个基因拷贝的 MCL-5 细胞具有了与 AHH-1 细胞相似的代谢活化能力。与加入 S9 的方法相比,采用这类遗传修饰细胞进行的突变检测试验更为稳定、可靠。

(3) 试验对照:遗传毒理学试验中必须设立各种对照,以消除实验误差和生物系统本身存在的各种变异,使获得的结果更具可比性。例如,2012 年实施的我国职业卫生标准中,在《化学品毒理学评价程序和方法》的第 10 部分:体外哺乳动物细胞基因突变试验,对各种对照的选择作了详细规定。其中,不需要 S9 代谢活化的阳性对照物可以选择:甲磺酸乙酯、甲磺酸甲酯、乙基亚硝基脲;需要 S9 代谢活化的阳性对照物可以选择:3-甲基胆蒽、环磷酰胺、N-亚硝基胍、7,12-二甲基苯蒽、苯并[a]芘。阴性对照则可选择溶剂对照,如果没有文献资料或历史资料证实所用溶剂无致突变作用时,应设立空白对照。上述试验对照的设置也同样适用于 *Tk* 基因突变试验。

(4) 自发突变克隆的清除:哺乳动物细胞基因突变试验依赖于对突变细胞的定量检测,所获得的数据——突变频率(Mf)是通过与对照进行比较后,来判断受试物致突变作用的有无和大小,而对照的 Mf 也就是自发突变率。因此,细胞的自发突变率需要维持在一个稳定的低水平范围内。降低自发突变率,减少细胞中原有的 *Hprt⁻* 突变细胞的方法是采用次黄嘌呤-氨基蝶呤-胸腺嘧啶(hypoxanthine-aminopterin-thymidine,HAT)培养基预先处理细胞,以抑制核苷酸从头合成途径,使核苷酸的生物合成只能通过补救途径,因此缺乏 HPRT 酶进行嘌呤代谢的突变细胞不再分裂增殖,最终死亡。HAT 培养基预处理已被证实是清除 *Hprt⁻* 自发突变细胞的有效方法,同时也能用于 *Tk⁻ʹ⁻* 自发突变细胞的清除。

(5) 突变的表达期:发生于 X 染色体上大的缺失将直接造成细胞的死亡,而 *Hprt* 基因上小的突变损伤,例如点突变和外显子的缺失则可以被检出。但是,致突变物所造成的遗传物质损伤要转变为可识别的表型改变,还需要突变固定以及原有酶活性水平的降低。所谓突变固定,即 DNA 链上的原始损伤(如:DNA 加合物、链断裂以及 DNA 依赖性蛋白的损伤等)转变为 DNA 序列的改变(如:点突变、缺失等)。以点突变为例,突变损伤的 DNA 链还需要通过 DNA 复制和细胞分裂使其与正常 DNA 链分离,在逃脱了 DNA 修复系统的作用后,所形成的子代细胞含有异常的双链 DNA,且细胞不再产生活性的 HPRT 酶。此外,要达到突变体选择的目的,还需要通过细胞分裂或酶蛋白的降解,使原有的 HPRT 酶活性降低到一定水平,不至于影响突变体在嘌呤类似物中的存活和筛选。因此,从致突变物处理到突变体的筛选,中间还需要一定时间的"表达期"。在 *Hprt* 突变分析中,表达期一般为 9~11 天,表达期结束后,细胞再接种于选择培养基中进行突变克隆的筛选和克隆效率测定。同样,*Tk* 基因突变分析中也需要一定时间的突变表达期,一般为 2 天或 3 天培养期。

(二) *Tk* 基因突变分析方法

目前,*Tk* 基因突变频率的分析方法分为软琼脂平皿法(soft agar method)和微孔平板法(microwell method),两者各有优缺点。

1. 软琼脂平皿法 这是最初使用的方法。将细胞接种于琼脂中,培养一定时间后观察和计数所形成的集落数。突变集落在平皿中呈正态分布,可计算集落形成效率(cloning efficiency,CE)、突变频率(Mf)等指标。该方法中,琼脂的浓度影响集落形成效率以及集落的观察和计数,易产生误差,同时也不容易区分大、小集落。这一方法中,大集落以直径≥0.6mm

为判定标准,小集落以直径<0.6mm且超过50个细胞为判断标准。

2. 微孔平板法 由 Cole 等在 1983 年建立此方法。细胞接种于 96 孔培养板,培养一定时间后观察和计数集落数。突变集落在微孔中呈泊松分布,可计算接种效率(plating efficiency,PE)、突变频率(Mf)等指标。该方法观察结果比较直观,也容易鉴别大、小集落,一般以≥1/4 微孔直径为大集落,反之为小集落。

研究发现,两种突变分析方法在致突变物的检出中结果相似,但微孔平板法的敏感性稍高。由于琼脂法的成本较低,仍然被一些研究者所采用。但从检测的可靠性和敏感性出发,微孔平板法更值得推广,目前人用药品注册技术要求国际协调会(International Conference on Harmonization of Technical Requirements for Registration of Pharmaceuticals for Human Use,ICH)也建议优先选择此方法。

Tk 基因突变分析中,有关试验对照的选择、外源活化系统的添加、自发突变克隆的清除以及突变表达期等问题可以参考上述 *Hprt* 基因突变分析方法。此外,*Tk* 基因突变分析还需要注意以下问题:

(1) 测试生物系统:目前已经筛选出数种可用于 *Tk* 基因突变分析的 $Tk^{+/-}$ 杂合基因型细胞系,包括小鼠淋巴瘤细胞 L5178Y-3.7.2C 以及从人的类淋巴母细胞 WI-L2 中发展起来的一系列细胞系,如 TK6、WTK1 和 TK6-E6。这些均为悬浮生长的细胞系,自发突变率低,倍增时间较短,集落形成效率较高。

L5178Y-3.7.2C 是从 L5178Y-3($Tk^{+/+}$)细胞中经过多次正向突变和回复突变筛选得到。经过多年的发展,该细胞系的特点已经明确,技术方法也较为成熟,并已积累了大量的试验资料,目前该细胞系已经成为国际上用于 *Tk* 基因突变分析的标准靶细胞,试验也特称为:小鼠淋巴瘤试验(mouse lymphoma assay,MLA)。

TK6、WTK1 和 TK6-E6 细胞系为同一亲代细胞起源。其中 TK6 和 WTK1 细胞由亲代细胞 WI-L2($Tk^{+/+}$)经过诱变剂 ICR-191 数次处理、多次培养选择后得来的 $Tk^{+/-}$ 基因型细胞,而 TK6-E6 则是 TK6 细胞转染 HPV16e6 病毒基因,该基因表达产生的 E6 蛋白可结合 P53 蛋白,使其失去功能。这 3 种细胞系代表了不同的 p53 状态:TK6 为 p53 基因野生型,WTK1 为 p53 基因突变型,TK6-E6 为 p53 失活型。虽然 WI-L2 家族细胞在 *Tk* 基因突变试验中应用还不广泛,但由于这类细胞来自人类,且存在不同的 p53 状态,对于研究 p53 基因功能与突变发生、损伤修复以及凋亡诱导中的相关机制是很有价值的细胞模型。

由于 *Tk* 基因突变分析需要筛选出特定的杂合细胞($Tk^{+/-}$),因此不便于开展体内试验,主要以体外试验为主。Dobrovolsky 等在 1999 年采用基因打靶和同源重组的方法构建了 $Tk^{+/-}$ 胚胎干细胞,建立起 *Tk* 基因杂合型的转基因动物模型,即 C57BL/6 $Tk^{+/-}$ 小鼠。研究发现化学物诱导的 $Tk^{+/-}$ 小鼠 *Hprt* 基因和 *Tk* 基因突变率基本一致,提示该体内测试系统可以有效检测点突变的发生,与常染色体或性染色体连锁的报告基因在检出点突变损伤的敏感性上并无明显区别。

(2) 两类突变集落的形成机制研究:*Tk* 基因突变分析中可观察到两类明显不同的集落,即大集落(large colony,LC)或正常生长集落(normal growing colony,NC),小集落(small colony,SC)或缓慢生长集落(slowly growing colony,SC)。其中以 L5178Y 细胞进行试验时观察到的称为大、小集落(以微孔直径的 1/4 为判断标准),以人的类淋巴母细胞进行试验时观察到的称为正常生长、缓慢生长集落,前者接种 12 天左右可观察到集落,后者需 20~24 天。有关两类集落形成的机制尚未完全阐明,一般认为可能来源于不同程度的遗传物质损伤。

大集落/正常生长集落与亲代细胞生长速度相似,染色体在核型上与亲代细胞无法区分,可能由点突变、小缺失、小插入等引起;小集落/缓慢生长集落倍增时间延长,且可见多种类型的染色体异常,推测可能造成了等位基因丢失等染色体水平的大范围改变,且损伤范围涉及到细胞生长有关的基因。因此,通过对两类集落比例的统计,可以大致推测致突变物的类型。例如,染色体断裂剂 γ 射线诱导的 *Tk* 基因突变体中小集落大约是大集落的 10 倍,丙烯酰胺在 MLA 试验中也主要诱导小集落的形成,而点突变剂甲基磺酸乙酯主要诱导大集落的生成。采用各种分子生物学方法可以对两种类型集落的来源和形成机制进行深入研究,目前应用的检测方法包括:G 带核型分析,染色体涂染分析,限制性片段长度多态性分析(restriction fragment length polymorphism,RFLP),*Tk* 基因位点 LOH 分析以及 *Tk* 基因所在染色体微卫星位点 LOH 分析等。

经济合作与发展组织(Organization for Economic Co-operation and Development,OECD)推荐在 *Tk* 基因突变分析中,至少在以下组别中进行集落类型的统计:阴性对照组、阳性对照组和出现阳性反应的最高处理剂量组。

(三) 突变克隆遗传损伤的检测

Hprt 和 *Tk* 基因突变分析中都可以采用克隆法筛选出发生突变的细胞,并获得稳定的 *Hprt*⁻ 和 *Tk*⁻ᐟ⁻(*Tk*⁰ᐟ⁻)表型。通过对突变阳性克隆的扩增,可获得突变细胞的基因组 DNA 和 RNA,这为最终分析确定基因分子突变谱提供了可能。

利用不同分子生物学技术,目前已经建立了多种 *Hprt* 基因分子突变谱的分析方法。例如 *Hprt*-cDNA 探针、Southern 杂交、PCR、Northern 点杂交、RFLP、变性梯度凝胶电泳(denaturing gradient gel electrophoresis,DGGE)、序列测定等。在使用的过程中,不少方法由于自身的缺陷而应用受到限制,甚至遭淘汰,如 Southern 杂交检测灵敏度不高;RFLP 费时,假阳性高;DGGE 只能定性,不能定位等。近年来 PCR 技术已成为检测 *Hprt* 基因突变的主要方法。PCR 法主要分为两类:一种是 RT-PCR,即从 mRNA 反转录扩增 *Hprt* cDNA,进而可以测序;另一种是 M-PCR,即在反应体系中加入多对引物,同时扩增数个外显子靶 DNA 序列,经过电泳分析,可反映多个外显子序列的结构改变,此法不仅快速精确,而且既能定性,又能定位,被认为是最具有发展潜力的检测方法。

Tk⁻ᐟ⁻ 突变克隆的遗传损伤涉及染色体水平和 DNA 水平的损伤。采用特异的全染色体涂染技术检测 *Tk* 基因所在的染色体,如 L5178Y 细胞的 11 号染色体,可以发现染色体片段缺失、重排以及全染色体的丢失。此外,早期研究采用 RFLP 技术,发现 L5178Y 细胞经过 Nco I 限制性酶切后 *Tk* 基因 6.3kb 片段的丢失,代表突变克隆丢失了整个功能性 *Tk* 等位基因。而 TK6 等人类淋巴母细胞经过 Sac I 限制性酶切后,*Tk* 基因 14.8kb 片段的丢失,也代表了活性等位基因的丢失。由于 *Tk* 基因杂合性的特点,可采用等位基因特异性 PCR 方法对 *Tk* 位点进行 LOH 分析,以检测基因丢失情况。同时,通过对该基因所在染色体微卫星位点的 LOH 分析,还能了解染色体的丢失范围。

四、试验的优点和局限性

哺乳动物细胞是常用的突变检测高效系统,相比于微生物检测系统,培养的哺乳动物细胞突变检测系统有以下优点:①哺乳动物细胞有细菌所缺乏的特定代谢过程;②哺乳动物细胞有细菌所缺乏的细胞分裂元件和基因组结构(DNA 链位于染色体和细胞核内)。因此,与细菌回复突变试验相比,哺乳动物细胞在代谢、突变模式以及遗传损伤的修复方面更接近人体实际情况,更能够真实地反映环境有害因素对人体的遗传损伤情况。哺乳动物细胞基因突变试验已经成为许多遗传毒性评价程序中的必选方案。其中,*Tk* 基因突变试验因为能够检测较大范围的遗传损伤,被认为是最敏感的体外致突变试验之一。当然,*Tk* 基因突变试验也存在一些不足:原因之一是筛选突变细胞所用的嘧啶类似物 BrdU 也是一种诱变剂,本身也可能导致突变体的产生。此外,只有 *Tk* 位点呈杂合状态的哺乳动物细胞才能用于该试验,可选择的细胞和动物模型有限。另外,该试验灵敏度很高,可能导致特异性偏低,尤其是细胞毒性过大易出现假阳性结果。

Hprt 基因突变试验广泛用于各种研究工作,尤其是适用于动物实验突变分析及人群生物监测,但目前还没有将其用作遗传毒理学法规实验的全面评价。*Hprt* 基因为 X 染色体连锁,属于功能上的半合子,不能检测范围较大的损伤,如大的缺失、染色体重组以及不分离等,因为这些损伤可能影响到 *Hprt* 位点周围的一些重要基因,又不能通过同源重组的方式来弥补这些基因的功能,最终就可能造成细胞的死亡。

五、应用和发展趋势

目前,美国、欧共体国家和日本等已将 *Tk* 基因突变试验广泛用于评价环境化学因素和物理因素、药品和食品的遗传毒性。ICH 在 2011 年推荐的遗传毒性检测试验组合有两套方案,其中应用时间比较长的方案包括以下试验组合:①细菌基因突变试验;②染色体损伤细胞遗传学检测(体外染色体畸变试验或微核实验)或小鼠淋巴瘤细胞 *Tk* 基因突变试验(MLA);③啮齿动物体内造血细胞微核试验或染色体畸变分析。实验指南中还指出,MLA 试验可检测基因突变和染色体损伤,同时有证据表明能检测有丝分裂毒物。

虽然 *Hprt* 基因突变试验并非毒理学测试中必选的项目,但由于该方法适用的组织细胞范围广,便于开展动物实验和人群生物监测,同时在环境和职业暴露人群遗传损伤的生物监测中,外周血淋巴细胞 *Hprt* 突变率已经成为一个重要的指标。此外,*Hprt* 基因分子突变谱的研究工作开展较为深入,可以提供以下信息:①阐明嘌呤类似物抗性细胞的突变类型;②发现突变位点和覆盖范围;③为识别诱变物和致突变机制提供证据。此外,利用分子突变谱还能为对比分析 *Hprt* 基因与其他内源性基因及转基因之间突变提供依据。目前已有研究者建立了 *Hprt* 基因分子突变谱的相关数据库和突变分析软件,例如,Carielleo 等建立的数据库包含以下基本信息:碱基序列位置;突变类型;氨基酸序列位置;野生型和突变型氨基酸序列;突变周围正常序列;引用文献等。同时也提供了诱发突变的相关信息:诱变物;剂量;突变率及自发突变率;染毒方式(体内或体外);细胞类型;如果突变影响剪切还提供了 mRNA 的剪切信息。该数据库及相关的突变分析软件可以通过互联网免费获得,网址是:http://sunsite.unc.edu/dnam/mainpage.html,或者通过 FTP:anonymous@sunsite.unc.edu.

(敖琳　曹佳)

参 考 文 献

1. McKinzie PB,Revollo JR. Whole genome sequencing of mouse lymphoma L5178Y-3.7.2C(TK$^{+/-}$) reveals millions of mutations and genetic markers. Mutat Res,2017,814:1-6.

2. Dobrovolsky VN,Shaddock JG,Heflich RH. Analysis of in vivo mutation in the Hprt and Tk genes of mouse lymphocytes. Methods Mol Biol,2014,1105:255-270.

3. Johnson GE. Mammalian cell HPRT gene mutation assay:test methods. Methods Mol Biol,2012,817:55-67.

4. OECD Guidelines for Testing of Chemicals: In Vitro Mammalian Cell Gene Mutation Test" No. 476, Adopted 21 July 1997.

5. 袁建,曹佳. 小鼠淋巴瘤细胞试验用于突变检测的研究进展. 毒理学杂志,2005,19(4):328-330.

6. Ogawa I, Furukawa S, Abe M, et al. Multi-endpoint genotoxic assay using L5178Y (Tk(+/−)-3.7.2c) cells. J Toxicol Sci,2009,34(5):547-553.

7. Lloyd M, Kidd D. The mouse lymphoma assay. Methods Mol Biol,2012,817:35-54.

8. 张勇,张立实. 两种人类淋巴母细胞 TK、HPRT 基因突变实验比较研究. 癌变·畸变·突变,2007,19(1):36-39.

9. Cariello NF, Douglas GR, Gorelick NJ, et al. Databases and software for the analysis of mutations in the human p53 gene, human hprt gene and both the lacI and lacZ gene in transgenic rodents. Nucleic Acids Res,1998,26 (1):198-199.

第三节 转基因动物突变检测试验

一、概述

转基因动物(transgenic animal)是指基因组中整合有用实验方法导入的外源 DNA,并能将其稳定遗传给后代的动物。转基因动物突变检测试验(transgenic animal mutation assay)则是利用转基因动物携带的外源性转基因(transgene)在发生突变后能够产生某些表型变化的特点,对外源化学物或其代谢产物在动物体内的致突变性进行检测的试验方法,又称为体内基因突变试验(*in vivo* gene mutation assay)。转基因动物突变检测试验出现于 1989 年。Gossen 等人在当时报道了 *lacZ* 转基因小鼠突变检测系统(Muta™ Mouse)。之后 Dycaico 和 Kohler 等分别开发了最初的 Big Blue® 大、小鼠模型。在此基础上,检测方法不断改进。1992 年,Gossen 等人提出了阳性选择试验;1994 年,Douglas 等开始引入测序技术分析突变机制。1999 年和 2003 年,遗传毒性试验操作国际研讨会专家组(International Workshop on Genotoxicity Test Procedures, IWGTP)两次对转基因动物突变检测试验进行总结。2008 年,Lambert 等为 OECD 撰写了转基因啮齿类动物基因突变试验的评估报告,建议为其建立实验指南。该指南于 2011 年发布(OECD TG488)。世界卫生组织也在 2006 年制订了相应的标准(WHO Environmental Health Criteria 233)。目前此类试验常用的动物模型有 *lacZ* 噬菌体小鼠(Muta™ Mouse),*lacZ* 质粒小鼠,*gpt* delta 大、小鼠(*gpt* 和 *Spi*⁻)以及 *lacI* 大、小鼠(Big Blue®),可检测的突变类型包括点突变、移码突变和小的插入/缺失突变,而 *gpt* delta 模型(Spi⁻ 试验)和 *lacZ* 质粒模型也可用于大的缺失的检测。此外还有 *pKZ1*、*rpsL*、*supF*、*phiX174* 等多种转基因动物。20 世纪 90 年代中期,原第二军医大学印木泉教授团队建立了 *xylE* 转基因小鼠和 pMCLacI/neo 转基因小鼠,后者可同时检测体内表达基因和沉默基因的突变。

上述试验使用的转基因均属于外源性 DNA。另外还有一类原理类似的内源性基因突变检测试验,例如小鼠体细胞皮毛斑点突变试验。但此类试验的应用仍有很大局限性。

二、基本原理

首先需要构建转基因动物模型并稳定建系,动物经受试物处理一段时间后提取特定组织器官的 DNA,利用噬菌体或质粒穿梭载体整合入有基因缺陷的宿主菌的基因组,进而在特定的培养环境下进行突变表型的鉴别。下面对其中几个重要问题进行解释。

（一）转基因动物的构建

转基因的构建一般需要利用噬菌体或质粒作为穿梭载体（shuttle vector）。这样，在将外源基因整合入动物基因组后，又可以较容易地将其分离并整合入大肠埃希菌的基因组。利用原核显微注射技术，将构建好的转基因显微注射入受精卵的原核，然后通过胚胎移植技术将受精卵转移到雌性动物体的输卵管。这样能够产生携带有转基因的半合子个体。再通过选择性的繁育可以获得纯合子。不同的动物模型，有的是半合子，有的是纯合子。

1. Muta™ Mouse 小鼠　构建 Muta™ Mouse 小鼠（Covance Research Products 公司，美国）时，首先将 lac Z 插入 λgt10 载体，继而通过显微注射技术整合入 CD2F1（BALB/C×DBA2）小鼠。此时可得到携带有若干拷贝（3~80 个）转基因的动物。商业应用的是 40.6 系小鼠，其每个二倍体细胞都携带有 80 个拷贝的转基因，每条 3 号染色体上各 40 个，以头尾相接的多联体（head-to-tail concatemer）形式存在。

2. Big Blue® 大、小鼠　Big Blue® 动物模型的构建有数种方案。构建小鼠模型时，首先构建携带 lacI、lacZα 基因和 lacO 序列的 λLIZα 穿梭载体。将该穿梭载体显微注射入 C57BL/6 小鼠的受精卵，小鼠成年后与非转基因 C57BL/6 小鼠杂交，子代即为试验用小鼠。另外 C57BL/6 A1 代小鼠与 C3H 系互交可繁育出转基因 B6C3F1 小鼠，其与美国国家毒理学计划所使用的生物学试验小鼠具有一致的遗传背景。两种转基因小鼠均可以杂合子形式保存，其二倍体细胞内的一条 4 号染色体上整合有大约 40 个（20~40 个）拷贝转基因。此外 C57BL/6 小鼠也有纯合子供应。Big Blue® 大鼠的构建是利用与小鼠相同的方法在 Fisher344 大鼠上实现的。商业供应的大鼠模型为纯合子，携带有 30~40 个拷贝的转基因，每条 4 号染色上各 1/2。

3. gpt delta 大、小鼠　携带有 gpt 基因和氯霉素抗性基因的 λEG10 噬菌体 DNA 显微注射入 C57BL/6J 小鼠受精卵，纯合子的小鼠在每条 17 号染色体上携带 80 个拷贝的转基因；而选用 Sprague-Dawley 大鼠，将 10 拷贝的 λEG10 载体整合到其 4 号染色体，可获得杂合子 gpt delta 大鼠。

4. lacZ 质粒小鼠　与上述模型不同，lacZ 质粒小鼠是利用质粒而非噬菌体穿梭载体构建的。在 pUR288 质粒的双链上各插入 20 个左右的 lacZ 基因，然后将质粒整合到 C57BL/6 小鼠的多条染色体中。而从基因组分离质粒时，采用 Hind Ⅲ 限制性内切酶。与噬菌体穿梭载体相比，以质粒构建小鼠模型具有两个优势：一是质粒比噬菌体小很多，大约相当于后者的 1/10 大小，因此在回收转基因时效率较高，而后者要获得完整的载体必须从基因组中分离较大的 DNA 片段；二是质粒小鼠试验对于缺失突变更加敏感，而基于噬菌体的试验由于其自身结构特点的限制，此项能力有所不及。

（二）报告基因

报告基因是转基因的重要组成部分，一般是能够通过肉眼可见的表型变化来报告突变的发生。选择的报告基因在动物模型体内应当是中性的或是不表达的，以避免对动物自身生物学功能产生影响。

很多常见动物模型的报告基因都是以大肠埃希菌的乳糖操纵子（lac operon）为基础的。lac operon 含有 lac Z、lac Y 和 lac A 3 个结构基因，以及操纵序列 lac O、启动序列 lac P 和调节基因 lac I。其中 lac Z 基因编码 β-半乳糖苷酶，该酶可催化乳糖转变为半乳糖和葡萄糖，也可将无色的 5-溴-4-氯-3-吲哚基-BD-半乳糖（又称 X-gal）代谢为半乳糖和另一种蓝色的不溶性物质；而 *lac I* 基因编码的阻遏蛋白通过与 *lac O* 序列结合从而关闭操纵子，抑制 β-半乳糖苷酶的表达，阻断乳糖或 X-gal 代谢。当携带 *lac Z* 基因或 *lac I* 基因（及 *lac Z* 基因）的转基因动物暴露于致突变剂，则 *lac Z* 基因或 *lac I* 基因可能发生突变，将其转入有乳糖操纵子缺陷的大肠埃希菌后，乳糖或 X-gal 代谢可能发生变化，在特定培养基上出现肉眼可观察的异于正常大肠埃希菌的现象，如噬菌斑的形成或噬菌斑颜色变化，以此作为突变情况的判读基础。

不同于乳糖操纵子，*gpt* delta 大、小鼠的突变检测试验（*gpt* 试验、*Spi⁻* 试验）和 *cII* 试验依靠的是其他来源的报告基因。*gpt* 试验与 6-硫鸟嘌呤代谢有关，而 *Spi⁻* 试验和 *cII* 试验则利用了噬菌体基因的一些特性。

（三）报告基因的应用与突变的判读

虽然很多报告基因都是基于大肠埃希菌乳糖操纵子建立的，但不同的转基因动物模型携带的报告基因结构并不完全相同，结合不同的试验条件，其突变后导致的现象也有所区别，从而决定了各自不同的判读方法。这些判读方法大致可分为两类，即颜色选择法和阳性选择法。

1. 颜色选择法　此类方法以可由肉眼观察的颜色变化作为突变的判读依据，主要包括 *lacZ* 试验和 *lac I* 试验。

（1）*lacZ* 试验：Muta™ Mouse 小鼠的转基因含有 *lac Z* 基因而没有 *lac I* 基因。噬菌体将未突变的 *lac Z* 基因整合入大肠埃希菌，使其获得降解 X-gal 产生蓝色沉淀的能力。当噬菌体裂解细菌后，即形成蓝色的噬菌斑。而 *lac Z* 基因的突变可能导致半乳糖苷酶生理功能的减弱或消失，在含有 X-gal 的培养基上只能产生浅蓝色或无色的噬菌斑。计数处理组培养基中浅蓝或无色噬菌斑在所有噬菌斑中所占比例（称为突变率，mutant frequency），与对照组的情况进行比较，从而就受试物是否在本试验中体现出致突变性得出结论。该法的一个缺点是，在大量蓝色噬菌斑中寻找无色或浅色噬菌斑容易出错并且是较为枯燥的过程。

（2）*lac I* 试验：Big Blue® 动物模型同时携带有乳糖操纵子的 *lac Z* 基因、*lac I* 基因和 *lac O* 序列。当 *lac I* 基因被诱发突变时，其编码的阻遏蛋白抑制 *lac Z* 基因表达的能力受损，*Z* 基因部分或完全表达，使大肠埃希菌获得分解 X-gal 并生成蓝色沉淀的能力，在含有 X-gal 的培养基上形成有色的噬菌斑。因此 *lac I* 试验的突变率计算过程与 *lac Z* 试验恰好相反，且较易识别蓝色的突变噬菌斑。

2. 阳性选择法　阳性选择法的基本思想是，在未发生突变的情况下，模型动物携带的转基因整合入宿主菌后，仍然具有遗传缺陷，使其在特定培养基上的某些表型异于野生型菌株，例如无法形成噬菌斑，而培养基上出现的噬菌斑则应当是突变的结果。如此一来只需要在培养基上读取噬菌斑的数目，而不需要像颜色选择法那样区分有色和无色的噬菌斑，尤其是避免了辨别浅蓝色噬菌斑（发生突变后恢复部分功能）的困难。根据这一基本思路，不同的转基因动物试验发展出各异的阳性选择法。

（1）*cII* 试验：*cII* 基因是 λ 噬菌体载体的一部分，以 λ 噬菌体载体为基础构建的 Muta™ Mouse 和 Big Blue® 转基因动物均携带有该基因。*cII* 基因编码一种抑制蛋白，对噬菌体溶原性/溶菌性周期（lysogenic/lytic cycle）的调控起关键作用。CII 蛋白通过调节其他基因表达，使噬菌体进入溶原性周期，其基因组整合入宿主菌染色体，但不引起细菌裂解，故不形成噬菌斑；而细菌 Hfl 蛋白能够降解 CII 蛋白，启动溶菌性周期，导致细菌裂解。在 *hfl⁻* 的大肠埃希菌内,只有在 *cII* 基因发生突变、影响 CII 蛋白表达或功能的情况下才会发生细菌裂解。因此可通过噬菌斑的形成来判断突变的发生。

此外,溶原性/溶菌性周期还受到环境温度的影响。当外界环境达到 37℃ 时,即使 CII 蛋白未被降解也会发生细菌裂解。这样,将噬菌体转染的 *hfl* 大肠埃希菌置于 24℃ 培养 2 天,计数突变导致的噬菌斑个数;在 37℃ 环境下培养 1 天,计数噬菌斑的总数(也可用 *hfl⁺* 菌株 24℃ 培养 2 天)。两者相除用于估算突变率。

需注意的是,gpt delta 转基因动物虽然也携带 *cII* 基因但无法进行此类试验,因为其 *cII* 基因存在突变。

(2) *gpt* 试验:大肠埃希菌的 *gpt* 基因编码鸟嘌呤磷酸核苷转移酶,该酶能够催化 6-硫鸟嘌呤生成毒性代谢产物,使细菌无法生存。因此在含有 6-硫鸟嘌呤的培养基上只有携带突变型 *gpt* 基因的大肠埃希菌能够形成菌落。gpt delta 小鼠的转基因上同时含有 *gpt* 基因和氯霉素抗性基因。在含有氯霉素和 6-硫鸟嘌呤的培养基上,形成的菌落数反映了基因突变的数量;而只含有氯霉素的培养基中菌落数代表的是成功整合转基因的大肠埃希菌的总数。两者的比值是判读突变发生率的指标。该试验的优点是 *gpt* 基因较小(编码区只有 456bp),便于通过测序技术来分析其突变谱。

(3) *Spi⁻* 试验:*Spi⁻* 试验使用的也是 gpt delta 转基因动物,但报告基因来源于噬菌体自身。其基本原理是野生型的 λ 噬菌体转染 P2 溶原性细菌后无法存活,而如果噬菌体的 *gam* 和 *red* 基因突变丧失功能且特定序列维持稳定(保证噬菌体 DNA 不被核酸外切酶破坏),则噬菌体能够在细菌体内复制。其突变率是 P2 溶原性细菌的噬菌斑个数与大肠埃希菌所形成的噬菌斑数之比。该实验可用于检测长达 10 000bp 的缺失突变。

(4) *lacZ* 试验:本试验是 Muta™ Mouse 小鼠的另一种应用。整合了野生型 *lacZ* 基因的 *lac⁻、GalE⁻* 大肠埃希菌能够催化苯基-β-D-半乳糖苷(phenyl galactose,P-gal)生成半乳糖。后者进一步形成半乳糖-6-磷酸盐,具有细胞毒性,但可被 *GalE* 编码产物催化代谢,而在 *GalE⁻* 大肠埃希菌则因毒性蓄积而导致细菌死亡,不能形成噬菌斑。反之,噬菌斑的形成提示 *lacZ* 基因发生了突变。

(四) 测序技术的应用

测序技术并不是转基因动物突变检测试验的必要组成部分。但是它的应用能够帮助解答一些特定问题。第一,当试验结果的个体差异较大时,对转基因进行测序可用以鉴定是否发生了累积突变(jackpot mutation)或者克隆扩增。累积突变是指发生在生殖细胞或者干细胞的突变,若发生在转基因范围内,可能使试验估算的突变率明显升高。通过测序对试验动物特定组织的特定突变所占比例进行分析,有助于排除这种假阳性结果。第二,当处理组突变率仅略高于阴性对照组时,对两组的转基因分别测序并比较其突变谱的差异,可为致突变性的判断提供进一步的证据支持。第三,对突变谱的分析有助于研究致突变物的具体作用机制。

三、试验基本步骤和需注意的问题

转基因动物突变检测试验的基本流程如下:制订试验计划,确定动物模型、给药方式和剂量;给药,对试验动物进行定期观察;收集组织标本;提取 DNA;将 DNA 包装入噬菌体或质粒穿梭载体并整合入宿主菌基因组;菌株培养;观察结果,分析总结,形成报告。不同的试验设计其操作方法有所差别,具体细节参见相关的试验指南或操作手册,此处仅对试验中需要注意的几个共性问题进行介绍。

(一) 动物的选择

一般而言,应选用雄性动物进行试验,尤其是研究生殖细胞突变时。如果研究的是女性专用药品或女性特有的代谢过程,也可用雌性动物。若有证据提示其代谢过程具有性别差异,则可能需要选用两种性别的动物。

(二) 阳性对照

试验一般需要设立阳性对照动物。但对于通过评估而且经常开展此类试验的实验室,可以用以往试验阳性动物的 DNA 代替,但 DNA 要符合一定的要求。

(三) 给药时间和采样时间

为了使突变能够在动物体内累积以便于观察,一般需要重复给药。常用的做法是连续给药 28 天,这有利于弱致突变剂的效应累积,也使更新速度较慢的器官获得足够的暴露时间。根据对受试物的基本假设和采样组织的自身特点,可以适当延长或缩短给药时间,但在试验报告中应当详细说明。尤其是 8 周以上的给药时间要注意排除克隆扩增的问题。

采样时间选取对试验结果至关重要,它取决于突变是否已经稳定(fixed),而且具有组织特异性。一般认为在连续给药 28 天之后,间隔 3 天再进行采样可能对各种组织器官的普适性较好;如果重点关注更新较慢的组织,也可考虑间隔更长时间,例如 28 天。

(四) 采样组织的选择

组织的选取应从以下几方面考虑:给药途径和最先接触部位;药代动力学研究结果;相关的致癌研究发现的癌变部位。在没有其他信息可供参考的情况下,一般至少应对最先接触部位、肝脏和一种细胞分裂较快的组织(如前胃或骨髓)进行采样。必要时还应采集生殖细胞组织。

四、转基因啮齿类动物试验信息数据库

为更好地采集和分析转基因动物突变试验数据,国际上建立了转基因啮齿类动物试验信息数据库(transgenic rodent assay information database,TRAID)。该数据库整合了已发表文献和一些 IWGTP 成员的未发表数据,为系统地评估试验价值和建立试验指南提供了依据。该数据库也能够提供不同研究组所进行试验的一些具体细节,例如给药方式和检测的组织类型,为其他研究者的试验设计提供参考。此外,针对试验中检测的外源化学物,还给出了其他体外或体内试验对其遗传毒性或致癌性的检测结果。

五、试验的优缺点

(一) 优点

转基因动物突变检测试验的出现填补了在体检测基因突变的需求。其致突变过程中,药物代谢、药代动力学作用、DNA 修复、跨损伤 DNA 合成等都处于体内环境,具备现有体外试验无法比拟的优势。研究证据表明,转基因能够较好地模拟内源性基因对致突变剂的反应。而且,由于试验采用的是中性的外源性基因,因而避免了采用内源性基因进行体内试验时需要面对的困难,例如可用于检测的组织类型有限、基因突变导致正性或负性选择等。有证据表明,致突变剂的作用可能存在组织特异性,因此转基因动物突变检测提供的宽泛的组织类型(几乎可以对任何组织进行分析)有利于致突变剂组织特异性的鉴定。该试验给药方

式多样;结果的重现性较好;与其他体内试验相比所需动物量较少,符合动物实验"3R"(reduction,refinement,replacement)原则;结合测序技术还可以为遗传毒性的机制研究提供线索。

(二) 缺点

首先,转基因动物突变试验主要用于点突变和较小的插入/缺失突变检测,除了 Spi^- 试验和 lacZ 质粒试验能够检测一些较大片段的缺失突变外,其他试验几乎都不适用于大片段插入/缺失突变。其次,由于转基因是在受精卵阶段整合入动物基因组,因此有时会发生累积突变,这将对试验结果的判读造成一定困扰。再次,由于转基因在动物体内是不表达的,因此其修复机制可能与可转录的基因有所不同,尤其是转录偶联修复。转基因甲基化程度一般很高,而 CpG 位点的自发突变率相对较高,因此其突变频率和检测突变的敏感性可能与内源性基因并不完全相同。还有,由于突变的检测过程并不是在体内进行的,这就不能完全排除突变来自体外过程的可能性,不过一般认为这种概率是比较小的。

六、现状和展望

转基因动物突变检测试验由于其特有的优势,近年来逐步受到重视和推广,目前已被多个权威的遗传毒理学试验指南列入推荐的试验组合之中。2011 年 ICH 发布的《人用药物遗传毒性实验和数据评价的指导原则》[ICH S2(R1):Genotoxicity testing and data interpretation for pharmaceuticals intended for human use]将该试验列为标准试验组合(方案二)的可选试验之一,作为肝脏 DNA 链断裂试验的备选方案;世界卫生组织/国际化学品安全规划署也指出其可用于对体外致突变试验结果或体内、外试验的矛盾结果作进一步的验证。

针对试验目前的一些缺点与不足,人们在尝试通过改良加以克服,包括实现突变的原位检测以及检测大的插入/缺失突变和转座突变等。OECD 在其试验指南(TG488)中提出,未来有望将该试验与重复剂量毒性试验(TG407)相结合从而进一步优化试验设计,但需要先解答两个问题:一是如 TG407 那样将给药和采样之间的间隔由 3 天改为 1 天是否会影响试验的敏感性;二是对转基因动物进行重复剂量毒性试验是否会对试验本身产生影响。

从"3R"原则和动物福利伦理的角度考虑,未来的遗传毒理学研究在可能的情况下也许会将重心向体外试验倾斜。例如美国国家研究委员会和环境保护局等机构正在规划开发基于人类细胞和细胞系的新技术,基于更多与人类更相关的遗传学终点实现对更多外源化学物的检测。然而在完成这一转变之前,转基因动物仍具有重要价值,并且将为新技术体系的开发提供参考和比较。

(陈卿　曹佳)

参 考 文 献

1. Matsushita K,Kuroda K,Ishii Y,et al. Improvement and validation of a medium-term gpt delta rat model for predicting chemical carcinogenicity and underlying mode of action. Exp Toxicol Pathol,2014.66(7):313-321.

2. Reis Éde M,de Rezende AA,Santos DV,et al. Assessment of the genotoxic potential of two zinc oxide sources (amorphous and nanoparticles) using the in vitro micronucleus test and the in vivo wing somatic mutation and recombination test. Food Chem Toxicol,2015.84:55-63.

3. OECD. Test No. 488:Transgenic rodent somatic and germ cell gene mutation assays//OECD guidelines for the testing of chemicals, section 4. Paris:OECD, 2011. http://www.oecd-ilibrary.org/environment/test-no-488-

transgenic-rodent-somatic-and-germ-cell-gene-mutation-assays_9789264122819-en.

4. Lambert IB,Singer TM,Boucher SE,et al. Detailed review of transgenic rodent mutation assays. Mutat Res, 2005.590(1-3):1-280.

5. OECD. Detailed review paper on transgenic rodent mutation assays. Paris:OECD,2009.

6. Nohmi T,Suzuki T,Masumura K. Recent advances in the protocols of transgenic mouse mutation assays. Mutat Res,2000,455(1-2):191-215.

7. Dean S. Transgenic animal mutation models:a review of the models and how they function. Methods Mol Biol, 2012,817:377-397.

8. Eastmond DA,Hartwig A,Anderson D,et al. Mutagenicity testing for chemical risk assessment:update of the WHO/IPCS Harmonized Scheme. Mutagenesis,2009,24(4):341-349.

9. CHMP. ICH guideline S2 (R1):Genotoxicity testing and data interpretation for pharmaceuticals intended for human use. London:European medicines agency. http://www. ema. europa. eu/docs/en_GB/document_library/ Scientific_guideline/2011/12/WC500119604. pdf.

10. Beal MA,Gagné R,Williams A,et al. Characterizing Benzo[a]pyrene-induced lacZ mutation spectrum in transgenic mice using next-generation sequencing. BMC Genomics,2015,16:812.

第四节 染色体畸变试验

染色体畸变试验(chromosome aberration test)包括染色体结构和数目改变,又称细胞遗传学试验(cytogenetic assay),是遗传毒性评价的常规试验。因为它将观察细胞停留在细胞分裂中期相,用显微镜检查染色体畸变和染色体分离异常,因此,又称为染色体中期相分析(chromosome metaphase analysis)。染色体结构改变的观察主要在显微镜下进行常规染色体分析,一般能观察到裂隙、断裂、断片、无着丝粒环、染色体环、双或多着丝粒染色体、射体和染色体粉碎等。关于缺失、插入、重复以及易位等,均需使用特殊染色的显带技术和荧光原位杂交(fluoncernt in situ hybridization,FISH)等特殊技术检查;染色体数目的异常有整倍性的改变,也有非整倍性改变,从而产生非整倍体。对于染色体数目异常,需在染毒后经过一次细胞分裂才能发现,但此时一些不稳定的染色体畸变往往消失。故试验中观察时间应是多次,且注意致突变物可能在细胞周期的不同时期所起的作用。用于检测染色体结构异常的一般是高等生物,尤其是哺乳动物体内(in vivo)及体外(in vitro)系统。微生物、哺乳动物体外细胞和哺乳动物体内系统可用于检测引起染色体数目异常的遗传毒性物质,一般检测范围多为非整倍体异常。

一、概述

早在19世纪后半叶,细胞中的染色体就已经被观察到,虽然其遗传本质当时尚不清楚,但科学家对染色体的结构与功能已经有了一些初步的认识和预测。1918年,de Vries在月见草(Oenothera)细胞里首次描述了可以导致突变的染色体改变。植物学以及昆虫学的细胞遗传学发展得比较早,但直到20世纪60年代末,由于组织培养技术的发展以及能够阻滞细胞分裂的纺锤体毒物的出现,人类细胞遗传学才有了巨大的进步。1970年后出现的G-banding(G显带)技术可以轻易地识别单个染色体的显带模式,也是基因定位(gene mapping)的奠基石。20世纪80年代,原位杂交技术,特别是荧光原位杂交(FISH)技术的发明是细胞遗传学领域的一大飞跃,也是遗传学领域的一个里程碑。FISH结合各种染色体特异性探针进行染色体涂染(chromosome painting),甚至能够研究染色体在间期的活动状况。

染色体畸变很早就被视为人类对于电离辐射和遗传毒物暴露致遗传损伤的重要生物学标志物。人们发现无论是染色体结构还是数目的畸变都与人类健康关系紧密,比如新生儿的先天畸形、肿瘤等。约0.6%的存活新生儿存在染色体畸变,更进一步的染色体分析发现50%的自然流产都有染色体异常。几种人类退行性疾病比如ataxia telangiectasia(AT)、Fanconi's anemia(FA)和Bloom's syndrome(BS)都与染色体畸变率升高有关。最近关于人群的前瞻性研究提示外周血淋巴细胞的自发性染色体畸变与肿瘤发病有关。

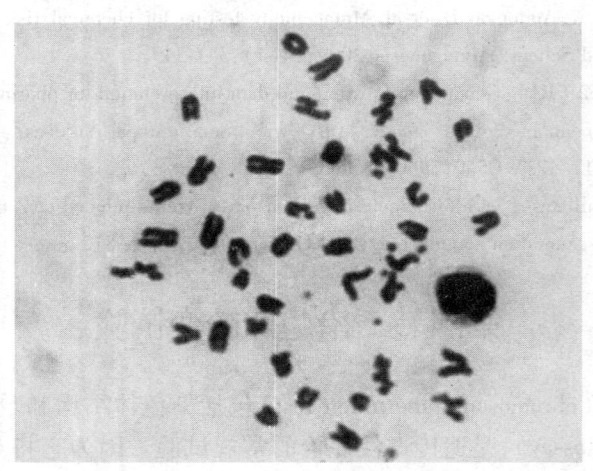

图28-2　小鼠骨髓细胞染色体中期相
示染色体裂隙、断裂、断片、微小体、双微小体及粉碎化等多种染色体畸变

二、基本原理

对于电离辐射导致的染色体畸变,形成机制主要有两个假说:Sax的"断裂-重融"理论和Revell的"交换"理论,它们分别是Stadler的"先断裂"理论和Serebrovsky的"先接触(contact first)"理论的改良版本。根据"先断裂"理论,辐射导致的主要事件是染色单体或染色体的断裂,分裂期观察到的染色体畸变类型取决于这些断裂的最终发展。例如,如果两个断裂时空上足够接近就会重新连接。而根据"交换"理论,辐射导致的主要损伤不是染色单体或染色体的断裂而是随着时间会减轻的更轻微的损伤。如果两个损伤时空上足够近,就会进入更稳定的交换起始期。根据这种理论,所有类型的染色体畸变都是交换过程的结果。电离辐射主要造成DNA双链断裂(DSBs),需要两种DNA修复途径,分别是非同源末端连接途径(NHEJ)和同源性重组途径(HR),前者发生在G_1期,后者发生在G_2期。这提示两种理论也许都能解释电离辐射导致的染色体畸变,取决于电离辐射损伤发生在细胞周期的哪一期。

化学诱变剂诱导染色体畸变产生的机制根据化学物的性质而不同。例如烷化剂能共价结合于DNA等大分子,造成的染色体畸变并不是随机分布于染色体,交换过程更多出现在异染色体区域。除了烷化剂,很多化学物因为可以阻断或干扰DNA合成、复制过程造成不同的染色体畸变类型。

三、常规染色体畸变试验操作程序

常规的染色体畸变试验包括体内及体外试验。体内分析染色体畸变需要对动物整体进行处理,继而收集细胞进行细胞遗传学分析;体外试验采用具有二倍体正常染色体的细胞株、细胞系、原代培养细胞或人外周血细胞,在体外培养(加入或不加入大鼠肝微粒体 S9 混合液),经促细胞分裂剂作用后,部分培养细胞可进行有丝分裂,在其有丝分裂周期的不同阶段给予受试物处理,即可在中期相进行染色体分析,检测受试物的致突变性。染色体畸变试验最重要的步骤是有丝分裂的阻滞,体内试验是在动物宰杀之前腹腔注射有丝分裂阻滞剂(秋水仙碱等),体外试验则是细胞收获前 1~2 小时加入有丝分裂阻滞剂。体内试验收集的骨髓细胞与体外试验收获的细胞都需要进行低渗处理,低渗是实验的关键步骤之一。低渗、固定(固定液为 3:1 的甲醇:冰醋酸)、制片与染色(10% Giemsa 染液)步骤在体内和体外试验中是一致的。周长慧等近期建立了一种基于八腔室玻片的染色体畸变初筛方法,使得体外试验中细胞的培养、处理、低渗、固定、制片和阅片过程都在同一块玻片进行,简化了传统实验的繁琐过程,节省了大量时间,而且大大减少了化合物的用量。染色体畸变试验阅片要求低倍镜下选择染色体分散良好、互不重叠、长短适中、未破裂的中期分裂相细胞,油镜下进行染色体分析,体内试验每只动物至少检查 100 个中期相细胞,每个剂量组不少于 1000 个细胞;体外试验要求每个剂量组至少观察 200 个分散良好的中期分裂相细胞。观察染色体数目和结构的变化,计算畸变率,以百分率表示,所有剂量组、阳性和阴性对照组均需测定有丝分裂指数。

主要观察项目有:

1. 染色体数目改变　包括非整倍体、多倍体和内复制。

2. 染色体结构改变　主要有裂隙、断裂、着丝点环、无着丝点环、单体互换、微小体、双微小体及粉碎化等。

四、试验的优点和局限性

常规染色体畸变试验是一个成熟的遗传毒性检测系统,具有准确、敏感、重复性好的优点。但其对技术员的操作、阅片经验要求比较高。与最新的一些分子生物学技术相比,主要的问题在于,即使采用了显带(banding)技术,其所能提供的分辨率(resolution)也只能达到 4~5Mb。一些微小的损害和分子水平上的畸变几乎不能发现。

随着计算机技术和荧光 FISH 技术的迅速发展,许多商用的染色体核型分析系统和(或)软件得到越来越广泛的推广应用,这些软件可全自动(自动扫描和读取染色体中期相,然后判定和分类)或半自动(人工找到染色体中期相照相,计算机判定和分类)完成染色体分析。这些系统尤其适合对染色体易位等人眼难以判定的畸形的识别。

五、重要进展

1. 荧光原位杂交试验　近 20 多年来,利用荧光原位杂交(fluorescence in situ hybridization,FISH)进行细胞遗传学分析得到了迅速发展,该手段大大提高了染色体结构畸变分析的能力和精确度。FISH 技术于 1981 年由 Baumen 首次提出,在染色体畸变形成机制的研究和复杂染色体畸变检测中具有不可低估的意义。该技术利用一系列诸如由 DNA 重复序列、寡核苷酸片段构成的探针,以及从染色体文库中构建的涂染探针(painting probe),可以识别中期和间期细胞中的特异染色体区域。在染色体精细结构分析中最为有效是涂染探针,利用不同荧光标记的涂染探针进行多色 FISH,对人类中期染色体易位的分析速度可比常规手段提高 50 倍。但与传统细胞遗传学技术相比,FISH 技术最大的优点在于它不仅适用于分裂期细胞,也可用于间期核细胞,即无须细胞培养、检测周期短、灵敏度高、特异性强、可快速准确地获得结果。

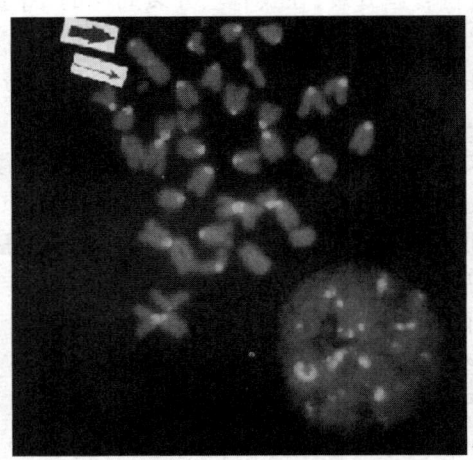

图 28-3　小鼠骨髓细胞染色体中期相
着丝粒探针 FISH 杂交,粗箭头示双着丝粒染色体,细箭头示染色体断片。曹佳,1992

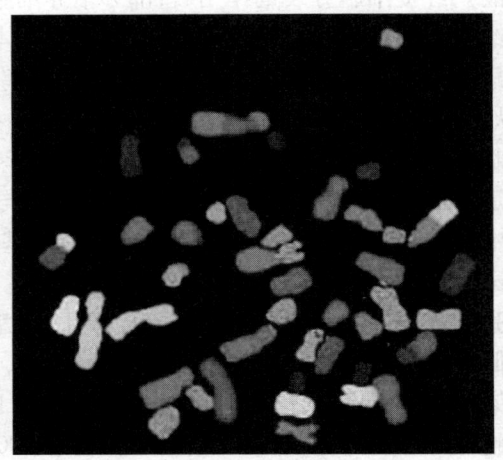

图 28-4　人肺癌细胞染色体中期相
不同荧光标记的涂染探针多色 FISH,示多条染色体的交换和易位。刘晋祎,2000

为了能够检测染色体的结构畸变,1996 年在 FISH 的基础上发展起 M-FISH(multicolor FISH)。该技术能将多种荧光素通过不同的组合所标记的探针分别与染色体进行杂交,通过多种滤光镜的分别拍摄和分析软件的图像组合使染色体显现出不同的颜色从而进行分析。M-FISH 能够比较准确地分析复杂的染色体易位和判断标记染色体的来源,但不能对于易位条带或断点进行准确定位。有学者研究,将某条染色体各区带进行 M-FISH,即多色染色体条形码(multicolor chromosome bar codes)技术,使一条染色体上的不同区带显现出不同的颜色,则可以对单个染色体内的畸变和染色体间的畸变进行更准确地诊断。

在应用中,FISH 有很多优点:①荧光标记探针无放射性,安全(最初探针是用放射性物质标记);②可以检测分裂中期或间期细胞核染色体的畸变信息;③能够在单细胞或单条染色体水平上提供足够信息;④精确度高,灵敏性好,特异性强;⑤采用比率荧光标记或组合荧光标记法标记探针时,可以在同一实验中应用多种探针。当然 FISH 的缺点也不可忽视,首先,应用这种技术必须知道目的基因片段的碱基序列,同时需要合成与目的基因互补的探针。这些 FISH 探针造价昂贵,而且对仪器设备要求高,难以推广应用。其次,当染色体分型不明确时,会影响 FISH 结果的分析。FISH 最主要的劣势在于它一般针对的是特定类型的染色体畸变,常规细胞遗传学能够观察到的全基因组水平的染色体畸变反而被忽略了。而且,FISH 所要求的免疫荧光显微镜需要在暗环境下观察,有时候很难找到镜下最佳的分析区域。所以,最近一些生物公司正在发展亮视野(bright-field)原位杂交技术,使用染色物质和银代替双色 FISH 试验法,有利于研究者更清楚的识别信号。虽然 FISH 存在一些缺点,但是这种技术优点突出,目前仍然是分析基因和染色体的重要方法之一。

2. 比较基因组杂交　比较基因组杂交(comparative genomic hybridization,CGH)技术是20 世纪 90 年代发展起来的一种新的分子细胞遗传学技术,在荧光原位杂交基础上结合消减杂交技术发展而成,其基本原理是以不同荧光素分别标记正常参照系 DNA 并同时与正常人中期染色体进行染色体原位抑制(CISS)杂交,然后用荧光显微镜检测正常染色体上每个位点的两种荧光强度值比,以此反映待测与参照基因组 DNA 序列的拷贝数之比。与 FISH 相比,CGH 克服了需要制备各染色体特异性探针且仅能检测个别染色体或部分位点的局限性,是一种全方位的检测方法,一次实验即可检测出待测标本整个基因组的 DNA 拷贝数的增减。

为了克服 CGH 的低分辨度,近年来,有学者将基因芯片技术与 CGH 相结合发展起微阵列-比较基因组杂交(microarray-CGH,又称 arrayCGH)。arrayCGH 实际上是用 DNA 探针的微阵列取代传统的 CGH 中期分裂相,使待测 DNA 和参照 DNA 竞争性地与微阵列上的短片段靶序列杂交,令检测的灵敏度和精确性都有较大的提高,而且操作程序更加自动化、程序化。aCGH 有非常高的分辨度,取决于微阵列上 DNA 探针的密度和大小,比如使用寡核苷酸序列探针分辨度可以达到 <50～100kb,当然高分辨度也会带来低灵敏度问题(低信噪比)。代表性寡核苷酸微阵列分析(representational oligonucleotide microarray analysis,ROMA)可以解决寡核苷酸 aCGH 的低信噪比问题,ROMA 使用的是被限制性消化后的基因组 DNA 短片段,再进行 PCR 扩增后杂交。如 aCGH 一样,来自参照样本和受试样本的 DNA 被不同的标记然后杂交到寡核苷酸微阵列上。这种方法降低了基因组序列的复杂性,因为只有代表性的片段才被杂交因而增加了信噪比。ROMA 的分辨度平均为 30kb,可以与 aCGH 相提并论。ROMA 的缺点主要有:①复杂度的降低会导致基因组不同部分的不平衡代表性,可能会导致错误的拷贝数变异(CNV)的观察;②限制性消化基因组 DNA 会使得个体间的限制性片段长度多态性(RFLP)差异被错误归为 CNV。而且 PCR 扩增也可能带来额外的误差。

CGH 最主要的问题是,只能检测不平衡的染色体畸变的种类和含量,对于无染色体含量增减(无拷贝数异常)的平衡易位、倒位和染色体重排等不能检测,且不能对染色体畸变的区带进行定位。染色体倍数异常因不表现出拷贝数变化,故也不能检测。目前,CGH 主要用于检测肿瘤细胞的染色体不平衡和某些先天性疾病的病因研究。

3. 单核苷酸多态性等位基因(SNP)阵列 SNP 阵列是检测 SNP 位点不同等位基因的寡核苷酸阵列,原本用以基因分型。通过检测探针信号强度可以进行 SNP 基因分型和检测拷贝数变化。与 aCGH 法中样本被不同颜色标记然后共同杂交相反,SNP 阵列法一次只杂交一个标记样本。在多次杂交分析时与单个或多个参照样本进行对比来发现 CNV。目前,SNP 阵列能够达到或超过 aCGH 平台的分辨度。SNP 阵列最重要的优势是它能够检测拷贝数杂合度中性丢失,也能用来检测等位基因特异性的 CNV。它的劣势在于需要 PCR 扩增增加信噪比,这样扩增误差不可避免,造成 CNV 假阳性。而且,该技术对计算机算法的依赖较强。

4. 阵列涂染 尽管 aCGH 和 SNP 阵列法可以成功检测染色体拷贝数变异,但无法检测平衡性重组事件,比如相互易位或倒位。阵列涂染(array painting)可以在全基因组水平上高分辨度的定位这些事件。阵列涂染是指将发生平衡性易位的两条衍生染色体进行流式分选分离开后,再进行 PCR 扩增并进行不同的标记,然后杂交到基因组克隆片段的阵列上检测其荧光强度。只有与被分选染色体有关的克隆片段才能够显示荧光。两者荧光信号之比可以确定横跨重组断点的某个克隆片段。

5. 引物原位杂交 引物原位标记技术(oligonucleotide-primed in situ DNA synthesis,PRINS)基本原理是在退火的温度下,使已变性的染色体与未标记的寡聚核苷酸引物特异结合,然后进行聚合酶链反应,合成含有标记的 DNA 链,最后通过荧光显色检测特异的染色体信号。这实际上是 FISH 和 PCR 相结合的技术,与 FISH 一样,既可用于中期分裂细胞,也可用于间期细胞核；但不需要克隆基因作探针，且由于杂交反应在前，标记在后，非特异性背景低。后来，在普通 PRINS 的基础上建立起多色 PRINS 技术（multi-PRINs），将 2 种荧光染料混合原位标记不同的底物，在 PRINS 循环中不同的染色体结合的荧光底物的种类和数量不同，从而显现出不同颜色的荧光信号。该技术在同一个细胞内可同时检测 3 种染色体，且只需 90 分钟即可完成，大大地提高了 PRINS 的效能。但是，无论是普通的 PRINS 还是多色 PRINS，都尚只能用于染色体数目畸变的检测，而不适用于染色体结构畸变的检测。

6. 光谱核型分析技术　光谱核型分析技术（spectral karyotyping，SKY）采用多种不同的荧光素（发射光谱的差异≥15nm）或其组合标记出不同的 24 种人类染色体涂染探针，然后同时与中期染色体进行原位抑制杂交。通过多种光学设备捕捉和测量所有染料被激发后产生的发射光谱，按照一种光谱分类算法将一特定的分类色（假颜色）分配到所有的人类染色体上，然后通过计算机成像软件分析，使不同的染色体显示出不同的假颜色，从而进行核型分析。SKY 的实验方法和操作步骤均与 M-FISH 相似，但两者的检测原理却不一样：①M-FISH 是用滤镜来检测染色体颜色信号；而 SKY 使用光谱干涉仪来测量染色体的光谱，信躁比高（是 M-FISH 的 9 倍），检测的精确度也较高。②M-FISH 测量的是光强；而 SKY 测量的是全光谱，光强的变化并不会影响光谱，有利于检测人眼分辨不出的包含颜色信息的弱光，并在辨认染色体末端变异的精度上要胜出许多。SKY 作为一种检测整套染色体核型的方法，在诊断标记染色体、复杂的染色体易位或重排，以及微小的染色体结构畸变等方面有较大的优势。但对于染色体倒位、单个染色体臂的插入、小的重复和缺失均不能进行检测。而且全染色体的 SKY 分析对于易位和断裂点也较难进行准确定位。如果使用光谱彩色显带技术（spectral color banding，SCAN），使一条染色体上的不同区带染上不同的颜色，则可以诊断单个染色体内的畸变和明确染色体间的易位或断裂点，其分辨率可达 400 条带水平。SKY 检测的敏感性还有待系统地研究。

此外，测序方法也被用来检测拷贝数变异（CNV）的绝对值，能够获得更高的分辨度。但是测序法最主要的限制是成本过高，可用性以及参照序列数据的质量也有待检验。最近下一代测序技术的发展将基因组和转录组测序的成本-效益比带到一个前所未有的高度。这对于使用直接测序检测染色体畸变也是一个很大的推进。

7. 展望　随着显微镜技术和亚显微镜观察水平的分子生物学技术的发展，染色体畸变试验的分辨度有了很大的提升，能够观察到染色体三维结构在分裂间期和 DNA 复制、转录、修复及重组过程中的变化（染色体-染色质动态变化），技术的发展正在模糊细胞遗传学和分子生物学学科间的界限。这些新方法的发展带来了一些挑战，主要是在染色体生物学领域如何对基因组数据进行解读的问题。首先，基因组的进化必须在染色体结构范围内；其次，现有的知识如果可以充分地解释新发现时应该避免引入新的概念。也就是说，应该避免传统知识的"丢失"。近年来，一些新的试验被引进遗传毒性评价，比如分裂后期桥（anaphase bridges）、微核试验和彗星试验，这些新方法更快、更省力，也不要求对结构性染色体畸变的多样性进行了解，但是同时却逐渐丢失了认识各种类型的染色体重组事件的第一手信息，从而导致对于基因组数据的不必要的误读。对于 21 世纪的细胞遗传学来说，如何将分子水平和显微镜水平的遗传学知识联系起来是未来最大的挑战。

（向梦龙　曹佳）

参 考 文 献

1. Mariluce Riegel. Human molecular cytogenetics：from cells to nucleotides. Genet Mol Biol，vol. 37 no. 1 supl. 1

Ribeirão Preto 2014.

2. Bjorn Bakker,Hilda van den Bos,Peter M Lansdorp,et al. How to count chromosomes in a cell：An overview of current and novel technologies. Bio Essays,2015,37(Issue 5)：570-577.

3. CED 1997. Test Guidelines 475. Mammalian Bone Marrow Chromosome Aberration Test. In：OCED Guide line for the testing of chemicals.

4. OCED 1997. Test Guidelines 473. *In vitro* Mammalian Bone Marrow Chromosome Aberration Test. In：OCED Guide line for the testing of chemicals.

5. Schubert I. Between genes and genomes-future challenges for cytogenetics. Plant Genetics and Genomics,2011,2.

6. Mariluce Riegel. Human molecular cytogenetics：from cells to nucleotides. Genet Mol Biol,vol. 37 no. 1 supl. 1 Ribeirão Preto 2014.

7. Natarajan AT. Chromosome aberrations：past,present and future. Mutation Research,2002,504：3-16.

8. Pellestor F. Development and adaptation of the PRINS technology：an overview. Methods MolBiol,2006,334：211-220.

9. 潘敏,等. 染色体畸变的现代诊断技术研究进展. 中国生育健康杂志,2007,18：52-55.

10. 薛渊博,等. 肿瘤染色体畸变分析方法新进展. 遗传,2008,30(12)：1529-1536.

11. 周长慧,等. 基于八腔室玻片的染色体畸变初筛方法的建立与验证. 癌变·畸变·突变,2011,23(4)：250-254.

第五节　微核试验

一、概述

微核(micronuclei,MN)是染色体或染色单体的无着丝点断片或纺锤丝受损伤而丢失的整个染色体,两者在细胞分裂后期,因无纺锤丝牵引而不能进入到子代细胞核,而滞留在细胞胞质中,形成1个或数个独立于主核之外的小核,大小多为细胞直径的1/20～1/5,常呈圆形或椭圆形,故称为微核。微核试验(micronucleus test,MNT),是指通过计数一定数量细胞内的微核发生率,从而判定细胞染色体损害情况。微核现象早在19世纪就被描述,那时病理学家称之为 Howell-Jolly 小体。20世纪30年代已经知道辐射可诱发微核,后来把微核作为辐射诱发染色体损伤的定量指标。MNT自20世纪70年代产生以来,即以经济、简便、快速、敏感、特异、准确等特点,成为检测致突变和环境污染物等致染色体损害的快速初筛试验,目前许多国家和国际组织,均将其规定为新药、食品添加剂、农药、化妆品等毒理学安全性评价的必做实验之一。

常用的微核试验法有小鼠骨髓嗜多染红细胞微核试验法、人上皮脱落细胞微核试验法以及胞质分裂阻滞微核试验法(CBMNT)。传统观点认为微核只能在分裂细胞中形成,而常规培养的各种细胞含全部分裂和未分裂细胞,而分裂细胞的比例会随许多条件而改变或不同,势必降低方法的准确度与敏感性,以及不同实验结果的相互比较。一些学者试图克服这一细胞动力学问题。1974年,Pincu 等首先应用 BrdU 掺入培养细胞,用 FPG 染色鉴别分裂细胞。1985年,Fenech 等应用胞质分裂阻滞(cytokinesis block)方法,实验仅计数分裂一次的双核细胞,解决了常规培养微核试验无法区分全部转化细胞和首次分裂细胞的细胞动力学问题。到目前为止,CBMNT 已经发展成为检测人类或哺乳动物培养细胞中微核的首选方法。

二、小鼠骨髓嗜多染红细胞微核试验

（一）概述

小鼠骨髓嗜多染红细胞微核试验法是常规使用的微核检测方法,它采用啮齿类动物（主要是小鼠）的骨髓或外周血涂片,然后显微镜阅片计数骨髓嗜多染红细胞（marrow polychromatic erythrocytes,MPCE）或外周血网织红细胞（reticulocytes,RET）中的 MN。

（二）基本原理

在红细胞分裂后期,染色体在纺锤丝牵引下,移动到子代细胞中。但致突变剂诱导形成的染色体断片或丢失的整条染色体,因无纺锤丝牵引就不能向细胞的两极移动,而是残留于细胞中央的赤道板附近,在胞质中形成微核。此后红细胞细胞质开始分裂,形成两个新的红细胞,再经一定时间后细胞发生脱核,形成无核的成熟红细胞。而此时胞质中的微核并不能通过脱核而排出,仍残留于细胞质中,形成携带有微核的嗜多染红细胞（PCE）（图 28-5）。由于 PCE 无细胞核,Giemsa 染色后又易于辨认和计数,故成为检测遗传毒物的较理想的初筛方法。

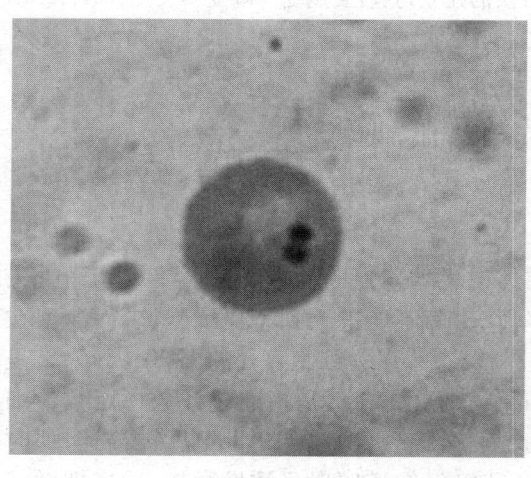

图 28-5 小鼠骨髓嗜多染红细胞微核

（三）基本操作程序

进行小鼠骨髓嗜多染红细胞 MNT 时,选择合适体重的小鼠随机分组后,根据实验目的采用不同染毒途径染毒,一般设置高、中、低 3 个剂量组,另设阳性和阴性对照组（溶剂对照组）。于染毒后预定时间处死动物后,取出胸骨或股骨,挤出骨髓,与小牛血清混匀再常规推片。推片自然干燥并置甲醇中固定后晾干,使用新鲜配制10% Giemsa 应用液染色 10～15 分钟,冲洗晾干后即可镜检。油镜观察计数,镜下 PCE 细胞呈灰蓝色,NCE 细胞呈橘红色。细胞中的微核多呈圆形,边缘光滑整齐,嗜色性与核质一致,呈紫红色或蓝紫色。一个细胞内可出现一个或多个微核,每只动物最少计数 2000 个 PCE 中微核数,计算微核率,以千分率表示,并观察 1000 个细胞中 PCE/NCE 的比值。最后对获得的含微核的细胞率进行结果分析与评价。

（四）优点与局限性

小鼠骨髓嗜多染红细胞 MNT 法操作简便,易于开展、快速、经济,结果重复性也较好,是一种成熟的遗传毒性评价方法。其缺点主要有:①MN 发生率很低,阅片耗时、枯燥,结果易受主观因素影响;②统计能力有限。

（五）重要进展

1. 已有大量研究证实小鼠外周血也可积累含微核的嗜多染红细胞（MPCE）,而大鼠和人则不能。因此,近年来 OECD、FDA 等国际组织均在自己的评价规范里接受小鼠外周血MPCE 试验结果。它特别适用于动物染毒和（或）观察时间较长的处理（如几天甚至 2 周）。现已证明更长时间的观察（如 4 周或 4 周以上）,可选用外周血中的含微核的成熟红细胞

（MNCE），其结果也可被接受。

2. 由于红细胞微核试验简单、易行，如果经过充分证明和验证，成熟的流式细胞仪和图像分析仪自动化检测结果，也可被各国际组织所接受。MN 具有边缘清晰、特异染色的特征，很适合流式细胞仪技术（FCM）进行自动计数。曹佳、Nuesse 等早期使用流式细胞仪检测微核多采用核酸特异性的染料区别 DNA 和 RNA，如 Hoechst 33342、噻唑橙或吖啶橙等。CD71 荧光抗体和碘化丙啶（PI）双色荧光标记技术应用增加了其准确性和可重复性。周长慧等采用 MicroFlow 推荐的单激光三色 FCM 法，建立了小鼠外周血微核试验的流式细胞术检测方法，与常规显微镜计数方法相比结果更快速、更有效、更客观，提示其可能会有很大应用前景。FCM 作为显微镜观察 MN 的一种替代方法已经被许多国际组织如 FDA 和 OECD 接受认可。

3. 结合染色体着丝端粒和（或）DNA 探针，以及全染色体 DNA 探针 FISH 技术，可进一步区分诱导 MN 形成的化合物是染色体断裂剂？还是纺锤毒剂或非整倍体毒剂？甚至主要来源于第几号染色体损害。这对于进一步搞清某些具有染色体特殊损害部位的化合物具有参考价值。

三、细胞胞质分裂阻滞微核细胞组学（CBMN cytome）试验

（一）概述

Fenech 等建立的胞质分裂阻滞微核细胞试验（Cytokinesis-Block Micronucleus Test，CBMNT）解决了细胞分裂动力学问题，使得这一方法自建立以来，得到了广泛的应用。近年来，随着微核结构、形成机制等基础研究的发展，CBMNT 在评价指标、评价内容等方面都得到不断拓展，已经发展成为一种有效的检测 DNA 损伤和错误修复、染色体不稳态、有丝分裂异常、细胞死亡和生长抑制的细胞组学（cytome）检测方法。"cytome"这一概念的意义在于细胞的存活状态（坏死，凋亡）、有丝分裂状态（单核，双核，多核）、染色体损伤或不稳定状况（微核等标志物）都能被这同一个检测系统所测定。细胞胞质分裂阻滞微核细胞组学（CBMN cytome）试验能直接或间接测定细胞和细胞核功能异常的各个方面，包括：①微核（micronuclei，MN），用以评价染色体断裂或（和）整条染色体丢失的生物学标志；②核质桥（nucleoplasmic bridge，NPBs），DNA 错误修复和（或）端粒末端融合的生物学标志；③核芽突（nuclear buds，NBUDs），扩增 DNA 被消除过程和（或）DNA 修复复合体的生物学标志；④单核/双核/多核细胞的比例，可用于评估外来因素对细胞增殖的影响；⑤坏死和凋亡细胞的比值，用于评价外来化合物对细胞的毒性。

（二）基本原理

人类遗传物质是否受到损害，体内微核形成是一个良好的生物标志物。人外周血淋巴细胞通常呈 G_0 期静止状态，但它作为机体免疫系统的重要组成部分，对外界的各种有害刺激非常敏感。使用人群外周血淋巴细胞作为靶细胞，将其在体外培养，促其分裂增殖，再观察微核变化情况，就有可能反映出供体在染色体水平上所受到的遗传损害。CBMN 法通过阻断淋巴细胞分裂，使其停留在第一次分裂状态，解决了细胞分裂动力学问题。该试验采用的 Cyt-b（松胞素）是一种通过阻止微丝聚合而阻滞胞质分裂完成的抑制因子，第一次分裂的细胞被 Cyt-b 阻滞胞质分裂后能够因为形成了双核而被识别（图 28-6）。目前这一方法已成为对人群进行遗传损害监测的主要方法之一。

（三）基本操作程序

本试验适用于一切分裂细胞或经刺激和培养能转入分裂的细胞，常选择的是人或哺乳

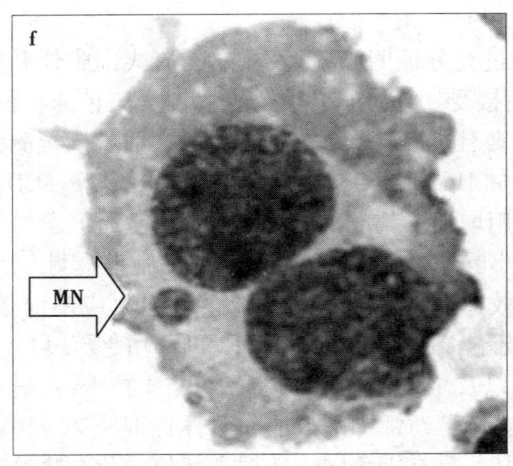

图 28-6 胞质分裂阻滞双核细胞的微核（CBMNT）

动物外周血淋巴细胞,可采用体内和体外两种方式进行,其中体外试验需要在细胞培养系统中给予相应的处理因素。采集新鲜血液抗凝处理后,使用可溶性聚蔗糖（Ficoll 分离液）分离其中的淋巴细胞进行培养,同时加入植物凝素（PHA）刺激细胞分裂,如果是体外试验还需同时给予相应处理因素（待测化学物、射线等）。培养 44 小时后,培养液中加入松胞素 B（终浓度为 4.5μg/ml）对胞质分裂进行阻滞,继续培养 28 小时后便可离心收获细胞并制片。制片可使用玻片离心机或直接滴管滴片,干燥并用甲醛固定后,采用 Diff-Quik 染液进行染色。冲洗后干燥,置于油镜下观察。本试验也可采用全血培养法作为替代法。此法不需分离淋巴细胞,直接全血进行培养,培养时间、加入 Cyt-B（终浓度为 6μg/ml）的时间点以及收获细胞时间与淋巴细胞分离法一致,制片时需使用 0.075M 的 KCl 溶液进行低渗处理,并采用甲醇:乙酸（3:1）溶液固定。染色可用 Giemsa 应用液染色。该法阅片时计算指标有:

（1）1000 个以上双核细胞中的微核数目。

（2）1000 个以上双核细胞中含有微核细胞的比例。

（3）1000 个以上双核细胞中含有核质桥细胞的比例。

（4）1000 个以上双核细胞中含有核芽突细胞的比例。

（5）每 500 个细胞中的单核细胞、双核细胞、多核细胞数目以计算核分裂指数（NDI）。

（6）每 500 个细胞中的凋亡细胞数目。

（7）每 500 个细胞中的坏死细胞数目。

（四）优点与局限性

研究表明,胞质分裂阻滞微核测试法（CBMNT）具有如下优点:①比常规法更敏感,效率更高;②试验所计数的细胞均为完成第一次分裂的双核细胞,实验结果的准确性得到了提高;③不同实验室之间和不同实验条件下的结果的比较有了一个客观标准,具有良好的可靠性和可重复性;④与染色体畸变试验相比,CBMN 试验操作更简便,对技术员训练要求更低也更省时。但同时,CBMN 试验最近虽然扩大了遗传学终点指标,却也无法检测所有染色体损伤事件（如对称性相互易位等染色体畸变事件）。而且,为了获得微核的检测,受试细胞必须经过培养进行一次分裂,这增加了试验的难度。不可忽视的还有 Cyt-B 本身诱导细胞产生 MN 的能力。

（五）微核细胞组学试验法的新指标

1. 核质桥 核质桥（NPBs）是指用 CBMN 法检测时双核细胞中细胞核之间相连的桥状体,其宽度一般不会超过核直径的 1/4,染色深度与主核相同（图 28-7 所示）。Fenech 首先建议 CBMN 法试验应该记录双核（BN）细胞中的核质桥,以此检测染色体的重排情况。核质桥在有丝分裂后期中心粒被拉向细胞两极时产生,而细胞有丝分裂的后期和末期进行得很快,子代细胞分离会最终导致核质桥的断裂,所以正常细胞很少能观察到分裂后期的桥。但是,采用 CBMN 法进行检测时,因为胞质分裂被阻滞,可以很容易观察到双核细胞里的核质桥。

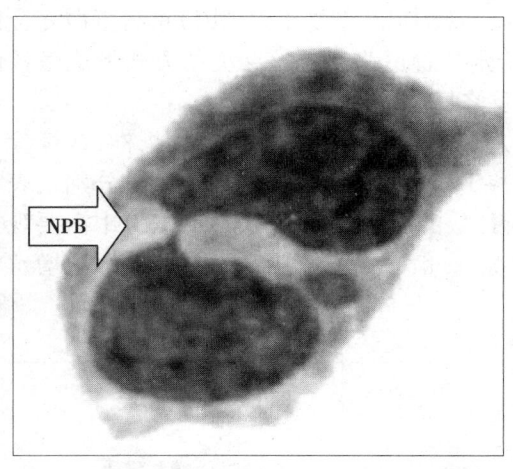

图 28-7　核质桥（NPB）
箭头所示细胞核间的桥状体

核质桥的形成主要是由于 DNA 链断裂后的错误修复而导致。在以 WIL2-NS 细胞以及人类原代培养淋巴细胞为模型的研究中，使用分子探针等研究工具，Thomas 等发现 DNA 链断裂的错误修复会形成双着丝粒环状染色体，从而导致核质桥的形成。通常，一条双着丝粒染色体和无着丝粒染色体的断片会分别同时形成一个核质桥和一个微核。核质桥形成的另外一种机制是因为端粒缩短、端粒帽子蛋白丢失或端粒黏性缺失致使的端粒末端融合，但是这种情况下核质桥不一定会伴随出现一条无着丝粒染色体断片或一个微核。Depinho 等在鼠和人的体内肠癌模型中都观察到了分裂后期核质桥的形成，而且显示与端粒长度相关，这提示核质桥也可以用作极短端粒（critically short telomere）的替代检测手段。还有人观察到，断裂的核质桥也可能是微核的形成机制之一。Hoffelder 等的实时体外摄像研究显示核质桥在有丝分裂后期末可以发生断裂，形成无着丝粒染色体断片，最终导致微核的形成。

检测核质桥的重要性不容忽视，因为它是 DNA 修复错误或端粒末端融合导致基因组损伤的直接证据之一；而研究核质桥与微核的比值，甚至可以作为判断遗传毒物类型的一个依据。在 Thomas 的研究中，不同损伤因素，如活化中性白细胞造成的损伤与超氧化物单独作用造成的氧化损伤相比 NPB/MN 比值有 5.4 倍的差异。因为核质桥与微核的紧密关系，研究其比值可以判断遗传毒物的类型，理想状况下，非整倍体诱发剂的 NPB/MN 比值接近于 0，断裂剂的 NPB/MN 可能接近于 1。

2. 核芽突　近十年中，研究者发现了另外一种独特的微核形成机制——核芽突（NBUDs）。核芽突是指双核细胞中与细胞核连接的一个芽突状物质，染色深度与主核相同（图 28-8 所示）。核出芽过程发生在细胞周期的 S 期。核芽突也被认为是微核形成的机制之一，一般认为是 DNA 双链断裂后细胞清除扩增 DNA 或 DNA 错误修复而形成，是基因扩增的生物标志物。但其具体过程还需要进一步的探究。

Fenech 等在研究叶酸缺乏的培养细胞时观察到了核出芽过程，而且其发生频率与叶酸培养浓度成负相关。在一些高选择性培养条件诱导细胞 DNA 扩增的研究中，如 Shimizu 等发现，在哺乳动物细胞体外实验中，诱导扩增的双微体（double minutes）选择性定位于核周的特定位置，而且在有丝分裂 S 期通过出芽的方式被消除从而产生微核。

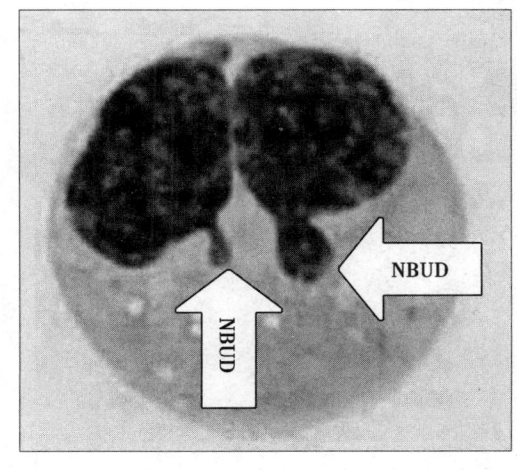

图 28-8　核芽突（NBUD）
与细胞核连接的芽突状物质，染色深度与其相同

Haaf 等发现,细胞被 γ 射线照射 3 小时后 Rad51(一种 DNA 修复相关基因)重组蛋白复合体先是分布于整个细胞核中,之后又聚集在某个特定位置最终通过核芽突的方式形成微核而被消除,这些都表明核芽突的产生与 DNA 损伤及修复很有关系。

3. 核分裂指数(NDI)　核分裂指数(NDI)是一个评价细胞增殖状况的指标,计算参考 Eastmond 和 Tucker 推荐的公式:$NDI=(M1+2M2+3M3+4M4)/N$,其中 M1~M4 分别代表含有 1~4 个主核的细胞数目(图 28-9),N 代表所计数的所有细胞数目。CBMNT 中需要观察 500 个细胞来计算 NDI,其反映了细胞的增殖状况,一般来说,核分裂指数越高,细胞增殖状况越好。

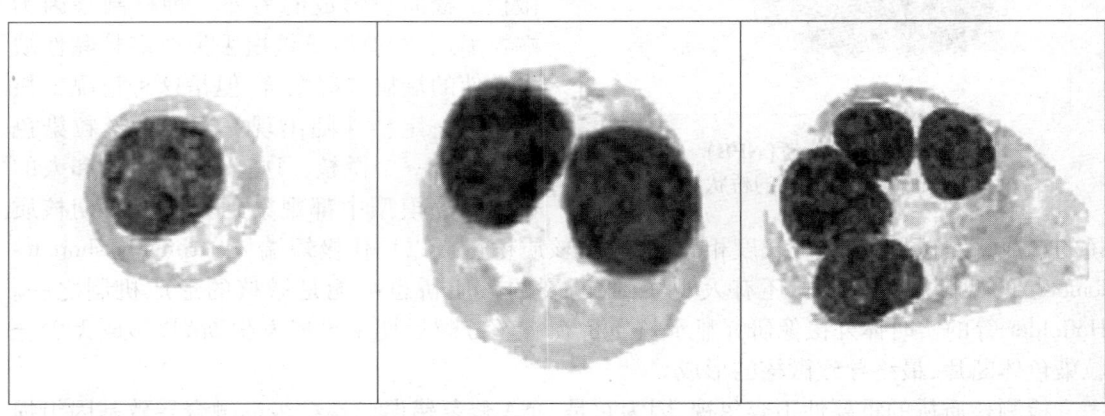

图 28-9　左中右三图分别为单核细胞、双核细胞和四核细胞,计算 NDI 时需要记录其数目

4. 细胞坏死、凋亡比例　凋亡细胞和坏死细胞已经纳入 CBMNT 的检测范围。镜下观察时,早期凋亡细胞的核膜和质膜完整,染色质凝聚;晚期凋亡细胞的质膜完整,核碎裂为核小体;两种凋亡细胞的核物质染色一般较活细胞深(图 28-10)。早期坏死细胞的胞质及细胞核中存在多个空泡,质膜受损而核膜基本完整;晚期坏死细胞的胞质丢失,核膜受损,部分核结构完整;两种坏死细胞的核物质染色一般较活细胞浅(图 28-11)。细胞坏死和凋亡比例则可以评价外界理化因素对细胞的毒性。

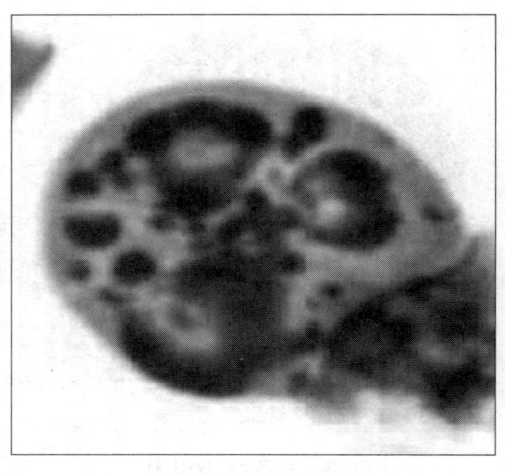

图 28-10　凋亡细胞

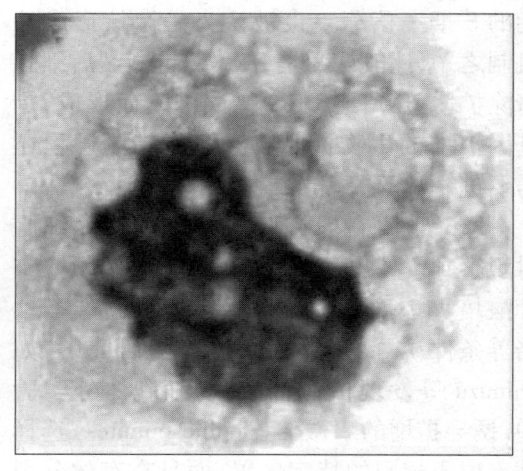

图 28-11　坏死细胞

大多数理化因素在分子、细胞和染色体水平上都有多种生物学效应,获得细胞核分裂指数(NDI)和坏死、凋亡细胞比例能为受试毒物的毒性评价提供关于其细胞生长抑制性和细胞毒性的重要信息,减少遗传毒性评价的混杂因素。在人类淋巴细胞中,NDI 还能作为测定分裂素反应的方法,这种反应是营养学研究中免疫反应的一种有用的生物标志物,而且可能与遗传毒性暴露有关。

概括来说,新近发展的新标志物体现了 CBMN 法中细胞组学方法的重要性,使其能在仅仅一个实验中检测到遗传毒性(双核细胞中的微核、核质桥和核芽突)、细胞毒性(坏死和凋亡细胞的比例)以及细胞生长抑制性(单核、双核和多核细胞的比例和比值以及 NDI)事件。CBMNT 发展成为细胞组学方法也显著拓展了它的评价内容和应用范围,例如在营养毒理学、肿瘤研究和表观遗传学研究等领域。

四、现状与展望

1. 微核与荧光原位杂交试验 近年研究表明,非整倍体与流产、畸形、智力发育障碍及肿瘤发生密切相关,因此检测环境致突变物中非整倍体毒剂的重要性越来越突出。FISH 技术创建于 20 世纪 80 年代,是近年来开展起来检测非整倍体毒剂的分子生物学新技术,它的出现是细胞遗传学和分子生物学相结合的结果。荧光原位杂交试验将待测样本与使用标记了荧光剂的寡核苷酸探针进行原位杂交,荧光显微镜下特定 DNA 片段(或序列)会显示荧光,通过对荧光信号进行辨别和计数,可判断微核是染色体断裂还是整条染色体丢失形成,具有操作快速简洁、结果准确直观的优点。已成功用于微核试验的 DNA 探针主要有两类:第一类是含 DNA 重复序列的探针,主要检测染色体着丝粒的 DNA;第二类是含染色体端粒DNA 序列的探针。如果两类探针结合使用,可较为准确地判断微核是由染色体断裂还是丢失形成,以及是哪一条、哪一段染色体形成。

目前,在原位杂交的基础上发展了多色荧光原位杂交(M-FISH)技术,它是采用全染色体探针与染色体杂交,分析染色体数量和结构异常的一种分子生物学方法。M-FISH 使用几种不同的荧光素单独或混合标记的探针进行原位杂交,在荧光显微镜下显示不同颜色,可使多条染色体显示不同颜色以检测多种变异,可同时检测分裂间期或中期细胞中的染色体特异核苷酸序列,更加快捷灵敏。与胞质分裂阻滞微核法结合,荧光原位杂交微核试验可以准确分辨微核来源,判断姐妹染色单体在子代细胞的分布并检测染色体分离障碍。

2. 微核与抗着丝粒抗体染色法 抗着丝粒抗体(anti-kinetochore antibodies)是美国学者 *Moroi* 及其同事于 1980 年在硬皮病患者血清中发现的一种自动抗体,通过免疫荧光技术可以检测到这些自动抗体。该抗体能与染色体着丝粒蛋白(抗原)成分相结合,从而具有较强的特异性。该种血清抗体对染色体着丝粒的染色直接称为抗着丝粒抗体染色(CREST 染色)。20 世纪 90 年代,有一批文献报道 CREST 染色与微核试验结合形成的 CREST 免疫荧光微核技术能有效鉴别非整倍体毒性(有着丝粒的微核是在非整倍体毒剂作用下整条染色体丢失造成的,无着丝粒的微核是在断裂剂的影响下染色体断裂形成),拓展了非整倍体毒性筛查应用领域。FISH 法种属特异性强,标本制备简单,对超倍体和染色体丢失造成的非整倍体都能检测,但价格较高,作为筛查化学物非整倍体毒性的方法广泛应用还不现实。CREST 染色法简便、经济、易操作,实用性强,但对微核的着丝粒分析只能检测染色体丢失造成的非整倍体,对不分离引起的非整倍体无法检测。另外,CREST 血清来源不易,质量不稳定,近年来,随着 DNA 探针商业化和 FISH 技术的普及,CREST 技术有逐步减少应用的趋势。

3. 微核自动化检测　常规微核显微镜检测结果稳定,重复性好,方法简便,易于开展,但费时、费力,易受主观因素影响,不能适应大样本的检测,且计数 1000 个细胞中的微核率的敏感性尚有争议。近 20 年来,应用流式细胞术检测、计算机图像分析系统检测和激光扫描细胞仪进行自动化微核检测,大大提高了检验效率和可信度。其中计算机图像分析有潜力可以进行细胞组学微核试验的自动分析,目前已有许多商用自动检测软件出售。

(1) 流式细胞仪检测:流式细胞术是应用流式细胞仪(flow cytometer)分析细胞的方法。流式细胞仪是 20 世纪 70 年代发展起来的定量测定细胞和亚细胞的一种新型仪器,它利用激光束为光源,将待测样品进行荧光染色,然后在液体载体中以单个细胞通过激光束,产生荧光信号并转化为电信号通过仪表显示达到定量测定的目的。流式细胞术检测微核有很多优点:①检测速度至少比人工读片快 40～100 倍;②减少了人为的主观因素;③新型流式细胞仪具有分选功能,对判定为含微核的细胞,可以分类检出并收集在玻片上或试管里,在显微镜下验证,以证实其真实性并计算其可置信度;④源于整条染色体较源于染色体断片的微核 DNA 含量大,染色后荧光强度更强,根据流式细胞仪检测到的荧光强度,可分辨非整倍体毒剂和断裂剂。此外,流式细胞仪可将微核分选出来,使用着丝粒和端粒 DNA 探针进行荧光原位杂交和染色体特异作图,提高了探针的杂交效率,有助于更深刻理解微核形成机制。流式细胞术最大的缺点在于需要破坏细胞完整性以释放出微核到悬液中再检测。微核的识别取决于 DNA 含量的特征性分布,这样悬液中其他分子也可能造成错误的判断。比如有丝分裂过程产生的单个染色体、被机械破坏的染色质断片、凋亡细胞中的染色质小体、凋亡小体等,这些物质也含有与微核类似的 DNA,容易被误判为微核(假阳性)。流式细胞术另外一个缺点在于其无法将微核与单个细胞及其细胞类型一一对应。例如无法区别单个细胞含有 10 个微核与 10 个细胞分别有一个微核这样的情况。

(2) 图像分析系统检测:图像分析系统(image analysis system)是将高分辨力摄像机和计算机结合起来将图像分解为若干点,再将每个点的图像色差转换为数字信号,储存在计算机里进行各定量参数的计算。20 世纪 80 年代中期,应用灰度收敛技术发展起来的计算机图像分析技术,其检测速度至少比人工读片快 10 倍以上,与显微镜计数结果具有良好的相关性,对于区分晚期嗜多染红细胞与成熟红细胞较传统的人工显微镜计数更具客观性;但容易受条件因素影响,对有核细胞的识别比较困难。与流式细胞仪相比,图像分析体系在检测速度方面差距明显,对一定数量的样本进行微核检测还是可行的。目前,随着计算机技术的提高,许多商用检测系统已能达到 15～30 分钟/片的速度,完全可以应用于大规模人群和样本的检测。

CBMN 细胞组学试验法的自动化检测目前主要依靠计算机图像分析技术。主要涉及到双核细胞的识别、粘连细胞的判别和微核的自动识别与计数问题。Bocker 等进行了人外周血双核淋巴细胞微核自动检测的研究,两步对双核淋巴细胞的微核进行识别,第一步是识别双核细胞,第二步识别双核细胞中的微核。通过与专家的观察结果进行比较得出:自动识别系统识别出双核细胞的准确度为 94%,识别微核的准确度为 95%,假阴性率为 8.5%～25.5%。Thierens 等提出一种半自动淋巴细胞微核的检测方法,假阴性率降低至 3%。假阴性产生的原因可能主要有微核体积极小、微核与胞质对比度差、微核聚集(尤其是经过高剂量辐射后的样本)、图像分析系统不易识别等。国内程迪祥采用模糊模式识别的方法对人外周血粘连的双核细胞进行判别,准确率为 81.25%,仅适合判别有简单粘连的双核细胞。傅蓉等通过计算、测定多幅粘连细胞区域的形状因子,准确率可以达到 95%。最近欧盟 New-

Generis（Newborns and Genotoxic exposure risks）组织开发了一种检测系统 IMSTAR。它基于特定算法，将单个细胞作为一个检测单位。该系统检测过程分为两步：第一步先识别细胞和细胞核；第二步，在被识别的细胞内寻找微核。该系统能成功识别单核、双核和多核细胞以及其中的微核，这使得自动计算核分裂指数成为可能。目前，一些国际组织正在组织国际合作，发展能用于 CBMN 细胞组学试验的图像自动分析系统，特别是核质桥、核芽突等的自动识别系统。

（3）激光扫描细胞仪：除流式细胞仪与图像分析体系外，20 世纪 90 年代中期发展起来的激光扫描细胞仪结合了流式细胞仪与图像分析体系两者的诸多优点。激光扫描细胞仪能够反复定位微核，在考虑其 DNA 含量、蛋白质/DNA 比例后，通过设立窗口参数可排除假阳性。研究表明运用激光扫描细胞仪计数的微核率与传统人工显微镜计数结果具有良好的相关性。因此，运用激光扫描细胞仪同样能实现快速准确地对细胞微核率进行自动化计数。与流式细胞仪相比，流式细胞仪的最大优势是检测速度快，可以在短时间内检测大量细胞；可以分选和富集细胞，将微核分选出来进行荧光原位杂交及 CREST 染色体分析等；但经流式细胞仪分析过的样本不能进行回收保存，从而无法应用其他方法对检测过的样本进行回顾性研究。而激光扫描细胞仪不仅可以计算细胞微核率，同时可以计算微核的 DNA 含量；分析染色体断裂剂或者纺锤体毒剂诱导微核形成的机制，可以让检测者同时直接观察并对结果进行验证。除红细胞微核外，激光扫描细胞仪也可以用来检测口腔上皮细胞和体外培养细胞的微核。如果要分析 CBMN 细胞组学试验中的微核，该方法对细胞密度和制片时相对统一的细胞形状有较高要求。

（向梦龙　曹佳）

参 考 文 献

1. M Kirsch-Volders, S Bonassi, S Knasmueller, et al. Critical Questions, Misconceptions, and a Road Map for Improving the Use of the Lymphocyte Cytokinesis-Block Micronucleus Assay for: In Vivo: Biomonitoring of Human Exposure to Genotoxic Chemicals: A HUMN Project Perspective. Environmental & Molecular Mutagenesis, 2014, 55: S19.

2. Rodrigo Pinheiro Araldi, et al. Using the comet and micronucleus assays for genotoxicity studies: A review. Biomedicine & Pharmacotherapy, 2015, 72: 74-82.

3. Michael Fenech, et al. Molecular mechanisms by which in vivo exposure to exogenous chemical genotoxic agents can lead to micronucleus formation in lymphocytes in vivo and ex vivo in humans. Mutation Research/Reviews in Mutation Research, 2016, 770: 12-25.

4. 曹佳, 林真, 余争平. 微核试验. 北京: 军事医学科学出版社, 2000.

5. 孙立平, 曹佳. 微核实验的自动化检测研究进展. 癌变·畸变·突变, 2004, 16(3): 167-170.

6. 杨颖. 体外微核技术及其进展. 国外医学卫生学分册, 2007, 34(2): 80-83.

7. 曹佳. 微核自动化检测的研究进展和意义. 卫生毒理学杂志, 1993, 7(3): 183-187.

8. 闫学昆, 等. CB 微核法图像自动分析技术研究进展. 辐射防护通讯, 2008, 28(5): 9-14.

9. 周长慧, 等. 基于三色流式细胞术的小鼠外周血微核试验方法的建立. 癌变·畸变·突变, 2011, 23(2): 128-133.

10. OECD 2010. Test No. 487: In Vitro Mammalian Cell Micronucleus Test//OECD Guidelines for the Testing of Chemicals.

11. Fenech M. Cytokinesis-block micronucleus cytome assay. Nature Protocols, 2007, 2(5): 1084-1104.

12. Fenech M, Morley AA. Solutions to the kinetic problem in the micronucleus assay. Cytobios, 1985, 43: 233-246.

13. Fenech M. Cytokinesis-block micronucleus assay evolves into a "cytome" assay of chromosomal instability, mi-totic dysfunction and cell death. Mutat Res, 2006, 600: 58-66.

14. Thomas P, Umegaki K, Fenech M. Nucleoplasmic bridges are a sensitive measure of chromosome rearrangement in the cytokinesis-block micronucleus assay. Mutagenesis, 2003, 18: 187-194.

15. DA Eastmond, JD Tucker. Identification of aneuploidy inducing agents using cytokinesis-blocked human lym-phocytes and an antikinetochore antibody. Environ Mol Mutagen, 1989, 13: 34-43.

16. Descordler I. Automated image analysis of micronuclei by IMSTAR for biomonitoring. Mutagenesis, 2011, 26 (1): 163-168.

17. Darzynkiewicz Z. Laser scanning cytometry for automation of the micronucleus assay. Mutagenesis, 2011, 26 (1): 153-161.

第六节　DNA 损伤和修复的测试及评价

　　遗传毒理学评价采用配套的试验组合来检测所有的遗传学终点,在对经标准试验组合(一般称为初筛阶段试验)得到的致突变试验结果进行进一步研究时,可考虑进行第二阶段试验,以便对所获得的阳性结果进行体内致突变性的评估,或者对初筛结果虽为阴性,但致癌试验为阳性或存在人群高暴露的化学品进行进一步的体内致突变试验。这一阶段试验的策略是首选体内微核试验(啮齿动物骨髓或外周血淋巴细胞),其次可供选择的还有:肝细胞程序外 DNA 合成试验、彗星电泳试验(或其他 DNA 链断裂分析试验)、转基因模型以及 DNA加合物检测等,根据化学品遗传毒理学第一阶段试验的具体结果有针对性地选择。

　　在这一阶段的备选试验中,大部分试验是对 DNA 损伤和修复的检测。采用 DNA 修复检测作为遗传损伤发生的指示试验主要基于以下证据:研究已证实致突变物可以与 DNA 相互作用导致 DNA 损伤,而细胞也进化发展起消除损伤的多种机制,因此对 DNA 修复活性的检测可以推算出 DNA 损伤的程度。这类试验也属于指示性试验,即不直接检测有害因素影响 DNA 后的结果(即致突变性),而是依赖于检测其他一些间接反映 DNA 受影响的分子。目前已建立和应用于指示遗传损伤的 DNA 损伤和修复试验主要有:程序外 DNA 合成试验、姐妹染色单体交换试验、单细胞凝胶电泳实验和 γ-H2AX 焦点形成试验。

一、程序外 DNA 合成试验

　　程序外 DNA 合成(unscheduled DNA synthesis, UDS)是评价化学物诱导的 DNA 切除修复的常用实验方法。DNA 修复程序的启动来源于 DNA 损伤的发生,因而对程序外 DNA 合成的发生和程度的检测提供了一种间接评价化学物遗传损伤效应的方法。目前采用放射性核苷掺入 DNA 的技术评价 UDS 的发生,其中首选放射自显影法来检测细胞的放射活性。UDS 检测已广泛用于致突变物和致癌物的评价和鉴定,也可作为职业人群遗传毒性效应的监测指标。在 OECD 试验指南的第 486 项对该技术方法进行了规范。

(一) 基本原理

　　正常情况下的细胞周期进展中,DNA 合成仅发生在 S 期。当细胞 DNA 受损时,细胞启动的 DNA 修复合成主要发生在 S 期以外的其他时期,称为程序外 DNA 合成,即 UDS。因此通过检测发现 UDS 增高,可以间接表明 DNA 发生损伤和修复。

　　UDS 检测的是对 DNA 损伤区域进行切除修复而诱导的 DNA 合成,一般采用 ^{3}H-胸腺嘧啶核苷(tritium-labelled thymidine, ^{3}H-TdR)掺入 DNA 的方法检测 DNA 合成。细胞在加入

^{3}H-TdR 的培养基中培养,如出现 DNA 损伤并启动了细胞的切除修复机制,则 ^{3}H-TdR 将掺入 DNA 链中。采用放射自显影或液闪计数法测定细胞的放射活性,间接反映出细胞的 DNA 损伤和修复程度。在体外细胞培养中,UDS 检测的关键是如何鉴别高水平的半保留 DNA 复制和水平较低的程序外 DNA 复制(一般只有半保留复制的 5%),可以采用同步培养将细胞阻断于 G_1 期,并用药物抑制残留的 DNA 半保留复制(常用药物为羟基脲)。细胞同步培养可采用缺乏必需氨基酸精氨酸的培养基,使 DNA 合成的始动受阻而使细胞同步于 G_1 期。

DNA 损伤修复过程中,切除和修复的核苷酸数量越多,则掺入的 ^{3}H-TdR 越多。基于此,UDS 试验在检测通过核苷酸切除方式进行修复的 DNA 损伤方面更为敏感,这种修复一般需要清除 100 个核苷酸以上;而碱基切除修复一般只清除 1~3 个核苷酸。所检测的化学物如果倾向于诱导核苷酸切除修复,例如那些导致大的 DNA 加合物形成的化学物,则更有潜力导致 UDS 发生。核苷酸切除修复是对许多物理和化学因素诱发的 DNA 损伤进行修复的首要机制,也是当碱基切除和单链 DNA 损伤修复机制不能有效修复损伤时,进行补充修复的重要机制。因此,通过 UDS 试验对核苷酸切除修复进行定量检测,可以间接评价受试物的致突变潜能。但是,UDS 试验本身并不能直接判断受试物的致突变性,也不能识别通过切除修复以外的其他机制进行 DNA 损伤修复的致突变物。

(二) 技术方法

UDS 试验通常采用大鼠进行整体动物实验,再分离组织标本或细胞进行体外检测,即所谓的"in vivo/in vitro assay"。肝脏是常用的分析靶器官,因为肝细胞易于分离和培养,且正常情况下,肝细胞在细胞周期进展中的 S 期细胞比例较少,因而 DNA 合成的增加比较容易归结于 DNA 损伤所诱导,而非来自于正常细胞增殖分裂所致。此外,肝脏也是主要的代谢器官以及化学物毒作用的主要靶器官,如开展体外试验,原代培养的肝细胞由于富含代谢酶,一般不需要加入外源活化系统。用于 UDS 试验的体外培养细胞种类较多,常用的细胞有:大鼠原代培养肝细胞、外周血淋巴细胞、人成纤维细胞、Hela 细胞、人羊膜细胞 FL 株。人类细胞的 UDS 反应大于啮齿类动物细胞,且避免了因种属差异而导致结果外推时出现错误的风险,其中外周血淋巴细胞的 UDS 反应可用于人群的生物监测。但由于细胞代谢活力的差别,目前动物原代肝细胞仍然是推荐使用的测试模型。根据化学物特定的作用机制,也可针对性地选择其他物种、其他脏器或者其他永生化细胞株进行 UDS 检测。下面主要以整体动物试验结合原代培养肝细胞为模型说明 UDS 试验的主要程序。

1. 动物实验和组织、细胞分离　　常规试验推荐使用大鼠,许多化学物采用小鼠也能获得一致的 UDS 试验结果。常规使用雄性动物肝细胞,因为有研究表明雌性动物对某些种类致突变物的 UDS 反应较弱。一般采用经口染毒方法,不推荐使用腹腔内注射法,因为该染毒方法可能使肝脏直接暴露于受试物。染毒剂量以前期毒性试验结果为基础,采用 2 个剂量组,高剂量产生毒性反应但不导致动物死亡。处理时间一般为 12~16 小时,如果结果为阴性,可增加一个处理时间 2~4 小时。

处理结束后,一般通过灌流方法制备单细胞悬液,常规分离大鼠肝细胞进行检测。分离的细胞用于后续培养和 ^{3}H-TdR 掺入和标记检测。此外,有研究表明亦可分离动物组织器官进行体外培养和 ^{3}H-TdR 掺入,并应用液闪计数法进行放射性检测。

2. 细胞培养和 ^{3}H-TdR 掺入　　体外实验中,分离细胞后按照常规方法进行细胞培养。如后续采用放射自显影法测试,细胞需接种于盖片上;如后续采用液闪计数法测试,细胞则接种于液体闪烁计数瓶中。细胞增殖到所需密度后,采用缺乏必需氨基酸的培养基(如缺乏精氨酸的 MEM 培养基加 1% 小牛血清）同步培养 3~4 天，继而加入羟基脲培养 16 小时。此后，培养基中加入以下试剂：不同浓度的受试物或对照化学物，羟基脲以及³H-TdR（5~10μCi/ml），孵育 3~8 小时后，用于后续的放射性检测。

3. 细胞放射性检测和分析　所掺入的³H-TdR 量一般通过两种方法进行检测：放射自显影（autoradiography，AR）和液闪计数法（liquid scintillation counting，LSC），后者不能分析单个细胞的 UDS 改变，一般推荐使用 AR 方法。

（1）放射自显影法：细胞盖片充分洗涤、固定、干燥、封片。按照常规方法进行涂胶、曝光、显影及染色。油镜下计数各个样本细胞的核显影银粒数和胞质显影银粒数，由于细胞摄取³H-TdR 的能力有差异，因此一般以核银粒数减去胞质银粒数所得到的净核银粒数（net nuclear grains，NNGs）作为评价 UDS 的指标。整体动物试验中，每个样本制备 2 张玻片，共计数 100 个细胞；体外细胞染毒试验中，每个样本计数 50 个细胞，至少重复进行 3 次平行试验。计算并统计分析各个样本 NNGs 均值，NNGs 在至少一个剂量组中出现显著升高可以判定为阳性结果。图 28-12 为 UDS 试验的放射自显影检测细胞。

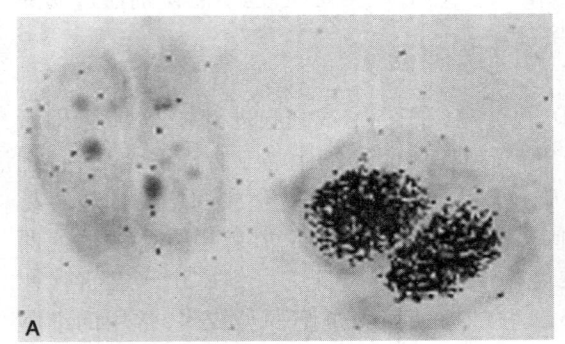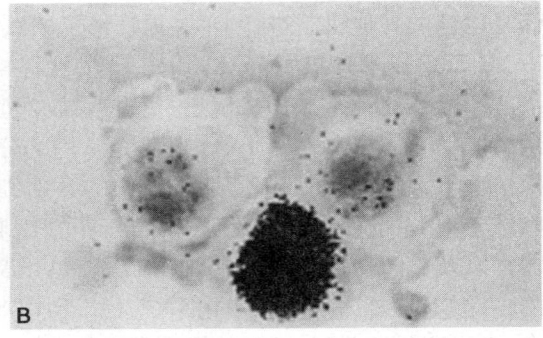

图 28-12　UDS 试验的放射自显影检测细胞

A. 未辐照处理细胞；B. 辐照处理细胞（引自 Kelly CM，Latimer JJ. Methods Mol Biol，2005，291：303-320.）

（2）液闪计数法：细胞接种后在增殖和同步培养期间采用¹⁴C-胸腺嘧啶核苷（0.01μCi/ml）进行预标记，此后 UDS 的诱发同 AR 方法。细胞漂洗、消化后，按照常规方法进行液闪计数标本制备和检测，包括 10% 三氯乙酸处理、乙醇脱水、加闪烁液于液闪计数仪上检测各样本中¹⁴C 及³H 的放射活性。其中³H 放射活性反映 UDS 中³H-TdR 的掺入量；¹⁴C 放射活性反映实验细胞的数目或 DNA 含量，因此³H 和¹⁴C 放射活性之比（³H/¹⁴C）即为单位质量 DNA 或单位数目细胞的 UDS 水平。

4. 实验注意问题　细胞培养中，所加入的抑制 DNA 复制的化学物羟基脲本身也能诱导 UDS，对 DNA 复制的影响较为复杂，因此可能成为干扰实验结果的混杂因素。此外，放射性检测中，AR 方法比 LSC 方法更为常用，原因在于 LSC 方法不能很好区分 DNA 复制合成和非程序性 DNA 合成，且不能在单个细胞水平上进行检测。在 AR 方法的应用中，对结果的判断需要作全面分析。一般采用 NNGs 作为评价 UDS 的指标，其计算是从核银粒数（nuclear grains，NGs）中减去胞质银粒数（cytoplasmic grains，CGs），其中 NNGs 的升高既可能来自于 NGs 的升高（提示程序外 DNA 合成），也可能来自于 CGs 的降低（提示细胞毒性或线粒体 DNA 合成的选择性抑制）。因此，仅有 NNGs 的升高，而不伴随 NGs 升高的结果需作进一步分析。

（三）试验的优点和局限性

UDS 的测试方法比较简单、价格便宜,且检测的是全部基因组的 DNA 损伤,而非个别基因位点的改变,因此与基因突变试验相比更为敏感。虽然常规开展的是肝细胞 UDS 试验,但从理论上讲,任何 S 期细胞比例较低的组织细胞都可以用于 UDS 分析,如睾丸生殖细胞的 UDS 检测可用于评价生殖系统的遗传损害。因此该试验方法的适用范围较广。但是UDS 试验是基于细胞的放射活性检测,对实验操作人员有一定风险;需要人工观察和计数细胞银粒数,存在主观性并耗费大量时间和人力。最关键的是,UDS 检测结果仅仅提示细胞是否存在切除修复,而不能明确 DNA 损伤修复的保真性,从这个意义上讲,UDS 试验本身并不能判断受试物是否有致突变性。

（四）应用和发展趋势

UDS 试验提供了一种在基因组整体水平上检测细胞对 DNA 损伤的切除修复能力的有效方法。许多物理和化学因素通过核苷酸切除的方式进行 DNA 损伤修复,如紫外线等诱导的环丁烷嘧啶二聚体和(6-4)光产物、顺铂等化学物诱导的 DNA 链内和链间交联,以及化学物通过共价结合而诱导形成的大的 DNA 加合物。因此 UDS 试验可以评价较多种类受试物的致 DNA 损伤和修复能力。

UDS 作为遗传毒理学筛检试验组合中的方法之一,曾广泛用于致癌物和致突变物的筛选和评价,也作为生物监测指标用于职业人群遗传损伤效应的评价,例如人外周血淋巴细胞 UDS 检测方法。目前 OECD 对 UDS 试验方案进行了规范,中国在进出口危险化学品安全试验、食品安全性毒理学评价等行业检测中也规定了体内哺乳动物肝细胞 UDS 试验或体外 UDS 试验的具体方案。但是,该方法存在一定局限性,尤其是不能直接判断受试物的致突变性,并且当受试物在诱导 DNA 损伤的同时,也损害细胞的 DNA 修复系统的情况下,常规 UDS 检测不能发现这种改变。因此,在许多遗传毒性评价指南中,UDS 试验并未列入必选的试验项目,并且在彗星电泳等新的试验方法逐渐普及之后,UDS 试验的应用明显减少。

二、姐妹染色单体交换试验

姐妹染色单体交换(sister chromatid exchange,SCE)是细胞分裂 S 期姐妹染色单体之间发生的等位点 DNA 片段互换,用于评价染色体的断裂和修复,是细胞遗传学研究的一项重要技术。SCE 发生的具体分子机制迄今尚未明确,一般推测涉及到染色体的断裂、同源区域的 DNA 交换以及重接,其发生不仅与 DNA 的直接损伤有关,抑制 DNA 复制的因素也可能导致 SCE 的出现。1972 年,Latt 等建立了 5-溴脱氧尿嘧啶核苷(BrdU)掺入检测 SCE 的方法,使该试验的应用开始普及,在 20 世纪 80、90 年代成为遗传学、遗传毒理学以及临床研究的一个热点。

（一）基本原理

SCE 的检测利用了姐妹染色单体的差别染色(sister chromatid differentiation,SCD)原理。BrdU 是嘧啶类似物,在复制期可与胸苷竞争掺入 DNA 中,双股都含有 BrdU 的 DNA 链具有螺旋化程度较低的特性,对染料的亲和力下降,着色变浅。在处于增殖状态的细胞培养液中加入 BrdU,由于 DNA 合成的半保留性,BrdU 掺入新合成的 DNA 子链中,经过一次有丝分裂时,两条染色单体的掺入情况一致。经过两个复制周期后,两条姐妹染色单体中,一条单体的双链 DNA 均掺入 BrdU(染色浅),另一单体仅有一条 DNA 链掺入 BrdU(染色深)。如两条染色单体出现对应的染色不连续部分,说明姐妹染色单体间发生了交换,因此根据染色的深浅可以观察是否有姐妹染色单体交换出现以及互换发生的位置和数目(图 28-13)。

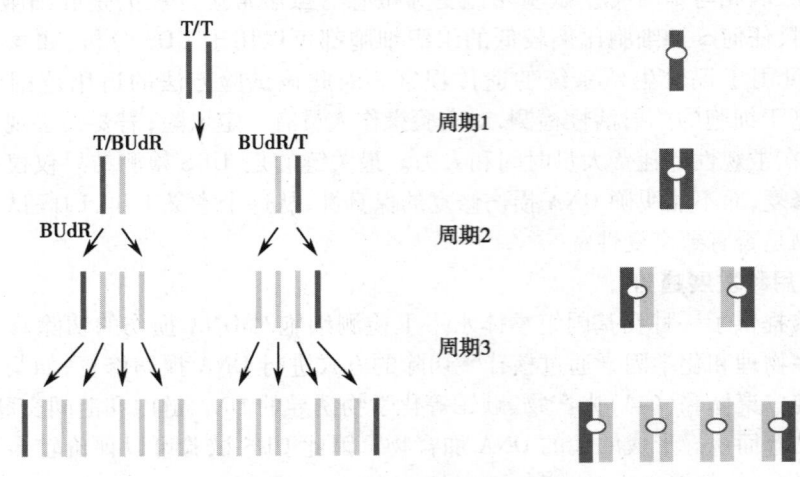

图 28-13 姐妹染色单体差别染色的原理

SCE 发生的分子机制还未阐明,可能是受损的 DNA 模板在复制叉处进行复制和修复的结果。推测以下途径可能导致了 SCE 的形成:①当复制过程中遇到 DNA 模板链上的缺口或切口时,复制叉崩解,所产生的复制相关的 DNA 双链断裂将启动同源重组修复,通过 RAD51 蛋白介导单链末端随着 DNA 合成侵入非损伤的同源 DNA 分子,一起进行合成,形成 Holliday 连接体,在连接体拆解为两个双螺旋时将可能导致 DNA 交换,形成 SCE。②另一种诱导 SCE 形成的机制是 DNA 加合物等引起的复制叉受阻,由于 DNA 的扭转力或酶的激活使得受阻的复制叉发生折返,核酸内切酶对这一中间结构的分解将导致复制叉的崩解,进而启动如上所述的同源重组修复及 SCE 的生成。

(二) 技术方法

SCE 检测可以开展体内和体外试验。啮齿动物是常用的 SCE 测试模型,其中骨髓细胞由于含有大量的增殖细胞且易于制备和计数,是最常采用的组织样本。动物染毒处理后 2 ~ 3 小时给予 BrdU,此后 24 小时给予有丝分裂抑制剂秋水仙素,3 小时后处死动物并取骨髓制片、染色和观察。此外,睾丸生殖细胞等其他组织细胞也可用于 SCE 分析,染毒处理及采样时间主要取决于靶细胞的细胞周期进展时间以及受试化学物的毒物动力学参数。

传统的整体动物 SCE 试验操作比较复杂,且由于动物的个体差异易造成试验数据的不稳定性。体外培养细胞进行的 SCE 检测相对简单,重复性好。测试主要采用 V79、CHO 和 CHL 等细胞株,也可使用各种悬浮细胞。在人群生物监测时,可以采用外周血淋巴细胞直接培养观察 SCE,也可进行细胞体外染毒处理后观察 SCE。下面以体外培养人外周血淋巴细胞为例说明 SCE 试验的主要步骤。

1. 血样采集和淋巴细胞培养 个体对遗传毒物急性或慢性暴露后,检测 DNA 损伤的最佳血样采集时间为暴露中止后的数小时内,这是由于机体具有 DNA 损伤修复能力以及严重损伤的细胞可通过凋亡或坏死而被清除,因此随着暴露和采样之间的间隔时间延长,SCE 率相应有所下降。一般在暴露后 2 天内需完成血样采集。血样采集后在 24 小时内进行后续的处理和培养,如果延长间隔时间,可能因为细胞对 DNA 损伤的修复而造成 SCE 率下降,在此情况下可以将样本置于8℃以下以尽量降低细胞的修复能力。

全血或分离的淋巴细胞均可用于细胞培养,培养中加入促有丝分裂原如植物血凝素。同时加入或在24小时内加入BrdU,以避免细胞在S期复制时部分掺入BrdU,造成染色结果混乱。BrdU的使用浓度非常重要,因其本身也会引起SCE率升高,但浓度过低也会造成差别染色不清晰,影响结果观察。BrdU的孵育时间因培养体系不同而有所区别,要求能够获得足够比例的第二代细胞。细胞收获前加入秋水仙素以获得染色体中期相细胞,动物实验一般在实验结束前16小时给予;培养的细胞一般采用秋水仙素处理6小时,也有研究者仅处理1~2小时。在整个细胞培养过程中需要注意避光,防止掺入的BrdU出现光分解。

2. 细胞固定、制片及分化染色　培养结束后收获细胞,常规制备染色体,包括:细胞低渗处理、固定和滴片。姐妹染色单体的分化染色方法较多。1973年,Latt等采用BrdU加荧光染料33258-Hoechst的方法制备SCD标本,进行SCE检测,此后许多研究者先后改进了SCD标本的制作方法,使这一技术趋于简便可行。改进的方法包括:紫外线照射、胰蛋白酶处理、酸抽提等,其中BrdU结合紫外线照射和Giemsa染色的技术目前已经成为SCE测试使用最广的方法,其主要程序是:制备的染色体玻片在37℃老化24小时或室温1~2天;1×SSC缓冲液封片,45℃恒温紫外线照射标本15~30分钟;Giemsa染色5分钟,玻片保存待显微镜观察。

3. 观察、计数和统计分析　选择分散和分化染色良好,染色体数目为正常二倍体的第二代中期分裂细胞进行SCE分析(图28-14)。一般每个样本分析30~50个第二代细胞。姐妹染色单体之间的任一交换都可计数为一个SCE,一般染色单体末端出现的交换计为1次SCE,在中间出现的交换计为2次SCE,着丝粒处发生的交换,判明不是两条染色单体在着丝点部位发生的扭转,计为1次SCE。此外,不同代数的中期分裂细胞的相对比例可以反映细胞的增殖动力,因此建议计算"复制指数(replication index,RI)",即中期分裂细胞的平均复制数,这一指标虽然不能反映遗传损伤,但可以提示受试物对细胞增殖能力的影响,属于其毒性反应的一部分。

4. 实验注意问题　研究发现一些因素可能影响人外周血淋巴细胞SCE的基线值,包括:女性的SCE数值较男性高;吸烟者数值升高;微量元素维生素B_{12}水平的影响。同时,代

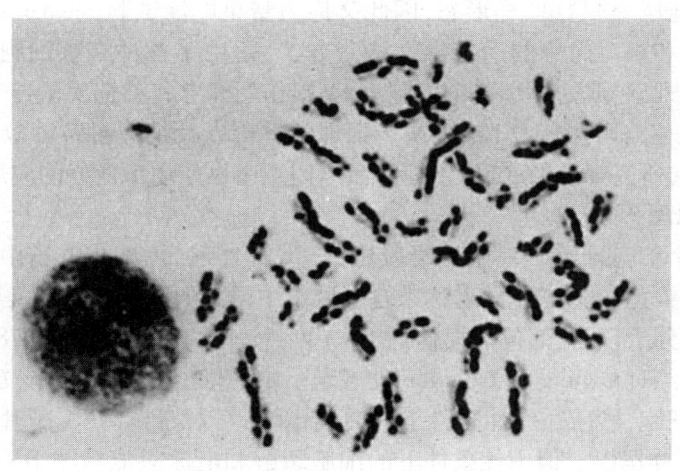

图28-14　姐妹染色单体交换试验
引自:Latt SA,Schreck RR. Am J Hum Genet,1980,32(3):297-313.

谢酶基因和 DNA 修复酶基因的多态性也与人群 SCE 频率有关。此外,实验体系中的多种因素可影响 SCE 频率,包括:培养基和血清、有丝分裂原、培养箱温度以及样本的收集、运输、处理和保存等因素。由于实验中所用的嘧啶类似物 BrdU 本身也是致突变物,可以造成 SCE 频率升高,因此需要控制实验体系中 BrdU 的浓度。总之,由于 SCE 频率的影响因素多,实验条件的标准化、排除干扰因素以及选择适当的统计方法显得尤为重要。

(三)试验的优点和局限性

SCE 试验是评价化学物潜在的 DNA 损伤效应的一个快速且相对价廉的方法。其适用范围广,凡是能够制备细胞悬液的组织都可以进行分析。灵敏度与 Ames 实验相似,远远高于染色体畸变分析和微核试验。利用 SCE 分析已经获得了大量的环境有害因素的相关数据,为致突变物遗传损伤效应的评价提供了重要证据。但是,该试验的最大缺陷是 SCE 形成的分子机制还未完全阐明,一些与 DNA 损伤无关的因素也能诱导 SCE 发生。由于 SCE 频率的升高与致突变性之间无必然的联系,使得在利用该实验进行遗传毒性评价时,难以对结果进行合理的阐释,限制了其进一步应用和发展。

(四)应用和发展趋势

目前 OECD 在化学品测试指南中的第 479 项对哺乳动物细胞姐妹染色单体互换体外试验进行了规范,我国在进出口危险化学品安全试验等行业检测中也相应引用了该指南。但是,并非所有的 SCE 都来自于致突变物,一些不造成 DNA 损伤,但抑制 DNA 复制的因素也能诱导 SCE 形成。相反,一些强断裂剂,如电离辐射、博来霉素等却不能诱导 SCE 形成。此外,SCE 频率升高与致癌危险性之间还未建立确切的联系。更为重要的是,SCE 形成的分子机制和生物学意义还不明确,这一系列问题均使得 SCE 测试没有成为人群生物监测和遗传毒性评价的常规指标。目前该方法的应用有逐渐减少的趋势。

三、单细胞凝胶电泳试验

单细胞凝胶电泳(single cell gel electrophoresis,SCGE)试验是一种在单细胞水平上检测 DNA 损伤与修复的方法。其原理是:当 DNA 损伤时,DNA 单链断裂产生的松散的环状体以及 DNA 双链断裂产生的断片在凝胶电泳中迁移的速度比未损伤的 DNA 快,荧光显微镜下观察呈现扩散或拖尾等"彗星"样形态,因此又称为彗星电泳试验(comet assay)。彗星电泳是一种快速、敏感和相对简单的遗传毒性检测方法,适用于各种有核细胞且所需细胞数量少。目前这一方法已经成为评价单个细胞 DNA 损伤的标准和首选实验,广泛用于人群遗传损伤的生物监测、生态环境损伤监测、遗传毒理学评价以及细胞对各种致突变因素的 DNA 损伤和修复反应的研究,同时在临床诊断和治疗监测中也呈现出良好的应用前景。

(一)基本原理

试验中将单个细胞悬浮于琼脂糖凝胶中,经裂解处理后,再在电场中进行短时间的电泳,并用荧光染料染色。"彗星"的名称来自于试验中得到的图像类似天文中的彗星形状,头部是完整的 DNA 分子,而尾部包括损伤的 DNA 断片。彗星电泳是在 1978 年由 Rydberg 等最先提出,此后又经过 Ostling 和 Johanson 发展起了中性微型凝胶技术,该方法采用高浓度的去污剂和盐裂解细胞,然后在中性条件下短时间电泳,可观察到 DNA 断片从细胞核向阳极移动,形成"彗星"样尾巴。但中性条件下的细胞裂解和电泳只能检测 DNA 双链断片,不能检测 DNA 单链断片,而相当多的致突变物主要诱导 DNA 单链断裂,这使得该方法的应用受到限制。Singh 等在 1988 年提出碱性电泳技术,在碱性条件下促进 DNA 链的变性和 RNA 降解,可以进行 DNA 单链断裂的检测,使其灵敏性大大提高,检测范围从 DNA 双链断裂扩展到 DNA 单链断裂、碱性易变位点、DNA 交联和不完全切除修复位点在内的多种 DNA 损伤和修复。

试验的基本原理是:正常情况下 DNA 双链为超螺旋结构围绕组蛋白盘旋形成核小体,单链断裂一般不影响 DNA 结构且不容易释放出来。包埋于琼脂糖中的细胞在中性或碱性条件下经过裂解后,胞内蛋白质、RNA 和其他成分均进入凝胶而扩散至裂解液中,而高分子量的核 DNA 分子仍附着在剩余的核骨架上,停留于原位,不能进入凝胶,在荧光染色下呈现类圆形的荧光团。当 DNA 链受损产生断裂时,DNA 超螺旋结构变松弛,链的缺口暴露,带负电荷的 DNA 断片在电场作用下向阳极迁移,荧光染色下形成拖尾的"彗星"状图像。而在碱性电泳条件下(pH>13),DNA 双链可变性为单链,单链断裂形成的断片也可离开核 DNA 向阳极迁移形成彗星。彗星中 DNA 的分布与 DNA 损伤程度有关,含 DNA 链缺口越多,则进入尾部的 DNA 越多,表现为尾长和尾部荧光强度增加。因此通过荧光显微镜观察和图像分析 DNA 迁移部分的光密度或迁移长度可定量测定 DNA 损伤程度。

(二) 技术方法

SCGE 可采用中性和碱性两种电泳方法,以检测 DNA 双链和单链断裂,目前主要应用的是碱性 SCGE,因其检测范围更广、灵敏度更高。下面主要介绍该方法的基本程序。

1. 动物和细胞模型以及染毒方法 2012 年 OECD 推荐该试验使用的动物模型包括常用的大鼠和小鼠品系。阳性对照物可选择乙基亚硝基脲(ethyl nitrosourea,ENU),甲磺酸甲酯(methyl methanesulfonate,MMS)、甲磺酸乙酯(Ethyl methanesulphonate,EMS)、二甲基亚硝胺(N-nitrosodimethylamine,NDMA)等。最高染毒剂量为动物出现明显毒性反应但不导致死亡。染毒方式可以为单次、重复或长期染毒。单细胞悬液的准备需要在动物处死后 1 小时内完成,冰上保存至细胞铺片,各种组织细胞均可使用,主要采用的有骨髓细胞和肝细胞。

体外试验推荐所用的细胞有:小鼠淋巴瘤细胞 L5178Y、人类淋巴瘤细胞 TK6 以及人外周血淋巴细胞,可根据情况使用外源活化系统如大鼠肝 S9。常用的阳性对照物有:在无 S9 情况下,L5178Y 细胞可使用 MMS,TK6 细胞可使用 EMS;在 S9 存在情况下,两种细胞可使用环磷酰胺(cyclophosphamide,CP)。染毒处理可在细胞培养时进行或对包埋于琼脂糖的细胞进行直接染毒,有研究发现后一方法对于不需要代谢活化的直接诱变物的检测更为敏感。

2. 玻片制备 一般采用 75mm×25mm 全磨砂载玻片制备两层或三层"三明治"凝胶。第一层胶:0.5% ~ 1% 正常熔点琼脂糖凝胶加热溶化后浸泡玻片,取出空气自然干燥后备用,预铺胶的玻片可以密封保存约一个月;第二层胶:0.5% 低熔点凝胶与细胞悬液在 37℃ 条件下混合,取 75 ~ 100μl 加到胶片上,盖上盖玻片,4℃ 避光固化 10 分钟,移去盖玻片;可以制作第三层胶:0.7% 低熔点琼脂糖,37℃ 条件下取 100μl 封闭第二层胶。每个样本至少制备 3 张玻片。

3. 细胞裂解、解旋和电泳 裂解液使用前加入 Triton-X 100 和 DMSO,玻片浸泡于预冷的裂解液 4℃ 避光裂解 1 小时。取出玻片用双蒸水去除表面的去污剂,置于碱性电泳液(pH 13)4℃ 避光使 DNA 解旋 20 分钟。电泳时调节电压 25V、电流 300mV 或 0.7 ~ 1.0V/cm,电泳时间约 40 分钟。电泳后的玻片置于 PBS 缓冲液(pH 7.2)中和约 5 分钟,取出空气干燥后进行染色观察。如玻片需要保存后再观察,可用乙醇浸泡 5 分钟脱水后,室温干燥保存至染色观察。细胞裂解和电泳均避光进行,以免光线对 DNA 造成额外损伤。裂解和电泳时间依据 DNA 损伤程度和不同的靶细胞经预实验确定。

4. DNA 染色、观察和指标分析　玻片上滴加荧光染料,如溴乙锭、DAPI 或 SYBR GOLD,加上盖片后在荧光显微镜下观察和照相。图 28-15 为人外周血淋巴细胞的阳性和阴性彗星细胞的图像。

采用图像分析软件可以对相关参数进行检测和计算,如 Perceptive Instruments 公司的 Comet Assay Ⅳ 彗星分析系统。下面简要介绍几类常用的彗星图像分析指标:①形状指标:该指标可以直接观察,根据细胞荧光图像将其大略分为彗星细胞或非彗星细胞,计算彗星细胞比率,估计细胞 DNA 损伤程度。②距离指标:测定彗星的一些长度数值,如总彗星长度,即电泳方向上彗星的最大长度;彗尾长,即电泳方向上彗星尾部最远端与头部中心之间的距离;尾长与头部直径的比值等。这些距离指标在 DNA 损伤程度较高时与作用剂量之间有良好的线性关系,且易于测量,可借助显微镜目镜内的测微尺,不需要图像分析软件。③强度指标:可采用彗星尾部与头部的荧光强度的比值来反映 DNA 损伤程度;尾部荧光强度,可利用该指标对细胞的损伤进行分级,被认为是不同研究或不同实验室之间进行比较的最好指标之一。④“矩”类指标:上述指标单独应用于 DNA 损伤强度的评价仍不够全面,例如在某些情况下 DNA 损伤程度过大时,而彗尾长基本不变。Olive 等将彗星的距离与强度结合起来,描述了“尾矩(tail moment,TM)”指标,定义为尾部 DNA 占总 DNA 的百分比与头、尾部中心间距的乘积,该指标目前已被广泛使用。在 TM 指标基础上,近年又发展起了“彗星矩(comet moment,CM)”和“尾惯量(tail interia,TI)”等指标,也开始有所应用。

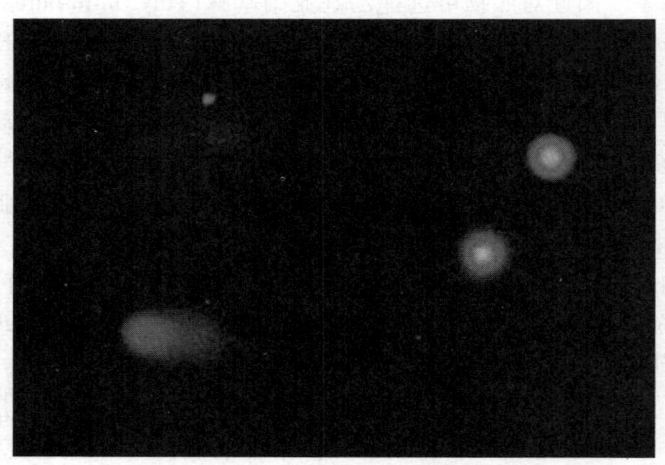

图 28-15　人外周血淋巴细胞的彗星电泳细胞图像

5. 实验注意问题　一些因素可能影响 SCGE 技术的敏感性,在实验中需要加以重视,如:低熔点琼脂糖的浓度;细胞裂解液和电泳缓冲液的组分与 pH 值;电压、电流强度以及电泳时间等条件的改变;细胞周期状态不同时,其染色体结构不同也会影响彗星形成中 DNA 的运动;适当延长碱性解旋时间可使 DNA 损伤的表达增加,有利于检出低剂量水平下的 DNA 轻微损伤。

(三) 试验的优点和局限性

SCGE 技术最突出的优势是能够在单细胞水平检测 DNA 的损伤,使其能够研究细胞群体中不同细胞的反应多相性。此外,与其他遗传毒性测试相比,SCGE 还具有以下优点:①适用范围广、检测谱宽。适用于各种体内外试验,凡是能够制备成单细胞悬液的真核细胞(包括植物和水生生物等)均可用于 SCGE 检测。②灵敏度高。可以检测到 10^9 Da 中 0.1 个 DNA 的断裂,与 SCE 实验相比具有更高的敏感性,与 P^{32} 标记后 DNA 加合物检测的灵敏度相似,被认为是低水平辐射致 DNA 损伤检测的良好方法。③样本用量少,一般每个样本需要 1000 个左右细胞,外周血需要约 $10\sim20\mu l$。④技术简单且快速,为现场人群流调和大样本量分析提供了可能,并且可以结合图像分析软件进行检测,节省人力的同时也提高了该实验的客观性。

但 SCGE 技术也有待完善之处。例如:技术方案有待进行标准化,以便不同实验室数据的相互比较;发展适用于光学显微镜分析的 SCGE 方法将使该技术的推广更为有利。此外,虽然 SCGE 技术的灵敏度高,但其特异性较差,尤其在人群的流行病学调查中,许多因素都可造成 DNA 损伤,因此需要严格控制实验条件、选择合适的对照组、增加其他实验指标等来降低非特异性因素的干扰。

(四) 应用和发展趋势

化学品的遗传毒理学测试一般分为三个阶段:初步筛选试验,体内体细胞试验和生殖细胞试验。其中第二阶段的体内试验首选啮齿动物骨髓微核试验。但是,当上述试验不能提供足够的证据时,可选择的第二种试验一般为啮齿动物肝细胞非程序性 DNA 合成试验,而目前这一试验已经被啮齿动物 SCGE 试验所替代。虽然目前在法规毒理学评价中还没有对 SCGE 试验的使用作出明确规定,但由于该技术灵敏度高,已广泛用于各种遗传毒理学测试,同时在 DNA 损伤及修复、人群生物监测、生态环境监测以及临床诊断与治疗评价等诸多领域也大量使用,尤其在人群生物监测方面,SCGE 分析已经成为一个有效的分子流行病学分析的生物标志物,并且可以利用多种生物材料,如外周血细胞、口腔黏膜和鼻腔黏膜细胞等进行测试。通过人群的 SCGE 分析已有大量的数据产生,为进一步进行环境毒物的遗传损伤机制和致癌危险性分析提供了重要依据。

目前 SCGE 技术正在向自动化、微型化和高通量的方向发展。有研究者将单个细胞的重力捕获方法与微型凝胶设计相结合,使每个细胞被控制在一个微型凝胶孔中进行检测,既解决了传统彗星电泳试验中细胞在凝胶中随机分布而造成的细胞重叠等难题,又使得在同一玻片上采用不同处理因素和条件进行试验成为可能。这一方法为药物研发、遗传毒性测试以及环境健康研究提供了高通量的技术平台。

四、γ-H2AX 焦点形成试验

DNA 双链断裂(DNA double strands breaks,DSBs)被认为是导致细胞死亡的最严重的遗传损伤,是影响基因组稳定性的重要原因。DSB 的快速、精确修复是避免细胞死亡、染色体畸变以及突变发生的关键环节。DNA 损伤相关的组蛋白修饰是将损伤修复因子募集于损伤位点的重要机制,因而成为遗传毒理学研究的热点之一。其中,组蛋白 H2AX 的磷酸化修饰是 DNA 损伤反应的关键步骤,也是反映 DNA 双链断裂和损伤修复发生的分子标记。目前已经建立起多种检测 H2AX 磷酸化修饰的方法,以免疫荧光技术为基础对 H2AX 磷酸化修饰后形成的核内焦点进行直接观察是检测 DSB 的一个敏感和可靠的方法,即 γ-H2AX 焦点形成(γ-H2AX foci formation)试验。多种外源性和内源性有害因素所导致的 DSB 中都伴随有 H2AX 的磷酸化和聚集。H2AX 磷酸化修饰不仅成为环境有害因素遗传损伤检测的一个重要指标,也广泛用于临床,成为检测癌前病变、肿瘤分期和预后评估的分子标志,也是肿瘤放疗和化疗效果评价的重要依据。

（一）基本原理

DNA 双链断裂产生于相对应的两条 DNA 单链上充分接近的两个断裂点,一般距离在 10~20bp 以内,对其快速有效的修复是保持染色质结构的关键。真核细胞中的 DSBs 修复途径主要有同源重组和非同源末端连接,这两种方式在维持基因组稳定性上的功能既有区别又有重叠。非同源末端连接属于易错修复机制,其中 Ku70/80 和 DNA-PKcs 识别 DSB 位点和保护断端,而 SNM1 基因家族成员 Artemis 则对断端进行处理以便 XRCC4 连接酶复合物的连接。而同源重组修复属于有效的错误排除机制,仅发生在同源染色体存在的 S 期和 G_2 期,其断端的处理是从 5'-3' 方向切除受损的 DNA 末端,然后通过链的延伸和侵入,以未受损的互补链为模板进行 DNA 合成,形成所谓的 Holliday 连接体,最后被分解为两个完整的 DNA 分子。不同的生物类型、细胞类型、周期状态以及 DNA 断裂的复杂性等,决定了细胞采用哪种修复方式,参与的修复蛋白也不同,而其中 H2AX 的磷酸化修饰是 DSBs 修复的重要元件之一。

组蛋白 2A 变异体(histone family 2A variant,H2AX)是核心组蛋白家族 H2A 的一个亚型,占 H2A 的 2%~25%。1980 年由 West 和 Bonner 首次报道。H2AX 的最大特征是 C-末端包含有高度保守的序列,称为 SQ 模序(Ser-139),当细胞发生 DNA 损伤时,SQ 迅速发生磷酸化,形成 γ-H2AX,围绕 DSBs 位点的 50~100bp 范围与所募集的下游蛋白形成焦点。在哺乳动物细胞中,每产生一个 DSB 约有 0.03% 的 H2AX 被磷酸化,相当于分布在 2Mb 染色质区域的 2000 个 H2AX 分子。而免疫荧光染色显示这一区域可能大于 30Mb,提示并非损伤位点附近所有的 H2AX 分子都发生磷酸化修饰,因而 H2AX 不是平均分布在整个染色体,而是成簇分布的。

γ-H2AX 的功能是稳定 DSB 并为修复蛋白提供结合位点。H2AX 的磷酸化可以提高 DNA 的可接近性,引导特异性的 DNA 损伤反应蛋白在此位点募集,是启动 DSBs 损伤修复和信号转导的关键步骤。同时,通过核小体在损伤位点的重新配置以及染色质密度的降低,γ-H2AX 可锚定 DNA 断裂位点,加快 DSBs 的重接。在此过程中,被募集的 Cohesins 蛋白能保持损伤末端靠近,防止染色体大片段的丢失。此外,γ-H2AX 也参与细胞周期进展检查点的调控,而这一作用仅仅发生在相对较低水平的损伤情况下,提示当细胞遭受更高水平遗传损伤时,可能有其他通路参与修复。

H2AX 的磷酸化修饰主要由 PIKKs 家族介导。其中蛋白激酶 ATM 在 DSBs 发生时通过其 Ser-1981 残基的自动磷酸化而被活化,继而在 H2AX 的 Ser-139 位点进行磷酸化。此外,DNA-PKcs 以及 ATR(主要参与紫外线的损伤修复反应)也参与了 H2AX 的磷酸化修饰。当 DSBs 位点侧翼的 H2AX 磷酸化启动后,大量的修复蛋白被募集到损伤位点,其功能除了保持位点的相互接近,还进一步激活 ATM 和磷酸化更多的 H2AX,放大损伤修复信号。γ-H2AX 焦点形成募集了参与 DNA 损伤反应的众多因子,包括 BRCA1、53BP1、RAD50 以及 RAD51 等,通过信号的级联反应介导后续的 DNA 损伤修复以及细胞周期进展调控。

γ-H2AX 的消除反映了断裂位点的修复,其具体机制还不明确,可能的途径有:①γ-H2AX 被蛋白磷酸酯酶 PP2A 和 PP4C 去磷酸化;②通过组蛋白交换使 γ-H2AX 被未磷酸化的组蛋白所置换。例如果蝇中的染色质重塑复合物 Tip60 可以诱导磷酸化的同源组蛋白 H2Av 进行乙酰化反应,使其与未修饰的 H2Av 交换。γ-H2AX 焦点移除后可以阻止修复因子的持续募集和 DNA 损伤修复级联反应。

（二）技术方法

检测 γ-H2AX 的形成可采用 Western blot 和免疫荧光技术,后者可结合荧光显微镜或激光共聚焦显微镜进行观察、定位以及定量检测,也可结合流式细胞仪分析不同细胞周期时 γ-H2AX 的变化。下面主要介绍免疫荧光技术结合荧光显微镜观察 γ-H2AX 焦点形成(图 28-16)。

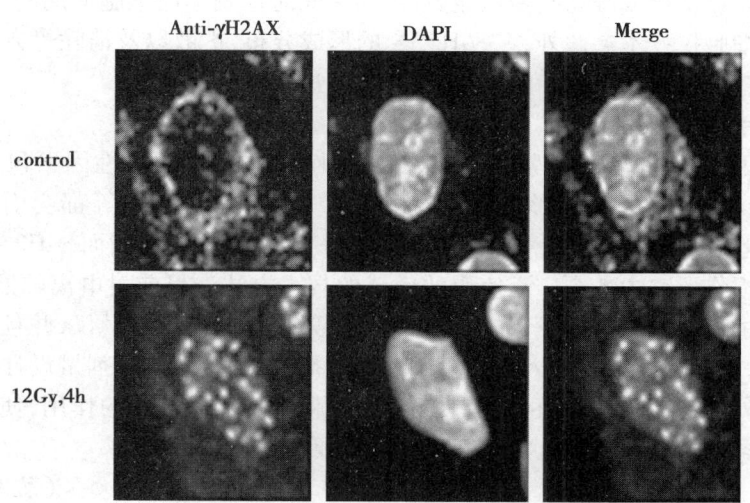

图 28-16   Hela 细胞中放射损伤诱导 γ-H2AX 形成的荧光免疫检测
引自:Lee JS. Cancer Res Treat,2007,39(3):125-130.

1. 细胞培养和染毒处理   置有盖玻片的 24 孔板中接种约 10^4 细胞/孔,培养至对数生长期时染毒处理。至相应时间点取出盖玻片进行后续处理。

2. 免疫荧光染色   细胞用 0.4% 多聚甲醛冰上固定 15 分钟,PBS 洗涤 3 次;0.2% Trixon-X 100 破膜处理 15 分钟,PBS 洗涤 3 次;山羊血清 37℃ 封闭 1 小时,PBS 洗涤 3 次;鼠抗 γ-H2AX 单克隆抗体 37℃ 孵育细胞 2 小时,或 4℃ 过夜,PBS 洗涤;FITC 标记的山羊抗鼠 IgG 在 37℃ 孵育细胞 1 小时,PBS 洗涤;DAPI 核染色 15 分钟,PBS 洗涤;90% 甘油封片。

3. 观察和计数   荧光显微镜下观察、计数和照相。采用 Image Pro Plus 软件(Media Cybernetics 公司)进行 γ-H2AX 焦点的定量计数。焦点数>5 为阳性细胞,计算阳性细胞率(含有 γ-H2AX 焦点的细胞比率)和细胞平均焦点数(细胞焦点总数/检测细胞数)。每个样本至少统计 100 个细胞,实验重复 3 次以上。

4. 实验注意问题   观察发现,DNA 损伤反应早期所形成的是数量较多的小焦点,随着修复的进展,数量减少但形态增大。当 DSBs 的数量超出细胞的承载能力时,γ-H2AX 焦点则显示为分散的环状形态。此外,紫外线辐照下形成的 ATR 依赖性的 γ-H2AX 不表现为焦点,而显示为核周的分散染色物质。

（三）试验的优点和局限性

采用荧光显微镜对每个 γ-H2AX 焦点进行定量检测是目前的首选方法,每个 DSB 断裂点均对应一个焦点。基于 γ-H2AX 焦点的 DSB 检测比其他 DNA 损伤检测方法敏感 100 倍以上,例如检测放射损伤时剂量可低至 1mGy,相当于每 30 个细胞有一个焦点,焦点形成与辐照呈现很强的线性剂量-反应关系。而其他技术方法,如恒场和脉冲场凝胶电泳技术检测敏感性低,检测放射损伤时剂量需达到 5 ~ 50Gy。相比于彗星电泳,γ-H2AX 焦点分析不需要对细胞进行高温裂解,同时可进行 DSB 的时空分布检测,显示出明显的优势。H2AX 是最早被磷酸化的底物,电离辐射后 1~2 分钟即可观察到,30 分钟达到峰值,经过大约 1 小时的平台期后焦点的数量开始下降。

但是,γ-H2AX 的检测也存在对设备要求高和费用较高的问题。免疫荧光技术需要使用较为高端的荧光显微镜或激光共聚焦显微镜,如果同时检测不同细胞周期的 γ-H2AX 改变,还需使用流式细胞仪技术。此外,在 γ-H2AX 的形成分布、扩散以及消除等方面尚有未明确的问题,因而有关其动力学过程和分子机制都需要进一步的研究。

(四) 应用和发展趋势

外来物理因素如电离辐射、紫外线以及各种化学断裂剂,内源性因素包括代谢生成的 ROS、细胞的衰老和凋亡、DNA 修复缺陷、V(D)J 重排和减数分裂等都会引起 DSBs,伴随 H2AX 的磷酸化和聚集,是 DNA 双链断裂和损伤修复的分子标志,因而 γ-H2AX 焦点的检测已经成为遗传损伤研究中一个广泛使用的敏感的技术方法。目前对电离辐照诱导 γ-H2AX 形成的动力学过程比较明确,已经成为预示急性放射损伤的生物剂量仪,并且作为细胞放射敏感性的指标,为临床放射和介入治疗时调整照射剂量、进行个体化剂量设计以及预后评估提供参考。此外,多种化疗药物也具有诱导 DSBs 和 H2AX 磷酸化的作用,使 γ-H2AX 标志物也成为评价药物抗癌效应和化疗方案选择的重要依据。

(敖琳 曹佳)

参 考 文 献

1. Mourelatos D. Sister chromatid exchange assay as a predictor of tumor chemoresponse. Mutat Res Genet Toxicol Environ Mutagen,2016,803-804:1-12.

2. Glei M,Schneider T,Schlörmann W. Comet assay:an essential tool in toxicological research. Arch Toxicol,2016,90(10):2315-2336.

3. Kelly CM,Latimer JJ. Unscheduled DNA synthesis:a functional assay for global genomic nucleotide excision repair. Methods Mol Biol,2005,291:303-320.

4. Kirkland DJ,Henderson L,Marzin D,et al. Testing strategies in mutagenicity and genetic toxicology:an appraisal of the guidelines of the European Scientific Committee for Cosmetics and Non-Food Products for the evaluation of hair dyes. Mutat Res,2005,30,588(2):88-105.

5. Nesslany F. Unscheduled DNA synthesis (UDS) test with mammalian liver cells in vivo. Methods Mol Biol,2013,1044:373-387.

6. Albertini RJ,Anderson D,Douglas GR,et al. IPCS guidelines for the monitoring of genotoxic effects of carcinogens in humans. International Programme on Chemical Safety. Mutat Res,2000,463(2):111-172.

7. Mateuca RA,Decordier I,Kirsch-Volders M. Cytogenetic methods in human biomonitoring:principles and uses. Methods Mol Biol,2012,817:305-334.

8. Wilson DM 3rd,Thompson LH. Molecular mechanisms of sister-chromatid exchange. Mutat Res,2007,1,616(1-2):11-23.

9. Burlinson B. The in vitro and in vivo comet assays. Methods Mol Biol,2012,817:143-163.

10. Valverde M,Rojas E. Environmental and occupational biomonitoring using the Comet assay. Mutat Res,2009,681(1):93-109.

11. Wood DK,Weingeist DM,Bhatia SN,et al. Single cell trapping and DNA damage analysis using microwell arrays. Proc Natl Acad Sci U S A,2010,107(22):10008-10013.

12. Mah LJ,El-Osta A,Karagiannis TC. gammaH2AX:a sensitive molecular marker of DNA damage and repair.

Leukemia,2010,24(4):679-686.

13. Sak A,Stuschke M. Use of γH2AX and other biomarkers of double-strand breaks during radiotherapy. Semin Radiat Oncol,2010,20(4):223-231.

14. Ivashkevich A,Redon CE,Nakamura AJ,et al. Use of the γ-H2AX assay to monitor DNA damage and repair in translational cancer research. Cancer Lett,2012,31,327(1-2):123-133.

第七节　生殖细胞突变的检测

一、概述

在遗传毒理学成套试验入选原则中一般认为,当化学物被证明是体细胞遗传毒物并有生殖细胞接触证据时,应进行生殖细胞突变检测。食品、日用品和环境中化学物致突变委员会(COM)于 2000 年提出的化学物致突变性测试策略指南将化学物致突变性测试分为 3 个阶段:初步筛选试验、体内体细胞试验和生殖细胞试验。由于生殖细胞可将其携带的突变带给子代,所以一般认为生殖细胞突变试验的结果对于预测"可遗传的效应"的意义大于体细胞突变试验。

生殖细胞基因突变对机体的影响,按严重程度可分为下列 5 类:①对机体无影响,如同义突变;②导致正常人体生化组成的改变,这些突变对健康无影响,如 ABO 血型、组织相容性抗原(HLA)类型、血清白蛋白类型及各种同工酶类型等;③遗传易感性改变,导致对环境和生活方式适应和易感性的改变,如对酒精的耐受性改变;④导致遗传性疾病,包括多种分子病和遗传性代谢缺陷病,如苯丙酮尿症等;⑤致死突变,导致配子死亡、死胎及自发流产。由于生殖细胞突变可带入子代,造成子代流产、死亡、畸形及遗传负荷的增加,所以其检测对于评价化学物的毒理安全性具有不可替代的重要性。

由于哺乳动物精子和卵子发育的巨大差异,生殖细胞突变试验通常以雄性啮齿类动物为试验对象。哺乳动物雄性曲细精管中的精原干细胞在整个生殖期可不断发育为不同阶段的、数量众多的生精细胞。所以可通过在化学物处理后的不同时期收集细胞或将受试动物与未处理雌性动物交配,获得受试物对特定发育阶段的生精细胞的致突变效应(图 28-17)。

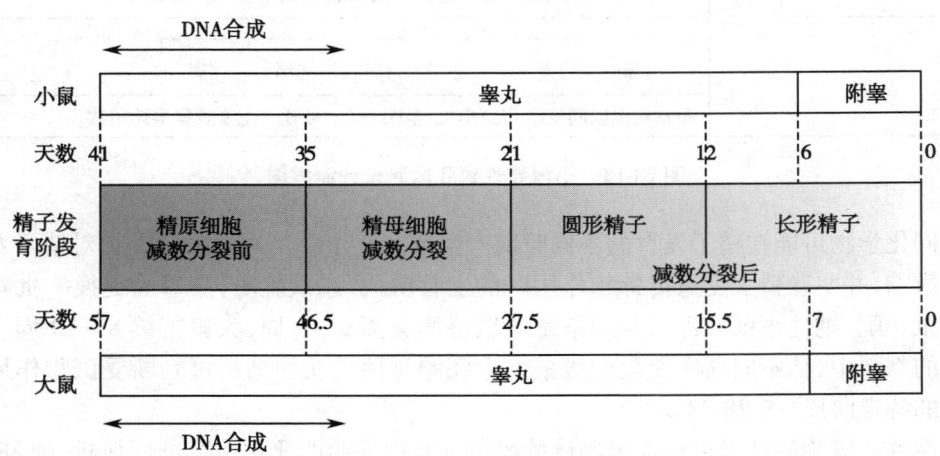

图 28-17　大鼠和小鼠精子发育过程
阴影部分表示 DNA 修复能力的强弱(阴影越深,DNA 修复能力越强)

与此相反,哺乳动物卵母细胞在胚胎发育期已全部进入第一次减数分裂的双线期,其后在其性成熟后的每个动情周期内一定数量的卵母细胞才会完成减数分裂并排出卵子。处于双线期的初级卵母细胞染色体不易受到外源化学物的影响发生突变,而且由于在卵子发生的过程中,从双线期到受精卵形成之前,均不进行 DNA 复制(只有通过 DNA 复制才能将突变固定下来),所以卵母细胞对致突变物不太敏感,加上卵子数目的限制,所以一般不用卵母细胞作为生殖细胞突变试验的受试对象。但也有报道指出,某些化学物,如阿霉素、博莱霉素等在雄性显性致死试验中呈阴性,而在雌性生殖细胞可诱发显性致死。

二、常用的几个生殖细胞突变试验

很多应用于体细胞的遗传毒理学实验也同样可应用于生殖细胞,如精(卵)母细胞染色体畸变分析、精子微核试验等,但应用更多的是针对生殖细胞的试验,如显性致死试验、果蝇伴性隐性致死试验、金黄地鼠精子穿透实验、精子染色质扩散试验等。

(一) 显性致死试验

显性致死(dominant lethal)指发育中的精子或卵子细胞发生遗传学损伤,此种损伤不影响受精,但可导致受精卵或发育中的胚胎死亡。一般认为显性致死主要是由于染色体损伤的结果。虽然导致显性致死的突变不会遗传到子代,但基于"如果化学物可导致显性致死,则化学物也可诱导它显性或隐性非致死突变,这些突变可遗传给子代,造成子代遗传负荷增加"的认识,显性致死试验通常用于检测化学物引起的生殖细胞基因突变是否具有可遗传性。

显性致死试验常用大、小鼠为实验动物,以胚胎早期死亡为观察终点。由于卵子对致突变物的敏感度相对较低,而且受试物可能作用于母体动物,产生不利于胚胎发育的干扰因素,影响试验结果的准确性。因此,一般仅用雄性动物作为试验对象。一般来说,小鼠显性致死试验更为经济,但大鼠由于闭锁卵泡可精确计算,从而可得到受精卵植入前丢失的信息,所以比小鼠显性致死试验得到的信息更多。小鼠显性致死试验设计流程见图28-18。

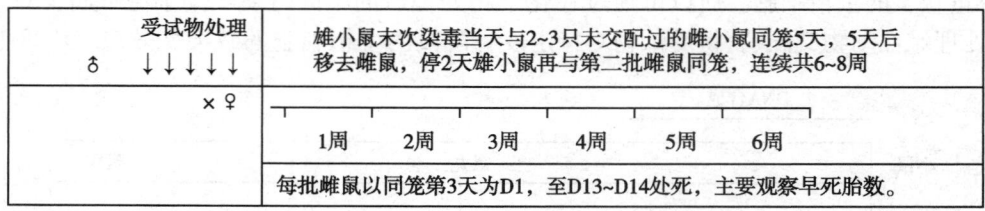

图28-18 小鼠显性致死试验设计流程图

不同化学物可能在精子发育的不同时期产生致突变作用。为检测化学物对精子发育全过程的影响,并明确精子受遗传毒物作用时的发育阶段,在试验时,应每周更换一批新的雌鼠与雄鼠交配,雄性小鼠染毒后与未染毒雌鼠持续交配6~8周,大鼠持续8~10周。在试验结果的判断中,从不同周次交配的雌鼠发生胚胎显性致死的结果可判断受试物作用于精子发育的特定阶段(表28-2)。

显性致死试验的结果可根据解剖试验雌鼠子宫内胚胎的死亡情况进行判断(图28-19)。一般认为,早期植入后的胚胎死亡率是判断化学物引起显性致死最重要的指标,而植入后晚期的胚胎死亡一般认为是化学物作用于母体产生母体毒性的结果。化学物引起的大鼠胚胎植入前丢失也可以通过计算闭锁卵泡的数量减去子宫内活胎和死胎的数量获得。

表 28-2　小鼠、大鼠精子分化阶段与显性致死试验交配周次的关系

给予受试物时精子所处的分化阶段	雄性动物染毒后第 N 周与雌性动物交配后出现胚胎致死	
	小鼠	大鼠
成熟精子(输精管及睾丸中)	第 1 周	第 1、2 周
精细胞(后期,长形精子)	第 2 周	第 3 周
精细胞(前期,圆形精子)	第 3 周	第 4、5 周
精母细胞(第二次减数分裂)	第 4 周	第 6~8 周
精母细胞(第一次减数分裂)	第 5 周	
精原细胞	第 6 周	第 9 周

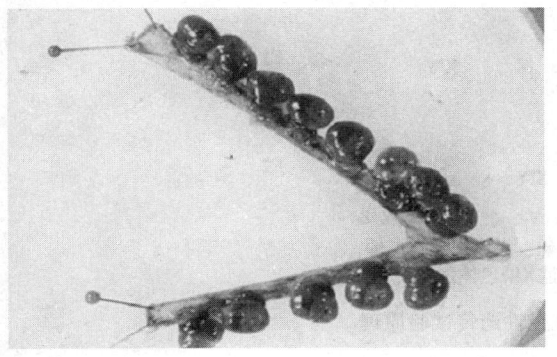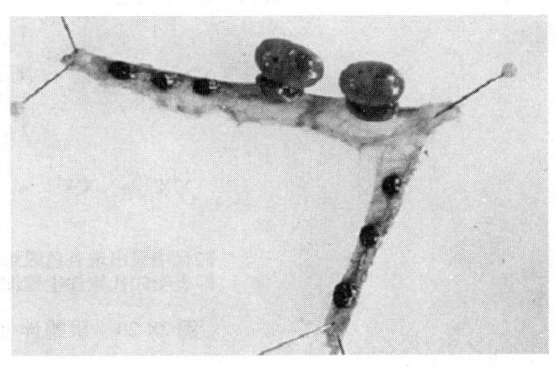

图 28-19　显性致死试验结果的判定

左为正常小鼠子宫内活胎,右为染毒小鼠子宫,内有 2 个活胎和 6 个吸收胎,提示显性致死试验结果阳性

显性致死试验早在 20 世纪 30 年代即已开始应用,并且是最早用于检测化学物致突变作用的三个试验之一。由于其试验结果直观,活胎和死胎易于判断和计算,所以目前为止,一直是判断化学物对雄性生殖细胞遗传毒性的最常用的方法。但是,该试验动物的使用量大(一次试验需使用 1000~2000 只动物),试验周期较长,导致该试验在时间、经费、人力耗费量均十分庞大,加之毒理学试验"3R"原则的推行,动物伦理与福利问题日益受到重视。因此,近年来其应用越来越受到诟病。此外,由于啮齿类动物自发显性致死突变率较高,导致在对生殖细胞突变诱导率较低的化学物进行试验时容易产生假阴性结果。基于以上原因,各国际组织,如 COM、ICH 等均已不将显性致死试验列入第一、二层次的遗传毒性试验(要求更快速及更高的灵敏度)而进入第三层次,主要用于检测第二层次已确定的体细胞致突变物是否可进入生殖器官产生致突变作用。

（二） 果蝇伴性隐性致死试验

果蝇伴性隐性致死试验(sex-linked recessive lethal test in *D. melanogaster*, SLRL)可用于检测发生在果蝇精细胞 X 染色体上的突变。该试验的原理是隐性基因在伴性遗传中的交叉遗传特性使位于 X 染色体上的隐性基因能在半合子情况下(雄性 F_2 果蝇)表现出致死效应。根据孟德尔遗传定律直接利用与 X 染色体连锁的基因性状来判断染色体上基因的突变

情况。

试验一般采用雄性的 Oregon R 野生型雄果蝇(红眼,红眼基因位于 X 染色体上)进行染毒,染毒后与 2～4 日龄的 Muller-5 处女蝇(杏色棒状眼)进行交配 2 天,为第一阶段试验;2 天后从各试管中取出雄蝇移到新的试管中与新的 Muller-5 处女蝇再进行交配 3 天,为第二阶段试验;以同样方法再与新的处女蝇交配 3 天为第三阶段试验。第一、二、三阶段交配分别代表了受试物对雄性果蝇的成熟精子、精细胞和精母细胞的致突变效应。培养 12 天左右 F_1 代性成熟后从同一个 F_1 代培养管中取雌蝇和雄蝇进行兄妹交,当 F_2 代长成后,未出现红眼野生雄蝇的培养管即为阳性 F_2 代,其代表的 F_0 代雄蝇即是发生了 X 染色体上隐性致死突变的果蝇(图 28-20)。

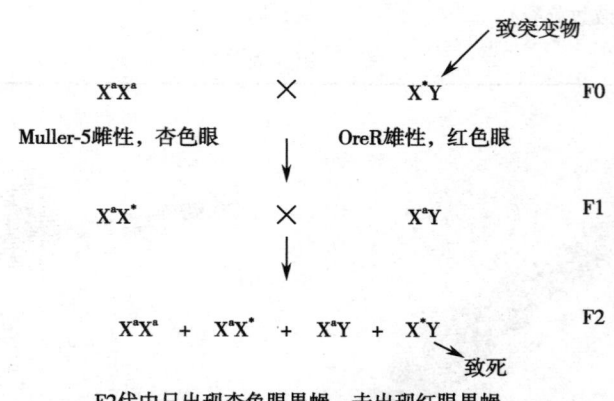

图 28-20　果蝇伴性隐性遗传试验原理

以果蝇为实验对象进行生殖细胞致突变作用有以下优点:①果蝇作为传统模式动物,其遗传背景已十分清楚,目前,应用不同品系的果蝇进行试验,可涵盖果蝇 X 染色体上约 800 个位点(占果蝇 X 染色体长度的约 80%)的突变,而 X 染色体上编码了果蝇约 1/5 的基因;②果蝇世代交替时间短,幼虫数量丰富,可在短时间内获得在体试验结果,且化学物在果蝇体内的代谢与哺乳动物十分相似,所以果蝇伴性隐性致死试验还可检测前致突变物;③国际环境诱变剂和致癌剂防护委员会(ICPEMC)认为,该试验的意义在于能检出多种类型的生殖细胞突变,如点突变、小缺失、乃至染色体畸变等,这些突变类型,特别是小缺失,与人类的遗传负荷增加密切相关,所以 SLRL 对于预测致突变物对人类遗传负荷的增加方面具有重要意义;④果蝇精子细胞自发突变率与人的生殖细胞近似,所以假阴性率较低;⑤来自射线的致突变试验的结果表明,该试验剂量-反应关系良好,而且美国 EPA 认为该试验在所有针对真核生物的致突变检测试验中是最敏感的。

基于以上优点,结合现代分子生物学技术,果蝇伴性隐性致死试验在化学物突变检测中得到了广泛的应用。但在应用该试验进行化学物致生殖细胞突变的检测中还应注意以下问题:①果蝇无血-睾屏障,不适用于证明哺乳动物体细胞致突变物是否可透过血-睾屏障造成生殖细胞突变;②在应用中,如子代无幼虫孵化,应区分亲代果蝇未交配还是由于亲代果蝇染色体损伤严重(如染色体畸变)导致半合子或纯合子在胚胎发育中死亡。

(三)　金黄地鼠精子穿透试验(精子染色体畸变试验)

精子染色体异常是引起不育、流产、死胎、子代先天缺陷的重要原因。因为绝大多数精子染色体异常是在减数分裂过程中产生的,因此,直接对成熟的精子进行染色体分析,有助于发现精子染色体异常的类型及其机制。而目前列入 OECD、OPPTS 等测试指南的用于检测生殖细胞染色体畸变的试验仅有精原细胞染色体畸变试验,但该试验不能检测成熟精子的染色体。1978 年,Rudak 等采用异体体外受精技术首次制备出人精子染色体标本,直接观察到了精子的全部染色体,使精确分析精子染色体结构、数目异常得以实现。

异种动物卵母细胞穿透试验原本是测试精子顶体反应的常规试验,由于在试验中发现穿透去透明带金黄地鼠卵母细胞后精子染色质可凝集为显微镜下可见的染色体,故可用作精子染色体制备和染色体异常的观察。

目前常用人精子对去除透明带的金黄地鼠卵母细胞进行穿透,以制备人精子染色体。其原理是精子穿透金黄地鼠卵母细胞后,在卵母细胞中的解凝激活因子作用下,精子头部发生解凝聚作用(图 28-21),在鬼臼毒素和长春新碱的作用下,可阻止精子与卵母细胞核的融合以及纺锤丝的形成。经低渗、固定、制片即可制备人精子染色体。制备的人精子染色体为单倍体($n=23$),对精子染色体畸变的判断与体细胞染色体畸变试验一致(图 28-22)。

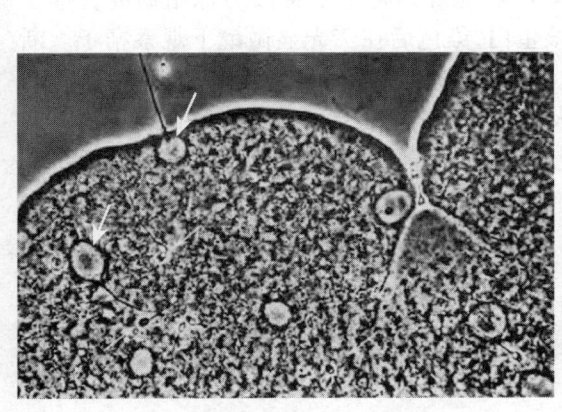

图 28-21　含有人精子的去卵透明带金黄地鼠卵母细胞相差显微照片
宽箭头示胞质中解凝聚的精子头部,窄箭头示未穿透的精子

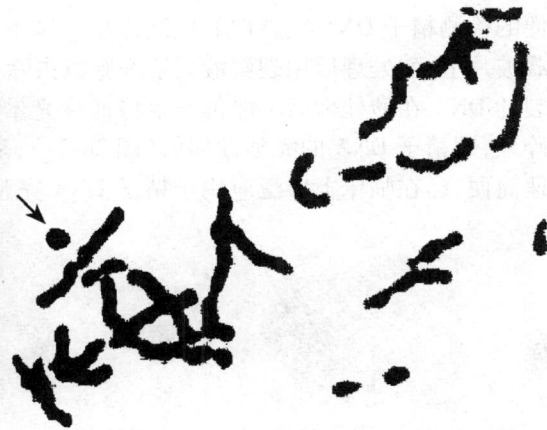

图 28-22　昆明山海棠诱导的人精子染色体畸变
箭头示环状染色体

金黄地鼠精子穿透试验最显著的优点是可以直观地观察成熟精子染色体,结合使用染色体探针的 FISH 技术还可将染色体畸变直接定位于染色体特定区域。但该试验技术操作难度较大,要求较高的试验条件及精细的显微操作。此外,如果精子染色体损伤严重,会对精子的穿透能力造成影响,此种情况下则不能对精子染色体进行分析。故目前 OECD、OPPTS 等均未将此技术列入其遗传毒性检测的指导手册。

（四）精子 DNA 断裂检测

精子 DNA 断裂是生殖细胞遗传损伤的重要类型,由于精子缺乏 DNA 损伤修复机制,所以精子 DNA 断裂可直接影响受精。临床研究也发现,在不明原因不育男性患者中精子 DNA 断裂的比率明显升高,可能是男性不明原因不育的原因之一。流行病学研究也表明,环境化学物对精子 DNA 的损伤是造成精子活力下降,从而导致男性不育的重要原因,并认为应将精子 DNA 损伤作为精液常规检查的必要补充。目前常用的检测精子 DNA 断裂的方法主要有：DNA 缺口末端标记法（TUNEL）、精子单细胞凝胶电泳实验（SCGE）、精子染色质扩散试验（SCD）等。

1. TUNEL 法［terminal deoxynucleotidyl transferase（TdT）-mediated dUTP nick end labeling］　其原理是 DNA 双链或单链断裂后，其缺口的 3'-OH 末端在脱氧核糖核苷酸末端转移酶（TdT）的作用下，将脱氧核糖核苷酸和荧光素等标记链接在 DNA 的 3' 末端，从而对 DNA 断裂进行检测。TUNEL 法是检测细胞凋亡的经典方法，近年来也用于检测精子 DNA 断裂，其显著的优点是可以将断裂的 DNA 3' 末端用荧光素标记后用流式细胞仪进行检测，实现高通量检测的目的。

2. 单细胞凝胶电泳实验（single-cell gel electrophoresis，SCGE）　也称彗星电泳试验，是研究细胞 DNA 断裂的经典方法，其原理是细胞的核蛋白被抽提后，细胞核中如果存在 DNA 断裂，就会在碱性条件下解螺旋变性为单链，在电泳时 DNA 断片向阳极伸展，形成彗星状拖尾。拖尾越严重，表明 DNA 断裂越多。该方法也可用于检测精子 DNA 断裂，其优点是近年来发展了许多彗星分析软件，可针对彗星试验结果对精子 DNA 损伤进行定量分析。

3. 精子染色质扩散试验（sperm chromatin dispersion test，SCD）　是近年来发展的一种简便的检测精子 DNA 完整性的检测方法。基本方法和原理是将精子悬液与琼脂糖混合铺于载玻片上，酸处理后用裂解液裂解细胞以去除核蛋白，染色后在荧光显微镜下观察精子。断裂的 DNA 在酸处理后不能再产生特征性光晕，根据光晕的大小可以判定精子 DNA 是否有碎片，即精子 DNA 的完整性如何（图 28-23），从而对精子质量进行评估。SCD 试验由于其快速简便，已在临床上广泛应用于精子 DNA 完整性检测，目前国内外多家厂商生产的全自动

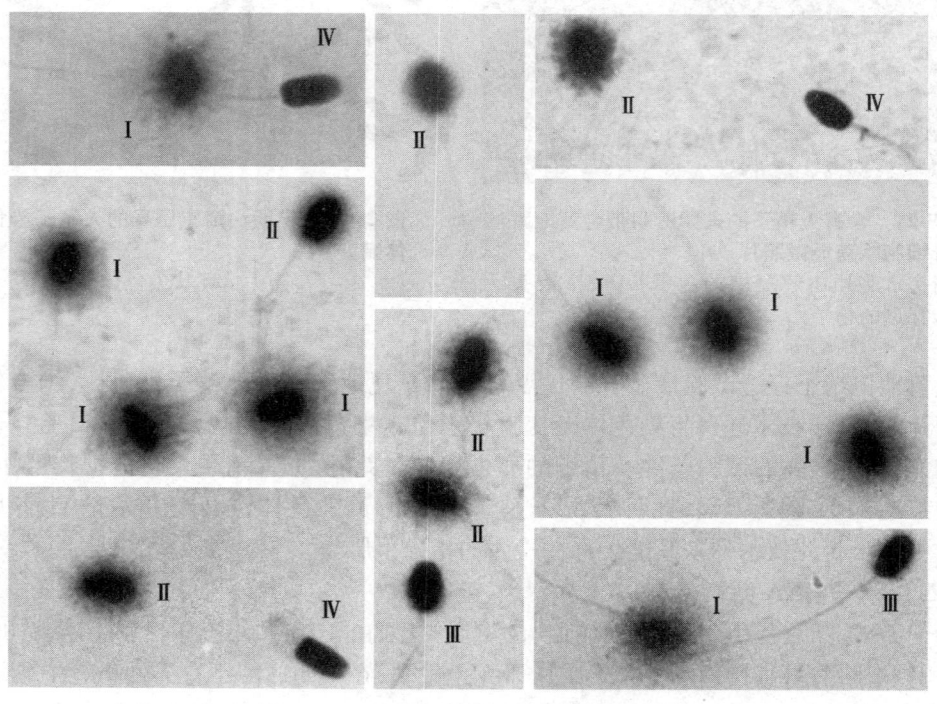

图 28-23　精子染色质扩散试验结果
Ⅰ 为大光晕精子，Ⅱ 为中光晕精子，Ⅲ 为小光晕精子，Ⅳ 为无光晕精子。Ⅰ、Ⅱ 为精子 DNA 未发生断裂，Ⅲ、Ⅳ 为精子 DNA 发生断裂

精液分析仪均将该试验方法作为一个独立的模块放入其检测程序,为该方法的普及提供了良好的平台。在 2010 年世界卫生组织(WHO)出版的第 5 版《人类精液检查与处理实验室手册中》已将其列入测试精子 DNA 完整性的检测方案。

三、现状与展望

虽然生殖细胞突变检测一般被用作证实体细胞致突变物是否也是生殖细胞致突变物,但近年来的研究也证实,某些化学物是生殖细胞特异的致突变物,如 N-羟甲基丙烯酰胺,该化学物不诱导小鼠骨髓细胞微核率增加,但显性致死试验结果为阳性,说明生殖细胞突变试验在预测化学物对生殖细胞特异的遗传毒性方面具有不可替代的意义。在用遗传毒性实验预测化学物对人类的危害时一般也认为,生殖细胞试验结果的权重大于体细胞试验结果。所以,生殖细胞突变检测技术日益受到重视,其检测技术在近年来也得到了长足发展。

随着分子生物学技术的发展,许多分子生物学方法也应用于生殖细胞突变检测,如简单串联重复序列突变试验(expanded simple tandem repeat,ESTR)、转基因动物生殖细胞突变试验(transgenic rodent mutation assay,TGR)等。

1. ESTR　该方法利用生殖细胞 DNA 在致突变物作用下,其简单串联重复序列的拷贝数发生变化的原理,将生殖细胞(多用精子)DNA 提取后用内切酶处理,然后用简单串联重复特异性探针 $Ms6$-hm(又称 PC-1,序列为[GGGCA]n)或 Hm-2 * ([GGCA]n)进行 Southern 印迹检测。突变的生殖细胞其简单串联重复区拷贝数发生变化,Southern 印迹中其相应的条带会发生迁移。该方法可直接用生殖细胞进行检测,也可以在致突变物处理后的不同阶段用受试动物与未处理动物进行交配,检测胚胎体细胞的 ESTR。ESTR 检测的突变种类虽然有限(缺失和插入),但与显性致死试验相比大大减少了动物的使用量,而且可同时检测生殖细胞和子代的突变频率,所以,近年来得到了较广泛的应用,并已积累了大量基础数据。

2. TGR　该方法也普遍应用于体细胞致突变试验。多采用商业化的 $Muta^{TM}$小鼠(转入 lac Z 基因)或 Big Blue 大、小鼠(转入 lac I 基因)进行试验。致突变物处理动物后,通过检测转基因动物中报告基因突变的频率反映动物体内 DNA 的突变频率。其具体方法见本章第三节。该方法应用于生殖细胞突变检测具有其独特的优点:①通过在受试物处理后的不同阶段收集附睾内精子 DNA 进行检测,可得到受试物对精子不同发育阶段突变的数据;②Big Blue 小鼠可将报告基因遗传给子代,所以本方法可得到受试物对子代体细胞的突变频率资料;③动物使用数量大大降低,使用 25 只动物即可得到有效数据。因此,该方法近年来在生殖细胞突变检测中也得到了广泛应用。

今后生殖细胞突变检测试验重点发展的方向是:①更符合"3R"原则,经济方便,可操作性良好;②可以在一个试验中检测到多个遗传学终点;③可检测到化学物暴露于生殖细胞不同发育阶段的数据;④可提供生殖细胞突变频率,乃至胚胎及子代突变频率的数据。生殖细胞突变检测方法的创新和改进,将在化学物"可遗传效应"的评价方面发挥更大的作用。

(崔志鸿　曹佳)

参 考 文 献

1. Palermo GD,Neri QV,Cozzubbo T,et al. Perspectives on the assessment of human sperm chromatin integrity. Fertil Steril,2014,102(6):1508-1517.

2. Yauk CL,Aardema MJ,Benthem Jv,et al. Approaches for identifying germ cell mutagens:Report of the 2013

IWGT workshop on germ cell assays. Mutat Res Genet Toxicol Environ Mutagen,2015,783:36-54.

3. Masumura K,Toyoda-Hokaiwado N,Ukai A,et al. Estimation of the frequency of inherited germline mutations by whole exome sequencing in ethyl nitrosourea-treated and untreated gpt delta mice. Genes Environ,2016,38:10.

4. Adler ID,Pacchierotti F,Russo A. The Measurement of Induced Genetic Change in Mammalian Germ Cells. Methods Mol Biol,2012,817:335-375.

5. Carretero MI,Lombardo D,Arraztoa CC,et al. Evaluation of DNA fragmentation in llama (Lama glama) sperm using the sperm chromatin dispersion test. Anim Reprod Sci,2012,131(1-2):63-71.

6. FlammWG. Observations at the interface of mutation research and regulatory policy. Mutat Res,2003,544:1-7.

7. Palermo AM,Mudry MD. Genotoxic damage induced by isopropanol in germinal and somatic cells of Drosophila melanogaster. Mutat Res,2011,726(2):215-221.

8. Singer TM,Lambert IB,Williams A,et al. Detection of induced male germline mutation:Correlations and comparisons between traditional germline mutation assays,transgenic rodent assays and expanded simple tandem repeated instability assays. Mutat Res,2006,598:164-193.

9. OECD. Guidelines for Testing of Chemicals,Organization of Economic Cooperation and Development Publication Service,2 rue Andre Pascal,Paris Cedex-16,France,1997.

10. U. S. EPA,Health Effects Test Guidelines,870 Series,Office of Prevention,Pesticides,and Toxic Substances, United States Environmental Protection Agency,Washington,DC. WHO. 2010. WHO laboratory manual for the examination and processing of human semen. 5th edition.

第八节　遗传毒性测试的组合原则和新认识

一、遗传毒性的组合试验

遗传毒性可以泛指外来的物质(化学的、物理的、生物的)对生命体遗传物质产生了毒性损害作用,并且这种损害未被机体有效和正确的修复,从而产生了致癌、致畸、致突变效应。由于过去几十年主流的学术观点一直认为癌变、畸变的基础是遗传物质的突变,因此,遗传毒性的测试和评价往往狭义是指致突变的评价。

半个多世纪以来,科学家们已建立了许多短期测试系统(short-term test systems)用以检测外来物质(或任何因子)的致突变性(mutagenicity)。据报道,目前世界上已有200多种测试方法。致突变试验方法的形成和发展,都是基于遗传学终点而设计的。即致突物通过人体物理的和生物化学细胞屏障,引起遗传物质不同程度损害,随之在DNA的修复过程和细胞分裂的过程中,未修复或错误修复的DNA损害在染色体、基因和DNA各个水平上得到表达。那么,从DNA的损害到修复过程,以及损害表达的各点,都可找到相应的试验方法,检测所接触的环境因素所造成的致突变性后果(染色体畸变、基因突变和DNA损伤)。

在200多种方法中,常用的仅20多项。国际防止环境致突变物和致癌物委员会(ICPEMC)早在1983年就将常用的15项试验依其遗传学试点分为五类,即:①DNA损伤与修复;②DNA断裂;③基因突变;④DNA重组和染色体结构异常;⑤非整倍体和多倍体。ICPEMC规定,判断一个测试物为非致突变性,必须从五类中各选一项试验,而均为阴性时,方能作出上述判断。但迄今为止,尚未见组合试验的概念。每种试验有其适用范围,亦有其局限,若组合起来,可互补所短。

一种试验仅能反映遗传结构的几种不同损害,每种试验各有其适用范围,因此在检测受试物时,单靠一、二种试验结果,常导致错误的判断,可出现较多量的假阳性或假阴性

（图 28-24）。

按该委员会意见,非遗传毒物的实用性定义为:在检出 5 类遗传毒物作用终点的一系列测试中均为阴性效应。而遗传毒物的实用性定义为:在能检出任何一种遗传毒物作用终点的任何一个筛检系统中获得阳性效应。这样,在筛检化学物的诱变性时,应当进行一系列的试验,即至少选择分别能检出上述 5 类遗传毒作用终点的一组试验,即采用组合试验(或成套试验)的方法,而不是仅仅用单个试验。我国目前颁布的农药、药品、食品、化妆品等安全性毒理学评价程序中对诱变性试验都规定了组合试验,但其规定是否都很合理有待实践经验,并且随着技术方法的进步和实验数据的积累,其中许多需要改进或进一步发展和完善。

既然致突变评价必须采取组合试验才算完整,所以选择合适的试验组合是至关重要的。选择的原则主要由:①受试系

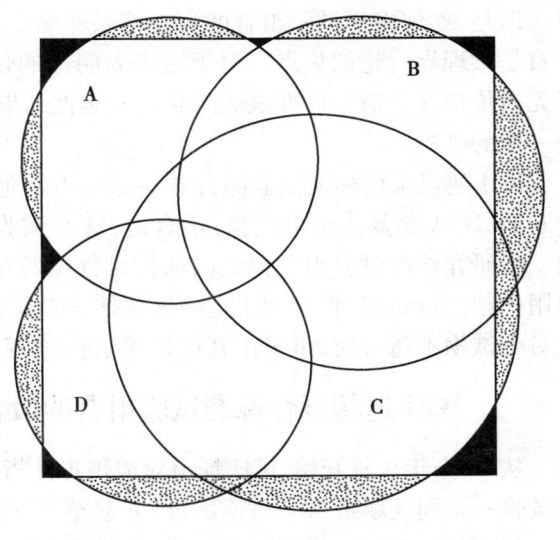

██ 假阴性反应　░░ 假阳性反应

图 28-24　多种试验组合示意
图中黑色方块代表各种化学物质所具有的各种遗传毒性作用,A、B、C、D 四个圆圈代表四种试验能检测的范围。表明多种试验组合,能较全面地反映各种遗传毒性作用,但仍有少量假阳性或假阴性结果出现

统的多样性(原核细胞、真核细胞、哺乳类动物)。原则上是应包括多种进化程度不同的物种,生命形式的级别越高越好,但又要考虑到动物福利和伦理原则,找到合适的平衡。②观察终点的全面性(DNA 损伤、突变、染色体畸变)。一组可靠的试验系统应尽可能包括每一类型的遗传学终点。③体内和体外试验的兼顾性。体内试验接近实际情况,但由于毒代动力学或其他原因,有时会漏检致突变物,且在时间、经费、人力及物力均比体外试验花费大。而体外试验简便易行,检出率通常优于体内试验,它的明显不足在于生物转化及解毒等方面与体内不同。故在配套试验中,依据试验目的,选择体内和体外试验,取长补短,综合考虑。④检出致癌剂和非致癌剂的差别性。有些方法适用于检出致癌剂,有些方法适用于检出非致癌性致突变剂,应当适当兼顾,以起到彼此互补的作用。

致突变评价中确定要开展组合试验这一原则比较容易理解,但在到底选用哪几项试验为一组? 或者如何确定组合方案? 各个国际组织和各个国家却有不同的看法和认识。一般来讲,一是根据被评价的化合物对象要求会有所不同。如药物和工业化合物的遗传毒性评价,前者是用于人体服用,安全性的要求显然比普通人群接触有限的工业化合物要高许多。二是随着实验技术的进步和实验数据的积累,人们对不同致突变试验的适用范围、检测的灵敏度、特异性的认识也在不断深化,因此也会不断做出新的评估和修订。

如人们最为关心的药物遗传毒性,国际协调会议(ICH)于 1997 年提出的药物遗传毒性评价标准试验组合为:①一项体外细菌基因突变试验;②一项采用哺乳动物细胞进行的体外染色体损伤评估试验或体外小鼠淋巴瘤 tk 试验;③一项采用啮齿类动物造血细胞进行的体内染色体损伤试验。该标准组合具备了涵盖不同进化程度的物种(包括原核细胞和真核细胞)、不同遗传学检测终点(基因突变和染色体畸变)以及体内试验和体外试验相结合的特

点。但是,如何将该试验组合的实验结果外推至人体,合理反映受试物在人体中的潜在危害一直是毒理界讨论的焦点。对于结果为阴性的化合物,完成上述三项试验组合通常可提示其无遗传毒性。对于标准试验组和得到阳性结果的化合物,根据其治疗用途,可能需要进行进一步的试验。

ICH 建议采用标准试验组合并不意味着其他遗传毒性试验(如 DNA 加合物检测,DNA 链断裂,DNA 修复或重组试验)不合适,这些试验可作为标准试验组合以外的供选试验,以进一步研究标准试验组合得到的遗传毒性试验结果。此外,用分子生物学技术对遗传毒性作用机制进行研究,将有利于危险度评估。在某些情况下,标准试验组合中的一项或多项试验对受试物不适合时,可采用其他替代试验,但应提供充分的科学依据。

二、ICH 遗传毒性标准试验组合的最新要求

从 2006 年 9 月开始,ICH 提出对遗传毒性指导原则进行修订改版,ICH 专家组对遗传毒性试验一系列问题进行了讨论修订,并起草了 S2(R1):Guidance on Genotoxicity Testing and Data Interpretation for Pharmaceuticals Intended for Human Use(人用药物遗传毒性试验和结果分析指导原则)。该指导原则于 2008 年 3 月 6 日达到 ICH 进程的第二阶段。根据协调进程,该指导原则由 ICH 委员会向 ICH 三方的管理部门(欧盟、日本和美国)以征询国内外的意见。该指导原则将把 ICH 原来的遗传毒性研究的两个指导原则(S2A 和 S2B)合二为一,这将对药物遗传毒性研究产生重大的影响。但是,S2(R1)的修订过程也是充满争议,由于 ICH 三方(欧盟、日本和美国)各自关注的重点和回答公众的关切不同,直到 2011 年 11 月才完成第四阶段的通信签署工作。因此,及时了解国际遗传毒性技术要求的进展,对于国内遗传毒性的研究也有重大意义。该指导原则对遗传毒性试验标准组合、体内外试验的要求及结果分析和评价方面提出了新的要求。

(一)基本原理

药品注册要求对其潜在性遗传毒性进行全面评价。标准试验组合应具备的基本特征如下:

1. 用细菌回复突变试验评价致突变性。该试验能检出相关的遗传学改变和大部分啮齿类动物和人类的遗传毒性致癌剂。

2. 遗传毒性还应采用与哺乳动物细胞体外和(或)体内试验进行评价。

一些体外哺乳动物细胞系统已广泛应用,并经过充分的验证:体外中期相染色体畸变试验、体外微核试验、小鼠淋巴瘤 L5178Y 细胞 tk 基因突变试验。这三个试验通常被认为同样适当的,因此当与检测药物的其他遗传毒性试验组合试验一起使用时,这些试验可互换。

体内遗传损伤试验通常是标准试验组合的一部分,其可提供影响化合物遗传毒性活性的其他相关因素(吸收、分布、代谢、排泄),并可检出其他的一些遗传毒性药物。体内啮齿类动物细胞染色体损伤试验可大部分满足该要求,无论是应用血或骨髓的红细胞来分析微核,或者是应用骨髓细胞来分析中期相染色体畸变。来源于给药动物的淋巴细胞培养也可应用于细胞学分析,虽然这样的分析试验未广泛应用。

在中期相细胞上检测染色体畸变的体外和体外试验也可检测多种类型的染色体完整性的改变。染色单体或染色体的破坏可导致微核形成(如果无中心片段形成);因此,无论是检测染色体畸变或微核的试验均可用于检测染色体断裂剂。微核也可产生于在中期相的一个或更多个染色体迟滞,因此微核试验也具有检测非整倍体诱导剂的能力。小鼠淋巴瘤细胞

检测源自基因突变和染色体完整性改变两方面所致的 tk 基因突变。也有些证据表明小鼠淋巴瘤试验也可检测染色体丢失。

其他一些体内试验可用于标准组合，或作为追加试验以提高评价体外或体内试验结果的证据的份量。在合适的体内试验（通常是两个）的阴性结果，其检测终点被认为是足够合理和证实有暴露，足以证明缺乏遗传毒性作用。

（二）标准试验组合的两种选择

以下标准试验组合的两种选择被认为是同等适合的：

1. 选择一

（1）一项细菌基因突变试验。

（2）一项染色体损伤的细胞遗传学试验（体外中期相染色体畸变试验或体外微核试验），或一项体外小鼠淋巴瘤 tk 基因突变试验。

（3）一项体内遗传毒性试验，通常为采用啮齿类造血细胞进行的染色体损伤试验，无论对于微核还是中期相的染色体异常均可。

2. 选择二

（1）一项体外细菌基因突变试验。

（2）用两种组织进行的遗传毒性体内评估试验，通常是一种啮齿类造血细胞的微核试验及第二种是体内试验，这种情况比较有代表性的是检测 DNA 链断裂的试验（如彗星电泳）。

在两种标准试验组合选择中，当剂量足够时，体内遗传毒性试验常结合在重复给药毒性试验中。在选择 2 中，如果剂量/暴露不合适，应进行一项急性的体内研究（当可能时将两个遗传毒性试验合并在一个研究中）以优化基于暴露/毒性的剂量选择，或者选择 1 中应接着进行一项体外哺乳动物细胞试验。

对于试验结果为阴性的化合物，根据当前建议实施和评价，完成了任一试验组合通常可提供缺乏遗传毒性作用的充足证明和不再需要进行其他的试验。标准试验组合结果为阳性的化合物，根据它们的治疗用途，可能需进行更多的试验。

标准试验组合不包括为检测非整倍体而设计的特定试验。但是，从体外哺乳动物细胞试验和微核试验中可得到数目方面改变的信息，标准方案中能提供这些信息的因素是有丝分裂指数升高、多倍体产生和微核增加。也有实验证据表明小鼠淋巴瘤 tk 试验中可检测到纺锤体损害。在选择 2 中体内遗传毒性试验首选微核试验，而不是染色体畸变试验，因其具有更强的检测染色体丢失（可能导致非整倍体）的能力。

一些体内试验可用于在选择 2 中体内试验评价的第二部分。由于有暴露和代谢能力，肝脏是首选的组织，但是体内组织的选择和试验应基于多因素，诸如潜存代谢、体内代谢、被认为是相关组织的暴露等信息。当剂量被认为是合理时和方案可一致时，体内遗传毒性试验可以结合在已有的（重复给药）毒性试验中。

建议采用标准试验组合并不意味着其他遗传毒性试验不合适。其他试验可用作进一步研究标准试验组合得到的遗传毒性试验结果。若需要或被充分验证有效时，替代的种属（包括非啮齿类）也可应用。

在极端的情况下，标准组合中的一个或更多试验可能由于技术原因而无法实施，在给出的标准组合试验不适合时，替代的确证试验可用作代替，为支持论点提供充分的科学的证明。

（三）标准组合的调整

1. 预期有遗传毒性的经典类型的化合物　对预期有遗传毒性的经典类型的化合物,如一些对苯二酚类抗生素、一些核苷类似物,标准组合可调整,以在已知对这些有反应的试验/方案中进行适当的证明。

2. 对细菌有毒性的受试物　当化合物(如某些抗生素)对细胞有高毒性时,细菌回复突变(Ames)试验仍应进行,因致突变性可发生于更低的、较小毒性的浓度。在这种情况下,应进行任何一个体外哺乳动物细胞试验,即应采用选择1。

3. 具有遗传毒性可疑结构的化合物　标准试验组合通常可检出有可疑结构的化合物,因为大部分"可疑结构"被定义与细菌诱变性有关。已知少数化学类别在哺乳动物细胞染色体损伤试验中比在细菌突变试验中更易检测到。因此,具有可疑结构的化合物在任一种试验组合结果为阴性时,通常已足以证明缺乏遗传毒性。但是,对于具有某些特定可疑结构的化合物,调整标准组合方案是合适的。附加试验的选择或方案的调整取决于这些结构可疑化合物的化学性质、已知反应性和任何代谢资料。

4. 使用体内试验的局限性　对有些化合物,众多体内试验(尤其是骨髓、血、肝脏)不能提供足够有用的信息。这些化合物包括毒代或药代动力学研究表明其不被全身吸收,因此无法在靶组织获得者,如放射影像剂、抗酸铝合剂、一些吸入用药和一些皮肤或其他局部用药。在改变给药途径也不能提供足够的靶组织暴露,以及对大部分暴露组织无法获得合适的遗传毒性试验的情况下,仅根据体外试验进行评价可能是合适的。在某些情况下,在接触部位评价遗传毒性作用可能也是合理的,虽然这些试验还未被广泛应用。

（四）生殖细胞诱变剂的检测

比较研究结果表明,从质的意义上说,大多数生殖细胞诱变剂同样能在体细胞试验中检出,因此体内体细胞遗传毒性试验的阴性结果通常提示对生殖细胞也无影响。

总之,通过这次 S2(R1)的修订,可以总结出以下特点:

1. S2A 和 S2B 指南合二为一。

2. 组合试验方案中提供了方案选择的自由。

3. 在体外哺乳类细胞试验中减少了不相关的阳性结果。

4. 体内试验可以与重复给药的毒性试验合并进行。

5. 在每一个体内试验中不再要求都设阳性对照。

6. 在细菌突变试验中不再要求设重复样品。

从以上 ICH 遗传毒性标准组合试验的修订 S2(R1)过程来看,突变评价组合试验的确定是一个长期的、动态的过程,与人们对致突变性与人类危险度评估关系的认识和深化、与致突变评价技术的发展和完善都密切相关,并且今后这一过程也还将继续进行。

（曹　佳）

参 考 文 献

1. 国家食品药品监督管理总局药品审评中心. 关于征求《药物遗传毒性研究技术指导原则》意见的通知. 2017 年 4 月 17 日. http://www. cde. org. cn/news. do? method = largeInfo&id = 313859

2. 马华智,施畅,石富江,等. 多遗传学终点的遗传毒性试验组合的建立. 癌变·畸变·突变,2013,6: 465-469.

3. 印木泉. 遗传毒理学. 北京:科学出版社,2002:446-450.

4. 王心如.毒理学基础.北京:人民卫生出版社,2012:161-162.

5. 国家食品药品监督管理局:药物遗传毒性研究技术指导原则.国食药监注(2007)643 号.

6. 黄芳华.ICH 遗传毒性标准试验组合的最新要求——ICHS2(R1)人用药物遗传毒性试验和结果分析指导原则介绍(一).药物评价研究,2009,32(1):10-12.

7. ICH. SR(R1)-Genotoxicity Testing and Data Interpretation for Pharmaceuticals Intended for Human Use. 2012; http://www. gmppublications. com/ZCHSZA. htm.

8. Damian E Bowena, James H Whitwel, Lucinda Lillford. Evaluation of a multi-endpoint assay in rats, combining the bone-marrow micronucleus test, the Comet assay and the flow-cytometric peripheral blood micronucleus test. Mutation Research,2011,722:7-19.

9. SH Doak, B Manshian, GJS Jenkins, et al. In vitro genotoxicity testing strategy for nanomaterials and the adaptation of current OECD guidelines. Mutation Research,2012,745:104-111.

10. ICPEMC. Committee 1 Final Report 1982. Mutation Research,1983,114:117-177.

第九节　遗传毒性试验新方法的建立及应用

我们在上一节里阐述了在遗传毒性的检测有 5 个遗传学终点中,迄今还没有一个试验能涵盖全部终点。另外,试验方法的敏感性、特异性问题,试验方法的经济、简单、适用问题,试验方法的自动化、高通量问题,试验方法的遗传表型观察与损伤分子机制的结合问题,动物实验的伦理和"3R"原则(替代、减少、优化)问题,涉及解释复杂性表型问题的"组学"问题等,都给遗传毒性评价方法的发展和完善留下了巨大的空间。近年来,随着科学技术的迅猛发展,尤其是分子生物学技术和计算机技术的突飞猛进,一些新的遗传毒性试验方法得到了较快的发展和应用,使更多的遗传学终点被检测到,为更快速、更有效地筛选和评价遗传毒性物质提供了更好的选择。

一、高通量的微核自动化检测

众所周知,微核试验有两个最大的优点,一是遗传损伤终点明确,即代表染色体断裂(断片)或整条染色体丢失;二是微核显微镜下肉眼可见,简单易识别,方法经济、简单、快速,这使得微核试验最有条件发展为高速自动化检测的试验。近年来,这方面的进展甚为迅速,自动化检测设备主要集中在流式细胞仪和图像分析系统上。

(一)流式细胞仪检测

1. 红细胞微核流式细胞仪检测　早在 1982 年,德国癌症中心 Hutter 博士就尝试用流式细胞仪(flow cytometry,FCM)检测小鼠红细胞微核。因为嗜多染红细胞是分裂极其旺盛的细胞群,最后一次有丝分裂数小时后排出细胞核,而微核仍滞留于胞质中,从而很容易检测出胞质中仅有的微核。而流式细胞仪计数正是一种高通量、客观、灵敏和自动化的检测设备。只要找到特异的能对微核(DNA 组成)染色的染料,微核就尤其适用于 FCM 技术进行自动化计数。FCM 分析速度快,是人工计数的几十倍,可分析的细胞数是显微镜观察的 10 倍以上。

20 世纪 90 年代初,Grawe 和曹佳先后使用 Hoechst33342 和噻唑橙(thiazole orange,TO)染料分别染色 DNA 和 RNA,从而可以特异的计数嗜多染红细胞微核率(MPCEs)和成熟红细胞微核率(MNCEs)。Criswell 和曹佳还尝试了吖啶橙(AO)单色染料,从而使仅配有氩离子激光管的低配置流式仪也可用于检测。后来,Terlinger 使用碘化丙锭(PI)和抗 CD71-异硫氰酸荧光素(FITC)以及 RNA 酶处理技术,使得标记和检测变得更为精确。后面又增加了针对排除血小板激活的抗血小板抗体染色(CD61-PE 或 CD42b-PE),从而成为目前比较提倡的三色荧光染色标记系统。

另外,由于流式仪血液采样量少,外周血即可完成检测,不需要杀死动物,因此还可适用于慢性染毒动物的不同时间点重复观察。但是,将红细胞微核流式仪方法应用于人还需要进一步探索和验证,主要原因是人脾脏会清除掉含微核的嗜多染红细胞。

由于大量的流式仪结果与人工镜检结果报道相吻合,而且检测原理清晰,因此,FCM 作为显微镜观察微核的一种高通量自动化监测方法已经被美国食品药品管理局(FDA)、国际经济合作与发展组织(OECD)和国际协调会议(ICH)接受认可,并均已写进各种方案里。

2. 有核细胞微核流式细胞仪检测　用于人群职业暴露和疾病(如肿瘤等)监测的微核方法主要是松胞素 B 阻滞双核淋巴细胞法。但由于主核和微核均由 DNA 组成,大小也难以截然分开,因此检测的难度比较大。1984 年,德国 Nusse 博士尝试用高糖摧毁细胞膜,释放细胞核和微核入溶液,然后用溴乙锭(EB)染 DNA 和用流式仪检测。此方法的缺点是在流式仪微核试验中凋亡细胞和坏死细胞以及实验处理过程产生的 DNA 杂质都会产生假阳性结果,很大程度上降低了该方法的准确度。为了克服这一缺点,Avlasevich 等利用一种连续染色的方法(EMA/SYTOX)对死细胞的遗传物质进行染色,也有效排除了凋亡细胞和坏死细胞的干扰。一项国际性多中心研究采用 FCM 测定细胞核与计数小珠比例(flow cytometric nuclei to bead ratio,Flow-NBR)的方法来计算细胞相对存活率,同步获得细胞毒性和遗传毒性信息,不仅减少非相关性阳性结果,还有助于最高浓度的选择。Laingam 等采用体外 MicroFlow 试剂盒对比分析了 FCM 人工镜检已知阳性物和非阳性物的能力,结果 FCM 在检测诱导凋亡物质的特异性比人工镜检低,表明该试剂盒技术还需要进一步优化。Shi 等应用优化的体外 MicroFlow 试剂盒,基于 24 孔板和 CHO-K$_1$ 细胞再评价了 12 种阳性物和 9 种阴性物,结果特异性提高达 100%,灵敏度达到 83.3%,表明经改进后该法是比较理想的高通量自动化体外微核初筛方法。

(二) 微核图像自动化分析

1. 红细胞微核图像自动化分析　对红细胞而言,因其胞质中仅有微核存在,其计算机识别相对要容易些,此方面的研究也相对较多。第一个作出有关骨髓红细胞 MN 自动检测尝试的是 Andrese 等(1986),但因骨髓片中杂质太多而进展不大。直到 1989 年,Romagna 等改进制片方法,用未经纤维素柱去除骨髓全部有核细胞,大大提高了玻片质量。他在用 3 种不同型号图像分析系统(BA2000 image analyzer、Leitz TAS plus image analyzer、Leitz MIAMED image analyzer,其软件系统均作了部分调整)进行试验后,认为均可用于 MN 自动化检测。而尤以 Leitz MIAMED 系统结果最好。该机软件系统能识别出很小的 MN 并正确区分 PCE 和 NCE,因而一次检测即可得到 fMPCE、fMNCE 和 PCE/NCE 3 种信息。其检测速度也至少比人工计算快 10 倍以上。近年来,成熟的商用软件已经很多,一般检测一张玻片仅需 10 ~ 15 分钟。

2. 有核细胞微核图像自动化分析检测　体外培养有核细胞微核,或者人外周血培养双核淋巴细胞微核图像自动化识别是比较复杂的难题。因为在双核中主核与主核之间、主核与微核之间存在着复杂的空间位置关系。转换成图像后,识别的难度很大。早在 1984 年 Callsien 就曾尝试过淋巴细胞微核图像分析,后来又有不少学者与计算机工作者合作,共同开展类似的工作。国内第三军医大学也曾经编制过识别软件。但微核检出率和正确率都不能令人满意。近年来,主要得益于计算机软件技术的迅猛发展,一些公司的商用软件得到了较大的发展。

Varga 等建立了一种自动化图像分析系统计数双核细胞中 DNA 特异性荧光染色的微核,同时应用该系统对比评价了正常人和经 γ 射线辐射放疗的乳腺癌患者外周血中淋巴细胞的微核发生率,该法不仅提高了检测速度和结果的统计能力,而且可以对同一张片子进行重复计数,结果更稳定客观。Diaz 等应用装有 Cellomics 专有的微核生物应用软件的高内涵筛选系统(Array Scan HCS 4.0)评价了 46 种化合物,结果该系统的灵敏度达到 88%,特异性为 100%,阳性预测率和阴性预测率分别达到 100% 和 76%。该法有特定的细胞毒性评价指标,同时基于 96 孔板上完成,故化合物用量很少(5mg 左右),尤为适用于大量候选化合物的早期遗传毒性初筛。

2012 年 3 月在多哈召开的第六届人类环境突变国际学术会议上,成立了"人类微核监测微核自动化检测工作小组"。来自美国和欧洲、澳大利亚的实验室交换和比对了各种商用软件(Metasystems Meatafer System, Imstar Automated System, Compucyte Laser Scanning Cytometry System)微核图像自动化识别的数据,一致认为这是一个很有前途并能用于大规模人群遗传损害监测的方法。会议讨论了设备仪器参数、制片质量控制、实验室间对照以及制定标准程序等问题。在可预见的将来,有核细胞微核图像自动化识别会得到更广泛的应用。

二、多终点的人淋巴细胞胞质分裂阻滞微核细胞组学(CBMN cytome)试验

松胞素 B 阻滞法微核试验(CB-MNT)由澳大利亚 Fenech 博士于 1985 年创建,其后得到了广泛的运用。尤其是较好地解决了人群职业暴露和疾病遗传损害监测(生物标志物)的问题。最为重要的是,以 Fenech 博士为主的研究人员,没有仅仅停留在对双核细胞中微核指标的观察和解释,而是不断探索、发展和完善,将 CB-MNT 法发展成为微核细胞组学法(CBMN cytome)。在同一个试验里,能同时观察:①微核(micronuclei, MNi),用以评价染色体断裂或(和)整条染色体丢失的生物学标志;②核质桥(nucleoplasmic bridge, NPBs),DNA 错误修复和(或)端粒末端融合的生物学标志;③核芽突(nuclear buds, NBUDs),扩增 DNA 被消除过程和(或)DNA 修复复合体的生物学标志;④单核/双核/多核细胞的比例,可用以评估外来因素对细胞增殖的影响;⑤坏死和凋亡细胞的比值,用于评价外来化合物对细胞的毒性。成为一个新的多用途多终点的一组重要生物标志物,正在得到更加广泛的推广和运用(详见第五节,微核试验)。

三、用于快速初筛的细菌基因突变试验的改进

Ames 试验是遗传毒性评价中最经典和应用最广的试验方法。几乎在所有国家和国际组织的评价指南的组合实验中,都包含有 Ames 试验。但近年来,Ames 试验也受到许多质疑,包括来自 Ames 本人。主要是 Ames 试验使用的细菌是原核细胞,生命形式比较初级,遗传信息仅为哺乳动物的 1/6,尤其缺乏高级生命形式中许多重要的代谢酶。另一个原因是 Ames 试验设计时为了提高试验敏感性,对菌株进行了许多基因工程改造,这导致 Ames 试验的假阳性率普遍偏高。但目前普遍的共识是,作为一个快速初筛试验,Ames 试验还是很有它存在的价值。

在 Ames 试验的改进中,近年来主要集中在它的高通量和快速初筛上。

1. 微型 Ames 试验　目前被欧美制药公司广泛应用的微型 Ames 试验,主要采用标准

TA98 和 TA100 菌株在 6 孔或 24 孔板上进行的微型 Ames 试验。该试验的主要优点是与 GLP 试验采用的菌株相同，两者结果具有一定的可比性。常规 Ames 试验化合物用量为 1.2～1.5g，基于 10mm 细菌培养皿的标准 Ames 初筛试验用量约为 100mg，而基于 6 孔板和 24 孔板微型 Ames 试验化合物用量仅需 20mg 左右；此外，6 孔板或 24 孔板都可以实现仪器的自动化菌落计数。

2. Ames Ⅱ 试验和 Ames MPF 试验　Ames Ⅱ™ 试验和 Ames MPF™ 试验是美国 Aniara 公司推出的两项新型 Ames 试验，与传统的 Ames 试验原理类似，但又发展了新的评价标准，具有传统 Ames 试验无法比拟的优点。Ames Ⅱ 和 Ames MPF 试验系统相似，采用液体微孔板培养，具有自动化加样臂和基于 384 孔的显色系统，可以在短期内对大量化合物进行自动化高通量筛选，省时省力，且受试物的用量约是标准 Ames 初筛试验的 1/3。Ames Ⅱ 试验中所使用的菌株由 TA98 和 TAMix 组成，TAMix 是由 TA7001-TA7006 菌株组成的等量混合物，它们经过了优化处理，自发突变率低，适于检验点突变；TA98 用来检验移码突变，两种菌株可以形成有效互补。Ames MPF 试验采用 OECD 指导原则中规定的常规 *S. typhimurium* 和 *E. coli* 菌株，结合 Ames Ⅱ 试验自动化显色和计数系统，结果判定简便准确。Flückiger-Isler 等进行的多中心研究显示同一份样品的 Ames Ⅱ 检测结果重现率可达 86.5%。Kamber 等利用 71 种化合物对传统 Ames 试验和 Ames Ⅱ 试验进行了对比研究，结果显示 Ames Ⅱ 试验的阳性检出率达到 84%，与传统 Ames 试验 87% 的阳性检出率结果相当。Umbuzeiro 等对比了液体微孔培养的 Ames MPF 法和半固体微孔悬浮培养的常规 Ames 初筛方法检测环境样品的致突变能力，两者相关系数达到 0.8455。这两种新的 Ames 试验方法在遗传毒性筛选中有良好的应用前景，有望成为标准 Ames 试验的替代方法。

3. Vitotox 试验　Vitotox 突变分析方法是一种以发光菌或基因工程菌为受试菌株的新型遗传毒性筛选方法，同传统方法相比，有更高的敏感性和特异性。Viotox 方法中常用菌株为 TA104recN2-4，该菌株含有受 recN 启动子调控的荧光素酶基因，recN 蛋白在 SOS 修复中有重要作用。正常情况下，recN 基因的表达受到抑制，当加入遗传物质受到损伤并且 SOS 修复机制启动后，recN 蛋白大量表达，同时在 recN 基因启动子起始荧光素酶表达，在加入荧光素后可以对发光进行定量分析。该方法与常规 Ames 试验结果相关性很好，且化合物用量很少（少于 20mg）。Muto 等采用 77 种药物对比验证了 Vitotox 试验和 Ames 试验的灵敏度和特异性，结果两者检测一致性达到 94%。Vitotox 可在短期内对大量化合物进行高通量筛选，所需样品量十分有限（约是传统 Ames 试验的 1/1000），大大提高了筛选范围和灵敏度。

四、彗星试验的迅速扩展及广泛应用

彗星试验（comet assay）又称单细胞凝胶电泳（single-cell gel electrophoresis，SCGE），是一项检测单细胞损伤的试验方法。近年来，实验技术经过不断的改进，已成为一种快速、灵敏、简便的检测单细胞 DNA 损伤的方法，并广泛应用于 DNA 损伤和交联的检测、药物的毒性评价、细胞凋亡鉴定和致癌机制的研究等工作中，越来越受到遗传毒理工作者重视。我国新药评价中遗传毒理实验组合由微生物回复突变试验、哺乳动物培养细胞染色体畸变试验和啮齿动物微核试验组成。目前，国内从事药物评价要引入新的试验进一步评价可疑药物是否会引起遗传毒性。单细胞凝胶电泳试验已推荐作为遗传毒性试验组合外的备选试验项目。在新颁布的药物遗传毒性研究技术指导 GLP 实验室密切注视此项技术的研究与发展，在科技部"支撑计划"和"重大新药创制"等基金项目中，均将此项技术作为主要的研究内容。

彗星电泳的具体内容(参见第六节)。值得强调的是,SCGE 由于检测原理明确、结果显微镜下可见、可以量化和自动化检测等优点,近年来已迅速发展成为检测 DNA 断裂和损伤的首选快速初筛试验。在国外遗传毒理学核心期刊上出现频率很高。ICH 和 OECD 正在制定相关的指导原则,准备将彗星实验引入到遗传毒性组合试验中。其发展趋势:一是标准化实验平台、程序和规范的建立,包括电泳设备、图像采集和图像分析,减少试验的系统误差和人为误差,降低试验的假阳性率,使 SCGE 技术在化合物评价中发挥更大的作用;二是今后将彗星试验与 FISH 技术结合,通过特异的 DNA 探针可联合用于检测选择性序列、区段和染色体的 DNA 损伤,检测方法将更加快捷、高效。

五、转基因动物体内突变试验的推广应用

在 ICH 推荐的遗传毒性评价标准试验组合中,反应基因突变的 hprt 和 tk 基因座试验虽然也得到广泛应用,但体外试验不能充分反映化合物在体内的吸收、分布、代谢和排泄等情况。因此,只进行体外基因突变试验对风险评价来说是远远不够的,还需要建立一些灵敏的体内基因突变试验方法,以完善对受试物的致突变风险的鉴定和评估。

近年来,转基因动物体内基因突变试验方法备受毒理学界的重视,其基本原理是将载有靶基因的、可回收的穿梭载体或质粒导入动物体内,经受试物处理后通过噬菌体体外包装等方式将穿梭载体从动物基因组收回,最后在菌群(如大肠埃希菌)中检测靶基因的突变情况。

转基因动物突变试验模型目前商业化的模型主要有 Bigblue 转基因大鼠、MutaMouse 转基因小鼠等。还有一些尚未商业化的模型:Nohmi 等建立了 gpt delta 转基因小鼠模型;第二军医大学印木泉教授团队分别以 PESnx 穿梭质粒和 pUC118NX 质粒为载体建立了 xylE 转基因小鼠模型。Lambert 等建立了转基因啮齿类动物突变试验信息数据库,该数据库收集了已发表和国际遗传毒性试验专家组(International Workshop on Genotoxicity Testing,IWGT)尚未发表的相关试验数据,为转基因动物突变试验的参数设定和结果分析提供了参考依据。经济合作与发展组织(Organization for Economic Co-operation and Development,OECD)于 2011年 7 月颁布了转基因动物突变试验的指导原则,编号为 TG488。

转基因动物基因突变试验主要具有以下优点:①能够检测突变的分子特征,并能获得突变谱,可以为致突变机制研究提供线索;②能够检测动物体内任何组织或器官在任何发育阶段的突变情况,从而获得发生突变器官的特异性信息;③给药方式灵活;④试验结果重现性好;⑤可以同其他体内试验相结合,以减少实验动物的使用数量等。转基因动物突变试验也存在一些缺点:①转基因动物价格昂贵;②试验人员需经过专门的培训、筛选突变所需的试剂通常较贵等原因导致试验成本较高;③与内源性基因突变试验相比,转基因动物突变试验的靶基因自发突变频率相对较高,在一定程度上降低了试验的灵敏度。

转基因动物突变试验目前主要用于早期候选化合物的筛选,有时也被用作风险管理和评估的追加试验,另外也常常用于致癌和致突变关系研究等。

六、毒理基因组学及相关芯片的研发和应用

化学致癌物根据作用机制分为遗传毒性物质和非遗传毒性物质。具有遗传毒性的化合物可以通过几种短期的体外和体内致突变试验来检测。但非遗传毒性药物并不引起遗传物质的损伤,而是通过间接引起恶性转化和促进肿瘤的发展起作用,故不能通过致突变方法检测。毒理基因组学尤其是基因芯片技术的快速发展,为非遗传毒性药物的致癌性预测和致

癌机制研究提供了一种全新的研究思路。美国 FDA 已认识到毒理基因组学在药物研发中的重要性，探索将致癌性预测模型列为近 5 年优先发展的药物研发高新技术，成为目前此领域的一个研究热点。

目前在应用方面主要是：

1. 用肝脏基因表达谱分析来鉴定非遗传毒性致癌物和非致癌物　由于啮齿类肝脏是环境因素和其他致癌物的重要靶器官，许多实验室采用基因芯片技术，对不同药物处理的动物肝脏的基因表达谱进行了研究。Nie 等研究表明，在大鼠对 24 种非遗传毒性致癌物和 28 种非致癌物处理 24 小时的肝脏样本，用 cDNA 芯片建立了基因表达谱，通过对整个数据的交叉验证，其预测非遗传毒性致癌物的准确率为 88.5%。国内第三军医大学曹佳团队与香港城市大学合作，自行研发了含 1796 基因片段的毒理基因芯片，在检测 13 种多环芳烃类、亚硝基类、芳胺类化合物诱导的小鼠原代肝培养细胞基因表达谱，结果聚类分析的吻合率 24 小时和 72 小时分别为 77% 和 62%。

2. 用经典致癌物短期动物实验的基因表达谱来预测致癌物　毒理基因组学可通过短期动物实验建立的代表经典致癌物的表达谱的数据库，提取标记基因来对未知化合物处理大鼠后得到的表达谱进行分析来进行致癌物的预测。Ellinger-Ziegelbauer 等研究表明，应用 5 种遗传毒性致癌物、5 种非遗传毒性致癌物和 3 种非致癌物进行了 3 类训练组来确定生物标记并建立预测模型。找到的标记基因组使用支持载体仪器（support vector machine，SVM）的分类算法对 16 种新的化合物（包括 4 种遗传毒性致癌物、6 种非遗传毒性致癌物和 6 种非致癌物）进行了分类，准确率达 88%，表明通过短期大鼠实验得到的表达谱来进行致癌物的分类是可行的。

3. 用基于不同致癌机制的基因表达谱来预测致癌物　Ellinger-Ziegelbauer 等研究表明，毒理基因组学能够通过基因表达的改变以了解某一药物的作用机制并预测其致癌性，观察了能够在 2 年大鼠致癌性试验引起肝脏肿瘤形成的致癌物质的剂量水平，发现与遗传毒性致癌物质相比，非遗传毒性致癌物质影响了特定的细胞通路，表明通路相关基因表达谱的系统分析能够用于药物的快速致癌性预测。Guyton 等认为在应用毒理基因组学方法时考虑多种致癌机制的重要性，一方面能够发现这些致癌机制的基因表达谱，而这些特征性的表达谱又能用来进行致癌物的快速预测，还能够建立用于人类肿瘤研究的生物标志物。

尽管毒理基因组学面临着有待进一步完善或解决的问题，例如基因芯片技术本身带来的问题：芯片制作和检测的标准化问题；结果的可重复性和不同厂家和实验室结果的可比性等问题；基因芯片仅能检测 mRNA 水平的变化而不能检测由该基因翻译引起的蛋白质水平的变化；需要检测多少基因和哪些基因目前有不同的看法，以及如何与传统毒性实验结果综合判定等问题。但是与传统的毒理学技术相比，毒理基因组学技术具有高效、经济、灵敏等特点，有希望成为传统毒理学动物实验的替代方法，除了用于非遗传毒性药物的致癌性预测以外，还在毒物的分类与作用机制研究、毒物作用的量效关系与时效关系研究、物种间外推、化学混合物联合效应研究、低剂量与早期的毒性研究等领域具有广阔的应用前景。

（曹　佳）

参 考 文 献

1. 张天宝. 遗传毒性测试新技术新方法的研究进展和发展动向. 中国毒理学会第七次全国毒理学大会暨第八届湖北科技论坛论文集. 2015.

2. 曹佳,林真,余争平. 微核试验. 北京:军事医学科学出版社,2000:208-257.

3. 向梦龙,刘晋祎,曹佳. 胞质分裂阻滞微核实验法(CMBMNT)研究进展. 癌变·畸变·突变,2012,24(3):241-244.

4. 曹佳,杨明杰. 微核的分子生物学研究进展. 癌变·畸变·突变.2000,12(4):237-241.

5. 杨录军,曹佳. 小鼠淋巴细胞 hprt 基因突变检测的研究进展. 癌变·畸变·突变,2006,18(5):414-416.

6. 周长慧,袁芳,王庆利. 遗传毒性早期初筛试验方法的研究进展. 中国新药杂志,2011,20(16):503-508.

7. 周长慧,常艳,王征等. 流式细胞术在微核实验中的应用. 中国药理学与毒理学杂志,2010,24(6):548-551.

8. 张铭,周长慧,王庆利,等. 体内基因突变试验研究进展. 中国新药杂志,2012,21(9):994-997.

9. 傅鹏,张宗鹏. 新药评价中遗传毒性试验方法学研究及其发展趋势. 天津药学,2010,16(5):43-46.

10. 吕建军,屈哲,李波. 毒理基因组学在临床前药物致癌性评价中的研究进展. 中国新药杂志,2010,19(14):1212-1215.

11. 乔琰,鲁志松,姚汉超. 彗星试验分析指标的进展和应用. 卫生毒理学杂志,2004,18(3):190-192.

12. 傅鹏,张建军,姜凌,等. 新药评价中彗星试验方法学研究及发展趋势. 药物评价研究,2010,33(4):287-289.

13. Human Workshop:HUMN/HUMNx1 Automated Micronucleus Workshop. 6th International Conference of Environmental Mutagens in Human Populations. 2012,Doha,Qutar.

14. Fenech M. Cytokinesis-block micronucleus cytome assay,Nature Protocols,2007,2(5):1084-1104.

第二十九章

生殖与发育毒性的测试及评价

虽然生殖毒性和发育毒性是毒理学中的两个概念,但由于生殖是发育的前提,而发育又是生殖的结局,所以在毒理学评价中通常把它们放在一起进行评价。外源化学物生殖和发育毒性的评价可以分为哺乳动物生殖发育毒性试验、人群流行病学调查和生殖发育毒性替代试验,化学毒物的结构与活性资料对安全性评价也有一定帮助。

动物生殖发育毒性试验的优点是容易控制接触条件、接触动物数量、年龄、状态以及选择合适的检测效应指标(终点)。对新的化学物或产品,不可能进行流行病学研究,首先靠动物实验来预测它们的生殖发育毒性。但是,动物实验结果外推到人存在不肯定性。

目前,管理毒理学要求的动物生殖发育毒性试验方案主要有三段生殖毒性试验和一代或多代生殖毒性试验。三段生殖毒性试验主要用于评价药物的生殖发育毒性,1966年美国食品和药物管理局(FDA)首先提出,后被人用药品注册技术规定国际协调会议(ICH)采纳并经多次改进,我国食品药品监督管理局(SFDA)规定的新药生殖发育毒性试验也基本参照美国FDA的方案。一代和多代生殖毒性试验由美国环境保护局(EPA)首先提出,主要用于评价食品添加剂、农药及其他化学物。此外,EPA于1998年发布了一个改进的大鼠发育神经毒性的试验的程序,包括观察出生后的生长,青春期的发育界标(包皮腺分离,阴道开口),直到出生后第60天不同年龄的运动性、听觉惊愕、学习记忆和神经病理学的发育标记。

为了生殖发育毒性实验设计方便,毒理学中将连续、完整的生殖发育过程细分为以下6个阶段:

(1)从交配前到受孕:检查成年雄性和雌性生殖功能、配子的发育与成熟、交配行为、受精。

(2)从受孕到着床:检查成年雌性生殖功能、胚胎着床前发育、着床。

(3)从着床到硬腭闭合:检查成年雌性生殖功能、胎体发育、主要器官形成。

(4)从硬腭闭合到妊娠结束:检查成年雌性生殖功能、胎体的发育与生长、器官的发育与生长。

(5)从出生到断乳:检查成年雌性生殖功能、新生仔对宫外生活的适应性、断乳前的发育与生长。

(6)从断乳到性成熟:检查断乳后的发育与生长、对独立生活的适应、达到完全的性功能。

用一组试验研究全部生殖毒性的终点是不可能的,所以在选择试验方案和研究设计时,应考虑该受试物和其类似物质所有可能得到的药理学、毒物动力学和毒理学资料。对大多数化学物,尤其是药物来说,三段生殖毒性试验的设计是恰当的。关键因素是各个生殖阶段之间不得有空隙,即在三个有关联的阶段受试物的暴露时期至少有一天的重叠,并且能直接或间接地评价生殖过程的所有阶段。三段生殖毒性试验主要是根据以上发育阶段的区分来设计的,每一段试验大致相当于上述两个阶段。三段生殖毒性试验分别为:

Ⅰ段:生育力和早期胚胎发育毒性试验(一般生殖毒性试验)。

Ⅱ段:胚体-胎体毒性试验(致畸试验)。

Ⅲ段:出生前后发育毒性试验(围产期毒性试验)。

三段生殖毒性试验的名称主要是根据给药的时间,而不是观察的时间。设计的关键是各个生殖阶段之间不留空隙,三段生殖毒性试验受试药物的暴露时间至少有一天的重叠(图29-1),并能直接或间接地评价生殖发育过程的所有阶段。

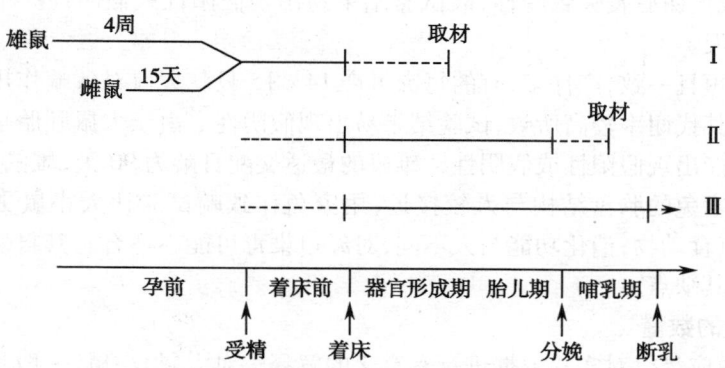

Ⅰ段:生育力和早期胚胎发育毒性试验(一般生殖毒性试验)
Ⅱ段:胚体—胎体毒性试验(致畸试验)
Ⅲ段:出生前后发育毒性试验(围生期毒性试验)
每段的细黑线表示染毒期,虚线表示观察期

图 29-1 三段生殖试验示意图

第一节 Ⅰ段生殖毒性试验:生育力和早期胚胎发育毒性试验

生育力和早期胚胎发育毒性试验又称一般生殖毒性试验或交配前和妊娠前期给药的生殖毒性试验,是三段生殖试验的第一段试验。

一、研究目的

生育力和早期胚胎发育毒性试验的目的是评价化学毒物对雄性和雌性配子发生和成熟、交配行为、生育力、胚体着床前和着床的影响,即前述生殖过程中 A 和 B 阶段的评价。雌性包括对动情期、输卵管运输、着床和胚胎着床前阶段发育的影响。雄性包括对其交配行为、精子发育及成熟、精子受精能力的影响。

二、动物选择

(一) 选择物种的原则

进行一般生殖毒性试验的动物除应符合毒理实验的一般要求外,最好能符合以下标准:

1. 配子发生的周期较短。
2. 发情和交配行为易于观察。
3. 胎盘的结构和功能尽可能与人一致。
4. 妊娠期短且一致,产仔数多,利于进行统计分析。
5. 自发流产率、自发早期胚胎死亡率低。

（二）选择动物的种类

通常选用两种。一种是啮齿类动物,首选大鼠;另一种是非啮齿类,最好是家兔。选择刚性成熟、未交配过的动物。

小鼠:孕期短且一致,胚胎数多,对致畸作用较敏感,且自发畸形率较低。其交配率、受孕率均较高。但是,其早期胎盘与人相差大,是卵黄囊胚胎。有些物质可通过卵黄囊胚胎代谢而引起致畸或代谢后丧失致畸性,故试验结果易出现假阳性或假阴性。小鼠的最适交配日龄为 65~80 天。

大鼠:孕期短且一致,产仔多,有的每窝可产 14~15 只。大鼠对致畸作用有较大的耐受性,可能是由于其代谢率较高所致,试验结果易出现假阴性。由于大鼠胚胎早期是卵黄囊胚胎,故结果也可能出现假阳性或假阴性。雄鼠的最适交配日龄为 90 天,雌鼠为 80 天。

家兔:因为家兔的胎盘结构与人较接近,用家兔作致畸试验比大小鼠更能反映人的情况。但家兔是草食动物,消化功能与人不同,对经口染毒可能不适合。其自发畸形率较高和孕期不一致,是其缺点。

（三）动物的数量

每组动物数应足以对实验数据进行有意义的解释。对大鼠、小鼠,一般是每个剂量组用 16~20 只（窝）;家兔一般每个剂量组用 8~12 只（窝）;对较大的动物,如狗、灵长类动物,则每组动物数可少些。

三、剂量和分组

剂量大小是试验成败的关键之一。剂量太大,对配子毒性较大,且可能影响动物的发情,甚至引起亲本动物中毒死亡;剂量太小,可能观察不到阳性结果。一般设 3 个试验组。最高剂量组应使部分亲本动物出现轻度毒作用,如体重比对照组低或增重较慢等;最低剂量组不应引起明显的毒性效应;中间剂量组要有助于观察评价剂量-反应关系。可供剂量设计参考的数据有 3 方面:①亚急性毒性试验的最大耐受量作为生殖发育毒性试验的最高剂量,以其 1/30 为最低剂量;②以 LD_{50} 的 1/3~1/2 为最高剂量,LD_{50} 的 1/50~1/30 为最低剂量;③人体实际接触量。无论依据何种数据设计剂量,除最高剂量应对孕鼠有轻度毒性外,还应注意孕鼠死亡率不得高于 10%。另设 2 个对照组,一个为空白对照或溶剂对照,用以提供自发流产和死胎等资料;另一个为阳性对照,用于检测试验系统的可靠性。

阳性药物常选用敌枯双（0.5~1mg/kg. bw）和维生素 A（7500~13 000mg/kg. bw）。阴性对照一般选用同体积的溶剂。

四、给药

（一）给药时间

一般生殖毒性的给药比较复杂,包括交配前、交配期及孕早期的给药。一般对大鼠来说,交配前雄性给药 4 周,雌性给药 2 周,交配期（2~3 周）持续给药,交配后雌性大鼠给药到着床前期(大鼠孕 6 天)。

（二）给药途径

给药途径原则上是依据受试物的性质及人类可能接触的方式等情况而定。常用呼吸道、经口、经皮、腹腔注射或静脉注射等。

（三）其他

三段生殖毒性试验,包括一般生殖毒性试验,一般应在春秋两季进行。因为这两个季节气候较适宜,动物受孕率较高。其他季节在保持恒温和光线适宜的标准动物房内合笼,受孕率也可能较高。另外,应加强动物的饲养管理,适当增加营养,增加喂饲麦芽、蛋白含量高的食物等,以利于动物交配、受孕。

五、试验流程

（一）亲本动物染毒

动物经预检、3～5 天的适应期后即可分组、染毒。首先进行雄性动物的染毒,待雄性动物染毒 2 周后雌性动物开始染毒,再持续 2 周。一般采用经口或尾静脉注射方式给药。开始染毒后,每 3 天称 1 次体重,根据体重变化,调整给药剂量。

（二）交配

待亲本染毒结束即可进行交配。每天晚上(8～10 点钟后),将大鼠或小鼠按雌:雄为1:1的比例合笼,次日早晨取出雄鼠,以 4 天或 5 天为 1 个交配周期(大鼠性周期 4～5 天,小鼠性周期为 4 天)。受孕成功的雄鼠即可处死,雌鼠继续观察至着床期。未受孕的动物可以继续进行 2 个交配周期的交配,如仍未成功,可处死进行观察。

受孕的检查方法:

1. **雌鼠阴道分泌物推片查精子**　先于载玻片上滴 1 滴生理盐水,再用棉签插入阴道,转动数周后取出,将阴道分泌物涂在生理盐水中混匀后,用低倍镜观察。凡查见精子,提示已交配过。查见精子之日作为孕 0 天(GD0)。大鼠性周期及各期阴道分泌物细胞学镜检特点见表 29-1。

表 29-1　大鼠性周期的阴道黏膜细胞学检查表

阶段	持续时间 （小时）	阴道推片的主要细胞
发情前期	9～18	有核上皮细胞,或含有一些角化上皮细胞
发情期	数小时	角化上皮细胞,或混有有核上皮细胞
发情后第一期	21～23	散在的或集聚的角化上皮细胞
发情后第二期	12～24	有核上皮细胞周围有很多白细胞,有时亦可见角化上皮细胞与白细胞混合
发情间期	36	散在的白细胞中混有少量有核上皮细胞和角化细胞

2. **检查雌鼠阴道栓**　阴道栓是雌雄鼠交配后,雄鼠的精液和腺分泌物与雌鼠阴道分泌物的混合凝固物。阴道栓呈锥状、白色、石蜡或豆腐渣样。大鼠阴道栓一般在交配后 2～8 小时内自行脱落,故次日检查时,在阴道内不易查见阴道栓,应查笼子底盘内有无脱落的阴道栓或查阴道分泌物内有无精子,以确定是否交配过。

小鼠交配后形成的阴道栓一般仍留在阴道内,有时位置较深,需撑开阴道口方能看清阴道栓。在实际工作中,通常检查阴道栓以确定小鼠是否交配过。

雌雄家兔同笼以后,直接发现交配两次以上算受孕。

(三) 终末处死

雄性证实交配并使雌性受孕成功后处死,雌性在孕 13 ~ 15 天终止妊娠。

六、观察项目

(一) 雄性观察项目

包括饮水量、摄食量、体重变化、睾丸、附睾重量及脏器系数、附睾精子计数、活动度和形态观察、生育率、睾丸附睾病理组织学检查。

(二) 雌性观察项目

饮水量、摄食量、体重变化、一般健康状况及死亡数、交配行为、受孕率、卵巢和子宫组织学检查。对明显未孕的大小鼠,可用硫酸铵子宫染色鉴别胚胎着床前死亡。

(三) 孕鼠观察项目

妊娠体重变化,处死后检查黄体数、着床数、吸收胎、死胎和活胎数。保存肉眼可见的发生改变的脏器,以便进行组织学评价,并保存足够的对照组相应脏器,以供比较。

七、结果评定

将所有的数据和结果以表格形式进行总结,数据可以用表格进行统计,表中应显示每组的实验动物数、交配的雄性动物数、受孕的雌性动物数、各种毒性反应及其出现动物百分数。生殖、生理发育指标数据,应以窝为单位统计。计量资料采用方差分析,进行多个试验组与对照组之间均数比较,分类资料采用 Fisher 精确分布检验、卡方检验、秩和检验,等级资料采用 Ridit 分析、秩和检验等。

逐一比较受试物组动物与对照组动物观察指标和病理学检查结果是否有显著性差异,以评定受试物有无生殖发育毒性,并确定其生殖发育毒性的最小观察到有害作用剂量(LOAEL)和未观察到有害作用剂量(NOAEL)。同时还可根据出现统计学差异的指标(如体重、生理指标、大体解剖和病理组织学检查结果等),进一步估计生殖发育毒性的作用特点。

第二节　Ⅱ段生殖毒性试验:胚体-胚胎毒性试验

一、研究目的

胚体-胎体毒性试验又称致畸试验,它可用来评价胚泡着床到妊娠结束期间母体接触受试物对妊娠母体和对胚体-胎体发育的有害影响,即前述生殖过程的 C 和 D 阶段,主要包括妊娠雌性有关的毒性,胚体-胎体死亡以及胚胎生长改变与结构异常。目的是揭示化学品对哺乳动物生殖发育的有害影响,特别是对胚胎致畸作用的影响,并将研究的结果与所有可以得到的其他药理学和毒理学资料联系起来,以推测对人可能造成的生殖危险。

在哺乳动物的器官形成期接触受试物有可能对其器官形态和功能发育造成影响,根据此来判定受试物的致畸效应。胚胎在此试验中经历了器官形成期(胚泡从着床到硬腭闭合)以及胎儿期(硬腭闭合到妊娠结束)两个阶段,受试物在这两个阶段染毒分别可反映成年雌性生殖功能,胚体发育,主要器官的形成;以及成年雌性生殖功能、胎体的发育与生长,器官的发育与生长。

二、动物选择

与前述生育力和早期胚胎发育毒性试验一致。

三、剂量和分组

与前述生育力和早期胚胎发育毒性试验一致。

四、给药

给药时期的正确与否是影响致畸试验成败的重要因素。传统观念认为器官形成期是用药的敏感期。给药时间过早,会影响受精卵着床;过迟则组织细胞已完成分化,器官已形成,因而不能呈现致畸作用。因此,应在"器官形成期"给药。不同物种的动物,器官形成期不同。给药时期应包括器官形成期的主要阶段。大鼠孕第 7~16 天,小鼠孕第 6~15 天,兔孕第 6~18 天为最佳给药时间(表 29-2)。

表 29-2 致畸试验日程表

	大鼠	小鼠	兔
交配	90~120 天	60~90 天	成年未交配
着床期	孕 4~5 天	孕 5~6 天	孕 7~8 天
染毒时期	孕 7~16 天	孕 6~15 天	孕 6~18 天
处死时期	孕 20 天	孕 18 天	孕 29 天

在染毒期间应注意观察雌鼠增重情况,一般每 3 天称体重 1 次。一方面是为了调整受试物剂量,另一方面可观察是否假孕,以便及时补上,保证有足量的孕鼠。

给药途径原则上是依据受试物的性质及人类可能接触的方式等情况而定。常用经口和经注射途径染毒,经呼吸道、经皮较少使用。

致畸试验一般应在春秋两季进行。因为这两个季节气候较适宜,动物受孕率较高。其他季节在保持恒温和光线适宜的标准动物房内合笼,受孕率也可能较高。另外,应加强动物的饲养管理,适当增加营养,增加喂饲麦芽、蛋白含量高的食物等,以利于动物交配、受孕。

五、试验流程

(一) 交配

每天晚上(8~10 点钟后),将大鼠或小鼠按雌:雄为2:1的比例合笼,次日早晨取出雄鼠;以 4 天或 5 天为 1 个交配周期(大鼠性周期 4~5 天,小鼠性周期为 4 天)。经 1 个周期未孕的,应更换雄鼠。再按以上步骤,进行交配。

(二) 受孕的检查方法

1. 雌鼠阴道分泌物推片查精子 先于载玻片上滴 1 滴生理盐水,再用棉签插入阴道,转动数周后取出,将阴道分泌物涂在生理盐水中混匀后,用低倍镜观察。凡查见精子,提示交配成功。查见精子之日作为孕 0 天（GD0）。大鼠性周期及各期阴道分泌物细胞学镜检特点见表 29-1。

2. 检查雌鼠阴道栓　阴道栓是雌雄鼠交配后，雄鼠的精液和性腺分泌物与雌鼠阴道分泌物的混合凝合凝固物。阴道栓呈锥状、白色、石蜡或豆腐渣样。大鼠阴道栓一般在交配后 2 ~ 8 小时内自行脱落，故次日检查时，在阴道内不易查见阴道栓，应查笼子底盘内有无脱落的阴道栓或查阴道分泌物内有无精子，以确定是否交配过。

小鼠交配后形成的阴道栓一般仍留在阴道内，有时位置较深，需撑开阴道口方能看清阴道栓。在实际工作中，通常检查阴道栓以确定小鼠是否交配过。

雌雄小鼠同笼以后，直接发现交配两次以上算受孕。交配后可静脉注射黄体酮 2mg/kg，以促使其排卵，提高受孕率。

3. 分组　确定为孕鼠后，按随机分组的方法，将其分配到各实验组和对照组。

4. 给药　一般采用经口或尾静脉注射方式给药。开始染毒后，每 3 天称 1 次体重，根据体重变化，调整给药剂量。

5. 终末处死　在自然分娩前一天处死妊娠动物，以防止自然分娩后，母鼠吞噬畸形仔。剖腹检查母鼠受孕情况和胎体发育。每窝 50% 的胎体经茜素红染色后做骨骼检查。另外 50% 胎体经 Bouin 液染色固定后，做内脏检查。家兔胎体检查的最好方法是将新鲜标本用体视显微解剖技术，检查其软组织改变。

六、畸形观察与其他指标观察

（一）一般指标的观察

雌性动物处死后，立即从腹中线剖开，暴露子宫和卵巢，仔细观察下列指标：

1. 黄体　在放大镜或体视显微镜下计数黄体数目。

2. 着床腺　将子宫解剖后用 10% 硫化铵染色，呈黑色或深褐色者为着床腺。

3. 胎块　即吸收胎，呈乌紫色或浅白色，未发育成型，有自溶或软化现象。

4. 晚死胎　晚死胎是胚胎发育至相当程度后，具有完整胚胎形状的死亡胚胎。死亡胚胎比胎块大，比活胎小，灰白色，无光泽，无自然动作，对机械刺激无任何反应。胎盘呈苍白色。

5. 活胎　活胎随妊娠过程的进展而逐渐发育增大，呈红色，有光泽，有自然动作，对机械刺激有运动反应。

6. 母鼠增重　妊娠期母鼠增重 = 处死时母鼠体重—妊娠第 6 天体重—处死时子宫重（包括胎鼠重）。

7. 胎鼠体重。

（二）胎儿的外观检查

1. 头部畸形　观察有无小头、无头、脑积水、露脑（无颅盖骨）、脑膜膨出、无眼、小眼、突眼、白内障、短鼻、单鼻腔、无耳、小耳、下颌过短、无下颌、小口、大舌、无舌、舌突出、腭裂、唇裂等。

2. 四肢畸形　观察有无多趾、并趾、少趾、无趾、足内翻、短肢等。

3. 躯干畸形　观察有无脐疝、腹裂（内脏膨出）、脊髓膨出（呈水泡突出）、脊柱裂、脊柱侧弯等。

4. 尾畸形　观察有无短尾、卷尾、无尾、尾分叉等。

5. 肛门畸形　观察有无肛门闭锁等。

6. 双胎畸形　观察有无连体胎、寄生双胎等。

7. 全身情况　观察有无水肿、血肿、出血、肿块等。

（三）骨骼染色检查

1. 标本制作

（1）固定：将每窝1/2胎鼠置于带盖的平皿内，用80%乙醇固定2天。固定时胎鼠应呈俯卧姿势，固定液要将胎鼠浸没；固定1天后翻动胎鼠，使其背部朝下（忌将胎鼠侧放，以免给以后的操作和骨骼检查带来不便）。

（2）透明：取出经固定的胎鼠，流水冲洗几分钟后，移至1% KOH溶液中，约2天见肌肉完全透明，能清晰看见骨骼为止。

（3）去脂：用小镊子将经透明处理后的胎鼠平放在滤纸上吸干，左手轻轻固定胎头，右手用刀片轻划背部和两肩胛间的脂肪块处，约5mm长，再用眼科弯钩小镊子从中取出脂肪块，然后将胎鼠放入新换的1% KOH溶液中约1天。

（4）染色：用小镊子将脱落的皮肤及脐孔中流出的已被腐蚀的各脏器取出。将胎鼠放在滤纸上吸干，再放入茜素红应用液浸泡染色2~3天，见胎鼠骨骼全部着色、清晰（其间更换1~2次新鲜染液）为止。

（5）再透明：将染色后的胎鼠置于滤纸上，吸干染液。然后，置于透明液中约1天，即成皮肤透明而骨骼为桃红色的胎鼠标本。用放大镜或解剖显微镜观察。

（6）标本保存：标本短期保留可贮存于50%的甘油中，长期保存则需用100%的甘油加几滴氯仿或百里酚以防腐。

2. 观察内容

（1）头部骨骼：观察头颅是否完整。胎鼠上枕骨骨化程度分为4级：

0级：上枕骨呈片状或哑铃状，两侧骨化点完全融合，融合处宽度大于两侧的1/3。

H级：上枕骨两侧骨化点不相连，但可清楚地见到两个较大的骨化点。

M级：上枕骨两侧骨化点不相连，仅见小骨化点或仅见一侧骨化点。

N级：无上枕骨骨化点。

（2）颈椎骨：观察是否缺椎弓（即椎弓数<7），椎弓有无分叉，骨化中心是否过多，椎弓或骨化中心有无融合、发育不良、大小异常或形状改变。

（3）胸腰椎：骨和尾椎骨观察有无椎骨融合或结构紊乱、发育不良等。

（4）肋骨骨化：中心胸骨骨化中心正常应有6个。观察其是否多于或少于6个，其中以2、5胸骨最易缺失或骨化不良。观察有无骨化中心融合和发育不良，是否呈双骨化点或胸骨节错位等。

（5）肋骨：正常大、小鼠的肋骨均为13对，观察是否有多肋、少肋或波状肋、分叉肋、融合肋或浮动肋等现象。

（6）四肢骨：大、小鼠的正常掌骨为4块，跖骨为5块，观察是否有缺失。同时应观察有无长骨缺损或弯曲、有无耻骨发育不良等。

（四）内脏检查

1. 胎鼠解剖　取每窝的1/2活胎、放入Bouin液固定2周。2周后取出胎鼠，用自来水冲去Bouin液，用手术刀或单面刀片进行切片检查。切片和检查方法可采用下述任何1种。

方法一:首先将胎鼠头部切4个切面,即沿口经耳作水平切面和沿顶部作3个纵切面(眼球前沿纵切面、眼球正中纵切面、眼球后沿纵切面)。沿口经耳水平切面,检查有无脖裂、舌异常;眼球前沿纵切面,观察鼻道是否扩大,是否是单鼻道等;眼球正中垂直切面,检查眼球大小;眼后沿垂直切面,检查有无脑水肿等。然后,沿腹中线和肋下缘沿水平线各切一刀,暴露胸腔与腹腔脏器,检查各脏器大小、位置等。最后再取出肝胆与肾脏,观察有无肝大、肾积水等,并检查子宫或睾丸。

方法二:将胎鼠放在蜡板或木板上,剪去四肢和尾。左手固定胎鼠,右手持刀片从头部逐一向下作横切片,共切11~12片。其操作步骤见表29-3。

表29-3 胎鼠切片检查内脏畸形

切片顺序	下刀部位和方向	横断面所见
1	从鼻孔下通过眼球中部向上部切	大脑、侧脑室、眼球、鼻中隔、鼻腔
2	把嘴打开,从舌向口角下切,向枕部切	大脑、间脑、延髓、下横断面看有无腭裂
3	齐下颌向颈后切	舌、鼻咽腔、延髓
4	从双肩上沿向颈后切	气管、食管、脊髓
5	从前肢剪断面中央向后切	气管、食管、胸腺
6	从前肢剪断面下沿向后切	肺、纵隔、心房、脊髓
7	从剑突下向后切	肺、心室、心室中隔
8	脐至剑突间1/2处向后切	肺、横膈
9	从脐向后切	肝、胃(小部分)
10	腹股沟至脐间1/2处向后切	胃(大部分)、肝、十二指肠、肾上腺
11	相当于髂骨前处向后切	胃(小部分)、肝、肾、脾、胰、肠
12	(不必切,用眼科镊解剖)	生殖器、膀胱、肾

注意:除第一片仅有一个断面外,其余每张切片靠头一端的切面朝上放,表内横断面所见,指各片靠头一端的切面。取活胎时,如果脐带未夹好导致流血过多,肝和心切片面上可见缺血;如果脐静脉血流进腹腔,形成血块,需与先天性血肿区别。

2. 观察内容 对内脏应仔细观察有无以下畸形:

(1)头部:观察有无脑室扩大、视网膜折叠、不规则玻璃体腔、不规则晶状体、鼻腔不对称以及嗅球不发育等。

(2)心、血管:观察心血管系统的以下改变:

1)心脏:观察有无心脏扩大、左偏、法洛四联症、心室隔缺损等。

2)主动脉:观察有无降主动脉弓缺失、主动脉弓发育不全、主动脉骑跨及主动脉与肺动脉融合。

3)肺动脉:观察肺动脉是否缺动脉导管、发育不良、右位及与主动脉融合。

4)小血管:观察有无右锁骨下血管异位(在气管下),无名血管缺失、双颈动脉等。

(3)肺部:观察是否缺中叶及不发育等。

(4)肝:观察有无缺尾叶、是否为左位等。

（5）胃：观察是否右位。

（6）腹肌：观察有无膈疝。

（7）肾：观察有无肾扩大、肾融合、小肾、缺肾等。

（8）输尿管：观察有无输尿管扩大、缺失等。

（9）睾丸、卵巢：观察是否缺失。

七、结果分析

（一）观察指标

观察指标按不同剂量组进行计算：

1. 母体观察的终点指标　有体重、孕鼠平均增重、食物消耗量、母体畸胎率（母体畸胎率＝出现畸胎的母体总数/妊娠母体总数）。

2. 胎体观察的终点指标　有畸胎总数、胎鼠平均体重、畸胎率、单项畸胎率、每个活胎仔平均畸形出现数、死胎率。

畸胎率＝畸胎总数/活胎仔总数

单项畸胎率＝出现某种畸形的活胎仔总数/活胎仔总数

平均畸形出现数＝畸形总数/活胎仔总数

死胎率＝死胎总数/胎仔总数

各种率的显著性差异用 χ^2 检验，孕鼠增重用方差分析或非参数统计，胎仔身长、体重、平均活胎数用 t 检验。统计中还应注意趋势检验，以便确认剂量-反应关系。

（二）结果评定

结果评价是根据观察到的效应和产生效应的剂量水平进行评价。以最小致畸量求得致畸指数（致畸指数＝雌性动物 LD_{50}/最小致畸量），表示致畸强度。

评判参考以下标准：致畸指数小于 10 为基本无致畸危害；致畸指数大于 10 为有致畸危害；致畸指数大于 100 为强致畸危害。为估计对人的致畸危害，我国目前应用致畸危害指数（致畸危害指数＝动物最大不致畸剂量/人最大可能摄入量）。若致畸危害指数大于 300，对人致畸可能性小；若致畸危害指数为 100 ~ 300 则为致畸可能性中等；若致畸危害指数小于 100 则为致畸可能性大。

八、注意事项

（一）试验方法的几个问题

本试验为检测致畸物的经典试验，多年来变化不大，积累了很多经验。因此，常有该试验方法的讨论见之于文献，仅择其要点阐述如下。

1. 染毒的最高剂量　常以雌鼠 LD_{50} 的数分之一至数十分之一设计 3 ~ 4 个剂量，而不理会最高剂量对母体有无毒性。也有提出以亚急性毒性试验的最大无作用剂量为最高剂量，其结果就很可能对母体无毒性。但是，这样很可能漏检那些对母体有毒的条件下才产生畸形、生长迟缓或孕体死亡的物质。

2. 晚上合笼时间　大鼠和小鼠的胎仔的体重和骨化程度在出生前 1 ~ 2 天发育迅速。于是建议大鼠和小鼠的剖杀时间应严格掌握在孕第 21 天和第 19 天。为此，应安排合笼时间为晚上 8 ~ 10 时的某一固定时间，最好为 10 时。

3. 器官形成期中单天染毒的意义　在整个器官形成期每天染毒，可能引起过多的个体死亡,而造成活胎减少,于是畸形作用可能被掩盖。也可推测,因活胎减少,其所受营养供应增多而不易表现出受试物的生长迟缓作用。在此情况下,如未发现致畸作用,应补作单天染毒。

4. 某些畸形的问题 对于腭裂和多肋的出现,应注意如何作出结论。首先,腭裂和多肋都有可能因母体毒性所致。如果仅在有母体毒性的最高剂量组才出现,则有可能与受试物的母体毒性有关。但是,腭裂可以仅因饮水不足或摄入食物过少而引起。因此,一方面要保证水和饲料的供应,同时应检查摄入量是否正常,且与对照组无差异,并记录母鼠体重增长情况。这样才能判断是因供应不足,还是母鼠因受试物的毒性影响食欲和饮水,还是其他母体毒性所致。

小鼠在品系间感受性差异大,而且其血浆皮质酮浓度高,易受激惹诱发畸形,故不适于灌胃或注射等操作多的染毒方法。大鼠相对地不易受激惹诱发畸形。兔子曾因对沙利度胺有类似于人类的反应,而备受注意,但其妊娠期长短有波动是不利的一面。故对兔尚缺对致畸实验详细的适应性研究。目前多倾向于以大鼠为首选,必须用第二种动物时,才选用家兔。

5. "未受孕"的判断 剖杀时个别"未受孕"现象很可能是由于:①受精卵于着床前全部死亡,因而未能见到任何着床腺;②着床后全部早期死亡,而全部胎盘被吸收机化,只留下不易观察的着床腺,甚至不留任何痕迹;③发育中的胚胎全部死亡而被排出,此时子宫内膜愈合而不留任何妊娠的迹象。因此,实验开始时确定的受孕鼠,而剖杀时"未受孕",应结合着床后早期死亡、胎块、晚死胎等在该组其他孕鼠中出现的多少及该组受试物剂量大小等综合判断。不能轻易作为"未受孕"而删去该孕鼠的资料。

（二）有必要启动植入前染毒的新程序

一直认为植入前的孕体细胞都是具有可塑性和多能性的干细胞,所以化学物只能对之有杀伤作用,而使孕体死亡或发育迟缓。故倡导器官形成期染毒。近10年来,不断发现诱变剂可对合子(交配后4~6小时最敏感)以及卵裂球和胚泡在原肠形成前作用而产生畸胎。尽管在这样的条件下出现的畸胎率可能不高,但提示仅在器官形成期染毒可能漏检诱变性致畸物。因此,对于有广大人群经常接触的诱变剂,当传统致畸试验未发现致畸时,有必要对合子和原肠形成前的多细胞胚进行染毒。

（三）致畸危害评价指标

实验观察的终点主要是畸形和畸胎。畸形可分别计数每种畸形的数目和各种畸形的总数。出现2种或多种畸形的胎仔,均作为1个畸胎。至于观察单位,则应以活胎为准。因为畸形的出现是外来化学物作用于孕体所致。过去主张以窝(即母体)为观察单位。认为母体对外来化学物的吸收、活化和解毒能力有个体差异。每组保证一定数量的孕鼠和随机分组可以减低其影响。当计算每种畸形在活胎的出现率时,对照组有可能为0。对此,应以实验室积累的历史对照值,或文献报道的自然发生率为准,作为与实验组对比的显著性测定。

除了畸形和畸胎以外,应同时观察活胎体重、身长及骨骼发育等,以判定生长迟缓的有无。还应同时观察胎块和死胎的发生率(以着床数为观察中位),以显示致死效应。还应观测母体在孕期中的增重及母体死亡,以确定染毒剂量是否达到产生母体毒性的水平。

（四）　与其他试验的配合

致畸试验是三段生殖试验的第二阶段试验,应与生育力和早期胚胎发育毒性试验（一般生殖毒性试验）以及出生前后发育毒性试验（围产期毒性试验）结合,共同判断化学物的生殖和发育毒性。

第三节　Ⅲ段生殖毒性试验:围产期毒性试验

一、研究目的

在器官形成期至幼仔离乳期为止的时期间,妊娠/哺乳的动物暴露于外源因素时,可能对雌性动物本身及胚胎/子代发育造成不良影响,且该影响可能延迟至性成熟阶段方才出现,故需要观察到子代性成熟期,此即为围产期毒性实验。通常本实验不包括对离乳期至青春期阶段的子代动物直接给药。

本试验评价从器官形成期结束到子代性成熟期间母体染毒（妊娠期和哺乳期）对妊娠动物较非妊娠动物受到外源因素的额外损害作用;对子代在出生前、后的死亡情况;对子代动物出生前后的发育情况;对子代动物的功能异常,包括神经行为、性成熟/生殖功能等,即化学物对前述 E、F 阶段的毒性。

二、动物选择

同Ⅰ段和Ⅱ段生殖试验。

三、剂量和分组

同Ⅰ段和Ⅱ段生殖试验。

四、试验流程

（一）　实验动物染毒

按雌:雄动物1:1的比例进行合笼交配,其间应每天观察阴栓或进行阴道涂片镜检。妊娠第 0 天（GD0）将孕鼠随机分配到实验的各剂量组与对照组。在器官形成期（GD6）至子代离乳（分娩后第 21 天）期间,使用受试物对母体进行染毒。

（二）　终点检查时刻

饲养雌性动物至分娩并抚养其子代至断乳,此时可处死亲代雌鼠及部分 F_1 代仔鼠,但需每窝选择 8 只仔鼠（尽可能雌雄各半）饲养至性成熟,再按雌、雄动物1:1的比例合笼交配,用Ⅰ段生殖试验评价 F_1 代生殖能力。子二代（F_2）出生后即可处死 F_1 代。

（三）　观察指标

1. 孕鼠观察指标　对 F_0 代孕鼠,在染毒期间应每天至少观察一次体征与死亡情况,观察其他毒性试验中已证明有意义的指标;至分娩前应每 3 天测量 1 次体重并记录体重变化,每周至少测量 1 次摄食量;记录孕鼠死亡数、每孕鼠产仔数、出产率（分娩孕鼠数/妊娠孕鼠数×100%）;记录 F_0 代动物的妊娠期时长（自然分娩开始的时间）。

2. 若出现明显未孕大鼠　采用硫化铵染色以证实胚胎着床前死亡情况。

3. 哺乳期动物观察指标　每天至少观察一次母鼠的一般状况、授乳、哺育等情况。

4. F₁仔鼠观察指标 一般生长发育指标、性别、体重、外观畸形、出生存活数、四日存活数、离乳率、仔鼠剔除、生理发育检查、功能与行为。具体如下：

（1）定期测量仔鼠重量：分娩时计为第 0 天，分别在第 0 天、4 天、7 天、14 天、21 天称量仔鼠窝重，计算仔鼠平均体重。

（2）头部检查：有无露脑（无头盖骨）、脑膜膨出，检查头部大小，有无眼睛、眼睛所在位置、大小，有无突眼或开眼等，检查两耳、鼻、嘴外表是否正常和对称，有无唇裂。

（3）四肢检查：有无多趾、并趾、少趾、无趾，有无足内外翻，有无短肢等。

（4）躯干检查：有无脐疝、腹裂（内脏膨出）、脊髓膨出、脊柱裂、脊柱侧弯等。

（5）尾部检查：有无短尾、卷尾、无尾或尾分叉等，有无肛门闭锁等。

（6）出生存活数：为出生后 24 小时内活仔数。

（7）四日存活数：为出生后 4 天内活仔数。

（8）离乳率：分娩后 21 天计算的各组仔鼠离乳率，即（离乳时仔鼠数/4 日存活数或剔除后保留的仔鼠数）×100%。

（9）仔鼠剔除：出生后 4 天，每窝保留 8 只仔鼠，最好雌雄各半，剔除多余仔鼠。不足 8 只者，可用同组同日龄幼仔补齐。保留的仔鼠哺乳至断乳。

（10）生理发育指标：

1）耳郭分离时间：仔鼠出生后第 3 天开始每天观察，记录耳廓分离时间，此指标须观察同窝所有仔鼠耳廓分离。

2）被毛发生时间：从仔鼠出生第 6 天开始每天观察，记录仔鼠出毛时间，指标观察方式同上。

3）牙齿萌出：从仔鼠出生第 6 天开始每天观察，观察记录上、下门齿萌出时间，指标观察方式同上。

4）张耳时间：从仔鼠出生第 8 天开始每天观察，指标观察方式同上。

5）睁眼时间：在仔鼠出生第 10 天开始每天观察，指标观察方式同上。

6）睾丸下降：在仔鼠出生后第 20 天开始每天观察，检查雄性仔鼠阴囊内睾丸，指标观察方式同上。

7）阴道开口：在仔鼠出生后第 23 天开始每天观察，检查雌鼠阴道张开时间，指标观察方式同上。

（11）反射发育指标：

1）平面翻正反射：将仔鼠仰卧于实验台上，观察期翻转身体的能力。通常出生后第 4 天开始每天观察，以全窝仔鼠在连续测试 3 次均为阳性反应之日为达标日。

2）负向趋地反射：将仔鼠头向下放在一倾斜度为 45°的斜板上，如仔鼠在 30 秒内回转 180°，使头向上者为阳性。在出生后第 5 天开始每天观察，以全窝仔鼠均呈阳性反应之日为达标日。

3）听觉惊愕反射：将仔鼠置于距一金属平板垂直距离 15cm 的平面上，待动物平静后，在距金属板 15cm 高度坠下一金属块，撞击金属板，发出声响，以此作为对仔鼠的"惊愕刺激"，阳性反应表现为身体突然蜷缩、提起或急剧一跳。在出生后第 16 天开始每天观察，以全窝仔鼠均呈阳性反应之日为达标日。

4）视觉定向反射：一般在出生后第 16 天开始测试。试验时手提仔鼠尾部，合仔鼠呈倒挂状，将仔鼠头部移近可抓物（如玻棒），如仔鼠抬头并用前肢抓住物体则为阳性反应。以全窝仔鼠均呈阳性反应之日为达标日。

5）仔鼠运动与协调能力测试：断乳后，每组随机选取同日龄仔鼠 20 只（雌雄各半），使用大鼠转棒仪进行转棒试验，记录仔鼠从转棒上掉下的时间。

6）仔鼠自主活动测定：每组随机选取同日龄仔鼠 20 只（雌雄各半），使用自主活动程序自动控制仪进行测试，记录 300 秒动物活动次数。

7）仔鼠学习和记忆能力检测：断乳后，每组随机选取日龄相同的仔鼠 20 只（雌雄各半）进行水迷宫试验。

8）子代生殖功能：F1 代每组随机抽取 70 日龄性成熟仔鼠 20 只，雌雄各半，1∶1 合笼交配，实验二十九评价 F₁ 代生殖能力。

5. 终点检查　在各自的终点检查时刻，对所有 F₀ 及 F₁ 代动物进行尸检及主要器官组织的大体观察，保存肉眼可见异常改变的脏器（尤其是生殖系统脏器）及足够的对照组相应脏器，必要时可进行病理检查。仔鼠还应按每组 20 只、雌雄各半的方式，检查心、肝、脾、肺、肾、睾丸、子宫、脑，并称重计算脏器系数。

五、结果分析

（一）各项观察指标的记录

1. 孕鼠情况　记录各组每只孕鼠体重变化情况、妊娠期、产仔数，记录仔数脏器系数。

2. 产仔情况　记录孕鼠出产数、死亡数，记录仔数出生存活数、四日存活数、21 日离乳数等，采用卡方检验等方式比较组间出产率、死亡率、仔鼠出生存活数、四日存活数、离乳率等。

3. 仔鼠情况　记录仔鼠生理发育和断乳前神经行为发育测试指标如表 29-4。

表 29-4　xx 窝仔鼠生理与反射发育

生理发育指标	出生后时间（天）	反射发育指标	出生后时间（天）
耳廓分离时间	3 ~	正面翻正时间	4 ~
出毛	6 ~	负向趋地性反射	5 ~
门齿萌出	6 ~	听觉惊愕反射	16 ~
张耳	8 ~	视觉定向反射	16 ~
睁眼	10 ~		
睾丸下降	20 ~		
阴道张开	23 ~		

注：表格中日龄为起始记录日龄，需将测试后全部仔鼠完成某指标的日龄记录在表格中

4. 仔鼠生殖能力　按 I 段生殖试验进行。

（二）统计分析

采用单因素方差分析（正态分布）或 Kruskal-Wallis 检验（非正态分布），统计每项指标在各组间是否具有显著差异。

按受试物不同剂量水平分别评价母体与子代（以窝为单位）观察终点，确定受试物 NOAEL 值。

六、注意事项

本实验与两代（多代）生殖毒性试验有相似之处，但在染毒方式上有所不同，应注意区分。

应注意剂量选择，过大易致不孕而无法检查生殖毒性，过小可能无法产生相应的生殖毒性，因此最好进行预试验。

进行雌鼠阴道检查使用的棉签、吸管、生理盐水等均应为全新且进行无菌处理，不可交叉使用，以避免人为原因导致不孕。

终点检查时应细心，避免人为损伤而影响结果判断。

第四节　一代和多代生殖试验

一些外源化学物，特别是环境内分泌干扰物，其暴露往往是低剂量长期暴露，所以，与仅在患病期暴露的药物不同，欲查明其对生殖发育的影响，仅做三段生殖试验是不够的，应进行一代或多代生殖毒性试验。

除了兔的胚体-胎体发育试验外，三段生殖试验的每一段均可联合在一起成为一代或多代生殖试验，以代替分开进行的每段试验。

一、一代生殖毒性试验

一代生殖毒性试验是指亲代（F_0代）动物直接暴露于受试物，子代（F_1代）在母体子宫内及经哺乳途径暴露于受试物。评价外源化学物对亲代的生殖毒性和对子代的发育毒性。例如，将 I 段生殖毒性试验和Ⅲ段生殖毒性试验合并在一起，雄鼠在交配前 4 周，雌鼠在交配前 15 天直至断乳暴露于受试物，就构成了一个典型的一代生殖毒性试验（图 29-2），可以完成生殖到发育的从 A 到 E 阶段的评价，只是少了分娩前的胚胎-胎体检查。如果在这个一代生殖试验中想要加入分娩前的胚胎-胎体检查，只需将部分孕鼠在分娩前一天处死进行胎鼠的形态与结构检查，其余孕鼠正常分娩和继续暴露于受试物直至哺乳期结束，进行第Ⅲ段的亲代和子代毒性评价即可。

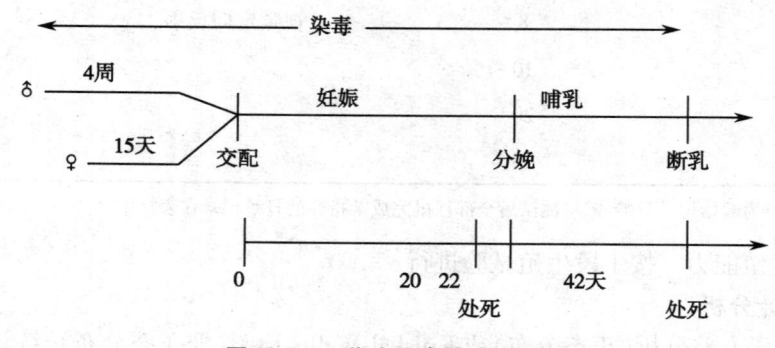

图 29-2　一代生殖毒性试验图解

1995 年，OECD 进一步将一代生殖毒性试验简化，推出生殖、发育毒性预筛试验（reproduction/development toxicology screening test），又称 Chernoff/Kavlock 试验（C. K. 试验），列入

其化学品测试指导中。

其依据是大多数出生前受到的损伤将在出生后表现为存活力下降和(或)生长障碍。因此,于仔鼠出生后观察外观畸形、胚胎致死、生长迟缓等来评价发育毒性表现,而不进行常规三段生殖试验中内脏和骨骼的检查。本法所用动物少、检测终点少、实验周期短,但能提供有关化学物对生殖和(或)发育可能影响的初步信息。

实验程序:选用性成熟大鼠,每种性别至少10只,以期能得到至少8只孕鼠和足够的子代。一般至少设3个剂量组和1个对照组,剂量间隔2~4倍,其具体时间流程见图29-3。

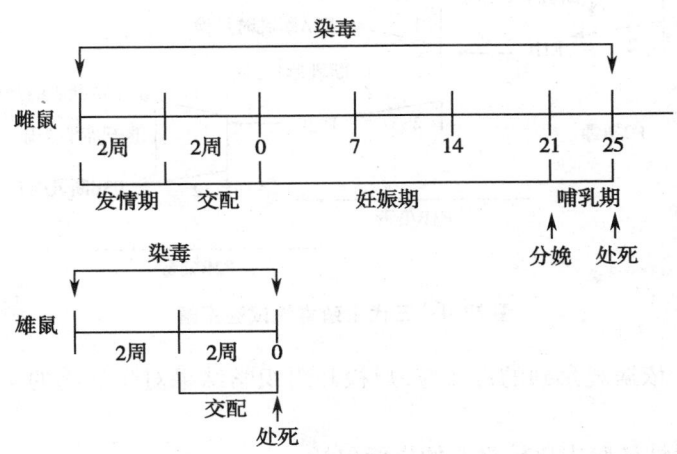

图 29-3　生殖-发育毒性筛选试验时间进程图

观察项目:雌、雄亲代于染毒第一天以后,每周一次和终末处死动物前称重、仔鼠出生0天、1天、4天称重。测定交配前到哺乳期间的食物消耗,当受试物经饮水给予时还应测定饮水量。染毒期间每天观察亲本毒性体征,亲代及子代任何行为异常。研究期间死亡或终末处死的成年动物,肉眼观察外观变化、称重,检查卵巢、睾丸、附睾及其他附件及肉眼观察有损伤的器官,固定后做组织学检查。仔鼠出生后记录窝重、仔鼠数、性别、活产、死产、身材短小、外观畸形。

结果评定:根据观察的指标,评价受试物的剂量与异常发生和严重性之间的关系。由于本试验动物少、终点选择少、周期短,只能作为初筛。筛选结果即使是阴性的,也不表示受试物是安全的,虽然当实际暴露剂量明显低于 NOAEL 时,能提供可能安全的信息。而当结果为阳性而又缺乏其他生殖/发育毒性资料时,则有助于决定是否有必要进行下一步试验。

二、两代(多代)生殖试验

多代生殖毒性试验中的"代"是指直接暴露于受试物的成年动物的代数。例如,两代生殖毒性试验是指仅对两代动物成体进行染毒,即 F_0 代直接暴露于受试物;F_1 代既有直接暴露,也有通过母体的间接暴露;F_2 代则只通过母体间接暴露。三代及多代的研究依此类推。

1. 实验程序　在此以三代生殖毒性试验为例。

F_0 代雄性于交配前4周暴露于受试物,雌性于交配前2周暴露于受试物并延续至哺乳期,以便 F_1 代经胎盘和经乳汁暴露受试物。F_1 代的第一窝动物(F_1A)于断乳时处死并检查出现的异常和畸形。F_0代雌鼠继续染毒,断乳2周后与染毒4周的雄鼠进行第二次交配,产下第二窝仔鼠(F_1B)。F_1B断乳后随机选择符合分组数量的部分动物进行下一代生殖试验,与F_0代动物一样,也产下2窝F_2代仔鼠,分别为F_2A和F_2B,其处理与F_1代相同。F_2B继续进行生殖毒性试验,产下F_3A和F_3B仔鼠。此时完成三代生殖毒性试验(图29-4)。如有必要,可继续进行多代生殖毒性试验。

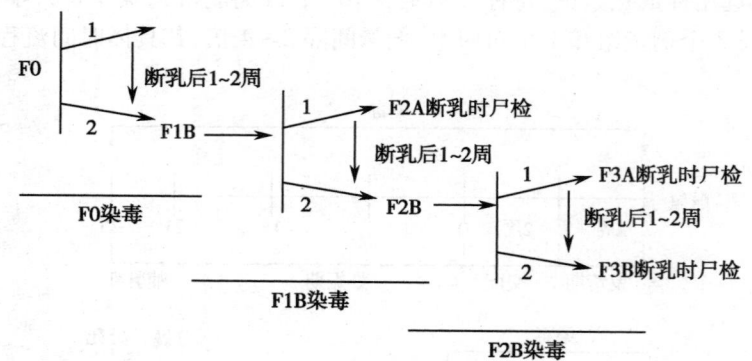

图29-4　三代生殖毒性试验图解

2. 结果评定　依据观察到的毒效应,尸检和组织学结果对化学物的生殖发育毒性进行评价。

在多代生殖毒性试验中比较重要的指标包括:

(1) 受孕率:反映雌性动物生殖能力和受孕情况。

$$受孕率 = (妊娠雌性动物数/交配雌性动物数)\times100\%$$

(2) 正常分娩率:反映雌性动物妊娠过程是否受到影响。

$$正常分娩率 = (正常分娩雌性动物数/妊娠雌性动物数)\times100\%$$

(3) 幼仔出生存活率:反映雌性动物分娩过程是否正常,如分娩过程受到影响,则幼仔往往在出生4天内死亡。

$$出生存活率 = (出生4天成活幼仔数/分娩时出生幼仔数)\times100\%$$

(4) 幼仔哺乳成活率:反映雌性动物授乳和哺育幼仔的能力。

$$哺乳成活率 = (21天断乳幼仔成活数/出生4天成活幼仔数)\times100\%$$

此外,还应观察出生仔鼠的畸形。全部试验动物处死时,应系统进行病理学检查,检查项目与三段生殖试验相同。

结果评价应包括受试物的剂量与所观察指标间的剂量-反应关系。提供NOAEL的良好估计和对生殖、分娩、哺乳和出生后生长的评价。

第五节　体外生殖发育毒性试验

常规的哺乳动物生殖发育毒性试验费钱、费时,很难满足对大量投放市场的化学品进行生殖与发育毒性评价的需要。多年来人们一直在寻求简单、快速的体内体外试验方法,用来评价化学毒物的生殖发育毒性,但迄今还没有非常满意的方法。因为生殖发育毒性涉及亲代两性和从配子到下一代出生的多个发育阶段,只用一两种简单的方法难以回答如此复杂的毒性问题。因此,发育毒性试验的完全替代目前尚不可能,更多的是用于生殖发育毒性的初筛以及生殖发育毒作用机制的探讨。近年来已有一些体内的初筛和替代实验方法相对比较成熟,经过国际协作验证,发现具有较好的预测价值,有的在国外已经被列入化学品安全评价规范。

　　体外生殖发育毒性初筛试验方法比较多,包括小鼠卵巢瘤(mouseovarian tumor)试验、人胚胎盘间叶细胞(human embryonic mesenchyme cells)、胚胎细胞微团培养(micromass culture)试验、小鼠胚胎干细胞(mouse embryonic stem cell,EST)试验、鸡胚视网膜神经细胞培养(chick embryo neural retina cell culture)试验、果蝇(drosophila)试验、水螅(hydra)试验、非洲爪蟾(Xenopuslaevis)试验、啮齿动物全胚胎培养(rodent whole embryo culture)试验等。常见的体外预筛试验列于表29-5。其中大鼠全胚胎培养试验、大鼠胚胎肢芽微团试验和小鼠胚胎干细胞试验比较得到公认。这些试验不论是作为相应的筛选试验还是用于解释发生机制的研究,均可与整体动物试验相结合,提供有价值的资料并间接减少所用动物的数量。然而,由于缺少与发育过程一致的复杂性和母代与发育个体之间互动的动力学机制,这些试验并不能肯定某种效应的存在,对危险/暴露评价的意义不大,不能替代整体动物生殖毒性检测试验,目前尚待标准化及进行可靠性研究。

表 29-5　生殖发育毒性替代试验方法总结

替代试验	简单描述和终点评价
小鼠卵巢瘤试验 mouse ovarian tumor	把标记的小鼠卵巢肿瘤细胞置于以刀豆蛋白 A 包被的培养皿中培养 20 分钟,观察终点为细胞贴壁抑制
人类胚体胎盘间叶细胞试验 human embryonic palatal mesenchyme	人类胚体胎盘间质细胞系在贴壁培养 3 天后细胞计数
微量培养试验 micromass culture	从大鼠胚体分离中脑及胚芽细胞微量培养 5 天,评价细胞增殖和分化的生化标志
小鼠胚体干细胞(EST)试验 mouse embryonic stem cell (EST) test	①EST 细胞96 孔板培养 7 天后评价分化和细胞毒性;②EST 细胞和 3T3 细胞96 孔板培养 3 天和 5 天后,评价存活率;③EST 细胞在悬滴中培养 3 天后形成胚体,将培养孔封口后继续培养 10 天,检查分化为心肌细胞的情况
鸡胚视网膜神经细胞培养试验 chick embryo neural retina cell culture	分离第 6.5 天的鸡胚视网膜神经细胞,置于旋转的悬浮培养基中生长 7 天。终点为细胞聚集、生长、分化及生化标志
果蝇试验 drosophila test	从蝇卵排出到成虫破卵的过程中幼虫的生长情况,观察成虫的结构缺陷
水螅试验 hydra test	水螅 attenuate 细胞聚集形成一个"假胚体"从而再生的过程,将其剂量-反应关系与成年水螅对比
非洲爪蟾试验 Xenopuslaevis test	爪蟾囊胚中期胚体暴露 96 小时后,评价存活力、生长情况及形态学特征
啮齿动物全胚胎培养试验 rodent whole embryo culture	植入后期的啮齿动物类胚体于体外培养 2 天,评价生长和发育情况

第六节　生殖与发育毒性的分析与评价

一、生殖发育毒性的流行病学研究

对外源化学物生殖发育毒性的评价除了以上的动物和体外评价方法外,要确定其生殖发育毒性,流行病学资料也是必需的。

生殖流行病学研究是父体和母体、孕体特定的暴露与生育结局之间统计学关联的科学。一般情况下,出生缺陷少见、人群暴露少见、人群样本量小、研究周期短以及生物学上关联越大,越容易建立特定的暴露与不良生育结局之间的关系。某些罕见的暴露,如风疹、沙利度胺等,其发育毒性比较强,导致的不良妊娠结局是罕见的事件,可能不需要正式的流行病学研究就可以识别异常生育结局的病因。在其他多数情况下往往需要通过病例对照研究或队列研究来寻找关联关系。这两种研究方法都需要有十分肯定的生殖结局和暴露,而且需要毒效应很明显、研究人群的样本量很大,才能得出相对可靠的结论。因此,发育流行病学家往往面临很多难题,如在美国,丙戊酸(valproic acid,VPA)的暴露率不到1‰,其导致脊柱裂畸形的危险度也只有对照的2倍,因此,要发现具有统计学意义的丙戊酸导致的畸形率上升,至少需要观察100万例分娩。流行病学家面临的另一个挑战是人群中妊娠的失败率很高。据统计,大约有31%左右的妊娠失败发生在着床前后,还有15%是临床可见的流产。因此,在一般人群中,特定暴露导致的妊娠失败很多被忽略了。另外,随着产前检查的普及,一些人可能选择性地及早将畸胎流产。因此出生缺陷发病率可能不能真实反映孕体发育异常的比率,而用患病率来表示更为合适,因为患病率的分母是出生活胎数而不是所有妊娠数。其他生殖流行病学相关的问题还有研究的同质性、记录的专业性以及对混杂因素的处理等。同质性是指对于同一个结局,不同的研究者可能有不同的记录方式,即使指定某个特定的结局事件,不同的研究者也可能从不同的病理发生机制入手研究(如胎盘裂可能由许多不同的机制引起)。记录的难题主要与两个因素有关:定义与命名方法的不一致,以及对结果和暴露的确定和回忆有一定的困难。如出生体重容易被准确记录及回忆,但自发流产及特定的畸形的记录就不太容易。最后,混杂因素如母亲生产时的年龄及产次、饮食因素、疾病和用药情况以及社会特征等在研究变量的设计中都要考虑,因为这些因素对暴露和妊娠结局都有影响。利用流行病学研究生殖结局异常的目的主要有3个:①寻找导致出生缺陷的原因,通常借助于对病例报道或对同类现象集中报道的分析获得信息;②通过广泛地监督世界各国的出生缺陷登记,了解出生缺陷发生的趋势;③引起公众注意,并保护公众健康。

二、人类发育毒物的确定

据估计目前经过动物致畸试验的化学物有4100多种,约66%没有致畸作用,7%对一种以上动物有致畸性,18%对大多数受试动物有致畸性,9%结果可疑。可见至少有1000种以上的化学物对动物有致畸作用。但是,目前经证实可以引起人类发育异常的致畸原只有40种左右(表29-6)。其原因可能是人群接触剂量比较低,没有达到阈值水平,也可能跟物种之间的差异有关。因为没有完全合适的动物模型,在确定人类新的致畸物时,不能把动物实验的结果轻易外推到人,而应以流行病学研究和有控制的临床研究结果为主要依据。

　　病例报告和出生缺陷监测登记对获得对人类的发育毒性证据是有用的。Schardein 曾对 28 种人类化学致畸物的证据进行分析,有 23 种是人类的病例报告提出第一证据,其中己烯雌酚和锂的病例报告很快被出生缺陷登记证实,而甲基汞和乙内酰脲类得到了随后的流行病学研究的支持。只有 4 种化学物(酒精、多氯联苯、卡马西平和可卡因)是分析流行病学研究提供了第一手的证据,而化学物丙戊酸的证据首先来自于对出生缺陷登记的分析。

　　确认人类致畸物的标准如下:

　　1. 一种特殊的缺陷或几种缺陷并发(综合征)的频率突然增加。

　　2. 缺陷的增加与某种已知的环境改变(如一种新药的广泛使用)相关联。

　　3. 在妊娠的特殊阶段已知暴露于某种环境的改变,产生有特征性缺陷的综合征。

　　4. 缺少妊娠时引起特征性缺陷婴儿的其他共同的因子。

表 29-6　已知的人类发育毒物

辐射	药物
治疗	雄激素类化学物
放射碘	血管紧张素转换酶抑制剂:卡托普利、依托普利
原子辐射微尘	抗生素:四环素
	抗肿瘤药物:氨基蝶呤、甲氨蝶呤、环磷酰胺、白消安
感染	抗惊厥药:苯妥英、三甲双酮、丙戊酸
风疹病毒	抗甲状腺药:甲巯咪唑
巨细胞病毒(CMV)	螯合剂:青霉胺
单纯疱疹病毒 Ⅰ 和 Ⅱ	视黄酸:13-反式-视黄酸
弓形虫病	阿维 A 酯
委内瑞拉马脑炎病毒	沙利度胺
梅毒	香豆素抗凝药
细小病毒 B-19(传染性红斑)	氟康唑,高剂量
水痘病毒	己烯雌酚
母体创伤和代谢失调	化学物
酒精中毒	多氯联苯
羊膜腔穿刺术、早期绒毛膜取样(60 天前)	吸烟
克汀病、地方病	可卡因
糖尿病	乙醇
叶酸缺乏	环氧乙烷
高温	碘化物
苯丙酮尿症	金属:汞(有机)、铅、锂
风湿症和先天性心脏传导阻滞	羊膜内注射亚甲基蓝
舍格伦综合征	米索前列醇
男性化肿瘤	甲苯滥用

三、致畸物及发育毒物的危险性分类

　　1. 国际生命科学学会(International Life Science Institute,ILSI)的分类　1989 年根据动物试验中发育毒性效应的类型、严重性和发生率,将化学物分为 4 类,并规定各不同类型的安全系数范围(表 29-7)。

表 29-7 化学物致畸作用的分类（ILSI,1989）

基准	A 类	B 类	C 类	D 类
1. 最小母体中毒剂量与最小致畸剂量的比值	远大于 1	大于 1 或两剂量间有很大重叠	小于 1	母体中毒时无致畸
2. 畸胎率	高,与剂量有关	高,与剂量有关	低,但与剂量有关	—
3. 较低剂量时畸形的类型	有特定的器官系统	一般为多发性,也可能有特定的特点	无特异性,广泛多发	—
4. 靶细胞	特定细胞	特定细胞	泛化、非特定细胞	不详
5. 安全系数范围	~400	~300	~250	~100

2. ICH 分类 ICH 按人类用药危险性分类分为 5 类,要求临床医师开处方时遵守,使怀孕妇女按规定使用这些药品(表 29-8)。

表 29-8 妊娠期用药类型

人群研究结果	动物实验结果		
	+	−	无可用资料
+	X 或 D	X 或 D	X 或 D
−	B	A	A 或 B
无可用资料	C1	B	C2

注:A、B、C2:仅在明显需要时,妊娠期间可以使用。
C1:仅在如果证明可能受益与对胎儿的可能危险比较是可取时,妊娠期间可以使用。
D:如果在妊娠期间使用,应通知病人对胎儿可能的危害。
X:在妊娠期间或可能妊娠的妇女中禁止使用

3. 美国 FDA 分类 FDA 关于妊娠期和哺乳期用药的危险性分类为指导妊娠期和哺乳期用药,将妊娠用药分成 A、B、C、D 和 X 5 类,哺乳期用药也分为 5 类,L1 很安全,L2 安全,L3 中等安全,L4 有害的,L5 禁忌的。

4. 世界卫生组织(WHO)全球化学品统一分类和标签制度(GHS)分类 GHS 对于生殖毒物的危害分类和哺乳期影响的危害分类(见管理毒理学)。

（崔志鸿）

参 考 文 献

1. Organization of Economic Cooperation and Development. OECD Guidelines for the Testing of Chemicals, section 4:health effects. Guideline 414,415,416,421,422,443. http://www. oecd. org.

2. The International Council for Harmonisation of Technical Requirements for Pharmaceuticals for Human Use. ICH safety guidelines,S5:Reproductive toxicity. http://www. ich. org.

3. 周宗灿. 毒理学教程. 第 3 版. 北京:北京大学医学出版社,2006.

4. Moore NP,Boogaard PJ,Bremer S,etal. Guidance on classification for reproductive toxicity under the globally harmonized system of classification and labelling of chemicals (GHS). Crit Rev Toxicol,2013,43:850-891.

5. U. S. Food and Drug Administration. (2015). Guidelines for Developmental Toxicity Studies,Redbook 2000. U. S. http://www. fda. gov.

第三十章

化学致癌性的测试及评价

随着科学的发展,人们生活水平的提高,进入外界环境中的化学物质(工业毒物、药品、农药等)日益多样化、复杂化。癌症是一类严重威胁人类健康和生命的慢性疾病,其病因及发病机制复杂,有80%~90%的人类癌症是由环境因素引起,尤其是化学因素。一直以来,外源化学物致癌问题都是毒理学领域研究热点,化学致癌物的判定是一项费时、复杂而又艰巨的工作,判定方法通常包括人群流行病学调查和动物体内致癌试验以及短期试验3个方面,其中人群流行病学调查和动物实验结果是评价化学物致癌危险性最主要的两类证据。理论上化学物对人类致癌性最可靠的证据就是来源于设计严谨的流行病学资料,采用流行病学调查方法才能最终确证一种外源化学物的致癌性。然而,由于人类接触致癌物至临床症状出现的潜伏期比较长,一般需要人类接触受试物10~20年后才能观察到;再者,人群接触的环境暴露通常是多因素、长期、低剂量联合发挥作用,很难准确估计多种化学物的联合效应以及推算出接触剂量等,因此,流行病学调查通常难以确定某一种具体的化学物是否为人类致癌物,同时也很难判定致癌物与人类癌症的因果关系。目前评价化学物致癌危险性更加侧重于动物慢性致癌实验,尽管从动物实验得到的致癌结果可以很直观地说明该化学物对试验动物是否致癌,但由于种属差异性、剂量-反应关系等原因,动物实验结果也存在一个外推问题,仍然不能直接用于判定化学物的人类致癌性。我们只能在进行动物致癌实验的时候能够严格控制试验条件,排除流行病学不易控制的许多混杂因素的影响,综合已有化学物的动物致癌数据等资料,将动物致癌结果外推至人类,从而达到评价该化学物是否对人类致癌的目的。除此之外,由于大部分致癌物质往往也具有遗传毒性(或致突变性),也即通常是遗传毒性致癌物。因此,首先用致突变试验,诸如Ames试验、小鼠骨髓细胞染色体畸变等短期体内外致突变试验来快速初筛致癌物,在此基础上再检测化学物致癌性,就具有重要的意义。

第一节 短期试验——致突变试验、细胞转化试验

一、致突变试验

人类所接触到的外源化学物遍及水、空气、食品、药品、材料、化妆品等,数量繁多,种类复杂。而化学致癌物的判定是一项耗时、复杂、艰巨的工作。因此,建立一套快速、准确、高效的外源化学物检测系统来评价化学物的致癌性具有重要意义。化学致癌物危险评价包括

两方面：一是定性的，即该化学物能否致癌；二是定量的，即进行剂量-反应关系分析，以推算可接受的危险度的剂量，或人体实际可能接触剂量下的危险度。因此，可以先进行化学物构效关系分析、致突变组合试验、细胞恶性转化试验等，先对受试物的致癌性进行初步推测，如果出现致癌性阳性结果，才进行下一阶段的动物致癌试验。

（一）定量构效关系分析

定量构效关系（QSAR）是指利用理论计算和统计分析工具来研究化合物的结构与其生物学效应之间的定量关系。致癌物的化学结构种类繁多，分析一般从一种同系物着手，找出该系物质化学结构中与致癌性关系最密切的结构成分，以及其他结构成分改变时所产生的影响。因此，在预测化学物的致癌性时，可以首先从其化学结构与已知致癌物致癌化学基因的相似性来评估化合物潜在的致癌危险性。如对数百种多环芳烃类化合物的小鼠皮肤癌诱发试验结果的构效关系分析表明，致癌性的强弱不仅与化学结构的微小变化有关，而且与其立体结构性的变化也有着密切的关系。近年来，随着计算毒理学、毒物数据库和生物信息学的迅速发展，QSAR 相关软件和数据库开发迅速，已成为本领域的前沿。

（二）用于致癌物筛选的致突变试验

用致突变试验来初筛致癌物，主要是基于许多化学致癌物都属于遗传毒性致癌物，具有致突变作用。遗传毒性试验是通过直接检测遗传学终点（genetic endpoint）或者检测导致某一终点的 DNA 损伤过程中伴随的现象，来确定化学物产生遗传物质损伤并导致遗传性改变的能力。根据目前对致癌机制的认识，遗传毒性致癌物可能有多种致癌机制，因此要求试验组合尽可能反映较多的遗传学终点。目前已有的遗传毒性试验能反映的遗传学终点包括基因突变、染色体畸变、DNA 原始损伤和非整倍体。已建立的 200 多种遗传毒性试验所用的指示生物包括细菌、病毒、霉菌、昆虫、植物、哺乳动物及培养的哺乳动物细胞等。用于致癌物筛选的致突变试验包括：①基因突变试验：细菌回复突变试验、培养哺乳动物细胞 tk 或 hprt 正向突变试验；②染色体畸变试验：体外细胞系细胞遗传学试验、小鼠骨髓微核试验、大鼠骨髓染色体畸变试验；③DNA 原始损伤：DNA 加合物、链断裂、彗星试验（comet assay）、DNA 修复诱导（细菌 SOS 反应，大鼠肝 UDS 诱导）、SCE 试验等（具体方法参见本篇相关章节）。在完成上述致突变评价后，如果是阳性结果，可考虑是潜在的遗传毒性致癌物，有必要进行进一步的致癌性评价。

二、细胞转化试验

细胞恶性转化试验（cell malignant transformation assay）也称为细胞转化试验，指外在因素对体外培养的哺乳动物细胞所诱发的恶性表型改变，包括细胞形态、细胞增殖速度、生长特性（锚着独立性生长或接触抑制消失等）、染色体畸变等变化，将细胞接种于裸鼠皮下即可形成肉眼可见的肿瘤。对细胞进行恶性转化的目的是揭示体外培养的细胞在接触受试物之后，细胞生长自控能力丧失，接触抑制消失，细胞排列紊乱或者呈灶状生长，在体外构成癌模型，可直接观察癌变的发展过程，用于环境中致癌物的检测和机制研究。遗传毒理学试验的遗传学终点为基因突变、染色体畸变、DNA 原始损伤和非整倍体，而体外细胞转化则是另一个重要的遗传学终点——细胞恶变。该试验既可以检测遗传毒性毒物，也可以筛查非遗传毒性毒物，这是遗传毒性组合试验所不具备的特点，可以弥补致突变实验的不足。另外，近年来发展起来的 DNA 转导，即把目的基因 DNA 片段导入培养的细胞内进行研究，使得细胞转化成为研究基因功能的重要方法。

　　细胞的选择需要遵守的主要原则有：①体外易培养，易传代，阴性的细胞克隆背景较低；②细胞的自发突变率低，或自发的转化能力很弱，裸鼠实验呈阴性结果；③已经获得无限的生长能力，但仍然保持接触抑制而无致瘤性的细胞系。细胞恶性转化试验主要采用的是动物原代细胞，如叙利亚仓鼠胚胎细胞（SHE 细胞）；动物细胞系如 BALB/C 3T3、BHK-21 和 C3H/10T1/2；病毒感染的永生化细胞如仓鼠 SA7/SHE 细胞和大鼠 RLV/RE 细胞。

　　体外细胞转化是一个多阶段的过程，具有体内致癌过程的某些特点，最终产生在形态学、生长方式和生物化学上发生改变的细胞克隆。例如成纤维细胞体外转化的表型改变有：在等基因宿主或裸鼠体内形成肿瘤，细胞的估计寿命无限长（永生化），核型改变，细胞形态改变，生长杂乱，失去锚着依赖性生长特性可在软琼脂中形成集落，能在低血清培养液中生长，丢失某些表面蛋白，具有纤维蛋白溶解活性，可为刀豆球蛋白 A 及麦胚芽酯酶凝集在半固体培养基中集落的形成，细胞表面微绒毛增加等。其中最重要的特征是在敏感宿主中的成瘤性，在半固体培养基中形成集落及细胞交叉重叠、成杂乱生长。受试物引起的形态学改变可以作为转化的指标，需注意体内和体外代谢不同的因素。目前，还特别着重发展上皮细胞特别是在人体上皮细胞的转化试验。体外转化试验的终点仍属形态转化或恶性前期转化，此种转化可能发展为真正的肿瘤，也可能停滞在此阶段，不进一步恶化。因此，对体外转化试验阳性结果的解释应慎重，毕竟它不能代替整体动物试验，阳性结果仅说明受试物具有诱导细胞表型、生长特性发生改变的能力，提示受试物有致癌可能性。

　　1. 细胞转化基本阶段

　　（1）诱导：是诱发 DNA 损伤的过程，将化学物加入培养的细胞中，使之与细胞接触，剂量的控制应能使细胞受损而不死亡。正处于 DNA 合成阶段的细胞容易受到化学物的损伤（接触 6 ~ 24 小时）。

　　（2）DNA 损伤：当 DNA 受损之后本身具有自我修复的能力，修复的过程很复杂，无误性的修复可以使 DNA 复原，错误性修复则可使 DNA 结构改变。DNA 损伤的启动到损伤被固定大约在 24 ~ 48 小时内可以完成。

　　（3）表达：细胞内损伤的 DNA 反复增殖后，损伤进一步发展和表达，经过一定剂量的致癌物处理后，细胞群中受到攻击发生启动进入转化阶段的细胞只是其中的一小部分，这些细胞称为癌前细胞（precancerous cell），它们分散存在于未受损伤的正常细胞中。在经过 12 ~ 15 个细胞周期的增殖后，癌前细胞和未受损的正常细胞所在的细胞群可能汇合成片状，正常细胞由于接触抑制而停止分裂，但癌前细胞会随着细胞转化的进展而继续增殖，无接触抑制的发生，细胞数量增多会造成堆积，从而形成可见的转化灶（Focus）。分离转化灶并对其进行培养，则能形成转化的细胞系，可以用于细胞生物学检测。

　　2. 转化细胞的检测与鉴定　　化学物诱导细胞转化后，应该对其作进一步的试验分析来确定转化细胞的性状。

　　（1）一般性状：细胞形态，生长速度，倍增时间。

　　（2）遗传学特征：染色体核型分析，畸变和标记染色体。

　　（3）恶变测试：软琼脂集落形成试验，细胞凝集试验，浸润试验，体内致瘤试验。

　　1）软琼脂集落形成试验：正常细胞具有贴壁依赖性，所以不能在软琼脂中生长，而转化细胞和肿瘤细胞无贴壁依赖性，在软琼脂中可以生长并形成集落，因此软琼脂培养试验可以作为检测细胞转化的重要指标。

　　2）细胞凝集试验：细胞膜的表面存在着 ConA 的受体，当 ConA 和其受体结合时，相互作用可使细胞之间发生凝集反应。发生转化的细胞膜表面发生了糖基、糖蛋白的改变,出现微绒毛,ConA 可特异地识别出细胞膜的这些变化,从而使转化细胞发生凝集现象。在一定的 ConA 浓度下,转化细胞比正常细胞间的凝集反应快,凝集密度大。所以凝集试验也可作为检测转化细胞的重要手段。

3)体内致瘤试验:致瘤性是检测细胞恶性转化最有力的生物学指标。可以将一定量的转化细胞注入裸鼠皮下,4～6 周后若形成了明显的肿瘤,则表示细胞已恶性转化。若将恶性转化的细胞注入裸鼠脑内,5～6 周后,由于发生多发性浸润而使裸鼠的神经功能失调,会表现为运动障碍甚至瘫痪、死亡。非恶性转化细胞则不会出现肿瘤或浸润。

3. 几种细胞转化试验

(1)JB6 细胞株的软琼脂试验(soft agar assay):JB6 细胞株是新生小鼠皮肤永生化细胞株,JB6(p+)是一种促癌剂敏感性克隆,接触抑制和锚着依赖性生长的特性消失。JB6 在软琼脂培养基中不能生长,但经过促癌剂处理后,其锚着依赖性消失,并在软琼脂中可以形成克隆。该试验中,底层为 0.5% 的琼脂糖培养基,上层为含受试物的 0.33% 的琼脂糖培养基和细胞混合液,培养 2 周后对克隆进行计数。经促癌物佛波酯(TPA)处理形成的 JB6(p+)克隆与小鼠皮肤癌诱发有关。JB6(p+)细胞是用软琼脂试验检测如顺铂、过氧化苯甲酰、过氧化氢和黄嘌呤等可以产生活性氧的化学物的最佳细胞选择。

(2)SHE 细胞的集落形成试验(colony assay):SHE 细胞转化试验应用仓鼠胚胎的原代培养细胞,以转化细胞集落形成为遗传学终点。早在 1966 年,由两个实验室参与的协作研究用 SHE 细胞转化试验检测出了 56 种化学物的致癌性。初期的试验设计为:受试化学物处理一定数量的细胞后,用 pH 为 7.1～7.3、含胎牛血清的 DMEM 培养基培养一周,之后将形成的克隆固定,染色,并对形态转化细胞进行计数。初期的试验设计中存在一些问题,如:细胞经化学物暴露后形态转化形成率低,转化细胞的识别和计数有一定的困难。试验设计需要做出一些改进,pH 6.7 的 DMEM 培养基会为 SHE 细胞提供基础营养,促进克隆的生长。降低培养基 pH 后,细胞的转化形成率增加了 5～10 倍,细胞对血清质量差异的敏感性降低,同时也使转化表型计数的不定性降低。尽管如此,SHE 细胞的转化试验中,转化细胞的识别和计数较之其他细胞转化试验还是存在着一定的困难。另外,由于原代 SHE 细胞来源于仓鼠胚胎,其价格也较昂贵。

(3)BALB/C 3T3 和 C3H/10T1/2 细胞的转化灶形成试验(focus formation assay):在先用引发剂处理,然后暴露于促癌剂的两期转化试验中用到的 BALB/C 3T3 细胞系和 C3H/10T1/2 细胞系保持着接触抑制的特征。正常细胞增殖出现生长拥挤,饱和的时候会停止生长,但细胞经促癌剂处理后,接触抑制消失,生长杂乱并交叉重叠,转化细胞同时出现形态变化,形似纺锤。通过计算转化细胞形成的转化灶来确定化学物的致癌性。试验历时 6～8 周。Tsuchiya 和 Umeda(1995)对 BALB/C 3T3 细胞的转化灶形成试验用培养基的优化方法(含 1% 的 ITES 和 2% 的胎牛血清白蛋白的 DMEM 和 F-12 进行 1∶1 混合)使试验时间从 6 周缩短到 3.5 周,并使试验敏感性提高。

BALB/C 3T3 细胞转化试验中,小鼠皮肤癌促长剂地蒽酚、脱氢杀鱼菌素 B 和密执毒素有促进细胞转化的活性,儿茶酚、DDT、苯巴比妥、石胆酸和牛磺胆酸会在 BALB/C 3T3 细胞转化促长期起到增强作用。C3H/10T1/2 细胞转化试验中,石棉、咖啡因、胆酸、可的松、地塞米松、17β-雌二醇、己烯雌酚、二噁英和甲醛会促进转化灶的形成。糖精在 BALB/C 3T3 细胞转化试验中呈阴性结果,却对 C3H/10T1/2 细胞有促进转化活性。BALB/C 3T3 和 C3H/

10T1/2 细胞的转化试验具有实验室间重复性。

（4）Bhas 42 细胞系的转化灶形成试验：BALB/C 3T3 细胞的体外转化试验可以模拟动物体内两期致癌过程，在探索促长剂的细胞转化试验中，需在经适量的引发剂处理过的细胞中加入受试化学物。在这个试验中，应该先用引发剂处理细胞，经过表达期后才加入受试化学物，每个剂量组需要不少于 10 皿 6cm 或 10～20cm 培养皿的细胞。

为了优化该试验的试验条件，建立了用癌基因 v-Ha-ras 转染 BALB/C 3T3 细胞得到的 Bhas 42 细胞系。根据原始试验步骤，对 BALB/C 3T3 细胞和 Bhas 42 细胞进行共培养，经具有促癌性的化学物处理后则会形成转化灶。优化后可以省略先用引发剂处理细胞再经过表达期这一步。转化灶的形成需要 6 周的时间，然而 Ohmori 及同事发现用营养丰富的基础培养基对 Bhas 42 细胞进行早期的传代培养，然后用促癌剂处理单独培养的该细胞，可以有效形成转化灶，并不需要和 BALB/C 3T3 共培养。此外，转化灶形成的时间也会缩短至 2.5～3 周。这种方法可以检测非遗传毒性致癌物和肿瘤促长剂。

该试验相比于其他转化灶形成试验有许多优点：①先用引发剂处理细胞再经过表达期这一步可以省略；②细胞接种后试验时间从 4～6 周缩短至 2.5～3 周；③转化率高，所以每个剂量组只需要 6 孔板的 3～6 孔细胞进行试验，而不是十多皿 6cm 或 10～20cm 培养皿的细胞。为了对该试验方法的了解更广泛透彻，需要对其在实验室间的应用性和可转移性进行证明。14 个隶属日本环境变异原学会的非遗传毒性致癌物研究组（NGCS）的实验室参与了对该试验进行实验室间协作研究的项目。在证明了这些实验室对 TPA 和石胆酸（LCA）的检测都能得到阳性结果后，开始了对经过编码的 12 种化学物的检测试验。每种化学物由 4 个实验室来检测。结果有 8 种化学物在 4 个实验室得到了一致的结果，2 种化学物在一个实验室与其他 3 个实验室得到不一致的结果。因此，试验一致率相当高。

近年来，利用分子生物学技术建立起来的多种人永生化细胞系为细胞转化试验提供了稳定、灵敏、操作性强、重复性好、可信度高的检测系统。环境中各种有害因素都可使细胞发生转化。细胞转化试验也是检测环境中"三致"（致突变、致畸、致癌）效应的常用手段之一，它在筛查可疑"三致"物、食品安全及致癌机制研究等方面得到了广泛的应用，另外在肿瘤学病因研究、模型建立以及抗肿瘤药物筛查等方面的研究也展示出了其应用前景。动物体内致癌试验是目前检测化学物对人类致癌性的最可靠的试验方法，然而动物致癌试验成本高，耗时长。细胞转化试验可以模拟体内多步致癌过程，可用来检测化学致癌物的潜在致癌性。已有的试验数据表明，细胞转化试验在检测化学致癌物方面具有很高的价值。

迄今为止，我们对大部分致癌物的致癌机制都还缺乏了解，安全性评价系统更是有待完善。人体细胞转化试验为毒理学危险度评估、化学致癌机制学的研究和肿瘤化学干预研究等拓展了新空间，更有望为化学诱变物和致癌物的判定提供一个敏感、高效、更接近人体的研究系统，具有潜在的应用价值。但通常化学物诱导细胞转化试验周期较长（通常需几个月），细胞培养时易污染，这些因素的限制使其不能成为常规的检测项目，因此，基因缺陷型细胞（如 DNA 修复酶缺陷）的构建、检测系统灵敏性和稳定性的提高、试验条件的优化和完善、试验间期的缩短等都是今后需努力的方向。

第二节　哺乳动物慢性致癌实验

一、哺乳动物短期致癌试验

动物短期致癌试验(又称为有限体内致癌试验)是指在有限的时间内(数月)而不是终生完成试验,而且观察的靶器官限定为一个而不是机体全部器官和组织。常用于致癌物的初步筛查和作为对哺乳动物长期致癌试验的支持和验证。相对哺乳动物长期试验来说,哺乳动物短期致癌试验更符合减少、替代、优化,也即3R原则。因其具有实验周期短,消耗受试物少,实验中所使用动物数量少的优点,发展较迅速。它的特点首先表现在受试物的靶器官专一。其次,观察终点不是肿瘤,而是以癌前病变如腺瘤、瘤性增生结节等为主,如大鼠的肝转化灶,大鼠大肠和结肠的变形隐窝、小鼠皮肤乳头瘤等,因此在很大程度上缩短了实验时间。再次,根据给药方式可将其分为两大类,即试验期限内连续给予受试物模式和先给予引发剂再给以促进剂的引发-促长模式。最后,试验的评价指标以能否加速肿瘤的进展过程为目标,而不是关注试验结束后肿瘤的发生率。

目前,国内外应用较多的哺乳动物短期致癌试验模型主要有以下4种:

1. 小鼠肺肿瘤诱发模型　这一类模型,主要用于化学物致癌性的生物检测,具有速度快的特点。试验时,研究者通常选用肺肿瘤自发率高的A系小鼠,经腹腔注射,有时候也可用灌胃或吸入法,一次或多次给予受试物,也可采取一次给予受试物1~2周后持续多次给予促癌剂的方法,16~30周左右结束试验。如受试物具有诱发肺肿瘤的潜能,解剖镜下,在肺表面可观察到呈灰白色半透明、边缘整齐的类似圆形凸起。病理学检查多为肺腺瘤或乳头状瘤,少部分可发展为癌。此试验可用于检测受试物的引发活性或促长活性。代表性的引发剂为乌拉坦,促长剂为二丁基羟基甲苯(BHT)。

2. 大鼠肝转化灶诱发模型　是对大鼠进行肝大部分切除术后,给予受试物,观察肝转化灶的生成的模型。此动物模型中的癌前病变表现有 γ-谷氨酰转肽酶活性升高,葡萄糖-6-磷酸酶和ATP酶活性降低以及铁的摄取能力下降。可通过组织化学或免疫化学方法将转化灶和结节中的谷氨酰转肽酶和胚胎型谷胱甘肽转移酶染色,经显色可明确是否有肝癌细胞生化表型的癌前细胞。此试验可用于检测受试物的引发活性或促长活性。代表性的引发剂为二乙基亚硝胺(DEN),促长剂为苯巴比妥(PB)。

3. 雌性SD大鼠乳腺癌诱发模型　研究表明利用二甲基苯蒽(DMBA)诱导大鼠乳腺癌的癌前病变与人类乳腺癌变过程相似,此模型能较好地重现乳腺癌癌变过程,为深入研究乳腺癌的发病机制提供了条件。

4. 小鼠皮肤肿瘤诱发模型　连续涂抹受试物于小鼠皮肤局部,观察皮肤乳头瘤和癌的发生,试验一般在9个月左右可以结束。该模型分引发和促进两阶段,引发阶段形成启动细胞,此阶段是不可逆的,但必须进行克隆扩增才能将引发固定下来。在引发阶段形成的启动细胞,在某些因素的作用下,相对于周边正常细胞的选择优势进行克隆扩增,形成镜下可观察到的或肉眼可见的细胞群,这一阶段也就是促进阶段,是一个可逆的过程。此试验也可设计为检测受试物的引发活性或促长活性。代表性的引发剂为致癌性多环芳烃,促长剂为佛波醇酯(TPA)。

以上4个实验并非成组试验,应根据受试物的特点有选择性地使用。这些哺乳动物短期致癌试验模型,被用于哺乳动物短期致癌试验时,除特定要求外,应遵从长期动物致癌试验的一般要求,观察到的任一阳性试验结果,其毒理学意义与哺乳动物长期致癌试验相当。但是,阴性结果并不能排除受试物的致癌性。由于哺乳动物短期试验的器官特异性强,试验期限相对较短,试验过程中主要关注的是其中某一个器官的病变情况,特别是小鼠皮肤肿瘤和大鼠乳腺癌诱发试验仅适用于较小范围的化学物质类型,因此哺乳动物短期致癌试验阴性结果的意义较差。尽管如此,哺乳动物短期致癌试验的结果作为"证据权重"的一部分,在结合遗传毒性试验、哺乳动物长期致癌试验以及其他信息,可以更好地提高化学物对人体致癌性的预测能力。

二、哺乳动物长期致癌试验

哺乳动物长期致癌试验是指通过一定的途径给予受试动物不同剂量的受试物(外源化学物),观察受试动物中肿瘤的发生率、肿瘤类型、发生时间、发生部位以及剂量-反应关系,通过与对照组比较进一步阐明此受试物对动物是否有致癌性,并在哺乳动物长期致癌试验结果的基础上,推论对人类致癌的潜在危险性。哺乳动物长期致癌试验的最大特点是潜伏期长,为期 1~2 年的致癌试验时间即相当于人类大半生的时间,这为动物致癌研究提供了极大的便利。基于哺乳动物长期试验的结果较可靠,迄今其被公认为确认致癌物的经典方法,也可以将哺乳动物长期致癌试验作为鉴定化学致癌物的"金标准"。尽管该试验在化学物致癌性的评价中具有举足轻重的作用,由于该项试验的实施受到试验周期长、人力及物力消耗大、存在试验结果重复验证难度大等因素影响,实际工作中,并不是所有的受试化学物都需要进行哺乳动物长期致癌试验。在下列情况下,一般应考虑对受试化学物进行哺乳动物长期致癌性评价:首先,通过短期筛选试验(如 Ames 试验、小鼠骨髓微核试验等)明确受试化学物具有潜在致癌性,而且此受试化学物有一定的实用价值。其次,该受试化学物或其代谢物的化学结构与已知致癌物相似。再次,人体可能长期暴露于该受试化学物。最后,反复染毒毒性试验提示该化学物可能产生癌前病变。

在开展哺乳动物长期致癌试验时,应充分综合考虑各种试验要素,根据试验目的,择优选择试验方案,严格控制试验条件,以求获得可靠、准确的结果。

1. 试验动物

(1) 物种和品系:由于啮齿类动物对多数致癌物易感性较高,寿命相对较短,费用也较低,生理和病理资料较完备,因此使用最广泛。试验时要求使用两种动物,通常选用大鼠和小鼠,也可选用仓鼠。动物品系的选择应着重考虑较敏感、肿瘤自发率低、生命力较长、易繁殖的品系。美国国立癌症研究所(NCI)推荐长期致癌试验使用 Fischer344 大鼠和 B6C3F1 小鼠。

(2) 性别:正常情况下,应使用雌雄各半的两种性别动物。除非既往资料已证实与受试化学物结构相近的致癌物在长期致癌试验过程中存在性别差异,此时可选择其中单一性别。

(3) 年龄:由于幼年动物解毒酶及免疫系统尚未完善,对致癌作用比较敏感;同时,为了保证有足够长的染毒和诱发癌症的时间,长期致癌试验实施时,刚断奶或已断奶的年幼动物常常被优先作为备选对象。

2. 剂量选择和动物数量 哺乳动物慢性致癌试验至少需要设立 3 个剂量的实验组及一个相应的对照组。NCI 推荐以最大耐受剂量(MTD)作为高剂量。最大耐受剂量通常由 90 天毒性试验来确定。在试验过程中,此剂量应使实验组动物体重减轻不超过对照组动物体重的10%,同时此高剂量不能明显缩短动物寿命。中剂量及低剂量组的设定则按等比级数下推,分别为上一个剂量水平的1/2或1/3。低剂量组应不影响动物的正常生长、发育和寿命,即不能引起任何毒性反应。但低剂量组应高于人的接触剂量,一般不低于高剂量的10%。中剂量组的剂量设定介于高、低剂量之间,如有可能按受试化学物的毒代动力学性质来确定。对照组除了不给予受试化学物以外,其他实验条件均需与试验组相同。同时应设阴性(溶剂或赋形剂)对照组,必要时可设立阳性对照组,阳性对照组中所选用的致癌物最好与受试化学物的化学结构相近。

采用随机分组原则,将试验动物分配到实验组和对照组。为了确保试验结果的可靠性并能合理地应用统计学方法处理实验数据,每个剂量组至少有雌雄各50只动物,在出现第一个肿瘤时,每个剂量组还有不少于25只动物。如果同时对两种以上的受试化学物进行长期动物致癌试验,此时可设立共同对照组,对照组动物数量需达到雌雄各50只。

3. 染毒途径 在长期致癌试验选择染毒方式时应尽可能模拟人体可能的暴露途径,经口、经皮和吸入是3种主要的动物试验染毒途径,而至于选择何种途径应根据受试化学物的理化性质以及人体代表性的接触方式来确定。

(1) 经口染毒:是将受试化学物给予实验动物的常用途径,在受试化学物的适口性良好的情况下,一般把受试化学物掺入饲料或饮水中连续喂养动物进而达到染毒的目的。掺入的最高浓度一般不超过5%,同时,要定期监测掺入物的浓度并观察受试化学物的稳定性等。通常每周7天均给予受试化学物,考虑到使实际工作方便,每周5天给予受试物也是可行的,但中断染毒可使动物得到恢复或毒性缓解,进而影响试验结果的判定及后续致癌性评价。如果受试化学物掺入后的适口性不良,可采用灌胃法染毒。

(2) 经皮染毒:涂敷受试物的面积一般不少于动物体表总面积的10%。必须保证受试物与皮肤良好接触,并防止动物舔食。每天涂抹一次,每周3~7次。

(3) 吸入染毒:每天染毒4小时,每周5~7天。染毒柜内受试物浓度应定期或连续监测,其分布应均匀、恒定。

4. 试验期限 原则上,试验期限要求长期或者终生。一般来说,我们确定试验期限时,需要考虑到以下几个方面的问题:

(1) 通常在确保试验的期限包括动物正常生命期的大部分时间的前提下,小鼠和仓鼠的试验期限应分别达到18个月,而大鼠的试验期限为24个月;然而,对于某些生命期较长或自发肿瘤率低的动物品系,小鼠和仓鼠的试验期限可延长至24个月,大鼠的试验期限可持续至30个月。

(2) 当最低剂量组或对照组存活的动物只有25%时,可以结束试验,对于有明显性别差异的试验,则试验结束的时间对不同的性别应有所不同,高剂量组动物因明显的受试物毒性作用出现早期死亡的,此时不应终止试验。

在试验终止时,需确保阴性对照组动物数量足够多,以便发现动物自发性肿瘤,有助于排除对试验的干扰。因此,试验过程中阴性对照组和其他组均应符合以下标准:①因同类自食或管理问题等所造成的动物损失在任何一组都不能高于总数的10%;②小鼠和仓鼠在18个月、大鼠在24个月时各组存活的动物数不能少于总数的50%。

5. 结果的观察和分析

(1) 一般观察:通常地,每天观察受试动物一次,集中观察其外表、活动、摄食等一般状况。在整个试验周期的前3个月应每周称量一次体重,以后方可每两周称量一次体重。经饲料或饮水给予受试化学物时,应及时准确地记录食物消耗量或饮水量,以便计算受试化学物的摄入量。在观察的过程中尤其要注意受试动物有无肿瘤出现、肿瘤出现时间及死亡时间。记录发现第一例肿瘤时存活的动物数,作为试验结束时的有效动物数。老年动物多病易死,应加强巡视,防止动物死亡后未及时查验,发生尸体组织自溶。

（2）病理学检查:动物自然死亡或处死后必须及时进行病理学检查,主要包括肉眼观察和组织切片检查。用于病理学检查的组织应包括已出现肿瘤或可疑肿瘤的器官和肉眼观察有明显病变的器官,应注意观察癌前病变。通过病理学检查确定肿瘤的性质和靶器官。

（3）结果分析:统计各种肿瘤的数量(包括良性和恶性肿瘤)及任何少见的肿瘤的动物数、每只动物的肿瘤数及肿瘤潜伏期、肿瘤的大小等。在对动物长期致癌试验结果分析处理之前,有必要明确以下几个概念:

肿瘤发生率是指整个实验结束时患肿瘤动物总数在有效动物总数中所占的百分率。其中,有效动物总数指最早发现肿瘤时存活动物总数。肿瘤发生率是哺乳动物长期致癌试验中最重要的分析指标,因此,计算肿瘤(良性和恶性)总发生率、各种器官或组织肿瘤发生率及各组病理类型肿瘤发生率显得尤为必要。肿瘤潜伏期即从接触受试化学物起到各组出现第一个肿瘤的时间作为该组的潜伏期,此判定方法仅适用于能在体表观察的肿瘤。由于内脏肿瘤不易觉察,需分批剖杀,计算平均潜伏期。肿瘤多发性是指每只动物出现多个器官肿瘤或一个器官出现多个肿瘤。一般地,计算每组的平均肿瘤数,有时还可计算每一组中出现多个肿瘤的动物数或比例。

实验结束后,对试验结果的慎重处理及合理分析显得尤为重要。特别是在判定受试化学物致癌性时应注意以下几种可能与致癌相关联的情形:①罕见的肿瘤类型;②在动物体内多个部位发生肿瘤;③经不同染毒途径均诱发肿瘤;④在不同种系动物或两性动物均诱发肿瘤;⑤从癌前病变到癌变的进展情况;⑥癌前病变潜伏期缩短;⑦转移;⑧肿瘤异常增大或增多;⑨恶性肿瘤的比例;⑩剂量-反应关系明显增加。

值得指出的是,在试验终止时,仅观察到良性肿瘤,并无恶性化进展的证据,此时不能轻易认为该受试化学物是致癌物,仅仅提示了在该试验条件下需要进一步研究。

结果报告中,在综合分析以上 3 种指标(肿瘤发生率、肿瘤多发性、潜伏期)之后,对试验结果可以做出判定:如果 3 种指标中有 1 项在实验组与对照组间差异有显著性并且试验存在剂量-反应关系,可认为结果阳性,即该受试化学物有致癌性。如果实验组发生对照组未出现的肿瘤类型,也作为阳性结果,但此时的对照组应当有历史对照资料。阳性结果的判定应慎重。与对照组相比,在较高剂量组才出现差异显著性,不如在较低剂量下或在人类可能实际接触的剂量出现显著差异的意义重大。如果在包括两种动物、两种性别、3 个剂量水平(高、中、低),其中一个接近最大耐受剂量、每组有效动物数雌雄至少各 50 只的实验条件下进行哺乳动物长期致癌试验,统计结果提示两个物种、两种性别动物的实验组肿瘤发生率与对照组差异无显著性,表明未观察到该受试化学物的致癌作用。

6. 影响哺乳动物长期致癌试验的因素　在哺乳动物长期致癌试验的整个实施过程中,要综合考虑并控制各种可能会影响实验结果的因素。首先要严格筛选合格的试验动物用于致癌实验,由于长期致癌试验周期长,因此必须要加强动物的管理。饲养动物的环境必须符合国际要求,动物的质量是决定致癌性试验成功与否的重要因素,由于动物质量所导致的过早死亡、死亡率过高、自发肿瘤发生率过高等不稳定因素势必会使试验结果不可靠;其次,受试化学物的鉴定和纯化,以及化学物在溶剂中的稳定性、溶解性直接影响到受试化学物在体内的转化效率;此外,化合物的生物利用度在人和其他物种中要保持良好的一致性。各种外源化学物在动物体内的半衰期各异,这些外源化学物在哺乳动物体内停留及代谢时间不一致,排泄速率存在差异。另一方面,每种化学物进入动物体内,对体内的组织器官有其特定的亲和性,这些化学物在一定程度上不会到达哺乳动物体内每个器官或组织,如果实验实施过程中,因考虑不周全,而主要集中在某一个或者几个特殊器官或组织,则有可能得出假阴性结果。

7. 哺乳动物长期致癌试验的局限性　　长期以来,哺乳动物长期致癌试验在外源化学物潜在致癌作用的鉴定中发挥了重要作用,为判定外源化学物对动物是否有致癌性提供了最直接的依据,同时也为评价该外源化学物对人是否存在致癌性提供了坚实的基础。近年来,尽管转基因动物模型以及各种体外致癌检测系统的快速建立为外源化学物的致癌性评价带来了方便,但是哺乳动物长期致癌试验在毒理学安全性评价中的地位仍然是任何其他体外试验所不能替代的。然而哺乳动物长期致癌试验的应用本身也存在一定的局限性。首先,在哺乳动物长期致癌试验中通常使用最大耐受剂量作为动物的终身染毒剂量,也就是说在动物接受高于此剂量时可导致个别动物死亡,目的是尽可能检测到任何可能存在的致癌危险性。然而,使用太高剂量时会产生一些在低剂量时不会产生的病理改变,而且在人类活动中,大家接触到如此高的剂量的化学物的机会甚少,因而缺乏一定的代表性。再者,试验的结果对临床应用的参考意义也有限。因此,在动物试验中应用高剂量得出的阳性结果与人群低剂量暴露的结果外推存在不确定性。某些化学物质只对某一种动物或器官有特异性的致癌作用,也就是说,长期致癌试验中,某些化学物有时无特异性靶器官。例如2-萘胺是对人和狗很强的膀胱致癌剂,然而,对有些哺乳动物却相对地无活性作用。这一现象在很大程度上归因于人和动物在化学物作用的靶器官以及细胞、酶的种类和活性、化学物在体内的生物转运和转化过程等方面存在着较大差异,也即表现为种属间明显的差异。除此之外,动物使用量大,受到来自呼吁减少动物使用量的社会动物福利组织和相关团体的压力加大。花费大、实验周期长,加大了动物管理的难度,不能适应化学物质快速增长的要求,同时也为此类试验的重复性确证带来了不便。特异性及敏感性相对较低,假阳性和假阴性发生率较高等问题也不容忽视,会直接影响到试验结果的准确评判。

三、哺乳动物慢性致癌实验的评价

外源化学物是否致癌,通常首先运用化学物结构构效分析、多种短期试验组合进行初步筛选。尽管这些短期试验大大提高了致癌物的检出率,但是这些结果仅仅从定性的角度判定该外源化学物是否有致癌性,化学物是否具有致癌作用最终还是需要对化学物进行哺乳动物慢性致癌试验来评价。而这种外源化学物哺乳动物慢性致癌试验结果评价应当根据肿瘤发生率、潜伏期、化学物在哺乳动物与人体的药动学差异以及机制研究等结果进行总体分析、系统的评价。毒理学中致癌物可分为动物致癌物和人类致癌物,对于动物致癌物的确定,各国尚无统一的标准,国际癌症研究机构(IARC)明确要求在多种或多品系动物试验中,或在几个不同试验,尤其是不同剂量或不同染毒途径的试验中进行。与对照组相比,在实验组中出现与致癌相关联的事件诸如恶性肿瘤发生率增高,或在肿瘤发生率、出现肿瘤的部位、肿瘤类型或出现肿瘤的时间提前等非常显著时,方可确定为动物致癌物。目前,根据已获得的动物致癌实验证据是否充分把致癌物分为:

1. 致癌性证据充分　　在多物种或多品系的动物试验中,经不同染毒途径都观察到肿瘤发生率升高,并呈现剂量-反应关系。

2. 致癌性证据有限　致癌性证据只涉及单一物质或品系,或单一试验得到的结果,由于资料有限,对试验结果解释的合理性存在疑问。

3. 致癌性证据不足　由于试验资料定性或定量上的限制,所获得的试验结果无法说明化学物有致癌作用。

4. 证据提示无致癌性　目前尚无相关研究数据。

尽管哺乳动物慢性致癌实验是确认动物致癌物较为可靠的方法,也是确定化学物致癌性的重要依据,但是哺乳动物致癌试验确认的动物致癌物是否对人有致癌性,必须要有充分的流行病学证据支持。目前为止,仅有少数经过了流行病学调查证实并在国际上得到公认的人类致癌物。确认人类致癌物主要依据是:①流行病学调查结果能够重复;②有明确的剂量-反应关系;③有动物致癌试验阳性结果支持。

哺乳动物致癌试验阳性结果并不能直接提示对人体具有致癌性风险,因此在评价过程中,应适当加强对其机制的研究,开展系列附加试验(包括细胞改变、生化检测、遗传毒性试验等),评估动物中肿瘤发生率的增加与人体的相关性,以此可获得更多的有助于危险度评价的信息。目前普遍接受的事实是化学致癌机制主要包括遗传损伤机制以及表观遗传机制两方面,外源化学物诱导肿瘤发生,可能是以上两种机制共同参与的结果。因此,当我们在动物致癌试验观察到阳性结果时,应辩证地从遗传损伤以及表观遗传机制两个方面探索致癌性的可能机制,进而分析与人体的相关性。研究表明表遗传致癌物诱发的肿瘤常常涉及到内分泌系统、神经系统以及免疫系统失调,而且这种致癌机制具有组织、物种的特异性。某些表遗传机制致癌物在某些动物产生效应被认为与人类危害无关。譬如,苯巴比妥在哺乳动物体内经表遗传机制介导后具有致肝癌效应,但大规模人群流行病学调查未发现对人体有致肝癌作用。正是基于以上事实,如果有可靠证据支持一种外源化学物的致肝癌作用符合苯巴比妥在哺乳动物的作用特征,则认为该外源化学物具有苯巴比妥样的致肝癌作用,对人体的风险可能性较小。

也有研究表明,某些外源化学物仅能在哺乳动物体内诱发与受试动物物种特异性相关的致瘤反应,这类肿瘤反应的特点表现为靶组织非 DNA 反应性、致癌机制具有物种特异性。包括:大鼠氧化物酶体增殖介导的肝肿瘤,大鼠胃酸分泌抑制介导的神经内分泌肿瘤,大鼠肾 α2u 球蛋白介导的肾肿瘤等。通过对这些肿瘤模型的致癌机制的分析,明确揭示了在哺乳动物(大鼠)体内诱导以上致瘤反应的外源化学物不能预测人类致癌危害。

鉴于动物致癌试验结果外推对人类致癌性的复杂性,评价的过程中会出现假阳性或假阴性结果,有必要综合分析短期试验结果、代谢及动力学资料、致癌机制以及既往化学结构类似物等研究资料,同时加强流行病学调查研究为进一步佐证哺乳动物致癌试验结果提供依据,增强将动物致癌结果外推到人的致癌危险的可靠性。

第三节　转基因动物致癌试验

确定人类主要暴露物质的潜在致癌性是一个重要、复杂而又不完美的过程。长期以来,毒理学家主要依赖 2 年慢性啮齿类动物致癌试验的结果来预测人类暴露于化学和物理因素的危险程度。然而,这些试验并不完善。首先,其耗时长;第二,其非常消耗资源;第三,其危险性评估不完善,这些试验预测人类致癌物的敏感性好,但特异性非常差,出现了许多与人类风险评估相关性不大的假阳性反应;第四,结果外推到人时存在不确定性;最后,这些试验一般不提供导致肿瘤形成的潜在行为模式信息,导致了广泛和昂贵的后续机制研究。

理想的情况下,识别致癌物质的生物试验应该能够识别所有人类致癌物而且不产生不相关的或假阳性结果。此外,在这些生物试验动物中观察到的肿瘤位点应与那些预期发生在人类身上的肿瘤位点存在一致性,这些分析应该为导致肿瘤发生的行为模式和关键事件提供信息,以便制定剂量-反应关系。最后,鉴于现实世界中资源的有限性及公共卫生决策的时效性,这些实验最好是低成本、周期短、符合动物福利原则等。

在过去的几十年,随着癌基因激活或抑癌基因失活在肿瘤发生发展中所发挥的作用的认识日益深入,以及近年发展起来的小鼠生殖系引入可诱导或精细调控突变技术的应用,小鼠肿瘤模型的建立工作取得了突破性进展,转基因动物模型也成为致癌性研究评价的重要选择之一。使用转基因小鼠模型替代小鼠长期致癌试验,能够增加试验结果的准确性,降低假阳性率和假阴性率,减少试验动物的使用数量,并且可以降低化学物质研发的费用及研发周期。

一、常见转基因动物及其在致癌试验中的应用

转基因动物(transgenic animal)指用人工方法将外源基因导入或整合到其基因组内,并能将此外源基因稳定的遗传给下一代的一类动物。

转基因小鼠分为转癌基因小鼠、肿瘤抑制基因敲除小鼠以及 DNA 修复相关基因敲除小鼠。健康与环境科学协会认为,可替代长期致癌试验的转基因小鼠模型有 6 种:即杂合 p53$^{+/-}$基因敲除鼠、Tgras H2 转基因鼠、Tg. AC 转基因鼠、纯合 Xpa$^{-/-}$基因敲除鼠、Xpa/p53 敲除鼠以及新生小鼠和叙利亚仓鼠体外转染试验。现阶段最常用的是杂合 p53$^{+/-}$基因敲除鼠、TgrasH2 转基因鼠、Tg. AC 转基因鼠、纯合 Xpa$^{-/-}$基因敲除鼠。

杂合 p53$^{+/-}$基因敲除模型是在 C57BL/6 基础之上发展而来的。在前 36 周,这些小鼠的整体肿瘤自发率很低。但 80 周后,大约 50% 的小鼠产生淋巴瘤、骨肉瘤、血管肉瘤。p53 小鼠可通过常规的暴露途径暴露于试验物质,并似乎应答遗传毒性试验物质而产生肿瘤。早期研究显示,暴露于遗传毒性物质后,小鼠大约在 6 个月左右产生肿瘤。最初认为,功能性 p53 基因座活性的丧失是肿瘤发展的先决条件。正因如此,遗传毒物比如苯,在这个测试系统内会诱发肿瘤发生,然而,随后的研究显示,诱变剂 P-克里西丁并非如此。

Tg. AC 小鼠由 FVB/N 小鼠系通过原核内注射 v-Ha-ras 基因产生。转基因在密码子 12 和 59 存在突变,其通常不在成人组织中表达。这些动物的皮肤只需暴露于启动因子即可导致乳头状瘤的发生而不需要致突变化学物的事先启动。该模型适用于皮肤给药的致癌性试验。

TgrasH2 转基因小鼠携带了人的 c-Ha-ras 基因,其具有独立的启动子。用于短期致癌试验的小鼠由亲代与野生型 BALB/c 小鼠杂交产生半合子 CB6F1 小鼠而获得。正常和肿瘤组织中表达的 c-Ha-ras 转基因在其内含子序列存在突变,但其编码序列没有存在突变。18 月龄时,这些小鼠肿瘤自发率可达到 50% ,而 8 月龄时的肿瘤自发率并不高。

Xpa$^{-/-}$小鼠完全缺乏核苷切除修复。这种模型是人类遗传性疾病着色性干皮病的小鼠同源,所以它们对紫外线诱导的皮肤肿瘤高度易感。在 9 月龄前,本品系与野生型小鼠一样肿瘤自发率低。11 个月开始,Xpa$^{-/-}$小鼠自发性肿瘤的发生率较野生型小鼠明显增加。常见的肿瘤包括淋巴瘤、细支气管肺泡腺癌和肾上腺皮质腺瘤。这种基因型与 p53$^{+/-}$基因型

结合产生 Xpa/p53$^{+/-}$ 模型,导致在同一品系中具有两种模型的优势。虽然这些模型具有很好的前景,但目前它们试验资料比较少。

活化癌基因早在 1980 年就被导入小鼠体内。这些动物自发性肿瘤进展比野生型小鼠更迅速,并且对化学物诱导的肿瘤更加易感。国际协调机构(The International Conference on Harmonization,ICH)S1B 指导原则为包括转基因动物在内的短或中期体内啮齿类动物测试系统的使用铺平了道路,本指导意见指出"可能性应该侧重于可提供致癌终点线索的体内模型的使用上,这些模型包括啮齿类动物引发-促长模型,使用转基因或新生啮齿类动物致癌模型"。

1997 年,在国际生命科学委员会的分支机构健康和环境科学委员会(International Life Sciences Institute's Health and Environmental Sciences Institute,ILSI-HESI)主持下,国际多方协作验证 Tg. AC、p53$^{+/-}$、TgrasH2 和 Xpa$^{-/-}$ 这 4 个备用致癌模型的效用。ILSI 验证项目的主要目标是寻找科学的数据以了解新的致癌试验模型的益处和局限性,以评估这些模型是否能增加预测人类癌症危险的相关信息。21 种基于传统 2 年生物试验鉴定的致癌物质,被使用统一方法,在一种或多种上述模型中进行评估,动物在 6~12 个月被处死。结果显示,p53品系似乎适合用于检测遗传毒性致癌物,但是它不能检测非遗传毒性致癌物。Tg. AC 品系检测非遗传毒性致癌物及较少遗传毒性致癌物。TgrasH2 品系似乎能够检测遗传毒性和非遗传毒性致癌物。Xpa 和 Xpa/p53$^{+/-}$ 模型资料不足。总的来说,这些试验和发现潜在人类致癌物的筛选试验一样,除了比常规 2 年生物试验使用更少的动物,更快、更便宜外,这些试验对发现假阳性似乎并不太敏感,同时它们在发现人类致癌物方面没有达到 100% 特异性。这些试验也无法区分遗传毒性致癌物和非遗传毒性致癌物。

2003 年,Pritchard 等用 99 种被国际肿瘤研究机构(International Agency for Research on Cancer,IARC)以及美国国家毒理学项目组(National Toxicology Program,NTP)列为具有潜在致癌作用的化学物质,对转基因小鼠模型和 2 年致癌试验的相关数据进行了比较分析,结果得出转基因小鼠模型具有显著的优越性结论。研究显示,每一种转基因鼠模型都可以用于鉴别人类致癌物质。当使用 NTP 认可的两个物种致癌试验方法分析,假阳性结果的发生率较高,也就是说,与长期致癌试验相比,转基因小鼠模型产生的假阳性结果较少。并且,当大鼠 2 年致癌试验结合转基因小鼠模型进行致癌试验分析,与 IARC/NTP 的一致性便可由 69%(单独的两年致癌试验)增加至 84%(两年致癌试验结合转基因小鼠试验),这样可以降低假阳性结果发生的概率,并且可以剔除假阴性反应,使试验数据更加精准可靠。

回顾性分析显示,截至 2011 年 1 月,美国食品和药物管理局药品评价和研究中心(United States Food and Drug Administration-Center for Drug Evaluation and Research,CDER/FDA)共接收了 211 份 p53$^{+/-}$、Tg. AC、TgrasH2 和 Xpa/p53$^{+/-}$ 致癌模型的方法。这些方法中,只有 73 个完整的研究报告被提交给研究机构审查,如表 30-1 所示。

表 30-1　CDER/FDA 接收的研究方法和研究报告数量

致癌模型	研究方法	研究报告
p53$^{+/-}$	81	32
TgrasH2	74	20
Tg. AC	44	18
Xpa/p53$^{+/-}$	1	1

试验选择的注意事项如下所述。在过去的几年里，TgrasH2 研究数量增加，p53$^{+/-}$ 和 Tg. AC 研究数量减少。

p53$^{+/-}$：以前，如果药物明确或可能是遗传毒性的，该试验就可以用来评估潜在致癌性。现在，只有当药物明确具有遗传毒性时，该试验才能用于评估潜在致癌性。

TgrasH2：该试验可以用于评估遗传毒性和非遗传毒性药物的潜在致癌性。

Tg. AC：该试验只用于评估皮肤产品，当前不推荐使用。

使用这些模型的阳性结果发生率如下：

p53$^{+/-}$：2/32 的致癌性研究结果为阳性。口服酚酞及皮下注射用于聚维酮服用的赋形剂得到阳性结果。另有两种药物结果阳性，但是它们在野生型动物中结果同样是阳性，所以其作用和 p53 无关。

TgrasH2：3/20 的致癌性研究为阳性。有一项阴性研究存在不足，因为它没有覆盖主要遗传毒性代谢产物。一项研究结果虽然高剂量超过最大耐受剂量，但没有对低剂量组进行完整评价。一项研究结果在 4 周剂量范围探索试验中具有阳性结果。

Tg. AC：8/16 的致癌性研究研究为阳性。有一项试验只在施药位点上阴性。一项研究结果由于研究行为而无法解释，但药物可能是阳性的。

Xpa/p53$^{+/-}$：只有一项试验实施，资料并不完善，试验结果显示药物没有遗传毒性。

显然，转基因动物致癌试验已经被常规使用。然而，通过药品评价和研究中心（CDER）执行致癌物评估委员会审查，在过去几年里，转基因动物的研究只占小鼠研究方法的约 25%，虽然转基因动物的研究提供了一些时间和资源方面的优势，但大多数药物研究者仍然倾向于使用 2 年生物试验。

二、转基因动物致癌试验展望

随着这些方法在新法规上被更多采纳，转基因动物试验正在取得进展。国际协调会议安全问题专家工作组采用结合使用转基因小鼠模型及传统的 2 年生物试验一起来评估化学物的潜在致癌性。根据欧盟《化学品注册、评估、许可和限制》法规政策，这些模型被推荐为 2 年生物试验的替代方案。因此，转基因动物的遗传毒性和致癌性试验都被监管机构认可。但遗憾的是，上述试验还没有被广泛推广使用。

随着模仿人类疾病的转基因动物的发展，以及转基因动物癌症的高发病率在识别导致基因组不稳定和癌变早期的重要基因及途径中发挥的重要作用，这些模型的价值在此方面日益得到重视。例如，遗传性非息肉性结肠癌（HNPCC）起源于 *HNPCC* 基因或错配修复基因 MutL Homologue 1（*MLH1*）、MutS Homologue 2（*MSH 2*）和 MSH 6 的遗传变异。家族性腺瘤样息肉来源于 APC 抑癌基因的遗传变异或 DNA 修复酶 MUTYH 的突变。着色性干皮病源于 7 个基因互补群，XPA 到 XPG 中核苷酸切除修复缺陷或 DNA 聚合酶 eta（polη）缺乏。后者是一个 XPV 的变异形式，以相对高的精度负责跨损伤修复。共济失调毛细血管扩张症源于编码丝氨酸/苏氨酸蛋白激酶的 AT 突变基因的突变。其他癌症转基因模型已经被开发出来，如携带小鼠乳腺瘤病毒启动子控制下活化的 *v-Ha-ras* 癌基因的肿瘤鼠和鼠乳腺癌模型，人类 *p53* 基因突变在乳腺有条件表达。毫无疑问，这些转基因模型对于理解肿瘤在不同器官发生的机制，以及阐释 DNA 修复基因、癌基因、抑癌基因及进展因素在癌变中发挥的作用是非常基本的。

第四节 非遗传毒性致癌性评价

在评价化学物致癌性时,经常发现并非所有的具有遗传毒性的化学物(Ames 试验呈阳性反应)均为致癌物;同时发现,某些具有非遗传毒性的化学物(Ames 试验呈阴性反应)却能诱发动物某些组织和器官发生肿瘤,表明化学物存在遗传毒性与其致癌性不平行的问题。

非遗传毒性致癌物是指不直接与 DNA 反应,而是通过诱导宿主体细胞内某些关键性病损和可遗传的改变导致肿瘤的化学致癌物。包括:①细胞毒性致癌物:可能涉及慢性杀灭细胞导致细胞增殖活跃而发癌,如次氮基三乙酸、氮仿;②固态致癌物:物理状态是关键因素,可能涉及细胞毒性,如石棉、塑料;③激素调控剂:主要改变内分泌系统平衡及细胞正常分化,常起促长作用,如己烯雌酚、雌二醇、硫脲;④免疫抑制剂:主要对病毒诱导的恶性转化有刺激作用,如嘌呤同型物;⑤助致癌物:单独接触无致癌性,而在接触致癌物之前接触或同时接触可增加肿瘤发生,如乙醇、二氧化硫等;⑥促长剂(促癌剂):本身不能诱发肿瘤,只有作用于引发细胞才表现其致癌活性,如对苯二甲酸(terephthalic acid,TPA)、双对氯苯基三氯乙烷(dichlorodiphenyltrichloroethane,DDT)、苯巴比妥、灭蚁灵;⑦过氧化物酶体增殖剂:过氧化物酶体增殖可引起细胞内氧自由基生长,如氯贝丁酯、二邻苯二甲酸酯。

多数化学物质的致癌性能通过确定的遗传毒性检测方法预测。然而,缺乏遗传毒性却显示出致癌性的非遗传毒性致癌物不能由标准的遗传毒性分析实验所预测。非遗传毒性致癌物不能直接作用于 DNA,不会使 DNA 的初级序列发生改变,但却能促进或抑制某些与增殖和分化有关基因的表达等一系列分子事件,从而影响细胞增殖及信号转导功能,诱导肿瘤发生。近年,非遗传毒性致癌物对人类健康的影响逐渐受到关注,一些机构如国际协调委员会(ICH)也在讨论制定新的方法用于检测非遗传毒性化学物质,然而目前并没有单独的或者联合体系有足够高的敏感性和特异性用于非遗传毒性化学物质致癌性研究。

一、体外试验

非遗传毒性致癌物的判定工作复杂而艰巨。评价化学物致癌性的证据主要来源于人群流行病学调查和动物实验结果。但是流行病学调查结果的可信度取决于严密的设计,而且研究过程受到诸多因素的限制;动物实验花费大,周期长,也难以应对实际需要。因此目前通常先进行体外试验进行初步的筛查,若实验结果出现阳性才进行下一阶段的试验。

1. 细胞恶性转化试验 细胞转化试验阳性说明受试物具有诱导细胞表型、生长特性发生改变的能力,提示受试物具有致癌的潜能。事实上,许多致癌作用的假定阶段及致癌基因的作用,都是由体外细胞转化研究确定的,细胞转化的主要检测终点,即细胞的恶性变,主要是指细胞接触抑制和锚着独立性生长消失。一些能在体外培养物上检测和定量的细胞内检测终点,以及体内致癌作用和恶性肿瘤之间的关系,可由变异细胞接种后恶性肿瘤的形成得以证明。目前有实验数据支持能用于检测非遗传毒性致癌物活性的细胞模型有叙利亚地鼠胚胎细胞(Syrian hamster embryo,SHE)和叙利亚仓鼠真皮细胞(Syrian hamster dermal,SHD)。另外,越来越多的数据表明两期转化试验结合 BALB/c 3T 细胞同样也能用于非遗传毒性致癌物的检测。但是细胞恶性转化试验对致癌作用后期阶段的模拟逐渐地变得困难,对肿瘤细胞侵袭力和转移的评价也就受到限制。而通常测试细胞当中的代谢酶活性较低,降低了系统对间接致癌物的检测敏感性。

2. 细胞增殖试验 肿瘤是正常细胞在致癌因素长期作用下,出现过度增生或异常分化而形成的新生物。与正常的细胞相比,肿瘤细胞具有超常的增生能力。其特点是细胞不受任何约束和控制,呈无规律的迅速增长,甚至可以破坏正常组织器官的结构并影响其功能。有研究表明非遗传毒性致癌物诱发肿瘤的形成取决于其诱导细胞增生的能力,但无绝对的一致性,因为目前还缺少合适的用于检测细胞增生作用与非遗传毒性致癌物之间相关性的筛选试验。当前有学者提出的筛选程序是以最大耐受量和1/2 最大耐受量分别一次性给予雄性 F344 大鼠或者 B6C3F 小鼠。在给药后24 小时、36 小时和48 小时,用胶原酶灌注技术分离肝细胞,并在含有胸苷的培养液中孵育4 小时,应用复制期 DNA 合成试验(RDS),发现63 种非遗传毒性致癌物中,有52 种发生明显的 RDS 反应,31 种非遗传毒性的非致癌剂中,24 种 RDS 反应为阴性。研究表明,RDS 筛选试验是早期检测非遗传毒性致癌物的有效方法。另外,王红兵等人应用流式细胞技术测试了微囊藻毒素、佛波酯及苯巴比妥钠对 BALB/c3T3 细胞周期的影响。结果表明,3 种非遗传毒性致癌物均可不同程度地诱发 S 期细胞比例增高,并呈一定的剂量-反应关系。佛波酯 $0.1\mu g/ml$ 时 S 期细胞达57.9% ,表明半数以上的细胞进入 DNA 合成期。这提示诱导细胞异常增殖可能是此3 种非遗传毒性致癌物致癌作用的原因之一。

3. 细胞间隙连接通信(GJIC) 细胞间隙连接通信是嵌在细胞膜上的一组大分子蛋白,能够允许分子量小于1000D 的分子通过,是细胞间进行物质和信息交流的唯一的细胞间连接方式。它受到至少15 种基因的调控,并表现出抑癌基因的特点。Ca^{2+}、cAMP、三磷酸肌醇、葡萄糖、维生素及其他参与生长调节的物质可以通过间隙连接为相邻细胞所共有。因此GJIC 可以协调不同组织、细胞间的代谢和电传导性,使各种信息有效地达到相应的细胞,保持细胞群体对生长刺激和调节反应的同步性,使细胞的增殖、分化按正常的程序进行。非遗传毒性致癌物暴露与肿瘤的关系研究可以追溯到1994 年,Mesnil 和 Rivedal 等人在用 TPA、维 A 酸或 DDT 处理大鼠肝上皮细胞后发现,GJIC 的 Mrna、Cx43 依然存在于细胞质当中,但是它的蛋白却从细胞间连接区域消失了。后期的机制研究发现 GJIC 被抑制后,细胞的增殖和凋亡的调控信号传递失控,导致细胞过度增殖,而衰老和异常的细胞不能正常死亡,在受到有害因素作用时极易发生恶变,最终可形成肿瘤。国内张旻等人通过细胞划痕染料标记示踪技术(SLDT)观察 $PM_{2.5}$ 无机提取物与有机提取物对 BALB/c3T3 细胞间通信的影响,发现 $PM_{2.5}$ 有机提取物也可引起细胞间通信的抑制。目前 GJIC 已成为非遗传毒性致癌物筛检实验的观察终点。

4. 其他 由于非遗传毒性致癌物作用机制广泛,而且其具有高度组织特异性(如甲状腺致癌作用和过氧化物酶体增殖),因而用以上任何一种分析对于所有类型非遗传毒性致癌物的检测是不可能的。因此,为增加体外可检测的非遗传毒性致癌物的范围,必须发展一系列新的检测方法对受试物作用的主要终点进行检测和一些新的细胞培养方法用于观察组织特异性细胞增殖的诱导,如 MCF-7 细胞分析,开始用于具有激素活性的物质和乳腺癌的检测。另外,一些非遗传毒性肝癌形成相关的受体被确定,并促进快速配体结合分析的发展。大量的化学物质可直接或间接激活中性粒细胞等炎性细胞,产生氧自由基和其他自由基,作用于 DNA 从而诱导肿瘤的发生。环境非遗传毒性致癌物的一个重要机制是通过表观遗传学机制改变整个基因组甲基化水平或者使某些抑癌基因高甲基化而不改变 DNA 序列,导致基因表达异常,进而诱发肿瘤。以增殖细胞核抗原(proliferating cell nuclear antigen,PCNA)为例,PCNA 是一种细胞周期蛋白,它能与 DNA 聚合酶结合形成四聚体,参与 DNA 复制中引导链的形成,从而促进细胞增殖,是细胞 DNA 合成不可缺少的因素。赵宏贤等人通过对大鼠 BMSCs 细胞进行体外培养,检测 DNA 去甲基化对 BMSCs 增殖及增殖细胞核抗原表达的影响。研究结果表明 DNA 去甲基化对 PCNA 的表达和肿瘤细胞增殖具有抑制作用,但 DNA 去甲基化在非遗传毒性致癌过程中的作用机制尚不清楚,推测 PCNA 蛋白表达异常,可诱导细胞异常增殖,增加细胞增长速率,使 DNA 复制错误及诱发或自发的突变频率增加,可能是非遗传毒性致癌作用的机制之一。因此 DNA 的甲基化状态可以成为非遗传毒性致癌物的暴露标志物,是继基因突变和遗传物质丢失以外,导致肿瘤抑制基因失活的第三条途径,而且在某些情况下是抑癌基因失活的唯一机制。研究 DNA 甲基化有助于全面了解环境致癌物的致癌效应,揭示化学毒物的致癌机制并评价其致癌性。

二、哺乳动物致癌试验

化学物质在体外试验显示出非遗传毒性,还需进行哺乳动物体内检测。这是因为体外试验并不能很好地模拟动物体内的复杂环境。一般将哺乳动物致癌试验按照观察时间和靶器官范围分为两类:一种是哺乳动物短期致癌试验(limited carcinogenicity study),试验的观察时间不是终生,而且观察的靶器官一般限定为一个;另一种是哺乳动物长期致癌试验,是确认动物致癌物的经典和标准方法。

三、转基因小鼠模型的应用

受试物致癌性的检测常用啮齿动物生物分析,使用大、小鼠体内分析检测致癌物质、肿瘤启动子和辅助致癌物。这种方法耗时、费力且非常昂贵。而随着科技水平的提高,转基因和基因敲出技术所构建的小鼠模型为研究化学致癌作用提供了新的手段。转基因动物模型相对于常规手段有一些潜在的优势。例如,肿瘤的产生更迅速,因而检测时间更短。一般转基因动物的诱癌试验一般在 3 个月左右就能完成;使用转基因动物模型也可以减少整体试验中的动物使用量,降低成本和操作强度;此外,使用恰当的转基因动物模型可以人为地控制受试物的代谢,以便更准确地将结果外推至人群;最后也是最重要的一点是在整体水平上,可以人为地控制某一基因的表达水平,从而阐明该基因在受试物致癌过程中的作用。目前可以应用于致癌机制研究和致癌物筛查的转基因小鼠模型包括抑癌基因敲除小鼠和癌基因高表达小鼠。目前用于检测非遗传毒性致癌物的代表模型是 lacI 和 lacZ。这两种转基因动物模型既能用于检测遗传毒性致癌物,同时也能用于非遗传毒性致癌物的检测。以邻氨基苯甲醚为例,在标准的啮齿动物遗传毒性试验当中不能检测到它的活性。但是在 lacI 和 lacZ 这两种转基因动物模型当中它却能特异性地诱发膀胱癌。转基因动物模型在毒理学安全性评价中的应用价值是毋庸置疑的,但是目前还需要进一步完善这一系统的标准。

第五节　人群肿瘤流行病学研究

利用大鼠体内试验结合小鼠转基因分析检测致癌物,也存在从啮齿动物试验结果外推到人的困难。因为在动物实验中使用的剂量水平通常远高于人类暴露剂量,这是因为生物测定的灵敏度低,因而需要加大非遗传毒性致癌物的剂量。另外非遗传毒性致癌物的剂量反应曲线不是线性的,这同样增加了动物实验结果外推的不确定性。此外,它们在动物体内诱发癌症的机制可能与在人体内的机制并不相同。因而要确定受试物是否是人类致癌物的唯一手段就是肿瘤流行病学调查。肿瘤流行病学调查是应用流行病学的方法和理论研究肿瘤在人群中的分布和决定因素,以及肿瘤预防与控制措施的科学。

1. 人群肿瘤流行病学研究资料来源

(1) 肿瘤的登记报告:主要包括以人群或医院为基础的登记报告,是掌握肿瘤发病、死亡动态的一种基本方法。

(2) 肿瘤死亡回顾调查:对既往居民死亡及死亡原因的调查。它可以在较短时间内获得关于较大地区内居民的死亡情况和死因全貌的资料,尤其对恶性肿瘤的流行病学调查有很大的帮助。

(3) 肿瘤患病情况调查:反映该地区恶性肿瘤发病水平和分布的特点。

(4) 肿瘤病理资料:在既无登记报告资料又无肿瘤普查资料时,病理诊断材料有时可提供有用线索。

2. 人群肿瘤流行病学常用指标

(1) 肿瘤发病率:是指一定时间内,某特定人群中某种恶性肿瘤新发病例出现的频率。计算发病率时,可根据研究疾病及研究问题的特点来选择时间单位,恶性肿瘤一般以年为时间单位,常以 10 万分率来表示。计算公式如下:

$$肿瘤发病率 = 某年新发病例数 \times 100\,000 / 某年年中人口数$$

(2) 肿瘤患病率:也称为现患率、流行率。是指在特定时间内,特定人群中某种肿瘤新旧病例数所占的比例。计算公式如下:

$$肿瘤患病率 = 特定时期某人群某恶性肿瘤新旧病例数 \times 100\,000 / 同期观察人口数$$

其与发病率的区别表现在以下两个方面:①患病率的分子为特定时间内所调查人群中某种肿瘤的新旧病例数,发病率的分子为一定时间内暴露人群中新发生的病例数;②患病率是由横断面调查获得的疾病频率,衡量肿瘤存在和流行的情况,是一种静态指标。而发病率是由发病报告或队列研究获得的疾病频率,衡量疾病的出现,为动态指标。

患病率主要受发病率和病程的影响。如果某地某病的发病率和病程在相当长的时间内保持稳定,则患病率、发病率和病程 3 者之间存在如下关系:

$$患病率 = 发病率 \times 平均病程$$

患病率升高和降低的意义视各种疾病的实际情况而定。如某种肿瘤的患病率增高,既可以是发病率真的增高,也可以是因治疗的改进使患者寿命延长所致。因此,患病率的资料要结合发病率、治愈率等方面的资料进行综合分析,才能做出正确的结论。

(3) 肿瘤死亡率:是指某人群在一定时期内死于某种肿瘤的人数在该人群中所占的比例。肿瘤死亡率是测量人群某种肿瘤死亡危险的常用指标。其分子为某种肿瘤的死亡人数,分母为该人群年平均人口数。计算公式如下:

$$肿瘤死亡率 = 某人群某年某恶性肿瘤死亡例数 \times 100\,000 / 该人群同年平均人口数$$

(4) 构成比:构成比说明某一事物内部各组成部分所占的比重或分布,常以百分数表示,构成比的分子部分包括在分母部分,因此,构成比不能说明某事件发生的频率或者强度,不同地区、不同条件下的构成比不能当作率使用,这种构成比也不能相互比较。构成比的计算公式为:

构成比＝某一组成部分的数值／同一事物各组成部分的数值总和×100%

（5）标准化率：在分析肿瘤发病/死亡率的动态变化或比较不同地区、单位、职业的肿瘤发病率时要考虑到人口的性别、年龄等其他因素构成的影响。即不同地区人群之间的发病/死亡率的比较必须经过标准化的处理方可进行。

3．人群肿瘤流行病学的研究方法

（1）描述流行病学：通过回顾和登记报告来描述肿瘤在人群中的时间、空间和人群间的分布，并提出探索性的病因假设。这是肿瘤流行病学研究的基础，也是评价预防措施好坏的最终依据。描述性研究主要包括历史常规资料的分析、现况研究、生态学研究和随访研究。以生态学研究为例，有研究表明，饮用池塘水、河滨水可增加大肠癌的发病危险。为进一步探讨此类水源中微囊藻毒素污染情况与大肠癌发病之间的联系，周伦等（2000）在我国大肠癌的高发现场——浙江省海宁市采用生态学研究方法开展了一次调查，调查当地的人口普查资料和肿瘤登记资料，得到了近年来该地区 8 个乡镇的大肠癌的发病率，以此为疾病指标；应用间接酶联免疫竞争方法检测各类饮用水源中微囊藻毒素的含量，以此作为环境暴露指标。对这些数据进行 Spearman 等级相关分析，结果显示大肠癌的发病率与微囊藻毒素的含量呈正相关（$r_s = 0.874, P = 0.005$）。研究结果为研究大肠癌的病因提供了新的线索。但是生态学研究收集的信息通常只反映调查当时的疾病与暴露状况，难以确定先因后果的时相关系。再则，生态学研究得到的是某一时点是否患病的情况，而不能获得发病率资料。鉴于生态学研究本身存在的这些局限性，其为我们提供的病因线索还需要进一步的分析性研究加以佐证。

（2）分析流行病学：分析流行病学主要研究疾病的病因。发现和分析恶性肿瘤的危险因素是分析流行病学的主要研究目的。在分析流行病学研究中，最常用的是病例对照研究方法，属于回顾性调查。1969 年，美国波士顿 Vincent 纪念医院妇产科医师 Herbst 发现该院在 1966～1969 年间共诊断了 8 例 15～22 岁年轻女性阴道腺癌病例。通常阴道癌只占女性生殖系统癌症的 2%，腺癌又只占阴道癌的 5%～10%，且多发生于 50 岁以上的女性中。Herbst 最初想从这 8 例病人的共同点找出线索，发现 8 例病人都没有使用局部刺激物、阴道冲洗或阴道塞的历史。除一例发病后结婚外，均否认有性交史。发病前均未使用过避孕药。在描述性研究没有结果的情况下，Herbst 认为应当详细了解这些病例从胚胎期至发病前的情况，以及她们母亲在妊娠期的情况。通过 8 个病例与 32 个对照的病例对照研究，Herbst 发现在比较的诸多因素中，有 3 个因素表现出显著的组间差别。它们是母亲怀孕期间使用过己烯雌酚激素治疗（$P<0.001$）、母亲以前的流产史（$P<0.01$）和此次怀孕时的阴道出血史（$P<0.05$）。而三者的关系是，因为有后两个因素才使用己烯雌酚治疗。最后 Herbst 等作出结论，母亲在妊娠早期服用己烯雌酚使她们在子宫中的女儿以后发生阴道腺癌的危险性增加。另外，Doll 和 Hill（1950）关于吸烟和肺癌的研究以及小剂量电离辐射与白血病的关系的研究都是病例对照研究应用在人群肿瘤流行病学当中的经典范例。

分析流行病学的另一常用研究方法是队列研究，为前瞻性研究。队列研究从正常人群开始，根据目前或过去某个时期是否暴露于某个待研究的危险因素，或其不同的暴露水平而将随访人员分成不同的组，随访观察一段时间，检查并登记各组人群待研究的预期结局的发生情况，比较各组结局的发生率，从而评价和检验危险因素与结局的关系。由于调查开始于发病之前，诸因素的暴露与否及暴露程度等信息的可靠性都明显优于回顾性调查。云南省个旧市是亚洲最大的锡工业所在地，个旧男性肺癌死亡率居全国之首，高危人群肺癌发生率高达 3707. 8/10 万。高国富等(2002)自 1992 年起选取位于个旧市云锡公司所有矿厂和冶炼厂内年龄大于 40 且有十年或以上矿坑和(或)冶炼史的高危工人组建动态队列。随后每年对该群体进行普查,包括体检、X 线胸片、痰细胞学巴氏涂片检查和问卷调查以及对其中肺癌病例进行组织学检查。最后分析结果证明肺癌是砷暴露的云锡高危矿工群体的主要健康问题,在总死亡中比例超过 1/4,是最主要的死亡原因。

(3) 实验流行病学:实验流行病学研究类似于队列研究,它以随机分配原则,将研究人群分为实验组与对照组,人为地以某种因素或措施给实验组,另一组则不给该因素或措施为对照组,随访观察一定时间,比较两组肿瘤发病率或死亡率。实验流行病学研究目前有三方面的研究工作:①是以化学预防为主的人群化学干预实验,例如在我国林县开展的维生素微量元素药丸对食管癌发病的干预研究;②是行为干预实验,例如开展以健康教育、健康促进为主的行为干预性的天津慢性病控制与健康促进项目;③是检验新药、新疗法的临床试验。

要从肿瘤流行病学调查中得出正确的结论,关键在于严谨的研究设计和研究条件的具备,基本的条件包括有足够量的接触人群、一定的接触史(20 年左右)、能推算出接触剂量、对照组选择合理等。

本章所述各种评价系统和检测方法各有优缺点。而一般人类致癌物的最终判定需要有 3 项依据:①有明确的剂量-反应关系;②有动物致癌试验阳性结果支持;③人群肿瘤流行病学调查结果可重复,因此需要综合分析各方面资料后才能做出客观评价。

(蒋义国)

参 考 文 献

1. 张爱华,蒋义国. 毒理学基础. 第 2 版. 北京:科学出版社,2016:155-175.

2. 袁晶,蒋义国. 分子毒理学. 北京:人民卫生出版社,2017:190-217.

3. 王心如. 毒理学基础. 第 6 版. 北京:人民卫生出版社,2012:171-186.

4. Kiyomi Ohmori. In Vitro Assays for the Prediction of Tumorigenic Potential of Non-genotoxic Carcinogens. Journal of Health Science,2009,55(1):20-30.

5. Boverhof DR,Chamberlain MP,Elcombe CR,et al. Transgenic Animal Models in Toxicology:Historical Perspectives and Future Outlook. Toxicological Sciences,2011,121(2):207-233.

6. 董田甜,任雁,邹莉波,等. 转基因小鼠模型在致癌实验中的应用进展. 环境与职业医学,2011,28(8):509-511.

7. 宋征,徐景宏,王庆利,等. 转基因小鼠在药物致癌性评价中的应用. 中国药理学与毒理学杂志,2010,24(6):557-561.

8. 赵宏贤,等. DNA 去甲基化对大鼠骨髓间充质干细胞增殖细胞核抗原的调节. 中国组织工程研究与临床康复,2011,15(32):5905-5908.

9. Vineis P,Schatzkin A,Potter JD. Models of carcinogenesis:an overview. Carcinogenesis,2010,31(10):1703-1709.

10. Hu Z,Brooks SA,Dormoy V,et al. Assessing the carcinogenic potential of low-dose exposures to chemical mixtures in the environment:focus on the cancer hallmark of tumor angiogenesis. Carcinogenesis,2015,36(Suppl 1):S184-202.

11. Sura R,Settivari RS,LeBaron MJ,et al. A critical assessment of the methodologies to investigate the role of inhibition of apoptosis in rodent hepatocarcinogenesis. Toxicol Mech Methods,2015,25(3):192-200.

第三十一章

毒理学替代方法

第一节　毒理学替代方法概述

随着人们对动物保护与动物福利关注和重视以及实验动物使用"3R"原则在全球范围内广泛倡导与实施,动物实验受到越来越严格的限制。另一方面,经济和社会快速发展,化学物质等有害因素暴露种类及数量日益增多,亟待进行毒性测试与风险评估。传统毒性测试主要依赖于大量的动物实验,其实验周期长、花费大,且由于种属差异等原因而使实验结果在预测人体毒性风险时存在较大的不确定性,已经难以满足化学物质等有害因素的评价需求。近年来,采用体外试验、低等生物和非生物测试等技术方法替代传统动物实验已成为外源性化合物毒性测试的重要发展方向,并在毒理学领域获得快速发展和广泛应用,逐步形成了具有鲜明特色的替代毒理学这一分支学科。替代毒理学就是替代方法在毒理学领域的研究和应用,渗透了"3R"原则全部内容,它不仅是动物保护与动物福利考虑的需要,也是毒理学学科发展以及社会经济发展的需要与科学要求。

一、"3R"原则提出与发展

1959 年,英国动物学家 Russell 和微生物学家 Burch 在其著作《人道主义实验技术原理》中首次系统地提出了"3R"原则,其核心内容即指减少(reduction)、替代(replacement)和优化(refinement)。"减少"是指既能减少动物使用的数量,同时又能满足研究者获得同样水平信息甚至获得更多信息的需求方法,例如改进实验设计和统计学方法、应用现代影像学技术、共享已有数据和资源、避免重复实验等;"替代"是指在保证实验科学性前提下,采用新的技术方法以替代传统动物实验,以达到减少或优化动物使用的目的;"优化"是指通过改进和完善实验程序以及实验动物饲养管理等措施,减轻或减少给动物造成的疼痛或不安,提高动物福利的方法。"3R"原则旨在促进科学、合理、人道地使用实验动物,在保证实验科学性前提下尽可能地减少实验动物使用、减轻或消除动物痛苦,着力提高动物福利。"3R"原则自1959 年首次系统提出以来,受到欧美等发达国家和地区高度重视,得到政府管理部门、学者和民间越来越广泛的支持。欧盟、美国和日本等多个国家和地区已制定相关法律法规以加强"3R"原则贯彻实施。我国在 2006 年由国家科技部发布了《关于善待实验动物的指导性意见》,明确指出动物实验应遵循"3R"原则。

近年来,随着"3R"原则发展和应用推广,还出现了不同的"4R"原则。国际伦理学研究基金会(international foundation for ethical research,IFER)认为非常有必要考证动物实验或替代方法获得的实验结果是否能外延到人类,对"3R"原则补充了"Responsibility",即可靠或可依赖性。而有的研究者认为,第四个"R"应该理解为"责任",是指在实验过程中自始至终照顾动物,加强动物福利、妥善处理动物尸体等。替代法研究与教育国际研究中心(International Centre for Alternatives in Research and Education,ICARE)提出,在动物实验结束后,实验动物应享受到更好的待遇,受到生理和心理的关怀,即满足第四个"R"(rehabilitation,康复)的要求。因此,"3R"原则在贯彻实施过程中不断补充和完善,并发展延伸。

二、毒理学替代方法概念与分类

"替代方法"(alternatives)一词几乎涵盖了"3R"原则所有内容。在 Russell 和 Burch 提出的"3R"原则中,最初提出的"alternatives"概念将"替代"定义为 3 种类型,即"代替性替代"(replacement alternatives)、"减少性替代"(reduction alternatives)和"优化性替代"(refinement alternatives)。减少、替代、优化彼此独立而又相互联系,旨在促进实验动物得到更科学合理地应用和保护。在生物医学研究、教学、科研和检测等实验活动中,凡是能替代动物实验、减少所需动物数量或使动物实验程序得以优化而减少动物痛苦、提高动物福利的任何一种方法或程序,都被认定为替代方法。其基本含义是,只要是使用非生物材料或无知觉的低等生物材料来代替活体脊椎动物使用的任何科学方法都属于替代方法。替代方法的使用是在保证试验科学性和有效性前提下,对动物实验进行替代或改进,是实施"3R"原则具体体现。目前已被美国、欧盟、日本、澳大利亚等多个国家和地区广泛接受,并写入相关指导原则或法规指南。

在毒理学领域,任何能够优化动物使用(如减轻或消除动物痛苦)、减少动物使用、采用非动物检测系统(如体外培养细胞、计算机预测模型)或低等动物(如鱼、昆虫类)等技术方法开展试验都可视为毒理学替代方法,纳入替代毒理学的研究范畴。毒理学替代方法包括两个方面,一是"测试方法"(testing methods),指采用替代试验直接获得试验结果的相关方法,如体外试验方法等;二是"非测试方法"(non-testing methods),指非生物学技术手段,通过对原有数据统计、分析、比对等处理,以实现毒性评估和预测。如利用定量构效关系(quantitative structure-activity relationships,QSAR)和专家系统预测新化合物潜在毒性特征。毒理学替代方法立足于良好的科学基础与依据。在毒理学研究与评价试验中,毒理学替代方法应充分考虑到外源性物质对机体组织、细胞和分子的作用机制,并以此为基础,建立或选择合适的毒理学替代方法。毒理学替代方法范围包括用组织学、胚胎学、细胞学或计算机等方法取代整体动物实验,或以低等动物取代高等级动物等。从替代层次和目的而言,毒理学替代方法可分为减少替代、代替性替代和优化替代。

(一)减少替代

减少性替代是指在科学研究中进行动物实验时,使用较少量动物获取同样多的试验数据或使用一定数量动物能获得更多的试验数据的科学方法。即是在保证获得等同信息甚至更多有用信息的条件下,采用新的替代方法以减少动物使用数量或缩短动物实验时间。减少的目的不仅仅是降低成本,而是在使用最少动物达到所需要的目的,同时也是对动物的一种保护。目前,减少动物使用量常用几种方法有:①充分利用已有的数据,包括以前已获得的实验结果及其他信息资源等,避免重复试验。针对一些药物制剂载体或敷料的毒理学实验,如果能够提供足够资料证明其安全性,则不必开展相关毒性评价试验。②实验方案的合理设计和实验数据统计分析。增加动物样本量可降低动物个体之间差异,减小实验误差,但过多实验样本则容易造成实验动物浪费。优化实验方案、采用合适的统计学方法是减少动物使用,提高实验科学性和成功率的有效办法。③替代方法使用,如在药物急性毒性试验中,采用上下法既能获得动物半数致死剂量值(LD_{50}),又能减少动物使用数量。④动物重复使用,在明确试验科学性和准确性不受影响的条件下,重复使用已经应用过的实验动物。特别是针对一些大动物和灵长类动物实验,在有些实验中动物经过几个代谢周期后,其体内受试物水平已非常之低,完全可以将动物重复利用。⑤从遗传的角度考虑动物选择,如在生物制品效力毒性测定中,测定结果不仅受所使用实验小鼠微生物状态以及饲养条件等因素的影响,即反应性在很大程度上决定于基因型,使用国际标准小鼠可以确保测定结果敏感度和准确度,同时可达到减少检验中使用动物数量。

(二) 代替性替代

代替性替代是指使用没有知觉的实验材料代替活体动物,或使用低等动物替代高等动物进行试验,并获得相同实验效果的科学方法。主要是指采用无脊椎动物或非动物实验手段替代脊椎动物实验。实验动物替代物包括范围很广,所有能代替整体实验动物进行试验的化学物质、生物材料、动植物细胞、组织、器官、计算机模拟程序等都属于替代物,也包括低等动物和植物等;小动物替代大动物;同时也包括方法和技术替代。替代性研究有不同的分类方法,根据是否使用动物或动物组织,可分为相对性替代研究和绝对性替代研究。相对性替代研究是指采用无痛方法处死动物,使用其细胞、组织或器官,进行体外试验研究,或利用低等动物替代高等动物的实验方法。绝对性替代研究则是在实验中完全不使用动物;按照替代物不同,替代性研究可分为直接替代性研究和间接替代性研究;根据替代的程度不同,又分为部分替代性研究和全部替代性研究。

(三) 优化替代

优化替代是指在必须使用动物进行有关实验时,要尽量减少非人道程序对动物的影响范围和程度,可通过改善动物设施、饲养管理和实验条件,精选实验动物,完善实验程序、技术路线和实验手段,优化实验操作技术,尽量减少实验过程对动物机体损伤,避免、减少或减轻动物遭受的痛苦、不安及应激反应,或为动物提供适宜的生活条件,以保证动物健康和康乐,保证动物实验结果可靠性和提高实验动物福利的科学方法。优化替代主要是通过在动物饲养、管理或试验过程中,采用新的技术方法进行优化完善,着力提高实验规范化水平和动物福利。其主要内容包括:实验方案设计和实验指标选定的优化,如选用合适的实验动物种类及品系、年龄、性别、质量标准,采用适当的分组方法,选择科学、可靠的检测技术指标等;实验技术和实验环境及实验条件的优化,如麻醉技术的采用、实验操作技术的掌握和熟练、实验环境的适宜等。

三、替代基本方法

(一) 体外技术及人类模型

体外方法被认为是最普遍、最主要的动物实验替代方法。不依赖于完整动物使用,而是使用细胞或组织,如原代培养细胞、组织和器官,因其与机体其他部位不存在直接关联,且该模型可以在已知条件下生长,不需要应用无痛法和麻醉这些可能会影响体内实验结果因素,因而相对较为敏感。随着分子生物学技术发展,使许多体外试验技术得以发展。如,通过共培养技术再现组织或器官的细胞群,包括重现肠道屏障、皮肤细胞及正常成熟的角质形成细胞等培养;利用微团培养技术重现组织三维结构,获得与体内更相近的细胞性状;来自胚胎或各种成人组织具有多能性干细胞具有多能性,在适当培养条件和细胞信号调节下,可继续分化成不同类型细胞;细胞工程为毒理学研究提供了新工具,将永生细胞系扩大到特殊功能细胞系,可以更好地研究作用机制。通过这些努力可以在体外重建体内的复杂性,重现细胞在体内时生理和结构关系。这些体外系统广泛用于化学物质生物活性研究,包括作用机制研究及危险性鉴定。特别是制药和化妆品行业,类似方法应用广泛,主要用于筛选目的。体外系统还可以通过早期细胞反应研究预测体内毒性反应,如氧化应激和谷胱甘肽稳态、细胞应激反应、酶活性变化和细胞因子反应等。利用细胞和组织培养物检测毒性效应的生物学标志物,以基因组学、蛋白质组学和转录组学信息作为补充。然而,没有化合物体内研究结果不能轻易进行危险性评估。因为体外和体内靶组织状况最明显差别是没有吸收、分布、代谢和排泄过程(即生物动力学过程)。体外系统暴露浓度与体内靶组织实际暴露情况存在较大差异。体内化合物代谢活化和特殊代谢途径的饱和度与物质毒性有关,如果没有考虑这些信息,可能会导致体外数据误差。因此,化合物生物活性预测需要完整的作用机制数据以及生物动力学数据。因而,体外毒性研究信息可用于物质细胞和分子水平上毒性机制研究,以及将其应用到毒性作用的生物标志物研究,但需要考虑其生物动力学过程。

近几十年来,体外方法作为常规基础科学研究的一部分,已占据了大多数生物学会议主导地位,大概有超过80%的研究涉及体外方法,因此,它是"3R"研究的一个关键要素。用于工业产品检测的体外和其他短期试验,非哺乳动物测试,将发展为商业用途,用于产品研发。迄今为止,替代方法论证协调委员会(Interagency Coordinating Committee on the Validation of Alternative Methods,ICCVAM)和欧洲替代方法验证中心(European Centre for the Validation of Alternative Methods,ECVAM)已分别对2种和13种替代方法进行了验证。只有少数体外方法被管理机构接受,但还没有单一方法被所有机构接受。

因人与动物之间存在种属差异,其解剖学、生理学、生物动力学过程以及药理和毒理反应方面可能存在较大差异。另外,人类可以出现的某些反应,如头晕、情绪变化等在动物试验中却检查不到,或出现的频率极低以至于无法检测。利用人体组织进行研究成为重要发展趋势,现在已有愈来愈多的人体材料用于体外实验研究。人体材料并不是在任何时候都能得到,而且数量有限,因此建立人类组织库来保存人体组织,协调供应与需求之间的关系,有利于科学发展。预计随着人类组织库建立、器官三维培养的发展,如多层化人类皮肤模型和细胞培养技术改进,将推动体外试验方法发展。各种类型人类细胞广泛应用,不仅是动物实验的良好替代选择,而且极大地缓解了物种外推的困难。药物售后监察、流行病学、非移植捐献器官、尸体剖检材料,以及外科手术中切除组织,都能作为很好的研究材料。利用人体进行实验可以避免种间外推的问题,可获得良好试验结果,但仍要注意个体之间差异。这些替代方法的建立,不仅是出于伦理方面考虑,而且可以对探索替代方法的最佳使用起到推动作用。在进行人体试验前,要对病人和健康志愿者作充分解释和说明,使他们充分了解试验内容及可能的副作用,同时还必须获得医学伦理委员会批准。

(二) 低等物种利用

在某些情况下,利用有限刺激感受性的低等生命体作为动物试验替代方法,这些低等生物只有简单的神经系统,不会感觉到疼痛,如植物、细菌、真菌、昆虫或软体动物以及早期发育阶段的脊椎动物。遗传毒性试验中使用细菌对具有诱变潜能的新化合物进行筛选;酵母也可作为具有抗体片段或疫苗抗原编码的特异性基因表达载体,并通过转基因技术,植物也可用于疫苗生产;使用低等生物材料或啮齿类动物替换灵长类动物进行疫苗或神经毒性研究,以获得相同或更科学的信息;使用长线蠕虫或斑马鱼替代啮齿类动物,开展基因序列及胚胎发育及功能研究;用细菌作为指示物对环境污染进行检测以及用蚕开展毒理学、发育学研究等都围绕着用新生物材料替代常规实验动物。通过这样替代,不仅解决了动物模型来源问题,也使检定结果的可靠性提高。

（三）物理-化学方法的结合及计算机使用

化学物质的生物学活性与其物理、化学特性之间存在一定的关系。可以利用物质的理化性质或化学结构对其生物学活性进行定量分析,多以脂水分配系数、生成热、分子大小和亲电性等毒性作用机制为研究始点,具有多样性和复杂性。QSAR 模型用于药物设计已有多年,仅在最近几年将其应用于毒理学中。丹麦环保局利用 QSAR 模型对约 47 000 种化学物质进行评估,并对其中 20 624 种物质的一种或多种危险性进行分类。动物实验结果表明,QSAR 模型是可靠的,能够预测物质的一种或多种性质,其准确度约为 70% ~ 85%。近年,利用 QSAR 模型进行急性毒性预测有较大的发展,但有限的生物学资料、对复杂毒理学终点简单模拟、应用范围较小等因素使 QSAR 模型发展受限。从高通量筛选和微点阵技术获取的大量信息将用于发展 QSAR 模型。QSAR 方法自动化程度高,能快速地对物质进行分类标记、毒性分级以及危险性评估,有效减少实验动物使用,具有广阔的发展前景。因此,可以利用计算机设计出具有某些结构和特性的新化合物,减少实验动物使用;建立起许多有关生理、生化、病理和毒理学研究的数学模型,模拟有机体内许多生命过程,可以补充及加强其他体外实验所获资料的不足,有效了解化学物质结构相关的特殊机制。遥测技术能够在不打扰试验动物情况下,对自由活动动物的体温、血压、心率、心电图等多个参数进行不间断测定。

第二节　毒理学替代方法验证与管理

传统毒理学试验和毒性评价主要依赖于整体动物实验,而毒理学替代方法是在毒理学研究和毒性评价试验中充分考虑减少或优化实验动物使用、减轻或消除动物痛苦,或采用非动物检测系统(体外培养细胞)或低等动物(如鱼、昆虫类)试验。毒理学替代方法作为一种新的毒理学测试方法,应具有充分的科学基础,并具有可靠性、有效性、可操作性和经济性以及应用价值,与传统动物实验方法有较好的相关性和一致性,其结果能够较好地预测受试物的体内生物学效应。在应用新的毒理学试验方法代替传统动物毒性实验时,必须对该方法进行适当的验证研究,以证明新方法的可信性(reliability)和相关性(relevance)符合特定目的,这便是毒理学替代法验证(validation of alternative methods)。毒理学替代法验证是基于某一特定目的,依据科学的程序而评价和确定毒理学替代方法的可信性和相关性过程。毒理学替代法验证成功后,将相关材料递交给管理机构进行审核,获得认可批准,这一过程即为管理认可(regulatory acceptance)。欧盟、美国、德国、日本、荷兰、澳大利亚等国家和地区已经建立了专门机构开展替代方法的建立、验证和管理等工作,如欧洲替代法验证中心(EC-VAM)、美国替代法验证跨机构协调委员会(ICCVAM)、替代试验方法国际合作工作组(International Cooperation on Alternative Test Methods,ICATM)、德国动物实验替代方法评价研究中心(Centre for the Documentation and Evaluation of Alternative Methods to Animal Experiments,

ZEBET)、日本动物实验替代方法学会(Japan Society of Alternative Methods to Animal Experiment,JSAAE)和荷兰国家替代法研究中心(Netherlands Center Alternatives to Animal Use, NCA)等。截至2011年7月,已有69种动物实验替代方法获得了经济合作与发展组织(organization for economic cooperation and development,OECD)等组织的管理认可。我国替代方法研究起步较晚,目前尚未建立专门的替代法验证与管理认可机构。

一、毒理学替代方法验证

毒理学替代方法验证试验旨在提供替代方法的目标信息,以表明该方法的可信性,特别是不同实验室间的可重复性,同时还表明该方法的相关性以帮助试验者对受试物特征(如对人的潜在危险性)作出正确的判断。例如,采用一个新替代方法是否能够对未知化合物致敏性、刺激性等特征进行准确的预测或表征。验证试验结果必须提供足够的证据,表明被验证的新方法的预测能力以及预测结果的准确性和重复性,才能科学合理地界定该方法有效可行。虽然替代方法对象可以是所有使用动物的科学实验,然而目前替代方法研究主要以替代方法定性动物试验为目的。如药物药效学与毒理学评价、环境新化学物危险性评价、化妆品和农药安全性评价等实验法规文件或指导原则中,仍然有很多试验项目要求使用动物实验,这些实验应用广泛,而且具有法律效力。因此,基于这些动物实验建立新的替代方法时必须通过严格的验证程序。

(一) 验证因素

毒理学替代方法验证因素主要包括方法的可信性和相关性。可信性是指在不同时间、不同实验室之间验证结果的重复性。如果一项替代方法对同一受试物的检测不能获得一致性结果,即验证结果没有重复性,那么该替代方法在进行生物效应评价时则缺乏可信性。因此,替代方法验证必须确认其结果的可重复性。替代方法可重复性主要体现在两个方面。首先,在替代方法所要求的条件和检测范围内,不同实验室在不同时间采用该方法对任一受试物进行检测均能获得一致性结果;其次,采用该替代方法获得的检测结果对体内试验的预测结果也具有重复性。在替代方法验证过程中,可信性评价重点考察替代方法检测结果在实验室内和实验室之间的可重复性。然而,由于替代方法最终目的是应用于预测体内毒性试验结果,如果替代方法本身试验结果具有很好的重复性,但不能对受试物体内生物学效应做出可重复性预测,那么这一替代方法同样是不可信的。因此,在替代方法验证过程中,对替代方法进行可信性验证应该充分考虑到上述两方面因素。

相关性是指基于特定目的,某种方法或试验系统的科学基础和相关模型的预测能力,它反映替代方法的科学意义和适用性。替代方法作为获取受试物理化性质或生物学资料的工具,最终目的是将数据转化为动物或人体生物学效应的作用终点。替代方法所获得结果应该能够准确、恰当地预测体内生物学效应,只有满足这一条件该方法才具有科学意义和实用价值。在替代方法验证过程中,为了评价替代方法的相关性,要求对与该方法有关的理论依据、可信性资料、实验操作以及拟替代的体内试验进行充分审核,基于特定目的最终对替代方法的相关性作出判断。从某种程度而言,相关性评价是一个主观判断过程,强调试验结果能否达到预先设定的试验目的。

可信性和相关性检测是两个相对独立的过程,是替代方法验证过程中必须评价的内容。如果体外替代试验方法不能很好地反映体内相应的生物学效应,即相关性较差,那么其可信性也只能是空谈。类似地,如果试验的相关性很高,但因地点不同而导致结果不同,或地点相同而因时间不同所得到的结果不一致，也同样没有任何意义。相关性分析与试验目的有关，主要包括方法的敏感性、特异性分析或相关系数统计分析等。尽管不同的验证机构所采用的实际验证过程可能不尽相同，但任何一种新的替代方法在获得管理认可和广泛应用之前必须进行验证，这一做法已经达成了国际共识。

（二）验证要求

一种新的动物实验替代方法首先必须科学、可靠、有效且操作简便，与现行的体内动物试验方法有很好的相关性和一致性，其结果能够较好地预测受试物体内生物学效应，然后接受国际和各国权威部门或有关机构的方法论证委员会，如隶属于欧委会联合研究中心的替代方法欧洲研究中心（ECVAM），美国15个政府机构组成的替代方法论证协调委员会（ICCVAM）和国家毒理学计划（national toxicology program，NTP）下属毒理学替代方法多机构评价中心（national toxicology program interagency center for the evaluation of alternative，NICEATM），德国动物实验替代方法评价中心（ZEBET）、欧洲动物实验替代方法研究（ERGATT）、荷兰国家替代方法研究中心（netherlands center alternatives to animal use，NCE）等严格和系统的论证。根据专家评议意见，反复修改和完善，积极开展国际协调，推动替代试验获得国际范围内管理认可，最终发布为OECD试验指南，为各国管理部门广泛采纳和应用。

对于一项拟进行验证的替代方法，通常应该满足以下要求：①替代方法能够提供充分的科学依据和管理认可基础；②描述替代方法检测终点与拟检测的生物学效应之间相关性；③必须提供详细试验方案，包含试验所需材料、检测终点、如何检测、可接受检测标准（如阳性和阴性对照反应）、数据如何分析，并指出试验方法是否存在不足之处，描述已知的缺点（如体外试验和其他非动物试验可能不能完全复制化学物在体内代谢过程）等；④必须对试验方法在实验室内的差异以及不同实验室之间可重复性进行评价，提供评价结果的差异范围以及不同时期内差异改变程度，并说明这些差异对试验结果重复性影响；⑤试验必须采用适当对照化学物或具有代表性的同类物质进行对照试验，其中应该包含已知的阳性对照和阴性对照。一般要求受试物必须按照法规要求进行检测，以排除人为偏见；⑥分别针对替代方法及拟替代的体内试验提供充分的数据，以进行比较，包括历史对照数据和可接受的质量要求；⑦理想状态下，所有支持验证的替代方法及其试验结果都应该遵循优良实验室管理规范（good laboratory practices，GLPs）；⑧提供支持替代方法验证评价所有数据，而且有关替代方法的详细操作均已公开，试验方法和结果已经通过专家审核，并在独立的、接受同行评议的杂志上发表。

基于不同的试验目的，替代方法可能被不同机构应用于不同类型的受试物检测。因此，在判断一项替代方法是否满足验证基准，应根据试验目的进行个案具体分析（case-by-case analysis）。近年来动物实验替代方法的快速发展对验证工作也提出了新的挑战和要求。如近年来发展起来的干细胞研究，ECVAM已经同意拟将胚胎干细胞试验发展成为一种检测化合物发育毒性替代方法，其验证工作不仅要考虑到方法的可信性和相关性等问题，还应特别注意伦理审查。值得注意的是，不同国家和地区或不同管理机构对替代方法验证可能有不同的要求，同样，应用于不同领域的替代方法其验证试验可能也存在差异。

（三）预验证

试验方案标准化程度以及参与实验室的能力对验证试验具有重要的影响。因此，在验证试验正式开始之前，必须对参与验证的实验室进行充分的评估，包括实验室的资质、能力和优势等;同时还必须对试验方案进行充分的审核,使实验操作步骤标准化。如果试验方案不能标准化,或采用已知化合物进行试验不能获得预期结果,那么该试验方法就没必要开展进一步验证。试验方案标准化后,还应该确定试验采用的对照化合物(包括阳性化合物和阴性化合物),明确试验将适合于哪些(类)化合物检测。这一过程就是预验证,也称试验的优化。

预验证的主要任务是:①对参与实验室进行评价,要求实验室必须具备开展试验的条件,包括实验设施、实验室历史背景与资质、试验人员构成与能力等。评价不合格实验室将不能参与验证试验,以确保验证过程中参与实验室所获得数据有效、可靠。②优化试验操作,获得试验标准操作规程,确保试验的可操作性和可重复性。预验证过程中,还应提出适当的预测模型对结果进行合理的解释,并说明试验结果与预定目的的相关性。预验证完成并获得成功后,才能进入正式验证。预验证获得的数据必须归入随后开展的验证试验,因为它为参与验证实验室的选择以及试验方案标准化提供依据。目前,ECVAM 已经将预验证作为开展正式验证的常规要求。

(四) 验证过程

替代方法验证是对方法的操作、优点与不足等特征的科学评价过程,重点考察预测能力、可信性和相关性。替代方法验证需要在国际范围内进行,但不同的验证机构对替代方法验证过程可能存在一定差异。在进行验证试验之前,试验者必须描述待检测模型、预测的生物学终点、分析过程以及相关性评价准则等。例如,如果一项体外替代试验或一系列体外替代试验拟应用于预测眼刺激性,在开展验证试验之前就必须说明体外替代试验结果与体内试验结果比较的方法。在开始验证试验之前,应该设计好翔实可行试验方案。建议成立专门指导委员会或管理委员会,直接设计并指导验证试验开展。这一委员会职责包括:确定有足够信息支持替代方法验证、定义试验目的、拟定资料保存方案、选择参与验证试验的实验室、选择参照化合物以及监管各实验室开展验证试验。试验结束后,委员会将对试验结果进行审核,评价试验结果。

具体而言,验证试验一般包含以下几个过程:①试验方法建立,包括试验目的确立、实验方法设计、拟定试验方法合适的检测对象与检测范围、了解可开展此类试验的实验室等。②预验证/试验方法优化确定试验方案(包括提供试验方法的理论依据、阐明试验目的、制定试验方法和对照数据并确定试验结果预测模型等),对拟参与验证的实验室进行能力与资质评价,检测试验方法在实验室内和实验室间的可重复性,并明确试验方法存在的不足之处或缺陷。③成立指导委员会/管理委员会,确定验证准备是否充分,包括对试验方法和预验证结果分析以及试验操作标准化,并做好正式验证试验准备(测试数据记录与保存操作、选择阳性和阴性化合物并对化合物进行编码)。④试验方法正式验证:正式验证是替代方法验证的关键步骤,其试验方案和预测模型均经过预验证优化,而且是在多个实验室开展的盲法试验。各个参与正式验证实验室必须完全忠实于试验方案,但分别独立开展试验,独立选择编码化合物,独立进行数据采集与分析,评价试验结果的实验室内和实验室间变异,总结试验结果,利用预测模型将体外试验结果预测体内生物学效应,并与体内试验结果相比较。同行专家组对试验方案、试验结果进行评议。⑤向管理机构提交管理认可申请,包括准备试验报告、提供可用的支持性数据以及准备待出版的试验结果等。验证程序示意图见图 31-1。

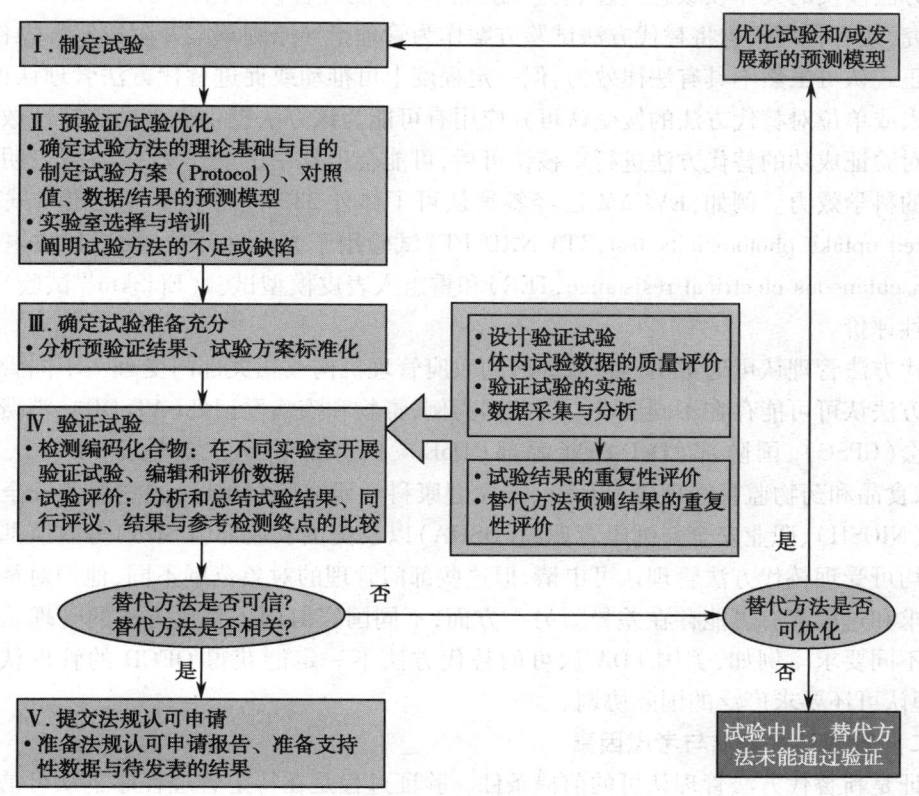

图 31-1　验证程序
修自 Zeiger 和 Stokes，1998；Bruner 等，1996

二、毒理学替代法管理认可

　　验证试验常常包含多个具体试验，并在多家实验室开展试验，可能涉及不同国家实验室和管理机构，同时包含多个受试物、试验系统、预测模型等。因此，验证试验可产生大量试验结果、数据分析结果等资料，形成复杂的试验报告。作为一种新的动物实验替代法，毒理学替代法经验证成功后并不意味着政府管理机构或相关部门能自动接受认可该替代方法，它还需要将有关资料提交给验证机构或特定的指导委员会或政府有关管理部门进行审核、申请管理认可。管理机构收到替代方法管理认可申请后，有可能会要求对材料进行调整或补充以满足认可要求。

（一）管理认可内涵与机构

　　替代方法经验证成功后递交给管理机构进行审核、获得认可批准的过程即为管理认可（regulatory acceptance），即管理机构评价、判断试验方法是否适合某一特定目的（危险性评价或安全性评价）的过程。替代方法管理认可必须保证在管理评价中充分考虑到合适的科学信息。管理认可首先要求审核正式验证试验的试验方案以及按该方案开展试验所获得的全部结果，同时还包括对验证试验评议的每份独立文件。这些材料应形成一份正式的综合报告，递交给合适的管理机构，如 OECD、美国 CPSC、EPA 和 FDA 等。在有些情况下，有些机构或个人可能会在替代方法获得管理认可之前就已经接受并应用该方法，如研究人员可能对替代方法涉及的具体领域感兴趣、有些制药公司可能将替代方法作为内部研究方法用于新药研究,或者管理机构将替代方法试验方案作为管理指导原则草案并附以实际操作规程。这些非正式认可虽然不具有法律效力,但一定程度上可推动或促进替代方法管理认可,因为这些个人或单位对替代方法的接受认可并应用有可能为该方法提供更多的支持性数据。管理机构对验证成功的替代方法进行审核认可后,可能会出具一份正式文件,签署表明该方法所具有的科学效力。例如,EVCAM 已经签署认可了体外 3T3 光毒性中性摄取试验(3T3 neutral red uptake phototoxicity test,3T3 NRU PT)试验用于光毒性评价,大鼠经皮电阻试验(rat transcutaneous electrical resistance,TER)和重组人表皮模型试验(EpiSkin™试验)用于皮肤刺激性评价。

替代方法管理认可通常由国家或地区的政府管理机构或相关部门受理。不同管理机构对替代方法认可可能存在不同要求。以美国为例,毒物和疾病登记处(ATSDR)、消费产品安全委员会(CPSC)、国防部(DoD)、能源部(DoE)、内务部(DoI)、运输部(DoT)、环保局(EPA)、食品和药物监督管理局(FDA)、国立健康科学研究院(NIH)、国立职业安全与健康研究院(NIOSH)、职业安全与健康管理局(OSHA)以及美国农业部(USDA)等政府部门或有关机构均可受理替代方法管理认可申请,但这些部门管理的对象范围不同,他们对替代方法认可要求和过程都有可能存在差异。另一方面,不同国家对同一替代方法的管理认可也可能存在不同要求。例如,美国 FDA 认可的替代方法不一定能获得 OECD 的管理认可。因此,管理认可还要求广泛的国际协调。

(二) 管理认可基准与考虑因素

验证是新替代方法管理认可的前提条件。验证过程是在特定管理程序下从可信性和相关性角度评价替代方法的实用性。然后由管理机构根据替代方法的可信性和相关性程度以确定该方法是否能获得管理认可。管理认可标准主要取决于试验类型(如机制探索试验与相关性试验、附加试验与确定性试验等)以及相对于现有试验改良程度。针对阐明某一作用机制的附加性替代方法,仅需要评价方法的科学性,通常不要求开展广泛的验证试验。而确定性试验则要求开展广泛的验证试验,特别是试验方法拟替代某项传统的确定性试验。相对而言,传统试验的改进试验比全新替代试验更容易获得管理认可。

尽管不同国家、不同机构对替代方法管理认可可能存在不同要求,但通常应该符合以下要求或考虑这些因素:①同行专家已经对试验方法进行了独立评议。要求评议专家必须对试验方法非常熟悉且与试验无关,其经济利益不受评价结果影响。②认可申请材料必须提供详细的试验方案和标准操作规程(SOPs),一份试验操作清单,以及判断试验操作和结果标准。③应用试验方法获得的结果应该足够用于检测或预测试验终点,并说明新试验方法与已有方法之间的联系或新试验方法与体内效应相关性。④应该提供足够的试验结果,包括管理机构或相关指导原则要求的各种化合物。⑤试验结果应该有助于化合物的危险度评价,如危险性识别、剂量-反应评价和暴露评价。⑥必须明确、详尽地描述试验方法优点和不足。⑦试验方法必须有较强的适应性(不受一些细微因素影响),而且易于在不同实验室推广应用。⑧必须节省时间并降低花费,且足够考虑动物福利与"3R"原则。⑨能够接受其他机构和国际协调,且适合进行国际认可。

(三) 管理认可过程

不同的管理机构对替代方法管理认可过程可能存在差异,而且同一管理机构对不同类型的替代方法管理认可也可能有所不同。目前,国际上对替代方法管理认可过程还没有统一的规定或指导原则。特别是随着科学技术快速发展,替代方法应该越来越广泛,涉及学科领域越来越细化,不断为替代方法管理机构管理认可提出新的挑战。客观上要求管理机构应用合适的科学知识,选择适当的专家,以对替代方法管理认可进行及时、科学的判断。替代方法管理认可管理机构应该积极推进试验方法的跨机构认可和国际协调、共享资源、密切协作。如果试验方法将有可能应用于多个领域,拟进行多家机构或管理部门的管理认可,则应该成立一个跨机构委员会以方便验证试验和管理认可。该委员会由每个机构代表组成,也可能包含来自其他科学咨询委员会或相关领域的专家。如果方法仅可能在一个管理机构或部门进行管理认可,则要求受理机构制定具体的管理认可过程,并建议成立外部科学咨询专家组对受理申请进行审核。为了增加管理认可的工作效率及其科学性,在管理认可过程中建议充分考虑以上因素。

替代方法管理认可是一个比较复杂的过程。如果管理机构本身参与了替代方法验证试验,则有可能提高管理认可的工作效率,因为他们对试验方法的原理、优缺点、结果以及同行评议意见都更为熟悉。如果管理机构参与了试验方法制定、优化、验证以及管理认可等整个过程,该试验方法就有可能更容易获得认可。高等院校、科研单位以及制药公司等企业也可能在试验方法的认可中发挥一定的作用。但对于管理机构而言,不管是否参与了验证试验或其他过程,他们对试验方法管理认可要求与基准应该是一致的。目前,在国际范围内获得管理认可的替代试验并不多见。3T3 NRU 试验是一种采用小鼠纤维细胞系 3T3 光-细胞毒性试验,其细胞毒性检测终点为中性红摄取(NRU),2004 年 OECD 将 3T3 NRU 试验写入化合物检测指导原则,成为 OECD 在国际范围内认可的第一个体外毒性试验。现有关于眼毒性、皮肤毒性、免疫毒性、光毒性、生殖毒性等相关替代方法验证与监管认可的当前状态见表31-1。

表 31-1　已完成验证与监管认可的替代方法

试验方法	替代方法	国际认可
皮肤腐蚀性试验方法	CORROSITEX 皮肤腐蚀性试验	OECD TG 435(2006)
	EpiSkin 皮肤腐蚀性试验	OECD TG 431(2004)
	EpiDerm 皮肤腐蚀性试验	OECD TG 431(2004)
	SkinEthic 体外重建人表皮皮肤腐蚀性试验	OECD TG 431(2004)
	EST-1000 皮肤腐蚀性试验	OECD TG 431(2004)
	大鼠皮肤透皮电阻皮肤腐蚀性试验	OECD TG 430(2004)
皮肤刺激性试验方法	体外重建人表皮(RhE)试验方法 EpiDerm EpiSkin SkinEthic	OECD TG 439(2010)
光毒性试验方法	3T3 成纤维细胞中性红摄取试验	OECD TG 432(2004)
	3T3 成纤维细胞中性红摄取试验:应用于过滤紫外线的化学物	OECD TG 432(2004)
眼毒性试验方法	BCOP(牛角膜浑浊度)试验方法	OECD TG 437(2009)

续表

试验方法	替代方法	国际认可
	ICE 试验方法	OECD TG 439(2009)
	在眼安全性试验中附加一个组织病理学终点	OECD GD 160(2011)
	低容量眼试验;不推荐进一步使用	
免疫毒性(变应性接触性皮炎)试验方法	皮肤致敏鼠类局部淋巴结试验(LINA)	OECD TG 429(2002) ISO(2002)
	更新的皮肤致敏鼠类局部淋巴结试验(LINA)(减少20%动物使用量)	Update to 429 OECD(2010) ISO(2010)
	简化的 LINA(rLINA)	Update to 429 OECD(2010)
	非放射性 LINA 操作(LINA:BrdU-ELISA)	OECD TG 442B OECD(2010)
	非放射性 LINA 操作(LINA:DA)	OECD TG442A OECD(2010)
	LINA 性能标准的协调	Update to TG 429 OECD(2010)
急性毒性试验	上-下移动法(UDP)	OECD TG 425(2008)
	固定剂量法(FDP)	OECD TG 420(2001)
	急性毒性分级法(ATC)	OECD TG 423(2001)
	急性吸入性毒性法	OECD TG 403(2009)
	吸入性毒性-急性毒性分级法	OECD TG 436(2009)
	体外细胞毒性试验方法用于估计急性经口全身试验的初试剂量	OECD GD 129(2010)
内分泌干扰物试验方法	稳定转染的人雌激素受体 α 转录活性试验用于检测有雌激素激动性的化学物	OECD TG 455(2009) 作为第一个结合激动剂的 LUMI-CELL 试验依据 TG 的性能(PBTG)

表 31-2　未完成验证与监管认可的替代方法

试验方法	替代方法	当前状态	行动主导组织
皮肤腐蚀性试验方法	体外皮肤腐蚀性试验 EpiDerm EpiSkin SkinEthic RHE 大鼠皮肤透皮电阻	OECD 试验指南 430 和 431 的更新,加入了性能标准和进一步评估的可能性以区分 2 或 3 欧盟 GHS 腐蚀性类型;2009 年批准 SPSF 程序,9 月 12 日 OECD 专家会议小组	NICEATM-ICCVAM
皮肤刺激性试验方法	体外 RhE 皮肤刺激试验的研究以从体外 RhE 腐蚀性试验中评估假阴性腐蚀性物质 EpiDerm EpiSkin SkinEthic	完成研究,正准备手稿	NICEATM-ICCVAM

试验方法	替代方法	当前状态	行动主导组织
	LabCyte EPI-模型 24 体外试验方法	2012 年 4 月由 OECD WNT 批准作为 me-too 试验添加至 TG439，正在进行	JaCVAM
光毒性试验方法	组合试验方法用于预测光毒性(酵母生长抑制光毒性测试和红细胞光致溶血测试)	日本监管机构认可委员会推荐附加执行	JaCVAM
	ROS(活性氧簇)和耐光性研究	JaCVAM 资助验证研究定案，同行评议计划于 2012 年末	JaCVAM，EURL ECVAM，NICEATM-ICCVAM，Health Canada and KoCVAM VMT liaisons
眼毒性试验方法	BCOP 和 ICE(离体鸡眼)试验方法	SPSF 于 2011 年提交到 OECD 计划修正：①更新了阳性对照；②使用"至上而下"的方法鉴别化学物，而不进行 UN GHS/EU CLP 眼刺激分类。OECD 专家会议计划在 12 月 12 日	1) NICEATM-ICCVAM 2) EURL ECVAM
	细胞毒性试验：结晶紫染色法	JaCVAM 资助的验证研究正在进行	JaCVAM，EURL ECVAM，NICEATM-ICCVAM Health Canada VMT
	细胞毒性试验：3D 皮肤模型(MATREX)	JaCVAM 资助的验证研究正在计划阶段	JaCVAM，EURL ECVAM，NICEATM-ICCVAM Health Canada VMT
	细胞毒性试验：短时间暴露(STE)试验	完成 JaCVAM-资助的验证研究准备提交由 NICEATM-ICCVAM 协调的同行评议	JaCVAM，EURL ECVAM，NICEATM-ICCVAM Health Canada and KoCVAM VMT liaisons
	在 Draize 试验中使用麻醉药、镇痛剂和仁慈的终点；常规运用的推荐	2012 年 4 月由 OECD WNT 批准对 TG 405 的更新草稿	NICEATM-ICCVAM
	抗菌清洁产品的体外方法分类；推荐进一步研究	正在进行 EPA 试验计划运用计划试验策略收集数据	NICEATM-ICCVAM
	细胞传感微生理记录仪(CM)	正在进行：更新的 TG 草稿将提交 OECD 评审	EURL ECVAM；NICEATM-ICCVAM
	荧光素漏出(FL)	2012 年 4 月有 WNT 批准 TG 草稿	EURL ECVAM
	眼刺激人类重组组织模型 EpiOcular EITTM SkinEthic HCE	正在进行 EURL ECVAM 验证研究(实验性部分从 2010 到 2012 年 3 月)，同行评议预期在 2013 年	EURL ECVAM；JaCVAM，NICEATM-ICCVAM Health Canada VMT liaisons

续表

试验方法	替代方法	当前状态	行动主导组织
免疫毒性(变应性接触性皮炎)试验方法	非放射性 LINA 规程(LINA:BrdU-Flow 细胞计数法)	2009ICCVAM 国际间同行评议,主导实验室数据和实验室内研究的评审期间推荐,KoCVAM 已准备验证	NICEATM-IC-CVAM,KoCVAM
	体外皮肤致敏试验(h-CLAT;DPRA;MUSST)	多实验室验证在 2012 年 8 月结束(h-CLAT 和 MUSST);DPRA 正进行同行评议	EURL ECVAM;JaC-VAM 和 NICEATM-ICCVAM VMT liaison 成员
	体外皮肤致敏试验 KeratinoSens	外部验证研究,正进行评议	EURL ECVAM
	体外皮肤致敏试验 IL-8 Luc 试验	正进行由 METI 资助的验证研究	JaCVAM;EURL EC-VAM,NICEATM-IC-CVAM,KoCVAM 和 Health Canada VMT liaisons
急性毒性试验	体外细胞毒性试验(3T3 中性红摄取)用于确定物质的急性经口是否 LD50 >2000mg/kg b. w.	完成 EURL ECVAM ESAC 同行评议,和 EURL ECVAM 推荐预期在 2012 年 7 月	EURL ECVAM 和 ICATM 组织
	斑马鱼胚胎毒性试验(ZFET)	ESAC 同行评议计划在 8 月 12 日	EURL ECVAM
	上-下剂量法(急性皮肤毒性)	上-下剂量法正在开发和电脑模拟验证	NICEATM-ICCVAM
毒代动力学试验方法	体外诱导 Hepa RG 细胞系和冻存人肝细胞肝脏 CYP 的生物转化	验证研究正在进行,ESAC 同行评议将在 2013 年	EURL ECVAM;NI-CEATM-ICCVAM;JaCVAM VMT liaisons
内分泌干扰物试验方法	稳定转染的人雌激素受体 α 转录活性试验用于检测有雌激素拮抗性的化学物	正在进行国际验证	JaCVAM
	LUMI-CELLR 人雌激素受体转录活性试验:激动剂和拮抗剂方法	EURL ECVAM 独立同行评议小组报告在 5 月公布。WNT 于 2012 年 4 月份性能标准制定期间暂时认可 OECD TG 草稿	NICEATM-ICCVAM EURL ECVAM, Ko-CVAM, and JaCVAM VMT liaisons
	Certichem MCF-7 细胞增生试验用于检测人雌激素受体激动剂和拮抗剂	正进行国际验证研究	NICEATM-ICCVAM EURL ECVAM, JaC-VAM and KoCVAM VMT liaisons

试验方法	替代方法	当前状态	行动主导组织
	稳定转染 CHO 雄激素受体转录活性试验用于检测有雄激素激动和抑制活性的化学物	METI 资助的验证正在计划阶段	JaCVAM, EURL EC-VAM, NICEATM, IC-CVAM, and Health Canada VMT liasons. VMG NA
	MELNR 雌激素受体转录活性试验:激动剂或拮抗剂方法	正进行验证研究(EURL ECVAM)	EURL ECVAM(主导), NICEATM-IC-CVAM JaCVAM
遗传毒性试验	体外微核试验	由 EURL ECVAM 完成验证研究。OECD 试验指南已认可	OECD/UK(主导国家)
	体内/体外彗星试验	验证研究正进行:体内第四阶段研究完成,验证报告计划在 2012 年 8 月。体外验证正在进行	JaCVAM(主导);EURL ECVAM, NIC-EATM-ICCVAM Ko-CVAM and Health Canada VMT liaisons
	3D 皮肤模型上的遗传毒性试验(微核和彗星实验)	正进行前验证	Cosmetics Europe(主导);EURL ECVAM 支持
	转基因啮齿类动物体内基因变异试验	TG 草稿	OECD/Health Cana-da(主导国家)
致癌性试验	Bhas 细胞转化试验	2010 年 10 月完成验证研究,ESAC 同行评议计划在 2012 年 10 月	JaCVAM(主导);EU-RL ECVAM, NICEA-TM-ICCVAM,and He-alth Canada VMT liai-sons
	SHE pH 6.7、SHE pH 7 和 Balb/c 3T3 细胞转化试验	2011 年 2 月完成前验证和 ESAC 同行评议;已公开 EURL ECVAM 的推荐	EURL ECVAM

注:摘自 ICATM 现有替代方法验证与监管认可状态报告,2012 年 7 月

第三节　毒理学替代方法研究进展

　　毒理学是动物实验应用最为广泛的学科之一,毒理学替代法的发展和应用受到国内外毒理学工作者关注和重视,逐步形成了基于动物实验替代方法的毒性测试新策略。在毒理学领域,任何能够优化动物使用如减轻或消除动物痛苦、减少动物使用、采用非动物检测系统或低等动物等技术方法开展试验都可视为毒理学替代方法,纳入替代毒理学的研究范畴。毒理学替代方法是"3R"原则在毒理学学科中的具体实践与应用。无论是从毒理学学科的科学发展角度还是从经济角度考虑,毒理学替代方法对外源性化学物危害性评价及管理均具有重要的意义,在减少动物使用、减少实验影响因素、缩短实验周期、降低实验成本、阐明毒性作用机制以及提高动物福利等诸多方面都较传统动物试验有着明显优势。

一、毒理学替代方法研究现状与发展

近年来,国外毒理学替代方法研究发展十分迅速,体外替代试验已经涵盖多种毒性终点。毒理学替代法已广泛应用于毒理学研究各个领域,欧盟和美国等发达国家已将毒理学替代法纳入法规管理范围。1992 年,美国约翰斯霍普金斯动物实验替代方法研究中心(the johns hopkins center for alternatives to animal testing,CAAT)就提出了体外毒理学计划,希望霍普金斯学院能够利用体外系统进行毒理学研究,以求达到以下的目的:建立用于毒理实验新的细胞系统;建立毒性检测新方法;建立新的细胞毒性定性实验方法;建立体外参数,以便对毒性的特征作出判断。1993 年成立了由 15 个国家参加的欧洲替代方法验证中心(EC-VAM),开始了一系列替代试验的研究,推动了替代方法研究迅速发展,建立了一系列方法,如 HET-CAM、离体器官模型、细胞功能试验、细胞毒性试验及其他替代方法。国际上许多科学家已经逐渐将研究重点转移到体外替代实验研究领域,他们利用低等动物、微生物、非生命体如鸡胚、细胞等代替高等哺乳动物,借鉴先进的科研手段如分子生物学、组织工程学和基因组学、蛋白质组学、转录组学和代谢组学等组学的原理和技术以及计算机程序和自动化技术等检测手段,以减少实验动物使用量,优化动物实验程序,甚至能替代动物实验。

20 世纪毒理学从描述科学即观察整体暴露在化学和物理环境条件下所产生的有害效应发展到作用机制的研究,即解释产生这些有害生物效应的原因,促使新的生物体系和生物工程技术利用和发展。特别在最近 10～15 年,对体外试验方法的研究形成高潮,世界上许多国家已相继建立相应研究机构或组织并开展一些专业期刊和网站进行动物实验体外替代方法的研究和评价,科学家们正致力于从不同角度去研究建立各种替代方法。近年来欧盟在其欧盟第六框架计划(framework plan 6,FP6)中对动物实验替代方法的研究予以高度重视,资助动物实验替代方法技术平台构建,以促进替代方法快速发展。至今已建立多种方法以检测化学物急性毒性、皮肤刺激性、眼刺激性、遗传毒性以及发育毒性等毒性作用效应。另外,各种新技术,如人类胚胎干细胞或遗传工程细胞的发展、传感器技术、QSARS 模型及其他以模式识别为基础的技术方法,如毒理基因组学、蛋白质组学和代谢组学技术,对新的替代方法构建起到了重要的作用。同时,世界上许多国家和组织都已经成立了自己的替代方法验证中心。欧洲替代方法验证中心(ECVAM)2005 年启动了"欧洲走向替代"这一探索动物试验替代方法的欧洲合作项目;1994 年,美国 15 个政府机构组成了美国替代方法验证协调委员会(ICCVAM);2005 年,日本在国立卫生研究所生物安全研究中心的药学部成立了日本国家替代方法验证中心(Japan's National Centre for the Validation of Alternative Methods,JaC-VAM),主要任务是开展新的体外方法研究,依据专业标准对新的替代方法进行验证和评价,参与国际间验证活动。2006 年,韩国成立了动物实验替代法学会。"3R"研究处于领先的国家有美国、德国和英国。在亚洲,日本处于领先地位。与此同时,ECVAM 联合 ICCVAM、JaC-VAM 等其他研究机构对已建立的替代方法进行严格的验证,评价方法的可靠性、有效性和适用性,并将通过正式验证的方法纳入统一标准,即 OECD 实验指南,对替代方法的应用进行规范化。目前已经被验证和接受的替代法几乎都是关于化妆品毒性试验方法。2002 年11 月 7 日欧洲议会与欧盟理事会在布鲁塞尔达成协议,决定"从 2009 年起在欧盟范围内禁止使用动物进行化妆品毒性和过敏实验,2013 年禁止使用动物进行化妆品原料安全性评价"。这就在国际范围内将动物替代实验提上议事日程。目前国外应用于化妆品毒性检验替代方法已从单层细胞培养、离体器官培养、鸡胚培养发展到人工器官三维构建。不少替代产品已实现商品化供应,一些替代方法已通过有关机构验证并被欧盟、美国等推广应用。目前国际上已验证的替代方法包括,眼刺激实验:牛角膜浑浊和渗透性试验(bovine corneal opacity and permeability,BCOP)、离体鸡眼试验(isolated chicken eye,ICE)和离体兔眼试验(isolated rabbit eye test,IRE);皮肤刺激性实验:重组人表皮模型 EpiSkin™、EpiDerm™和 SkinEthic™;皮肤腐蚀性试验:大鼠经皮电阻试验(TER)、重组人表皮模型试验(EpiSkin™试验和 EpiDerm™试验);光毒性实验:3T3 光毒性中性红摄取试验(3T3-NRU-PT);胚胎毒性试验:体外全胚胎培养(whole embryo culture,WEC)试验、胚胎细胞微团培养(embryonic cell micromass culture,MM)试验和胚胎干细胞试验(embryonic stem cell test,EST);诱变性/遗传毒理学:细菌回复突变试验、体外哺乳类动物细胞基因突变试验、体外微核试验、体外哺乳类动物细胞染色体畸变试验。已验证的减少或优化实验有,急性毒性检测试验:固定剂量法(fixed dose procedure,FDP)、上下法(up and down procedure,UDP)和急性毒性分级法(acute toxic class method,ATC);皮肤致敏试验:小鼠局部淋巴结试验(murine local lymph node assay,LLNA);急性毒性的角质细胞试验、急性毒性的 3T3 细胞试验;眼刺激性/腐蚀性的鸡胚绒毛膜尿囊膜试验(HET-CAM);胚胎和发育毒性的干细胞试验。这些替代方法将节省动物资源和安全性评价投入。以上是已经被 OECD 接受的替代方法,还有一些正在进行的替代方法研究,例如关于化合物致癌性研究,由于癌症发生过程复杂性,目前尚没有一种体外试验或组合试验能够准确地预测物质的致癌性。

21 世纪毒性测试策略指出,未来毒理学研究方法的重心"从整体动物的系统测试转向用细胞、细胞系或细胞成分(来自人类起源)来评估生物过程变化的体外实验测试"。毒性测试主要内容包括化学物特性分析、含毒性通路和靶向测试的毒性测试以及剂量-反应与外推模型的研究,通过这些研究进一步开展外源性化合物危险度评价和人群与暴露资料分析。毒性测试重点关注因素包括敏感检测终点选择与评价、细胞-反应网络、高通量与中通量方法构建与应用、作用机制与作用模式、毒性通路以及系统生物学效应等,着力实施高通量、高灵敏度、低成本、预测能力强而且准确的毒性测试策略。因此,未来毒性预测将主要依赖于体外试验和基于计算机、数学等模型的非生物学试验,传统动物试验将可能被部分替代甚至完全替代(表31-3)。美国国家研究委员会(national research council,NRC)这份报告自提出以来,引起了学术界、政府管理部门以及工业界等强烈反响。

表 31-3 未来毒性测试选择

选择 I (体内)	选择 II (体内、分层)	选择 III (体外+体内)	选择 IV (体外)
动物生物学	动物生物学	人体生物学	人体生物学
高剂量	高剂量	广泛剂量范围	广泛剂量范围
低通量	提高通量	中高通量	高通量
高成本	低成本	低成本	低成本
耗时	省时	省时	省时
大量动物	少量动物	很少量动物	无动物
极端终点	极端终点	关键细胞反应	关键细胞反应
	有些测试使用计算和体外方法,比目前方法更具适应性	可能使用计算方法,有限的重点关注机制与代谢的动物研究	使用计算方法

　　我国实验动物替代方法研究起步较晚，与欧美等发达国家和地区相比存在较大差距，目前毒性测试仍然以大量的动物实验为主，以此外推对人体健康的可能危害与风险。近年来，虽然国内有些实验室和学者在替代毒理学领域进行了一些有益尝试和积极探索，但缺乏系统性的工作，且原创性研究较少，大部分毒理学替代法系参照或追踪欧盟、美国和日本等国家和地区的一些方法。我国部分用于药品、生物制品、化妆品、化学品以及农药等产品安全性评价的体外检测技术方法基本是借鉴了 OECD 和美国 FDA 等国际机构发布的技术指南，这在一定程度上促进了我国实验动物替代方法的研究和应用与国际接轨，并为我国毒性测试体系发展起到了积极的促进作用。然而，由于我国尚未建立有关实验动物替代方法专门管理机构，国内相关工作呈自由分散状态，应用监管存在缺失甚至空白，缺乏行业标准与规范，难以对实验动物替代方法进行系统的研究、验证和管理认可以及国际协调工作。

　　近年来，我国加大了对动物试验替代技术支持，2006 年国家科技部发布了《关于善待动物的指导意见》，使我国科学研究用动物的福利与技术向前进迈了一大步。另外，为建立与国际接轨并符合我国目前研究水平和应用需求的化妆品毒理学安全性评价动物实验替代方法体系，推进我国化妆品领域动物实验替代方法的研究、验证与应用有序发展，提升我国突破化妆品国际贸易中技术壁垒能力，保证我国化妆品安全性评价和行政监管有效实施，2011 年 8 月，国家食品药品监督管理局启动了《化妆品动物实验替代方法体系研究》项目。该项目实施对建设我国化妆品毒理学安全性评价动物实验替代方法研究体系与验证体系，构建具有中国特色的动物实验替代方法验证中心和多部门协同研究发展模式，推动动物实验替代方法的研究、验证与应用具有重要意义。

二、毒理学替代法发展存在的问题

　　毒理学替代法的形成和发展是不断完善的。由于体外试验与体内试验存在较大的差别，体外测试系统不能完全模仿模拟体内环境，包括体内神经调节、内分泌网络通讯、组织与器官相互作用以及细胞与细胞之间的通讯连接等。而且，许多替代方法还可能存在无法克服的缺陷，如多数体外原代培养细胞和组织的生存期短，丧失一些重要组织或细胞功能，而细胞系与正常细胞存在差异较大。因此，应用这些替代方法开展毒性研究或评价时同样也可能与受试物实际暴露的毒性特征存在差异。目前，还没有任何一种或一组毒理学替代方法能够完全代替体内毒性试验。毒理学替代法发展还存在以下问题：

　　对于一项新的毒理学替代法，其形成、发展、验证到最后管理认可是一项花费巨大、时间漫长而且步骤比较复杂过程。这一过程本身还需要大量动物，使替代方法逐步得到完善，再通过相关验证。替代方法经过验证后，还必须获得管理机构法规认可。验证成功并不意味着一定能被管理机构接受。例如，ICCVAM 并不要求管理机构必须接受已验证的替代方法，每个机构可以自行决定是否将已验证的替代方法列入自己的管理程序。一种方法能否被接受取决于多种因素，包括该方法是否进行了独立的科学同行审查、是否含有详细试验方案、是否能在不同的实验室方便应用、是否有利于风险评估等。因此，替代方法即便验证成功后，还需要继续投入相当数量时间、精力和金钱进行法规认可，而且还存在管理认可失败风险。尽管 ECVAM 和 ICCVAM 等机构每年都会选择资助一些替代方法进行验证和法规认可，但并不保证所有的替代方法都能获得资助。

目前,替代方法的研究、发展和验证主要由政府组织、学术团体和科研院所等承担,或主要受官方机构资助。作为替代方法应用主体(如制药工业等)通常不愿意投入巨资和大量时间进行替代法验证与法规认可,其主要原因包括:①除欧盟从 2009 年起开始禁止以动物测试化妆品外,目前对于工业化学品、药品和农药等产品的生物学效应和毒性评价仍然很大程度上采用动物实验,仅少数情况下管理机构要求必须使用替代方法。②有些情况采用了替代方法,虽然这些方法并没有经过严格的验证,但其试验结果也可能被管理机构认可。特别是一些非关键性试验,管理机构推荐采用替代法,但可能并不强制性要求必须采用经过验证的替代方法。如前所述,在 OECD 指导原则中,有些替代方法就没有按现行的要求进行验证。③即便完成了替代方法验证,还将可能面临不同地方、不同管理机构法规认可甚至还将涉及国际协调等问题,而且在替代方法法规认可过程中还有可能存在不同意见。因此,对于大部分企业而言,替代方法验证和法规认可存在太大风险。

第四节　毒理学替代方法的应用

近年来,毒理学替代法发展十分迅速,已经涵盖了急性毒性、靶器官毒性、遗传毒性、致癌性、刺激性和过敏性等多种毒性终点,研究方法也从一般的组织细胞培养发展到细胞与细胞器、干细胞、斑马鱼等新型模型,研究技术含基因组学、蛋白质组学、代谢组学、系统生物学、计算机模拟和生物信息学等,形成了多学科、多层次综合评价体系。毒理学替代法已被越来越广泛地应用于药品、新化学物、食品添加剂、农药、消毒产品、生物制品、化妆品和日用品等毒性测试,其中有些替代方法还通过了 ECVAM 等权威机构验证,并被欧盟和美国等国家和地区纳入法规管理范围。

一、由 ECVAM 批准验证的毒理学替代法的应用

(一) 急性毒性评价替代方法

急性毒性试验(acute toxicity test)是毒理学安全性评价第一阶段基础性试验,是毒理学安全性评价制订卫生管理标准不可或缺的重要依据。急性毒性试验主要是研究 24 小时内单次或多次经口染毒后动物所产生的毒性反应和死亡情况。其主要目的是求出受试物对试验动物的半数致死剂量(LD_{50});初步估测毒作用靶器官和可能毒作用机制,为亚慢性、慢性和其他毒性试验的剂量水平设计提供参考和依据,为急性毒性分级、物质分类和制定安全防护措施提供依据。传统急性毒性试验虽然可较精确测量 LD_{50},但以死亡为其观察终点,使用动物较多,工作量较大,耗费较多人力物力,并且利用动物数据评价人体毒性存在不确定性。近年来"3R"原则实施使整体动物试验面临严重挑战。因此毒理学家们相继提出了多种传统 LD_{50} 测定的替代评价方法,并陆续被采纳和使用。急性毒性试验的动物替代策略主要包括动物减少性替代和体外试验替代。减少性替代方法仍然以动物实验为主,但动物数量比传统急性毒性试验明显减少。如固定剂量法、上下法、探测剂量法、累积剂量设计法、近似致死剂量法和限量试验等。与传统急性毒性试验获取精确半数动物死亡的 LD_{50} 值不同的是,急性毒性测试体内替代方法采用整体动物但不要求以动物死亡为终点,以表现严重中毒,如再升高剂量则将会死亡的效应作为评价依据进行体内试验评价急性毒性。这些替代方法均可有效地减少实验动物数量。目前 OECD 经过验证后,在 2001 年发布了 3 种用于替代急性

经典毒性试验方法的替代方法,分别为固定剂量法(FDP)、上下法(UDP)和急性毒性分级法(ATC)等3种替代方法,2002年12月删除了经典的测定LD_{50}方法(Draize法)。3种体内替代方法尽管能够有效减少动物数量,较为全面反映毒性生物学特征,但动物个体敏感性差异可引起较大偏差,试验步骤过多使得检测效率下降,同时仍无法解决种属差异的问题。因此,经济、可靠和高效的体外非动物试验方法受到科学界关注。美国替代方法论证协调委员会(ICCVAM)制定了体外替代方法短期与长期目标,目的在于优化和完全替代动物试验,重点在急性经口毒性试验。目前,在标准化和验证方面进展较快的方法是利用一般细胞毒性及预测模型进行体内急性毒性预测,这不仅可大幅度减少急性毒性所需动物数量,而且可提供毒性作用机制方面的信息。大量的研究表明体外细胞毒性结果与体内急性毒性之间具有良好相关性,因此可利用体外试验方法对体内急性毒性进行定量预测。常用体外细胞毒性检测方法有中性红摄取法、噻唑蓝(MTT)法和乳酸酶漏出法等。另有多种体外细胞培养替代方法、定量构效关系(QSAR)模型预测体内急性毒性等亦在发展中。目前在欧美等国家以死亡为终点的试验已被所有法规废除,替代方法已成为强制性方法。我国目前在体内替代方法应用方面仍落后于发达国家,传统方法仍是主要方法。但随着"3R"原则影响不断深入,体外替代方法将逐渐取代传统方法承担化学品安全性评价方法的任务。我国在2008年将这3种方法纳入化学品毒理学实验国家标准中。

(二) 生殖和发育毒性评价替代方法

生殖毒性(reproductive toxicity)主要指对于亲代生殖功能的损害,可发生在妊娠前、妊娠期和哺乳期,表现为有受试物对生殖过程的影响,包括生殖器官及内分泌系统的变化,对性周期和性行为的影响,以及对生育力和妊娠结局的影响等。而发育毒性(developmental toxicity)主要指对子代的影响,包括在胚期、胎期,以及出生后显示的影响,如导致胚胎生长障碍、畸形和死亡及分娩后的不良影响。传统生殖发育毒性试验(reproductive development toxicity test)主要采用药品注册技术要求国际协调会(ICH)推荐的3阶段试验:第一阶段,生育力与早期胚胎发育毒性试验,着眼于化学物质对动物受孕能力和生殖功能的影响;第二阶段,胚胎-胎仔发育毒性试验,着眼于胚胎毒性(即传统致畸试验);第三阶段,围生期毒性试验,则侧重围生期及生后发育情况。传统生殖与发育毒性评价需要消耗大量的实验动物,且费用较高、试验周期长、难以迅速对大量物质进行毒性评价,不能满足"3R"原则的需要,所以,研发用于生殖与发育毒性评价的替代方法是毒理学替代法发展的重点方向。近年,随着分子生物学、胚胎学、发育毒理学和生殖毒理学等学科飞速发展,已建立多种胚胎生殖发育毒性体外测试体系。但哺乳动物生殖周期复杂性制约了替代方法快速发展。目前,仅只有3种体外模型:体外全胚胎培养(WEC)试验、胚胎细胞微团培养(MM)试验和胚胎干细胞试验(EST)已正式通过ECVAM批准验证,并建议作为体外发育毒性筛检的首选方法。但这些方法仅涵盖了发育毒性的某些方面,它们主要体现的是胚胎毒性终点,较少涉及生殖方面。虽然这3种替代法可以用于化学物发育毒性筛检,尚未列入相应的法规指南,但在候选新药筛选中得到了广泛应用。近年来,人们致力于研究发展能包含生殖与发育毒性全方位的系统评价方法,着眼点集中在哺乳动物生殖周期中的关键事件、关键阶段及敏感终点指标。2004年7月启动了一个综合研究计划,其目标是构建一个包括内分泌干扰在内的生殖毒性预测体系,以获取现有3个替代法不能获得的信息。研究方向包括雄性和雌性繁殖力、着床和胚胎发育。新构建及已有的反映生殖周期不同方面的各种体外替代方法将整合加入新的替代系统。单一体外模型不可能模拟整个生殖周期。对生殖周期的研究可以拆分为不同的生物学过程,对其进行单一或组合研究。因此,考虑发展体外方法、QSAR及其他替代方法和工具在内的联合检测体系。例如,利用血-睾屏障和血-胎盘屏障研究的QSAR模型对体外试验加以补充。计算机芯片方法和生理药动学模型(physiologically based pharmacokinetic modeling, PBPK)模型联合使用,有望改善风险评估中体外生殖毒性试验的预测能力。大部分测试处于研发水平,一些测试方法处在预验证阶段。各种新技术,如人类胚胎干细胞或遗传工程细胞发展、传感器技术、QSAR模型及其他以模式识别为基础的技术方法等,对新的评价系统的构建起到了重要的作用。

(三) 眼毒性评价替代方法

眼毒性评价(eye toxicity assessment)包括眼刺激和眼腐蚀性评价,眼刺激性(eye irritation)是指外源化学物质接触眼表面后使眼产生的可逆性炎症反应。眼腐蚀性(eye corrosion)是指眼睛前表面直接接触化学物质后引起的眼及其周围黏膜不可逆性组织损伤。检测化学物质刺激性和腐蚀性的传统实验是由Draize等在20世纪40年代创立了家兔眼刺激试验(draize test)。目前此试验仍是测定急性眼毒性的国际标准,并且一直作为评价化妆品及其原料眼刺激性主要方法,是许多国家管理机构毒理学安全性评价常规测试方法之一。近年来,随着科学技术进步,社会对动物福利和动物保护意识提高,以及"3R"原则逐渐被人们所接受,同时鉴于Draize试验本身存在评分标准主观性强、实验室间检测结果重复性差和造成动物较大痛苦等缺点,一些优化的试验方法及替代方法被提出,如离体器官模型、生化反应模型、基于细胞的眼刺激体外替代方法、QSAR模型等,并陆续被验证和认可。1991~1997年间在欧盟机构主导下,共进行了6项眼刺激试验评价研究,对9项体外替代方法进行了评估。当时结论认为没有一项研究可以完全替代Draize实验,但其中一些实验作为眼刺激物筛选方法或组合试验的一部分可用于眼刺激试验替代方法。后来经过持续改进,部分替代方法通过了ECVAM、ICCVAM等验证机构验证。目前,经过ECVAM验证的可用于替代眼刺激试验有牛角膜浑浊和渗透性试验(BCOP)、离体鸡眼试验(ICE)和离体兔眼试验(IRE)方法,这些替代方法都属于离体器官模型,基本原理是利用废弃的离体动物眼球、角膜作为眼刺激试验材料替代整体动物试验。此模型主要通过测定受试物对角膜水肿、角膜混浊或荧光素滞留程度等变化的影响,判断受试物的眼刺激性,并对其眼刺激能力进行分级。近年来,许多关于替代动物眼刺激性试验方法被研究与评价,虽然它们重复性和可靠性得到较多验证,但至今尚没有任何一种单一的体外替代方法经验证评估认为可以完全替代动物眼刺激性试验。在动物试验中,至少要对角膜、结膜及虹膜三种组织病理反应进行观察并进行评分,单一的体外方法难以完全模拟所有的组织反应,同时没有建立合适的体外预测模型和统计学方法也是不能完全替代动物试验的原因之一。研究表明,许多方法在危险度评价中作为筛检或附加试验具有广阔的应用前景,通过合适统计学方法或检测策略可增强它们应用的有效性。目前,已经有部分国家和国际组织推荐使用逐步检测策略来减少实验动物数量。

(四) 皮肤刺激性与腐蚀性试验替代方法

皮肤接触化学物质引起皮肤不良反应主要包括皮肤刺激和皮肤腐蚀,皮肤刺激性(skin

irritation)是指皮肤接触受试物超过 4 小时所产生的局部可逆性损害,皮肤刺激反应一般无免疫系统的参与,其典型表现是红斑或水肿。而皮肤腐蚀性(skin corrosion)是指皮肤接触受试物超过 4 小时所产生的从表皮层到真皮层肉眼可见的局部不可逆性坏死,皮肤腐蚀性反应典型表现是溃疡、出血、血痂,以及观察至 14 天由于皮肤漂白出现的脱色、脱发和瘢痕。皮肤刺激性与腐蚀性试验是化妆品原料及产品安全性评价主要项目。自 20 世纪 40 年代开始,Draize 等建立的皮肤刺激性和腐蚀性试验(Draize 试验)一直作为皮肤刺激性与腐蚀性评价的标准方法。此法能模拟外源性化学物质对人体的作用途径从而评价化学物质刺激性。然而,Draize 试验由于主要通过观察红斑与水肿进行评分,主观性较强,重复性较差,且因动物物种不同导致皮肤反应敏感性差异,使得动物实验结果外推至人时有一定局限性,而且动物皮肤刺激性实验周期长、成本高。随着国际上对"3R"原则日趋重视、动物保护和动物福利运动兴起,建立体外检测化学物皮肤刺激性试验方法是动物替代试验主要趋势。欧盟已禁止将动物实验应用于化妆品原料及成品的安全性评价,并极力推动皮肤刺激试验的动物替代试验研究。近年来,多种替代动物试验的体外模型被开发和应用。人工皮肤模型是体外构建的类似人皮肤系统的皮肤刺激性检测模型,由于其结构与正常人皮肤很相似,因此适合用作体外皮肤刺激性替代方法的研究。目前,已经过 ECVAM 验证和认可的体外皮肤刺激性替代试验方法主要是人工皮肤模型法,包括:重组人表皮模型 EpiSkin™、EpiDerm™ 和 SkinEthic™,现在均已商品化,且该方法于 2010 年经 OECD 认可为指南。皮肤腐蚀性体外替代方法的研究比较早,在 1996～1997 年间,ECVAM 已经完成了皮肤腐蚀性体外替代方法验证,当时需要验证的方法包括大鼠经皮电阻测定试验(TER)、体外皮肤腐蚀膜屏障功能试验(CORROSITEX™模型)、Skin2™ ZK1350 腐蚀性试验和人重组皮肤模型试验(EpiSkin™试验和 EpiDerm™试验),最后经过 ECVAM 验证和认可的皮肤腐蚀试验体外方法主要有 3 项,分别是 TER、人重组皮肤模型试验(EpiSkin™试验和 EpiDerm™试验)和体外皮肤腐蚀膜屏障功能试验(CORROSITEX™模型),并且 OECD 将这 3 种方法列入化学物测试操作指南中。现有的体外方法可以完全替代动物测试,不仅可用于化妆品研发过程中原料和成品配方日常评估,还可应用于法规监管目的。虽然重组皮肤模型与皮肤单层细胞培养相比,更好模拟外源化学物的作用途径,减少了动物试验研究使用,同时能精确地控制实验条件。但是,由于组织在体外生存时间有限,考虑到化学品作用于人体具有累积性特点,重组皮肤模型对于慢性毒性和累积毒性研究仍无法实现。因此,现阶段对于皮肤刺激实验的研究不再只局限于探索新的体外替代模型,更重要的是,在已有的经验证的皮肤模型中进一步完善试验方法,提高试验其准确度。同时,寻找能鉴别温和刺激物的替代模型仍然是关注重点。

(五) 皮肤致敏试验替代方法

目前公认的皮肤致敏试验(skin sensitization test)体内方法主要是豚鼠最大值试验(guinea pig maximisation test,GPMT)和局部封闭涂皮试验(occluded patch test of buehler),这两种试验均是根据用受试物致敏过的动物再次接触同种受试物表现出的皮肤反应来判定受试物是否具有致敏性。经典豚鼠相关检测致敏性的实验方法多是选取 20～30 只豚鼠,通过涂抹或皮下注射受试物数十天后,给予激发剂量的受试物,观察豚鼠局部皮肤红斑、结痂、水肿形成等对受试物致敏性做出评价。近来在动物福利"3R"原则推行下,小鼠局部淋巴结试验(LLNA)作为一种替代传统豚鼠最大值试验方法已标准化,此方法主要特点是在诱发期检测回流淋巴结淋巴细胞增生数量来判定受试物的致敏性。此方法动物数量减少到每个剂量组4只,3个试验组1个对照组,时间也缩短到4天。且另有试验证实此方法同豚鼠最大值法有良好的一致性。该方法改变了人们以往所认为过敏反应"全或无"的概念。认为过敏反应如同大部分毒理学反应一样具有剂量-效应关系。近年来,随着大量新型化学合成物上市,诸如新型化妆品、日用物品,人们越来越容易接触到一些未知的致敏原,给健康带来潜在危险;另外合成新型化学品公司又急于让产品上市,如此一来常规的皮肤致敏试验因其周期较长,动物数量较多而难以满足需求。因此为及时准确评估化学物对人类健康的风险,急需建立一种简单、快速、高效的受试物致敏性检测的毒理学评价体系。目前,研究者们根据过敏反应的分子机制和化学物特性已经发现了一些可以用来评价化学物潜在致敏性体外替代方法,包括单细胞系培养、平行试验、体外表皮/皮肤重建系统等。这些体外替代方法均尚处于研究阶段,各评价体系之间还缺少机体整合能力,如单细胞系培养相对来说培养比较简单,但是缺乏整体联系,虽然都是人类细胞,但缺乏体外与体内结果外推的安全系数;平行试验操作起来相对比较复杂,同时要培养两种细胞,还需要确定的安全系数,为了保持平行,整体动物试验并不能缺少,有悖于"3R"原则,但是此结果相对比较稳定;体外表皮/皮肤重建系统相对来说完整性比较高,如果有常规培养方法会保持系统的稳定性,但是缺少免疫系统的支持,故有待完善。因此,目前ECVAM认可的符合"3R"原则的皮肤致敏试验仍仅限于LLNA。LLNA已经得到充分的验证,是鉴别皮肤变态反应可选方法之一,在2002年被OECD正式采用作为评估化学品对皮肤致敏作用的第二个实验指南,同时也是美国EPA和FDA、ISO认可的方法。我国2008年发布国标方法:GB/T 21827—2008《化学品皮肤变态反应试验 局部淋巴结方法》。该方法进一步减少了动物使用数量,减轻了实验动物的痛苦,经改良后减少了放射性污染。

(六) 皮肤光毒性试验体外替代方法

光毒性(phototoxicity)指的是皮肤一次接触化学物质后,继而暴露于紫外线照射下所引发的一种皮肤毒性反应,或者全身应用化学物质后,暴露于紫外线照射下发生的类似反应。光毒性分为急性光毒性和慢性光毒性,在急性光毒性反应中,皮肤在照射紫外线后数分钟至数小时内出现红斑、水疱,类似严重的晒斑;慢性光毒性反应可以引起照射处皮肤色素沉着过多和皮肤增厚。目前,用于评价化学物质皮肤光毒性试验(skin phototoxicity test)方法主要有:动物皮肤光照实验(豚鼠、兔及大鼠等)、人体光斑贴试验和体外试验。动物试验法是一种成熟的光毒性试验方法,其操作简单,但是与所有的动物试验一样,动物试验法存在许多缺点,如动物与人之间存在种属差异,通过动物试验得到结果外推至人身上有很大的局限性。动物试验用动物进行试验,难免不对动物造成一定程度伤害,且用大量动物对化妆品进行安全性评价与目前国际推行的"3R"原则有悖。人体斑贴试验方法有效、结果真实,能较理想评价化学物质对人体光毒效应,但样本难得,且面临受试志愿者依从性和伦理学问题,对于一些光毒作用较强的物质,从人道主义问题考虑,这种试验法不可取,这些问题使该方法的开展具有很大的局限性。而且欧盟已于2009年3月开始禁止化妆品急性光毒性动物试验,并于2013年全面禁止使用动物进行化妆品原料安全性评价。要应对欧盟的这一壁垒性技术问题,要积极地开发动物试验替代方法,与国际接轨。因此,如何减少、优化体内试验,采用体外替代试验方法进行皮肤光毒性安全性评价已成为毒理学安全性评价领域迫切需要解决的热点问题。目前,光毒性体外替代试验方法根据试验作用终点和作用机制不同可以分为两大类:①用细胞、组织或者器官模型进行光毒性筛选试验,如体外 3T3 光毒性中性红摄取试验(3T3-NRU-PT)、人角质细胞试验法、肝细胞试验法等;②注重对特定光毒性机制进行研究的试验,如红细胞溶血法、酵母菌试验、组氨酸光氧化试验法等。由于 3T3-NRU-PT 法操作简单,费用较低,重现性好,是目前唯一一个能准确预测人体试验结果的体外方法。经过严格的多阶段、多中心的试验研究,只有 3T3 NRU PT 通过了 ECVAM 验证。3T3 NRU PT 经过 EVCAM 工作组的专家通过 11 个实验室对 30 种化学物质测试得出该方法十分有效,且与体内试验结果的相关性非常好,可替代动物试验。2002 年,OECD 将其正式发布为皮肤光毒性动物试验的正式替代方法,用于欧盟国家化学品、化妆品安全性评价。虽然体外 3T3 NRU PT 法有很多优点,但是 3T3 细胞对 UVB 耐受性相当低,而且这一方法不能模拟受试物局部作用于皮肤后产生光毒性的机制。人三维皮肤模型光毒性试验(H3D-PT)和红细胞光毒性试验(RBC-PT)恰好是 3T3 中性红摄取光毒性试验有效和重要的辅助方法,能弥补 3T3 中性红摄取光毒性试验的某些不足。

二、毒理学替代模型与替代技术的应用

(一) 胚胎干细胞

胚胎干细胞(embryonic stem cells,ESC)是早期胚胎或原始性腺中分离出来的一类细胞,可以在体外无限扩增并保持未分化状态,还可定向诱导分化成为各种功能细胞,因而在毒性筛选、毒性靶器官确定以及毒性机制研究等方面具有独特的巨大优势。作为一种新的毒性测试体外模型,其相关研究已成为 21 世纪生命科学领域的热点和重点课题。ESC 在毒性评价中的应用主要集中在两个方面:一是直接检测受试物对胚胎和 ESC 毒性作用,评价受试物胚胎毒性和发育毒性;二是评价受试物对 ESC 分化及分化后细胞的影响。EST 是一种最为有效的体外检测 ESC 毒性的模型。EST 是检测不同受试物对细胞增殖和分化的影响,通过受试物对 ESC 细胞的影响,对受试物影响个体发育的毒性致畸能力进行判断,不需要受孕动物,同时根据实验目的的需要,细胞分化为特定组织细胞,通过对受试物胚胎毒性进行高通量检测,现已成为哺乳动物发育毒性体外评价的代替方法。与体内毒性实验相比,具有更高的灵敏性和准确性,并间接减少了所用实验动物数量。由于 ESC 可以在不同的诱导条件下向特定的组织器官细胞分化,分化过程包括整个细胞发育全过程,如定向分化形成神经细胞、心肌细胞和肝细胞等。因此,可利用 ESC 观察外源性物质对靶器官组织细胞发育的影响,从而更加准确地评估受试物的靶器官毒性。

(二) 模式生物斑马鱼

斑马鱼(*Danio rerio*)是一种与人类基因同源性较高的新型模式动物,其发育及细胞生物学机制与哺乳动物的高度相似,且具有个体小、繁殖周期短、廉价易管理、胚胎透明可以直接观察器官发育等优点。近年来,斑马鱼已被广泛用于环境毒性检测、药物早期高通量筛选等毒性测试中。特别是斑马鱼发育前期细胞分裂快、胚体透明、特定的细胞类型易于识别等有利因素,成为脊椎动物中最适于做发育生物学和遗传学研究的模式生物。20 世纪 70 年代末,国外开始用斑马鱼进行急性毒性研究。20 世纪 90 年代初,开始用于急、慢性联合毒性实

验。近几年,国外以斑马鱼及转基因斑马鱼为动物模型进行的生态毒理研究与检测技术日趋成熟。目前,斑马鱼已被广泛应用于遗传和发育毒理学、环境毒理学和药物毒理学等领域。

斑马鱼的卵体透明,胚胎发育快且透明可视性好,心脏体节清晰,且其精子可冷冻保存,给遗传操作和人工诱变提供了极为有利的条件,即使在发育的高级阶段,仍然可以观察到全部细胞。荧光染色或使用其他标记物可使细胞系观察得更清楚。不仅能跟踪观察每个细胞的发育过程,也可观察到原肠期的细胞运动、脑区形成和心跳等胚胎发育情况,同时发育异常的突变体也很容易被鉴别出来。这为斑马鱼应用于遗传与发育毒性以及心脏、脑等靶器官毒性研究提供极为有利的条件。近年来,斑马鱼开始广泛用于脊椎动物遗传发育毒理学的细胞和分子水平的研究,包括胚胎轴决定、细胞谱系分析、基因转移、突变鉴别、中枢神经系统和周围神经系统的形成、肌肉发育以及基因表达的微分调节等领域的研究。研究者还可针对斑马鱼生长发育全过程或某一特定阶段,观察受试物的毒性作用特征。此外,利用斑马鱼对一系列环境毒物包括致癌物进行短期及长期的暴露效应研究也比较方便。环境毒物的慢性生物学效应鉴定可使用斑马鱼的整个生命周期试验以检测死亡率、生长抑制情况、生殖毒性以及发育毒性和神经行为毒性。随着分子生物学发展,目前利用分子生物学技术在环境污染物没有对人体造成明显损害前就可监测到毒物效应。当环境污染物作用于机体时,可引起热休克蛋白的基因表达上调,因此,斑马鱼不同的热休克蛋白基因的克隆技术已被证实在环境毒理学检测中起着有效的作用,特别是对毒物短期效应检测非常敏感。

(三) 转基因动物及转基因动物技术

转基因动物(transgenic animal)是指用实验导入的方法使外源基因在染色体基因组内稳定整合,并能遗传给后代的一类动物。转基因动物技术以基因工程、细胞工程和胚胎工程为基础,将外源基因导入动物的基因组并获得表达,由此产生的动物称为转基因动物。由于转基因动物集整体、细胞和分子水平于一体,更能体现整体研究效果,因此成为毒理学研究的热点之一。目前,国际上毒理学方面应用最多的转基因动物是转基因小鼠,包括致癌、致突变评价、生殖和毒物代谢方面评价。在致癌性和致突变评价中的应用,包括了转基因小鼠和基因敲除小鼠,其中转基因小鼠模型已经被证实用于自发和诱发的各种癌症作用实验,转基因动物用于致癌实验的资料表明比用大量动物进行长时间实验节省了时间和费用。转基因动物为快速检测致癌物、促癌物和研究化学致癌机制提供了新的重要途径。目前已建立的检测模型或研究模型有:①过量表达癌基因的转基因动物模型:如 Tg·AC 小鼠、*HK-fos* 转基因小鼠、*ras-H2* 转基因小鼠、携带激活的 *H-ras* 原癌基因小鼠等。这些转基因动物对化学致癌剂的敏感性提高了许多倍。其中 Tg·AC 小鼠主要用于致癌性两阶段研究,作用机制涉及到各种特殊的转录因子、低甲基化、实验结果的细胞特异性表达以及 *p53* 基因表达等。②基因敲除动物致癌检测模型:用同源重组方法,将一段 DNA 整合到抗肿瘤基因,使该抗肿瘤基因不能表达具有正常功能的蛋白质,用这种方法培养的动物称基因敲除动物。在这方面研究得最多的是肿瘤抑制基因 *P53*。基因敲除动物P53[(+/-)]和正常动物 P53[(+/+)]一样,发育和生长均无异常,但用致癌剂处理后,其肿瘤的发生与分布有很大的差异。用于化学药物安全性评估的模型有 Big Blue 和 Mutamouse 转基因小鼠。致突变检测模型包括 Muta TM 和

Xenomouse 转基因小鼠、Big BlueTM 转基因大鼠等。生殖毒性检测模型包括 Hox-LacZ 转基因小鼠和 p53-/-转基因小鼠等。毒物代谢研究模型包括 CYP2D6 转基因小鼠和 PPARα 基因敲除小鼠等。转基因小鼠在毒理学其他方面的应用,主要有用于神经毒性研究的 C-fos-LacZ 转基因小鼠,用于金属和某些非金属的研究的金属硫蛋白(MT)基因的转基因和基因敲除小鼠,如用 MT 转基因小鼠对镉的抗性增加,而 MT 基因敲除小鼠对镉、银、汞、顺铂和四氯化碳的毒性敏感性增强。利用 TgPVR 转基因小鼠替代灵长类动物进行脊髓灰质炎病毒疫苗的神经毒性试验。用于心脏毒性研究的 CYP2E1 Tg 转基因小鼠。另外,转基因动物模型还可以应用于免疫毒理学研究中,可为外源化学物免疫毒性的检测和免疫毒作用机制研究提供重要的工具。如利用转基因技术可以建立对免疫毒物更为敏感的动物免疫,用于免疫毒性筛检和试验;通过对某个或某些目的基因上调或下调、Knock-out 或 Knock-in,可以了解这些基因在免疫应答中的作用机制,或外源化学物的免疫毒作用机制等。但由于人工转入基因产物与内源性基因产物蛋白或多肽分子可能存在差异,两者介导的免疫学效应也可能并不完全相同。因此,虽然转基因动物可以作为免疫毒性检测和机制的重要工具,但并不能完全替代用常规方法进行的免疫毒性试验。

(四) 定量构效关系预测技术

定量构效关系(QSAR)是应用化学理论计算方法和各种数学统计分析方法,定量地描述和研究化合物的结构与活性或性质之间的相互关系,建立起 QSAR 数学模型。即 QSAR 模型采用数理统计方法,揭示一组化合物活性或毒性与其结构特征的变化规律,并以某种数学模型概括和表达构效关系的量变规律。QSAR 是集生物、化学和统计学为一体的一项综合技术,它的理论基础是相似的化合物具有相似的元素构成和空间结构以及相似的生物活性反应所需的能量。不同的影响反应速率能力将体现为不同的活性或可量化的响应指数。QSAR 模型通常用来评估具有类似结构和作用机制的系列化合物,预测潜在的毒性效应和代谢产物。在实际应用中,有很多毒性表现机制很复杂,难以依靠简单的相关推导建立起来。针对这种情况,QSAR 往往可以将不同的机制通过联合运算分析、高危分子碎片类型归类等方法解决。近年,利用 QSAR 模型进行急性毒性预测有较大的发展,如利用专家系统和神经网络结构有效预测急性全身毒性作用,大量有机物的急性毒性半数致死量(LD$_{50}$)值预测及多种化学物质对人体急性毒性分析等。大量计算机分析成功地对急性毒性 LD$_{50}$ 和最大耐受量(MTDs)进行预测,并已有商业化产品,如 DEREK(deductive estimation of risk from existing knowledge)、TOPKAT(toxicity prediction by computer assisted technology)和 MCASE(model-based computer automated structure evaluation)等专家系统,可以对化学物质的急、慢性毒性进行预测。此外,采用 QSAR 模型对具有毒性、易富集、难降解的持久性有机污染物(POP)进行免疫毒性、内分泌毒性、生殖发育毒性、致癌性等多种毒性效应研究目前已是国际研究的热点。QSAR 模型也用于工业化学品或废物风险评价,对工业排放有害废物及环境检测往往缺乏充分的实验数据,用 QSAR 模型预测工业废物的有关性质不失为一种有效的方法。采用 QSAR 模型预测、预报未知化合物毒性,一定程度上能够为风险评价提供科学依据。QSAR 模型预测化合物毒性技术在欧美等国家已由研究探索阶段步入实用阶段。特别是对于药品生产企业和药品监管部门,该技术的应用可以提高效率、节约动物实验资源。由于生物学资料有限、对复杂毒理学终点的简单模拟、应用范围较小等因素使 QSAR 模型发展受限。但是,从高通量筛选和微点阵技术获取的大量信息将用于发展 QSAR 模型。QSAR 方法自动化程度高,能快速地对物质进行分类标记、毒性分级以及危险性评估,可有效减少实验动物使用,具有广阔的发展前景。

(五)生物遥测技术

生物遥测技术(biological telemetry)属于生物信号遥测系统,可用来检测清醒状态下、自由活动动物的各种生理指标。这种技术既节省动物和费用,又符合动物福利要求,还可适合于不同的动物给药方式。生物遥测技术已经成为药物研究开发中越来越重要的实验工具,在药理和毒理学的研究中,特别是在安全药理学研究中,生物遥测系统已受到广泛的重视。生物遥测技术包括,①植入式遥测系统:植入式生物信号遥测系统可长时间测量清醒无束缚的鼠、兔、猫、犬和猴等动物的心电图、脑电图、体温和血压等生理参数。使用此系统不需要麻醉或束缚动物,将植入子埋入动物体内后,生理信号被植入子采集到并转换成相应的电信号后经无线发射,接收器对其信号进行数据转换后传输到软件中做分析,即实现了实时的数据解析采集功能。整个过程操作者与实验对象无任何直接接触,实现了对动物在自发活动中的生理信息采集,避免了人为因素对动物本身影响的情况。因此测得的生理信号更能反映自然状态下的动物生理状况。②马甲式遥测系统:是一无创性生物信号遥测系统,将传感器装进动物穿的马甲中,传感器发送生理信号给接收器,接收器将信号导入软件系统中,可以自动采集,存储,实时分析数据。此技术能够在犬、猴等动物清醒状态下,无束缚连续地检测心电图、呼吸、活动、体温以及无创血压等多种生理指标。相对于植入式生理信号遥测仪来说,不但节省了给动物做手术所付出的人力物力,也节省了手术后 4 ~ 8 周动物恢复的时间,避免了手术可能带来的感染以及动物各种不适。因生物遥测技术可连续长时间准确、稳定、科学地获得清醒无束缚动物的心电、呼吸、血压、体温等多项生理参数,目前主要用于安全药理学研究。

(卢春凤　郭家彬　彭双清)

参 考 文 献

1. Huggins J. Alternatives to animal testing:research,trends,validation,regulator acceptance. ALTEX,2003,20:3-61.

2. http://www.alttox.org/ttrc/validation-ra/validated-ra-methods.html.

3. Hartung T. Toxicology for the twenty-first century. Nature,2009,460(7252):208-212.

4. Lilienblum W,Dekant W,Foth H,et al. Alternative methods to safety studies in experimental animals:role in the risk assessment of chemicals under the new European Chemicals Legislation(REACH). Arch Toxicol,2008,82:21-236.

5. Gerberick GF,Ryan CA,Dearman RJ,et al. Local lymph node assay(LLNA) for detection of sensitization capacity of chemicals. Methods,2007,41:54-60.

6. Kidd DA,Johnson M,Clements J. Development of an in vitro corrosion/irritation prediction assay using the Epi-Derm™ skin model. Toxicol in Vitro,2007,21:1292-1297.

7. Spielmann H,Hoffmann S,Liebsch M,et al. The ECVAM international validation study on in vitro tests for acute skin irritation:report on the validity of the EpiSkin and EpiDerm assays and on the skin integrity function test. Altern Lab Anim,2007,35:559-601.

8. Liebsch M,Gamer A,Curren R,et al. Follow-up validation of the EpiDerm skin irritation test(SIT):results of a

multicentre study of twenty reference test substances. Toxicol Lett,2008,180(S1):107.

9. McNamee P,Hibatallah J,Costabel-Farkas M,et al. A tiered approach to the use of alternatives to animal testing for the safety assessment of cosmetics:Eye Irritation. Regul Toxicol Pharmacol,2009,54:197-209.

10. OECD. Guidelines for the Testing of Chemicals No. 437:Bovine Corneal Opacity and Permeability Test Method for Identifying Ocular Corrosives and Severe Irritants. 2009.

11. OECD. Guidelines for the Testing of Chemicals No. 438:Isolated Chicken Eye Test Method for Identifying Ocular Corrosives and Severe Irritants. 2009.

12. Uchino T,Takezawa T,Ikarashi Y. Reconstruction of three-dimensional human skin model composed of dendritic cells,keratinocytes and fibroblasts utilizing a handy scaffold of collagen vitrigel membrane. Toxicol in Vitro,2009,23:333-337.

13. Wilk Zasadna I,Minta M. Developmental toxicity of ochratoxin a in rat embryo midbrain micromass cultures. Int J Mol Sci,2009,10(1):37-49.

14. Chen R,Chen J,Cheng S,et al. Assessment of embryotoxicity of compounds in cosmetics by the embryonic stem cell test. Toxicol Mech Methods,2010,20(3):112-118.

15. Laustriat D,Gide J,Peschanski M. Human pluripotent stem cells in drug discovery and predictive toxicology. Biochem Soc Trans,2010,38(4):1051-1057.

16. Mori Y,Kondo C,Tonomura Y,et al. Identification of potential genomic biomarkers for early detection of chemically induced cardiotoxicity in rats. Toxicology,2010,271(1-2):36-44.

17. West PR,Weir AM,Smith AM,et al. Predicting human developmental toxicity of pharmaceuticals using human embryonic stem cells and metabolomics. Toxicol Appl Pharmacolm,2010,247(1):18-27.

18. Xing L,Xu Y,Xiao Y,et al. Embryotoxic and teratogenic effects of the combination of bisphenol A and genistein on in vitro cultured postimplantation rat embryos. Toxicol Sci,2010,115(2):577-588.

19. 陈京,李付贵. 应用胚胎干细胞实验模型评价三聚氰胺的胚胎毒性. 中国优生与遗传杂志,2016,24(8):39-41.

20. 鲁娣,张崴,宋殿荣. 胚胎干细胞及诱导多能干细胞在胚胎毒性研究中的应用. 国际生殖健康/计划生育杂志,2017,36(2):130-136.

21. 许珂. 胚胎干细胞及在生殖医学中的应用. 临床医药文献杂志,2017,4(15):2827-2830.

22. 张真真,王三龙,赵亚,等. 人胚胎干细胞分化的心肌细胞心脏毒性评价模型的建立及应用. 中国新药杂志,2017,26(7):795-803.

23. 彭双清,郝卫东,伍一军. 毒理学替代法. 北京:军事医学科学出版社,2009.

24. 彭双清,郝卫东. 药物安全性评价关键技术. 北京:军事医学科学出版社,2013.

25. 贺争鸣,李根平,李冠民,等. 实验动物福利与动物实验科学. 北京:科学出版社,2011.

26. 薛金玉,杨杏芬. 基于细胞的眼刺激试验替代方法的研究进展. 中国预防医学杂志,2009,10(7):681-684.

27. 谭剑斌,赵敏,杨杏芬. 体内外替代方法在急性毒性评价中的研究进展. 毒理学杂志,2010,24(6):479-482.

28. 郭家彬,彭双清. 动物实验替代方法与21世纪毒性测试发展策略. 中国比较医学杂志,2011,21(10,11):158-161.

29. 彭双清,Paul L. Carmichael. 21世纪毒性测试策略理论与实践. 北京:军事医学科学出版社,2016.

30. 潘芳,程树军,黄韧. 中国替代方法研究评价中心共识平台的建立. 中国比较医学杂志,2011,21(4):74-78.

31. 中国科学技术协会. 2010—2011毒理学学科发展报告. 北京:中国科学技术出版社,2011:16-35.

32. 段蕊,吴昊泽.斑马鱼在药物毒性评价中的应用.临床医药文献杂志,2017,4(22):4342.

33. 宋世明,陈兆杰,吴秋榕,等.不同剂型硝磺草酮及其原药对斑马鱼的急性毒性评价.南方农业学报, 2017,48(8):1518-1523.

34. 齐珍珍,周泉,卢宇华,等.莫西沙星、特非那定和卡托普利对犬生物遥测技术的评价研究.药物评价研究,2016,39(4):559-563.

35. 李雅秋,王旗.构建用于预测中药化学成分心脏毒性的定量构效关系模型.北京大学学报(医学版), 2017,49(3):551-556.

第三十二章

细胞毒性的测试及评价

第一节　细胞毒性评价的概述

　　毒物在体内产生毒性是一个复杂的事件,细胞毒性的界定可能由于研究性质和目的的不同而不同。例如抗癌药物的细胞毒性研究目的可能旨在将细胞杀死;而一般化学物质的细胞毒性研究可能旨在证明其无细胞毒性,监控细胞的代谢变化、细胞间信号改变或可引发炎性过敏反应的信号等。体内的反应是很复杂的过程,而细胞毒性试验可能过分简化了这些过程,但是由于其经济、快速、易于量化和可重复性好,而且符合替代(replacement)、减少(reduction)和优化(refinement),即"3R"的原则而被广泛采用。

　　评价化学物质的毒性的传统方法主要是利用啮齿目动物(主要用小鼠和大鼠)进行动物体内实验,通过大体解剖检查、称量重量、计算脏器指数、检测血液生化指标及检查病理形态学改变来发现化学物的器官毒性。用这些方法所进行的毒性测定在评估化学品对人类存在的潜在危害性的实际应用中发挥了重要的作用。但是,随着社会科学技术的发展以及人类在各方面需求的不断扩大,各类化学品(包括制药、化工、食品和化妆品等行业中所应用的原料以及敷料)正在以前所未有的速度被合成和发现,并快速得到实际应用,以满足人类的需求。在这一背景下,传统的生物测定方法的局限性开始显露出来。长的检测周期跟不上化学品的更新周期,严重降低了新的化学品投入生产实践的时效性。在生物测定的成本方面,所需投入资金大,并且需要消耗大量的动物,必然在养殖、管理和实验操作等方面需要投入大量的人力、物力,这就大大增加了实验成本的投入,而这已经不符合日益精细化和低成本化的实验趋势。此外,近年来,对于实验动物使用的社会伦理道德争论也越来越激烈,这给应用动物进行的实验研究带来越来越大的压力。用简便快速的体外实验方法对大量化学物进行筛选,发现最有可能具有毒性的物质,对其优先进行进一步的研究,已成为许多毒理学家的共识和研究的热点。细胞毒理学检测与评估的方法正是在这种背景下应运而生,而且细胞毒理学替代方法由于其在检验的时效性、实验的可操作性以及实验损耗等方面的诸多优势,正在成为该领域的研究焦点。

　　体外细胞培养在毒理学研究中的应用有许多优点,如外源化合物可以直接作用于靶细胞,从而避免应用整体动物所出现的种属、个体差异及体内各种复杂因素的干扰,能体现样本均一性和特异毒性作用;可以根据研究目的控制实验条件,观察单因素与多因素影响下细胞形态、功能等的变化;方法简便、准确,可节约动物及样品,效率高等。细胞毒理学通过研究外源性有害因子对细胞的一般毒性作用及特异性细胞毒作用、细胞毒物代谢及毒效应作用机制等作为药物、活性物质筛选和细胞毒性检测的重要手段。尽管整体动物实验在毒性评价时是不可缺少的,但由于动物与人之间存在着种属差异,使一些研究结果难以准确地外推到人。此外,从伦理学的角度考虑,也应尽量减少动物的使用。因此,利用简单、快速的细胞毒理学实验作为检验化学物质毒性的筛选手段,建立快速、可靠的实验替代模型,一直是国际上讨论的课题。最新研究表明,体外细胞毒性和整体动物的急性毒性之间存在正相关关系,利用体外细胞毒性试验方法对物质的急性毒性进行筛查,可有效地减少动物的使用量,是当今急性毒性测试方法发展的趋势之一。

细胞毒理学也存在着一定的局限性,因为细胞培养是在离体的前提下,得出的结果可能与动物或人体的整体实验存在一定的差异。但是,体外细胞培养技术的日益成熟、人工合成培养基的运用、细胞融合技术,特别是体外细胞转化实验模型等,在很大程度上促进着细胞毒理学的发展。

第二节 受试细胞的类型与培养技术

一、受试细胞的类型

在进行毒理学检测与评估时,需要根据目标毒物的不同选择不同的细胞,但选择的基本原则是一致的:能够尽量精确地反映毒物毒性、易于培养、连续操作性强等。通常而言,由于在毒理学检测与评估中,待检测的目标毒物多是与高等生物尤其是人密切相关,因此,检测与评估常用的细胞主要为与人类亲缘关系较近的模式生物的细胞,如小鼠睾丸细胞、中国仓鼠卵巢细胞、大鼠肝细胞等,或者直接应用人体细胞,如人生殖细胞、肝细胞、肺细胞等。细胞系的建立是细胞毒理学研究的基础,自 1962 年,陈瑞铭等学者建立了世界上第一株人体肝癌细胞系之后,国内外先后建立了人肝癌细胞株(HepG2)、大鼠肝癌细胞株(RLC-801)和小鼠肝癌细胞系(MH134)等诸多细胞系。而近几年随着人们对体外急性毒性检测的研究,也开发了适合用于细胞毒性检测的细胞系,如美洲绿猴肾细胞系(COS-7)、非洲绿猴肾细胞(Vero)、鼻咽癌细胞系(HNE1)、乳腺癌细胞系(MCF-7)、大鼠肺巨噬细胞(AM)、肺腺癌细胞株(A549)、人胃腺癌(SGC-7901)、人肝癌细胞系(SMMC7721)等。另外,在环境毒理检测与评估中,也常用到一些低等生物细胞,如酵母和某些单细胞藻类等。为了叙述的方便,此处将这些细胞分为正常细胞、肿瘤细胞、人工改造细胞和低等生物细胞 4 类进行介绍。

(一) 正常细胞

1. 正常细胞的类型 在毒理学检验与评估中所使用的正常细胞根据其是否能在培养条件下持续传代,将其分为普通体细胞和干细胞。

(1) 普通体细胞:普通体细胞是生物体内已经达到末端终末分化的细胞或分化方向已经确定为某一终末分化细胞的前体。这些细胞的分裂能力有的已基本消失,有的已经十分有限,它们在体外培养条件下存活时间相对较短,甚至不能传代。因此,在毒理学检验与评估中这种细胞的局限性十分明显,甚至每次试验都要重新获取组织以制得单细胞悬液。即使经冷冻或低温储存保存一段时间,在复苏之后,细胞的活性或典型特征或多或少地受到破坏,这使实验结果的不确定性增加,而且在试验后,由于这些细胞不能传代,最终还是要从新的组织中获取。这样一来,就试验成本来说,几乎就与动物实验无异了,耗资、费时、劳动量大,且会招致伦理道德方面的不必要压力。

(2) 干细胞：干细胞(stem cell)是一种未充分分化，尚不成熟的细胞，具有再生各种组织器官和人体的潜在功能，医学界称为"万用细胞"。根据其分化能力的大小，可将干细胞分为全能干细胞(totipotent stem cell，TSC)、多能干细胞(pluripotent stem cell)和单能干细胞(unipotent stem cell)。全能干细胞的分化能力最强，如胚胎干细胞(embryomc stem cells，ESCs)、生殖母细胞等，可以分化发育成为生物个体。多能干细胞是属于某一器官或组织的干细胞，如造血干细胞、多潜能皮肤干细胞等，可以分化形成器官或组织的多种细胞。单能干细胞也称专能、偏能干细胞，这类干细胞只能向一种类型或密切相关的两种类型的细胞分化，如上皮组织基底层的干细胞、肌肉中的成肌细胞。单能干细胞是发育等级最低的干细胞。由于干细胞具有持续分裂的能力，从生物体内分离出这些细胞后，可以在适宜的培养条件下连续培养，并能够持续传代，在超低温冷冻储存条件下，这些细胞可保存数年之久，且分裂能力不会受到太大的损失。因此，一次原代培养经传代后，可以连续多代使用。这就避免了大量使用动物所带来的诸多弊端。更为重要的是，正常细胞自身的功能特点和结构特性使毒理学的检验与评估更具针对性，更易于探明毒物引起细胞损伤的作用机制。

胚胎干细胞具有全能性，比成体干细胞的可塑性更强，因此在药理、药效、毒理等方面具有广泛、良好的应用价值和前景。目前，胚胎干细胞已被确认为是体外发育毒理学研究的可靠供试源。利用胚胎干细胞建立发育毒物体外预测模型，可评价化学物的潜在胚胎毒性和致畸性；利用胚胎干细胞着床前的细胞特性及细胞毒性、增殖和分化的多终点评价，可明显提高胚胎干细胞测试模型筛选的有效性；可较好地替代哺乳动物实验，定性、定量地反映毒物对细胞的生长、分化和生物学行为的影响，大大减少了毒物筛选的周期和经费。当然利用胚胎干细胞系检测化学物的毒性还需解决，如何寻找确定干细胞的精确方法以及各种干细胞系的特征性标志物，从而对胚胎干细胞进行有效的分离和纯化，如何维持干细胞在体外进行扩增的同时不分化以及如何诱导干细胞定向分化等关键的技术问题。ECVAM(the European Center for the Validation of Alternative Methods)曾在大约360种受试物中挑选出发育毒性实验数据的30种，使用EST进行胚胎发育毒性检测，结果显示，与体内结论的符合率达到82%，其中强胚胎毒性的符合率更达到100%。人ESCs能分化为成熟的肝细胞，从而可以用来进行肝脏毒性的实验研究。而人体干细胞源的心肌细胞可用来评价QT间期的长短，故可筛选药物的心脏毒性，成为药物毒性研究的新工具。

成体干细胞(adult stem cells，ASCs)，也称为多能成体祖细胞(multipotent adult progenitor cells，MAPCs)或间充质干细胞(mesenchymal stem cell，MSCs)，是一类存在于人体组织器官中发挥组织稳态和修复功能的干细胞，也具有自我更新的能力，并能产生多种细胞类型如成骨细胞、脂肪细胞、软骨细胞、神经元、神经胶质和心肌细胞等。目前研究较多的ASCs有造血干细胞、MSCs、神经干细胞、心肌干细胞、肝干细胞、胰腺干细胞、脂肪干细胞及骨骼肌干细胞等。ESCs和ASCs都能在体外培养且保持其多能性，并可在特定的条件下分化为各种组织细胞，可用于药物、有害化学物和环境应激物的体外毒性及其机制的研究。

2. 用于毒性评价的常用正常细胞 肝脏、肾脏、肺脏及肠道是有害物质的主要靶器官，体外分离的这些脏器的多种细胞模型已被广泛地用于毒性学检测与评估之中。通过这些检测，人们可以利用这些细胞研究化学品的代谢机制、毒性作用机制并可用于对化学品的毒性筛选，如评估细胞膜的完整性、亚细胞器受损状况、不可逆细胞毒性(细胞死亡)及可逆性变化等。常用于毒性评价的正常细胞株包括以下几种：

(1) 正常肝细胞：人肝细胞株(HL-7702、L02、7701、HSC-T6、Changliver)，大鼠肝细胞系

（BRL）；小鼠胎肝细胞（BNL CL.2）。

（2）正常肺细胞：人肺成纤维细胞（IMR-90、MRC-5、MRC-9）、人胚肺细胞株（WI-38）、人胚肺成纤维细胞（HEL、HLF）；小鼠胚肺成纤维细胞系（L929）；中国仓鼠肺成纤维细胞（CHL）；中国仓鼠肺细胞（V79 细胞）。

（3）正常肾细胞：人胚肾细胞（HEK293）、正常肾细胞株（HK-2）、正常肾细胞系（MDCK）；大鼠肾细胞（NRK）、大鼠游离肾近曲小管细胞；猪肾细胞（PK-15）、猪肾上皮样细胞（COS-1、COS-7）；猴肾细胞（Mare-145）、猴肾成纤维细胞（Vero）；鸡胚肾细胞（CEK）。

（4）正常胃细胞：正常胃黏膜上皮细胞株（GES-1）。

（5）正常生殖细胞：中国仓鼠卵巢细胞（CHO 细胞）；斑点叉尾鮰鱼卵巢细胞（CCO）。

（6）其他细胞：人脐静脉内皮细胞（Ecv30 4）；大鼠心肌细胞（H9c2）；小鼠巨噬细胞株（RAW264.7）、小鼠成纤维细胞（NIH3T）；鸡外周血淋巴细胞（PBL）。

（二）肿瘤细胞

肿瘤细胞通常是指癌细胞。它们的共同特点是在体外培养条件下可以无限地增殖传代。这些细胞通常来自生物体内摘除的肿瘤组织或正常细胞过度传代后所留有的类似癌细胞的不死细胞。从生物体内摘除肿瘤组织后，先将其进行机械分离，使组织破碎成细小的粒块，而后用相应的酶，如胶原蛋白酶、胰蛋白酶等进行酶解分离，获得单细胞悬液，再将获得的细胞接种于新鲜的培养基中，传代纯化即可得稳定的细胞系。而在毒理学的检测与评估中常用的肿瘤细胞主要是癌细胞。虽然癌细胞在一定程度上发生了变化，但仍然保持了原发组织细胞的诸多特性。这是将其用于毒理学检测与评估的基础所在。这些细胞由于其永生性和对体外培养条件的强适应性，使其在实验损耗方面比其他非永生性细胞具有优势，因此在毒理学的检测与评估中得到越来越广泛的应用。

常见的来源于肿瘤组织的连续细胞系有以下几种：

1. 肝癌细胞株　人肝癌细胞（MHCC97、MHCC97L、Hep-G2、Hep3B、BEL-7402、SMMC-7721）；大鼠肝癌细胞（CBRH7919、RH235）；小鼠肝癌细胞（Hepa1-6、H22）。

2. 肺癌细胞株　人小细胞肺癌细胞株（NCI-H446、LTEP-SML）、人肺腺癌细胞（A549）；人非小细胞肺癌细胞（A549、H1975、H460、A427、Calu-6/3/1、PLA-801）。

3. 消化道细胞株　人胃癌细胞株（MKN-28、SGC-7901、MGC、5GC-7901）；人食管癌上皮细胞株（Eca109）；人回盲肠腺癌细胞株（HCT-8）；人结肠腺癌细胞株（LS-174T、SW480）；人胆管癌细胞系（QBC939）、人喉癌细胞（Hep-2）；人类胰腺癌细胞（Capan-2）。

4. 肾癌细胞株　人肾癌细胞株（OS-RC-2、GRC-1、ACHN、769-P、A498）、人肾癌透明细胞腺癌细胞株（786-0）、人肾癌细胞系（CAKI）；草鱼肾细胞（CIK）。

5. 乳腺癌细胞株　人乳腺癌细胞株（MDA-MB-435/231、MCF7、Bcap-37、T47D、SK-BR-3）；小鼠乳腺癌细胞系（MA-901C、TM40D）；小鼠乳腺上皮恶性转化细胞系（11A1）。

6. 神经瘤细胞株　人成神经细胞瘤（SH-SY5Y）；大鼠嗜铬细胞瘤（PC12）；星形胶质瘤细胞系（SWO-38）。

7. 血液瘤细胞株　人白血病细胞株（Jurkat）、人髓系白血病悬浮细胞（HL-60）、人慢性粒细胞白血病细（K-562）、人淋巴瘤细胞（HUT-78）；小鼠急性淋巴细胞白血病细胞系（L1210）、小鼠 T 淋巴细胞白血病细胞系（L615）。

8. 骨癌细胞株　人骨肉瘤细胞株（MG-63、HOS、143B）、人成骨肉瘤细胞系（OS-732）。

9. 其他细胞株　人鼻咽癌细胞株（CNE2）、人宫颈癌细胞系（Hela）、人类黑色素瘤细胞素(SK-Mel/27)、非恶性角化细胞系(HP-K-1 A);小鼠黑色素瘤细胞(B16)、小鼠成纤维细胞(L929)、视网膜母细胞瘤细胞株(SO-Rb_(50)/SO-Rb_(70));鲤鱼上皮癌细胞(EPC)。

(三) 人工改造细胞

在毒理学的检测与评估中所应用的人工改造细胞是指利用物理、生化或者基因工程的手段对正常或非正常的细胞进行处理,获得的具有转基因性状或所需遗传缺失型的细胞株。

基因体外转染后表达,可用于指示作用,如对细胞进行绿色荧光蛋白基因的转染。但人工改造细胞在毒理学中更多的是用于对毒性机制的分子层面上的探索。因此,人工改造细胞为分子毒理学的发展提供了更为有效的研究途径。

将正常细胞或肿瘤细胞等作为体外表达系统的载体,对其进行目的基因的转化并使目的基因在其内表达,从而使其达到毒理学检测与评估的标准及对其毒理损伤深层机制探索的目的。例如,将体外构建的含有 NF-κB 启动的荧光素酶报告基因的质粒转入小鼠单核巨噬细胞(RAW264.7)中,以检测竹叶提取物对 NF-κB 下游基因表达量的影响。

利用物理射线或生化诱变剂对目的细胞进行处理,从而获得具有所需突变性状的细胞株,如经诱变获得的具有回复突变性状的中国仓鼠肺细胞株 V_{79}、中国仓鼠卵巢细胞株(CHO 细胞株)以及小鼠淋巴瘤 $L_{5178}Y$ 细胞株。它们经常被用于体外致突变试验,在受试物的作用下,如果其发生回复突变,通过生化方面特性的改变就可以判断受试物是否具有致突变性。

小鼠淋巴瘤 $L_{5178}Y$ 突变细胞株的特点是胸苷激酶(TK)缺失,如果在培养基中加入具有细胞毒性的 5-溴脱氧尿苷,它仍能够正常生长,而正常细胞却不能够生长。但是,当这种突变细胞株在与致突变物接触并发生回复突变后,就转变为正常的细胞,从而恢复其利用 5-溴脱氧尿苷的能力,以致细胞中毒,在培养基中不能够正常生长。所以小鼠淋巴瘤 $L_{5178}Y$ 突变细胞株也可用于检测受试物是否具有致突变性。

应用人肝细胞(SMMC-7721)细胞株,通过不断提高培养液中阿霉素(ADM)的浓度,长期筛选培养,得到了人肝细胞癌多药耐药亚株(SMMC-7721/ADM)。

(四) 低等生物细胞

这里所言低等生物细胞即低等单细胞生物,其包括细菌、真菌以及单细胞藻类和原虫等,它们分布范围广,广泛存在于水体、土壤以及大气之中,与人类所生存的生态环境密切相关。当这些环境中的污染物达到一定的程度时,它们必然会对这些生物原有的生存条件造成破坏,从而影响其生长繁殖的过程,甚至有些生物还会呈现出典型的指示性特征,这就为环境污染的评估提供了可借鉴的判断依据。此外,这些低等的单细胞生物还有结构简单、繁殖速度快、对环境条件要求较宽泛、易采集、易培养等特点。因此,它们正日益受到毒理学(尤其是环境与生态毒理学)研究者的关注。

随着生命科学技术的日益发展,人们通过物理、化学以及基因工程等手段,改造出许多适合于实际应用与研究需要的单细胞生物的变种,如酵母突变体、细菌突变体以及改造的单细胞藻类等。自然,这些技术手段也能够应用于日益深化的毒理学研究中。通过诱导突变体(如缺陷型菌株)改造特异性单细胞生物体,如利用基因工程的手段,向野生型细胞内导入外源基因,促进原有的特异性目的基因的过表达,从而使细胞群呈现出所需要的特异性特征以达到实际应用的标准,人们可以培育出大批针对特定毒物或专门领域的检测与评价用特异性菌株与单细胞藻体株,这必将成为毒理学未来发展的一个新趋势,并且将为毒理学的检测与评价(尤其是宏观领域的检测与评价)提供可靠的研究手段。

在遗传毒理学研究中,梨形四膜虫(*Tetrahymena pyriformis*)已经得到了相当广泛的应用。它隶属于原生动物纤毛虫纲,膜口目,四膜虫科,是典型的真核单细胞原生动物,而且它具有易于培养、繁殖速度快等特点。因此,从 20 世纪中叶以来,它在国内外的分子生物学、遗传学和生物化学等领域,特别是在真核生物基因组的结构和功能的研究中,成为越来越重要的实验动物。而且,又由于其具有整体动物生命代谢的一些功能,能够对环境的压力做出敏感的反应,并且反应的速度和强度都较原核生物更加显著,随着研究领域的扩展,它渐渐被引入到毒理学(尤其是环境遗传毒理学)的研究中来。在遗传毒物毒性的研究中,较为著名的实验就是梨形四膜虫的刺泡突变实验。因为在梨形四膜虫的细胞上有一种特殊的结构即刺泡,一般一个梨形四膜虫大约有 1500 个刺泡,它们呈垂直状分布于细胞的外侧。当其生存的环境发生变化,如受到遗传毒性化学物的污染时,它可以生长出放射状的具有保护作用的细长的刺丝,进而使刺泡发生连锁性突变。刺泡的突变是由相关基因的突变而引起。在梨形四膜虫的基因组中,有 6 个基因在 9 个遗传位点相互协调作用,控制着梨形四膜虫的刺泡的形成。当这些基因突变或部分突变后,刺泡的生成功能就受到破坏,从而使刺丝卷曲呈球形、椭球形或棒状而不能形成正常的刺泡。这一性状对遗传毒物相当敏感,而且表现出的性状变化显著,在普通的光学显微镜下即可观察。

二、细胞培养技术

细胞培养技术就是通过一系列处理,从组织块中分离出单个细胞,将活的细胞放在一个不会被其他生物污染的培养皿内而维持其生存、生长,然后在体外培养,进行传代培养,以观察细胞功能与形态的改变的技术。细胞培养作为一个很好的体外模型,其细胞生长外界条件比较单一,影响因素少,颇受学者们的青睐。体外细胞培养技术有许多优点:①可以按实验要求控制实验条件,把整个实验安排在体外进行,便于观察和分析;②体外细胞实验条件易于控制,可排除复杂的体内环境的干扰,实验结果稳定,重复性好;③操作简便,实验经济;④可同时提供大量生物学性状相同的细胞系(株)作为研究对象,避免了动物间个体差异,实验可重复性好。当然,体外细胞培养技术及其实验模型也存在其局限性,由于细胞是在离体环境下,独立生长在体外环境中,其生物学性状在一定程度上会发生改变,所获得的结果可能与人或动物的整体实验结果存在差异。因此,细胞毒理学实验结果存在着由体外实验结果推论体内实验结果的问题,影响对外源化学物质的毒作用评价。

体外细胞培养的一个重要原则是需模拟体内细胞生长环境,该模拟系统中最重要的核心因素是细胞与培养环境之间的相互作用,根据细胞来源及培养方式将细胞培养技术分为原代细胞培养、传代细胞培养及三维细胞培养。

(一) 原代细胞培养

原代培养细胞(primary culture cell),也叫初代培养细胞,是指从机体取得组织细胞后立即在体外进行的首次培养,有人把培养的第 1 代细胞与传 10 代以内的细胞统称为原代细胞培养(或初代细胞培养)。这是建立细胞系的第一步。原代细胞因刚刚从组织中分离出来,生物特性未发生很大变化,仍保留着原来的遗传特性,在形态结构和功能上与体内原组织相似,也是最接近和最能反映体内生长特性的细胞。原代培养细胞的来源多样,培养方法也各不相同。常采用的原代培养细胞方法如下:

1. 细胞分离

(1) 悬浮细胞的分离方法:组织材料如果来自血液、羊水、胸腔积液或腹水的悬液材料,最简单的方法是采用 1000r/min 的低速离心 10 分钟,若悬液量大,可适当延长离心时间,但速度不能太高,延时也不能太长,以避免挤压或机械损伤细胞,离心沉淀用无钙、镁的 PBS 洗两次,再用培养基洗一次后,调整至适当细胞浓度后再分瓶培养。如果目的细胞是悬液中的某种细胞,则常采用离心后的细胞分层液进行分离。因为经离心后,由于各种细胞的比重不同可在分层液中形成不同的细胞悬液层,这样可根据目的细胞的比重进行收获。

(2)实体组织材料的分离方法:对于实体组织材料,由于细胞间结合紧密,为了使组织中的细胞充分分散,形成细胞悬液,可采用机械分散法(物理裂解)和消化分离法。

1)机械分散法:如果所取材料的纤维成分很少,如脑组织、部分胚胎组织等,可采用剪刀剪切、用吸管吹打分散组织细胞或将已充分剪碎分散的组织放在注射器内(用九号针),使细胞通过针头压出,或在不锈钢纱网内用钝物压挤(常用注射器钝端)使细胞从网孔中压挤出。此法分离细胞虽然简便、快速,但对组织机械损伤较大,而且细胞分散效果较差。此法仅适用于处理纤维成分少的软组织。

2)消化分离法:组织消化分离法是把组织剪切成较小团块(或糊状),应用酶的生化作用和非酶的化学作用进一步使细胞间的桥连结构松动,使团块膨松,由块状变成絮状,此时再采用机械法,如用吸管吹打分散或电磁搅拌或在摇珠瓶中振荡,使细胞团块得以较充分的分散,制成少量细胞群团和大量单个细胞的细胞悬液,接种培养后,细胞容易贴壁生长。消化分离法一般分为酶消化分离法和非酶消化分离法。

常用的酶消化分离法为胰蛋白酶和胶原酶酶消化分离法。胰蛋白酶适于消化细胞间质较少的软组织,能有效地分离肝、肾、甲状腺、羊膜、胚胎组织、上皮组织等,而对含结缔组织较丰富的组织,如乳腺、滑膜、子宫、纤维肉瘤、肿瘤组织等就无效。胶原酶对胶原有很强的消化作用,适于消化纤维性组织、上皮组织以及癌组织,它对细胞间质有较好的消化作用,对细胞本身影响不大,可使细胞与胶原成分脱离而不受伤害。若将胰蛋白酶与胶原酶合用,就能增加其对组织的分离作用,同时还可加透明质酸酶(对细胞表面糖基有作用),采用两者的联合消化作用,对分散兔和大鼠的肝组织、癌组织非常有效。除上述两种最常用的消化酶外,还有链霉蛋白酶、黏蛋白酶、蜗牛酶、弹性蛋白酶、木瓜蛋白酶,近年来,还有一种从灰霉菌中提取的链酶蛋白酶 E(pronase E)可以水解蛋白或多肽,用于破坏胰腺上皮细胞。

常用的非酶消化分离法为 EDTA 消化法。EDTA 是一种非酶消化物,又称螯合剂或依地酸,全名为乙烯二胺四乙酸。常用不含钙、镁离子的 PBS 配成 0.02% 的工作液,对一些组织,尤其是上皮组织分散效果好,该化学物质能与细胞上的钙、镁离子结合形成螯合物,利用结合后的机械力使细胞变圆而分散细胞或使贴壁细胞从瓶壁上脱离,缺点是细胞易裂解或贴壁细胞从瓶壁上脱离时呈片状,有团块。因此 EDTA 常与胰蛋白酶混合使用(1:1 或 2:1),不仅利于细胞脱壁又利于细胞分散,可降低胰酶的用量和毒性作用。

2. 细胞培养

(1)组织块培养法:组织块培养是最常用的、简便易行和成功率较高的原代培养方法。即将组织块切成小块后,接种于培养皿表面。其器皿表面可根据不同细胞生长的需要做适当处理,如预涂鼠尾胶原以利于上皮细胞生长。组织块培养法操作简便,部分种类的组织细胞在小块贴壁培养 24 小时后,细胞就从组织块四周游出。但由于在反复剪切和接种过程中对组织块有损伤,并不是每个小块都能长出细胞。用组织块培养法分离出来的细胞在体外进行传代培养,即建成细胞系。若将已建立的细胞系进行克隆培养,分离纯化,即建成细胞株。组织块培养法特别适合于组织量少的原代培养,如牙髓细胞培养等。

(2)消化培养法:这种方法采用组织分散消化法,即任何组织通过胰蛋白酶、胶原酶或

EDTA进行消化分离,将妨碍细胞生长的细胞间质包括基质、纤维等去除,使细胞分散形成单细胞悬液,接种到培养皿中贴壁生长。该方法使细胞易于从外界吸收养分和排出代谢产物,可以很快得到大量活细胞,细胞也在短时间内生长成片。本方法适用于培养大量组织原代细胞,产量高,但步骤繁琐,易污染,一些消化酶价格昂贵,实验成本高。

依据贴壁与否,细胞培养可分为贴壁培养(adherent culture)和悬浮培养(suspension culture)。多数情况下,分散的细胞若属于贴壁依赖型细胞,就能黏附、铺展于培养器皿和载体表面生长而形成细胞单层,这种培养方式称为贴壁培养,又叫单层细胞培养(monolayer culture)。少数情况下,培养的细胞没有贴壁依赖性,可通过专门设备使细胞始终处于悬浮状态而在体外生长,这种形式称为悬浮培养。

3. 细胞纯化 原代培养时,由于机体内的组织都是由多种细胞构成的,因此直接取自组织培养的细胞绝大多数都是各种细胞混杂生长的,然而,利用体外培养细胞进行实验研究,都要求采用单一种类的细胞,这样才能对某一种细胞功能、形态等在外界各种因素作用条件下的变化进行研究。因此,细胞纯化就成为体外培养研究的重要一步。细胞纯化可分为自然纯化和人工纯化两种。

(1) 自然纯化:根据某一种细胞的增殖优势,以自然的增殖活力排挤其他细胞生长,最后留下生长优势的细胞,从而除去其他细胞达到细胞纯化的目的。

(2) 人工纯化:利用人工手段除掉某种细胞而达到纯化细胞的目的。纯化方法包括酶消化法、克隆法、限定培养基方法和流式细胞仪纯化法。

(二) 传代细胞培养

当原代培养成功以后,随着培养时间的延长和细胞不断的分裂,一方面细胞之间相互接触而发生接触性抑制,生长速度减慢甚至停止;另一方面也会因营养物的不足和代谢物积累而不利于生长或发生中毒。此时就需要将培养的细胞分成几份,重新接种到另外的培养器皿(瓶)内,再进行培养,这种将培养瓶中长满的细胞稀释接种于多瓶,使细胞继续生长的过程叫作细胞传代培养(subculture)。传代培养是一种扩大培养,可将一份细胞一分为二或者一分为三进行培养。但严格说来,不论稀释与否,将细胞从一个培养瓶转移或移植到另一个培养瓶都称为传代培养。传代培养是组织培养常规保种方法之一,也是几乎所有细胞生物学实验的基础。传代培养的目的就是获得大量细胞供实验所需。

原代培养后的细胞经传代即可成为细胞系(cell line)。若其形态均一,生长增殖稳定,生物性状明确,即可称之为已鉴定的细胞(certified cells)。不同种类的细胞成系的难易程度不同,一般胚胎、更新组织的细胞如造血、上皮以及癌细胞等较容易成细胞系,而神经细胞等则较难成细胞系。如细胞系的生存期有限,则称之为有限细胞系(finite cell line),常为生存期有限的正常二倍体细胞。已获无限繁殖能力的细胞系,称连续或无限细胞系(infinite cell line),常为生存期无限的癌细胞、发生转化的细胞等。无限细胞系大多已发生异倍化,具异倍体核型,为异倍体,可能成为恶性细胞,因此本质上已是发生转化的细胞系。无限细胞系有永生性,但有的仍保留接触抑制和无异体接种致死,有的异体接种有致瘤性,说明其已恶性化。由某一细胞系分离出来的、在性状上与原细胞系不同的细胞系,称亚系(subline)。而通过选择法或克隆形成法从原代培养物或细胞系中获得具有特殊性质或标志物的培养物称为细胞株(cell strain),也就是说,细胞株是用单细胞分离培养或通过筛选的方法,由单细胞增殖形成的细胞群。细胞株的特殊性质或标志必须在整个培养期间始终存在。

传代细胞是适应在体外培养条件下持续传代培养的细胞。例如幼年动物的肾、肺、肝、

卵巢、上皮、肌肉与肿瘤等组织的细胞较易培养,而神经细胞则较难培养。传代方法可分为以下几种:

（1）悬浮生长细胞传代:采用离心法传代,一般离心(1000r/min)去上清,沉淀物加新培养液后再混匀传代。

（2）半悬浮生长细胞传代:如 Hela 细胞。此类细胞部分呈现贴壁生长现象,但贴壁不牢,可用直接吹打法使细胞从瓶壁脱落下来,进行传代。

（3）贴壁生长细胞传代:此类采用酶和非酶消化法传代。常用的消化液有 0.25% 的胰蛋白酶液。

（三）细胞共培养技术

同一类型或不同类型的细胞是通过旁分泌可溶性因子或直接接触而进行相互作用。这种细胞间通讯是维持正常器官、组织及细胞功能和结构的重要环节。细胞间正常调节关系的破坏是导致异常分化、肿瘤发生的原因之一。因此,细胞间相互关系的研究也是毒理学研究的一个重要方向。要进行这方面的研究往往离不开细胞培养,特别是细胞共培养(cell co-culture)。

所谓细胞共培养就是将两种或两种以上的细胞(可以来自同一种组织,也可以来自不同的组织)在体外相同的介质中进行培养,以检测细胞间的相互作用。该技术能模拟体内的微环境,便于更好地观察细胞与细胞、细胞与培养环境之间的相互作用以及探讨受试物的作用机制和可能作用的靶点,填补了单层细胞培养和整体动物实验之间的鸿沟。

细胞共培养技术目前所涉及的研究内容主要有以下几个方面:①细胞与细胞之间的接触与作用,引起胞膜的直接接触并产生细胞外基质,其含有间质胶原、纤连蛋白、蛋白多糖及层粘连蛋白等成分,从而模拟了与体内相似的微环境,维持细胞的立体构形及促进细胞的功能;②细胞与细胞之间的相互作用,观察细胞共培养后其功能、性状和生长行为的变化,如某一细胞的分泌物对另外一种细胞基因表达的影响,细胞与细胞之间的"对话"等;③研究受试物对细胞形态、功能的影响以及相关机制。

常用细胞共培养方法有直接接触式共培养、非直接接触式共培养和三维细胞培养 3 种方法。

1. 直接接触式共培养　直接接触式共培养是在合适的条件下,将两种或两种以上的细胞按照一定比例在同一培养皿中共同培养。利用细胞或组织接触,通过旁分泌、自分泌的方式分泌细胞因子或直接接触等相互作用方式,较自然而平稳地保持了细胞之间直接的信息交流,但其缺点是多种细胞彼此混合,分离较困难,不便于观察和后续检测。以肝细胞的共培养为例。有人将大鼠肝细胞与 Kupffer 细胞按 6:1 直接接种于 6 孔培养板内,观察不同情况下肝细胞的生存时间和形态;在对肝细胞与其他类型细胞(如肝窦细胞和人成纤维细胞)进行的最初的共培养试验中,肝细胞存活率和功能只得到有限的改善。然而,在加入另一种类型的肝上皮细胞后,肝细胞的共培养在分化肝细胞的长期保存方面取得了相当大进展。共培养细胞分化功能的维持主要与两种细胞类型之间基质蛋白的早期沉积和通过细胞间隙进行的细胞间通讯等两种功能相关。此外,其他类型的细胞,包括肝内皮细胞以及非肝细胞在与肝细胞进行共培养时也能够发挥相当的效果。

2. 非直接接触式共培养　非直接接触式共培养,即间接共培养,是共培养体系中一者对另者的影响,是通过旁分泌的细胞因子相互作用,但两者不接触。由于两种细胞容易分离,便于观察且不影响后续的检测。包括以下 3 种方法:

（1）用一种细胞的培养上清液（含有不同生长因子）与另外一种细胞共培养。

（2）将玻片上（经过Ⅰ型胶原凝胶预处理）培养的细胞B，以一定的比例放入细胞A的培养皿中与其共培养。

（3）Minicell插入式细胞培养皿（Transwell小室）：是一类有通透性的杯状装置，杯子底层放一张有通透性的膜，一般常用的是聚碳酸酯膜，孔径大小有0.1~12.0μm。将Transwell小室放入培养板中，细胞A种在上室内，下层种植的细胞B其培养液中的成分可以影响到上室内的细胞，从而可以研究细胞B分泌或代谢产生的物质对细胞A的影响。

3. 三维细胞培养　传统二维细胞培养是目前使用较为普遍的一种细胞培养手段，但是它缺乏由细胞基质构成的立体支架，无法形成细胞生长、分化所需的整体微环境，因而附在底物平面上生长的细胞只能呈二维伸展；同时，由于缺乏体内微环境中特异性生长因子及分化因子的作用，细胞在培养的过程中会逐渐丧失在体内时的立体形态。因此，二维细胞培养所反映的生物学性状与体内组织细胞很可能相差甚远。

三维细胞培养（three dimensional cell culture，TDCC）是将具有三维结构不同材料的载体与各种不同种类的细胞在体外共同培养，使得细胞能够分化产生一定的三维组织特异性结构，构成三维细胞载体复合物。三维培养体系为细胞提供类似体内生长环境的支架或基质，细胞通过紧密连接和缝隙连接等连接方式建立细胞间及细胞与胞外基质间的联系，因此三维细胞培养既能保留体内细胞微环境的物质结构基础，又能体现细胞培养的直观性及条件可控制性，把体外无细胞及单层细胞培养体系与组织器官及整体研究联系起来。近年来，体外细胞三维培养技术在药理毒理学研究中有着广泛应用，是外源化合物遗传毒性、肿瘤多细胞耐药、抗肿瘤药物高通量筛选、皮肤毒理学研究以及药物代谢与毒性试验等研究的有力工具。目前已有的三维细胞培养模型有细胞球聚体（利用自发性细胞聚集形成）、基质覆盖培养（以琼脂、Matrgel胶或其他胶原作为基底物，细胞在基底物上会发生彼此迁移并聚集成球形体）、旋转烧瓶培养、微载体培养（液体微载体、大孔明胶微载体、聚苯乙烯微载体、PHEMA微载体等）、预置支架培养及旋转细胞培养系统等。

细胞共培养体系比单一细胞培养更能够准确地反映整体情况。共培养体系缩短实验次数、减少药物使用量、辨别药物的优先毒性靶器官以及研究药物代谢产物的不良作用等优点，均符合目前国际上所提倡的"3R"原则，因而可成为未来毒理学研究发展的方向之一。

细胞共培养在以下方面得到应用：①诱导细胞向另一种细胞分化：在细胞共培养体系中，辅助细胞可以诱导目的细胞向辅助细胞或向另一种细胞分化；②诱导细胞自身的分化：共培养体系中的辅助细胞增强目的细胞的分化能力；③维持细胞的功能和活力：共培养体系中的辅助细胞可以维持目的细胞的基本功能；④调控细胞增殖：共培养体系中的辅助细胞可以调节目的细胞的生长状态；⑤促进早期胚胎的发育：共培养体系中的辅助细胞可以提高目的细胞的发育；⑥提高代谢物产量：共培养体系中的辅助细胞可以提高目的细胞产生的代谢产物。

第三节　细胞毒性损伤评价内容与方法

一、细胞毒性损伤评价内容

细胞受到有害因子作用后，会发生形态学改变，贴壁性变差，生长速度减弱，细胞退化，完整性受损,甚至死亡等细胞毒性作用。研究认为,受试物的细胞毒性与体内急性毒性有很好的相关性,故可用细胞毒性实验来进行外源性化合物急性毒性的筛选。

细胞毒性损伤可从细胞形态、细胞生长状况及其生化成分的改变以及细胞膜电荷等方面进行评价。常用的评价指标主要包括反映形态学改变的指标、反映细胞数量多少的指标、反映细胞膜完整性或通透性的指标、反映亚细胞器受损状况的指标、反映细胞代谢活性的指标及评估不可逆细胞毒性(细胞死亡)的指标等。

(一) 反映形态学改变的指标

有毒物质作用于细胞可引起细胞形态发生多种变化,如细胞体肿胀、萎缩、细胞间隙扩大,失去原有细胞形态特征,膜表面变平,皱褶、微绒毛数目增多或减少,长短不一、排列繁乱、伪足消失,核肿胀或固缩、破裂,线粒体肿胀或萎缩、内质网扩张,溶酶体破坏等。通过对培养细胞形态的观察,可以评价有毒物质对细胞结构与功能造成的损害,如细胞的形态学改变、贴壁性差、生长速度减慢、细胞退化、死亡及完整性受损等。这些改变可通过光学显微镜、电镜及其他方法,直接观察其受损的性质与程度,以判断受试物对细胞的一般毒性,并评价可能引起的潜在毒作用。目前常用的光学显微镜包括相差显微镜、荧光显微镜和倒置显微镜。

(二) 反映细胞数量多少的指标

1. 细胞蛋白和 DNA 含量　就某一物种的正常细胞来说,其蛋白质含量和 DNA 含量是相对稳定的。体外培养的细胞随着细胞传代的进行以及培养时间的延长,其分裂增殖会随之增加,因此培养液中蛋白质和 DNA 含量也会随之相应的增加。其含量的增加与细胞数量的增加存在一种近似线性的比例关系。因此,通过测定每孔细胞蛋白质含量、每孔细胞 DNA 含量,可以获得培养细胞的相对数量。

蛋白质含量的测定方法有凯氏定氮法、双缩脲试剂法(Biuret 法)、Folin-酚试剂法(Lowry 法)、紫外吸收法和考马斯亮蓝法(Bradford 法)等。DNA 含量的测定方法有二苯胺法、吸光度测定法、琼脂糖电泳测定法等。由于这些方法各具不同的特点,在具体应用中,应根据培养细胞的种类、培养条件、试验精度要求和试验目的等不同方面的要求,选择最为适合的试验方法。

2. 细胞计数　细胞计数方法是了解培养细胞生长状态、测定受试物生物学作用的重要手段。常用的细胞计数有血细胞计数板法和电子细胞计数仪。血细胞计数板法是通常应用的较为简单的方法,但这种方法只能计算出细胞颗粒的总数,无法区分活细胞与死细胞,但是可通过对细胞进行染色进行活细胞计数。可供选择的染色方法有结晶紫染色法、中性红染色法以及台盼蓝染色法等。根据细胞种类、培养条件及观察条件等选择适合的染色方法,然后将已染色细胞的悬液滴于细胞计数板上,经选择性染色后,活细胞与死细胞就被区分开来,只需在光镜下进行观察,就可以计算出待测细胞悬液中活细胞率。

随着电子计数仪的出现,使大规模细胞计数工作自动化成为现实。目前,已有多种实验型号的自动计数仪,其基本工作原理是,用磷酸盐缓冲液对细胞悬液进行适当稀释,移入样品杯中,将样品杯放置在计数仪微孔管下,计数仪吸取样品进行计数,被吸取的细胞穿过微孔时改变了流经微孔的电流,产生一系列脉冲信号,计数仪借以进行分类、计数。如 Countess 自动细胞计数仪的原理是台盼蓝(trypon blue)排斥法,正常的活细胞,胞膜结构完整,能够排斥台盼蓝,使之不能够进入胞内;而丧失活性或细胞膜不完整的细胞,胞膜的通透性增加,可被台盼蓝染成蓝色。应用台盼蓝染色法,再结合 CCD 成像,快速准确完成细胞计数和存活率计数。而 ADAM-MC 自动细胞计数器采用高灵敏度的荧光染料碘化丙啶（propidium iodide）代替台盼蓝,加上高强度激发光源和高分辨率 CCD 检测器,测量细胞总数（total cell numbers）和存活细胞数（viable cell）,由此得出细胞存活率,提高了实验结果的准确度和测量速度。

3. 细胞增殖试验　细胞增殖是指细胞在周期调控因子的作用下,通过 DNA 复制、RNA 转录和蛋白质合成等复杂反应而进行的分裂繁殖过程,其中核 DNA 含量的复制倍增是整个过程的重要特征。检测细胞存活与增殖的方法很多,主要包括间接观察 DNA 合成含量和直接检测细胞代谢活性两种方法,前者主要是 ^{3}H-胸腺嘧啶脱氧核苷酸的标记指数（^{3}H-TdR 掺入法）、5-溴脱氧尿嘧啶（bromodeoxyuridine,5-BrdU）掺入法,后者主要为四甲基偶氮唑盐（MTT）比色法、羟基荧光素二醋酸盐琥珀酰亚胺脂（CFSE）检测法等。

（三）反映细胞膜完整性或通透性的指标

细胞死亡（坏死）所导致的细胞膜完整性的丧失可以通过台盼蓝的摄取和细胞质基质内酶的渗漏进行检测和评估。台盼蓝拒染试验、乳酸脱氢酶漏出率实验已经被广泛应用于体外培养细胞和体外分离细胞膜完整性或通透性的检测与评估方法。

（四）反映亚细胞结构损伤的指标

当细胞受到损伤后,细胞核和细胞质的改变、细胞空泡积累、细胞膜膨出（鼓泡）、细胞核染色质的变化及细胞器（如线粒体、溶酶体等）的变化、细胞脱壁和贴壁等。特别是亚细胞器的损伤,如溶酶体、线粒体结构变化,可在一定程度上反映细胞的早期损伤,可用中性红试验、MTT 试验、詹纳斯绿 B（Janus green B）染色法来评价。

詹纳斯绿 B（Janus green B）是一种对线粒体专一的活体染料,具有脂溶性,能跨过细胞膜。线粒体中细胞色素氧化酶使染料保持氧化状态（即有色状态）呈蓝绿色,而在周围的细胞质中染料被还原成为无色状态。线粒体浸没在詹纳斯绿 B 中能维持活性数小时,可直接观察到生活状态线粒体的外形、分布及运动。线粒体制品经詹纳斯绿 B 染色后,光学显微镜下（放大 100 倍）能够发现是否有线粒体存在及它的大小、形状、数量和结构。

（五）反映细胞代谢活性的指标

1. 反映细胞能量代谢

（1）ATP 含量:三磷酸腺苷（adenosine triphosphate,ATP）是一种不稳定的高能磷酸化合物,由 1 分子腺嘌呤、1 分子核糖和 3 分子磷酸组成。它是细胞代谢活动所需能量的直接供应者,其水解所释放的能量被直接应用于生物体各项生命活动。在细胞中,ATP 与 ADP 的相互转化实现了细胞储能和放能循环,从而保证了细胞各项生命活动的能量供应。ATP 作为细胞内的直接能量来源,ATP 含量的多少也就直接反映了细胞在代谢过程中产生能量的多少。因此,通过电泳法、生物发光法、高效液相色谱法以及 ATP 含量测定试剂盒等试验方法与技术对细胞内的 ATP 的含量进行测定,就可以对细胞的能量代谢状况进行评估。

（2）乳酸/丙酮酸比值:丙酮酸是糖酵解过程中的产物,在正常情况下,会进入线粒体中,通过三羧酸循环氧化成 CO_2 和 H_2O,使细胞环境中的乳酸/丙酮酸的比值维持在 9 左右。当细胞处于缺氧代谢的情况下时,丙酮酸则在细胞质中被还原为乳酸,从而使细胞环境中的乳酸/丙酮酸的比值上升,缺氧越严重,比值越高,也就说明细胞的能量物质氧化越不充分,细胞能量代谢受到的阻碍也就越大。因此,乳酸/丙酮酸比值是一个很重要的比值参数。从糖代谢的过程看,当乳酸脱氢酶活力正常时,这一比值在一定程度上反映了还原型辅酶Ⅰ和辅酶Ⅰ的比值,也就反映了糖代谢中酵解和三羧酸循环的比值,也即反映了细胞能量代谢的状况。对于这两个能量代谢中重要的组成部分,研究者常常采用相应的试验方法或技术(如气相色谱法)对其进行测定,并求得乳酸/丙酮酸的比值,从而对细胞的能量代谢状况进行评估,为毒性评价提供可靠的依据。

2. 反映氧化还原状态

(1) 还原型谷胱甘肽(glutathione,GSH)含量:GSH 是人类细胞质中自然合成的一种含有 γ-酰胺键和巯基的三肽,由谷氨酸、半胱氨酸和甘氨酸组成,广泛地分布于机体的各个器官组织甚至每一个细胞内。由于含有巯基(—SH),GSH 具有很强的还原能力,这对于维持细胞的正常功能具有重要作用。GSH 通常会因为毒物作用而大量消耗,对 GSH 的含量的测定可用于评估细胞内的氧化还原状况。测定细胞内 GSH 的水平通常通过荧光测定法进行。

(2) 脂质过氧化产物生成量:脂质过氧化主要是由脂质中的不饱和成分与氧自由基和毒性物质在代谢过程中所产生的过量的 H_2O_2 相互作用所导致的结果。目前已经有各种不同的分析方法被用来对体外脂质过氧化产物的生成量进行检测。这些分析测量的方法基本上都是基于对脂质过氧化过程中的中间体、反应物和终产物的检测而进行的。它们包括使用硫代巴比妥酸反应对形成的丙二醛进行测量、通过分光光度法对脂质共轭二烯的检测、对产生的气态烃类(乙烷和戊烷)的测量、量化荧光颜料法以及化学发光法等。此外,通过电子顺磁共振自旋捕获整个细胞内游离自由基的检测是另一种更具有应用前景的方法。通过这些方法对相应的终点物质进行检测,就可以实现对细胞内的氧化还原状况的评估。

3. 反映生物大分子合成状态　细胞内与细胞存活及活性密切相关的生物大分子物质主要是蛋白质和 DNA。控制着代谢反应的各种酶几乎都是蛋白质,而一个正常的细胞要进行分裂就必须完成 DNA 的合成,因此,这些细胞内大分子的合成状态也就直接反映了细胞的正常与否以及在毒物测试中细胞的受损状况。

(1) 蛋白质合成量:细胞内蛋白质的含量可以通过凯氏定氮法、双缩脲试剂法(Biuret 法)、Folin-酚试剂法(Lowry 法)、紫外吸收法和考马斯亮蓝法(Bradford 法)等测定方法进行测量。在测得细胞内的蛋白质含量后,通过将受试细胞的含量与对照细胞的含量进行比较,就可以得出受试细胞在毒物的作用下其分裂过程中蛋白质合成量的状况,即与对照细胞相比合成受阻的程度,由此就可以对毒物对细胞所造成的受损状况进行评估。

(2) DNA 合成量:细胞内 DNA 的含量可以通过二苯胺法、吸光度测定法、琼脂糖电泳测定法等测定方法进行测量。在测得细胞内 DNA 的含量后,通过将受试细胞的含量与对照细胞的含量进行比较,就可以得出受试细胞在毒物的作用下其分裂过程中 DNA 合成量的状况,即与对照细胞相比合成受阻的程度,由此就可以对毒物对细胞所造成的受损状况进行评估。

毒性评价指标的具体选择除了要考虑到应与体内诱导的损害相符外,还要注意实验方法与指标的可靠性、可重复性、灵敏度、方便性、费用及种属差异,最后还要考虑检测的化学物的毒性作用特点。

二、细胞毒性损伤评价方法

细胞毒性损伤的评价方法有很多,对其选择取决于所研究的受试物的性质与特点、应答的性质以及特定的靶细胞。细胞毒性评价方法包括以下几类检测方法。

(一) 形态学改变的检测

1. 相差显微镜　相差显微镜是利用光在通过不同物质时的折射和物体厚度差别,产生衍射而引起的光程变化,光程的变化引起相位差即相差的变化来观察物体结构。可用于观察细胞的轮廓及内部结构,如有毒性,会引起细胞皱缩和变形。还可用于观察培养细胞的附着、贴壁、伸展、移动、有丝分裂活动等。细胞动态观察最好配有显微镜恒温装置和连续、定格缩时拍摄录像装置。

2. 荧光显微镜 荧光显微镜是利用一定波长的光作为激发光源,使显微镜下样品内的荧光物质发射出另一种波长的荧光,观察样品中的荧光。使用荧光显微镜观察主要有两种方式:①荧光染色法:此法直接利用某些荧光染料使细胞着色就能显示其结构,如吖啶橙染色可使细胞核发出绿色荧光,细胞质发出橙色荧光;②荧光抗体法:此法利用抗原抗体的特异性结合现象,将抗体标记上一定的荧光色素使抗体成为一种特异性的蛋白质染料,即荧光抗体,以诊断未知抗原,也可通过标记抗球蛋白抗体(第二抗体)以诊断未知抗体。常用的四种荧光色素是异硫氰酸荧光素、四甲基异硫氰酸罗丹明、Texas 红和藻红蛋白。

3. 倒置显微镜 倒置显微镜的构造及用法与普通显微镜完全相同,只是物镜与聚光器系统都是倒装的,用于观察带液体的样品,如培养瓶内的贴壁细胞等,将培养瓶平置于载物台上,即能观察到瓶底上细胞的形态、贴壁及分散情况。

4. 激光共聚焦显微镜 激光共聚焦显微镜是采用激光作为光源,在传统光学显微镜基础上采用共轭聚焦原理和装置,并利用计算机对观察对象进行数字图像处理的一套观察、分析和输出系统。共聚焦显微镜利用荧光染料,从形态和功能两个方面为化学物质的生物学效应研究提供技术手段。与传统光学显微镜相比,激光共聚焦显微镜具有更高的分辨率,更高灵敏度的图像,可以对样品无损地进行断层扫描和成像,是活细胞动态观察、多重免疫荧光标记和离子荧光标记观察的有力工具。

共聚焦显微镜有如下优越性:①对活细胞或切片进行连续扫描,无损伤、重复性高,可获得精细的细胞骨架、染色体、细胞器和细胞膜系统的三维图像。多种特异性的荧光染料已广泛地用于 RNA、DNA、线粒体、内质网、肌动蛋白、细胞膜等细胞结构的标记。运用免疫荧光技术,将不同波长的荧光物质标记在内部不同结构的相应抗体上以观察到细胞内部的精细结构。②可观察细胞内离子荧光标记、单标记或多标记,检测细胞内 pH 变化和钠、钙、镁等离子浓度的比率及动态变化。③可以在同一张样品上同时进行多重物质标记观察。

5. 电子显微镜 电子显微镜已成为研究机体微细结构的重要手段,常用的有扫描电镜和透射电镜。

(1) 扫描电镜是用极细的电子束在样品表面扫描,将产生的二次电子用探测器收集,形成合适的电信号显示在荧光屏上,可获得细胞表面的立体构象。对生物样品可用戊二醛或锇酸等固定,脱水干燥后,需要在样品表面喷镀薄层金或碳膜,增加导电性和导热性。它主要用来观察细胞样品表面的形态特点和结构变化。同其他方式的电子显微镜相比,扫描电镜观察时所用的电子探针电流小、电子探针的束斑尺寸小、电子探针的能量也较小,而且不是固定一点照射样品,而是以光栅状的扫描方式照射样品。因此,它在毒理学受试细胞形态变化的研究中是一种良好的观察手段,可以用于细胞膜的鼓泡、细胞脱壁和贴壁等引起的细胞表面附属结构和细胞的间隙连接等变化的观察和研究。

(2) 透射电镜工作时,是由电子枪发射出来的电子束,在真空通道中沿着镜体光轴穿越聚光镜,通过聚光镜将之会聚成一束尖细、明亮而又均匀的光斑,照射在样品室内的样品上;透过样品后的电子束携带有样品内部的结构信息,样品内致密处透过的电子量少,稀疏处透过的电子量多;经过物镜的会聚调焦和初级放大后,电子束进入下一级中间透镜以及第一和第二投影镜进行综合放大成像;最终被放大了的电子影像投射在观察室内的荧光屏板上,荧光屏将电子影像转化为可见光影像以供观察者观察。由于电子束的穿透力较弱,透射电镜观察时所用的只能是细胞样品的切片,切好的薄片经浮选后被捞放在铜网上,而后再经过染色和干燥才能成为观察用切片。通过对观察用切片的观察,就可以获得细胞内部和外部的结构特征和形态变化的信息,例如,毒理学检测与评价中的细胞核和细胞质的改变、细胞空泡积累、细胞核染色质的变化及细胞器的变化等。

6. 原子力显微镜　原子力显微镜(atomic force microscope,AFM)是根据扫描隧道显微镜的原理设计的高速拍摄三维图像的显微镜,可用于观察大分子在体内的活动变化。它主要由带针尖的微悬臂、微悬臂运动检测装置、监控其运动的反馈回路、使样品进行扫描的压电陶瓷扫描器件、计算机控制的图像采集、显示及处理系统组成。利用微悬臂感受和放大悬臂上尖细探针与受测样品原子之间的作用力,从而达到检测的目的,具有原子级的分辨率。

AFM 的应用如下:①AFM 可以用来对细胞进行形态学观察,并进行图像的分析。通过观察细胞表面形态和三维结构,可以获得细胞的表面积、厚度、宽度和体积等的量化参数等。②AFM 可以用来对蛋白质、DNA、RNA、核酸与蛋白质复合物等大分子物质的结构及其他性质进行观测研究。AFM 不仅能够提供超光学极限的细胞结构图像,还能够探测细胞的微机械特性,利用 AFM 力-曲线技术甚至能够实时地检测细胞动力学和细胞运动过程。③利用 AFM 直接成像方法,可以对固定的活细胞和亚细胞结构进行研究,以获得关于细胞器的构造、细胞膜结构的皱褶、层状脂肪物、微端丝和微绒毛等特征和细胞骨架等信息。④AFM 在细胞研究方面的一个最重要用途是对活细胞的动力学过程、细胞间的相互作用以及细胞对其内外干扰因素的响应进行实时成像。

(二) 反映细胞数量多少的检测

1. 细胞总蛋白质含量测定法　细胞总蛋白质含量测定广泛用于细胞生长实验以及用作表示酶、受体及细胞外代谢产物特异性活性的度量单位。蛋白质含量测定方法很多,根据蛋白质不同性质建立的蛋白质测定方法包括:①物理性质:紫外分光光度法;②化学性质:凯氏定氮法、双缩脲法、Lowry 法、BCA 法、胶体金法;③染色性质:考马斯亮蓝染色法、银染法;④其他性质:荧光法。最常用的方法是 Lowry 法和考马斯亮蓝测定法。

(1) Lowry 法(又名 Folin-酚试剂法):基本原理是蛋白质中含有酚基的酪氨酸,可与酚试剂中的磷钼钨酸作用产生蓝色化合物,颜色深浅与蛋白含量成正比。该法是目前实验室应用较多的方法,此法的特点是灵敏度高,比双缩脲法高两个数量级,比紫外法略高,操作稍微麻烦,反应约在 15 分钟有最大显色,并最少可稳定几个小时,其不足之处是干扰因素较多,有较多种类的物质都会影响测定结果的准确性。

(2) 考马斯亮蓝测定法:基本原理是在酸性溶液中处于游离状态下的考马斯亮蓝为棕红色,当它通过疏水作用与蛋白质结合后,变成蓝色,最大吸收波长从 465nm 转移到 595nm 处,在一定的范围内,蛋白质含量与 595nm 的吸光度成正比,测定 595nm 处吸光度值的增加即可进行蛋白质的定量。

(3) 紫外分光光度法:基本原理是蛋白质溶液在 280nm 附近有强烈的吸收,这是由于蛋白质中酪氨酸、色氨酸残基而引起的,所以吸光度受这两种氨基酸含量的影响。另外核蛋白或提取过程中杂有的核酸对测定结果引起极大误差,其最大吸收在 260nm。所以同时测定 280nm 及 260nm 两种波长的吸光度,通过计算可得到较为正确的蛋白质含量。紫外光谱吸收法测定蛋白质含量是将蛋白质溶液直接在紫外分光光度计中测定的方法,不需要任何试剂,操作很简便,而且样品可以回收。

（4）双缩脲法：基本原理是双缩脲（$NH_3CONHCONH_3$）是两分子脲经180℃左右时,放出一分子氨后得到的产物。在强碱性溶液中,双缩脲与$CuSO_4$形成紫色络合物,称为双缩脲反应。凡具有两个酰胺基或两个直接连接的肽键,或通过一个中间碳原子相连的肽键,这类化合物都有双缩脲反应。紫色络合物颜色的深浅与蛋白质浓度成正比,而与蛋白质分子量及氨基酸成分无关,故可用来测定蛋白质含量。

2. 细胞蛋白质合成测定法　基本原理是细胞合成蛋白质时,需要摄取外源性氨基酸,采用同位素示踪技术测定细胞的放射性强度,可了解细胞蛋白质合成代谢状况。将放射性同位素标记的^3H-亮氨酸加到细胞培养基中,在很短时间内,这些与未标记的氨基酸化学性质相同的标记分子进入细胞（称为脉冲标记）；除去培养液并洗涤细胞,再换以未标记氨基酸的培养基培养细胞,已进入细胞的标记氨基酸将被蛋白质合成系统作为原料加以利用,掺入到某种新合成的蛋白质中；每隔一定时间取出一定数量的细胞,利用电镜放射自显影技术探查被标记的特定蛋白质在不同时间所处的位置。通过比较不同时间细胞取样的电镜照片就可以了解细胞中蛋白质合成及分泌的动态过程。

（三）细胞存活检测

1. 活细胞计数方法　细胞损伤或死亡时,某些染料可穿透变性的细胞膜,与解体的DNA结合,使其着色。而活细胞能阻止这类染料进入细胞内。借此可以鉴别死细胞与活细胞。

（1）结晶紫试验：结晶紫（crystal violet）,又名甲基紫或甲紫,俗称龙胆紫,是一种可用于细胞染色的紫色碱性三苯甲烷染料,其晶体为绿色带有金属光泽结晶或深绿色结晶性粉末,能溶于水（溶解度9%）和酒精（溶解度8.75%）。由于结晶紫是碱性染料,而细胞核内的核酸则具有一定的酸性,因此,它可以与细胞核中的DNA结合而把细胞核染成深紫色。此外,它还可以对淀粉、纤维蛋白、神经胶质等细胞成分进行染色。利用番茄红素和结晶紫对纺锤体进行二重染色,可将染色体染成红色,纺锤丝染成紫色,所以它也是一种可用于分裂期细胞观察的优良染色剂。因此,结晶紫在细胞生物学中的细胞计数、核染色、切片的制作和分裂期细胞的观察等方面都具有广泛的应用,是一种常用的染色试剂。但是,结晶紫是小分子物质,对染色细胞的活性选择性不明显,无论活细胞还是死细胞都可以染色。因此,如果只对染活细胞进行染色,就必须控制染色液中结晶紫浓度。一般在细胞计数时,常用加入0.1%结晶紫染液对细胞进行染色,然后将染色的细胞悬液滴于细胞计数板上,在光镜下进行观察,就可以计算出待测细胞悬液中活细胞的数量。

（2）中性红试验：中性红（neutral red）即3-氨基-7-甲氨基-2-甲基吩嗪盐酸盐,是一种弱的阳离子染色剂,能通过细胞膜扩散,对细胞中的酸性细胞器（如溶酶体和液泡）进行染色,呈现樱桃红色。而细胞质、质膜及其他细胞组分一般不会着色。活细胞能够大量吸收中性红并将其向溶酶体或液泡中排泌,死细胞由于原生质变性凝固,细胞液不能维持在溶酶体或液泡内。因此,用中性红染色后,活细胞可被染成红色,而死细胞不会着色,从而将活细胞与死细胞区分开来,以判别细胞毒性。

（3）染料排斥试验：台盼蓝（trypan blue）或称台盼兰、锥虫蓝,是细胞活性染料。正常的活细胞,胞膜结构完整,能够排斥台盼蓝,使之不能够进入胞内；而丧失活性或细胞膜不完整的细胞,胞膜的通透性增加,可被台盼蓝染成蓝色。因此,借助台盼蓝染色可以非常简便、快速地区分活细胞和死细胞。台盼蓝染色后,通过显微镜下直接计数或显微镜下拍照后计数,就可以对细胞存活率进行比较精确的定量。台盼蓝染色只需 3~5 分钟即可完成,并且操作非常简单。但由于某些濒临死亡的细胞不易着色,因此假阴性较高。

台盼蓝排斥试验是最常用的染料排斥试验。除此之外,还有伊红 Y 排斥试验、苯胺黑排斥试验等。

(4) 流式细胞仪检测法:流式细胞仪检测法是流式细胞仪与细胞染色相结合的方法。已经死亡的细胞在结构上与活细胞有所不同,如膜结构的变化等。利用这些不同,可以选择不同的标记物或染料,如细胞核荧光染料 PI(碘化丙啶)等对这些结构进行标记,然后经流式细胞仪检测与分析,得出死亡细胞与活细胞的比例。

(5) 三磷酸腺苷发光试验:三磷酸腺苷(ATP)仅存在于活细胞内,是活细胞的基本能量单位。细胞死亡后,ATP 活性也随之消失。研究表示,细胞内 ATP 值与活细胞数呈现正相关关系。因此,测定细胞 ATP 的含量,可间接反映活细胞数量。ATP 可用荧光色素-荧光色素酶试剂标记,用发光仪测定。

2. 细胞增殖试验

(1) 四甲基偶氮唑盐比色法:简称 MTT 法。是检测细胞增殖活力的一种最常用、最传统的方法。MTT 是一种噻唑盐,化学名 3-(4,5-二甲基-2-噻唑)-2,5-二苯基溴化四唑,水溶液为黄橙色。MTT 可透过细胞膜进入细胞内,而活细胞线粒体中的琥珀酸脱氢酶能将外源性 MTT 还原为难溶于水的蓝紫色的甲䐩(formazan)结晶并沉积在细胞中,结晶物可被二甲基亚砜(DMSO)溶解,用酶联免疫检测仪在 570nm 波长处测定其光吸收值。根据吸光值的大小计算反应体系中细胞增殖程度或存活率。生成的甲䐩量的多少与细胞的数量和细胞的活力成正比,可间接反映细胞的数量。MTT 比色法广泛用于检测培养细胞的生长和增殖、评价化学物的细胞毒性以及抗肿瘤药物的敏感试验。

但是,MTT 经活细胞线粒体脱氢酶转化生成的紫色结晶为非水溶性的,需加入 DMSO 溶解方能比色,操作步骤繁琐,导致实验结果稳定性差。目前已开发出一些新型的四唑盐如 XTT、MTS 和 WST-1 等,它们检测细胞增殖活性的原理是活细胞中的脱氢酶将 XTT、MTS、WST-1 转变成直接与细胞数目相关的可溶性甲䐩盐,既不需要冲洗,也不需要细胞收获,可直接进行比色,简便了实验步骤,也大大提高了实验的敏感性,WST-8 是 MTT 的一种升级替代产品,和 MTT 或其他 MTT 类似产品如 XTT、MTS 等相比有明显的优点。首先,MTT 被线粒体内的一些脱氢酶还原生成的甲䐩不是水溶性的,需要有特定的溶解液来溶解;而 WST-8 和 XTT、MTS 产生的甲䐩都是水溶性的,可以省去后续的溶解步骤。其次,WST-8 产生的甲䐩比 XTT 和 MTS 产生的甲䐩更易溶解。再次,WST-8 比 XTT 和 MTS 更稳定,使实验结果更加稳定。另外,WST-8 和 MTT、XTT 等相比,线性范围更宽,灵敏度更高。该方法已被广泛用于一些生物活性因子的活性检测、大规模的抗肿瘤药物筛选、细胞增殖试验、细胞毒性试验以及药敏试验等。

Cell Counting Kit-8 简称 CCK-8 试剂盒,是一种基于 WST-8 的广泛应用于细胞增殖和细胞毒性的快速高灵敏度检测试剂盒。CCK-8 原理为活细胞线粒体脱氢酶转化的黄色结晶为高度水溶性,不需要裂解细胞,可直接进行比色。该法步骤简便,且准确性得到提高。只需将 CCK-8 试剂按比例加入到细胞培养板中,经过一定时间的孵育即可上机检测,无需吸出培养液及有机溶剂裂解,省时省力,大大减轻了工作量。用 CCK-8 法检测后细胞可重复利用,将细胞用生理盐水洗 2 遍,加入培养液可继续培养进行传代,还可进行染色和组化实验等,而 MTT 法不具备这一功能。由于 CCK-8 法显色时间短、操作简便、灵敏度高、重复性好,而且检测后的细胞可重复利用,具有一定的实用性,可以替代 MTT 法并广泛应用。

(2) 阿尔玛蓝法:阿尔玛蓝(Alamar Blue)是一种安全、无毒的蓝色染料,作为氧化还原剂的指示剂,在氧化状态下无荧光性,而具有代谢活性的细胞可以将试剂转换成荧光和比色指示剂,产生荧光信号和吸光度变化,并与活性细胞数呈正比,而受损细胞和无活性细胞具有较低的代谢活性,因此对应的信号较低。与台盼蓝、TTC、MTT、MTS 等方法相比,阿尔玛蓝法具有更多的优势。检查时只需将单一试剂直接加入悬浮细胞或贴壁细胞的完全培养基中,操作简便,可随时间重复测量或进行终点测量,尤其适用于自动化操作及高通量分析。

(3) ^{3}H 同位素(^{3}H-TdR)掺入法:T 细胞、B 细胞表面具有识别抗原的受体和有丝分裂原受体,在特异性抗原刺激下可使相应淋巴细胞克隆发生增殖。植物血凝素(PHA)、刀豆蛋白 A(ConA),抗 CD_2、抗 CD_3 单克隆抗体作为多克隆刺激剂可选择性地刺激 T 细胞增殖;而抗 IgM、含葡萄球菌 A 蛋白的菌体(SAC)、脂多糖(LPS,对小鼠有作用)则刺激 B 细胞发生增殖;美洲商陆(PWM)、肿瘤刺激剂 PMA 对 T、B 细胞的增殖均有刺激作用。最近发现,整合素家族中 VLA 组中某些受体与相应配体结合后也能活化 T 细胞。根据形态学或氚标记胸腺嘧啶核苷(^{3}H-TdR)掺入率测定 T 细胞的增殖水平。

(4) 羟基荧光素二醋酸盐琥珀酰亚胺脂(CFSE)检测法:羟基荧光素二醋酸盐琥珀酰亚胺脂(CFSE)是一种可穿透细胞膜的荧光染料,具有与细胞特异性结合的琥珀酰亚胺脂基团和具有非酶促水解作用的羟基荧光素二醋酸盐基团,使 CFSE 成为一种良好的细胞标记物。当 CFSE 以含有两个乙酸基团和一个琥珀酰亚胺基酯功能基团的形式存在时,不具有荧光性质,而具有细胞膜通透性,能够自由进入细胞;而当其扩散进入细胞内环境,内源的酯酶可将其乙酸基团水解,此种形式的 CFSE 分子具有很高的荧光活性,被激发能够产生绿色荧光,却不再具有膜通透性;同时,其含有的琥珀酰亚胺基酯基团能与胞内的细胞骨架蛋白中的游离胺基反应,最终形成具有荧光的蛋白加合物。因此,当细胞进行分裂增殖时,具有荧光的胞质蛋白被平均分配到第二代细胞中,这样与第一代细胞相比,其荧光强度便会减弱至 1/2;依此类推,分裂得到的第三代细胞的荧光强度便会比第二代细胞再次减弱。这种现象可以在 488nm 的激发光下,采用流式细胞仪检测分析,通过检测到细胞荧光强度不断的降低,进一步分析得出细胞分裂增殖的情况。

(5) 5-溴脱氧尿嘧啶(bromodeoxyuridine,BrdU)掺入法:Brdu 为胸腺嘧啶的衍生物,可代替胸腺嘧啶在 DNA 合成期(S 期),活体注射或细胞培养加入,而后利用抗 Brdu 单克隆抗体,ICC 染色,显示增殖细胞。同时结合其他细胞标记物,双重染色,可判断增殖细胞的种类、增殖速度,对研究细胞动力学有重要意义。应用 5-溴脱氧尿嘧啶(bromodeoxyuridine,BrdU)掺入法、流式细胞分析能够检测不同亚群细胞对多克隆刺激或特异性刺激物的反应性增殖,可以同时检测细胞的 DNA 合成、细胞表面激活抗原(CD69、CD25)的表达及细胞内因子(IL-24、IFN-2γ)的分泌。

(6) 克隆(集落)形成试验:克隆形成试验是测定单个细胞增殖能力的有效方法之一。其基本原理是单个细胞在体外持续分裂增殖 6 次以上,其后代所组成的细胞群体称为克隆或集落。一般情况下,每个克隆可含有 50 个以上的细胞,大小在 0.3~1.0mm³ 之间。通过计数克隆形成率,可对单个细胞的增殖潜力做定量分析。这种方法常用于抗癌药物敏感性试验。常见的方法有平板克隆形成试验和软琼脂克隆形成试验。平板克隆形成试验适用于贴壁生长的细胞,包括培养的肿瘤细胞和正常细胞。软琼脂克隆形成试验适用于锚着非依赖性生长的细胞如肿瘤细胞系和转化细胞系等。

3. 细胞膜完整性检测方法

（1）乳酸脱氢酶漏出率：乳酸脱氢酶（lactate dehydrogenase，LDH）是糖的无氧酵解和糖异生的重要酶系之一，广泛存在于心脏、肝脏、肺脏及各组织中。在正常的细胞中，LDH 很少向细胞外渗漏。但是，当细胞出现病变或者受到外界环境的干扰而出现质膜破损时，其向细胞外渗漏的量就会大大增加，从而使组织液或培养液中的 LDH 含量显著增加。通过检测细胞培养液中 LDH 的含量，可间接反映细胞膜完整性的损伤程度。细胞培养液中 LDH 活性越高，说明细胞膜完整性的损伤程度越严重。

通常情况下，常规的细胞培养液 LDH 漏出率检测是以比色测定法进行的。其测定原理是乳酸与氧化型辅酶Ⅰ（NAD）在 LDH 催化作用下生成丙酮酸和还原型辅酶Ⅰ（NADH），丙酮酸再和 2,4-二硝基苯肼反应生成 2,4-二硝基苯腙，后者在碱性溶液中呈棕红色，从而可通过比色法测定丙酮酸含量进而推算出 LDH 的活力。试验通常要先进行细胞培养液 LDH 活性和细胞匀浆液 LDH 活性的测定，然后通过计算求出细胞培养液 LDH 的漏出率。由于细胞培养基中 LDH 的活性可反映培养细胞的膜损伤状况，因此，从试验所检测到的漏出率即可对质膜完整性进行评估，并进而对受试物的毒性状况进行评价。

（2）荧光物质检测法：目前，荧光物质已成为流式细胞仪或微孔板细胞检测中的理想物质，这些荧光物质可以是细胞膜通透的或是细胞膜非通透的，他们或者直接结合于核酸，或者通过主动的细胞代谢来产生可检测的荧光，从而检测细胞的活性。这类方法检测速度快、通量大、成本低，越来越受到科研工作者的青睐。常用的荧光物质如钙黄绿素-AM（calcein-AM）和溴乙菲啶二聚体（EthDl）这两种物质可检验活/死细胞生存能力。

三、细胞坏死与细胞凋亡

细胞坏死和细胞凋亡是两个不同的概念。细胞坏死是由于细胞内含物释放到细胞外，导致炎症的结果。而细胞凋亡（apoptosis）是细胞主动的死亡过程，其发生是受程序控制，逐步激活凋亡通路引起的，而不产生炎症，是一种正常的生理现象。

（一）细胞坏死

长期以来细胞坏死（necrosis）被认为是因病理而产生的被动死亡，如物理性或化学性的损害因子及缺氧与营养不良等均导致细胞坏死。坏死细胞的膜通透性增高，致使细胞肿胀，细胞器变形或肿大，在早期细胞核无明显形态学变化，最后细胞破裂。另外，坏死的细胞裂解要释放出内含物，并常引起炎症反应；在愈合过程中常伴随组织器官的纤维化，形成瘢痕。但是近期的研究表明，细胞坏死可能是细胞"程序性死亡"的另一种形式，具有包括引发炎症反应在内的重要生理功能。当细胞凋亡不能正常发生而细胞必须死亡时，坏死作为凋亡的"替补"方式被采用。

细胞坏死的种类可分为急性坏死和慢性坏死。急性坏死即生物体由于遇到突然的损伤引起细胞结构的破坏而死亡，出现严重的坏死性反应。慢性坏死是缓慢发生的死亡过程，与其他细胞死亡的类型有一定的关系，例如细胞凋亡与细胞坏死可以互相转换。

目前有研究表明，细胞坏死是一种"不安全"的细胞死亡方式，往往会导致细胞内的质膜破裂，细胞自溶，引发组织急性炎症（比如说心肌缺血坏死可能导致急性心肌炎症）。细胞坏死常出现在病理变化中。

（二）细胞凋亡

细胞凋亡（apoptosis）或者又可叫做程序性细胞死亡（programmed cell death，PCD），是指

为维持内环境稳定,由基因控制的细胞自主的有序的死亡。细胞程序性死亡的概念是1956年提出的,PCD是个功能性概念,描述在一个多细胞生物体中某些细胞死亡是个体发育中的一个预定的,并受到严格程序控制的正常组成部分。例如蝌蚪变成青蛙,其变态过程中尾部的消失伴随着大量细胞死亡,高等哺乳类动物指间蹼的消失、颚融合、视网膜发育以及免疫系统的正常发育等都必须有细胞死亡的参与。这些形形色色的在机体发育过程中出现的细胞死亡有一个共同特征:即散在地、逐个地从正常组织中死亡和消失,机体无炎症反应,而且对整个机体的发育是有利和必需的。因此认为动物发育过程中存在的细胞程序性死亡是一个发育生物学概念,而细胞凋亡则是一个形态学的概念,描述一件有着一整套形态学特征的与坏死完全不同的细胞死亡形式。但是一般认为凋亡和程序性死亡两个概念可以交互使用,具有同等意义。细胞凋亡与细胞坏死不同,细胞凋亡不是一件被动的过程,而是主动过程,它涉及一系列基因的激活、表达以及调控等的作用,它并不是病理条件下,自体损伤的一种现象,而是为更好地适应生存环境而主动争取的一种死亡过程。

细胞凋亡是细胞的一种基本生物学现象,在生物体的进化、内环境的稳定以及多个系统的发育中起着重要的作用。细胞凋亡不仅是一种特殊的细胞死亡类型,而且具有重要的生物学意义及复杂的分子生物学机制。

虽然细胞凋亡与细胞坏死的最终结果极为相似,但它们的过程与表现却有很大差别。首先,坏死是细胞受到强烈理化或生物因素作用引起细胞无序变化的死亡过程。表现为细胞胀大,胞膜破裂,细胞内容物外溢,核变化较慢,DNA降解不充分,引起局部严重的炎症反应。而凋亡是细胞对环境的生理性病理性刺激信号,环境条件的变化或缓和性损伤产生的应答有序变化的死亡过程。其细胞及组织的变化与坏死有明显的不同。细胞凋亡的生物学特征表现如下:

1. 形态学变化　形态学观察细胞凋亡的变化是多阶段的,细胞凋亡往往涉及单个细胞,即便是一小部分细胞也是非同步发生的。首先出现的是细胞体积缩小,连接消失,与周围的细胞脱离,然后是细胞质密度增加,线粒体膜电位消失,通透性改变,释放细胞色素C到胞质,核质浓缩,核膜核仁破碎,DNA降解成为约180~200bp片段;胞膜有小泡状形成,膜内侧磷脂酰丝氨酸外翻到膜表面,胞膜结构仍然完整,最终可将凋亡细胞遗骸分割包裹为几个凋亡小体,无内容物外溢,因此不引起周围的炎症反应,凋亡小体可迅速被周围专职或非专职吞噬细胞吞噬。

2. 生物化学变化　细胞凋亡的一个显著特点是细胞染色体的DNA降解,使DNA片段化,这是一个较普遍的现象。这种降解特异而有规律,所产生的不同长度的DNA片段约为180~200bp的整倍数,而这正好是缠绕组蛋白寡聚体的长度,提示染色体DNA恰好是在核小体与核小体的连接部位被切断,产生不同长度的寡聚核小体片段,在琼脂糖凝胶电泳中呈现特异的梯状Ladder图谱,而坏死呈弥漫的连续图谱。

(三) 细胞凋亡的检测

1. 早期检测

（1）磷脂酰丝氨酸(PS)在细胞外膜上的检测:在细胞受到凋亡诱导后不久发生PS从细胞膜内侧转移到外侧,可作为免疫系统的识别标志。Annexin V,一个钙依赖性的磷脂结合蛋白,能专一性地结合暴露在膜外侧的PS,再通过简单的显色或发光系统进行检测。由于这是一种凋亡早期的活细胞检测(悬浮细胞和贴壁细胞都适用),可与DNA染料或别的晚期检测方法相结合来标记凋亡的发展阶段。其中带荧光标记的Annexin V-EGFP(enhanced green fluorescent protein)及 Annexin V-FITC,灵敏度高,可作为流式细胞分选方法筛选凋亡细胞的基础。由于融合蛋白 Annexin V-EGFP,EGFP 与 PS 的结合比例为 1∶1,还可进行定量检测。此外,生物素偶联的 Annexin V,可通过常用的酶联显色反应来检测。还有将磁珠包被 Annexin V,可采用磁分选方法筛选凋亡细胞。

(2) 细胞内氧化还原状态改变的检测:通过荧光染料单氯二胺(monochlorobimane, MCB)体外检测凋亡细胞细胞质中谷胱甘肽的减少来检测凋亡早期细胞内氧化还原状态的变化。正常状态下,谷胱甘肽(glutathione,GSH)作为细胞的一种重要的氧化还原缓冲剂。细胞内有毒的氧化物通过被 GSH 还原而定期去除,氧化型的 GSH 又可被 GSH 还原酶迅速还原。这一反应在线粒体中尤为重要,许多呼吸作用中副产物的氧化损伤将由此被去除。当细胞内 GSH 的去除非常活跃时,细胞液就由还原环境转为氧化环境,这可能导致了凋亡早期细胞线粒体膜电位的降低,从而使细胞色素 C(三羧酸循环中的重要组分)从线粒体内转移到细胞液中,启动凋亡效应分子 caspase 的级联反应。

(3) 细胞色素 C 的定位检测:细胞色素 C 作为一种信号物质,在细胞凋亡中发挥着重要的作用。正常情况下,它存在于线粒体内膜和外膜之间的腔中,凋亡信号刺激使其从线粒体释放至细胞液,结合凋亡蛋白酶活化因子-1(apoptotic protease activating factor-1,Apaf-1)后启动 caspase 级联反应:细胞色素 C/Apaf-1 复合物激活 caspase-9,后者再激活 caspase-3 和其他下游 caspase。细胞色素 C 氧化酶亚单位Ⅳ(cytochrome c oxidase subunit Ⅳ,COX4)是定位在线粒体内膜上的膜蛋白,凋亡发生时,它保留在线粒体内,因而它是线粒体富集部分的一个非常有用的标志。

(4) 线粒体膜电位变化的检测:在凋亡研究的早期,从形态学观测上线粒体没有明显的变化。随着凋亡机制研究的深入,发现线粒体凋亡也是细胞凋亡的重要组成部分,发生很多生理生化变化。例如,在受到凋亡诱导后,线粒体转膜电位会发生变化,导致膜通透性的改变。MitoSensor TM 是一个阳离子性的染色剂,对线粒体膜电位变化非常敏感,它会随着线粒体膜电位的不同呈现出不同颜色的荧光。正常细胞中,它在线粒体中形成聚集体,发出强烈的红色荧光。凋亡细胞中,因线粒体穿膜电位的改变,它以单体形式存在于细胞液中,发出绿色荧光。用荧光显微镜或流式细胞仪可清楚地分辨这两种不同的荧光信号。但是,这种方法不能区分细胞凋亡或其他原因导致的线粒体膜电位的变化。

2. 晚期检测　细胞凋亡晚期中,核酸内切酶(某些 caspase 的底物)在核小体之间剪切核 DNA,产生大量长度在 180~200bp 的 DNA 片段。对于这一现象的检测通常有以下两种方法:

(1) TUNEL(terminal deoxynucleotidyl transferase-mediated dUTP nick-end-labeling):通过 DNA 末端转移酶将带标记的 dNTP(多为 dUTP)间接(通过地高辛)或直接接到 DNA 片段的 3'-OH 端,再通过酶联显色或荧光检测定量分析结果。直接荧光标记,地高辛介导荧光标记或过氧化物酶联显色,可做细胞悬液、甲醛固定或石蜡处理的组织、细胞培养物等多种样本的检测。其中,直接标记步骤少,操作简便。而间接标记有信号放大的作用,检测灵敏度高。

(2) LM-PCR Ladder(连接介导的 PCR 检测):当凋亡细胞比例较小以及检测样品量很少(如活体组织切片)时,直接琼脂糖电泳可能观察不到核 DNA 的变化。LM-PCR Ladder Assay Kit 通过 LM-PCR(ligation-mediated PCR),连上特异性接头,专一性地扩增核小体的梯度片段,从而灵敏地检测凋亡时产生的核小体的梯度片段。此外,LM-PCR 检测是半定量的,因此相同凋亡程度的不同样品可进行比较。

（3）Telemerase Detection（端粒酶检测）：端粒酶是由 RNA 和蛋白组成的核蛋白,它可以自身 RNA 为模板逆转录合成端粒区重复序列,使细胞获得"永生化"。正常体细胞是没有端粒酶活性,每分裂一次,染色体的端粒会缩短,这可能作为有丝分裂的一种时钟,表明细胞年龄、复制、衰老或细胞凋亡的信号。研究发现,90% 以上的癌细胞或凋亡细胞都具有端粒酶活性。可通过 Telemerase Detection Kit 检测样本中的端粒酶活性。也可用酶联免疫法（ELISA）检测试剂盒进行检测。

3. 细胞凋亡的形态学检测　根据凋亡细胞固有的形态特征,人们已经设计了许多不同的细胞凋亡形态学检测方法。

（1）光学显微镜和倒置显微镜：

1）未染色细胞：凋亡细胞的体积变小、变形,细胞膜完整但出现发泡现象,细胞凋亡晚期可见凋亡小体。贴壁细胞出现皱缩、变圆、脱落。

2）染色细胞：常用吉姆萨染色、瑞氏染色等。凋亡细胞的染色质浓缩、边缘化,核膜裂解、染色质分割,成块状和凋亡小体等典型的凋亡形态。

（2）荧光显微镜和共聚焦激光扫描显微镜：一般以细胞核染色质的形态学改变为指标来评判细胞凋亡的进展情况。常用的 DNA 特异性染料有：HO33342（Hoechst33342）、HO33258（Hoechst 33258）、DAPI。3 种染料与 DNA 的结合是非嵌入式的,主要结合在 DNA 的 A-T 碱基区。紫外线激发时发射明亮的蓝色荧光。Hoechst 是与 DNA 特异结合的活性染料,DAPI 为半通透性,用于常规固定细胞的染色。

结果评判：细胞凋亡过程中细胞核染色质的形态学改变分为 3 期：Ⅰ期的细胞核呈波纹状（rippled）或呈折缝样（creased）,部分染色质出现浓缩状态；Ⅱa 期细胞核的染色质高度凝聚、边缘化；Ⅱb 期的细胞核裂解为碎块,产生凋亡小体。

（3）透射电子显微镜观察：结果评判：凋亡细胞体积变小,细胞质浓缩。凋亡Ⅰ期（pro-apoptosis nuclei）的细胞核内染色质高度盘绕,出现许多称为气穴现象（cavitations）的空泡结构；Ⅱa 期细胞核的染色质高度凝聚、边缘化；细胞凋亡的晚期,细胞核裂解为碎块,产生凋亡小体。

（4）流式细胞仪检测细胞凋亡：流式细胞仪（flow cytometry,FCM）通过光散射性检测凋亡。在细胞凋亡时,细胞收缩,体积变小,故前向散射光降低。这一特性往往被认为是凋亡细胞的特点之一。此外,细胞凋亡时,由于染色体降解、核破裂,细胞内颗粒往往增多,故凋亡细胞侧向散射光常增加。细胞坏死时,由于细胞肿胀,其前向散射光增大；侧向散射光在细胞坏死时也增大,因此可根据前散射光和侧散射光区别凋亡细胞和坏死细胞。

Annexin V-FITC/PI 检测凋亡：正常细胞膜磷脂的分布是不对称的,膜内表面含负电的磷脂（如磷脂酰丝氨酸,PS）,而膜外表面含有占绝大多数的中性磷脂。在细胞凋亡的早期,PS 可从细胞膜的内侧翻转到细胞膜的表面,暴露在细胞外环境中。Annexin V 是一种分子量为 35 ~ 36kD 的 Ca^{2+} 依赖性磷脂结合蛋白,能与 PS 高亲和力特异性结合。将 Annexin V 进行荧光素 FITC 标记即能检测到细胞早期凋亡。

碘化丙啶（propidium iodide,PI）是一种核酸染料,它不能透过完整的细胞膜,而早期凋亡细胞的细胞膜是完好的,对 PI 有拒染性,但在凋亡中晚期的细胞和死细胞,PI 能够透过细胞膜而使细胞核红染。因此将 Annexin V 与 PI 匹配使用,就可以将凋亡早晚期的细胞以及死细胞区分开来。在双参数流式细胞仪的散点图上,左下象限显示活细胞,为（FITC-/PI-）；右上象限是非活细胞,即坏死细胞,为(FITC+/PI+);而右下象限为凋亡细胞,显现(FITC+/PI-)。

吖啶橙染色法:吖啶橙(acridine orange,AO)可将细胞或细胞核中的双链 DNA 和变性 DNA 染成不同颜色的荧光。AO 插入双链 DNA 中时,发绿色荧光;AO 也可与单链或通过变性而产生的 DNA 单链发生作用,这时发出红色荧光,因此,通过 FCM 检测不同的荧光,可判断凋亡的发生。在标准化后,绿色和红色荧光强度的量与总 DNA 含量成比例,红色荧光与总体细胞(红色加绿色)荧光的比率表示细胞中变性 DNA 的比例,因此,这种方法可用于评价 DNA 对原位变性的敏感性。有时候,凋亡细胞 DNA 降解不明显,依赖于 DNA 降解来检测细胞凋亡的方法如细胞 DNA 含量测定、DNA 末端标记等就难以检测到细胞凋亡变化。AO 法检测凋亡的原理不依赖于 DNA 片段的产生,因此其最主要的优点是可应用于寡核小体片段与凋亡不相平衡等情况,但 AO 染色法不能有效区分有丝分裂细胞和凋亡细胞。

罗丹明(Rh123)染色法:细胞生活状态下,胞膜上的钠-钾泵、钙泵等的作用,使细胞膜内外维持着不同离子的浓度梯度,包括 Na^+、K^+、Cl^-、Ca^{2+} 等,形成细胞膜电位。FCM 可以检测亲脂性离子荧光染料在胞膜内外的分布,来测量膜电位的高低,以评价细胞的活力。Rh123 是一种亲脂性阳离子荧光染料,对细胞膜具有通透性,线粒体膜尤为敏感。细胞存活状态时,Rh 123 通过细胞膜,积聚于线粒体发出绿色荧光。在细胞凋亡时,线粒体膜的转运能力下降,电负性降低,故细胞线粒体积聚 Rh123 的能力也丧失,荧光强度降低,据此检测细胞的凋亡变化。但应指出,在凋亡的早期阶段,由于细胞膜尚完整,大多数细胞器和细胞功能相对较好,因此,Rh123 法对于早期凋亡细胞和活细胞的鉴别比较困难。

线粒体膜势能变化的检测:线粒体在细胞凋亡的过程中起着枢纽作用,多种细胞凋亡刺激因子均可诱导不同的细胞发生凋亡,而线粒体跨膜电位(DYmt)的下降,被认为是细胞凋亡级联反应过程中最早发生的事件,它发生在细胞核凋亡特征(染色质浓缩、DNA 断裂)出现之前,一旦线粒体 DYmt 崩溃,则细胞凋亡不可逆转。线粒体膜电位的改变,使一些亲脂性正电荷荧光染料如 RhO2damine 123、CMX2、ROS 等可结合到线粒体基质,其荧光的增强或减弱表明线粒体内膜电负性的增高或降低,可用流式细胞仪进行检测。

TUNEL 法:细胞凋亡中,染色体 DNA 双链断裂或单链断裂而产生大量的黏性 3'-OH 末端,可在脱氧核糖核苷酸末端转移酶(TdT)的作用下,将脱氧核糖核苷酸和荧光素、过氧化物酶、碱性磷酸酶或生物素形成的衍生物标记到 DNA 的 3'末端,从而可进行凋亡细胞的检测。由于正常的或正在增殖的细胞几乎没有 DNA 的断裂,因而没有 3'-OH 形成,很少能够被染色。TUNEL 实际上是分子生物学与形态学相结合的研究方法,对完整的单个凋亡细胞核或凋亡小体进行原位染色,能准确地反映细胞凋亡典型的生物化学和形态特征,可用于石蜡包埋组织切片、冷冻组织切片、培养的细胞和从组织中分离细胞的细胞形态测定,并可检测出极少量的凋亡。

第四节　细胞毒性损伤的检测新技术

一、流式细胞技术

流式细胞术(flow cytometry,FCM)是一种在功能水平上对单细胞或其他生物粒子进行定量分析和分选的检测手段,它可以高速分析上万个细胞,并能同时从一个细胞中测得多个参数,与传统的荧光镜检查相比,具有速度快、精度高、准确性好等优点,成为当代最先进的细胞定量分析技术之一。

1. 工作原理 流式细胞仪主要由4部分组成:液流系统、光学系统、电子系统、分析系统。它只能检测悬浮的单细胞或微粒的信号。一般是将待测细胞或微粒进行荧光染色后制成悬液标本,在一定气体压力下将待测样品压入流动室,用不含细胞或微粒的缓冲液(又称鞘液)在高压下从鞘液管喷出,鞘液管入口方向与待测细胞或微粒流成一定角度,使鞘液包绕着细胞或微粒高速流动,形成一个圆形的流束(即鞘流),待测细胞在鞘液的包裹下单行排列,依次通过流式细胞仪的检测区域,经激发光激发后产生荧光信号。流式细胞仪通常以激光作为激发光源,经过聚焦整形后的光束垂直照射在样品流上,被荧光染色的细胞在激光束的照射下产生散射光和激发荧光。这两种信号同时被前向光电二极管和90°方向的光电倍增管(PMT)接收。光散射信号在前向小角度进行检测,称为前向散射(forward scatter,FSC),这种信号基本上反映细胞体积的大小;90°散射光又称侧向散射(side scatter,SSC),是指与激光束-液流平面垂直的散射光,其信号强度可反映细胞部分结构的信息。这些荧光信号的强度代表了所测细胞膜表面抗原的强度或其核内物质的浓度,经光电倍增管接收后可转换为电信号,再通过模/数转换器,将连续的电信号转换为可被计算机识别的数字信号。计算机把所测量到的各种信号进行计算处理,将分析结果显示在计算机屏幕上。

检测数据显示测量参数的不同,由多种形式可供选择。单参数数据以直方图的形式表达,其X轴为测量强度,Y轴为细胞数目。双参数或多参数数据,既可以单独显示每个参数的直方图,也可以选择二维的三点图、等高线图、灰度图或三维立体视图。

细胞的分选是通过分离含有单细胞的液滴而实现的。在流动室的喷口上配有一个超高频电晶体,充电后振动,使喷出的液流断裂为均匀的液滴,待测定细胞就分散在这些液滴之中。将这些液滴充以正负不同的电荷,当液滴流经带有几千伏特的偏转板时,在高压电场的作用下偏转,落入各自的收集容器中,不予充电的液滴落入中间的废液容器,从而实现细胞的分离。

2. FCM技术的应用 FCM技术在免疫毒理学研究中可用于检测T细胞、B细胞、NK细胞、单核/巨噬细胞、树突状细胞等及其比率,同时可对细胞因子表达水平和淋巴细胞凋亡及细胞内Ca^{2+}浓度进行检测。

FCM技术在生殖毒理学研究应用可包括:精子、睾丸细胞计数和精子活力;精子染色体结构的改变;精子非整倍体率和X染色体双体率;线粒体功能和DNA、RNA含量;组织学形态的改变等。目前,FCM技术在遗传毒理学中的主要应用是微核自动化检测。

FCM技术在发育毒理学研究中的应用主要集中在细胞分裂增殖,包括细胞周期、细胞周期的更换速度以及细胞周期相关蛋白的检测方面。其中细胞周期的检测主要是检测处于G_1/G_0、S和G_2/M不同细胞周期相的细胞数,主要通过对细胞进行DNA染色标记来实现。细胞周期的更换速度检测主要通过复合标记(如细胞经BrdUrd染料标记后再标记BrdUrd的抗体)或双重标记(如细胞经BrdUrd染料标记后再标记PI或Hoechst 33258染料)荧光抗体来实现。细胞周期相关蛋白只要找到适配的抗体就可实现FCM的检测。

虽然FCM技术在毒理学研究中有诸多应用,但它作为一种新近发展的分析技术,还存在一些问题,如缺少直接控制和不能提供细胞形态学的信息,如形状和结构等方面信息。另外,在检测细胞内的蛋白质方面由于非特异性抗体与死亡细胞成分相结合导致所谓的"生物噪声",降低了细胞内特定蛋白质检测的敏感性。

FCM 的荧光信号通常所与选择的染料或底物有关。目前已涉及许多参数的检测,包括细胞活性、酶活性、核酸含量、膜电位、细胞内钙、蛋白含量、细胞表面及内部抗原、细胞内 pH 测定等。

二、激光共聚焦显微镜

激光共聚焦显微镜(laser confocal microscope)用激光作扫描光源,逐点、逐行、逐面快速扫描成像,扫描的激光与荧光收集共用一个物镜,物镜的焦点即扫描激光的聚焦点,也是瞬时成像的物点。由于激光束的波长较短,光束很细,所以共焦激光扫描显微镜有较高的分辨力,大约是普通光学显微镜的 3 倍。系统经一次调焦,扫描限制在样品的一个平面内。调焦深度不一样时,就可以获得样品不同深度层次的图像,这些图像信息都储存于计算机内,通过计算机分析和模拟,就能显示出细胞样品的立体结构。激光共聚焦显微镜既可以用于观察细胞形态,也可以用于细胞内生化成分的定量分析、吸光度统计以及细胞形态的测量,配合焦点稳定系统可以实现长时间活细胞动态观察。

激光共聚焦显微镜是近代先进的细胞生物医学分析仪器之一。它是在荧光显微镜成像的基础上加装激光扫描装置,使用紫外线或可见光激光荧光探针,利用计算机进行图像处理,不仅可观察固定的细胞、组织切片,还可对活细胞的结构、分子、离子进行实时动态地观察和检测。目前,激光扫描共聚焦显微技术已用于细胞形态定位、立体结构重组、动态变化过程等研究,并提供定量荧光测定、定量图像分析等实用研究手段,结合其他相关生物技术,在形态学、生理学、免疫学、遗传学等分子细胞生物学领域得到广泛应用。

三、高通量筛选技术

高通量筛选(high-throughput screening,HTS)体系又称大规模集群式筛选体系,这一体系是在传统的筛选基础上,采用先进的分子生物学技术、细胞生物学技术、计算机技术和自动化控制技术等高新技术,建立的一套更适合于高效、快速和大规模地筛选化合物的技术体系。它是以分子水平和细胞水平的实验方法为基础,以微板形式作为实验工具载体,以自动化操作系统执行试验过程,以灵敏快速的检测仪器采集实验结果数据,以计算机对实验数据进行分析处理,同一时间对数以千万样品检测,并以相应的数据库支持整体运转的技术体系。这一体系可以应用多种化合物作用的靶点同时对大量的候选化合物进行高效、快速、低成本和微量化的筛选。这种筛选方式是以药物发现的基本规律为基础,应用多个学科的知识和技术,集多种先进技术于一体,形成的大规模、高效、快速的药物筛选体系。基于细胞的高通量筛选能够提供各种刺激下细胞启动一系列生理过程,如基因转录、离子通道的开关、细胞增殖、细胞毒性、分泌、蛋白表达、酶活性改变以及受试物的激动剂或拮抗剂作用等,或者是别构调节作用等的信息。因此,高通量筛选技术作为毒理学研究的手段之一,近年来发展迅速,应用越来越广泛。

目前基于细胞的高通量筛选建立了许多体外筛选模型,实现了快速、微量、灵敏和大规模的受试物筛选。

(一)高通量体外筛选模型

用作高通量筛选的体外模型通常有分子水平模型和细胞水平的模型。分子水平模型主要分为受体模型、酶筛选模型和离子通道筛选模型。细胞水平筛选模型是以细胞功能为基础的筛选模型,又可分为细胞水平及亚细胞水平筛选模型,是用来观察被筛选样品对细胞或细胞器的作用。虽然不能反映受试物作用的具体途径和靶点,但能反映出受试物对细胞和细胞器的综合作用。用于筛选的细胞模型包括各种正常细胞、病理细胞(如肿瘤细胞)和经过不同手段模拟的病理细胞。亚细胞模型主要包括肝微粒体等。高通量体外筛选模型具有仅需微克级样品且样品无需标记和纯化,能在数分钟内完成传统 ELISA 方法数小时才能完成的工作量,1 天可筛选上百个待测化合物等优势,而克服了整体动物筛选提供药物作用机制信息少的缺点,使药物筛选有了更高的特异性。

1. 体外吸收模型 最常用的体外吸收模型是 21 天的 Caco-2 细胞,来源于人的直肠癌,其结构及生理、生化特性类似于人小肠上皮细胞,含有与小肠上皮相似的酶系。这一模型已被成功地用于在体外研究药物经肠道的吸收情况。但相对于高通量筛选的要求而言,其仍显得很费时。改进的新的方法:采用 3 天的 Caco-2 细胞模型,3 天的 MDCK 细胞模型,3 天的 HT29 细胞模型等。

2. 体外转运模型 Caco-2 和 L-MDR1 模型可以在体外表达 P-gp,这些模型适合于体外转运的高通量筛选,如用于由于 P-gp 导致的口服生物利用度降低或改变的药物的高通量鉴别。用稳定的细胞株在体外表达高水平的摄取转运载体,如有机阴离子转运蛋白(OATP),现已经可以使用克隆和细胞转染技术在体外表达制备并用于有机阴离子转运研究。

3. 体外代谢模型 常用到的体外代谢模型有肝切片、培养的肝细胞、肝微粒体模型和亚细胞成分如 S9 等。肝微粒体模型是最为简便易行的,也是最适合于高通量筛选的体外代谢模型。目前带有自动装置的 96 孔板技术在体外代谢的高通量筛选中发挥了重要的作用,这一技术利用氧生物传感荧光系统来测定肝微粒体中 P450 酶催化代谢反应时的耗氧速率,进而了解代谢情况。

4. 药酶抑制模型 重组的人肝 P450 酶进行体外代谢的高通量筛选。肝微粒体模型适合于体外高通量筛选。采用这一方法可以同时研究 P450 酶系中的 5 个重要的 P450 酶:CYP1A2、CYP2C9、CYP2C19、CYP2D6 和 CYP3A4 的活性,同时还可研究一系列结构相异的候选化合物与上述 5 种 P450 酶之间的相互作用,进而对候选化合物是否对上述 5 种 P450 酶具有潜在的抑制作用做出初步评价。

5. 药酶诱导模型 由于肝药酶具有可诱导性,因此肝药酶常常会被一些外源性的化学异物所诱导,从而产生药物间相互作用。肝药酶诱导模型有原代培养肝细胞、HepG2 细胞和肝切片模型。近年来已建立了可用于肝药酶诱导筛选的新方法,它是一种基于细胞基因表达的方法,它采用 Taqman RT-PCR 技术检测培养的肝细胞中某种 P450 酶的 mRNA 表达的变化,从而了解肝药酶的诱导情况,这一方法可用于肝药酶诱导的高通量筛选。

6. 离子通道筛选模型 离子通道是一类通过调节细胞内离子水平而发挥信息作用的大分子膜蛋白,其结构和功能正常是细胞进行生命活动的基础。目前,已知一些疾病的发生与离子通道的改变有关。如高血压是由于血管平滑肌上的钙通道关闭不全,使过多的钙离子进入平滑肌细胞与钙调蛋白结合,平滑肌过度紧张引发的一种疾病。钙通道阻滞剂可阻止钙内流,解除平滑肌持续紧张状态,具有抗高血压作用。钙通道阻滞剂的筛选依赖于离子通道筛选模型。因此,以离子通道为靶标筛选药物将有助于寻找出治疗这些疾病的高效药物。

7. 受体筛选模型 受体是位于细胞膜表面或细胞内具有特异识别和结合功能的蛋白组分,与激素、神经递质、药物或自身活性物质等相互作用,转导细胞间信号,进而触发细胞内相应的生物效应。受体正常的调节及变化是维持细胞内环境稳定的重要因素,而受体的异常变化则会导致疾病的发生。但是,因其他原因发生的疾病也可表现受体的改变。某些癌基因的表达产物就是以异常受体的形式出现,除此之外,某些病理变化也可诱导组织表达该组织以前不表达的新受体,这些受体都可以作为筛选药物的新靶点,为疾病治疗提供新的线索。例如,血小板活化因子(PAF)受体拮抗剂的筛选,而 PAF 能引起很多疾病,如同种移植排斥、胃肠道出血、心律失常、蛋白尿、心脏功能衰竭等,但是 PAF 只有与其特异的受体结合后,才会引起疾病,因此建立 PAF 受体细胞模型,从药库中寻找高效抑制 PAF 与其受体相结合的药物,就能抑制相关疾病的发生。

8. 报道基因筛选模型　报道基因是一种编码可被检测的蛋白质或酶的基因,此类基因所表达的蛋白活性已被确认。报道基因筛选模型是利用基因工程技术将疾病相关基因与报道基因相嵌合,导入模型细胞,观察药物对该基因表达的影响来筛选有效药物。随着生物学的发展,越来越多的孤儿受体被发现,这些受体有可能成为新的药物筛选靶点,对于这些受体的配体及其信号转导的了解都有赖于报道基因筛选模型。例如,Nagy SR 等介绍了 Ah(ary hydrocarbon)受体(一个配基依赖的转录 E2GFP 因子)激动剂的筛选,用一个包含完整 Ah 受体应答绿色荧光蛋白报道基因的 HepG2 细胞系,可筛选此受体的激动剂。Sharif 等利用荧光素酶报告基因技术,筛选出了针对人体细胞瘤的抗蛋白激酶 C 增殖抑制剂。

将一些靶点的生物学活性与一系列已确认的酶或者蛋白质表达相偶联,如氯霉素转移酶、荧素酶、分泌型生长激素、β-半乳糖苷酶、分泌型碱性磷酸酶、荧光蛋白、β-内酰胺酶等。这些酶或者蛋白提供了一个高度放大的信号,从而保证了系统的灵敏度。其中荧光素酶是高通量筛选最常用的报告酶类。

9. 细胞增殖筛选模型　细胞培养法通常是将不同稀释度的药物样品或药物标准品与特定依赖细胞株在一定条件下共同培养一段时间,然后检测增殖细胞数,因其与药物的药理活性成正比,所以这种以细胞增殖数目为量效指标的促进特定依赖细胞株增殖的方法称为细胞增殖法。该模型主要用于抗肿瘤药物筛选。

(二) 高通量筛选分析技术

高通量筛选中,所用细胞数量相对较少,因此对于受试物与靶标的结合,或者细胞活性的变化,用常规的检测手段灵敏度很低,特异性不高,为了提高检测的灵敏度和特异性,通常需要对靶标或者与细胞功能变化密切相关的一些信号分子进行标记(多为荧光标记或者放射性同位素标记),从而有效地提高筛选的检测效率。

1. 基于荧光的分析技术　HTS 主要包括样品制备、模型建立、自动化筛选及相关数据处理等几方面的工作,而现阶段建立模型使用的检测技术主要是荧光技术。受试物靶标用荧光物质标记后,当被筛选物质与靶标相互作用时,引起相应荧光强度改变,可推测受试物与靶标的作用信息。

荧光基团分内源性的荧光基团和外源性结合的荧光基团,当待测大分子本身的荧光团不够强烈而无法检测时,可结合一些荧光染料以加强其光谱特征,常用的荧光染料有荧光素(flurorescein)、罗丹明(rhodamine)、德克萨斯红(texared)、氟硼荧染料(bodipy)等,这些荧光染料的激发光及发射光都比较长,因而可以使本底荧光干扰降低到最小。荧光信号不仅非常灵敏、易于检测、适于微量化,而且对环境和人体不会造成有害污染。目前发展的基于荧光技术的检测法包括荧光强度分析法、荧光偏振检测法、荧光共振能量转移检测法、均相时间分辨荧光检测法、荧光报告系统、荧光关联光谱等。

(1) 荧光强度分析法(fluorescence intensity analysis,FIA):依据荧光强度的变化进行检

测,如荧光生成检测法和荧光淬灭弛豫检测法,反应后荧光强度增加;在荧光淬灭检测法中,荧光强度减弱。该方法操作简便,适于微量化检测。例如通过 NADPH 荧光值的变化,间接反应一氧化氮合酶(NOS)的活性,建立 NOS 活性的高通量检测方法,可以筛选调节 NOS 活性的物质。

（2）荧光偏振检测法(fluorescence polarization,FP):又称荧光极化检测法,能够测定结合到大分子上标记探针旋转散射系数的变化。当样品用偏振光激发时,FP 可计算发射光强中平行和垂直偏振成分。当荧光标记配基和大分子之间的结合平衡建立后,偏振值会增加。因此,这种技术提供了一种受体-配体、蛋白-蛋白相互作用,以及标记底物酶催化水解等的快速均相分析法。该技术能直接且及时地检测示踪分子的结合/自由率。

（3）荧光共振能量转移(FRET):是指荧光供体受激发后不发射出光子而将激发的能量转移到荧光受体的现象。这种方法可检测生理状态下相互作用分子之间的距离。产生 FRET 需要满足 3 个条件:荧光供体和受体之间距离接近(1~10nm);供体的发射光谱与受体的激发光谱有重叠;供体和受体之间迁移偶极子的方向平行。基于 FRET 技术,检测大分子与配体的结合能力,在配体受体结合后,由于分子间的相互作用导致配体或者受体上携带的荧光基团的发光强度或方向等发生变化从而导致荧光变化。此技术现在已经广泛用于基于离子通道模型上的高通量药物筛选。

（4）均相时间分辨荧光分析(HTRF):是基于镧系元素如铕(Eu)、钐(Sm)、镝(Dy)等具有荧光寿命较长的特点发展而来的。当铕螯合物(Euk)供体与受体之间距离小于 10nm,且供体发射光谱与受体激发光谱有重叠时,则发生荧光共振能量转移,利用这一原理进行均相检测的方法。酪氨酸激酶的分析以及在 384 孔板上对新肿瘤坏死因子受体的筛选等都应用到此技术。

（5）荧光报告系统(fluorescence report system):利用基因融合可以很容易地检测到受体或配体门控性离子通道的激活对大量基因在转录水平上的影响。报告蛋白包括绿色荧光蛋白、β-内酰胺酶、荧光素酶(luciferase)、β-半乳糖苷酶(galactosidase)、氯霉素乙酰转移酶(chloramphenicol acetyltransferase)和碱性磷酸酯酶(alkaline phosphatase)。将含有目的片段 PPRE(peroxisomeproliferator response element)和报告基因荧光素酶(Luc)的质粒及表达 PPAR γ(peroxisome prolif-eratoractivated receptor γ)的质粒共转染到细胞中,通过测定荧光素酶活力来考察马来酸罗格列酮对 PPARγ 信号通路的影响,建立基于报告基因和 PPARγ 信号通路的药物筛选模型,可高通量筛选具有胰岛素增敏活性的小分子化合物,具有较好的特异性和稳定性。荧光激活细胞分选技术促进了带有特异序列的核酸内切酶快速有效的筛选。

（6）荧光相关谱(FCS):FCS 是一种新的统计物理的分析技术,是从分子复合物中处于不规则运动状态的荧光分子中获取定量信息。FCS 可以监测纳米体积中微小浓度分子间的相互作用,运用均相技术可以在纳米范围内检测溶液中细胞表面或细胞中的分子间相互作用,是很有潜力的检测技术。现已开发出了质量依赖(mass-dependent)检测、非质量依赖(mass-independent)检测、双色荧光交叉关联的光谱检测等。有研究表明,用荧光关联光谱可以对微量、样本间差异大、亲和力低的样品进行有效的检测和分析,实现高通量筛选。然而,该技术目前的局限在于其光学要求较高,使之与微板处理系统相结合起来比较困难。因此,常需运用显微镜来对微板进行制作,Koltermann 等利用此技术对核酸内酶的抑制进行了分析。

2. 基于化学发光的检测技术　化学发光(chemiluminescence,CL)检测技术是自然界中的一种依赖化学反应产生的光辐射确定物质中痕量分子的方法,此法具有高灵敏度和宽的动态范围(3~6个数量级)、仪器简便、不存在空白、易于实现自动化、微型化,而且可以在1536孔板上进行等诸多优点,因此在需要进行大量快速初选工作的新药筛选中,得到了广泛的应用。报告基因技术就是基于化学发光的原理,将细胞表面或细胞内低的背景信号放大,得到一个高灵敏度、易检测的信号。所以该技术在高通量筛选中具有较高的可靠性、可重复性、敏感性和适用性,非常适合于以细胞为基础的体外生化分析。

3. 基于放射性活性检测技术　亲和闪烁分析(scintillation proximity,SPA)在细胞表面受体药物筛选中应用较广泛,该检测方法的原理是通过亲和结合将放射配基结合到具有受体的闪烁球上,从而产生光子,减少放射配基标记分析中游离配基与结合配基的结合过程,使得放射配基分析可完全以自动化的方式进行,在更大程度上适应基于细胞膜型的高通量药物筛选。另外,此技术也曾被用来研究过氧化物酶体增殖激活受体的配体筛选。

4. 细胞分析技术　高通量筛选细胞分析可分为监测信号转导激活细胞表面的受体的第二信使分析、在转录或翻译水平监测细胞反应的报告基因分析及探测细胞对外部刺激生长反应的细胞增殖分析。

(1) 第二信使分析:通常要测量快速短暂的荧光信号。多种荧光分子被用来检测细胞内的钙离子浓度、膜电位、pH值等的变化,并被用来开展受体兴奋和离子通道激活等第二信使分析。疏水电压敏感性探针和荧光共振能量转移兼容性微孔板,对筛选和发现作用于离子通道药物大有帮助。

(2) 报告基因与细胞增殖分析:通常要几个小时的孵育步骤,然后通过比色、荧光或发光检出。筛选通过同时、平行进行多种分析和优化检测步骤,使其总筛选量得到提高。报告基因技术是将酶基因或荧光蛋白基因连接到感兴趣的细胞上,通过激活靶基因导致该细胞中报告基因的表达,然后,再通过比色、荧光或发光检出。如通过荧光素酶的共同表达,来催化荧光素光发射反应,即是发光报告基因检测技术的一个应用例子。如利用荧光素酶报告基因技术,对蛋白激酶C抑制剂进行了筛选,从中筛选出了针对人体细胞瘤的抗蛋白激酶C增殖抑制剂。

四、高内涵筛选技术

高通量筛选主要是建立在细胞和分子水平上的单一筛选模型,对样品的活性进行评价,从而发现对某一具体靶点的活性样品。其筛选靶点包括酶、受体、离子通道等。这种单靶点单指标的筛选方法,已经不能适应快速筛选的需要,而且也不利于对化合物活性的综合评价。在此情况下,以多指标多靶点共同作用为主要特点的高内涵筛选技术应运而生。

高内涵筛选(high content screening,HCS)是指在保持细胞结构和功能完整的前提下,尽可能同时检测被筛选样品对细胞、形态、生长、分化、迁移、凋亡、代谢途径及信号转导等多个环节的影响,涉及的靶点包括细胞的膜受体、胞内成分、细胞器等,从多个角度分析样品的作用,从单一实验中获取大量有关信息,最终确定样品的生物活性和潜在毒性。因此,高内涵筛选的结果是多样化的,以多指标多靶点共同作用为主要特点。目前高内涵筛选技术主要应用在影响细胞功能方面,例如细胞毒性、G蛋白偶联受体调节剂、转录因子的活化、活性物质释放等。HCS在一次实验中对观测对象,如离体培养细胞,进行多维表型分析,因此也可以同时得到多组反应化合物毒性的指标。HCS的毒性指标既来源于荧光标记靶点所在位置和荧光强度,也能在细胞和亚细胞的形态结构上反应。正因如此,HCS对于其他毒性评价方法中难表征的毒性指标,如凋亡小体的形成,信号通路中转录因子的核转位,细胞趋化和集落形成等也能定量化的测定。

高内涵药物筛选之所以能同时对 2 个以上指标进行检测,主要依赖仪器设备多通道检测技术的提高。它实际上是样品制备、自动化分析设备、配套检测试剂、数据处理软件、信息学等多方面技术整合的结果,特别是荧光试剂和电子荧光显微镜对高内涵药物筛选方法的建立起到重要作用。

高内涵筛选的分析技术是采用荧光成像分析(fluorescence imaging),荧光成像技术的特点是酶标板上所有孔的数值能由 CCD 照相机同时读取,在亚秒时间范围内就可以记录动态变化,应用高分辨率的荧光数码影像系统,同时获得被筛样品对细胞产生的多维立体和实时快速的生物效应信息。使用的细胞成像系统要求完全自动化,能够适应固定细胞或细胞动态过程中多靶点成像分析。HCS 产生的信息对体内实验前进行的先导化合物结构优化有重要的指导意义。目前主要有 2 种 HCS:①使用固定细胞与荧光抗体、配体或核酸探针进行分析;②使用活细胞与多色荧光试剂和生物传感器进行分析。

高内涵药物筛选可以在新药研究的早期阶段就获得活性化合物对细胞的多重效应的详细数据以及化合物效果的一些基本信息,包括细胞毒性、代谢调节和对其他靶点的非特异性作用等,从而可显著提高发现先导化合物的速率,加快新药开发速度和提高药物筛选质量,增加药物后期开发的成功率。Vogt A 等报道新建立了一种高内涵细胞增殖筛选模型,可以直接反映细胞数目、线粒体聚集、核形态学变化等多个方面的信息。该模型采用三重荧光标记法,其内容是用 Mito Tracker(EX556/EM573)标记细胞质中的线粒体呈红色,Hoechst3334(EX350/EM461)标记细胞核呈蓝色,用微管免疫印迹荧光反应二抗标记 AlexaFluor488(EX494/EM519)呈绿色,样品与标记好的细胞作用停止后,就可以通过高内涵图像分析系统对细胞直接进行成像分析,得到的筛选结果是,即红色荧光变化与线粒体聚集相关,蓝色荧光变化与细胞数目、核形态相关,此外还可以通过所得结果直接分析出样品的细胞毒性的作用机制是损害了细胞核 DNA 还是抑制了微管聚集。因此,高内涵药物筛选方法在细胞毒性的检测方面也有着广泛的应用。由于高内涵药物筛选技术目前还处在发展阶段,还有大量的技术难题需要进行研究和解决,如常用的荧光蛋白灵敏度还有待提高,高内涵药物筛选通量也有待增加,这就需要更好的通量筛选仪器。此外,对活细胞来说,很多荧光标示物都是器质性染色,染料浓度的确定要十分谨慎,确保细胞在繁殖过程中保持较好的活性,最大限度减少潜在的毒性反应,因此选择合适的荧光探针也是高内涵药物筛选成功的关键之一。现在已有越来越多的新荧光蛋白被用于不同高内涵药物的筛选。

五、细胞组学的应用

国际分析细胞学会(International Society for Analytic Cytology,ISAC)称细胞组学(cytomics)是将基因组学、蛋白质组学与细胞或组织动态功能整合在一起的科学,是基于细胞定量、定性分析的科学。即细胞组学是以基因组数据库为基础,结合基因组学和蛋白质组学的技术,在单细胞水平上获取细胞分子表型的信息,进而研究细胞的结构以及内部的分子功能的科学,在药物研发过程中已展现了很好的应用前景。细胞组学的本质就是使用高灵敏多参数荧光分析方法整合多种单细胞的不同事件,阐明组织和有机体的复杂事件和行为。借助于快速发展的细胞生物成像和生物信息技术及其高内涵和高通量的分析能力。因此,在毒理学研究中也必将会有很好的应用前景。

(一)细胞组学研究的技术手段

细胞组学的发展依赖于先进分析手段和新的生物技术的发展。细胞组学利用的技术分析方法包括以下几种：

1. 激光捕获显微切割技术（laser capture microdissection，LCM）　LCM 是由倒置显微镜配合一个小功率的近红外激光器组成。是一种在显微镜下从组织切片中分离、纯化单一类型细胞群或单个细胞的技术。即利用低能量红外激光及专用的细胞转移膜精确地将单个细胞或一团细胞选出用于分析。这样就可以比较异质性、检测突变，并比较同一组织中多种细胞类型的基因表达。可用于肿瘤基因突变检测、特异基因表达分析、染色体畸变分析、新基因发现、细胞局部病变病因学研究等。用于 LCM 分析的组织制片的形式多样，如冷冻切片、石蜡切片、细胞涂片、活细胞等。

2. 激光扫描细胞分析术（laser scanning cytometry，LSC）　LSC 是一种基于显微镜的扫描荧光计，结合了流式细胞术和细胞成像术的优点，通过直接测定固定样品中单个细胞的荧光来进行多参数分析。对目标细胞进行再着色和坐标的重新定位分析。最后通过荧光测定单细胞的结果可以用直方图或散点图表示，并用单细胞照片或照片图表结合表示，从而进一步分析。适用标本包括玻片、培养皿和多孔板上的单层细胞、涂片、印记、离心细胞或组织块。

3. 激光共聚焦扫描显微镜（laser scanning confocal microscopy，LSCM）　活细胞定量分析和重复性极佳的荧光定量分析，可以对细胞的面积、细胞周长等参数进行自动测定。细胞或组织内部微细结构的荧光图像亚细胞水平上观察诸如细胞结构、蛋白质（如受体、抗原、抗体、酶、细胞骨架蛋白等基因表达产物）、DNA、RNA 等、细胞膜流动性（荧光光漂白恢复技术）、细胞内氧自由基活性、细胞内钙离子浓度变化、膜电位等。

4. 流式细胞术（flow cytometry，FCM）　FCM 就是利用流式细胞仪对处在快速、直线、流动状态中的单细胞或生物颗粒进行多参数、快速定量分析，同时对特定群体加以分选的现代细胞分析技术。流式细胞仪（flow cytometer）是集激光技术、电子物理技术、光电测量技术、电子计算机技术、细胞荧光化学技术、单克隆抗体技术为一体的一种新型高科技仪器。可用单细胞悬液或生物颗粒样品的分析。包括细胞结构和细胞功能的定量分析。

细胞结构分析包括细胞大小、细胞粒度、细胞表面面积、核浆比例、DNA 含量与细胞周期、RNA 含量和蛋白质含量等。

细胞功能分析包括特异性抗原、细胞内细胞因子、细胞活性、酶活性、激素结合位点及细胞受体等。

5. 高通量和高内涵筛选图像分析系统（high throughout/content screening）　采用先进的分子生物学技术、细胞生物学技术、计算机技术和自动化控制技术等高新技术，建立的一套更适合于高效、快速和大规模地筛选受试物的技术体系。可用于受体激活、细胞周期、信号转导分析、颗粒形成和空间移位等的研究。在毒理学中可用于染色质、细胞计数、细胞扩增、细胞凋亡、线粒体整合、细胞生长方法、神经生长分析等方面的研究。

（二）细胞组学研究方案

1. 细胞鉴别　通过细胞分选可以排除异质细胞体系因细胞间的不同对单细胞研究产生的干扰，反映细胞的真实情况。其过程用细胞功能相关的指标进行标记，包括膜上表面抗原、Ca^{2+} 以及对核酸物质进行染色，经过流式细胞仪或者光学显微分析可以对细胞的形态包括细胞膜、细胞核、细胞器等进行三维重构，实现细胞的辨别。通过标记可以用于不同类细胞的辨别，也可用于同类细胞在不同活力状态，包括凋亡或者死亡状态的辨别。细胞辨别后，可以通过细胞分选仪实现细胞分离，再进行后续的蛋白质和基因研究；也可以直接在细胞群中进行细胞的研究，通过细胞标记可以获得同类细胞在不同状态下的表型信息，实现在复杂细胞系统如神经系统中以及在组织水平上的细胞组学分析。

2. 细胞分析 单细胞分析可以对同类细胞在不同状态下包括正常和疾病以及疾病状态和给药后进行分析,从而得到特异的表型差异(组)作为研究的判定指标。细胞分析是细胞组学研究的核心,细胞可同时标记上一系列相关的抗体和分子探针,再通过多参数的流式细胞仪或荧光显微镜进行分析,得到一系列差异的图谱。新型的显微分析技术,更多抗体包括专为细胞组学的分子标记的出现,以及多色荧光标记技术的发展使细胞的分析所用的参数越来越多,细胞结构和功能的研究也更为精细。

3. 数据的处理 由细胞分析获得的谱图经过数据转化、筛选、分类、标准化处理,成为生物医学研究可利用和共享的数据。数据的处理,是细胞组学重要的一环,在概念中明确指出,细胞组学要获得细胞尽可能多的信息,数据的处理便是对这些信息进行抽提,获得与研究最相关、最有用的数据。数据的处理过程主要采用聚类分析、模式识别、神经网络等方法进行分析,而细胞组学研究中,数据筛选方式在疾病预测中有很好的应用,所获得的一系列数据也可以用于药物的开发。

(三) 细胞组学技术的优势

1. 分析因素完整详尽 细胞系统异质性的多分子,单细胞分析,结合同一样本中群体细胞的分析结果,获得细胞分子表型最完整详尽的信息。

2. 分析手段高效 可在数秒钟内提供成千上万个单细胞的多参数分子信息,快速确定多种细胞类型异质性的特征性表达分子。

3. 更接近真实情况 与基因组学及蛋白质组学分析相比,细胞组学结果更接近体内真实情况。在一定范围内,细胞异质性的出现反映了在复杂调节网络中细胞间的相互作用,包含了丰富的结构和功能调节通路的分子住处更接近体内真实环境。

4. 有助于补充基因组学及蛋白质组学研究结果 由分子及蛋白(基因)对不同分子所表现的不同行为起源进行逆向分析,有助于阐明疾病发展及疗效的分子机制。

(四) 细胞组学的特点

1. 细胞组学是在单细胞水平上进行分析,反映了细胞的真实情况,避免因组织或细胞体系不同细胞间存在异质性而造成研究结果的偏差。

2. 细胞组学的思路与传统的研究不同,传统的研究立足于对各个基因功能的研究,然后再考察它们在细胞中的作用以及相互联系,而细胞组学则集中于细胞中分子表型的分析。用整体的思想来寻找特异的分子作用靶点,然后再分析这些分子的具体功能及作用模型。

3. 细胞组学是在单细胞水平上蛋白质组和基因组研究的结合。实现了单细胞水平的蛋白质组学研究。

4. 细胞组学的本质是采用灵敏、非侵害性、基于荧光技术的方法,对于单个细胞进行集成化分析,以揭示组织和生命体的复杂行为。

5. 由于大量荧光标记物和多种仪器专用荧光探针的应用,细胞组学分析已实现了多参数、多色及多元化,能够定性和定量测定,也可以进行终点法和动态连续测量。

6. 细胞组学技术能够根据细胞荧光定量数据与细胞组学成像技术对细胞形态进行综合分析。

(五) 细胞组学在毒理学研究中的应用

1. 特殊细胞亚群的鉴别和选择 在细胞组学实验中,可通过表面标记物的荧光染色、细胞内功能活性、形态特征或更多的是以上几个方面的结合从一个复杂的细胞组中鉴别、纯化出特殊的细胞亚群。

细胞组学技术的多参数能力对干细胞,包括胚胎干细胞、成体干细胞和肿瘤干细胞的鉴别、特化和分离非常有用。

对干细胞的细胞毒性的研究日益引起人们关注。对 FCM 的基本需求就是鉴别所谓的旁群(side population,SP),即在骨髓、人癌包括白血病、实体瘤和原代培养物、某些成人正常细胞中具有全能性的干细胞的部分。

2. 特殊靶细胞或对药物或 xenobiotics 敏感的细胞的鉴别 细胞组学方法的多参数特点可用于鉴别在一个细胞群内对特定药物或对药物或外源物存在的某种结构和功能靶标受体的表达。换句话说,相关参数与摄取、保持、生物转化和外源物排泄相关。从这些参数中,判断特定细胞的敏感性。更直接的是,细胞组学实验能显示全细胞组学或特殊的亚细胞通过暴露于药物或外源物质后产生的各种效应,由此可提供细胞敏感性或抗性的证据。细胞组学实验也能用于确定真核细胞或原核细胞的敏感性使细胞组学的方法成为探索体外细胞毒性新模型的有趣工作。

3. 毒性的检测和定量 细胞组学技术被广泛用于细胞和器官毒性定性和定量分析。其主要优势就是多参数能力(高内涵实验),它可提供多个靶标和终点用于评价特殊亚细胞群的亚致死损伤和死亡。因此,细胞组学的终点可以代表细胞毒性损伤过程中的早期或晚期标志性参数。换句话说,许多细胞组学的方法的高速特点使每秒可连续分析大量的细胞,由此证明早期或小的毒性作用。

4. 确定药物或外源物的机制 由于多参数分析的能力、temporal(FCM)and topological(CLSM,HCS-B)resolution(分辨率)以及易与其他组学相互作用等特点,细胞组学战略常被用于探索生物医学、生物技术或环境研究领域的药物或有毒物质在人类、动物和微生物细胞模型中的作用机制。

5. 可溶性分析物的多元分析 同时在少量样品的情况下对几种分析物进行定量。

（赵晓红）

参 考 文 献

1. Anna Astashkina,Brenda Mann,David W. Grainger. A critical evaluation of in vitro cell culture models for high-through put drug screening and toxicity. Pharmacology & Therapeutics,2012,134:82-106.

2. BH Margolin,MA Resnick,JY Rimpo,et al. Statistical Analyses for In Vitro Cytogenetic Assays Using Chinese Hamster Ovary Cells. Environmental Mutagenesis,1986,8:183-204.

3. Baiyi Lu,Xiaoqin Wu,Jiayi Shi,et al. Toxicology and safety of antioxidant of bamboo leaves. Part 2:Developmental toxicity test in rats with antioxidant of bamboo leaves. Food and Chemical Toxicology,2006,44:1739-1743.

4. Baiyi Lu,Xiaoqin Wu,Xiaowei Tie,et al. Toxicology and safety of anti-oxidant of bamboo leaves. Part 1:Acute and subchronic toxicity studies on anti-oxidant of bamboo leaves. Food and Chemical Toxicology,2005,43:783-792.

5. Mori H,Hara M. Cultured stem cells as tools for toxicological assays. J Biosci Bioeng,2013,116(6):647-652.

6. Cinzia Lucia Ursini,Delia Cavallo,Anna Maria Fresegn,et al. Comparative cyto-genotoxicity assessment of functionalized and pristine multiwalled carbon nanotubes on human lung epithelial cells. Toxicology in Vitro,2012,26:831-840.

7. David E Amacher. The discovery and development of proteomic safety biomarkers for the detection of drug-induced liver toxicity. Toxicology and Applied Pharmacology,2010,245:134-142.

8. Erwin L Roggen. In vitro toxicity testing in the twenty-first century. Front Pharmacol,2011,2:1-3.

9. H Nakamura,M Suzuki. New concept for a toxicity assay based on multiple indexes from the wave shape of damped metabolic oscillation induced in living yeast cells(part II):application to analytical toxicology. Anal Bioanal Chem,2007,389:1233-1241.

10. James S MacDonald, Richard T Robertson. Toxicity Testing in the 21st Century: A View from the Pharmaceutical Industry. TOXICOLOGICAL SCIENCES, 2009, 110(1):40-46.

11. Jing Liu, Erqun Song, Lichao Liu, et al. Polychlorinated biphenyl quinone metabolites lead to oxidative stress in HepG2 cells and the protective role of dihydrolipoic acid. Toxicology in Vitro, 2012, 26:841-848.

12. Kim Boekelheide, Sarah N. Campion. Toxicity Testing in the 21st Century: Using the New Toxicity Testing Paradigm to Create a Taxonomy of Adverse Effects. TOXICOLOGICAL SCIENCES, 2010, 114(1):20-24.

13. Kyung-Sun Kang, James E Trosko. Stem Cells in Toxicology: Fundamental Biology and Practical Considerations. TOXICOLOGICAL SCIENCES, 2011, 120(Supplement 1):269-289.

14. LI Bing-Xia, WANG You-Sheng. Application of Cytotoxicology in Food Industry: A Review. FOOD SCIENCE, 2011, 32(17):384-387.

15. Magdalena Wodnicka, Richard D Guarino, John J Hemperly, et al. Novel Fluorescent Technology Platform for High Throughput Cytotoxicity and Proliferation Assays. Journal of Biomolecular Screening, 2000, 5 (3): 141-152.

16. Maria Davoren, Eva Herzog, Alan Casey, et al. *In vitro* toxicity evaluation of single walled carbon nanotubes on human A549 lung cells. Toxicology *in Vitro*, 2007, 21:438-448.

17. Melvin E Andersen, Daniel Krewski. The Vision of Toxicity Testing in the 21st Century: Moving from Discussion to Action. TOXICOLOGICAL SCIENCES, 2010, 117(1):17-24.

18. Menghang Xia, Ruili Huang, Kristine L Witt, et al. Compound Cytotoxicity Profiling Using Quantitative High-Throughput Screening. Environmental Health Perspectives, 2008, 116(3):284-291.

19. Moo-Yeal Lee, Jonathan S Dordick, Douglas S Clark. Metabolic Enzyme Microarray Coupled with Miniaturized Cell-Culture Array Technology for High-Throughput Toxicity Screening. Methods in Molecular Biology, 2010, 632:221-237.

20. Moo-Yeal Lee, R Anand Kumar, Sumitra M Sukumaran, et al. Three-dimensional cellular microarray for high-throughput toxicology assays. PNAS, 2008, 105(1):59-63.

21. Tolosa L, Gómez-Lechón MJ, Donato MT. Highcontent screening technology for studying druginduced hepatotoxicity in cell models[J]. Arch Toxicol, 2015, 89(7):1007-1022.

22. Philippe Vanparys, Raffaella Corvi, Marilyn J Aardema, et al. Application of *in vitro* cell transformation assays in regulatory toxicology for pharmaceuticals, chemicals, food products and cosmetics. Mutation Research, 2012, 744:111-116.

23. Piyush B Gupta, Tamer T Onder, Guozhi Jiang, et al. Identification of Selective Inhibitors of Cancer Stem Cells by High-Throughput Screening. Cell, 2009, 138(4):645-659.

24. Rohwedel J, Guan K, Hegert C, et al. Embryomc stem cells as an in vitro model for mutagenicity, cytotoxicity and embryotoxicity studies: present state and future prospects. Toxieol In Vitro, 2001, 15(6):741-753.

25. SM Galloway, MJ Armstrong, C Reuben, et al. Chromosome Aberrations and Sister Chromatid Exchanges in Chinese Hamster Ovary Cells: Evaluations of 108 Chemicals. Environmental and Molecular Mutagenesis, 1987, 10 (Supplement 10):1-35.

26. Sabrina C Desbordes, Dimitris G Placantonakis, Anthony Ciro, et al. High-Throughput Screening Assay for the Identification of Compounds Regulating Self-Renewal and Differentiation in Human Embryonic Stem Cells. Cell Stem Cell, 2008, 2(6):602-612.

27. Sharouz Bonabi, Antje Caelers, Arianne Monge, et al. Resveratrol protects auditory hair cells from gentamicin toxicity. Ear, Nose, & Throat Journal, 2008, 87(10):570-573.

28. Sylvain Billet, Guillaume Garc-on, Zeina Dagher, et al. Ambient particulate matter(PM2.5): Physicochemical characterization and metabolic activation of the organic fraction in human lung epithelial cells(A549). Environmental Research, 2007, 105:212-223.

29. Tiago G Fernandes, Maria Margarida Diogo, Douglas S Clark, et al. High-throughput cellular microarray platforms: applications in drug discovery, toxicology and stem cell research. Trends in Biotechnology, 2009, 27(6):

342-349.

30. Vogt A, Kalb EN, Lazo JS. A scalable high-content cytotoxicity assay in sensitive to changes in mitochondrial metabolic activity. Oncol Res,2004,14(6):305-314.

31. Walter Pfaller, Gerhard Gstraunthaler. Nephrotoxicity Testing *in Vitro*-What We Know and What We Need to Know. Environmental Health Perspectives,1998,106(Supplement 2):559-569.

32. Wolff M, Wiedenmann J, Nienhaus G U, et al. Novel fluorescent proteins for high-content screening. Drug Discov Toda,2006,11(23-24):1054-1060.

33. Xie JQ, Lu QJ, Wen LQ, et al. Development of drug screening model based on reporter gene and the signal transduction of PPARγ. Chin Pharmacol Bull,2005,21(4):504-507.

34. Chan GK, Kleinheinz TL, Peterson D, et al. A simple high-content cell cycle assay reveals frequent discrepancies between cell number and ATP and MTS proliferation assays. PLoS One,2013,8(5):e635832.

35. 陈真,孙红芳,赵宇亮,编著.金属纳米材料生物效应与安全应用.北京:科学出版社,2010.

36. 李红艳,夏启胜,徐梅,等. MTT、MTS、WST-1在细胞增殖检测中最佳实验条件的研究.中国康复医学杂志,2005,20(11):824-826.

37. 卢静,郭文秀,张劭康,等.细胞毒理学技术在食品安全方面的应用.食品工业科技,2009,8:356-358.

38. 彭双清,郝卫东,伍一军.毒理学替代法.北京:军事医学科学出版社,2009:118-135,142-156.

39. 司徒镇强,吴军正,主编.细胞培养.西安:世界图书出版公司,2007:196-233.

40. 唐胜南,李燕,伍期专.血乳酸、丙酮酸比值测定的意义.中国卫生检验杂志,1999,9(6):455-456.

41. 吴萍,于爱莲.胚胎干细胞在预测毒理学中的应用前景.中国病原生物学杂志,2011,6(1):63-67.

42. 熊建文,肖化,张镇西. MTT法和CCK28法检测细胞活性之测试条件比较.激光生物学报,2007,16(5):559-562.

43. 许勇,苏永庆,姚运红.高通量筛选药动学模型的研究进展.药学服务与研究,2009,9(3):218-221.

44. 于洲,徐海滨.胚胎干细胞试验及其在毒理学发育毒性安全性评价中的应用.中国食品卫生杂志,2006,18(3):247-250.

45. 张莉,杜冠华.高内涵药物筛选方法的研究及应用.药学学报,2005,40(6):486-490.

46. 赵霞霞,郜瑞,李发荣.基于细胞模型的高通量药物筛选.药物生物技术,2008,15(3):227-230.

47. 张怡轩,韩云波.荧光技术在高通量药物筛选中的应用.中国药学杂志,2009,44(11):801-804.

48. 张智勇,等编著.纳米毒理学与安全性研究方法.北京:科学出版社,2010.

49. 谭亚琦,何焱玲.细胞增殖的检测方法.医学研究杂志,2016,45(12):6-9.

50. 赵金伴,喻希.化学技术的前沿——高内涵筛选技术的研究及应用.化工技术与开发,2008,37(8):19-22.

51. 郭燕子,符健.肿瘤细胞凋亡及常用检测方法.中国热带医学,2017,17(4):413-417.

52. 朱玲英,郭大伟,顾宁.纳米银细胞毒性体外检测方法研究进展.科学通报,2014,59(22):2145-2152.

53. 贾源君,裴轶劲.干细胞在发育毒性体外模型建立中的应用研究进展.中国医药导报,2015,12(2):152-155.

54. 崔巍,李玉琳,王吉静,等.细胞组学技术在心肌细胞凋亡研究中的应用.心肺血管病杂志,2013,32(6):768-772.

55. 黄超,言野,李娜,等.高内涵筛选技术的原理及其在生态毒理学的应用.生态毒理学报,2015,10(2):2-12.

第三十三章

毒理学的分子生物学技术

　　细胞内的大分子物质是毒物作用的靶点,而这些靶点介导了许多分子生物学效应,包括基因表达调控、基因突变、氧化损伤、DNA 链断裂等。随着分子生物学技术飞速发展,DNA 重组技术、基因定位技术、RNA 干扰、表观遗传修饰、转基因动物模型,结合高通量芯片和高清晰分辨的影像学的发展,为毒理学的基础和应用研究提供了前所未有的先进方法和检测技术,使毒理学研究真正步入分子水平研究时代。同时推动了许多新型学科如毒理基因组学、计算毒理学、毒物转录组学、毒物代谢组学、毒物构效关系学、环境表观遗传学等的研究和发展,为揭示环境有害因素的作用及其机制,探讨环境暴露与疾病之间的关系和高危人群筛查等奠定理论基础。本章介绍毒理学研究所涉及的一些分子生物学技术,部分内容如基因突变、DNA 损伤检测等在前面的章节已做阐述。以下重点介绍 DNA 加合物检测、大分子物质氧化损伤检测、表观遗传学研究技术、全基因组关联分析(GWAS)技术及应用、高通量测序技术、转基因和基因敲除技术、毒物与细胞受体相互作用的检测技术。

第一节　化学物——DNA 加合物检测技术

　　DNA 加合物(DNA adducts)被定义为活性化学物与细胞 DNA 之间通过共价键形成的稳定复合物,常见于亲电化合物或者经代谢活化形成的亲电性物质与 DNA 上的亲核部位共价结合,如非离子和阳离子亲电物以及自由基阳离子等。化学物与 DNA 形成加合物后,加合物上存在着该化合物的残留基团,较长时间地存在于机体内,可定量检测,被认为是良好的暴露生物标志,反映了毒物的内暴露水平。同时,作为一种损害作用,它可以作为效应生物标志,反映机体所受到的损伤程度。近年来,加合物渐渐成为现代毒理学领域的热点,广泛应用于 DNA 损伤、活化代谢、化学致癌研究和应用中。

　　检测 DNA 加合物的方法主要有以下几种:①^{32}P 后标记法(^{32}P-labeling test):经典,使用较广泛,检测灵敏度和特异性很高,但稳定性不足,需要纯度很高的标准品,而且要使用放射性物质;②免疫检测法:特异性较好,操作简单,但依赖高特异性抗体,无法检测未知抗原,背景值较高,需要的样本量较大,一定程度上限制了使用范围;③色谱-质谱法:最大的优势在于可定量并鉴定未知 DNA 加合物,同时具备高度特异性,具有良好发展前景;④加速质谱分析法:适用低剂量水平暴露加合物检测,但受限于实验室的仪器配置,此外检测的费用也较高;⑤荧光测定法:不破坏 DNA 链,但可检测的加合物种类少;⑥其他方法:磁共振法、碱洗脱法、序列测定法等。以下介绍几种常用的检测方法。

一、^{32}P 后标记法

^{32}P 后标记法(^{32}P-labeling test)是 1981 年由 Randerath 等人首先建立的一种利用同位素 ^{32}P 检测 DNA 加合物的经典方法。这种方法的基本原理和步骤是:①基因组 DNA 经内、外切酶的作用下降解为 3'-脱氧单磷酸核苷;②在特异性 T4 多核苷酸酶作用下,将[γ-^{32}P]-ATP 的磷酸根基团标记到单核苷酸 5' 羟基末端,形成 3'-5' 二磷酸苷(5'-^{32}PNp-3' 和 5'-^{32}PXNp-3');③标记后的 3'-5' 二磷酸苷通过薄层层析或 HPLC 技术分离含有加合物的单核苷酸(5'-^{32}PXNp-3');④放射自显影及定量分析。在 20 年的发展中,该方法被多次改进和扩展,现在至少有 6 种 ^{32}P 后标记法,包括限量 ATP 法、丁醇抽提法、HPLC 富集法、核酸酶 P1/S1 富集法、二核苷酸/5'-单磷酸法等,大大提高了 DNA 加合物的检测敏感性。如核酸酶 P1 富集法是在标记前通过核酸酶 P1 水解掉正常单核苷酸 3'-磷酸,因含加合物的单核苷酸的 3-磷酸体积较大不能被水解,从而富集了含加合物的单核苷酸,随后被标记;而丁醇抽提法则利用某些 DNA 加合物的强疏水性进行富集。

^{32}P 后标记法是一种敏感、应用广泛的 DNA 加合物检测方法。最早的 ^{32}P 后标记法可检测 1×10^{-5} 个 DNA 加合物(即 1 个 DNA 加合物/10^5 个脱氧核苷酸),经过改进的 ^{32}P 后标记法可达到 1×10^{-10} 个 DNA 加合物。同时,它所需 DNA 样品量少(几个微克),重现性好,特异性高,对于单一加合物和复杂混合加合物的测定均适用。但 ^{32}P 后标记法也存在不足之处,如实验步骤多,稳定性欠缺,各个实验室间检测的结果差异较大;需要纯度很高的标准品;同时同位素的使用要求在专门设计有放射性安全防范措施和设备的实验室,并经过放射性安全培训的技术人员才可操作。

^{32}P 后标记法已应用于多环芳烃、芳香胺、杂环胺、苯、黄曲霉毒素 B_1 等环境致癌物加合物的检测,如苯并[a]芘的代谢产物 BPDE 易与脱氧鸟苷上的第二位氮原子共价结合,形成 *anti*-BPDE-N^2-dG 加合物(由于立体构象的不同,BPDE 可形成至少 4 种加合物),而黄曲霉毒素 B_1(AFB_1)及其代谢物则主要在鸟嘌呤的第七位氮原子上形成加合物。

二、免疫检测法

免疫学检测 DNA 加合物的原理主要是抗原抗体反应。Portier 等于 1977 年首先用竞争性放射免疫法(competitive radioimmunoassay,CompRIAm)检测大鼠肝中的 2-乙酰氨基芴(2-AAF)DNA 加合物,他主要利用同位素标记的化学物修饰的核苷酸与未标记的核苷酸竞争结合特定的加合物抗体,通过检测标记的抗原抗体复合物的放射活性进行定量。1988 年,Santella 等创建的以竞争性结合为基础的竞争性酶联免疫吸附法(competitive enzyme-linked immunosorbent assay,cELISA)为后续的免疫学检测 DNA 加合物奠定了基础。该方法的步骤原理如下:①固相物上包被可结合蛋白-加合物或加合 DNA;②封闭非特异性位点;③加入相应的加合物-抗体混合物或抗体后孵育;④加入酶联反应二抗;⑤加入底物反应;⑥定量检测:当样品的加合物含量越高,不能结合到固相物的"自由"抗体越少,可检测到的发光量越低。在以上两种方法的基础上,还衍生出如放射免疫吸附法(radioimmunosorbent test,RIST)、超敏酶促放射免疫法(ultrasensitive enzymatic radioimmunoassay,USERIA)等。免疫检测法的最大优势在于敏感性高。经典的免疫检测法检测 DNA 加合物可达到 1 个加合物/10^8 个核苷酸,通过一定的方法优化后可达到 $2 \sim 3$ 个加合物/10^9 个核苷酸。同时,免疫检测法有较好的特异性,廉价,易于操作,并可用于特定加合物的检测。但传统的免疫检测法需要的样本量大(需重复样本的情况下要求大于200μg),且该法的特异性抗体对于结构相似的化合物可能发生交叉反应,也不能检测无抗原性和未知抗原加合物。

如果探讨 DNA 加合物在细胞和组织内的定位,则采用免疫荧光(immunofluorescence,IF)和免疫组化(immunohistochemical,IHC)更为适合。该方法通过去除染色体上的组蛋白和缠绕 DNA 的其他蛋白,降解因含有修饰碱基可非特异性结合抗体的 RNA,利用酸或碱变性 DNA,从而增加了 DNA 加合物-抗体间的结合。采用免疫荧光或免疫过氧化物酶染色后,利用荧光显微镜或者自动细胞成像系统可得到样本的定量/半定量结果。免疫组化较 ELISA 的敏感性低,但耗费较少的组织样本。免疫学方法检测 DNA 加合物的种类决定于抗体的可及性,最早的抗体主要针对包括 O^6-甲基和 O^6-乙基鸟嘌呤、7-甲基鸟嘌呤、N6-甲基腺嘌呤等简单烷化类加合物,而较大的烷化剂加合物靶向 2-AAF 等化学物。除了苯并[a]芘和黄曲霉毒素 B_1 这些我们熟知的环境致癌物外,四氨基联苯(4-aminobiphenyl,4-ABP)、氧化应激的标志物8-羟基鸟嘌呤(8-hydroxy-2 deoxyguanosine,8-OHdG)也同样可以应用免疫学方法进行检测。

三、色谱-质谱法

质谱法的原理是先将物质离子化,按离子的质荷比分离,然后测量各种离子谱峰的强度从而实现分析目的的一种分析方法。由于质谱具有优良的定性、定量能力,且能够提供物质的结构信息,它在 DNA 加合物检测方面的应用最早是对未知 DNA 加合物的结构鉴定或者已知 DNA 加合物标准品的结构确认。用于质谱分析的样品,一般需要气化,再离子化。对于 DNA 加合物的检测,主要采用气相色谱-质谱(GC-MS)联用和液相色谱-质谱(LC-MS)联用技术进行 DNA 加合物的定性及定量。

气相色谱和液相色谱的作用在于将待测加合物与复杂的基质分离。在进行样品分离前,与 ^{32}P 后标记法类似,需要将样品 DNA 双链酶解为单个核苷酸。相对于 ^{32}P 后标记法必须利用 3'-脱氧单磷酸核苷,GC-MS 联用和 LC-MS 联用可以在碱基、脱氧核苷、脱氧核苷酸及寡核苷酸的水平上进行定性和定量分析。但对于 GC-MS 联用,其分析样品必须是非极性和挥发性。由于大部分的加合物并不符合这两点特性,因而限制了该方法的使用。而 GC-MS 联用分析是需要将待测加合物进行三甲基硅化处理转化为可挥发性物质,用液相色谱分离后再离子化方能与质谱联用。离子化作用过去主要利用电子轰击电离(electron ionization,EI)或者化学电离(chemical ionization,CI)来实现。近年来电喷雾化(electrospray ionization,ESI)技术的使用,弥补了这两种离子化方式由于衍生和电离方式影响出现假阳性的缺陷。质谱分析过程值得关注的则是三重四级杆质谱检测器(triple quadrupole,QQQ)的应用,该分析方式可利用选择性反应监视(selected reaction monitoring,SRM)模式,可以很好地排除杂质干扰,获得良好的线性响应。近年来,LC-ESI-MS 联用在分析、鉴定、定量 DNA 加合物中得到越来越广泛的应用。

以 LC-MS 为例,其主要步骤为:①将 DNA 双链消化降解,消化产物包含正常和修饰的 2'-脱氧核苷或核苷酸;②加合物通过固相提取、预制 HPLC 或免疫吸附柱等进行富集;③LC-MS分析。其中,样品可以用在线的柱切换方式进行,选择性地将含有没有修饰的 2'-脱氧核苷酸的样品流直接进入废液通道,不进入质谱检测。

显而易见,质谱法的优势在于能够提供加合物的结构信息,在使用少量样品的同时具有高度特异性。在灵敏度上,LC-MS 法可达到 1 个加合物/10^8个核苷酸,DNA 的需要量在10~

100µg 之间。在现有的研究中,可同时检测多种 DNA 加合物。如抗癌药顺铂和 4 种结构相关的铂复合体与 DNA 形成的加合物,对苯醌与寡核苷酸生成的加合物,$anti$-BPDE-N^2-dG 对映异构体加合物的结合序列偏向性等。由于质谱的优越性能,该方法无疑是最有发展前景的 DNA 加合物检测法,随着各实验室硬件条件配置的不断提升,它的应用将更为广泛。

四、加速质谱分析法

人们在对低剂量水平暴露的研究中,往往是采用高剂量水平实验的作用效应外推。而这种外推存在许多不确定性。在这种情况下,加速质谱分析法(accelerator mass spectrometry,AMS)的优势在 DNA 加合物的检测中显得尤为突出。AMS 的检测灵敏度可达到 1 个加合物/10^{11} ~ 10^{12} 个核苷酸,所需样本量范围则在 1 ~ 2000µg DNA 之间。

AMS 检测 DNA 加合物的原理和步骤是:①用 ^{14}C 或 ^{3}H 标记的低剂量化学物处理动物或者药物治疗病人;②收集相应的生物样本分离纯化 DNA;③样品石墨化:将 DNA 水解/消化为单核苷和单核苷酸后将其氧化为 CO_2,再还原制成石墨靶;④AMS 测量;⑤通过 ^{14}C/^{12}C 的值计算加合物的量。理论上认为,^{14}C 的量是来源于由非共价结合于 DNA 的化学物、蛋白加合物的污染、与 DNA 共价结合化学物代谢物等。HPLC 可联用 AMS,以分离混合物中的各个成分。AMS 则起着定量和结构分析的作用。

由于其高敏感性,加速质谱法有助于检测低剂量暴露下的实验动物或人群加合物含量,解释低剂量下生物化学的作用机制,同时也可作为物质危险度评估和致癌物接触暴露生物标志物的评定。但该方法的缺陷在于加速质谱仪花费巨大,对专业技术人员操作技术要求很高,而 ^{14}C 或 ^{3}H 标记的低剂量化学物的合成费用较高,因而限制其使用范围。

五、荧光测定法

该法与免疫荧光法并不相同。荧光法是利用某些加合物形成的 DNA 加合物具有荧光的特性来测定 DNA 加合物的量,如一些多环芳烃加合物。Vahakangers 等在 1985 年利用荧光色谱法测定了 BPDE-DNA 加合物。该方法利用固定的等差波长,同步扫描激发光和发射光,特定的加合物水解产物在一定的波长处会产生特异的峰,通过峰值可进行定量。从荧光法衍生的方法还有低温激光法、荧光标记法等。该法的敏感性较低,可检测 1 个加合物/10^6 ~ 10^8 个核苷酸,所需 DNA 量大,约 100 ~ 1000µg,而且不能检测非荧光化学物形成的加合物。其优势则是不需破坏 DNA 双链,也可测定不同的立体异构体以及 DNA 链上的不同位点上的加合物。

六、其他方法

除了以上介绍的比较经典以及广泛使用的方法外,还有如磁共振法、碱洗脱法、序列测定法等。同时,随着近年来生物技术和物理科学的发展,特异性好、敏感性佳的多种方法联用已逐渐成为 DNA 加合物检测的趋势。如毛细管区带电泳与质谱联用、微分离与质谱联用、免疫毛细管电泳-激光诱导荧光法等。

DNA 加合物的检测方法多种多样,其特异性、敏感性各异,优缺点也不尽相同,需要我们根据实际情况加以选择。需要强调的是,DNA 加合物不稳定,化学结构繁多,本底值无法预测等多种原因将限制 DNA 加合物的检测方法的研发。同时,还存在以下问题:①DNA加合物的检测尚缺乏足够灵敏、特异的分析方法;②安全可靠的 DNA 检测方法是推广应用的重要保证；③结合多种类型的 DNA 损伤定性、定量方法将有助于 DNA 加合物的研究探索；④操作简单、易掌握以及成本低廉则是应用于大范围人群研究所必需的；⑤从 DNA 加合物的检测过渡到 DNA 加合物的结构和功能研究将是未来 DNA 加合物研究面临的重大挑战。

作为暴露生物标志，DNA 加合物可以反映外源化学物进入生物体的真实接触浓度；作为效应标志，DNA 加合物反映了外源化学物导致的靶器官效应剂量。对于预防医学相关学科如毒理学、劳动卫生、环境卫生和分子流行病学的研究，DNA 加合物检测的需求日益增加。生命科学和理化生化技术的发展促进了 DNA 加合物的检测技术的研发，相信将来能够更大范围地应用于人群生物监测和环境暴露风险评价。

（刘彩霞　李道传　陈雯）

参 考 文 献

1. Cuzick J, Routledge MN, Jenkins D, et al. DNA adducts in different tissues of smokers and non-smokers. Int J Cancer, 1990, 45:673-678.

2. Poirier MC. Chemical-induced DNA damage and human cancer risk. Nat Rev Cancer, 2004, 4:630-637.

3. Brown K. Methods for the detection of DNA adducts. Methods Mol Biol, 2012, 817:207-230.

4. Angerer J, Ewers U, Wilhelm M. Human biomonitoring: state of the art. Int J Hyg Environ Health, 2007, 210: 201-228.

5. Randerath K, Reddy MV, Gupta RC. 32P-labeling test for DNA damage. Proc Natl Acad Sci USA, 1981, 78: 6126-6129.

6. Poirier MC, Yuspa SH, Weinstein IB, et al. Detection of carcinogen-DNA adducts by radiommunoassay. Nature, 1977, 270:186-188.

7. Santella RM. Application of new techniques for the detection of carcinogen adducts to human population monitoring. Mutat Res, 1988, 205:271-282.

8. Santella RM. Immunological methods for detection of carcinogen-DNA damage in humans. Cancer Epidemiol Biomarkers Prev, 1999, 8:733-739.

9. Singh R, Farmer PB. Liquid chromatography-electrospray ionization-mass spectrometry: the future of DNA adduct detection. Carcinogenesis, 2006, 27:178-196.

10. Doerge DR, da Costa GG, McDaniel LP, et al. DNA adducts derived from administration of acrylamide and glycidamide to mice and rats. Mutat Res, 2005, 580:131-141.

11. Nair U, Bartsch H, Nair J. Lipid peroxidation-induced DNA damage in cancer-prone inflammatory diseases: a review of published adduct types and levels in humans. Free Radic Biol Med, 2007, 43:1109-1120.

12. Turteltaub KW, Felton JS, Gledhill BL, et al. Accelerator mass spectrometry in biomedical dosimetry: relationship between low-level exposure and covalent binding of heterocyclic amine carcinogens to DNA. Proc Natl Acad Sci U S A, 1990, 87:5288-5292.

13. Felton JS, Turteltaub KW. Accelerator mass spectrometry for measuring low-dose carcinogen binding to DNA. Environ Health Perspect, 1994, 102:450-452.

14. Vahakangas K, Haugen A, Harris CC. An applied synchronous fluorescence spectrophotometric assay to study benzo[a]pyrene-diolepoxide-DNA adducts. Carcinogenesis, 1985, 6:1109-1115.

15. 冯峰, 王超, 吕美玲, 等. DNA 加合物检测. 化学进展, 2009, 21(0203):503-513.

16. 夏世均, 吴中亮. 分子毒理学基础. 武汉:湖北科学技术出版社, 2001.

第二节　大分子物质氧化损伤检测技术

氧化应激(oxidative stress,OS)是指机体在遭受各种外源性有害因素刺激时,体内的高活性分子如活性氧自由基(reactive oxygen species,ROS)和活性氮自由基(reactive nitrogen species,RNS)产生过多,导致机体大分子物质的氧化程度超出氧化物的清除速度,氧化系统与抗氧化系统之间的平衡被打破,从而导致组织损伤的过程。在氧化应激过程中,构成组织细胞的各种大分子物质如脂质、糖类、蛋白质、脱氧核糖核酸(DNA)等都会发生各种程度的氧化反应,引起变性、交联、断裂等氧化损伤,进而导致细胞结构和功能的破坏以及机体组织的损伤和器官的病变,甚至癌变等。

根据氧化应激的物质种类,大分子物质氧化应激的定量评价方法可分为核酸 DNA 氧化损伤检测、蛋白质氧化损伤标志物检测、脂质过氧化标志物检测以及抗氧化酶和抗氧化物质检测等。下面分别介绍它们的检测方法。

一、核酸 DNA 氧化损伤检测

活性氧自由基(reactive oxygen species,ROS)可以直接攻击生物大分子核酸 DNA,从而诱发 DNA 产生多种类型的氧化损伤。由超氧阴离子与过氧化氢通过芬顿反应(Fenton's reaction)产生的羟自由基可以对 DNA 产生多重修饰。羟自由基对脱氧核糖基团的氧化攻击可导致 DNA 释放自由碱基,产生 DNA 链断裂、多种糖修饰及单个无碱基位点(AP site)。由于核酸 DNA 氧化产物的多种多样,核酸 DNA 氧化损伤的检测方法也有较多类型,主要包括以下几种:DNA 链氧化损伤检测(DNA 双链断裂分析、γ-H2AX 检测、单细胞凝胶电泳等)、碱基水平氧化损伤检测(修饰碱基检测、AP 位点分析等)。DNA 链氧化损伤检测方法在后续章节中将逐一讲述,此部分就不再赘述。以下将主要针对碱基水平的氧化损伤检测进行介绍。

(一) 修饰碱基检测

活性氧攻击 DNA 碱基后可以产生 20 多种修饰碱基:5-羟基胸腺嘧啶、5,6-二氢胸腺嘧啶、胸腺嘧啶二醇、5-羟甲基尿嘧啶、5-羟基胞嘧啶、8-羟基腺嘌呤、8-羟基鸟嘌呤、2-羟基腺嘌呤等。对于 DNA 氧化损伤修饰碱基的检测方法目前主要有高效液相色谱-电化学检测法(HPLC-ECD)、高效液相色谱-紫外检测法(HPLC-UV)、气相色谱-质谱检测法(GC-MS)及酶联吸附免疫法等方法。在已发现的修饰碱基中,8-羟基鸟嘌呤的化学性质较稳定,是目前公认的反映 DNA 氧化损伤的特异性生物标志。以 8-羟基鸟嘌呤为例,细胞 DNA 中 8-OHdG 的定量分析方法主要包括酶联吸附免疫法、高效液相色谱-电化学法、免疫狭缝斑点分析法、^{32}P 后标记-薄层层析法等。

1. 酶联吸附免疫法(enzyme-linked immuno sorbent assay,ELISA)　8-OHdG 的特异性单克隆抗体与固化在反应板上的 8-OHdG 及待测样品中的 8-OHdG 产生竞争性反应,经洗涤去除与样品中 8-OHdG 结合的单克隆抗体后,使用特异性酶联抗体标记已经结合在反应板上的单克隆抗体,加入显色剂进行显色后,利用酶标仪测定其吸光度值。最终通过标准曲线计算获得待测样品中 8-OHdG 含量。

在进行 ELISA 检测待测样品中 8-OHdG 时,须注意避光:如加入显色剂后须用锡箔纸包裹避光。且吸光度值的测定须在加入终止液后 3 ~ 10 分钟内完成。

2. 高效液相色谱-电化学法（HPLC-ECD）　该方法利用除鸟嘌呤外的其他 3 种正常碱基不具电化学活性的特点，通过反相高效液相色谱分离、梯度洗脱，并应用电化学检测器定量检测样品中 8-OHdG 含量。色谱分离过程中，使用 Water ODS 柱（250×4.6mm 5μm）作为固定相，流动相 A 为：50mmol/L KH_2PO_4，2mmol/L KCl，0.1mmol/L EDTA，25% 乙腈，25% 甲醇；流动相 B 为：50mmol/L KH_2PO_4，2mmol/L KCl，0.1mmol/L EDTA，2.5% 乙腈，1% 甲醇的混合液。流动相在使用前须经 0.22μm 滤膜抽滤并脱气后方可使用。该方法首先需以不同浓度标准品色谱峰面积与 8-OHdG 浓度绘制标准曲线，检测待测样品色谱峰面积后根据标准曲线计算样品中 8-OHdG 含量。

ELISA 方法的样品预处理过程简单，且不需要昂贵的仪器设备，实验结果特异性强、灵敏度高，是较为广泛使用的一种检测 8-OHdG 的方法；HPLC-ECD 方法检测 8-OHdG 快捷、准确、灵敏度高，较少样品即可得出检测结果，但该方法对样品的纯度要求较高，因此，实验前样品的预处理显得尤为重要。此外，免疫狭缝斑点分析法不需对样本进行预处理，对仪器设备要求低，能检测出 fmol 水平的 8-OHdG 含量，但准确性有所欠缺；[32]P 后标记-薄层层析法灵敏度较高，但结果缺乏准确性，且实验过程中存在放射性污染，目前这两种方法都已经较少使用了。

8-OHG 在各种生物样本及细胞中的含量较低，因此在毒理学研究中通常需要大量的样本方可检测 8-OHG。最近研究发现采用在线固相微萃取联合高效液相色谱-紫外检测方法（combination of online molecularly imprinted monolithic solid phase microextraction with high performance liquid chromatography-ultraviolet detection）可以使尿 8-OHG 的富集系数达到 101.84。该方法对尿中 0.007～5.00μmol/L 8-OHG 的检出具有较高的准确性。

（二）AP 位点分析

AP 位点是指 ROS 攻击 DNA 后，导致攻击位点的嘌呤或嘧啶直接脱去，造成的无嘌呤无嘧啶位点，是 DNA 氧化损伤的主要类型。

醛反应性探针（ARP，N′-氨氧基甲基羰基肼-D-生物素）能特异性地与 AP 位点开环上的醛基发生反应。基于该反应可以检测到导致醛基形成的 DNA 修饰，用过量 ARP 试剂与待测样本进行反应后，DNA 上的所有 AP 位点均能标记上生物素，再使用亲和素-生物素法，将连接有过氧化物酶或碱性磷酸酶的亲和素与标记在 AP 位点上的生物素结合，过氧化物酶或碱性磷酸酶可使用比色法检测。因此，最终可通过比色法检测这些带有生物素标签的 AP 位点进行计数，从而得到 AP 位点分析结果。目前商品化的 AP 位点检测试剂盒检测灵敏度是 4～40 个 AP 位点/$1×10^5$ 个碱基对，具有较高的灵敏度及特异性。

此外，还可采用[32]P 后标记的方法检测 DNA 氧化损伤后形成的 AP 位点。但由于此方法存在放射性污染，目前已较少采用。

二、蛋白质氧化损伤标志物检测

蛋白质是自由基及其他氧化剂攻击的主要目标。蛋白质氧化后发生结构和功能的改变，同时由于某些蛋白质具有较长的半衰期，在受到氧化损伤时更容易造成氧化损伤的累积。自由基对蛋白质的氧化损伤作用包括导致蛋白质肽链断裂、蛋白质分子相互间交联聚合、蛋白质氨基酸发生氧化脱氨反应、氧自由基攻击蛋白质还原性基团等。由于生物系统中蛋白质的多样化以及蛋白酶的存在，肽链断链产生的片段几乎不能用来作为蛋白质氧化损伤的标志。目前，对于蛋白质氧化损伤的检测指标主要有两个：蛋白羰基（carbonyl groups in oxidized proteins)含量(羰基化)及 3-硝基酪氨酸(nitrotyrosine)的含量(蛋白质中酪氨酸硝基化)。

(一) 蛋白质羰基化检测

蛋白质羰基化是指蛋白质氨基酸残基侧链中的氨基或亚氨基受到氧自由基攻击最后转变成醛基,并释放 NH_3 的过程。蛋白质中的赖氨酸、精氨酸、脯氨酸、苏氨酸残基都有可能参与羰基化。目前应用较广泛的检测蛋白质羰基含量的方法包括:蛋白质印迹法、酶联免疫吸附测定法、高效液相色谱法、2,4-二硝基苯肼比色法等。

1. 蛋白印迹法(western blot)　蛋白质羰基与 2,4-NPDH 反应生成的 2,4-NPD 具有半抗原性质。据此,可以利用聚丙烯酰胺凝胶电泳的方法将蛋白质区分为若干区带,转移至硝酸纤维膜等固相载体上之后,使用 2,4-NDP 抗体孵育,显示特异结合的阳性条带,从而达到鉴定和定量蛋白质羰基的目的。

在使用该方法对蛋白质羰基进行鉴定时须注意增加已知的蛋白质羰基作为阳性对照以鉴别待测样本中蛋白质羰基与蛋白质。目前已有商品化的蛋白质羰基检测试剂盒,如 Cell BioLabs 公司生产的 OxiSelect™ Protein Carbonyl Assay Kits(蛋白质羰基化分析试剂盒)可专门用于快速检测蛋白质发生氧化应激后的羰基化程度。该方法可检出 1~5ng 蛋白质羰基,具有较高的灵敏度及特异性。

2. 高效液相色谱法　该方法同样基于蛋白羰基与 2,4-DNPH 反应生成稳定的 2,4-DNP 的原理,利用高效液相色谱(high-pressure liquid chromatography,HPLC)在线分离羰基产物。使用胍酸盐缓冲液作为对照,TosoHass QC-pak TSK 200 柱为固定相,6.0mol/L 胍酸盐缓冲液作为流动相,流速 5.0ml/min,加样后对 370nm(羰基产物的吸收光)及 276nm(蛋白质的吸收光)吸收波长进行测定。得到两个吸收光的吸收峰面积 Aear276 及 Area370 后,根据以下公式:

羰基(mol)/蛋白质(mol)= ε 蛋白质 276×Area370/[22 000×(Area276−0.43Area370)]计算每摩尔蛋白质中蛋白质羰基的含量。其中,ε 蛋白质 276 为蛋白质羰基在 276nm 处的摩尔消光系数,0.43 是指蛋白质羰基在 270nm 处的摩尔消光系数(9460)为 370nm 处的摩尔消光系数(22 000)的 43%。在该反应过程中,由于胍酸缓冲液对仪器的损伤较大,因此,在实验过程中应注意严防胍酸缓冲液的渗漏,并在每天操作结束后使用大量超纯水彻底清洗仪器。

总结以上几种方法,蛋白印迹是一种经典的蛋白质分析技术,用来检测蛋白质羰基具有高灵敏性(能检出 1~5ng 蛋白质羰基)及高特异性的特点,是目前蛋白质羰基化检测中应用最为广泛的方法之一;HPLC 方法作为一种新兴的迅速、高效、灵敏的检测方法在蛋白质氧化损伤检测中体现出了明显的优势:相对传统比色法而言,HPLC 法不仅可以实现在线分离反应产物及过量试剂,有效排除核酸及其他杂质干扰,并可按分子大小分离蛋白质,且操作更简便,结果检测更灵敏,只需少量蛋白质样品即可进行检测。但由于该方法对仪器要求较高,对样本纯度要求也高,且检测成本较传统的比色法要高出很多,因此其应用受到一定的限制。

虽然蛋白质羰基含量测定最经典的方法为 2,4-二硝基苯肼比色法,该方法操作过程简便,设备要求低,但缺点是所得结果变异度很大,无法满足精密的蛋白质羰化测定要求,在目前的研究中已较少使用。

(二) 蛋白质酪氨酸硝基化检测

蛋白质酪氨酸硝基化是指环境中的一氧化氮被超氧自由基氧化成(过氧化)亚硝酸离子后,能够和蛋白质中的酪氨酸残基发生反应生成 3-硝基酪氨酸(nitrotyrosine)残基的过程。

蛋白质的 3-硝基酪氨酸也可以作为蛋白质氧化损伤的指标,但这种指标受到蛋白质样品种类的限制。对于 3-硝基酪氨酸的检测方法与蛋白质羰基类似,也可使用蛋白印迹、ELISA 等方法进行检测。目前市面上也已出现商品化的酪氨酸硝基化检测试剂盒:OxiSelect™ Protein Nitration(Nitrotyrosine)Assay Kits(蛋白质硝基化分析试剂盒)等。

三、脂质过氧化标志物检测

脂质过氧化过程中发生的 ROS 氧化生物膜的过程,即 ROS 与生物膜的磷脂、酶和膜受体相关的多不饱和脂肪酸的侧链及核酸等大分子物质起脂质过氧化反应形成脂质过氧化产物(lipid per oxide,LPO)如丙二醛(malondialdehyde,MDA)和 4-羟基壬烯酸(4-hydroxynonenal,HNE),从而使细胞膜的流动性和通透性发生改变,最终导致细胞结构和功能的改变的过程。因此,目前多使用丙二醛、4-羟基壬烯酸两种脂质过氧化终产物作为脂质过氧化检测标志物,而 8-异前列腺素 F2α(8-iso-prostaglandin F2α)则是一种较新的脂质过氧化检测的标志物。

(一) 丙二醛(MDA)的测定

丙二醛在高温及酸性环境下可与 2-硫代巴比妥酸(TBA)反应产生红棕色的产物 3,5,5-三甲基噁唑 2,4-二酮(三甲川),该物质在 532nm 处有一吸收高峰,可以根据其在 532nm 处的消光值计算出溶液中丙二醛的含量。根据这一原理,同蛋白质羰基产物检测类似,丙二醛也可使用比色法、HPLC、酶联吸附免疫法及蛋白印迹等方法进行检测(目前可购买到商品化的直接识别丙二醛的单克隆抗体)。基于硫代巴比妥酸(TBA)方法检测丙二醛含量在诊断组织伤害及之过氧化程度中应用广泛。

(二) 4-羟基壬烯酸(HNE)ELISA 测定

HNE 是两个重要的脂质过氧化终产物(MDA 与 HNE)之一,可与蛋白结合形成稳定的、加合物状态的晚期脂质过氧化终产物,这种被 HNE 修饰的氧化蛋白质在细胞内可导致功能和结构上的改变。

HNE 检测多采用 ELISA 方法,商品化的 HNE ELISA 检测试剂盒可用于检测人血清、血浆、组织及相关液体样本中 4-羟基壬烯酸(4-HNE)的含量。人 4-羟基壬烯酸 ELISA 试剂盒使用双抗体夹心法测定标本中 4-HNE 水平。实验采用纯化的人 4-HNE 抗体包被微孔板制成固相抗体,向微孔板中依次加入 4-HNE,再与 HRP 标记的 4-HNE 抗体结合,形成抗原-抗体-酶标复合物,经彻底洗涤后加入底物 TMB 显色。TMB 在 HRP 作用下转化为蓝色产物,并在酸的作用下最终生成黄色产物。终产物颜色的深浅与标本中 4-HNE 的浓度呈正相关。用酶标仪在 450nm 波长下测定样品吸光度值后,可通过标准曲线计算样品中 4-HNE 浓度。

在使用试剂盒测定 4-HNE 时,需注意不同来源的生物样本前处理方式不同。每次加样时间注意控制在 5 分钟以内,以保证酶活性。样品 OD 值若超出标准曲线范围则不可强行代入标准曲线中进行计算,须对样品进行稀释处理后再进行计算。

(三) 8-异前列腺素 F2(8-iso-PGF2)ELISA 检测

8-iso-PGF2α 是经由自由基催化不饱和脂肪酸脂质过氧化(非酶促反应)反应后的终末产物,是前列腺素 F2α 的异构体,为小分子类脂质物质。目前 8-iso-PGF2α 已被作为动脉粥样化形成、风湿性关节炎、癌变及脂质过氧化的重要生物标志。

商品化的 8-iso-PGF2α ELISA 试剂盒采用固相夹心法酶联免疫吸附实验对样品中 8-iso-PGF2α 含量进行测定。将已知 8-iso-PGF2α 浓度的标准品、未知浓度的样品加入微孔酶标板内进行检测。先将 8-iso-PGF2α 和生物素标记的抗体同时温育。彻底洗涤后,加入亲和素标记过的 HRP。再经过温育和洗涤,去除未结合的酶结合物,然后加入底物和酶结合物同时作用,产生颜色。颜色的深浅和样品中 8-iso-PGF2α 的浓度呈比例关系。在 450nm 处测定待测样品吸光度值(OD),代入标准曲线中即可计算出样品中 8-iso-PGF2α 含量。

上述 3 种方法检测的脂质过氧化产物中,丙二醛(MDA)为氧化损伤和脂质过氧化产生的诸多不饱和醛酮产物中主要的一种,因此检测 MDA 对脂质氧化损伤程度进行评价存在一定争议。而硫代巴比妥酸反应产物(thiobarbituric acid reactive substances,TBARS)涵盖了大部分脂质氧化产生的醛酮类物质,用以衡量脂质过氧化损伤程度较 MDA 更全面。目前认为 TBARS 是反映脂质过氧化损伤更好的指标。该方法通过硫代巴比妥酸与 MDA 以 2∶1 的比例形成络合物,通过测量络合物的量来检测脂质过氧化的水平,因此较 MDA 指标具有更加广泛的应用前景。

HNE 检测及 8-iso-PGF2α 检测方法的灵敏度和特异性都较高,但由于使用标准曲线进行检测对样本浓度范围具有一定的限制性。与 HNE 相比,8-iso-PGF2α 稳定性更好,已成为一个较好的脂质过氧化检测的标志物。

四、抗氧化酶及抗氧化物质检测

人体内存在一套完整的自由基清除系统,包括非酶类的化学清除剂及酶促清除系统。其中超氧化物歧化酶(superoxide dismutase,SOD)、谷胱甘肽过氧化物酶(glutathione peroxidase,GSH-Px)、过氧化氢酶(catalase)等统称为抗氧化酶(antioxidant enzyme),这类酶可以通过氧化还原作用将人体内产生的过氧化物转化为无毒或低毒的物质。因此,在检测大分子物质的氧化损伤程度时,可以根据抗氧化酶活性及抗氧化物质含量的检测间接反映机体整体的氧化损伤情况。

(一) 超氧化物歧化酶(SOD)的测定

SOD 是生物体内清除氧自由基的一种十分重要的酸性金属蛋白。SOD 活力的高低与生物体内自由基含量、低密度脂蛋白的氧化损伤程度密切相关,可通过测定 SOD 的活力间接反映组织细胞抗氧化损伤和机体清除自由基的能力。

1. 邻苯三酚自氧化法　该方法的原理是:在碱性条件下,邻苯三酚自氧化成红桔酚,用紫外可见光谱跟踪波长为 325nm、420nm 或 650nm(较多使用为 420nm),同时产生 O_2。SOD 催化 O_2 发生歧化反应从而抑制邻苯三酚的自氧化,根据样品对邻苯三酚自氧化速率的抑制率,可反映样品中的 SOD 含量。

邻苯三酚自氧化法具有特异性强,所需样本量少(仅 50μl),操作快速简单,重复性好,灵敏度高,试剂简单等优点。

2. 化学发光法　该方法基于黄嘌呤氧化酶在有氧条件下可以催化底物黄嘌呤或次黄嘌呤发生氧化反应生成尿酸,同时产生 O_2。后者可与化学发光剂鲁米诺反应,使其产生激发光。SOD 能清除 O_2 从而抑制鲁米诺的化学发光反应。该方法可应用于 SOD 的微量测定,不仅灵敏度高,简便易行,而且特异性与准确性与细胞色素 C 还原法类似。

此外,还有细胞色素 C 还原法(McCord 法)、酶联吸附免疫法(ELISA)、直接定量法(脉冲辐射分解、电子顺磁共振波法、磁共振法)等可以对 SOD 活性进行测定。

(二) 谷胱甘肽过氧化物酶的测定

谷胱甘肽过氧化物酶(glutathione peroxidase,GSH-Px)是人体较为重要的一种含硒的抗氧化酶。GSH-Px 可催化两分子 GSH 形成 GSSH（两分子 GSH 中的巯基被氧化形成二硫键）。而谷胱甘肽还原酶可通过 NAPDH 使 GSSH 还原为两分子 GSH，且 NAPDH 的减少量与 GSH-Px 活性呈线性相关。因此可通过测定 NAPDH 的减少量来计算 GSH-Px 的活力水平。可采用紫外分光光度计法、分光光度法或者酶联免疫吸附法等进行测定。

（三） 过氧化氢酶的测定

过氧化氢酶（catalase）是以铁卟啉为辅基的结合酶，可催化还原过氧化氢为分子氧和水，从而清除机体内的过氧化氢。目前常采用标准曲线法检测过氧化氢酶活性。在过氧化氢相对充足的条件下，过氧化氢酶催化过氧化氢产生水和氧气，残余的过氧化氢可在过氧化物酶（peroxidase）的作用下氧化生色底物，产生红色的产物 [N-(4-antipyryl)-3-chloro-5-sulfonate-p-benzoquinonemonoimine]，该物质在 520nm 处具有最大吸收波长。因此，可采用过氧化氢标准品制作标准曲线，对样品中过氧化氢酶的酶活力进行计算。

（四） Nrf2/ARE 介导的抗氧化通路

机体在应对活性氧（reactive oxygen species，ROS）损害时形成了一套复杂的氧化应激应答系统，当暴露于 ROS 时，机体自身能诱导出一系列保护性蛋白，以缓解细胞所受的损害。这一反应由抗氧化反应元件（antioxidant responsive element，ARE）来调控的。目前已明确核因子 NF-E2 相关因子（nuclear fac-tor erythroid 2-related factor 2，Nrf2）是 ARE 的激活因子。Nrf2 是外源性有毒物质和氧化应激的感受器，在参与细胞抗氧化应激和外源性有毒物质诱导的主要防御机制中发挥重要的作用。Nrf2-ARE 通路是迄今发现的最为重要的内源性抗氧化应激通路。

Nrf2/ARE 通路的激活是通过 Nrf2 的入核来实现的。正常情况下，Nrf2 以 Keap1-Nrf2 异二聚体的形式存在细胞质中，被 Keap1 介导的蛋白酶体泛素化反应的方式所降解，处于低浓度的非活性状态。当胞内 ROS 的水平升高时，Nrf2 可以通过以下两种方式来激活：①Keap1 的构象变化，导致 Nrf2 与之解离，引起依赖 Keap1 的 Nrf2 泛素化降解程度下降，促进 Nrf2 的入核。通过蛋白印迹及免疫共沉淀的方法，利用特定的泛素化位点抗体可检测 Nrf2 的特定氨基酸残基的泛素化水平。也可以通过体外实验，利用提纯的目的蛋白与特异性泛素化抗体结合，确定发生泛素化的氨基酸残基及引起泛素化修饰的 E3 连接酶。②Nrf2 的直接磷酸化也可导致 Nrf2 与 Keap1 分离，已经证实 Nrf2 的 Ser40 磷酸化可以激活 Nrf2 的入核。通过蛋白印迹，利用 Ser40 位点特异性磷酸化抗体检测 Nrf2 的磷酸化水平，可以在一定程度上反映 Nrf2 的激活，也可以通过突变 Nrf2 重要的磷酸化位点，抽提胞核蛋白或者利用免疫荧光的方法，检测 Nrf2 的入核情况。综上，通过检测 Nrf2 的泛素化水平、特定位点的磷酸化及 Nrf2 的入核情况可以综合评价 Nrf2 的激活程度。

Nrf2 被激活入核后，最重要的目的就是与 ARE 反应元件作用，促进下游二相代谢酶（HO-1、NQO1）及抗氧化蛋白（CAT、SOD、GSH）基因的表达。通常利用双荧光素酶报告系统检测 Nrf2 与 ARE 的结合活性，也可以结合凝胶迁移实验（EMSA）检测 Nrf2 与某特定基因的结合。此外，结合蛋白印迹或实时荧光定量 PCR 检测抗氧化目的基因表达的结果，更利于全面地评价 Nrf2 的转录活性。结合 Nrf2 的激活水平及转录活性，可以充分了解在特定应激状态下，Nrf2/ARE 通路抗氧化功能的作用规律，为研究机体氧化应激应答系统的作用机制提供有力线索。

大分子物质氧化损伤的检测方法多种多样，且随着科技水平的发展，其检测手段也向着高灵敏度、高特异性、高准确性以及简便快速操作的方向发展。现有的各种大分子物质氧化损伤检测方法均具有其自身的优势和不足,在毒理学研究过程中,须根据实验室条件、实验目的、对结果灵敏及特异性的要求等选择正确、合适的方法。

(陈丽萍　朱小年　陈雯)

参 考 文 献

1. Kohen R,Nyska A. Oxidation of biological systems:oxidative stress phenomena,antioxidants,redox reactions,and methods for their quantification. Toxicol Pathol,2002,30:620-650.

2. Obert A,Jacob BJB. Oxidative damage and defens. American Society for Clinical Nutrition,1996:985S-990S.

3. Palmieri B,Sblendorio V. Oxidative stress tests:overview on reliability and use. PartI. Eur Rev Med Pharmacol Sci,2007,11:309-342.

4. Palmieri B,Sblendorio V. Oxidative stress tests:overview on reliability and use. Part II. Eur Rev Med Pharmacol Sci,2007,11:383-399.

5. 王心如,周宗灿. 毒理学实验技术与方法. 第2版. 北京:人民卫生出版社,2003:98-104.

6. Taghizadeh K,McFaline JL,Pang B,et al. Quantification of DNA damage products resulting from deamination, oxidation and reaction with products of lipid peroxidation by liquid chromatography isotope dilution tandem mass spectrometry. Nat Protoc,2008,3:1287-1298.

7. 杨丽娟,游育红. 细胞受到氧化应激后损伤的检测方法. 医学综述,2010,16:924-927.

8. Dunn WB,Broadhurst D,Begley P,et al. Procedures for large-scale metabolic profiling of serum and plasma using gas chromatography and liquid chromatography coupled to mass spectrometry. Nat Protoc, 2011, 6: 1060-1083.

9. Zhang S,Sun X,Wang W,etal. Determination of urinary 8-hydroxy-2'-deoxyguanosine by a combination of on-line molecularly imprinted monolithic solid phase microextraction with high performance liquid chromatography-ultraviolet detection. J Sep Sci,2013,36:752-757.

10. Huang D,Shenoy A,Cui J,et al. In situ detection of AP sites and DNA strand breaks bearing 3'-phosphate termini in ischemic mouse brain. Faseb J,2000,14:407-417.

11. Phillips DH,Arlt VM. The 32P-postlabeling assay for DNA adducts. Nat Protoc,2007,2:2772-2781.

12. Yan LJ,Orr WC,Sohal RS. Identification of oxidized proteins based on sodium dodecyl sulfate-polyacrylamide gel electrophoresis,immunochemical detection,isoelectric focusing,and microsequencing. Anal Biochem,1998, 263:67-71.

13. Davies SS,Amarnath V,Brame CJ,et al. Measurement of chronic oxidative and inflammatory stress by quantification of isoketal/levuglandin gamma-ketoaldehyde protein adducts using liquid chromatography tandem mass spectrometry. Nat Protoc,2007,2:2079-2091.

14. Morgan AH,Hammond VJ,Morgan L,et al. Quantitative assays for esterified oxylipins generated by immune cells. Nat Protoc,2010,5:1919-1931.

15. Wakabayashi N,Dinkova-Kostova AT,Holtzclaw WD,et al. Protection against electrophile and oxidant stress by induction of the phase 2 response:fate of cysteines of the Keap1 sensor modified by inducers. Proc Natl Acad Sci US A,2004,101:2040-2045.

16. Cullinan SB,Diehl JA. PERK-dependent activation of Nrf2 contributes to redox homeostasis and cell survival following endoplasmic reticulum stress. J Biol Chem,2004,279:20108-20117.

17. Bloom DA,Jaiswal AK. Phosphorylation of Nrf2 at Ser40 by protein kinase C in response to antioxidants leads to the release of Nrf2 from INrf2,but is not required for Nrf2 stabilization/accumulation in the nucleus and transcriptional activation of antioxidant response element-mediated NAD(P)H:quinone oxidoreductase-1gene expression. J Biol Chem,2003,278:44675-44682.

第三节　表观遗传学检测技术

表观遗传是指调控基因表达的、不依赖 DNA 序列的、可遗传的信息，主要涉及 DNA 甲基化、组蛋白翻译后修饰、染色质重塑及非编码 RNA 等。表观遗传学和遗传学是相对应的概念，在生物体内，遗传学信息提供了生命所需蛋白质的模板，而表观遗传学信息提供何时、何地和如何应用遗传信息的指令，在时空顺序上控制基因的表达，它不涉及 DNA 序列改变，但又可以通过细胞分裂遗传给子代细胞。表观遗传检测技术发展迅速，下面我们对常用的方法做介绍。

一、DNA 甲基化

甲基化修饰并不影响碱基配对，因此常规 PCR 过程并不能区分甲基化和未甲基化的碱基。DNA 甲基化检测从技术体系可分为不经亚硫酸氢盐修饰的技术（直接检测）和经亚硫酸氢盐修饰的技术，前者包括第三代测序技术、酶切技术以及色谱技术，后者是基于 DNA 的化学反应：DNA 变性之后用重亚硫酸氢钠处理，未甲基化的胞嘧啶转变为尿嘧啶，而甲基化的胞嘧啶不受影响，从而将两者区分。根据检测目的的不同，DNA 甲基化检测方法可分成 3 类：基因组整体甲基化分析、特异位点的甲基化分析以及筛查新的甲基化位点。最早建立的基因组整体甲基化分析方法，主要有高效液相色谱柱（high performance liquid chromatography，HPLC）及其相关方法、SssI 甲基转移酶法、免疫化学法和氯乙醛法；特异位点甲基化分析方法发展迅速，多以甲基化敏感性限制性内切酶（methylation-sensitive restriction enzymes，MS-RE）和重亚硫酸盐处理为基础，主要有：甲基化特异性的 PCR（methylation-specific PCR，MSP）、甲基化敏感性单核苷酸引物延伸（methylation-sensitive single nucleotide primer extension，Ms-SNuPE）、结合重亚硫酸盐的限制性内切酶法（combined bisulphite restriction analysis，COBRA）、甲基化敏感性单链构象分析（methylation-sensitive single-stranded conformation analysis，MS-SSCA）、甲基化敏感性变性梯度凝胶电泳（methylation-sensitive denaturing gradient gel electrophoresis，MS-DGGE）、甲基化敏感性熔解曲线分析（methylation-sensitive melting curve assay，MS-MCA）、DNA 微阵列法、甲基化敏感性斑点分析（methylation-sensitive dot blotassay，MS-DBA）等。新的甲基化位点筛查技术主要有：限制性标记基因组扫描（restriction land mark genomic screening，RLGS）、甲基结合域（methylation binding domain，MBD）柱层析法等。在甲基化检测中也应用到如甲基化 DNA 免疫沉淀（methylated DNA immunoprecipitation，MeDIP）、芯片等高通量的技术，以及几种技术的联合应用。

1. 焦磷酸测序（pyrosequencing）　利用焦磷酸测序的方法检测经重亚硫酸盐处理后的 DNA 序列，可以对 DNA 甲基化进行定量分析。焦磷酸测序是边合成边测序的技术，由 DNA 聚合酶（DNA polymerase）、三磷酸腺苷硫酸化酶（ATP sulfurylase）、荧光素酶（luciferase）和双磷酸酶（apyrase）4 种酶催化同一反应体系的酶级联化学发光反应。在每一轮测序反应中，加入 1 种 dNTP，若该 dNTP 与模板配对，聚合酶就可以将其掺入到引物链中并释放出等摩尔数的焦磷酸基团（PPi）。硫酸化酶催化 APS 和 PPi 形成 ATP，后者驱动荧光素酶介导的荧光素向氧化荧光素的转化，发出与 ATP 量成正比的可见光信号，并由 Pyrogram™ 转化为一个峰值，其高度与反应中掺入的核苷酸数目成正比。根据加入 dNTP 类型和荧光信号强度就可实时记录模板 DNA 的核苷酸序列。在实验过程中用 α-硫化的三磷酸腺苷（dATPα-S）代替三磷酸腺苷(dATP)以有效地被 DNA 聚合酶利用,而不被荧光素酶识别。

设计不同的引物可对一段 DNA 序列中每一个 CpG 位点的甲基化水平进行精确测定,进而计算出该序列的总体甲基化水平。由于 LINE 1(long interspersed nuclear elements 1,LINE 1)和 Alu 的甲基化水平可以反映基因组甲基化水平,因此许多研究通过焦磷酸测序测定 LINE-1 和 Alu 的甲基化水平,用以反映整个基因组甲基化水平。焦磷酸测序检测甲基化的优势是可以对甲基化水平进行定量,灵敏度高,测序过程较传统方法简单,可以测定基因组整体和单个位点的甲基化水平。不足之处在于焦磷酸测序每一次反应测定序列较短(最长可测片段为 150bp 左右),需要预先知道待测基因的序列和可以被甲基化的位点,引物设计需要高度特异性,且成本较高。大部分基因 CpG 岛的长度在 500bp 左右,需要几个测序反应才能测得全长。

2. 重亚硫酸盐修饰后测序(bisulfite sequencing,BS)　该技术的原理是在重亚硫酸盐(sodium bisulfite)作用下单链 DNA 中未甲基化胞嘧啶脱去氨基转变为尿嘧啶,而甲基化的胞嘧啶不发生转变,修饰后的 DNA 双链不再互补,针对修饰前后的一条单链设计引物进行 PCR,甲基化的胞嘧啶在 PCR 产物中仍然是胞嘧啶(甲基化与否不影响碱基配对),而未甲基化的胞嘧啶(模板链上已转化成尿嘧啶)则在扩增过程中被胸腺嘧啶所代替,通过对 PCR 产物的检测可以鉴别修饰前 DNA 链上胞嘧啶的甲基化状态。

PCR 产物可直接进行测序,但更为精确的方法是随机挑选 PCR 产物进行克隆,再对克隆产物进行测序,迄今为止,后者仍然被视为是甲基化检测方法的"金标准",尤其是在模板 DNA 甲基化位点未知的情况下,更是首选的方法。每个克隆测序的结果反映的单个 DNA 片段(300~500bp)上每个胞嘧啶位点的甲基化状况,精确地展示了甲基化胞嘧啶的分布规律,而多个克隆(至少是 10 个)的平均水平又反映了细胞群或组织的 DNA 甲基化水平。

BS 技术的特异性较高,可以对单个 DNA 分子进行甲基化位点的精确作图,尤其适用于甲基化位点未知的探索性研究。但该方法技术步骤较多,重亚硫酸盐处理的条件不宜掌握,修饰转化的 DNA 属于 PCR 的困难模板,引物设计难度较大,克隆的工作量也较大。目前商业化的修饰试剂盒已经解决了试验中部分质量控制和操作标准化等问题,促进了该技术的应用。

3. 甲基化特异性 PCR(MSP)　基于重亚硫酸盐处理 DNA 的原理基础衍生出一些其他的方法,其中包括 MSP 方法。该法是检测基因组 DNA 甲基化水平的一种常用方法。如前所说,DNA 经重亚硫酸氢盐处理,非甲基化的胞嘧啶转变为尿嘧啶,而甲基化的胞嘧啶保持不变。在 PCR 反应时,应用有两套不同的引物对重亚硫酸盐处理后的 DNA 进行 PCR 反应(两对引物均设计至待测位点结束):其一引物序列来自经处理后的甲基化 DNA 链,若用该对引物能扩增出片段,说明该检测位点发生了甲基化;另一引物来自经处理后的非甲基化 DNA 链,若用该对引物能扩增出片段,说明该检测位点没有甲基化。两对引物都具有很高的特异性,与未经处理的 DNA 序列无互补配对。对扩增产物进行凝胶电泳分析,克隆 PCR 产物,可用 DNA 测序进行鉴定。

MSP 方法的优点在于快速,只需极少量的 DNA 用于分析。MSP 最大的缺陷在于敏感度过高,^{m}C/总碱基为 1/10 000 时即可在甲基化条带中显现阳性结果。要预先知道待测片段的 DNA 序列;两对不同引物的选择和设计非常关键,否则会导致假阳性。此外,如果重亚硫酸氢盐对 DNA 处理不完全,容易导致假阳性。MSP 法的引物是以所有 CpG 位点胞嘧啶均完全甲基化或者完全非甲基化为前提设计的,事实上 CpG 岛中并非每个 CpG 位点都完全甲基化,应用时常出现目标片段很难扩增,或者特异性差等问题,不能反映整个 CpG 岛甲基化状态,因此这种方法只能作定性研究,即只能明确是否存在甲基化,若要求准确定量,则需用其他的方法如焦磷酸测序法进行进一步检测。

半定量甲基化特异性 PCR:使用荧光水解探针,在 MSP 扩增同时检测荧光强度,使得定量检测甲基化成为可能,即 Methylight,荧光法利用实时 PCR(real-time PCR)测定特定位点甲基化的情况。其过程如下:先用重亚硫酸盐处理待测 DNA 片段。设计一个能与待测位点区互补的探针,探针的 5′端连接报告荧光,3′端连接淬灭荧光,随后行实时定量 PCR。如果探针能够与 DNA 杂交,则在 PCR 用引物延伸时,TaqDNA 聚合酶 5′到 3′端的外切酶活性会将探针序列上 5′端的报告荧光切下,淬灭荧光不再能对报告荧光进行抑制,这样报告荧光发光,测定每个循环报告荧光的强度即可得到该位点的甲基化情况及水平;同理,若标记的探针未能与 DNA 杂交,则引物延伸不能跳过未甲基化位点,报告荧光不被切下,不发光。同样方法,也可对引物进行荧光标记,并通过不同标记的组合,检测多个位点的甲基化水平。

敏感、快速是 Methylight 最显著的特点,它可以在非甲基化等位基因超出 10,000 倍的情况下精确地检测到甲基化的等位基因并做定量,而且可以做多样本、多基因位点的快速分析。只有当探针与引物杂交时,才会观察到扩增,可以消除其他非特异性扩增的信号,探针序列中添加更多的 CpG 位点可以使错启动事件的可能性变得更小,不完全转化导致的假阳性可被探针序列中的许多非 CpG 胞嘧啶限制。该方法还具备可重复、所需样本量少、不需要电泳分离的特点。可以为临床标本的分子生物学研究提供可靠的技术支持。Methylight 的不足之处是费用高,测定每个位点都要用两端标有荧光素的探针和一对引物,且受较多因素影响;引入探针会增加设计引物的复杂性,且探针有可能无法检出杂合甲基化。

以 SYBR Green 荧光染料为基础的半定量 MSP:以荧光染料插入双链 DNA 为基础的定量 MSP 方法正逐渐取代探针法,通过双链 DNA 中内插入荧光染料的原理获得实时的荧光信号。实时的 MSP 反应将 CT 值进行指数转化后通过与标准浓度的比较可以得到未知基因的定量结果。该方法有敏感、高通量、低污染的特点,对假引物引发的假阳性结果是一种适合的解决方法。但不适用于不完全转化引起的假阳性,这时甲基化水平会被高估。

4. 甲基化敏感性熔解曲线分析(MS-MCA)　MS-MCA 是将 DNA 经重亚硫酸盐处理与荧光素标记双链 DNA 联用检测 DNA 序列甲基化的方法。基于核酸分子物理性质的不同,不同核酸分子的片段长短、GC 含量、GC 分布等是不同的,任何双链 DNA 分子在加热变性时都会有自己熔解曲线的形状和位置,因此可根据熔解曲线的差异区分不同样品。用荧光染料标记 DNA 双链,通过温度变化进行溶解曲线分析,根据检测到的荧光强度对应的解链温度,判断分析研究序列中甲基化的情况。当温度逐渐达到 DNA 双链各解链区域的解链温度 Tm,DNA 呈区域性逐渐解链,序列中 GC 含量越高,对应的解链温度越高。非甲基化的胞嘧啶经重亚硫酸盐处理后变为尿嘧啶,PCR 后变为胸腺嘧啶,使其所在序列的 GC 含量降低,解链温度降低;甲基化序列由于其 GC 含量高,解链温度高。将结果与标准曲线对照,根据熔解温度和溶解曲线峰型的变化,可区分完全甲基化、完全非甲基化或杂合甲基化的 DNA。分辨精度可以达到对单个碱基差异的区分。

MS-MCA 的操作简单、灵敏、重复性高、成本低、不受检测位点的局限,但是对检测仪器和荧光染料的要求很高。MS-MCA 对温度的要求:溶解曲线每步升温 $0.02 \sim 0.1$℃;PCR 仪孔间温度差<0.1℃;对光源要求较常规荧光 PCR 仪高(常规溶解曲线每步升温 1℃,常规荧光 PCR 仪孔间温度差 $0.3 \sim 0.5$℃)。该方法早在 2001 年就被提出,一直没有得到广泛应

用,近年来由于检测仪器精度的提高和新的染料的开发,使得这一技术又得到重视。

5. 甲基化 DNA 免疫沉淀(MeDIP)　甲基化免疫共沉淀技术是目前高通量分析基因组 DNA 甲基化变化的一种准确可靠的实验技术,可检测全基因组范围内的甲基化位点;研究启动子甲基化对基因表达的调控;比较不同组织、细胞、肿瘤等的甲基化图谱以及筛查诊断和预后的分子靶点。其具体步骤如下:将细胞中的染色体 DNA 分离并纯化,使用超声波或酶切将 DNA 打碎成 300~1000bp 大小的 DNA 片段,并且将片段变性成为单链 DNA,应用识别 5'-甲基胞嘧啶的单克隆抗体对处理后的 DNA 进行免疫沉淀反应,纯化后可以得到富集的甲基化的 DNA 片段。可以用富集得到的甲基化的 DNA 片段进行后续的检测——高通量的 DNA 测序、DNA 芯片杂交等。

MeDIP 的检测范围广,可以覆盖整个基因组范围的甲基化区域,适用于大样本量的表观研究。MeDIP 的缺陷在于实验技术本身的限制:将基因组 DNA 打碎成一定大小的片段(300~1000bp),过大或者过小均不利于后续的检测;将 DNA 片段沉淀下来需要多个抗体结合位点,每个片段的甲基化位点是不确定的,会有漏掉部分片段的可能;而且甲基化位点测序技术和芯片技术本身也存在其局限性。上述因素会影响检测准确性和涵盖面。

二、组蛋白修饰检测方法

真核生物染色质是由 DNA 和组蛋白组成的。核小体是真核生物染色质的基本组成单位,核小体的直径大约 11nm,由各两分子的组蛋白 H2A、H2B、H3 和 H4 共同构成八聚体的核心组蛋白,DNA 双螺旋链(约 146bp)缠绕在这一核心颗粒上形成核小体,核小体之间再由 DNA(约 60bp)和组蛋白 H1 构成连接区域连接起来。组蛋白和 DNA 紧密结合,两者的结合能力是基因表达调控的关键,而且 DNA 和组蛋白的相互作用也影响着 DNA 转录和修复。各种组蛋白的不同氨基酸残基上会发生各种修饰,如赖氨酸的泛素化修饰,组蛋白修饰可以改变组蛋白与 DNA 的结合能力,从而改变染色质的状态,以调控基因表达及 DNA 损伤修复等过程。组蛋白修饰被认为是一种基因表达的调控密码,是一种重要的表观遗传学机制。目前所知的组蛋白修饰方法主要有:乙酰化、甲基化、磷酸化、泛素化和 ADP-核糖化。下面介绍几种研究组蛋白修饰的方法。

1. 蛋白质印迹技术　分子印迹技术,最先使用在核酸检测分析中,之后广泛应用在蛋白质分析上。蛋白质在电泳之后转移和固定在膜上,再与相应的蛋白分子(如抗体)相互结合,因此也被称为免疫印迹。利用特异性的抗体识别组蛋白的特定修饰位点,可以检测到被修饰的组蛋白。其过程如下:经裂解变性提取蛋白质,将蛋白质在凝胶中电泳分离,蛋白根据其分子量大小分布在凝胶的不同位置,将凝胶中的蛋白转移到膜(常用硝酸纤维膜)上,用特异性的抗体去识别膜上的蛋白,抗体上带有荧光,检测荧光的量以确定相应蛋白质的存在和量的改变。现代的抗体制备技术的发展很快,可以通过不同的抗体区别某一氨基酸位点的精细修饰变化,如单甲基化和二甲基化的不同修饰。

2. 基于质谱的检测组蛋白修饰的方法　质谱技术的原理是:通过电离源将蛋白质分子转化为气相离子,然后利用质谱分析仪的电场、磁场将具有特定质量与电荷比值(M/Z 值)的蛋白质离子分离开,再经过离子检测器收集分离的离子,确定离子的 M/Z 值,分析鉴定未知蛋白质。质谱技术能够检测蛋白质多肽的分子量和氨基酸序列,还能分析蛋白质的结合位点以及翻译后修饰情况。在检测蛋白质多肽的分子量和氨基酸序列时,使用单级质谱仪(single-stage mass spectrometers)就足够,发现蛋白质的结合位点以及翻译后修饰情况时除进行单级质谱检测之外,还会选择特殊的离子通过碰撞对其进行裂解分析。利用串联质谱(tandem mass spectrometry,MS/MS)的方法,我们可以通过对蛋白质裂解片段的分析获取蛋白质详细的结构信息。其过程为:用限制性内切酶如胰蛋白酶把蛋白质或裂解液消化成小分子多肽片段,蒸发和分析这些多肽片段,以确定其 M/Z 值。由于酶切位点是已知的,所以就可以用计算机程序,根据质量确定每个肽段的特定氨基酸序列。由于磷酸基团的分子量和电荷是已知的,所以也可以检测肽段中特定氨基酸的修饰如磷酸化等。

基于质谱技术分析组蛋白及其翻译后修饰主要有两种策略:自底向上(bottom-up)和自顶向下(top-down)。

"Bottom-up"策略:通常是将提纯后的组蛋白酶解成多肽,然后用液相色谱和串联质谱技术(LC/MS/MS)分析酶解多肽,最后采用生物信息检索分析多肽序列和修饰位点。"bottom-up"策略广泛地用于鉴定组蛋白,确定组蛋白氨基酸序列和翻译后修饰。该策略存在一些局限性:如鉴于组蛋白结构的特殊性,酶解组蛋白的一些肽段可能太短不适合质谱分析,导致肽段的漏检;水解后产生的肽段数量太多;样品太复杂;多种修饰间的相互作用信息在酶解后会随之丢失。

"Top-down"策略:通常是将组蛋白直接引入到质谱中进行分析,通过碎片裂解技术将组蛋白裂解成多肽的碎片分子,得到蛋白质和碎片离子的质量,最后采用生物信息检索推演多肽序列和修饰位点。该策略在组蛋白及其翻译后修饰分析方面得到密切关注,采用"top-down"策略能够观测到几乎组蛋白所有肽段信息,从而能够完整地描述组蛋白的结构组成,并鉴定出几乎所有修饰和突变信息。然而,由于蛋白质大分子质谱离子化效率低,低丰度蛋白形式难以检测,而且产生的碎片离子谱图解析方法较困难,因此该策略的广泛应用仍需要技术上的改进。

3. 染色质免疫沉淀试验　染色质免疫沉淀(chromatin immunoprecipitation assay,ChIP)是研究体内 DNA 与蛋白质相互作用的方法。在活细胞状态把细胞内的蛋白质和 DNA 交联,并超声将其随机切断为一定长度范围内的染色质小片段,然后用所研究的目的蛋白质特异性抗体免疫沉淀蛋白质-DNA 复合体,从而特异性地富集目的蛋白结合的 DNA 片段。ChIP 可以检测体内反式因子与 DNA 的动态作用,还可以用来研究组蛋白的各种共价修饰与基因表达的关系。ChIP 与基因芯片相结合建立的 ChIP-on-chip 方法已广泛用于特定反式因子靶基因的高通量筛选。

三、非编码 RNA(microRNA 和 lncRNA)

人类细胞里能够稳定存在的转录产物中,信使 RNA(messenger RNA,mRNA)不超过 2%,其余绝大部分为非编码 RNA(noncoding RNA,ncRNA),依据分子大小 ncRNA 被划分为长非编码 RNA(long noncoding RNA,lncRNA,碱基数>200)和小分子非编码 RNA(包括 microRNA、siRNA 等)。

miRNAs 是一类高度保守、长度约 22bp 的 ncRNA,通过与靶基因 mRNA 的 3'UTR 完全或部分互补结合,使其降解或抑制其翻译。lncRNA 在长度方面与 mRNA 类似(200nt ~ 100kb 以上),但缺乏开放阅读框架。lncRNA 通过与各种染色质修饰酶的相互作用,对染色质进行化学修饰,改变其构象,激活或抑制相关基因的表达,或者依赖于 lncRNA 基因与所调节的靶基因在基因组中的相对位置或序列特征,从而直接改变靶基因染色体结构。此外,与 miRNA 相似,lncRNA 也可以利用自身序列与靶 mRNA 序列互补配对在转录后水平上调控基因表达。

检测 ncRNA 的常用方法根据技术特点分为 3 大类:①基于直接杂交的检测技术,如 Northern blot 法、微阵列芯片法(microarray)等,这类方法能够直接检测样本中 ncRNA 的原始表达情况,但是其技术含量高,成本大,易产生错配杂交;②基于逆转录 PCR 技术的检测方法,如 Stem-loop 实时荧光定量 PCR 检测法(stem-loop quantitative real-time polymerase chain reaction,Stem-loop QRT-PCR)等,这类方法特异性强、灵敏度高、操作简单、所需样品量少,便于在一般实验室内开展,因此该技术已在各研究领域包括毒理学的科研工作中应用较多;③基于 RNA 测序的检测技术。

1. Northern blot 法　Northern blot 是检测 RNA 表达的一种简便而可靠方法,不仅用于检测 RNA 在组织细胞中的表达水平,而且结合 RNA marker,可经凝胶电泳检测 RNA 的分子大小。

Northern blot 是一种重复性好、灵敏高、直接的方法,可以准确检测 miRNA 的存在、表达量的变化等。其基本原理是将待检测的 RNA 分子变性后,通过尿素变性聚丙烯酰胺凝胶电泳进行分离,继而按其在凝胶中的位置转移到尼龙膜上,固定后再与同位素、地高辛或其他生物素标记物标记的 DNA 或 RNA 探针进行反应。如果待检物中含有与探针互补的序列,则两者通过碱基互补的原理进行结合,将其他游离探针洗脱后用自显影或其他的技术进行检测,从而显示出待检的片段及其相对大小。传统的同位素标记探针由于放射污染等原因,使得其应用具有一定的局限性,目前新型的锁核苷酸(locked-nucleic acid,LNA)探针,具有稳定性高、特异性好、无放射污染等优点,成为新的 Northern blot 检测探针。LNA 是一种类寡核苷酸衍生物,核酸中核糖的 2 位氧和 4 位碳通过一个亚甲基桥联系在一起形成刚性的结构。这类探针能在较短时间内获得较高的熔解温度(Tm 值),提高双链的热稳定性,从而提高了探针的灵敏度。由于 LNA 与 DNA 或 RNA 在结构上具有相同的磷酸盐骨架,故其对 DNA、RNA 有很好的识别能力和强大的亲和力,极大地提高了样品中 DNA、RNA 及其含量的检出率。

2. 微阵列芯片法　20 世纪 80 年代末,美国和俄罗斯的科学家最早提出用杂交法检测核酸序列的想法。发展至今,微阵列芯片(microarray)已经形成了包括基因芯片、蛋白质芯片等在内的芯片技术。微阵列芯片是在硅片、玻璃、凝胶或尼龙膜等基体上,通过芯片点样仪自动点样或应用光引导化学合成技术固定的生物分子微阵列及其基体的总和。它以高密度阵列为特征,可以在短时间内检测所有已知 miRNAs 的表达谱,是一种高通量、高敏感的检测基因表达的方法。

微阵列芯片技术是利用分子杂交原理,先将细胞内的 RNA 反转录成 cDNA,然后将分离得到的所有或部分 cDNA 作为探针,并按照阵列的形式点到玻璃片上,玻璃片上的每一个点只包含一种 cDNA 分子,这样就制成了 cDNA 微阵列。再将组织、细胞内提取出来的 RNA 样本,反转录成 cDNA 并用同位素或荧光素标记,把标记混合物加到 cDNA 微阵列上与探针杂交,通过检测杂交信号强度及数据处理,把他们转化成不同标本中特异基因的丰度,从而全面比较不同标本的基因表达水平的差异。

微阵列芯片技术充分利用了生物学、信息学等当今前沿科技成果,发展至今,已在诸多领域呈现出广泛的应用前景。如:基因表达谱分析、疾病诊断、药物筛选、病原检测等。尽管微阵列芯片技术的敏感性有了较大提高,可同时检测多个 miRNA 或者 lncRNA,但是它无法进行定量检测,信息质量的稳定性和可重复性比较差。还有操作复杂、分析时间长、成本高等缺点。

3. 实时荧光定量 PCR 检测法　实时荧光定量 PCR 技术（quantitative real-time polymerase chain reaction，QRT-PCR），是指在 PCR 反应体系中加入荧光基团，利用荧光信号积累实时监测整个 PCR 进程，最后通过标准曲线对未知模板进行定量分析的方法。该技术于 1996 年由美国 Applied Biosystems 公司推出，它实现了 PCR 从定性到定量的飞跃，而且随着 PCR 技术的日趋完善，不仅对分子生物学研究起到了巨大的推动作用，而且在人类疾病研究中的应用也越来越广泛。

将 RNA 逆转录为 DNA 即可进行定量检测，lncRNA 与 mRNA 检测技术类似，但 miRNA 链短小，需要利用茎环引物延长，即茎环引物反转录实时荧光定量 PCR 技术（stem-loop quantitative real-time polymerase chain reaction，Stem-loop QRT-PCR）。其基本原理是先使用茎环结构的引物进行 RNA 的反转录，茎环结构的反转录引物针对所需检测的目的 miRNA 设计，包括一段与 miRNA 互补的特异性序列和一段较长的通用序列，与待测 miRNA 退火反转录后，得到第一条 cDNA 链，再将上述反转录的 cDNA 作为 real-time PCR 的模板，并与 TaqMan 探针杂交，然后利用设计好的正反向引物进行 PCR 扩增，当引物 PCR 延伸到 TaqMan 探针与 cDNA 结合位置时，TaqMan 探针被置换，荧光基团和淬灭基团分离，随即触发荧光。PCR 反应体系中 TaqMan 探针置换的越多，荧光信号越强，荧光信号的强弱与目标模板量之间存在一定的线性关系，通过荧光信号的收集与检测，即可确定 miRNA 的准确表达量。计算公式如下：

$$LogXo = -Log(1+Ex) \times Ct + LogM$$

其中，Xo 为 miRNA 的初始模板量；Ex 为扩增效率；M 为荧光扩增信号达到阈值强度时扩增产物的量，是一个常数；Ct 值是指在 PCR 反应中，每个反应管内的荧光信号达到设定的荧光阈值时所经历的循环数；而荧光阈值的设定则是 PCR 反应过程的前 3～15 个循环的荧光信号的标准偏差的 10 倍。因为 LogXo 与 Ct 呈负相关的线性关系，通过已知起始拷贝数的标准品可作出标准曲线，分析样品 Ct 值，就可以计算出样品中所含 miRNA 的起始模板量。鉴于 Taqman 探针法价格比较昂贵，目前尝试用 SYBR Green 荧光染料作为信号采集工具。

除了茎环引物法之外，另一种 polyA 聚合酶加尾法（polyA tailing assay）也开始广泛应用于 miRNA 定量分析。polyA 聚合酶加尾法分析 miRNA 的基本原理是首先利用 poly(A) 聚合酶在成熟 miRNA 的 3′端加上一个 poly(A)尾巴，然后再设计一个带有 poly(T)的反转录引物，该引物由 2 部分组成，一部分为 poly(T)，另一部分为预置的通用反向引物，利用反转录引物与 poly(A)miRNA 互补，反转录合成 miR cDNA。接着再以 miR cDNA 为模板，利用 miRNA 特异的反向引物和 poly(T)接头上的通用正向引物及 SYBR Green 进行 qPCR 扩增。

近年来，由于科学技术的发展，实时荧光定量 PCR 技术逐步形成了以 Stem-loop QRT-PCR 和 polyA 聚合酶加尾法为基础，以 Key-like、Ligation Assay 和引物延伸法等多种方法为辅的 miRNA 定量检测技术。茎环引物反转录实时荧光定量 PCR 技术是目前 miRNA 相对定量和精确定量最常用的技术手段。它不仅应用于基因表达研究、单核苷酸多态性及基因突变分析，还在转基因研究、病原体检测、产前诊断、药物疗效考核和肿瘤基因检测等方面有着广泛的应用，对未来的分子生物学研究和临床研究产生深远影响。

4. RNA测序 在过去的几年中,新一代测序技术(next-generation sequencing,NGS)逐渐取代了以自动化Sanger法为基础的第一代测序技术,成为主流的测序技术,相比于Sanger法,NGS可在DNA链上并行读出数以10亿计的碱基序列,并且在操作上了省去了DNA片段化及克隆等大量工作,目前已经商业化的NGS平台包括Roche 454、Illumina/solexa、Life/APG以及Helicos Biosciences等。概括而言,NGS主要包括4个步骤:样品制备(单分子模板或克隆扩增模板)、测序、成像检测和数据分析,在测序原理上都是基于边合成边测序(sequencing by synthesis),具体方法上各有特色:Illumina/solexa和Helicos Biosciences采用可逆终止法(reversible termination)、Roche 454采用焦磷酸测序(pyrosequencing)、Life/VisiGen和Pacific Biosciences采用实时测序技术(real-time sequencing)、Life/APG采取连接测序(sequencing by ligation,SBL)。

NGS应用于RNA研究即RNA测序(RNA-sequencing,RNA-seq),相比于基于杂交的技术,RNA-seq具有不需要知道序列信息、分辨率高、可以同时检测转录区域和表达水平以及需要样本量少、成本低等优势。RNA-seq为RNA研究带来了"革命性"的进展,促进了转录组学的发展,也为小分子RNA、lncRNA研究提供了强大的技术支持。RNA-seq的基本步骤为RNA提取及片段化、构建cDNA文库、高通量测序及数据分析,针对小分子RNA,可先将RNA片段化为18~30nt,然后分别在5′端和3′端添加链接引物,继而扩增测序。构建cDNA文库限制了RNA-seq的应用,因此直接对RNA进行测序成为发展方向,Helicos研发的单分子测序平台已初见端倪,有望在不远的将来广泛应用于RNA研究。RNA-seq促进了ncRNA,尤其是lncRNA的研究,这些位于内含子或基因间的序列长期被忽视,基于RNA-seq的转录组学研究发现mRNA只占转录组的1%~2%,开启了lncRNA研究的大门。

四、染色质重塑:染色质构象捕获技术

染色质是细胞核中由DNA、组蛋白、非组蛋白组合而成的一种物质,是一切遗传学的物质基础,其构型局部或整体的动态变化,是基因功能调控的关键因素。在基因表达的复制、转录、修复和重组等过程中,核小体和组蛋白及对应的DNA分子发生的一系列改变,称之为染色质重塑(chromatin remodeling)。

染色质构象捕获技术(chromosome conformation capture,3C)用于确定细胞核内两个基因位点之间相互接触的频率。其理论基础为功能上相互作用的DNA片段在空间上接触连接的概率最高,通过基因位点特异性PCR来检测基因组中同一或不同染色质上DNA片段之间的物理接触,以PCR产物的丰度来确定是否存在相互作用。其技术原理为用甲醛固定细胞,使基因组中相邻蛋白质-蛋白质及蛋白质-DNA之间的物理接触片段发生交联,然后用限制性内切酶消化染色质-蛋白质交联复合物,用连接酶连接消化产物,用推测可能有相互作用的目的片段的引物进行普通PCR和定量PCR来确定是否存在相互作用。

基于以上3C技术,近年来发展衍生出环状染色质构象捕获(circular chromosome conformation capture,4C)、3C碳拷贝(3C-carbon copy,5C)和ChIP-loop assay等技术,为研究染色质间长距离相互作用提供了可能。

表观遗传学是一个新理论、新观点和新技术不断涌现的领域。DNA甲基化、组蛋白修饰、ncRNA等与遗传、发育、进化以及疾病的关系不断被阐述,对相应的检测技术提出了更高的要求,要同时满足基因组水平各种组学的研究和靶基因水平调控机制的研究。在公共卫生领域,表观遗传变异被认为是疾病早期的变化,是有效的生物标志物。由于生物标本获得

不易,数量较少,需要发展微量样品的检测技术,如唾液、尿液、粪便中表观遗传指标的定量检测。随着理论和技术的发展,表观遗传生物标志物将在疾病早期诊断、健康监护以及环境暴露风险评估方面得到广泛的应用。

(何志妮　张波　陈雯)

参 考 文 献

1. Holliday R. The inheritance of epigenetic defects. Science,1987,238:163-170.

2. Dahl C,Guldberg P. DNA methylation analysis techniques. Biogerontology,2003,4:233-250.

3. Gharizadeh B,Nordstrom T,Ahmadian A,et al. Long-read pyrosequencing using pure 2′-deoxyadenosine-5′-O′-(1-thiotriphosphate) Sp-isomer. Anal Biochem,2002,301:82-90.

4. Yang AS,Estecio MR,Doshi K,et al. A simple method for estimating global DNA methylation using bisulfite PCR of repetitive DNA elements. Nucleic Acids Res,2004,32:e38.

5. Frommer M,McDonald LE,Millar DS,et al. A genomic sequencing protocol that yields a positive display of 5-methylcytosine residues in individual DNA strands. Proc Natl Acad Sci U S A,1992,89:1827-1831.

6. Herman JG,Graff JR,Myohanen S,et al. Methylation-specific PCR:a novel PCR assay for methylation status of CpG islands. Proc Natl Acad Sci U S A,1996,93:9821-9826.

7. Eads CA,Danenberg KD,Kawakami K,et al. MethyLight:a high-throughput assay to measure DNA methylation. Nucleic Acids Res,2000,28:E32.

8. Worm J,Aggerholm A,Guldberg P. In-tube DNA methylation profiling by fluorescence melting curve analysis. Clin Chem,2001,47:1183-1189.

9. Cheung HH,Lee TL,Rennert OM,et al. Methylation profiling using methylated DNA immunoprecipitation and tiling array hybridization. Methods Mol Biol,2012,825:115-126.

10. Zhang X,Jin QK,Carr SA,et al. N-Terminal peptide labeling strategy for incorporation of isotopic tags:a method for the determination of site-specific absolute phosphorylation stoichiometry. Rapid Commun Mass Spectrom,2002,16:2325-2332.

11. Boyne MT,Pesavento JJ,Mizzen CA,et al. Precise characterization of human histones in the H2A gene family by top down mass spectrometry. J Proteome Res,2006,5:248-253.

12. Bertone P,Stolc V,Royce TE,et al. Global identification of human transcribed sequences with genome tiling arrays. Science,2004,306:2242-2246.

13. Sempere LF,Freemantle S,Pitha-Rowe I,et al. Expression profiling of mammalian microRNAs uncovers a subset of brain-expressed microRNAs with possible roles in murine and human neuronal differentiation. Genome Biol,2004,5:R13.

14. Varallyay E,Burgyan J,Havelda Z. Detection of microRNAs by Northern blot analyses using LNA probes. Methods,2007,43:140-145.

15. Varallyay E,Burgyan J,Havelda Z. MicroRNA detection by northern blotting using locked nucleic acid probes. Nat Protoc,2008,3:190-196.

16. Krichevsky AM,King KS,Donahue CP,et al. A microRNA array reveals extensive regulation of microRNAs during brain development. RNA,2003,9:1274-1281.

17. Chen C,Ridzon DA,Broomer AJ,et al. Real-time quantification of microRNAs by stem-loop RT-PCR. Nucleic Acids Res,2005,33:e179.

18. MetzkerML. Sequencing technologies-the next generation. Nat Rev Genet,2010,11:31-46.

19. Wang Z,Gerstein M,Snyder M. RNA-Seq:a revolutionary tool for transcriptomics. Nat Rev Genet,2009,10:57-63.

20. Birney E,Stamatoyannopoulos JA,Dutta A,et al. Identification and analysis of functional elements in 1% of the human genome by the ENCODE pilot project. Nature,2007,447:799-816.

21. Dekker J,Rippe K,Dekker M,et al. Capturing chromosome conformation. Science,2002,295:1306-1311.

第四节　全基因组关联分析(GWAS)技术

　　生命科学的重大突破为解决人类社会发展面临的健康、食物、能源、生态和环境等重大问题提供了强有力的科技手段。遗传因素,或其与环境因素之间的相互作用参与了几乎所有的人类疾病的发生过程。在过去的许多年里,研究者们应用经典的连锁分析和定位克隆的方法,对导致某些单基因遗传性疾病发生的致病位点和基因进行了鉴定,并取得了很多重大成果,为我们了解人类疾病的发生发展、预防和治疗奠定了良好的基础。

　　然而许多常见的复杂疾病并不是由某个单一的致病基因所引起,还受到很多其他因素的影响,包括基因多态性、等位基因异质性、基因与基因相互作用等多重遗传因素以及与环境因素的协同作用。因此,每一个致病基因对常见疾病的遗传倾向可能只是很小的贡献,这使得鉴定那些与常见疾病相关的基因成为难点和研究热点。

　　早在1996年,Risch和Merikangas首先提出了常见疾病可能是由于常见基因变异引起的,因此关联分析通常比连锁分析具有更高的检测效率。随着人类基因组测序计划和HapMap计划的顺利完成,借助大规模的基因分型方法对成千上万病例-对照样本进行全面的基因分型,即全基因组关联分析(genome wide association studies,GWAS)已经成为研究人类疾病和复杂性状与遗传因素关联性的一种有效的研究方法之一。本章我们对GWAS的研究方法及策略,优势及其应用,以及局限性与发展前景进行阐述。

一、GWAS研究方法及策略

　　全基因组关联分析(genomewide association studies,GWAS)是一种对全基因组范围内的常见遗传变异:单核苷酸多态性(Singlenucleotide polymorphism,SNP)进行总体关联分析的方法,即在全基因组范围内选择遗传变异进行基因分型,比较病例和对照间每个变异频率的差异,计算变异与疾病的关联强度,选出最相关的变异进行验证并最终确认与疾病相关。

　　该方法试图通过测定疾病的变异基因和单核苷酸多态性,研究确定疾病发病易感区域和相关基因,寻找疾病的生物标志物,进行早期诊断和有效的个体化治疗,为新药物开发和新的特异性防治措施的制定提供指引。

　　目前GWAS主要分为单阶段、两阶段或多阶段两种方式的研究设计。单阶段是选择足够的病例和对照样本,一次性在所有研究对象中,对选中的SNP进行基因分型,然后分析每个SNP与疾病的关系,分别计算关联强度。早期GWAS研究主要采取此类方法。但是,在GWAS研究中由于那些导致复杂性状的变异只存在一定的致病效应,因此大量的样本是必不可少的。随着样本量的增加,样本间的异质性和分型分析的实验成本也随之增高。为了节约基因分型的数量和成本,目前研究者大多采用了多阶段方式的研究设计,包括初筛实验、重复验证实验以及生物学功能验证3个阶段。在第一阶段,根据疾病临床特征和流行病学研究结果,以保证找到可能的相关位点的有效检测规模为标准,选择部分样本(通常为1000~2000)对病例对照样本进行全基因组分型,并尽量选择遗传背景一致的病例和年龄、性别、地区来源相一致的对照组样本,以避免人群分层造成的假阳性关联。在第二阶段和第三阶段中,在一个更大规模(数千至上万数量样本)或者不同地区、不同种族人群中对第一阶段检测到的可能相关 SNPs 进行验证,以确定那些真正与疾病相关联的 SNPs 位点。同时还可根据临床表型对样本进行分层分析,以确定那些与疾病发生发展不同阶段、不同类型临床症状相关的重要位点,结合第三阶段的生物学功能研究,更确切地揭示疾病发生发展的遗传机制。具体研究方法如下:

（一）研究对象的选择

确定研究对象是 GWAS 研究的关键,研究对象选择的正确性保证了后续研究选择与疾病相关的 SNPs 位点的准确性和适用性,因此在选取研究对象时需要采用以下策略和方法:

首先,要确定准确的研究对象纳入标准。GWAS 研究属于病例对照研究,因此在选择研究对象时应该严格按照病例对照研究的设计原则制定纳入标准。其中,在 GWAS 的研究中,疾病诊断标准的确定尤为重要,对于那些诊断标准尚不明确的疾病,制定诊断标准时要尽量采用国际通用或国内统一的诊断标准,在整个研究过程中保持标准的一致性,同时在研究条件允许的条件下,最大限度地均衡诊断标准的假阳性率及假阴性率的高低,保证诊断标准的严谨性;另外,由于 GWAS 研究目的在于分析遗传因素在复杂疾病中的作用,所以对研究对象的家系历史及临床资料的收集要求更全面、更准确。

其次,注意研究对象的选择范围。复杂疾病是多重遗传因素和环境因素相互作用的结果,所以其发病既与遗传有关,又受外界因素的影响,为了保证获得遗传因素与疾病的关联性,家系性的研究对象很自然地被纳入选择范围,在该类研究对象选择中,需要考虑同胞对、大家系及单患者关系几类人群,保证对象选择的全面性;除了家系性人群,随机人群的资料对复杂疾病的研究也尤为重要,故在 GWAS 研究中要注意无亲缘关系散发病例的选择。

再次,对研究对象表型进行正确分型。确定研究对象的表型是 GWAS 设计中的重要问题。疾病的遗传度(heritability,h2)表示疾病或表型在多大程度上受遗传因素的影响,较低 h2 的表型会降低遗传学关联研究的检验效能。因此,GWAS 中应尽量选择 h2 较高的疾病或表型。进行 GWAS 时,应尽可能选择那些可定量反映疾病危险程度的指标、可用于分析疾病临床亚型的特征,或可用于诊断和鉴别疾病的表型特征。由于数量表型测量的难易程度直接和该表型遗传度相关,应选测量简单、准确和遗传度高的数量表型,因为降低测量误差的操作(如重复测量)和总体变异可能增加该数量表型变异的 h2(如多次测量血压可以增加 h2)。

此外,由于临床上有许多很难测量或者诊断模糊不清的疾病,如缺血性脑卒中可能涉及血栓脱落或者脑动脉粥样硬化等不同的发病机制,但在人群中却常常同时出现而难以区分,因此,在进行 GWAS 时,研究疾病相关数量表型有时要较研究疾病状态为佳。

确定了研究对象之后,不仅要对其表型进行分型,还要采用合适的方法采取研究样本(血液或组织),并提取 DNA,以供后续研究使用。

（二）遗传标记的选择

1. 基于 HapMap 的遗传标记选择　人类基因组中大约有 1 千多万个常见的 SNPs,其中大多数相邻的 SNPs 彼此高度相关,并且作为整体一起传递给后代的概率要大于随机分布的 SNPs,称之为连锁不平衡。由于 1 个 SNP 的基因型能很好地预测与之相关联的邻近 SNPs 的基因型,一旦某一给定区域中的连锁不平衡组合被获知,就可以选择出那些代表性 SNPs 作为标签 SNPs(tagging SNPs),它们可以是一个独立的 SNP,也可以是多个 SNPs 的组合(即单倍型)。由于 SNPs 之间存在连锁不平衡,因此只要对这些标签 SNPs 进行基因分型,就足以获得大部分未分型的遗传信息,这样,大大减少了需要分型的 SNPs 位点。2005 年完成的国际 HapMap 计划针对欧洲、非洲和亚洲血统的人群样本进行了基因分型,构建了全基因组 SNPs 图谱并确定不同种族和人群的单倍型标签 SNPs 和连锁不平衡的特征,为 GWAS 研究中遗传标记的选择提供了主要来源。

但是,现阶段的 HapMap 尚不完整,首先其不能完全反映不同地域 SNP 分布及频率的差异,故还有很多数据需要修改;其次,HapMap 中包含了大量常见 SNP(common SNP)信息,仅提供了少量罕见 SNP(rare SNP)信息,故对于发现那些导致大部分特定疾病发生的罕见的高风险遗传变异效率有限。目前只能通过对相关候选基因转录本或是外显子测序以发现罕见致病 SNP;或者通过特殊遗传统计方法来满足一定效能的商品化 SNP 检测试剂盒,保证在全基因组范围内发现疾病相关 SNP(以 $P<0.05$、单个位点 $P<10^{-7}$、95% 检验效能);如果要应用能代表更大范围的低频率 SNP,则需要借助大量的测序工作来实现增加更多基因低频率 SNP 信息。

2. 基于基因组拷贝数变异的遗传标记选择　基因组拷贝数变异(copy number variations,CNV)也是一种引起疾病或增加复杂疾病发病风险的重要遗传变异。所谓基因组拷贝数变异是指在人类基因组中存在的多种类型的染色体数目和结构变异,指与参考序列相比,基因组中 $\geq$1kb 的 DNA 片段插入、缺失和或扩增,及其互相组合衍生的复杂染色体结构变异。与 SNP 相似,部分 CNV 在不同人群中以不同频率分离并具有显著性差异,并可能影响基因表达和表型改变。就复杂性疾病而言,由于疾病相关遗传变异可能分布在不同染色体,单纯以 SNP 为基础的关联分析可能无法有效地区分受累个体和健康对照,而 CNV 可能通过数量作用和质量作用两种机制引起的基因剂量改变导致表型改变,所以 CNV 全基因组关联分析(CNV association analysis)可能更容易检测到致病遗传变异;同时,SNP、CNV 的组成与拷贝数以及环境因子都参与疾病特定表型的产生。因此,在进行 GWAS 时,结合 SNP 和 CNV 基因分型结果可以充分发挥两者的互补性,获得对疾病遗传特征较为完整的理解。

通过以上两个步骤,获得了大量的 DNA 样本及正确的遗传标记分型,将经过处理的 DNA 样品与高通量的 SNP 分型芯片进行杂交,通过特定的扫描仪对芯片进行扫描,将每个样品所有的 SNP 分型信息以数字形式储存于计算机中,随后便可对相应数据进行分析。

3. 数据的分析及质量控制　GWAS 产生的数据将是庞大的,必须严格注意到实验过程中的每一细节,努力避免、及时发现和消除实验误差和错误来源。GWAS 的数据分析分为以下 3 个步骤:

(1) 原始数据的质量控制:首先,将未经处理的原始强度信号通过软件分析和质控阈值分析转化为基因型,检测分型样本和位点的得率,除去频率小于 1% 或是纯合的以及 Hardy-Weinberg 平衡极度偏离的 SNPs,排除分型失败以及个体间有亲缘关系的样本;同时,检测病例对照匹配度和人群结构分层。检验是否存在由于病例和对照样本不匹配或遗传亚群结构不一致而导致的人群分层现象。

(2) 关联性分析:利用 Cocharan-Armitage 趋势检验的方法对病例组与对照组中每一SNP 进行基因型分布比较,通过分类序数来检出其检验效能接近期望效能的趋势;采用分位点-分位点曲线(Q-Q 曲线)描绘 GWAS 的统计分布图,比较所观察到有效实验统计分布和无效实验期望分布的诊断性曲线;通过对 SNPs 的数字模拟推算出整个基因组中拷贝数变异

（CNVs）的情况，探讨拷贝数变异在复杂疾病易感性中所起的重要作用。

另外，在关联性分析过程中，需要根据不同的研究人群类型采用不同的检验方法。如：GWAS 用于病例对照研究设计（case-control study）时，比较病例和对照组中每个 SNP 等位基因差别多采用 4 格表的卡方检验（chi-square test），并计算 OR 及其 95% 的可信区间（confidence interval，CI）、归因分数（attributable fraction，AF）和归因危险度（attributable risk，AR）；同时需对如年龄、性别等主要混杂因素采用 Logistic 回归分析，以基因型和混杂因素作为自变量，研究对象患病状态为因变量进行分析；GWAS 用于研究随机人群的 SNP 与某一数量性状关联时（如身高、体重、血压等），主要应用单因素方差分析（one-way ANOVA）比较 SNP 位点 3 种基因型与所研究的数量性状水平的关系，需要调整混杂因素时则采用协方差分析（analysis of covariance）或线性回归；而在 GWAS 中，人群分层（population stratification）和多重假设检验调整（multiple testing adjusting）是引起研究结果分析误差的最主要原因。人群分层产生的问题即使在研究对象是同一种族人群时也仍然存在，而且现有的研究方法尚未能有效地解决此类问题，一种可能的策略是采用基于家系的关联研究，该方法可以避免人群分层对关联分析结果的影响。家系样本进行 GWAS 时多采用传递不平衡检验（transmisstion-disequilibrium test，TDT）。

（3）SNPs 位点的验证：如果选择两阶段或多阶段的研究方式，经过初筛后的数据结果，选择有统计学意义的关联位点或区域，在第二批独立样本进行基因分型加以验证，同时进行质量控制，由于 GWAS 研究中存在大量的假设检验，因此，控制阈值从而尽可能地减小既往报道的假阳性，目前公认有意义的阈值是 $P<5×10^{-7}$。经过验证所得的分析结果结合基因的生物学功能分析，从而揭示疾病发生发展的遗传过程。因此，全基因组关联性分析是一种通过整个人类基因组来寻找某种基因变异与表型之间关系的方法，所以需要足够密度和选择性的遗传标记以覆盖最大可能的基因组变异，在足够数量的个体 DNA 样本中进行基因分型和有效的统计分析，最终发现并鉴定出与疾病相关的微效遗传变异。

二、GWAS 研究优势及应用

（一）GWAS 的研究优势

过去，候选基因关联分析和家系连锁分析是寻找常见复杂疾病相关基因最基本的手段，但这两种方法在策略或技术上都有很大的局限性，与之相比，GWAS 无疑具有其巨大的优势。

首先，从技术手段上说，GWAS 表现为高通量、高效率。经典关联分析大多采用常规的基因分型技术（如 PCR-RFLP 等），其检测区域一般仅局限于候选基因启动子或编码区少数几个或数 10 个多态位点。而 GWAS 则基于基因芯片的 SNP 基因分型技术，可在单次研究中对全部研究对象全基因组范围内多达 50 多万个 SNPs 位点进行平行分析，从而有利于大规模、快速地查找到与疾病发生相关的位点。

其次，从研究策略看，GWAS 最显著的特征是不需在研究前构建任何假设。候选基因关联分析通常根据疾病相关的生理生化等信息确定待研究的候选基因，换言之，倘若某疾病相关的某一基因功能尚未被认识，它就不可能被选为候选基因；加之目前人们对复杂疾病发病机制的了解十分有限，故不仅可供挑选的候选基因不多，而且还带有很大的盲目性。尽管家系连锁分析也不必在研究前构建假设，但多数情况下，在家系中得到证实的基因与群体中并不具有相关性。相反，GWAS 则不再以候选基因或候选染色体区域内的多态标记作为关联分析对象,而是针对基因组中所有 SNPs。GWAS 从基因组中随机选择 SNPs 进行基因分型,然后分析每个 SNP 与疾病的关联强度 *OR* 值(odds ratio),这样就有助于从整体角度(全基因组)捕获新的疾病相关基因。

最后,研究过程中大样本的采用以及强大的统计学分析手段也极大地提高了 GWAS 从庞大的基因组中检出疾病相关的微小遗传信号的效能。

(二) GWAS 的应用研究

全基因组关联分析研究(GWAS)能精确揭示影响人类健康的重大疾病的易感性,从而为阐明这些重大疾病的遗传学发病机制奠定基础,是目前科学界公认的最为有效的重大疾病研究方法之一,被《科学》杂志评选为 2007 年世界十大科学进展之首。正是由于 GWAS 的兴起,掀起了人类基因组计划研究复杂疾病易感基因的浪潮。

1. GWAS 在复杂疾病研究中的应用 复杂性疾病是指由于许多遗传和环境因素的共同作用引起的疾病,与单基因遗传病不同,每单个因素在疾病的发生中所起作用甚微,因此,分析发现并鉴定这些影响复杂性疾病的遗传变异困难重重。2005 年,*Science* 杂志首次报道了有关人类年龄相关性黄斑变性的 GWAS。此后有关肥胖、糖尿病、冠心病、卒中、癌症、炎症性肠病、多发性硬化、剥脱性青光眼、HIV、儿童哮喘、房颤、肌萎缩侧索硬化症、风湿性关节炎、自身免疫性疾病及常见精神疾病(如阿尔兹海默病)等一系列复杂疾病的 GWAS 被陆续报道。这些研究不仅证实了过去已发现的关联信号,而且还产生了很多新的候选基因,GWAS 研究不仅推动了传统致病基因的研究,还可能带来新的研究靶点。另外,GWAS 在不同疾病中检测出基因有很多交集,有助于相关生物学通路的发现。GWAS 在遗传变异与疾病发生关系应用中的进展也推动着环境外源化学物质与疾病发生机制研究的进步,目前 GWAS 在研究代谢酶基因的遗传变异与外源化学物暴露致病机制的研究中发挥着重要的作用。多环芳烃是焦炉逸散物中最主要的致癌成分,可以通过诱导 DNA 损伤、表观遗传学改变等导致癌症的发生,而机体代谢酶基因的遗传变异可能通过影响 DNA 损伤或表观遗传机制改变的程度,影响疾病发生。应用 GWAS 分析,可以全面地剖析代谢酶基因遗传变异与DNA 损伤或表观遗传机制间的关联性,综合考虑基因与基因、基因与环境之间的复杂联合作用,验证传统代谢酶 SNPs 与致病机制关联性的基础上,发现更多的新靶点及毒性通路,有利于更全面地解释科学假设,发现暴露易感标志物。

2. GWAS 与暴露易感基因的筛选 随着化学物合成及使用的增多,环境化学污染物的暴露及其引起的健康效应也越来越受到人们的重视,关于环境化学污染物暴露和中毒相关的易感基因筛选的研究也越来越多。其中,我们必须充分考虑和分析以下几个问题:①不同人群特征、不同遗传背景研究对象的代谢动力学特点;②所选标志在环境化学污染物暴露、代谢和转化中的作用是否能充分反映研究人群化学污染物暴露水平;③基于单一基因的 SNP 不能完全反映其与污染物暴露水平的关系;④当目标基因的等位基因频率在人群分布呈极端分布时,原有统计方法已不适合,需充分考虑统计学方法。GWAS 是从人类全基因组范围内的序列变异中筛选出与疾病性状关联的 SNP。其优势在于无需通过对机制的完全了解后再预先设定研究的候选基因,而是可通过分析基因组中的所有基因,研究众多功能不明的基因及大量基因间区域的 SNP 的相关性。寻找环境污染物暴露易感标志的研究日益重视针对人群特征选择多样的内暴露标志。因此,通过 GWAS 研究内暴露标志,能更有效地识别发现新的化学污染物暴露水平相关基因,为该领域的研究推动和突破奠定基础。

3. GWAS 在临床治疗中的应用 目前 GWAS 多用于检测疾病的相关风险基因,主要针对有中等生物学效应的常见变异,已经鉴定出超过 3000 个关联的 SNP,包括 2 型糖尿病、高血压、前列腺癌等,充分证明其在风险检测中的成效。但是,这些变异的关联度都太弱,目前尚不能独立用于个体风险预测,但随着相关技术发展及疾病易感基因谱的完善,未来可以综合众多数据建立一个风险预测模型,预测个体发病风险。

另外,GWAS 还可用于鉴定药物反应基因,观察药物的毒性作用及不良反应:最近 GWAS 发现,氨基丁酸(aminobutyric acid,GABA)等受体与迟发型运动障碍治疗中的抗精神病药物的药物不良反应密切相关;Huang 结合并关联 HapMap 样本中有关基因表达和细胞毒性分析的数据,鉴定了与化疗药物柔红霉素毒性有关的基因。

此外,GWAS 还可以用于治疗效果及预后的研究。最近有实验在结肠癌中证实,10p14 上的 rs10795668 与结直肠癌复发风险降低有关,提示 rs10795668 可作为鉴定结直肠癌化疗后复发风险的标志物。癌症生存率有关的遗传变异虽然具有统计学意义,但危险度较低,且尚未通过重复实验验证,由于疾病预后及药物反应的研究受样本数量限制较多,相信随着多中心乃至全球合作,GWAS 用于治疗反应与癌症预后指日可待。

三、GWAS 研究的发展方向

1. GWAS 研究及应用的局限性 目前,尽管 GWAS 已经取得巨大的成绩,但还需要进一步的完善和发展。首先,GWAS 对疾病的选择有所限制。通过 GWAS 发现的疾病相关变异多为常见变异(MAF>5%),平均频率在 36% 左右,而低频率变异的检出效能不够,因此其只涉及了复杂疾病和性状(表型)的小部分,仅解释了疾病小部分的遗传风险。

其次,GWAS 往往不能直接发现致病的遗传变异,GWAS 对 SNPs 的选择是根据 HapMap 数据库中的连锁不平衡关系,这种间接设计原则决定 GWAS 更容易发现疾病相关区域(位点),而非真正致病变异。另外,GWAS 研究的对象主要是 SNPs,对 SNPs 以外的其他变异检出效能非常微弱。在疾病的发生和发展过程中,基因的改变,特别是表达功能代谢和条件的变化都是动态的,除了单核苷酸的改变,还有还包括小片段的缺失、串联重复序列、拷贝数变异和其他结构变异等;更有转录、修饰、翻译、表达、代谢、调节和功能的变化,不同疾病,不同个体,不同阶段,所涉及的基因的改变亦不同,预测一种疾病,可能需要多个指标才能确认,这些也就使 GWAS 的实际应用存在着一定的局限性。

最后,在 GWAS 的应用方面,由于其发现的新位点局限在 DNA 的序列水平上,只能用于预测及风险的评估,仍可能存在假阳性,而根本的解决办法将是从功能上进行实验的验证。

2. GWAS 研究面临的挑战 从 2005 年至今,全世界众多研究小组开展了大量复杂疾病/性状易感基因的全基因组关联研究(genome-wide association study,GWAS),发现了近 3000 个疾病/表型相关变异,即单核苷酸多态性(single nucleotide polymorphism,SNP),同时构建了海量的基因分型数据库。如何采取有效措施充分利用现有 GWAS 数据,提高发现易感基因/位点的效能,明确致病的序列变异与疾病/表型的关系是新一轮 GWAS 面对的挑战。

目前,GWAS 研究深入发展的策略主要从以下几方面进行:①深入分析 GWAS 数据,进行多种群大样本验证;②国际合作和 Meta 分析;③多种疾病共同易感基因研究;④易感位点的精确定位和测序分析;⑤基于生物学通路的 GWAS;⑥基因-基因、基因-环境交互作用研究。

如果将目前基于 HapMap 设计的 GWAS 称为狭义 GWAS,那么广义的 GWAS 概念应该是在全基因组范围内,利用关联分析的原理和方法进行的疾病基因组学研究,不仅包括

SNPs,还包括突变、拷贝数变异、基因表达、表观遗传修饰等。因此,在未来几年内 GWAS 研究将会涉及到疾病基因组学研究的几个方面:①全基因组拷贝数变异关联分析;②全基因组测序研究;③全基因组外显子测序研究;④全基因组转录组和表达谱研究;⑤全基因组表观遗传学研究等。

总之,随着科学技术的持续发展,新的检测技术不断出现,将为疾病基因组学研究带来空前的机遇。GWAS 作为一种研究方法具有与时俱进的特点,可以不断吸收和利用这些新技术,并将其应用到复杂疾病的研究中,为疾病预警、临床诊断以及个体化治疗奠定理论基础,并将对环境有害物质暴露相关性研究提供重要的手段。

(马璐　肖勇梅　陈雯)

参 考 文 献

1. Hardy J,SingletonA. Genome wide association studies and human disease. N Engl J Med,2009,360:1759-1768.

2. Hoover RN. The evolution of epidemiologic research:from cottage industry to"big" science. Epidemiology,2007,18:13-17.

3. Redon R,Ishikawa S,Fitch KR,et al. Global variation in copy number in the human genome. Nature,2006,444:444-454.

4. McCarroll SA. Extending genome-wide association studies to copy-number variation. Hum Mol Genet,2008,17:135-142.

5. Beckmann JS,Estivill X,Antonarakis SE. Copy number variants and genetic traits:closer to the resolution of phenotypic to genotypic variability. Nat Rev Genet,2007,8:639-646.

6. McCarthy MI,Abecasis GR,Cardon LR. Genome-wide association studies for complex traits:consensus uncertainty and challenges. Nat Rev Genet,2008,9:356-369.

7. Klein RJ,Zeiss C,Chew EY. Complement factor H polymorphism in age-related macular degeneration. Science,2006,312:279-283.

8. Inada T,Koga M,Ishiguro H. Pathway-based association analysis of genome-wide screening data suggest that genesassociated with the gamma-aminobutyric acid receptor signaling pathway are involved in neuroleptic-induced,treatment-resistant tardive dys kinesia. Pharmacogenet Genomics,2008,18:317-323.

9. Huang RS,Duan S,Kistner EO. Genetic variants contributing to daunorubicin-induced cytotoxicity. Cancer Res,2008,68:3161-3168.

10. Xing J,Myers RE,HeX. GWAS-identified colorectal cancer susceptibility locus associates with disease prognosis. Eur J Cancer,2011.

11. 严卫丽. 复杂疾病全基因组关联研究进展—研究设计和遗传标记. 遗传,2008,30:400-406.

12. 韩建军,张学军. 全基因组关联研究现状. 遗传,2011,33:25-35.

第五节　高通量测序技术

基因突变(gene mutation)是由于 DNA 分子中发生碱基对的增加、缺失或改变,而引起的基因结构的改变。特定基因内部发生的可遗传的结构改变,称为点突变,通常可引起一定的表型变化。广义的突变包括染色体畸变,狭义的突变专指点突变。基因突变的研究一直是当今生命科学研究的热点之一,检测方法也在日益更新。目前几乎所有的检测基因突变的分子技术都基于 PCR 的基础之上,如单链构象多态性(single-strand conformational polymorphism,SSCP)、异源双链分析法(heteroduplex analysis, HA)及变性梯度凝胶电泳法

(denaturing gradient electrophoresis,DGGE)等,由 PCR 衍生出的新方法也有 20 余种,且自动化程度越来越高,分析时间大大缩短,结果的准确性也有很大的提高。然而应用这些技术检测到的基因突变,最后都需要 DNA 序列的分析才能确定突变的类型及突变的位置,且其效率可达 100%,因此 DNA 测序技术仍是检测基因突变的金标准。

DNA 测序技术是分子生物学研究中最常用的技术,它的出现极大地推动了生物学的发展。较为成熟的 DNA 测序技术始于 1977 年,Maxam 和 Gilbert 报道了化学降解法;同年 Sanger 发明了双脱氧链终止法。20 世纪 90 年代初出现的荧光自动测序技术将 DNA 测序带入自动化测序的时代。这些技术统称为第一代 DNA 测序技术。最近几年发展起来的第二代 DNA 测序技术则使得 DNA 测序进入了高通量、低成本的时代。目前,基于单分子读取技术的第三代测序技术已经出现,该技术测定 DNA 序列更快,并有望进一步降低测序成本,将成为生命科学研究领域最常用和可及的技术。

一、第一代 DNA 测序技术

目前 DNA 测序技术中应用最广的仍是 Sanger 的双脱氧链终止法,它的原理是通过生成相互独立的若干组带放射性标记的寡核苷酸,这些核苷酸每组都有共同的起点,却随机终止于一种(或多种)特定的残基,来形成一系列以某一特定核苷酸为末端的长度各不相同的寡核苷酸混合物,这些寡核苷酸的长度由这个特定碱基在待测 DNA 片段上的位置所决定。然后通过高分辨率的变性聚丙烯酰胺凝胶电泳,经放射自显影后从胶片上直接读出待测 DNA 上的核苷酸顺序。

Sanger 法因为既简便又快速,并经过后续的不断改良,成为了迄今为止 DNA 测序的主流。然而,随着科学的发展,传统的 Sanger 测序已经不能完全满足研究的需要,对模式生物进行基因组重测序以及对一些非模式生物的基因组测序,都需要费用更低、通量更高、速度更快的测序技术,第二代测序技术(next-generation sequencing)应运而生。

二、第二代 DNA 测序技术

第二代测序技术也称高通量测序技术,它是对传统测序的革命性改变,一次对几十万到几百万条 DNA 分子进行序列测定,同时高通量测序使得对一个物种的转录组和基因组进行细致全貌的分析成为可能,所以又被称为深度测序(deep sequencing),可对某一组织、某一时间表达的所有 mRNA 进行序列测定。高通量测序平台的代表是罗氏公司的 454 测序仪(Roche GS FLX sequencer)、Illumina 公司的 Solexa 基因组分析仪(Illumina Genome Analyzer)和 ABI 的 SOLiD 测序仪(ABI SOLiD sequencer)。第二代测序技术的核心思想是边合成边测序(sequencing by synthesis),即通过捕捉新合成的末端标记来确定 DNA 的序列,这些平台共同的特点是极高的测序通量,相对于传统测序的 96 道毛细管测序,高通量测序一次实验可以读取 40 万~400 万条序列,读取长度也根据平台不同从 25 碱基到 450 碱基。不同的测序平台在一次实验中,可以读取 1G~14G 不等的碱基数,这样庞大的测序能力是传统测序仪所不能达到的。

以 Illumina 公司的 Solexa 基因组分析仪为例,第二代测序技术的操作流程如下:

1. 测序文库的构建(library construction) 首先准备基因组 DNA(虽然测序公司要求样品量要达到200ng,但是 Solexa 基因组分析仪系统所需的样品量可低至100ng,能应用在很多样品有限的实验中),然后将 DNA 随机片段化成几百碱基或更短的小片段,并在两头加上特定的接头(adaptor)。如果是转录组测序,则文库的构建要相对麻烦些,RNA 片段化之后需逆转录成 cDNA,然后加上接头,或者先将 RNA 逆转录成 cDNA,然后再片段化加上接头。片段的大小(insert size)对于后面的数据分析有影响,可根据需要来选择。对于基因组测序来说,通常会选择几种不同的片段大小,以便在组装(assembly)的时候获得更多的信息。

2. 锚定桥接(surface attachment and bridge amplification)　Solexa 测序的反应在流动槽(flow cell)中进行,流动槽又被细分成 8 个通道,每个通道的内表面有无数的被固定的单链接头。上述步骤得到的带接头的 DNA 片段变性成单链后与测序通道上的接头引物结合形成桥状结构,以供后续的预扩增使用。

3. 预扩增(denaturation and complete amplification)　添加未标记的 dNTP 和普通 Taq 酶进行固相桥式 PCR 扩增,单链桥型待测片段被扩增成为双链桥型片段。通过变性,释放出互补的单链,锚定到附近的固相表面。通过不断循环,将会在流动槽的固相表面上获得上百万条成簇分布的双链待测片段。

4. 单碱基延伸测序(single base extension and sequencing)　在测序的流动槽中加入带有碱基特异荧光标记的 4 种 dNTP、DNA 聚合酶以及接头引物进行扩增,在每一个测序簇延伸互补链时,每加入一个带荧光标记的 dNTP 就能释放出相对应的荧光,测序仪通过捕获荧光信号,并通过计算机软件将光信号转化为测序峰,从而获得待测片段的序列信息。从荧光信号获取待测片段的序列信息的过程叫做碱基读出(base calling)。读长会受信号衰减因素的影响,如荧光标记的不完全切割。随着读长的增加,错误率也会随之上升。

5. 数据分析(data analyzing)　这一步严格来讲不能算作测序操作流程的一部分,但是只有通过这一步前面的工作才显得有意义。测序得到的原始数据是长度只有几十个碱基的序列,要通过生物信息学工具将这些短的序列组装成长的序列群(contig)甚至是整个基因组的框架,或者把这些序列比对到已有的基因组或者相近物种基因组序列上,并进一步分析才能得到有生物学意义的结果。

第二代测序技术采用了高通量测序技术,使测序通量大大提高,从 Sanger 测序法一次读取一条序列到毛细管测序的一次读取 96 条序列再到现在的一次读取几百万条序列的实现,不得不说这是对第一代测序技术的一次革命性的变革。然而第二代测序技术并不完美,由于其在测序前要通过 PCR 手段对待测片段进行扩增,因此增加了测序的错误率。并且由于 Illumina 和 SOLiD 的测序结果都较短,比较适合重测序,而不太适用于没有基因组序列的重新测序。

三、第三代 DNA 测序技术

第三代测序技术解决了第二代测序技术错误率的问题,通过增加荧光的信号强度及提高仪器的灵敏度等方法,使测序不再需要 PCR 扩增这个环节,实现了单分子测序并继承了高通量测序的优点。目前正在研发的纳米孔单分子技术则更是在原理上做出本质变革,不再基于目前所用测序技术广泛使用的边合成边测序的思想,而是使用外切酶从单链 DNA(ssDNA)的末端逐个切割形成单碱基,并采用新技术对切落下来的单碱基进行检测,这样可以更好地提高读取长度,减少测序后的拼接工作量,实现对未知基因组进行重新测序。第三代 DNA 测序技术的代表是生物科学公司(BioScience Corporation)的 HeliScope 单分子测序仪(HeliScope Single Molecular Sequencer),正在研制的太平洋生物科学公司(Pacific Biosciences)的单分子实时 DNA 测序技术[Single Molecule RealTime(SMRT)DNA sequencing technology〕和牛津纳米孔技术公司（Oxford Nanopore Technologies Ltd）的纳米孔单分子测序技术等。

　　Heliscope 技术和 SMRT 技术利用荧光信号进行测序，而纳米孔单分子测序技术利用不同碱基产生的电信号进行测序。采用二次测序方法，Heliscope 可以实现目前测序技术中最低的替换错误率，即 0.001%。SMRT 技术的测序速度很快，利用这种技术测序速度可以达到每秒 10 个 dNTP。纳米孔单分子技术的一个显著特点是能够直接读取甲基化的胞嘧啶，而不像传统方法那样必须要用重亚硫酸盐（bisulfite）处理，这给在基因组水平研究表观遗传调控提供了巨大的帮助，且纳米孔单分子技术的准确率能达到 99.8%，一旦发现替换错误也能较容易地更改。另外，由于每次只测定一个核苷酸，因此该方法可以很容易地解决同聚物长度的测量问题。纳米孔单分子技术尚处于研发阶段，目前面临的两大问题是寻找合适的外切酶载体以及承载纳米孔平台的材料。

　　经过 30 多年的发展，DNA 测序技术已经发展到了第三代，且三代测序技术各有各的优势。第一代测序技术虽然成本高，速度慢，但是对于较短的序列来说，仍是最好的选择，所以在以后的一段时间内仍将存在；第二代测序技术正在逐渐走向成熟；第三代测序技术正在研制和完善，相信很快便可进行商业化运作。可以预见，在未来的几年里会出现三代测序技术共存的局面。随着新的测序技术的出现，大规模测序的成本迅速下降，花费 1000 美元检测一个人的基因组的目标相信很快就可以实现。届时，生物学研究的进展将会更多地依赖于测序技术的进步，不同领域的科学家用较低的成本就可以对自己熟悉的物种基因组进行测序，从而更好地指导试验设计，取得更多新发现。

（李道传　马璐　陈雯）

参 考 文 献

1. Margulies M, Egholm M, Altman WE, et al. Genome sequencing in microfabricated high-density picolitre reactors. Nature, 2005, 437:376-380.

2. Turcatti G, Romieu A, Fedurco M, et al. A new class of cleavable fluorescent nucleotides: synthesis and optimization as reversible terminators for DNA sequencing by synthesis. Nucleic Acids Res, 2008, 36:e25.

3. Shendure J, Porreca GJ, Reppas NB, et al. Accurate multiplex polony sequencing of an evolved bacterial genome. Science, 2005, 309:1728-1732.

4. Braslavsky I, Hebert B, Kartalov E, Quake SR. Sequence information can be obtained from single DNA molecules. Proc Natl Acad Sci U S A, 2003, 100:3960-3964.

5. Harris TD, Buzby PR, Babcock H, et al. Single-molecule DNA sequencing of a viral genome. Science, 2008, 320:106-109.

6. Clarke J, Wu HC, Jayasinghe L, et al. Continuous base identification for single-molecule nanopore DNA sequencing. Nat Nanotechnol, 2009, 4:265-270.

第六节　转基因和基因敲除技术

　　自 1972 年 DNA 重组技术诞生以来，转基因和基因敲除技术得以建立并飞速发展。1981 年，第一次成功地将外源基因导入动物胚胎，创立了转基因动物技术。1982 年获得转基因小鼠，转入大鼠的生长激素基因，使小鼠体重为正常个体的 2 倍，因而被称为"超级小鼠"，上述研究开拓了转基因克隆动物——无性生殖技术。1997 年，英国 Wilmut 等用绵羊乳腺细胞的细胞核移植到去细胞核的卵细胞中,成功得到了克隆羊"多莉",证实了高等哺乳动物也可以突破有性生殖繁殖后代。目前转基因技术作为现代生物学核心技术影响到人类生活的方方面面,通过对植物、动物以及微生物进行转基因以及基因敲除操作所获得的产品在工农业生产以及生物医药工程中广泛应用。20世纪80年代中期,国家高科技专项开始对转基因研究进行支持,经过近20年的发展,我国已经完成了在转基因技术方面从无到有并紧跟世界前沿的过程。

近年来,动物转基因和基因敲除技术在揭示疾病的发生发展机制和治疗研究中展露出独特的优越性,并发挥越来越重要的作用。在疾病的研究领域该技术主要应用于:第一,建立敏感动物品系及构建与人类疾病相似的疾病动物模型,用于疾病发病机制的研究及新型药物的筛选;第二,将编码药物蛋白或多肽的基因连入特定载体并导入特定的受体细胞,通过受体细胞或生物表达药物蛋白或多肽获得药物制剂;第三,改造异种动物(如转基因猪)的器官并使之适合人体的器官移植,治疗器官衰竭、挽救和延长生命;第四,遗传修饰的生物体(如疫苗)或重组核酸直接作为药物用于疾病的治疗。

目前,转基因技术在毒理学中主要应用在中毒模型的建立、机制学研究以及环境暴露风险评价等方面。

一、转基因技术

转基因是指运用科学手段从某种生物中提取所需要的基因,将其转入另一种生物中,使之与另一种生物的基因进行重组,从而产生特定的具有变异遗传性状的物质。人们常说的"遗传工程""基因工程""遗传转化"均为转基因的同义词。将人工分离和修饰过的基因导入到生物体基因组中,由于导入基因的表达,引起生物体性状的可遗传的修饰,这一技术称之为转基因技术(transgenic technology)。经转基因技术修饰的生物体在媒体上常被称为"遗传修饰过的生物体"(genetically modified organism,简称GMO)。利用转基因技术可以改变动植物性状,培育新品种,也可以在其他生物体培育出期望的生物制品,应用于医药、食品等方面。通过转基因技术制备出的转基因动物模型也越来越多地应用于毒理学的研究,如毒物的代谢以及毒作用机制的研究。

目前转基因技术常用的方法有显微注射法、逆转录病毒载体法、胚胎干细胞介导法、精子载体法、体细胞核移植法、性腺注射法、RNA干扰法以及基因打靶等方法。

1. 显微注射法　DNA显微注射法,是指用显微操作仪将外源基因直接注入受体动物的受精卵中,使外源基因整合到受精卵的基因组内,最终发育成转基因动物的技术。显微注射转基因法最早由美国人Gordon发明,他在1980年首次利用原核注射的方法开展动物转基因研究。显微注射法是目前转基因动物生产中应用最广泛、最有效的方法之一。显微注射法是利用管尖极细(0.1~0.5μm)的玻璃微量注射针,将外源基因片段直接注射到原核期胚或培养的细胞中,然后藉由宿主基因组序列可能发生的重组、缺失、复制或易位等现象而使外源基因嵌入宿主的染色体内。目前此法已成功运用于包括小鼠、鱼、大鼠、兔子及许多大型家畜如牛、羊、猪等基因转殖动物。

显微注射法具有转基因效率高,适用范围广(任何DNA均可直接注射),没有载体或化学试剂对细胞造成毒性,不经嵌合体途径便有可能直接获得纯系,实验周期短等优点,但由于该方法中外源基因是多拷贝串联式随机整合入宿主基因组中,因此整合位点和拷贝数难以精确控制,并可能造成严重的插入突变,发生表达调节障碍,甚至导致受体基因组发生严重突变,使受体细胞死亡。此外,整合位点也不易分析,整合率低,虽然可以通过加大外源DNA 的注入浓度来提高整合率,但同时转基因细胞的成活率也显著下降。

2. 逆转录病毒载体法　逆转录病毒载体法是利用逆转录病毒具有可携带目的基因通过感染方式进入宿主靶细胞,并能将目的基因整合入宿主靶细胞的特点来达到转基因目的的一种方法。逆转录病毒的长末端重复序列(long terminal repeat,LTR)区域有转录启动子活性,将外源基因连接到 LTR 下游进行基因重组后,制成高滴度的病毒颗粒,人为对着床前或着床后的胚胎进行感染,也可以让胚胎与能释放逆转录病毒的单层培养细胞共孵育以达到感染的目的。逆转录病毒 RNA 进入宿主胚胎细胞后,被反转录为 DNA,并在整合酶和其末端特殊核酸序列作用下,整合到宿主胚胎细胞的基因组,进行表达和遗传,得到转基因动物。1974 年,Jaenisch 等将 SV40 DNA 注入小鼠胚腔中,发现获得的小鼠体内有 SV40 DNA整合。之后科学家一直想通过病毒感染的方式获得转基因动物,但直到1998 年 Bremel 等将逆转录病毒直接注入卵母细胞才生产出纯系的转基因牛。近年来,慢病毒载体法制备转基因动物得到广泛应用。研究者使用以浓缩的 HIV-1 为基础的慢病毒载体,显微注射卵周隙可以制备稳定的转基因 BALB/c 系小鼠。

逆转录病毒感染转基因操作简单,宿主范围广,不受胚胎发育阶段的影响,无导入基因的连环化现象,可引入单拷贝的基因,且单一位点单拷贝整合效率高。该方法不足之处主要有由于需要生产带有外源基因的逆转录病毒,插入外源基因的长度有一定的限制,一般不能超过10kb;整合后的表达率低;将基因导入受体细胞过程中,有可能激活细胞的原癌基因或其他有害基因;所得到的转基因家畜多为嵌合体,需要广泛的杂交,以建立转基因系;转基因的表达问题尚未解决等。虽然逆转录病毒载体法在研究和应用过程中尚存在许多未解决的难题,但其操作简单,整合效率高,在未来仍将具有很高的研究和应用价值。

3. 精子载体法　精子载体法是指将外源基因与精子共培养,或通过电穿孔、脂质体介导等方法将外源基因导入成熟的精子,使精子携带外源 DNA 进入卵细胞受精,得到整合有外源 DNA 的受精卵转移到同期发情的动物子宫内,经胚胎发育产生转基因动物。1989 年,Lavitrano 等首次把 PSV2 CAT 质粒与小鼠的附睾精子共孵育后进行体外受精,移植后获得了转基因阳性鼠。目前精子载体法已在多种动物中获得了基因后代,其中包括牛、猪、兔和小鼠,表明精子载体法是一种实用的转基因方法。

以精子作载体,通过体外受精获得转基因动物的最大优点是方法相对简单、易行,不需要昂贵的显微操作设施及复杂的操作技巧,动物育种不经过嵌合体,实验周期短,利用精子的自然属性克服人为机械操作给胚胎造成的损伤,整合率高。其主要缺点是实验结果不稳定,可重复性差。虽然精子载体法还存在一些问题,但它简单易行,经济快速,已成为一种重要的转基因动物生产方法。近年来,越来越多的研究者使用该方法得到了转基因动物,表明该方法具有广阔的应用前景。除此之外,精子载体法也为转基因动物产业化提供了一条可能的途径。

4. 体细胞核移植法　体细胞核移植法首先要将目标基因转移到体外培育的动物体细胞中,筛选出阳性转基因细胞并进行繁殖,制备出供移植用的细胞核供体。然后将转基因细胞核供体移植到去核的卵母细胞中,重构胚胎经过激活和培养后,移植到代孕动物中,从而获得转基因动物。1997 年,英国 Roslin 研究所的 Wilmut 等利用成年绵羊乳腺上皮细胞作为核供体,成功获得了体细胞克隆绵羊多莉,拉开了动物体细胞克隆技术的序幕。随后,

Wilmut 研究小组通过体细胞核移植,率先在世界上培育出表达人凝血因子IX的转基因克隆绵羊,此后 Cibelli 在 1998 年获得了转基因牛,Bondioli 于 2001 年得到了转基因猪。Umeyama 等用胞质内精子注射与体细胞核移植相结合的方法发展了一种具有明显糖尿病症状的遗传修饰的转基因猪。

体细胞核移植技术发展时间较长,其相应操作方法已比较成熟。该技术的突出优点是可以减少受体动物的数目,不需要用受体母畜来承担那些非转基因的胚胎。另外,该方法事先在细胞中进行基因转移和对阳性细胞的筛选,简化了转基因动物生产中的许多环节,降低成本,产生的转基因后代遗传背景及遗传稳定性一致,不需要选配就可建立转基因群体,具有很大的优越性。体细胞核移植法的不足之处在于费用高、效率低,生出的部分个体表现出生理或免疫缺陷,而且传统的核移植操作程序复杂,对设备和技术要求高。

5. 性腺转基因方法　性腺转基因方法是应用各种手段,将外源基因转染原始生殖细胞后,或将外源基因或其载体直接注入生殖细胞内,使其整合入生殖细胞基因组中,再通过有性生殖产生转基因动物。外源基因通过脂质体转染精原细胞,再将被转染的精原细胞微注射到精原细胞被破坏的雄性动物的睾丸曲精小管内,小鼠康复后可以产生携带外源基因的精子,利用这种雄鼠与雌鼠交配可能产生转基因小鼠。通过将人巨细胞病毒启动子调控的增强型绿色荧光蛋白表达载体注射到小鼠的曲精小管内后再与雌鼠交配的方法,可以成功获得表达绿色荧光蛋白的转基因仔鼠。向曲精小管内注射外源 DNA,然后对曲精小管电击或电穿孔处理,获得转基因小鼠的阳性率达25%。直接向卵巢中注射绿色荧光蛋白的基因,让处理后的雌鼠与雄鼠交配也获得了表达绿色荧光蛋白的转基因小鼠。

性腺转基因法操作简单,技术要求低,难度小。但该方法的缺点在于外源基因随机整合进入宿主基因组,难以实现定点整合,应用此方法难以获得理想的转基因动物。尽管如此,性腺转基因法还是以其操作简单、技术要求低等优点被许多研究工作者选用,进行转基因动物的生产。

6. RNAi 转基因法　RNAi 是一种序列特异性的转录后基因沉默机制,它通过一段双链 siRNA 或单链 miRNA 导致同源 mRNA 讲解,从而阻断目的基因的表达。RNAi 是一种进化上保守的抵御转基因或外来病毒侵犯的防御机制。1990 年,Jorgensen 等首次发现这种现象,广泛引起了人们的研究兴趣。1998 年,Fire 等在秀丽线虫中观察到这种现象,并阐明其为转录后沉默机制。与此同时,将 RNAi 机制用于转基因动物的研究也迅速展开。2002 年,MasaruOkabe 实验室成功建立了第一种应用 RNAi 的转基因小鼠。Jagdeece 等利用核移植与 RNAi 技术相结合,生产出体内不繁殖猪内源性逆转录病毒的转基因猪。

RNAi 可以作为一种有效的工具用来产生转录后沉默的效果,从而抑制特定基因的表达,已经在线虫、果蝇和大、小鼠等模式生物中得到成功应用。然而,由于 RNAi 的机制至今仍未解释清楚,很多设计的 dsRNA 不能产生抑制靶基因转录后沉默的效果。此外,由于 RNAi 转基因小鼠只是在转录后水平上降低基因的表达,并不像基因敲除那样 100% 的把基因从基因组中剔除掉,所以有时也会因为背景不干净导致产生的表型难以分析。

7. 基因打靶技术　基因打靶技术是一种利用 DNA 同源重组原理和胚胎干细胞(embryonic stem cell,ES cell)技术按定向组合的方式改变生物遗传信息的实验技术。它通过外源载体和内源靶位点相同的核苷酸序列之间的同源重组,使外源 DNA 定点整合到靶细胞的特定基因座上。基因打靶技术可以精细地修饰和改造基因的 DNA 片段,具有位点专一性强和打靶后目的片段可以和染色体 DNA 共同稳定遗传的特点。Thomas 等首先对小鼠 ES 细胞进行了基因打靶,将打靶的 ES 细胞移植进入小鼠囊胚,将此重组胚移植进入代孕鼠,产出嵌合体仔鼠,最后通过遗传育种获得基因敲除的纯合小鼠。

基因打靶技术克服了随机整合的盲目性和偶然性,整合位点精确,表达水平高,是一种理想的修饰、改造生物遗传物质的方法。它对于解决目前生物学领域的许多难题提供了新的思路和方法,无论在基础理论研究还是在实践应用方面都有着广阔的前景。基因打靶技术目前主要存在的问题是基因打靶及检测的效率较低,能自发进行二次同源重组。

二、基因敲除技术

基因敲除技术(gene knockout technology)是自 20 世纪 80 年代末以来发展起来的一种新型分子生物学技术,是通过一定的途径使机体特定的基因失活或缺失的技术。通常意义上的基因敲除主要是应用 DNA 同源重组原理,用设计的同源片段替代靶基因片段,从而达到基因敲除的目的,可分为完全基因敲除和条件基因敲除。随着基因敲除技术的发展,除了同源重组外,新的原理和技术也逐渐被应用,比较成功的有基因的插入突变和 RNAi,它们同样可以达到基因敲除的目的。

基因敲除技术的产生和发展建立在 ES 细胞技术和同源重组技术成就的基础之上,其自身发展的同时也促进了相关技术的进一步发展。基因敲除技术的流程概括如下:首先获得小鼠 ES 细胞系,测试 ES 细胞嵌合入受体囊胚的能力之后,根据不同基因、不同目的设计并构建打靶载体,并将打靶载体转入一定数目 ES 细胞中,然后鉴定出带有发生正确同源重组的突变中靶 ES 细胞。通过显微注射或者胚胎融合的方法将经过遗传修饰的 ES 细胞引入受体胚胎内。经过遗传修饰的 ES 细胞可以发育为嵌合体动物的生殖细胞,进行生殖系遗传后,从而得到带有修饰基因的突变小鼠,而后可以对其进行表型分析。

目前,在 ES 细胞中进行同源重组已经成为一种研究特定基因甚至基因特定结构域和对小鼠染色体组上任意位点进行遗传修饰的常规技术。1997 年,通过基因打靶获得的突变小鼠就已经超过千种。近年来,随着基因敲除技术的不断进步,尤其是 DNA 重组技术和小鼠基因组测序的完成,使得建立基因敲除小鼠的周期大大减少,使基因敲除小鼠数目大大增加。各国也都建立了突变体小鼠及转基因小鼠的数据库。2006 年 8 月 7 日,美国国立卫生研究院宣布将投巨资启动敲除小鼠基因组计划,目的是建立一个完善、免费的小鼠基因组突变基因数库。研究人员可以利用基因敲除小鼠研发治疗癌症、心脏病、神经退行性疾病、糖尿病等人类遗传疾病的更好的动物模型。

基因敲除技术常用方法可分为 3 类:同源重组敲除、随机插入突变敲除和 RNAi 敲除。

1. 利用基因同源重组进行基因敲除 利用同源重组构建基因敲除动物模型的基本步骤(图 33-1):①基因载体的构建:把目的基因和与细胞内靶基因特异片段同源的 DNA 分子都重组到带有标记基因(如 neo 基因、TK 基因等)的载体上,成为重组载体。基因敲除是为了使某一基因失去其生理功能,所以一般设计为替换型载体。②ES 细胞的获得:基因敲除目前一般采用的是 ES 细胞,最常用的是鼠,也有使用兔、猪、鸡等的 ES 细胞。常用的鼠的种系是 129 及其杂合体,因为这类小鼠具有自发突变形成畸胎瘤和畸胎肉瘤的倾向,是基因敲除的理想实验动物。而其他遗传背景的 ES 细胞系也逐渐被发展应用。③同源重组:将重组载体通过一定的方式(电穿孔法或显微注射)导入同源的 ES 细胞中,使外源 DNA 与 ES 细胞基因组中相应部分发生同源重组,将重组载体中的 DNA 序列整合到内源基因组中,从而得以表达。一般而言,显微注射法命中率较高,但技术难度较大,而电穿孔命中率较低,但便于使用。④筛选已击中的细胞:由于基因转移的同源重组自然发生率极低,动物细胞的重组概率为 $10^{-5} \sim 10^{-2}$,植物细胞的概率为 $10^{-5} \sim 10^{-4}$。因此如何从众多细胞中筛出真正发生了同源重组的 ES 细胞非常重要。目前常用的方法是正负筛选法(PNS 法)、标记基因的特异位点表达法以及 PCR 法,其中应用最多的是 PNS 法。⑤表型研究:通过观察嵌和体小鼠的生物学形状的变化进而了解目的基因变化前后对小鼠的生物学形状的改变,研究目的基因的功能。⑥得到纯合体:由于同源重组常常发生在成对染色体的其中一条上,所以,如果要得到稳定遗传的纯合体基因敲除模型,需要进行至少两代遗传(图 33-2)。

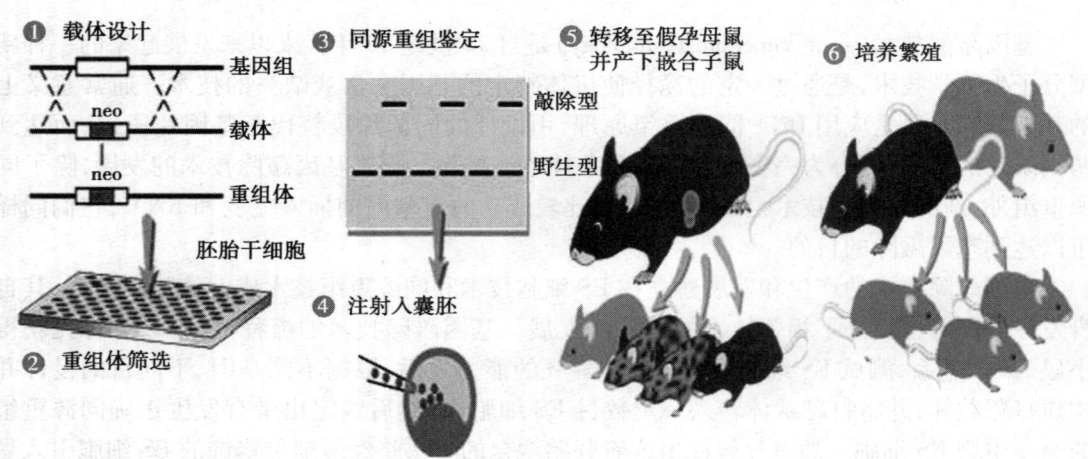

图 33-1　基因同源重组法敲除靶基因的基本步骤

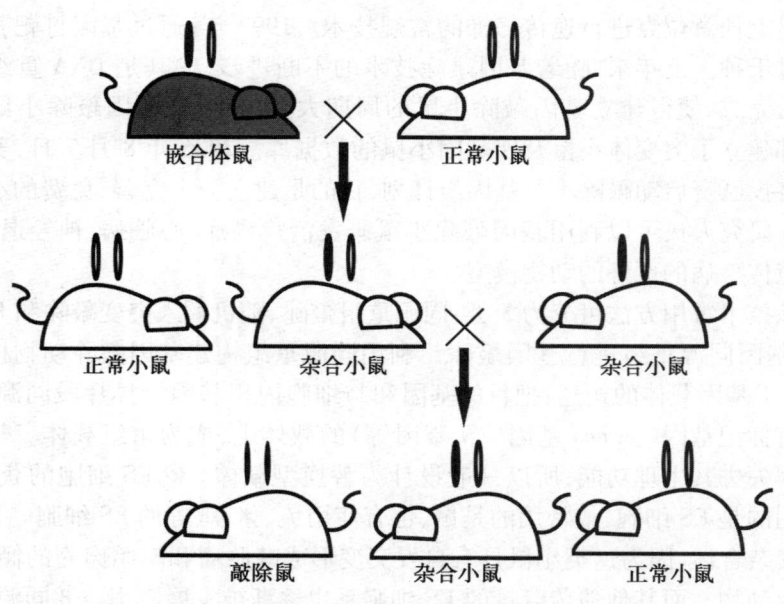

图 33-2　由嵌合体得到基因敲除的纯合体小鼠

2. 条件性基因敲除法　条件性基因敲除法可定义为将某个基因的修饰限制于小鼠某些特定类型的细胞或发育的某一特定阶段的一种特殊的基因敲除方法。它实际上是在常规的基因敲除的基础上,利用重组酶 Cre 介导的位点特异性重组技术,在对小鼠基因修饰的时空范围上设置一个可调控的"按钮",从而使对小鼠基因组的修饰的范围和时间处于一种可控状态。

条件性敲除的原理(图 33-3、图 33-4):利用 Cre/loxP 和来自酵母的 FLP-frt 系统可以研究特定组织器官或特定细胞中靶基因灭活所导致的表型。通过常规基因打靶在基因组的靶位点上装上两个同向排列的 loxP 序列,并以此两侧装接上 loxP 的("loxP-floxed")ES 细胞产生"loxP-floxed"小鼠。然后,通过将"loxP-floxed"小鼠与 Cre 转基因鼠杂交(也可以其他方式向小鼠中引入 Cre 重组酶),产生靶基因发生特定方式(如特定的组织特异性)修饰的条件性突变小鼠。在"loxP-floxed"小鼠,虽然靶基因的两侧已各装上了一个 loxP,但靶基因并没有发生其他的变化,故"loxP-floxed"小鼠表型仍同野生型的一样。但当它与 Cre 转基因小鼠杂交时,产生的子代中将同时带有"loxP-floxed"靶基因和 Cre 基因。Cre 基因表达产生的 Cre 重组酶就会介导靶基因两侧的 loxP 间发生切除反应,结果将一个 loxP 和靶基因切除。这样,靶基因的修饰(切除)是以 Cre 的表达为前提的,Cre 的表达特性决定了靶基因的修饰(切除)特性:即 Cre 在哪一种组织细胞中表达,靶基因的修饰(切除)就发生在哪种组织细胞;而 Cre 的表达水平将影响靶基因在此种组织细胞中进行修饰的效率。所以只要控制 Cre 的表达特异性和表达水平就可实现对小鼠中靶基因修饰的特异性和程度。

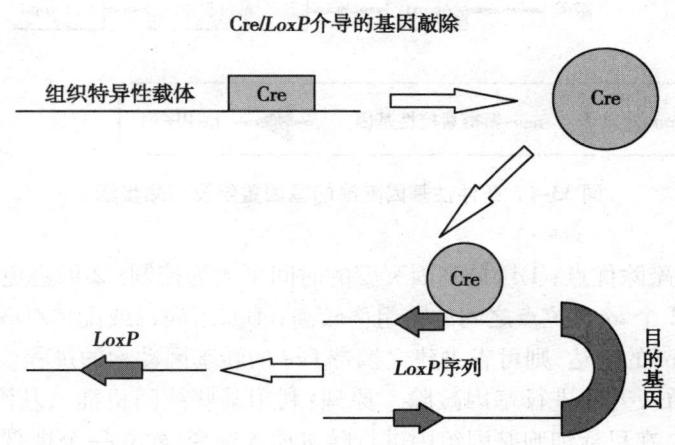

Cre/LoxP介导的基因敲除

LoxP序列：ATAACTTCGTATAATGTATGCTATACGAAGTTAT　Cre重组酶

图 33-3　利用 Cre/LoxP 实现靶基因的切除原理

3. 诱导性基因敲除法　诱导性基因敲除也是以 Cre/loxP 系统为基础,但却是利用控制 Cre 表达的启动子活性或所表达的 Cre 酶活性具有可诱导的特点,通过对诱导剂给予时间的控制或利用 Cre 基因定位表达系统中载体的宿主细胞特异性和将该表达系统转移到动物体内的过程在时间上的可控性,从而在 loxP 动物的一定发育阶段和一定组织细胞中实现对特定基因进行遗传修饰目的的基因敲除技术。可以通过对诱导剂给予时间进行预先设计的方式来对动物基因突变的时空特异性进行人为控制,以避免出现死胎或动物出生后不久即死亡的现象。常见的几种诱导性类型如下:四环素诱导型;干扰素诱导型;激素诱导型;腺病毒

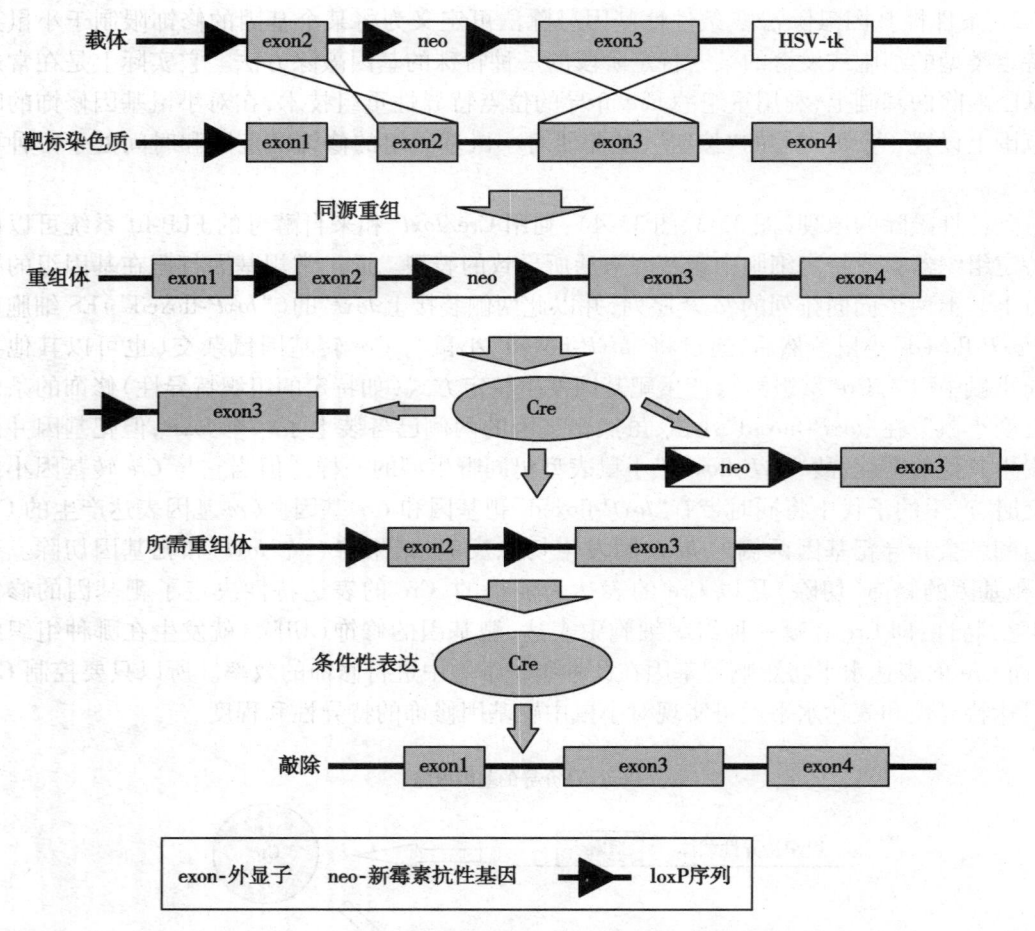

图 33-4 条件性基因敲除的基因重组及切除步骤

介导型诱导性基因敲除优点：①诱导基因突变的时间可人为控制；②可避免因基因突变而致死胎的问题；③在 2 个 *loxP* 位点之间的重组率较高；④如用病毒或配体/DNA 复合物等基因转移系统来介导 Cre 的表达，则可省去建立携带 Cre 的转基因动物的过程。

4. 利用随机插入突变进行基因敲除　原理：利用某些能随机插入基因序列的病毒、细菌或其他基因载体，在目标细胞基因组中进行随机插入突变，建立一个携带随机插入突变的细胞库，然后通过相应的标记进行筛选获得相应的基因敲除细胞。根据细胞种属的不同，插入载体的选择也有所不同。逆转率病毒可用于动物细胞的插入；对于植物细胞而言，农杆菌介导的 T-DNA 转化和转座子比较常用；噬菌体可用于细菌基因敲除。

5. 基因捕获法　基因捕获法是最近发展起来的利用随机插入突变进行基因敲除的新型方法，其原理可见图 33-5。通常基因捕获载体还包括一个无启动子的报告基因，通常是 *neo* 基因。*neo* 基因插入到 ES 细胞染色体组中，利用捕获基因的转录调控元件实现表达的 ES 克隆可以很容易地在含 G418 的选择培养基中筛选出来，从理论上讲，在选择培养基中存活的克隆应该 100% 地含有中靶基因。中靶基因的信息可以通过筛选标记基因侧翼 cDNA 或染色体组序列分析来获得。

基因捕获法的优缺点：用常规方法进行基因敲除研究需耗费大量的时间和人力，研究者

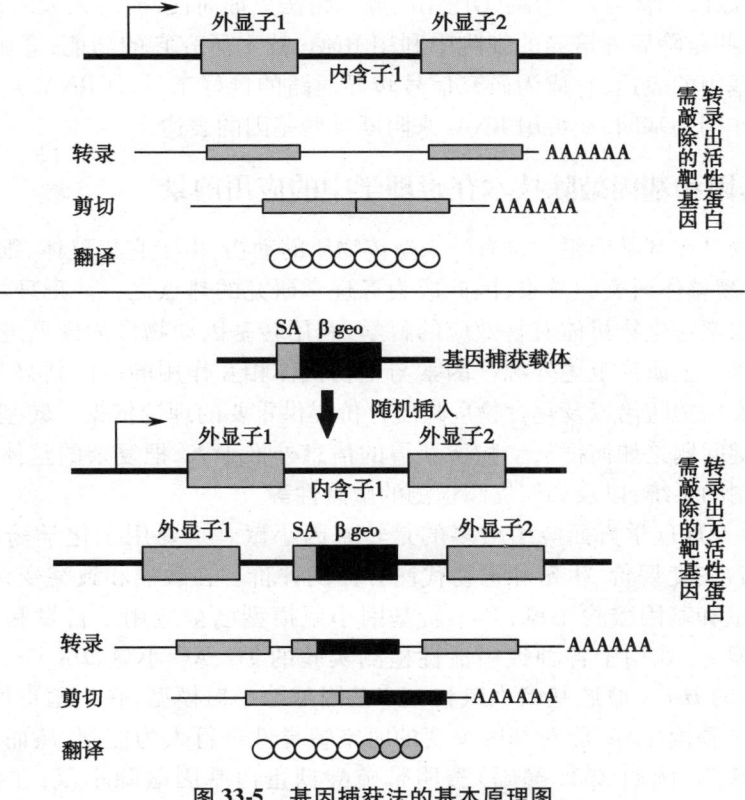

图 33-5　基因捕获法的基本原理图

必须针对靶位点在染色体组文库中筛选相关的染色体组克隆,绘制相应的物理图谱,构建特异性的基因敲除载体以及筛选中靶 ES 细胞等,通常一个基因剔除纯合子小鼠的获得需要一年或更长的时间。面对人类基因组计划产生出来的巨大的功能未知的遗传信息,传统的基因敲除方法显得有些力不从心。因此,基因捕获法应运而生,利用基因捕获可以建立一个携带随机插入突变的 ES 细胞库,节省大量筛选染色体组文库以及构建特异打靶载体的工作及费用,更有效、更快速地进行小鼠染色体组的功能分析。此方法的缺点是只能剔除在 ES 细胞中表达的基因并且无法对基因进行精细的遗传修饰。然而,单种的细胞类型中表达的基因数目约为 10^4,现在的基因捕获载体从理论上来讲应能剔除所有在 ES 细胞表达的基因,因此,在 ES 细胞中进行基因捕获还是大有可为的。

6. RNAi 引起的基因敲除　由于少量的双链 RNA 就能阻断基因的表达,并且这种效应可以传递到子代细胞中,所以 RNAi 的反应过程也可以用于基因敲除。近年来,越来越多的基因敲除采用了 RNAi 这种更为简单方便的方法。RNAi 阻断基因表达的机制:双链 RNA 进入细胞后,能够在 Dicer 酶的作用下被裂解成 siRNA,而另一方面双链 RNA 还能在 RdRP(以 RNA 为模板指导 RNA 合成的聚合酶,RNA-directed RNA polymerase)作用下解链成单链,和某些蛋白形成复合物。此复合物同靶向的 mRNA 结合,一方面使靶 mRNA 降解,另一方面以 siRNA 作为引物,以 mRNA 为模板,在 RdRP 作用下合成靶 mRNA 的互补链并在 Dicer 酶的作用下又被裂解成 siRNA。通过这个聚合酶链式反应,细胞内的 siRNA 大大增加,显著增加了对基因表达的抑制。从 21 到 23 个核苷酸的 siRNA 到几百个核苷酸的双链 RNA 都能诱发 RNAi,但长的双链 RNA 阻断基因表达的效果明显强于短的双链 RNA。

　　RNAi 基因敲除的优点及应用：①比用同源重组法更加简便，周期大大缩短；②对于哺乳动物，如对于一些敲除后外培养的细胞中利用 RNAi 技术研究它的功能；③由于 RNAi 能高效特异地阻断基因的表达，它成为研究信号转导通路的良好工具；④RNAi 还被用来研究在发育过程中起作用的基因，如可用 RNAi 来阻断某些基因的表达。

三、转基因和基因敲除技术在毒理学中的应用前景

　　转基因动物是在其基因组中含有外来遗传物质的动物，由于它集整体、细胞和分子水平于一体，更能体现整体研究的效果，因此成为毒理学研究的热点之一。毒理学是研究化学、物理和生物等因素对生物机体有害效应的科学，利用转基因动物作为模型进行的毒理学研究则是在分子水平上研究上述外源性因素与生物机体相互作用的一门新兴学科分支，它可为多种中毒性疾病的防治以及化合物危险度评价提供重要的理论依据。转基因动物在毒理学研究中的关键问题是如何把从动物所获得的信息外推于人，把复杂的整体系统化为简单的并能人为控制的系统，以及如何提高检测的敏感性等。

　　目前，国际上毒理学方面应用最多的是转基因小鼠。主要用于化学药物的安全性评估，包括致癌、致突变评价、生殖和毒物代谢方面的评价。在致癌和致突变评价中的应用，包括转基因小鼠和基因敲除小鼠，其中转基因小鼠模型已被应用于自发和诱发的各种致癌作用的实验研究，如用于各种致癌活性检测实验的 TG、AC 小鼠，HK-fos、ras-H2 转基因小鼠，携带激活的 H-ras 原癌基因小鼠和 p53 基因敲除小鼠模型；在生殖毒性评价中，通过条件性和诱导性基因敲除，能对基因突变的时空特异性进行人为控制，从而避免出现死胎或动物的出生缺陷，例如 Zp3（编码）透明带硫酸糖蛋白基因敲除小鼠；在毒物代谢研究中，敲除与毒物代谢密切相关基因，用于评价这些基因在毒物代谢中的功能以及对毒性效应的影响，如 PPARα 基因敲除小鼠，缺乏肝过氧化物酶体增殖体，雄性小鼠表现高胆固醇血症，但甘油三酯水平正常。研究表明，转基因动物的致癌实验比传统致癌实验节省了大量时间和费用。

　　虽然转基因小鼠广泛应用于各项研究中，但由于其可检测组织重量小、体液容量较小等缺点，使其在药理学研究中存在较多的困难。因此，培育和选用大鼠转基因动物模型来提高研究效率成为当务之急。目前，用于毒理学研究的转基因大鼠，成功的模型有用于致突变的检测的含大肠埃希菌乳糖操纵子的 lacZ 和 P 或 lacI 作为诱变的靶基因 Big Blue TM 转基因大鼠；分析人铜代谢通路中的功能的 ATP7B 转基因大鼠；用于研究学习和记忆功能的 NR2B 转基因大鼠；用于钙调素代谢紊乱研究的钙调素 TG 转基因大鼠；用于神经毒性研究的 C-fos-LacZ 转基因大鼠等。预测未来转基因大鼠在毒理学方面的研究和应用也将越来越受到研究人员的重视。

　　相信随着方法学上的改进和转基因技术的提高和更多的用于毒理学研究的转基因和基因敲除动物出现，必将对我们今后更全面地了解毒物与机体的相互作用和化学物的毒性评价体系产生深远的影响。

（李道传　陈燊　章征保　陈雯）

参 考 文 献

1. Gordon JW, Ruddle FH. Integration and stable germ line transmission of genes injected into mouse pronuclei. Science, 1981, 214: 1244-1246.

2. Palmiter RD,Brinster RL,Hammer RE,et al. Dramatic growth of mice that develop from eggs microinjected with metallothionein-growth hormone fusion genes. Nature,1982,300:611-615.

3. Loi P,Boyazoglu S,Gallus M,et al. Embryo cloning in sheep:work in progress. Theriogenology,1997,48:1-10.

4. Gordon JW,Scangos GA,Plotkin DJ,et al. Genetic transformation of mouse embryos by microinjection of purified DNA. Proc Natl Acad Sci U S A,1980,77:7380-7384.

5. Jaenisch R,Mintz B. Simian virus 40 DNA sequences in DNA of healthy adult mice derived from preimplantation blastocysts injected with viral DNA. Proc Natl Acad Sci U S A,1974,71:1250-1254.

6. Chan AW,Homan EJ,Ballou LU,et al. Transgenic cattle produced by reverse-transcribed gene transfer in oocytes. Proc Natl Acad Sci U S A,1998,95:14028-14033.

7. Lavitrano M,Camaioni A,Fazio VM,et al. Sperm cells as vectors for introducing foreign DNA into eggs:genetic transformation of mice. Cell,1989,57:717-723.

8. Hasuwa H,Kaseda K,Einarsdottir T,et al. Small interfering RNA and gene silencing in transgenic mice and rats. FEBS Lett,2002,532:227-230.

9. Thomas KR,Capecchi MR. Site-directed mutagenesis by gene targeting in mouse embryo-derived stem cells. Cell,1987,51:503-512.

10. Trimmer PA,Smith TS,Jung AB,et al. Dopamine neurons from transgenic mice with a knockout of the p53 gene resist MPTP neurotoxicity. Neurodegeneration,1996,5:233-239.

11. Rankin TL,Tong ZB,Castle PE,et al. Human ZP3 restores fertility in Zp3 null mice without affecting order-specific sperm binding. Development,1998,125:2415-2424.

12. Kouidhi S,Seugnet I,Decherf S,et al. Peroxisome proliferator-activated receptor-gamma(PPARgamma)modulates hypothalamic Trh regulation in vivo. Mol Cell Endocrinol,2010,317:44-52.

第七节　毒物与细胞受体相互作用的检测技术

受体是指存在于细胞膜上、胞质及胞核内,能特异性识别生物活性物质和外源化学物等配基物质并与其结合引起生物学效应的大分子蛋白,配体则是那些细胞内外能与受体结合的化学信号物质(如药物、毒物、神经递质、激素、自身活性物质等)。

受体的品种繁多,分为膜受体和核受体,而膜受体又分为 4 类,包括配体门控离子通道型受体、G 蛋白偶联受体、有酶结构的单次跨膜受体和无酶结构的单次跨膜受体 4 种。能与外源毒物相互作用的受体种类不少,其主要作用是通过改变细胞内的信号转导通路,干扰细胞的正常生理功能。例如目前研究较多的外源毒物包括:①软体动物毒素(河豚毒素和石房蛤毒素等)——细胞膜钠离子通路受体的阻断剂;②卤代烃类化学物(二噁英、多氯呋喃、多氯联苯、苯并芘和甲基胆蒽等)——芳烃受体的激动剂;③过氧化物酶体增殖剂(邻苯二甲酸酯、除草剂等)——过氧化物酶体增殖剂激活受体激动剂;④环境干扰物(二乙基己烯雌酚、有机氯杀虫剂、甲氧氯、乙烯菌核灵、铅、镍等)——雌、雄激素受体激动剂。然而,目前还有许多外源毒物的受体作用方式尚未完全明确,因此设计合适的毒物与受体作用的筛选策略和应用相关的检测技术去分析毒物与受体的作用方式不仅有利于阐明该化学物毒作用机制,而且对于毒效应的预测以及预防策略的制定都有着重要的意义。

毒物与受体相互作用的研究内容主要包括两个方面,一个方面是对某个特定毒物的相关特异性受体的筛选和验证;另一个方面是明确某个已知的受体,有哪些毒物配基能与之结合。前一个问题需要通过代谢组学从整体动物模型上了解毒物的体内分布情况并利用放射基团或荧光基团标记的毒物观察其在相应靶细胞模型内的分布情况,最后将该毒物做成抗原或半抗原并利用免疫沉淀的方法富集其结合蛋白进行质谱分析筛选潜在的受体,而后一个问题则比较类似于以受体为靶标的药物筛选研究,主要是通过已知的激动剂与相关受体复合物的三维结构出发,应用计算机虚拟筛选技术对不同化学毒物进行比较,初筛出可能与其结合的毒物。但应该注意的问题是通过上述研究发现的毒物结合蛋白尚不能确定为是其受体,因为受体的主要功能是介导配基的生物效应,因此它介导的生物学效应与受体结合反应相匹配才能称为受体,这里面包括了浓度上的匹配,即该毒物与受体的结合浓度与生物学效应浓度匹配;以及组织分布的匹配,及该毒物引起生物学效应的组织与受体主要存在组织相一致。所以,毒物与受体相互作用的检测技术除了毒物与受体的结合分析实验外,还包括以生物学效应改变为基础的功能分析。

一、毒物与受体的结合分析实验

1. 放射性配体结合试验　放射性配体结合试验(受体结合试验)是利用放射性物质标记的毒物和受体的结合反应测定受体与毒物配基之间的解离平衡常数来说明它们之间亲和力大小以及受体在组织、细胞、细胞亚结构中的分布规律。是近十多年来最常用的分析受体分布密度以及检测毒物与受体亲和力的方法。在毒物受体的放射配基结合实验中,常用的放射性标记核素有 ^{3}H 和 ^{125}I,而受体材料可以是组织切片悬液,细胞、组织块或亚细胞组分,也可以是纯化或人工合成的受体蛋白,可以根据不同的实验目的进行选取,例如组织切片主要用于观察放射配基和靶受体的分布,而纯化的受体蛋白主要用于测定两者的亲和力,但均必须保证待测标本中受体的生物活性不受损伤。

放射性配体结合试验的一般试验程序为:选择特定受体含量较高的器官组织、细胞、细胞亚组分,或制备受体的纯化物;选择高比活性的标记配体,与含有受体的制备物在适宜的条件下温育;采用适当的分离方法(如过滤、层析、离心等),将游离的放射标记配基清除后获得与受体结合的标记配体,并根据不同的实验设计,计算试验参数,可以获得不同的速率常数和亲和常数。

放射性配体结合试验包括 3 种基本的类型:①饱和试验:用于测定放射性配体对受体的亲和力(Kd)以及结合位点的密度(Bmax);②抑制试验:用于测定未标记的竞争配体与受体的亲和力(Ki);③动力学试验:用于测定放射性配体与受体的结合速率常数(k_{+1})和解离速率常数(k_{-1})。

饱和试验是最常见的研究配体与受体相互作用的方法,其原理是通过保持实验中受体浓度不变而改变放射性配体的浓度得到饱和曲线并计算受体对放射性配体的解离常数(Kd)和受体最大结合量(Bmax)。饱和试验的结果以结合配体数(与受体结合的放射性配体的浓度)为 Y 轴,游离配体数(未与受体结合的放射性配体的浓度)为 X 轴作图,所得的图为一直角双曲线,即饱和曲线(图 33-6)。Bmax 为随放射性配体浓度增加所对应的最大结合数,即饱和曲线的最高趋近点对应的 Y 值,亦可代表所研究组织中的受体密度。解离常数(Kd)为占据受体 50% 结合位点时间的游离配体浓度。

抑制试验,也称结合竞争试验,是另一种常用的受体配体相互作用的研究方法,用于确定可溶性化合物与受体的亲和力。其实验原理是试验过程中只有无放射性的抑制剂浓度是变化的,通过非标记的化合物(如药物、毒物)与放射性标记配体竞争受体结合位点,如果非标记化学物与结合位点有亲和力,随着其浓度的增加,放射性配体与受体结合位点的结合量会逐渐减少,因此可以间接反映非标记化合物与特定受体的相互作用(图 33-7)。其与饱和

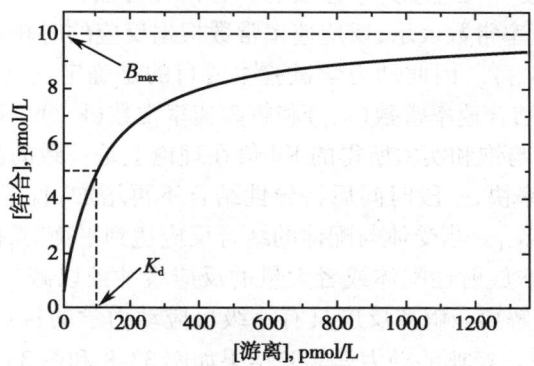

图 33-6　经典的饱和实验

在本例中，Bx（受体最大结合量）为 10pmol/L，Kd（解离常数或使受体与配体的结合量达到最大结合量一般是所需的放射性配体的浓度）为 100pmol/L。摘选自 Methods in Molecular Biology, Vol 259：Receptor Signal Transduction Protocols（2nd），2004

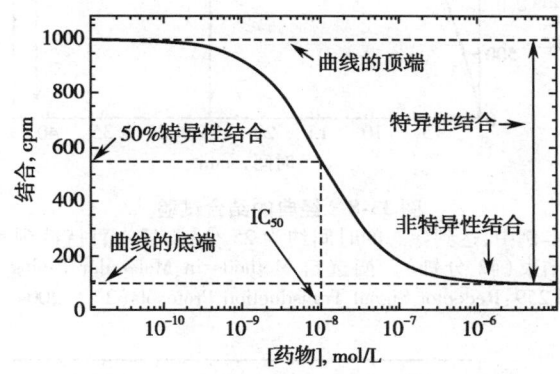

图 33-7　经典的抑制试验

在本例中，特异性结合为 900cpm，IC$_{50}$（抑制放射性配体 50% 特异性结合时的药物浓度）为 10nmol/L。摘选自 Methods in Molecular Biology, Vol 259：Receptor Signal Transduction Protocols（2nd），2004

实验相比较，其优点是在化学物本身与受体的亲和力较低或者缺乏有效的放射性标记的情况下，采用结合竞争试验可以比较容易地获得这些化学物与受体相互作用的信息，同时可以减少放射性物质的使用。其实验结果是以抑制放射性配体 50% 特异性结合时的非放射性标记化合物的浓度定义为 IC$_{50}$，并通过其计算亲和力参数 Ki。这类实验在毒理学的核受体与配体的结合性分析研究中应用较多。例如，芳香烃受体（aryl hydrocarbon receptor，AhR）是一种配体依赖的核受体，可以介导外源化学毒物 2,3,7,8-四氯代二苯并二噁英（TCDD）等物质引起生理或毒理反应。以往学者们对于 AhR 是否存在内源性配体知之甚少，故将其归于孤儿受体一类。1998 年，Phelan 等人采用竞争性结合试验首次发现人体内源性物质胆红素和胆绿素可以竞争性抑制放射性标记的 TCDD 与胞液 AhR 的结合，从而第一次确定了胆绿素和胆红素是 AhR 的内源性生理配体。

动力学实验是研究受体反应动力学性质的一种研究方法,其实质就是测定受体-配体的反应速率,结果用反应速率常数表示,反应速率常数根据反应的时相不同分为结合速率常数(k_{+1})和解离速率常数(k_{-1})。因此动力学试验主要目的是确定达到稳态(通常称为平衡状态)的孵育时间,并计算结合速率常数(k_{+1})和解离速率常数(k_{-1})。这两个常数的比值就是Kd,用此法得到的 Kd 值与饱和实验所得的 Kd 值在理论上是一致的。经典的动力学试验开始时结合速率比解离速率快,一段时间后特异性结合不再增加,直至到达稳态,此时根据质量作用定律可以推导出 K_{+1}。当受体与配体的结合反应达到平衡时,向反应体系中加入高浓度的可以与受体结合的非放射性配体或者大量的反应缓冲液以减少游离的放射性配体,此时受体-配体复合物发生解离。解离反应具有一级反应动力学的特点,因此,k_{-1} 等于解离反应的 $t_{1/2}$ 除以 $0.693(\ln^2)$。经典的动力学实验结果如图 33-8 和图 33-9 所示。

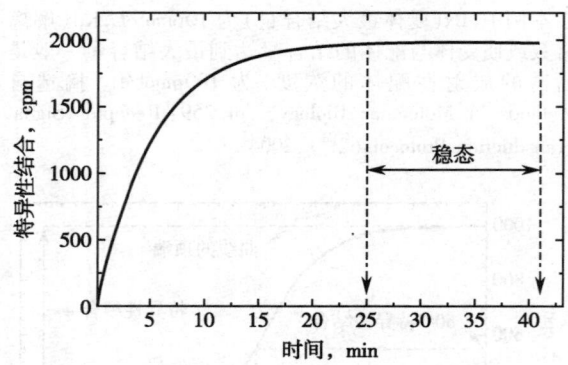

图 33-8　经典的结合试验
在本例中,达到稳态的时间约为 25 分钟,且一直持续到实验结束(42 分钟)。摘选自 Methods in Molecular Biology, Vol 259:Receptor Signal Transduction Protocols(2nd),2004

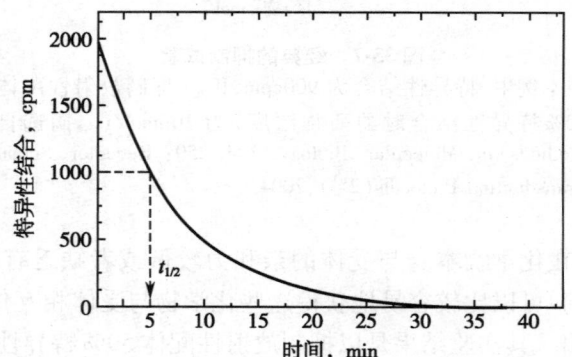

图 33-9　经典的解离实验
在本例中,$t_{1/2}$(特异性下降 50% 的时间)为 5 分钟。摘选自 Methods in Molecular Biology, Vol 259:Receptor Signal Transduction Protocols(2nd),2004

2. 闪烁邻近分析　闪烁邻近分析(scintillation proximity assay,SPA)的主要工作原件是闪烁近邻分析微球,这是一个由含闪烁剂的聚乙烯甲苯形成的固体核,表面覆盖了一层麦胚凝集素薄膜,麦胚芽凝集素与待测受体蛋白结合,使受体蛋白黏附在 SPA 微球表面(图 33-

10)。它的工作原理是利用含有闪烁剂的微球为载体,其表面偶联有蛋白受体,试验过程中添加含有^{3}H、^{125}I或^{35}S等放射性标记配基的反应缓冲液,当反应平衡时,所形成的受体配基复合物紧贴于微球表面,结合受体后的配基所产生的射线作用于闪烁剂,放射性测量仪器就能测量到放射性计数。而游离的未结合的放射性配基与微球表面的距离只要^{3}H大于1.0μm或^{125}I大于1.5μm,射线的能量被水吸收,射线作用不到闪烁剂的微球,仪器就不会显示读数。所以,与反射配基结合试验相比较,该方法的优点是不需要再进一步分离游离的放射配基,可以方便地获得平衡常数Kd的参数。实验步骤主要包括:①利用融合蛋白技术扩增和纯化受体蛋白的配体结合域(ligand binding domain,LBD);②生物素标记受体蛋白的LBD;③将含有链霉素的SPA小球和生物素标记的受体蛋白LBD共孵育,以便受体蛋白覆盖在SPA小球表面;④加入放射标记的标准品配基及待测样品,检测待测配基与受体的亲和力。

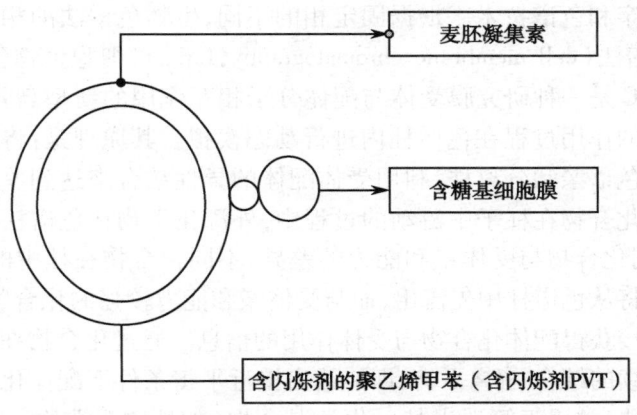

图33-10　含闪烁剂的聚乙烯甲苯SPA微球结构

SPA应用于毒理学方面的研究还相对较少,但其在毒物与受体研究中的意义却不容忽视。例如,邻苯二甲酸酯(phthalate esters,PAE)是一类能起到软化作用的化学品,具有激活过氧化物酶体增殖剂激活受体(peroxisome proliferator-activated receptor,PPAR)而诱导肝癌的能力。Lapinskas PJ等人在2005年利用SPA技术证实PAE中的邻苯二甲酸单乙酯(monoethyl phthalate)和邻苯二甲酸单己基酯(monohexyl phthalate)等长链PAE能直接结合PPARα和PPARγ受体,而且与PPARα的亲和力较高,后续利用PPARα高表达的细胞株和PPARα敲除的小鼠证实了PPARα可能是介导PAE诱导肝脏病变的主要受体。

3. 表面等离子共振(surface plasmon resonance,SPR)测量法　SPR是近年发展起来的研究毒物和受体之间相互作用的非标记研究法,其原理是当入射光以临界角入射到两种不同折射率的介质界面(如玻璃表面的金属镀膜)时,可以引起镀膜上的金属自由电子的共振,由于电子吸收了光能量,从而使通过传感芯片的反射光在一定角度内大大减弱。其中,通常将使反射光完全消失的入射角称为共振角。而这个入射共振角会随着传感芯片表面折射率的改变而变化,折射率则又与结合在金属表面的生物分子质量成正比。因此可以通过获取生物反应中SPR角的变化,反映出生物分子之间的特异性结合。

SPR的具体实验方法主要包括如下3个过程:首先要把其中一个大分子(可以是毒物抗原或受体蛋白)固定于传感芯片上。其次将另一个待测分子作为流动相以一定的流速流过传感芯片,测定SPR角的变化并获得SPR波谱。最后通过对波谱图的分析而得到受分析体与被分析体相互作用的相关参数。环境中许多化学物质均具有拟雌激素的作用,检测这些化学物与雌激素受体间的结合力具有重要的意义,下面就以雌激素受体的配体筛选为例来表述 SPR 在检测毒物与受体相互作用的应用。该项技术是 Rich RL 等人在 2002 年发明的,他们首先利用抗组氨酸抗体通过共价键直接固定在 SPR 传感器芯片上,而由组氨酸标识的雌激素受体配基结合功能域片段则通过抗体(抗组氨酸单克隆抗体)-抗原相互作用被固定在抗体上。由于组氨酸标识部位远离 ER 配基结合部位,即避免了干扰 ER 与其配基的相互作用,还保证所有 ER 都以相同部位被固定。研究结果表明,在雌二醇二丙酸酯(17β-estra-diol)等 7 种化学物中,己烯雌酚(diethylstilbestrol)与 ER 的亲和力最高,而他莫西芬(tamox-ifen)则相对较低。该方法的优点是完全避免了放射性物质的使用,其缺点是必须使用专用仪器,价格较昂贵。

4. 色谱技术生物色谱法 是采用各种具有生物活性的材料(如载体蛋白、细胞膜等)作固定相的一种新兴亲和色谱技术。根据固定相的不同,生物色谱法的相应种类有分子生物色谱法、细胞膜色谱法(cell membrane chromatography,CMC)、细胞生物色谱法、植物性生物色谱法等,其中 CMC 是一种研究膜受体与配体分子相互作用的新型高效亲和色谱技术,可将配体分子在体内的作用过程在色谱柱内进行动态模拟。其原理是:将目标生物分子固定于聚合物微球制成色谱亲和分离柱,利用受体配体的异性结合来达到鉴定与识别高亲和力配体的目的。外源化合物在柱子中流动的过程中,外源化学物在色谱柱固定相与流动相间进行分配,由于不同化合物与受体亲和能力的差异,不同化合物在柱中的保留时间不同,亲和力较弱的化合物将从色谱柱中先流出,而与受体亲和能力较强的化合物则后流出,因此从色谱峰参数便可直接获得配体化合物与受体作用的信息。通过化合物在柱子中流动的过程中可获得一系列连续的结合-解离平衡,即能给出接近平衡条件下配体化合物与靶分子相互作用信息。此种方法,常用于筛选出某一化学混合物(如植物提取物、空气、土壤中的混凝物)中能与受体作用的有效成分。

二、以生物学效应改变为基础的功能分析

外源化学物质与受体结合后导致受体被激活,会引起受体下游信号通路相关基因表达的改变,最终出现一系列的细胞生物效应的改变,所以受体信号通路上每一个基因的差异表达都可能标示着受体与毒物相互作用的结果,因此,研究受体通路相关基因的差异性表达不仅可以阐明外界因素(物理性和化学性)与特定受体的关系,同时可以分析某些相关基因的功能。以下介绍几种常用的以生物学效应改变为基础的受体与毒物相互作用分析方法。

1. 受体表达水平的检测 现有的研究发现有部分毒物配体不但可以与细胞受体结合,还可以改变其基因的表达水平,因此可以通过对受体 mRNA 和蛋白水平这两个层面的检测反映两者之间的相互作用。虽然现在的实时荧光定量 PCR 技术是常规检测 mRNA 技术的首选,但是对于一些 mRNA 表达较低的受体,表达分布和表达量检测有一定难度。而 Northern 印迹则为此提供了有效的解决方法。原位杂交技术是研究 mRNA 表达定位很有效的方法。Northern 印迹涉及 RNA 的分离,用变性琼脂糖凝胶电泳分离不同的分子量的 mRNA。将 mRNA 转移到膜上,然后用一系列探针与膜上的相应的靶 mRNA 杂交。可以在一个样品中同时检测数种不同 mRNA 的表达。另外,Northern 印迹能够区分同一基因的不同剪接体。Northern 印迹的主要缺点是所需要的 RNA 样本量较大。蛋白水平的检测方法中常用的是蛋白质印迹法(Western blot)。它是分子生物学、生物化学和免疫遗传学中常用的

一种实验方法,其基本原理是通过特异性抗体对凝胶电泳处理过的细胞或生物组织样品进行着色,通过分析着色的位置和着色深度获得特定蛋白质在所分析的细胞或组织中的表达情况的信息。

2. 克隆法构建重组受体细胞系　自从 G 蛋白偶联受体被克隆以来,表达这些受体的转染细胞便成为研究其生化和药理特性广泛应用的模型。细胞转染是指通过非病毒途径将外源性核酸(DNA 或 RNA)导入活细胞的技术。通过向胞质中转入适量的 cDNA 片段(受病毒启动子的调控),有很多哺乳动物细胞系可以大量表达其编码的受体。具体的操作步骤可参考本书第二篇第十一章第四节"转基因和基因敲除技术"。转染目的受体基因有瞬时转染和稳定转染两种方式:瞬时转染目的受体蛋白可以使得细胞模型中的受体蛋白在几天内得到高水平表达,操作方便,耗时少,但是不能用于多个毒物的高通量筛选。而稳定转染则是将外源性受体 DNA 通过病毒载体整合到宿主细胞的染色体内,然后通过抗性标记筛选出的稳定高表达某种受体生物细胞,进而通过比较高表达细胞株和对照细胞株中的受体信号通路反应的区别,来判断毒物与受体之间相互作用。尽管稳定转染细胞的构建、筛选和扩增不可避免地耗费很长时间,但这些细胞为实验研究提供了有价值的模型。

3. 报告基因测量法　报告基因是一种编码可检测的蛋白或酶的基因,编码产物主要是酶如荧光酶、分泌型生长激素、荧光蛋白、分泌性磷酸转移酶等,这些酶主要起到信号放大的作用,从而保证系统具有足够的灵敏度,报告基因技术目前已广泛用于受体的相关配体的高通量筛选。其原理是将报告基因的编码序列和受体的 DNA 结合序列(通常是受体下游某个直接作用基因的启动子区域的结合元件)相融合形成嵌合基因导入细胞而建立细胞株,同时还可以导入受体基因表达质粒。当毒物作用于该受体后,毒物受体复合物就可以作用于下游的含表达调控序列的报告基因使其激活,从而通过报告基因所表达的蛋白能发荧光或化学发光的特性来确定毒物与受体之间的相互作用。报告基因法具有检测速度快、反应灵敏、费用低等优点,可应用于受体相关配体的高通量初筛,但是由于被检测受体与报告基因之间只有间接关系,因此不能明确毒物与受体间的作用是直接结合还是间接激活,而且无法明确定量。报告基因检测法的一般程序包括:含受体结合区域的报告基因表达质粒的构建,表达质粒的导入,导入基因表达细胞的筛选和扩增,毒物染毒后报告基因的表达情况的改变。

报告基因检测法在毒理学研究领域应用广泛。例如,激素受体介导的报告基因试验就是一种高灵敏度的可用于环境内分泌干扰物体外筛选的方法。它采用基因重组技术构建两种质粒:一种是能够在体外表达有活性的激素受体的表达质粒;另外一种是带有相应的激素反应元件以及由反应元件所调控的报告基因的报告质粒。然后将表达质粒和报告质粒共同转化宿主细胞(酵母或哺乳动物细胞),得到重组细胞株,建立相应的受体转录激活系统,最终通过检测外源性化学物质所诱导的报告基因编码的酶活性或蛋白表达的变化,可以间接反映环境内分泌干扰物作用下内源性靶基因的表达情况,作为筛选评价化学物内分泌干扰活性强弱的依据。我国南京医科大学王心如教授团队通过该方法深入地研究了各种环境内分泌干扰物对雌激素受体(ER)、雄激素受体(AR)和甲状腺激素受体(TR)功能的影响,并通过雄激素受体报告基因实验,建立了雄激素受体激动剂和拮抗剂的筛选方法。

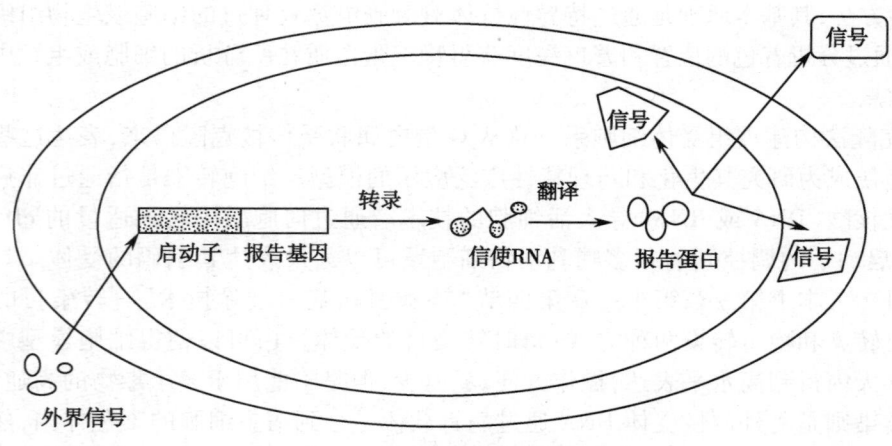

图 33-11 报告基因的调控模型

三、毒理学意义和未来研究方向

近年来,随着生物医学的高速发展,毒理学领域在分子医学水平上开展了大量毒物与受体的相互作用的机制研究,并用于评估毒物的生物学效应及毒性效应,目前已经成为分子毒理学研究领域的一个前沿方向,对预测外源化学物的毒性及阐明其毒作用机制具有重要的意义。但多年来,毒理学对于毒物受体的研究一直跟随着药理学的方法和策略,尚未形成一套有学科特色的研究方案,可能有以下几个方面的原因:

1. 外源化学毒物小分子抗原的制备　许多的外源化学物质均属于小分子半抗原,因此只具有反应原性,但不具备免疫原性,虽然能与对应抗体结合出现一定的抗原-抗体反应,但特异性不强,而且不易制备单克隆抗体。因此,如果依据免疫学原理选择适当的蛋白载体,用适当的方式将半抗原与载体相互偶联,形成载体-半抗原结合物,纯化后即得到人工抗原,并经动物获取相应的单克隆抗体,将对于毒物的作用的受体蛋白的筛选提供必备的工具和研究手段。

2. 毒物放射性标记的选择　虽然现在研究毒物和受体相互作用的方法有很多,包括近年发展起来的不标记的研究方法,但放射性配基结合分析,荧光标记配基结合分析依然是用途最广泛的方法。在这些标记物中,许多学者认为必须不改变标记配基的结构(如 ^3H 标记)或把结构的改变尽可能降低到最低程度(如 ^{125}I 标记)才能反映真实的配体受体结合情况,而酶、荧光物质、化学发光物质等连接到配基分子上往往会改变配基和受体的结合特性,因此不合适作为配基的标记物,尤其不能用于定量分析。然而这些标识物却具有放射性污染少、操作简便等特点,值得进一步研发。

3. 毒物与受体亚型　受体识别配基的基础是受体蛋白的构象,受体的亚型种类繁多,不同的亚型的立体构象是有区别的,从而影响受体的识别能力,因此在毒物作用下,对不同受体亲和力的区别及相互之间的交叉作用会给化学物毒效应的预测带来困难,利用现代的高通量测序的方法明确受体的各种亚型并阐明其对毒物的亲和力、效力的影响对于今后毒物与受体相互作用的研究具有重要的意义。

（王庆　陈雯）

参 考 文 献

1. Wang H,Silva AJ,Rasmussen L,et al. A highly specific cell-based high-throughput screening assay for ligands of cyclic adenosine monophosphate receptor protein in gram-negative bacteria. Assay Drug Dev Technol,2013,11 (6):382-387.

2. Liang B,Ju Y,Joubert JR,et al. Label-free detection and identification of protein ligands captured by receptors in a polymerized planar lipid bilayer using MALDI-TOF MS. Anal Bioanal Chem,2015,407(10):2777-2789.

3. Hardison DR,Holland WC,McCall JR,et al. Fluorescent Receptor Binding Assay for Detecting Ciguatoxins in Fish. PLoS One,2016,11(4):p. e0153348.

4. Phiwpan K,Guo J,Zhang W,et al. A Novel Transgenic Mouse Line for Tracing MicroRNA-155-5p Activity In Vivo. PLoS One,2015,10(6):p. e0128198.

5. Melmed S, Polonsky KS, Reed P, et al (eds). Williams Textbook of Endocrinology. 12th ed. New York: Sauders,2011.

6. Phelan D,Winter GM,Rogers WJ,et al. Activation of the Ah receptor signal transduction pathway by bilirubin and biliverdin. Arch Biochem Biophys,1998,357:155-163.

7. Willars GB,ChallissRA. Methods in Molecular Biology,Vol 259:Receptor Signal Transduction Protocols. 2nd ed. New York:Humana Press,2004.

8. Nichols JS, Parks DJ, Consler TG, et al. Development of a scintillation proximity assay for peroxisome proliferator-activated receptor gamma ligand binding domain. Anal Biochem,1998,257:112-119.

9. Lapinskas PJ,Brown S,Leesnitzer LM,et al. Role of PPARα in mediating the effects of phthalates and metabolites in the liver. Toxicology,2005,207:149-163.

10. 张洪杰. 临近闪烁分析技术在生命科学研究中的新进展. 生物化学与生物物理进展,2016,03:197-208.

11. Rich RL,Myszka DG. Resolving estrogen receptor agonist/antagonist kinetics using Biacore's SPR technology. Biacore Journal,2002,2:4-6.

12. 杨宇,李江江,王项,等. 报告基因及其应用研究进展. 生命科学研究,2011,15:277-282.

13. 徐莉春,孙宏,宋玲,等. 雄激素受体(hAR) CAT 报告基因筛选 AR 激动剂和拮抗剂的方法研究. 环境与职业医学,2008,25:259-262.

第三十四章

毒理"组学"技术

第一节　系统毒理学技术

随着人类基因组计划的完成和高通量技术的迅猛发展,产生了一门在系统水平研究生命的结构、功能和调节网络的学科——系统生物学。这是一门在细胞、组织、器官和生物体整体水平研究结构和功能各异的各种分子及其相互作用,并通过计算生物学来定量描述和预测生物功能、表型和行为的学科。系统生物学将在基因组序列已知的基础上完成由生命密码到生命过程的研究,这是一个逐步整合的过程,由生物体内各种分子的鉴别及其相互作用的研究到途径、网络、模块,最终完成整个生命活动的路线图。它的核心研究内容在于了解生命系统的整体结构、动力学特征、调控网络和组装方法等。

系统生物学的产生也赋予毒理学工作者新的启迪和工具,从而改变了传统毒理学研究的基本格局,真正实现了从整体和器官水平向细胞和分子水平的飞跃,从组织细胞中个别或少数内容物的检测到全面审视机体所有基因、蛋白质和代谢物水平的各种"组学"技术的发展,并与生物信息学及传统毒理学渗透整合,形成了全新毒理学研究方法。基于化学物质的多数毒理学相关效应可直接或间接影响基因表达这一假设,通过基因组学、转录组学、蛋白质组学、代谢组学、相互作用组学和表型组学技术,可在不同水平揭示从基因组序列和调控的改变到毒性表现的过程和机制。利用生物信息学和计算毒理学进行数据分析和提取,可以对化学物对机体的损伤机制进行研究,建立新型的危险度评价模型和损伤预测模型。生物体是一个复杂系统,只有将在基因、蛋白质等不同水平上观察到的各种相互作用、代谢途径、调控通路的改变综合起来,才能全面、系统地阐明复杂的毒性效应,从而推动传统毒理学向系统毒理学发展。

系统毒理学是系统生物学在毒理学中的具体应用,它结合传统毒理学的研究参数,借助生物信息学和计算毒理学技术,系统地研究化学物质与机体的相互作用,并通过反复整合,建立模型,发现新的生物标志物来发现和预防疾病。它在阐明毒物对机体损伤作用和致癌过程的分子机制方面取得了重要的突破,产生了一些新的研究热点,建立和发展了许多新的分子生物标志物,成为沟通毒理学实验研究与人群流行病学调查的"共同语言",使宏观与微观研究有机地结合起来,改变了化学物质危险度评价的模式,大大促进了毒理学和其他生物科学的发展。

系统毒理学框架图见图34-1。

以下将具体介绍系统毒理学的相关知识和技术方法。

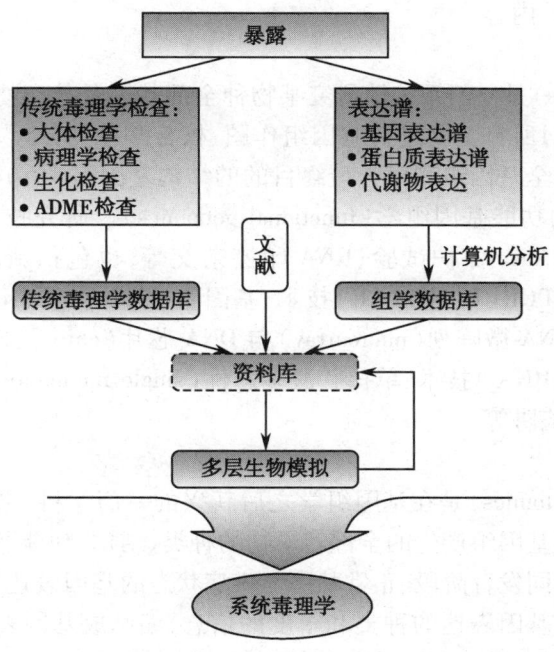

图 34-1 系统毒理学框架图

一、概述

（一）基本概念

系统毒理学是系统生物学在毒理学中的具体应用,内容包括药(毒)物干预、各种"组学"的检测、常规毒理学指标的检测等,最终将各种检测结果相互关联,并通过反复整合以阐明药(毒)物与机体的相互作用,建立模型预测生物体对药(毒)物的反应。

（二）研究内容

系统毒理学研究内容主要包括以下几个方面:①研究基因组 RNA 和蛋白质表达与相关疾病的关系;②探讨化学物质产生的生物学反应途径以及细胞调控网络与基因和接触剂量的关系;③建立化学物质与生物学反应的相关数据库,收集暴露与疾病相关的信息,将毒理学、病理学与基因表达谱、蛋白质组学及单核苷酸多态性分析结合起来;④发展生物标志物,提高预防疾病水平。这些研究需要分 3 个阶段来完成:第一阶段是建立统一的技术标准、操作规范和质量控制体系,保证数据的精确性;第二阶段是建立微阵列表达数据库,主要应用已知毒物对不同种系动物的毒作用的实验结果;第三阶段扩大数据库,增加化学物的种类,包括一些未知的化学物对生物体作用的基因表达数据,并补充不同时间和剂量参数下基因对化学物反应而得到的基因表达谱。

（三）研究目标

系统毒理学的研究目标包括近期目标和远期目标:近期目标是确定某种有害因素的反应基因(信号基因)用于毒理学和相关疾病的研究;远期目标则是建立全基因组与蛋白质组毒性反应数据库,并在此基础上开辟以芯片技术和生物信息技术为特征的数字毒理学。

二、系统毒理学涉及的领域

系统毒理学涉及的领域包括各种"组学"、数据分析及信息整合等多个方面的方法和技术,下面将分别介绍相关内容。

（一）基因组学

基因组学（genomics）是一门系统地研究某物种全部基因及其产物所构成的生理结构和生命活动的学科,包括对所有基因进行基因组作图、核苷酸序列分析、基因定位和基因功能分析。研究内容包括以全基因组测序为最终目的的结构基因组学（structural genomics）和以基因功能鉴定为目标的功能基因组学（functional genomics）。研究技术既包括传统的基因分析方法如 RT-PCR、RNase 保护试验、RNA 印迹杂交等,也包括新的高通量表达分析方法,如差异显示反转录 PCR（DDRT-PCR）技术、基因表达序列分析（serial analysis of gene expression,SAGE）技术、DNA 微阵列（microarray）与 DNA 芯片（chips）技术、反义 RNA 和 RNA 干涉（RNA interference,RNAi）技术、单核苷酸多态性（single nucleotide polymorphisms,SNPs）检测、基因敲除和基因陷阱等。

（二）转录组学

转录组学（transcriptomics）是在基因组学之后新兴的一门学科,主要在整体水平上研究细胞在某一功能状态下基因组产生的全部转录物的种类、结构、功能及转录调控规律。转录组学比较不同组织和不同发育阶段、正常状态与疾病状态的基因表达模式的差异,描绘细胞或组织在特定状态下的基因表达的种类和丰度的信息,编制成基因表达的数据。目的在于提供构成生物全部基因的表达调节系统和全部蛋白质的功能、相互作用等信息,以及实现对生物及细胞功能的全部情况的解析等。目前,用于转录组数据获得和分析的方法主要有芯片技术,包括 cDNA 芯片和寡聚核苷酸芯片,SAGE 技术和大规模平行信号测序系统（massively parallel signature sequencing,MPSS）。

（三）蛋白质组学

蛋白质组学（proteomics）是研究蛋白质组的一门学科,旨在阐明生物体全部蛋白质的表达及功能模式,在蛋白质水平定量、动态、整体性的研究生物体,主要研究结构蛋白质组学、功能蛋白质组学及各活性蛋白之间的相互作用。技术方法主要有双向凝胶电泳（two-dimensional gel electrophoresis,2-DE）、双向高效液相层析（two-dimensional high performance liquid chromatography,2-DHPLC）、质谱技术（mass spectrometry,MS）、蛋白质微阵列（protein-detecting microarrays,PDMs）、逆向微量蛋白分析法（reverse-phase protein picroarrays）等。

蛋白质组与基因组有一定的区别:首先,基因组是一个相对静态的概念,即一个有机体只有一个恒定的基因组,而蛋白质组则是一个动态的概念,即一个有机体在生命的不同阶段、不同的环境有不同的蛋白质群体,不同组织中其细胞表达的蛋白质也有很大差异;其次,基因组主要是研究 DNA 分子的序列,并不能直接反映细胞的功能,而蛋白组主要研究蛋白质的种类和功能,直接揭示生命的活动形式和功能。

（四）代谢组学

代谢组学（metabolomics/metabonomics）是一门在新陈代谢的动态进程中系统研究代谢产物的变化规律来揭示机体生命活动代谢本质的学科。它以代谢物分析的整体方法研究功能蛋白如何产生能量,来评价细胞和体液内、外源性代谢物浓度及功能关系,以高通量检测和数据处理为手段,以信息建模与系统整合为目标,是继基因组学、转录组学、蛋白质组学后系统毒理学另一重要的组成部分,是物理学、分析化学、统计学以及生物医学的交叉科学。代谢组学研究首先采用色谱-质谱联合磁共振波谱分析代谢产物以获取代谢指纹图谱,然后对指纹图谱进行多变量统计分析,提取有关代谢物变化的信息,最后将所获信息转化为所研究体系需要的知识。研究的主要技术有磁共振波谱技术（NMR）、色谱质谱联用技术（GC-MS 或 IC-MS）、光谱学方法等。

（五）"组学"之间的关系

组学研究可以分成不同的水平,包括基因组学、转录组学、蛋白组学和代谢组学。它们的相互作用包括平行作用和垂直作用,平行作用是在同一层次中的相互作用,由修饰组学调节,包括表观基因组、小 RNA 组、磷酸化蛋白质组和通量组。垂直作用通过反馈和负反馈系统相互影响。它们的关系可通过图 34-2 显示。

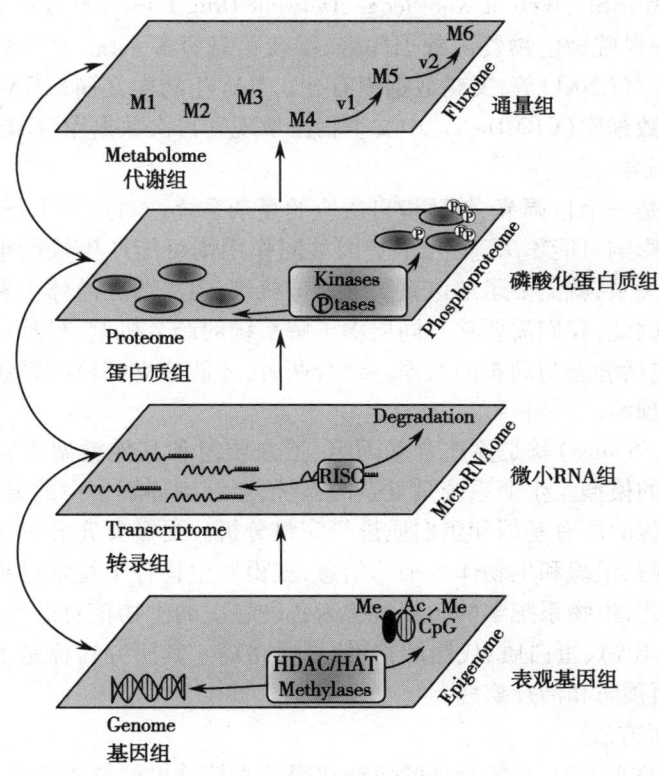

图 34-2 "组学"之间的关系

（六）生物信息学

1. 基本概念 生物信息学（bioinformatics）是生物学与信息科学、数学、计算机科学、统计学等学科相互渗透而形成的交叉学科。生物信息学依据一些描述和模拟复杂生物系统的数据库、计算机网络和应用软件,在各种技术平台（如大规模 DNA 测序、RNA 和蛋白质组研究）产生大量数据的基础上,运用数学、计算机科学和生物学等各种工具,通过对生物学实验数据的采集、处理、存储、检索与分析,来阐明和解释大量数据所包含的生物学意义,以帮助了解生物学和遗传学信息。目前生物信息学技术在人类疾病与功能基因的发现与识别、基因与蛋白质的表达与功能研究方面都发挥着关键的作用,已成为系统生物学、系统毒理学发展的一个强有力的工具。

2. 研究内容 ①生物学数据库的建立和搜寻;②DNA 和蛋白质的序列分析;③基因结构的预测;④蛋白质结构和功能的预测;⑤基因组数据的分析;⑥比较基因组和遗传学分析;⑦功能基因组和蛋白组学数据的分析;⑧信号转导、代谢和基因调节途径的构建与描述。

3. 研究目标　①进行数据库的建立和优化;②研究数据库的新理论、新技术、新软件;③进行若干重要算法的比较分析;④进行人类基因组的信息结构分析;⑤从生物信息数据出发开展遗传密码起源和生物进化研究;⑥建立国家生物医学数据库和服务系统等。

4. 生物数据库　数据库是生物信息学的基础,通过与数据库进行比对分析,可以预测生物的结构和功能,使科研工作从繁杂的实验过程中解脱出来。生物信息学数据库种类繁多,分类方法也各有不同,归纳起来大体可以分为 3 个大类,即核酸和蛋白质一级结构序列数据库、生物大分子(主要是蛋白质)三维空间结构数据库以及基因组数据库。常用生物学领域的数据库有 EMBASE、Web of Knowledge、Derwent Drug File、IPA、CA、美国国立生物技术信息中心数据库、中科院微生物资源数据库群、维普信息资源系统、万方数据资源数据库和中国期刊全文数据库(CNKI)等,文献数据库有 SCI、BA(生物学文摘)、CA(化学文摘)、中国生物医学文献光盘数据库(CBMDisc)、中文生物医学现刊目次数据库(CMCC)等。

(七)　生物系统学

生命系统本身是一个自调节、与环境自适应的复杂系统。对这种系统,一个基因的变化对整个系统功能的影响可能不大,但几个基因共同作用则可能产生较严重的影响。要了解系统功能与基因的关系,就需要了解该系统的调节机制,也需要在总体上利用系统功能变化的数据进行建模。因此,我们需要在不同层次了解系统的调节机制,另外也需要在总体性能上进行数据采集,包括静态与动态的数据。综合两者,才能建立相应的系统模型对系统的功能变化进行分析与预测。

生物系统学(systemics)就是要整合基因组、蛋白质组和其他类型生物数据构建庞大的细胞分子相互作用的模型。生命系统是复杂的系统,要深刻理解生命的分子机制,重要的是对涉及生命特定过程的所有基因和蛋白质进行完整分析。更需要充分利用基因和蛋白质各方面的信息以及细胞、组织和生物体水平的信息,获得对生物各个特定过程的整体功能信息和机制的认识。因此,生物系统学的研究对象为各种层次的生物信息的复杂相互作用,其中包括基因组 DNA、mRNA、蛋白质、代谢产物、信号通路等。其研究目标是了解基因组与生物体功能的关系,从而预防和治疗疾病。

(八)　统计分析方法

由于高通量技术的采用,系统毒理学研究获得的直接结果就是规模极其庞大的数据群。从庞大的数据群中能否确定特征性表达基因、蛋白质和代谢物,高效的统计分析方法极为重要。

目前系统毒理学研究中使用的统计分析方法分为两大类:非监督和监督方法。非监督方法包括主成分分析 PCA(principal component analysis);自组织投影 SOM(self-organizing map)和聚类分析 CA(cluster analysis)等;监督方法包括判别分析(discriminant analysis,DA)、偏最小二乘法(partial least squares,PLS)、偏最小二乘法-判别分析联合法(PLS-DA)、人工神经网络(artificial neural network,ANN)等。目前最广泛使用的分析方法有 CA、PCA 和 PLS-DA。

CA 主要分为样本聚类和指标聚类两种,通过样本聚类分析,可以依据各种变量如特异表达基因、蛋白质和代谢物对不同来源的样本进行归类;通过指标聚类分析,可以对多种差异表达基因、蛋白质和代谢物进行分类,从而揭示不同基因、蛋白质和代谢物的内在生物学联系。

PCA 的特点是将分散在一组变量上的信息集中到几个综合指标即主成分(principal

component，PC）上，利用这些 PC 来描述数据集内部结构，实际上也起着数据降维的作用。PC 是由原始变量按一定的权重经线性组合而成的新变量，这些变量具有以下性质：①每一个 PC 之间都是正交的；②第 1 个 PC 包含了数据集的绝大部分方差，第 2 个则次之，依次类推，由前 2 个或 3 个 PC 作图就能够很好地代表数据集所包含的生物化学变化。这样 PC 图能够直观地描述药物和毒物对机体的毒性作用。

PLS-DA 通常以得分图（score plot）获得对样品分类的信息，载荷图（loading plot）获得对分类有贡献的变量及其贡献大小，从而用于发现可作为生物标志物的变量，是代谢组学研究中最常用的模式识别方法之一。

三、系统毒理学的应用

（一）毒作用机制的研究

在评估一种化学物的毒性时，首先要了解该化合物的毒作用机制。传统的毒理学实验既耗时又难以确定毒作用机制，而系统毒理学应用组学技术以全面阐明细胞内分子损伤机制，可以弥补传统研究方法的不足。其应用基于以下基础：

1. 在大多数情况下，毒物的暴露会直接或间接地引起基因表达的改变。实际上，毒性就是对细胞正常功能或结构的干扰。这些技术可同时从多条途径对这种生化自稳态进行监测，从而提供全面识别和监测化合物的毒性的方法。

2. 大多数病理过程是在基因调控下进行的，特定基因的表达差异是与毒理学效应密切相关的，基因表达分析能够提供有力的技术支持，快速分析相关的基因改变。

3. 与毒性相关的基因表达的变化往往比目前应用的病理学终点更为敏感，更具毒性应答特征。通过分析细胞损伤防御反应和代偿反应寻找新的亚病理状态下细胞损害的生物标志物，利用这些生物标志物能够实现在安全剂量下进行人体作用机制的研究。

4. 阐明毒作用机制和预测新化合物毒性的关键，在于识别毒物所特有的分子标志物或"基因指纹（fingerprints）"，这通常依赖对基因转录表达的分析。而大多数参与化合物与机体相互作用的基因，不具备单独作为"基因指纹"的特异性，只有通过采用多种变量（如多个基因），分析其综合变化情况（如表达谱），才能描绘出化合物的特征性指纹。来自不同物种的基因表达芯片可同时检测成千上万基因，随着芯片技术的发展，这类全面检测机体所有表达基因的技术将可以用于鉴别特殊类型的损害和特定种类的化学物。

5. 毒物所诱导基因表型的变化绝不是单一基因功能改变的结果，而是基因表达网络、多个细胞生物效应的综合结果。可以设计相互关联的网络基因阵列帮助阐明毒作用机制，如设计包含信号转导系统相关基因、凋亡基因、氧化应激基因、外源物质代谢酶基因、细胞周期关键激酶基因、DNA 修复酶基因及雌激素反应基因等的探针阵列，通过基因表达的网络分析以阐明毒作用终点和毒作用机制。

（二）化合物毒性及安全性的预测

组织特异性基因表达谱是预测化合物毒性的理论基础。相近作用机制的化学物质可诱导产生相似的基因和蛋白质表达谱；不同的基因表达模式可区别不同机制的化学物质。通过对基因、RNA、蛋白质、代谢物的整体分析，找出在不同剂量和时间点都表达的具有"诊断功能"的基因表达谱，从而建立毒理学基因表达数据库并可对毒作用方式进行分类。当数据积累得足够多时，通过将毒性未知的新化学物的图谱与库中的数据进行比较，即可预测其毒作用类型。在此初筛基础上，可进一步通过实验直接证实或修正毒作用方式或毒理学结果。

这种技术的应用可以在一种新药、新农药还没有进行传统的体外、体内研究之前即可早期预测其潜在的不良作用,预测其安全性。

（三）　毒作用的量效关系和时效关系研究

对化合物的毒性进行评估时,剂量-效应关系的确定是评估的关键之一,但由于化学物作用机制和作用方式的不同,且细胞内存在一系列的代偿修复机制,导致毒性作用可出现线性或非线性等多种量-效关系曲线。对于这些复杂的变化,可利用微阵列技术或其他高通量技术在很宽的剂量范围内对上万个基因蛋白质表达或代谢过程的改变进行分类来获得量-效关系曲线。基因表达谱还可以被看做时间、空间上分子事件的瞬时反映,分析各个时间点基因的动态变化,将有助于认识化合物的时间-效应关系。

此外,确定中毒阈剂量或无作用剂量也是一个难题,因为这需要在无明显损伤效应的情况下寻找敏感、特异的指标。化合物可在低于引起病理变化的剂量时引起基因/蛋白质表达变化,通过测定低剂量下基因、蛋白质和代谢物的变化,就可能为高剂量向低剂量效应的外推及确定产生毒性的阈值剂量提供重要依据。

（四）　混合物联合毒性效应研究

人类经常同时接触多种化合物,并且绝大多数化学物质都以混合物形式存在。化学混合物在机体内常呈现复杂的交互作用,或影响彼此的生物转运、生物转化,或竞争同一受体,甚至相互直接发生反应,从而影响各自的毒性或综合毒性。此外,混合物的种类、剂量配比、接触顺序等因素使暴露效应变得更为复杂。但由于现有技术的限制,安全性评价只研究一段时间内一种化合物的毒性,而从一系列单独的化合物的试验结果外推至这些物质混合后的效应是不科学的。系统毒理学通过微阵列方法检测基因、蛋白质的变化,再运用交叉设计、正交设计等统计学分析手段对这些变化进行综合研究,有两大优势:第一,对于已经明确毒性效应的化合物,可通过将混合物作用下的基因表达改变与每一单个化合物作用下基因表达改变的总数加以比较,来评估两种以上化学物质间的相互作用;第二,对含有各种未知化学物质或未知毒作用特性的化合物的混合物,将混合物的表达谱与参考化合物的表达谱数据库进行对比,则有助于分析混合物的成分,识别混合物中的微量污染物;还可以确定混合物中各化学物质的毒作用类型,并确定该化合物对人体的潜在有害效应。

（五）　发现新的生物标志物

系统毒理学可以通过高通量技术在短时间内筛选出众多的毒物相关的特征性表达基因、蛋白质和代谢物群。这些差异表达基因往往代表着毒物作用的直接遗传物质靶标,差异蛋白质是损伤功能的执行分子,而差异代谢物是毒物损伤作用的最终产物。更重要的是这些差异表达基因、蛋白质和代谢物群的出现一般要远远早于目前应用的病理学终点。这些差异表达可以作为暴露标志物、效应标志物和易感性标志物的候选对象。再利用特定的靶向技术,如实时定量 PCR、抗体分析技术和质谱色谱等,可以很快地确定并发现新的生物标志物(群),并在安全剂量水平开展毒物对人体作用机制的研究。

（六）　毒性作用在种属间的外推

毒性研究首先在动物模型上进行是考虑到人和某些实验动物在毒物吸收、代谢、作用方式和排泄方面具有一定的相似性,以尽量减少对人体健康的危害。但由于生化途径、受体亲和力等不同,物种间的毒性效应存在较大的差异,在某些情况下甚至出现毒作用质的差异。在毒理学研究中,如何将动物实验结果外推到人是一个长期未能解决的问题,而这一问题的关键在于寻找"桥式生物标志物(bridging biomarkers)",即动物和人类基因表达谱中均发生改变的关键基因序列,用于比较不同种属间毒性反应的不同,特别是显示某一损伤即将出现的生物标志。由于物种间基因的同源性,在某些物种之间甚至具有高度同源性,这就为从基因水平寻找桥式生物标志物提供了可能。高通量的 DNA 微阵列技术,可以从大量甚至全部基因分子中筛选出适当的桥式生物标志物,用于比较化合物毒作用的种属间差异,从而将动物实验结果外推到人。若动物和人类基因表达谱中存在桥式生物标志物,则外推把握性高;反之,则说明外推理论依据不足。

(七) 简化动物实验

由于受到人力、物力、时间和动物保护等方面的限制,传统毒理学动物实验难以满足实际需求,对动物实验进行简化,并寻找替代的研究模型是大势所趋。系统毒理学的各种技术具有较高的灵敏度和检测通量,可以在动物实验的低剂量、早期阶段对损伤效应进行深入全面的了解,一方面可以减少实验动物的数量,另一方面又减少了实验动物的痛苦。若体外细胞实验提示毒物效应轻微,动物实验甚至有望避免。

(八) 基因多态性与易感因素研究

个体对环境相关疾病的易感性不同,这种易感性的遗传学基础是基因组的结构差异或(和)表达差异。因为即使基因型一致,基因表达还会受到甲基化、体细胞突变、X 染色体的随机失活等影响。基因多态性可能引起基因功能的巨大差异,如果这种差异出现在调控毒性反应的基因上,将会引起个体对化学毒物产生耐受或易感。基因芯片可以通过探讨在某种特殊化学因子作用下非易感个体和易感个体的基因表达谱,全面了解在毒物代谢、DNA修复、细胞周期调控、信号转导等多条途径中相关基因的表达改变。这些研究可以帮助阐明个体对不同化学因素的易感机制,直接用来预测个体可能受到化学的不利影响,为针对性预防提供可能。还可以阐明不同个体对药物的敏感性或耐受性的差异,从而设计更安全有效的药物与治疗方案。

(九) 危险度评价研究

对化学物质的评价通常需要长达 10 ~ 15 年的实验和标准制订。为缩短评价周期,同时更好反映化合物对人类的威胁,依赖于传统毒性测试方法的危险性评价正朝着对各种科学数据进行整合的方向发展,在此,生物标志物就显得尤为重要。目前研究中的标志物多为毒物代谢物、DNA 加合物、组织病理以及生化改变,数量有限且不一定具备足够的敏感性和特异性。基因组技术为毒理学研究提供了大量可供筛选的生物信息分子,结合生物信息学分析技术,有望确定敏感、特异的生物标志物。此外,环境反应基因的多态性研究能提供大量的易感基因标志物,寡核苷酸基因芯片技术也使个体的遗传多态性检测、基因分型变得简单快捷。因此,将个体易感性分析融入危险性评价,建立以个人特征为基础的危险性评价将是未来毒理学的发展趋势。

(十) 具有人类遗传性状的替代模型研究

随着基因组学及相关组学的深入开展和各物种基因组序列和功能的了解,对实验动物、细胞模型的结果与人的相关性的研究会更深入。转基因技术的出现为操纵实验模型的遗传结构提供了可能,这样就可能创造出具有人类某些遗传性状的实验模型。甚至可以构建具有人正常的或多态性形式的基因和大分子物质的模型。在发现了化学物和人体内靶点的作用模式之后,就可以利用实验模型如整体动物、细胞、组织器官和人体的某些相似性进行替代性研究。

四、系统毒理学面临的挑战

（一）基本理论面临的挑战

这主要涉及如何正确解释生物数据的问题。如毒性基因表达的变化在多大程度上是真实可靠的？许多基因改变也许只是一种正常的细胞反应而非毒性作用。哪些毒性基因表达的变化与蛋白质功能的变化相关联？因为基因表达的变化不一定导致蛋白表达水平或功能的变化。在毒性相关基因的表达与生物学毒性终点之间是否存在着与剂量的相关性？基因表达和蛋白功能变化与疾病的时空关联如何？如何与传统毒性实验结果结合起来进行综合评判？这一系列问题都需要进一步的解释。

（二）实验室间数据比较的问题

由于高通量的分析方法会产生大量实验数据，实验室的环境条件、硬件软件配置、人员培训程度都可能使这些数据在不同的实验室之间存在差异。另外，数据库的建立不完善以及数据库信息积累不全的问题也对实验室间的数据比较提出了严峻的挑战。

（三）技术局限性对发展的限制

微阵列技术是组学技术中的核心技术，目前还有许多问题尚难解决：①需要大量的已测知的、准确的 DNA、cDNA 片段的序列信息；②需要制作高密度芯片的精密机械系统和操作工艺及能检出微弱的杂交信号的装置；③芯片制作和检测的标准化问题对其特异性、敏感性、结果的可重复性和不同实验室结果之间的可比性有较大影响；④需要具有对杂交信号及相关信息、数据的大规模处理和分析的能力；⑤数据的获得、存储、分析及归一化算法和统计算法的选择的标准化，以有效地发现其中存在的规律并便于实验室间的比较；⑥基因表达的定量问题不完善。除此之外，蛋白质组学技术也还有诸多不足。虽然基因组学、蛋白质组学和代谢组学的方法正逐渐被毒理学家所接受，但这些技术还没有形成一个统一的标准，从而限制了实验结果的可重复性。

即便如此，系统毒理学仍然代表了 21 世纪毒理学的发展方向。毫无疑问，系统毒理学的发展和应用将会对人类的健康研究产生极大的推动作用。

（张丽　彭双清）

参 考 文 献

1. Collins FS, Morgan M, Patrinos A. The Human Genome Project: lessons from large-scale biology. Science, 2003, 300(5617): 286-290.

2. Dehio C, Bumann D. Editorial overview: Bacterial systems biology. Current Opinion in Microbiology, 2017, 39: viii-xi.

3. Kitano H. Systems biology: a brief overview. Science, 2002, 295(5560): 1662-1664.

4. Slikker W, Paule MG, Wright LK, et al. Systems biology approaches for toxicology. Journal of Applied Toxicology, 2007, 27(3): 201-217.

5. Waters M, Boorman G, Bushel P, et al. Systems toxicology and the Chemical Effects in Biological Systems (CEBS) knowledge base. EHP Toxicogenomics, 2003, 111(1T): 15-28.

6. Plant N. Can systems toxicology identify common biomarkers of non-genotoxic carcinogenesis? Toxicology, 2008, 254(3): 164-169.

7. Waters MD, Fostel JM. Toxicogenomics and systems toxicology: aims and prospects. Nature Reviews Genetics, 2004, 5(12): 936-948.

8. Heijne WH, Kienhuis AS, van Ommen B, et al. Systems toxicology: applications of toxicogenomics, transcriptomics, proteomics and metabolomics in toxicology. Expert Review Proteomics, 2005, 2(5): 767-780.

9. Brinke A, Buchinger S. Toxicogenomics in environmental science. Advances in Biochemical Engineering Biotechnology, 2017, 157: 159-186.

10. 李宝健. 展望 21 世纪的生命科学. 生命科学, 2000, 1(12): 37-43.

11. 李伟, 印莉萍. 基因组学相关概念及其研究进展. 生物学通报, 2000, 11(35): 1-3.

12. Jayapal M, Bhattacharjee RN, Melendez AJ, et al. Environmental toxicogenomics: A post-genomic approach to analysing biological responses to environmental toxins. The International Journal of Biochemistry Cell Biology, 2010, 42(2): 230-240.

13. Yasokawa D, Iwahashi H. Toxicogenomics using yeast DNA microarrays. Journal of Bioscience Bioengineering, 2010, 110(5): 511-522.

14. Fire A, Xu S, Montgomery MK, et al. Potent and specific genetic interference by double-stranded RNA in Caenorhabditis elegans. Nature, 1998, 391(6669): 806-811.

15. Olden K. Toxicogenomics-A New Systems Toxicology Approach to Understanding of Gene-Environment Interactions. Annals of New York Academy Science, 2006, 1076: 703-706.

16. Lander ES, Linton LM, Birren B, et al. Initial sequencing and analysis of the human genome. Nature, 2001, 409(6822): 860-921.

17. Venter JC, Adams MD, Myers EW, et al. The sequence of the human genome. Science, 2001, 291(5507): 1304-1351.

18. Fang X, Zhang WW. Affinity separation and enrichment methods in proteomic analysis. Journal of Proteomics, 2008, 71(3): 284-303.

19. David Weatherall. Genomics and the Developing World. Advances in Microbial Ecology, 2012, 1: 3-11.

20. Debnath M, Godavarthi BKS, Prakash SB. Omics Technology. Molecular Diagnostics: Promises and Possibilities, 2010: 11-31.

21. Liebler DC. Proteomic approaches to characterize protein modifications: new tools to study the effects of environmental exposures. Environmental Health Perspectives, 2002, 110(Suppl 1): 3-9.

22. Miura D, Fujimura Y, Wariishi H, et al. In situ metabolomic mass spectrometry imaging: Recent advances and difficulties. Journal of Proteomics, 2012, 75(16): 5052-5060.

23. Kennedy S. Proteomic profiling from human samples: the body fluid alternative. Toxicology Letters, 2001, 120(1-3): 379-384.

24. 夏世钧. 分子毒理学基础. 武汉: 湖北科学技术出版社, 2001: 268-269.

25. Wulfkuhle JD, Liotta LA, Petricoin EF. Proteomic applications for the early detection of cancer. Nature Reviews Cancer, 2003, 3(4): 267-275.

26. Albertini RJ. Developing sustainable studies on environmental health. Mutation Research, 2001, 480-481: 317-331.

27. Creek DJ, Anderson J, McConville MJ, et al. Metabolomic analysis of trypanosomatid protozoa. Molecular and Biochemical Parasitology, 2012, 181(2): 73-84.

28. Wu H, Xue R, Lu C, et al. Metabolomic study for diagnostic model of oesophageal cancer using gas chromatography/mass spectrometry. Journal of Chromatography B Analytical Technology Biomedical Life Science, 2009, 877(27): 3111-3117.

29. A J, Trygg J, Gullberg J, et al. Extraction and GC/MS analysis of the human blood plasma metabolome. Analytical Chemistry, 2005. 77(24): 8086-8094.

30. Wilson ID, Plumb R, Granger J, et al. HPLC-MS-based methods for the study of metabonomics. Journal of Chromatography B Analytical Technology Biomedical Life Science, 2005, 817(1): 67-76.

31. Hamadeh HK,Bushel PR,Jayadev S,et al. Gene expression analysis reveals chemical-specific profiles. Toxicological Sciences,2002,67(2):219-231.

32. Brown PO,Hartwell L. Genomics and human disease-variations on variation. Nature Genetics,1998,18(2):91-93.

33. Cavagnaro TR,Smith SE,Dickson S. Backseat driving? Accessing phosphate beyond the rhizosphere-depletion zone. Trends in Plant Science,2001,6(5):194-195.

34. Iannaccone PM. Toxicogenomics:"the call of the wild chip". Environmental Health Perspectives,2001,109(1):A8-11.

35. Ronen A,Glickman BW. Human DNA repair genes. Environmental and Molecular Mutagenesis,2001,37(3):241-283.

36. Aardema MJ,MacGregor JT. Toxicology and genetic toxicology in the new era of "toxicogenomics":impact of "-omics" technologies. Mutation Research,2002,499(1):13-25.

37. Gunji W,Kai T,Sameshima E,et al. Global analysis of the expression patterns of transcriptional regulatory factors in formation of embryoid bodies using sensitive oligonucleotide microarray systems. Biochemical and Biophysical Research Communications,2004,325(1):265-75.

38. 高翠芳,吴小俊. 复杂生物数据集的聚类数自动确定方法. 生物信息学,2010,4(8):295-298.

39. Niemela PS,Castillo S,Sysi-Aho M,et al. Bioinformatics and computational methods for lipidomics. Journal of Chromatography B Analytical Technology Biomedical Life Science,2009,877(26):2855-2862.

40. Bunge M. Systemics and Materialism. Boston Studies in the Philosophy and History of Science,2012,295(1):35-47.

41. Hollingshead D,Lewis DA,Mirnics K. Platform influence on DNA microarray data in postmortem brain research. Neurobiology of Disease,2005,18(3):649-655.

42. Jarvinen AK,Hautaniemi S,Edgren H,et al. Are data from different gene expression microarray platforms comparable? Genomics,2004,83(6):1164-1168.

第二节　毒理基因组学技术

一、基本概念

(一)基因组学

基因组学(genomics)是人类基因组计划的产物,是在分子生物学的基础上产生和发展的,系指对某一物种所有基因进行基因组作图、核苷酸序列分析、基因定位和基因功能分析的一门学科。基因组学的研究主要包括两方面的内容:即以全基因组测序为最终目的的结构基因组学和以基因功能鉴定为目的的功能基因组学。

结构基因组学(structural genomics):研究基因在基因组中的位置、序列等信息。在 DNA 测序技术发展之前,人们利用遗传规律,确定基因在基因组中的遗传连锁性,从而建立了遗传图谱;在此基础上,人们利用体外克隆技术,确立了遗传连锁基因在基因组中的物理距离,建立了物理图谱;随着测序技术的飞速发展,人们可以比较容易地获得某一物种的全部基因组序列,从而建立了多种生物的全基因组数据库,人类也随之由狭义的结构基因组学时代进入了后基因组学时代,即功能基因组学时代。

功能基因组学(functional genomics):研究某一生物基因组中所有基因的功能。主要包括以下几个方面:转录组学、比较基因组学、表基因组学。

转录组学（transcriptomics）：或称基因表达图谱，即比较生物在不同组织和不同发育阶段、正常状态与疾病状态，以及体外培养的细胞中等情况下的基因表达模式。通过如 RT-PCR、EST、SAGE、DNA 芯片等分析方法，描绘特定细胞或组织在特定状态下的基因表达的种类和丰度的信息，建立基因表达的数据库。

比较基因组学（comparative genomics）：是基于结构基因组学，对基因和基因组进行比较，以了解基因的表达、功能和进化，利用分子标记对基因进行作图，通过比较作图、模式生物基因组序列分析、微管共线性分析等，研究物种之间的进化关系、克隆重要形状基因、进行遗传研究和性状改良。

表基因组学（epigenomics）：或称基因调控图谱、表遗传学图谱，指描述全基因组基因的表达活性，在基因组水平研究与基因表达调控相关的修饰作用的专门领域。着重研究基因组染色质状态、DNA 甲基化状态、组蛋白的乙酰化作用、甲基化作用或磷酸化作用、转录后 microRNA 调控以及其他特殊化学修饰等。

（二）　基因组学衍生学科

随着基因组研究的深入和发展，基因组研究和其他学科研究不断交叉，促成了许多新兴学科的产生，如：代谢组学、营养基因组学、环境基因组学、药物基因组学、生理基因组学、病理基因组学、生殖基因组学、毒理基因组学、生物信息学等。

1. 代谢组学（metabonomics）　指一个细胞、组织或器官中，所有代谢组分的集合，是一门在新陈代谢的动态进程中，系统地研究代谢产物的变化规律，揭示机体生命活动代谢的本质的科学。代谢组学关注的是各种代谢路径底物和产物的小分子代谢物，反映细胞或组织在外界刺激或是遗传修饰下代谢应答的变化，包括糖、脂质、氨基酸、维生素等。

2. 药物基因组学（phamarco genomics）　药物基因组学主要是研究机体对药物反应过程中的基因作用，它是功能基因组学与分子药理学的有机结合，研究药物对基因结构和功能的影响，即研究药物与基因组的相互作用及其作用规律的学科。

3. 生理基因组学（physiological genomics）　人体多种生理表现，如各种系统活动以及由这些活动而表现出来的复杂性状都与相关基因的作用密切相关。基因组学研究可以提供参与相关生理活动的基因作用图谱，涉及基因作用的生物学通路以及基因与基因、生物学通路与生物学通路之间相互作用的网络，这种将生理学与基因组学结合起来的交叉前沿学科称为生理基因组学。

4. 病理基因组学（pathogenomics）　当人体正常生理过程受到破坏而形成病理学改变过程时，基因表达谱和相互作用网络图也随之改变，故把病理学和基因组学结合起来进行研究的分支学科称为病理基因组学。

5. 生物信息学（bioinformatics）　生物信息学是以计算机为工具，生物大分子为研究对象，用数学和信息科学的观点、理论和方法去研究生命现象，对呈指数级增长的生物信息数据进行储存、检索和分析的一门科学。

6. 毒理基因组学（toxicogenomics）　是基因组学与毒理学交叉融合形成的新的毒理学分支，研究对象是细胞或组织全部的基因信息表达，研究目标是阐明环境应激与人体疾病易感性之间的关系，发现毒物暴露和疾病的生物标志物及揭示毒性作用的本质，阐明毒性作用的分子机制，以便采取措施预防有害物质导致的危害。

二、毒理基因组学

毒理基因组学主要研究基因表达与环境相关疾病的关系,探讨环境因子产生的生物学效应以及细胞调控网络与基因和接触剂量的关系,建立环境因子与生物学效应的相关数据库,将毒理学、病理学与基因表达谱、蛋白质组学及单核苷酸多态性 SNP 分析结合起来,发展生物标志物,提高预防疾病水平,以及对致癌物质进行分类。毒理基因组学将传统毒理学与转录谱、蛋白质和代谢表达谱相结合来研究基因和环境应激在疾病发生中的相互作用。

(一)毒理基因组学研究的主要目的

毒理基因组学的主要目的是了解环境应激和人类疾病易感性之间的关系,寻找疾病以及毒物暴露的生物标志物,阐述毒性机制,建立毒物与环境效应的公共数据库。目前,毒理基因组学整合了多个领域的信息,包括利用微阵列技术进行基因组规模的转录表达谱分析,细胞或组织范围的蛋白表达谱分析,遗传多态性分析,以及相关的生物信息学分析和计算机模型的建立等。各种"组学"技术的发展,并与生物信息学及传统毒理学渗透整合,形成了全新的系统毒理学(systems toxicology)。2003 年,美国国家毒理基因组学研究中心(NCT)开发出首个毒理基因组学智能库,即"生物学系统的化学效应"(CEBS)智能库,并为系统毒理学的研究提供了信息平台。

(二)毒理基因组学研究的内容

1. 毒理作用机制和预测毒理研究 毒物所特有的分子标志物或基因指纹是阐明毒作用机制和预测新化合物生物学毒性效应的关键指标。由于毒性效应并非单一基因功能改变所致,因此,对毒作用"基因指纹"的识别只有通过高通量、平行检测的 DNA 微阵列技术才有可能实现其数据信息的可靠性和说服力。应用微阵列或基因芯片技术可以确定特殊化学物产生的特征基因表达谱,通过对未知化学物体外 mRNA 表达谱的聚类分析,并将之与具有相同生物学作用终点的已知化学物的相关基因表达谱进行对比,预测这种未知化学物的生物学毒性效应。这种技术可以应用于对一种新药、新农药其潜在的不良作用的早期预测。

2. 鉴别影响个体对环境因素反应的易感因素 个体对环境相关疾病有不同的易感性,正是因为基因组在结构或表达上的差异导致人类在疾病易感性方面表现出个体差别。基因型一致的个体,基因表达差异可以受到甲基化等表位调控、体细胞基因突变、X 染色体的随机失活等多种因素所影响。通过分析在某种特殊环境因子作用下非易感个体和易感个体的基因表达谱差异,可以对毒物代谢、DNA 修复、细胞周期调控、信号转导等多条途径中相关基因的表达变化进行全面了解,预测个体可能受到的环境因子的不利影响,达到预防的目的。此外,可以阐明不同个体对药物的敏感性或耐受性的差异,从而设计更安全有效的药物与治疗方案,避免医疗事故的发生。

3. 研究基因突变及基因多态性对毒物反应的影响 利用基因芯片技术探索基因突变及对基因多态性进行分类,对确定易感人群,更精确地进行化合物毒理学评价具有重要意义。基因芯片是最主要的基因组资源,通过基因芯片技术,可以同时检测成千上万基因的表达变化,获得高敏感性、可监测的基因水平的毒性标志。在基因多态性上,几乎每 1000 个核苷酸就有一个核苷酸多态性,在同一染色体上的几个 SNP 连锁形成单倍型。如果在外显子的位置存在这些核苷酸多态性,对基因功能的差异起到重要影响,这种差异有可能反映在基因的毒性效应上,将会引起个体对化学毒物产生耐受或易感。

三、毒理基因组学研究的技术手段

（一）基因芯片技术

基因表达谱芯片作为研究基因功能的新技术已被广泛应用。该技术能高效、快速且多参数同时研究大量基因在不同刺激条件下的差异表达，进而阐明相关基因的功能。靶标识别阶段，通常采用基因芯片筛选正常和疾病组织差异表达的基因。研究者对许多基因表达的共变化感兴趣，进而阐述基因调控网络和生化通路，确定细胞内的网络和通路如何在疾病过程中被破坏及治疗药物如何改善它们。基因芯片技术是毒理基因组学在药物发现和开发中一个重要应用，在药物开发过程中尽早筛选出毒性化合物很重要，研究者使用毒性化合物的基因表达信号去筛选具有潜在毒性的新候选药物。

一些高通量的实验技术如 mRNA 表达和蛋白质表达技术的应用，促进了毒理基因组学的发展。时间和剂量依赖的 mRNA 微阵列数据可以作为机体对化学物作用不同阶段的反应指标。此外，微阵列的应用可探索毒性损伤过程中不同阶段的特征性基因表达信号，有助于对毒作用机制的认识。mRNA 微阵列分析是认识化学物作用的一个有力工具，加上蛋白质序列、结构及修饰分析则更清楚地反映了细胞或组织的生物学功能。蛋白质组学中的一些新方法如表面增强的激光解吸质谱（surface enhanced laser desorption mass spectrometry）和抗体阵列可用来表现蛋白质谱，研究 mRNA 表达水平和蛋白质水平之间的差异及相互作用可以更深入探察基因的功能，并寻找化学物接触和预测毒性的生物标志物。

（二）单核苷酸多态性的分析技术

单核苷酸多态性（single nucleotide polymorphism，SNPs）是人类基因组中最常见的变异形式。SNP 是指基因序列中单个碱基的改变，通常表现为两种等位基因即双等位基因，与许多药物效应的个体差异有关。研究他们之间的关系需要定位 SNP，常用的方法包括双脱氧DNA 测序法、限制性内切酶法、碱基引物延伸即"微测序"法、质谱分析法、Lumines 的荧光流式细胞仪检测法等。

基质辅助激光诱发脱/附粒子化-飞行时间质谱分析（matrix assisted laser desorption/ionization time-of-flight mass spectrometry，MALDI-TOFMS）是现今用于常规 SNP 分析的一种工具，可用于对 DNA 库进行 SNP 定量分析以及筛选、发现未知多态性的功能，这种测序模式有独特、有力的兼容性，即只需一个样品就可复合进行多个 SNP 试验，筛选靶多态性区域以得到重要的基因变异物，对药物安全性临床分析将会产生很大影响。

（三）多重荧光微测序技术

多重荧光微测序是以生物素标记的引物 PCR 扩增，包含多态性位点的 DNA 片段，通过生物素-链霉亲和素反应将 PCR 引物固定在固相支持物上，采用链霉亲和素包被的多面支持物来捕获扩增模板，在 DNA 聚合酶及荧光标记的 dNTP 存在下，延长引物片段，随后在 DNA 测序仪上电泳分离检测延伸的引物。多重微测序为将来药物安全性的基因组学或其他大规模应用中高通量、低成本的基因分析打下基础。人类基因组的序列变异包括直接导致单基因遗传疾病或易感多样性疾病的突变及不影响个体表型的中性多态性。编码药物代谢酶基因（DMES）就是众所周知的基因变异的例子，个体代谢表型底物的速度减慢或根本不代谢，可导致血药浓度过高，在正常剂量下增大了不良反应的危险。最合理可行的了解个体代谢状态的途径，就是通过多重荧光微测序标记药物代谢酶基因进行基因型分析，设计药物最佳的个体给药方案，以增强药物的安全性。

（四）基因表达连续分析技术

基因表达连续分析（serial analysis of gene expression，SAGE）是近年来飞速发展的一种高通量研究基因表达谱的方法，不仅可以用来研究大部分基因组序列尚未鉴定的生物个体的基因表达情况，其结果还可以直接与发表在 SAGE map 表达数据库中不同来源的已知文库相比较。SAGE 是一种开放式测定基因表达的方法系统，能全面反映受检细胞组织中所有基因的表达情况，即能检测以及定量反映已知基因和既未克隆又未明确序列的基因。目前，这些任务是由基于视窗的 SAGE 软件来完成的，处理来自单一 SAGE 文库或多重文库的数据。

SAGE 有价值的运用在于新药研发早期对药物毒性的评估。目前已明确药物毒性与基因表达间的关系。SAGE 能够发现一些被认为是毒性相关基因的表达变化。毒性多数是通过直接或间接改变一些基因的表达而影响机体功能，这些影响或许未知或许已知，但对于特定临床症状的作用总是难以预料的。SAGE 可以监测候选药物对生理功能的直接或间接影响，若能在早期明确这些基因的表达变化，就可以选取更好的候选药物或优化其中的主要化合物以消除或减少毒副作用。

（五）正向遗传学技术

正向遗传学（从表型到基因）是经典的遗传学方法，以特定的疾病相关表型为起始，发现调控或引起这些特征的基因，使研究者在未知基因序列或潜在功能的前提下，发现参与疾病过程的基因。最近几年研究者已经在小鼠模型上进行大规模、高通量的正向遗传学筛选。在这些筛选中，研究者使用化合物突变剂乙基亚硝基尿（ENU）使许多小鼠发生变异（该药引起位点突变），饲养后代小鼠，筛选与疾病有关的显性的和隐性的特征，随后确定调控表型的基因。研究者也可使用正向遗传学和其他的靶标定性和验证技术来筛选通路中最好的靶标，而且通过利用该技术也可以设计其他动物的疾病模型来评价先导化合物以及进行临床前试验。

（六）反向遗传学技术

反向遗传学（从基因到表型）则以目的遗传序列为起始，试图发现遗传序列调控的表型特征。靶标验证中主要策略是：消除目的基因或抑制它的活性，观察细胞或模型有机体的表型和（或）其他基因表达发生的变化。主要有以下两种策略：基因沉默策略和基因敲除策略。

1. 基因沉默策略　反义化合物是类 RNA 或 DNA 的寡核苷酸，与靶标 mRNA 分子的一部分互补。为进入细胞抵抗核酸酶的降解，通常对反义分子进行化学修饰，确保与靶标高亲和力结合及具有其他特征。反义寡核苷酸与 mRNA 结合，阻止 mRNA 翻译成蛋白或抑制 mRNA 前体的剪接。另一种情况 RNase H 酶降解与反义寡核苷酸结合的 mRNA。反义化合物除了用于靶标验证以及功能基因组学的其他领域之外，许多公司正在将它开发为药物。目前仅有一种反义药物 vitravene 上市，用于治疗艾滋病患者的巨细胞病毒性关节炎。目前，将序列特异性 RNA 用于基因沉默的另一技术为 RNA 干涉技术（RNA interference，RNAi）。RNAi 是一种普遍的转录后基因沉默的机制，通过人为地引入与靶基因具有同源序列的双链 RNA，从而诱导内源靶基因的 mRNA 降解，达到阻止基因表达的目的。

2. 基因敲除策略　基因敲除技术已成为验证靶标的常用技术，是在同源重组技术以及胚胎干细胞技术逐步完善的基础上发展起来的。Lex icon 公司已推出 Genome 5000 计划，将敲除人类基因组中 5000 个潜在靶标，产生每个靶标的敲除模型，并确定每个基因在体内的功能。公司期望通过该计划发现 100～150 个新颖高质量的靶标。目前，该公司正在进行长期详细的表型分析以发现心血管、中枢神经系统、代谢、癌症等领域的靶标；另外，这种方法还可以发现新的疾病模型以及提供可能的毒性/安全性方面的信息。

（七）方法学研究

药物安全性的基因组学主要选择药物起效、活化、排泄等相关过程的候选基因进行研究，以鉴定基因序列的变异情况。这些变异既可以在生化水平进行研究，估计它们在药物作用中的意义，也可以在人群中进行研究，用统计学方法（statistics methods）和数据挖掘技术（data mining technology）及计算机技术（computer technology）分析基因突变与药效的关系等，确保用药的安全性。常用的统计学方法如同源比较算法、隐藏马尔可夫模型、动态规划算法、线性判别分析算法、傅里叶分析法等，融入数据挖掘系统的关联规则、聚类分析、人工神经网络技术研究等，结合计算机云技术等，可用于药物安全性的基因组学方法学研究。统计学方法、数据挖掘技术和计算机技术为药物安全性的基因组学研究提供了一条全新的解决问题的思路。

四、基因组学在毒理学研究中的应用

（一）用比较基因组学分析法选择符合实验要求的遗传背景的动物

由于不同的物种的基因组不同，因此不同的动物类型在化合物的作用下毒性基因表达也不同。有研究报道，在爬行类动物、两栖动物、鱼等几种动物中克隆出内分泌受体的基因，检测其在未接触毒物和接触毒物后的基因表达量，并试图建立含小鼠、鳄鱼、蟑螂、水蚤等动物的毒性基因微阵列的基因芯片，研究并比较不同动物的内分泌系统器官毒性。另外，动物基因型会影响药物对靶器官的敏感性和在动物体内的代谢，还决定了其毒性基因是否能被检测到。因此，必须根据要求选择合适的遗传背景的动物。因此，如果能找到毒性作用靶点的基因型与人类一致的动物作为实验动物，则可以提高动物毒性反应与人类的毒性反应的相关性程度。已有报道的应用于毒性基因组学的主要动物模型有：C57BL/6 鼠、SD 大鼠、斑马鱼、狨猴。

在欧洲许多国家，狨猴已经被用作药物毒性与安全性评价的非啮齿类动物模型的第二类物种选择。由于基因组与人更为接近，狨猴来源的基因芯片已被开发出来。因此只要比较人类与狨猴、SD 大鼠的基因差别，就可以用狨猴、SD 大鼠的毒性反应去类推到人的毒性反应。要弄清动物试验中毒性作用靶点的细胞或分子机制和微观分子的改变情况，还要比较实验动物与人类的基因组的异同，找出与人类相同的部分毒性基因，才能更好类推药物对人类的毒性反应。如果毒性反应靶点的基因与人类不同，则不能类推到人类。此外，还要研究基因控制的细胞内小分子的代谢产物的形成和降解，才能做到有的放矢。

（二）用功能基因组学检测器官特异毒性反应

近年来，人类基因组技术和毒理基因组学迅速发展起来。这些技术的分支——功能基因组学促进了毒理学研究向微观领域的发展。相继有文献报道用毒理基因组学的方法来研究药物的毒性反应。

在急性肝毒性方面，有研究者研制出包含 550 种 SD 大鼠肝脏特异性基因的寡核苷酸微阵列芯片来检测肝毒性药物作用后的 SD 大鼠的基因差异表达（与对照组大鼠作比较），并作组织病理学检查。结果发现有 64 种标记基因与肝毒性有关，能显示急性肝毒性的早期反应。在慢性肝毒性方面，有文献报道在给予致癌物的实验性小鼠中，抑癌蛋白 P53 基因上调了，显示了明显的 DNA 损伤效应；同时，炎性基因也明显上调。Rokushima M 等研究了药物诱发的与溶血性贫血有关的 SD 大鼠肝脏基因表达改变的基因组学，并与肝脏组织病理检查、血液学和血液生化数据作比较。经实时荧光定量 PCR 检测证实,涉及血红蛋白生物合成、血红蛋白代谢、吞噬红细胞等 6 种基因上调了,并与传统毒理学检查结果保持高度一致,它们分别是 *Alas2*、*beta-glo*、*Eraf*、*Hmox1*、*Lgals3* 和 *Rhced* 基因。这些研究表明,用功能基因表达研究肝毒性反应无论在可靠性方面,还是早期预测性能方面都是具有极大的发展潜力的。

在脾毒性研究方面,有文献报道通过基因芯片分析脾脏基因表达谱得到药物诱发的溶血性贫血的毒性基因组,发现有数百个涉及蛋白水解和铁代谢的基因表达量改变了,并与传统毒理学中的血液学和组织病理学的检测结果保持高度一致。其中,有 11 个基因得到实时荧光定量 PCR 证实其表达上调,其表达模式比 RBC 计数更为敏感,在 RBC 计数不下降的情况下,基因表达模式也会改变;同时,在 11 种上调基因当中,血红蛋白加氧酶 1 蛋白表达水平的上调,也得到免疫组化方法的证实。用基因芯片的方法进行脾毒性研究更为准确,比传统毒理学试验更为敏感。

有研究报道,应用毒理基因组学可以预测体外重建人表皮的急性皮肤刺激反应。研究者应用特别设计的低密度 DNA 芯片检测了 4 种皮肤刺激性化合物作用的组织和 4 种非皮肤刺激性化合物作用的组织,在 240 个基因中发现有 50 个基因的表达量差异显著。这些差异基因涉及细胞信号传递、应激反应、细胞循环、蛋白代谢和细胞结构。在这 50 种基因中,有 16 种基因的表达不因皮肤刺激性化合物的种类不同而异。

在脑部安全性研究方面,可以借鉴烟雾吸入对受损的鼠脑组织的基因表达量影响的研究报道。研究发现,涉及突触功能、神经传递和神经营养支持的基因在烟雾吸入后下调了;而包括氧化亚氮合成、抗氧化防御、蛋白降解、炎症反应和神经胶质激活等在内的涉及应激反应的基因表达则上调了。

(三) 应用毒性基因表达探讨器官特异毒性作用的机制

1. 应用基因表达检测解释肾小管损伤机制　Kondo C 等对雄性 SD 大鼠给予 33 种肾毒性药物和 8 种非肾毒物,提取其肾脏 RNA 并用基因芯片检测其基因转录情况。在涉及组织重构、免疫炎症反应、细胞黏附、细胞增殖、细胞迁移、细胞代谢的基因明显上调;而涉及膜转运和信号转导的基因则显著下调。由上述基因表达情况可详细了解肾小管损伤的内在原因和机制。

2. 应用基因表达检测评价肝毒性机制　Oberemm A 等将肝毒性化合物 N-亚硝基吗啉用于雄性 Wistar 大鼠,然后取鼠肝作组织化学染色并收集肝组织匀浆分析其谷胱甘肽-S-转移酶 RNA 转录情况和谷胱甘肽-S-转移酶表达量。结果显示肝组织化学检查结果与谷胱甘肽-S-转移酶的转录与表达改变保持高度一致。由此可见,肝毒性的组织病理检查结果显示的毒性,可用基因表达方法分析其机制。

基因表达研究,包括 mRNA 水平和蛋白水平的检测,在评价肝、脾、肾、脑、血管内皮等组织器官特异性毒性方面与传统毒理学相关性良好,敏感度高,可明显缩短毒理学试验的时程,还可研究器官毒性作用机制。但目前需要解决的问题首先是要比较并找出实验动物与人类的毒性基因的差异和作用靶点的差异,其次是要研究基因转录与蛋白表达的不完全一致性——蛋白的翻译后修饰等问题。随着毒理学基因组学的发展,今后除了研究组织器官中的毒理学基因表达,还要研究血液(包括血清与细胞)中的毒理学基因表达,才能更方便于非损伤性取材,使毒理学基因表达的研究更为简便与实用。

五、结束语

基因组学的技术方法应用于毒理学研究诞生了毒理基因组学,毒理基因组学为毒理学研究提供了新思路、新方法。基因组学与毒理学之间的相关性研究,尤其是毒性生物标志物的发现及毒性作用机制研究仍然是毒理基因组学研究的重点。毒理基因组学将使毒理学评价更加准确、灵敏、有效,血液及尿液毒理基因组学研究毒物暴露与风险评估更为方便、实用。此外,全球范围内的毒物基因组数据库的建立与共享将极大地推动毒理学的发展。

（武瑞琴　彭双清）

参 考 文 献

1. Ward J, Szabo G, McManus D, et al. Advanced molecular biologic techniques in toxicologic disease. Journal of Occupational and Environmental Medicine, 2011, 7(4): 288-294.

2. Takeki U, Yohsuke M, Yuji M, et al. Prediction model of potential hepatocarcinogenicity of rat hepatocarcinogens using a large-scale toxicogenomics database. Toxicology and Applied Pharmacology, 2011, 255(3): 297-306.

3. Rueda-Zárate HA, Imaz-Rosshandler I, Cárdenas-Ovando RA, et al. A computational toxicogenomics approach identifies a list of highly hepatotoxic compounds from a large microarray database. PLoS One, 2017, 12 (4): e0176284.

4. Goetz AK, Singh BP, Battalora M, et al. Current and future use of genomics data in toxicology: Opportunities and challenges for regulatory applications. Regulatory Toxicology and Pharmacology, 2011, 61: 141-153.

5. Ryan TP, Stevens JL, Thomas CE. Strategic applications of toxicogenomics in early drug discovery. Current Opinion in Pharmacology, 2008, 8: 654-660.

6. Acharjee A, Ament Z, West JA, et al. Integration of metabolomics, lipidomics and clinical data using a machine learning method. BMC Bioinformatics, 2016, 17 (Suppl 15): 440.

7. Nora A, Tatjana M, Borlak J. Toxicogenomics applied to cultures of human hepatocytes enabled an identification of novel petasites hybridus extracts for the treatment of migraine with improved hepatobiliary safety. Toxicological Sciences, 2009, 112: 507-520.

8. Jasmine G, Richa S, Zafar M, et al. Toxicoproteomics: New paradigms in toxicology research. Toxicology Mechanisms and Methods, 2010, 20: 415-423.

9. Davis M, Li J, Knight E, et al. Toxicogenomics profiling of bone marrow from rats treated with topotecan in combination with oxaliplatin: a mechanistic strategy to inform combination toxicity. Frontiers in Genetics, 2015, 6: 14.

10. 李宏. 环境基因组学与毒理基因组学研究进展. 生物信息学, 2011, 9: 269-274.

11. Moffat I, Chepelev N, Labib S, et al. Comparison of toxicogenomics and traditional approaches to inform mode of action and points of departure in human health risk assessment of benzo[a]pyrene in drinking water. Critical Reviews in Toxicology, 2015, 45(1): 1-43.

12. 边育红, 庄朋伟, 王丽, 等. 药物潜在毒性发现技术及其在中药安全性评价中的应用展望. 中草药, 2011, 42: 2379-2385.

13. 钟华, 李刃, 付廷明, 等. 药物安全性的基因组学研究与探讨. 中国药事, 2012, 26: 74-83.

14. Sánchez-Vidaña DI, Rajwani R, Wong MS. The Use of Omic Technologies Applied to Traditional Chinese Medicine Research. Evidence-based Complementary and Alternative Medicine, 2017, 2017: 6359730.

第三节　毒理蛋白质组学技术

毒理蛋白质组学(toxicoproteomics)是在蛋白质组学技术发展与成熟的基础上与毒理学

(toxicology)交叉形成的新兴学科,它的兴起和发展得到了毒理学专家和相关学科研究者的高度重视。蛋白质组是指一个基因组、一种细胞或组织所表达的全部蛋白质。蛋白质组学是在蛋白质水平对基因表达产物进行大规模研究,是对蛋白质及其生物功能的全面研究。蛋白质组学的范畴很广,传统的蛋白质组学主要集中于蛋白质的表达谱分析,它为各种生理、病理、毒理进程和疾病状态提供了蛋白质相对表达水平数据与潜在分子标志物,其意义重大。目前的蛋白质组学除了能提供蛋白质表达数据外,还能通过蛋白质翻译后修饰(PT-Ms)、蛋白质相互作用、蛋白质亚细胞定位、蛋白质合成和降解速率等研究解决蛋白质功能问题。将蛋白质组学技术应用于毒理学研究,有望鉴定出先前未知的蛋白质生物标志以及阐明毒性作用机制。

毒理蛋白质组学的研究内容主要包括:机制性研究,即从蛋白质角度研究外源因素(化学、物理、生物因素)对机体的可能毒性作用机制;以及筛选与预测毒作用靶标,即筛选特定的蛋白质生物标志物,作为外源因素生物安全性评价的靶标。毒理蛋白质组学的实验策略和技术基于传统蛋白质组学,并要遵循毒理学的相关研究准则及方法。

毒理蛋白质组学技术多种多样,主要包括3部分:①蛋白质的分离技术:主要是双向凝胶电泳和二维或多维色谱技术、毛细管电泳以及液相色谱-毛细管电泳等;②蛋白质的鉴定技术:主要应用质谱技术对蛋白质进行鉴定;③生物信息学分析:研究内容主要包括大量蛋白质组学实验信息的产生以及对这些数据的处理。

一、毒理蛋白质组分离技术

蛋白质组学技术目前被广泛应用于毒物作用后,建立蛋白质组差异表达谱,筛选毒作用靶标,寻找暴露和毒性生物标志物,为阐明毒作用机制提供科学依据。目前用来研究毒理蛋白质表达谱的技术路线主要有两条:一条是基于凝胶电泳的蛋白质表达谱技术,它高分辨率及高通量的特点使其成为比较蛋白质组学研究中有效且关键的蛋白质分离技术;另一条是基于非胶体系的多维液相分离串联质谱的技术路线(MudPIT-LC-MS),其特点是通量高、速度快,且在一定程度上克服了传统双向电泳不能显示低丰度、疏水性、偏碱性、极大和极小分子质量蛋白的缺点。

1. 基于凝胶的蛋白质分离技术　2-DE 原理是分别基于蛋白质不同的等电点和分子质量,运用等电聚焦电泳(isoelectric focusing, IEF)和十二烷基磺酸钠-聚丙烯酰胺凝胶电泳(SDS-PAGE)在相互垂直的两个方向上使成分复杂的蛋白质样品得到分离。近年来,毒理学越来越多地涉及分子机制的研究,这种大范围分离技术的出现恰好能够满足对毒物靶分子的筛选。随着样品制备方案的改善、固相 pH 梯度(immobilized pH gradient, IPG)胶条的发明应用、显色方法灵敏度的提高和图像分析处理软件性能的增强,使 2-DE 成为毒理蛋白质组学研究中最常用的蛋白质分离技术。

非变性聚丙烯酰胺凝胶电泳(native-PAGE)不加入 SDS 和巯基乙醇等变性剂,在电泳过程不改变蛋白质的形状和电荷,使其在保持天然活性的条件下进行聚丙烯酰胺凝胶电泳,依据其电泳迁移率的不同和凝胶的分子筛作用进行分离,因而可以得到较高的分辨率,尤其是在电泳分离后仍能保持蛋白质和酶等生物大分子的生物活性,对于生物大分子功能的鉴定有重要意义,因此在毒理学中该技术常用于活性标靶的筛选与鉴定。

乙酸-尿素电泳技术用乙酸和尿素(有时候也加入一定浓度的 TritonX-100),此技术主要用来分离像组蛋白这样的碱性蛋白,在电场作用及酸性缓冲液条件下碱性蛋白朝负极移动,对具有多种亚型的碱性蛋白(如组蛋白)分离有很好的效果。这种技术常常用在毒理学的表观遗传学研究中,如组蛋白修饰研究等。

2. 基于非凝胶的蛋白质分离技术　和串联质谱(MS/MS)联用的多维液相色谱(Mud-PIT),作为识别和鉴定一些通常难以使用其他方法分离的蛋白质(例如,低丰度蛋白、疏水膜蛋白、极小和极大分子质量蛋白以及极碱性和极酸性蛋白)的一种可靠技术,正在被迅速广泛地接受。从这些蛋白质获得的胰酶酶解肽段可以通过离子交换(IEX)和反相层析(RPC)的结合使用得到分离。同时结合 IMAC 技术可对特殊修饰的蛋白质(如磷酸化修饰等)进行富集,然后更加方便地进行定量或鉴定。蛋白质的翻译后修饰在信号转导、活性改变、细胞内分布等多种生命进程中起到关键作用。因此,在毒理学中,对蛋白质翻译后修饰的研究也显得尤为重要。而基于非凝胶的分离技术恰恰能够很好地满足这一需求,在高通量分离基础上针对性地对一种修饰进行富集和研究,为更好地阐明毒物作用的分子机制打下基础。

自由流电泳(free flow electrophoresis,FFE)是半制备型分离技术,具有可连续分离、多种分离模式、无固体支持介质和分离条件温和等优势,特别适用于生物材料的分离纯化和制备。其明显优势是使大量活性生物材料纯品的获得成为可能。它除了分离蛋白质、DNA 和 RNA 等生物大分子外,还可分离亚细胞组分(如线粒体、微粒体等),甚至分离整个细胞,这种技术方便了毒物对细胞损伤的研究,可以对损伤的细胞器进行分离,从更基础的细胞生物学角度补充毒物作用机制。

二、生物质谱蛋白质鉴定技术

(一) 基质辅助激光解析电离飞行时间质谱(MALDI-TOF-MS)技术

1. MALDI-TOF-MS 分析原理　基质辅助激光解析电离飞行时间质谱(MALDI-TOF-MS)是在蛋白质组学研究中所广泛使用的软电离生物质谱,它的设计非常简单,理论也不复杂,关键是成本较于其他种类质谱相对低廉,非常适合蛋白质组研究的应用。现代 MALDI-TOF-MS 的主要部分包括:离子源(ion source)、离子筛选器(ion selector)、碰撞室(collision room)、无场飞行区(drift region)、反射器(reflector)及质量分析器(mass analyzer)。MALDI 的离子化过程是基质(一般为有机酸)与蛋白分子形成结晶后吸收激光能量使蛋白质分子得到或丢失一个质子(即带上一个正电或负电荷)后飞入真空管,并最终达到检测器。基质的作用类似缓冲介质,代替蛋白质分子从激光中吸收能量,并提供质子,使其带上电荷。因此它属于软电离技术,适用于混合物中生物大分子的测定。带电的蛋白质分子在电场作用下加速后飞过真空的飞行管道,通过测量达到检测器的时间来计算离子的质荷比(m/z)。MALDI-TOF-MS 具有灵敏度高、准确度高及分辨率高等特点,为毒理学等领域提供了一种强有力的分析测试手段,并正扮演着越来越重要的作用。

2. MALDI-TOF-MS 的优缺点　MALDI-TOF-MS 技术具有灵敏度高、分辨率好、测定质量范围宽、操作简单等优点,且与其他质谱相比,对样品要求低,能耐挥发性盐、缓冲剂和其他挥发性成分,适宜测量相对分子质量在 500Da 以上的分子,尤其是在几千以内的较好,也适合一维或二维电泳分离后的蛋白质样品及其酶解后产生的混合生物多肽分析,获得肽质量指纹图谱(peptide mass fingerprint,PMF),通过检索数据库来鉴定蛋白质。所以以下优势十分明显:①很高的灵敏度能为亚微克级样品提供信息,能最有效地与色谱联用,适用于复杂体系中痕量物质的鉴定或结构测定;②无标记的检测技术,从而可以降低检测成本;③具有准确性、易操作性、快速性、普适性、高灵敏度和高通量的检测能力等,因而是疾病标志应用于临床检测的理想平台。但是,对于 MALDI-TOF-MS 最重要的就是对基质的选择有一定的要求。首先,基质在适当的溶剂中与待测物要形成混晶;其次,基质在吸收激光的能量后可均匀地传递给待测物;最后,基质使待测物离子化。另外,它需要使用延迟提取技术,在实际使用过程中存在操作复杂等问题。

3. 液相色谱联合 MALDI-TOF-MS 技术 鉴于二维电泳与质谱联用技术不能很好地显示低丰度、疏水性、偏碱性、极大和极小蛋白,且费时、费力、难以自动化。所以人们依靠串联质谱仪(MS/MS)从复杂样品中获得特定肽段信息的强大能力,结合其他技术,发展了一些新方法。其中高效液相色谱(HPLC)串联质谱是分析蛋白质组学最有效的工具之一。该技术先将混合蛋白酶解,经过适当的色谱分离之后,对肽段进行串联质谱(MS/MS)鉴定,又称鸟枪法技术(Shotgun)。这种高通量的鉴定技术有利于大规模筛选毒物作用下潜在的靶分子,在传统毒理学研究中这种规模的研究几乎无法想象。

4. MALDI-TOF-MS 技术筛选人血清蛋白标志 血清的成分非常复杂,它所含有的蛋白质除了血液执行常规功能固有的蛋白质外,还有与人体各组织器官相关联的蛋白质。所以,目前血清作为研究疾病生物标志的一个重要来源已被众多学者所重视,成为研究热点。为了研究血清中低丰度的蛋白质,必须消除高丰度、高分子质量蛋白质的覆盖,尤其是血清中白蛋白和免疫球蛋白的干扰。因此,运用各种方法和技术来分离富集低丰度蛋白成为首要关键,也是得到高质量质谱图的前提。目前去除这些高丰度、高分子质量蛋白的主要方法包括亲和层析、超滤膜过滤和试剂盒等,但是血液中蛋白容易受各种因素影响,血样个体间差异较大,受干扰因素多,因而特别强调标准化问题。MALDI-TOF-MS 测量法操作简便、敏感度高,可以与蛋白质组学的各种蛋白质分离技术包括双向凝胶电泳技术(two-dimensional gel electrophoresis,2-DE)、荧光差异双向凝胶电泳(fluorescence two-dimensional differential in-gel electrophoresis,2D-DIGE)、液相色谱、表面增强亲和捕获以及标记技术等联用,因此成为许多实验室的首选蛋白质谱鉴定方法。这种联用技术在毒理蛋白质表达谱的建立和解析中的应用,有助于发现和确认组织、血清中潜在的生物标志,成为毒理学领域中重要的研究手段。

(二) 液相色谱-电喷雾-串联质谱(LC-ESI-MS)技术

1. LC-ESI-MS 分析原理 电喷雾电离质谱(ESI-MS)与 MALDI-TOF-MS 一样,也是利用软电离方式电离样品组分。经液相色谱分离的蛋白质或多肽组分被输送到电喷雾室中的喷雾头上,形成表面带电的液滴,当液滴密度达到极限的时候,静电互斥作用会使液滴"爆炸"形成更小更稳定的带电单元,即样品离子。将电压控制在一定范围时样品离子很少会碎裂,因此对于小分子的样品 ESI-MS 可用来分析样品的组成成分。但对于大分子的蛋白质来说,由于会形成非常复杂的多电荷峰,因此对混合物的分析十分困难,所以一般 ESI 样品只限于较纯的大分子化合物。一般它与 HPLC 分离方法相连接,扩大了质谱在生物领域的应用。

2. LC-ESI-MS 的优缺点 ESI-MS 对于高分子化合物的测定由于可以产生多电荷峰,与传统的质谱相比扩大了检测的分子质量范围,同时提高了仪器的灵敏度,在 pmol 数量级的水平或更少的样品检测中,当分辨率 1000 时可达到 0.1% 的精度。但是 ESI-MS 对于样品处理耗时较长,单个样品也必须经过最少 20 分钟的分离和处理才能得出最终结果,不适合大规模高通量的蛋白质组学筛选,在这点上,MALDI-TOF-MS 相对于 ESI-MS 则更为方便。而且 ESI-MS 在选择前体离子做 MS/MS 的时候几乎没有时间去手动处理,只能依靠事前设置的条件运行,对特殊样品可能会带来假阳性结果。

3. IMAC 技术结合 LC-ESI-MS 分析蛋白质磷酸化修饰 固定金属离子亲和色谱

（IMAC）技术利用螯合金属离子如 Fe^{3+}、Ga^{3+} 或 Cu^{2+} 等作为蛋白结合的连接桥,依靠生物亲和层析原理特异性识别蛋白。它在液相富集柱中分为 3 部分:色谱填料-交联剂-金属螯合剂,色谱填料常用琼脂糖凝胶,与金属螯合剂亚氨基二乙酸或次氮基三乙酸交联成为固定相,用作连接桥的金属离子则被螯合固定到固定相。通过 Bottom-up 策略,带有磷酸基团的肽段被 IMAC 柱富集,而不带磷酸基团的肽段被洗脱,从而达到特异性纯化目的。然后通过 ESI-MS 分析得到相关磷酸化位点信息。在毒理学中,机制的研究日趋重要,而且磷酸化修饰是蛋白质最主要也是最常见的翻译后修饰,因此 IMAC 技术结合 LC-ESI-MS 的分析手段逐渐成为毒理蛋白质组学中蛋白质翻译后修饰研究的主流策略。

三、毒理定量蛋白质组学研究技术

目前,在毒理蛋白质组学的研究技术中,对不同样品中蛋白表达定量分析的需求日益突出,定量蛋白质组学技术逐渐成为毒理学研究中分子靶标筛选的基础技术之一。在毒理蛋白质组学研究的过程中,合适的检测技术对蛋白定量至关重要。随着对蛋白质组学研究的不断深入,传统的检测技术已不能满足复杂庞大的蛋白质组学的研究。理想的检测方法须具备:良好的通用性、高灵敏度、良好的线性范围、与现代的蛋白质组学分析技术相兼容、高通量。为了满足上述要求,近年来,对一些传统的方法进行了优化改良或有新的检测技术相继问世并应用到毒理蛋白质组学研究当中。蛋白质组差异定量检测方法大致有 3 类:基于凝胶的、基于质谱的标记和非标记定量方法。这些方法各有其优缺点,下面对这些技术方法进行详细阐述。

（一）传统的检测技术

经典的蛋白质染色法是考马斯亮蓝染色法,其灵敏度低,检测极限只能达到100ng,使其仅限于研究丰度高的看家蛋白。但由于成本低,操作步骤简单,重复性较好,并且与胶内酶解及质谱鉴定兼容性好,所以仍然是最常用的染色方法。银染的灵敏度为 1ng,虽然灵敏度提高了,但缺点较多。例如银染步骤多,对操作能力要求高,否则重复性较差;银染定量的动力学范围小,高丰度蛋白质容易达到饱和,说明其定量不够准确;凝胶脱银的方法不易于操作,银离子对质谱仪干扰严重,不适合做鉴定等,所以银染不是一个终点染色方法。放射自显影的灵敏度比银染更高,但存在曝光时间长,如果不用磷光图谱技术分析则动态范围有限,且存在对操作者危害大等缺点。荧光染料的灵敏度与银染相当,如 SYPRO Ruby 的检测极限也能达到 1ng,但线性动态范围比银染好,而且荧光基团结合在蛋白质周围的 SDS 上,使不同蛋白质之间染色的差异很小,染料对质谱检测的干扰也很小,主要缺点是需配备昂贵的仪器。传统上用同一荧光染料对样品进行染色,然后用质谱或相关数据库做定性或定量分析。

（二）同位素亲和标签技术

Gygi 等人于 1999 年利用稳定同位素稀释原理发明了同位素亲和标签技术（isotope-coded affinity tags,ICAT）,采用同位素标记多肽或蛋白质。这种新方法的建立为定量蛋白质组学的发展提供了一个广阔的空间。ICAT 试剂由三部分组成。试剂与蛋白质反应的基团:这个基团特异结合肽链中半胱氨酸残基的巯基;中间的连接子:可以结合稳定的同位素;亲和标签-生物素（biotin）:可以和卵白素结合,选择分离 ICAT 标记的多肽。试剂分为两种形式:分别为"重"（连接子含有 8 个氘原子）和"轻"（连接子含有 8 个氢原子）,由 8 个氘原子与 8 个氢原子分别标记的 ICAT 质量相差8Da。

ICAT 标记的样品中,一对肽段峰分子质量正好相差 8Da 或 4Da(肽段带两个电荷)。根据离子强度,可以推断出两种样品中同一蛋白在表达量上的差异,并鉴定相对应的蛋白质。相对目前其他蛋白质组研究方法,ICAT 技术有如下优点:因为分离在肽段水平上进行,所以膜蛋白溶解性的问题得到解决,可以对膜蛋白进行鉴定和定量;通过选择标记含半胱氨酸的肽段,降低了蛋白质混合物的复杂性。通过比较两种或更多种来源密切相关的蛋白质样品,可以得到不同状态下蛋白表达量上的变化比例。因为 ICAT 技术建立在色谱分离的基础上,任何促进蛋白质溶解的试剂均可用,能够直接测量和鉴定低丰度蛋白质。当然 ICAT 技术也存在不足,ICAT 的分子量约为 500Da,这对肽段来说是一个很大的修饰物,会增加分析的复杂性,无法分析不含半胱氨酸的蛋白质。

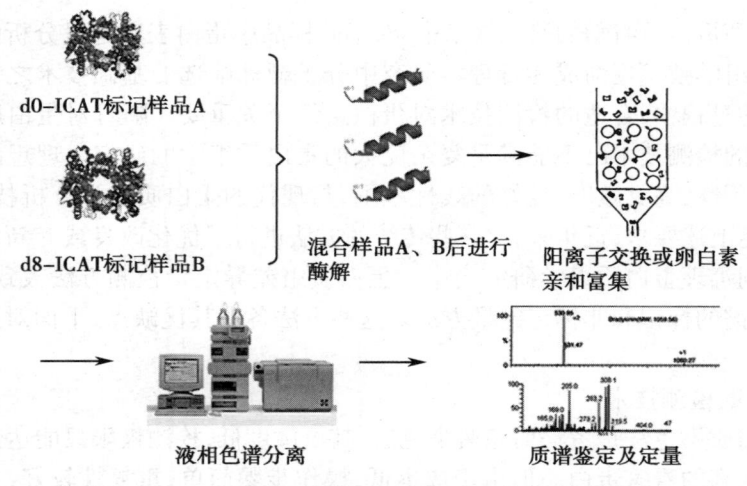

图 34-3 ICAT 技术定量分析不同表达量蛋白质的操作流程

(三) 荧光差异双向凝胶电泳

1997 年,Unltz 等提出了荧光差异凝胶电泳(fluorescence differential in-gel electrophoresis, DIGE)的概念。近年来,2D-DIGE 技术的应用加快了定量蛋白质组学的发展。2D-DIGE 是对传统双向电泳技术的优化,在 2DE 的基础上加入了荧光染料标记这一突破性的一步,并在同一块胶上分离 3 个由不同荧光染料标记的样品。用于标记的荧光基团的激发波长不同,但化学结构相似,分子质量及电荷基本相同,均与蛋白质的赖氨酸残基共价结合,这就保证了不同样品中的同一蛋白在进行双向电泳时迁移到相同位置。2D-DIGE 还引入内标的概念,即在进行多组实验时将所有样品取等量混合后用一种荧光染料标记(通常是 Cy2),结果分析时通过样品与内标的对比来消除不同凝胶之间的技术差异。该方法极大地提高了结果的可靠性、准确性和重复性,其灵敏度比银染和 SYPRO Ruby 高,可检测到 100~200pg 的蛋白质。而且,同一块凝胶可同时分析 2~3 个样品,省去了不同胶图之间的匹配问题,减少了工作量,不仅显著提高了实验的重复性,而且提高了分析通量。

DIGE 可在同一次检测中分析单一胶上的相互覆盖的信息得到蛋白质的信息,可以在一块胶上在相同的电泳条件下分离 2 或 3 个样品,大大减少了一个实验需要胶的总数。但 DIGE 也存在很多技术上的问题:只有当约 1%~2% 的蛋白质赖氨酸残基在荧光标记时被修饰,才可以维持被标记的蛋白在电泳时的溶解性。DIGE 染色中丢失的蛋白质基本确定为样品中的低丰度蛋白。

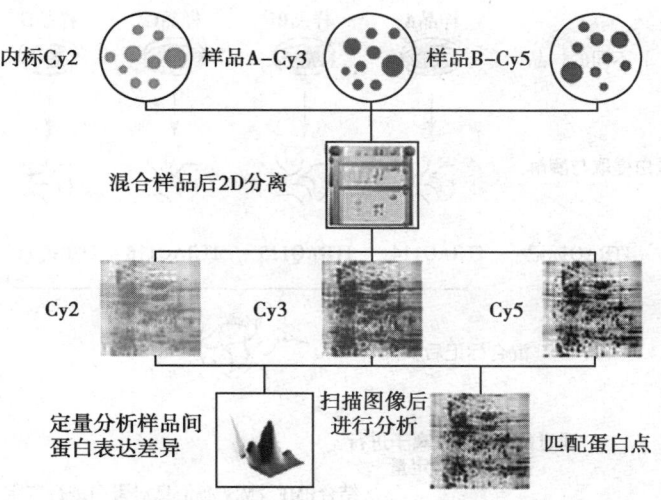

图 34-4 荧光差异凝胶电泳（DIGE）操作流程

（四）同位素标记相对和绝对定量技术

同位素标记相对和绝对定量技术（isobaric tags for relative and absolute quantitation，iTRAQ）是近年来开发的一种新的蛋白质组学定量研究技术，其利用一种多肽体外标记技术，采用 4 种或 8 种同位素编码的标签，通过特异性标记多肽的氨基基团，结合非凝胶串联质谱技术，对复杂样品、细胞器、细胞裂解液等样品进行相对定量研究，并可对多达 4 种或 8 种不同样品同时进行定量分析，也可结合标记已知标准蛋白对样品中蛋白质进行绝对定量研究，为蛋白质组学研究提供了一种有力的定量研究平台。iTRAQ 试剂作为一种新颖且使用方便的蛋白质组学定量工具，尽管在发展之初面临着软件上的问题，仍然有着其特有的优越性，并且已经在疾病标志物的寻找和不同时段或者不同状态的多样品定量分析等蛋白质组学研究领域得到了很好的应用。该技术具有较好的定量效果、较高的重复性。随着蛋白质组学研究的深入开展，随着质谱技术、软件分析系统的改进和技术的规范化，iTRAQ 技术和 2D-DIGE 已成为定量蛋白质组学研究的支撑技术。

iTRAQ 一大优点是，它可以对任何类型的蛋白质进行鉴定，包括高分子质量蛋白质、酸性蛋白质和碱性蛋白质，2D 凝胶电泳对这些蛋白质都束手无策。而且，2D 凝胶电泳无法对膜蛋白那样的不溶性蛋白质进行分析，但是 iTRAQ 标记系统和质谱技术联合使用可解决这些问题。它是定量蛋白组学研究的一个有力工具。

（五）细胞培养稳定同位素标记氨基酸技术

2002 年，丹麦 Mann 实验室的 Ong 等对稳定同位素标记（AACT）技术作了进一步改进，建立了细胞培养稳定同位素标记氨基酸（stable isotope labeling with amino acids in cell culture，SILAC）技术并首次应用于定量蛋白质组研究，为全面、系统地定性和定量分析复杂哺乳动物细胞蛋白质组提供了有效的方案。SILAC 的基本原理是分别用天然同位素（轻型）或稳定同位素（重型）标记的必需氨基酸取代细胞培养基中相应氨基酸，细胞经 5~6 个倍增周期后，稳定同位素标记的氨基酸完全掺入到细胞新合成的蛋白质中替代了原有氨基酸。不同标记细胞的裂解蛋白按细胞数或蛋白量等比例混合，经分离、纯化后进行质谱鉴定。

SILAC 是体内标记技术，稳定同位素标记的氨基酸与天然氨基酸化学性质基本相同，对细胞无毒性，因而它所标记的细胞和未标记细胞在生物学行为上几乎没有差异，标记效率可

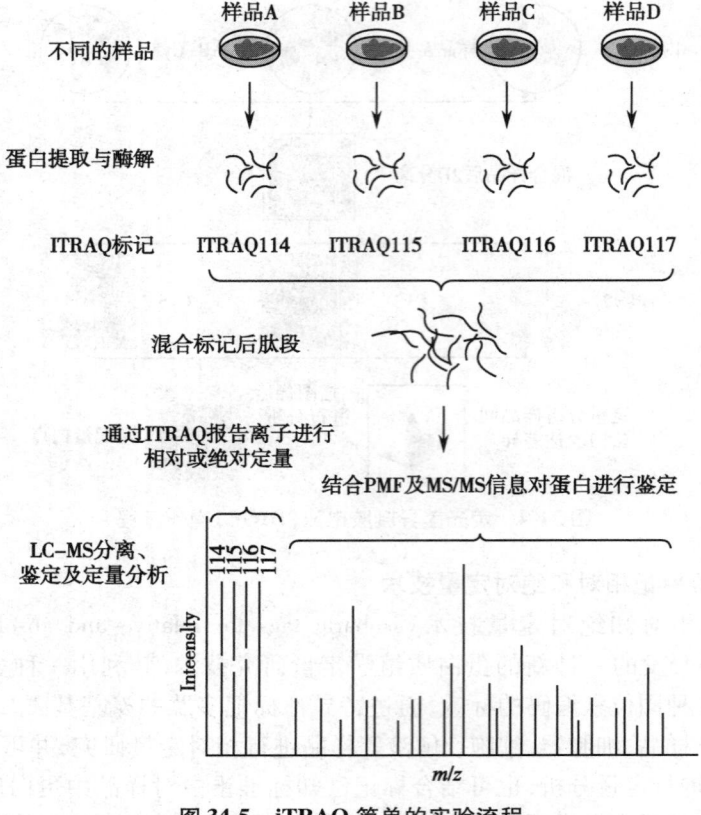

图 34-5　iTRAQ 简单的实验流程

高达 100%；与化学标记相比，它的蛋白需要量明显减少。另外，SILAC 采用活体标记，更接近样品的真实状态，然而，SILAC 只适用于活体培养的细胞，对于生物医学研究中常用的组织样品、体液样品等无法分析。同时，由于成本太高，SILAC 对动物模型的标记还未被广泛使用。

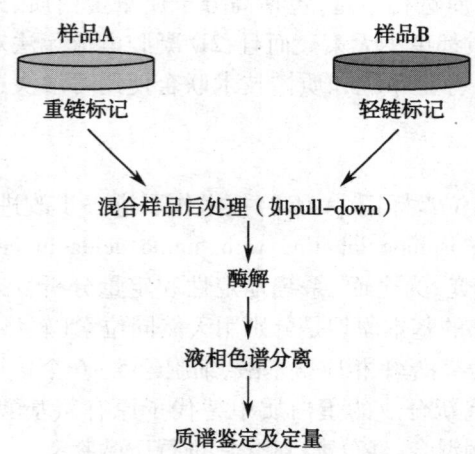

图 34-6　细胞培养稳定同位素标记氨基酸技术操作流程

（六）非标记蛋白质相对定量技术

非标记蛋白质定量技术（label free protein quantitation methods）通过质谱技术对蛋白质肽段进行定量分析，无须昂贵的同位素标签做报告离子，只需分析大规模鉴定蛋白（shot gun）时所产生的质谱数据，比较不同样品相应肽段的强度，从而对肽段对应的蛋白质进行相对定量。具有以下特点：①对液相色谱串联质谱的稳定性和重复性要求较高；②无须昂贵的同位素标签做内部标准，实验耗费低；③对样品的操作也最少，从而使其最接近原始状态，并且不受样品条件的限制，克服了标记定量技术在对多个样品进行定量方面的缺陷；④对样品要求低，因无须标记，所以覆盖范围广，理论上可以覆盖混合物中所有蛋白。

四、毒理蛋白质翻译后修饰分析

细胞的生长、繁殖和各种生命活动的体现都依赖于细胞间动态分子的调节。在这种复杂的生命活动过程中,由基因组直接控制得到的初始蛋白质并不能充分解释蛋白质所表现出来的多种功能及相互调节机制。这是因为几乎所有的蛋白在行使其功能前都要经过各种形式的修饰,其中翻译后修饰(post-translational modifications,PTMs)是最常见的一种。蛋白质的翻译后修饰是指蛋白质在完成转录翻译后,通过在一个或多个氨基酸上添加或水解剪切修饰基团的共价加工修饰过程,该变化直接决定着蛋白质的三级和四级结构,不仅影响蛋白质的化学性质,而且改变蛋白质的活性和功能,使其功能更完善,调节更精细,作用更专一。然而,一旦这些生命过程失去控制,却会对细胞产生致命后果。研究表明一些疾病如癌症、糖尿病、代谢综合征等都与蛋白质的翻译后修饰有关。

目前已发现的蛋白质翻译后修饰方式多达 400 余种,如:磷酸化、氧化、糖基化、乙酰化、甲基化、泛素化等,许多翻译后修饰是可调节和可逆的。对蛋白质翻译后修饰过程的鉴定可以更深入地了解蛋白质结构和功能信息,而对蛋白质结构和功能的深入研究又可以促进对毒性过程、毒性途径和毒性机制的理解。毒理学是一个涉及范围较为广泛的复杂学科,在研究方面存在一定的难度并依赖生命科学中基础学科的发展。蛋白质翻译后修饰研究的兴起,为毒理学的快速发展提供了前所未有的机遇,展现了令人振奋的前景。然而,我们应该认识到,蛋白质翻译后修饰的研究在毒理学中的成熟应用还有相当长的路要走,其本身在检测成本、定量、标准化及准确度等方面也存在许多不足之处,尚有待于进一步完善。

五、毒理功能蛋白质组学研究技术

蛋白质是生命的物质基础,是生命活动的最终控制者和直接执行者,它参与生物体内几乎所有的生命活动,如生长、发育、遗传、能量转换等。20 世纪生物化学和分子生物学技术的蓬勃发展,如氨基酸序列测定、质谱技术、X 射线衍射技术、电子显微镜技术等,使人们认识到,蛋白质是一类结构和功能高度多样,能对环境各种刺激做出响应的、复杂而神奇的"网络生物大分子"。

随着后基因组时代(post-genome era)的到来,科学家们的研究重心已经从解释生命的所有遗传信息转移到对生物功能整体水平的研究。采用差异显示反转录 PCR、基因表达系列分析(serial analysis of gene expression,SAGE)、DNA 芯片等技术从基因水平上阐述生命活动规律之前,都是基于细胞中 mRNA 的水平反映了蛋白质表达水平的前提之下,但事实并非如此。从 DNA 到蛋白质,存在 3 个层次的调控,即转录水平调控(transcriptional control)、翻译水平调控(translational control)、翻译后水平调控(post-translational control)。从 mRNA 角度考虑,实际上仅包括了转录水平调控,并不能全面地代表蛋白质表达水平。蛋白质作为生命活动的最终体现者,有其自身固有的调控,如蛋白质复杂的翻译后修饰、构象变化、亚细胞定位或迁移、蛋白质间相互作用等,这些都无法在基因水平上找到答案。因此,要想真正揭开生命现象的奥秘,必须进行蛋白质水平的功能研究。

在不同毒物刺激或环境因素影响下,筛选出某些蛋白后,必须回答它们在生物体内实现何种生物学功能,是什么样的结构基础使它们能够发挥这些特定的功能,还有它们有着怎样的分子调控机制等问题。传统的蛋白质功能研究习惯于将待研究的蛋白质进行提取分离和纯化,进而分析其化学结构和生物学活性,但很多情况下,这样做有太多的困难,而且往往还无法揭示某种蛋白质在生物体内的功能,因为蛋白质的功能常常是通过与其他生物分子间相互作用而实现的,极少单独发挥作用的。近年来,蛋白质功能研究技术已经得到迅速发展,如蛋白质相互作用研究中的酵母双杂交、免疫共沉淀、串联亲和层析及荧光共振能量转移等技术,蛋白质亚细胞定位研究中的融合报告基因定位和免疫电镜定位技术以及 RNA 干扰技术等,均在毒理学研究领域被广泛地应用。

六、毒理蛋白质组研究中的生物信息学

生物信息学是通过实验手段认识蛋白质功能方法的补充,它是现代生命科学与信息科学、计算机科学、数学、统计学、物理学、化学等学科相互渗透而高度交叉形成的一门新兴前沿学科,它致力于更好更快更精确地处理、储存、分析及整合生物学实验中所得到的数据。生物信息学中对算法的优化极大地帮助了归纳生物学中的知识,包括功能、信号、通路、代谢、结构等信息。近年来逐渐发展起来的各种组学技术与生物信息学及传统毒理学相互结合,形成了系统毒理学(system toxicology)这一全新的学科。蛋白质结构预测是如何从蛋白质的一级序列推测可能的空间结构,蛋白质功能很大程度上依赖于蛋白质空间结构,而蛋白质功能改变是毒物作用机体的分子基础,因此蛋白质的结构预测对未知蛋白生物学功能研究具有重要意义。但迄今为止,还没有能够解决上述问题的成熟方法或工具。然而,可以利用已知算法和现有数据资料从其中的部分问题着手,如比较未知蛋白与已知蛋白一级序列的相似性,比较未知序列是否含有特殊蛋白质家族或功能的序列,综合氨基酸序列信息、氨基酸物理化学特性等信息,结合适当的运算方法,对蛋白质进行功能分类,从而来判定其功能。目前基于蛋白质相互作用的功能预测方法应用广泛。

目前网络上存在许多的生物学数据库,往往可以通过多个站点对同一数据库及其镜像站点进行访问,根据不同的需要使用不同的数据库。GenBank:GenBank NT 是比较完整的DNA 序列数据库,由 NCBI(http://www. ncbi. nlm. nih. gov/)维护。它和欧洲分子生物学实验室的 EMBL(http://www. embl-heidelberg. de)、日本国立遗传研究所的 DDBJ(http://www. ddbj. nig. ac. jp/searches-e. html)数据库每天更新,彼此补充,内容是完全一致的。GenBank包含了不同物种、不同来源和不同类型的核酸序列,包括 mRNA、cDNA、基因组 DNA、EST、GSS(Genome Survey Sequence,由基因组计划直接提交)等。

随着毒理蛋白质组学研究的逐渐深入,各种高通量、大规模的相关信息喷涌而出,没有功能强大的软件是不可能处理这些海量数据的,生物信息学技术的出现正好能满足这种需求。它以庞大的数据库作为支持,并从中分析挖掘蛋白质功能相关的各种信息。因此,对毒理学智能库的需求迫在眉睫,而开发这种智能库需要一个全新的数据处理、数据整合和计算机模拟的模型。该模型必须准确反映网络水平上分子表达和系统水平上的生物学效应之间的关联,还需要整合众多毒理蛋白质组学的研究数据,形成一个跨物种的综合性信息数据库。这些数据库收集的信息并非原始的数据,而是经过处理的有一定毒理学意义的研究结果。通过化学物的结构、应激原的类型、基因、蛋白质、代谢物分子标签或表型变化进行数据库信息查询,来研究受试物的毒理学效应。2003 年,美国国家毒理基因组学研究中心(NCT)开发出第 1 个毒理基因组学智能库,即生物学系统的化学效应(CEBS)智能库,为系统毒理学的研究提供了信息平台,并有希望揭示毒物对机体的遗传损伤和致癌的分子机制,为疾病的预防和治疗提供参考信息。

对其他数据库的介绍参见表 34-1。

表 34-1 部分与蛋白质组学相关的数据库

名称	地址	说明
主要序列数据库		
DDBJ 序列数据库	http://www.ddbj.nig.ac.jp	核酸序列数据库,国际核酸序列数据库合作项目
EMBL 序列数据库	http://www.embl-heidelberg.de	已知及预测的核酸和蛋白质序列数据库
GenBank 序列数据库	http://www.ebi.ac.uk/embl.html	已知及预测的核酸序列数据库
STACK	http://www.sanbi.ac.za/Dbases.html	非冗余的基因簇
TIGR 基因索引	http://www.tigr.org/tdb/index.shtml	非冗余的基因簇
UniGene	http://www.ncbi.nlm.nih.gov/UniGene/	非冗余的基因簇
分子间相互作用数据库		
生物分子交互作用网络数据库(BIND)	http://binddb.org/	分子间相互作用、复合物和通路
DIP	http://dip.doe-mbi.ucla.edu/	蛋白质之间相互作用目录
DPInteract	http://arep.med.harvard.edu/dpinteract/	大肠埃希菌 DNA 结合蛋白的结合位点
代谢通路和细胞调节相关数据库		
ENZYME	http://www.expasy.ch/enzyme/	酶命名
EcoCyc	http://biocyc.org/ecocyc/	大肠埃希菌(K-12)基因组、基因产物和代谢通路
EpoDB	http://www.cbil.upenn.edu/EpoDB/	人红细胞生成过程中的基因表达
京都基因和基因组百科全书(KEGG)	http://www.genome.ad.jp/kegg/	代谢和调节通路
LIGAND	http://www.genome.ad.jp/dbget/ligand.html	酶的配体、底物和反应
RegulonDB	http://kinich.cifn.unam.mx:8850/db/regulondb_intro.frameset	大肠埃希菌转录调节和操纵子结构
UM-BBD	http://www.labmed.umn.edu/umbbd/	微生物生物催化反应和生物降解通路
WIT2	http://wit.mcs.anl.gov/WIT2/	功能治疗和代谢模型发育的集成系统
蛋白质数据库		
AARSDB	http://rose.man.poznan.pl/aars/index.html	氨酰 tRNA 合成酶序列
DatA	http://luggagefast.stanford.edu/group/arab-protein/	拟南芥中注释了的编码序列

续表

主要序列数据库

名称	地址	说明
ESTHER	http://www. ensam. inra. fr/cholinesterase/	酯酶和 α/β 水解酶及相关分子
内源性 GPCR 列表	http://www. biomedcomp. com/GPCR. html	细胞系中表达的 G 蛋白偶联受体
GPCRDB	http://www. gpcr. org/7tm/	G 蛋白偶联受体
HIV 分子免疫学数据库	http://hiv-web. lanl. gov/immunology/	HIV 的抗原决定簇
HUGE	http://www. kazusa. or. jp/huge/	较大的（50kDa）人类蛋白质和 cDNA 序列
组蛋白数据库	http://genome. nhgri. nih. gov/histones/	组蛋白、组蛋白折叠序列和结构
IMGT	http://imgt. cines. fr:8104/	人类和其他脊椎动物的免疫球蛋白、T 细胞受体和 MHC 序列
IMGT/HLA	http://www. ebi. ac. uk/imgt/hla/	人类主要组织相容性复合体
InBase	http://www. neb. com/neb/inteins. html	插入蛋白质序列和基序(motif)
LGICdb	http://www. pasteur. fr/recherche/banques/LGIC/LGIC. html	配体门控离子通道亚基序列
MHCPEP	http://wehih. wehi. edu. au/mhcpep/	MHC 结合肽
MetaFam	http://metafam. ahc. umn. edu/	集成的蛋白质家族信息
核受体资源	http://nrr. georgetown. edu/nrr/nrr. html	核受体超家族
PKR	http://pkr. sdsc. edu/	蛋白激酶序列、酶学、遗传学、分子和结构特性
PPMdb	http://sphinx. rug. ac. be:8080/ppmdb/index. html	拟南芥质膜蛋白序列和表达数据
Peptaibol	http://www. cryst. bbk. ac. uk/peptaibol/welcome. html	抗生素肽序列
PhosphoBase	http://www. cbs. dtu. dk/databases/PhosphoBase/	蛋白质磷酸化位点
PlantsP	http://plantsp. sdsc. edu/	植物蛋白激酶和蛋白磷酸化
Prolysis	http://delphi. phys. univ-tours. fr/Prolysis/	蛋白酶、天然和合成的蛋白酶抑制剂
蛋白质信息资源(PIR)	http://pir. georgetown. edu/	综合的、注释的、非冗余的蛋白质序列数据库
核糖核酸酶 P 数据库	http://www. mbio. ncsu. edu/RNaseP/home. html	RNaseP 序列、对齐和结构

续表

<table>
<tr><td colspan="3" align="center">主要序列数据库</td></tr>
<tr><td>名称</td><td>地址</td><td>说明</td></tr>
<tr><td>SWISS-PROT/TrEMBL</td><td>http://www.expasy.ch/sprot</td><td>蛋白质序列</td></tr>
<tr><td>TIGRFAMs</td><td>http://www.tigr.org/TIGRFAMs</td><td>功能明确的蛋白质家族资源</td></tr>
<tr><td>TRANSFAC</td><td>http://transfac.gbf.de/TRANSFAC/index.html</td><td>转录因子和结合位点</td></tr>
<tr><td>OoTFD</td><td>http://www.ifti.org/</td><td>转录因子和基因表达</td></tr>
<tr><td>TrEST、trGEN 和 Hits</td><td>http://hits.isb-sib.ch/</td><td>预测的蛋白质序列</td></tr>
<tr><td colspan="3" align="center">蛋白质组资源数据库</td></tr>
<tr><td>Aaindex</td><td>http://www.genome.ad.jp/dbget/</td><td>肽的物理化学属性</td></tr>
<tr><td>Proteome Analysis Database</td><td>http://www.ebi.ac.uk/proteome/</td><td>应用 interpro 和 clustr 在线进行全基因组中蛋白质的功能分类</td></tr>
<tr><td>SWISS-2DPAGE</td><td>http://www.expasy.ch/ch2d/</td><td>注释了的 2D-PAGE 数据库</td></tr>
<tr><td>酿酒酵母蛋白质数据库（YPD）</td><td>http://www.proteome.com/databases/index.html</td><td>酿酒酵母蛋白质组数据库</td></tr>
</table>

七、毒理蛋白质组学技术与人类健康危险度评估

（一）毒理蛋白质组学技术在人类健康危险度评估中的目的及应用

毒理蛋白质组学融蛋白质组学、毒理学、生物信息学为一体,侧重于研究在一定的毒物暴露条件下或在毒物引发疾病的长期发展过程中细胞或组织内蛋白组的变化情况。毒理蛋白质组学可通过阐释毒性机制和作用模式(MOAs)、鉴定暴露、毒性和效应生物标志物以及方便物种外推等减少人类健康危险度评估中的不确定性。对经毒物暴露或处理后的细胞、组织、体液进行蛋白质表达谱分析来确定毒性机制、暴露生物标志物、毒性生物标志物及效应生物标志物,这是毒理蛋白质组学在安全性评价中应用最广泛的方法。这种方法的最大优点就是高通量,即使缺乏毒性机制的认识,也能检测毒理进程中任一阶段的蛋白质表达谱变化。

在过去的几年中,针对毒性研究和安全性评价进行的关于蛋白质表达改变的文章急剧增加,并且鉴定了很多以前未知的或被忽视的靶蛋白和毒性途径。这些研究中最基本的是蛋白质表达谱和蛋白标签,它们是毒理蛋白质组学研究的基石。尽管这些表达谱和标签本身不能揭示毒性反应机制,然而一旦其中的蛋白质组分被鉴定出来,我们即可推测出这些蛋白的生物学功能、推论出毒性反应的生物途径,并在后续的功能性研究中进行验证。例如,Liu 等通过双向凝胶电泳-质谱技术,分别进行了体外 L-02 肝细胞三氯乙烯(TCE)暴露的蛋白差异表达研究和 TCE 中毒病人血清蛋白质差异表达和抗原筛选研究,发现癌蛋白 SET 和调节蛋白 Rho GDIα 在 TCE 暴露下呈现显著上调。癌蛋白 SET 具有多种生物功能,可以通过影响组蛋白乙酰化、转录调节、核小体装配等,参与基因表达调控、翻译后修饰、细胞凋亡等多个生物过程。SET 表达或亚细胞定位异常,与肿瘤的发生发展密切相关。Liu 等还采用

串联亲和纯化技术(tandem ffinity purification,TAP)联合 LC-MS/MS 技术,鉴定了 L-02 肝细胞中 eEF1A1/eEF1A2 可与 SET 发生相互作用,证明了 TCE 暴露可以诱导 SET 和 eEF1A1 的亚细胞分布发生变化,从而产生相应的细胞毒性。这些结果为从分子水平理解 TCE 致肝脏毒性机制和健康危险度评估提供了重要的实验数据。纳米材料环境健康效应和生物安全性是当前人们非常关注的公共卫生问题。在纳米二氧化硅的毒理学研究中,Liu 等发现纳米二氧化硅对 HaCaT 表皮细胞具有明显的细胞毒性,通过 2D-DIGE 和 MALDI-TOF-MS 技术研究不同粒径纳米二氧化硅对 HaCaT 整体蛋白表达水平的影响,发现 Prx6 等氧化应激相关蛋白的表达水平与纳米二氧化硅颗粒呈现粒径依赖关系,表明纳米颗粒的粒径大小与细胞氧化应激反应和细胞毒性密切相关。砷处理的人类细胞和动物组织的蛋白质表达谱显示,热休克蛋白家族成员 Hsp60、Hsp70、Hsp90 表达上调,说明砷诱导毒性的其中一个机制就是使应激蛋白的表达增加。将蛋白质表达谱与数据库中已知毒物的表达谱进行比对,就有可能鉴定出暴露、毒性和效应生物标志物。暴露于致癌物 N-亚硝基吗啉(NNM)的肝细胞其蛋白质表达谱显示 NNM 诱导细胞内应激蛋白表达显著上调,而在同样暴露于该致癌物 18 周的大鼠肝脏恶性变异细胞中鉴定出了癌症相关蛋白如波形蛋白、Rho GDP 解离抑制因子。传统的致癌性研究需花费两年时间,并耗费大量人力和动物资源。因此,在短期内鉴定出致癌生物标志物引起了研究者广泛关注和极大兴趣。在 NNM 研究中,研究者们利用暴露于致癌物 18 周的动物组织鉴定出了几个感兴趣的癌症相关蛋白和生物标志物。由此可见,蛋白质表达谱具有大大减少致癌性研究的时间和费用的潜力。除了对暴露细胞或组织进行蛋白质表达谱的研究外,一些研究团队还利用 cDNA 芯片技术研究了相同样品的基因表达谱变化,以便将 mRNA 水平的变化与蛋白质水平变化相联系。Juan 等报道了人类 HL-60 细胞的基因和蛋白表达谱变化,cDNA 阵列分析得到了 624 个差异基因,而利用以 2D 凝胶电泳为基础的蛋白质组学方法鉴定出了 136 个差异蛋白质。令人惊奇的是,只有 4 个蛋白质是蛋白质组学分析和 DNA 阵列分析的共同蛋白,这说明 mRNA 和蛋白质表达之间的相关性很小,同时也说明了毒理蛋白质组学对于毒性机制研究的重要性。总之,毒理蛋白质组学已经将蛋白质表达谱作为毒物分级、疾病亚分型或其他生物终末点的"标志"。这些标志性表达谱分析有效地指导了毒物暴露、毒性和效应的生物标志物鉴定,这些生物标志物在关于毒性反应和疾病发展过程的机制探讨方面也起到了重要作用。

除了蛋白质表达谱分析外,一些针对化学毒性进行的关于蛋白质翻译后修饰(PTMs)和蛋白质相互作用的研究也有报道。大部分蛋白质翻译后修饰的研究侧重于氧化应激和蛋白质氧化。据报道,贻贝(*Mytilus edulis*)菌褶氧化应激处理后有 40 个蛋白质发生了羰基化,暴露于 DTT 代谢产物 DDE 的 *Tapes semidecussatus* 蛤出现了广泛性组织羰基化。迄今,关于两大蛋白质翻译后修饰即磷酸化和糖基化的蛋白质表达谱研究还很少,这可能是由于目前尚缺乏磷酸化和糖基化蛋白的有效检测和定量的蛋白质组学方法。

虽然毒理蛋白质组学在某些领域已经取得了重大进展,尤其是在利用蛋白质表达谱分析鉴定环境毒物的毒性机制方面,但是危险度评估系统的毒理蛋白质组学研究仍然需要更进一步的发展。迄今,毒理蛋白质组学还比较局限于蛋白质表达差异的定性研究,关于蛋白质生物功能和毒物毒性机制阐述的研究还很少。其中关于技术、阐述解释和执行等很多问题都妨碍了蛋白质组学方法在危险度评估系统中的应用。技术方面的主要问题包括目前缺乏有效的毒理蛋白质组学方法和策略、尚无标准的研究设计方案、蛋白质组学的定量、有限的高通量蛋白质组学技术。建立怎样的毒理蛋白质组学策略、采用哪些已有和不断产生的蛋白质组学技术且如何将两者整合才能有效而全面地了解化学物诱导的毒性反应机制和疾病发展过程机制是目前危险度评估所面临的根本性问题。发展新的蛋白质组学策略、方法以及灵敏度更高、特异性更强和重复性更好的技术,对于完成人类健康危险度评估和促进人类健康危险度评估的发展是至关重要的。

（二）未来毒理蛋白质组学技术发展的几个重要领域

运用现代蛋白质组学技术,加强对蛋白质组学及其毒物暴露处理后蛋白质组改变的理解和认识将有利于进行人类健康危险度评估。除了目前毒理蛋白质组学技术能有助于理解毒性机制外,毒性定量研究方法的开发,暴露和毒性生物标志物的鉴定,在不久的将来将成为毒理蛋白质组学用于危险度评估研究的两大重要领域。

1. 毒性定量研究的蛋白质组学方法的开发　目前,蛋白质表达、蛋白质翻译后修饰及蛋白质相互作用的研究已有多种不同策略,这些策略在较小程度上被应用于毒性过程的研究。在毒性反应期间或疾病发展进程中,通过蛋白质组学策略得到的表达水平和翻译后修饰水平的差异表达蛋白信息虽然与功能研究相关,但是还需要更多的技术来直接和定量分析蛋白表达或翻译后修饰水平的差异。这是因为我们需要分析低剂量毒物处理后导致的微量蛋白表达改变,需要高通量检测蛋白改变,需要调控体外或体内的细胞单个蛋白的表达水平和活性,以确定其在不同的生物过程及疾病状态下扮演的角色。我们迫切需要发展新的毒理蛋白质组学技术或方法以满足毒性研究和危险度评估研究中的需要,尤其是用于研究低剂量介导的多种改变。

2. 暴露生物标志物及毒性生物标志物的发现　暴露及毒性生物标志物是毒性或者疾病过程中特定时间细胞内生理改变的指标。通过将化学物处理的细胞或组织的蛋白质谱与已知毒物的蛋白质数据库相比,可以鉴定出潜在的暴露与毒性蛋白生物标志物。这些标志物具有重要价值,在人类的暴露及毒性评估中起到精确的预测作用。最近,生物标志物研究已经成为毒理蛋白质组学的一大热点,原因在于暴露及毒性生物标志物是危险度评估过程中不可或缺的一部分。虽然已经报道了关于化学诱导毒性的几个潜在生物标志物,但是这些潜在标志物必须通过验证,该验证结果将影响到它们在危险度评估中的作用。生物标志物的验证是一个非常复杂的过程,尚处于前期发展阶段,实验设计时需要非常细致的研究。在验证技术及流程还不是非常完善之前,我们只能依赖较传统的技术,如 Western blot 和ELISA,这些技术通常可以得到较为可靠和精确的定量结果。但是在某些情况下,通过Western blot 与其他定量技术验证可能不够充分,结果不令人信服。对于一个用于危险度评估的毒性生物标志物来说,不仅有必要了解其在毒性过程中的量变,还需要了解隐藏在蛋白表达谱或蛋白质修饰谱改变之后的生物学和毒理学机制。

除了具有生物标志物一般的特征如敏感性及专一性之外,用于危险度评估的暴露和毒性蛋白生物标志物还具有其独特的特征,例如经毒性化合物处理之后,用于危险度评估的潜在蛋白生物标志物的浓度与修饰状况应发生显著改变。所有标志物在生物学及化学上都应相当稳定,能很好地体现毒性损伤的产生及清除之间的平衡。生物标志物还应该有助于确定毒性及毒性损伤的性质。基于这些特征,生物标志物在暴露评估中将具有更大的价值,具有准确的预测性。

八、结论及未来的研究方向

近几年,毒理蛋白质组学技术得到了前所未有的发展,通过对样品实现高通量的快速检测来建立生物标志物图谱是未来毒理蛋白质组学技术发展的主要方向之一。毒理蛋白质组学面临的一个重大挑战是缺乏有效的方法来准确量化环境中相对长期暴露或用低浓度毒物处理后引起的蛋白表达微量变化。其面临的另一个重大挑战是如何区分毒性特异蛋白和其他与处理相关的应激蛋白。然而通过亚细胞组分的分离与多时间点、多剂量组的蛋白样品制备以及蛋白表达功能的验证等实验方法的改进，使得人们有突破 2D 蛋白质组学技术局限的可能。

毒理蛋白质组学技术仍将是用于研究毒物处理诱导的蛋白质组变化的重要工具，更透彻地理解这些变化将对人类健康危险度评估过程产生重要的影响。未来的毒理蛋白质组学不仅需要高通量、高灵敏度、高自动化的实验仪器和实验技术，同时应该采取合理的实验策略、采用正确的统计方法等来建立系统的实验体系。

（刘建军　任晓虎　洪文旭）

参 考 文 献

1. Goswami T, Li X, Smith AM, et al. Comparative phosphoproteomic analysis of neonatal and adult murine brain. Proteomics, 2012, 12(13): 2185-2189.

2. Wang Z, Lu J, Zhang Y, et al. Applications and challenges in using LC-MS/MS assays for quantitative doping analysis. Bioanalysis, 2016, 8(12): 1307-1322.

3. Boutin M, Gagnon R, Lavoie P, et al. LC-MS/MS analysis of plasma lyso-Gb(3) in Fabry disease. Clin Chim Acta, 2012, 414: 273-280.

4. Arentz G, Weiland F, Oehler MK, et al. State of the art of 2D DIGE. Proteomics Clin Appl, 2015, 9(3-4): 277-288.

5. Stiess M, Wegehingel S, Nguyen C, et al. A Dual SILAC Proteomic Labeling Strategy for Quantifying Constitutive and Cell-Cell Induced Protein Secretion. J Proteome Res, 2015, 14(8): 3229-3238.

6. Li Y, Wen B, Chen R, et al. Promotion of expression of interferon-stimulated genes in U937 monocytic cells by HIV RNAs, measured using stable isotope labeling with amino acids in cell culture (SILAC). Arch Virol, 2015, 160(5): 1249-1258.

7. Liang S, Xu Z, Xu X, et al. Quantitative proteomics for cancer biomarker discovery. Comb Chem High Throughput Screen, 2012, 15(3): 221-231.

8. Sandin M, Chawade A, Levander F. Is label-free LC-MS/MS ready for biomarker discovery? Proteomics Clin Appl, 2015, 9(3-4): 289-294.

9. Van PT1, Ganesan V, Bass V, et al. In-gel equilibration for improved protein retention in 2DE-based proteomic workflows. Electrophoresis, 2014, 35(20): 3012-3017.

10. Shantibala T, Lokeshwari R, Thingnam G, et al. MEIMAN: Database exploring Medicinal and Edible insects of Manipur. Bioinformation, 2012, 8(10): 489-491.

11. Chiverton LM, Evans C, Pandhal J, et al. Quantitative definition and monitoring of the host cell protein proteome using iTRAQ-a study of an industrial mAb producing CHO-S cell line. Biotechnol J, 2016, 11(8): 1014-1024.

12. Lai AC, Tsai CF, Hsu CC, et al. Complementary Fe(3+)-and Ti(4+)-immobilized metal ionaffinity chromatography for purification of acidic and basic phosphopeptides. Rapid Commun Mass Spectrom, 2012, 26(18): 2186-2194.

13. Liu J, Huang H, Xing X, et al. Comparative proteomic analysis on human L-02 liver cells treated with varying concentrations of trichloroethylene. Toxicol Ind Health, 2007, 23(2): 91-101.

14. Huang HY, Liu JJ, Xi RR, et al. An investigation of hormesis of trichloroethylene in L-02 liver cells by differential proteomic analysis. Mol Biol Rep, 2009, 36(8): 2119-2129.

15. Hong WX, Yang L, Chen M, et al. Proteomic analysis of trichloroethylene-induced alterations in expression, dis-

tribution, and interactions of SET/TAF-Iα and SET/TAF-Iα-binding proteins, eEF1A1 and eEF1A2 in hepatic L-02 cells. Toxicol Appl Pharmacol, 2012, 263(2):259-272.

16. Yang X, Liu J, He H, et al. SiO₂ nanoparticles induce cytotoxicity and protein expression alteration in HaCaT cells. Part Fibre Toxicol, 2010, 7(1):1.

17. Blasius M, Forment JV, Thakkar N, et al. A phospho-proteomic screen identifies substrates of the checkpoint kinase Chk1. Genome Biol, 2011, 12(8):R78.

18. Foucher AL, Spath GF, Pemberton IK. Probing the dynamic nature of signalling pathways by IMAC and SELDI-tof MS. Arch Physiol Biochem, 2010, 116(4-5):163-173.

19. Mirza MR, Rainer M, Guzel Y, et al. A novel strategy for phosphopeptide enrichment using lanthanide phosphate co-precipitation. Anal Bioanal Chem, 2012, 404(3):853-862.

第四节 毒理代谢组学技术

代谢组学(metabonomics)是继基因组学、转录组学和蛋白质组学之后系统生物学的重要组成部分,是 20 世纪 90 年代后期发展起来的一门新兴学科。代谢组学起源于代谢组(metabolome),代谢组指的是整体的生物系统如细胞、组织、器官内所有的代谢物成分。代谢组学通过考察生物体对由病理生理刺激或遗传修饰引起的内源性代谢产物的变化,来研究整体的生物学状况。作为一种整体分析手段,代谢组学已经广泛应用于医药、环境和营养等多个研究领域。毒理代谢组学(toxicometabonomics)是代谢组学与毒理学交叉融合而成的新的毒理学分支,是当前毒理学研究领域中的研究热点。

一、概述

(一) 代谢组学定义与术语

代谢组学是一个新兴的研究领域,作为定量描述生物体内源性代谢物质的整体及其变化规律的科学,是系统生物学不可缺少的一部分。它是以生物体液、细胞提取物、细胞培养液和组织等为研究对象,应用核磁共振、色谱以及质谱等高通量、高分辨、高灵敏度的现代分析手段,定性、定量研究生物体内源性代谢产物的变化。代谢组学术语在国际上存在两个词汇,即 Metabolomics 和 Metabonomics。一般认为,Metabolomics 是通过考察生物体系受到刺激或扰动后(如将某个特定的基因变异或环境变化后)代谢产物的变化或其随时间的变化,来研究生物体系的代谢途径的一种技术;而 Metabonomics 是生物体对病理生理刺激或基因修饰产生的代谢物质的质和量的动态变化的研究。前者一般以细胞作为研究对象,研究单个细胞或单一类型细胞的代谢调控和代谢流,常用于植物和微生物领域;后者则更注重动物的体液和组织,通过分析体液或组织测定整个机体的系统代谢图谱和功能调控,一般用于人和动物。不过,现在这个定义已经模糊化,没有特别的区分。严格地说,代谢组学所分析的对象应该包括生物系统中所有的代谢产物,但由于实际分析手段的局限性,只对所有相对分子量低于 1000 的代谢产物进行测定和分析。

(二) 代谢组学研究层次

根据研究的对象和目的的不同,Fiehn 将代谢组学分为以下几个层次:①代谢物靶标分析(metabolite target analysis):对生物样品中的一个或数个特定代谢物进行有选择的定性或定量测定。这是代谢组学初级的研究目标,从一些特殊的生物代谢转化途径出发,结合可预知的代谢响应机制,识别代谢过程中的生物标志物。在这个层次中,需要采取一定的预处理技术,除掉干扰物,以提高检测的灵敏度。②代谢轮廓分析(metabolite profiling analysis):对特定代谢过程中的某一类结构或性质相关的预设代谢产物进行定量或半定量分析。代谢轮廓分析覆盖了各个代谢途径中能把握整体信息的一些关键信息点,对某一具体的代谢途径而言,它不像代谢靶标分析那样进行精确的定量,也没必要对这一途径的所有代谢产物进行全分析。进行代谢轮廓分析时,可以充分利用这一类化合物的特有的理化性质,在样品的预处理和检测过程中,采用特定的技术来完成。③代谢指纹谱分析(metabolite fingerprinting analysis):通过比较代谢物指纹图谱的差异对样品进行快速鉴别和分类,对样品进行整体性定性分析,而不分析或测量具体组分。④代谢组学(metabonomics):对限定条件下的特定生物样品中所有代谢组分进行定性和定量分析。代谢组学是研究代谢过程中所有代谢产物的变化情况,与前3个层次相比,其研究更加系统化、整体化。

(三) 代谢组学的特点

代谢组学具有以下特点:①关注内源性代谢产物:对生物体系中的小分子代谢产物进行定性和定量研究,并且这些内源性化合物的变化可指示疾病、毒性、基因修饰或环境因子的影响。②数据具有可比性:代谢组分析是根据对照实验中代谢物丰度的相对变化来定义的,这一点十分重要。因此必须确保样品中任意代谢物强度能够直接与另一个样品中的同种代谢物强度进行比较,从而保证不同处理方法所获得的数据具有可比性,可进行代谢模拟等研究。③自动化分析:代谢组学研究必须以无偏差的方式自动分析原始数据文件。此文件一般包含3个方面的信息:谱图保留时间;分子物理性状特征;代谢物强度,即定量代谢物水平。④高通量:对代谢组学的研究必须是高通量的。生物体内代谢物的含量多少不一,有的甚至为痕量,在研究过程中要求高灵敏度、高选择性及高分辨率的分析方法与高动态范围的检测器结合。

(四) 代谢组学与系统生物学

系统生物学是在细胞、组织、器官和生物体整体水平研究结构和功能各异的各种分子及其相互作用,并通过计算生物学来定量描述和预测生物功能、表型和行为的科学。基因组学、转录组学、蛋白质组学和代谢组学等组学技术构成了系统生物学的主要研究内容,它们分别在 DNA、mRNA、蛋白质和代谢产物水平检测和鉴别各种分子并研究其功能以及各种分子之间的相互关系。当生物体受外界环境或自身病变干扰后,会引起基因表达的变化。基因组学是对所有基因进行基因组作图、核苷酸序列分析、基因定位和基因功能分析;转录组学通过对基因表达的 RNA 进行分析,研究基因转录与调控;蛋白质组学是对某一生物或细胞在各种环境条件下表达的所有蛋白质进行定性和定量分析。转录组学和蛋白质组学是分别在基因转录和转录后蛋白质翻译与修饰两个水平上来研究基因的功能;代谢组学是研究生物体系受外部刺激产生的所有代谢产物的变化,可以认为是基因组学和蛋白组学的延伸,是对基因表达的终产物进行研究,能够更直观地反映基因调控的结果。由于基因表达或蛋白质组的变化对生物系统的影响都可体现在影响生物体的新陈代谢,故代谢组的水平是由代谢途径中所有功能蛋白的活性以及作用于这些功能蛋白的效应物所决定的,是基因、环境、营养、药物(外源物)和时间(年龄)对机体施加影响的总结果,是细胞、组织或机体的生物化学表现型。因此,从理论上讲,代谢组学分析所提供的信息比转录组和蛋白质组分析所提供的信息更能够揭示基因和表现型之间的关系。简言之,这些"组学"研究的是基因组表达不同层次发生的分子事件及其相互的作用和联系。

二、代谢组学研究对象和研究方法

（一）代谢组学研究对象

代谢组学研究的对象是生物标本,既可是血液、尿液、胆汁、乳汁、精液、唾液、脑脊液、肾透析液等生物体液,还可采用完整的组织样品、组织提取液、细胞提取物和细胞培养液。血液中的内源性代谢产物比较丰富,信息量较大,且采血操作可以定点进行,因而有利于观测体内代谢水平的全貌和动态变化过程,反映机体对病理或生理刺激的瞬时信息,评价机体的动态平衡。但采血操作会造成一定程度的损伤和应激反应,有可能引起体内代谢水平的改变。尿液样品包含一段时间内产生的代谢信息,虽然所含的信息量相对有限,但可反映机体当前的生理或病理状态,也可预测各种外环境刺激对生物体的影响。尿液样品采集不具损伤性,可以连续采样,可以获得受试物完全的、实时的代谢谱。因尿液、血液标本易于获取、能有效定量并且适合快速高通量分析,已成为目前毒理代谢组学研究中最常用的生物体液样本。

（二）代谢组学研究方法

代谢组学利用现代分析测定方法绘制代谢物组图,应用计算机技术和统计方法,完成"指纹图谱",以高通量的实验和大规模的计算为特征,涉及数学分析、计算机应用、模型建立和仿真等诸多方面的研究内容。代谢组学的完整分析流程包括生物样本的采集和前处理、代谢产物的检测分析与鉴定、数据的采集和分析处理,其技术平台涵盖了获得大量信息的检测技术和处理海量数据的计算技术。由于代谢物的种类繁多,而目前可用的成分检测和数据分析方法又多种多样,因此根据研究对象、目的和使用的分析技术的不同,采用的样品制备、分离鉴定手段及数据分析方法各不相同。

1. 样品的采集和前处理　样品的采集和制备是代谢组学研究的初始步骤,也是最重要的步骤之一。代谢组学研究要求严格的实验设计,首先需要采集足够数量的代表性样本,减少生物样品个体差异对分析结果的影响,在实验设计中应对样本收集的时间、部位、种类、样本群体等给予充分的考虑。在尿液样品采集时间过长的情况下,需要将集尿器置于冰镇环境,并向集尿器中加入适量的防腐剂;血液样品采集常需用抗凝剂。由于代谢组学一次需要分析很多样品,样品的处理和分析不可能在短时间内完成,因此样品存储也是代谢组学研究中一个重要的环节,主要目的就是尽可能保留最原始的代谢信息,避免实验误差。已有研究表明,生物体液样品最好保存在$-80℃$。

样品预处理是整个分析测试过程中不可缺少也是相对薄弱的环节,样品预处理的好坏会对检测结果产生重要影响。采集的生物样品,无论是液体或固体,样品原始形式几乎都不能未经处理直接进行分析测定,需要采用一定的样品预处理方法制成适合仪器检测的形式。样品预处理的目的主要包括以下几个方面:①浓缩痕量的被测组分,降低最低检测限;②除去样品中基质与其他干扰物;③通过衍生化反应使被测物转化为可检测物质或提高方法的灵敏度与选择性;④缩减样品的重量与体积,便于运输与保存,提高待测物的稳定性;⑤减少样品杂质及有害物质对分析仪器的污染。迄今,样品预处理方法多达几十种,用得较多的也有十几种,主要包括液-液萃取、固相萃取、固相微萃取、超临界流体萃取、膜萃取、液膜萃取、液相微萃取、微波萃取、加速溶剂提取、电萃取和亲和萃取等。

由于代谢组学研究的是机体整个代谢水平的变化,在进行样品前处理时应尽可能完整地保留内源性代谢物,而不需进行复杂的分离纯化以提取某种目标组分。代谢产物通常用水或有机溶剂(如甲醇、己烷等)分别提取,以分别获得水提取物和有机溶剂提取物,从而把非极性的亲脂相和极性相分开,以便分别进行分析。分析之前,常先用固相微萃取、固相萃取、亲和色谱等进行预处理。由于某种提取条件往往对于某些化合物是合适的,但对于另外一些化合物的稳定性却不利。所以,目前没有一种能够适合所有代谢产物的提取方法。样品的预处理与所用检测仪器有关,目前主要用色谱和 NMR 进行分析。色谱技术多用于检测血样和尿样。血样一般用有机溶剂提取以去除蛋白,尿样有的只需离心取上清液即可,但有时也需去除蛋白。如果用气相色谱(GC)分析,则样品提取吹干后需进行衍生化处理。NMR 除检测血样、尿样外,还可检测组织样品。其中,血样仅需离心取上清液处理;尿样应离心除去固体颗粒,同时加入叠氮钠防止细菌污染,检测前还应采用强缓冲液稀释样品,以防止 pH 对尿样中具有离子化基团的分子化学位移的影响;组织样品的提取,首先用有机溶剂和重水的混合溶液提取,上清液冻干后溶于 D_2O,即得水相提取物,然后用有机相提取水相提取后的剩余物质,上清液用氮气吹干后溶于有机溶剂,得到有机相提取物。

2. 代谢产物的检测分析技术　对获得的样品中所有代谢物进行分析鉴定是代谢组学研究的关键步骤,也是最困难和多变的步骤。代谢组学的分析技术包括代谢物的分离、检测及鉴定两部分。分离技术通常有气相色谱(GC)、液相色谱(LC)、毛细管电泳(CE)等,而检测及鉴定技术通常有 NMR、质谱(MS)、光谱(红外光谱、紫外、荧光)、电化学等。分离技术同检测及鉴定技术的不同组合就构成了各种主要的代谢组分析技术。不同的代谢组分析技术有其各自的特点和用途,其中 NMR、色谱、MS、GC-MS、LC-MS、CE-MS 是代谢组学研究分析中最主要的工具。研究中应根据样品的特性和实验目的,同时考虑仪器和技术的检测速度、选择性和灵敏度,以选择出一种最适合目标化合物的分析方法。在毒理代谢组学研究中,运用最多的是 NMR、GC-MS 与 LC-MS,下面主要对这三种技术进行介绍。

(1) NMR 技术:NMR 是当前代谢组学研究中的主要技术,是利用高磁场中原子核对射频辐射的吸收光谱鉴定化合物结构的分析技术,测试手段包括液体高分辨 NMR 谱、高分辨魔角旋转(HR-MAS)NMR 谱以及活体检测 NMR 谱,可用于体液或组织提取液和活体分析两大类。目前,NMR 是生物体液和组织的代谢组学分析中应用最多的分析技术,这主要是由其技术特点所决定的。首先,NMR 技术对样品的前处理要求非常简单,最多只需要加入一定量的磷酸缓冲液以保持样本之间的 pH 值的一致性。其次,NMR 能够在一次检测中同时检测到所有含量在其检测限之上的物质(无偏向性),而且谱峰的积分强度与代谢物的浓度成正比,因此谱图中信号的相对强弱反映了代谢物之间的含量差异。另外,NMR 具有无损伤性,不破坏样品的结构和性质,能够在接近生理条件下进行实验,而且 NMR 谱包含了丰富的分子结构和动力学信息。NMR 检测可以在很短的时间内完成,这对于实现高通量样品检测和保证样品在检测期内维持原有性质不变是至关重要的。

液体高分辨 NMR 主要针对各种生物体液样品以及组织提取液。对于生物体液,常用的实验方法是一维^{1}H 谱,通常采用加预饱和的一维 NOESY 脉冲序列,这样可以得到较好的水峰抑制效果和较平直的基线。同时采用较高的数字分辨率和较长的弛豫延迟,以保证能够区分化学位移相近的谱峰,且能够得到准确的积分。对于血样,根据不同的代谢物分子的性质,可以采用不同的谱编辑方法,分别观察不同类型的代谢物。由于小分子的横向弛豫时间长,而脂蛋白等大分子的弛豫时间很短,采用横向弛豫编辑 CPMG(carr-purcell-meiboom-gill)自旋回波相实验,可以选择性地检测氨基酸、葡萄糖等小分子代谢产物。反之,大分子的扩散速率比小分子的扩散速率要小,采用扩散编辑的实验则可以选择性地检测脂蛋白中的各种脂类分子的信号。采用两种不同的实验可以全面、有效地反映样品中所包含的代谢信息。随着实验技术的发展,高分辨 NMR 的魔角旋转技术被用来检测完整的组织和器官样品。该方法是将样品在与静磁场成魔角(54.7°)的方向以 4~6kHz 的高速度旋转,从而消除由磁场不均匀性、化学位移各向异性和偶极-偶极相互作用等因素带来的谱线增宽影响,可以获得与液体高分辨 NMR 相媲美的分谱图。结合上述弛豫编辑或扩散编辑技术,就可以直接观测到组织器官内的代谢状态的改变。该方法已被用于肝脏、肾脏、脑组织和前列腺等组织的代谢组学研究。

(2) 气相色谱-质谱联用(GC-MS)技术:GC-MS 技术是将气相色谱仪和质谱仪串联起来,成为一个整机使用的检测技术。GC-MS 技术将 GC 的高分辨率和质谱的高灵敏度和高解析能力结合起来,既具有 GC 的高分离性能,又具有 MS 准确鉴定化合物结构的特点,可达到同时定性、定量的检测目的,成为复杂体系组分分离与鉴定的有效工具,已被广泛应用于临床诊断和复杂生物样品中代谢物的大规模定性定量分析。根据质谱仪工作原理的差异,可以将 GC-MS 仪器分为气相色谱-四极杆质谱联用仪(GC-Q-MS)、气相色谱-飞行时间质谱联用仪(GC-TOF-MS)、气相色谱-离子阱质谱仪(GC-TRAP-MS)等。

GC-MS 一直以来都是植物代谢组学研究的优选方法,并不断扩展到动物及人类代谢组学研究的领域中。但由于 GC 只能对样品中的挥发性组分进行分析,从而并不能得到待测体系中难挥发的大多数代谢组分的信息。GC-MS 分析时,首先需对样品进行衍生化处理置换掉待测物上的活性基团,使其成为非极性的具有挥发性和热稳定性的衍生物,以利于用 GC-MS 中的气相色谱仪进行分离。目前在代谢组学研究中最常用的衍生化法为硅烷化和甲肟化。接着,质谱仪可以对 GC 中的每一个峰以 1 秒的间隔进行扫描,获得每个峰的质谱图。每个峰所代表的化合物的分子结构可以通过其碎片峰的类型和质/荷比(m/z 值)结合有关 MS 数据库来进行鉴定,其含量可以通过峰面积的大小来定量。GC-MS 技术分析复杂未知混合物准确、灵敏、快速,且操作简便,已经成为分析复杂未知物的最有效的手段之一。但 GC-MS 联用技术还有其自身的缺点,要求其所分析的气体、液体、固体物在操作温度下是稳定的,且要求所分析的液体、固体气化温度不高于操作温度上限,使 GC-MS 联用技术的应用范围受到一定限制。另外,样品的衍生化处理也使得 GC-MS 的样品前处理变得复杂,并为不同批次之间的样品定量比较带来了潜在的误差源。

(3) 液相色谱-质谱联用(LC-MS)技术:LC-MS 是一种集高效分离与高灵敏度、高选择性检测于一体的现代分离分析手段,把质谱的高灵敏度和结构信息与液相色谱的分离特性结合起来,用于分析对热不稳定、分子量较大、难以用 GC 分析的化合物。LC-MS 已经成为分析复杂混合物体系的有效工具,特别是生物体液等。在代谢组学研究领域,LC-MS 是除了 NMR 之外的另一个重要分析技术。目前,用于代谢组学研究的 LC-MS 系统主要为采用梯度洗脱的反相 HPLC 加上采用电喷雾离子化(ESI)源和飞行时间(TOF)检测器的质谱系统或串联四级杆等质谱系统等。

HPLC-MS 技术的主要优点在于高灵敏度和分辨率。①HPLC-MS 分析的化合物种类广泛,它能够分析极性大、挥发性差和热不稳定的化合物,弥补了 GG-MS 技术在分析样品种类上的缺陷;②HPLC-MS 具备了 HPLC 的高效分离性能和 MS 的强大结构解析能力,能够快速地同时对混合物成分进行定性和定量分析;③高选择性和高灵敏度,样品用量少,非常适于生物样品的分析;④易于操作,自动化程度高。但 LC-MS 技术也有其固有的缺点,那就是由于不同类型的化合物离子化程度不同,甚至同一种化合物在不同时间的实验中其离子化程度都有不同,再加上离子抑制作用的影响,很难进行定量比较。另外,必须采用正离子和负离子模式同时检测,才能得到较全面的信息。选择适当的色谱和质谱条件也是获得好的结果的一个重要因素。

近年来,超高效液相色谱法(UPLC)的出现进一步将分离时间缩短,而且能够得到更高的分辨率。因此,采用 UPLC-MS 技术能够提高分析的效率和通量,成为复杂体系分离分析以及化合物结构鉴定的良好平台,已在代谢组学研究中得到了广泛应用。

随着 NMR 仪在灵敏度、分辨率、动态范围等方面技术的提高,HPLC 与 NMR 联用已成为代谢组学分析中有力的结构鉴定技术之一。

3. 数据的分析处理技术　由于 NMR、GC-MS 或 HPLC-MS 所得到的代谢组学样品的谱图通常都包含了数百甚至上千条谱峰,采用肉眼观察的方式很难对大量的谱图进行比较分析,因此样品成分分析鉴定之后,需要对所获得的数据进行相应的整合处理,这也是代谢组学研究中十分关键的步骤。代谢组学分析产生的是信息含量丰富的多维数据,需要充分运用化学计量学理论和多元统计分析新方法,对采集的多维海量原始信息进行压缩降维和归类分析,从中有效挖掘出有用信息,对代谢组学分析结果的最终解释至关重要。

(1) 数据预处理:在得到分析对象的原始数据后,首先需要将各种分析手段得到的原始数据转换成可用于代谢组学研究的格式。由于原始谱图的信号量大、噪声复杂、格式各样、尺度迥异、基线漂移和测试重现性等问题,不能直接用于统计分析,此前须经过原始数据的预处理,如采用多种方法进行原始图谱的分段积分、滤噪、峰匹配、标准化和归一化等处理。然后对这些数据进行分析,发现数据间的定性、定量关系,解读数据中蕴藏的有用信息,阐述其与机体代谢的关系。在得到分析对象的原始谱图后,首先需要对数据进行预处理(一般包括归一化和滤噪),处理后保留与分类有关的大部分信息,消除多余的干扰因素的影响。

对于 NMR 数据,通常采用分段积分的方法,即对一定化学位移范围内的谱图(一般为0.5~9.5ppm),采用固定的宽度(通常为 0.04ppm)进行分段,排除包含了残留水峰和尿素信号(4.6~6.2ppm)的谱段,以及包含了其他残留溶剂信号和能够明确指认的外源性物质及其代谢产物的信号的谱段,然后对其余所有谱段进行积分。最后对每一张谱的积分进行归一化,采用适当的方式将积分数据输出到文本文件或 Excel 文件格式,以便进行后续的多元统计分析。也有人采用更小的分段或者直接用原始数据点进行分析,但考虑到有些谱峰受 pH 值的影响,就必须采用适当的方式进行谱峰对齐处理,否则将会造成错误的分析结果。

对 LC-MS 及 GC-MS 数据,通常由特定软件将其导出(如:Markerlynx),所产生的数据既包含了质荷比(m/z)信息,又有保留时间(RT)信息,还有每一种离子的强度信息。另外,由于色谱本身的性质所决定,同一种离子在不同实验中的保留时间会有差别,因此,在进行大量样本之间的数据比对时,谱峰对齐是第一步。谱峰对齐之后,通常按保留时间进行分段,然后找出其中包含的所有质量数的谱峰,得到一个按照 m/z-RT 成对列表的数据阵,其中的强度按基峰进行归一化。将所有要进行比较的样本的数据融入同一个表格,并且将所有具有不同的 m/z-RT 对的谱峰都列入,没有该谱峰样本则填零补齐。

(2) 数据的分析方法:前面已经提到,生物体液或组织提取液的 NMR、LC-MS 或 GC-MS 谱图异常复杂,包含了成百上千个内源性代谢物的信息,而且这些代谢物的浓度差异很大,也就是说具有很大的动态范围。由于不同的动物或人的个体之间其生理病理状态的差异,所得样本中所包含的代谢物的含量也有差异,再加上样品准备和实验过程中各种因素的影响,可能导致得到的谱图结果更加复杂,使得我们不能用简单的方法去发现其中所隐含的规律性的特征。这些特征可能是某种药物所引起的毒性作用，或者疾病引起的代谢变化，基因或生理状态不同所反映出的变化等。要从这样复杂的状况中发掘提取出具有特征性的信息，必须采用多元统计分析方法(multivariate analysis)，或者说模式识别(mattern recognition，PR)方法来进行。PR 方法具有明显的优点，它不需要数学模型，需要的先验知识很少，擅长处理复杂事物和多源数据，它对所有的数据进行无歧视的分析，因此在代谢组学研究的数据分析过程中扮演着重要的角色，无论是内源性物质，还是外源性物质的代谢产物峰，都能进行全部分析。另一个需要采用 PR 的重要原因是变量数目太大。对 NMR 或 LC-MS 数据进行分段处理后得到的数据阵相当大，达到了几百(NMR 数据)到几千个(LC-MS 数据)，即包含了多个变量，其中每一个变量代表一个化学位移或 m/z-RT 对，即包含了一个或几个化合物的信息。这些变量就组成了一个多维数据空间，其值为所代表的代谢物的浓度(谱峰强度)。因此，一张生物样本的谱图就给出了反映生物体信息的多维代谢指纹谱。由于变量太多，不能够采用简单的散点作图等方式来进行判别，必须采用 PR 的方式进行分析。PR 通常包括非监督方法和有监督方法。

1）非监督方法(unsupervised method)：非监督方法针对那些不利用或没有样本所属类别信息的情况，用于从原始谱图信息或预处理后的信息中对样本进行归类，把具有相似特征的目标数据归在同源的类里，并采用相应的可视化技术直观地表达出来。非监督方法不需要有关样品分类的任何背景信息，该方法将得到的分类信息和这些样本的原始信息进行比较，建立代谢产物与原始信息的联系，筛选与原始信息相关的标志物，进而考察其中的代谢途径。应用在此领域的方法主要有：主成分分析(principal components analysis，PCA)、聚类分析(cluster analysis，CA)、自组织图(self-organizing map，SOM)、非线性映射(nonlinear mapping，NLM)等。在此重点介绍代谢组学研究中常用的 PCA 和 CA。

主成分分析(PCA)：PCA 是代谢组学研究中最常用的比较有效的 PR 方法。PCA 的基本思想就是降维，它是在保证原始数据信息损失最小的前提下对高维变量空间进行降维处理，用降维分析技术来解释原变量的协方差结构，即将原来众多且相关变量所蕴含的信息集中到少数几个相互独立的综合因子(即主成分-PC)上，所得到的 PC 为原来变量的线性组合。PC 不仅保留了原始变量的主要信息(变异的主要部分)，而且彼此之间不相关。PC 是由原始变量按一定的权重经线性组合而成的新变量，这些变量具有以下性质：每一个 PC 之间都是正交的；第一个 PC 包含了数据集的绝大部分方差，第二个则次之，依此类推。这样，用最前面的 2 个或 3 个 PC 作图，就能够很好地代表数据集所包含的生物化学变化。这样的 PC 图能够直观地描述药物等外源物作用于器官之后，或者基因改变之后生物体内的代谢模式的变化。每一个样本在 PC 图上的位置纯粹由它的代谢反应所决定。处于相似病理生理状态的动物得到的样本通常具有相似的组分，因此在 PC 图中也处于相似的位置。

聚类分析(CA)：CA 就是把事物按其相似程度进行分类，并找出每一类事物共同特征的分析工具，是非监督 PR 方法的典型代表。具体到代谢组学中，被归入一类的物质有相同的特征，可能有相同的功能作用，这样通过同一类事物中一个研究较为清晰的物质可以推断该类中其他物质的功能作用。CA 可以分为系统聚类分析(hierarchical cluster analysis，HCA)、优化-划分聚类法、密度聚类法等其他聚类方法。

2）有监督方法(supervised method)：监督方法的基本思路是用一组已知类别的样本作为训练集，即用已知的样本进行训练，并由这个训练集得到判别模型，再去识别未知样本。常用的监督方法主要有：簇类独立软模式分类法(soft independent modeling of class analogy，

SIMCA)、偏最小二乘法(partial least squares,PLS)、线性判别分析(linear discriminant analysis,LDA)、K-最近邻法(K-nearest neighbor analysis,KNN)、神经网络(neural networks, NN)等。在此重点介绍代谢组学研究中常用的 SIMCA、PLS 和 LDA。

簇类独立软模式分类法(SIMCA):SIMCA 法是建立在 PCA 的基础上的一种 PR 方法,该方法基于如下假设:同一类样本,一定具有相似的特征。在一定的特征空间内,如果特征参数选择得当,则属于同一类的样本会以某种特异的方式聚集在某一特定的空间区域;而对不属同类的样本,则分布在不同的区域,且这些区域所呈现的几何特征也可能不同。其基本思路是对训练集中每一类样本的测量数据矩阵分别进行 PCA,建立每一类的 PCA 数学模型,找出能表述这一类的局部软模式,然后在此基础上对未知样本进行分类,即分别将该未知样本与各类样本数学模型进行拟合,以确定其属于哪一类或不属于任何一类。

偏最小二乘法(PLS):PLS 是一种新型的多元统计数据分析方法。PLS 与 PCA 法有共同之处,它们都试图提取出反映数据变异的最大信息,不同点在于 PCA 法只考虑一个自变量矩阵,而 PLS 还有一个"响应矩阵",因此具有预测功能。该方法必须研究两个矩阵之间相关关系的特殊性,使得在分析之前往往要做一些数据校正,以期得到更好的预测效果。

线性判别分析(LDA):LDA 也是化学 PR 中最广泛应用的方法之一。LDA 是基于以下原理工作的:一般认为,在数据空间中,属于某一个类的一个样本点集,总是在某种程度上与属于另一个类的样本点集相分离。首先以样本为自变量建立一个线性函数,通过对已知类别的训练样本进行训练,在该线性函数的基础上建立使各类分离的分类模型,从而对未知样本进行分类预测。分类模型一般是在线性函数的基础上设计一个判别准则函数,通过使用优化算法优化该判别准则函数,使得在找到准则函数的最优值的同时实现各类的最大程度的分离。因此,LDA 往往是一个优化线性判别准则函数的问题。

(3)数据库及专家系统:代谢组学分析离不开各种代谢途径和生化数据库,其会产生大量的数据,这使得利用生物信息学工具来存储和分析这些数据变得十分迫切。代谢组学数据分析的最终目的在于建立可利用于该研究领域的相应数据库和专家系统,以及建立更加快速和有效的代谢产物浓度分析的方法。代谢组学数据库还可以用来建立相关模型,利用模型对代谢进行预测,产生科学的假说。代谢组学研究的国际 COMET 计划(consortium for metabonomic toxicology)已经成功建立了药物肝脏和肾脏毒性的啮齿类动物专家系统。该专家系统分为 3 个级别:正常或异常样本的判别、对未知样本进行疾病或毒性的识别、对病理或毒理生物标志物的识别。

与基因组学和蛋白质组学已有较完善的数据库供搜索、使用相比,目前代谢组学研究尚未有类似的功能完备的数据库。目前已有一些数据库可供未知代谢物的结构鉴定或用于已知代谢物的生物功能解释,如用于气质联用数据谱峰鉴定的 NIST 数据库(http://www.nist.gov)、用于核磁共振数据定性与定量研究的 Chenomx NMR Suite 数据库、人类代谢组数据库(http://www.hmdb.ca)、ChemSpider Beta 数据库(http://www.chemspider.com)、接连图数据库(Connections Map DB,http://www.stke.org)、KEGG(http://www.genome.jp/kegg/ligand.html)、生物化学途径(ExPASy,http://www.expasy.ch/cgi-bin/search-biochem-index)、METLIN(http://metlin.scripps.edu)、HumanCyc(http://biocyc.org)、EcoCyc(http://ecocyc.org/)、BRENDA(http://www.brenda.uni-koeln.de/)、LIGAND(http://www.genome.ad.jp/ligand/)、UMBBD(http://umbbd.ahc.umn.edu/)、PathDB(http://www.ncgr.org/pathdb)、互联网主要代谢途径(MMP,http://home.wxs.nl/pvsanten/mmp/mmp.html)等。

三、代谢组学在毒理学研究中的应用

目前,代谢组学已广泛应用于毒理学研究领域,在药物毒性评价、环境与生态毒理和食品安全性评价等领域取得了很大进展。代谢组学用于毒理学评价的基本原理是:有毒化合物(如药物)通过基因修饰、直接化学作用或改变对生物大分子的结合、修饰调控机制、诱导或抑制酶的活力等方面的影响,改变细胞代谢途径中内源性代谢物的稳态,造成内源性物质代谢紊乱;如果这种紊乱超过了机体的代偿与适应过程,其结果就是毒性效应,一定会在生物体液成分(血浆、尿液等)或组织中的浓度或比例发生变化。不同的毒作用效应会使代谢产物在浓度和组成上各自发生特征性的改变,因此代谢组学通过分析与毒性作用靶位和作用机制密切相关的生物液体中内源性代谢产物浓度的特征性变化,可以确定毒性靶组织、毒性作用机制以及生物标志物等。这种技术可以无伤害地观察生物体生理病理状态,动态评价外源化合物的毒性效应,在毒理学研究领域展现出巨大的应用价值和广阔的发展前景。

(一) 代谢组学在药物毒理学研究中的应用

代谢组学在药物毒理学领域研究与应用最为广泛,如药物安全性评价、药物毒性作用机制研究、药物毒性靶器官定位和毒性生物标志物发现等。特别需要提出的是,代谢组学强调把机体作为一个完整的系统来研究,从整体观出发考察基因、环境、营养、药物和疾病等内外因素对机体产生的整体效应,这与中医学的整体思想十分吻合,非常适合于成分复杂、多靶点交互作用的中药的毒性评价。

1. 药物安全性评价 应用代谢组学进行药物安全性评价需要诸多理论与技术支持,其中最关键一点就是构建利用代谢组学进行药物毒性评价的技术平台。在此平台基础上可便捷地开展药物毒性评价的各项工作,如利用代谢物谱图数据库可迅速识别多种小分子代谢物,利用毒性预测专家系统能准确地预测候选化合物的毒性等。代谢组学在药物安全性评价研究领域规模最大、投资最多而且最有影响的是国际 COMET 计划,该计划由英国帝国理工学院与 5 家国际制药公司(Bristol Myers Squibb、Eli Lilly、Hofmann-La Roche、Novo Nordisk、Pfizer)共同完成。COMET 计划已于 2005 年顺利完成,其研究成果主要包括:①建立了基于大约 10 万个 600M Hz ^{1}H NMR 谱的啮齿类动物体液代谢组数据库;②利用大鼠和小鼠尿样的 NMR 图谱分析研究了 150 个肝、肾毒性物质模型,建立了预测药物肝、肾毒性的专家系统;③发现了多个用于毒性分类的生物标志物;④利用毒性确定的药物验证通过了建立的专家系统;⑤建立了分析血、尿样品及组织样本的高通量快速检测技术平台。此项目证实了利用代谢组学技术评价药物毒性的可行性与可靠性,并且建立了简单实用的毒性预测专家系统与高通量分析平台,为应用代谢组学评价药物安全性提供了技术支持。目前,该计划的一个后续研究项目(COMET-2)已经开展,新项目着重研究药物毒性的生化反应机制,并开展动物试验与临床试验的相关性研究。该项研究的最终完成可促使代谢组学直接应用于临床毒性预测,提高用药安全性,降低药物毒性。

美国食品药品管理局(FDA)也启动了类似计划,开展植物药安全性和药物毒性评价的代谢组学研究;荷兰还专门成立了针对中药的代谢组学研究中心,对药物的安全性进行评价。这些研究工作为确定药物的安全性和风险评价发挥了重要的作用。目前,FDA 已经接受代谢组学研究的结果作为新药申报和注册的重要参考指标。

2. 药物毒性作用机制研究 Coen 等在对乙酰氨基酚的肝脏毒性研究中采用高分辨 NMR 对肝组织、组织提取液和血浆进行分析的数据表明:肝组织提取液中糖和糖原减少、丙

氨酸和乳酸盐增加,血浆中糖、醋酸盐、丙酮酸及乳酸盐则增加,提示糖酵解增加。这一结果与脂质和能量代谢相关基因的表达谱改变相一致,提示乙酰氨基酚肝毒性的影响在基因和代谢层面上存在高度的统一性。Chen 等采用 LC-MS 技术结合多变量分析的血浆代谢组学方法研究对乙酰氨基酚(APAP)的肝脏毒性机制,结果表明,APAP 的肝脏毒性与不可逆的脂肪酸氧化抑制和 PPARα 相关途径活化抑制有关。廖艳等采用基于 NMR 的代谢组学方法对异烟肼的肝毒性研究显示,异烟肼引起的大鼠肝毒性与线粒体功能受损、三羧酸循环中能量代谢异常以及葡萄糖代谢紊乱有关。Chen 和 Ni 等采用 LC-MS 和 GC-MS 技术以及多变量统计分析方法研究马兜铃酸和含马兜铃酸中药关木通对大鼠尿液代谢产物的影响,结果显示在马兜铃酸引起进行性肾功能损伤的同时,尿液代谢模式也发生了显著改变,涉及游离脂肪酸产生、能量和氨基酸代谢以及肠道菌结构改变。

3. 确定药物毒性靶器官 代谢组学通过研究毒性损害代谢产物的变化,分析特定毒物的特征性"信息谱",可发现药物毒性作用的靶器官。生物体液中葡萄糖、丙酮酸、牛磺酸、乳酸盐等小分子代谢物的波动情况可作为毒性靶器官确定的重要依据。如前面所介绍的,COMET 计划已经建立了预测药物肝、肾毒性的专家系统,为确定药物靶毒性提供了重要的研究工具。Shi 等对大鼠给予 Bay4124109(一种新型抗乙肝病毒药物)后的肝脏组织提取物进行研究,发现其水溶性提取物中丙酮酸和乳酸盐信号明显增强,牛磺酸和葡萄糖信号显著减弱;脂溶性提取物中三酰甘油等脂类信号明显增强。以上代谢物水平的异常提示该药可导致肝脏线粒体衰竭以及脂类代谢异常,该药可能存在潜在的肝毒性。Lenz 等采用 UPLC-TOF-MS 技术研究大鼠给予普伐他汀后体内代谢产物的变化,发现大鼠尿液中牛磺酸、肌酸和胆汁酸水平显著升高,提示药物可能诱发肝脏的代谢功能性损伤,该推断得到组织病理学和生化检验结果的支持。

4. 寻找药物毒性生物标志物 生物标志物是指反映生物体系与环境因子的相互作用并能客观测定和评价的某种特征性指标,可应用于疾病的预防、诊断和药物毒性评价等。利用代谢组学研究代谢指纹图谱,可发现药物引起的内源性代谢物的变化,将其与病理生理过程中的生物学事件相关联,即能发现与药物毒性相关的生物标志物。FDA 的"关键路径机遇报告"(critical path opportunities report)认为,代谢组学是发现肝脏、肾脏和心脏等器官损害的新生物标志物的重要实验方法,有助于更深入地理解药物毒性和疾病发生的机制。

Kumar 等利用 LC-TOF-MS 对降血脂药阿托伐他汀的代谢组学研究表明,雌酮、肾上腺皮质酮、脯氨酸、胱氨酸和组氨酸等是阿托伐他汀潜在的肝毒性标志物。Andreadou 等利用基于 NMR 的代谢组学方法研究阿霉素(DXR)的心肌毒性,给药组动物心肌水提物的代谢产物谱分析显示,心肌乙酸和琥珀酸升高,部分氨基酸降低;这些代谢产物的改变与 DXR 自由基介导的丙酮酸非酶转化为乙酸以及 α-酮戊二酸非酶转化为琥珀酸相关,表明 DXR 引起了心肌能量代谢紊乱;而橄榄苦苷同时给药能够将这些代谢产物的改变恢复至正常水平。认为乙酸与琥珀酸可能是 DXR 毒性作用的新型毒性生物标志物。Kumar 等使用 CCl$_4$、对乙酰氨基酚、甲氨蝶呤诱导大鼠肝损伤,采用 UPLC-TOF-MS 技术结合多元统计分析方法筛选肝脏毒性生物标志物。在染毒动物的尿液整体代谢产物谱中,鉴定出类固醇类、氨基酸类和胆汁酸类发生代谢改变。通过靶向代谢轮廓分析,发现 11β-羟雄甾酮、表雄甾酮、雌酮、11-脱氢皮质甾酮、甘氨酸、丙氨酸、缬氨酸、亮氨酸、DL-鸟氨酸、3-甲基组氨酸、胆汁酸和石胆酸等可作为上述 3 种肝脏毒物肝毒性的共同毒性生物标志物。Boudonck 等用庆大霉素、顺铂和妥布霉素诱导大鼠肾损伤,通过基于 GC-MS、LC-MS 的代谢组学方法筛选早期肾毒性生物标志物。结果表明单次给药后,尿液中聚胺类和氨基酸类含量升高,其改变时间早于肾脏组织病理学损伤和临床肾毒性生化指标(尿素氮、肌酐)的改变,因此这些代谢产物可以作为评价药物引起肾脏损伤的候选生物标志物。Chan 等采用 HPLC-TOF-MS 技术研究了马兜铃酸给药后大鼠尿液的代谢图谱,发现犬尿烯酸和马尿酸为反映药物毒性的生物标志物,可用作评价马兜铃酸毒性的生物学指标。

(二) 代谢组学在环境毒理学研究中的应用

环境污染物多种多样,包括农药、重金属、化学除草剂、增塑剂以及各种工业化学品和有机污染物等。环境代谢组学可从全局角度评价环境中各种化学污染物对机体的影响,并发掘出相应的生物标志物用于风险评估。越来越多的研究应用代谢组学方法进行环境毒理学和生态毒理学的研究。

Wang 等以目前我国农业生产上常用的化学农药毒死蜱和甲萘威为研究对象,获得了连续 90 天单独及混合染毒两种农药后大鼠血清的^{1}H NMR 代谢产物谱。分析表明,毒死蜱、甲萘威单独染毒及等毒性复合染毒均可引起大鼠肝脏线粒体能量和脂肪酸代谢紊乱。Liang 等利用基于^{1}H NMR 的代谢组学方法研究残杀威的亚急性毒性效应,血浆和尿液代谢组分析发现,低剂量水平的残杀威能够增加大鼠肝脏的生酮作用和脂肪酸 β-氧化,并增加糖酵解,这均促成了肝毒性的发生。Hao 等采用基于 UPLC-MS 的代谢组学技术研究杀虫剂乙酰甲胺磷的低剂量长期暴露的毒性作用,尿液内源性代谢产物分析结果表明,乙酰甲胺磷暴露导致肾损伤并干扰动物正常的代谢过程包括葡萄糖、核酸与蛋白质代谢改变。笔者所在实验室采用基于^{1}H NMR 的代谢组学方法研究了环境内分泌干扰物多氯联苯(PCBs)与 TCDD 单独及复合暴露的毒性作用,尿液代谢产物谱的 PCA 表明,尿液中 2-酮戊二酸、枸橼酸、琥珀酸、肌酸、乳酸、N-氧三甲胺、马尿酸、2-羟异戊酸、牛磺酸、二甲胺、肌酐、葡萄糖等代谢产物水平在染毒后发生了改变,且复合暴露组的改变更明显。进一步分析提示复合暴露的毒性效应可能与线粒体功能受损、三羧酸循环的能量代谢异常以及葡萄糖、脂肪和氨基酸代谢紊乱有关。

Lankadurai 等利用基于 NMR 的代谢组学方法研究有机污染物菲暴露对爱胜蚯蚓的影响,结果表明蚯蚓组织中的代谢物氨基酸、丙氨酸、谷氨酸、麦芽糖、胆固醇、磷脂酰胆碱等可作为土壤污染的潜在生物标志物。Samuelsson 等利用基于 NMR 的代谢组学方法研究环境中化学品对水生生物的毒性,测定了暴露于人工合成的雌激素避孕药炔雌醇的虹鳟鱼血浆和血浆脂质提取物的代谢产物谱,发现卵黄蛋白原、丙氨酸、卵磷脂、磷脂酰乙醇胺、多不饱和脂肪酸和胆固醇等代谢产物的含量发生了明显改变,这些物质含量的变化与之前研究所发现的雌激素对鱼的影响的结果一致。

(三) 代谢组学在食品安全评价中的应用

食品非法添加剂(如牛奶中添加三聚氰胺、饲料中添加瘦肉精),农药、兽药残留,食品包装材料有害成分溶出以及粮食与饲料霉变污染等造成了严重的食品安全问题,而代谢组学方法在食品安全评价中也可发挥重要作用。

Xie 等利用基于 UPLC-QTOF-MS 的代谢组学方法,发现高、低剂量的三聚氰胺和三聚氰酸混合物都具有较强的肾毒性,主要是影响了色氨酸、多胺和酪胺的代谢及肠道菌群组成。窦春艳等采用基于 GC-MS 的代谢组学方法对三聚氰胺污染饲料喂食组大鼠的尿液和肾脏组织的代谢组进行分析,发现三聚氰胺可引起明显的肾毒性,并且三聚氰胺组大鼠肾脏组织中丙氨酸显著上升,缬氨酸和乙醇胺等明显下降,尿液中乳酸显著上升、半胱氨酸和尿嘧啶等明显下降。Ding 等采用肝组织和血浆^{1}H NMR 代谢组学研究证实,食品包装材料全氟十二烷酸（PFDoA）暴露可引起肝脏脂质沉积；转录组学研究显示 PFDoA 暴露引起与脂肪酸稳态相关的基因转录水平的改变。上述组学研究结果证实 PFDoA 可通过扰乱脂肪酸摄取、脂肪生成和脂肪酸氧化而引起肝皮脂腺病。对甲氧酚是一种兽用抗生素，Zhao 等采用基于 NMR 的代谢组学方法研究小鼠对对甲氧酚的代谢反应。尿液、血浆以及肝组织代谢组分析显示，中、高剂量对甲氧酚暴露引起糖酵解抑制、刺激脂肪酸氧化，并伴有氨基酸代谢的破坏，与肝脏组织病理损伤相一致；对甲氧酚还可引起肠道菌群活性紊乱。Courant 等建立了一种非靶向的基于液相色谱-高分辨质谱和化学计量学的代谢组学方法，通过分析尿液代谢组的改变来检测兽药残留和瘦肉精等 β 激动剂类促动物生长物质，为这些兽药滥用的检测提供了一种新的检测方法。赭曲毒素 A（OTA）是广泛存在于霉变粮食和动物饲料中的强毒性霉菌毒素，Sieber 等采用基于 GC-MS、^{1}H NMR、LC-MS 的代谢组学方法研究了 OTA 的毒性作用，结果显示 3 种方法均能将 OTA 染毒组与对照组的代谢产物谱区分开来。GC-MS 检测到大鼠尿液中 2-酮戊二酸和枸橼酸（三羧酸循环中间代谢产物）分泌降低，葡萄糖、肌酐、假尿苷、5-氧脯氨酸和肌醇分泌增加；^{1}H NMR 分析显示 2-酮戊二酸和枸橼酸分泌降低，氨基酸分泌增加。进一步分析发现，这些改变的代谢产物涉及细胞增殖、肾渗透调节物质的处理和氧化应激等，与已知的 OTA 毒性机制有关。

转基因作物或食品因可能存在潜在的安全性问题而受到广泛的关注和质疑，而代谢组学在转基因食品安全评价中也有着广泛的应用前景。Cao 等利用基于 ^{1}H NMR 的代谢组学技术比较分析了正常水稻与转基因水稻喂养对大鼠尿液代谢产物的影响，并与传统评价方法进行比较。代谢组学分析显示尿液代谢产物未见有生物学意义的改变，与传统评价方法结论一致，为评价转基因食品的安全性提供了一种无损伤性和动态监测的新方法。

（王以美　彭双清）

参 考 文 献

1. Fiehn O, Kopka J, Dormann P, et al. Metabolite profiling for plant functional genomics. Nature Biotechnology, 2000, 18(1): 1157-1161.

2. Nicholson JK, Lindon JC, Holmes E, et al. "Metabonomics": understanding the metabolic responses of living systems to pathophysiological stimuli via multivariate statistical analysis of biological NMR spectroscopic data. Xenobiotica, 1999, 29(11): 1181-1189.

3. Fiehn O. Metabolomics the link between genotypes and phenotypes. Plant Molecular Biology, 2002, 48(1/2): 155-171.

4. 彭双清, 郝卫东, 伍一军. 毒理学替代法. 北京: 军事医学科学出版社, 2008.

5. Lindon JC, Nicholson JK, Holmes E. The Handbook of Metabonomics and Metabolomics. 1st ed. Amsterdam: Elsevier BV, 2007.

6. Griffiths WJ. Metabolomics, Metabonomics and Metabolite Profiling. 1st ed. London: Royal Society of Chemistry, 2007.

7. Robertson DG, Lindon J, Nicholson JK, et al. Metabonomics in Toxicity Assessment. 1st ed. Abingdon: Taylor & Francis Group, 2005.

8. Lindon JC, Nicholson JK, Holmes E, et al. Contemporary issues in toxicology the role of metabonomics in toxicology and its evaluation by the COMET project. Toxicology and Applied Pharmacology, 2003, 187(3): 137-146.

9. Lindon JC, Keun HC, Ebbels TMD, et al. The Consortium for Metabonomic Toxicology (COMET): aims, activities and achievements. Pharmacogenomics, 2005, 6(7): 691-699.

10. Nicholson JK, Lindon JC. Systems biology: Metabonomics. Nature, 2008, 455(7216): 1054-1056.

11. Ebbels TM, Keun HC, Beckonert OP, et al. Prediction and classification of drug toxicity using probabilistic modeling of temporal metabolic data: the consortium on metabonomic toxicology screening approach. Journal of Proteome Research, 2007, 6(11):4407-4422.

12. 廖艳, 彭双清, 颜贤忠, 等. 异烟肼肝毒性的代谢组学特征研究. 中国新药杂志, 2007, 16(4):288-292.

13. Coen M, Ruepp SU, Lindon JC, et al. Integrated application of transcriptomics and metabonomics yields new insight into the toxicity due to paracetamol in the mouse. Journal of Pharmaceutical and Biomedical Analysis, 2004, 35(1):93-105.

14. Chen C, Krausz KW, Shah YM, et al. Serum metabolomics reveals irreversible inhibition of fatty acid beta-oxidation through the suppression of PPARalpha activation as a contributing mechanism of acetaminophen-induced hepatotoxicity. Chemical Research in Toxicology, 2009, 22(4):699-707.

15. Chen M, Su M, Zhao L, et al. Metabonomic study of aristolochic acid-induced nephrotoxicity in rats. Journal of Proteome Research, 2006, 5(4):995-1002.

16. Ni Y, Su M, Qiu Y, et al. Metabolic profiling using combined GC-MS and LC-MS provides a systems understanding of aristolochic acid-induced nephrotoxicity in rat. FEBS Letters, 2007, 581(4):707-711.

17. Shi C, Wu CQ, Cao AM, et al. NMR spectroscopy-based metabonomic approach to the analysis of Bay4124109, a novel anti-HBV compound, induced hepatotoxicity in rats. Toxicology Letters, 2007, 173(3):161-167.

18. Lenz EM, Williams RE, Sidaway J, et al. The application of microbore UPLC/oa-TOF-MS and ^{1}H NMR spectroscopy to the metabonomic analysis of rat urine following the intravenous administration of pravastatin. Journal of Pharmaceutical and Biomedical Analysis, 2007, 44(4):845-852.

19. Beger RD, Sun J, Schnackenberg LK, et al. Metabolomics approaches for discovering biomarkers of drug-induced hepatotoxicity and nephrotoxicity. Toxicology and Applied Pharmacology, 2010, 243(2):154-166.

20. Griffiths WJ, Koal T, Wang Y, et al. Targeted Metabolomics for Biomarker Discovery. Angewandte Chemie(International ed. in English), 2010, 49(32):5426-5445.

21. Karsdal MA, Henriksen K, Leeming DJ, et al. Biochemical markers and the FDA critical Path: How biomarkers may contribute to the understanding of pathophysiology and provide unique and necessary tools for drug development. Biomarkers, 2009, 14(3):181-202.

22. Kumar BS, Lee YJ, Yi HJ, et al. Discovery of safety biomarkers for atorvastatin in rat urine using mass spectrometry based metabolomics combined with global and targeted approach. Analytica Chimica Acta, 2010, 661(1):47-59.

23. Andreadou I, Papaefthimiou M, Zira A, et al. Metabonomic identification of novel biomarkers in doxorubicin cardiotoxicity and protective effect of the natural antioxidant oleuropein. NMR in Biomedicine, 2009, 22(6):585-592.

24. Kumar BS, Chung BC, Kwon OS, et al. Discovery of common urinary biomarkers for hepatotoxicity induced by carbon tetrachloride, acetaminophen and methotrexate by mass spectrometry-based metabolomics. Journal of Applied Toxicology, 2012, 32(7):505-520.

25. Boudonck KJ, Mitchell MW, Német L, et al. Discovery of metabolomics biomarkers for early detection of nephrotoxicity. Toxicologic Pathology, 2009, 37(3):280-292.

26. Chan W, Cai ZW. Aristolochic acid induced changes in the metabolic profile of rat urine. Journal of Pharmaceutical and Biomedical Analysis, 2008, 46(4):757-762.

27. Wang HP, Liang YJ, Long DX, et al. Metabolic profiles of serum from rats after subchronic exposure to chlorpyrifos and carbaryl. Chemical Research in Toxicology, 2009, 22(6):1026-1033.

28. Liang YJ, Wang HP, Long DX, et al. (1)H NMR-based metabonomic profiling of rat serum and urine to characterize the subacute effects of carbamate insecticide propoxur. Biomarkers, 2012, 17(6):566-574.

29. Hao DF, Xu W, Wang H, et al. Metabolomic analysis of the toxic effect of chronic low-dose exposure to acephate

on rats using ultra-performance liquid chromatography/mass spectrometry. Ecotoxicology and Environmental Safety,2012,83:25-33.

30. Lu C,Wang Y,Sheng Z,et al. NMR-based metabonomic analysis of the hepatotoxicity induced by combined exposure to PCBs and TCDD in rats. Toxicology and Applied Pharmacology,2010,248(3):178-184.

31. Lankadurai BP,Wolfe DM,Simpson AJ,et al. ^{1}H NMR-based metabolomics of time-dependent responses of *Eisenia fetida* to sublethal phenanthrene exposure. Environmental Pollution,2011,159(10):2845-2851.

32. Samuelsson LM,Förlin L,Karlsson G,et al. Using NMR metabolomics to identify responses of an environmental estrogen in blood plasma of fish. Aquatic Toxicology,2006,78(4):341-349.

33. Xie G,Zheng X,Qi X,et al. Metabonomic evaluation of melamine-induced acute renal toxicity in rats. Journal of Proteome Research,2010,9(1):125-133.

34. 窦春艳,郑兴宇,秦雪梅,等. 三聚氰胺污染饲料致大鼠肾毒性的代谢组学研究. 中国药理学与毒理学杂志,2011,25(1):88-92.

35. Ding L,Hao F,Shi Z,et al. Systems biological responses to chronic perfluorododecanoic acid exposure by integratedmetabonomic and transcriptomic studies. Journal of Proteome Research,2009,8(6):2882-2891.

36. Zhao XJ,Huang C,Lei H,et al. Dynamic metabolic response of mice to acute mequindox exposure. Journal of Proteome Research,2011,10(11):5183-5190.

37. Courant F,Pinel G,Bichon E,et al. Development of a metabolomic approach based on liquid chromatography-high resolution mass spectrometry to screen for clenbuterol abuse in calves. The Analyst,2009,134(8):1637-1646.

38. Sieber M,Wagner S,Rached E,et al. Metabonomic study of ochratoxin a toxicity in rats after repeated administration:phenotypic anchoring enhances the ability for biomarker discovery. Chemical Research in Toxicology,2009,22(7):1221-1231.

39. Cao S,He X,Xu W,et al. Safety assessment of transgenic *Bacillus thuringiensis* rice T1c-19 in Sprague-Dawley rats from metabonomics and bacterial profile perspectives. IUBMB Life,2012,64(3):242-250.

40. Cao S,Xu W,Luo Y,et al. Metabonomics study of transgenic Bacillus thuringiensis rice (T2A-1) meal in a 90-day dietary toxicity study in rats. Molecula Biosystems,2011,7(7):2304-2310.

41. Wang P,Wang HP,Xu MY,et al. Combined subchronic toxicity of dichlorvos with malathion or pirimicarb in mice liver and serum:a metabonomic study. Food Chem Toxicol,2014,70:222-230.

42. Wu Y,Bi Y,Bingga G,et al. Metabolomic analysis of swine urine treated with β2-agonists by ultra-high performance liquid chromatography-quadrupole time-of-flight mass spectrometry. Journal of Chromatography A,2015,1400:74-81.

43. Liu Y,Chen T,Li MH,et al. (1)H NMR based metabolomics approach to study the toxic effects of dichlorvos on goldfish (*Carassius auratus*). Chemosphere,2015,138:537-545.

44. Moser VC,Stewart N,Freeborn DL,et al. Assessment of serum biomarkers in rats after exposure to pesticides of different chemical classes. Toxicology and Applied Pharmacology,2015,282(2):161-174.

45. Li L,Wang M,Chen S,et al. A urinary metabonomics analysis of long-term effect of acetochlor exposure on rats by ultra-performance liquid chromatography/mass spectrometry. Pesticide Biochemistry and Physiology,2016,128:82-88.

46. Jeong ES,Kim G,Moon KS,et al. Characterization of urinary metabolites as biomarkers of colistin-induced nephrotoxicity in rats by a liquid chromatography/mass spectrometry-based metabolomics approach. Toxicology Letters,2016,248:52-60.

47. Araújo AM,Carvalho M,Carvalho F,et al. Metabolomic approaches in the discovery of potential urinary biomarkers of drug-induced liver injury (DILI). Critical Reviews in Toxicology,2017,7(8):633-649.

第三十五章

模式生物及其在毒理学中的应用

第一节　模式生物概述

一、模式生物的起源

模式生物（model organisms）的研究起始于19世纪中期查尔斯·达尔文和格雷戈尔·孟德尔的自然选择和基因遗传理论。最早的模式生物的应用是孟德尔著名的豌豆实验。他觉得达尔文的观点不足以说明新物种的形成。在这个实验中，他将豌豆进行杂交，发现可以将豌豆的表型特征分离开来。这些1860年的实验结果被埋没了近40年，直到1900年才重新被发现。后来，孟德尔将其发现和每个细胞中核染色体联系起来，创立了育种的实验指南。这一方法被成功地应用于筛选其他物种如荷兰鼠、果蝇、小鼠和病毒等一级模式生物。

1901年，果蝇从自然界跳入实验室。哈佛大学的Charles W Woodworth建议William E Castle进行果蝇的遗传研究。Castle和他的学生一起首次将果蝇引入实验室。1903年，William J Moenkhaus将果蝇带回他在印度大学医学院的实验室。随后，他向从事实验进化研究的长岛冷泉港昆虫学家Frank E Lutz推荐了果蝇，认为果蝇是一种良好的模式生物。1906年，Thomas Hunt Morgan开始了著名的果蝇研究，他是20世纪早期实验生物领域最具有影响力的人物之一。他在这一领域最先意识到绘制果蝇染色体及所有突变子图谱的重要性，并将他的发现扩展到其他物种的比较研究。经过细心与艰苦的观察，他和其他果蝇学家可以通过控制突变和杂交来产生新的表型。通过多年的努力，果蝇的标准已相当成熟并沿用至今。Thomas Hunt Morgan也因此而获得了1933年的诺贝尔生理学或医学奖。

二、模式生物的概念及其优点

人们发现，由于进化的原因，生物在发育的基本模式方面非常相似。因此，研究和利用生物复杂程度较低的生物可以探索其他复杂程度较高的生物的发育规律，或作为相同物种的其他生物的参照。模式生物就是作为实验模型来研究特定生物学现象的动物、植物和微生物。最常见的模式生物有：①模式动物：秀丽隐杆线虫（caenorhabditis elegans）、海胆（sea urchin）、果蝇（drosophila melanogaster）、斑马鱼（zebra fish）、爪蟾（xenopus laevis）和小鼠（mouse）等；②模式植物：拟南芥（arabidopsis thaliana）、玉米（maize）等；③模式微生物：噬菌体（phage）、大肠埃希菌（Escherichia coli）、酿酒酵母（saccharomyces cerevisiae）等。模式生物提供了和其他生物进行比较的权威系统，建立了可以广泛应用于其他生物的标准，因而成为生物学研究的重要特色。

模式生物的优点：①容易获得、易于在实验室饲养和繁殖；②繁殖周期短、子代多；③基因组数目少，易绘制图谱，遗传背景清楚；④容易进行遗传和表型分析的实验操作；⑤从模式生物研究中得到的结论，通常可适用于其他生物。

三、模式生物学的定义及其在生物学研究中的意义

模式生物学是利用模式生物来研究生物学问题的学科，是生物学的一个重要分支。根据达尔文的进化论，生物是由共同的祖先演化而来的，对生命活动有重要意义的基因在进化上具有保守性，即是这些重要基因的结构和功能在低等和高等生物中是相似的。因此，可以通过研究这些基因在低等生物的结构和生物学功能来推测其在高等生物系统中的功能，特别是推测相似的人体基因的功能。由于无法直接用人体作为实验对象，因此，在人类基因组研究中十分注重模式生物学的研究。

后基因组时代的最大挑战是快速揭示可能成为未来治疗靶基因的功能。最近发布的人类基因组序列是迄今为止最完善的人类基因资料，然而这些基因中绝大多数的生物学功能尚未阐明，仅发现极少数与人类疾病的过程相关。简单模型系统与人类进行比较基因组分析已经揭示了基因、蛋白质结构以及基因网络的进化保守性。为了研究这一进化的保守性，人们用模型系统作为探索"功能基因组学"的关键，将保守基因与治疗利用联系起来。现在可以在更易控制的模型系统中来研究未知基因的功能，并可以推测它们在复杂生物过程中的作用。

人类生物学与疾病是如此复杂，开发新的药品无异于大海捞针。直到2001年发布完整的人类基因组序列草图，科学家才提供了一张所有可能的药物干预的靶基因名单。现在与将来的挑战是识别那些在疾病中起关键作用的基因，并将基因组信息用于理解复杂的生物学系统。从今以后，不仅人类基因组，而且酵母、线虫、果蝇、斑马鱼、小鼠以及大量病原细菌和病毒的基因组测序都将成为新医学发展的分水岭。与基因组测序平行的是化学、工程、显微技术和遗传学的发展，这些对药物开发都将起到极大的推动作用。

模型系统的研究就像组装汽车和飞机模型一样。这种模型工具包含有一张配件名单、大量的配件和描述每个配件功能及不同配件怎样装配成一个三维整体的装配手册。可以通过去除一个部件来操作模型，并测定没有这个部件后模型的功能和结构的改变。模型系统的基因组序列就是配件名单。当然，我们没有现成的装配手册，生物学家们正在一点点地艰难地书写这一复杂的手册。生物本是结构完整和功能齐全的，科学家们尽力将具有功能的末端产品解构成不同的配件，并预测各配件的功能及其相互之间的联系。这实际上更像某人交给你一部F-16喷气式战斗机和一份部件名单并要求你在没有任何指导手册的情况下装配一部新的喷气式战斗机，或者类似于人类疾病的状态，诊断与修理一部功能失调的喷气机。遗传与分子工具的进步使得我们可以拆卸正常与疾病生物学，但是这一过程仍然是令人生畏的，而且实际上很可能要花费几十年来完成。我们不能拆卸人类，但是我们知道，在进化过程中生物学以同一方式从单细胞的简单系统进化到小鼠的复杂系统，所以我们可以依赖现有的知识来研究人类基因功能。例如，因为我们拥有拆卸生物如线虫和果蝇的工具，所以我们可以利用他们来研究每种基因的功能。科学家认为，对大部分的配件而言，进化不会多次重塑相同的过程。例如，对于酵母和人类来说，一个细胞分裂成两个细胞都是利用同样的、保守的功能和生物学途径。

第二节 转基因动物模型及其在毒理学研究中的应用

毒理学研究中一直存在着几个重要问题:①如何把动物实验中所获得的资料推导到人;②如何把体外资料推导到体内;③如何把复杂的整体系统化为简单的可调控的系统;④如何提高检测的敏感性,找到可以用于预防和治疗的生物标志物等。传统的毒理学难以解决这些问题。模式生物的应用为解决这些问题提供了可能性。人们可以通过基因转移,在代谢途径上人为控制某一化学物的代谢;在整体水平上,可以人为控制某一基因的表达水平,从而阐明该基因在化学物所致毒性过程中的作用。各种不同的模式动物或植物的应用,将对阐明化学物的毒性作用机制起到重大的作用。

围绕疾病所开展的基础研究是当今生物医学研究领域中的主要内容,而利用模式动物建立疾病的动物模型已成为研究的重要手段,对疾病的基础研究和转化研究均具有重要意义,已成为影响该领域发展的一个关键因素。在模式动物上建立真实模拟人类疾病的模型,成为了解人类疾病的最好也可能是唯一的一条途径,不仅至关重要,是比较医学研究的目的所在,也是医学研究的一个特点。疾病的动物模型在医学研究中具有广泛的应用。首先可以通过对某一个或几个基因的功能研究去认识生命现象背后的机制,揭示疾病发生的机制,因而具有重要的理论意义。在此基础上还可以发现新的药靶,找到治疗或诊断疾病的方法,因而又具有重要的、潜在的应用前景;其次还可以帮助开展药物筛选和药效评价、疾病诊断技术和治疗手段的发展等。因此疾病动物模型又具有重要的临床意义,其本身就具有很好的商业价值。

人类疾病的动物模型可以分为自发性动物模型、诱发性动物模型、手术模型和基因组改造模型等。其中,传统的动物模型绝大多数都属于诱发性动物模型,是应用机械、物理、化学、生物学等方法人为诱发类似人类疾病的动物模型。这类模型的优点是制作方法简便、耗时短、容易控制条件、重复性好。基因组改造模型是当前国际生物医学研究的热点。基因组改造模型又可以大致分为转基因模型、全身性基因敲除/敲入模型、条件性基因敲除/敲入模型、诱导性基因敲除模型等。随着人类遗传和医学遗传的快速发展,将已发现的人类疾病相关基因所产生的突变直接引入小鼠等模式动物基因组,并建立人源化的模型已成为动物疾病模型的主要趋势。因为小鼠的基因组改造技术成熟,且生理生化和发育过程与人类相似,基因组和人类的同源性高达90%,所以小鼠是医学研究中最重要的模式动物,许多疾病的动物模型都是小鼠模型。人类疾病的小鼠模型可以模拟不少人类疾病的发病过程及对药物的反应。2010年国际小鼠表型分析联盟(the International Mouse Phenotyping Consortium,IMPC)在伦敦宣布,将在未来十年内投入9亿美元用于获取20 000个左右小鼠基因的敲除模型,而且美国NIH的9个研究所也计划在未来5年内投入1.1亿美元加入该研究之中。该研究计划的目的就是对小鼠的所有表型性状(包括行为性状)进行系统的研究,并建立面向大众的小鼠基因敲除模型库。显然几乎所有基因敲除模型都将是人类疾病的模型,因此科学家们将此研究称为"小鼠临床学"(mouse clinics)。

用转基因动物这一生物高新技术来建立人类疾病的各种转基因动物模型,研究外源基因在整体动物中的表达调控规律,对人类疾病的病因、发病机制和治疗学将会起到极大的促进作用。目前,转基因动物模型主要用于疾病发病机制的研究和检测新的治疗方案并进行药效评价、药物筛选。随着转基因技术与实验动物这一交叉学科的发展,转基因动物模型将在实验生理学、药理学等领域得到更加广泛的应用。虽然转基因动物模型具有比传统的动物模型无法比拟的优点,但现已建立的疾病转基因动物模型存在着疾病转基因动物模型品系过少(主要是小鼠),转基因动物模型"失真"以及转基因动物技术难度大等缺点。人类疾病转基因动物模型仍需进行多方位的完善和改进,以便今后在人类疾病的防治研究中发挥更重要的作用。

转基因动物模型是深入理解特定基因的生物学途径和系统的强有力的工具。这些模型已经应用到毒物学领域,尤其是筛选潜在的诱变剂、致癌剂和研究毒性作用机制的特征。它一直是毒理学家研究的目标,运用从这些模型中得到的数据可以优化危害识别和特征以更好地进行人类健康的风险评估。应用转基因动物模型可以评估致突变性和致癌性,可以用作报告系统,也可以在化学毒性的病因学研究中作为理解外源化合物代谢酶和生物受体的工具。这些模型在毒理学和风险评估中具有广阔的前景,转基因技术很可能成为 21 世纪毒性测试必须的工具。

在过去的 20 年里,转基因动物模型极大地增进了我们对生物系统及人类疾病中基因调控和功能的理解。也许生物学研究中最早和最具影响力的例子是小鼠金属硫蛋白基因的调节区与人类生长激素(GH)结构编码区融合后导入小鼠的研究。这种转基因小鼠显示了不同的生长特性,可以作为分析基因遗传和表达的有价值的资源,也可以观察到生长因子在不同生理学过程中过度表达的结果。这只是该领域中进行生物学研究时,转基因模型应用价值的许多例子中突出的一个。在毒理学领域,转基因动物模型主要是用来筛选毒性(致突变性/致癌性)和阐明毒性机制。虽然转基因动物已被广泛应用于生物过程和疾病的研究,人们尚未特地广泛地应用它们进行化学品风险评估。人们希望,通过最近起草的一项经济合作与发展组织(经合组织)关于转基因啮齿动物突变试验的准则,国际社会能接受转基因小鼠模型和传统的 2 年期大鼠试验进行癌症的生物测定,这将更积极地推动转基因动物数据在风险评估中的应用。人们越来越能理解和接受毒性生物学机制及其与人类的相关性,并会增加转基因动物模型在人类健康危险度评价中的使用。不断的技术进步,如方便造模、降低成本、拓宽生物学途径的代表性以及获得更多的模型品系等将进一步推动这一领域的发展。此外,最近在进行毒性测试和风险评估的现代化需求下,应用新技术来简化和提高这一过程的人类相关性,必定能有助于加深对转基因模型作用的理解。

转基因动物模型的定义是特定核酸序列被删除或引入一个物种。可以通过逆转录病毒感染植入前胚胎、原核胚胎 DNA 注射或遗传修饰胚胎干细胞的囊胚显微注射来构建转基因动物。第一个转基因小鼠的产生是在小鼠囊胚中注射 SV40 病毒和早期胚胎感染逆转录病毒。此后,发展了其他生产转基因动物的技术。

一个众所周知的产生转基因动物技术是将含有融合蛋白的质粒通过原核 DNA 显微注射入受精的单卵细胞。这种方法使外源基因被引入到受精后胚胎。用一枚细针将 DNA 显微注射到原核阶段胚胎,并发生串联排列的随机整合。原核阶段的胚胎转移到假孕受体鼠的子宫。只有当转基因细胞进入生殖系,转基因动物才能传给下一代。另一种方法是将 DNA 通过电穿孔引入来源于囊胚内细胞团的多潜能胚胎干细胞。这种方法对小鼠特别有用,而稳定的大鼠胚胎干细胞最近才逐渐获得。由于胚胎干细胞中基因打靶可导致同源重组,因此可以发展基因敲入、基因敲除和条件性的突变转基因小鼠。修饰过的胚胎干细胞被注射到囊胚期胚胎。如果胚胎干细胞进入生殖系的话,由此产生的嵌合动物将只会将重组基因型传送给下一代。对于这两种方法,遗传改变的稳定整合和可遗传的生殖系的传递只能通过多代饲养繁殖和对最稳定转基因系的筛选来实现。

最初，普遍用来进行显微注射的载体包含与内源性启动子耦合的感兴趣的基因组序列。此外，这些系统可以设置为包括单个和双个转基因的可诱导模型。单个转基因的方法是用一个组织特异性启动子（例如，白蛋白）或一个可诱导启动子（例如，金属硫蛋白）来控制的。双个转基因的方法可以更好地提供转基因表达的监测和选择性。在这种方法中，这种表达由另外一个可以被激活的以非组织特异性方式表达的调节蛋白启动子控制（例如通过配体如四环素调节系统）。

条件性转基因表达也可以通过 Cre-lox 系统：Cre 重组酶和含有目标基因的 lox 位点。这个系统可以进行特定细胞的遗传操纵来控制基因的表达，删除序列，或修饰染色体。Cre 重组酶是一个从 P1 噬菌体中分离出的位点特异的整合酶，可以催化 DNA 上特定的 lox 位点的 DNA 重组。loxP 位点含有 Cre 特异的结合位点。通常情况下，开始的时候通过建立两个分离的品系来构建模型系统。第一个表达 Cre 重组酶的品系是通过遍在性表达的启动子（如 β-肌动蛋白）或组织/细胞特异性启动子（如白蛋白）控制下的酶来建立的，可以进行组织或细胞特异性遗传操纵。在某些情况下，Cre 重组酶模型可以开发成诱导系统，研究人员能够控制其在特定的生命阶段开始表达。然后建立 loxP 品系，在感兴趣的靶基因两侧装入 loxP 位点。最后将这两个品系交配后得到在 loxP 位点表达重组酶的品系，其中发生了重组。Cre-loxP 重组的结果是由侧翼 loxP 位点的方向和位置决定的。如果 loxP 位点的方向相反，重组酶介导的 loxP 位点侧翼片段安装就相反。如果 loxP 位点位于不同的染色体（反式排列），重组酶就介导染色体易位。如果 loxP 位点位于染色体片段同一方向（顺式排列），重组酶就介导 loxP 位点侧翼序列的删除。

因为无法得到具有高度发育潜能的稳定的大鼠胚胎干细胞株，因此很难制作遗传修饰的大鼠。通常大鼠胚胎干细胞显微注射后的卵细胞生存率和转基因整合率较低。另一种产生转基因大鼠的方法是通过雄性生殖系。该研究利用慢病毒转导的精原干细胞，然后移植入受体大鼠睾丸。最近，发明了一种专门的培养基，可以有效地生产和维持大鼠囊胚来源的生殖系感受态胚胎干细胞。这些大鼠胚胎干细胞保留了分化成所有 3 个胚层的能力，可以产生高效率嵌合并在生殖系传递。在 Oct4-venus 转基因大鼠中运用荧光报告子 Venus 作为监测系统，成功地建立了在生殖系传递的多潜能细胞系。这可能是未来大鼠基因打靶和转基因操纵的一个合适的模型。

人们已发现转基因模型在基础和应用毒理学研究中有相当多的用途。以下概述了转基因动物模型在毒理学，特别是致突变性、肿瘤、报告系统、代谢酶模型和核受体方面的进展，以便更好地理解生物过程、疾病和开发更好的方法来识别和表征毒物。

一、转基因突变模型

测量体内基因突变一直是遗传毒理学的目标。一些体外突变分析已广泛用于危害鉴定、确定一种物质是否具有诱变潜力。因为突变可能影响整个动物的表型，因而是很重要的（例如，癌症、疾病与生殖细胞突变）。决定一种物质是否具有在体内诱导突变的能力需要使用可以在感兴趣的组织中检测这种终点的动物模型。利用内源性报告基因已开发出一些体内突变检测系统，例如 Hprt 与 Pig-a 分析；然而，它们都只能测试一种或几种细胞类型的突变；并可能除了 Pig-a 外试验，做起来都是费时和具有挑战性的。

使用转基因测量体内突变的想法是 Malling 等首先提出来的。在体内转基因突变的小鼠和大鼠模型中,每一个细胞都包含多个拷贝的带有检测突变的报告基因载体。由测试物所引起的体细胞和生殖细胞的突变可以通过回收噬菌体或质粒载体并分析合适的细菌宿主中报告基因的表型来完成。这些分析可以检测因突变诱导而不被表达并且在动物宿主中遗传中性的转基因。因此,可以通过提取高分子量微克级 DNA,定量评价啮齿动物任何组织中的突变。和许多其他体内遗传毒理试验的检测终点不同,中性的进一步的后果是,转基因突变随着动物重复给药而增加。国际遗传毒性测试研讨会推荐这种用重复剂量积累突变的能力作为测试方法。虽然对基本方案可以进行科学地调节,但是基本的实验涉及转基因啮齿动物的 28 天重复剂量受试物暴露,过 3 天后取突变的组织样品。经合组织刚刚开始发展分析的测试指南,在很大程度上依赖国际遗传毒性测试研讨会的建议。

(一) 突变模型

1. MutaMouse　Goosen 等人首次报告转基因小鼠的突变检测。在他们的模型(后来被称为 MutaMouse)中,λgt10 载体是转基因,编码半乳糖苷酶的细菌 *lacZ* 基因是突变的报告子。这个模型中的突变检测过程如下:从感兴趣的组织中提取高分子量基因组 DNA,将 λ 穿梭载体包装进噬菌体头部,然后感染适当的大肠埃希菌菌株后检测突变(*E. coli C lacZ⁻*)。

MutaMouse 是 BALB/C×DBA2 小鼠遗传背景,在 3 号染色体的单个位点上以头尾相接的方式携带 40 个拷贝的转基因。该小鼠可以从 Covance Research Products 购买到(Denver,PA)。最初的分析是在含有大量蓝色的野生型斑块(WT,*LacZ⁺*)的碟子上计数少量无色突变(*LacZ⁻*)斑块,这是一个非常费力、费时的过程。随后,一个更简单和更快捷选择突变斑块的方法发展起来了。该法使用新的大肠埃希菌(*galE⁻ lacZ⁻*)宿主和苯基-β-d-半乳糖苷(P-Gal)培养基。P-Gal 培养基对表达功能性 *lacZ* 基因的 *galE⁻* 菌株是有毒的,因此,仅含有突变的 *lacZ* 的菌株能够形成斑块。在这个系统中,*lacZ* 基因突变的频率计算是用选择性平板上含有 *lacZ* 基因突变斑块的数目除以非选择性滴度板上的斑块总数。

因为该法依赖于感染性噬菌体颗粒,它通常局限于在 3100bp *lacZ* 基因上检测点突变以及几百个碱基对的缺失和插入突变。单个细胞内报告基因的多个拷贝在一定程度上抵消了回收的低包装效率(感染性噬菌体的感染率是由转基因小鼠的基因组 DNA 决定的)。

2. lacZ 质粒小鼠　*lacZ* 质粒小鼠每个单倍体基因组大约有 20 个拷贝的 pUR288 质粒整合到多个 C57BL/6 小鼠染色体中。携带 pUR288 质粒的基因组 DNA 可以用 *Hind*Ⅲ 消化后释放单拷贝的线性质粒。Lac 抑制子包被的磁珠用于分离消化和回收后的质粒 DNA,然后由 T4 DNA 连接酶将其重新环化成各个质粒分子。这些质粒被电穿孔转化入大肠埃希菌 C(*galE⁻lacZ⁻*),用 P-Gal 阳性筛查来测定突变频率。

与噬菌体为基础的模型相比,质粒小鼠系统有几个优势,包括:①可以从基因组中高效分离出质粒;②在连环以及 *LacZ* 靶基因延伸到 3' 侧翼的染色体序列以内的缺失都可以被回收和表征。这个质粒系统的一个缺点是 *Hind*Ⅲ 限制性内切酶的"星号"活性可以导致背景突变频率。

3. Big Blue 啮齿动物　*Big Blue* 小鼠模型使用含有 1080bp 细菌 *lacI* 基因的 λLIZα 穿梭载体作为转基因和突变报告子。无论是 C57BL/6(转基因纯合子)或 B6C3F1(转基因杂合子)遗传背景的该种模型都可以从 Agilent(LaJolla,CA)买到。这种转基因在第 4 号染色体的单一位点上以头尾相接的方式整合进大约 40 个拷贝。随后,发展了 Fischer344 背景上的 *lacI* 转基因大鼠,每二倍体基因组中含有 30 个拷贝的穿梭载体。

最初的 Big Blue 法涉及从感兴趣组织中提取高分子量基因组 DNA,体外将 λLIZα 包装入噬菌体头,并感染大肠埃希菌 SCS-8 细胞。当 SCS-8 宿主细胞铺在 X-Gal 培养基中时,携带 WT *lacI*(编码功能性的 Lac 抑制子)的噬菌体将产生无色斑块。然而,*lacI* 突变将会产生 Lac 抑制子,不能与 lac 操纵子结合,结果增加 *lacZ* 转录,β 半乳糖苷酶将裂解 X-Gal,产生蓝色的斑块。突变频率是蓝色斑块总数比总斑块数(蓝色和无色)。

Big Blue 法与以前的 MutaMouse 法相比,前者的蓝色突变斑块更容易从无色野生斑块中区分出来,而后者从蓝色野生斑块中区分无色突变斑块较难。但是,Big Blue 法和 MutaMouse 法都在回收突变的类型和回收系统的低效包装方面有相似的局限性。

在 Big Blue 法推出之后,出现了另一个使用突变报告子的突变检测系统,其中应用了 Big Blue λLIZα 转基因的一部分,294bp 的 *c II* 基因。*c II* 基因编码控制噬菌体溶原性/裂解周期的抑制蛋白。与 *lacI* 法不同,*c II* 法主要的优点是,它是一种阳性筛选法,带有 WT *c II* 基因的噬菌体不能进入 *hfl-* 的大肠埃希菌宿主,因而,只有携带突变 *c II* 基因的噬菌体能形成斑块。除了上面提到的所有噬菌体为基础的转基因系统共有的限制之外,*c II* 法比 *lacI* 法具有更高的背景突变频率。然而,相对于原来的 Big Blue 法来说,这种高背景似乎并不影响检测的灵敏度,并且由于其耗资少,*c II* 报告基因比 *lacI* 基因更易测序,因此更受欢迎。虽然最初被描述成 Big Blue 法,*c II* 选择也可用于 MutaMouse(λgt10lacZ)。

4. Gpt delta 啮齿动物 如上所述,Big Blue 法和 MutaMouse 法的局限性之一是检测大片段缺失的不稳定性。Gpt delta 小鼠用同样的转基因检测点突变和大片段(最大到 10kb)缺失。这个系统中的 λEG10 噬菌体载体具有 2 种不同的阳性选择:利用大肠埃希菌的 *gpt* 基因的 *gpt* 法和利用 λ 的 *red/gam* 基因的 Spi⁻ 法(对 P2 干扰敏感)。*gpt* 法中将回收的噬菌体(在指示菌中表达的多拷贝质粒)放在含有毒性的嘌呤类似物 6-硫基鸟嘌呤的培养板上进行筛选。该法主要检测 460bp *gpt* 基因上的点突变,如碱基置换和框架位移。Spi⁻ 选择中,仅有 *gam* 和 *redBA* 均含有功能缺陷的突变的 λ 噬菌体,可以在 P2 溶原体中生长良好。通常必须缺失足够大片段而灭活两种基因来产生 Spi⁻ 表型。

这个模型用 C57BL/6L 小鼠构建,每个双倍体基因组带有大约 80 个转基因拷贝,在第 17 号染色体中的单一位点以头尾相接的方式插入。最近,在 Sprague-Dawley 和 F344 背景下开发了 *gpt delta* 大鼠。*gpt delta* 大鼠有大约 10 拷贝 λEG10 载体被整合到第 4 号染色体。

(二) 转基因突变模型应用

转基因突变检测最常见的运用是机制研究,特别是探索基因突变在毒物的生物学反应中的作用。例如,转基因动物已被用来探索 DNA 加合物形成、靶组织基因突变和癌症的关系。此外,Big Blue、MutaMouse 和 gpt delta 小鼠已被用来建立 DNA 修复蛋白缺陷的小鼠模型,包括 P53、Parp-1 和 Ogg1。这些模型有助于阐明内源性和外源性的环境压力介导的基因组不稳定性机制。

朗伯等发现,转基因啮齿动物基因突变检测有很高的敏感性和致癌物阳性预测能力,表明这些检测可能可以用于遗传毒性筛选组合。请注意,大多数试验具有相对较低的阴性预测能力,而转基因啮齿动物试验则相反。人们在早期就认识到,转基因突变检测是不太可能用于这一目的的,主要是由于成本和其依赖的转基因动物,但更有可能被用来作为后续试验回答初步筛选所提出的问题。当评价体内接触部位或特别关注生殖系突变时,这可能是特别重要的。正在起草中的国际协调会议(ICH)人类药品遗传毒性安全测试 S2 准则是与这一评估一致的,一方面重申实用性问题,但另一方面表明它们可能提供解决安全性评价的有用的信息。据我们所知,转基因啮齿类动物的数据很少用于最早的筛选或管理安全评估的后续研究。

虽然转基因啮齿动物的资料对遗传毒性筛查和跟踪没有产生重大影响,风险评估的危害识别阶段,转基因啮齿动物实验数据在风险评估的其他方面的作用有所增加。美国环境保护局(美国环保署)已制定致癌风险评估的准则,主要依赖于识别肿瘤的形成,包括突变中的关键事件,以建立致癌剂的作用模式。评价具有遗传毒性物质作用模式较之非致突变作用模式是不同的,在许多情况下更加严谨。在建立作用模式的过程中,体内的数据具有特别的重量。虽然建立诱变 MOA 的准则尚未完成,草案强调了体内突变数据和肿瘤靶向相关数据的价值。转基因鼠突变数据在建立几种物质的癌症作用模式方面是重要的,例如,环磷酰胺、丙烯酰胺和六价铬。现在已经提出了一个使用啮齿动物的转基因突变数据建立癌症MOA 的总体框架。

风险评估中转基因动物模型的另一个潜在的重要应用是剂量反应评估和风险表征。已知的致突变和致癌物质甲基磺酸乙酯(EMS)污染了艾滋病药物奈非那韦,促使人们进行安全性评估以确定服用被污染的药物病人是否有患癌症的风险。这一分析的中心是 *MutaMouse* 的体内 EMS 致突变检测数据。分析表明,EMS 致突变性的浓度阈值超过最高的人类接触。根据这些数据,欧洲监管当局认为污染对人类暴露不会造成什么危险。

转基因啮齿动物实验使用相对简单的程序,具有独特的检测和表征不同的组织和器官中体内突变的能力。因此,它们毫无疑问将在突变和癌变机制研究中继续发挥重要的作用。虽然转基因模型有一定的优势,如靶组织评价的选择,灵活的管理模式,经合组织试验准则的前景,但这些模式也有缺点,包括进行检测所需的资源,它们依靠独特的(转基因)动物,有限的突变检测类型,它们可以检测,在大多数体细胞组织中高背景突变频率,并有必要给予重复剂量以保证灵敏度。质粒为基础的 *lacZ* 和 *gpt delta* 突变模型提供了检测其他大缺失的能力;然而,如上所述,这些分析很可能在最初的安全性评估中不会有广泛应用。转基因啮齿动物实验在危险度评价中的独特的价值在于癌症作用模式分析,在肿瘤靶组织中诱导基因突变可能对于建立致突变的作用模式和分析突变致癌物剂量反应是很重要的。后来,特别是奈非那韦污染事件,可能为怎样在将来解决与药物污染相关的风险及可能的药物杂质指明了方向。

二、转基因小鼠模型在癌症评估中的用途

近几十年来,毒理学家和风险评估家依赖于 2 年的小鼠和大鼠致癌性生物测定来预测人类暴露于物理化学因素的危险性。然而,这些实验并不是完美的。首先,这些实验需要较长时间完成(多至 3 年),使用了大量的动物(70 只/性别/剂量水平)。其次,它们消耗了大量的资源,耗资高达 100 万美元/物种/化学物质。第三,虽然在预测人类致癌物方面这些分析的敏感性是不错的,但它们的特异性通常被认为是很差的,会导致很多假阳性反应,与人类风险评估不相符。最后,并不至于此,这些实验一般不提供致癌潜在作用模式的信息,需要进行广泛而又昂贵的后续机制研究。

理想情况下,确定致癌物质的生物测定应该能识别所有人类致癌物质(敏感性 100%),且没有不相关或假阳性结果(特异性 100%)。此外,从实验动物的生物检测中观察到的肿瘤位点应该与在人类中预期的一致。这些检测应该提供致癌的作用模式和导致肿瘤形成的关键事件的相关信息,以进一步表征剂量-反应关系和人类相关性分析。最后,在现实生活中,资源有限,公共卫生决策必须及时,理想情况下,这些试验应该低成本且能快速周转。

由于以上原因,在此只集中讨论转基因小鼠模型在肿瘤评估中的用途。20 世纪 80 年代初期活化癌基因被引入到小鼠体内。与野生型小鼠相比,这些动物自发肿瘤更迅速,对化学物质诱发肿瘤更易感。如果不是因为 ICH S1B 药物致癌性测试指导原则的改变,为短期或中期体内啮齿类动物测试系统包括转基因模型铺平了道路,这些实验仍然将仅仅是有趣的研究工具。这一指导原则指出,应侧重于使用体内模型以观察致癌终点的可能性。这些模型包括了啮齿类动物的起始促进模型和转基因或新生鼠的致癌模型。癌细胞的一个特点就是会发生多个体细胞的基因突变,如肿瘤抑制基因 *p53*、原癌基因 *ras*、*c-myc* 或者是 DNA 修复基因。某些人类癌症往往伴随着高频率的基因突变,这一观察导致了转基因和基因敲除技术的发展以弥补传统上 2 年期癌症生物测定的不足。

在 FVB 背景上的 Tg. AC 小鼠品系,有 40 个串联拷贝和至少一个 *v-Ha-ras* 原癌基因倒置重复,带有第 12 和 59 密码子激活突变。转基因在成年组织中不能正常表达。这些动物的皮肤就像是"遗传启动"的一样(不需要用致突变剂启动,只要暴露于启动子就可以产生乳突淋瘤)。从根本上说,这种转基因模型可以替代传统的启动-促进法进行皮肤应用材料的分析。

半合子基因 *p53*+/−基因敲除模型是由 Donehower 等人在 C57BL/6 背景上制作的。这些小鼠在前 36 周的自发肿瘤发生率较低。而 80 周后,高比例的小鼠(约 50%)开始出现淋巴瘤、骨肉瘤和血管肉瘤。早期的研究结果显示,这些小鼠暴露于遗传毒性而不是非遗传毒性致癌物大约 6 个月或者更少的时间将发生肿瘤。最初认为功能性 *p53* 位点活性的丢失是肿瘤发生的一个先决条件。因此,在这个测试系统中,遗传毒性剂如苯会诱导肿瘤的发生。然而,随后的研究表明,对诱变剂如 *p*-甲酚定事实并非如此。

Saitoh 等人在 C57BL/6 的背景下制作了含有人类 *c-Ha-ras* 基因和其自身启动子的 TgrasH2 品系小鼠。将亲本与野生型 BALB/C 杂交产生半合子 CB6F1 小鼠用于短期致癌实验。在正常组织和肿瘤组织中表达的 *c-Ha-ras* 转基因在内含子的非编码序列有一个突变。前 8 个月里,这些小鼠背景肿瘤发病率通常是很低的,但到 18 个月时,约有 50% 的小鼠发生肿瘤(血管肉瘤,肺腺癌,皮肤乳头状瘤,哈氏腺腺癌,淋巴瘤)。

Xpa 基因敲除的小鼠缺乏核苷酸切除修复功能。这种基因型和 p53$^{+/-}$ 结合后产生了 *Xpa*/p53$^{+/-}$,具有一种品系两种模型的优势。具有 C57BL/6 背景的 *Xpa* 基因敲除品系,是人类遗传病着色性干皮病鼠科同系物,因此,对 UV 诱导的皮肤肿瘤易感。在前 9 个月的时间里,该品系与 WT 相似,背景肿瘤发生率较低。

1997 年,在国际生命科学研究所的健康与环境科学研究分所支持下,国际多方利益相关者(工业,学术界和政府)努力合作,验证了 4 种替代致癌性模型,Tg-AC、p53$^{+/-}$、TgRasH2 和 Xpa$^{-/-}$模型。来自美国,欧洲和日本的 50 多个实验室参与了这个成本约 3500 万美元的实验。按照标准的实验方案利用上述 1~2 种模型对 21 种不同类别的致癌物质(基于通常的 2 年生物测定)进行评价,6~12 个月时处死动物。总的来说,这些实验对于筛选鉴定人类致癌物质是有用的。与传统的 2 年生物测定相比,该实验除了使用更少的动物、更快、更便宜之外,在识别假阳性方面并没有更高的敏感性,对于识别人类致癌物质也没有 100% 的特异性。同时,这些实验也无法区分遗传毒性和非遗传毒性致癌物。

截至 2011 年 1 月,美国食品和药物管理局药物评价和研究中心(U. S. FDA-CDER)已经收到 211 项要求审查的替代致癌模型的实验方案,包括 p53$^{+/-}$、Tg-AC、TgRasH2 和 XPA/p53$^{+/-}$模型。在这些方案中,只有 73 项已完成的研究被送到有关机构审查。

关于试验选择的考虑如下所述。FDA-CDER 的致癌剂评估执行委员会一致同意在某一特定的药物研究述评之前进行试验选择。在过去的几年里，关于 TgRasH2 的研究有所增加，但 $p53^{+/-}$ 和 Tg-AC 的研究有所减少。

1. $p53^{+/-}$　以前，如果药品评估的致癌作用明显或有可疑的遗传毒性，这种实验是可以被接受的。现在，只有在药品有明显的遗传毒性时该实验才可被接受。

2. TgRasH2　在分析药物遗传的和非遗传性的潜在致癌性时，此评价方法可能可以被接受。

3. Tg-AC　此法仅用于经皮肤应用产品，目前不推荐。

这些模型阳性的发病率如下：

1. $p53^{+/-}$　致癌性研究中，2/32 呈阳性。酚酞口服染毒和含某种载体的聚乙烯吡啶酮（而不是聚乙烯吡啶酮本身）经皮注射染毒均显示阳性结果。没有聚乙烯吡啶酮载体对野生型亲代动物致癌阳性的资料。另外 2 种药物致癌阳性，但在野生型也产生阳性反应，所以与基因 $p53$ 无关。

2. TgRasH2　致癌性研究中，3/20 呈阳性。因为没有覆盖主要的遗传毒性代谢产物，其中一项阴性研究是不可靠的。在其中一项研究中，虽然高剂量组超出了最大耐受量（MTD），但是低剂量组的评价不完整。另一项 4 周剂量范围的调查研究也显示阳性结果。

3. Tg-AC　致癌性研究中，8/16 呈阳性。一项研究仅在涂抹部位是阴性的；一项研究由于研究方式而不可解释，但该药物反应可能是阳性的。

4. XPA/$p53^{+/-}$　有一项研究不充分，并且人们注意到该药物是没有遗传毒性的。

虽然，一些研究者采用了常规的短期替代实验。但是，在过去 8 年里，CDER 致癌剂评价执行委员会审查的小鼠试验方法中，转基因研究仍然占大约 25%。尽管转基因研究在时间和资源方面占有一些优势，但大多数药物研发者更倾向于传统的 2 年生物检测方法。

如何在新法规中正式采用这些方法正在取得进展。人用药品注册技术要求国际协调会（International Conference on Harmonization of Technical requirements，ICH）安全专家工作组采用了转基因小鼠模型结合大鼠 2 年致癌性生物测定法研究化学物质的潜在致癌性。在欧洲化学品注册、评估、授权和限制（Registration，Evaluation，Authorisation and Restriction of Chemicals，REACH）政策下，这些模型被推荐为 2 年生物测定法的替代方法。因此，理论上，遗传毒性和转基因动物致癌性实验均可被监管机构所接受。但不幸的是，如前所述，这些实验仍然不常用。

人们也认识到，转基因动物模拟人类疾病，癌症发生率较高，在识别导致基因组不稳定性和早期肿瘤发生的重要的基因及其途径方面，这些模型的价值是很显而易见的。例如，由 HNPPC 基因或错配修复基因 MLH1、MSH2 和 MSH6 遗传突变导致的遗传性非息肉性大肠癌（HNPCC）。家族性腺瘤性息肉源自可遗传的腺瘤性息肉病肿瘤抑制基因的突变或 DNA 修复酶 MUTYH 的突变。着色性干皮病源自核苷酸切除修复中的 7 个 XP 基因互补组任一基因 XPA 到 XPG 的缺陷，或源自 DNA 聚合酶 η（polyη）的缺陷。后者是 XPV 的变种，是负责高精度翻译合成的酶。共济失调毛细血管扩张症是由于编码丝氨酸/苏氨酸蛋白激酶的 AT 突变基因（ATM）发生了突变，该基因对 G1-S 和 G2-M 细胞周期关卡至关重要。还开发了其他癌症的转基因模型，如在小鼠乳腺肿瘤病毒启动子控制下的已激活的 V-Ha-ras 癌基因的 Oncomouse，和在乳腺条件表达人类 $p53$ 靶向突变的小鼠乳腺癌模型。毫无疑问，这些转基因模型对于理解肿瘤在不同器官发生的机制和阐明 DNA 修复基因、癌基因、抑癌基因及致癌过程中的作用都具有重大作用。

三、转基因报告小鼠

在新的可用的转基因动物模型和工具中,报告小鼠有希望对实验程序的未来设计产生重大影响,因为它们为在整体生物中研究单次或重复暴露于某一化合物或混合物的靶标提供了可能性。此外,应用这些模型的分子影像技术可以在活体动物身上研究毒性作用,可以使用少量的动物来延伸时间维度的评估。报告小鼠的定义是在特定的刺激下表达一个容易检测和测量的蛋白质(如荧光素酶、绿色荧光蛋白、胸苷激酶)的基因工程小鼠。生物发光报告子的使用有助于用无创成像技术在动物的整个生命周期中进行检测,并能及时重复,因此提供了一个完整的毒作用的时空观察。

要获得一个适合于毒理学分析的报告模型系统,必须注意:①确保报告基因是普遍表达的,在所有组织中都是受调控的;②报告蛋白半衰期较短,以便分析毒物在任何特定的组织中相互作用的精确动力学;③较理想地,报告系统的敏感性必须足以检测一定量的化合毒物对动物生理学产生的生理刺激干扰。一个报告模型的先例是雌激素反应元件(ERE)-Luc,是由 ERE 启动子驱动的萤火虫荧光素酶报告基因的转基因小鼠。在这个模型中,普遍的激素调节的荧光素酶报告的表达是通过在转基因侧翼添加绝缘子序列,防止了转基因整合位点周围染色质的位置效应。对模型所进行的广泛和适当的验证表明,荧光素酶 mRNA 和蛋白质的合成是严格和配体以及非配体的雌激素受体(ER)活性相关联的,并且正如药理学和剂量依赖性研究所示,对雌激素受体具有特异性的。该报告系统的敏感性足以检测循环雌激素在发情周期的微妙变化。由于这些特点,雌激素反应元件-荧光素酶(ERE-Luc)小鼠被提议作为研究内分泌干扰物作用的新系统,并且在以制定毒理学应用模型实验方案为具体目标的欧洲项目 CASCADE 和 EDERA 中进行了一系列的研究。在雌激素反应元件-荧光素酶小鼠中,荧光素酶的测量可以通过活体内计数底物(荧光素)氧化所产生的光子数量来进行,一般用合适的电荷耦合器件(CCD)摄影装置进行生物体发光成像(BLI);或者在体外用组织提取物进行合适的酶分析。在单个动物中,生物体发光成像为雌激素受体活性实时状态的评价提供了一个独特的机会。单次给饲天然激素 17β-雌二醇(E2)后,荧光素酶的含量增加,6 小时出现最大累积,但治疗后的 17 小时,如预期一样,由于它的快速分解代谢而使得激素的作用消失。在机体特定部位雌激素受体活性的半定量分析,是通过整体影像中特定部位的光子发射分析而得到的。通过使用雌激素反应元件-荧光素酶模型,研究人员可以证明化合物的雌激素样作用。例如,基于细胞报告系统的研究,镉(Cd)被认为是潜在的内分泌干扰物。长期给饲雌激素反应元件-荧光素酶模型小鼠以 $CdCl_2$,仅仅在机体的腹部瞬间地提高了雌激素受体活性,而并没有在任何其他部位观察到镉处理的效果。此外,比较镉和天然激素雌二醇活化雌激素受体的能力就能够清楚地看到,前者远远低于后者的活化能力。因此,把镉的毒性作用报告归因于这种金属对雌激素受体的影响是不正确的。

使用这种类型的分析,可以很容易地测量和比较不同化合物的活性。并且,由于体内实时成像,可以评估雌激素样化合物调节雌激素受体活性的能力,因此相对于其他方法来说有明显的优势。然而,从实用的角度来看,因为实验所产生的大量数据和手工定义感兴趣区域(ROI)所需要的时间,每天进行每组 5~10 个小鼠的经典的长期毒性试验的生物体成像是非常具有挑战性的。例如,在一个历时 21 天的研究中,用 10 个实验组分析雌激素受体活性将需要一个科学家一年的全职工作时间,产生 2100 张图片,并且从 ROI 中生成 16 800 个光子发射的数据点。要加快数据的分析,就要设计特殊的计算法来进行自动分割和数据存储。

在过去的几年中,雌激素反应元件-荧光素酶报告系统已成功地应用于几项著名的内分泌干扰物作用的研究,并制订了高通量实验方案,为新的模型系统在环境和食物中内分泌干扰物的毒理学研究中的应用提供了一个框架。因此,现在已提议应用该模型进行环境和食物链内分泌干扰物的常规毒理学预验证研究,并在激素替代疗法中评价药物的疗效和副作用。

雌激素反应元件-荧光素酶系统已经清楚地表明了报告子转基因动物在毒理学中巨大的应用潜力,其可概括为下列几点:直接在有毒化合物分子靶标上测量其作用,而不用血浆或组织中的含量来进行推断;直接测量报告子的累积,为靶器官中化合物的激活及活性程度提供了一个完整的视角,从而有助于全面评估;体内成像有助于研究实时暴露的影响,因为可以暴露于混合的有毒化合物或延长低剂量暴露时间,因而能够衡量累积效应;使得研究人员可以用活体动物高度模仿在当前环境或食物链中暴露于有毒化合物的范围;活分子成像的使用,减少了时序性毒理研究所需实验动物的数量。

因为已经明确,这些模型可应用于系统研究,所以报告子小鼠的优点是能够改变研究人员设计整体动物毒性研究的方法,因此这个领域应该集中精力开发可以推进毒理学研究的报告基因小鼠的类型。除了通过细胞内受体进行化合物的活性研究外,雌激素反应元件-荧光素酶模型系统是否适用于毒理学分析? 从技术角度来说,报告系统可以用于检测活体组织内任何分子事件。然而,在构思新的报告模型之前,研究人员应更好地制定在毒理学分析中使用报告系统的策略。

实际上,最需要用这些模型的是有毒化合物的一般作用的检测报告,如增殖、凋亡、氧化应激和炎症等。这些报告小鼠对于首次筛选旨在识别化合物已知或未知作用靶标的意料之中的事件时是非常有用的。这种初筛将突出化学物质本身潜在的副作用(如在药物毒理学中)和毒物研究的主要效应(例如在消化道或环境毒理学中)。一旦识别出期望/非期望作用的化合物,紧接着将使用更特异的二级筛查报告系统,在毒物或者药物效应的特异靶标对其进行分析,以评估其时空上的效能和效力。在这种情况下,本研究可能揭示所研究化合物的激动剂和拮抗剂效应,干扰生理系统的能力,以及通过重复暴露而脱敏靶标和激活所感兴趣器官之外的信号通路的潜力。各种基于荧光的新的报告系统的获得以及对生物发光测量的不断改进,将产生新一代模型系统,使得报告子的适当组合能够在同一动物中同时测量给定毒物的一般毒性作用和对特定靶标作用的效能和效力。

另一个重大挑战是在给定器官中实时进行化合物毒性效应的研究。用选择性雌激素受体调节子(SERMs)进行的实验显示,体内雌激素分子作用变异性很大:长期给药诱导了雌激素受体的活化状态的出现,而这种激活状态是依赖于被评价的组织、使用的剂量和给药的时间,这就对建立各种评价雌激素样化合物的有利/有害影响所必需的参数提出了挑战。有必要创造一种充分考虑每一个化学物质的时空效应的新算法。最近对 SERMs 进行的深入研究提供了一个说明这种方法可行性的例子。在这个例子中,用时空效应的系统研究来进行药效测量和药理学活性化合物分类,并且一个能够描述药物对 ER 作用的数学模型在基于药物代替天然激素能力的基础上产生了化合物家族。

最后,产生新的报告基因小鼠真正的局限在于,产生一种在所有细胞中都表达并且由感兴趣的通路调控的报告基因模型是有困难的。事实上,到目前为止能得到的所有的克隆位点(包括 rosa 26 位点)都不确保所产生的小鼠中整合的转基因完全不受宿主基因组的影响。

因为所有产生的模型需要进行广泛的效验,以证明其在药物毒理学研究上的适用性。因此,应该鼓励在这个领域中进行更多的研究,并且力争简化这些有用的模型系统的产生。

四、外源性化合物代谢模型

(一) 外源性化合物代谢酶敲除小鼠

细胞中外源性化合物酶的构成对于决定是否化学物代谢可引起毒性反应是至关重要的。为了确定代谢酶在哺乳动物的发育、生理稳态和外源性化合物代谢中的作用,已开发了几种缺乏外源性化合物代谢酶的小鼠品系,如色素 P450 CYP1A 1、CYP2E 1、微粒体环氧化物水解酶、谷胱甘肽-S-转移酶或 NADPH-苯醌氧化还原酶。一般来说,这些模型可以成活,而且没有发育异常,通常表明外源性化合物代谢酶是过剩的,它们的作用主要是参与外来化合物的代谢。然而,Cyp4a10 和 Cyp4a14 细胞色素 P450 代谢酶可以代谢脂肪酸,并且,由于其基因敲除小鼠所显示的花生四烯酸单加氧酶活性,所以有控制血压的作用。各种 P450-敲除小鼠模型已经证实这些酶会影响外源性化合物的代谢、毒性和致癌性。使用敲除外源性化合物代谢酶的转基因小鼠可以鉴定体内毒物生物转化所涉及的主要代谢酶。此外,通过这些模型的使用也可以阐明毒物转化中新的重要的代谢途径。

已知参与致癌物质和毒物代谢的 P450 缺乏表达的小鼠在化疗时对癌症和毒性显示出明显的抗性。例如,Cyp1b1 基因敲除小鼠对 7,12-二甲基苯并[a]蒽诱导的卵巢癌有抗药性。Cyp2e1 基因敲除小鼠对乙酰氨基酚(APAP,扑热息痛)诱导的肝脏毒性和苯所导致的骨髓抑制有抗药性。这些保护效应是与已知的 CYP2E1 基因在将 APAP 转化成亲电的 N 乙酰磺酰苯醌亚胺衍生物和产生活性苯环氧化物的作用是一致的。与此相反,Cyp1a1 基因敲除小鼠对苯并[a]芘诱导毒性更敏感,表明诱导 Cyp1a1 功能对口服苯并[a]芘具有解毒和保护作用。这个结果是不可预测的,因为 Cyp1a1 在体外也可以代谢激活苯并[a]芘。因此,口服后,Cyp1a1 主要的功能是在肠道中通过环羟化灭活这一前致癌物。还有许多其他的例子,通过使用基因敲除小鼠,如何在体内测定 P450 酶在外源化合物代谢、毒性和致癌性方面的作用。

二相结合酶的基因敲除模型也有类似的发现。GSTP1/2 参与灭活亲电代谢产物并控制氧化应激。与野生型小鼠相比,其基因敲除小鼠对 7,12-二甲基苯并[a]蒽和 12-O-十四烷酰佛波醇-13-乙酸酯诱导的皮肤乳头状瘤具有较低的发病率。缺乏微粒体环氧化物水解酶(mEH)、可溶性环氧化物水解酶(sEH)以及 NQO1 表达的小鼠是可以成活的,但很大程度上由于其水解环氧化物的功能受到影响,对化学刺激敏感。该 sEH 敲除小鼠有自发低血压,从而表明,这种酶可能是控制高血压的潜在的药物靶。

(二) 产生人源化的小鼠

有许多方法可以制作人源化小鼠。首先,人类蛋白质互补 DNA 片段可以引入表达载体,由外源启动子驱动。这些启动子可以是组织特异性的,如在肝细胞表达的白蛋白启动子或在肠上皮细胞表达的绒毛蛋白启动子;或者是可调节的,如四环素关闭和开启系统,其中多西环素可以调控 cDNA 的表达。表达这些载体的转基因小鼠然后与相应的基因敲除小鼠交配繁殖。人性化的小鼠也可以通过直接注射人类转基因至基因敲除小鼠原核阶段的胚胎而产生。使用标准的胚胎干细胞同源重组方法也可以将人类基因敲入到相应的小鼠基因位点。最后,可用基因组克隆,通常是细菌人工染色体(BACs)或 P1 噬菌体人工染色体(PAC),产生转基因小鼠,然后与基因敲除小鼠交配繁殖。用 BAC 和 PAC 克隆的转基因系具有特别的价值,因为人类的基因在自己的启动子下表达,因而在小鼠中的调节与人体中类似。这些蛋白的表达水平与人体中发现的范围一致。此外,人源化的小鼠品系可以在许多代中稳定地维持相同的蛋白表达水平。

(三) 外源化合物代谢-人源化小鼠模型

细胞色素 P450 是参与化学毒性的一些最重要的酶,因为它们有能力激活前毒物和前致癌物或灭活潜在的有害化合物。在体内,细胞色素 P450 在毒理学和癌变中的作用已被 P450 基因敲除小鼠所证实。然而,动物模型在药物开发和人类风险评估中的一个主要的限制在于从动物到人类的外推,尤其是当外源化合物代谢酶有着明显的物种差异时。为此,已开发出编码人类代谢酶基因的转基因模型以生产出更多的研究外源化合物代谢的预测模型。这些转基因模型有催化活性,相当于人体组织,可以更准确地反映人类对外源化合物的反应。这些人源化的转基因模型可能在评估和预测毒性反应,尤其是在药物开发和致癌物质代谢方面是至关重要的。

1. *CYP1A1/Cyp1A2* 人源化小鼠　P450 的 CYP1A 家族参与许多化学致癌物质代谢活化,包括多环芳烃(PAHs)、杂环胺和杂环芳香胺的"食物诱变剂"。这些基因受芳香烃受体(AhR)调控,该受体可以对多环芳烃和二噁英如 2,3,7,8-四氯-p-二噁英(TCDD)产生反应。*CYP1A1/CYP1A2* 人源化小鼠可由敲除 *Cyp1a1*、敲除 *Cyp1a2* 或敲除 *Cyp1a1/Cyp1a2* 的小鼠与含有人类基因 *CYP1A1* 和 *CYP1A2* 的小鼠交配而获得。这些基因敲除和人源化的小鼠模型可以对 AhR 的激动剂起反应,已成功地用于研究 CYP1A1/1A2 在一些药物药代动力学中的作用(包括咖啡因和茶碱),以及多环芳烃代谢和 2-氨基-1-甲基-6-苯基咪唑并[4,5-b]吡啶(PhIP)等食物诱变。在后一种情况下,在 *CYP1A2* 人源性小鼠中,PhIP 首先进行 N2 羟基化代谢,而在野生型小鼠中,4'-羟基化是主要代谢途径。据报道,PhIP 的 N2 羟基化代谢途径是人体主要的代谢途径,因此,*CYP1A2* 人源性小鼠可能是取代野生型小鼠检测 PhIP 及杂环胺的人类健康风险的更合适的模型。

2. *CYP2E1* 人源化小鼠　CYP2E1 是毒理学中非常重要的一种代谢酶,因为它代谢人类暴露广泛的低分子化合物,如工业溶剂(例如,苯、四氯化碳)和致癌物质(如,氧化偶氮甲烷、二甲基亚硝胺)。*CYP2E1* 基因敲除小鼠模型可用来评价体内 CYP2E1 介导的生物转化。与野生型小鼠相比,这些 *Cyp2e1* 基因敲除小鼠对 APAP 诱导的肝脏毒性相当不敏感,从而揭示了 Cyp2e1 在 APAP 活化成具有肝毒性的醌代谢物中的重要作用。含有完整的人类 *CYP2E1* 基因的 BAC 基因组克隆被引入 *Cyp2e1* 基因敲除小鼠,创建了 *CYP2E1* 人源化小鼠模型。与野生型小鼠相比,*CYP2E1* 人源化小鼠对 APAP 的敏感性不同。该 *CYP2E1* 人源化小鼠应该在潜在的 CYP2E1 底物的药理学和毒理学效应的评估中具有预测价值,从而可以更准确地提供人类风险评估的信息。

3. *CYP3A4* 人源化小鼠　CYP3A4 是人类肝脏和小肠中最丰富的 P450,参与 50% 以上所有临床使用药物的代谢。它是一种主要受孕烷受体(PXR)诱导的酶。广泛的底物特异性和药物代谢中的重要性意味着 CYP3A4 在临床参与了有关的药物间的相互作用。虽然小鼠有几种 Cyp3a P450,与人类相反,它们在缺乏 PXR 活性的情况下,在肝脏和肠道只有低水平表达。为了研究 CYP3A4 代谢及药物间的相互作用,建立了含有完整人类 *CYP3A4* 基因的 BAC 克隆的人源化的 *CYP3A4* 转基因小鼠模型。CYP3A4 在肝脏低表达,并受性别特异的激素控制和小鼠 PXR 激活剂的调节。最重要的是,CYP3A4 在这种小鼠的小肠有高表达,使用探针底物咪哒唑仑可以测定其在肠道中药物代谢和清除方面的主导作用。给予酮康唑明显减少咪哒唑仑的代谢和清除,说明了该模型在研究药物相互作用中的价值。然而,小鼠 Cyp3a 酶在该系中表达,特别是给予 PXR 激活剂后,这可能混淆了对 CYP3A4 的药物代谢和毒性作用的理解。为此,产生了一种缺乏所有功能性的小鼠 Cyp3a 的基因敲除小鼠,用作在肝脏和小肠中表达人的 CYP3A4 cDNA 源性载体的受体。这些小鼠被用来测定肠道中人 CYP3A4 对口服三唑仑的代谢作用及酮康唑对其的抑制作用。预计,CYP3A4 人源化小鼠模型在理解 CYP3A4 介导的药物代谢及药物相互作用方面具有重大的价值。

五、转基因受体模型

对外来化合物产生反应的配体激活的受体转录因子包括 AhR、构雄甾烷受体(CAR,NR1I3)、法尼酯 X 受体(FXR,NR1H4),PXR(NR1I2)和过氧化物酶体增殖活化受体(PPAR)α(NR1C1)。后者是 PPAR 家族 3 人小组的一部分,包括 PPARβ(NR1C2)和 PPARγ(NR1C3),是控制脂肪酸和葡萄糖稳态的至关重要的代谢酶。CAR、FXR、PXR 和 PPARα 都属于核受体的代谢传感器,可以改变外源性和内源性化学物质如脂肪酸、胆固醇和胆汁酸的代谢。它们含有核受体超家族中所发现的配体结合、DNA 结合、转录激活和共激活/共抑制结合域。作为典型的 2 型核受体,CAR、FXR、PXR 和 PPARα 需要维 A 酸 X 受体作为其必需的二聚体化的伴侣而激活基因的表达。异源二聚体可以结合到特定的位于靶基因上游的直接重复(DR)元件,通过与共激活因子和转录机制的其他组成部分相互作用,激活靶基因的表达。与相对特异结合的 I 型类固醇激素受体不同(即雌激素受体、孕激素受体、糖皮质激素受体),CAR、FXR、PXR 和 PPARα 可以被不同结构配体的外源性化学物质所激活。这些受体一旦被配体激活,诱导一连串的靶基因表达,其中包括许多细胞色素 P450,将影响内源性和外源性化学物质的代谢。

(一) 芳香烃受体基因敲除和人性化小鼠

芳香烃受体(aryl hydrocarbon receptor,AhR)是化学毒理学领域中研究最深入的受体之一,它参与介导各种多环芳烃和卤代芳香烃(HAHs)的毒性作用,最值得注意的是典型的配体二噁英(TCDD)。芳香烃受体的配体激活诱导各种第一阶段代谢酶包括 CYP1a1、CYP1a2 和各种第二阶段结合酶以及大量附加的反应,被认为是介导动物化学毒性中至关重要的。AhR 基因敲除小鼠对 PAHs 和 HAHs 的毒性具有抗性,提示 AhR 在它们的作用模式中占有中心地位。这些模型也识别出该受体在发育生物学(如血管发育)、内分泌功能、细胞生长和凋亡、生殖和免疫中的生理作用。

对典型配体 TCDD 的反应存在一些种内和种间的差异,主要被归因于不同的受体序列和随后的靶基因转录。这些差异似乎也转化为对激活这种受体的配体毒性的易感性方面的差别。现已发现在不同的小鼠品系对 AhR 配体结合亲和力存在巨大的差异,最明显的是 DBA 和 C57BL6 小鼠品系。分子生物学研究表明,DBA 小鼠 AhR 的低亲和力主要是由于配体结合域的一种序列改变,导致在 375 个氨基酸残基上的丙氨酸置换成缬氨酸(缩写 Ala→Val375)。另一个突变位于转录域的羧基末端,导致在 471 位点的亮氨酸置换成脯氨酸(Leu→pro471),也降低了配体结合,但与配体结合域突变相比,影响较小。与 C57BL6 小鼠相比,人类受体对二噁英的亲和力大约低 10 倍,这主要是因为在 381 个氨基酸残基位点缬氨酸被丙氨酸所置换,这相当于小鼠丙氨酸→Val375。AhR 的转录域的氨基酸序列在物种间不同,提示在不同物种之间招募共激活子和随后的转录激活可能是截然不同的。特别是,小鼠和人类 AhR 相比,仅有 58% 的氨基酸序列同源性。某些环境污染物可以与 AhR 结合并激活

AhR,更好地理解其介导的人类相关的敏感性和生物效应对于人类危险度评价具有重要意义。

据报告,两种建立在 C57BL/6 品系背景上的不同的人源化的 AhR(hAhR)小鼠模型(hAhR 基因敲入小鼠)已用来研究人类和小鼠间 AhR 配体诱导反应的物种差异。第一种 hAhR 小鼠系是将 hAhR 基因 cDNA 通过同源重组敲入 C57BL6 小鼠 AhR 位点,从而破坏小鼠 AhR 基因。cDNA 重组使 hAhR 在内源性小鼠 AhR 启动子控制下表达。与 C57BL6 小鼠或 DBA/2 小鼠相比,hAhR cDNA 基因敲入小鼠对二噁英 TCDD 的反应性明显降低,当 TCDD 剂量为 100μg/kg 时,CYP1A1 的诱导水平大约低 5~15 倍。与野生型 C57BL6 小鼠相比,hAhR 基因敲入小鼠对二噁英诱导的致畸反应显著降低,幼崽的腭裂和肾积水发生率为零或明显降低。

第二种模型中,小鼠系的肝脏细胞中的小鼠 AhR(mAhR)特异地为 hAhR 所取代。这是第一次制作的在 Ttr 启动子控制下 hAhR 在肝细胞特异性表达的转基因小鼠。然后将这一小鼠系与条件性 AhR 基因敲除小鼠杂交,后者在白蛋白基因启动子控制下表达 Cre 重组酶,所以其肝脏细胞中的 mAhR 被敲除了。杂交后产生了条件性 AhR 背景的双转基因小鼠[品种名称,B6. Cg-AhR$^{tm3.1Bra}$Tg(Alb-cre,Ttr-AhR)1Ghp]。重要的是,这一品系在组织中而不是肝脏细胞中表达 mAhR 的 Ah^d 的等位基因。该模型已用于比较 mAhR 和 hAhR 在小鼠肝脏提取物中配体结合特异性方面的差别。结果显示,在配体的亲和力方面存在着量上的显著性差异。一些配体似乎对 mAhR 有较高的亲和力。与此相反,靛玉红对 hAhR 有较高的亲和力,并与来自 C57BL6 系小鼠的细胞相比,它在 hAhR 肝脏细胞中诱导 Cyp1a1 的程度更大。人们也在原代小鼠肝细胞中检测了配体激活人类与小鼠 AhR 介导的基因表达的能力。这两种受体都能相似程度地诱导 Cyp1a1 mRNA 基因表达。利用来自 hAhR 表达小鼠和 C57BL6/J 小鼠原代肝细胞培养的基因芯片研究显示,在基因表达上存在巨大的质的差异,在各基因型间只有约 18% 的诱导基因相同。这些结果表明,与 mAhR 相比,hAhR 调节基因的表达不同。最近由 TCDD 介导的这些小鼠模型研究显示,通过 hAhR,TCDD 只能产生中度的毒性。

(二) 过氧化物酶体增殖子激活受体基因敲除和人源化小鼠

过氧化物酶体增殖子激活受体(peroxisome proliferator-activated receptor,PPARα)是贝特类降脂药物的靶标。用 PPARα 激活剂如降固醇酸和 Wy-14,643 给予大鼠和小鼠,一般产生多效反应,但是也具有组织特异性,似乎最主要影响肝脏。用配体短期给药后,由于肝细胞的肥大和增殖,伴随着明显的过氧化物酶体和滑面内质网的增殖,PPARα 的激活导致肝大。与这些反应一致的是,脂肪酸分解代谢增加,导致编码涉及脂质运输和脂肪酸 β 氧化的基因高表达,这使得该受体成为降低血脂和胆固醇的一个药物靶标。靶向破坏小鼠 PPARα 基因表明,敲除 PPARα 受体的小鼠对配体暴露没有反应,缺乏相应的下游肝脏肥大性和增生性反应,并缺乏对涉及脂质代谢和运输的靶基因的诱导。研究发现,用 PPARα 激活剂给予大鼠和小鼠后一年内将发展成肝癌,而且该反应已被证明是通过 PPARα 介导的机制,因为 PPARα 敲除小鼠对这种致肝癌作用具有抗药性。与啮齿动物相反,人类对贝特类药物致癌作用具有抗性。一个涉及 microRNA lec-7c 和 c-myc 的途径部分说明了 PPARα 激活剂在啮齿动物中致肝癌的作用,以及当慢性给予贝特类药物如非诺贝特、氯贝丁酯和吉非贝齐时,人类对肝脏毒性和癌症的抗性。PPARα 的激活抑制了 let-7c 的表达,导致 c-myc mRNA 的稳定及 c-myc 蛋白的增加。c-myc 的诱导导致细胞增殖,增加活性氧自由基,这可能导致遗传损伤及肝细胞的转化。

由于 PPARα 这一转录因子作为药物靶、临床前药物开发和人类风险评估的重要性,所以开发了 PPARα 的人源化小鼠。产生了两种 PPARα 的人源化小鼠品系。一种是在四环素关闭系统控制下利用人类 PPARα cDNA 基因制作的和另一种是用含有完整的人类基因的 PAC 制作的。给予这些小鼠强有力的实验 PPARα 配体 Wy-14、643 以及贝特类药物非诺贝特可以明显诱导参与脂肪酸 β 氧化的肝脏基因,并降低血清甘油三酯。然而,这些小鼠对 PPARα 激活剂诱导的细胞增殖和致肝癌作用具有抗性。虽然配体处理降低了野生型小鼠中 let-7c 的表达,PPARα 的人源化小鼠中 let-7c 未受到抑制。人类 PPARα 不能抑制 let-7c,这很可能是人类对 PPARα 激活剂的增殖性能具有抗性的机制。PPARα 的人源化小鼠在 PPARα 纯激动剂、PPARα/PPARγ 双重激动剂和 PPAR 泛激动剂的临床前分析中具有极大的价值,开发这些药物可治疗代谢紊乱疾病,因为这些小鼠不会有肝脏毒性和肝癌,因此可以有足够长的时间来检测可能的肝脏外的毒性和癌症。

(三) 孕烷 X 受体基因敲除和人源化小鼠

人类孕烷 X 受体(pregnane X receptor,PXR)(NR1I2)有一个灵活的配体结合口袋可结合结构不同的化合物、药物、膳食补充剂、天然产物、环境污染物、内源激素代谢产物和胆汁酸等。PXR 通常被视为一个传感器,可以被内源性和外源性化学物质激活,可以调节大量的参与化学代谢和消除的酶和转运蛋白,最显著的是 CYP3A4,它是人类参与药物代谢的最重要的酶之一。由于其在调节药物代谢中的关键作用,人们对于进一步了解该受体的生物作用产生了强烈的兴趣,因为它对导致药物相互作用的临床反应的潜在影响,可能导致疗效的降低或药物毒性的增加。对 PXR 敲除小鼠研究表明,该受体是对于发育或生理稳态不是必不可少的,因为这种小鼠在一般生化参数上未显示任何表型异常或改变。正如预期的那样,PXR 敲除小鼠对 PXR 配体没有反应。PXR 敲除小鼠模型已成为更好地了解 PXR 在介导药物的毒性或功效方面的有用的研究工具。

重要的是,人类和小鼠 PXR 还存在着物种特异的配体激活反应;利福平不能显著激活小鼠 PXR,但却是人类 PXR 的一个非常有效的激活剂;孕烯醇酮-16α-腈(PCN)只能微弱激活人体 PXR 但可以显著激活小鼠 PXR。因为 PXR 是参与许多临床常用药物代谢的 CYP3A4 的主要调节子,所以在药物清除和药物的相互作用方面具有非常重要的作用。因此,临床前研究必须确定该药物是否是 CYP3A4 的底物以及它是否激活 PXR。虽然人类肝细胞和其他体外系统可用于这一测定,PXR 和 CYP3A4 人源化小鼠为药物临床前研究提供了体内模型。

在 PXR 敲除小鼠背景上用 BAC 基因组克隆制作 PXR 人源化小鼠。另一种人源化品系使用了人类 PXR cDNA。两种 PXR 敲除小鼠均未显示不良的生理或生殖表型,从而使它们能够被用来作为人类转基因的接受者。在其自身启动子控制下,基因克隆使这些转基因在正常组织表达和调控。事实上,PXR 人源化小鼠能在组织中准确地表达具有功能的 PXR 蛋白,与人类中发现受体的组织相似,特别是肠道和肝脏。为了产生包含主要 PXR 靶基因 *CYP3A4* 的人源化的小鼠系,含有 *CYP3A4* 基因和 *CYP3A7* 基因的 BAC 基因组克隆被引入到 PXR 人源化小鼠系以产生 PXR/CYP3A4 的双重人源化小鼠。单一和双重人源化都是稳定的,在超过 5 年的育种过程中没有丢失 PXR 或 CYP3A4 的活性。这些小鼠被用来测定 PXR 在药物毒性和疗效中的作用。用人类特有的 PXR 配体利福昔明处理 PXR 人源化小鼠可以诱导 PXR 靶基因如 *Cyp3a11*,处理 PXR/CYP3A4 双重人源化小鼠可以诱导 *CYP3A4*。与此相反,没有发现小鼠 PXR 配体 PCN 具有诱导作用,从而验证了 PXR 人源化小鼠及其衍生物是有效的。

PXR/CYP3A4 的双重人源化小鼠第一次应用于研究广泛使用的非处方镇痛药对乙酰氨基酚的肝脏毒性中人类 PXR 的作用。人类 PXR 激活剂利福平诱导人 CYP3A4 导致醌代谢产物 N-乙酰-p-苯醌的产生增加，相关的氧化应激升高以及大规模的肝毒性；缺乏人类 PXR 小鼠对 APAP 诱导的毒性具有抗性。研究显示，在临床前毒性和药物相互作用的研究中可以利用 PXR/CYP3A4 双重人源化小鼠，获得的数据表明，APAP 和其他 PXR 激活剂涉及的药物相互作用可能导致肝脏损伤。

像 PXR 人源性小鼠一样，利福昔明被确定为肠道特异性 PXR 激动剂，在炎症性肠病（IBD）中发挥治疗作用，而在野生或 PXR 敲除小鼠中没有发现这种作用。葡聚糖硫酸钠（DSS）诱导的 IBD 模型，导致大量的结肠炎症，可以应用利福昔明治疗。IBD 症状大大低于 DSS 处理前用利福昔明预处理的小鼠或 IBD 暴发后用利福昔明处理的 PXR 人源性小鼠，因而确定了药物的治疗效用。在野生型或 PXR 敲除小鼠中，利福昔明不影响 DSS 诱导的 IBD 症状。PXR 人源性小鼠中 IBD 症状的改善是因为 PXR 介导了 B 细胞中 NF-κB 基因增强子的抑制。虽然 PXR 抑制 NF-κB 的确切机制需要进一步的研究，使用 PXR 人源化小鼠的研究揭示了 PXR 是利福昔明治疗作用的主要靶点。

（四）组成活性受体人源化小鼠

人组成活性受体（constitutive active receptor，CAR）（NR1I4）与 PXR 功能相似，涉及一系列的外源化合物代谢酶诱导。CAR 是第一个被证明参与 CYP2B 诱导表达的基因，也正因为这一特性，范围广泛的基因已被证明是以 CAR 依赖的方式调节的。CAR 可被一系列的化学物激活，最值得注意的是苯巴比妥（PB）。就像 PXR 一样，人们用 CAR 敲除小鼠作为理解 CAR 在介导药物的毒性和（或）效果中作用的重要的研究工具。与 PXR 敲除小鼠相同，CAR 敲除小鼠没有表型或生理异常，提示该受体对于正常发育或生理学不是必不可少的。CAR 敲除小鼠的研究显示，该受体在对乙酰氨基酚的代谢和毒性中发挥着关键作用。在野生型小鼠中用对乙酰氨基酚激活剂预处理能明显增强毒性，而 CAR 敲除小鼠则对 APAP 的毒性具有抗性。

与 PXR 一样，人类和小鼠的 CAR 存在着配体激活的物种差异。例如，人类 CAR 可以被化学物 6-(4-氯苯基)咪唑[2,1-2]-[1,3]噻唑-5-甲醛-(3,4 二氯苄基)肟（CITCO）强烈激活，而 CAR 小鼠只显示弱激活。与此相反，与人类受体相比，小鼠 CAR 受体对 4-顺[2-(3,5-二氯吡啶氧基)]苯（TCPOBOP）更为敏感。小鼠 CAR 也可以被几种 3α-费洛蒙相关的类固醇所抑制，而氯丙嗪和 17α-乙炔基-3,17β-雌二醇则是小鼠 CAR 的强力激活剂，但它们不激活人类 CAR。

物种特异的配体敏感性以及 CAR 在诱导药物代谢酶的作用表明，受体激活有可能在药物代谢和毒性方面导致物种特异的差异。为了更好地理解这些潜在的作用及其对人类风险评估的含义，使用基因敲入策略，产生了在相应小鼠启动子控制下表达人类 CAR 的人源化 CAR 小鼠。同一组研究人员还制作了 CAR 敲除小鼠（CARKO）以评估对这一受体所观察到的反应的特异性。这些模型被用来进一步表征整个动物体内小鼠和人类 CAR 的物种特异性反应。与先前的数据一致，在野生型小鼠中，TCPOBOP 导致 CAR 反应基因 Cyp2b10 和 Cyp3a11 高诱导；但是在 CAR 的人源化小鼠中，仅在相对于野生型小鼠的高剂量时才产生轻微的诱导。用人类特异的配体 CITCO 处理野生型鼠仅仅轻微诱导 CAR 反应基因，而在 CAR 人源化小鼠中则产生非常强烈的诱导。这些诱导反应在 CARKO 中也完全缺失，表明 CAR 调节这些基因具有特异性。

以下将举例说明 CAR 人源化模型在人类危险度评价中的运用。由于 CAR 和 PXR 在药物代谢和毒性方面的作用有重叠,它们有共同的基因靶标,而事实上,许多化学物质可以与这两种受体相互作用,所以,CAR/PXR 双敲除小鼠和双人源化小鼠已用于危险度评价。

六、人源化小鼠在人类潜在危害评估中的应用

(一) 背景

长期以来,一直用动物癌症的生物检测来确定各种类型的化学物质是否可能引起人类癌症或其他健康问题。它们仍然是预期的人类使用或暴露的潜在致癌物评估的"金标准"。当然,有必要从剂量和物种两个方面外推这些数据,以便准确地预测和确定人类的风险。作用模式(MOA)研究得到了大量的分子和细胞学的数据,增进了对肿瘤形成基本机制的理解。这就进一步吸引人们关注,如何合适地外推到人类的动物资料。在人类癌症风险评估中,科学界对使用啮齿动物肝脏肿瘤模型历来存有争议,现已制定了一个人类相关框架,描述了在观察到的细胞紊乱和癌症进展之间建立联系的方法。这些关键事件的知识和作用模式的识别为人类危害和风险评估提供了更合理的依据。

因此,人们迫切需要改进动物模型,使之更接近于人类情况。携带人类基因的转基因小鼠模型已被开发,它们是回答物种间外推问题的强有力的工具,可以将作用模式数据应用到人类危害和风险评估中。肝脏致癌性在长期的啮齿动物致癌性研究中相当常见。的确,众所周知,市场上的很多化学品和药品对啮齿动物具有非遗传毒性。在啮齿动物的研究中,当观察到肝脏致癌性时,面临的挑战是,要用一种机械的、快速和成本效益好的方式来证明这些结果是否和人类相关。

苯巴比妥是一种巴比妥类药物,已被广泛用作抗惊厥剂。一些研究表明,长期摄入苯巴比妥会导致肝脏病灶和肝肿瘤。它是数种啮齿动物非遗传毒性肝致癌物的原型,这些肝致癌物引起肝大的特点是肝细胞肥大和增生。肥大与内质网增生有关,转而,与属于 CYP2B、CYP2C 和 CYP3A 家族的细胞色素 P450 亚型的诱导有关。增生的特点是增加复制 DNA 的合成和细胞增殖,也有抑制细胞凋亡的报道。类似的非遗传毒性致癌物包括其他的 CYP2B 诱导剂,例如,二氯吡啶氧基苯(TCPOBOP)、氯丹、滴滴涕、狄氏剂和奥沙西泮。

野生型小鼠和 CAR 基因敲除小鼠的研究表明,CAR 在小鼠肝脏生长和细胞色素 P450 诱导中起关键作用。在 CAR 的基因敲除小鼠中,苯巴比妥和 TCPOBOP 处理未能增加相对肝脏重量和复制 DNA 的合成,也未能诱导细胞色素 P450。CAR 在肿瘤促进中的作用已经确定。野生型和 CAR 敲除小鼠首先单次腹腔注射 90mg/kg 二乙基亚硝胺,然后在饮用水中给予 0 或 500ppm 的苯巴比妥。32 周后,所有 CAR 敲除的小鼠都没有肝脏病灶或肿瘤,而所有苯巴比妥处理的野生型小鼠都有肝脏肿瘤和(或)腺瘤。这一发现突显了 CAR 在肿瘤促进中的关键作用。

已经完成了一些苯巴比妥长期摄入效应的流行病学研究。这些研究结果表明,当人们多年摄入苯巴比妥的剂量与导致啮齿动物致癌的血浆浓度剂量相似时,未发现增加人类肝脏肿瘤风险的证据。然而,人类长期摄入苯巴比妥可导致肝大,这与肝细胞肥大有关。现有的数据表明,虽然在人类肝脏中已观察到苯巴比妥的肥大效应,但流行病学研究资料尚无证据显示,苯巴比妥有增加人类肝肿瘤形成的风险。已知,苯巴比妥诱导离体培养的大鼠、小鼠和人肝细胞中的 CYP2B,但它只诱导离体培养的大鼠和小鼠肝细胞而非人体肝细胞复制 DNA 的合成。根据这些数据,研究人员利用小鼠 *CAR* 和 *PXR* 基因敲除小鼠及人源化的 CAR 和 PXR 小鼠,进一步研究了这些核激素受体功能的物种相似性和差异性。这两种核受体有相当大程度的相似性和交互作用,所以,一些化合物(如苯巴比妥、克霉唑)同是两种受

体的激活剂就不足为奇了。因此,这里所描述的研究旨在利用基因敲除或人源化 CAR 和 PXR 的小鼠,理解"苯巴比妥样"酶诱导剂对人类的潜在肝癌的危险。

(二) 应用 PXRCO/CARKO 和 huPXR/huCAR 小鼠评估苯巴比妥的物种特异的肝脏反应

人们是用双人源化的 PXR 和 CAR(huPXR/huCAR)小鼠与双敲除 PXR 和 CAR(PXRCO/CARKO)小鼠以及野生型小鼠(C57BL/6)来研究苯巴比妥的效应。PXR 和 CAR 人源化和基因敲除小鼠的产生和特点如前人所述。相同年龄和遗传背景的野生型 C57BL/6 动物用作实验对照。在实验终止前 5 天,在雄性、性成熟的 huPXR/huCAR 小鼠、PXRCO/CARKO 小鼠和野生型小鼠身上植入了含溴代脱氧尿苷(在 15mg/ml 磷酸盐缓冲液中,pH 值 7.4)的渗透泵。给动物每天腹腔注射生理盐水或苯巴比妥[80mg/(kg·d)]进行苯巴比妥染毒,连续 4 天。最后一次注射完 24 小时后处死所有的小鼠。

苯巴比妥染毒后,在野生型和 huPXR/huCAR 小鼠中都观察到肝脏重量增加、肝细胞肥大和 CAR 与 PXR 靶基因 *CYP2B10* 和 *CYP3A11* 的诱导。在 PXRCO/CARKO 小鼠中没有观察到这些效应。在野生型小鼠,苯巴比妥染毒使肝细胞标记指数(S 期)大约增加 7 倍。然而,无论是苯巴比妥处理的 huPXR/huCAR 或是 PXRCO/CARKO 小鼠都没有出现 S 期改变。在野生型小鼠中,苯巴比妥引起的一些细胞周期基因的改变是与细胞增殖诱导相一致的。然而,这些基因表达改变并没有发生在 PXRCO/CARKO 或 huPXR/huCAR 小鼠中。这些数据清楚地表明,这些效应依赖于 CAR/PXR,并且在物种上存在很大的差异。使用另一种非遗传毒性致肝癌物——氯丹也得出了类似的数据。

从这些模型获得的数据进一步增强和证实了以往啮齿动物和人类肝细胞研究中对机制的理解,如人类 PXR 和 CAR 可以导致小鼠肝致癌物——苯巴比妥的肝脏肥大性反应而不是增生反应。使用体外人类肝细胞(人类细胞和人类 CAR 和 PXR)和体内人源化小鼠(小鼠细胞与人类 CAR 和 PXR)相结合方法进行特定化合物的研究,大大加强了人类肝细胞在 CAR 或 PXR 激活后不会出现细胞增殖反应增加这一断言。如果受体介导的细胞增殖的刺激对这些物质的非遗传毒性肝致癌性是至关重要的,那么这些"肝脏生长致癌物"很可能不构成对人类的肝脏致癌性危害。

七、转基因模型在毒理学及风险评估中的展望

转基因模型已经对毒理学领域产生了重大影响,并且有许多因素可能会影响和扩大这些模型在基础毒理学研究和风险评估中的应用。一直以来,小鼠一直是产生转基因模型和后续研究的主要动物模型,这主要归功于以胚胎干细胞为基础的基因打靶技术的成功。这种方法一直未适用于其他物种(比如大鼠),然而最近有一些方法将为制作更加多样化的转基因模型敞开大门。例如,用基因工程修饰的锌指核酸酶基因进行胚胎显微注射,在目标基因位点引入非同源末端结合的缺失或插入,以产生基因敲除小鼠和大鼠。最近,这种方法已扩展到两个物种,通过同源重组引入序列特异性修饰。该方法能够在完整的动物系统中精确改变基因组,产生插入、缺失,甚至点突变。显然,这些方法将为转基因模型研究开辟更广阔的前景。除了小鼠外,还将利用其他的物种,制作更准确地模拟人类基因构成的替代模型。可以想象,在已知的人群基因多态性研究的基础上,这些模型也适用于理解和比较人类易感性。

虽然在此仅仅讨论了啮齿动物的转基因模型,但是另一个正在扩大的和有前途的研究领域围绕着使用替代模型系统,如斑马鱼模型和秀丽隐杆线虫模型,它们都可作为毒性评估

和 MOA 的研究的筛选工具。在斑马鱼模型中,各种操纵基因组的方法已被用于产生基因敲除和基因敲入两种模型,并已广泛应用到脊椎动物发育表征研究以及人类疾病模型研究。经过设计,转基因斑马鱼模型在组织损伤、氧化应激激活或出现其他毒性时可以表达荧光报告基因,可用于毒性筛选或 MOA 研究。类似的线虫模型的应用已经发表,包括生物监测转基因报告系统和研究神经退行性疾病的模型系统。

　　近年来,对采用新技术进行毒性测试和风险评估的彻底改造已引起广泛的讨论,这些新技术将有助于精简和提高这一过程中的人类相关性。这些讨论的关键驱动器之一是美国国家研究委员会(NRC)的报告——21 世纪毒性检测:远景和策略。美国环境保护署的 MOA 框架和评估化学物毒性的计划策略也有助于促进环境化学物风险评估程序的改变。据美国环保署透露,这些计划的目的是作为一个蓝图,把分子生物学和计算机科学的进展整合到美国环保署对毒性测试和风险评估的实践中去。

　　美国国家研究委员会的报告和环保局的策略都勾勒出了这样的前景,即新技术可以大大增加进行综合评价的化学物的数量,同时也可扩大和改善毒性终点评估的人类相关性。根据美国国家研究委员会的报告,在不久的将来,可以使用人类细胞和细胞系,并借助高通量的测试方法来评价细胞的"毒性通路"。研究者将基于这些试验结果进行风险评估,并在进行综合剂量反应分析和外推到人类相关的暴露评估时,尽量避免关键细胞通路受到干扰。如果能成功得到这样的结果,将大大改善和提供科学性强的大范围化学品的健康评估。然而,进一步的反馈显示,在继续依靠整体动物测试的同时,短期内这种改变尚需要转变策略和系统。这种转变肯定有助于转基因模型成为整合试验策略的组成部分。转基因模型有可能成为这一过程中重要的工具,包括 MOA 特征的描述、减少物种间外推的不确定性,并确定剂量反应曲线和阈值,但不限于此,其最终目标是建立更多的人类风险相关检测。

　　由于制作转基因模型(啮齿动物和非啮齿类动物)越来越容易,制作的物种也越来越广泛,我们表征导致毒性的生物通路紊乱的能力也会加强。这反过来会促进我们更好地理解毒理学机制,随后进一步发展更多相关的和特异的体外试验以预测毒性,这将有助于 NRC报告、美国环保署战略计划以及其他致力于简化风险评估过程、提高人类相关性和减少动物使用的国际举措的实现。使用这些模型进行人类风险评估需要适当和一致地解释数据,认识这些模型的局限性,接受数据结果及其与人的相关性。如果没有所有利益相关者之间的一致努力和通力合作,要取得这些成就是不可能的,最明显的是毒理学研究者和管理者之间要协调好,确保这些新技术能在管理中被应用和接受。毒理学和风险评估领域已进入了一个令人兴奋的时期,人们可以运用生物工具去简化毒理学检测和提高人类相关性。现在所需要的是在风险评估中成功地运用具有创新性和取得共识的检测方法。

第三节　其他模式动物及其在毒理学中的应用

一、斑马鱼

　　斑马鱼是一种市面上常见的热带宠物鱼,属于鲤科,短担尼鱼属。一般成年鱼体长 3～4cm,体侧具有漂亮的花纹,有较高的观赏性,原产于印度东部、巴基斯坦、缅甸等地。斑马鱼体型纤细,对食物和水质要求不高,容易饲养。斑马鱼繁殖能力很强,胚胎发育速度很快,从受精卵孵出后约 3 个月即达到性成熟。雌鱼每周可产卵一次,一次约几百枚。卵子体外受精,体外发育,胚胎发育同步。胚胎和幼鱼身体透明,眼部相对较大,便于形态学检测和发育过程观察。斑马鱼作为一种新型模式动物被广泛地应用于发育学、遗传学、行为学和分子生物学等研究领域。经广泛培养和筛选突变品种，目前斑马鱼品系资源丰富。与其他非脊椎模式动物相比，它与人类有更高的同源性。用化学药物可以诱发大量突变型，结合其特殊的行为学检测和电生理技术等，可以高效快速地处理和筛选大量突变体。基于这些特点，斑马鱼已经成为一种应用广泛的模式动物。

斑马鱼在毒理学上的应用有以下几方面：

1. 表型研究　斑马鱼最大的优点就是可以兼顾高通量和脊椎动物代表性。对于许多与疾病和毒理学相关的生物学过程来说，在斑马鱼生命最初的几天里可能发生一些动态的改变，这一切必须通过表型分析和物种间的验证来说明。为了进行化学物的遗传筛查，人们将斑马鱼的受精卵种在 96 或 384 孔板中，用结构不同的小分子库中的化合物进行染毒，孵育适当时间后，人工或自动为表型打分。这种方法可以在整体上探索小分子的某种效应。

2. 治疗的体内筛查　毒理学上，斑马鱼的一项重要作用就是用于药物发明。识别人类疾病中 ENU 诱导的等位基因，制作转基因模型以及锌指核酸酶敲除模型，所有这些方法都可以精确复制许多人类疾病并用于筛查对疾病表型具有抑制或增强作用的化合物。这种治疗筛查彰显了体内筛查的优点，有可能在同时进行定量分析的过程中，寻找特异疗效和毒性终点之间最佳的平衡点。

3. 致畸研究　临床相关的药物毒性主要是胚胎疾病和致畸性。大量已知的哺乳动物毒性的例子已在斑马鱼的胚胎或幼虫中复制出来，包括不同重金属对神经形成的影响或酒精对中枢神经系统和肌肉的影响。

4. 器官特异的毒性　器官特异的毒性仍然是药物开发后期失败以及从市场上撤回的最常见的原因。新模型可以在药物开发的早期使我们提高识别这些毒性的能力，或更精确估计到毒性的危险度。这些模型已成为近几十年来药理学所关注的热点。近几年来，已有研究者开始用斑马鱼进行这方面的探索。

（1）心脏毒性：心脏复极化异常经常导致有生命威胁的心律不齐，是最重要的一种药物毒性。导致临床问题的绝大多数药物都干扰 human Ether-a-go-go Related Gene（hERG）。由于斑马鱼幼虫可能是研究药物毒性的很有希望的工具，几组研究人员已应用它去预测心脏毒性。利用离子通道关键基因的敲除模型，斑马鱼可用于大量化合物的心脏毒性筛查。

（2）肝脏毒性：有几种哺乳动物肝脏毒物可以损伤斑马鱼的幼虫和成虫的肝脏。斑马鱼暴露于汞所产生的转录反应与人 Hep2 细胞非常相似。在用斑马鱼研究肝脏毒性时，需要用系统的方法去锚固表型。开发针对特异肝脏毒性通路的报告系统可能是检测肝脏毒性的最有效的方法，也是斑马鱼有可能优于其他已有模型的地方。

（3）肾脏毒性：药物最常见的副作用是肾脏毒性。特异的输尿管毒性直接限制了许多高效药物的使用，包括抗生素、抗癌药物和其他广泛的有效药物。庆大霉素是一类常用的肾毒性抗生素，研究者已经证实庆大霉素在高等生物的输尿管毒性，并且发现现有定量肾功能的方法也适用于斑马鱼幼虫，庆大霉素可降低其肾小球滤过率。这些研究提示，斑马鱼将在预测和预防药物诱发的肾毒性方面发挥重要作用。

（4）神经毒性：药物诱导的神经作用是非常普遍的，也是导致服药依从性差的最常见的原因，即使该药物的药效很好。由于神经系统太复杂，所以体内模型很具有吸引力，有几个研究小组已开始用斑马鱼进行神经学分析。喂养、癫痫、不随意运动、飞行反应、睡眠和成瘾等行为可以在斑马鱼身上直接观察和定量。同样地，影响人类的这些行为的遗传和化学作用也可以在斑马鱼中复制。但是，大规模的化学物的筛查分析才刚刚开始。

（5）肌肉毒性：人们已经研究了几种药物对斑马鱼的肌肉毒性。最广泛研究的可能是斯达汀相关的肌肉病。表达谱研究发现，在斯达汀肌肉病的肌肉中，骨骼肌萎缩信号分子 atrogin-1 显著上调。随后，人们发现，斑马鱼的骨骼肌暴露于斯达汀后 atrogin 的同系物也上调，敲除 atrogin-1 明显减轻相关的肌肉病。

（6）胃肠毒性：干扰胃肠蠕动是许多药物的常见副作用。斑马鱼的胃肠收缩发生于受精后的 4~5 天，可以直接分析。有几个研究小组已设计了定量评价药物对胃肠蠕动作用的分析方法。人们已经开发了高通量分析方法，但是还未用于毒性筛查。

（7）其他毒性效应：许多其他毒性效应也在斑马鱼中复制出来，如砷所引起的甲状腺毒性和免疫毒性。虽然在发表文章时倾向于重现人类身上所观察到的现象，但是也有在高等动物中未观察到毒性的报道。在解释结果的时候必须非常小心，要考虑到斑马鱼与其他物种之间的差别。

5. 致癌性研究　几种斑马鱼的肿瘤模型已有报道，许多实验室建立了新模型，可以用斑马鱼对遗传和化学修饰物进行大规模筛查。迄今为止，在斑马鱼的化学致癌方面尚未开发出直接分析方法，在这一领域中，斑马鱼的优势未能体现。但是，研究者已利用斑马鱼的易操作性来探索药物致癌过程中分子和细胞通路。斑马鱼也可以为致癌研究提供有用的模型，可以在不同的易感品系中开发染色体损伤的报告子或者在二代测序技术的基础上进行染色体损伤的全面分析。

6. 作用机制研究　作用机制常常是毒理学上的一项不可或缺的组成部分。生物学发展史充满了小分子作用机制研究的例子，促使人们探查重要的生物现象。计算机和实验方法都被成功地应用于测定化合物的作用机制，并且在斑马鱼的筛查中用于观察小分子的作用。

7. 环境毒理学　在环境毒物的研究中，人们在开发斑马鱼方面做了大量的努力。目前，主要的努力集中在有限范围内的环境化学物对生命早期的毒性，斑马鱼为脊椎动物发育最早期阶段的研究提供了重要的手段。尚未有任何系统的方法来研究大量的环境污染物，这方面的限速步骤主要是表型研究的范围和分辨率。

8. 毒理遗传学和药理遗传学　现代药理学的中心法则就是利用基因组学去揭示个体对药物或环境毒物反应的基础。大多数药物在投放市场前仅经过了非常有限的基因型的检测。许多情况下，在通常的临床前试验中只有不到 1000 只动物暴露于该种药物，而且大多都是近交系，因此测试的独立的基因型很有限。所以，直到临床试验的后期或投放市场后的监督期，许多基因型依赖的或特异性的不良药物作用才显现出来。斑马鱼是远交系，可以补充已经存在的临床前模型，并且具有大规模的特点，可以提供识别这些毒性所需的遗传曲目。

二、拟南芥

拟南芥是典型的十字花科植物。它具有传代时间短、所需生产设施规模小和高产等重要的特征。其个体小，成熟个体只有约 15cm 高，大量的植株可以种在一块很小的地方。生长周期短，种子种下 2~3 天就开始萌发。20 天左右植株就开始开花结果，40 天左右种子就已成熟并可收获，大大缩短了遗传分析的时间。生态类型多，分布广，基因组小（2n=10），使得基因库的构建、筛选等过程变得简便、快速。很容易进行人工诱导（物理、化学、生物等手段进行人工诱变处理），产生遗传变异。因此，早在 20 世纪 30 年代拟南芥就开始成为遗传学研究的材料。但是直到 30 年前，拟南芥在植物生物学中才开始作为模式生物来研究。为了拓展遗传学和分子生物学领域,研究者在用单一的有机体探索经典的植物科学的规律方面达成了共识。十年后,其基因组序列发表,拟南芥成为标准参考植物。在所有已知开花植物中,对拟南芥的研究最为深入。其他植物,如玉米、大豆、矮牵牛、番茄、豌豆和金鱼草等一度被视为有希望的模式生物候选者都远远落后于拟南芥。至 2017 年 5 月,在 Pubmed 上就有 6 万多篇拟南芥相关的文献。相比之下,1979 年只发表了 7 篇拟南芥出版物,在此之前总共只有 65 篇。

20 世纪 70 年代,当分子生物学成为主要的研究手段时,植物并没有成为实验的选择。遗传学在学科整合方面作用的加强和分子生物学所提供的强大的工具使人们逐渐认识到,植物生物学家需要把注意力集中于单一的经得起详细分析的有机体。在解决生物学问题方面,人们发现遗传学和分子生物学相结合的模式生物是强有力的研究方法,拟南芥的研究也受益于这种认识。1986 年,张和迈耶罗维茨第一次克隆了拟南芥基因,进一步证实了分子遗传学方法在植物生物学开始产生结果。

1987 年,克里斯和同事在密歇根州举办的拟南芥会议全面展示了拟南芥的复兴。最常见的摘要索引反映了那个时代关注的问题:土壤杆菌,氨基酸类似物,胚胎致死,异源探针,兰布达文库,组织培养和转化。这次会议开创了拟南芥现代研究的新纪元。

拟南芥在毒理学方面的应用表现在以下几个方面:

1. 转化　拟南芥研究的一个重要的突破是开发了高效转化程序。拟南芥转化使人们有可能将感兴趣克隆基因引入到植物进行分析,并且通过随机破坏内源性基因而产生插入突变。现在的拟南芥转化具有高度重复性,不依赖于基因型,如果需要的话可以生成数以千计的转化。除了使用转化来产生表达(或过度表达)感兴趣的已知基因的植物和建立大量反向遗传学的插入系之外,同样的技术还可将报告基因引入到植物,从而定位和定量表达模式,并建立在特定的组织和亚细胞结构中进行局部表达的品系。细胞分选技术的发展使这种方法的优势进一步显现。Somerville 和 Koornneef 得出这样的结论:采用拟南芥作为一种模式生物确实是一个幸运的选择。

2. 突变筛选　拟南芥之所以成为一种遗传的模式生物,突变筛选在其中发挥了重要作用。短暂的生命周期,较小的植物外形,高效的繁殖能力以及自花授粉等特性使拟南芥成为早期研究诱导突变的最受欢迎的植物。在 20 世纪 50 年代末和 60 年代,诱变处理的效率很容易用 Muller 胚胎试验和叶绿素缺失苗或无菌植物的频率来衡量。在早期,磺化乙基甲烷(EMS)首先被引入突变研究,至今仍然是一个有效的和受欢迎的诱变剂。人们发展了各种表型筛选方法,产生了大量的突变体,最普遍的是叶绿素缺陷。通过详尽地研究硫胺素营养缺陷型幼苗的致死表型,人们发现拟南芥适合于生化遗传学研究。

3. 基因功能研究　拟南芥经典遗传图谱将为带有突变体表型的以序列为基础的基因图谱所取代。目前正在努力更新此图谱,建立一个所有已知拟南芥基因敲除表型的全面的数据集。阿尔茨海默病(AD 病)相关的 γ 分泌酶在人体和动物中的研究已较为深入。孙海丽等以拟南芥野生型和 T-DNA 插入诱发的突变体为材料,运用反向遗传学的思路,对 γ 分泌酶复合体的蛋白组分 PEN2(AtPEN2)进行了研究,发现 *AtPEN2* 基因在植物的生长及发育过程中可能具有调控细胞分裂的作用。

4. 重金属对拟南芥的损伤效应及其机制研究　重金属污染是当前环境污染治理的重点。拟南芥作为模式生物可用于检测重金属的损伤效应,并用于研究其机制。毕玉花等研究了镉对拟南芥叶片细胞死亡的影响,发现在镉胁迫下,拟南芥叶绿体及线粒体结构受到损伤,叶片细胞中有大量活性氧自由基(ROS)产生,并主要来源于线粒体和叶绿体,线粒体的功能发生了紊乱,而 ROS 清除剂可以延缓或部分阻抑细胞死亡,说明镉诱导的拟南芥细胞死亡与 ROS 的产生和线粒体功能状态有关。聂志刚等以拟南芥原生质体为实验体系,研究了 Zn^{2+}、Cd^{2+} 和 Cu^{2+} 3 种重金属离子对拟南芥原生质体的毒性和 DNA 损伤的差异。发现,Zn^{2+} 对拟南芥原生质体的遗传毒性较低,而 Cd^{2+} 和 Cu^{2+} 的遗传毒性较高。

三、其他模式生物

1. 小麦(triticum aestivum L.)　小麦具有易培养、生长周期短的优点,常常作为模式生物广泛应用于多种污染物的陆生生态毒性研究。Xu 等研究了不同浓度的磺胺嘧啶的单独作用及与铜的联合作用对小麦幼苗生长的影响,并且对其氧化损伤的机制进行了探讨。Liu 等研究了应用广泛的选择性除草剂莠灭净在小麦、玉米、黑麦草和紫花苜蓿作物中的积累及在土壤中的残留。他们发现,莠灭净积累量最大的是小麦和苜蓿芽和根。实验证明,黑麦草具有较强的去除能力,可以把莠灭净从莠灭净污染土壤和植物组织中消除掉。科学家们还研究了重金属如镉、铅、砷等污染的土壤对小麦生长的影响及其机制。

2. 蚕豆　由于蚕豆染色体形态较大,数量较少,根尖中含有较多的分裂象细胞,适合显微观察,而且蚕豆根尖细胞周期中的大部分时间对诱变剂敏感,所以研究者常选择蚕豆根尖作为观察细胞有丝分裂和核型分析的材料,应用于遗传毒性检测实验。Rusin 等研究了石油衍生物质汽油、柴油和废机油等对黑豆蚜虫生活史和种群动态的影响,并研究了这些物质对黑豆蚜虫的寄主植物蚕豆的生长和化学成分的影响。结果表明,所有被测试的物质都对黑豆蚜虫的生活史产生不良影响,使其生育前期延长,生殖力和寿命减少,种群内在增长率降低。柴油机排气颗粒物(PM)可以吸附大量的物质,会造成环境污染,如被吸附的有机化合物、硫酸盐、氮衍生物和金属等污染物可以产生遗传毒性。Correa 等采用活体蚕豆微核试验评价了重型柴油车颗粒物的遗传毒性,发现该实验可以纳入柴油机排气颗粒物的风险评估。

3. 玉米　玉米赤霉烯酮是一种霉菌毒素,也是一种常见的食品污染物,在体外和体内都具有高度雌激素活性,常常可以在玉米、大麦、高粱、小麦、黑麦等谷物中检测出来。Mally 等人利用玉米作为模式生物,对霉菌毒素玉米赤霉烯酮的风险评估现状进行了研究。

4. 蚯蚓　现在土栖蚯蚓在生态毒理学中的研究非常广泛。大量研究表明,蚯蚓可以用于重金属、农药污染土壤的安全性评价,环境毒物毒作用机制以及生物标志物研究。

5. 鲫鱼　鲫鱼主要用于环境污染物的水生生态毒理学研究,包括水体中环境化学污染物对鲫鱼的肝脏、神经等靶器官毒性作用,生物富集作用,氧化应激的机制及其生物标志物研究等。

(何云　邢秀梅)

参 考 文 献

1. 毕玉花. 对镉诱导的拟南芥叶片细胞死亡进行实时观测的研究. 中国学位论文全文数据库,2009.
2. 聂志刚,王艳,李韶山. 重金属诱导拟南芥原生质体 DNA 损伤的单细胞凝胶电泳检测. 植物学通报,2009,44(01):117-123.
3. 孙海丽. 拟南芥 γ-分泌酶基因功能分析. 中国学位论文全文数据库,2007.
4. Allen GE. Thomas Hunt Morgan:The Man and His Science. 1st ed. New Jersey:Princeton Univ Pr,1978.
5. Pamela M. Carroll and Kevin Fitzgerald. Model organisms in drug discovery. New York:John Wiley & Sons,2003.
6. Cord Brakebusch,Taina Pihlajaniemi. Mouse as a Model Organism:From Animals to Cells. 1st ed. New York:Springer,2011.

7. Shayne C Gad. Animal Models in Toxicology. 2ʳᵈ ed. Florida：CRC Press，2006.

8. Maarten Koornneef，David Meinke. The development of Arabidopsis as a model plant. The Plant Journal，2010，61：909-921.

9. Lixin Yang，NgaYuHo，Rüdiger Alshut，et al. Zebrafish embryos as models for embryotoxic and teratological effects of chemicals. Reproductive Toxicology，2009，28：245-253.

10. Randall T. Peterson and Calum A. MacRae. Systematic Approaches to Toxicology in the Zebrafish. Annu Rev Pharmacol Toxicol，2012，52：433-453.

11. Chueh TC，Hsu LS，Kao CM，et al. Transcriptome analysis of zebrafish embryos exposed to deltamethrin. Enviromental Toxicology，2017，32：1548-1557.

12. Hsu LS，Chiou BH，Hsu TW，et al. The regulation of transcriptome responses in zebrafish embryo exposure to triadimefon. Enviromental Toxicology，2017，32：217-226.

13. Sarkar S，Mukherjee S，Chattopadhyay A，et al. Differential modulation of cellular antioxidant status in zebrafish liver and kidney exposed to low dose arsenic trioxide. Ecotoxicol Environ Saf，2017，135：173-182.

14. Praveen KM，Shyama SK，Kashif S，et al. Effects of gamma radiation on the early developmental stages of Zebrafish（Danio rerio）. Ecotoxicol Environ Saf，2017，142：95-101.

15. Hou J，Su Y，Lin W，et al. Microcystin-LR retards gonadal maturation through disrupting the growth hormone/insulin-like growth factors system in zebrafish. Ecotoxicol Environ Saf，2017，139：27-35.

16. Yuan SS，Lv ZM，Zhu AY，et al. Negative effect of chronic cadmium exposure on growth，histology，ultrastructure，antioxidant and innate immune responses in the liver of zebrafish：Preventive role of blue light emitting diodes. Ecotoxicol Environ Saf，2017，139：18-26.

17. Hidasi AO，Groh KJ，Suter MJ，et al. Clobetasol propionate causes immunosuppression in zebrafish（Danio rerio）at environmentally relevant concentrations. Ecotoxicol Environ Saf，2017，138：16-24.

18. Amorim J，Fernandes M，Vasconcelos V，et al. Stress test of a biological early warning system with zebrafish（Danio rerio）. Ecotoxicology，2017，26：13-21.

19. Altenhofen S，Wiprich MT，Nery LR，et al. Manganese(II) chloride alters behavioral and neurochemical parameters in larvae and adult zebrafish. Aquatic Toxicology，2017，182：172-183.

20. Poon KL，Wang X，Ng AS，et al. Humanizing the zebrafish liver shifts drug metabolic profiles and improves pharmacokinetics of CYP3A4 substrates. Aquatic Toxicology，2017，91：1187-1197.

21. Faria M，Prats E，Padros F，et al. Zebrafish is a predictive model for identifying compounds that protect against brain toxicity in severe acute organophosphorus intoxication. Aquatic Toxicology，2017，91：1891-1901.

22. Gao D，Wang C，Xi Z，et al. Early-Life Benzo［a］Pyrene Exposure Causes Neurodegenerative Syndromes in Adult Zebrafish（Danio rerio）and the Mechanism Involved. TOXICOL SCI，2017.

23. Schuttler A，Reiche K，Altenburger R，et al. The transcriptome of the zebrafish embryo after chemical exposure-a meta-analysis. Toxicology Sciences，2017.

24. Rusin M，Gospodarek J，Nadgorska-Socha A，et al. Effect of petroleum-derived substances on life history traits of black bean aphid（Aphis fabae Scop.）and on the growth and chemical composition of broad bean. Ecotoxicology，2017，26：308-319.

25. Xu Y，Yu W，Ma Q，et al. Toxicity of sulfadiazine and copper and their interaction to wheat（Triticum aestivum L.）seedlings. Ecotoxicol Environ Saf，2017，142：250-256.

26. Liu Y，Ma LY，Lu YC，et al. Comprehensive analysis of degradation and accumulation of ametryn in soils and in wheat，maize，ryegrass and alfalfa plants. Ecotoxicol Environ Saf，2017，140：264-270.

27. Wang Z，Li Q，Wu W，et al. Cadmium stress tolerance in wheat seedlings induced by ascorbic acid was mediated by NO signaling pathways. Ecotoxicol Environ Saf，2017，135：75-81.

28. Zeng L，Zhu T，Gao Y，et al. Effects of Ca addition on the uptake，translocation，and distribution of Cd in Arabidopsis thaliana. Ecotoxicol Environ Saf，2017，139：228-237.

29. Deng C, Wang T, Wu J, et al, Bian P. Effect of modeled microgravity on radiation-induced adaptive response of root growth in Arabidopsis thaliana. Mutat Res, 2017, 796: 20-28.

30. Brami C, Glover AR, Butt KR, et al. Avoidance, biomass and survival response of soil dwelling (endogeic) earthworms to OECD artificial soil: potential implications for earthworm ecotoxicology. Ecotoxicology, 2017.

31. de Lima ESC, Brennan N, Brouwer JM, et al. Comparative toxicity of imidacloprid and thiacloprid to different species of soil invertebrates. Ecotoxicology, 2017.

32. Chen WY, Li WH, Ju YR, et al. Life cycle toxicity assessment of earthworms exposed to cadmium-contaminated soils. Ecotoxicology, 2017, 26: 360-369.

33. Mirmonsef H, Hornum HD, Jensen J, et al. Effects of an aged copper contamination on distribution of earthworms, reproduction and cocoon hatchability. Ecotoxicol Environ Saf, 2017, 135: 267-275.

34. Yang G, Chen C, Wang Y, et al. Mixture toxicity of four commonly used pesticides at different effect levels to the epigeic earthworm, Eisenia fetida. Ecotoxicol Environ Saf, 2017, 142: 29-39.

35. Correa AX, Cotelle S, Millet M, et al. Genotoxicity assessment of particulate matter emitted from heavy-duty diesel-powered vehicles using the in vivo Vicia faba L. micronucleus test. Ecotoxicol Environ Saf, 2016, 127: 199-204.

36. Dai Y, Lv J, Liu K, et al. Major controlling factors and prediction models for arsenic uptake from soil to wheat plants. Ecotoxicol Environ Saf, 2016, 130: 256-262.

37. Rizwan M, Ali S, Abbas T, et al. Cadmium minimization in wheat: A critical review. Ecotoxicol Environ Saf, 2016, 130: 43-53.

38. Jiang L, Yang Y, Jia LX, et al. Biological responses of wheat (Triticum aestivum) plants to the herbicide simetryne in soils. Ecotoxicol Environ Saf, 2016, 127: 87-94.

39. Cocci P, Mozzicafreddo M, Angeletti M, et al. In silico prediction and in vivo analysis of antiestrogenic potential of 2-isopropylthioxanthone (2-ITX) in juvenile goldfish (Carassius auratus). Ecotoxicol Environ Saf, 2016, 133: 202-210.

40. Li C, Qin L, Qu R, et al. Responses of antioxidant defense system to polyfluorinated dibenzo-p-dioxins (PFDDs) exposure in liver of freshwater fish Carassius auratus. Ecotoxicol Environ Saf, 2016, 126: 170-6.

41. Wang T, Xu W, Deng C, et al. A pivotal role of the jasmonic acid signal pathway in mediating radiation-induced bystander effects in Arabidopsis thaliana. Mutat Res, 2016, 791-792: 1-9.

42. Salvio C, Menone ML, Rafael S, et al. Survival, Reproduction, Avoidance Behavior and Oxidative Stress Biomarkers in the Earthworm Octolasion cyaneum Exposed to Glyphosate. Bull Environ Contam Toxicol, 2016, 96: 314-319.

43. Huang B, Sun W, Li X, et al. Effects and bioaccumulation of 17beta-estradiol and 17alpha-ethynylestradiol following long-term exposure in crucian carp. Ecotoxicol Environ Saf, 2015, 112: 169-176.

44. Liu H, Sun P, Liu H, et al. Hepatic oxidative stress biomarker responses in freshwater fish Carassius auratus exposed to four benzophenone UV filters. Ecotoxicol Environ Saf, 2015, 119: 116-122.

45. Liu L, Zhu B, Gong YX, et al. Neurotoxic effect of triazophos on goldfish (Carassius auratus) and tissue specific antioxidant responses. Ecotoxicol Environ Saf, 2015, 116: 68-75.

46. Zhang F, Lu G, Liu J, et al. Bioaccumulation, distribution and metabolism of BDE-153 in the freshwater fish Carassius auratus after dietary exposure. Ecotoxicol Environ Saf, 2014, 108: 16-22.

47. Du Y, Li W, Yu L, et al. Mutagenic effects of carbon-ion irradiation on dry Arabidopsis thaliana seeds. Mutat Res Genet Toxicol Environ Mutagen, 2014, 759: 28-36.

第三十六章

生物信息学在毒理学中的应用

第一节　毒理学与生物信息学

　　人体疾病是遗传因素和环境因素交互作用的结果。毒理学研究化学物质与生物机体有害的交互作用。图36-1简单叙述了毒理学研究与生物信息学（bioinformatics）的关联。此图的中部说明毒理学的关键内容，即化学物质与生物机体有害的交互作用。外源化学物暴露进入生物体内，首先经历毒物动力学过程，即吸收、分布、代谢、排泄（ADME）过程，到达靶器官的外源化学物或其活性代谢产物发挥损害作用，引起毒效应。毒效应可表现在3个层面：①毒理学常规检测实验动物或"参考人（标准人）"的靶器官/靶细胞毒效应；②外源化学物在靶器官/靶细胞产生毒效应的机制涉及外源化学物或其活性代谢物引起细胞内生物大分子损伤并激活毒性通路；③以对参考人的毒效应外推整个人群毒效应。环境因子（化学物）对人群的毒作用（此图的上部）说明环境与遗传的交互作用，人群具有多样性，包括高危（易感）人群和耐受人群，从参考人外推到整个人群具有不确定性，易感性与遗传多态性密切相关。以上毒效应3个层面的毒效应都与生物信息学有关联。

　　上述是一种化学物或混合物对生物机体的毒作用，不同结构的化学物对实验动物或人的毒作用的不同，即是结构-效应关系（structure-activity relationship，SAR）和定量结构-活性关系（quantitative structure-activity relationship，QSAR），涉及化学信息学和生物信息学。

　　本章介绍生物信息学的研究方法和基本内容及生物信息学在毒理学研究中的应用。

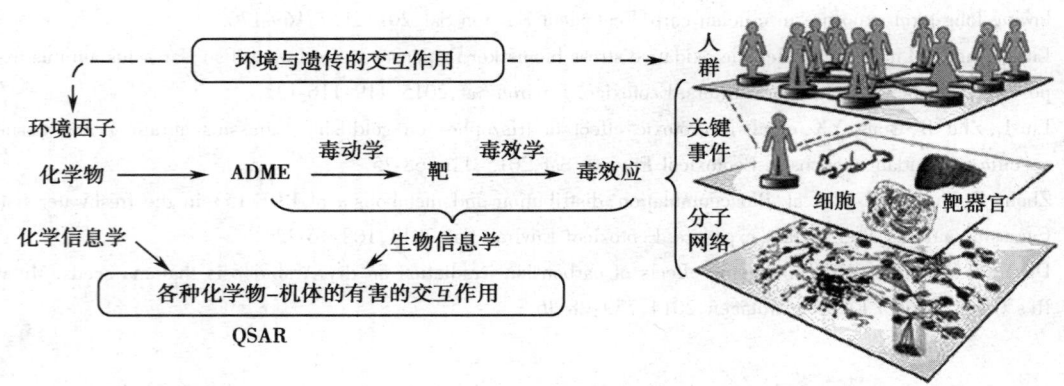

图36-1　化学物质与生物机体有害的交互作用的3个层面和生物信息学及化学信息学的关系

第二节　生物信息学的研究方法

生物信息学是应用计算机科学、信息科学等领域的算法与工具研究生物学问题的交叉科学,生物信息学包含了生物信息的获取、加工、存储、分配、分析、解释等在内的所有方面,综合运用数学、计算机科学和生物学的各种工具来阐明和理解大量数据所包含的生物学意义。生物信息学主要由 3 部分组成:数据库,算法与统计工具,分析与解释。

一、数据库,检索和数据挖掘

生物数据库已有 4 种不同数据库类型:①平面文件(flat file format,文本文件),具有通用性,便于解析和处理。广泛应用的解析手段是基于正则表达式分析。②关系型数据库,数据库建模形成结构纲目(database schema),它表示数据库中表与表的关系,定义每一张表中行与列间的关系和每一列的所有细节。关系型数据库管理系统有 Oracle、My、MS SQL Sever等。生物信息学实例有 Ensemble 数据库和 Gene Ontology 数据库等。③面向对象数据库。④基于 Internet 的 XML 数据库,可扩展标记语言(extensible markup language,XML)是在文本文件中组织数据的语言。一个 XML 文件代表一个嵌套的信息树。XML 已成为在计算机系统与应用程序之间交换数据的首选语言。最常用的生物信息学 XML 资源为 PubMed 和Mesh。XML 也在软件中广泛应用,如用于以网络服务为基础的数据传输简易对象存取(SOAP)协议。

二、生物信息学重要的站点

生物信息学重要的站点有:①美国国家生物技术信息中心 NCBI(The National Center for Biotechnology Information), www. ncbi. nlm. nih. gov/;②欧洲生物信息研究所 EBI(The European Bioinformatics Institute),www. ebi. ac. uk/;③欧洲分子生物学信息网络 EMBnet 等。

并且,生物信息学资源不断更新,可参考 Nuclear Acid Research 杂志每年 1 月发行的数据库专辑(Database Issue)和 7 月发行的网络服务器专辑(Web Server Issue)(表 36-1)。

生物数据库的检索:对于大量生物信息学数据库的全局检索(global search)可利用 NCBI 的 Entrez 系统(http://www. ncbi. nlm. nih. gov/gquery),EBI 的 SRS 系统(http://srs. ebi. ac. uk/)。

统计学习与推理基础:

对于单因变量、多自变量数据集$(y_i, x_{i,j})$,$i = 1,2,\cdots,n; j = 1,2,\cdots,m$。其中,n 为样本个数,m 为自变量个数。若样本的顺序是不能变动的,则称之为纵向数据或有序样本,如时间序列、分子序列(每一个核苷酸或氨基酸残基被看做一个样本)等,反之为非纵向数据;纵向数据可通过拓阶、定阶转化为非纵向数据再进行研究。若$(y_i, x_{i,j})$均存在,则称之为有监督学习;若 y_i 不存在而仅有 $x_{i,j}$ 对 x_i 的聚类即无监督学习。在有监督学习中,若 $y_i = [-1,1]$ 或 $[0,1]$,则为两类判别;若 $y_i = [1,2,\cdots,k]$,k 为大于 2 的整数,则为多类判别,多类判别可通过构建多个分类器转化为二类判别;若 y_i 为实数,则为回归分析。

所谓基于数据的机器学习,即给定一个来自某一函数依赖关系的经验数据集,推断这一函数依赖关系,从而对未知或无法测量的数据进行预测和判断。从给定数据估计函数包括判别分析、回归分析和密度估计等三个方面的问题。一般地,变量 y 与 x 存在一定的未知依赖关系,即遵循某一未知的联合概率 $F(x,y)$,x 和 y 之间的确定性关系可视为其特例,机器学习问题就是根据 n 个独立同分布观测样本 (x_1,y_1),(x_2,y_2),$\cdots$,(x_n,y_n) 在一组函数 $\{f(x,w)\}$ 中求一个最优的函数 $f(x,w_0)$ 对 y 与 x 之间的依赖关系进行估计,并使期望风险 $R(w)$ 最小。

表 36-1　NAR 生物信息学数据库和网络服务器专辑目录

2013 NAR Database Summary Paper 数据库摘要

1. Nucleotide Sequence Databases　核酸序列数据库
   International Nucleotide Sequence Database Collaboration　国际序列数据库合作
   Coding and non-coding DNA　编码和非编码 DNA
   Gene structure, introns and exons, splice sites　基因结构,内含子和外显子的剪接位点
   Transcriptional regulator sites and transcription factors　转录调控位点和转录因子
2. RNA sequence databases　RNA 序列数据库
3. Protein sequence databases　蛋白质序列数据库
   General sequence databases　通用序列数据库
   Protein properties　蛋白质性质
   Protein localization and targeting　蛋白质的定位和定向
   Protein sequence motifs and active sites　蛋白质基序和活性位点
   Protein domain databases; protein classification　蛋白质结构域数据库,蛋白质分类
   Databases of individual protein families　各个蛋白质家族数据库
4. Structure Databases　结构数据库
   Small molecules　小分子
   Carbohydrates　碳水化合物
   Nucleic acid structure　核酸结构
   Protein structure　蛋白质结构
5. Genomics Databases(non-vertebrate)　基因组数据库(非脊椎动物)
   Genome annotation terms, ontologies and nomenclature　基因组注释的术语、本体和命名
   Taxonomy and identification　生物分类和识别
   General genomics databases　通用基因组学数据库
   Viral genome databases　病毒基因组数据库
   Prokaryotic genome databases　原核基因组数据库
   Unicellular eukaryotes genome databases　单细胞真核生物基因组数据库
   Fungal genome databases　真菌基因组数据库
   Invertebrate genome databases　无脊椎动物基因组数据库

6. Metabolic and Signaling Pathways　代谢和信号转导通路
   Enzymes and enzyme nomenclature　酶和酶命名
   Metabolic pathways　代谢途径
   Protein-protein interactions　蛋白质-蛋白质相互作用
   Signalling pathways　信号通路
7. Human and other Vertebrate Genomes　人类和其他脊椎动物的基因组
   Model organisms, comparative genomics　模式生物,比较基因组学
   Human genome databases, maps and viewers　人类基因组数据库,图谱和浏览器
   Human ORFs　人类基因可读框
8. Human Genes and Diseases　人类基因与疾病
   General human genetics databases　通用人类遗传学数据库
   Cancer gene databases　癌症基因数据库
   Gene-, system-or disease-specific databases　基因-系统-或特定疾病的数据库
9. Microarray Data and other Gene Expression Databases　微阵列数据和其他基因表达数据库
10. Proteomics Resources　蛋白质组学资源
11. Other Molecular Biology Databases　其他分子生物学数据库
    Drugs and drug design　药物和药物设计
    Molecular probes and primers　分子探针和引物
12. Organelle databases　细胞器数据库
    Mitochondrial genes and proteins　线粒体基因和蛋白质
13. Plant databases　植物数据库
    General plant databases　通用植物数据库
    Arabidopsis thaliana　拟南芥
    Rice　水稻
    Other plants　其他植物
14. Immunological databases　免疫学数据库
15. Cell biology　细胞生物学

续表

NAR Web Server Categories List 服务器的目录清单

1. Computer Related　计算机相关
   Bio-Programming Tools　生物编程工具；Databases
   数据库类
   C/C++；Java；Linux/Unix；PERL；PHP
   Math and Statistics　数学和统计学
   Web Development　开发
   Web Services　服务
   Workflows　工作流程
2. DNA
   Annotations　注释
   Databases　数据库
   DNA and Genomic Analysis　DNA 和基因组学研究
   Gene Prediction　基因预测
   Mapping and Assembly　作图及序列装配
   Phylogeny Reconstruction　系统发育重建
   Sequence Polymorphisms　序列多态性
   Sequence Retrieval and Submission　序列检索和
   提交
   Structure and Sequence Feature Detection　结构和
   序列特征检测
   Tools For the Bench　实验室工具
3. Education　教育
   Bioinformatics Related News Sources　生物信息学
   相关新闻资源；Community　社区；Courses,
   Programs and Workshops　课程，项目及研讨班；
   Directories and Portals　机构目录和网站；General
   通用
   Tutorials and Directed Learning Resources　教程
   和学习资源
4. Expression　表达
   cDNA，EST，SAGE
   Databases　数据库
   Gene Regulation　基因调控
   Gene Set Analysis　基因组分析
   Networks　网络
   Protein Expression　蛋白质表达
   Splicing　剪接
   Transcript Expression Analysis　转录表达分析
5. Human Genome　人类基因组
   Annotations　注释
   Databases　数据库
   Ethics　伦理学
   Genomics　基因组学
   Health and Disease　健康与疾病
   Other Resources　其他资源
   Sequence Polymorphisms　序列多态性
6. Literature　文献
   Databases　数据库；Goldmines　宝藏；Open
   Access Resources　开放存取资源；Search Tools
   搜索工具；Text Mining and Semantics　文本挖掘
   和语义
7. Model Organisms　模式生物
   Databases　数据库

Fish　鱼；Fly　果蝇；General Resources　通用资
源；Microbes　微生物；Mouse and Rat　小鼠和大
鼠；Other Organisms　其他生物；Other Vertebrates
其他脊椎动物；Plants　植物；Worm　蠕虫；Yeast
酵母
8. Other Molecules　其他分子
   Databases　数据库
   Metabolites　代谢物
   Small Molecules　小分子
9. Protein　蛋白质
   2-D Structure Prediction　结构预测
   3-D Structural Features　结构特点
   3-D Structure Comparison　结构比较
   3-D Structure Prediction　结构预测
   3-D Structure Retrieval/Viewing　结构检索/浏览
   Annotation and Function　注释和功能
   Biochemical Features　生化特性
   Databases　数据库
   Do-it-all Tools for Protein　有关蛋白质的工具
   Domains and Motifs　结构域和基序
   Identification，Presentation and Format　识别、表
   达和格式
   Localization and Targeting　定位和定向
   Molecular Dynamics and Docking　分子动力学与
   对接
   Networks & Interactions，Pathways and Enzymes
   网络与交互作用，途径和酶
   Phylogeny Reconstruction　系统发育重建
   Protein Expression　蛋白表达
   Proteomics　蛋白质组学
   Sequence Comparison　序列比较
   Sequence Data　序列数据
   Sequence Features　序列特征
   Sequence Retrieval　序列检索
10. RNA
    Databases　数据库
    Functional RNAs　功能 RNA
    General Resources　通用资源
    Motifs　基序
    Sequence Retrieval　序列检索
    Structure Prediction，Visualization，and Design
    结构预测，可视化和设计
11. Sequence Comparison　序列比较
    Alignment Editing and Visualization　比对编辑
    和可视化
    Analysis of Aligned Sequences　比对序列分析
    Comparative Genomics　比较基因组学
    Multiple Sequence Alignments　多序列比对
    Other Alignment Tools　其他比对工具
    Pairwise Sequence Alignments　双序列比对
    Similarity Searching and Classification　相似性搜
    索和分类

From：http://www.oxfordjournals.org/nar/Databases/cap；http://www.oxfordjournals.org/nar/webserver/cap

主要方法有：①参数模型的参数估计、无监督学习中的聚类分析与主成分分析等；②Fisher 经典参数统计,非线性非参数贝叶斯推理、隐马尔可夫模型、动态神经网络、支持向量机等；③MatLab 软件,是用于算法开发、数据可视化、数据计算和分析的计算技术语言和交互式环境。

已开发了多种分子数据挖掘工具,如 GeneMine™(www. mag. corn)。其目的是为药学和生物技术工业提供新的工具,来检索和评价基因组数据。GeneMine 自动系统能用于生物信息学数据的过滤、计算和聚类工作,并支持进一步的综合分析和可视化。GeneMine 的主要特点是：所使用的生物信息学资源包括 dbEST、Swiss-Prot、SCOP、PIR、PROSTIE、PDB、USPatents 和 TIGR genome,其中既有公共数据库也有非公共数据库。由于这些数据库的数据结构不一致,GeneMine 提供了通用的用户界面。如果用户熟悉 BLAST,通过参数选择,还可加快检索速度。

生物信息学编程：是对基因组、蛋白质组、生物分子网络等各种数据文件进行处理的基础,包括文本文件、网络编程、数据库处理、XML 处理、系统维护、图像处理等。Dudley 等于2009 年发表了《培养实用生物信息学编程技能的简明指导》的文章。此文的要点为：①建造适合自己的编程工具箱。生物信息学中的编程语言众多,典型的如 Perl、Python、Ruby、Java等。各种语言都有自己的优缺点,选择取决于自己的爱好及可用的网络资源等因素。建议掌握并使用 Unix(优点是稳定、瑞士军刀型的 shell 工具集、流水线式的管道、只针对 Unix 开发的生物信息学软件等),同时熟悉其他的若干种语言,了解他们各自的优缺点(如 R 基本上无法进行并行的统计运算),并利用各种工具或者库把各种语言粘贴起来,在一种语言中调用另一种语言。②充分利用现有的开源软件、工具,如 BioPERL、BioPython、BioRuby、BioJava 和 Bio-Conductor。源代码搜索引擎为 Koders 和 Google Code Search。③项目/程序代码的维护与管理,主要是一些编程规范,如：描述性的有意义的变量命名、清晰的代码注释、写作程序文档。此外,还有：使用 make 之类的工具管理运行代码、使用版本控制系统(Version Control Systems, VCS)维护代码、定期备份等。④利用并行运算,包括多台电脑的并行运算与一台电脑多线程的并行运算。⑤数据的结构化存储,根据数据量的大小、数据的特点等选择合适的格式来存储数据,如：存储到数据库中用 SQL 提取,或者采用 key/data 的思路来存储数据等。⑥充分利用电脑硬件的特性、利用各种技术来加速运算,如：向量化、GPU运算等。⑦数据的交流,除了尽量使用标准的定义、名词外,尽量采用标准的格式来展示数据,如 XML、CSV、TSV 等。⑧在性能、时间、功能等各种因素中寻找出最佳的"性价比"。专注于功能,而不是编程代码的完美。⑨关注 RSS 订阅期刊、博客、用户组、交流群等。

第三节 生物信息学研究内容

生物信息学其研究范畴涉及各类组学、生物网络、复杂疾病和药物/毒物基因组学等。这里仅对生物信息学的部分研究内容做简单介绍。

一、序列比对

蛋白质序列或核酸序列之间的双序列比对,通过比较两个序列之间的相似区域保守位点判定其同源性(homology)和相似性(similarity),在进行多个蛋白质序列或核酸序列的比对中,可以找出序列中具有保守生物学功能的共同模体(motif,基序),还可找出新测定序列中对了解其生物学功能有帮助的模体。

同源序列一般是相似的,相似序列不一定是同源的。当二个序列拥有共同祖先时,往往在序列、结构和功能上具有相似性,据此可进行结构和功能预测,其根本依据是分子进化。序列比对(sequence alignment)有双/多序列比对。比对蛋白质、cDNA 和 RNA 序列用全局比对,比对 DNA 序列用全局或同线(syntenic)比对。比对结果可进行统计学分析。

BLAST(Basic Local Alignment Search Tool),意为"基本局部相似性比对搜索工具",是目前最常用的数据库搜索程序,检索数据库类型如下:查询氨基酸序列:①BLASTp(检索蛋白质序列数据库);②tBLASTn(检索翻译后核酸序列数据库)。查询 DNA 序列:①BLASTn(检索核酸序列数据库);②BLASTx(检索蛋白质序列数据库);③tBLASTx(检索翻译后核酸序列数据库)。

多序列比对是双序列比对的推广,多序列比对软件如 LAGAN 可用于比对超长的 DNA 序列,全基因组多序列比对,UCSC 基因组浏览器。

二、对 DNA 序列和蛋白质序列特征分析

DNA 序列特征分析包括:开放阅读框的识别、转录终止信号的预测分析、启动子区域的预测分析、密码子使用偏好性分析。蛋白质序列特征分析包括:蛋白质理化性质的分析、蛋白质亲疏水性的分析、蛋白质跨膜区的分析及蛋白质分析。序列综合分析软件包有 EMBOSS、DNAStar、Omiga、VectorNTI;蛋白质分析软件包有 Antheprot 等。此外,可使用 Oligo 和 PrimerPremier 软件设计 PCR 引物。

三、分子进化

分子进化分析已经从对单一基因、蛋白质的进化分析扩展到蛋白质网络的进化和表达的进化。蛋白质的进化率不但和其必要性有明显的相关性,从蛋白质相互作用网络来看,网络中的度也和进化率存在相关性。比较基因组学也给网络的动态性提供了新的数据,这对于理解分子进化的数量进化给予了新的方向。

四、表达序列

表达序列是指由基因表达为 RNA 的序列。表达序列标签(expressed sequence tag,EST)是从 cDNA 文库中随机挑取克隆,测序后获得的序列,通常为几十至 500bp 左右,它大多不是完整的基因序列,只携带了表达基因的部分遗传序列。这些序列存放在相关 EST 数据库中,最常用的 3 个数据库是 dbEST、UniGene 和 Gene Indices。EST 数据可以用于构建基因组物理图谱、基因识别、研究基因组表达谱、发现新基因以及发现 SNP 位点等。

SAGE 技术是基因表达系列分析。SAGE 技术的实现包括 SAGE 文库的构建、多聚体分子的克隆与测序和标签序列的提取。SAGE 技术获得的数据主要存放在 NCBI 的 GEO、SAGEnet 以及 SAGE Genie 等数据库。SAGE 数据反映的是特定细胞内、特定时期(特定阶段)、特定处理后的所有表达转录本(包括低丰度转录本)序列,而每一个转录本只测序其中的十几个或数十个碱基序列。它不仅可反映某基因是否表达,而且可反映出基因的表达强度,是从总体上全面研究基因表达、构建基因表达图谱的首选策略。

五、基因芯片

基因芯片(又称微阵列)技术能高通量地检测细胞内全基因组在某种条件下 mRNA 的表达丰度。然而芯片数据存在各种来源的噪声,为了获得可靠的基因表达数据,需要完善芯片技术平台和优化数据分析算法。通过扫描仪采集后的基因表达的荧光信号,必须经过数据的过滤和预处理消除数据中可能存在的错误和系统误差后才能进行下一步的数据分析。数据分析的方法通常包括差异基因筛选、有监督学习和无监督学习等。基因表达数据相关的公共数据库包括有 GEO、SMD 和 ArrayExpress 等。MGED 还组织开发了微阵列基因表达标记语言(MAGE-ML),它用来组织微阵列实验的数据和相关信息,从而提供微阵列数据表示和交流的有效手段。目前微阵列技术在甲基化芯片、SNP 芯片、miRNA 芯片、CHIP-on-Chip 实验等领域都有新的应用。

六、基因注释

基因注释(gene annotation)与功能分类是功能基因组学和计算系统生物学的重要基础。基因功能注释对进一步识别基因,识别基因转录调控信息,研究基因的表达调控机制,研究基因在生物体代谢途径中的地位,分析基因、基因产物之间的相互作用关系,绘制基因调控网络图,预测和发现蛋白质功能等具有重要的意义。GeneOntology(GO)数据库和 Kyoto Encyclopedia of Genes and Genomcs(KEGG)数据库,分别着重于从基因功能注释和通路注释。基因功能注释的尺度也逐步从单基因注释发展到多基因注释和通路(或特定功能的基因集合)注释、基于 GO 和 KEGG 发展起来的 David、GOEAST、GOSim、KEGGSpider、KEGGArray、PathwayMiner 等软件从不同角度实现注释、富集分析和功能预测。

七、蛋白质组学

蛋白质分离、蛋白质鉴定、蛋白质相互作用分析及生物信息学数据处理为蛋白质组研究的基本支撑。质谱是目前发展最快、应用最广的蛋白质鉴定技术。大规模高通量的研究蛋白质相互作用研究方法主要是酵母双杂交、蛋白质芯片技术等。生物信息学在蛋白质组学应用主要包括:构建与分析双向凝胶电泳图谱;蛋白质数据库的建立和搜索;蛋白质结构与功能预测;蛋白质预测分析软件的开发与应用等。常用的蛋白质数据库有 UniPro、TreMBL、EXPASY、NCBInr、PDB、PIR 等。

八、蛋白质的三维结构

发掘蛋白质结构的特征信息是理解蛋白质行使其生物功能的机制、认识蛋白质与蛋白质(或其他分子)间相互作用的基础。已发展了蛋白质结构数据库 PDB,三级结构预测 SWISS-MODEL 服务器,功能数据库 SPIN-PP 和 MIPS 等。

九、基因转录调控

高通量鉴定转录因子及其结合位点的实验方法应用 ChIP-chip 和 ChiP-seq。基因转录调控的信息学分析包括:①转录因子的识别;②转录因子结合位点的定位;③建立转录调控相关数据库。目前比较公认的数据库有 TRANSFAC、JASPAR 和 TRED 等。这些数据库各有所长,它们为转录因子结合位点的识别和定位研究提供了重要数据资源。

十、表观基因组

发展表观遗传修饰变化的相关预测分析模型,基于生物信息学的方法分析和挖掘正常生理及疾病状态下的表观调控模块和调控规律,构建表观遗传调控网络和理论建模,将有助于理解细胞分化过程的染色质变化及其意义。促进发育和疾病等的表观遗传调控机制的研究。目前常用的数据库为 HEP、HHMD,软件有 EpiGraph、Methylator 和 CpG_MI。

十一、miRNA

miRNA 调控基因表达和细胞信号网络,与人类复杂疾病的发生相关,还可作为生物标志。已发展了 Tar Base、miRBase 和 miRGen 等数据资源。

十二、分子网络

生物分子网络是研究和分析复杂生物分子系统的重要工具。已发展了各种生物分子网络。其中最重要的是蛋白质相互作用网络、基因转录调控网络、代谢网络和信号转导网络。

复杂网络理论包括小世界网络(small-world networks)模型说明了少量的随机捷径会改变网络的拓扑结构,从而呈现出小世界效应;无标度网络模型(scale-free networks)揭示了增长和择优机制在复杂网络自组织演化过程中的普遍性和幂律的重要性;可导航网络模型则解释了如何利用局部信息寻找网络中的最短路径等。这些模型说明复杂系统也可由某些简单规则自组织演化而形成。以基因调控网络为例,最基本的节点是调控因子和被调控的基因,边对应它们之间的调控关系;小规模的节点和边的集合构成了模体(motifs,基序),模体是基因调控网络中频繁出现的小规模的子图;模体进一步组合得到模体簇或模块(module),模块表示更大规模的生物学功能;多个模块相互连接构成了整个基因调控网络。在其他的生物网络中也有类似的方面结构。

网络重建的主要目标是定义所有的活性的元件(节点),它们之间的相互作用(边)和功能。元件包括:蛋白质,编码和非编码 RNA,代谢物,DNA 的模体和许多其他生物活性分子。相互作用可以是直接的(如蛋白质或蛋白质核酸结合,酶-底物反应)或间接的(如通过中间元件的另一个蛋白质的活性所需的蛋白质时)。调节网络的主要元件,主要是控制其他元件的活性的子集;这样的网络,包括转录网络和信号网络。生物网络的重建提供了一个框架,使我们能够确定和理解分子表型和一般生物体表型之间的关系。重建部分的起源、定位和由于环境条件改变引起它们之间的相互作用。生物分子网络分析有 CytoScape、CFfinder 等多款软件。

十三、单核苷酸多态性

单核苷酸多态性(single nucleotide polymorphism,SNP)与人类疾病易感性有关,已发展了 dbSNP、dbGAP 等数据库。采用统计学、机器学习等方法对风险 SNP 遗传进行定位,融合功能信息学和系统生物学知识,产生了面向 SNP 功能和生物学过程研究复杂疾病的基本理论与方法。已发展了 SNP 相关集成软件 TagSNP、SNPtest 等 SNP 相关集成软件。

十四、复杂疾病模型

建立了 OMIM、GAD、CGAP 等多个复杂疾病相关的数据库,进行疾病-基因网络、疾病-通路网络、疾病-miRNA 网络重建和分析,应用计算系统生物学的方法揭示复杂疾病的本质,认识其发病机制,寻找到正确的诊断和防治方法是复杂疾病研究的主要方向。例如,随着新的大规模测序技术(如 Ion torrent 测序技术、HeliScope 测序技术、SMRT 测序技术、Oxford 纳米孔测序技术)的开发,2005 年美国启动癌症基因组图谱计划(The Cancer Genome Atlas,TC-GA)。大规模测序发现癌症中基因的突变是复杂的,如美国 Vogelstein 研究组 2006、2007 年报告对人乳腺癌和结肠癌全基因组外显子(18 191 个基因)测序,分别发现 1137 个基因突变(1243 种突变)和 848 个基因突变(942 种突变)。英国 Sanger 研究所对人肺癌、结肠癌、乳腺癌、胃癌、卵巢癌、黑色素瘤等全基因工程组中所有激酶基因外显子测序,发现 798 种突变,并提出司机突变(driver mutations)和乘客突变(passenger mutations)概念。2008 年 TCGA 公布首个研究成果,作者单位达 60 个具名 220 人,此报告在 206 例胶质母细胞瘤 91 例中期综合分析的 DNA 拷贝数,基因表达和 DNA 甲基化畸变和核苷酸序列畸变。并分析了 ERBB2、NF1 和 TP53 作用的新观点,发现磷脂酰肌醇 3-OH 激酶调节亚基因 *PIK3R1* 突变频繁,提供了胶质母细胞瘤的发展中途径的改变网络视图。而且,整合分析表明胶质母细胞瘤核心通路为:①通过受体酪氨酸激酶(RTK)的基因扩增和突变活化的生长因子信号失调;②磷脂酰肌醇 3-OH 激酶[PI(3)K]途径的激活;③p53 和视网膜母细胞瘤肿瘤抑制途径的失活。随着 TCGA 的进展,癌症模型将得到迅速发展。在文献中的术语,除了核心通路还有关键通路等,有关的定义和内涵均有待明确。

第四节　生物信息学在毒理学中应用广泛

在基因组和后基因组时代,基础研究的科学家们已经发现了遗传密码和支持生物结构和功能的分子活性的基础。分子生物学技术应用于毒物对整个基因组的影响(毒物基因组学)无疑是毒理学研究的重要里程碑。毒物基因组学还促进多种学科(包括工程和信息学)参与和促进传统毒理学的研究。目前,生物信息学已广泛应用于机制毒理学研究,主要应用实例总结于表 36-2。

表 36-2　毒物基因组学应用生物信息学的实例

按作用机制对类似化合物的聚类	以毒物基因组学标签对候选药物排序和分类
提出关于化合物作用假设	发现化合物转录效应无作用水平
揭示化合物作用的机制	发现毒性生物标志
对毒性未知化合物的分类	发现暴露生物标志
对引起毒物表型的化合物进行聚类	验证/定量生物标志标签

一、理解毒物基因组学资料的意义:分类和预测分析

基因芯片或称微阵列(microarray)能够高通量检测基因转录本的表达水平,为系统地检测细胞内 mRNA 分子的表达状态并推测细胞的功能状态提供了可能。同时高通量数据也为数据的分析任务提出了新的挑战。基因芯片技术经过近 15 年的发展已经形成了一个系统的标准化平台,成为一种稳定可信的实验技术。应用基因芯片可以比较正常和异常细胞中基因的表达,研究化学物与对细胞内 mRNA 分子的表达的影响,帮助识别疾病相关基因和药物作用靶标,分析复杂疾病的致病机制,为个性化诊断和治疗提供指导,也可以揭示基因间

的表达调控关系,同时它在制药和临床研究中也有重要的作用。SNP 芯片可用于比较不同个体间基因组 SNP 位点差异及基因组拷贝数变异,为从基因组变异的角度研究疾病的发生机制提供了研究基础;微小 RNA(miRNA)芯片可以检测 miRNA 在发育过程或人类疾病发生和发展过程中的表达变化,从而为干细胞研究和癌症研究提供了研究平台;DNA 甲基化芯片及 CHIP-chip 实验平台为表观遗传学研究和转录调控机制的研究提供了新的手段。

毒物基因组学的假说是,基因组转录变化可由类似的毒效应和(或)作用机制尚未阐明的化合物进行分组。验证此假说不仅需要细胞/器官暴露,样本采集,以及实验处理技术的精确度,也需要复杂的计算机的和生物信息学的方法和资源。随着从一系列微阵列实验收集的基因组数据的增加,研究人员很快就意识到,数据库和分析工具是必要的,以便有效地管理和压缩数据成为更易于管理的形式。基于利用基因组测序数据库和算法的努力,工程师、统计学家、数学家和计算机科学家开发了微阵列基因表达数据的分析工具和共享资源。毒物基因组学数据分析可以按照几种不同的路径,包括分类发现、比较、预测和机制分析。毒物基因组学流程见图 36-2。

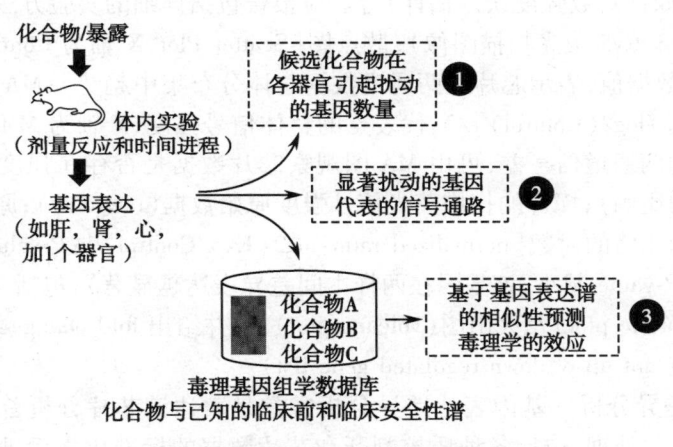

图 36-2　毒物基因组学流程的例子

在此例中,个别啮齿类动物暴露于不同剂量的化合物,在不同时间点收集组织并进行芯片分析。计算:①确定每个样本中的基因显著改变;②这些基因变化的映射到有注解通路图,初步评价化合物干扰引起组织反应的潜在机制;③表达文件也可以确定该化合物作用-反应。

二、基因芯片的数据分析

1. 基因芯片基因表达的流程　数据标准化和数据库基因芯片实验和聚类分析的流程为:微阵列实验(RNA 提取质检,样品标记,杂交与清洗,芯片扫描,图像采集与数据收集)→建立数据仓库→数据预处理和标准化→分析:①表达差异分析;②聚类分析;③分类分析;④机制分析。

MGED(microarray gene expression data)组织开发了微阵列实验最小信息(minimum information about a microarray experiment, MIAME),是解释和验证结果所必需的微阵列实验的最小信息注释标准。微阵列基因表达标记语言(microarray gene expression-markup language, MAGE-ML),用来描述基于实验的微阵列信息语言。MAGE-ML 基于 XML,描述微阵列设计、

制造、实验组织和实施信息、基因表达数据等。非临床数据交换交换标准 SEND（http：//www. cdisc. org/models/send/v2/index. html）等。

基因表达数据库，主要有：NCBI 的基因表达仓库（gene expression omnibus，GEO），斯坦福微阵列数据库（the stanford microarray database，SMD），EBI 的 ArrayExpress 公共数据库，CGED 是包括基因表达谱和临床信息的癌症基因表达数据库等。

2. 数据预处理和标准化　由于获取的芯片原始数据来自不同的芯片平台，数据信息会有差异。对于不同芯片数据选择不同的质控方法和数据标准化方法，才能进行深层次的数据挖掘。基因芯片常用的质控方法有（内标质控、外标质控、检测率、背景值、信噪比）。基因芯片数据往往需要前期的数据预处理以后这种预处理主要包括数据提取、数据对数转化、数据过滤、补缺失值和标准化处理等。标准化（归一化）处理就是要过滤非生物学来源的混杂变异，即经过这种标化处理以后是否可以发现真正的生物学变异，并不至于把非生物学变异归为生物学变异，即差异表达基因和非差异表达基因的识别。数据标准化方式有全局标准化、LOWESS（局部加权线性回归）、分量标准化、RMA（鲁棒的多芯片平均，Robust Multichip Average）、PLIER（探针对数强度误差估计）等。应报告包括详细的实验方法以及芯片实验数据和图表，S 图（Cy3、Cy5 荧光扫描图像）；散点图[Scatter Plot，X 轴为 Control（Cy3）数据值，Y 轴为 Exp（Cy5）数据值，表示芯片上两通道数据总体分布集中趋势]；MA 图（MA-plot X 轴为 A 值[log2（Exp）+log2（Control）]/2，代表点的整体信号强度，Y 轴为 M 值 log2（Exp）-log2（Control）表示点的两通道信号差，可由 MA 图观察芯片数据是否存在强度依赖的系统偏移以及信号差异点的比例）；探针的扫描荧光信号强度原始数据（raw data）；原始数据经过统计学方法标准化后的比值的对数[normalized ratio：log2（Exp/Control）]；P-value（统计分析显著差异表达的基因，P-value 越小，该基因在两样本间差异表达越显著），包括 T-test 结果的可视化用分位数图（quantile plot）及火山图（volcano plot）等；并给出 fold change≥2，P-value<0.05 的基因列表（significant up & down regulated gene list）。

3. 基因表达差异分析　基因表达差异分析常常是表达谱芯片分析首要目的。在对表达谱芯片数据进行预处理，包括各种质控判断和芯片数据的标准化之后进行基因表达差异分析。差异基因的筛选方法有很多，最简单的是 2 倍阈值法。根据实验设计的不同，基因表达差异分析也有不同类型。如：①多组间差异基因分析：筛选两组或多组样品之间显著性的差异基因。通过 t 检验或方差分析等各种统计分析得到的 P 值并结合倍数筛选方法，筛选出不同组间差异显著的基因。根据实验样本分组的不同来选择不同的检验方法进行差异分析。②组织特异性表达基因分析：组织特异性基因是指仅在某一分组中相对高表达的基因，寻找组织特异性基因可以通过方差分析或 SAM 软件分析，结合 P 值和倍数法筛选出每个分组中特异表达的基因。③趋势分析：是寻找具有某种表达模式的基因群的分析，一般适用于不同时间点或药物浓度梯度等逻辑序列的实验。采用统计检验得到的 P 值<0.05 并结合倍数进行筛选，得到随样本顺序变化有明显表达趋势的基因群。

4. 基因芯片数据的聚类分析　最成功的和广泛使用的芯片分析工具是聚类算法和基于树的基因表达数据可视化。聚类是一种无监督的学习，事先不知道样本的类别标签，通过对相关属性的分析，基于研究对象属性的相似性对研究对象进行分组，使组内样本相似，组间样本有差异。

基因芯片数据的聚类分析可以解决两方面问题：①如果将研究对象定为样本，则以基因作为衡量样本相似性的属性，基于基因表达的相似性可以将 mRNA 表达相似的样本聚为一类。对样本进行聚类可以进行实验样本的质量控制，即检测实验样本的杂交效能；检查样本根据它们的已知类别是否聚到一处；识别样本的新亚型。此称为样本聚类（Q 型聚类）。②如果将研究对象定为基因，则以样本衡量基因相似性的属性，基于基因在样本空间中表达的相似性可以将基因进行聚类，基因"类"通常涉及功能上相关的基因，或参与同一个代谢通路，或编码蛋白质复合物的成分等。聚在同一类的基因可以找到共表达模式的分子机制，如基因上游保守序列分析，进一步构造基因调控网络模型。也可同时对样本和基因进行聚类，从而完成不同的分析任务。此称为指标聚类（R 型聚类）。聚类分析中最主要的两个因素是评价研究对象相似性程度的距离（或相似性）尺度和将研究对象分组的聚类算法。不同聚类算法见图 36-3。

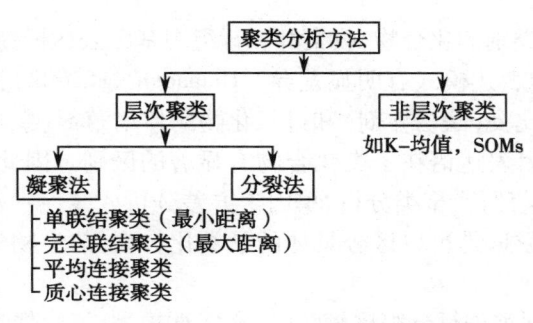

图 36-3　不同聚类分析方法的概述

Waring 等（2001）以 15 种已知肝毒物处理大鼠，发现组织病理学、临床化学与基因表达谱有强相关性，并且确定了表达水平影响临床化学参数的基因。其他聚类方法，如自组织图（Tamayo 等，1999），k-均值聚类，主成分分析（PCA）（Yeung and Ruzzo，2001），用于分组数据，可扩展对基因表达数据的分析能力，并用于许多生物学领域。

特征提取（extracting patterns）和识别共表达基因（EPIG）（Chou 等，2007）可用于发现数据集中的所有模式，并基于它们的信号噪声比、表达的高低和基因谱的相关进行分类。EPIG 是相似于进行方差分析分别对代表组内和组间生物重复和处理。利用这 3 个参数，研究设计使 EPIG 能提取在数据中的相当多的所有模式，因此更多的基因分类到涉及可能影响的研究更多的生物过程。

为了成功应用聚类获得共表达基因，结合监督和无监督的方法应该更为适用。Bushel 等（2007）设计了半监督聚类方法，结合表型数据（即组织病理学观察和临床化学测量）与基因表达分组样本，比单独基因表达数据聚类更为有效，基因表达谱与聚类内样本的表型高度相关。

双聚类算法可以在数据集的基因和条件两个维度上同时聚类，从而确定在一个实验条件子集下表现出相似行为的一组基因，即找出在某些条件下参与调控的基因聚类以及与某些基因相关联的条件，从而更精确地探索基因和条件间的相互关系。Chou 等（2009）利用一致性共表达双分类（CC-双分类），通过在一组实验条件下各组样本内一致性测量样本聚类，研究大鼠肝毒性，获得了生物过程紊乱相关的共表达基因簇和分子途径。1，4-二氯苯所涉及的肝脏的反应机制表明非遗传毒性，而 DNA 反应性肝毒物导致基因组不稳定和激活细胞周期关卡。此外，肝损伤的大鼠暴露肝毒物影响了代表炎症反应、能源生产和细胞凋亡的主要途径和生物过程。

5. 分类预测　分类分析是一种有监督的学习，事先知道训练样本的标签，通过挖掘将属于不同类别标签的样本分开，可利用得到的分类模型，预测样本属于哪个类别。有监督的分类分析一般是单向的，即以基因为属性，构建分类模式对样本的类别进行预测。因此，分类分析可以构建 mRNA 分子层面的预测模型，从而为疾病的预测提供新的手段；另外，参与分类模型的基因往往是对样本判别有重要作用的基因，所以在分类过程中还可以同时进行疾病相关基因的挖掘。

常用的分类方法有线性判别分析(如 Fisher 线性判别)、k 近邻分类法、支持向量机(SVM)分类法、贝叶斯分类器、人工神经网络分类法、决策树与决策森林法以及基因芯片数据分析中常用的 PAM 分类器。

生物信息学可用于识别毒性以及确定早期预测毒理学反应指标。NIEHS/NCT 利用大鼠的血液的基因表达预测 APAP 中毒性暴露,准确率高达 96%。基因表达数据集和交叉分类的策略被用来确定基因和通路,以血液基因表达改变预测肝坏死。Huang 等(2008)使用多种的生物信息学方法显示凋亡相关基因预测肝坏死作为肝毒物暴露的表型。为使预测达到更高的水平,FDA 微阵列质量控制Ⅱ阶段开始综合使用毒物基因组学和临床数据集,以获得生物标志预测终点组合(Shi 等,2010)。

Bartosiewicz 等(2001)将小鼠暴露于 5 个类别的化合物,收集肝和肾组织基因表达标签,基于规定的 2 倍标准评价,化合物类别基因的表达模式有明显差异。Hamadeh 等(2002)提出一系列分析方法,雄性 SD 大鼠暴露于苯巴比妥(酶诱导剂)和过氧化物酶体增殖剂(氯贝丁酯,吉非贝齐,Wyeth 14,643),大鼠肝脏基因表达谱在子类化合物有显著的区别。因此,使用复杂的生物信息学分析工具包括数据质量评价、聚类分析、单因素方差分析或线性判别分析,混合线性模型方法证明,基于基因表达数据是可以区分具体的子类化合物,与生物学结局一致。

当生物信息学工具来分析毒物基因组数据类进行分组比较时,广义线性模型、混合线性模型、线性回归、logistic 回归和决策树被用来测试与临床疗效和存活关联的有表达数据的基因组。主成分分析(PCA)用于暴露于高剂量典型的药物大鼠反应的基因表达数据被认为能够对处理组与它们对照进行单独的剂量和时间依赖性聚类(Hamadeh 等,2004),并将各组件与某项毒理学表型改变相关联。

Ellinger-Ziegelbauer 等和 van Delft 等(2005)利用聚类 Brute force 算法和不同的统计学方法,认为综合通路相关基因表达谱可区分遗传毒性致癌物和非遗传毒性肝致癌物。Steiner 等(2004)应用支持向量机(SVM,有监督的学习方法)可有效地区分肝毒性和非肝毒性化合物,准确率达 70%,Matthews 相关系数(MCC)达 40%。其他更有针对性的利用生物信息学的方法来预测毒物基因组学数据。例如,Uehara 等(2008)通过非遗传毒性肝致癌物(美沙吡林和硫代乙酰胺,高剂量组)与 6 个阴性化合物进行芯片训练的预测分析。含有 112 探针集的分类器的整体预测准确率达到 95%。

6. 基因芯片数据的其他分析

(1) 降维处理:降维处理的方法主要包括特征选择和特征提取。特征选择是按某一评价准则从基因表达谱的 D 个基因中挑选 d 个基因的最优特征子集,此 d 个基因有明确的生物学意义。运用基因芯片数据解决的一个重要问题是挖掘与复杂疾病相关的特征基因,并进行功能鉴定。

特征提取是对数据进行变换,其中对变量作线性组合是一种简单而有效的方法。例如主成分分析(PCA)可将高维数据投影到低维子空间,从而提取出包含数据尽可能变异特征的低维数据。通过特征提取后得到的样本向量的各分量是原来基因的线性组合,生物学意义不明确,但通过特征提取的降维处理可以消除数据中的噪音,进一步做聚类分析等后续研究。

(2) 时间序列的表达谱数据分析:当表达谱数据的实验条件是时间序列时,将两个邻近时间点的差异值添加到基因表达谱中,产生该基因新的表达向量,然后可以基于新产生的扩大以后的基因表达谱矩阵进行分析。此外,基因之间的调控具有时间延迟效应,对于基于时间序列的表达谱数据,运用合适的算法就可以发现基因间不同的时间延迟的调控模式。如在给定的剂量范围,APAP 或四氯化碳(CCl_4),测定暴露两种毒物大鼠肝脏的一组基因并无相关。然而,如果四氯化碳的表达谱按时间序列右移 3 个间隔,两种毒物表达的基因组高度相关。在研究毒物基因组学以这样的方式进行数据挖掘是有价值的,以发现应激反应的相位移(phase shift)表达模式。

(3) 基因转录调控网络分析:基因转录调控网络建立在分子生物学、数学和信息学等多学科交叉的基础上,具有复杂性、稳定性和层次性等一系列特征。通过基因表达信息,并结合一定的分析和计算方法,以图形的方式形象地反映分子间复杂的调控关系。

(4) 基因集功能富集分析:一组基因直接注释的结果是得到大量的功能结点。这些功能具有概念上的交叠现象,导致分析结果冗余,应对功能结点加以过滤和筛选,以便获得更有意义的功能信息。基因富集分析是用统计学方法分析多类功能基因簇(gene set)是否在不同的生物样本组中存在差异,主要依据是,如果一个生物学过程在已知的研究中发生异常,则共同发挥功能的基因极可能被选择出来作为一个与这一过程相关的基因集合,即分析一组基因在某个功能结点上是否存在"过出现(over-presentation)"。此原理可以由单个基因的注释分析发展到大基因集合的成组分析。由于分析的结论是基于一组相关的基因,而不是根据单个基因,所以富集分析方法增加了研究的可靠性,同时也能识别与毒性表型相关的生物过程。在芯片数据中引入 GO 注释,通常可以揭示出为什么一个特定组的基因拥有相似的表达模式。共表达的基因可能编码在同一个生物过程中出现的基因产物,或定位于同一个亚细胞结构。通过 pathway 分析可以了解差异基因影响的主要信号通路调控机制和重点调控的蛋白。分析结果包括最重要的几个差异基因相关的 KEGG 代谢通路图以及相应的表格。富集分析中常用的统计方法有累计超几何分布、Fisher 精确检验等。

三、机制分析

Tennant(2002)(NIEHS/NCT 前主任)指出,毒理学逐步从个别化学物研究发展成为一个以知识为基础的科学,实验数据的汇编、计算机和信息工具在推动理解毒物有关的疾病中将发挥重要的作用。从基因组学的角度阐明机制毒理学,关键是生物信息学。然而,为了更好地理解中介毒性反应的潜在生物学事件,对靶器官和非靶器官的生物学的理解是必须的。考虑到物种的基因组中的上万个基因和细胞通路的复杂性,这是一个规模巨大的努力。收集大量的数据和世界各地的分析,以评定暴露于有毒化学物、环境和物理应激源的危险和人体健康的后果;随着多个数据集的结合和集成,将发展人类对毒物遗传易感性导致特异毒性的重要的生物学机制的知识。过去利用简单的模型和还原论的方法,已经被用来评估对人类危险化学品的暴露、外源性化学物和环境应激和理解毒性反应复杂的表型特征的发生,现在对毒性的了解和认识仍然处于描述性的,分子机制有待于确定。人类遗传变异(即多态性)则为个体危险评定方程提出了进一步的复杂性。

使用基因组学和生物信息学研究毒物的机制和对剂量-反应影响的最早的尝试之一是,使用一种激素反应性的乳腺癌细胞株(MCF-7)与各种浓度的雌激素刺激的转录反应,定义未观察到的转录作用水平(no observed transcriptional effect level, NOTEL)的新基准(Lobenhofer 等,2004)。NOTEL 是不引起基因表达的有意义的变化的化合物或应激源的剂量/浓度(即引起最小转录机制活性的阈值剂量/浓度);接着用类似的方法应用于体内暴露和激素反应组织的基因组学评价。剂量-反应评价提出基因的表达的检测发生在观察表型变化的类似剂量,而不是更低(Naciff 等,2007)。毒物基因组学有望联系传统毒理学与基因组学和表达分析,为早期毒性涉及的机制提供新线索,为此发展数据分析和生物信息学新方法是必要的。

虽然生物资源中分类了已知的调节通路,这些调节网络的构建是从正常情况下基因相互作用确定的,因此并不代表对环境因素、毒物和其他应激源反应机制全部。此类提供基因和基因过程的注释生物资源,如 Gene Ontology、Kyoto Encyclopedia for Genes and Genomes、Munich Information Center for Protein Sequences、GenBank、Ensembl、the Human Gene Organization、TRANSFAC 和 TRANSPATH databases 是有一定帮助的,但对毒物基因组学是不够的,因为我们需要知道通路中大部分未知的基因成员和跨物种的基因注释。此外,解决特定的毒物暴露介导的生物过程变化需要的数据集仅限于化学聚类和暴露处理。尽管如此,一直在努力研究涉及确定应激源作用机制。在 FDA 国家毒理学研究中心(NCTR)正进行肝脏的转录组学基准研究,已经开发出肝毒性的知识库(LTKB)。LTKB 内容丰富,重点发展肝毒性知识和数据挖掘工具,以形成药物与分子标签、肝特异性标志、基因/蛋白质功能、通路和损伤类型之间的网络。该项目将有助于改善对肝毒性的基本的了解和方便研究机构,工业和管理数据和知识的利用。

比较机制性的或一般的基因表达模式的关键是复合的知识库与关键基因/探针注释与通路/机制信息相结合。已发展了多种毒物基因组学数据库,如:①Iconix 及 GeneLogic 提供肝脏,肾脏或其他组织专有的毒理学化学扰动分子谱数据库;②NCT/CEBS(生物系统化学效应表达谱数据库);③NIEHS/NTP 的 DrugMatrix(毒物基因组学参考数据库和信息系统)和 ToxFX(毒物基因组学分析套件资源);④EDGE 数据库还提供了毒物基因组学数据的资源、共同平台和标准化协议;⑤比较毒物基因组学数据库(Comparative Toxicogenomics Database);⑥基于文献的商业知识库(如 Ingenuity Pathway Analysis,IPA)和荷兰应用科学研究组织的 T-Profile 具有数据挖掘功能;⑦GeneGo 公司的 MetaDrug,是基于化合物的通路分析,以搜集作用机制,评价毒性反应,并确定 RNA 干扰的脱靶效应。

基因表达谱为器官状态提供一个良好的指征。这种表型可以被定义由若干方法,包括临床发现、功能测试、临床化学评价或组织病理学观察。将改变基因表达锚定于这些改变,是寻找有害影响生物标志,并提出作用机制研究工作假说的关键。两个早期的毒物基因组学研究,利用生物信息学得到作用机制的初步认识,证实肾毒物引起病变的基因表达改变表型锚定的可行性。Huang 等(2001)发现,雄性 SD 大鼠肾脏样本用于微阵列分析,顺铂介导的毒性与基因的表达改变相关联,引起的基因表达模式提示发生细胞凋亡和细胞内钙稳态的扰动。此外,多药耐药性基因和组织重塑蛋白的诱导提示细胞耐药以及组织再生的发展。在另一项研究中,检测雄性 Wistar 大鼠暴露霉菌毒素污染谷物后肾脏,发现涉及 DNA 损伤反应和细胞凋亡,以及氧化应激和炎症反应的基因有转录变化(Luhe 等,2003)。

毒物基因组学的一个理想化的期望是,基因表达数据能够对于给定毒物的毒性表型进行"数字病理学"的描述。工作假设是定义表明对化学品、药品、环境的应激或物理应激具体的有害效应的改变基因表达的标签模式(Paules,2003)。理想的情况下,直接与化合物原发效应相关的基因表达的变化将在表型变化出现之前被阐明。Foster 等(2007)对几年内通过临床前毒理学药物在体内筛选毒物基因组学进行了分析,发现基因变化的总数与最终化合物的剂量毒性之间有一般的相关。并且,在相当多的情况下,基因表达的变化发生在组织病理学观察到的变化之前。一般,充分认识毒物基因组学的作用,将需要明确所有基因的生物学知识,并纳入到通路信息中。为阐明涉及化学物毒性表现的分子机制,并预测毒性或遗传易感性的分子表达模式,生物信息学将起关键的作用。

发展体外毒性测试新策略是目前毒理学研究的重点和热点,国外已有包括 EU-FP7 Predict-IV 和 SEURAT-1 计划以及 US EPA ToxCast 和 Tox21 计划在内的多项研究计划均致力于该方面的工作,其目标是发展毒物暴露新的相关模型以阐明毒作用的分子机制和细胞事件,并预测人暴露的安全限值。Jennings 等(2013)报道,毒物基因组学的体内和体外研究数据,为在转录水平上调节通路提供丰富的信息,并综述了控制对毒性化学物细胞应激反应的主要转录因子(TF),包括:NFE2L2(Nrf2)(氧化应激);NFE2L1(NRF1)(氧化应激);AHR(芳烃受体);P53(DNA 损伤反应);NF-KB(炎症反应);STAT(缺氧应激);HIF(缺氧应激);MTF(金属应激);HSF(热休克反应);NRs(负责未折叠蛋白反应的核受体家族)等。研究细胞在化学物暴露后转录因子激活谱,可预测和评价细胞应激反应通路及其结局,有助于毒性测试和机制研究。

四、生物标志:通路和(或)毒性作用的替代物

组学方法和生物信息学结合可为发现或识别新的生物标志作为应激通路和(或)毒性作用的替代物已经可以进行"实时"的生物全基因组分析以阐明生物对特定化合物或环境的反应,但从快速筛选的角度来看,仍然是不符合成本效益要求或实施有困难。可能开发对一组基因/蛋白质的测试,但是,这些将需要了解和验证这些生物标志的灵敏度/特异性。例如,Sawada 等(2005)报道了与磷脂沉积(phospholipidosis)相关联基因组的关键标签。磷脂沉积是一个活跃的研究领域,并为药物开发和评审机关所关注。由工业和学术协作,健康和环境科学研究所(http://www.hesiglobal.org)或关键通路研究所(http://www.c-path.org)推进的其他例子,如预测致癌表型有关的基因(Fielden 等,2008),遗传毒性关联的基因(Ellinger-Ziegelbauer 等,2009),或肾毒性的生物标志(Amin 等,2004;Wang 等,2008)等。

一些研究组使用通路、生物过程、调节交互作用、分子反应的自定义知识库进行基因的功能注释(Shi 等,2008),而其他研究组为阐释生物标志使用其他类型数据集扩展预测能力。如 Starkey Lewis 等(2012)综述了循环的 microRNA 分子作为药物 APAP 过量诱导肝损伤小鼠模型和人中毒的生物标志。Kondo 等(2009)基于 t 统计量和支持向量机(SVM)分类器的基因选择,候选生物标志有肾损伤分子 1、血浆铜蓝蛋白、聚集素、金属肽酶 1 的组织抑制剂,预测药物诱导的肾小管损伤达敏感性 90% 和选择性 90%。

已经提出其他检测系统和生物信息学分析策略作为毒性反应的预测模型/生物标志(如,Kiyosawa 等,2009;Zhang 等,2012)。生物信息学的方法是在毒物基因组学数据集中选择对终点有高度预测性的一组基因。生物标志可能作为毒性反应机制替代物,可以考虑作为平行程序法中物种间外推和体外体内外推的桥梁。应该进一步收集系统毒理学的具体数据集利用生物信息学中统计学方法,发现和验证生物标志:①对组学筛选研究发现的单一生物标志进行分类;②使用统计学习方法,使单个标志结合成生物标签能够进行预测;③使用适当的验证技术,估计分类错误;④在不同的组学水平收集数据,或考虑现有系统生物学基因集或调控的拓扑结构知识(regulatory topologies)的整合分析方法。

五、生物信息学用于机制毒理学研究的其他方面

毒作用机制研究应详细阐明从分子水平到肉眼可见的毒性或组织病理学损伤,各事件的精确途径。毒作用机制研究在思路上有两种:①发现法:即发现驱动的科学(discovery-driven science),是高通量无选择地收集关于特定生物学功能或系统的信息;然后分析结果,希望在分析期间将会显现一些重要的特性,提供洞察机制和系统的功能。这方式即是发现科学,而且它明显地以假设推动的科学不同。②求证法:即假设驱动的科学(hypothesis-driven science),是以研究一个假设或一个在早先实验的数据分析期间产生的模型。基于假设作出预测,而进行实验以产生证据支持或驳倒假设(求证法)。

在机制研究的发现法,使用微阵列技术或蛋白质组学的全表达模式,能产生药物或毒物的机制的特定假定,并且迅速发现可能涉及该机制或其他机制的已知基因。对发现法涉及的大量基因或蛋白质,在上文已综述生物信息学的应用,在应用时特别强调应重视表型锚定。而表型组学正是生物信息学重要的新挑战。

而在机制研究的求证法,同样需要应用生物信息学。毒物作用于细胞引起细胞结构和功能改变,根据已有的知识和实验结果,初步认为此毒物的作用涉及某个基因。如果此毒物为遗传毒物,应确定是否可能引起该基因突变或表达改变;如果此毒物为非遗传毒物,应确定是否可能引起该基因表达改变。基因表达改变应从 mRNA 水平和蛋白质两个水平来研究。mRNA 水平表达改变可用 RT-PCR 或其他方法来定量。蛋白质水平表达改变可用 Western blot 来定量,如果该蛋白质是酶,还应测定其酶活性。而且,该基因产物的下游分子应有相应的改变。进一步应该进行功能获得和功能丢失研究。通过改变该基因在细胞内的表达水平,如通过转基因或 miRNA 干扰技术所构建的细胞基因改变的细胞株,以观察对毒物作用的影响。转基因引起过表达或转反义基因引起降低;而 miRNA 干扰技术可比转反义基因质粒更有效地引起该基因表达降低,同时研究该基因产物的下游分子的改变。这些研究方法,可以确定毒物作用于细胞内的靶分子及其信号转导途径。特定基因转染和沉默是阐明毒作用机制/模式的重要方法。在应用这些方法中特别强调应重视序列锚定和表型锚定。

另一方面,与人群对化学物易感性有关的 SNP 和单体型研究也涉及生物信息学。

生物信息学在毒物基因组学的应用还面临多种挑战,包括:基因注释;跨物种外推;为发展中的各种平台建立技术标准;数据共享标准;标签/生物标志的资格认定;为管理目的的检测的转化;伦理、法律和社会问题等。

(周宗灿)

参 考 文 献

1. 陈铭,主编. 生物信息学. 北京:科学出版社,2012.

2. 李霞,主编. 生物信息学. 北京:人民卫生出版社,2010.

3. Afshari CA,Hamadeh HK,Bushel PR. The Evolution of Bioinformatics in Toxicology:Advancing Toxicogenomics. Toxicological Sciences,2011,120(S1):S225-S237.

4. Dudley JT,Butte AJ. A Quick Guide for Developing Effective Bioinformatics Programming Skills. PLoS Comput Biol,2009,5(12):107. e1000589.

5. Starkey Lewis PJ,Merz M,Couttet P,et al. Serum microRNA biomarkers for drug-induced liver injury. Clin Phar-

macol Ther,2012,92(3):291-293.

6. The Cancer Genome Atlas Research Network Comprehensive genomic characterization defines human glioblastoma genes and core pathways. Nature,2008,455(7216):1061-1068.

7. Zvelebil MJ,Baum JO,著. 理解生物信息学 Understanding bioinformatics. 李亦学,郝沛,主译. 北京:科学出版社,2012.

8. US NCI. Microarray Data Analysis-Statistical Tests. From:discover. nci. nih. gov/microarrayAnalysis/Statistical. Tests. jsp.

9. Karakach TK,FlightRM,Douglas SE,et al. An introduction to DNA microarrays for gene expression analysis. Chemometrics and Intelligent Laboratory Systems,2010,104:28-52.

10. Xirasagar S,Gustafson SF,Huang CC,et al. Chemical effects in biological systems (CEBS) object model for toxicology data,SysTox-OM:design and application. Bioinformatics,2006,22:874-882.

11. Zhang M,Chen M,Tong W. Is toxicogenomics a more reliable and sensitive biomarker than conventional indicators from rats to predict drug-induced liver injury in humans? Chem Res Toxicol,2012,25(1):122-129.

12. Kiyosawa N,Ando Y,Manabe S,et al. Toxicogenomic Biomarkers for Liver Toxicity. J Toxicol Pathol,2009,22(1):35-52.

13. Jennings P,Limonciel A,Felice L,et al. An overview of transcriptional regulation in response to toxicological insult. Arch Toxicol,2013,87:49-72.

中英文对照索引

D

Y

内容简介

　　本书由绪论和现代毒理学总论、毒作用机制、毒性的测试方法及其评价四大部分共 36 章组成,主要参考国内外近年出版的最新版毒理学专著,搜集毒理学相关的科技文献资料,并结合作者在毒理学教学科研中的实践和成果,加以整理归纳。突出毒理学领域出现的热点问题和新的理论体系,如:环境机体交互作用理论,环境基因组学和毒理学基因组学,表观基因组学,系统毒理学,转化毒理学等;重点介绍近年来生物科技进步所出现的新技术在毒理学的应用,如各种新的细胞与分子生物学技术、高通量的组学技术、毒理学中模式生物的应用、毒理学体外替代技术在安全性评价中的应用;关注毒理学基本原理与实际应用的结合,如毒理学新理论对安全性评价、风险评估和政府管理决策的影响。

　　本书既可作为从事毒理学教学、科研和安全性评价机构人员,高等院校研究生和本科生的参考书及培训教材和参考书,又可供从事医药产业、环境保护、食品安全、畜牧兽医、化学化工人员参考。